国家"十一五"重点图书
国家科学技术学术著作出版基金资助出版

大黄的現代研究

王夔

Modern Research on Rhubarb

主　编　郑俊华　果德安

北京大学医学出版社

图书在版编目(CIP)数据

大黄的现代研究/郑俊华，果德安主编．—北京：北京大学医学出版社，2007
ISBN 978-7-81071-509-6

Ⅰ．大… Ⅱ．①郑…②果… Ⅲ．大黄—研究
Ⅳ．R282.71

中国版本图书馆 CIP 数据核字(2003)第 099104 号

大黄的现代研究

主　　编：郑俊华　果德安
出版发行：北京大学医学出版社（电话：010-82802230）
地　　址：（100083）北京市海淀区学院路 38 号　北京大学医学部院内
网　　址：http：//www.pumpress.com.cn
E - mail：booksale@bjmu.edu.cn
印　　刷：北京佳信达艺术印刷有限公司
经　　销：新华书店
责任编辑：赵　莳　　**责任校对**：杜　悦　　**责任印制**：郭桂兰
开　　本：850mm×1168mm　1/16　**印张**：64　**插页**：46 页　**字数**：1965 千字
版　　次：2007 年 10 月第 1 版　2007 年 10 月第 1 次印刷　**印数**：1—2500 册
书　　号：ISBN 978-7-81071-509-6
定　　价：268.00 元

大黄的现代研究 出版纪念

弘扬传统中医药学

深入研究大黄功效

二〇〇二年二月二十四日

吴阶平

吴阶平：中国科学院、中国工程院院士，教授。

大黃開路科研攻關
將軍披掛韜略當先

大黃的現代研究出版紀念
歲在壬午荷月於北京藝龍
居特書此數字以賀

吉良晨

吉良晨：国家级名老中医，教授。

本书由
北京大学医学部科学出版基金
资助出版

谨 以 此 书

献 给

大黄研究的开拓者

楼之岑院士

诚静容教授

高作经教授

大黄的现代研究

Modern Research on Rhubarb

顾　　问　诚静容　吴咸中　李家实　楼之岑　高作经

主　　编　郑俊华　果德安

常务副主编（按姓氏笔画为序）

宋之琪　李长龄　陈虎彪　范国强

郭洪祝　崔景荣　韩　健

副 主 编（按姓氏笔画为序）

马吉余　白雅静　伍孝先　向　兰

吕爱平　张大明　张治针　李志猛

杨世林　杨永林　杨美华　尚安明

范建礼　姜良铎　胡　军　徐　杨

顾海鸥　薛　峰

编委名单（按姓氏笔画为序）

马小军	马吉余	方步武	王沙生	王耐芬	王硕仁	王德英
史录文	左　珺	白雅静	伍孝先	向　兰	吕爱平	多　杰
多杰拉旦	庄　辉	邢世瑞	吴咸中	宋之琪	宋路线	张大明
张治针	李长龄	李志猛	李家实	杨世林	杨永林	杨美华
沈传勇	玛丽·布赖恩	肖军军	陈文霞	陈寿芳	陈虎彪	周宗灿
孟宪钧	尚安明	林　明	果德安	范国强	范建礼	范晓红
诚静容	郑俊华	姜良铎	胡　军	胡国保	赵永华	徐　军
徐　杨	徐成斌	徐迎新	徐秉玖	格桑索朗	殷金珠	秦　英
郭洪祝	顾海鸥	高作经	屠鹏飞	崔景荣	常振战	梁　鸿
敏　德	谢宗强	韩　健	楼之岑	解基良	薛　峰	魏峻峰

秘　　书　韩　健（兼）

绘　　图　李　森

摄　　像　李　击　张建国　鲍　忠

组织制片　王宝荣

编写人员名单

（以编者工作单位和编者姓氏笔画为序）

山西医科大学　李青山　康　辉
山西职工医学院　徐丽萍
广西中医学院　何报作
中国人民解放军军医进修医院、解放军总医院　宋路线　孟宪钧　徐迎新
中国中医科学院　王永炎　张云岭　张同君
中国中医科学院、中药固体制剂制造技术国家工程研究中心　吕爱平
中国医学科学研究院药用植物研究所　马小军　杨世林　赵永华
中国医药大学（中国台湾）　王煌辉　张永勋
中国科学院北京植物研究所　张大明　谢宗强
中国科学院西北高原生物研究所　刘健全
中国科学院昆明植物研究所　周　俊
内蒙古呼伦贝尔盟中蒙医院　柳　萌
内蒙古呼伦贝尔盟药品检验所　马吉余　白雅静　陈文霞
天津长征医院　徐丽敏
天津南开医院　方步武　伍孝先　吴咸中　解基良　魏峻峰
日本九州大学药学部　西冈五夫
日本大阪小太郎汉方制药株式会社　铃木五郎
日本北海道道立卫生研究所　山岸 喬　西泽 信
日本北海道大学　金子 光
日本津村顺天堂津村研究所　三橋 博
日本富山医科药科大学和汉药研究所　難波恒雄
北京大学人民医院　陈源源　徐成斌　郭丹杰
北京大学口腔医院　张　苹　庞淑珍　徐　军
北京大学医学部公共卫生学院

王小燕　王耐芬　张京利　李　凡　周宗灿　高元元　傅娟玲

北京大学医学部药学院

万　峰　王　弘　王　璇　王宝荣　王映芬　卢　萍　史录文
叶　敏　左　珺　田　珍　刘　凌　刘叔倩　刘晓峰　向　兰
安秀香　严贵吾　吴卫中　张建国　张治针　李　击　李　军
李　森　李长龄　李胜华　李增德　杨世海　杨美华　沈传勇
苏艳芳　陆　艳　陈　旭　陈虎彪　果德安　罗　青　诚静容
郎文生　郑俊华　胡迎庆　赵玉英　钟　蕾　徐　杨　徐秉玖
秦玉香　耿鸿斌　郭洪祝　高作经　屠鹏飞　崔景荣　常振战
梁　鸿　黄　丹　富　戈　董阿玲　谢晓慧　韩　健　韩宏星
鲁纯素　鲁宽科　楼之岑　楼　毅　鲍　忠　裴德清

北京大学医学部基础医学院

庄　辉　何其华　宋之琪　肖军军　林　明　柳　林　段丹霞

殷金珠　袁　兰
北京大学第一医院　王德英
北京大学第三医院　马佩云　陈寿芳　陈学荣　沈　力
北京中医药大学　王硕仁　李军林　李家实　姜良铎　秦　英
北京市中药科学研究所　张　韬　李志猛　周时来　范国强　段豫萍　秦　晨
郭忠敏　顾海鸥　薛海晨
北京林业大学　王沙生　沈　昕
北京职工医学院　王紫薇　刘　兰　张景艳　张殿芬
宁夏回族自治区药品检验所　邢世瑞
江苏徐州医学院附属医院　魏志平
西藏自治区药品检验所　格桑索朗
沈阳药科大学　陈英杰
国家食品药品监督管理局药品审评中心　胡　军
陕西省西安太兴生物研究所　张登科
陕西省宝鸡市医药总公司　白振强　宋建民　张治国　尚安明　范建礼
胡国保　薛　峰
陕西省药材公司科研室　江　森
青海卫生职工技术学院　杨文莲
青海省药品检验所　刚　健
青海省藏医药研究所　多　杰　多杰拉旦
青海绿色药物研究所　杨永林　范晓红
美国华盛顿大学　徐　杨
美国依阿华州　玛丽·布赖恩
美国国立卫生研究院　郑　旭
美国得克萨斯基督教大学　郑　谦
浙江省中医院　王京霞
新疆维吾尔自治区药物研究所　穆赫塔尔·亚森
新疆维吾尔自治区药品检验所　敏　德

MODERN RESEARCH ON RHUBARB

ADVISORS

Jing-rong Cheng (C. Y. Cheng)　Xian-zhong Wu　Jia-shi Li

Zhi-cen Lou (T. C. Lou)　Zuo-jing Gao

EDITORS-IN-CHIEF

Jun-hua Zheng　De-an Guo

STANDING ASSOCIATE EDITORS (Order by the strokes of Chinese surname)

Zhi-qi Song　Chang-ling Li　Hu-biao Chen
Guo-qiang Fan　Hong-zhu Guo　Jing-rong Cui
Jian Han

ASSOCIATE EDITORS (Order by the strokes of Chinese surname)

Ji-yu Ma　Ya-jing Bai　Xiao-xian Wu
Lan Xiang　Ai-ping Lü　Da-ming Zhang
Zhi-zhen Zhang　Zhi-meng Li　Shi-lin Yang
Yong-lin Yang　Mei-hua Yang　An-ming Shang
Jian-li Fan　Liang-duo Jiang　Jun Hu
Yang Xu　Hai-ou Gu　Feng Xue

EDITORAL BOARD (Order by the strokes of Chinese surname)

Xiao-jun Ma　Ji-yu Ma　Bu-wu Fang
Sha-sheng Wang　Nai-fen Wang　Shuo-ren Wang
De-ying Wang　Lu-wen Shi　Jun Zuo
Ya-jing Bai　Xiao-xian Wu　Lan Xiang
Ai-ping Lü　Jie Duo　La-dan Duojie
Hui Zhuang　Shi-rui Xing　Xian-zhong Wu
Zhi-qi Song　Lu-xian Song　Da-ming Zhang
Zhi-zhen Zhang　Chang-ling Li　Zhi-meng Li
Jia-shi Li　Shi-lin Yang　Yong-lin Yang
Mei-hua Yang　Chuan-yong Shen　Mary • Bryan
Jun-jun Xiao　Wen-xia Chen　Shou-fang Chen
Hu-biao Chen　Zong-can Zhou　Xian-jun Meng
An-ming Shang　Ming Lin　De-an Guo
Guo-qiang Fan　Jian-li Fan　Xiao-hong Fan
Jing-rong Cheng (C. Y. Cheng)　Jun-hua Zheng
Liang-duo Jiang　Jun Hu　Guo-bao Hu
Yong-hua Zhao　Jun Xu　Yang Xu
Cheng-bin Xu　Ying-xin Xu　Bing-jiu Xu
Suo-lang Gesang　Jin-zhu Yin　Ying Qin
Hong-zhu Guo　Hai-ou Gu　Zuo-jing Gao

Peng-fei Tu	Jing-rong Cui	Zhen-zhan Chang
Hong Liang	De Min	Zong-qiang Xie
Jian Han	Zhi-cen Lou (T. C. Lou)	Ji-liang Xie
Feng Xue	Jun-feng Wei	

SECRETARY

Jian Han

DRAWING

Sen Li

PHOTOGRAPH

Ji Li　　Jian-guo Zhang　　Zhong Bao

TISSUE SLICE MAKER

Bao-rong Wang

CONTRIBUTORS (Order by the strokes of Chinese institution and surname)

Shanxi Medical University : Qing-shan Li　　Hui Kang

Shanxi Staff and Workers Medical College: Li-ping Xu

Guangxi Traditional Chinese Medical University: Bao-zuo He

China PLA General Hospital and Postgrad Medical College:

Lu-xian Song　　Xian-jun Meng　　Ying-xin Xu

China Academy of Chinese Medical Sciences:

Yong-yan Wang　　Yun-ling Zhang　　Tong-jun Zhang

China Academy of Traditional Chinese Medicine, Institute of Traditional Chinese Medicine, National Pharmaceutical Engineering Research Center: Ai-ping Lü

Institute of Medicinal Plant Development, Chinese Academy of Medical Sciences:

Xiao-jun Ma　　Shi-lin Yang　　Yong-hua Zhao

China Medical University (Taiwan, China): Huang-hui Wang　Yuan-shiun Chang

Beijing Institute of Botany in Chinese Academy of Sciences:

Da-ming Zhang　　Zong-qiang Xie

Northwest Institute of Plateau Biology, Chinese Academy of Sciences: Jian-quan Liu

Kunming Institute of Botany in Chinese Academy of Sciences: Jun Zhou

Zhong-meng Hospital of Neimenggu Hulun Beier Meng: Meng Liu

Drug Inspection Institute of Neimenggu Hulun Beier Meng:

Ji-yu Ma　　Ya-jing Bai　　Wen-xia Chen

Tianjin Changzheng Hospital: Li-min Xu

Tianjin Nankai Hospital: Bu-wu Fang　　Xiao-xian Wu　　Xian-zhong Wu

Ji-liang Xie　　Jun-feng Wei

Kyushu University, the Faculty of Pharmacy (Japan): Itsuo Nishioka

Kotaro Kannposeiyaku Co in Osaka (Japan): Grou Suzuki

Hokkaido Institute of Public Health (Japan): Takashi Yamagishi　Shin Nishizawa

Hokkaido University (Japan): Koh Kaneko

Central Research Laboratories Tsumura & Co (Japan): Hihoshi Mitsuhashi

Toyama Medical and Pharmaceutical University (Japan): Tsuneo Namba

The People's Hospital, Peking University:

Yuan-yuan Chen	Cheng-bin Xu	Dan-jie Guo

The School of Stomatology, Peking University:

Ping Zhang	Shu-zhen Pang	Jun Xu

School of Public Health, Peking University:

Xiao-yan Wang	Nai-fen Wang	Jing-li Zhang
Fan Li	Zong-can Zhou	Yuan-yuan Gao
Juan-ling Fu		

School of Pharmaceutical Sciences, Peking University:

Feng Wan	Hong Wang	Xuan Wang
Bao-rong Wang	Ying-fen Wang	Ping Lu
Lu-wen Shi	Min Ye	Jun Zuo
Zhen Tian	Ling Liu	Shu-qian Liu
Xiao-feng Liu	Lan Xiang	Xiu-xiang An
Gui-wu Yan	Wei-zhong Wu	Jian-guo Zhang
Zhi-zhen Zhang	Ji Li	Jun Li
Sen Li	Chang-ling Li	Sheng-hua Li
Zeng-de Li	Shi-hai Yang	Mei-hua Yang
Chuan-yong Shen	Yan-fang Su	Yan Lu
Xu Chen	Hu-biao Chen	De-an Guo
Qing Luo	Jing-rong Cheng (C. Y. Cheng)	
Wen-sheng Lang	Jun-hua Zheng	Ying-qing Hu
Yu-Ying Zhao	Lei Zhong	Yang Xu
Bing-jiu Xu	Yu-xiang Qin	Hong-bin Geng
Hong-zhu Guo	Zuo-jing Gao	Peng-fei Tu
Jing-rong Cui	Zhen-zhan Chang	Hong Liang
Dan Huang	Ge Fu	A-ling Dong
Xiao-hui Xie	Jian Han	Hong-xing Han
Chun-su Lu	Kuan-ke Lu	Zhi-cen Lou (T. C. Lou)
Yi Lou	Zhong Bao	De-qing Pei

School of Basic Medical Sciences, Peking University:

Hui Zhuang	Qi-hua He	Zhi-qi Song
Jun-jun Xiao	Ming Lin	Lin Liu
Dan-xia Duan	Jin-zhu Yin	Lan Yuan

The First Hospital, Peking University: De-ying Wang

The Third Hospital, Peking University:

Pei-yun Ma	Shou-fang Chen	Xue-rong Chen
Li Shen		

Beijing University of Chinese Medicine:

Shuo-ren Wang	Jun-lin Li	Jia-shi Li
Liang-duo Jiang	Ying Qin	

Beijing Scientific Research Institute of Chinese Materia Medica:

Tao Zhang	Zhi-meng Li	Shi-lai Zhou

Guo-qiang Fan Yu-ping Duan Chen Qin

Zhong-min Guo Hai-ou Gu Hai-chen Xue

Beijing Forestry University: Sha-sheng Wang Xin Shen

Beijing Staff and Workers Medical College:

Zi-wei Wang Lan Liu Jing-yan Zhang Dian-fen Zhang

Drug Inspection Institute of Ningxia Hui Autonomous Region: Shi-rui Xing

The Affiliated Hospital of Jiangsu Xuzhou Medical College: Zhi-ping Wei

Drug Inspection Institute of Tibet Autonomous Region: Suo-lang Gesang

Shenyang Pharmaceutical University: Ying-jie Chen

State Food and Drug Administration, Centre for Drug Evaluation, P. R. China: Jun Hu

Shaanxi Xi'an Taixing Institute of Biological Research: Deng-ke Zhang

Shaanxi Baoji Pharmaceutical Corporation:

Zhen-qiang Bai Jian-min Song Zhi-guo Zhang

An-ming Shang Jian-li Fan Guo-bao Hu

Feng Xue

Scientific Department of Shaanxi Province Medicinal Materials Corporation:

Miao Jiang

Qinghai Technical College for Health Staff: Wen-Lian Yang

Drug Inspection Institute of Qinghai Province: Jian Gang

Qinghai Province Institute of Tibetan Medicine: Jie Duo La-dan Duojie

Qinghai Province Institute of Green Materia Medica: Yong-lin Yang Xiao-hong Fan

Washington University (USA): Yang Xu

Ames, Iowa (USA): Mary • Bryan

National Institutes of Health (USA): Xu Zheng

Texas Christian University (USA): Qian Zheng

Zhejiang Province Hospital of Traditional Chinese Medicine: Jing-xia Wang

Institutes of Materia Medica of the Xinjiang Uygur Autonomous Region:

Mu-he-taer Yasen

Drug Inspection Institute of the Xinjiang Uygur Autonomous Region: De Min

郑俊华简介

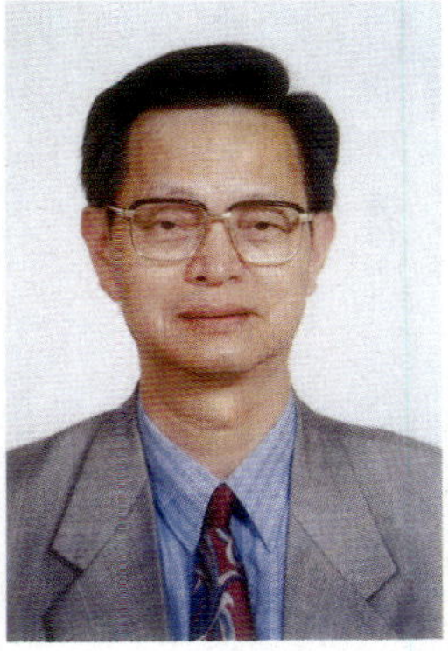

郑俊华(1935.9～)，男，汉族，原籍福建省德化县，生药学专家，药学教育专家，博士生及博士后导师。北京大学教授，国家级重点生药学科学术带头人之一。

1957 年毕业于北京医学院药学专业，1983～1984 年在美国芝加哥伊利诺埃大学学习。1985 年应邀赴日本合作研究中药大黄化学分析。

研究方向：生药品种鉴定与质量研究、生药活性成分研究、生药学科生物技术应用研究、新药研制等。

教学工作：主讲研究生课程：生药理化鉴定、药用植物化学分类学、中药药理学、生药生物技术专论；本科生生药学、生药文献课。

人才培养：已培养硕士 9 人、博士 16 人，指导高级访问学者 25 人，博士后 8 人。

学术渊源：1953 年接受苏联药学教育；1957 年师承楼之岑院士从事生药形态组织学的教学和研究工作；1983～1984 年在美国、加拿大学习期间，接受美国生药学家 Norman R. Farnsworth，Geoffrey A. Cordell 等学者有关现代生药学的学术思想，寻找天然产物的活性成分，研究细胞组织培养，探索生物活性成分的生物合成；1985 年在日本期间，受日本生药学家三橋　博、西岡五夫等学者的影响，学习和从事生药化学成分分析及其品质评价的研究工作，融汇了东西方学术思想，为发展自己的学术观点奠定了良好基础。

提出、发展和创新的主要学术观点：1977 年首次提出在生药鉴定研究中引进电镜技术，促进我国生药鉴定技术的发展，丰富了学科内容，以中国高等院校学报论文文摘输入 CUJA 英文磁带版(1983)，并列入研究生的教学计划。1985 年首次提出电脑在生药鉴定中的应用——中草药化学成分的指纹鉴定，探讨生药学科新的研究方向。1985 年建立大黄多成分的高效液相色谱分析法，进行国家自然科学基金项目：中国大黄属植物化学分类学及其生物活性的研究（1989～1992，1995～1997），探讨大黄属植物形态、化学成分、生物活性三者之间的关系，促进学科的发展。1986 年首次建议在生药学科引进生物技术，进行药用植物细胞组织培养；1994 年提出建立和完善生药学科生物技术研究室，确立生物技术、化学、药学三结合的学术思想，1996 年正式成立生药学生物技术研究室，使生药学科进入更高的发展阶段，成为学科今后发展的主要方向之一。先后培养 2 名硕士生、6 名博士生和 4 名博士后，完成大黄、决明、甘草细胞工程与次生代谢调控的研究。

论著及科研项目：已发表学术论文 250 余篇，被国外刊物引用或转载的有 70 余篇，参编教材多部，《中草药手册》、《中药志》、《中国性科学百科全书》、《生药学》（第三版）主编及译著等共 29 部，主编北京大学网络教育学院《生药学》网络教材（2003)。已完成国际合作、国家及部级科研项目 43 项，新药研究 19 项。

兼职：曾任卫生部药品审评委员，及国家、部局等评审专家组成员，浙江大学及山西大学兼职教授，山西省医学学科带头人导师，卫生部天然药物生物合成重点实验室学术委员会委员、国务院学位委员会专家组成员等 26 项；现任国家食品药品监督管理局药品评审专家、《国外医药・植物药分册》编委、《中华现代中西医杂志》常务编委、福建泉州（永春）生物医药产业专家顾问团顾问等。

获奖情况：获全国科学大会奖（集体，1978)，美国加州参议院荣誉证书（1983)，美国芝加哥伊利诺埃大学、WHO 传统医学合作研究中心荣誉证书（1984)，国家医药局科技进步一等奖（集体，

1986)，国家科技进步三等奖（集体，1987）、卫生部科技成果三等奖（集体，1987），北京市科技进步三等奖（集体，1987），北京市高教局荣誉证书（1987），国家中医药管理局科技进步三等奖 2 项（集体，1992），国家科技进步一等奖（集体，1992），国家教委科技进步（甲类）一等奖（集体，1995），北京市归国华侨联合会荣誉证书（1995），光华科技基金二等奖（1995），国家中医药管理局科技进步二等奖 2 项（集体，1996），国家科技进步三等奖（集体，1997），国家科技进步二等奖（集体，2001），北京市科技进步二等奖（集体，2002），国家教育部自然科学奖二等奖（集体，2003）等 29 项。国家知识产权局 2004.6.30 授予“用于鉴定正品大黄的方法和试剂盒”发明专利（专利号 ZL00134133.2）（集体）。

1992 年载入美国马萨诸塞大学《国际草药、香料和药用植物专家名录》。1993 年载入《中国当代教育家词典》、1998 年载入《中国当代医药名人》、2001 年载入《中国专家大辞典》及《中国高级专家与学者》等。1993 年开始享受国务院颁发的政府特殊津贴待遇。

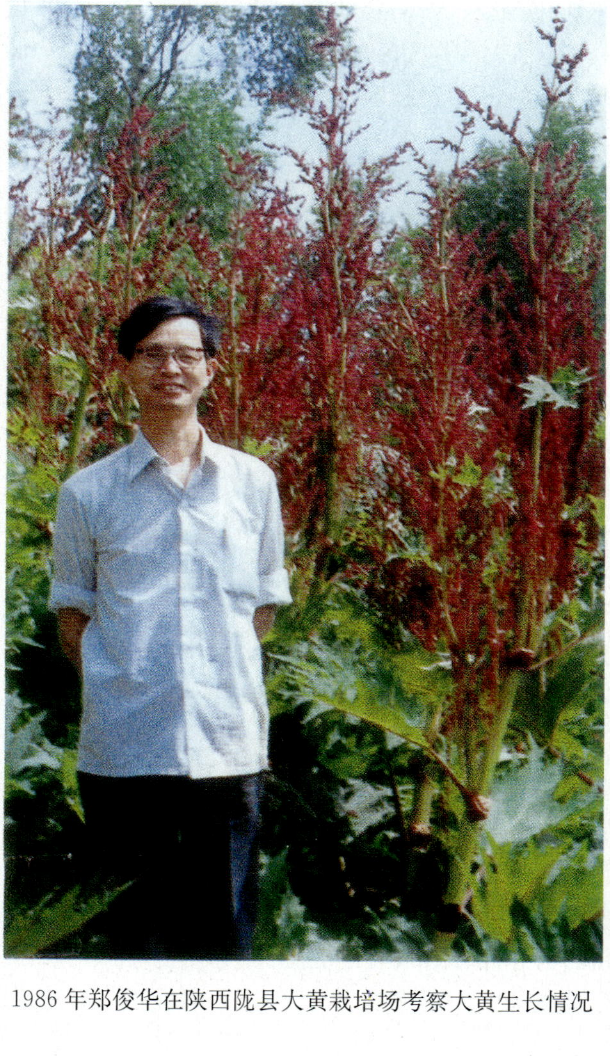

1986 年郑俊华在陕西陇县大黄栽培场考察大黄生长情况

果德安简介

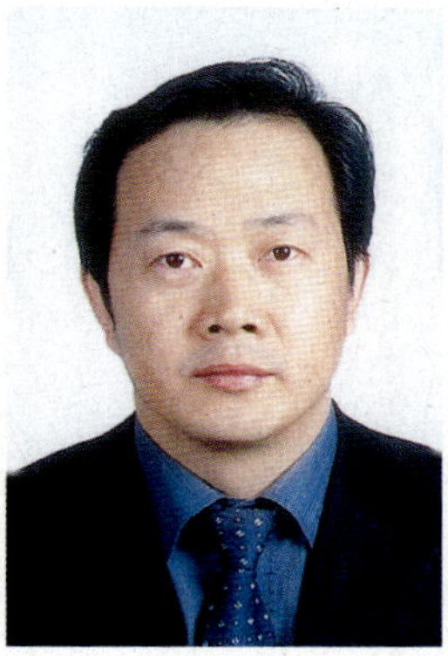

果德安，男，1962 年 4 月出生。1990 年毕业于北京医科大学药学院，师从著名生药学家楼之岑院士，获博士学位。1993～1996 年在美国得州理工大学从事博士后研究工作。现任北京大学药学院教授，博士生导师，天然药物学系主任，天然药物及仿生药物国家重点实验室副主任，北京大学中医药现代研究中心副主任等职。主要从事中药活性成分和生物转化、中药质量标准和体内代谢等研究工作。

1997 年获第四届吴阶平保罗杨森医药研究奖；1998 年获北京市优秀青年科技论文一等奖；2002 年获教育部自然科学二等奖，2005 年获教育部提名国家自然科学奖一等奖。1997 年获卫生部优秀青年人才基金，1997 年获教育部霍英东青年教师基金，1998 年获得教育部跨世纪优秀人才基金，1999 年获得国家杰出青年基金。主要社会兼职有国家 863 海洋生物技术主题专家组专家（1998—2006），国家食品药品监督管理局药品审评委员，第八届国家药典委员会委员，2005 版药典英文版副主编，中国中药 GAP 产业促进会理事，中国中医药研究促进会中药质量标准分会副会长等；中国药科大学、沈阳药科大学、中山大学和青岛海洋大学兼职教授，山东大学和长春中医学院客座教授；《Journal of Ethnopharmacology》副主编，《Planta Medica》杂志编委，《Phytomedicines》杂志编委，《Natural Product Communications》杂志编委，《Journal of Integrative Plant Biology》副主编，《世界科学技术—中医药现代化》副主编，《中草药》、《中国中药杂志》、《中国天然药物》等杂志编委。

共发表学术论文 300 余篇，其中 148 篇为 SCI 收录论文，被 SCI 引用 800 余次。此外还编写专著 10 部，其中包括主编教材 4 部。已经培养博士生 30 人，博士后 11 人，硕士生 10 人。

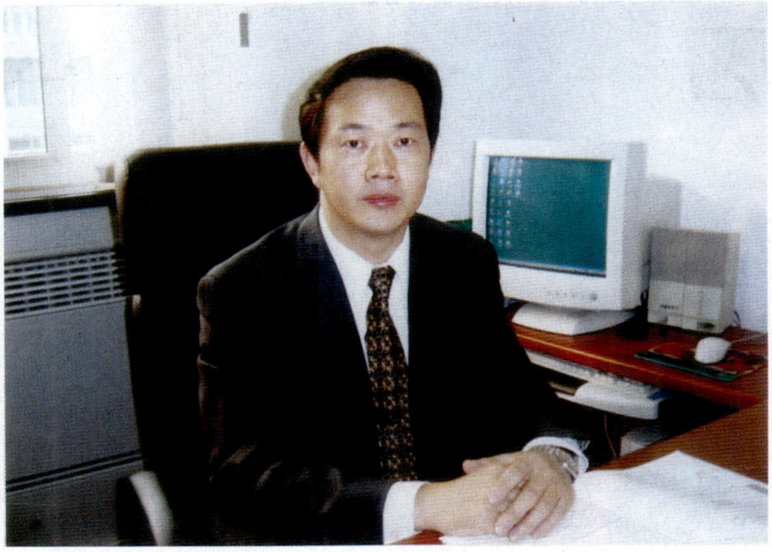

由郑俊华教授主编的《大黄的现代研究》即将出版，这是一件值得庆贺的事情。

该书从大黄的资源分布、生态与生药形态，到化学成分，到药理活性与临床应用，都有系统和详尽的论述，其内容之丰富，使我相信如想了解已有大黄研究的任何一方面的问题，都可以从这本书中找到。此外，在这本书中我们也可以清晰地看到我国半个多世纪以来在中药现代化道路上前进的轨迹，总结以往的经验与教训，对当前中药现代化研究具有重要的指导意义。

令人感动的是这本书所折射出来的科学精神。为了确定大黄的生态特征、在我国的分布状况及不同产地大黄的差别，作者们走遍祖国大江南北，进行艰苦的野外考察与浩繁的分类鉴定工作；研究者们最早创新性地将传统的生药研究与药物化学紧密结合，采用先进的实验室分析技术，不断将大黄研究推向深入；回顾大黄的研究历程，其中包含大量的原始积累性工作，这些工作往往一时得不到社会的承认，但研究者们克服资金、人力等方面的重重困难，长期坚持默默无闻的研究工作。所有这些，与现今不少地方流行的急功近利与浮躁的学风形成如此鲜明的对照。建议我们的中青年科研工作者，即使不直接从事有关大黄或中药现代化的研究，也读一读这本书，对理解科学研究的本质与精神，对发扬勤奋、严谨、求实、创新的良好学风都是大有裨益的。

大黄的研究尽管已经取得丰硕的成果，但离完全揭开其作为“将军”药效的奥秘还有很大的距离。我想只有在哲学层面上更加拓宽与更新我们的思路，特别是从复杂系统的角度来展开研究；只有采用更加先进的实验手段与分析、综合手段；只有实现更多学科的交叉研究；只有更加密切与中医理论和临床实践相结合，才有可能在不远的将来取得真正突破性的研究成果。

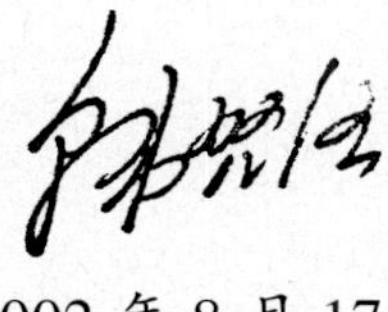

2002年8月17日

韩启德：中国科学院院士，教授，博士生导师，病理生理学家。

序 2

近年来，对于如何使中药走向国际市场这个问题，大家都非常重视；但是对于如何使中药学进入国际医药学界，则并未被普遍重视。实际上，这二者不可分割。中药学不能为世界医药学界所普遍接受，中药就难以在世界普遍使用。中药为世界接受需要做到植物清楚、成分清楚、药理毒理作用机制清楚。因此需要对中药做全方位综合研究。从楼之岑教授开始，组织人力在国家连续资助下，从事大黄的全面研究，积累了大量研究成果。此次郑俊华教授把有关工作集结成册出版。这不仅提供了大量信息，显示了中药的系统基础研究的意义，而且对纠正当今重视中药产品开发而不重视基础研究的倾向也起着提示作用。

王夔

2002年8月3日

王　夔：中国科学院院士，教授，博士生导师，生物无机化学及无机药物化学家。

中医药是灿烂中华文化宝库中一枚光彩夺目的稀珍。大黄号称“大将军”可见其在中药中的重要地位。我国是大黄的故乡，对大黄进行系统深入的研究是我国药学工作者义不容辞的责任。我院已故中国工程院院士楼之岑教授在英国留学期间就研究大黄并发明了“植物性泻药生物测定法”，回国后又带领教研组的同事们对大黄进行了系统的生药学研究。我院著名植物分类学家诚静容教授和已故高作经教授长期致力于大黄属植物的资源考察和品种的分类鉴定。本书作者郑俊华教授与众多合作者持续十几年深入系统地研究了大黄属植物资源，调查了 12 个省区(包括青藏高原)，采集到大黄属植物标本 44 种 285 份，生药标本 40 种 150 份，为系统研究大黄的资源、成分、药用等提供了坚实基础，为澄清长期存在的品种混乱提供了科学数据。因此本书是一本全面、系统总结我国大黄的专著，有着很高的学术价值和实用价值，在本书出版之际，写下这些话一方面对老一辈的生药学家、植物学家表示崇敬之意，另一方面对本书的作者持之以恒的研究精神和敬业态度表示钦佩，感谢他们为中药的整理、提高作出的卓越贡献。

张礼和

2005. 6. 28

张礼和：中国科学院院士，教授，博士生导师，有机化学及药物化学家。

序 4

随着全球范围内“回归自然”浪潮的涌起，越来越多的人们把目光移向了中药和天然植物药。晚近 WHO 认为，以植物药为主的传统医学是世界医药的一个重要组成部分，必须强调药用植物在发展中国家初级保健系统中的重要地位，就是发达国家也在寻求抑制医疗费用上涨，减轻公共福利开支重负的措施，对于具有独特疗效优势的中医中药也开始予以关注，拓宽了中药健康产业发展的空间。晚近，我国通过中医药现代化的发展战略研究，提出了继承与发展服务人类健康的理念，阐述中医药学以人为本、整体观念、辨证论治、形神统一的独特理论，运用非线性、复杂性、系统性、科学方法学和现代生命科学与数理科学的先进技术，加强对中药材、中药饮片、中成药的研究开发，逐步融入到世界医药体系中去，让更多的人接受它，使用它，研究它，发展它。中医药的现代化与中医药健康产品的推广，必将对提高人们的生存质量，提高常见病难治病的防治与亚健康干预的疗效产生重要的影响，对医学朝向健康医学的发展，提高医学对人类长寿的贡献发挥积极的作用。

中药大黄，始载于《本经》，性味苦寒，古今医家以大黄能推陈致新，如戡定祸乱，以致太平，所以有将军之号，故别称将军，锦纹。大黄功用泻下通腑攻积；清热解毒泻火；活血通络化瘀；清化湿热利水。其主治多种常见病与难治病，惟适用证候当以实热证为主，亦可用于顽痰死血致虚，或虚损病兼夹实证，中医用大黄，多用复方，讲求方证相关，重视配伍。大黄虽为将军之药，药力峻猛，然与补益药伍用少加大黄也可用于多种慢性疾病的调养调补，故保健品中也不乏用大黄者。我习学名医验案及今日先晋医论医话，结合自己心得体会，用大黄为君药配雄黄和硫黄为散，解毒化瘀治浊瘀内毒败坏形体所致慢性顽疾疑难病证。近 20 年承担国家攻关项目中医药防治中风病与血管性痴呆，设计星蒌承气汤为重用大黄之复方，治急性期中风病痰热腑实重证，按循证医学系统评价做 Meta 分析，确有显著效果。至于大黄现代化学及生物学研究，对其药效物质与生物效应已基本清楚而尚待深化，但为天然植物药的研制开发已奠定良好基础，需进一步辐射科技成果，为保健医疗服务。

欣喜郑俊华教授牵头的专家群体编撰《大黄的现代研究》一书，总结两代科学家的研究成就，辐射学术成果，对学科建设与产业进步具有重要的促进作用。自上个世纪 80 年代起在科技部、教育部、中国科学院、国家自然科学基金委资助下，采用现代科技方法，对大黄进行了系统、深入的多学科综合研究，对大黄属植物资源、生态学特征、生产与采收加工、植物形态的分类鉴定，生药鉴定、化学成分、品质评价、药理作用与生物活性以及现代临床研究等作出了卓越的贡献，具有理论意义和实用价值，还通过本项目群的科研工作，培养了 30 多名硕士、博士和博士后，造就一批中青年骨干队伍，真是可喜可贺。本书出版将对中药现代化进程产生重要影响，希望主编就大黄的现代研究不断深化与时俱进通过修订成为长版书。即将付梓，爰为之序。

王永炎

2002 年 6 月

王永炎：中国工程院院士，教授，博士生导师，著名中医内科学家。

大黄是我国传统中药材中举世闻名的特产药材。为弘扬我国中医药学，推动中医药学的现代化，让中医药学为世界医药学的发展作出杰出的贡献，《大黄的现代研究》一书的问世，将为此作出表率。

这本关于大黄研究的力作，体现了几代人的艰苦努力，也是多学科交叉渗透与集成的典范。许多著名的专家学者，已从不同的学科角度给予了确切的评价，应主编郑俊华教授之邀，要我也为此书写一段“序”，实在不敢班门弄斧。盛情之下，仅就本人从事的相关研究领域，做一评述，难免一孔之见。

本书的难能可贵之处，在于既不排斥传统与经典的学科，又同时运用当代先进的学科手段，从而对大黄开展系统深入的基础性与应用性研究，值得一提的是生物技术的应用。作者从传统中药以大黄干燥的根与根茎入药出发，选择了生物技术中发根农杆菌 Ri 质粒遗传转化的技术手段，开展了大黄发根诱导与培养的研究，以期通过这一离体培养系统的建立，实现对大黄次生代谢的调控，大幅度提高目的次生化合物蒽醌及其衍生物的含量，并最终实现次生代谢生物合成产物的工业化生产。该项研究的意义不言而喻，其研究成果将有助于克服中药材人工栽培中难以控制的环境因素、品质的不稳定等弊端。同时也将达到资源永续利用之目的。此外，大黄发根培养系统的建立，也为进一步在分子水平上实现对次生代谢的调控奠定了基础。俗语“榜样的力量是无穷的”。但愿本书的出版，将会推动我国生药学科的发展，并将有更多更好的佳作面世。

叶和春

2002 年 7 月于香山

叶和春：研究员，博士生导师，植物细胞与基因工程、分子生理学家。

由郑俊华教授主编的《大黄的现代研究》即将出版发行，这是中药现代化研究中的一件大事。该书的出版，将对中药规范化研究，对于开展中医药的国际交流与合作，对于大黄的临床应用与机制研究，以至中药现代化产业的发展，将产生深远的影响。

本书包容着半个世纪以来我国学者对大黄研究所积累的成果。我国生药学科的创始人之一，已故的楼之岑院士，我国国际上著名的植物分类学家诚静容教授和已故的高作经教授，都付出了大量甚至毕生的精力，致力于大黄属植物的基础研究。关于生药的研究方向与内容就是楼之岑教授提出来的，在楼之岑教授及其合作者与继承人的长期努力下，在大黄的研究中已逐步付诸实现，结出了丰硕的果实。这个事实雄辩地说明，一个杰出的学科带头人及其所提出的研究方向，对于学科发展和科学进步有着何等重要的作用。

本书既包括经典的植物形态分类学和生药形态组织学研究成果，又有大黄化学成分的研究，药理作用与生物活性的研究，以及现代生物技术在大黄中的应用，等等。值得一提的是，本书编著者对大黄的临床应用给予了特别的关注：收载了为数众多的大黄及含大黄的法定中成药；介绍了含大黄制剂目前在临床应用的情况，包括大黄及大黄制剂在急腹症治疗中的应用；介绍了大黄及其复方制剂工艺；以大黄为君药的复方制剂开发新药的实例等。这些内容对于临床治疗及新药开发有着很大的参考价值。

从上世纪50年代后期，我开始学习中医并参与中西医结合实践。我所在的学科是普通外科，我的专业研究方向是中西医结合治疗急性腹部外科疾病，故对中医驱邪除病的理论、治则与方药格外关心。我非常欣赏中医“六腑以通为用”的学说。这个学说认为胃肠属于六腑的范围，在生理上以通降下行为顺，在病理上以滞涩上逆为病，“不通则痛，通则不痛”。在温热病中，实邪入里，热结阳明，标志着病已深入，只有“急下存阴，釜底抽薪”方能驱邪外出而挽救病人。早在60年代初期，我们确定了中医治疗急腹症的八法，通里攻下法被列为首位。承气类方剂是最常用的方剂，而大黄是不能缺少的药味。这样，我就同大黄结下了不解之缘。光阴荏苒，转眼之间40年已经过去。大量的临床经验，一大批研究生的实验报告，使我们加深了对通里攻下法的了解，对大黄的认识也逐步从感性认识上升到理性阶段。从去冬到今春，我们花费了几个月的时间总结了通里攻下法的研究进展，浓缩一下就是以下三句话：

一是：通过三个认识阶段，明确了通里攻下法的胃肠效应、腹腔效应及整体效应，逐步揭示了以大黄为君药的通里攻下法的作用机制；

二是：明确了通里攻下法在腹部外科的五个应用范围，即：治疗单纯性肠梗阻，治疗腹腔炎性疾病，保护肠屏障，参与SIRS/MODS的防治，用于手术期的治疗；

三是：通过水煎浓缩、水煎醇提、大孔树脂吸附及分别提取等不同工艺阶段，研制出疗效确切、使用方便的颗粒制剂。

结合《大黄现代研究》出版，提出以下几点讨论：

一、大黄基础研究成果将为正确选择临床及科研用药提供可靠的依据

大黄是一个庞大的家族，世界各地大黄属植物有60多种，我国就有47种，但优质大黄只产于中国。面对这样纷繁的种属，如不进行深入、系统的研究，不进行准确的分类鉴定，就难于分清优劣及决定取舍。本书提供了上述研究的丰实成果，图文并茂，生动具体，化学成分分析也相当精细，为我们根据不同应用目的选用不同大黄品种，提供科学依据。这些成果也将为大黄的种植、选购、临床应用及科学研究提供重要参考。

二、三个层次的研究都需要，选择的先后应区别对待

研究含有大黄的方剂、研究单味大黄及研究大黄中的某些化学成分，都是研究大黄药理作用所需的内容，从哪一个层面切入可根据不同的目的与条件来决定。生药学家总是从单味药物入手，先宏观后微观，进而分析其有活性的化学成分和进行药理学研究，探讨其应用前景。临床学家则多从运用方剂治疗疾病入手，在取得肯定疗效的基础上，分析方剂的作用机制，筛选在方剂中起主导作用的单味药物或活性成分。总之，从方到药，再从药到活性成分及其作用机制，这是临床研究的程序；而从药到化学成分到临床应用可能是药学研究的习惯程序。不管哪种程序都要涉及方、药及活性成分三个层次。如能根据中药研究的特点加强各学科之间的衔接与联系，将会加快中药研究的进程，促进中药现代化的早日到来。

三、单靶点与多靶点的研究相互结合，推动药物治疗学的创新

中医治疗疾病主要靠复方，靠多种成分，通过多靶点的整体调节实现治疗作用。当然，就是单味中药也不是单一成分，也可以作用于多靶点。如果只是少数或单一成分，作用于少数或单一靶点，就无法理解整体调整、辨证论治和扶正祛邪等作用了。因此，建议在中药药理作用的研究中，将单一成分、单一靶点的研究同多种成分、多靶点研究结合起来，局部作用与整体调节结合起来，实现实体本体论的分析方法与关系本体论的综合方法兼融，力争在药理研究上有突破创新。

四、知其利，晓其弊，方能用好通里攻下法

大黄及含大黄的通里攻下方剂，有涤荡胃肠，攻实祛瘀，泻热逐邪的治疗作用，如用之不当亦可产生克伐过渡、失液伤津等副作用，故在选用时应持慎重态度。首先要确定病人有无“可下”之证，如药不对证不宜滥用。对于“可下”之证亦应兼顾局部及全身情况，进行周密计划并给予必要的辅助治疗，方能取得良好的效果。通过多年的实践及探索，我们已形成几种强度不同、持续时间不同的通里攻下治疗方案，对于保证通里攻下法的安全与有效起到了有益的作用。

吴咸中

2002年5月

吴咸中：中国工程院院士，外科学教授，博士生导师，中西医结合专家。

序 7

在我国正积极推进中药现代化和国际化的进程中，《大黄的现代研究》即将问世。这部著作的出版，为中药的现代化和国际化树立了一个很好的范例。

大黄是最常用中药，也是我国重要的出口商品。最早在《神农本草经》中就有记述。陶弘景在《名医别录》中释其名曰：“大黄，其色也。将军之号，当取其骏快也。”由于大黄独特的疗效，在民间和史料中流传着不少有关名医善用大黄的故事。如南北朝时梁代名医姚僧垣，一次见景元帝的腹中痞满，疼痛不已，不思饮食，他力排众议，依据元帝：“脉洪大而实，应指有力，膳食不进，胃脘痞满”的证候，认为是腹中宿食不化所致，非用大黄荡涤攻下，推陈致新不可。元帝从其言，服药后果然大下宿食，痞满腹胀之疾顿失。

有关大黄的这则典故，启迪我们：事物存在着内在规律，运用科学去揭示并掌握其规律，尤若治病的“药到病除”，矛盾也就“迎刃而解”了。

当前，我国正在大力推进中药的现代化，其核心便是要应用现代的科学技术更加深刻地去揭示中药的各种内在规律，以达到“安全、有效、可控”的目的。中药的现代化必然会促进中药的走向国际。因此，对中医药的科技工作者来说，我们必须要踏踏实实、扎扎实实地去工作，组织好多学科的深入研究，就这个意义上来讲，《大黄的现代研究》已经为我们树立了一个很好的榜样。

相信在21世纪，经过中医药工作者的努力奋斗我国将会有更多的“中药现代研究”问世，中医药在新世纪的再度辉煌也是指日可待的事了。乐为之序。

肖培根

2002年6月5日

肖培根：中国工程院院士，研究员，博士生导师，药用植物学、传统药物学家。

大黄是中医及中西医结合医生临床十分常用的药物，起到“泻下攻积”、“清热泻火”、“解毒及活血祛瘀”等功效，出自《神农本草经》，被誉为“将军”，以其药猛力专，效验明确而得名。医圣张仲景用大黄十分得心应手，于其名著《伤寒论》及《金匮要略》中载有近20首由大黄等组成的医方，如大黄牡丹皮汤，抵当汤，厚朴三物汤，桃核承气汤及己椒苈黄丸等，皆为临床所习用，现代研究亦多所发展。《肘后备急方》更有以单味大黄为末局部应用治疗痈肿者。我在清代宫廷原始医药档案中也注意到大黄在宫廷中的耗用量也甚大，按宫中御药房进药数量统计，居群药中的第8位，道光、慈禧、光绪以及一些妃嫔、太监等都有应用大黄疗疾的原始脉案纪录，效验明确，至为翔实。历史上有关大黄的中外交流或贸易也很频繁，《马可波罗游记》及《利玛窦中国札记》均论述了享誉中外的中国产大黄。

我国学者对大黄的研究做了大量深入的工作，成果丰硕。楼之岑院士及其所在的单位，以及全国不少大黄药物及临床研究者也都做了艰苦的努力，取得很大成绩。这些成果，囊括了大黄属植物资源调查，生态学特性，生产与采收加工干燥，生药鉴定，化学成分，品质评价，药理作用，以及临床应用等，在国际上处于领先地位。北京大学药学院郑俊华教授对大黄研究尤为执著，毕生致力于此，其敬业精神十分可贵。今郑俊华教授又组织全国同道，编写成《大黄的现代研究》一书，内容弘富，是大黄研究的力作，起到了薪火相传，与时俱进的推动作用。谨以此序祝贺本书的面世。

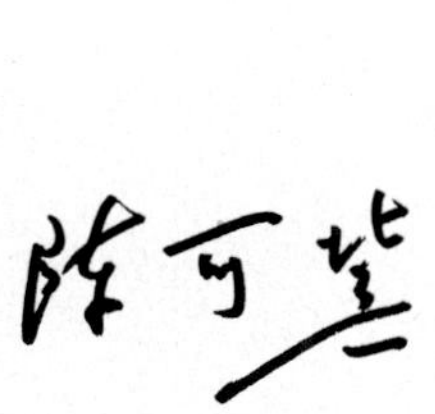

2002年5月
于北京西苑

陈可冀：中国科学院院士，教授，博士生导师，中西医结合及老年医学家。

序 9

中药在数千年来为我中华民族保持健康发展起了极为重要的作用。但自西药传入我国后，其地位逐渐被取代，甚至被认为是陈旧落后，不科学的。只有在中华人民共和国建国之后，才又被说明其对民族保健上的重要贡献。从而促进其走上发扬光大之途，研究工作也随之勃兴。

大黄是一味重要的常用中药，并且享有世界之誉，其同属种类在西方世界也是一种常用的民间药，其叶柄亦作蔬菜食用。但大黄的基源植物、药材质量、成分等在过去甚少研究。我校生药学教研组、植物学教研组自1950年起，历经北京大学医学院时代、北京医学院时代、北京医科大学时代，至迄今的北京大学医学部时代，一直弦歌未辍，对大黄的原产植物、生态环境、资源分布及药用情况，生药部分的宏观、微观鉴定、有效成分及药理作用等等，都陆续做了全面深入的研究，先后发表了多篇论文和数部专著。现郑俊华教授集我国对大黄的全面研究之大成，编著《大黄的现代研究》一书，为我国中药研究史上创出一部极有价值的完善参考书。闻之欣喜之余，不揣敝陋，简出数言以为之序，以为之庆!

诚静容

2001年11月

诚静容：教授，博士生导师，著名植物分类学家。

大黄是我国常用著名传统中药，它能“推陈致新”“拨乱反正”，故有药中“将军”美誉。北京大学医学部药学院郑俊华教授主编出版的《大黄的现代研究》，是他们长期从事大黄研究的一个总结。我对大黄没有做过研究，要我写序实在愧不敢当，这里我仅能对大黄及相关中药谈一点个人想法。

传统医药中记载了较多以泻下功能为主的中药，仅药典收载的就有大黄、芦荟、何首乌、决明子、番泻叶、火麻仁、亚麻子、郁李仁、牵牛子、蓖麻油、巴豆霜、芒硝等十余味，有些又有几种基源植物，因此我国应用以泻下功能为主的中药有丰富的经验和悠久的历史，是其他国家无法相比的。上述十余味中药的泻下作用机制不完全相同，功效强弱也不完全相同，除泻下功能外，每味药还有其他功能，它们既可作单味药使用，又可组成多种复方。因此可以说应用泻下功能为主的中药，是我国中医药理论的一个重要体现。据药典记载，大黄的功能与主治之广，是许多中药望尘莫及的，本书是这类中药研究的一个很好范例和良好开端，我希望通过本书的出版能引起这类中药的系统研究，从而发展中医药理论。

大黄、芦荟、何首乌、决明子和番泻叶都含蒽醌苷这一类活性成分，它们既有相同或相似之处，又有不同之处。同时还含有其它不同成分，从药用植物化学角度看，也有进一步研究价值。

蒽醌苷的药理与毒理也还有深入研究的必要，除泻下功能公认外，有些研究报告认为对某些肿瘤细胞株有抑制作用，近年又有报告认为蒽醌苷有致癌作用，这就需要回答。在我国中医或中成药使用剂量下，它们有什么毒理表现需要研究。令我费解的是这类中成药取得了很大经济效益，有关生产厂家为什么不支持科学家进行这类研究，因为这是无法回避的问题。

我个人认为本书的出版，不是这类研究的终结，而是促进有关部门和企业家继续支持这类研究，我想这也是本书数十名编写人员的愿望。

周俊

二〇〇二年七月

周俊：中国科学院院士，研究员，博士生导师，植物资源与植物化学家。

由北京大学郑俊华教授主编的《大黄的现代研究》，系统地总结了近半个世纪以来由该院主持并有协作单位参加的多学科、多手段对中药大黄进行深入细致的科学研究的成果，其主要成果包括大黄的本草考证，大黄属植物(47种)资源调查，生态学特性研究，生产与采收加工的研究，植物形态的分类学研究，生药鉴定(经典的和现代分子生物学)研究，化学成分研究，47种大黄的品质评价研究，生物技术(包括细胞工程、克隆技术、生物合成等)在大黄研究中的应用，药理作用及其生物活性研究，现代临床应用研究等，其中颇多创新之处，包括新种、新成分、新药理作用的发现与现代新技术在大黄属品种鉴定上的应用等等。

由于大黄在我国药用已有2000余年的悠久历史，《大黄的现代研究》十分重视对古人学术经验的总结和发展，该书的作者把本草知识和植物分类学紧密结合起来，确证了传统正品大黄都来源于掌叶组的种类，这就为尔后一系列的正品大黄与非正品大黄在各个不同学科的研究中加以比较和区分找到捷径。大黄及大黄制剂在急腹症治疗中的应用及中医通里攻下法机制的探讨等临床研究更足以证明《大黄的现代研究》是坚持走党所指引的中西医药结合研究道路非常成功的一个范例。

北京大学药学院的院士、教授、专家和数十位博士、硕士研究生及院外合作者们团结奋进所进行的大黄的现代研究，无论是在历史上和世界范围内，在中药和天然药物单味药的研究领域内做到如此系统、全面和深入研究的，可以说得上是独一无二，无可比拟，学术水平无疑是世界领先，是一项对祖国医药学继承发扬与创新相结合取得的重大科研成果。为此，国家曾多次给以自然科学基金的资助和国家级学术奖励，诚属可喜可贺。

众所周知，火药是我国古代四大发明之一，烟火也是中国发明的。古代的烟火(起火)上天和现代的火箭升天有着共同的基本科学原理，足以说明我国古代就有着杰出的科学人才，这不能不算是中国人的聪明才智有值得骄傲之处。近据报道，2001年美国进口了价值1 289亿美元的烟火，其中1 216亿美元的烟火来自中国，这是因为烟火现代化了，现代的烟火是科学和艺术的结合，节日的夜晚，晴空万里，万紫千红，千奇百态，十分迷人。我们不难想像，现代化的中药比烟火的现代化更为重要，它不但要满足国人防治疾病和对保健的需求，而且还要在新世纪使中药走向世界，对人类保健作出它应有的贡献，这不仅有巨大的社会效益，而且还会对国家带来明显的经济效益。

中药的现代化是中药发展的必由之路，其价值远不止是本身的学术价值，在人类回归自然的大潮中，中药率先受到中外医药界和病家的青睐，这是它先天具有千百年来颠扑不破的临床疗效所致，虽然这就是值得进行深入科学研究的基础，而中药的现代研究，就是要阐明中药治病的本质及其对机体的作用，克服粗、大、黑的缺点，朝着研制三效、三小、五方便和安全、可控、稳定的新药方向飞速迈进。《大黄的现代研究》在这方面已经作出了大量卓越的科研成果，相信在不远的将来，必将有一批以大黄为主体的新药不断呈现于世。

《大黄的现代研究》无疑是中药单味药系统研究的典范，我国中医常用中药多达数百种，像人参、三七、黄连、甘草、地黄、杜仲、青蒿等，前人也都做过不少科学研究，而且各有特色，可是科研材料分散，多数还不够系统、全面，有的还须进一步深入研究。我热切企盼着国内有关专家，对此给以足够的重视，能一种一种地像大黄那样进行深入的科学研究，则整个中药的现代化大有希望。展望未来，中医与中药紧密同步发展，中医药走向世界，前途无限光明，中医药必将为人类健康事业作出更大贡献。在这方面，我认为《大黄的现代研究》能起到一个非常理想的表率作用。榜样的力量是无穷的，我为此感到无限的欣慰，故乐为之作序。

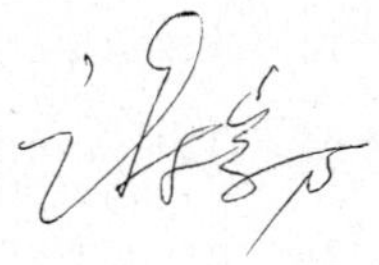

2002年7月8日于北京

谢宗万：著名本草学家，生药学家，中药品种理论创始人，中国中医研究院资深研究员。(2004年8月14日在北京逝世，享年80岁)

Rhubarb, a food?

In China, where the part of the rhubarb plant used is the root, the idea that rhubarb is a food must be dubious at best. Rhubarb root, dried and powdered, has been used as a medicine for long centuries and the amount of study and research that has gone into development of rhubarb as a medicine is voluminous, as shown in this book edited by Professor Junhua Zheng of Peking University, School of Pharmaceutical Sciences.

But in America, rhubarb's use as a medicine has been nearly lost. While it was as a medicine that rhubarb was introduced to America, rhubarb is now almost exclusively used as a food. When Americans think of rhubarb it is as pie or cobbler or bread or jam, not medicine. Rhubarb stalks, not the roots, are the part of the plant used.

By the 18th century Americans had discovered that rhubarb stalks baked with cinnamon and sugar in a pie crust made a superb dessert. Soon every garden boasted a patch of rhubarb. In fact, rhubarb pie was so popular that the rhubarb plant was nicknamed "pie plant."

Widespread use of rhubarb as a food is less than 200 years old, and most of that time it has been sweetened and made into desserts or wine. But the culinary use of rhubarb is just a short space in rhubarb's rich and interesting history; rhubarb as a food is still at the threshold of discovery.

Over the past 30 years American cooks have used rhubarb in a variety of foods. In my cookbook, Grandma Mary's Colossal Book of Rhubarb, I include recipes using rhubarb in main dishes with pork, beef, poultry and fish, as well as with vegetables in side dishes. Other recipes are for beverages, sauces, soups, salads, jams, jellies, chutneys and relishes, breads, muffins, puddings, cobblers, cakes, desserts, cookies and pies.

Not only is rhubarb found in a wide variety of dishes, it is also found in a wide array of combinations with other fruits and foods. Strawberries are a favorite accompaniment for rhubarb in sauces, salads, breads, desserts and especially pies. Some of the other foods that play well with rhubarb are apples, apricots, bananas, blueberries, cherries, lemons, mulberries, oranges, pineapples, raspberries, blackberries, zucchinis, mincemeat, raisins, ginger, dates, cranberries, onions and garlic.

My relationship with rhubarb dates back to 1977, when, as a newlywed, I moved into my first home and discovered a rhubarb patch in the back yard. Rhubarb was the perfect garden plant: it was easy to grow and care for and it was prolific. Convinced there must be a million uses for this plant, I started collecting recipes. Grandma Mary's Colossal Book of Rhubarb, published in 2001, is the result of that collection. It contains more than 400 recipes using rhubarb.

Over the years Americans and Chinese have developed two different parts of the rhubarb plant, the stalks and the roots. In this book, Professor Junhua Zheng and colleagues talk about the historical usage of rhubarb as a medicine and about current and future developments in rhubarb research. Rhubarb has already given the world a great deal, but perhaps the best is yet to come. And, while a good dessert is not nearly as important as a good medicine, rhubarb as a food is another facet of rhubarb to develop. After all, what better intersection of cultures can there be than a delicious piece of rhubarb pie?

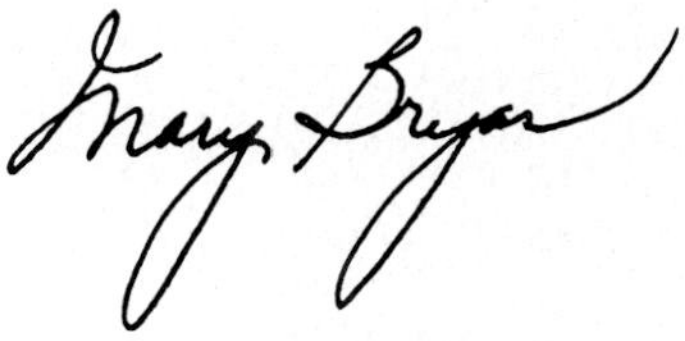

March 20, 2004
Ames, Iowa, USA

玛丽·布赖恩（Mary Bryan）：美国 Iowa 州 Ames 市多家报社记者，食品专栏编辑，著有《大黄食谱纲要》（1988 年出版）和《玛丽祖母的大黄食谱大全》（2001 年出版）。

前　言

大黄是我国闻名世界的特产药材，应用历史悠久。我国是大黄的故乡，优质大黄只产于中国。中国药典（2000 年版）规定的大黄有三种，即：掌叶大黄 Rheum palmatum L.、唐古特大黄 R. tanguticum Maxim. ex Regel 和药用大黄 R. officinale Baill.，其干燥的根和根茎供药用，通称“正品大黄”。由于国内外需要量日益剧增，供应紧张，因而商品大黄中常混有同属他种植物的根，主要是华北大黄 R. franzenbachii Münt.、河套大黄 R. hotaoense C. Y. Cheng et T. C. Kao 和藏边大黄 R. australe D. Don 等，通称“非正品大黄”，俗称山大黄或土大黄，在部分地区使用。因此，对这些不同基源的商品大黄进行科学的品种鉴定和品质评价显得非常迫切。

1982～1985 年，在已故楼之岑院士领导下完成了国家中药“六五”攻关课题（局控项目）：“中药材同名异物品种的系统研究”一大黄类等，于 1986 年荣获国家医药局、中国药材公司科技进步一等奖，1987 年获卫生部科技成果三等奖和国家科技进步三等奖。当时的研究仅限于上述六种大黄，研究内容包括对大黄主产地药用品种的资源调查，记述地理分布、生态、植物形态、栽培、采收加工、干燥和贮藏；研究生药的形态、商品规格和组织构造，明确显微鉴别的依据，并对商品药材做品种鉴定；深入地进行各种大黄主要化学成分的含量测定和生物测定，以提供制定大黄品质标准、扩大药源的科学依据。但是大黄属植物在全世界约有 60 多种，我国有 40 多种，除 1～2 种外，在当地民间均作药用，然而对大多数品种的研究则甚少。

1989 年我们获得国家自然科学基金资助课题：“中国大黄属植物的化学分类学及生物活性的研究”（№.38870894）。从资源调查、采集样品和生态研究入手，进行品种鉴定和分属 5 个类型的 40 种活性成分的化学分析，以及多指标的药理活性研究和比较。探讨了大黄属植物及生药的形态分类与化学成分及药理作用和临床应用的内在联系。研究成果获得国家教委科技进步（甲类）一等奖。1995 年又获得国家自然科学基金的资助课题：“完善大黄属化学分析和活性研究－增补 15 种大黄的研究”（№.39470849）。与此同时，还先后获得两次国家教育部高等院校博士学科点专项科学基金的资助：“药用植物（大黄等）组织培养的研究”（№.6）和“中药材（银杏叶、大黄等）地道性研究”（№.9720）。探索应用生物技术细胞工程和化学手段研究中药大黄。课题组合作单位北京市中药科学研究所 1997 年又获得了北京市科技新星计划项目（№.952871500）的资助，共同研究“中国大黄属植物化学成分 HPLC-UV 谱库的建立”，开拓大黄品质评价的新思路。

我们对大黄的研究，还应该追溯到 1947 年，我国生药学科的创始人、奠基人之一，已故的楼之岑院士在英国伦敦大学药学院对大黄的研究，并以发明植物性泻药生物测定法，被国际上称为“楼氏法（Lou's Method）”而获得博士学位，回国后受聘北京大学医学院药学系，他仍然带领大家和指导研究生进行大黄及含蒽醌类成分生药的研究。与此同时，同系的著名植物分类学家诚静容教授和已故的高作经教授长期致力于大黄属植物的资源考察和品种的分类鉴定。高作经教授把毕生的精力投入到大黄及大黄属植物分类的深入、系统、全面的研究，经整理、调查、鉴定，澄清了长期存在的混乱问题，发表了 5 个新种、新变种，从植物分类学角度对大黄的种属鉴定提供了系统的科学资料。《中国植物志》第二十五卷第一分册大黄属的出版是他对大黄属植物分类作出的重大贡献。1966 年，在楼之岑院士的领导下，为天津土特产进出口公司解决了一批出口英国急需的大黄药材，并提供了科学的化学分析方法，受到了极高的评价和赞赏。

在国家科委、中国科学院、国家自然科学基金委、教育部博士点专项基金委、教育部重点学科基金委、北京市科学基金委的资助下以及合作单位自筹基金，集众多的强劲技术力量，采用现代科学技术对大黄进行了多学科、深入系统的研究，已经取得了以下主要成果。

1. 大黄属植物资源调查。对大黄属分布地的 12 个省区（包括青藏高原），多次进行调查，采集标本，共采到大黄属植物标本 44 种 285 份，生药标本 40 种 150 份，并拍摄了录像片。

2. 大黄属植物的生态学特性研究。对青藏高原的掌叶大黄（正品大黄）和丽江大黄（非正品大黄）的生理生态学特征及种群分布格局、生境与群落学特征进行了观测研究。

3. 大黄的生产与采收加工干燥的研究。以陕西陇县大黄栽培场为基地，对掌叶大黄的栽培生产进行深入细致的研究，包括选地、选种、育苗、移栽、田间管理、防虫害、防鼠害、生长年限及生长期活性成分的积累动态、采收加工、干燥方法等对产品质量的影响，拍摄了录像片《大黄的栽培》。

4. 大黄属植物分类鉴定。高作经教授把毕生精力贡献给大黄属的野外调查和实验室的分类鉴定工作，圆满地完成了中国科学院关于大黄属植物志的研究任务，为大黄属植物品种鉴定提供科学依据。

5. 大黄的生药鉴定研究。(1) 正品大黄和非正品大黄的外部形态及内部显微组织特征的观察与比较；(2) 大黄属生药粉末特征；(3) 大黄属花粉粒的光镜和扫描电镜的观察与比较；(4) 大黄属生药的理化鉴别；(5) 近红外光谱一人工神经网络模式识别法鉴别大黄；(6) 大黄属生药的 HPLC 指纹图谱鉴别；(7) 应用生物技术对正品大黄和非正品大黄进行品种分子鉴定，测定大黄叶绿体基因 trnL/trnF 序列，国家知识产权局 2004 年 6 月 30 日授予“用于鉴定正品大黄的方法和试剂盒”的发明专利（专利号：ZL00134133.2）。同时还进行了大黄 DNA 指纹图谱的研究，探索大黄属品种鉴定的新方法。为大黄药材的鉴定提供了丰富资料。

6. 大黄的化学成分研究。对正品大黄化学成分研究情况进行了全面的文献综述，对非正品大黄包括：秦岭大黄、天山大黄、窄叶大黄、矮大黄和藏边大黄进行化学成分的提取分离和结构鉴定的研究，为这些大黄的进一步研究提供科学资料。

7. 大黄的品质评价研究。对大黄属所含的主要化学成分和有效成分进行分析测定，包括：蒽醌及其单糖苷类、水溶性蒽苷类、苯丁酮苷类、二苯乙烯苷类和鞣质及其有关化合物等 5 个类型的 40 种主要化学成分、活性鞣质、氨基酸、挥发油、微量元素，以提供大黄品质评价的科学资料。

8. 生物技术在大黄研究中的应用。(1) 掌叶大黄和天山大黄遗传转化和 Ri 质粒发根离体培养成功，分离鉴定转化根中化学成分的结构并测定其含量，并对其活性成分进行了初步研究；(2) 掌叶大黄组织培养系统对 11 种活性成分底物进行生物转化成功，并将转化产物进行提取分离和结构鉴定；(3) 对掌叶大黄发根诱导及蒽醌类活性成分次生代谢调控的研究；(4) 对掌叶大黄愈伤组织大量培养及其化学成分分离鉴定取得良好结果；(5) 应用稀土离子对大黄愈伤组织生长、次生代谢、超微结构的影响，进行了观察和对比研究。探索应用生物技术生产大黄活性成分的技术方法。为工业化生产大黄有效成分提供实验资料。

9. 大黄药理作用及其生物活性的研究。(1) 大黄的泻下、镇痛和抗菌作用的比较研究；(2) 大黄体外抗致突变作用研究；(3) 大黄抗癌作用的实验研究，包括：大黄酸对人肝癌细胞与小鼠腹水肝癌细胞线粒体、微丝的影响，大黄蒽醌衍生物对人肝癌细胞及小鼠腹水肝癌细胞的杀伤作用，9 种大黄提取物对人肝癌细胞生长的抑制作用；(4) 大黄酸、大黄素抑制平滑肌细胞增殖及细胞增殖核抗原影响的实验研究；(5) 大黄蒽醌衍生物对角质形成细胞的药理作用；(6) 大黄蒽醌衍生物对破骨细胞性骨吸收作用的研究；(7) 大黄对小鼠肠缺血-再灌注损伤的保护作用；(8) 大黄提取物对乙型肝炎表面抗原体外灭活作用的研究；(9) 大黄抗氧化活性的研究，包括：清除超氧阴离子自由基活性的研究与比较（黄嘌呤-黄嘌呤氧化酶-细胞色素 C 法），Fenton 反应测定大黄清除羟自由基（·OH）活性的研究，5 种大黄蒽醌单体化合物抗氧化活性的研究，间接法生成 MF 测定大黄抗超氧负离子自由基活性的研究，电子顺磁共振波谱（ESR）和自旋捕捉技术测定大黄清除羟自由基的研究，大黄植株不同部分清除超氧阴离子活性的比较，不同炮制品清除超氧阴离子活性的比较。上述研究成果为大黄的临床基础研究提供了科学资料。

10. 大黄的现代临床应用。(1) 药典和部颁标准中收载的大黄及含大黄的法定中成药；(2) 含大黄制剂临床的治疗作用；(3) 大黄及大黄制剂在急腹症治疗中的应用；(4) 大黄及其复方制剂工艺；(5) 以大黄为君药的复方制剂开发新药的实例。

值得庆幸的是，本书的临床研究部分，特邀国际上著名的外科医学家、我国中西医结合创始人之

一、天津中西医结合急腹症研究所所长吴咸中院士撰写，他提出的大黄在中医通里攻下法运用的理论和实践是对中医理论的重大发展，他和他指导的研究生在中药现代化研究工作中作出了突出贡献。其中主要有：(1) 中医通里攻下法在腹部外科中的应用——临床疗效与机制探讨；(2) 承气方剂对肠屏障保护作用的形态学研究；(3) 大面积烧伤患者应激、炎症反应的基础临床研究；(4) 大黄防治急腹症内毒素血症、SIRS 及 MODS 的研究；(5) 大承气颗粒剂对腹部大手术后内毒素及细胞因子变化的影响。这些为开拓大黄临床应用提供理论基础。

正当本书即将交稿之际，喜得有关排毒养颜学术论文，深感对丰富大黄的医疗保健学术内涵极有价值。姜良铎教授的"从毒论治"的"毒学"学术思想对中医药现代化有着深远的影响。姜教授特为本书提供了相关内容：(1) 排毒养颜胶囊治疗高脂血症的疗效及作用机制；(2) 排毒养颜胶囊对 ox-LDL诱导 ECV-304 细胞凋亡的影响。以上内容为本书增添了实用价值。

11. 在本书正进入清样校稿，有机会再一次来到美国，亲眼目睹大黄在美国的开发利用情况。发现大黄叶柄用作蔬菜、食品在美国一些州竟十分盛行，即便是在冬天，超市蔬菜部里还有大黄叶柄出售；甚至还将大黄叶柄制成大黄馅饼（派）、各种甜点、大黄酒、饮料等；另外，还有举办大黄节文娱活动以报春晓欢庆春天的来临。我们在本书中特辟专篇介绍，以显示大黄应用的多样性，使本书内容更加充实、全面和完美。

国内外对大黄的研究从未停止，随着科学技术的进步，认识不断发生变化，研究工作也不断深入。为大黄一个药召开过三次全国学术研讨会，一次国际学术会议，这是少有的，它已引起国内外世人的瞩目。在我们的研究工作中积累了不少经验，为了便于交流，我们将半个世纪来对大黄研究的成果编著出版。本书既包括经典的植物形态分类学和生药形态组织学研究成果的内容，又有现代分子生物学的研究成果，时间跨越半个世纪，研究结果虽然也发表过学术论文或在学术会议上交流过，但是大多数尚属内部资料，有 30 多名硕士、博士研究生、博士后、留学生和访问学者参与本课题的研究工作，我们经过较仔细的整理，长期不断补充验证和完善，并吸取国内外同行的宝贵经验，为本书的出版奠定了基础。

本书是在国家自然科学基金、博士点基金、重点学科基金及北京市科委等单位的资助下，由北京大学药学院、北京市中药科学研究所、陕西宝鸡医药总公司和内蒙古呼伦贝尔盟药品检验所等合作单位共同完成科研项目取得的成果，由编委、编写人员共同努力编写而成。并在北京大学医学出版社的资助支持下得以出版。更得到有关领导、院士和专家教授的热情关怀与支持帮助，在此一并表示衷心的感谢。由于本书内容涉及面广，作者众多，叙述难于统一，学科水平所限，编写时间匆促，难免有误，敬请不吝批评指正。

主编　郑俊华

2002 年 8 月 12 日于北京大学医学部药学院
2004 年 8 月 12 日于美国马里兰州洛城

PREFACE

Rhubarb, a native to China and world-renowned crude drug, possesses a long history of medicinal usage. China is the hometown of rhubarb and high-grade rhubarb is only produced in China. In Chinese Pharmacopoeia (Edition 2000), there are three authorized rhubarbs, namely, Rheum palmatum L., R. tanguticum Maxim. ex Regel, and R. officinale Baill., and the root and rhizome of these are generally called official rhubarbs. Because of the increasing requirement both domestically and abroad that induced a short of supply, the commercial rhubarbs in some regions in China are often mingled with the roots of other Rheum species, mainly including R. franzenbachii Münt., R. hotaoense C. Y. Cheng et T. C. Kao and R. australe D. Don, which are generally called non-official rhubarbs or commonly called Shan Dahuang (mountain rhubarb) or Tu Dahuang (native rhubarb) Therefore, the species identification and quality evaluation for these commercial rhubarbs with different origins are considered to be very imperative.

During the period of 1982-1985, a research group led by the late academician Dr. Zhi-Cen Lou (Tze-ching Lou) accomplished a national "six-five" key research project entitled "systematic study on species of the Chinese medicinal materials with namesake but foreign matter-rhubarb, etc.", which in 1986 was awarded as Science and Technology Advancement First Prize by State Pharmaceutical Administration, Science and Technology Advancement First Prize by China National Medicinal Materials Corporation. In 1987 received (Science and Technology Achievement) Third Prize by Ministry of Public Health, and National Science and Technology Advancement Third Prize. The research then only limited to the above six Rheum species, focusing on (1) resources investigation of medicinal Rheum species in chief producing regions; (2) geographic distribution, ecology, and morphology of rhubarb plants; (3) cultivation, harvest, processing and dry, and storage of crude drugs; (4) studies on the morphology, commercial standards and histological structures of crude drugs, and ensure of the identification by microscopic characteristics to identify commercial rhubarbs; (5) quantitative determination and bioassay of the main chemical constituents of rhubarbs for providing scientific basis of the establishment of quality standard and increasing of rhubarb resources. However, there are about sixty Rheum species in the whole world, and more than forty occured in China. And most of the Chinese Rheum species, except for one or two, have been used for folk medicine locally, nevertheless rarely investigated.

In 1989, we undertook a research project entitled "Studies on Chemotaxonomy and Bioactivities of Rheum Species in China" (Grant No. 38870894), funded by National Natural Science Foundation. Begun with resources investigation, sample collection and ecological study, the identification of Rheum species and the chemical analysis of 40 active constituents belonging to five chemotypes were conducted. The bioactivities in multi-targets of Rheum species were also investigated. We explored the internal relationship among clinical applications with morphological differentiation of crude drugs and plants, chemical constituents, and bioactivities. This research achievement was awarded as Science and Technology Advancement First Prize by State Education Commission. In 1995, we undertook another research project entitled "Complete Studies on Analysis of Chemical Constituents and Bioactivities of Rheum species—Studies on fifteen additional rhubarbs" (Grant No. 39470849), funded by National Natural Science Foundation. At the same time, we obtained successively two grants entitled "Study on tissue culture of medicinal plant—rhubarb, etc." (Grant No. 6) and "Study on the genuineness of Chinese medicinal materials—ginkgo and rhubarb etc." (Grant No. 9720), both funded by Special Science Fund for Ph. D. Subject of College and University of State Ministry of Education. By these we tried to apply the bio-techniques cell engineering and chemical methods to study rhubarb. In 1997, the research collaborated unit, Beijing Scientific Research Institute of Chinese Materia Medica, obtained a research grant entitled "Establishment of HPLC-UV data of chemical constituents of Chinese Rheum species" from Beijing New Science Star Plan. This research developed a new idea on quality evaluation of rhubarb.

Traced back to 1947, the late academician Zhi-Cen Lou, engaged rhubarb research and obtained his Ph. D. at School of Pharmaceutical Sciences, London University, owing to the discovery of bioassay for plant purgative, which was named as Lou's Method with world-wide recognition. Since then, Dr. Lou joined Peking University Medical College, and led a research group and supervised graduate students to continue study rhubarb and crude drugs contained anthraquinones. Meanwhile, Professor Jing-Rong Cheng, a systematic botanist, and the late Professor Zuo-Jing Kao had long devoted themselves to systematic study and resources of Genus Rheum. They recorded 47 species of Rheum, occurring in China, including 4 new species and 2 new varieties, and also classified many confused problems existed for a long time. Their scientific data are of great value in the identification of Rheum species. In 1966, under leadership of academician Zhi-Cen Lou, Tianjin Native Produce Import and Export Corporation was helped to export a batch of rhubarbs for the urgent need in Great Britain and provided a scientific chemical analysis method, which then earned high evaluation and praise.

Under the financial support of State Science and Technology Commission, Chinese Academy of Sciences, National Natural Science Foundation, Special Foundation for Ph. D. Subject of State Ministry of Education, Key Subject Foundation of State Ministry of Education, Beijing Science Foundation, and the collaborated institutions, we incorporated a great number of technical forces and conducted a multi-discipline and systematic study on rhubarb by means of modern scientific method and technology, and the following main achievements have already been acquired.

1. Resources investigation of Rheum species. We investigated in detail the resources of rhubarb distributed in twelve provinces and regions including Tibetan Plateau, collected 285 samples of 44 Rheum species and 150 samples of 40 crude drugs, including videos.

2. Studies on ecological characteristics of Rheum species. For Rheum palmatum (official rhubarb) and R. likiangense (non-official rhubarb) in Tibetan Plateau, the physiological and ecological characteristics, the population distribution pattern, and the characteristics of the habitats and communities were observed and investigated.

3. Studies on production, harvesting, processing and drying method of rhubarb. Based on rhubarb plantation in Long County, Shaanxi Province, we conducted a detailed investigation on the cultivation and production of Rheum palmatum, including field and seed selection, growing seedling, transplantation, field management, prevention of disease and pest and mouse, accumulation trends of active constituents with seasons and ages, collection and processing, and drying method, etc. A video of Rhubarb Cultivation was also made.

4. Taxonomic identification of Rheum species. Professor Zuo-Jing Kao devoted all his life to field investigation and species identification, and accomplished satisfactorily the research and compilation of Genus Rheum in 《CHINESE FLORA》 (Genus Rheum, vol, 25, Book 1, 166～209) assigned by Chinese Academy of Science.

5. Study on identification of crude drugs of Rheum species. These include: (1) Observation and comparison of the external morphological and internal microscopic characteristics of the official and non-official rhubarbs; (2) Characteristics of powdered crude drugs of Genus Rheum; (3) Observation and

comparison of the microscopic and electronic microscopic characteristics of the pollen of Genus Rheum; (4) Physio-chemical identification of crude drugs of Genus Rheum; (5) Near infra-red spectrum-artifical neural network for the identification of rhubarb; (6) HPLC fingerprint identification of crude drugs of Genus Rheum; and (7) Biological techniques were used to the molecular genetic marker of official and non-official rhubarbs, and to the sequence determination of chloroplast gene trnL/trnF of rhubarb. In 2004. 6. 30. The patent of method and kit for identifying official rhubarb was awarded by The National Bureau of Knowledge Right (patent No. ZL00134133. 2) . In addition, the investigation of rhubarb DNA fingerprinting provides a new method for identification of Rheum species. The above studies provided a wealth of valuable data for identification of crude drugs of the Genus.

6. Studies of the chemical constituents of rhubarb. The studies on chemical constituents of the official rhubarbs have been summarized. The isolation and structure elucidation of chemical constituents of non-official rhubarbs, including Rheum qinlingense, R. wittrockii, R. sublanceolatum, R. nanum and R. australe, have been investigated. These scientific data are of value in the further study of these rhubarbs.

7. Study of quality evaluation of rhubarb. The forty main chemical constituents belonging to five chemotypes including anthraquinones and monoglycosides, water-soluble anthraquinone glycosides, phenybutanones, stilbenes, tannins and related compounds were analyzed by HPLC technique. The active tannins, amino acids, volatile oil and trace elements were also analyzed. These studies provided scientific data for the quality evaluation of rhubarb.

8. Application of biological techniques in rhubarb research. This includes: (1) Success on genetic transformation and *in vitro* culture of Ri-plasmid transformed roots of Rheum palmatum and R. wittrockii, and isolation and structure elucidation and content analysis of the chemical constituents in transformed roots, together with the preliminary study on the bioactivities; (2) Success of biotransformation of eleven active constituents in tissue cultures of R. palmatum, and isolation and structure elucidation of the transformed products; (3) Studies on the inducement of hairy roots of R. palmatum and the regulation of secondary metabolism of anthraquinones; (4) Success on large-scale callus culture of R. palmatum and isolation and structure elucidation of the chemical constituents; and (5) The effect of rare-earth ion on growth, secondary metabolism and supermicrostructures of rhubarb callus. The exploration of techniques and methods to produce bioactive constituents of rhubarb by biological technology providers scientific data for the industrialized production of bioactive constituents of rhubarb.

9. Studies on pharmacology and bioactivity of rhubarb. (1) Comparative study of purgative activity and analgesic and antibacterial effects of rhubarb; (2) Study of *in vitro* antimutagenicity of rhubarb; (3) Experimental study on anticancer activity of rhubarb, including the effect of rhein on mitochondrion and microfilament of mouse liver cancer cell lines; the killing and wounding effects of anthraquinone derivatives on mouse liver cancer cell lines, and inhibitory effect of nine extracts of rhubarb on cell growth of human and mouse liver cancer cell lines; (4) The effects of rhein and emodin on smooth muscle cell proliferation and expression of nuclear antigen; (5) Pharmacologic effect of anthraquinone derivatives on cutin producting cells; (6) The effect of anthraquinone derivatives on bone resorption by osteoclasts *in vitro*; (7) Protective effect of rhubarb on mouse intestinal ischemia reperfusion; (8) The inactivation effect of rhubarb extracts on HbsAg; and (9) Study on the antioxidant activity of rhubarb, including study and comparison of the activity of rhubarb clearing superoxygen anion free radicals, study on the activity of rhubarb clearing hydroxyl free radicals by Fenton reaction, study on the antioxidant activity of five anthraquinones from rhubarb, study on the activity of rhubarb against superoxygen anion free radicals by indirect production of MF, comparison of the activity of different parts of *Rheum* species

clearing superoxygen anion free radicals, and comparison of the activity of different prepared rhubarbs clearing superoxygen anion free radicals. All the above achievements provide scientific data for the basic clinical research of rhubarb.

10. Modern clinical application of rhubarb. (1) The rhubarbs and the official Chinese patent medicines contain rhubarb recorded in Chinese Pharmacopoeia and Drug Standard of Ministry of Public Health; (2) Clinical curative effect of rhubarb preparations; (3) Application of rhubarb and rhubarb preparations on the treatment of acute abdominal disease; (4) Preparation technology of rhubarb and rhubarb compounds; and (5) Examples for developing new rhubarb compound preparations in which rhubarb is predominant.

It is our honor that academician Xian-Zhong WU, one of the founders of integrating traditional Chinese medicine (TMC) and Western medicine, and the Director of Tianjing Institute of Acute Abdominal Disease for Combined TCM and Western Medicine, is specially invited to write the section of clinical research of rhubarb. The theory and practice of application of rhubarb on Tongli Gongxia method in TCM put forward by academician Wu are important contribution to the theories of TCM. In modernization of traditional Chinese medicine, academician Wu and his graduate students' main contributions include (1) application of Tongli Gongxia method in TCM on abdominal surgery-clinical effect and mechanism exploration; (2) morphological study of protective effect of Chengqi prescription on intestinal shield; (3) basic clinical study of stress and inflammation reaction of burnt patients; (4) studies of protective and curative effect of rhubarb on endotoxin bloody symptom of acute abdominal disease, SIRS and MODS; and (5) the effect of Da Chengqi granules on the variation of endotoxin and cell factor after abdominal surgery. These studies provided theoretical base for developing clinical application of rhubarb.

The articles regarding clearing toxin and nourishing countenance, which are of great value to enrich academic connotation of medical treatment and health care of rhubarb, appear at a time when this book is nearing submission for publication. The academic thought of toxicology of diagnosis and treatment based on the toxicity, presented by Professor Liang-Duo Jiang, has significant effects on the modernization of Chinese medicine. Professor Jiang is specially invited to write the followings: (1) the curative effect and mechanism of clearing toxin and nourishing countenance capsule on the treatment of high blood-lipid; and (2) the effect of clearing toxin and nourishing countenance capsule on ECV-304 cell apoptosis induced by ox-LDL. The above data provided practical value for this book.

11. When this book is nearing last proof sheet for publication. I had a good chance to see the development and utilization of rhubarb in USA. I found that rhubarb stalk used as a vegetable and various kinds of food are very popular in some states of USA. Although it is in winter, yet rhubarb stalk are still sold on vegetable section in supermarket. Some times many rhubarb stalk products for example rhubarb pie, rhubarb wine and rhubarb dessert etc. are made. Besides, in some counties or villages there often run recreational activities of rhubarb festival to celebrate this colorful harbinger of spring. We especially open a part in this book to present all these to the usage on rhubarb and make the contents of this book more complete and perfect.

Rhubarb research around the world has never stopped. With the advancement of science and technology and the innovation of knowledge, research works are developing deeper and deeper. Rhubarb research has attracted worldwide attention. Only for rhubarb, one international and three national symposia have been held, which is really rare. Much experience in our research has been accumulated so that we are going to publish the achievements of rhubarb research covered half century for world-wide exchange. This monograph involves not only the research achievements of conventional morphologic systematization of Rheum species and morphological and histological studies of crude drugs of rhubarb, but also the research achievements of modern molecular biology of rhubarb. Although some research achievements have published in the journals or presented at professional conferences, much of them presented for the first time in this monograph. Thirty Ph. D students, postdoctoral associates, visiting scholars and graduate students have joined this research program. We absorbed the valuable experience of colleagues in domestic and abroad, and made careful investigation and continuous supplement and improvement for this monograph. These laid a solid foundation for the publication of this monograph.

This monograph has been benefited from the research works carried out by School of Pharmaceutical Sciences of Peking University, Beijing Scientific Research Institute of Chinese Materia Medica, Shaanxi Baoji Pharmaceutical Incorporation, Drug Inspection Institute of Neimenggu Hulun Beier Meng and other collaborating institutions. The monograph has called for collaborative effort by a large number of specialist editors and contributors. Our particular thanks are indebted to the financial supports from National Natural Science Foundation, Ph. D. Subject Foundation of State Ministry of Education and Key Subject Foundation of State Ministry of Education, along with Peking University Medical Press. Our great appreciation also go to those leaders, academicians, experts and professors who give us their strong supports and guidance.

Editor-in-Chief: Jun-hua Zheng

Professor, School of Pharmaceutical Sciences, Health Science Center,
Peking University, August 12, 2002
Rockville, MD, USA, August 12, 2004

编 写 说 明

1.《大黄的现代研究》一书，特邀请全国人民代表大会常务委员会前副委员长吴阶平院士题词、王夔院士题写书名、中国名医吉良晨教授题写贺词。序言部分特邀请几位著名学者从不同的学科角度对本书加以评述。序言原则上按作者姓氏笔画排列。

2. 本书从应用历史沿革，生态学特性，资源与生产，植物及生药形态，生药鉴定，化学成分，品质评价，生物技术应用，药理活性，临床应用及叶柄开发利用十一个方面对大黄加以论述。

3. 大黄应用历史沿革部分，包括大黄的本草考证及近代出土文物中发现的对大黄应用的记载。

4. 大黄属植物生态学特性部分，选择以青藏高原为基地，青海玉树地区为实验点，以掌叶大黄（正品）和丽江大黄（非正品）为实验品种，对大黄的生态地理分布、生理生态学特征、种群分布格局、生境与群落学特征等进行研究。

5. 大黄的资源与生产，包括野外调查，采集植物标本和生药样品，大黄的栽培技术、采收、加工和贮藏。

6. 大黄属原植物及生药学研究，附有彩色照片，另附线条图，以便描述和突出其鉴别要点。

7. 大黄的现代生药学鉴定，包括传统的和现代的鉴定技术。附生药组织图，正品和非正品大黄花粉粒光学显微镜和扫描电镜的黑白照片。HPLC 指纹图谱由于数量太多，仅选取具代表性的图谱，以节省篇幅。

8. 大黄的化学成分研究部分，只附新化合物相应的图谱。

9. 大黄的品质评价部分。主要化学成分的HPLC 定量分析并附图谱；其分析结果列表表示。

10. 生物技术在大黄研究中的应用部分，附有相应内容的彩色照片。DNA 指纹图谱为黑白照片。

11. 大黄的药理作用及生物活性，按不同章节叙述，并附相应的照片。

12. 大黄的临床基础研究及大黄的应用与开发，特邀天津市中西医结合急腹症研究所所长吴咸中院士亲自撰写，并包括他所指导的博士生的部分论文。此外，姜良铎教授等提供了有关排毒养颜胶囊的科学研究最新成果。

13. 大黄叶柄的研究与开发利用，特邀请美国出版的《玛丽祖母的大黄食谱大全》的作者玛丽·布赖恩为本书写序，并且得到华盛顿大学徐杨博士的大力支持，他们提供了有价值的资料和照片。为读者介绍美国大黄叶柄的开发利用概况。

14. 由于大黄的研究涉及许多学科，本书撰写时难以统一格式，将按学科自身的特点安排。

15. 本书的图、表、照片均按各章顺序编排，并附于各篇后。

16. 全书的主要参考文献均在相应章节后列出。为了让广大读者能更多地了解国内外对大黄的研究情况，书后列出了《国内外大黄研究主要文献题录》，以资查询。

17. 附录部分包括主要作者简介（资料均由个人提供）；大黄中文名索引；拉丁学名索引；化学成分英汉对照索引；英汉缩略语表。

18. 雪泥鸿爪——大黄的研究者们经历了半个多世纪默默艰辛地工作，付出了心血，甚至奉献出宝贵的一生！我们庆幸地获得了许多照片，精选其中一小部分展示在本书中。

EDITORIAL NOTES

1. Academician Jie-Ping Wu, the Vice-President of the National People's Congress, is specially invited to write dedication for this book and academician Kui Wang inscribes the book's title. Professor Liang-Chen Ji, a well know traditional Chinese medicine doctor inscribes a congratulation on the publication of the book. Some other famous professors are specially invited to make comments on the book from different scientific point of view.
2. The monograph describes the rhubarb research in eleven parts including the historical development of the usage of rhubarb; the ecological characteristics of Rheum species; resources and production of rhubarb; morphology of Rheum plants and crude drugs; identification of crude drugs; chemical constituents of rhubarb; quality evaluation of rhubarb; application of biotechnology on the rhubarb research; bioactivity and pharmacology of rhubarb; clinical application of rhubarb; and dietary application of rhubarb stalk.
3. The part of the historical development of the usage of rhubarb comprises textual research of rhubarb in the traditional Chinese herbal books Tibetan herbals and the recordation of rhubarb application found in modern unearthed relics.
4. In the part of the ecological characteristics of Rheum species, the physiological and ecological characteristics, the population distribution pattern, and the characteristics of the habitats and communities of rhubarb were investigated based on Rheum palmatum (official rhubarb) and R. likiangense (non-official rhubarb) in Yushu Qinghai-Tibetan Plateau.
5. The part of resources and production of rhubarb consists of field investigation, sample collection of plants and crude drugs, cultivated techniques, harvest, processing and storage of rhubarb.
6. Study on the species of Genus Rheum and crude drugs are illustrated with color pictures and figures so as to facilitate the identification.
7. The part of modern pharmacognosic identification of rhubarb includes conventional and modern identified techniques, and illustrated with figures of tissue structures of crude drugs and the black and white pictures of microscopic and electron microscopic characteristics of pollen from official and non-official rhubarbs. Only the representative spectra of HPLC fingerprinting of rhubarb are selected.
8. The part of study on the chemical constituents of rhubarb only the spectra of new compounds are presented.
9. In the part of quality evaluation of rhubarb, The spectra of HPLC analysis of chemical constituents are attached, and the analytic results are shown in tables.
10. The part of application of biotechnology on the rhubarb research records in the corresponding color pictures and the black and white pictures of DNA fingerprinting.
11. The pharmacology and bioactivity of rhubarb are described in different chapters, with the corresponding pictures respectively.
12. Academician Xian-Zhong Wu, the Director of Tianjing Institute of Acute Abdominal Disease for Combined TCM and Western Medicine, is specially invited to write the part of basic clinical research and application and exploitation of rhubarb, including part work of the dissertations of his Ph. D. students. In addition, Professor Liang-Duo Jiang presents his latest research achievement of "clearing toxin and nourishing countenance capsule."

13. The Dietary Application of Rhubarb Stalk. Mary Bryan, author of two cookbooks featuring rhubarb, was invited to write part of the preface. Dr. Yang Xu, a researcher at University of Washington contributed contents for chapter 68 ~ 73. Because the potential and value of using rhubarb stalk as a diet are not widely recognized in China, the editors felt that it is necessary to establish an independent part in this book dedicated to the dietary application of rhubarb stalk.
14. This book is written in different forms in different chapters on account of the rhubarb researches related to many scientific branches that each possesses its own speciality.
15. The figures, tables and pictures in the book are arranged at the end of every chapter.
16. The major references are listed in each chapter and a list of main references regarding rhubarb research around the world is appended.
17. The appendices include the chief contributors briefly introduced, index of Chinese and Latin names of rhubarb, the English and Chinese of chemical constituents, and abbreviation of Chinese and English teams.
18. "Eagles" claw remains on the snow earth" —So many sincere research workers on rhubarb devoted themselves quietly and modestly, wholehearted, over half of the century since, some even struggled through out their life time. We are fortunate enough to have collected many pictures of these diligent teams. In memory and respect to them, we selected the valuable ones to put in this book.

目　录

第一篇　大黄应用历史沿革

第二篇　大黄属植物生态学特性

第三篇　大黄的资源与生产

第四篇　大黄属原植物及生药学研究

第五篇　大黄的现代生药学鉴定

第六篇　大黄的化学成分研究

第七篇　大黄的品质评价

第八篇　生物技术在大黄研究中的应用

第九篇 大黄的药理作用及生物活性

第十篇　大黄的临床基础研究及大黄的应用与开发

第十一篇　大黄叶柄的研究与开发利用

国内外大黄研究主要文献题录

结语与展望（对大黄的评价）

附　　录

内容提要

CONTENTS

Part 1. THE HISTORICAL PROGRESS OF RHUBARB USAGE

Part 2. THE ECOLOGICAL CHARACTERISTICS OF RHEUM SPECIES

Part 3. RESOURCES AND PRODUCTION OF RHUBARB

Part 4. THE ORIGINAL PLANTS OF RHUBARB AND THEIR PHARMACOGNOSICAL STUDIES

Part 5. MODERN PHARMACOGNOSIC IDENTIFICATION OF RHUBARB

Part 6. STUDIES ON THE CHEMICAL CONSTITUENTS OF RHUBARB

Part 7. QUALITY EVALUATION OF RHUBARB

Part 8. APPLICATION OF BIOTECHNOLOGY ON RHUBARB RESEARCH

Part 9. PHARMACOLOGY AND BIOACTIVITY OF RHUBARB

Part 10. BASIC CLINICAL RESEARCH AND APPLICATION AND EXPLOITATION OF RHUBARB

Part 11. THE STUDIES, DEVELOPMENT AND UTILIZATION OF RHUBARN STALK

LIST OF THE MAIN REFERENCES REGARDING RHUBARB RESEARCH AROUND THE WORLD

CONCLUSION AND PROSPECT

APPENDICES

SUMMARY

第一篇　大黄应用历史沿革

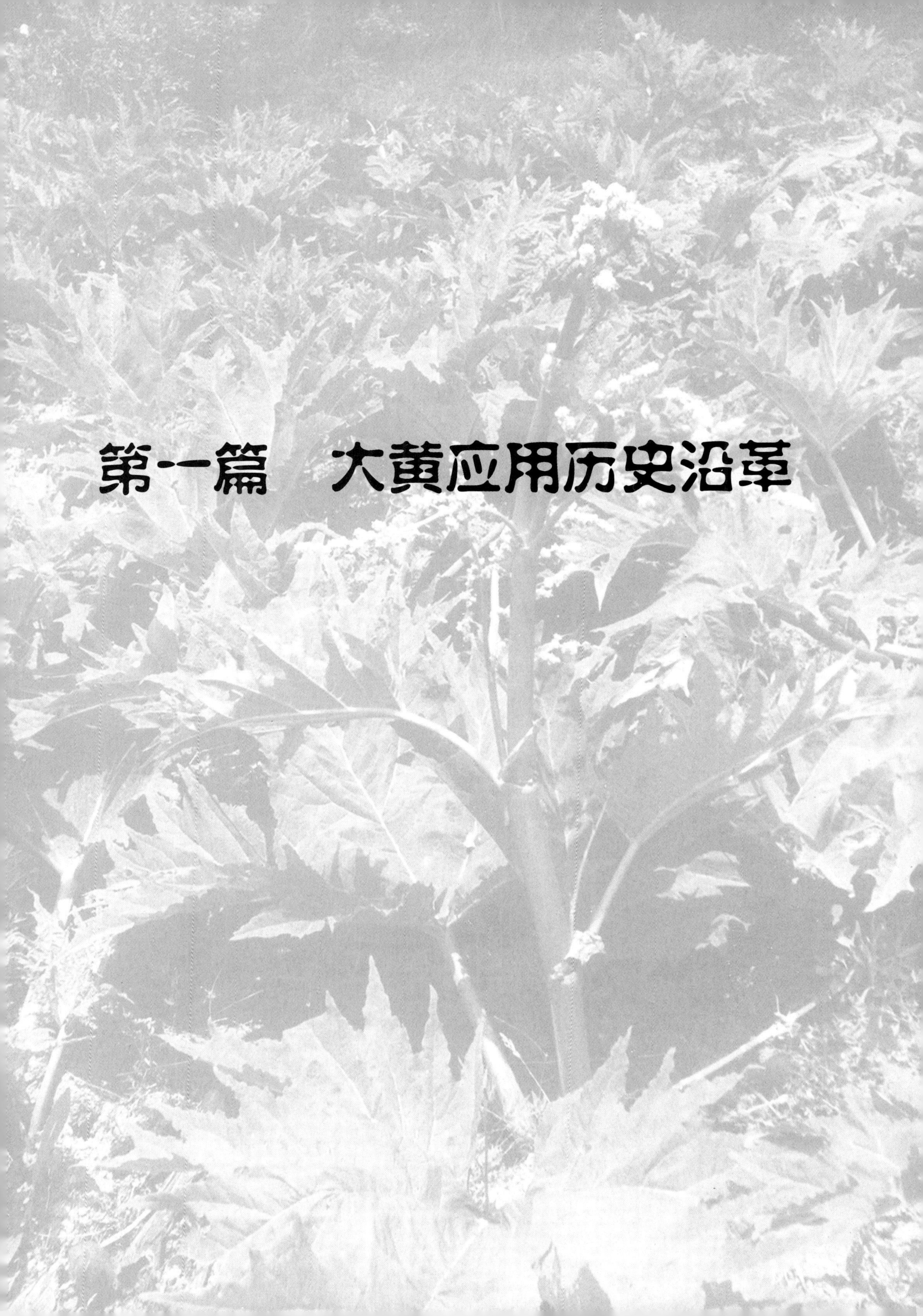

第 1 章　大黄研究的回顾与前瞻

大黄是我国特产的世界著名传统中药，它的医药应用可追溯到几千年前，《神农本草经》中已有记载。其后，历代医药书籍中也都相沿记载，并陆续补充新内容。

据文献记载，大黄早在公元前 114 年，已由商队从中国华北的陕西运到俄国土耳其斯坦的布哈拉（Bokhara），然后到达欧洲。大约在公元后 77 年，希腊学者 Dioscorides 在他的药物学著作中已载入此药，称为 rha 或 rheon，但只知其来自远方，不知其具体产地，其后直到 11 世纪的拉丁作家和阿拉伯医生称其为 rheum barbarum 或 reu barbarum，从而衍生出现代的英文名称 rhubarb。后来由商队从中国经丝绸之路，到达波斯（今伊朗）、土耳其和叙利亚的地中海东部港口，转运到欧洲各国，因而被称为土耳其大黄（Turkey rhubarb）；同时也有一部分大黄由中国广州到达印度，转运到欧洲，被称为中国大黄、广东大黄或东印度大黄（Chinese，Canton or East Indian rhubarb）。1728 年俄国从中国获得大黄由陆路运销欧洲的专卖权，其后一百多年间，大部分上等大黄经依尔库次克（Irkutsk）和莫斯科到达欧洲，因此这种大黄在欧洲被称为俄国或莫斯科大黄（Russian or Muscovitic rhubarb）。1842 年鸦片战争后，中国的若干港口开放通商，俄国的大黄贸易很快衰落，大量的大黄开始直接从中国港口运到欧洲，“中国大黄”一词才广为世人所知。

大黄的原植物

正品大黄的原植物有三种：①掌叶大黄 Rheum palmatum L.，目前主要为栽培品；②唐古特大黄 R. tanguticum Maxim. ex Balf.（*R. palmatum* L. var. *tanguticum* Maxim.），目前尚少栽培；③药用大黄 R. officinale Baill.，有栽培。主要非正品大黄有三种：①华北大黄 Rheum franzenbachii Münt.，有栽培，通称“山大黄”或“土大黄”；②河套大黄 R. hotaoense C. Y. Cheng et T. C. Kao，1970 年曾有栽培；③藏边大黄 R. australe D. Don（*R. emodi* Wall.），野生。

在新疆、青海、西藏、四川、云南等少数民族地区还有用他种大黄属植物供药用的，但只在当地使用，用量不多。

化学成分与生物活性

大黄的化学成分从 19 世纪初叶开始研究，化学结构已经明确的有机化合物至少已有 136 种以上。在这些成分中，一部分已知具有某些生物活性。

1. 蒽衍生物类（anthracene derivatives）　19 世纪 20 年代 Von Vaudin 从大黄根中分得一种物质，命名为“rhein”，其后从大黄中又分出数种成分，均为不纯的物质。直到 19 世纪中叶至 20 世纪初，通过多位科学家的努力，才把大黄的主要游离蒽醌类的结构弄清楚。包括大黄酸（rhein）、大黄素（emodin）、芦荟大黄素（aloe-emodin）、大黄酚（chrysophanol 或 chrysophanic acid）和大黄素甲醚（physcion 或 emodin monomethyl ether）。20 世纪 60 年代又发现了它们的一系列单糖苷、二蒽酮类和它们的苷类。特别值得提出的是 Swaving（1965）用纸层析法发现了大黄中番泻苷 A、B、C、D、E、F 以及 4 种碳苷类成分，即大黄酸苷（rheinoside）A、B、C、D 的存在。实验证明，这些蒽苷类都具有不同程度的泻下作用，而游离蒽醌类几无泻下作用，但大黄酸和芦荟大黄素有抑制多种细菌和小鼠黑色素瘤的作用，大黄素也有抗菌作用，而大黄酚则能促进血小板凝聚，有利于局部止血，并有解痉作用。

2. 二苯乙烯类（stilbenes）　以土大黄苷（rhaponticin）为代表，早年从欧洲产的僧大黄（Rheum rhaponticum L.）中分得（Ruszkowski，1930），它具有亮蓝色荧光；从我国产的正品大黄中得到去氧土大黄苷（deoxyrhaponticin）；从朝鲜大黄（Rheum coreanum）和掌叶大黄的杂交种信州大黄根中得到其同类化合物 3 种。据报道，土大黄苷具有雌性激素样作用。

3. 苯丁酮苷类（phenylbutanone glucosides）

日本学者野中、西岡、大浦等（1981）从大黄中得到莲花掌苷（lindleyin）和它的异构体异莲花掌苷（isolindleyin）。药理实验表明，莲花掌苷具有与阿司匹林相同的抗炎、抗关节炎作用，其镇痛作用也与阿司匹林和保泰松（phenylbutazone）相同。

4. 鞣质类（tannins） 早已知道大黄中含有多量鞣质，但知其结构的只有几种低分子化合物。近年来已分离出多种鞣质，其中包括可水解鞣质和缩合鞣质两类。可水解鞣质是在一个葡萄糖或双糖分子的一个或数个羟基上与没食子酰基或香豆酰基连接成酯。缩合鞣质类主要包括（+）儿茶素（catechin）或（－）表儿茶素（epicatechin）的二聚体、三聚体和多聚体，即4～8′位以碳链相连，在这种结构中的3-位羟基往往与没食子酰基相连成酯，特别是其中的主要鞣质拉丹宁（rhatannin）是3-没食子酰-（－）表儿茶素的9～10聚体，它对病态动物过高的血清尿素氮（BUN）有很强的降低作用，从而能改善肾功能，并有抑制血管紧张素转化酶（ACE）的作用。植木等（1985）从雅黄中分得一种没食子酰-表儿茶素类的15聚体，称为RG-Tannin，对药物引起兴奋的大鼠有镇静作用。

5. 萘衍生物类（naphthalene derivatives）

已知的有3种苷类，是从新鲜的日本产信州大黄中得到，但含量很少，其中含量最多的决明萘酮-8-葡萄糖苷（torachrysone-8-glucoside）也只有89ppm，药理作用尚未见报道。

6. 色原酮类（chromone derivatives） 包括游离的色原酮类及其葡萄糖苷类，它们的药理作用尚未见报道。

7. 其它 大黄中还含有多种有机酸类、糖类、黏液质、淀粉、蛋白质、挥发油、植物甾醇以及无机元素等。丁燕玲（1984）报道，从大黄根茎中得到一种低聚糖 S_1 是胰脂肪酶抑制剂，她又从大黄的水溶醇不溶部分分离出两种糖蛋白对胰蛋白酶有抑制作用。

药理作用

大黄的药理作用，国内外都有很多研究。早年的研究主要是在国外做的，其内容偏重于大黄的泻下作用及其泻下机制。20世纪60年代以来，国内外的大黄研究范围不断扩大，到70年代后期，我国和日本学者的工作迅速增加。通过多年来的研究，对大黄的下列药理作用有了不同程度的了解：①泻下作用；②抗微生物和抗病毒作用；③抗肿瘤和抗银屑病作用；④利胆作用；⑤血清尿素氮的降低作用；⑥对心血管系统的作用；⑦止血作用；⑧活血作用；⑨消炎作用；⑩雌性激素样作用；⑪对消化功能的影响；⑫对免疫系统的影响；⑬对能量代谢的影响。这些方面的进展另有专文论述。

临床作用

大黄的功能主治在历代本草、方书和现代药典中均有记载。如《神农本草经》载：“下瘀血、血闭、寒热，破征瘕积聚、留饮宿食，荡涤肠胃，推陈致新，通利水谷，调中化食，安和五脏”。《名医别录》载：“平胃，下气，除痰实，肠间结热，心腹胀满，女子寒血闭胀，小腹痛，诸老血留结”。《本草纲目》载：“主治下痢赤白、里急腹痛、小便淋沥、实热燥结、潮热谵语、黄疸、诸火疮”。《中国药典》1990年版载：“泻热通肠，凉血解毒，逐瘀通经。用于实热便秘，积滞腹痛，泻痢不爽，湿热黄疸，血热吐衄，目赤，咽肿，肠痈腹痛，痈肿疔疮，瘀血经闭，跌打损伤，外治水火烫伤；上消化道出血”。并对酒大黄、熟大黄、大黄炭的功能主治分别做了介绍。由此可见，中国传统医学认为大黄具有多种功能，所以它的治疗范围也较广泛。

近20年来，大黄临床应用的研究报告很多，除泻下通便外，主要涉及出血性疾患、感染性疾患、急性胰腺炎、肠梗阻、尿毒症或氮质血症、肾衰竭、高脂血症、烧烫伤等的治疗。

生药品种鉴定与品质评价

多年来大黄生药的定性鉴定主要依靠宏观与微观特征、化学反应和在紫外光下观察颜色来区分正品大黄和非正品大黄。但是根据许多国家药典对这些方面的规定，除了星点的存在与否和荧光颜色不同以外，其它特征都难于达到鉴定大黄真伪的目的，更难于区分3种不同植物来源的正品大黄生药。

在宏观与微观特征方面，根茎髓部星点的存在是正品大黄最主要的特征。但在根中没有髓部，因而也无星点，所以星点的有无只能用于鉴别正品与非正品大黄的根茎，而不适用于它们的根部，而非正品大黄的商品以根部为多，所以难于和正品大黄的根部区别。由于过去中国出口的大黄商品基本上都是根茎，所以上述缺点的存在并不严重。20 世纪 60 年代以来，由于大黄需要量增加，而且通过研究，大黄根部也含有多量蒽苷类泻下成分，所以正品大黄的根部也有出口；再则由于研究工作的需要，往往需区别不同植物来源的正品大黄，过去的鉴别特征就不够用。为此，王璇等（见本书第 14 章）对 15 种大黄生药，包括 3 种正品大黄、3 种非正品大黄和 5 种民间用大黄进行了形态组织的研究，找出了它们的鉴别特征，写出了 11 种大黄根茎和根的检索表，首次为这些大黄的形态组织学鉴别提供了依据。

在物理化学鉴别方面，过去经常采用的 Bornträger 反应，由于正品与非正品大黄都有正反应，所以只能用来排除不含蒽醌类成分的药材，而不能用来区别正品与非正品大黄。中国药典 1985 年版和 1990 年版都收载了大黄水解后游离蒽醌的薄层色谱鉴别法，但这种方法也不能用于鉴别不同种的正品或非正品大黄。近年来发展起来的色谱和光谱结合的指纹鉴别法和北京医科大学学报（增刊）1993，25（5）发表的对多种大黄的多类成分分析有可能解决这个问题。

在品质评价方面，过去有的药典采用酒精浸出物含量或总蒽醌含量测定的办法，现在看来都欠妥当。通过近年来的研究，已可能采用高效液相色谱的方法测定 50 种以上化学成分的含量，这是一个很大的进步，对于某些研究工作是很有用的，但是药典不可能也不需要规定这许多化学成分的含量要求，为了保证其泻下作用，对生大黄规定结合性大黄酸类化合物（combined rheinoids）的含量要求就可以了，因为它的含量与泻下作用呈正比关系，而且方法也较简便。对某些用于其它目的的大黄制品，则可根据其应用目的，规定相应的有效成分含量测定方法与要求。生物测定目前对测定大黄的泻下作用和所含鞣质类的收敛作用强度等方面是重要的，但如有更准确而简便的理化方法可代替，就可不必应用在药典中。

今后的展望

前面对于一百多年来关于大黄的研究做了一个简要的介绍，可以看出，不论是在大黄的化学成分、分析鉴定、药理作用和临床应用方面，都有了很大的进展，尤其是近 30 年中，各方面的进步更快，但是也提出了不少问题值得思索和进一步研究。

1. 在化学成分方面，现今已弄清结构的已在 136 种以上，但还有一些成分有待进一步弄清，例如一些二蒽酮的苷类、某些鞣质类成分的分离与结构鉴定，以及有胰酶抑制作用的一种低聚糖 S_1 和两种糖蛋白的结构，还有大黄的香气成分也未见研究报道。

2. 在化学成分的生物活性方面，目前对大黄中所含萘衍生物类、色原酮类成分的生物活性尚少了解，其它各类成分的生物活性似乎也还可以进一步深入研究，很可能找出新的生物活性。

3. 大黄的药理作用研究，一方面要用动物试验的方法来证明临床疗效的作用机制，另一方面要配合化学分离手段，找出有效成分，在这两方面还有很多工作可做。特别是要弄清各成分间药理作用的互相影响，以便设计合理的制剂方法和制剂形式。

4. 临床方面研究的重点似应放在目前西医尚少特效疗法的疾病上，并进一步完善与统一所使用的药剂形式与剂量，明确适应证与禁忌证。

5. 大黄的原料与药剂问题，目前的商品大黄品种不一，质量差异很大。为保证同样的剂量能产生同样的疗效，必须按照适当的标准进行生产和供应。今后如能采用有效方法改进植物品种，生产出有效成分含量高的大黄，并制成不同的标准化药剂以适应临床上治疗不同疾病的需要，则是我们的希望。

附：彩图 1-1～6。

（楼之岑）

第2章 中医对大黄的认识及大黄的本草考证

第一节 对大黄复方应用研究的思考

大黄为中医将军药之一，从古至今一直是临床最常用药物，还有黄良、火参、绵纹、川军等称谓，其性味苦寒，入脾胃、大肠、肝、心包经。《神农本草经》记载："主下瘀血、血闭寒热，破症瘕积聚、留饮宿食，荡涤肠胃，推陈致新，通利水谷，调中化食，安和五脏"。明代李时珍经实地考查和临床验证，对大黄功效进一步补充完善，在《本草纲目》中指出："主下痢赤白，里急腹痛，小便淋沥，实热燥结，潮热谵语，黄疸诸火疮"。长期以来大黄的研究备受国内外学者的重视。面向21世纪，随着人口老龄化和疾病谱转化，人类健康观念也发生了根本性改变，对以身心疾病为主的现代疾病的预防和治疗，必须强调人体的整体性与药物作用的多靶点，具有中国特色和独特优势的传统中药大黄研究成为医药界瞩目的课题。

辨证论治体系是中医临床诊治疾病的指导原则，证候与复方是辨证论治的两个核心环节。疾病有着自身发生发展规律，证候表现是变化的、复杂的、综合的病理状态。通过四诊合参、辨证分析，确定治则治法，遣药组方，从而完成理法方药完整统一的疾病诊疗全过程。这种从整体观出发，辨证论治的体系决定了必然以复方治病，复方具备了功效的多向性和适应证的广泛性，能够起到调理、调治、调摄等综合作用。纵观中医文献研究，大黄的临床应用多以复方为主，其应用范围涉及内、外、妇、儿、骨伤、皮肤、精神神经、五官等各临床学科，还用于减肥、延缓衰老等研究。大黄在复方中功效大致有六个方面，如泻热通肠、凉血解毒、逐瘀通经等。按照中医组方原则，一张处方药味可多可少，剂量或大或小，剂型可剪可丸，但无论怎样必须有"君臣佐使"之分，复方中大黄既可为君药，也可为辅佐药，通过严格配伍，与方中其它药物相互协同制约，扬其所长，避其所短，并可形成系列方药，用于治疗许多疑难重证，如大黄复方治疗急性出血性中风、急性缺血性中风、急性坏死性胰腺炎、溃疡性出血等，均取得了明显疗效，而这些疗效对单味大黄或某一单体化合物是难以达到的。近年来世界卫生组织的生物医学专家们倡导临床医学的个体化的具体治疗方法，引起了医药界同道们的极大关注，有认为个体化具体治疗方法是临床试验的最高层次，这种观念无疑将对辨证论治思想指导下的大黄复方临床研究起到巨大推动作用。值得注意的是大黄药专力宏，临床应用单味大黄治疗鼻衄、便血、吐血、便秘等每有报道，其疗效是肯定的，但其适应证远不如复方，而且长期大剂量使用，必有矫枉过正之弊。

21世纪将是化学的黄金时代，大黄复方研究要走向国际，就必须开展复方活性成分与作用机制的研究。大黄的化学成分十分复杂，复方配伍后更是如此，有人称之为天然组合化学库。研究结果表明，复方的化学成分不等于方中单味药化学成分之和，复方的有效成分也并非组成复方的单味药有效成分的简单相加，而且煎煮过程中还可能生成新的有效成分，但是可以肯定复方作用是多靶点的，多种有效成分以低于单体的治疗剂量，有选择地反复作用于某种疾病的直接或间接靶点，从而达到综合治疗疾病之目的。正是由于这种复方有效成分的多靶点性，药效学研究必须采用几个或多个动物模型跟踪筛选，以最大限度模拟人体疾病并反映复方的全面疗效。然而近年来人体第三状态或称亚健康状态的提出，给中药复方研究以新的命题，通过功能锻炼，发挥智力潜能，以恢复机体相对平衡状态，达到预防疾病和提高生存质量之目的，人体这种状态的存在与变化，用动物模型模拟是有差距的。到目前为止单味大黄基础实验研究开展得较为深入，但仍存在着化学成分与生物活性研究的脱节现象，既往那种分离、提取、再合成的研究方法，虽取得了一定成就，但失去了复方药味有机配伍的特性。我们认为多学科交叉渗透以及高科技手段引入仍然是单味大黄研究的先导，其目的是搞清单味大黄药效作用的物质基础，为复方研究提供可靠依据。本世纪生物技术的崛起给整个生命科学的发展注入活力，传统中药研究也不例外。近年来生物技术在大黄基础实验中的应用展示出良好的前景，如随机扩增的 DNA 多态性分析（RAPD）用于道地药材鉴定，还有基因疗法学说等。中药信息高速公路的建设也是大黄复方研究的重要环节，依靠人工智能从浩若烟海大量中药信息资源中开发出对大黄复方研究最有价值的信息、规律，数据库中的知识发现（KDD）将对大黄复方研究现代化发挥重要作用。

可以预测 21 世纪将是复方治病的时代，大黄复方研究如同中医药学一样将面临良好的机遇和严峻的挑战，当今时代技术高速发展和理论相对滞后的矛盾日益突出，我们主张实体本体论的分析方法和联系本体论的综合集成方法兼容，以阐述疾病证候的生物学机制和大黄复方药效物质基础，充分体现中医研究的混沌理论与整体观念，使中医诊治疾病的科学原理逐步为人们所认识，进而指导临床提高疗效，推动整个中医学术进步、发展。

（王永炎 著　张云岭 整理）

第二节　中医对大黄认识的三个阶段

大黄属植物，全世界有 60 余种。优质大黄只产于中国，主产区在青海，青海大黄以其高海拔、无污染而驰名中外。《神农本草经》载：大黄“推陈致新，通利水谷，调中化食，安和五脏”。药学史上各派医家皆认为大黄能去陈垢而安五脏，“祛邪止暴”，“拨乱反正”，故有“将军”之别名。

祖国医学对大黄的认识可划分为三个阶段。

第一阶段，西汉至晚清阶段。古代中医理论认为，大黄味大苦，性大寒，性沉而降，力猛善走，直达下焦，入脾、胃、肝、心、大肠经。对其认识概括为：攻积导滞，泻火凉血，清热解毒，逐瘀通经。临床主要应用：

1. 凡伤寒、温病、热结于中、二便不通皆可运用，主要包括痞满燥实、积滞腹痛、里实腹痛，用大黄苦寒沉降之性，荡涤肠胃，导下实结，腑通则愈。

2. 大黄泻热凉血，既入气分，又入血分，善清在上之热，又善解疮疡热毒。临床上热盛动血、口舌生疮、湿热泻痢、湿热黄疸、热哮、目齿肿痛皆用大黄，以泻本经之热，达釜底抽薪之效。

3. 大黄通经脉而破癥结，药性峻烈，推陈致新，使瘀血去而新血生。用于膀胱蓄血、跌打损伤、血瘀经闭、产后腹痛等症。

第二阶段，晚清至 20 世纪 70 年代。近代中医理论在继承发扬古代中医理论的基础上，进一步总结出大黄攻补兼治、以泻为补、双向调节的理论，认为大黄攻可泄泻，开启脾胃升降之枢，补可补其不足，可改善脏腑功能，有治有补，利于机体平衡。大黄以通见长，而其通并非局限于荡涤积滞、攻下里实的狭义范围，而是以通泄和消除病理产物，使浊降而清升，阴阳协调，出入自然，气机和顺，血行归经，而达疗效。

第三阶段，20 世纪 80 年代至今。80 年代以来，人们对大黄认识取得了突飞猛进的发展，尤其是“大黄研究”被列入国家自然科学基金课题，进一步推动了研究的深入。研究证实：

1. 大黄具有广谱抗菌、抗病毒作用，大黄蒽醌衍生物大黄酸、大黄素、芦荟大黄素对临床常见的 100 种厌氧菌有很强的抑制作用。

2. 大黄具有保肝、利胆功能。单味大黄治疗黄疸最早记载于宋代《太平圣惠方》，归纳为治阴黄、治内黄、治诸黄。《本草纲目》记载大黄主治黄疸。研究证实大黄不仅能使机体急性肝损伤、肝细胞肿胀、肝细胞坏死等减轻，使血清谷丙转氨酶活力明显下降，而且能明显提高巨噬细胞的吞噬能力。大黄能促进胆红素及胆汁酸含量增加，导致奥狄括约肌扩张，胆囊收缩，血清胆固醇降低。大黄可激发机体产生干扰素，提高抗病毒能力，有利于机体消除肝炎病毒。

3. 大黄具有降脂功能。临床验证单味大黄治疗高血脂病有效率可达 87%。

4. 大黄具有抗肿瘤作用。实验证明大黄提取物对人肝癌细胞生长有抑制作用，它能改变癌细胞的内外环境，引起线粒体结构和功能发生变化，使癌细胞生命活动所需能源供应受到影响。同时，大黄不仅使癌细胞的信息传递受阻，细胞的运动受到抑制，而且改变了癌细胞生物学特征，有利于癌细胞的逆转。实验证实大黄中的大黄酸是一种有效的抗癌药物。

5. 大黄具有抗超氧负离子自由基活性，抗衰老功能。实验证实，酒大黄对氧自由基的清除率为63%，唐古特大黄（青海特产）炮制品对羟基氧自由基的清除率为98%。说明大黄有相当好的抗氧化活性和抗衰老功能。

（杨永林）

第三节 大黄的本草考证

大黄自古以来是我国重要的常用药材。我国最早的本草——《神农本草经》早就有记载："大黄味苦寒，主下瘀血、血闭、寒热，破症瘕积聚，留饮宿食，荡涤肠胃，推陈致新，通利水谷，调中化食，安和五脏"。别名将军、黄良，取其个大色黄、治病迅速，功效佳良之意。

关于大黄的产地，《名医别录》载："生河西（黄河以西，今陕西、甘肃一带）山谷及陇西（今甘肃陇西县一带）"；陶弘景云："今采益州（今四川）北部汶山（今汶川县）及西山者"；唐《新修本草》载："今出宕州（今甘肃宕昌）、凉州（今甘肃天祝、永昌一带）、西羌（今甘肃岷县至四川、松潘、茂汶一带）、蜀地者皆佳"。宋《图经本草》载："今蜀川河东、陕西州郡亦有之，以蜀川锦纹者佳，其次，秦陇来者谓之土番大黄"。上述大黄产地包括陕西、甘肃、四川，与如今的大黄产地基本一致。

关于大黄的植物形态，以《图经本草》的描述最为详细："正月内生青叶似蓖麻，大者如扇，根如芋，大者如碗，长一二尺，傍生细根如牛蒡，小者亦如芋。四月开黄花，亦有青红似荞麦花者，茎青紫色，形如竹"。上述描述与《证类本草》和《本草纲目》的附图对照，均与药用大黄 Rheum officinale Baill. 和掌叶大黄 R. palmatum L. 一致。（图 2-1～5）

关于采收加工方法，《名医别录》载："二月八月采根，火干"。陶弘景云："西川阴干者胜，北部日干，亦有火干者，皮小焦不如，而耐蛀堪久。"《新修本草》载："作时烧石灰使热，横寸截着石上煿之，一日微燥，乃绳穿眼之，至干为佳"。《图经本草》载："今土番大黄往往作横片，曾经火煿，蜀大黄乃作竖片（原文作紧片）如牛舌形，谓之牛舌大黄"。上述采收时期（指农历）及加工方法与今相似。例如穿绳晾干或切成横片或竖片干燥，至今犹然。

古代本草中亦曾提到有劣质品，如《新修本草》载："幽并以北者渐细，气力不如蜀中者"。幽并以北系指河北、山西北部及内蒙古一带，这些地区所产为山大黄（土大黄），原植物为华北大黄 R. franzenbachii Münt. 可见古人已知此种大黄泻下作用不及正品大黄。

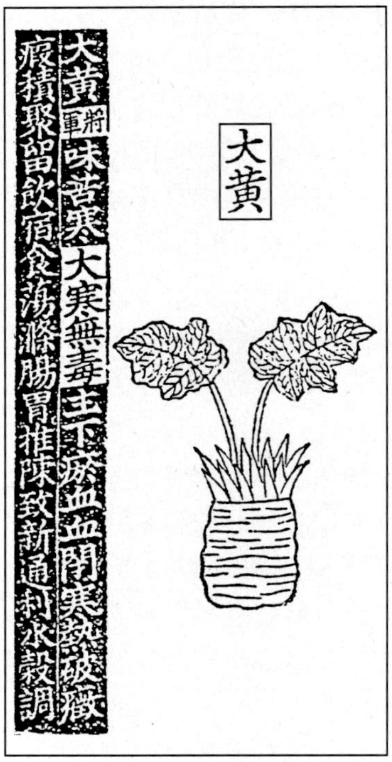

图 2-1 《证类本草》上的大黄

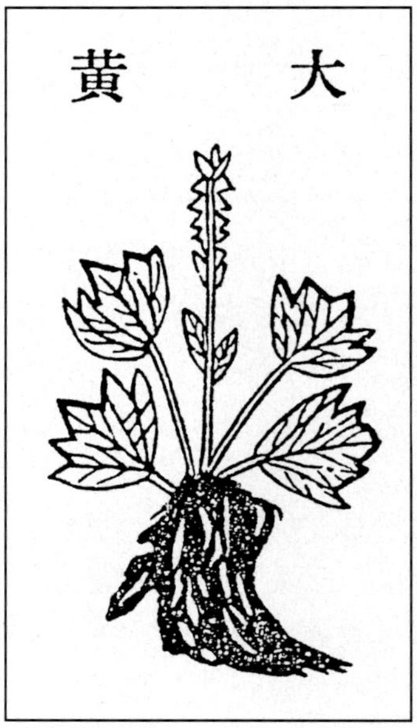

图 2-2 《本草纲目》上的大黄

有关大黄的历史、古代本草文献资料，以及历代名医应用大黄概况，已有不少综述文献和专著，在此不再赘述。

附：彩图 2-1。

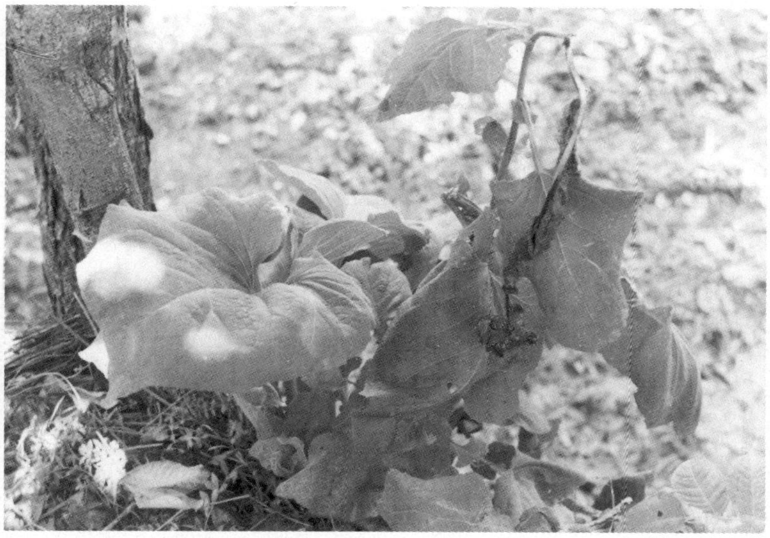

图 2-3　药用大黄 R. officinale

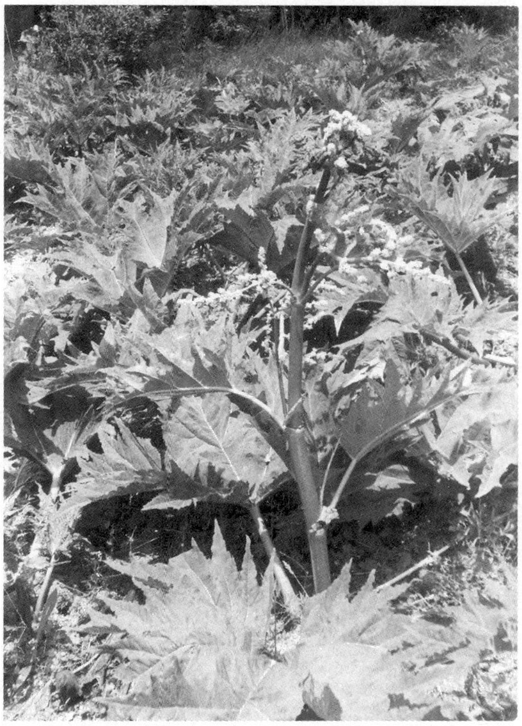

图 2-4　掌叶大黄 R. palmatum

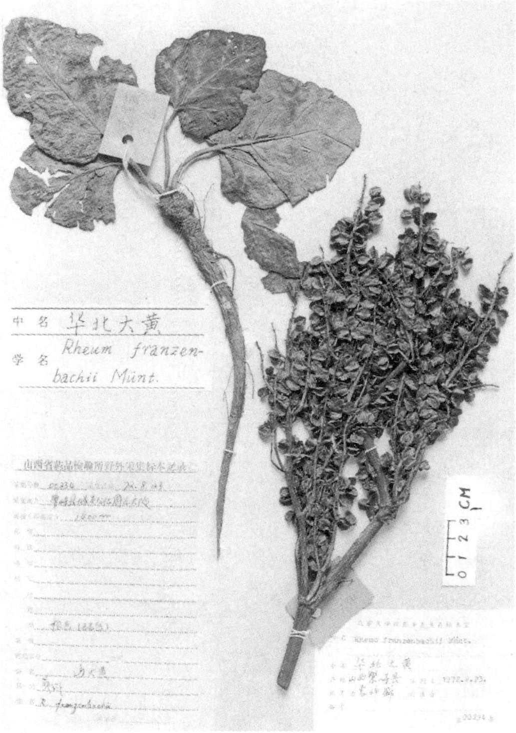

图 2-5　华北大黄 R. franzenbachii

参考文献

[1] 神农本草经．卷四（影印本）．北京：人民卫生出版社，1955，82

[2] 唐慎微．重修政和经史证类备用本草．卷十（影印本）．北京：人民卫生出版社，1982，246

[3] 李时珍．本草纲目．卷十七．北京：人民卫生出版社，1982，1115

[4] 刘文泰等．本草品汇精要．卷十三．北京：人民卫生出版社，1982，377

[5] 高晓山，陈馥馨编著．大黄．北京：中国医药科技出版社，1988，15

[6] 焦东海，杜上鉴主编．大黄研究．上海：上海科学技术出版社，2000，1

（《中药材大黄同名异物品种的系统研究》研究小组，北京医科大学药学院楼之岑、郑俊华、王璇，陕西省药材公司科研室江森）

第3章　大黄在藏医药学中的应用概述

第一节　大黄在藏医本草学中的记载

大黄也是藏医常用的药物，《晶珠本草》、《月王药诊》、《祖先言教》、《四部医典》、《蓝琉璃》等医药著作对大黄均有记载。

《晶珠本草》谓：大黄泻毒热、腑热、培根病。《如意宝树》谓：“大黄止培根泻利；根泻下，治地方热病；卵叶大黄治热性赤巴病；齿果酸模干疮水。”让君巴谓：“穗序大黄、齿果酸模和卵叶大黄的叶、茎性温，治寒性培根病；根性寒平，泻诸病。”本品之名有白玛杂仁（བདྨ་རྩ་རིང）、星相（ཞིམ་ཤིང）、东纳卡曲（དོམ་ནག་ཁ་ཆུ）、赛保奥丹（སེར་པོ་འོད་ལྡན）、杂巴相（རྩ་བ་ཤིང）、萨奥杰保赛多（ས་འོག་རྒྱལ་པོ་གསེར་མདོག）等。《图鉴》谓：“大黄生长在乱石山岭，分大中小三种。叶似乎压大地，茎长，中空，红紫色，花红色，簇生，果实三角形，数量较多。味酸，性糙，功效治培根病。叶、茎功效治培根病，根的功效治下身病，总的功效为导泻。”如上所述，茎粗长，有节者，为大大黄，也称黑大黄（掌叶大黄）；无茎，叶柄小者，为小大黄，称为白大黄，又叫山大黄（卵叶大黄）；生长在山沟，茎多，状如叉分蓼茎，叶像皱叶酸模叶，无叶柄，种子同前而粘衣者，为中大黄，称为曲本巴（ཆུ་སྦྲུན་པ）、曲君木（ཆུ་ལྕུམ）、肖榜巴（ཤོ་འབངས་པ）、肖赤那保（ཤོ་ཁྲི་ནག་པོ）、热甲尔（རེག་འབྲུར）等（齿果酸模）。各种大黄根均为黄色。

《月王药诊》谓：“大黄为泻下药，功效导泻。”

《祖先口述》谓：“大黄泻毒热、腑热、培根病。此药乃生于园地的大叶大茎者也。”

《四部医典》谓：“大黄泻毒热、腑热、培根病。”

《蓝琉璃》谓：“大黄有十一个名称，这里只用其三，即君木杂（ལྕུམ་རྩ）、星相（ཞིམ་ཤིང）、杂相（རྩ་ཤིང）。”

参考文献

[1] 帝玛尔·丹增彭措著．晶珠本草．北京：民族出版社，1986，288-289

[2] 王镭，强巴赤列编译注释．四部医典系列挂图（图鉴）．拉萨：西藏人民出版社，1986，209

[3] 和尚马哈亚那，毕如扎那译，多吉杰博编．月王药诊．北京：民族出版社，1985，253

[4] 宿喀·洛追杰波著，多吉杰博编．祖先口述（四部医典注疏）．西宁：中国藏学出版社，1989，528

[5] 玉多·云登贡布编著．四部医典．拉萨：西藏人民出版社，1982，73

[6] 金巴才让著．四部医典详解（金巴医著）．西宁：青海民族出版社，2000，371-372

[7] 德斯·桑杰加措著．蓝琉璃．拉萨：西藏人民出版社，1982，315-316

（杨文莲）

第二节　大黄在藏医药中的应用

大黄，藏语名叫“君木札”，是藏医临床应用最为广泛的药材之一，也是历代藏医治疗胃肠积食不化、便秘、胆热、瘟疫以及妇科疾病、黄水病、中毒等诸多疾病不可缺少的药材品种之一。

一、大黄在藏医古籍中的记载

《敦煌本吐蕃医学文献选编》记载：“男人小便不利，可将高山大黄枝从鼻梁擦至脑顶，用水洗净背脊，再从尾骨擦至睾丸，可见好”。可见，大黄在藏医很早以前就有较为详细的记载。现存最早的藏医药专著《月王药诊》（藏名《索玛拉扎》，又名《曼西达维杰布》成书于公元720年）

中有 25 个应用大黄的方剂，书中载有“大黄用于清腑热，治培根病”。公元 8 世纪的藏医药学家宇妥·元旦贡布的《四部医典》记载：“大黄清腑热，去热毒，治培根病及培根引起的热性病”。8 世纪下半叶大黄的临床应用更为广泛，其研究也相当深入，发现具有利尿，去热毒，治疗热性病等功效。此后的《蓝琉璃》载有“君木札（大黄）清热解毒，治培根病及培赤引起的所有热性病症”。在本草学文献方面，公元 13 世纪问世的《曼门嘉措》（药物海洋）等藏药文献详细记载大黄的分类、形态特征、应用范围和功效等。特别是帝玛尔·丹增彭措所著的藏药学巨著——《晶珠本草》在对大黄的研究方面取得了很大的进展，该书中将大黄的种类分布、药用部位、形态特征、性味功效及采集加工等方面均做了详尽的记载，为后人应用和研究大黄奠定了基础。

二、大黄的分类

藏医药对大黄分为上、中、下三品。上品即大黄，藏名叫“君木札”，又名班玛扎仁、西布香。其原植物为唐古特大黄。中品即亚大黄，藏名为“曲什札”，又名曲穷巴、拉曲、巴青巴。生于高山山坡、草滩。曲什札比君木札柔和力弱，消化后性平，叶圆而粗糙，铺在地面，叶柄红色和紫红色，杆矮小，花与君木札相似，但形态小，表皮有黑色环纹。下品即小大黄，藏名“曲玛孜”，又名札卜穷、居普，为大黄中效力最弱的一种。生于湿润草滩，林下，田间。叶小，绿色，形似剑，茎红晕色，根纤细似铜丝，花穗似镰刀形。上述划分的原则是根据药性的强烈、温和、逊次。

上述大黄上品，即唐古特大黄，是青藏高原分布最广，资源最丰富的大黄品种，也是藏药大黄的主要药材。藏医根据不同形态的唐古特大黄又将其分为上、中、下三种。茎粗长，中空，有节者，为上品；无茎，叶柄短小者，为中品；生长在山沟，茎多似蓼，叶像橐吾叶，无叶柄，果实粘衣者，为下品。

三、大黄的入药部位和形态特征

大黄的根及根茎、叶、果实均可入药，其中根茎、叶、果实主要用于培根病及其引起的寒症，根用于赤巴及其引起的热性病。

大黄（君木札）茎粗大而高，中空，有节，红紫色，叶大铺散在地。花淡红色，密集而多。叶、茎性温、味酸而粗。《图鉴》记载：“本品生长在深山，叶铺在地面，茎长，中空，红紫色，花红色，簇生，果实三角形，数量很多，味酸，性糙。”在历代藏本草中记述虽略有不同，但大致归纳成以下几点：①根如碗，长二尺；②茎亦六七尺，表紫色，形如竹，味酸；③叶大型似蓖麻叶，大者如扇；④花有青红荞麦花者；⑤果如荞麦。生长于高山气候寒冷、土质深厚而富于腐植的砂质壤土，为藏医主要药材。

四、性味、功效

藏医中大黄的性味功效与中医大同小异。藏医认为大黄味酸，性平、糙，具有清热解毒，泻下，消肿，止痛，利尿之功效，主要用于赤巴和培根病及其引起的热性病症、毒热、脏腑热、瘟疫、高热、消化不良、不思饮食、实热便秘、脘腹胀满等病症及适合应用下泻疗法的各种培根病。

五、采集加工与炮制

“适地采集，适时采集，干燥拣选，分清陈旧，炮制去毒，调伏增效，适当配制”。是药材的采集加工炮制必须遵循的工序，大黄的采集加工炮制也不例外。

1. 适地采集　大黄生长在高山、凉爽、温暖、具有日月光华之力的地方。用于热性疾病的大黄从山的阴面采集，用于寒性疾病的大黄从山的阳面采集。

2. 适时采集　藏医认为植物药材的花蕾和茎枝于旺盛时采，根于春秋季采挖，叶于夏季采集，花于初夏采摘，果实于秋天采收，树皮于冬春秋采集。大黄的采集除遵循上述时季外，通常选择生长 3 年以上的植株。如大黄用于下泻药时，应在茎枝汁液干后土水功效下行时（9～10 月份秋末茎叶枯萎时）采集为好，如大黄用于催吐药时，应在草木萌芽火风功效上行时（4～5 月份大黄尚未发芽时）采集为好。

3. 干燥拣选　任何草药，都要干燥、拣选，在采集时要待微蔫，用棒略锤打，使其不失药效而气味更浓。凉药要晾干风干，热药要烘干晒干。藏药中大黄多用于热性或寒热性混合性疾病，因此，用于寒性疾病应火烤和晒干，如用于热性病就要晾干。

4. 炮制去毒　藏医认为，植物药材的根、茎、皮、干、枝、节、叶、叶柄、花、果等均有一定的毒性，汁液和髓、脂者无毒，还有皮垢毒、内膜毒、韧皮毒。去毒后药性缓而易消化。大黄的外皮和干髓有微毒，采挖后除去泥土和细根，用就地清水冲洗干净，去掉外皮和干髓、顶芽，用蒸汽蒸熟后火烤微黄，或用青稞酒浸湿后烘干即可。

六、配方及制剂

据不完全统计，藏医中应用大黄的方剂达100余种，应用范围广泛，主要涉及治疗以下几个方面疾病。

1. 培根病，胃肠病，消化不良，便秘，如六味能消散（大黄、藏木香、干姜、诃子、寒水石、碱花），助消化，消肿，理气和胃。用于食物中毒，积食不化，胃疼痛，胸腹肿胀，大便干燥，难产，胞衣脱落难等。

2. 妇科疾病，如十一味能消散（大黄、诃子、山柰、沙棘膏、青木香、寒水石、土碱、硇砂、螃蟹壳、鬼臼、蛇肉），治子宫瘀血、闭经、月经不调。

3. 赤巴病，热病，瘟疫，如二十五味金腰草散（大黄、金腰草、大叶碎米荠、塞北紫堇、鸭嘴花、菥蓂子、唐古特乌头、马兜铃、波棱瓜子、禾叶凤毛菊、小檗皮、丝瓜子、水菖蒲、甘松、蔷薇皮、水柏枝、秦艽、角茴香、獐牙菜、止泻木子、岩精、熊胆、肉豆蔻等），清热解毒。适用于各种赤巴病。

4. 肝、肺、肾病，如十味诃子汤散（大黄、诃子、毛诃子、余甘子、宽筋藤、獐牙菜、唐古特乌头、兔耳草、腊肠果、白狼毒），清热，泻肝。用于肝热症、黄疸性肝炎、乙型肝炎。

5. 黄水病，如十三味泻黄水丸（大黄、白狼毒、大狼毒、长喙诃子、杂毛蓝钟花、高山大戟、漆树脂、巴豆、蓖麻、腊肠豆、琥珀、决明子、黄葵子）催泻。用于治疗黄水病。

6. 中毒、毒疮、皮肤病，如三味大黄汤散（大黄、水柏枝、蚓果芥），主治消化不良，毒热，肉食中毒，混合毒等各种中毒症。

根据《实用藏药名库》一书中收载的藏成药统计，此书中大黄入药的69种方剂中治疗培根病、胃肠病、消化不良、便秘等的处方有23种，治疗妇科疾病的处方有15种，治疗赤巴病、热病、瘟疫的处方有13种，治疗肝、肺、肾病的处方有7种，用于利尿、黄水的处方有6种，治疗中毒、毒疮、皮肤病的处方有5种。概言之，大黄常应用于藏医临床消食、便秘、利尿、消肿、止痛、和血、行血、清热、除湿、干黄水、催下，泻肝等。

七、大黄方剂的特点

1. 有单味药，也有多味药组成的复方药。单味药有大黄独味汤，多味药有二十九味能消散（大黄、藏木香、寒水石、诃子、小米辣、碱花、肉豆蔻、荜茇、决明子、白豆蔻、骨碎补、胡辣、萝卜、草果、光明盐、阿魏、硇砂、山柰、贝齿、宽筋藤、红花、铁棒锤、石灰、鹫粪、木香马兜铃、黄葵子、紫硇砂、乳香、岩精膏）等。

2. 能治疗热性病，也能治疗寒性病。治疗热性病的药有六味蒜灰丸（大黄、蒜皮、须弥紫菀、斑花紫堇、鸢尾子、亚大黄）等；治疗寒性病的药有二十五味芫荽丸（大黄、芫荽、天竺黄、红花、丁香、肉豆蔻、白豆蔻、草果、荜茇、藏木香、石榴、诃子、毛诃子、余甘子、光明盐、肉桂、紫硇砂、干姜、沙棘、波棱瓜子、广大香、岩精膏、甘青青兰、寒水石、烈香杜鹃）等。

3. 可内服，又可外用。内服药有十五味大黄汤散（大黄、藏木香、寒水石、诃子、碱花、朱砂、迷果芹、红花、干姜、天竺黄、肉豆蔻、白豆蔻、草果、丁香、硼砂）；外用药有六配玉树丸（大黄、水柏枝膏、冰片、麝香、银朱、山羊油）等。

4. 可与其它药物同时加工入药，也有大黄另研细粉与其它方剂配伍。与其它药物同时加工入药的有五味大黄汤散（大黄、诃子、藏木香、荜茇、碱花）等，大黄另研细粉与其它方剂配伍有西君（六味能消散与大黄细粉配伍）等。

5. 剂型有丸、汤、散、油剂等多种。丸剂药有独灵丸（大黄、藏木香、干姜、诃子、广木香、寒水石、碱花、鹫粪、水菖蒲、铁棒锤、光明盐、安息香、波棱瓜子、麝香、马尿泡、毛球莸、夏至草、荜茇、紫铆子、酸藤果）等；汤剂药有三味诃子汤散（大黄、诃子、碱花）；散剂药有六味大黄散（大黄、碱花、沙棘、广木香、硼硝、干姜）；油剂药有六味白狼毒药酥油（大黄、白狼毒、山豆根、巴豆、诃子、杂毛蓝钟花）等。

参考文献

[1]《敦煌本吐蕃医学文献选编》. 北京：民族出版社，

1983

[2] 毕如杂那翻译.《月王药诊》. 北京：民族出版社，1985

[3] 宇妥·元丹贡布.《四部医典》. 拉萨：西藏人民出版社，1982

[4] 第司·桑杰嘉措.《蓝琉璃》. 拉萨：西藏人民出版社，1982

[5] 帝玛尔·旦曾彭措.《晶珠本草》. 北京：民族出版，1986

[6] 格桑扎西.《实用藏药名库》. 西宁：青海民族出版社，1999

（多 杰 多杰拉旦）

第4章 《武威汉代医简》中大黄应用考

大黄是重要的常用中药，被收载于各版中国药典中。它不仅是传统中医临床处方常用的药物，而且已广泛应用于保健营养食品中，如英国的布丁，意大利的大黄酒。目前对大黄愈益重视，国内外对大黄的植物基源、化学成分、药理作用、临床疗效等进行多方面的研究，发现许多新的成分、作用和用途。1990年王翘楚等人编辑出版了有关大黄研究的论文题录达1 142条。1990年5月在中国召开了首届国际大黄学术讨论会，交流了有关大黄研究动态和概况。鉴于此，作者认为对这一重要药物的溯源及其应用历史进行探讨，亦十分必要。

1973年在湖南长沙马王堆汉墓出土的《五十二病方》是我国迄今发现的最早医方书。该书成书于战国早期（即公元前5世纪），其抄录年代不会晚于西汉初年。其中共载有医方283个，药物247种，但未记有大黄。成书于先秦的《黄帝内经》中亦未出现大黄。《神农本草经》是我国现存最早的药物学专著，其成书年代虽说法不一，但大多数学者认为成书于西汉。全书共收载药物365种，其中大黄列为下品。载“大黄，味苦寒，有毒。主下瘀血、血闭、寒热，破症瘕积聚、留饮宿食，荡涤肠胃，推陈致新，通利水谷，调中化食，安和五脏，生山谷”。

1972年11月在甘肃武威柏树公社旱滩坡的东汉土圹墓中，发现汉代医简、牍共92枚，其中简78枚，牍14枚。这些简牍后经有关学者研究整理，定名为《武威汉代医简》。该书内容十分丰富，包括临床病证、诊断治疗、处方用药及针灸疗法等。简牍共载30余方，其中有5方应用了大黄。

东汉末张仲景的《伤寒杂病论》，共载方375首，其中含大黄方34首。说明大黄至迟在东汉时期已作为一种重要的药物应用于临床。

从我国东汉以前医药书记载大黄的情况来看，不外有《神农本草经》、《武威汉代医简》和《伤寒杂病论》。而《神农本草经》和《伤寒杂病论》的古本均已亡佚，我们今天所能看到的乃是经过历代辗转传抄、修订刊印的。因此，它们对研究我国古代药用大黄的历史，就有一定的局限性。《武威汉代医简》是迄今所发现的记载大黄用药情况的最早的原始文物，在一定程度上真实地反映了汉代的医药水平。故本文拟就其有关大黄的应用做一分析。

一、《武威汉代医简》中所记有关大黄的简牍内容及分析

《武威汉代医简》中记有大黄的简牍共有5首：

1. “两手不至头不得卧方：大黄勺乐姜桂桔梗蜀”[31]（括号内数字为《武威汉代医简》所编简、牍的序号，以下同）。

（按：简文中勺乐即芍药，根据所治疗病证看，此处当为赤芍；蜀即蜀椒。）

简[31]首端残缺，但根据“两手不至头不得卧”的症状看似为痹证。从方药的组成看，有逐风散寒，温通经络的姜、桂、蜀椒；有通顺血脉、除血痹的芍药，还有专治寒热风痹（《别录》）的桔梗；再加上活血化瘀的大黄。六药相互配伍，可达到风寒去、经络通、痹自止的效果，显然是一首治疗肩部的痹证方（即肩凝症，也即西医诊断的肩周炎），方中药物虽不多，但配伍甚得当。大黄在此方中起着活血祛瘀的作用。

2. “治鲁氏青行解＝腹方：麻黄卅分大黄十五分厚朴石膏苦参各六分乌喙付子各二分凡七物[42]皆并冶合和以方寸匕一饮之良甚皆愈伤寒逐风[43]”。

（按：简文中解下之“＝”为重文符号，“行解＝腹”即行解解腹。）

从该方药物组成来看，应为表里双解之剂。其所主治即内有阳明腑实，又外感风寒湿之邪所致之痹证。方中重用麻黄解表发汗，去邪热气；大黄下实热，厚朴宣通气机，二者相配以荡涤阳明腑实。石膏少量用之兼清阳明经热，又可防麻黄发散太过；乌喙、附子温经通络，与麻黄相配可达祛除痹痛的效果；苦参当取其燥湿之功。综合诸药，该方应为治疗寒痹而内有腑实的病证。

由此可知，该方名之“行解”应为解表之意，而“解腹”应为解除阳明腑实之症。如结合简［43］末之“伤寒逐风”，也可说明该方有治疗伤寒逐风之效。在该方中，大黄主要起到了荡涤肠胃，推陈致新之功效，使腹内之邪热从大便而出。

3. “治伏梁裹脓在胃肠之外方：大黄＝芩勺药各一两消石二两桂一尺［46］桑界肖十四枚䗪虫三枚凡七物皆父且渍以淳酒五升卒时煮之三［47］”。

（按：简文中黄下之“＝”为重文符号，“大黄＝芩”即大黄黄芩；勺药为芍药，桑畀肖即桑螵蛸，消石为芒硝。父且即㕮咀，卒时为一昼夜时间。）

伏梁为古病名，主要指心下至脐部周围有包块形成的病证，大多由于气血凝滞所致。古代文献描述本病症主要有 3 种类型，其中《素问·腹中论》的描述与本方主治完全相同。即“裹大脓血，居肠胃之外，不可治，治之每切按之致死”。该方主治病证，多因气血郁滞，化腐成脓，且形成包块。故治疗应以清解热毒，排脓止痛为主。方中大黄清解毒热，荡涤肠胃，以使瘀毒温热从大便而解；消石配伍大黄能解痼结之热邪积聚，行瘀下血；黄芩佐大黄可以增加清热解毒之力；桑螵蛸、䗪虫则有软坚、行瘀、破血之功效；桂可通血脉、且大黄得桂之辛甘不止于直泻肠胃并能随之入血脉，发挥清热逐瘀解毒之功；芍药亦可通顺血脉，且能破坚积，缓急止痛。七药相配，又渍以淳酒，增加了各药入血分的功效，故可达到清热解毒，祛瘀排脓，止痛之功效。

《素问》中所记的伏梁证，在先秦时尚属不治之证，但到了东汉初，就已有了治疗该证之方，说明随着医学的发展，最迟到东汉初已掌握了治疗该证的方药。

现代中医多认为一般由气血结聚而成的脘腹部痞满及有肿块的一类病证均属伏梁证。目前中医或中西医结合治疗阑尾炎、急性阑尾炎穿孔所致的腹膜炎、胰腺炎、肝炎、肝脾肿大等（这些病可认为相当于伏梁证）所用的方剂中均有大黄，系利用大黄清热解毒、荡涤肠胃、活血祛瘀的作用。

4. “治金创内漏血不出方：药用大黄自二分曾青二分，消石二分，䗪虫三分［50］虻头二分，凡五物皆冶合和以方寸匕一酒饮不过再饮血立出不即从大便出［51］”。

（按：简文中“大黄自”为大黄肉；虻头，《神农本草经》有木虻、蜚虻二种，皆能利血脉，逐瘀血。但无虻头。《新修本草》注记有“虻有数种，并能啖血”，虻头或即虻之古称。）

该方治疗金创内漏、血不出。故用䗪虫、虻头破血行瘀，曾青、消石破症坚，消积聚。从“不过再饮，血立出不即从大便出”可以明确知道，使瘀血从大便排出的效果主要依仗大黄。大黄以酒服后，可以入血分，活血祛瘀，从而达到以上效果。

5. “鼻中当胕血出若脓出去死肉药用代庐如巴豆各一分并合和以絮裹药塞鼻诸息肉皆［69］出不出更饮调中药药用亭磨二分甘逐二分大黄一分冶合和以米汁饮一刀圭日三四饮徵出乃止即鼻不利［70］药用利庐一分亭磨二分付子一分早荚一分皆并父且合和以醇醯渍卒时去宰以汁灌其鼻中［71］”。

（按：简文中“胕”即腐字；代庐如即代地所产之闾茹，“去热痹，破症瘕，除息肉……生代郡川谷”。“调中药”即调和中气的药；亭磨即亭苈（“磨”为“历”字之讹）；“甘逐”即甘遂；“利庐”即藜庐，《神农本草经》谓藜庐“去死肌”；“早荚”即皂荚。）

以上简文指明所列方药治疗鼻息肉。但从所述鼻中有脓血等症状看，不仅为鼻息肉，尚包括现今临床所说的慢性鼻炎、鼻窦炎等鼻部的炎症。故该方用葶苈破坚逐邪，利水消肿，对渗出性的炎肿极为有效。甘遂攻逐水邪之力甚猛，与葶苈相配泻水利湿之作用更强。大黄清热解毒，引水湿热毒从大便排出体外。由于三药配合，有峻烈的泻下作用，易损伤人体的胃气，因此，服用该方前先饮调和中气之药以健脾，固护脾胃。又用米汁送服此三药，也是培土护胃之意。

二、讨　论

1.《武威汉代医简》，简、牍共 92 枚，记载药方约 30 个，其中有 5 方应用了大黄，占六分之一，说明大黄在东汉早期已广泛和经常应用。在治疗痹证、伏梁、金创、鼻息肉等病中，均以大黄为主，或伍以大黄的方剂治疗。根据目前对大黄的研究知其化学成分复杂，是一个具有多种生物效应的药物，其有抗菌、消炎的作用，又有改善组织微循环灌注，影响血液流变性的作用，如既可溶血，又能止血。因此，上述病证应用大黄的经验是十分可贵的，也符合现代科学机制。

2. 大黄属植物在全世界分布较广，约有 60 种，我国约产 40 种，其中一半有药用记载。世界上质量最好的大黄产于我国，以青海为多，甘肃、陕西、四川、西藏一带亦有出产。《名医别录》即记载大黄“生河西山谷及陇西”。而陇西正是我国甘肃一带。《黄帝内经·素问》记有“西方者，金玉之域，沙石之处，天地之所收引也。其民陵居而多风，水土刚强，其民不衣而褐荐，其民华食而脂肥。故邪不能伤其形体，其病生于内，其治宜毒药。故毒药者，亦从西方来”。姚止庵注曰：“藏府之病，非轻淡之药所能治，故宜毒药。毒药者，气重味厚者也”。从《素问》中我们可知，西北之人由于气候、居住、水土、饮食的特点，他们体格强健，不易感受风寒之邪，但却容易患内生之病。因此，西北地区的人们在治疗内生疾病中积累了丰富的用药经验，这些药物中就有很多是气厚味重之品，大黄即其中之一。

在甘肃武威汉墓出土的医简中不仅出现有大黄，而且在医简所记的医方中，应用大黄者所占比例很大。结合《别录》所载，这也进一步证明了甘肃是大黄的最早产地之一。至于《五十二病方》中未使用大黄，也可能与当时交通不便，湖南长沙一带不产大黄有关。由此我们可以推测，今甘肃一带是大黄使用和生产的最早的发祥地。这一点，对了解大黄药用历史有着十分重要的历史意义。

3. 早于《武威汉代医简》的《神农本草经》，已经记载了大黄的功用。通过上述分析的《武威汉代医简》中 5 个方剂中大黄的应用情况来看，二者基本符合，也就是说，《武威汉代医简》进一步证实了《神农本草经》所载不谬。而稍晚于《武威汉代医简》张仲景的《伤寒杂病论》，大量使用了大黄，创制了许多行之有效的方剂。说明随着汉代西域的开发，通过汉民族与少数民族文化的交流，西北甘肃一带的用药经验传入内地，大黄也于此时传入，并被广泛应用。我们将《武威汉代医简》与《伤寒杂病论》二书所用大黄进行了比较，发现有些方剂之间有极相似之处。如简牍方三（大黄、黄芩、芍药、硝石、桂、桑螵蛸、䗪虫）与大黄牡丹皮汤（大黄、芒硝、牡丹、桃仁、瓜子）二方主治相同，功能一致。虽二方用药有些不同，但主药及组方原则完全一致。

此外，简牍方四（大黄、䗪虫、虻头、曾青、硝石）与抵当汤或抵当丸（大黄、虻虫、水蛭、桃仁）二方遣方用药也如出一辙。简牍方五（葶苈、甘遂、大黄、米汁）与十枣汤（芫花、甘遂、大戟、大枣）其组方大法与剂型、服法皆相同，功效亦相同。

由此可知，《武威汉代医简》与《伤寒杂病论》的用药组方之间确实存在某种联系。由于《武威汉代医简》的成书年代比《伤寒杂病论》早一二百年，因此，我们可以认为，《武威汉代医简》所积累的使用大黄的若干经验，经过不断的传播和发展，对张仲景《伤寒杂病论》可能有过启发作用，从而使张仲景组成了更为合理、有效的新方，这些名方，至今在临床上仍被使用，而且效果显著。因此，我们在尊崇众方之祖的《伤寒杂病论》时，不能无视《武威汉代医简》的历史价值。须知《武威汉代医简》所用大黄的组方，是后世使用大黄的奠基之方。

附：彩图 4-1、2

参考文献

［1］马伯英．旅英谨识（续）．上海中医药杂志，1990，（8）：36
［2］健康报．1991，7，27
［3］王翘楚等．国内外大黄研究论文题录．上海：上海科学技术文献出版社，1990
［4］马继兴．中医文献学．上海：上海科学技术出版社，1990，311
［5］尚志钧等．历代中药文献精华．北京：科学技术文献出版社，1989，147
［6］曹元宇辑注．本草经．上海：上海科学技术出版社，1987，175
［7］武威汉代医简．北京：文物出版社，1975，31
［8］武威汉代医简．北京：文物出版社，1975，43
［9］武威汉代医简．北京：文物出版社，1975，47
［10］程士德．素问注释汇辑．北京：人民卫生出版社，1982，568
［11］武威汉代医简．北京：文物出版社，1975，51
［12］武威汉代医简．北京：文物出版社，1975，71
［13］高晓山等．大黄．北京：中国医药科技出版社，1988，1
［14］宋·唐慎微．证类本草（影印本）．北京：人民卫生出版社，1982，246
［15］程士德．素问注释汇辑．北京：人民卫生出版社，1982，181
［16］转引自程士德《素问注释汇粹》．北京：人民卫生出版社，1982，184

（宋之琪　张同君）

（本篇终审　宋之琪）

第一篇　大黄应用历史沿革

大黄现代化研究的奠基人

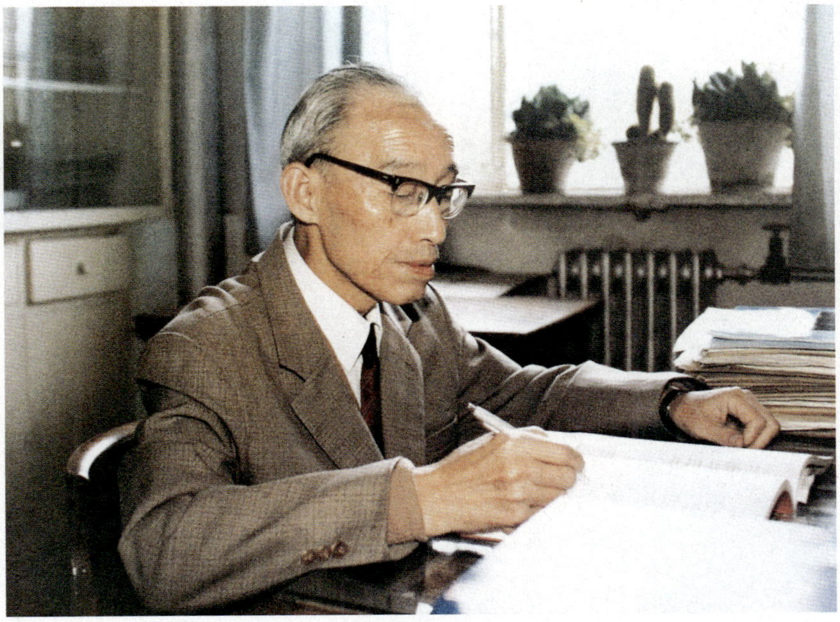

彩图 1-1　中药现代化的开拓者之一，北京医科大学生药学教研室主任楼之岑院士生前在拟订生药学的科学研究规划

国家医药管理局局控项目关于《中药材同名异物品种的系统研究》——大黄类的研究

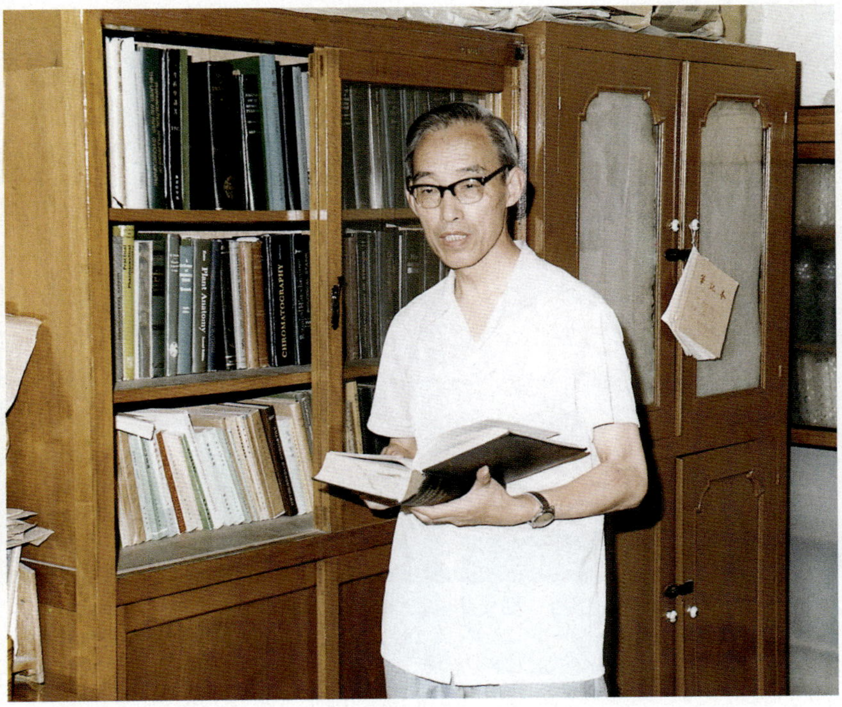

彩图 1-2　楼之岑制订大黄类的研究计划

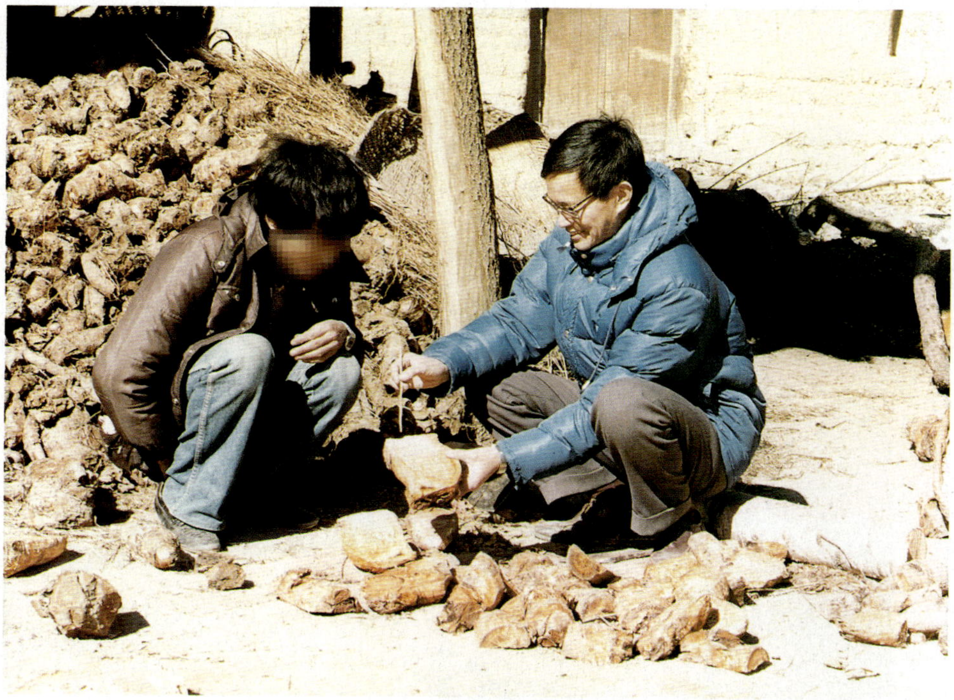

彩图 1-3　北医郑俊华（右）与进修生在大黄产区采样

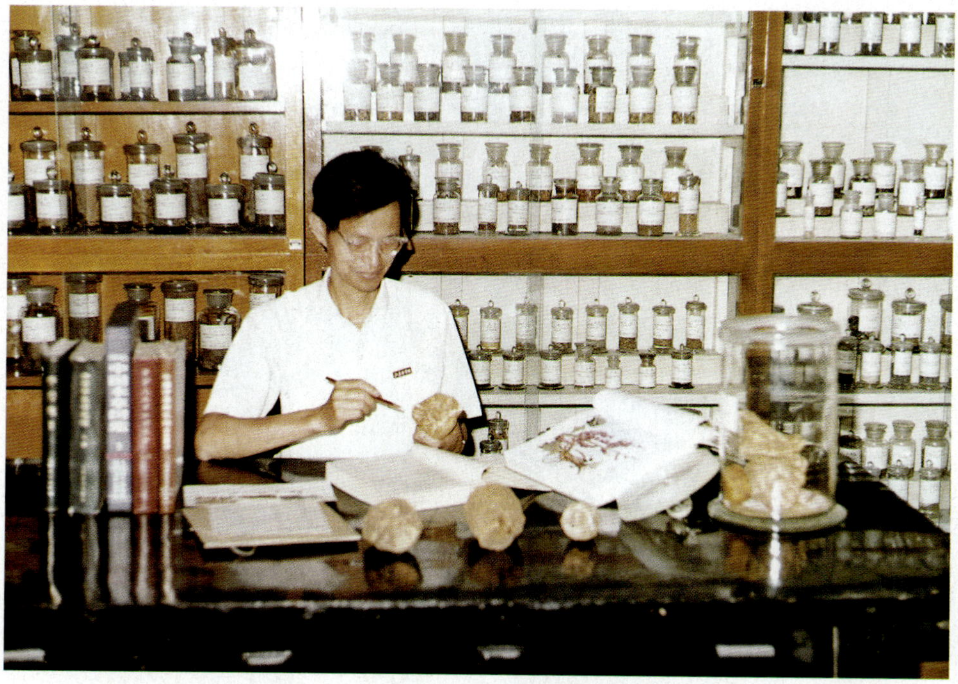

彩图 1-4　郑俊华在标本室鉴定商品大黄

国家医药管理局、中国药材公司于 1985 年 12 月在武汉召开《中药材同名异物品种的系统研究》项目验收、鉴定、审评会

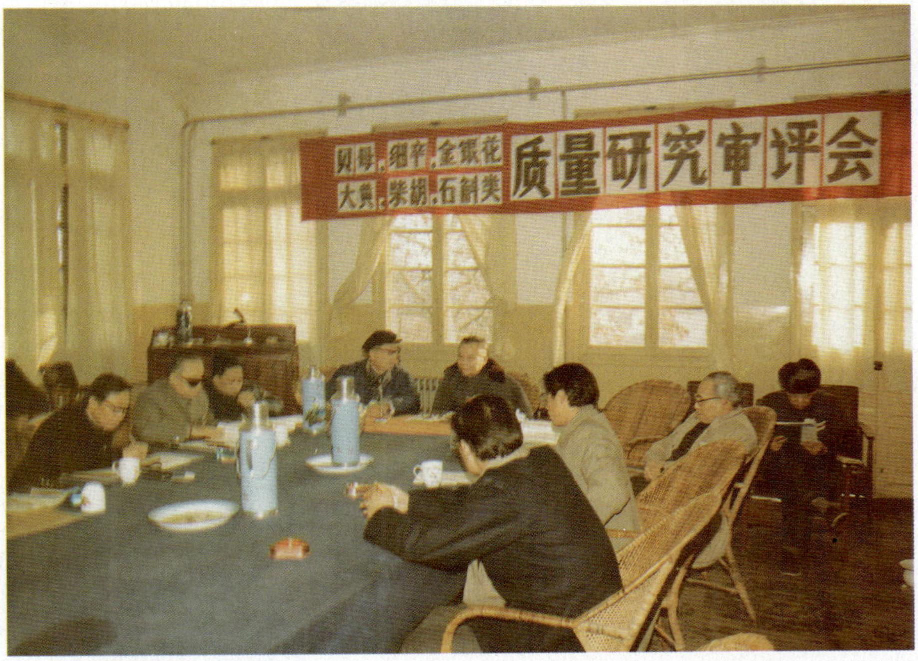

彩图 1-5 《中药材同名异物品种的系统研究》项目——贝母、细辛、金银花、大黄、柴胡、石斛类质量研究审评会

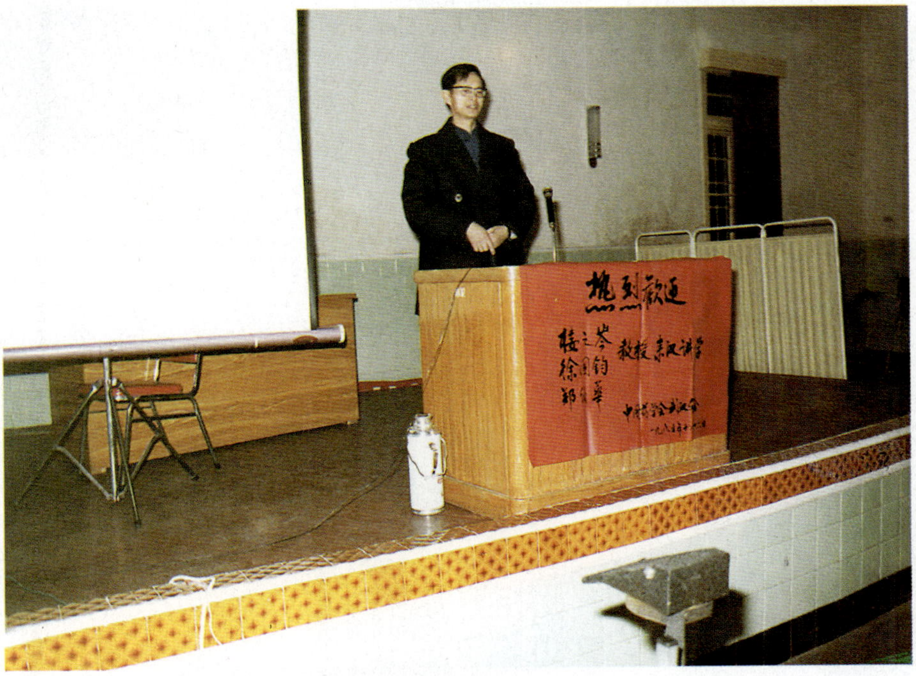

彩图 1-6 郑俊华代表研究组在会上作大黄类的研究报告

大黄的本草考证

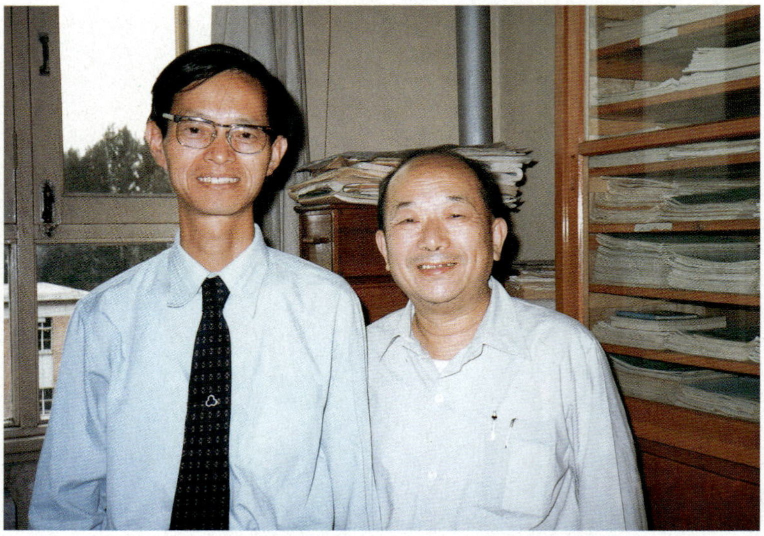

彩图2-1　著名本草学家谢宗万（右）生前解答有关大黄的历史沿革后与郑俊华合影

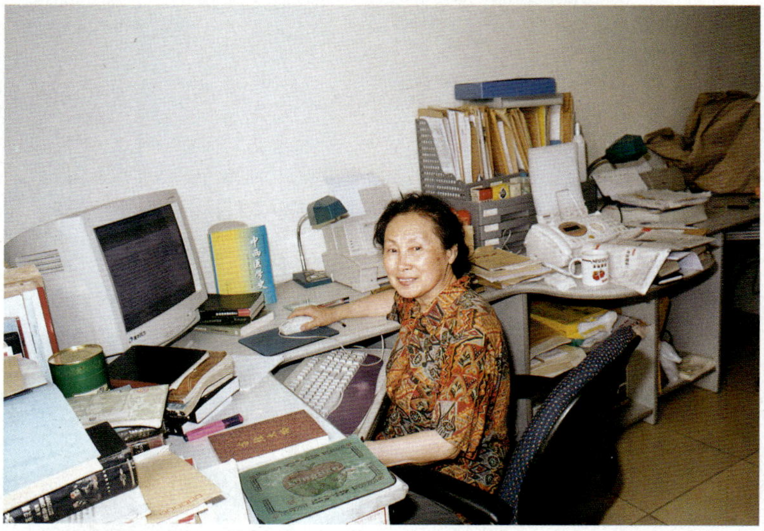

彩图 4-1　北医医药史学家宋之琪在研究《武威汉代医简》中大黄应用考，并首次发表该研究论文

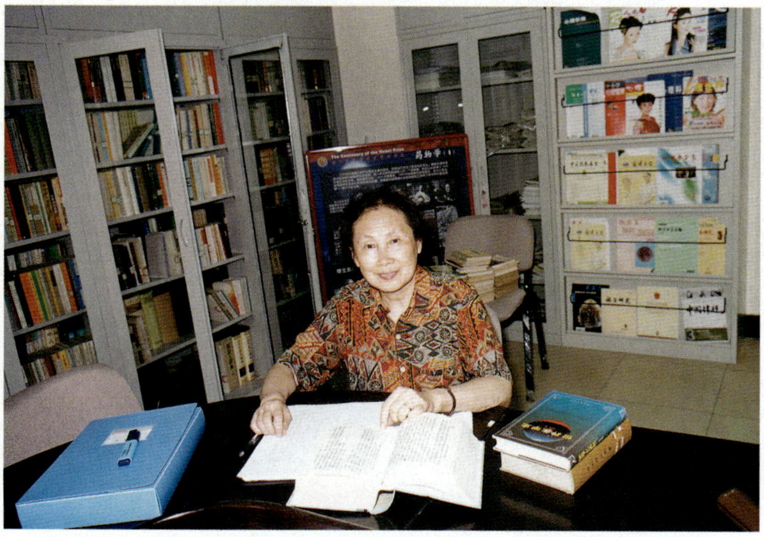

彩图 4-2　宋之琪在审改《大黄的现代研究》书稿

第二篇　大黄属植物生态学特性

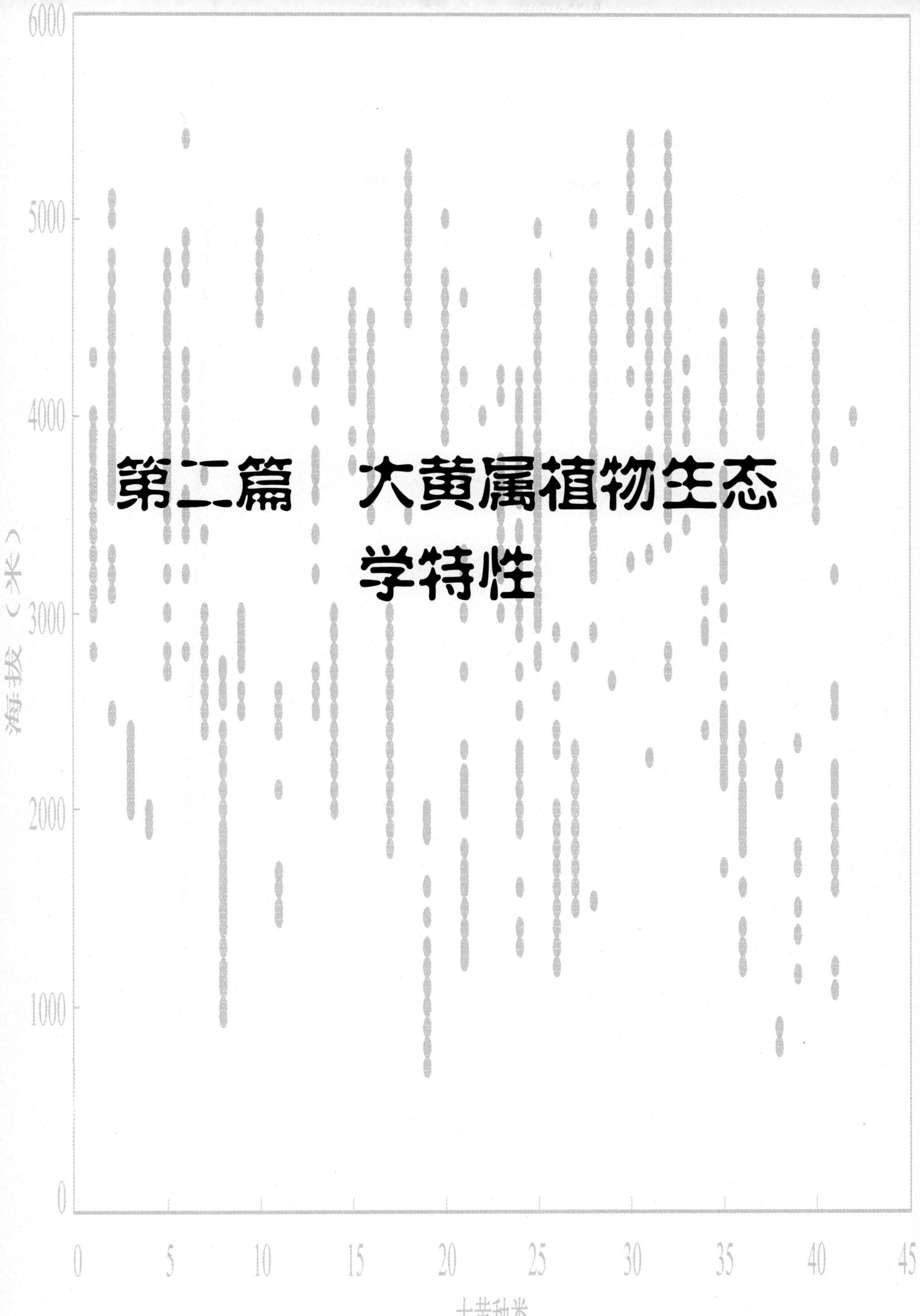

第 5 章　国产大黄属植物的生态地理分布

分布区是任一植物分类群或植物群落在地表（或水域）出现的全部具体分布地点。分布区不仅是地理现象，同时也是历史现象，而且还反映某分类群或植物群落与一定的历史和现今的生存条件的关系，所以分布区与生态学和地理学有着极为密切的关系。对天然药用植物而言，分布区与其药用价值有直接的联系。同一种药用植物，某些分布点（分布地）的药材质量优于其它地区，长期以来，人们给予了“地道药材”的概念，并见于历代名家本草文献中。最早的论述可追溯至《神农本草经》，在所收载的 365 种药物中，从药名上即朴素地反映出有关概念，如巴豆、巴戟天、蜀椒、蜀枣等。在陶弘景的《本草经集注》中，有关地道药材的概念更加清晰，认为“华阴细辛，弃之如芥”、“自江东以来，小小杂药，多出近道，气力性理，不及本邦”。《唐本草》的论述更加精辟：“窃以动植形生，因方舛性，春秋节变，感气殊功，离其本土，则质同而效异”。到清代，众多医家发现药效不明显的原因之一是地道问题，《药性变通论》指出：“当时初用之始，必有所产之地，此乃本生之土，故气厚而力全。以后移种他方，则地气移而力薄也。”

地道药材从当今科学发展来看，有两点很重要：①种类误鉴。同属植物有极大相似之处，尤以营养体最可能被误鉴。相近之种的误鉴往往把原为另一种的植物鉴定为优良品种，致使药效不佳。②生态条件是形成地道药材之源。光、温、水、土、生等因子，甚至小环境之微小变化，均可能导致地道药材的非地道化。栽培人参、田七，甚至养殖的药材的地道与否都与此有关。

由于社会需要量的增长，引种驯化工作广泛开展，取得了一些成绩，如怀地黄的引种，北至内蒙古乌兰浩特，南至广东湛江、汕头，西至甘肃静宁，东到山东招远。但也有不少失败的例子，如川芎，自 1958 年以来，全国各地盲目引种，最多时 21 个省市均有种植，结果导致非地道药材冒充优良地道药材，不仅影响临床用药效果，使地道药材声誉下降，而且次产区冲击主产区，造成严重经济损失。

大黄作为著名药材，自古以来用作“破淤活血，攻下泻热”的主药，认为有“推陈攻新之力，夺关斩将之能”，并与人参、熟地、附子一起被誉为临床中药的“四大金刚”，力峻功奇。

然而，大黄资源日渐减少，正品大黄的供应早已不敷临床、制药和国际贸易的需求。长期以来，国内多以统货大黄供应于市，一些非正品或非地道大黄不时在统货中出现。所以，有必要开发更多的大黄资源，其中包括正确认识、正确使用所谓次品大黄，为次品大黄正名，使次品大黄次而不次，这将是很有意义的工作。但有关非正品大黄的研究很少，甚至对它们的分布状况尚不清楚。因此，有必要对国产大黄属植物的生态地理分布规律加以研究。

研究方法

分布区的研究方法采用轮廓法和点图法。轮廓法虽有分布区边界，但难反映具体原始事实资料，常有随意定界之嫌；点图法虽缺乏分布区边界概念，但可提供生长地点的具体位置，被越来越广泛采用，本研究主要采用这种方法。

各种植物的水平分布地点、垂直分布范围、生境特点，通过查阅下列单位的标本馆（室）的采集记录并结合文献资料获得。它们是中国科学院植物研究所、昆明植物所、成都生物所、西北高原生物所、兰州沙漠所、中国医学科学院药用植物所、北京医科大学、西北大学、四川大学、云南大学、兰州大学、西藏高原生物所、西藏药检所、青海药检所。

结　果

（一）大黄主要种类的分布与生境

掌叶大黄从祁连山脉经川西高原到雅鲁藏布江河谷形成的弧形分布区是其主分布区，也是优质大黄的主产区，在中国地形中基本上处在青藏高原东部和东南部的边缘地带；从秦岭到大巴山的秦巴山地虽然处在中国的华中地带，但在山体的高海拔地段，仍有掌叶大黄生长，构成其分布的辅地带（图 5-4）。地带性植被为高原东南部山地寒温性针叶林、高原东部高寒灌丛草甸、高寒草原和温带半灌木-灌木荒漠地带。生于海拔 1 400～4 400m 的阳坡、半阴坡的灌丛、草坡、林下、山谷湿地、河滩。

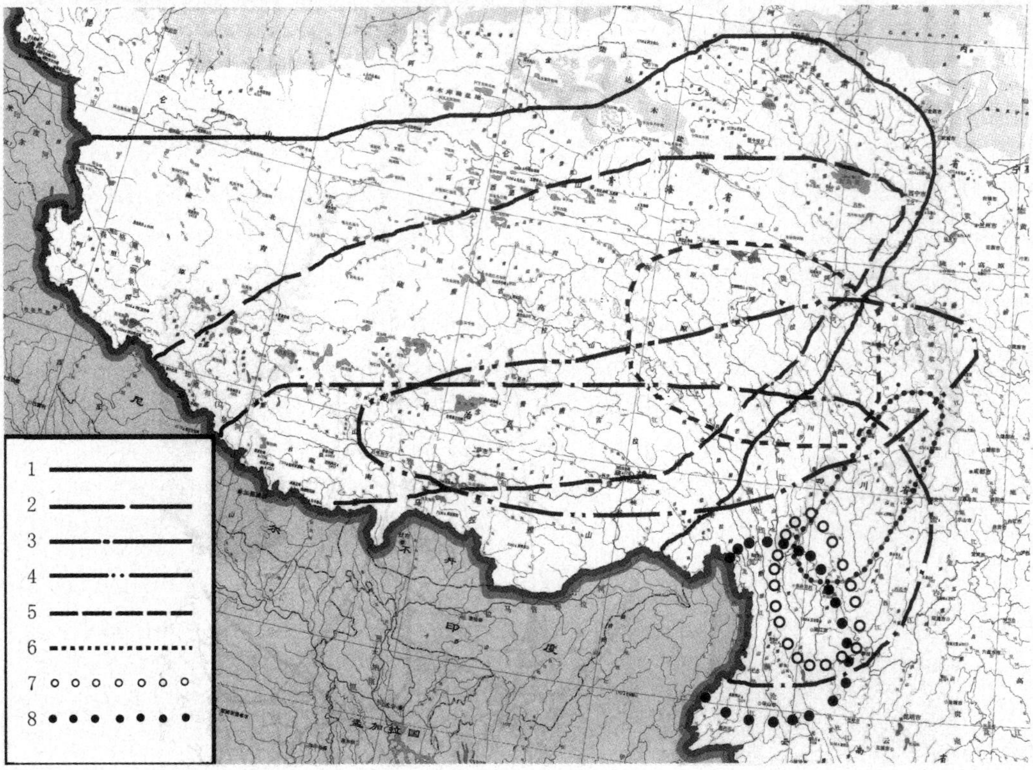

* 图 5-1a 国产大黄属植物的水平分布格局

1 歧穗大黄 2 菱叶大黄 3 心叶大黄 4 拉萨大黄 5 卵叶大黄 6 垂枝大黄 7 牛尾七 8 云南大黄

鸡爪大黄分布于巴颜喀拉山以北、柴达木盆地以东的青藏高原东北部，东西跨经度约 6 度，南北跨纬度 5 度，基本上处于掌叶大黄的分布范围的东部地区，在我国自然植被地带中属于青藏高原东部高寒灌丛、草甸、草原带和温带半灌木-灌木荒漠地带。生于海拔 2 100～4 500m 的潮湿林下、阴坡砾石滩、阴坡灌丛草甸（图 5-4）。

药用大黄分布于云贵高原的大娄山脉、川西高原、秦岭、大巴山山脉、巫山，形成以四川盆地周围山地为主的分布格局，但盆地内没有分布。在中国地貌类型上属于二级阶地的一部分，在中国自然植被地带中处在基带为北亚热带常绿落叶阔叶混交林带、中亚热带常绿阔叶林带的垂直带谱中，与前述 2 种正品大黄相比，该种的地理分布靠南，在正品大黄中被俗称为南大黄。该种与掌叶大黄在秦巴山地和川西高原呈现出种类替代现象。生于海拔 1 250～4 600m 的山坡林下、草坡（图 5-4）。

秦岭大黄分布于秦岭南北坡，处在暖温带落叶阔叶林带和北亚热带常绿落叶阔叶混交林带，生于海拔 1 200～2 900m 的林下（图 5-4）。

裂叶大黄分布于大巴山西端的川甘接壤地带，处在北亚热带常绿落叶阔叶混交林带。生于海拔 2 000～3 000m 的山坡、草地、溪边。

塔黄分布于青藏高原日喀则至大拐弯处的雅鲁藏布江谷地，在川西也有分布。本种分布区的东部是以云冷杉（Picea，Abies）和高山松（Pinus densata）构成的山地寒温性针叶林，西部因水分条件受限，以高寒草原为主。生于海拔3 900～5 000m 的高山草甸、山坡杜鹃（Rhododendron）灌丛下、砾石滩（图 5-4）。

水黄分布于横断山脉和川西高原，处在青藏高原向云贵高原和四川盆地过渡地带，属于中亚热带常绿阔叶林和青藏高原高寒植被区山地寒温性针叶林带，位于掌叶大黄和药用大黄分布范围之间的过渡地带。生于海拔 2 500～5 100m 的阴

*：本篇所用地图，均从国家测绘局网站（http：//www.sbsm.gov.cn）上的地图下载栏目中下载。

湿林下、河谷灌丛、高山沼泽和积水草地等水分充足的生境（图 5-4）。

窄叶大黄分布于川西的岷山，海拔 2 400～3 100m 的石质山坡（图 5-4）。

滇边大黄分布于横断山脉和川西高原，处在青藏高原向云贵高原和四川盆地过渡地带，属于中亚热带常绿阔叶林和青藏高原高寒植被区山地寒温性针叶林带，位于掌叶大黄和药用大黄分布范围之间的过渡地带。垂直分布于海拔 2 700～4 800m 的溪边灌丛、山地草坡、沙地草甸、山顶石砾等石质山地（图 5-4）。

红脉大黄见于雅鲁藏布江河谷和横断山脉北端，属青藏高原山地寒温性针叶林和高寒草原区。生于海拔 4 200m 的山坡草地（图 5-4）。

小大黄分布于横断山脉和青藏高原东部及其边缘地带，分布范围较广，地带性植被为青藏高原山地寒温性针叶林和高寒灌丛草甸、高寒草原。生于海拔 2 800～4 700m 的阴坡云杉林下、灌丛、草甸、河滩湿地、流石滩（图 5-4）。

矮大黄分布于鄂尔多斯高原、阿拉善高原、马鬃山-诺敏戈壁、东疆盆地、准噶尔盆地（图 5-1c）。主要植被为温带草原、温带半灌木-小乔木荒漠、暖温带半灌木-灌木荒漠，有明显的旱化特点。生于海拔 1 200～2 000m 的荒漠戈壁、沙质粘土平地及石质山坡。

西藏大黄分布于青藏高原东部的邛崃山。生于海拔 3 900～4 700m 的高山草地、干燥流石坡（图 5-4）。

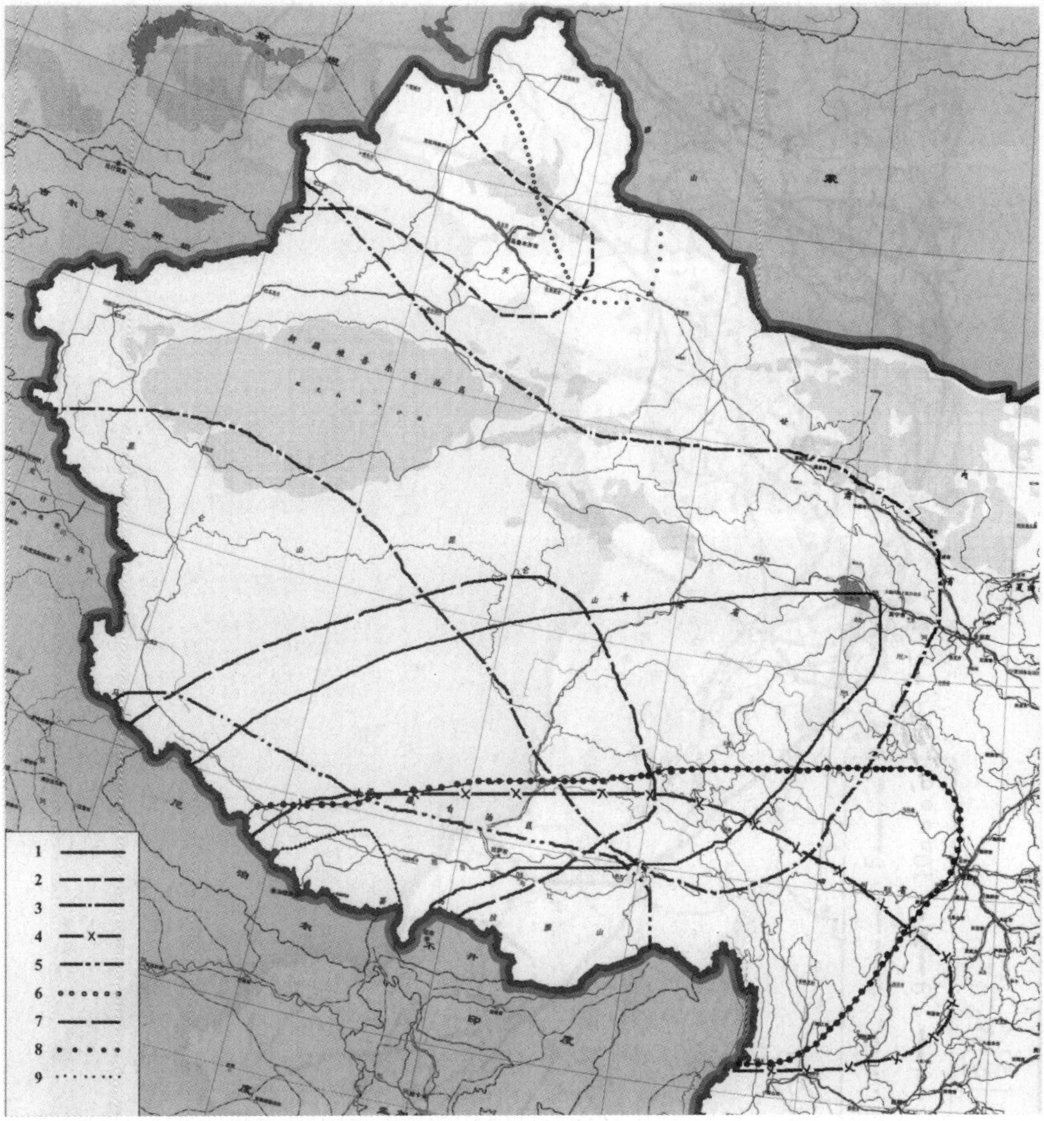

图 5-1b　国产大黄属植物的水平分布格局

1　菱叶大黄　2　天山大黄　3　网脉大黄　4　心叶大黄　5　喜马拉雅大黄
6　密序大黄　7　卵果大黄　8　藏边大黄　9　头序大黄

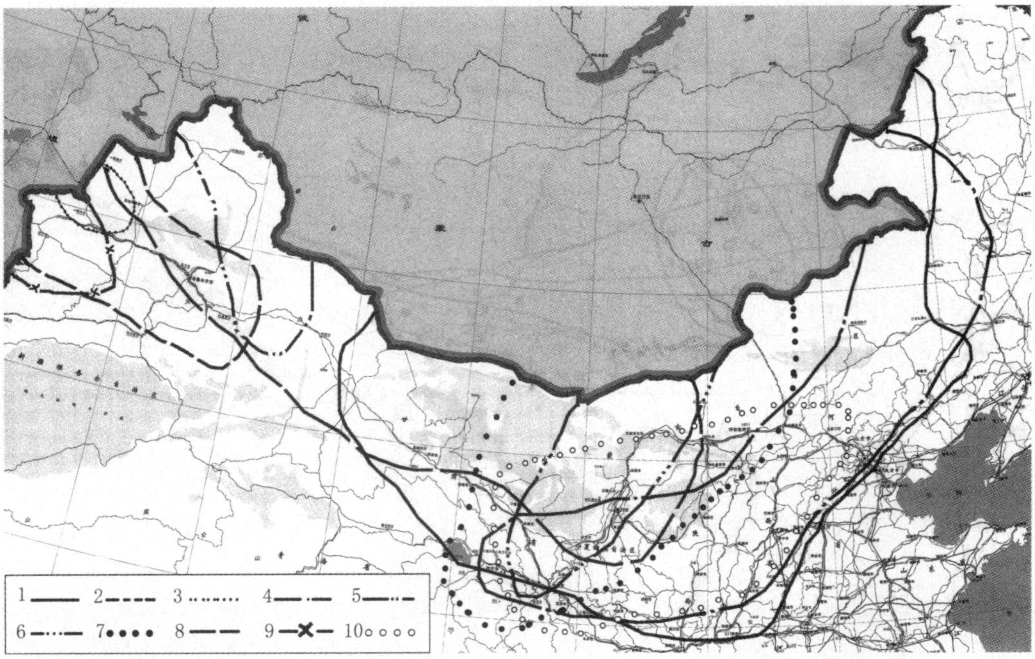

图 5-1c 国产大黄属植物的水平分布格局

1 华北大黄 2 天山大黄 3 鞑靼大黄 4 波叶大黄 5 密序大黄
6 总序大黄 7 单脉大黄 8 矮大黄 9 枝穗大黄 10 河套大黄

鞑靼大黄分布于准噶尔盆地西缘（图 5-1c），属温带半灌木-小乔木荒漠地带。生于海拔1 200～2 400m 的荒漠及荒漠草原中的砾石滩、山坡。

总序大黄见于内蒙古阴山山脉西段、宁夏贺兰山脉和甘肃的乌鞘岭（图 5-1c），分布范围狭窄，处于温带荒漠与温带草原的交错带，受人为干扰强烈。生于海拔 1 500～2 800m 的向阳干旱石质山坡、碎石坡、石缝，为山地荒漠化草原和草原化荒漠的伴生种。

拉萨大黄从雅鲁藏布江中游经横断山脉北段至川西高原，基本上处在青藏高原东南部较湿润的区域（图 5-2a），地带性植被为青藏高原东南部山地寒温性针叶林和雅鲁藏布江中游谷地灌丛草原区。生于海拔 3 900～4 600m 的半阳坡灌丛、草丛。

华北大黄分布于整个内蒙古高原、黄土高原北部、太行山脉及华北平原西北部（图 5-1c），地带性植被包括温带草原、温带半灌木-灌木荒漠和暖温带落叶栎林。生于海拔 1 100～2 700m 的山坡石缝、草地、林缘、河滩地。

菱叶大黄分布于南至珠穆朗玛峰北坡的藏南盆地，西至东经 85°附近的措勤，北至青海湖南沿，东达东祁连山脉南麓（图 5-1b），占据了青藏高原东部的半壁江山。地带性植被为温性草原、高寒草原、高寒灌丛-草甸和山地寒温性针叶林带。生于海拔 3 200～5 400m 的碎屑泥质山坡、砾石滩、流石草坡、河滩地。

垂枝大黄分布于川西高原的大雪山和邛崃山地（图 5-1a），属山地寒温性针叶林带。生于海拔 3 400～4 300m 的阳坡灌丛地、谷地溪边。

单脉大黄分布于阴山山脉南麓、鄂尔多斯高原、阿拉善高原及祁连山东段（图 5-1c），处在温带草原与温带荒漠过渡地带，主要植被类型为温带草原和温带半灌木-灌木荒漠。生于海拔1 100～2 300m 的半荒漠河流阶地、干旱石质山坡、山前平原、黄土丘陵、沙砾质地带、岩石缝和冲刷沟中。

丽江大黄水平分布范围相对较小，主要分布在青海、西藏、四川的交界地带，基本上处于怒江、澜沧江、金沙江、雅砻江切割所形成的横断山脉北端（图 5-2a），云南丽江也有分布。处在高寒灌丛草甸和山地寒温性针叶林带。生于海拔 3 500～4 400m 的石灰岩山地的阳坡和半阳坡。

心叶大黄分布于北纬 25°～30°之间，从青藏高原东喜马拉雅山脉北侧的雅鲁藏布江谷地到川西滇北的横断山脉、大凉山等地，向东不超过四川盆地南缘的大娄山（图 5-1a）。地带性植被包括高寒草原、山地寒温性针叶林和中亚热带常绿阔叶林。垂直分布于海拔 3 200～4 000m，多生于石灰岩山地冷杉林下和山谷灌丛，也见于草地溪边。

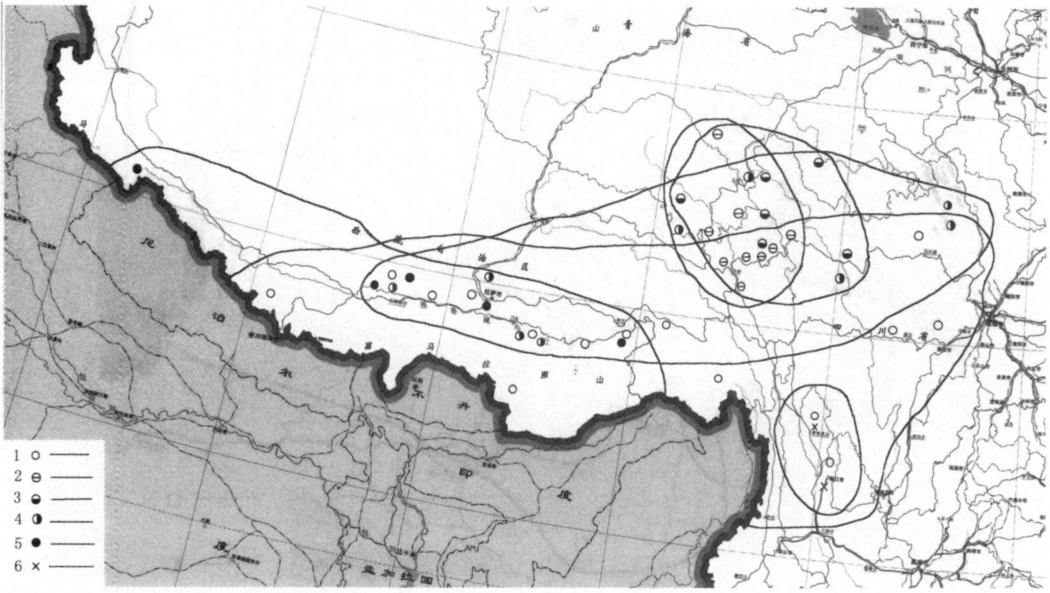

图 5-2a　**波叶组大黄的地理分布**

1　藏边大黄　2　丽江大黄　3　卵叶大黄　4　拉萨大黄　5　喜马拉雅大黄　6　牛尾七

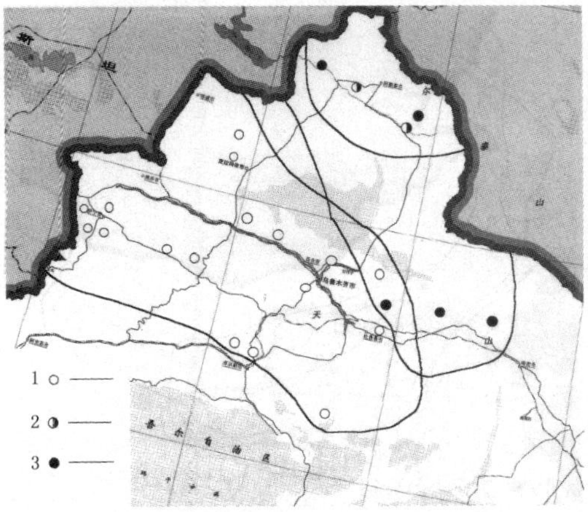

图 5-2b　**波叶组大黄的地理分布**

1　天山大黄　2　阿尔泰大黄　3　密序大黄

疏枝大黄分布于从横断山脉向东北到邛崃山、大雪山的青藏高原东南缘（图 5-3），处在中亚热带常绿阔叶林带和山地寒温性针叶林带，生于海拔 2 500～4 300m 的云杉林下、阴湿灌丛和草地、流石滩地。

云南大黄仅见于云南大理（图 5-3）。生于海拔 4 000m 的石质山坡、山脊。

头序大黄分布于珠穆朗玛峰北坡（图 5-1b），属藏南盆地高寒草原区。生于海拔 4 500～5 000m的山坡草地、河滩沙砾地。

网脉大黄南至北纬 30°的怒江两岸，北至北纬 42.5°的天山南麓，西至帕米尔高原东端，东达祁连山脉东端（图 5-1b）。东西跨经度 27°，南北跨纬度 12.5°，分布范围较广。地带性植被包括温带荒漠、半荒漠、草原、高寒荒漠、高寒草原、高寒灌丛-草甸、寒温性针叶林，生于海拔 1 500～5 000m 的高山砾石质山坡、林缘、草甸、洪积扇碎石区、河滩流石地。

长穗大黄分布于中喜马拉雅山脉北麓、唐古拉山脉及昆仑山脉东段，跨经度 13°，纬度 8°。地带性植被包括高寒灌丛-草甸、高寒草原和温性草原。生于海拔 3 500～5 300m 的缓坡草地、河滩砾石地。

穗序大黄北至祁连山北坡，南至中喜马拉雅北坡，东至祁连山脉东端，西达昆仑山脉和冈底斯山脉西端。跨经度 22°，纬度 12°，范围几乎遍及青藏高原。地带性植被包括温带草原、温带荒漠、高寒灌丛-草甸、高寒草原、高寒荒漠、山地寒温性针叶林。生于海拔 2 700～5 300m 的流石滩、河滩湿草地、林下石缝（图 5-4）。

歧穗大黄南至珠穆朗玛峰北坡，西至冈底斯山脉西端，东至祁连山脉东端，北达祁连山北坡（图 5-1a），所属地带性植被包括温带草原、温带荒漠、高寒灌丛-草甸、高寒草原、高寒荒漠、山地寒温性针叶林。生于海拔 2 200～5 000m 的高山流石滩、河滩沙砾地、山间洪积平原。

枝穗大黄分布于天山山脉的西北坡、东南坡及西坡的伊犁谷地（图 5-1c），植被类型为温带半灌木-小乔木荒漠和暖温带灌木-半灌木荒漠。生于海拔 2 600m 的高山石隙、山坡灌丛、草地（图 5-4）。

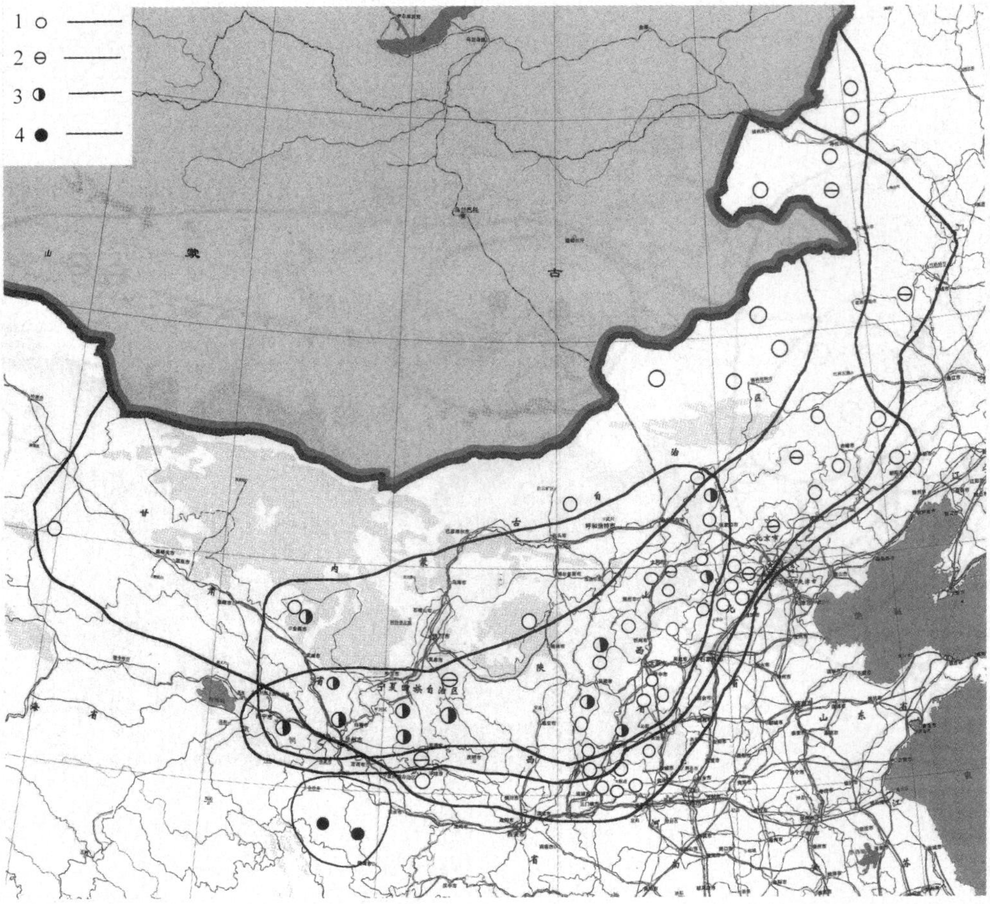

图 5-2c　波叶组大黄的地理分布

1　华北大黄　2　波叶大黄　3　河套大黄　4　光茎大黄

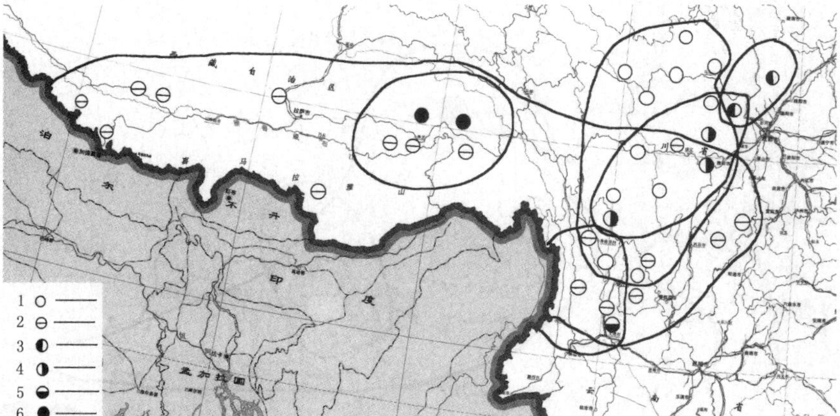

图 5-3　心叶组大黄的地理分布

1　疏枝大黄　2　心叶大黄　3　斑茎大黄　4　垂枝大黄　5　云南大黄　6　藏东大黄

斑茎大黄分布于青藏高原东部的邛崃山地（图 5-3），属藏东南山地寒温性针叶林带，生于海拔 1 800～3 000m 的林下。

藏东大黄分布于雅鲁藏布江大拐弯附近的谷地（图 5-3），地带性植被为藏东南山地寒温性针叶林带，生于海拔 4 000m 的林下、灌丛。

波叶大黄分布于内蒙古高原东部、太行山北端、鄂尔多斯高原南缘、黄土高原西北部（图 5-2c），地带性植被以温带草原和暖温带落叶栎（*Quercus*）林为主。生于海拔 800～2 200m 的山坡林下、石质山坡流石滩、灌丛地、撂荒地。

藏边大黄从整个雅鲁藏布江谷地到横断山脉

中段和南段至川西高原的青藏高原南部和东南部地区（图 5-1b），包括雅鲁藏布江高寒草原及灌丛草原、藏东南山地寒温性针叶林。生于海拔 3 200～5 400m的阳坡林下、灌丛、草甸和石缝。

河套大黄分布于黄土高原、阿拉善高原南部、内蒙古高原东南缘、太行山脉北段及汉中盆地（图 5-2c），处在温带草原区、温带半灌木-灌木地带和暖温带落叶栎林带。生于海拔 1 450～2 600m的阳坡林地、草丛、灌丛。

天山大黄局限于天山山脉南北坡的山地（图 5-2b），处在温带半灌木-小乔木荒漠地带和暖温带灌木-半灌木荒漠地带。生于海拔 1 200～3 800m的向阳石质山坡、林缘、草地、岩隙。

喜马拉雅大黄在中、东喜马拉雅山脉北侧，沿雅鲁藏布江源头至大拐弯处的雅鲁藏布江谷地分布（图 5-2a），地带性植被以温性草原和山地寒温性针叶林为主。生于海拔 3 500～4 700m 的阳坡灌丛、草丛、裸岩、石缝。

牛尾七分布于横断山脉南段著名的金沙江大拐弯处（图 5-2a），地带性植被为中亚热带常绿阔叶林。生于海拔 2 400～3 700m 的林下、高山灌丛、砾石草坡。

密序大黄分布于西阿尔泰山南麓和吐鲁番盆地北侧的东天山山脉南坡（图 5-1c），处在温带草原、温带半灌木-小乔木荒漠、温带半灌木-灌木荒漠的交错带。生于海拔 1 900m 山地森林、河谷岸边、草原灌丛的山坡上。

卵叶大黄分布于藏东南雅鲁藏布江谷地到横断山脉北段、川西高原的青藏高原东南缘（图 5-2a），地带性植被以山地寒温性针叶林和高寒灌丛-草甸为主。生于海拔 3 000～4 200m 的阳坡、半阳坡石山、草地。

阿尔泰大黄仅见于准噶尔盆地北端的阿尔泰山南麓（图 5-2b），植被类型为温带草原，生于海拔 2 400m 的砾石山坡、草地。

光茎大黄分布于秦岭西端的甘南山地（图 5-2c），地带性植被为暖温带落叶阔叶林。生于海拔 2 500～3 000m 的阳坡灌丛、草地。

（二）大黄属的生态地理分布规律

通过对大黄属各种植物水平分布（图 5-3）和垂直分布（图 5-4）的归纳和总结，可以得出大黄属的生态地理分布规律。

1. 国产大黄属植物的水平分布特点(图 5-1～3）

国产大黄属植物分布于我国地势中自西向东的一、二级阶梯，向东不超过大兴安岭、太行山脉、秦岭、大巴山脉和云贵高原一线。在分布区类型中属温带亚洲分布，反映出该属植物性喜温寒的生态特点。青藏高原东缘为我国大黄属植物的分布中心，该区集中了 31 种大黄，占国产大黄的 73.8%。

在青藏高原东缘的大黄分布中心，各种大黄呈现出较为明显的纬度过渡性，自南向北，依次出现的代表性种类有：云南大黄、牛尾七、心叶大黄、垂枝大黄、拉萨大黄、卵叶大黄、菱叶大黄、歧穗大黄，反映出对热量条件的趋异适应性（图 5-1a）。

青藏高原东缘一线以西的广大地区，大黄的纬向过渡性依然清晰，表现为从高原南端的头序大黄、心叶大黄向北，依次为藏边大黄、喜马拉雅大黄、菱叶大黄、卵果大黄、网脉大黄、天山大黄、密序大黄（图 5-1b）。

在我国北方，大黄分布的经向过渡也比较明显，表明各种大黄对水分条件也有不同的适应幅，自东向西，随着降水量的逐渐减少，大黄种类中喜湿润条件的波叶大黄、华北大黄，经适应幅较广的河套大黄过渡至单脉大黄和总序大黄，再向西为矮大黄、密序大黄、天山大黄、枝穗大黄、鞑靼大黄取代（图 5-1c）。

在亲缘关系上同属一组的大黄，在地理分布上的一致性不尽相同。如波叶组的 13 种大黄在地理分布上分化成 3 个区域：青藏高原区、北方区和西北区，显示出生态适应性上的明显分化，而光茎大黄处于青藏高原区和北方区之间，具有一定的过渡性（图 5-2a、b、c）。而心叶组的 6 种大黄相对集中于青藏高原的东南缘，它们对生境的趋同性较明显（图 5-3）。

2. 国产大黄属植物的垂直分布规律

华北大黄、矮大黄、波叶大黄 3 种大黄在海拔 1 000m 下有天然分布，它们与其余大黄相比，适应夏季高温的能力较强；苞叶大黄、藏边大黄、卵果大黄、塔黄、网脉大黄、菱叶大黄、歧穗大黄、穗序大黄等 8 种大黄在海拔 5 000m 以上有分布，其中藏边大黄、卵果大黄、菱叶大黄、穗序大黄等四种大黄可分布至雪线附近（5 400m），显示出极强的耐寒性（图 5-4）。

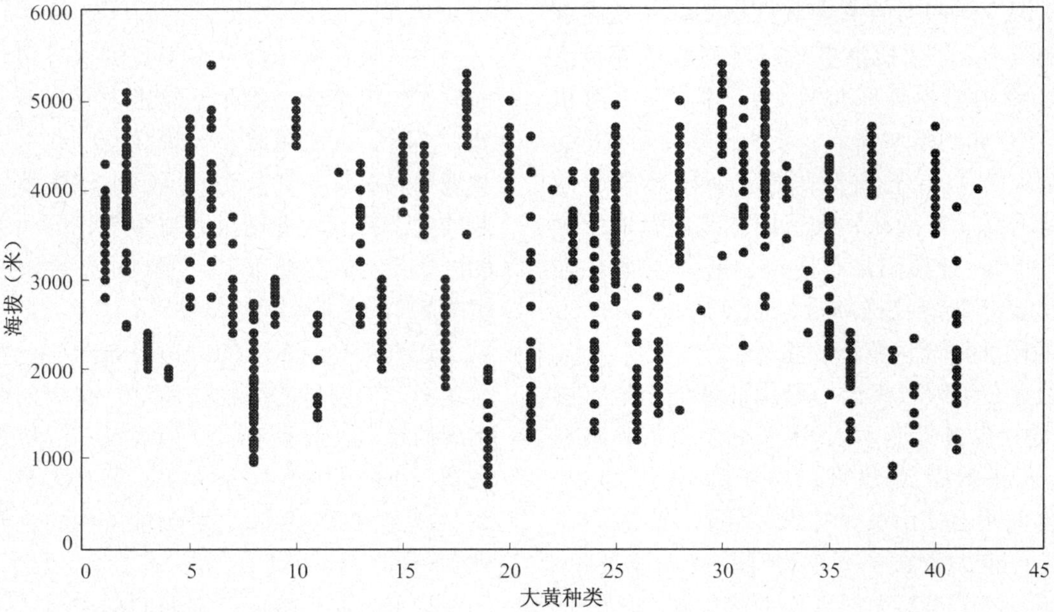

图 5-4 国产大黄属植物的垂直分布

1 心叶大黄 R. acuminatum
2 苞叶大黄 R. alexandrae
3 阿尔泰大黄 R. altaicum
4 密序大黄 R. compactum
5 滇边大黄 R. delavayi
6 藏边大黄 R. australe
7 牛尾七 R. forrestii
8 华北大黄 R. franzenbachii
9 光茎大黄 R. glabricaule
10 头序大黄 R. globulosum
11 河套大黄 R. hotaoense
12 红脉大黄 R. inopinatum
13 疏枝大黄 R. kialense
14 裂叶大黄 R. laciniatum
15 拉萨大黄 R. lhasaense
16 丽江大黄 R. likiangense
17 斑茎大黄 R. maculatum
18 卵果大黄 R. moorcroftianum
19 矮大黄 R. nanum
20 塔黄 R. obile
21 药用大黄 R. officinal
22 藏东大黄 R. orientixizangense
23 卵叶大黄 R. ovatum
24 掌叶大黄 R. palmatum
25 小大黄 R. pumilum
26 秦岭大黄 R. qinlingense
27 总序大黄 R. racemiferum
28 网脉大黄 R. reticulatum
29 枝穗大黄 R. rhizostachyum
30 菱叶大黄 R. rhomboideum
31 歧穗大黄 R. scaberrimum
32 穗序大黄 R. spiciforme
33 垂枝大黄 R. subacaule
34 窄叶大黄 R. sublanceolatum
35 鸡爪大黄 R. tanguticum
36 鞑靼大黄 R. tataricum
37 西藏大黄 R. tibeticum
38 波叶大黄 R. undulatum
39 单脉大黄 R. uninerve
40 喜马拉雅大黄 R. webbianum
41 天山大黄 R. wittrochii
42 云南大黄 R. yunnanense

头序大黄、红脉大黄、拉萨大黄、丽江大黄、卵果大黄、塔黄、药用大黄、藏东大黄、卵叶大黄、菱叶大黄、西藏大黄、喜马拉雅大黄、云南大黄等 14 种大黄只在海拔 3 000m 以上的高山地带分布，属于大黄家族中的喜寒种类。其中，头序大黄、西藏大黄属于大黄属中最惧炎热的种类。而阿尔泰大黄、密穗大黄、华北大黄、河套大黄、矮大黄、秦岭大黄、总序大黄、枝穗大黄、鞑靼大黄、波叶大黄、单脉大黄等只在 3 000m 以下分布，向上不越过 3 000m 线，它们属于大黄属中喜温热、干旱的种类。

苞叶大黄、滇边大黄、藏边大黄、药用大黄、掌叶大黄、小大黄、网脉大黄、歧穗大黄、穗序大黄、鸡爪大黄、天山大黄等 11 种大黄的垂直分布幅度超过 2 000m，显示出较强的生态适应性；其中，药用大黄、网脉大黄的垂直幅度甚至超过了 3 000m，适应各种环境条件的能力极强，特别对于药用大黄这种正品大黄的引种驯化具有重要的参考意义。

就整个大黄属来看，其垂直分布从最低海拔 700m 到 5 400m，幅度达 4 700m，反映出该属植物极强的适应性：既能适应戈壁滩上夏季的地面高温，又能抗拒雪线附近冬季的极端低温。这种极宽的生态适应幅反映在植物形态特征上则表现为较大的结构差异：如可分布于海拔 700m 戈壁滩的矮大黄的茎生叶退化、基生叶叶表多疣并被毛，以减少高温灼伤和水分蒸腾；而分布至海拔 5 000m 附近的塔黄的叶状苞片反折下垂，对花枝和花芽抵抗低温具有保护作用。

结 论

大黄为多年生落叶地面芽植物，根被覆盖在

土表层以下，根的上端是缩短的根茎，它们是大黄的主要药用部位。在自然条件下，根茎的延长是伴随着其上面的腐殖质层、苔藓层和枯枝落叶层的加厚而实现的。

大黄为阳性植物，耐寒、喜湿润，多生长于偏碱性的土壤。青藏高原东缘的水、热、土的组合无疑对多数大黄极为适合，从而成为大黄属的分布中心。中国药典所载的三种正品大黄基本上在这一范围内，在对它们进行引种栽培时，必须充分考虑到它们原产地的这种水、热、土搭配特点。

非正品大黄生于各种生境的种类：有些分布于海拔 700m 的戈壁滩，经得起高温酷暑；有些分布于雪线附近，耐得住高寒雪冻。从引种驯化的角度而言，它们这种广泛的适应性对开发更多的大黄资源非常有利。

由于大黄为根茎类药用植物，过度采挖对资源的破坏严重。以适应性极强的鸡爪大黄为例，贪婪滥挖已使其野生资源枯竭，甚至连供研究用的植株都难以找到。所以，在加大大黄科学引种力度的同时，必须注重对其野生资源的保护和持续利用。

附：彩图 5-1～3。

（谢宗强）

第6章 青藏高原丽江大黄的种群分布格局

生态学与植物地理学对各种尺度上的分布格局都非常重视，大到地球表面的植被型，小到小范围内的物种个体。植物种群的空间分布格局是植物种群在一定的水平空间内植物个体的分布状况，是植物种群生物学特性对环境条件长期适应和选择的结果，是植物种群的基本数量特征之一。植物种群的空间格局一般分为随机分布（random distribution）、均匀分布（regular distribution）和集群分布（contagious distribution）三种类型。随机分布的种群，其个体的出现具偶然性且概率相同；均匀分布指个体在水平空间内均匀地等距分布，多见于人工栽培种群，自然种群中极少出现；集群分布的种群的个体分布极不均匀，常成群、成簇、成团地密集分布，在自然界常见。

由于任一种群个体或斑块在自然群落中的分布总是镶嵌在其它种的个体或植丛中，因而在较大范围内不可能凭视觉直观地对其分布类型做出定量的准确判断。只有通过大量的抽样，取得该种个体密度的数据或单位样方中个体数目的数据，运用各类数学模型和统计方法对实测结果进行分析，才能对该种的种群分布类型做出正确的判断。所以，取样方法和统计方法成为格局分析中两个重要部分。

青藏高原是国产大黄分布较多的地区，这里人类活动相对较弱、天然植被保存较好，是研究植物与环境关系的理想场所。即使这样的地区，正品大黄因其药用价值高，天然资源遭到严重破坏，使格局分析这种行之有效的手段也难以完全反映天然生境下其种群特征。而非正品大黄的野生资源保存完好，特别是丽江大黄得益于其特殊的生长环境，种群未受到人为干扰，成为格局分析的好素材。

研究方法

研究种群分布格局的取样手段分为两类：单一尺度取样和可变尺度取样。由于前者存在严重缺陷，因此，后者逐渐成为分析种群格局的重要途径，其经典方法是Greig Smith（1983）的邻接格子样方法。实践证明，邻接格子样方法也存在诸如检验困难和格局类型与规模的错判与漏判等不完善之处。为此，笔者通过对丽江大黄个体的野外精确定位，获得坐标值x，y。依据x，y，运用计算机程序，实现不同尺度的随机取样，取样尺度见表6-1。

对取样数据分布格局判断的统计学方法很多，笔者采用下列常用的3个指标：

（1）方差均值比v/m，v为方差，m为均值。其统计学基础是Poisson分布中方差与均值相等。当v/m>1时，判定为集群分布；v/m=1，随机分布；v/m<1，均匀分布。

（2）Morisita指数$I=n(\sum x^2-\sum x)/((\sum x)^2-\sum x)$。x为出现株数，n为抽样单位总数。Ⅰ<1判定为均匀分布；Ⅰ=1，随机分布；Ⅰ>1，集群分布。显著性检验采用F检验。

（3）Lloyd的聚块性指数$m^*/m=1+1/K$，K为负二项参数。它表示平均每个个体有多少个同单位的其它个体，数值越大，集群性越强。

结果与分析

表6-1 青藏高原丽江大黄种群的分布格局判定

取样面积（m^2）	样本数	v/m	T	$T_{0.05}$	$T_{0.01}$	I	F	$F_{0.05}$	$F_{0.01}$	m^*/m	分布型
0.2×0.2	100	0.92	−0.57	1.99	2.64	0.15	0.93	1.24	1.36	0.10	r
0.5×0.5	100	1.12	0.81	1.99	2.64	1.31	1.13	1.24	1.36	1.27	r
1.0×1.0	50	1.34	1.66	2.01	2.68	1.29	1.36	1.35	1.52	1.27	r
1.4×1.4	25	1.82	2.85	2.06	2.80	1.35	1.90	1.52	1.79	1.33	c**
1.7×1.7	16	2.12	2.06	2.13	2.95	1.32	2.26	1.67	2.04	1.30	c**

由表 6-1 可以看出，丽江大黄在 1.0m×1.0m 以下的较小尺度下，种群的分布格局为随机分布；当取样面积增加至 1.4m×1.4m 和 1.7m×1.7m 时，种群呈现显著的集群分布。由于聚块性指数 m^*/m 的值越大，种群的集聚性越强，因此，丽江大黄种群在格局规模为 1.4m×1.4m 时，表现为明显的集群分布，其格局强度最大。

研究种群分布格局的目的不仅是为了对种群水平结构进行定量的描述，更重要的是揭示格局的成因，阐述种群的动态变化。确定种群格局仅仅是进一步研究格局成因的起点，丽江大黄种群分布格局的上述特点与其生存环境和生物学特性密切相关。丽江大黄生于海拔 3 500～4 400m 的阳坡和半阳坡石灰岩山地，地表裸岩多见，每处所占面积在 1.5～3m^2，常形成丽江大黄生长的空白区；而在裸岩之间的凹处积聚的浅薄土层上，形成丽江大黄植株密集的斑块。这样，当取样面积介于 1.5～3m^2 时，丽江大黄株数为 0 和多株的样方频数高，统计检验的结果一致地表现为集群分布。

在丽江大黄的每个集群内，生境相对均一，表现为土层浅薄、干旱缺水；其种子兼有重力传播和风媒传播的能力，散布的随机性大。在环境条件差别不大的情况下，当某一主导因子成随机出现时，会引起种群的随机分布。因此，丽江大黄种群在小尺度下表现为随机分布。

讨　论

Greig-Smith（1979）将不同格局尺度及其成因归为形态格局（morphological pattern）、环境格局（environmental pattern）和群落学格局（sociological pattern）三类。形态格局多由诸如种子传播、克隆生长等生物本身特性决定，环境格局缘于环境因子的时空分布规律，群落学格局则强调生物与环境的相互作用。就丽江大黄种群格局成因而言，在 1.5～3m^2 的较大尺度上，种群格局明显地由环境格局决定；在<1.5m^2 的较小尺度上，种群的随机分布格局主要由其形态格局决定。

通过本项研究发现，方差均值比、Morisita 指数和聚块性指数对丽江大黄种群分布格局的判定的结果吻合性良好。虽然某物种在群落内的分布格局是其真实属性，但在取样中并非能够绝对真实地反映这种属性，它与取样大小有关。因此，对于种群分布格局的研究不应在单一随机性取样尺度上进行，集群性发生的真正尺度只能通过对同一种群进行多次不同样方大小的反复取样来实现。笔者对丽江大黄种群的个体进行定位调查，能够实现一定范围内多次不同样方大小的反复取样。虽然野外定位增加了工作量，但在此基础上结合各种指数进行的格局研究，能够详尽地分析种群在各种尺度上的空间分布格局及其成因，较好地了解格局动态。

（谢宗强）

第7章 青藏高原掌叶大黄和丽江大黄的生理生态学特性

植物的生长在很大程度上是由植物的光合作用速度和效率决定的，而光合作用的速度和效率又受到外界环境因素的强烈影响。这些环境因素主要包括光、CO_2、水及温度。太阳光是一切绿色植物生长发育的能量来源，不同习性的植物对光强度的要求不同，表现为植物对光强度的选择适应能力，而且这种适应能力是可遗传的。CO_2和水都是植物光合作用的原料，它们直接影响到光合作用的强度。适宜的温度范围是植物正常光合作用的条件之一，不同的植物对生长所要求的温度各不相同，如果温度的变化超过植物叶片生理功能所忍耐的限度，就会导致光合作用能力不可逆的丧失。

青藏高原得天独厚的特殊生境对高原植物光合作用的影响，曾引起许多学者的关注，特别是对青藏高原高寒草甸植物的生物学产量的研究大大超过了对内蒙古典型草原的光合生理机制的研究，并取得了重大进展，为优良牧草的引种与栽培提供了理论依据。大黄作为高原上重要的药用植物，长期以来人们更多的是大量地滥采乱挖其野生资源，造成自然资源的日趋匮乏。对其研究的文献报道涉及内容多在医学和药学领域，研究目的主要还是为了探索其在医疗中的应用。与此形成鲜明对比的是，关系到大黄引种和栽培的有关生态学研究很少，特别是大黄光合生理生态学的研究至今未见报道。笔者于1997年7月份，选择分布于玉树地区的掌叶大黄（正品大黄）和丽江大黄（非正品大黄）进行了较为系统的光合生理测定，试图应用有关指标，比较研究两种大黄的光生态特性，为引种驯化和合理栽植提供参考。

材料和方法

采用生长于青海省玉树县巴塘乡的掌叶大黄和丽江大黄为研究对象，每种选5株，每株以北侧健康的基生叶为材料，测定光生态指标。

仪器采用英国ADC便携式红外线CO_2气体分析系统，在野外自然光照、温度和湿度条件下测定。测定前仪器按照使用手册进行标定。从1997年7月18日20：00（北京时间）开始，每隔2小时测一轮，每个叶片测定3个重复，至7月19日20：00结束。测定时尽量保持叶片的正常着生位置，使光线自然照射表皮。仪器自动将测定的光合作用、蒸腾作用等，以及光照强度、叶面温度、大气湿度、大气CO_2浓度、测定部位的叶面积等原始数据直接存入随仪器配置的存储卡，要求全部记录仪器所能测定的数据及环境参数，便于今后分析时参考。原始数据需及时转存计算机软（硬）盘，并留出备份。

上述数据转存于计算机后，使用Windows95中的Excell7.0软件进行数据处理和绘图。

结果与分析

（一）两种大黄光合速率的日变化

通过仪器测定计算的光合速率是被测定大黄的净光合速率，即总光合速率与呼吸速率的差值，也称表观光合速率，本文中均简称为光合速率。

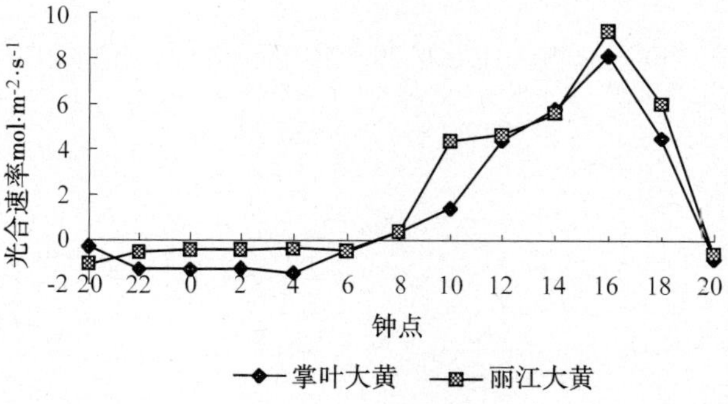

图7-1 掌叶大黄和丽江大黄的光合日进程

从图7-1可以看出，两种大黄的光合速率日变化在晴天没有明显的中午降低现象，呈现出典型的单峰曲线。而在青藏高原以东的低海拔平原区，同一植物或不同植物晴天的光合速率日变化多呈双峰曲线，且有明显的中午降低现象。降低的原因众说纷纭，见解不一，但有两种因素起主导作用：一是中午周围环境中高度的水分亏缺，引起植物的相对含水量减少，水势降低，气孔开度变小，蒸腾和光合速率下降；二是强光或强光导致的高温产生抑制现象。张树源等对青藏高原高寒草甸主要植物光合作用的研究中也发现了这一点。由于光合作用中光反应速度快，受温度影响小，暗反应比光反应慢得多，受温度影响大。青藏高原在植物生长季节光照很强，气温适中，形成光和温的互相补偿作用，使光反应进行较快，制造的有机物较多；暗反应因温度适宜，仍能尽快持续不断地将反应产物及时运走。因此，青藏高原植物光合作用主要取决于光能的多少。

（二）两种大黄叶表面的光合有效辐射与温度的变化

光能作为光合反应的能源是必不可少的。从目前的光合作用机制及光合作用本身的特性来说，光合速度因光能多少而相对增减的问题，本质上还是不可避免的。图 7-2 为两种大黄叶表面光合有效辐射的日变化，可看出两种大黄的变化趋势高度一致：20：00～4：00 一直为 0；6：00～8：00因接受天空的散射辐射而缓慢地增加为正值，但处在＜100μmol·m⁻²·s⁻¹的水平上；8：00以后直线急增，至 14：00 达峰值，约 2 400～2 500μmol·m⁻²·s⁻¹，显示出高原良好的光照条件，16：00 之后直线降低，到 20：00 为 0。其中，在 12：00 的光合有效辐射形成低谷是受到天空云量突然增加所致。

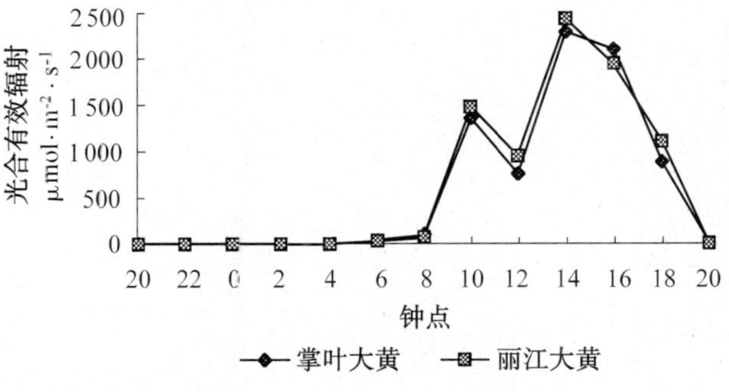

图 7-2　掌叶大黄和丽江大黄叶表的光合有效辐射

在青藏高原腹地，云量的瞬息变化是常见的，但大多不产生降雨。植物叶表的光合有效辐射对云量的反应是相当敏感的。两种大黄叶温与气温的变化受太阳辐射的影响，表现出与之相似的变化趋势（图 7-3），但温度的变化较辐射的变化复杂。两种大黄的叶温和气温大的变化趋势相同：在 14：00 达峰值，气温高于叶温；4：00 为最低，气温低于叶温；12：00 因辐射降低，形成低谷。掌叶大黄的叶温和气温的变化更剧烈：气温的昼夜温差分别达 30℃和 35℃，叶温在 4：00 的极低值，甚至低于 0℃；14：00～22：00，叶温和气温直线陡降。丽江大黄叶温和气温的昼夜温差分别为 25℃和 17℃；14：00～4：00 叶温和气温降低较缓。

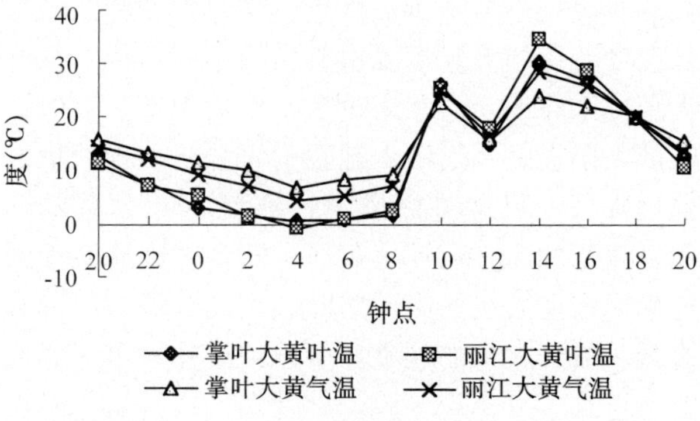

图 7-3　掌叶大黄和丽江大黄叶温和气温的日变化

（三）两种大黄蒸腾速率的变化

掌叶大黄和丽江大黄蒸腾速率的变化趋势基本一致（图 7-4），而且与光合有效辐射和温度的变化趋势（图 7-2、3）相似。植物的蒸腾作用是一个物理过程，它遵循水分从湿润表面蒸发的规律。空气中的蒸汽压梯度越陡，自由水面单位时间里和单位面积上蒸发的水分就越多。强烈的辐射使蒸发表面变热，引起蒸汽压梯度变大，因此，蒸腾速率随着太阳辐射的增强及温度的升高而明显加快。

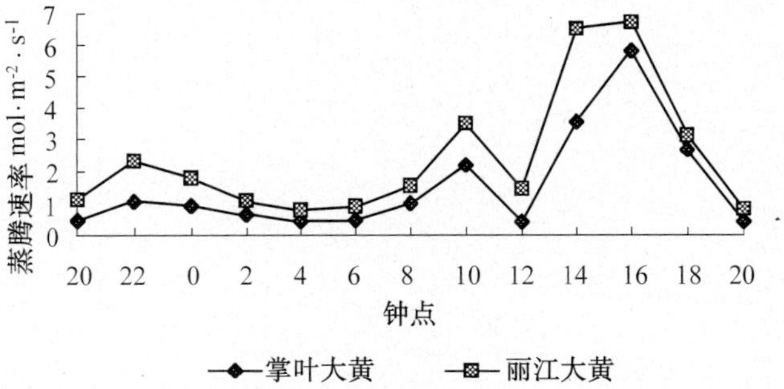

图 7-4　掌叶大黄和丽江大黄蒸腾速率日变化

讨　论

两种大黄光合速率日变化在晴天呈现出典型的单峰曲线，与低海拔平原区植物明显不同。这主要缘于高原在植物生长季节，光和温的互相补偿作用能使光反应和暗反应协调进行，有利于光合作用。

两种大黄温度的变化特点与太阳辐射、大地

辐射相关。如果没有云量的干扰，6：00～20：00，温度的变化与太阳辐射的变化趋势相同：6：00～8：00东方日出较早，太阳散射辐射逐渐增强，温度从4：00的低点回升；8：00～20：00受太阳直射光的影响而变化；20：00后，大地辐射成为植物的主要热源，随着这种辐射的减弱，叶温和气温均逐渐降至最低点。掌叶大黄和丽江大黄温度变化的差异主要由其生境不同造成：掌叶大黄生于谷地，丽江大黄生于山坡中部。白天强烈的太阳辐射和周围山地辐射聚热于谷地，形成盆地效应，热量难以散发，致使掌叶大黄的叶温、气温均高于丽江大黄；夜间则因高原晴朗无风而形成逆温层，出现掌叶大黄的叶温、气温显著低于丽江大黄的现象。所以，掌叶大黄对温度的适应幅较广，这对其引种是有利的。

掌叶大黄的蒸腾速率无论在白天还是夜晚都低于丽江大黄的对应值。这与两种大黄在不同生境下气孔反应的敏感性、反应的快慢和有效性密切相关：掌叶大黄生于湿润生境，在轻微缺水时就能减小气孔的开度；而丽江大黄生于向阳生境，仅在干燥得多的条件下才能控制其气孔蒸腾，而且气孔的关闭很缓慢。拉夏埃尔（1980）对植物蒸腾作用的研究认为，在陆生植物中蒸腾最强烈的是生长于阳生环境中的草本植物，而阴生植物在同样条件下仅丧失一半的水。

附：彩图7-1～5。

（谢宗强）

第 8 章　玉树地区掌叶大黄与丽江大黄的生境与群落学特征

大黄为常用中药，中国药典（1995 版）收载大黄为掌叶大黄（Rheum palmatum L.）、唐古特大黄（Rheum tanguticum Maxim. ex Balf.）和药用大黄（Rheum officinale Baill.）的根茎及根，称为正品大黄。有关大黄的研究文献逾千篇，涉及的内容包括：临床应用、药理作用与生物活性、化学成分、品种鉴定与品质评价、原植物资源调查、引种栽培等方面，但主要集中在医学和药学领域，这与其药用历史源远流长密切相关。由于过度采挖和垦荒，某些正品大黄在许多地区已处于野外灭绝状态。因此，对正品大黄的引种栽培已成为利用大黄资源的重要环节。但栽培大黄与野生大黄相比，普遍存在品质下降的问题，这可能与栽培地与原产地的环境差异有关。一般认为，优质大黄产于青海、甘肃、四川等地，以西宁大黄驰名中外的青海就是我国大黄的主产区。笔者以玉树地区的正品大黄掌叶大黄和非正品大黄丽江大黄为对象，对其生境和群落学特性进行了初步的比较研究，试图为正品大黄的引种栽培提供科学依据。

研究方法

通过查阅全国主要植物标本馆收集的大黄标本，结合已出版的地方植物志，获得有关掌叶大黄、丽江大黄的水平分布、垂直分布特征及生境类型。

采用生态学研究中常用的经典的样方调查法对 2 种大黄的群落进行野外调查，并记录样地的坡度、坡向、海拔等因子。采集土壤样品，利用 ICP 测定主要元素的含量。

结果与分析

（一）掌叶大黄和丽江大黄的分布

从图 8-1 可以看出，就水平分布而言，掌叶大黄分布范围比较广泛：东西跨经度约 22°，南北跨纬度约 10°。在此区域内，掌叶大黄并非连续分布，而是大体形成两种分布格局：从祁连山脉经川西高原到雅鲁藏布江河谷形成的弧形分布区是其主分布区，也是优质大黄的主产区，在中国地形中基本上处在青藏高原东部和东南部的边缘地带；从秦岭到大巴山的秦巴山地虽然处在中国的华中地带，但在山体的高海拔地段，仍有掌叶大黄生长，构成其分布的辅地带。丽江大黄水平分布范围相对较小，主要分布在青海、西藏、四川的交界地带，基本上处于怒江、澜沧江、金沙江、雅砻江切割所形成的横断山脉北端，云南丽江也有零星分布。掌叶大黄的垂直分布主要在 2 500～4 400m，丽江大黄垂直分布幅度为 3 500～4 400m，二者的共同特点是垂直分布上限一致，说明它们对低温的忍耐能力基本相同。但掌叶大黄的分布下限较丽江大黄低1 000m，反映出它的生态适应幅较丽江大黄更广，这对于其引种栽培是有利的。

（二）玉树地区 2 种大黄的生境特征

玉树地区大黄产区地处青藏高原东南缘与横断山脉的北端，位于高山峡谷向高原面的过渡地段。从整个地形上看，高原面切割得支离破碎，峡谷坡度陡峭，多悬崖绝壁。其气候与青藏高原的隆起和西南季风的形成有密切关系，具有暖季温湿、冷季干寒的气候特征。最暖月均温 11.9～13.2℃，最冷月均温－6.6～－8.5℃，年均气温 1.0℃，≥0℃的积温为 1 500℃，但没有绝对无霜期。年降水量 480～520mm，其中生长季节降水量占全年的 85％以上。

掌叶大黄生长在本区海拔 3 800～4 400m 的阴坡、半阴坡草地、灌丛草地和山地林缘、河滩，在温凉湿润、土质疏松的生境中多见，所产大黄在医药市场上统称为西宁大黄。丽江大黄生长在海拔 3 500～4 400m 的阳坡和半阳坡的石灰岩山地，植被覆盖率低，裸岩多见，土层浅薄、干旱缺水，所产大黄仅为我国民间外用治外伤出血或内服治跌打损伤和痢疾。表 8-1 反映了这 2 种大黄土壤养分的差异。

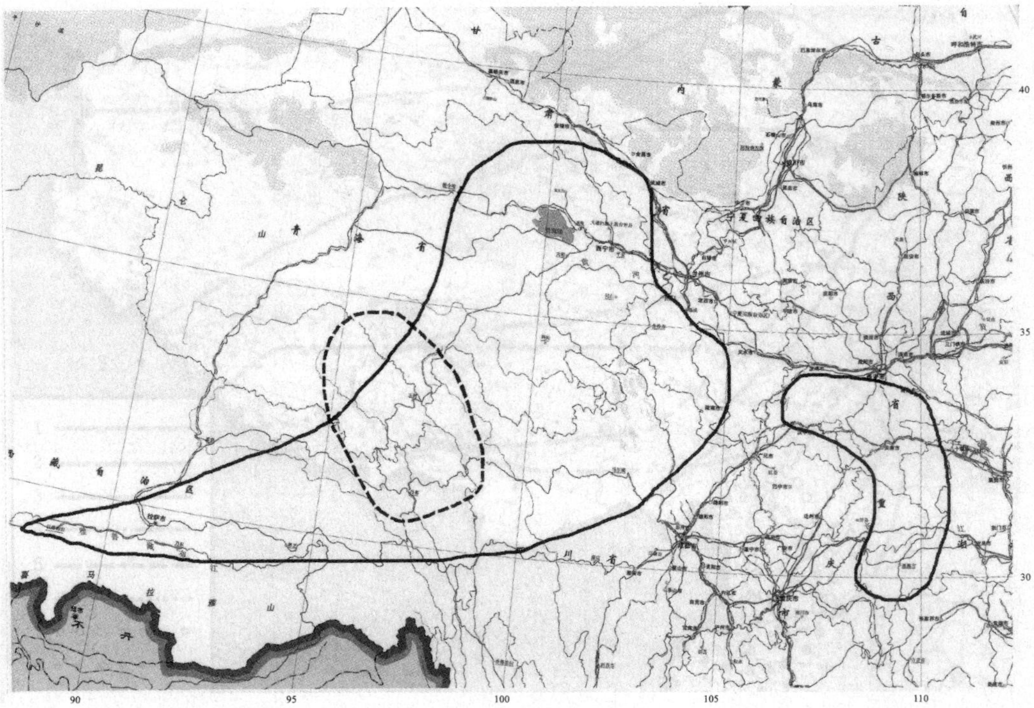

图 8-1 掌叶大黄（实线表示）和丽江大黄（虚线表示）在我国的分布

表 8-1 玉树地区掌叶大黄与丽江大黄群落的土壤养分含量（%）

群落类型	有机 C	有机质	全 N	P（ppm）	K	Ca
滩地掌叶大黄	4.25	7.33	0.426	418	1.291	8.677
坡地掌叶大黄	9.08	15.65	0.820	455	2.108	0.607
石灰岩丽江大黄	4.06	7.01	0.361	294	1.218	13.640

（三）玉树地区掌叶大黄与丽江大黄的群落学特性

对掌叶大黄的群落学调查选择了山坡和河谷滩地两个典型地段。从图 8-2 可以看出，在不同的生境类型下，掌叶大黄在群落中均不占优势，而是依附于其它优势种。在两种生境下，群落中优势种的组成完全不同。在山坡地段，群落总盖度达 100%，由雪层杜鹃（Rhododendron nivale ssp. boreale）、小叶金露梅（Potentilla parvifolia）、鲜卑花（Sibiraea laevigate）等优势灌木种类形成灌木层片，它们长势良好，起着建群种的作用；密生苔草（Carex crebra）、太白韭（Allium prattii）等优势草本植物构成草本层片，对群落的盖度贡献较大。掌叶大黄在群落中虽然不占优势，盖度仅 12.5%，但其长势旺盛，株高在 1m 以上，根茎粗壮，是主要的采集对象。在河谷滩地，群落总盖度 90%，以老芒草（Elymus sibiricus）、银叶委陵菜（Potentilla leuconota）为优势，形成低草地，掌叶大黄的盖度达 20%，在群落中占较重要地位，但其生长状况一般，株高 0.5m 左右。两种群落中优势种组成和大黄长势的差异充分反映出生境条件的影响：在山坡地段，土壤结构疏松，有机质、有机 C 和全 N 的含量分别为 15.65%、9.08% 和 0.820%；而河滩地土壤板结现象严重，有机质、有机 C 和全 N 的含量分别为 7.33%、4.25% 和 0.426%（表 8-1）。显然，前者的立地条件较后者优越，因而灌木层发达，大黄生长健壮。

丽江大黄常见于石灰岩山地的阳坡和半阳坡。其群落总盖度 50%，匍匐栒子（Cotoneaster adpressus）为重要的灌木优势种，丽江大黄和青甘韭（Allium przewalskianum）是草本优势种。密生苔草、小叶锦鸡儿（Caragana pygmaea）的盖度在群落中也占重要地位。由于岩石裸露，土层极薄，土壤中有机质、有机 C、全 N 及 P 的含量比掌叶大黄土壤中的含量均低（表 8-1）。在高原强光照射下，白天的地表温度很高，夜间又急剧降温，导致土层昼夜温差大，因而群落中的植物大都具有抗寒耐旱的能力，在植物形态上表现出根系发达、叶片小而且厚并具毛、叶片变态为管状或具枝刺等不同的症状。由于立地条件更差，丽江大黄个体和根茎大小均不及掌叶大黄。但丽江大黄显然比掌叶大黄更能忍耐极端生境。

从 2 种大黄的群落中植物的科的组成上（图

8-3）看，群落中主要高等植物中 70％的种类集中在蔷薇科（Rosaceae）、菊科（Compositae）、毛茛科（Ranunculaceae）、禾本科（Gramineae）、豆科（Leguminosae）、玄参科（Scrophulariaceae）、伞形科（Umbelliferae）等 7 个科，其中，前 4 个科集中了 50％的种类。大黄群落这种科的组成特点符合青藏高原植物群落的区系特点。

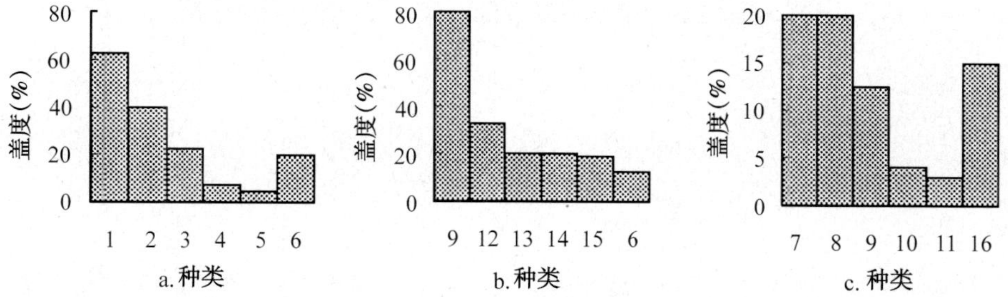

图 8-2　不同大黄群落主要种类的盖度

a 河滩地掌叶大黄群落	b 坡地掌叶大黄群落	c 石灰岩山地丽江大黄群落
1 老芒草 Elymus sibiricus	7 青甘韭 Allium przewalskianum	13 太白韭 Allium prattii
2 银叶委陵菜 Potentilla leuconota	8 匍匐枸子 Cotoneaster adpressus	14 小叶金露梅 Potentilla parvifolia
3 洽草 Koeleria cristata	9 密生苔草 Carex crebra	15 鲜卑花 Sibiraea laevigate
4 毛穗香薷 Elsholtzia eriostachys	10 小叶锦鸡儿 Caragana pygmaea	16 丽江大黄 Rheum lijiangense
5 高原毛茛 Rannuculus tanguticus	11 白苞筋骨草 Ajuga lupulina	
6 掌叶大黄 Rheum palmatum	12 北方雪层杜鹃 Rhododendron nivale spp. boreale	

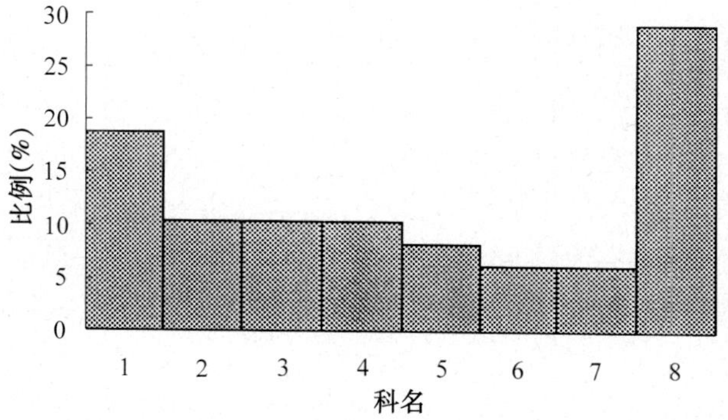

图 8-3　玉树地区大黄样地各科植物的比例（％）

1 蔷薇科（Rosaceae）	2 菊科（Compositae）	3 毛茛科（Ranunculaceae）	4 禾本科（Gramineae）
5 豆科（Leguminosae）	6 玄参科（Scrophulariaceae）	7 伞形科（Umbelliferae）	8 其它科

结论与建议

掌叶大黄和丽江大黄在我国的分布格局明显不同，前者主要分布于从祁连山脉经川西高原到雅鲁藏布江河谷，基本上处在青藏高原东部和东南部的弧形边缘带；后者则以横断山脉北端素有百川之源之称的深切割地带为中心。在其主分布区，二者的垂直分布幅基本一致，但在其它分布区，掌叶大黄显示出较宽的生态幅，较丽江大黄的分布下限延伸 1 000m。

掌叶大黄要求较好的立地条件，在排水良好、土壤肥沃的阴坡和半阴坡生长良好，根茎肥大、粗壮，采挖价值较高；在河谷滩地土壤板结、排水不畅的生境，长势较差。丽江大黄是一种适生于瘠薄、干旱山地的阳性植物，生态幅较窄，组成群落的主要种类的器官都有不同程度的特化现象。

掌叶大黄作为著名中药材的原植物，多年来一直受到过度采挖，特别是最适生境中的大黄遭到严重破坏，一些有识之士惊呼：野生大黄将会灭绝。为了确保不同生境下野生掌叶大黄的种质资源，建议：①选择适宜生境，扩大大黄的栽培数量，以缓解市场对野生掌叶大黄的需求压力；②建立以保护包括大黄在内的名贵中药材的自然保护区，并继续对大黄生物生态学特性进行深入的研究，为保护和合理开发大黄资源提供科学依据。

（谢宗强）

第9章　青藏高原掌叶大黄和丽江大黄及其土壤的主要元素含量

陆生植物在其生长过程中，一方面从大气圈中吸收所需气体，另一方面也必须从土壤中吸收矿物元素。由于外界土壤溶液中所含有元素成分的差异以及植物本身对元素吸收选择力的不同，植物与其土壤的元素含量之间存在着一定的联系。笔者以分布于青藏高原玉树地区的掌叶大黄（正品大黄）和丽江大黄（非正品大黄）为对象，对其根茎、叶和土壤的主要元素含量进行了取样测定，并联系2种大黄的生境特征，比较它们的元素含量差异，试图为正品大黄的引种栽培提供科学依据。

研究地区自然概况与研究方法

（一）研究地区自然概况

研究地区位于川、青、藏接壤的横断山脉北端。本区地质构造复杂，三叠系、侏罗系的海相地层分布较广，母岩多为石灰岩、大理岩和砂岩。火成岩以燕山晚期和早期的花岗岩为主。从整个地形看，西北部高而平缓，海拔4 500～5 200m，通天河、扎曲（澜沧江上游）、怒江、雅砻江自西北向东南方向倾泻而去，下切作用不断加强，形成山峰陡立、峡谷幽深的破碎地貌。在这样的地质和地貌基础上，发育的主要土壤类型有栗钙土、山地草原化草甸土、草甸土、潮土、灰褐土和高山草甸土。土壤偏碱性，有机质含量介于4%～20%。

本区气候与西南季风的形成和青藏高原的隆起有密切关系，具有暖季温湿、冷季干寒的气候特征。最暖月均温11.9～13.2℃，最冷月均温－6.6～－8.5℃，年均气温1.0℃，≥0℃的积温为1 500℃，但没有绝对无霜期。年降水量480～520mm，其中生长季节降水量占全年的85%以上。

基于上述气候与地质地貌条件，本区形成许多小气候区，使植被分布互相镶嵌，变化明显。山地的阴坡和阳坡天然植被类型截然不同，如山生柳（Salix oritrepha）灌丛仅分布于阴坡、半阴坡，而川西锦鸡儿（Caragana erinacea）灌丛则见于阳坡。

（二）研究方法

选择掌叶大黄和丽江大黄的典型样地，调查其生长与分布特点，在此基础上选择样株，采集叶和根茎样品，就地晒干、分装后带回；同时采集其根部0～20cm土层的土壤样品，装入土壤采集袋风干后带回。

土壤和植物样品先进行常规的预处理，再用ICP测定其元素含量。

结果与分析

（一）掌叶大黄和丽江大黄土壤的元素含量特点

从表9-1可以看出，第一，掌叶大黄和丽江大黄土壤C/N值在11～12之间，这对它们的生长还是有利的。因为土壤有机质的C/N值对土壤有效N的供应影响很大，当C/N＜15时，在其矿化作用一开始，它所提供的有效N量就会超过微生物同化量，使植物很快从有机质矿化过程中获得有效N的供应，有利于有机质的矿化和作物的吸收利用。第二，丽江大黄土壤Ca含量远远超过全球土壤Ca含量中值，Fe、Al含量则分别低于全球土壤Fe、Al含量中值，土壤呈微碱性，使土壤有效养分的转化和吸收受到抑制，特别是对P的固定与转化有很大影响，也影响到土壤N的氨基化过程。掌叶大黄土壤Ca含量则大大低于全球土壤Ca含量中值，Fe、Al含量虽然也低于全球土壤Fe、Al含量中值，但却是丽江大黄的1.69和1.43倍，土壤呈酸性。第三，掌叶大黄土壤中的N、P、K含量分别是丽江大黄土壤中的2.27、1.55和1.75倍，表明前者的土壤肥力较后者高。其中前者的K含量高于全球土壤K含量中值，后者则低于此值；N含量在二者中均高于全球土壤N含量的中值，P含量则低于其对应的中值。海拔较高和温度较低，导致土壤矿化度不高、养分分解缓慢是其重要原因。大黄适应这种生境，并且能顺利完成其生活史，其适应机制值得进一步深入研究。第四，S、Zn、Cu 的含量接近于其对应的中值，Na、Mg、Mn 的含量与大陆土壤中相应元素含量的中值相差在 1.5 倍的范围内。

表 9-1　掌叶大黄和丽江大黄土壤中的元素含量（ppm）

元素	Na	K	Mg	Ca	Mn	Fe	Cu	Zn	Al	P	S	全 N	pH	C/N	有机质%
掌叶大黄	7 450	21 080	7 570	6 070	650	30 970	21.35	86.2	49 900	455	641.1	8 200	6.2	11.07	15.65
丽江大黄	3 520	12 180	6 560	136 400	1 470	18 830	22.53	119.7	34 800	294	699.4	3 610	7.1	11.25	7.01
全球土壤	5 000	14 000	5 000	15 000	1 000	40 000	30	90	71 000	800	700	2 000	（王夔，1991）		
	150～25 000	80～3 700	400～9 000	700～500 000	20～10 000	2 000～550 000	2～250	1～900	10 000～300 000	35～5 300	30～1 600	200～5 000			

（二）掌叶大黄和丽江大黄叶的元素含量特点

由表 9-2 可以看出，掌叶大黄叶的元素含量在 10 000ppm 以上的有 K；1 000～10 000ppm的有 Mg、P；1 000ppm 以下的有 Ca、Mn、Na、Fe、Zn、Cu。其含量顺序为 K>Mg>P>Ca>Mn>Na>Fe>Zn>Cu。丽江大黄叶的元素含量在 10 000ppm 以上的有 Ca、K；1 000～10 000ppm的有 Mg、Na、P；1 000ppm 以下的有 Fe、Mn、Zn、Cu。其含量顺序为 Ca>K>Mg>Na>P>Fe>Mn>Zn>Cu。除 Cu、Zn、P 缺乏对比资料外，其它元素含量基本上在所报道的陆生高等植物中元素含量的范围内。其中，Mg、K、Cu 的含量在 2 种大黄叶中基本相同，Mn、P、Zn、Fe 的含量相差 1～3 倍，而丽江大黄叶中 Ca、Na 的含量分别是掌叶大黄的 38.07 和 5.75 倍。

表 9-2　掌叶大黄和丽江大黄叶的元素含量（ppm）

元素	Na	K	Mg	Ca	Mn	Fe	Cu	Zn	P
掌叶大黄	240	19 100	7 000	780	321	200	8.9	40.8	3 610
丽江大黄	1 380	18 400	7 000	29 700	84	326	7.3	18.4	1 320
陆生植物	100～500 000	2 000～100 000	500～20 000	1 000～100 000	200～	200～500（Isaac，1980）			

（三）掌叶大黄和丽江大黄根茎的元素含量

由表 9-3 可见，掌叶大黄与丽江大黄中根茎元素含量由大到小的顺序均为：Ca>K>Mg>P>Fe>Na>Mn>Zn>Cu。其中，Na 的含量在 2 种大黄根茎中相差 50%，是差异最大的，其它元素在 2 种间比较相近。与大黄属植物根茎元素含量范围比较，Na 略低于其下限，Mg 显著高于其上限。因此，本项研究补充和完善了大黄属各种生药所含元素状况。

表 9-3　掌叶大黄和丽江大黄根茎的元素含量（ppm）

元素	Na	K	Mg	Ca	Mn	Fe	Cu	Zn	P	
掌叶大黄	108.1	9 240	3 530	13 000	48.1	269.3	4.4	21.4	1 720	
丽江大黄	158	8 670	3 870	12 700	43.8	360	5.1	21.1	1 260	
大黄属	162～3 830	1 320～661 000	915～2 980	1 200～161 000	5.6～170	81～2 280	2.5～15.8	6.9～72	235～3 630	（陈寿芳等，1993）

结　论

植物的化学成分反映植物在一定生境下从土壤中吸取或积聚的矿物养分。植物的不同器官吸收的元素成分是不相同的。就青藏高原掌叶大黄和丽江大黄来看，元素含量有以下特点：

第一，土壤中 P 的含量远低于大黄根茎和叶。土壤中 P 的含量因土壤母质、成土作用的方式不同而有差异。由于土壤中 K 或 Ca 含量很高，影响了其它矿质营养元素的有效性，尤其对土壤 P 的有效性影响最大。在石灰岩土壤中，水溶性磷酸盐与碳酸钙作用，生成溶解度很小的磷酸钙盐，从而降低了 P 的有效性，使土壤有效 P 含量普遍偏低。植物器官对 P 的富集作用则与植物的代谢有关。

第二，Fe 含量在 2 种大黄中表现出一致的变化趋势，即土壤>根茎>叶，其中，根茎与叶相差不大，但它们与土壤相差 50～110 倍。

第三，Na、Mn、Cu 的含量在 2 种大黄中都表现为土壤>叶>根茎，Ca 的含量在掌叶大黄中为土壤<叶<根茎，在丽江大黄则为土壤>叶>根茎。

第四，尽管 K、Mg、Ca、Mn、Zn 在 2 种大黄的土壤中含量差异明显，但 K、Mg 在它们的叶之间、根茎之间却表现出相当的一致性，Ca、Mn、Zn 在它们的根茎间差异不大。说明 2 种大黄对这些元素的利用能力接近。

结　语

很明显，时间和精力都不允许我全面、系统地研究大黄属 40 余种植物的生物学、生态学特性。但有几点我认为有必要提出来，以供大黄引种栽培和深入研究参考。

1. 国产大黄属植物的分类系统是清晰的，它们在形态学特征上的区别是明显的。这为大黄的药材鉴定和引种栽培提供了保障。

2. 国产大黄属植物分布于大兴安岭、太行山脉、秦岭、大巴山脉和云贵高原一线以西，以青藏高原东缘为分布中心。在高原东缘的分布中心和高原以西的广大地区，大黄均表现出明显的纬向替代性；在我国北方，其经向替代性比较明显。

3. 国产大黄属植物的垂直分布幅度达 4 700m，显示出该属极强的生态适应性。但具体到不同的大黄种类，其垂直分布分化明显，体现在有些种类茎生叶退化、基生叶叶表多疣并被毛，以减少高温灼伤和水分蒸腾，因而可生长于海拔 700m 的戈壁滩；有些种类植株矮化、叶基生且革质以充分利用地热抵御冻害，因而可分布至海拔 5 400m 的雪线附近。

4. 正品大黄掌叶大黄和非正品大黄丽江大黄的群落结构、物种组成、生境特征差异明显；某些元素的含量在 2 种大黄的土壤、根茎、叶间有明显差异，某些则表现出相当的一致性；2 种大黄的光合速率日变化在晴天呈现出典型的单峰曲线，显示出有别于低海拔平原区植物的特点。

研究大黄属植物的初衷是想找出大黄药用成分与生境间的关系。这需要对每种大黄进行生境调查，并对各种生境做量化处理，在此基础上，对不同种类、不同生境下的大黄进行药用成分分析。虽因条件所限未能达到这一目标，但已为达到该目标奠定了较好的基础。

附：彩图 9-1、2。

参考文献

[1] 应俊生．中国种子植物特有属的分布区学研究．植物分类学报，1996，34（5）：479-485

[2] 黄泰康，赵海宝，刘道荣等．天然药物地理学．北京：中国医药科技出版社，1993，485-486

[3] 殷卫，郑俊华．大黄的药理研究近况．北京医科大学学报，1993，25（5）增刊：141-143

[4] 高晓山，陈馥馨．大黄．北京：中国医药科技出版社，1998，1-259

[5] 侯学煜．中国植被地理．北京：科学出版社，1988

[6] Greig-Smith P，Quantitative plant ecology（3rd ed.），Blackwell Scientific Publications，Oxford 1983

[7] 周纪伦，征师章，杨持．植物种群生态学．北京：高等教育出版社，1992

[8] Kershaw KA & JHH Looney. Quantitative and dynamic plant ecology（3rd ed.）. Edward Arnold，London，1985

[9] Quinn JF & Dunham AE. On hypothesis testing in ecology and evolution. Am Nat，1983，122：602-617

[10] Pielou EC，The interpretation of ecological dada，Wiley，NY 1984

[11] Goodall DW. Statistical plant ecology. Annu. Rev Ecol Syst，1970，1：99-124

[12] Bouxin G & Gautier N. Pattern analysis in Belgian grassland. Vegetatio，1982，49：65-83

[13] Doncaster CP. The spatial distribution of ants nests on Ramsey. Island：South Wales. J Animal Eco.，1981，50：195-218

[14] Lamont BB & JED Fox，Spatial pattern of six sympatric leaf variants and two size classes of Acacia aneura in a semi-arid region of Western Australia. Oikos. 1981，37：73-79

[15] Southwood TRE. Ecological methods：with particular reference to the study of insect populations. Wiley，NY，1978

[16] Greig-Smith P. Pattern in vegetation. J Ecol，1979，67：755-780

[17] 周佩珍主编．植物生理．合肥：安徽科学技术出版社，1987，124-140

[18] 苏悌之，潘锦珊．青海香日德春小麦高产的生理特性分析．作物学报，1991，7：19-26

[19] 张树源，陆国泉，武海，等．青海高原主要 C3 植

物的高寒作用．植物学报，1992，34（3）：176-184

[20] 张树源，武海，韩发．青海高原植物生理生态学研究Ⅳ不同海拔高度植物的净光合速率，高寒草甸生态系统．北京：科学出版社，1995a，4：53-58

[21] 张树源，武海，陆国泉．青海高原植物生理生态学研究Ⅱ高寒草甸植物的光合作用．西北植物学报，1993，13（4）：302-307

[22] 张树源，武海，沈振西，等．高寒草甸植物柔软紫菀和糙毛鹅冠草叶片的光合作用．高寒草甸生态系统，北京：科学出版社．1991，3：45-54

[23] 张树源，武海，吴姝，等．青海高原植物生理生态学研究Ⅴ强光和低温霜冻对植物净光合速率及光系统Ⅱ的光能转化效率的影响．高寒草甸生态系统．北京：科学出版社，1995，4：59-64

[24] 郭连旺，沈允钢，许大全，等．几种高寒草甸常见植物的光合特性及其光合作用的光抑制．高寒草甸生态系统．北京：科学出版社，1995，4：65-72

[25] 刘铁城．苏联的大黄栽培法．中药通报，1956，2（1）：5

[26] 高岭．甘肃大黄的栽培和加工法．中药通报，1958，4（6）：204

[27] 王为义，周立华，林华．唐古特大黄的生物学生态学特性及其驯化的研究．高原生物学集刊，1985，4：35-40

[28] 户刈义次（薛德榕译），作物的光合作用与物质生产．北京：科学出版社，1979，177-201

[29] Hodges，JD. Patterns of photosynthesis under natural environmental conditions. Ecology，1967，48：234-242

[30] 楼之岑．大黄研究的回顾与前瞻．北京医科大学学报，1993，25（5 增刊）：1-3

[31] 王翅楚，等．国内外大黄研究论文题录．上海：上海科学技术文献出版社，1990.

[32] 郑俊华．大黄的古今纵横．见：（苏怀德编）药物研究史选讲．北京：北京医科大学和中国协和医科大学联合出版社，1992.

[33] 叶宝林．青海省大黄资源．中药材，1996，19（6）：280-282

[34] 肖培根．大黄属药用植物的资源利用．中药通报，1981，6（2）：11-13

[35] 侯学煜．中国植被地理及优势植物化学成分．北京：科学出版社，1982，358-386

[36] 中国科学院青藏高原综合科学考察队．西藏植被．北京：科学出版社，1988

（谢宗强）

（本篇终审　谢宗强）

注：本文为谢宗强博士在北京医科大学生药学科博士后研究论文的一部分

第二篇　大黄属植物生态学特性

大黄生物生态学特性的研究

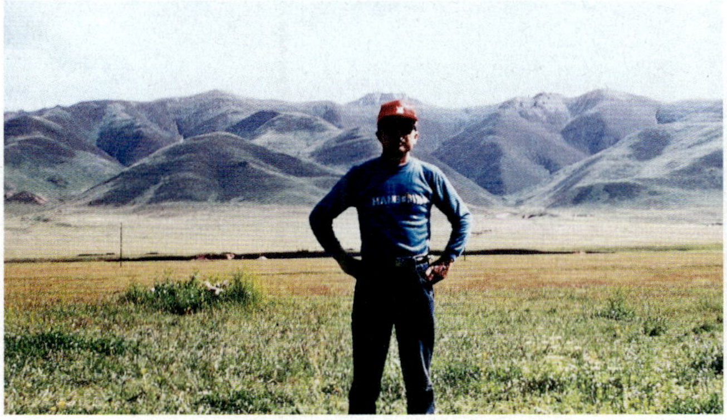

彩图5-1　在北医生药学生物技术研究室作博士后的中国科学院北京植物研究所谢宗强在青海玉树巴塘乡进行大黄属植物生态学特性的研究

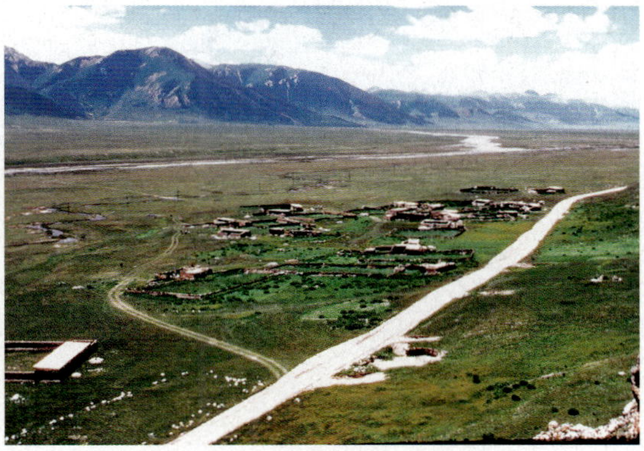

彩图 5-2　大黄产地之一青海玉树巴塘乡

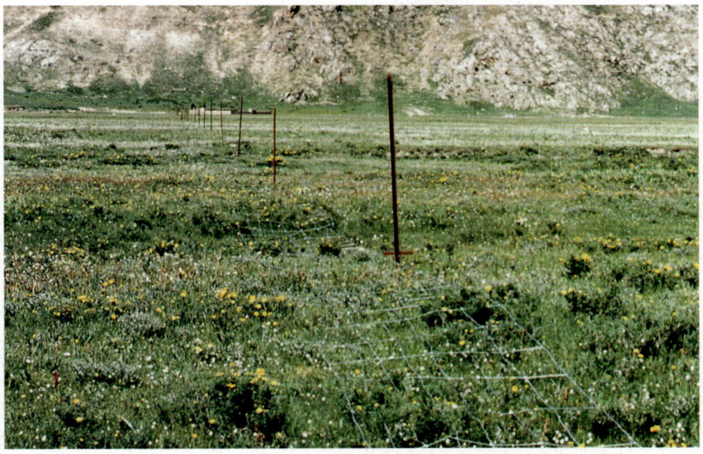

彩图 5-3　谢宗强在青海玉树大黄产地确定样方，以研究掌叶大黄和丽江大黄的生理生态学特性

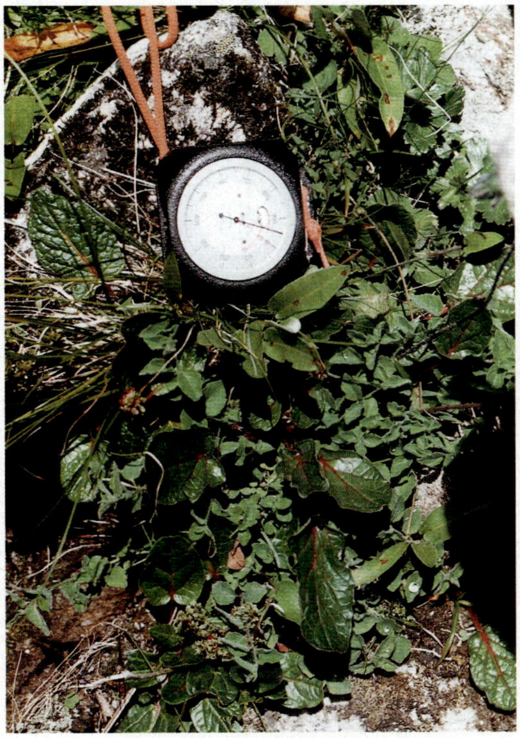

彩图7-1　谢宗强进行环境因子的测定，以研究对大黄生态的影响

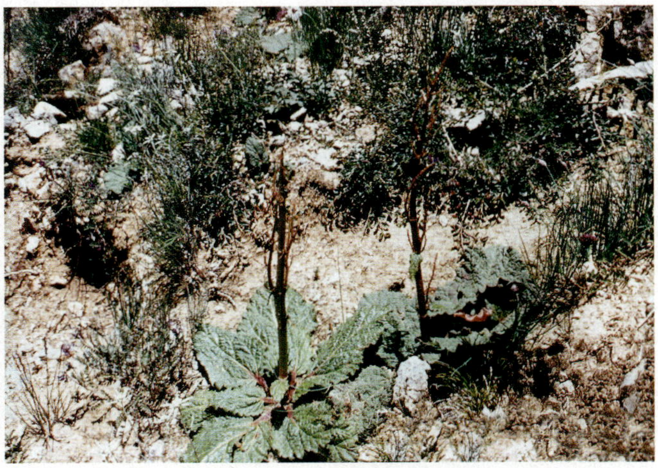

彩图 7-2　丽江大黄植物的生境

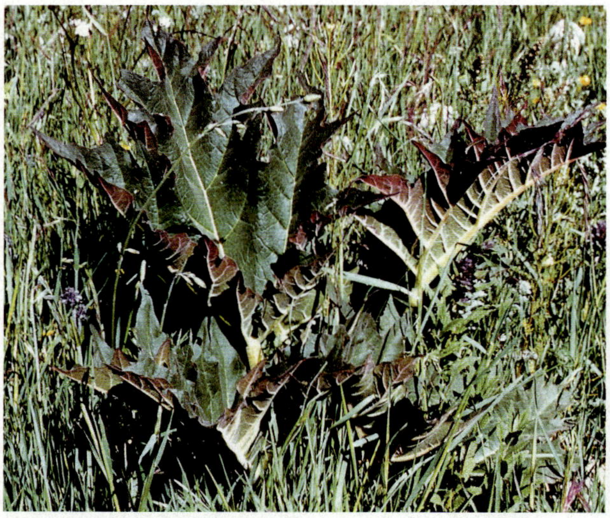

彩图 7-3 掌叶大黄植物的生境

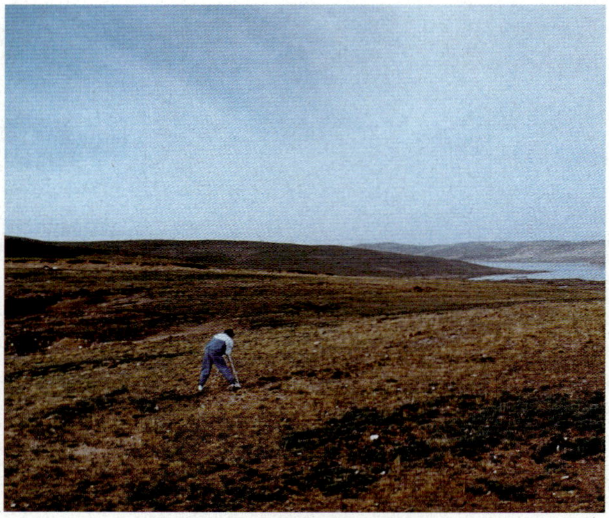

彩图 7-4 谢宗强在采挖大黄样品

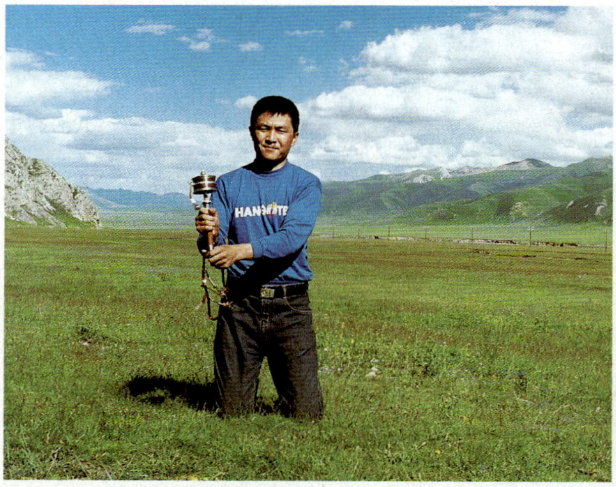

彩图 7-5 谢宗强在青藏高原研究大黄之余体验民风民俗

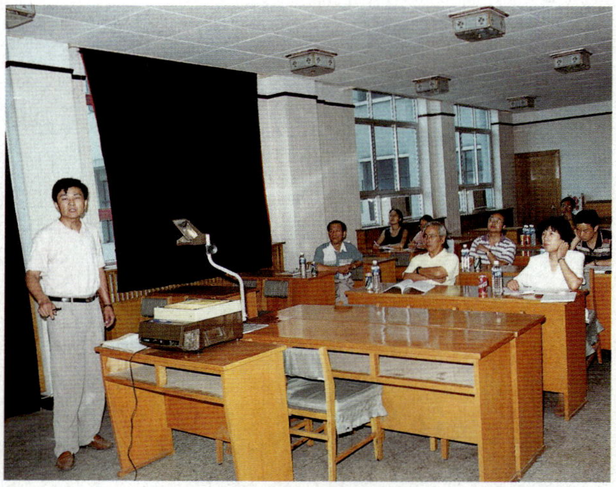

彩图9-1 谢宗强在北医作博士后出站报告："大黄生物生态学特性的研究及三峡库区药用植物初探"

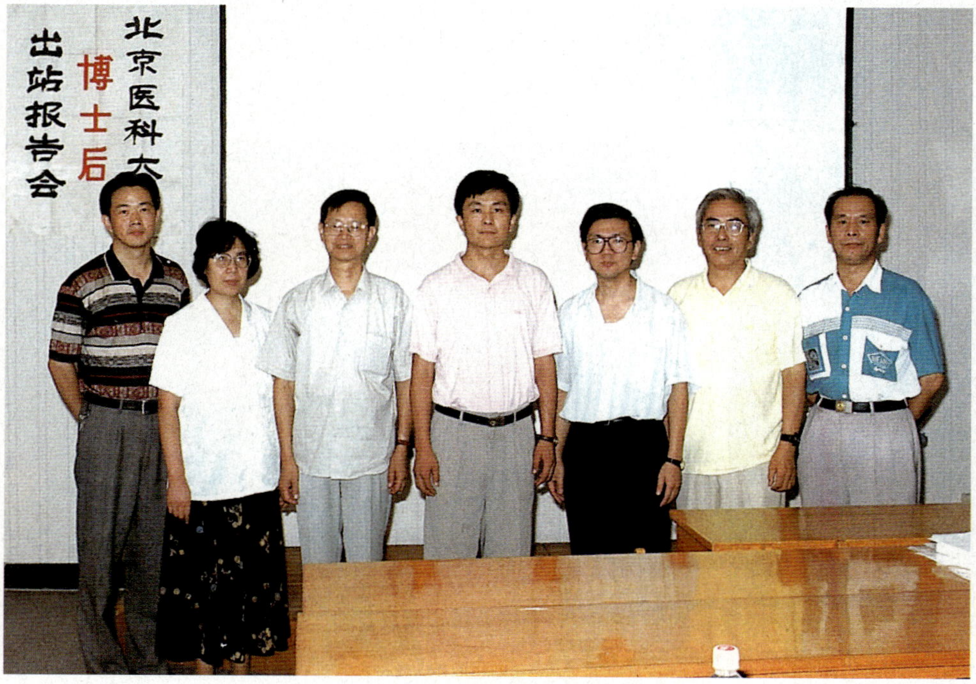

彩图 9-2 谢宗强（中）作完出站报告后与导师郑俊华（左3）和评委果德安（左1）、赵玉英（左2）、张强（右3）、陈伟烈（右2）、李良千（右1）合影

第三篇　大黄的资源与生产

第 10 章　大黄的资源调查

第一节　中国大黄属植物资源调查

大黄属（Rheum）约有 60 种，我国为其分布中心，占总数的 2/3 以上，有 37 种 2 变种及 1 变型，其中药用的 18 种 2 变种。吴家坤等又发现了秦岭大黄（Rheum qinlingense）、藏东大黄（R. orieni-xizangense）2 种新种和绿花唐古特大黄（R. tanguticum var. viridiflorum）1 种变种。迄今在我国分布的大黄属植物有 41 种 4 变种，共 45 种。除 2～3 种外均有药用价值。作者们历时 3 年，多次到我国大黄属植物分布区实地调查，采集植物标本和生药样品，拍照、摄像，获得了有关大黄属植物生态的科学资料，并提供研究样品。

方法与结果

1. 准备工作　查阅有关大黄属植物的文献资料、标本，必要时照相复制；与当地有关部门事先取得联系，征得支持和帮助；准备野外调查必备的工作和生活用品；制订调查路线和具体计划。

2. 实地调查　聘请熟悉大黄分布区和生长习性的人（最好是当地药农）作向导；采集、压制植物标本至少 5 份，尽可能包括植株各部分；生药样品 1～2kg，应及时干燥，以供研究用；在调查中，对大黄属植物及其生态做好记录，并拍照、摄像。

调查结果见表 10-1。

讨　论

由表 10-1 可见，大黄属植物 45 种，共采到 36 种，对其分布地区做了记录。某些品种因属稀有，只采到植物标本。采到的大黄属生药样品共 30 种，均在产地及时晒干，同时还采集少数品种的地上部分及土壤样品，以供化学或生药形态组织和活性的研究。我国大黄属野生资源并不丰富，约有 1/3 属稀少品种，除药典规定的 3 种有大量栽培，以供国内外需求，其它品种都属野生，如何保护稀少濒危品种是个重要问题。此外，从其它品种中去研究、发现新成分、新药效，开发新药源也十分重要，本文提供了上述部分资料。

参考文献

[1] 诚静容，高作经．国产大黄属植物．北京医科大学学报，1993，25（5）（增刊）：9

[2] 吴家坤等．国产大黄属的新分类群．西北植物学报，1992，12（4）：309

表 10-1 大黄属植物调查

名称	拉 丁 学 名	产 地 及 分 布 区	海拔(M)	多度△
波叶组	Sect. Rhapontica			
1. 波叶大黄	Rheum undulatum L.	宁夏隆德、六盘山下，甘肃北中部，路边草丛	2 100	+++
2. 长叶波叶大黄*	R. undulatum L. var. longifolium Cheng et Kao	东北长白山。有引种		+
3. 华北大黄	R. franzenbachii Münt.	山西、河北、内蒙古，河南北部也有分布。有种植	1 800	+++
4. 围场大黄	R. franzenbachii Münt. var. weichangense S. L. Hu	河北围场。有种植	1 800	++
5. 藏边大黄	R. australe D. Don	西藏、川西、滇西北。有种植	4 000	+++
6. 拉萨大黄	R. lhasaense Li et Hsiao	西藏及川西	4 100	++
7. 喜马拉雅大黄*	R. webbianum Royle	西藏林芝地区及尼泊尔交界处		++
8. 河套大黄	R. hotaoense Cheng et Kao	甘肃、宁夏北部、内蒙古、山西等地。有种植	2 100	++
9. 天山大黄	R. wittrochii lundstr.	新疆天山山脉	2 100	++
10. 丽江大黄	R. likiangense G. Sam.	西藏东部、四川西部及云南西北部及青海东南部	3 500	++
11. 牛尾七	R. forrestii Diels	云南西北部、德钦及丽江地区	3 700	++
12. 卵叶大黄	R. ovatum Cheng et Kao	青海南部玉树州，西藏也有分布	3 600	++
13. 密序大黄	R. Compactum L.	新疆博克达山鹿	1 900	+
14. 光茎大黄	R. glabricaule G. Sam.	甘南及川北地区	2 700	++
15. 短裂光茎大黄	R. glabricaule f. brevilobatum G. Sam.	甘南及川北地区	2 700	++
16. 阿尔泰大黄	R. altaicum A. Los.	新疆北部及俄罗斯	3 800	+
掌叶组	Sect. Palmata			
17. 药用大黄	R. officinale Baill.	湖北、四川、陕西、河南西部。有栽培	2 100	+++
18. 掌叶大黄	R. palmatum L.	青海、四川、甘肃、陕西、西藏。云南也有分布	2 000	+++
19. 鸡爪大黄	R. tanguticum Maxim. ex Balf.	青海、四川、甘肃南部，西藏也有分布。有栽培	2 700	+++
20. 六盘山鸡爪大黄	R. tanguticum var. liupanshanense Cheng et Kao	宁夏六盘山区及青海少数地区，甘肃东部也有分布	2 500	++
21. 条裂大黄*	R. laciniatum Prain	四川北部		+
22. 秦岭大黄	R. qinlingense Y. K. Yang et al	陕西太白山地区，分布于秦岭南北坡。有栽培	1 500	++
23. 绿花唐古特大黄*	R. tanguticum Maxim ex Balf var. viridiflorum Y. K. Yang et al	陕西太白县	1 200	+
心叶组	Sect. Acuminata			
24. 云南大黄	R. yunnanense G. Sam.	云南西部澜仓江、避罗雪山	4 000	++
25. 心叶大黄	R. acuminatum Hook. f. et Thoms.	甘南卓民县及西藏亚东地区，云南西北部也有分布	3 600	+
26. 斑茎大黄	R. maculatum Cheng et Kao	四川茂县、理县	4 000	+
27. 疏枝大黄	R. kialense Franch.	四川西部，路边草丛	4 200	++
28. 垂枝大黄	R. subacaule G. Sam.	四川西部	4 200	|
29. 藏东大黄*	R. orieni-xizangense Y. K. Yang et al	西藏林芝县	4 100	+

续表 10-1

名称	拉　丁　学　名	产 地 及 分 布 区	海拔（M）	多度△
砂生组	Sect.　Deserticola			
30. 总序大黄	R.　racemiferum Maxim.	宁夏贺兰山西坡，内蒙古、甘肃也有分布	1 900	|
31. 窄叶大黄	R.　sublanceolatum Cheng et Kao	甘肃夏河县及合作路边，甘肃东南与青海交界一带	2 800	++
32. 滇边大黄	R.　delavayi Franch.	云南东北部、川西	3 800	++
33. 红脉大黄*	R.　inopinatum Prain	西藏东部、四川西部	3 600	+++
34. 小大黄	R.　pumilum Maxim.	青海、甘肃、四川，西藏也有分布	3 600	+++
35. 矮大黄	R.　nanum Siev.　ex Pall.	宁夏贺兰山，西藏也分布	1 200	+
36. 西藏大黄	R.　tibeticum Maxim.　ex Hook.　f.	四川康定折多山，甘肃、内蒙古也分布	3 900	+++
37. 单脉大黄	R.　uninerve Maxim.	宁夏贺兰山及甘肃	1 450	+
穗序组	Sect.　Spiciforma			
38. 网脉大黄	R.　reticulatum A.　Los.	西藏、青海天峻县	3 900	++
39. 长穗大黄*	R.　moorcroftianum Royle	西藏		++
40. 穗序大黄	R.　spiciforme Royle	青海祁连山南麓门源到祁连一线	2 800	++
41. 歧穗大黄	R.　scaberrimum Lingelsh	青海、甘肃、川西	3 690	++
42. 枝穗大黄*	R.　rhizostachyum Schrenk	甘肃、青海、四川西部		+
头序组	Sect.　Globulosa			
43. 头序大黄*	R.　globulosum Gage	西藏		+
塔黄组	Sect.　Nobilia			
44. 塔黄	R.　nobile Hook.　f.　et Thoms.	西藏林芝地区及云南西北部	4 100	+++
45. 水黄	R.　alexandrae Batal.	川西广大地区	3 300	++

*：未采到标本；△多度：+偶见，++少见，+++分布较多，有的已有商品。

（白振强　尚安明　范建礼　薛　峰　晁长青　李　击　张建国　鲍　忠）

第二节 青藏高原大黄属植物资源调查

全世界大黄属植物约有60多种，我国占2/3以上，约40多种，而优质大黄只产于我国。冠以“西宁大黄”而驰名中外，青海则是我国的大黄主产区。原植物为掌叶大黄 Rheum palmatum L. 及唐古特大黄 R. tanguticum Maxim. ex Balf.，为青海家种和野生兼有的中药材。在海拔2 300～3 000m之间的农业区，日照时数每天在6～7小时以上，≥5℃期间生理辐射量155kJ/cm^2以上，年均温1～3.5℃，雨热同季，5～9月份大黄生长季降水量可达300mm左右。土壤多为砂质壤土或黑钙土，pH7.5～7.8。因此，青海农业区和山地区是栽培大黄的最佳生态适宜区。野生唐古特大黄和少量掌叶大黄分布在海拔3 000～3 700m山地灌木丛林缘较潮湿处，全年降水量一般超过450mm，日照时数2 200小时以上，年均温1～2℃，≥5℃期间生理辐射量150kJ/cm^2左右。土壤以高山灌丛草甸土为主。此类地区为唐古特大黄生态适宜区。在青海，大黄分布遍及全省。唐古特大黄主要分布在果洛、玉树、黄南、海北、海西等州，西宁（大通县）亦有分布。掌叶大黄多为庭园栽培，主要集中分布在海东地区各县。果洛藏族自治州野生资源蕴藏量约占全省资源总蕴藏量的63％。

调查报告

调查资料表明，大黄属植物青海有9种，西藏有8种，其中两地兼有的6种，共计23种表10-2。

讨　论

大黄从商品药材角度来看，每年均有大量出口，青海的黄南、果洛两州主产地的大黄野生资源储量正趋直线下降，大量采挖，大量收购，堆放在露天仓库中，人力、物力及储保设备条件跟不上，加工手段又十分原始落后，大量削去外皮，以满足外商的“红肉白筋”的外观要求。而大黄外皮含有相当高的有效成分，这种现象应引起有关部门的重视。

表10-2 青藏高原大黄属植物品种及分布

名　称	分　布	生　境	海拔(m)
丽江大黄 Rheum likiangense Sam.	产于青海的昂欠、玉树，西藏的江达、类乌齐、昌都。分布于四川西南部及云南西南部及云南西北部	山坡、藻丛或林下	3 500～4 400
药用大黄 R. officinale Baill.	青海果洛州等	落丛或林下	3 800
卵叶大黄 R. ovatum Chenget Kao	青海玉树等	山坡、草地	3 800
掌叶大黄 R. palmatum L.	产于青海的果洛、海西、大通河林区、昂欠、称多、玉树、河南、祁连、门源、民和、湟中。西藏的芝康、昌都、曲松、南木林萨迦。分布于甘肃、陕西、青海、四川、云南	山坡、草地、山谷湿地、河滩	4 000～4 400
甘青大黄 R. przewalskii A. Los.	青海贵德等	阴坡灌丛	3 500
小大黄 R. pumilum Maxim.	产于青海的玉树、果洛、海西、大通河林区、祁连、门源、泽库、同仁、海晏、互助。西藏的芝康、昌都、八宿、比如、索县、拉萨。分布于甘肃、青海、四川	山坡、阴坡、灌丛、河谷阶地	4 000～4 300
网脉大黄 R. reticulatum A. Los.	青海的黄南泽库、昂欠、玛多，河南	山坡草地及碎石带	4 000
菱形大黄(菱叶大黄) R. rhomboideum A. Los.	青海西部，西藏安多、班戈、申扎、南木林、定日、改则	山坡草地、山顶草甸	4 000～5 400
穗花大黄(穗序大黄) R. spiciforme Royle	青海大通、昂欠、玉树、玛沁。西藏班戈、定日、聂拉木、吉隆扎达、日土。分布于不丹、尼泊尔、印度、巴基斯坦、阿富汗	山坡草地、河滩砂砾地	4 100～5 200

续表 10-2

名　称	分　布	生　境	海拔(m)
歧穗大黄(青海大黄) R. scaberrimum Lingelsh	青海的祁连、门源	沟谷草地	3 000
窄叶大黄 R. sublanceolatum Cheng et Kao	青海门源(仙米)	山坡沟谷	4 500
唐古特大黄 R. tanguticum Maxim. ex Balf.	青海果洛、黄南、海北、大通河林区、湖西、昂欠、玉树、称多、湟中	沟谷、落丛、林缘、疏林(本种既有野生也有栽培)	4 000
西藏大黄 R. tibeticum Maxim. ex Hook. f.	青海的称多,西藏西部。分布于巴基斯坦、阿富汗、克什米尔地区	山坡、草地	3 900～4 600
波叶大黄 R. undulatum L.	青海祁连、民和、乐都	沟谷、草地	3 800
单脉大黄 R. uninerve Maxim.	青海祁连	干旱山坡	3 000
塔黄 R. nobile Hook. f. et Thoms.	西藏米林、朗县。分布于尼泊尔、不丹	山坡草地	3 900～4 600
红脉大黄 R. inopinatum Prain	西藏江孜	山坡草地	4 200
拉萨大黄 R. lhasaense Li et Hsiao sp. nov.	产于拉萨	山坡草地	4 600
心叶大黄 R. acuminatum Hook. f. et Thoms.	西藏的米林、错那、亚东、定日、聂拉木吉隆	山坡林下山谷灌丛	3 200～4 000
藏边大黄 R. emodi Wall.	西藏的察隅、波密、朗县、吉隆	山坡灌丛,分布于锡金、印度西北部、巴基斯坦	3 200～4 300
喜马拉雅大黄 R. webbianum Royle	西藏的米林、拉萨、南木林、日喀则,分布于尼泊尔、克什米尔地区	山坡草地	3 500～4 400
头序大黄 R. globulosum Gage	西藏的定结、定日	山坡草地,河滩硝砾地	4 500～5 000
卵果大黄 R. moorcroftianum Royle	西藏的比如、安多、仲巴、普兰	山坡草地、河滩砾石带,分布于喜马拉雅山区西北部、阿富汗、帕米尔高原	

（刚　健　万进明　任建仁）

第三节　青海地区大黄资源概况

大黄为常用中药,来源于蓼科(Polygonaceae)大黄属（Rheum Linn）植物，药用部分为根及根茎。青海省是地道药材大黄的生产区，除《中国药典》1995 年版一部收载的掌叶大黄（又名葵叶大黄、北大黄、天水大黄）R. palmatum L. 和唐古特大黄（又名鸡爪大黄）R. tanguticum Maxim. ex Balf 外，尚有 9 个种。分布在全省海拔 1 900～5 000m 的山地灌丛，林缘较潮处，年降水量一般超过 450mm，年均日照时数在 2 200 小时以上，年均温度 1～2.5℃，生理辐射量 150kJ/cm^2 左右，土壤以高山灌丛草甸土为主，并有砂质土和黑钙土。

材料与方法

为扩大大黄资源，作者采集境内大黄属植物标本，运用植物分类学一般鉴定方法，对照中国科学院西北高原生物研究所植物标本馆所收藏的标本，查阅相关文献资料，进行认真核对后定名。

结果与讨论

确认境内六州八县有大黄属植物11种（表10-3）。将进一步对其生药学、化学成分、药理作用等进行研究，确定有无药用价值，提出综合开发利用规划，是亟待解决的问题。

表10-3 青海地区大黄属植物品种及分布

名 称	分 布	生 境	海拔（m）	采集人/标本号
河套大黄（Rheum hotaoense C. Y. Cheng et C. Y. Kao）	乐都	山沟林间、河谷林缘、灌丛	约2 400	郭本兆/6 775
丽江大黄（R. likiangense G. Sam.）	称多，玉树，囊谦，治多	林下林缘，山坡草地，河湖水边河谷阶地，高寒草甸，沼泽草甸砾地，沟谷灌丛草地	3 600～4 200	苟新京/83-156
卵叶大黄（R. ovatum C. Y. Cheng et T. C. Kao.）	班玛，称多，玉树	山坡林缘，河岸灌丛，溪边岩缝沟谷林下，河滩砾地，山麓草地	3 000～3 700	魏振铎/21 947
掌叶大黄（R. palmatum L.）	乐都，囊谦	河谷林缘，山坡灌丛，河岸溪边灌丛草甸，坡麓砾地	2 700～4 000	吴玉虎/3 609
鸡爪大黄（R. tanguticum Maxim. ex Balf.）	久治，民和，互助，班玛，乐都，循化同德，泽库，河南玛沁	沟谷林缘，山坡林下，河岸溪边半阳坡灌丛	2 300～4 200	吴玉虎/5 411
卵果大黄（长穗大黄）（R. moorcroftianum Royle，Illustr.）	曲麻莱，可可西里	平缓山坡，高山流石滩，河谷阶地，高山草原砾地，山前冲积扇，宽谷湖盆，山麓砂砾质草地，河漫滩沙地	4 800～5 000	黄荣福/K-329
小大黄（R. pumilum Maxim.）	互助，乐部，湟中大通，门源，祁连海晏，刚察，贵德贵南，同德，共和兴海，天峻，乌兰尖扎，同仁，泽库河南，玛沁，甘德久治，班玛，达日玛多，称多，玉树，囊谦，杂多，治多，曲麻莱	高山草甸，高山沼泽草甸裸地，河谷阶地，湖滨草甸，河滩林缘，高山流石坡，高山灌丛草地	3 000～4 700	吴玉虎/3 562
单脉大黄（R. uninerve Maxim.）	循化	干旱沙砾山坡，河谷阶地，山沟岩隙	1 900～2 100	吴玉虎/2 127
穗序大黄（R. spiciforme Royle）	互助，祁连，贵德天峻，玛多，玉树，囊谦，格尔木，曲麻莱	高山流石滩，河谷阶地，山前冲积扇，沟谷岩隙砾石山坡，河滩沙砾地	3 800～4 800	吴玉虎/2 123
歧穗大黄（甘青大黄）（R. scaberrimum Lingelsh）	门源，祁连，共和德令哈，大柴旦玛沁，玛多，治多	高山流石坡，沟谷石缝，河谷阶地，高寒草原砾地，沙砾滩地，砾石山坡，山前冲积扇，干旱河滩地	3 400～4 900	吴玉虎/033
菱叶大黄（R. rhomboideum）	杂多，治多，曲麻莱	平缓山顶，沙砾山坡，高山流石坡，河谷阶地，山前冲积扇，宽谷湖盆，河滩砂砾草地	4 400～4 800	刘尚武/601

（杨文莲）

第 11 章　大黄的栽培、采收、加工与贮藏

第一节　大黄的栽培技术

一、大黄的适宜栽培区

大黄喜冷凉气候，耐寒，忌高温。野生大黄主要分布于我国西北及西南海拔 2 000m 左右的高山区，冬季最低气温在－10℃以下，夏季不超过 30℃，无霜期 150～180 天，年降雨量 500～1 000mm。大黄生长对土壤要求较严，以土层深厚、富含腐殖质、排水良好的壤土或砂质壤土较好。粘重酸性的土壤条件根茎生长不良；若土壤过于疏松，根多分枝，品质差。

家栽大黄多在 1 400m 以上的地区。但目前在华北平原低海拔地区也有引种栽培，生长良好。

二、选地与整地

大黄忌连作。大黄收获后，需经 4～5 年后再种，宜与豆科、禾本科作物轮作。种植大黄要选择排水良好的砂质壤土或富含腐殖质的壤土。耕后除去草根、石块，施适量的厩肥或堆肥。平整土地后作成宽 1.3m、高 30～40cm 的畦，以备播种育苗。移栽地必须深耕 30cm 以上，耙细，使土壤疏松、平整。翻地时每亩可施 3 000～4 000kg 厩肥。

三、种子繁殖

（一）大黄的种子特性

大黄种子发芽力可维持 4 年，新鲜种子比陈种子发芽率高。大黄种子千粒重为 12.5g 左右，一般发芽率仅 30%～40%。发芽的温度为 1～30℃，最适温度为 15～20℃。低于 0℃或超过 35℃发芽受到抑制。

（二）大黄种子繁殖方法

大黄种子繁殖有育苗移栽和直播两种方法。

1. 育苗移栽

（1）育苗：大黄育苗在春季或秋季均可。春播于当地土壤耕作层解冻后播种，一般以秋播较好，因当年采收的新鲜种子发芽率高。

春播的种子一般进行催芽处理，可将种子放入 40℃左右的温水中浸泡 10 小时，捞出用湿布覆盖，每天用凉水冲 1～2 次，当有种子萌芽时立即播种。播种可以条播，也可以撒播。条播者横畦开沟，沟距 25，播幅 10cm，深 3cm，亩用种量约 4kg；撒播将种子均匀撒在畦面，每隔 2～3cm 有种子 1 粒，播后盖细土，以盖没种子为度，最后畦面盖草，每亩用种量约 6kg。播种时和播种后保持畦面湿润，以保证种子萌发。

（2）移栽：春播大黄于第 2 年春季移栽，秋播者于第 2 年秋季移栽。移栽时，选根有中指粗的幼苗，掘起后将侧根及主根的细长部分剪去，按行距 60cm、株距 50cm 开穴，穴深 30cm 左右，每穴栽苗 1 株。春季移栽的盖土宜浅，使苗叶露出地面；秋季移栽的盖土宜厚，以免冬季遭受冻害。

（3）田间管理

①大黄种子繁殖的苗期管理：大黄育苗发芽后于午后将盖草揭去。苗出齐后，及时除草、浇水。如幼苗太密，可结合第 1 次除草间苗。条播每隔 4～5cm 留苗 1 株，撒播每隔 5～6cm 留苗 1 株。初冬回苗后用土、草或落叶覆盖，至次年萌发时揭去覆盖物。如发芽正常，管理得当，每亩可育成壮苗 10 万株，能定植 30 亩。

②中耕除草：秋季移栽大黄根据情况，一般在次年的春季大黄刚刚萌发时、生长盛期和秋季倒苗后进行中耕除草；第 3 年只在春秋两季各中耕除草 1 次即可；第 4 年只在春季萌发后进行 1 次中耕除草。春季移栽的于当年生长盛期和秋季回苗后各进行中耕除草 1 次，以后各年中耕除草与秋季移栽者相同。

③追肥：大黄植株较大，生长快，系耐肥植物，且以根及根茎入药，故需磷钾肥较多。每年每次中耕除草后，都应追肥 1 次。以有机肥和厩肥效果较好。

④培土：大黄根茎肥大，不断向上生长，所以每次中耕除草或追肥时均应培土，以促进根茎生长。

⑤摘苔：大黄移栽后在第 3 年、第 4 年的 5

～6月间抽苔开花，消耗大量养料，从而影响产量。因此，除留种田外，应及早摘除花苔，促进根茎发育。

⑥间种：大黄栽后第1年，由于苗小而行距大，在海拔高的地方，可间种马铃薯、大豆等适于高山生长的作物；在海拔较低的地方可间种玉米。间种作物的管理与大黄结合进行。

2. 直播　一般在初秋或早春播种。直播按行距60～80cm、株距50～70cm穴播。穴深3cm左右，每穴播种5～6粒，覆土2cm。每亩用种子3kg。直接田间管理与育苗移栽法相同。

（三）大黄的子芽繁殖

大黄子芽繁殖是指用母芽根茎上的芽进行繁殖。方法是在收获大黄时，将母株根茎上萌生的健壮而较大的子芽摘下种植。过小的子芽可栽于苗床里，第2年秋天再行定植。

（四）留种和采种

选生长健壮、无病虫害、品种较纯的三年生植株，加强田间管理，于5～6月抽花苔时设立支架，以免被风吹断。大黄种子成熟时极易被风吹落，应经常注意生长情况，及时采收。7月中下旬部分种子呈黑褐色时，即应迅速割回植株，存在通风阴凉处使种子后熟，数日后摘下作种用。阴干贮藏，以免受潮发霉。

第二节　病虫害防治

一、大黄的病害及其防治

大黄主要病害有根腐病、大黄轮纹病、疮痂病、大黄炭疽病和大黄霜霉病等。

1. 根腐病　根腐病是大黄最严重的病害。地上和地下部分都可发病，常在7～8月高温多湿的情况下发病，潮湿和连作的地块发病严重。发病后大黄地下根茎最初出现湿润性不规则的褐色斑点，随即迅速扩大，深入根茎内部，并向四周蔓延腐烂，致使全部根茎变黑。地上部分先从植株外缘叶柄基部发病，逐渐蔓延，使叶柄全部变黑，导致全株枯死。可采用综合防治措施：①与豆科、禾本科作物轮作，或与党参、黄连轮作。②保持土壤排水良好。③及早拔除病株烧毁，病株处的土壤用石灰消毒。④清除枯枝落叶及杂草，消灭过冬病原。⑤发病田用120倍波尔多液或65％～80％可湿性代森锰锌500～600倍液喷雾或浇灌，每隔7～10天1次，连续3次。

2. 大黄轮纹病　主要危害大黄植株，从出苗到收获都会发生。由 Ascochyta rhamni 和 Phyllosticta rhammi 两种病原真菌所致。病菌以菌丝在病斑里或在子芽上越冬，借风雨传播。叶片受害后病斑近圆形，红褐色，具同心轮纹，内密生黑褐小点。病害严重时，可使叶片枯死。防治措施：①秋末冬初清除落叶，减少越冬菌源。②加强早期管理，培养壮苗，提高抗病力。③发病田可连续喷洒300倍波尔多液或代森锰锌600倍液。

3. 大黄炭疽病　病原 Colletotrichum sp.，属半知菌亚门，腔胞纲，黑盘孢目，黑盘孢科，刺盘孢属。主要危害大黄叶片，受害后病斑呈圆形或近圆形，中心部淡褐色，边缘紫红色，以后生紫黑色小点，即病原菌的分生孢子盘。炭疽病发生时间一般偏早，可参照轮纹病的防治。

4. 大黄霜霉病　病原为 Peronospora rumicis，属鞭毛菌亚门，卵菌纲，霜霉菌目，霜霉菌科，霜霉菌属。孢子囊自气孔伸出，无色，单生或数根束生。基部稍大，双叉分支，3～6次。小枝呈锐角，顶端尖细多呈直角，大小为192～344μm×8～10μm。孢子囊卵圆形，单胞，淡褐色，表面光滑，有乳头状突起，着生于叶的病斑中。该病主要危害大黄叶片。叶上病斑呈多角形至不规则形，黄绿色，边缘不明显。发病严重时，叶片变黄渐次干枯。天气湿润时，在叶背的病斑处可见紫色的霜霉层。病菌以卵孢子在被害叶的病斑中越冬。第2年春条件适合时，卵孢子萌发，释放出游动孢子，借风雨传播，从寄主气孔侵入为害。在低温高湿条件下容易发生。一般在4月中下旬开始发病，5～6月发病严重。防治方法：①实行轮作，保持土壤排水良好。②及时拔除病株并烧毁。病穴土壤用石灰消毒，清除田间枯枝落叶及杂草，消灭越冬病原。③用200倍波尔多液或65％～80％可湿性代森锰锌500～600倍液喷雾或灌根，7～10天1次，连续喷3～4次。

5. 疮痂病　7～8月温湿度较高的情况下发病严重。在叶柄及叶片主脉上发病较多。最初发生棕红色半透明的斑点，随后扩大，颜色变暗，成为疣状突起，形成疮痂，使叶片扭曲畸形，不能正常生长，受害严重时叶片枯死，并可使根茎腐烂。防治可参照根腐病。

二、大黄虫害及其防治

1. 蓼金花虫 Galerucella grisescens　是为害

大黄的重要害虫，寄主范围广，为害时间长，大黄自抽新芽始直到晚秋回苗前均受其害。

蓼金花虫属鞘翅目叶甲科，蓼金花虫 1 年发生 4 代，以成虫在大黄和其它蓼科药用植物的枯株、枯叶及土缝下潜伏越冬。翌年 4 月上旬，当气温上升至 7～8℃时，越冬成虫开始活动，食害新芽嫩叶。由于越冬代成虫寿命长，其卵期从 4 月 13 日延至 5 月 26 日，故世代重叠。第 1、2、3、4 代的成虫发生高峰期分别为 6 月中旬、7 月上中旬、8 月上中旬、9 月下旬至 10 月上旬。11 月后成虫陆续进入越冬。幼虫孵化后先聚集在卵壳四周为害，潜食叶肉，留下表皮，形成小透明斑。三龄后分散为害，高龄幼虫蚕食叶片成缺刻或大孔洞，严重影响植物生长。老熟幼虫大多在叶背化蛹。

防治措施：①冬季清洁田园，将枯株落叶烧毁，减少越冬虫口。在越冬成虫尚未产卵时，及时防治。②成虫盛发期，特别注意抓第 1 代成虫的防治。早春越冬成虫开始活动期间，喷撒 5%西维因粉剂，防治效果显著。

2. 酸模叶甲 Gastrophysa atrocyanea　属鞘翅目叶甲科（Chysomelidae），是大黄和其它多种蓼科药用植物的重要害虫。酸模叶甲的成虫、幼虫均嚼食叶片。成虫嚼食叶肉，把叶片吃成许多透明斑，严重时嫩叶被害后植株枯萎。初孵幼虫先聚集在卵壳四周危害、潜食叶肉，仅剩表皮，形成透明斑，三龄后分散危害，高龄幼虫蚕食叶片呈缺刻或大孔洞，并排出黑色粪便于叶片上，污染植株。严重时全叶被吃光，仅剩叶脉，甚至整片植株枯死。

酸模叶甲 1 年发生 1 代。4 月上旬当大黄等药用植物抽出新芽，成虫就开始取食。成虫一般在晴朗天气的中午到地上活动，取食危害；早晚及遇大风或气温低的天气则回到土中潜伏。越冬后的成虫经 1 星期左右补充营养后开始产卵，卵大多产在近地面的叶背面，排成单层块状，每块 10～50 粒不等。幼虫三龄后食量大增。老熟幼虫入土 3～5cm 处化蛹。成虫、幼虫都有假死习性。

防治措施：①冬季地冻前或春季解冻后进行深翻，增加越冬死亡率。②4 月上旬越冬成虫开始出土活动，在尚未产卵前，使用药剂防治。可在 4 月上中旬越冬成虫出土活动期间，在地面喷撒 5%西维因粉剂，防治效果达 90%左右。

3. 蚜虫　是幼苗期发生的一种根蚜，咬食根部汁液，平时不易发现。6～8 月可发生于叶部，影响大黄正常生长。移栽前可将带有根蚜的幼苗根茎放在 45%氧化乐果 1 500 倍液中浸渍后再栽。地上部发生蚜虫可用氧化乐果 1 000 倍液喷雾防治。

4. 斜纹夜蛾 Prodenia litura　属鳞翅目，夜蛾科。它的分布几遍全国，是一种杂食、暴食性害虫，能为害的植物已知达 99 科 290 种之多。斜纹夜蛾以幼虫为害大黄叶部，也为害花及果实，大发生时能将全田吃成光杆或仅剩叶脉，以后又转移为害，以致毁产。

成虫白天不活动，躲在杆株茂密处落叶下或土缝隙及杂草丛中，日落后开始取食飞翔，交尾产卵多在午夜至黎明。从傍晚至黎明整夜都可以诱到成虫。成虫对黑光灯趋性较强，但对一般灯光趋性较弱。对糖酒醋液及发酵的胡萝卜、麦芽、豆饼等也有不同程度的趋性。斜纹夜蛾 1 年发生多代，世代重叠，无滞育现象，只要气温适宜，一年四季均可发生。

防治措施：对斜纹夜蛾当前主要采用诱杀成虫、摘除卵块和药剂消灭幼虫相结合的综合防治措施。①诱杀成虫可用黑光灯，也可用诱杀地老虎、棉铃虫的糖酒醋液或别的发酵液，或用杨（柳）树枝法诱杀。②成虫产卵成块，而且初孵幼虫有群集为害的习性，所以各种田间操作均可同时进行摘除卵块或随时杀死幼虫。③化学防治：a. 防治时机的选择：注意在最早出现虫害的时期消灭害虫；注意在点片发生阶段消灭害虫；要在暴食期以前即 3 龄以前消灭害虫。幼虫一般在白天不出来活动，所以药剂防治最好在午后或傍晚进行。b. 药剂的选择：应特别强调使用低毒、低残留农药，如 90%敌百虫 1 000 倍液，50%杀螟松 1 000～1 500 倍液等。植物性农药中如王瓜藤、马藤、藜芦、巴豆、狼毒、雷公藤等的制剂都有一定的杀幼虫作用。方法是：先粉碎，加 20 倍水煮开，滤去残渣后再加 30 倍水稀释，即可直接喷雾。④生物防治：斜纹夜蛾天敌种类很多，瓢虫的成虫、幼虫均吃斜纹夜蛾的卵块，小茧蜂对斜纹夜蛾幼虫寄生率达 25%～35%，最多达 68%。寄生蝇对斜纹夜蛾蛹的寄生率达 28.1%。斜纹夜蛾的天敌尚有寄生幼虫的广大腿蜂，以及步行虫、病毒、鸟类等。

6. 蓼蓝齿胫叶甲 Gastrophysa atrocyanea　分布于辽宁、河北、甘肃、江苏、浙江、湖北、江西、湖南、福建、四川等省。寄生植物有水蓼、大黄和扁蓄。

1年发生1代。成虫有假死性和夏蛰习性。卵多产于寄主植物叶子反面，几十粒一堆，不规则排列。幼虫3龄，幼虫老熟入土化蛹。防治措施可参照酸模叶甲。

第三节 采收、加工与贮藏

一、采收与加工

1. 采收 大黄移栽后，一般于第3年、第4年地上部茎叶枯萎时采挖。大黄有效成分含量在种子成熟前逐渐增加，种子成熟后显著下降，所以在开花结果后即可收获。收获时，先将地上部分割去，刨根茎四周泥土，仔细将根茎及根全部掘起，抖去泥土，将根和根茎分别加工。

2. 加工 青海和甘肃栽培大黄挖起后不用水洗，即将根及外皮剥去，大的开成对片，小团型的修成蛋形。可自然阴干或用火熏干。为加速干燥，熏干要反复数次，熏至外皮无树脂状物、敲击时发出干脆的声音时即可。四川药用大黄根茎的加工方法：先将根茎洗净泥沙，晒干，刮去粗皮，横切成7～10cm厚的大块，即可销售。由于根茎中心干后收缩而凹陷成马蹄形状，故称“马蹄大黄”。

根的加工方法：较细的根不必刮皮，干后可作兽药。稍粗的皮刮去粗皮，对剖为二，干燥后入药。直径在5cm以上的刮去皮后切成10～13cm的小段，随根茎一同干燥。干燥加工后的大黄放于干燥冷凉处贮藏。

二、贮藏

大黄应贮存于通风干燥避光处，适宜温度30℃以下，相对湿度70%～75%。商品安全水分为10%～14%。

大黄易虫蛀、生霉、变色。如贮存时间过长，环境潮湿，或商品含水量偏高，则易发霉、变色。初霉品表面无明显变化，但质轻，松泡，断面灰黑，有的出现霉斑。危害的仓虫主要有大谷盗，其成虫寿命一般长过1年。产卵前期因羽化季节不同，长可至210天，短至15天。产卵期2～14个月。每雌虫产卵500～1 000粒，最多达1 300多粒。卵零落或成块地（10～60粒）产于面粉、粮粒间或板缝内。在26.6～29.4℃的环境，孵化期7天；在21℃时，孵化期15天。以成虫或幼虫越冬，产卵期长，因此发育期较混乱而重叠，除冬季外，各个虫态在各个季节几乎都能找到。成虫耐饥力强，在4.4～10℃能耐饥184天，幼虫耐饥力更强，在4.4～10℃饥饿24个月还没有死。在温带，每年发生2代；在热带，可能发生3代，是一种重要的仓储害虫。

大黄仓储的其它害虫还有咖啡豆象、大斑螟、毒隐翅虫、四眼隐翅虫、赤拟谷盗、日本蛛甲、黑毛皮蠹等。这些害虫多潜匿于内部蛀食，或在表面皱褶缝隙中。仔细观察，可见蛀孔、蛀痕。贮藏期间定期检查，若发现受潮或轻度霉变、虫蛀，及时晾晒，翻垛通风，或置50～60℃下烘烤1小时处理。虫情严重时，用磷化铝熏杀。大批量仓储最好采用密封抽氧充氮养护。

第四节 大黄栽培的市场前景

大黄商品中南大黄来源于野生资源，西北大黄主要来源于栽培，也有部分野生资源。大黄有2000多年的药用历史，是泄实热、通大便、破积滞、下瘀血等的良药，是大黄清胃丸、牛黄上清丸、牛黄清火丸、牛黄解毒丸、百顺丸、清宁丸、黄连上清丸、黄连清胃丸等几十种中成药的重要原料。目前，低度大黄酒、大黄饮料在国际市场上已打开销路。大黄除国内使用外，一直是出口的重要商品，远销东南亚各国、日本、美国和德国，因而有很好的发展前景。但另一方面，大黄野生资源锐减，急需人工保护。根据1981年全国中药资源普查统计，我国野生大黄资源蕴藏量为30 000吨，其中青海省达10 000吨以上，占全国总蕴藏量的1/3强。我国大黄药材来源以野生为主。《中华人民共和国药典》2000年版一部规定，大黄的原植物是蓼科植物掌叶大黄、药用大黄和唐古特大黄，但随着市场对大黄需求量的不断增长，在我国大黄属40余种植物中，目前有近30种植物的根或根茎被当作大黄使用。不同大黄属植物之间化学成分和临床疗效有较大差别，严重影响了大黄药材质量和疗效的稳定性。又由于采挖季节、采集地和原植物的不同，也导致野生药材质量下降，影响了大黄药材质量和疗效的稳定性。更重要的是，掠夺式的滥采滥挖破坏了生态环境，影响了经济的可持续发展。

青海省是大黄的传统道地产区，大黄质量久

负盛名，在国内外医药市场上称为“西宁大黄”，但多年的过度采挖，已使青海省野生大黄资源濒临枯竭。我国大黄野生资源已不能满足需要，宜在青海或西北其它省区发展大黄种植。随着国家西部大开发战略的深入和“退耕还林还草”措施的落实，可以肯定在西北等地区种植大黄是一项很有前景的产业。大黄作为一味国际性的药材，世界各国对大黄的研究都在不断深入，随着新产品的不断出现，对大黄原料的需求量也会随之增加。

（赵永华　马小军　杨世林）

[附] 大黄栽培实例（陕西省陇县菜子滩大黄栽培场）

陕西陇县地处关中西部，东经 106°～107°，北纬 34°～35°，位处陇山山脉的东坡，海拔802～2 466m。

陇县栽培大黄已有 60 多年历史，主要栽培品种是掌叶大黄（彩图 11-1）。

一、掌叶大黄的植物形态

掌叶大黄系蓼科大黄属植物掌叶大黄 Rheum palmatum L.，为多年生高大草本植物，高达 2m 以上，茎直立，中空。根及根茎粗壮肉质肥厚，短圆锥形，外表棕褐色。断面黄色，可见暗橙红色星点。

一年生大黄植株，幼叶心脏形，有长柄。以后，渐长成掌状叶，5～7 半裂，裂片再浅裂。叶片肥厚，肉质，味酸。叶有长柄，基部发达，具膜质托叶鞘。花项生，圆锥花序，花小，带紫色。瘦果三角形，茶褐色，具三翅片。陇县地区，花期 6～7 月，果期 7～9 月（彩图 11-2）。

二、大黄的生长习性

大黄多分布于高寒山区，海拔 1 000～2 000 m 以上，年平均气温 10℃左右，年降水量 500～1 000mm，大黄根系粗壮，对土壤要求深厚，疏松，富含腐殖质，排水良好，大黄喜生长在气候凉爽，湿润的高山地区，而在长江下游，高温多湿地区易生病腐根，不宜栽培。

三、大黄的栽培技术

1. 育苗　大黄栽培，多用种子繁殖，采取育苗移栽的方法。

播种可分春、秋两季进行，秋季可用当年新收获的种子播种，春季宜在 3 月下旬或 4 月上旬用上年种子播种。

种子在 18～21℃，有充足的水分条件下，3～4天即可发芽。如果温度低于 0℃ 或高于 35℃，则发芽受到抑制。

苗床宜选择湿润、肥沃的坡地，熟地或新垦荒地，先将土地深翻 30cm 左右，耙净杂草、石块，把地整平，每亩用种子 5kg，撒播或条播，覆盖土 2～3cm，播后将覆盖土压紧。

种子入土后，若水分适宜，约半个月时间即可出苗，苗现真叶后，可按 9cm 间隔留苗，间去密苗和弱苗。苗床管理主要应抓紧除草，防止草荒（彩图 11-3～5）。

2. 移栽　大黄移栽地的选择与苗地相似。前茬地以豆类和禾本科作物或马铃薯地为好，而粘土，排水不良的土地不宜栽种大黄。

移栽分春秋两季进行，秋季在地冻前，春季在解冻后进行，将前茬地深耕去茬，耙平，开穴，穴深 30～50cm，穴径约 30cm，开穴后应先施入基肥，再把秧苗垂直植入穴心，株距行距均为 65cm 左右，每穴一株，也有二株，每亩约 1 500株，定植时四周围土压实，使穴口低于地面 10cm 以上，以利保墒和后期管理（彩图 11-6、7）。

3. 田间管理

（1）除草培土：移栽第一年，需除草培土 3 次。第 1 次除草培土在 5 月下旬，在除草松土的同时向根部少量培土；第 2 次在 6 月中下旬，结合除草进一步培土，填平穴口；第 3 次在 7 月下旬结合除草培土，在根部增施含钾量高的农家肥，以利根部的生长。

移栽后第 2、3 年，每年除草培土各一次，一般在春夏之交进行，结合除草培土增施肥料。此后大黄叶片伸展，全部覆盖地面，抑制了杂草生长，可不再除草（彩图 11-8）。

（2）摘除花茎：移栽第 2 年，春末由根茎部抽出直立茎（俗称花苔），除留种外，应及早摘除，以减少植株地下部分的营养消耗，有利于根茎的生长（彩图 11-9、10）。

（3）防治鼠害：在某些地区田鼠常危害大黄，吃食大黄根和根茎，应注意捕杀，可安装捕鼠装置。

四、大黄的采收加工

大黄栽培第 3 年，如土壤肥厚，管理得当，即可采挖收获，也有些产地栽培后第4年采挖的。

采挖大黄一般在秋季（9～10月）叶枯黄时进行，选择晴天，挖出根茎及根，在地头用刀切下侧根，切除茎叶及顶侧芽（彩图11-11）。

然后运回场地，再削去根茎的粗皮，按商品要求，切成块状，较粗的侧根切段，大的根茎可纵切成两半或厚片，然后干燥（彩图11-12）。

干燥的方法有以下4种：

烘干法：将加工好的大黄置烘干房的架上烘干，约需2周（彩图11-13）。

晒干法：将大黄直接晒干，或用绳子串起，挂在朝阳通风处屋檐下晒干。约需一个月（彩图11-14）。

熏干法：将大黄整个或纵切后置架上熏干，需时约4个月。

阴干法：将大黄用绳子串起，挂在屋檐下自然阴干，需时约半年。

干燥后的大黄即可交售或贮存。

有的大黄产区，将采挖的鲜大黄用刀削去外皮，然后再进行干燥。而大部分产区则是在大黄收购站，将收购的干燥大黄，用特制的大黄撞皮机，将未除去粗皮的大黄撞去外表粗皮，这时大黄表面显黄棕色，以提高大黄的质量和增加大黄的美观。

加工好的大黄，打包贮藏，置干燥处，防虫蛀、发霉，切忌受潮。待调发各地。

陇县大黄年产25万公斤，占陕西大黄总产量的一半以上。除供本省使用外，还遍销全国20多个省、市、自治区。陇县药材公司为努力发展大黄生产，提高大黄质量，保证医药供给，促进对外贸易作出了贡献。

（张治国　郑俊华　范建礼　柳　萌）

（本篇终审：赵永华　马小军）

第三篇　大黄的资源与生产

[附]大黄栽培实例（陕西省陇县菜子滩大黄栽培场）

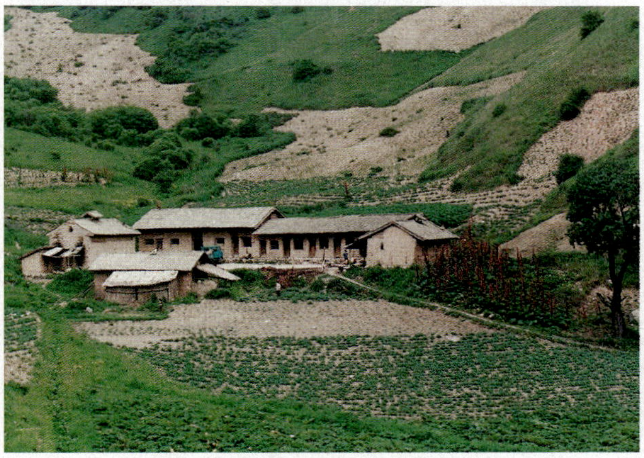
彩图 11-1　陕西省陇县菜子滩大黄栽培场

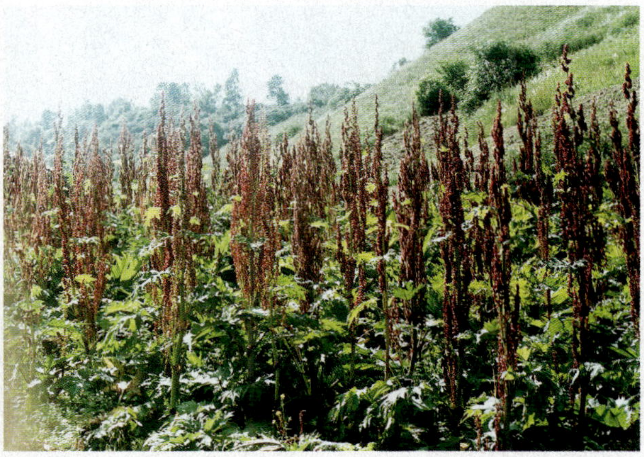
彩图 11-2　掌叶大黄

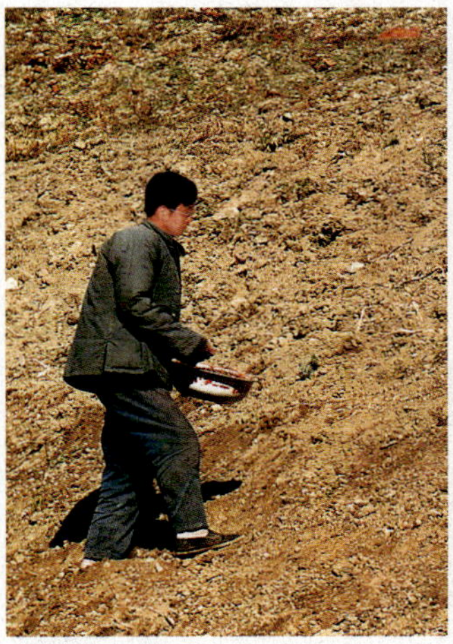
彩图 11-3　播种

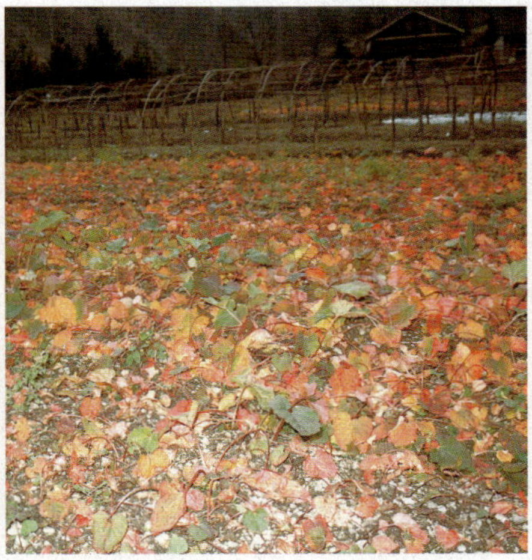
彩图 11-4　大黄苗圃

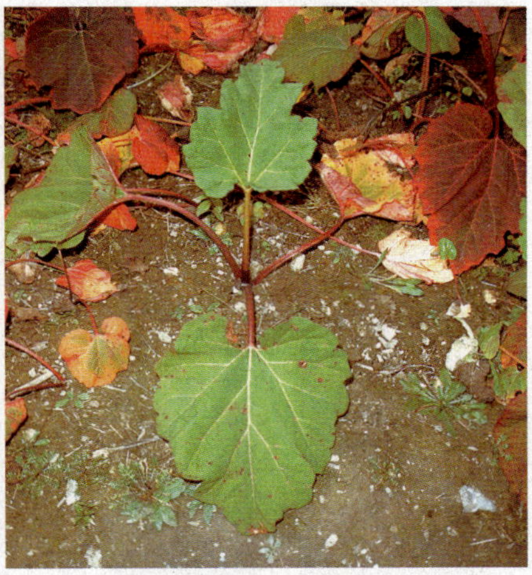
彩图 11-5　大黄幼苗生境

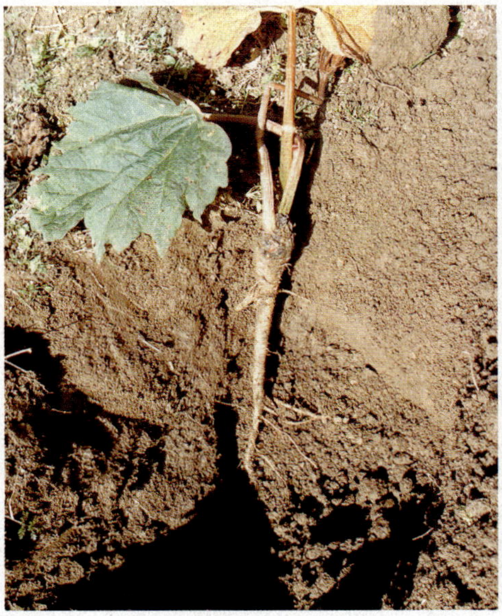
彩图 11-6　大黄幼苗

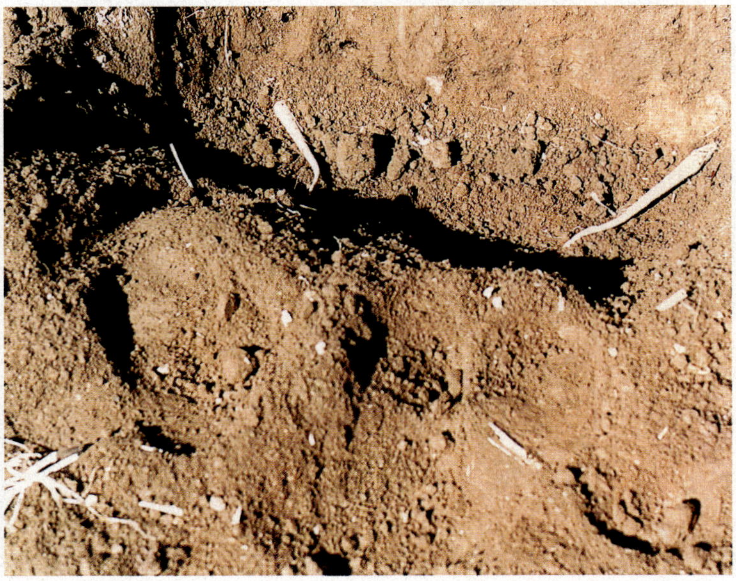
彩图 11-7　移栽

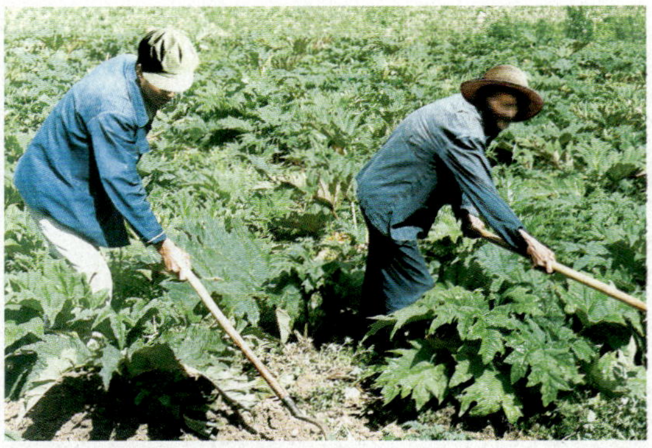
彩图 11-8　除草培土

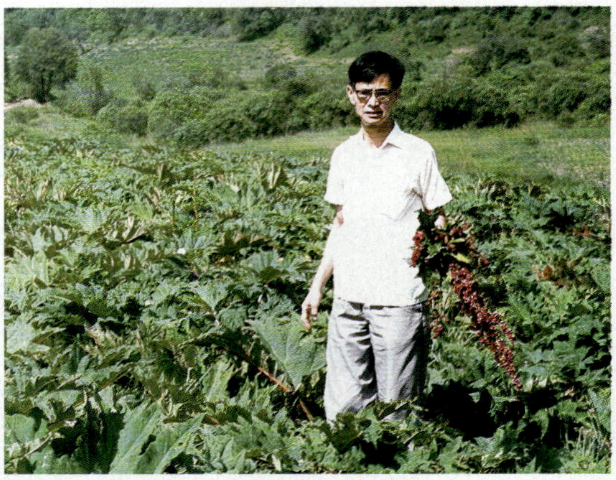
彩图 11-9　摘除花茎

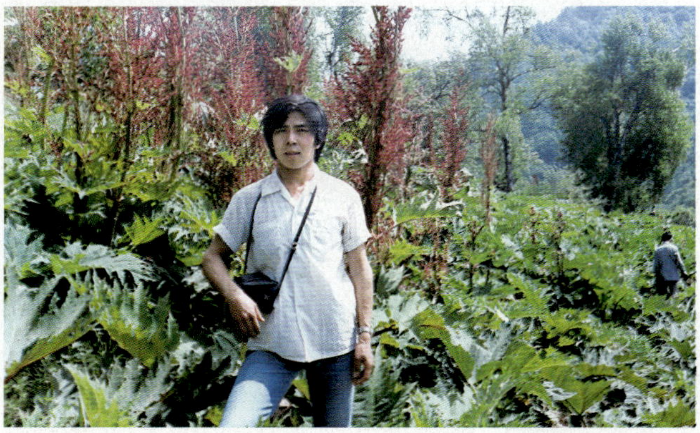
彩图 11-10　留种部分

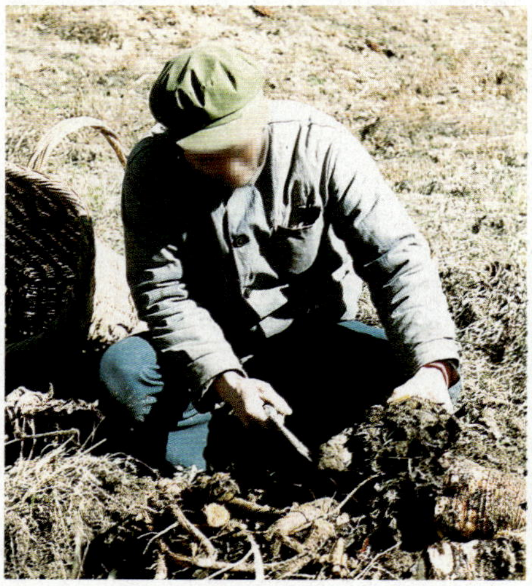
彩图 11-11　采挖及简单加工

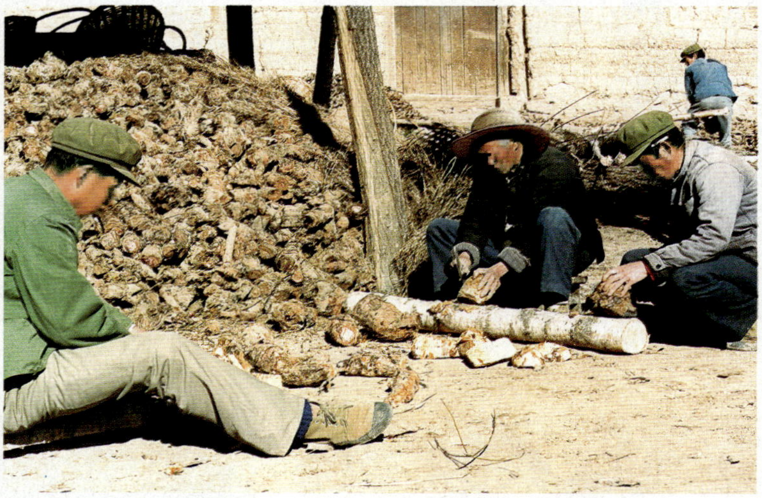
彩图 11-12　加工切块分等

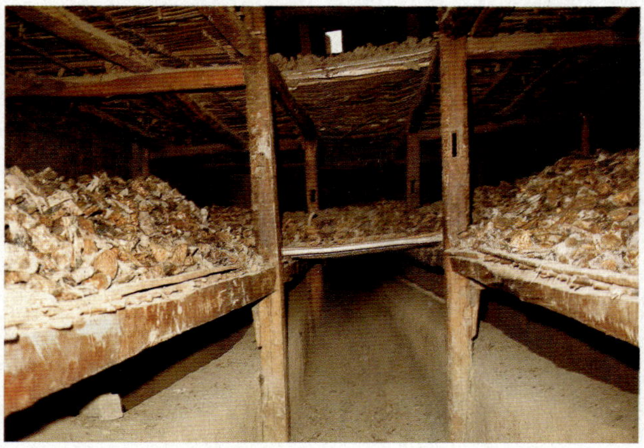
彩图 11-13　烘干房烘干

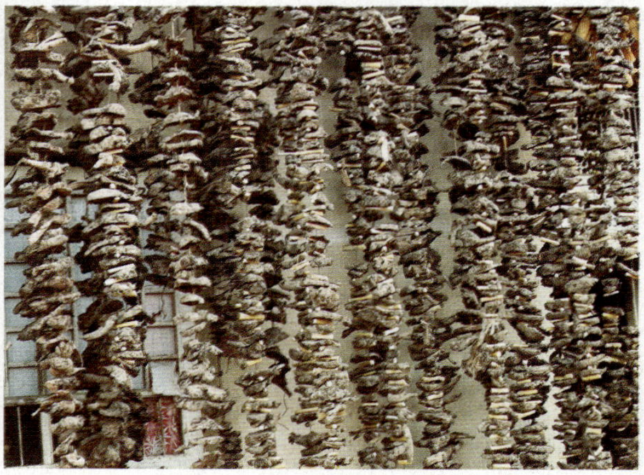
彩图 11-14　晒干

第四篇　大黄属原植物及生药学研究

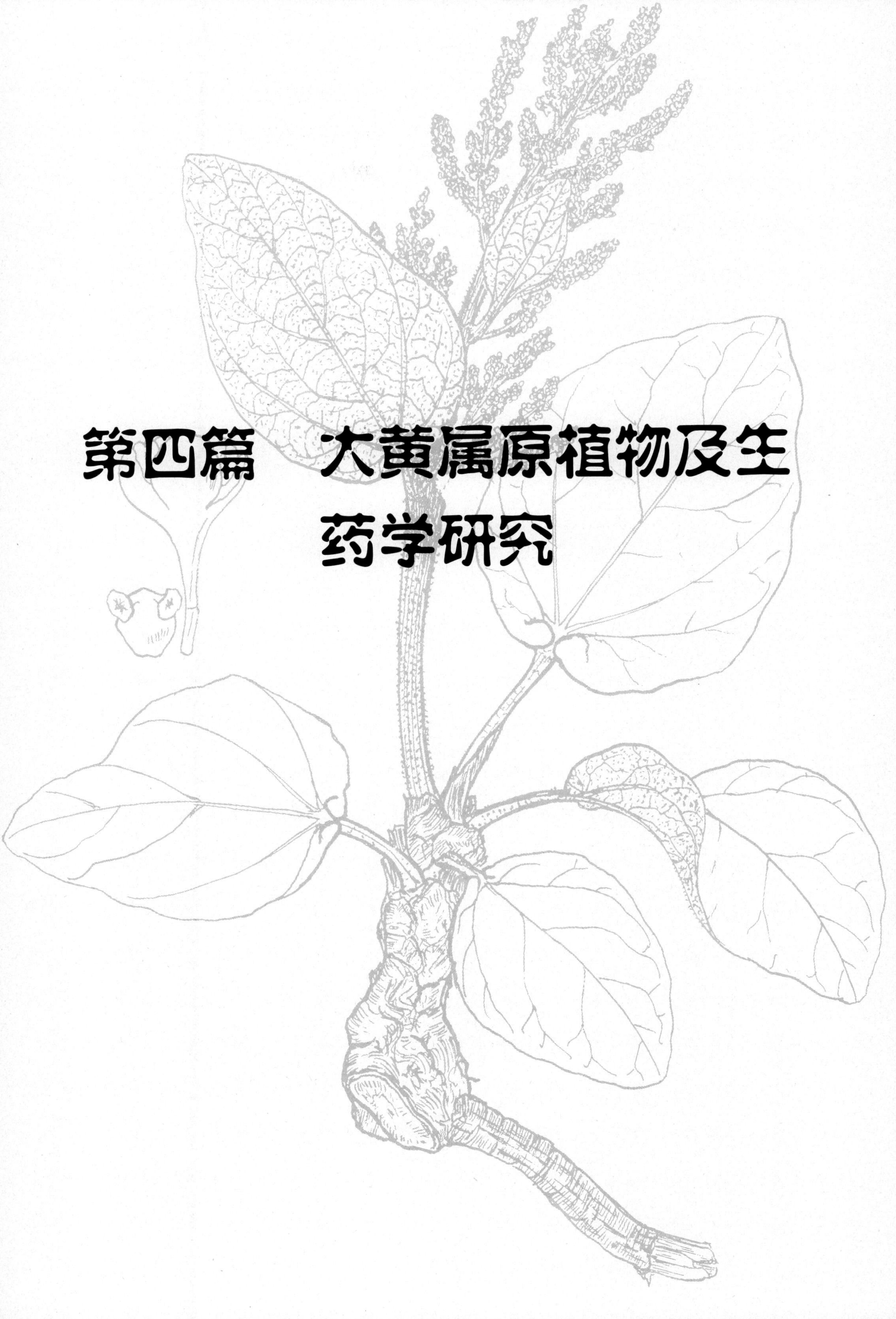

第 12 章　国产大黄属植物

第一节　概　要*

大黄属 Rheum L. 植物主要分布在亚洲的高爽山地，全属近 60 种，以我国为分布中心，多达 42 种，集中分布于西北至西南一带，除 2～3 种外均有药用价值。

全属分为 8 组。

1. 波叶组　包括①波叶大黄 Rheum undulatum L. 及变种长叶波叶大黄 var. longifolium C. Y. Cheng et T. C. Kao；②华北大黄 R. franzenbachii Münt.，及变种围场大黄 var. weichangense S. L. Hu，以上两种分布于华北、东北；⑤河套大黄 R. hotaoense C. Y. Cheng et T. C. Kao；⑥天山大黄 R. wittrochii Lundstr.；⑪密序大黄 R. compactum L.；⑫阿尔泰大黄 R. altaicum A. Los.；⑬光茎大黄 R. glabricaule G. Sam. 及变种短裂光茎大黄 var. brevilobum G. Sam.，以上各种主产西北，个别达到四川北部；③藏边大黄 R. australe D. Don.；④喜马拉雅大黄 R. webbianum Royle；⑦丽江大黄 R. likiangense G. Sam.；⑧牛尾七 R. forrestii Diels；⑨卵叶大黄 R. ovatum C. Y. Cheng et T. C Kao；⑩拉萨大黄 R. 1hasaense Li et Hsiao，以上各种主产云南、西藏。

2. 掌叶组　包括⑮药用大黄 R. officinale Baill.；⑯掌叶大黄 R. palmatum L.；⑰鸡爪大黄（唐古特大黄）R. tanguticum Maxim. ex Balf. 及变种绿花唐古特大黄 R. tanguticum var. viridiflorum Y. K. Yang et D. K. Zhang、变种六盘山鸡爪大黄 R. tanguticum var. liupanshanense C. Y. Cheng et T. C. Kao，本种原据带果标本发表为变种，现据见到带花标本看，其花白色，圆锥花序具较疏的横展分枝，每分枝仅近顶端处有密生圆柱状总状花序，与唐古特大黄仅叶裂近似，但本种花序上的叶裂极细，有学者认为分出为独立种，有待进一步研究；⑱条裂大黄 R. laciniatum Prain，其原描述和图所示其叶裂极细，花绿色似为此种；⑭秦岭大黄 R. qinlingense Y. K. Yang et al，与掌叶大黄近似。由地区分布上看，从宁夏南端的六盘山，经陕西太白山至四川北部（条裂大黄模式产地）分布的 3 种大黄：六盘山鸡爪大黄、秦岭大黄和条裂大黄，似有密切亲缘关系，应更进一步研究。

3. 心叶组　包括㉒云南大黄 R. yunnanense G. Sam.；⑲心叶大黄 R. acuminatum Hook. f. et Thoms.；㉑斑茎大黄 R. maculatum C. Y. Cheng et T. C. Kao；㉓疏枝大黄 R. kialense Franch.；⑳藏东大黄 R. orienti-xizangense Y. K. Yang，J. K. Wu et Gasang，本种与心叶大黄极为相似，花序分枝部位和花色都有过渡型，其地位尚待核实。本组各种主要分布于西藏及川西沿边，极少种进入甘南。

4. 砂生组　包括㉙垂枝大黄 R. subacaule G. Sam.；㉔总序大黄 R. racemiferum Maxim.；㉗红脉大黄 R. inopinatum Prain；㉕窄叶大黄 R. sublanceolatum C. Y. Cheng et T. C. Kao；㉘小大黄 R. pumilum Maxim.；㉛矮大黄 R. nanum Siev. ex Pall.；㉜西藏大黄 R. tibeticum Maxim. ex Hook. f.；㉚单脉大黄 R. uninerve Maxim. ex Hook. f.；㉖滇边大黄 R. delavayi Franch.。除最后一种产地云南外，其余均产于西北各省至内蒙古，少数到达四川、云南及西藏。

5. 圆叶组　只有一种㉝鞑靼大黄 R. tataricum L. f.

6. 穗序组　包括㊱网脉大黄 R. reticulatum A. Los.；㉞穗序大黄 R. spiciforme Royle；㉟卵果大黄（长穗大黄）R. moorcrofianum Royle；㊴枝穗大黄 R. rhizostachyum Schrenk；㊳歧穗大黄 R. scaberrimum Lingelsh；㊲菱叶大黄 R. rhomboideum A. Los. 本组各种分布甘、青、川、藏，多为矮小无茎草本。

7. 头序组　仅㊵头序大黄 R. globulosum Gage，分布于西藏。为一矮小独叶无茎草本，具一球状花序。

8. 塔黄组　㊶塔黄 R. nobile Hook. f. et

* 本文发表于北京医科大学学报（增刊），1993，25（5）：9-10。经作者做了修改。

Thoms.；㊷水黄 R. alexandrae Batal.，均分布于云南和西藏，后者达四川西部。本组植物花序上小苞片大型密生，呈特殊明显性状。

附：大黄属植物分类学研究，彩图 12-1～8。

参考文献

[1] 高作经等．中国大黄属植物简志．植物分类学报，1975，13（3）：69

[2] 吴征镒主编．西藏植物志．北京：科技出版社，1983，1：595-602

[3] 杨永康等．国产大黄属的新分类群．西北植物学报，1992，12（4）：309

（诚静容　高作经）

第二节　大黄属的特征

Rheum Linn.，Gen. Pl. ed. I（1754）371.

多年生草本，根粗壮，内部多为黄色。根状茎粗短直立，节间短缩；地上茎直立，中空，节膨大明显，稀无地上茎。基生叶成密或稀疏莲座丛状，茎生叶互生；托叶鞘发达，稀不明显；叶片多宽大，全缘、皱波或成不同深度的分裂；掌状脉，稀为掌—羽状脉。花小，白绿色或紫红色，通常成圆锥花序，稀为穗状或圆头状；小花梗细弱丝状，具关节；花被6片，排成2轮；雄蕊9个，罕有例外；花盘不发达；雌蕊3心皮，1室，1直生胚珠，基生胎座，花柱3，较短，开展或反曲，柱头多膨大，头状、近盾状或如意状。瘦果3棱状，具翅，宿存花被不增大或稍增大。种子具丰富胚乳。

本属植物性喜高寒怕涝，多生于海拔2 000～4 000m的高山石砾地带；主要分布在西北、西南及内蒙古，其次为东北及华北。

属模式(Typus generis)Rheum rhaponticum L.

本属模式据《林奈的属的选模式名录》已选为Rheum rhaponticum L.，但本种的原始描述是林奈在Sp. Pl.（1753）371页根据瑞典Upsala栽培植物而写的，原产地据林奈指为希腊及其邻接一些地区，但后来许多植物分类学者特地去这些地方调查，都未得到野生者，而现时的栽培种本身究竟在多大程度上还代表林奈的原种是很成问题的。所以拿这个问题比较多的种来做属的模式种，本来是不很合适的。《林奈种志》中共描写3个种，第2种是Rheum rhabarbarum L.，但在该书的第2版（1762）中，此种名未被收载，后来植物分类学者对此意见也不一致，亦成为一个存疑种。第3个种Rheum ribes L.是根据文献报道写的，分布范围也较窄，选为模式亦不甚相当，所以暂时只好沿用Rheum rhaponticum L.

第三节　分种检索表

1（76）花序为顶生圆锥花序，苞片不增大，不遮盖小花；主茎明显并具有多少隆起的茎节，稀无明显茎节。

2（57）高大或中型草本，高0.5～2m，个别种（R. yunnanensis，R. kialense有时个体在0.5m以下）；叶茎生。

3（48）茎生叶多数，叶片近卵形，全缘或深裂；圆锥花序长大，具二次以上分枝。

4（35）叶全缘不裂，边缘具强或弱皱波（**Ⅰ. 波叶组 Sect. Rheum**）

5（20）叶缘具有强皱波或较强皱波。

6（19）果实较小，通常长不超过1cm。

7（18）果实长大于宽，卵形或阔卵形，椭圆形或阔椭圆形。

8（15）叶片三角卵形、三角长卵形或卵心形，边缘具强皱波；分布华北。

9（12）叶片、叶柄全部绿色，叶片三角卵形或长三角形；果实卵状椭圆形；植株高达1.5m。

10（11）基生叶较宽，三角卵形，长宽比为1.5∶1；果实较大，8～9mm×6.5～7.5mm ………………………………………… **1a. 波叶大黄 R. undulatum L.**

11（10）基生叶较窄，窄长三角形，长宽比为2∶1；果实较小，6～8mm×5～6mm ………………………………………… **1b. 长叶波叶大黄，R. undulatum var. longifolium C. Y. Cheng et T. C. Kao**

12（9）叶片基出脉及叶柄紫红色，叶片心卵形；果实阔椭圆形或长方椭圆形；植株较矮，高50～90cm。

13（14）根断面黄色 ………………………………………… **2a. 华北大黄 R. franzenbachii Münt.**

14（13）根断面白色 ………………………………………… **2b. 围场大黄 R. franzenbachii var. weichangense S. L. Hu，mss.**

15（8）叶片阔卵形或肾心形，边缘皱波稍强；分布西藏。

16（17）基生叶通常长大于宽；花紫红色；果实卵状椭圆形或阔椭圆形 ………………… **3. 藏边大黄 R. australe D. Don**

17（16）基生叶通常宽大于长，圆肾形或圆心形；花绿色；果实阔椭圆或近圆形 ……… **4. 喜马拉雅大黄 R. webbianum Royle**
18（7）果实长宽近相等，圆形或近圆形；叶灰绿色 …………………… **5. 河套大黄 R. hotaoense C. Y. Cheng et T. C. Kao**
19（6）果实较大，圆形或长方椭圆形，长 12mm，宽 14.5mm，两端均心形 ……… **6. 天山大黄 R. wittrockii Lundstr.**
20（5）叶缘具弱或极弱皱波。
21（30）果实较大，9～12mm×7～11mm。
22（23）茎及花序分枝密被长硬毛；花被片近圆形 ………………………………… **7. 丽江大黄 R. likiangense G. Sam.**
23（22）茎及花序分枝无毛或仅上部被短毛；花被片椭圆形、阔椭圆形或近阔披针形。
24（25）花被片较窄长近阔披针形，中央具深绿色中脉；叶片心圆形、阔卵形，先端圆阔 …… **8. 牛尾七 R. forrestii Diels**
25（24）花被片较宽阔，椭圆形、阔椭圆形。
26（27）叶卵形或长卵形，最宽部在距叶基 1/3 处，两面被白色骨质软毛 ……………………………………………………………………………………… **9. 卵叶大黄 R. ovatum C. Y. Cheng et T. C. Kao**
27（26）叶三角卵形或心卵形，最宽部在叶基部，只叶背被毛。
28（29）中型草本，高 30～70cm，叶三角形或三角卵形；花被片边缘及花药紫色；果实近圆形或长方椭圆形……………………………………………………………………………… **10. 拉萨大黄 R. lhasaense Li et Hsiao**
29（28）高大草本，高 1m 左右。叶卵状心形或三角卵形；花被片黄白色；果实椭圆形到长方椭圆形 ……………………………………………………………………………… **11. 密序大黄 R. compactum L.**
30（21）果实较小，5.5～8mm×4.5～7mm。
31（32）叶心卵形，先端非渐尖，边缘具弱皱波；花被片黄白色 …………………… **12. 阿尔泰大黄 R. altaicum A. Los.**
32（31）叶心卵形或阔卵形，先端渐尖，全缘，近无皱波；花被片边缘紫色。
33（34）叶全缘……………………………………………………………… **13a 光茎大黄 R. glabricaule G. Sam. f. glabricaule**
34（33）叶缘具数个短小齿状裂波 ………………………… **13b. 短裂光茎大黄 R. glabricaule var. brevilobatum G. Sam.**
35（4）叶浅裂、深裂至条裂（Ⅱ. **掌叶组 Sect. Palmata A. Los.**）
36（37）叶片由完整不裂、半裂至 5～7 深裂；花序苞叶完整不裂 ……… **14. 秦岭大黄 R. qinlingense Y. K. Yang et al.**
37（36）叶片浅裂至深裂；花序苞叶多具明显裂片。
38（41）叶片浅裂至中裂，裂片阔三角形至窄三角形。
39（40）叶片浅裂，裂片大齿状或阔三角形；花较大，白色，花蕾椭圆形；果枝开展；根茎横切面有星点 ……………………………………………………………………………… **15. 药用大黄 R. officinale Baill.**
40（39）叶片浅裂至半裂，裂片窄三角形；花较小，紫色或红色，花蕾倒金字塔状；果枝聚拢 ……………………………………………………………………………… **16. 掌叶大黄 R. palmatum L.**
41（38）叶片深裂，裂片窄长，三角披针形或条形。
42（47）叶的小裂片窄披针形；花多紫红色，或绿色或淡黄色；花被片全缘。
43（46）植株高大，1.3～2m，髓腔空心较大，茎被毛或仅茎节被粗短毛。
44（45）茎无毛或仅节上被短糙毛；叶裂片较宽；花紫红色，花序分枝多而聚拢 ……………………………………………………………………………… **17a. 鸡爪大黄 R. tanguticum Maxim. ex Regel**
45（44）茎被白色短柔毛；叶裂片狭窄；花绿色或淡黄绿色，花序仅 1～3 次分枝，疏展 ……………………………………… **17b. 绿花唐古特大黄 R. tanguticum var. viridiflorum Y. K. Yang et D. K. Zhang**
46（43）植株较矮，0.6～1m，茎密被短柔毛，髓腔细小 ……………………………………… **17c. 六盘山鸡爪大黄 R. tanguticum var. liupanshanense C. Y. Cheng et T. C. Kao**
47（42）叶的小裂片窄条形；花黄白色，花被片边缘有浅裂 ……………………… **18. 条裂大黄 R. laciniatum Prain**
48（3）茎生叶 1～2 片；圆锥花序稀疏，仅 1～2 次分枝（Ⅲ. **心叶组 Sect. Acuminata C. Y. Cheng et T. C. Kao**）
49（54）植株较高大，高 50～80cm；叶较大，13～28cm×12～25cm；花序多具 2 次分枝。
50（53）茎及叶柄无紫色或绿色斑块；叶心形、阔卵形；花序自基部到中部分枝。
51（52）花序自中部分枝，花梗短，花被片等大，外部片稍较大，先端圆钝；雄蕊稍外露；花柱短，上部分枝直立，不反曲，柱头如意状；植株无毛 ……………………… **19. 心叶大黄 R. acuminatum Hook. f. et Thoms.**
52（51）花序自基部或下部分枝，分枝 1～4 次；花梗细长，长达 4mm，花被片不等大，外 3 片较小，先端有短尖，雄蕊内藏；花柱分枝，横展反曲，柱头近盾状；植株多少被毛 ……………………………………… **20. 藏东大黄 R. orienti-xizangense Y. K. Yang, J. K. Wu et Gasang.**
53（50）茎及叶柄绿色，密被紫色小斑块；叶肾心形或阔心形；花序在上部分枝 ……………………………………… **21. 斑茎大黄 R. maculatum C. Y. Cheng et T. C. Kao**

54（49）植株较矮小，高 30～55cm；叶较小，长宽一般不超过 10cm；花序具 1～2 次分枝。

55（56）花大，花梗长达 7mm，被锈色短毛，花被片长 3～4mm；叶片肾心形或阔心形；果实较大，长 10mm 以上 …………………………………………………………………………………………… **22. 云南大黄 R. yunnanense G. Sam.**

56（55）花小，花梗长 3mm 以下，光滑无毛，花被片长 1.5mm；叶片卵心形或三角心形；果实较小，长 7-8mm …………………………………………………………………………………………… **23. 疏枝大黄 R. kialense Franch.**

57（2）矮小草本，稀中型，高 0.5m 以下（砂生组 R. racemiferum 高达 0.7m），无茎生叶或仅有 1～2 片腋部见花枝的叶。

58（75）叶近革质或革质；圆锥花序 1～2 次分枝；花梗关节在下部或近基部（**Ⅳ. 砂生组 Sect，Deserticola Maxim.**）

59（68）具茎，茎有明显节与节间；茎生叶 1～2 片，腋部有花枝，花序 1～2 次分枝。

60（63）植株较高，高 40cm 或更高；叶片较大，通常(5)～8～20cm，光滑无毛（**1. 总状系 Ser. Racemiferae A. Los.**）

61（62）叶片长稍大于宽或近相等，卵形、卵圆形或三角卵形；果实大，椭圆形，12×8.5～9.5mm …………………………………………………………………………………………… **24. 总序大黄 R. racemiferum Maxim.**

62（61）叶片长为宽的 2 倍以上，长卵形至阔披针形；果实小，长方阔卵形，长 10mm 以下 …………………………………………………………………………………………… **25. 窄叶大黄 R. sublanceolatum C. Y. Cheng et T. C. Kao.**

63（60）植株较矮，高 30cm 以下；叶片较小，长 10cm 以下，被毛（**2. 小黄系 Ser. Pumilae A. Los.**）

64（67）果实较大，长 8mm 以上，阔椭圆形至近圆形；叶革质。

65（66）叶较小，长方椭圆形或近圆形；叶柄与叶片等长或更长 ……………………… **26. 滇边大黄 R. delavayi Franch.**

66（65）叶较大，阔卵圆形；叶柄粗短，长约为叶片的 1/2 ……………………… **27. 红脉大黄 R. inopinatum Prain**

67（64）果实较小，长 7mm 以下，三角形至三角卵形；叶近半革质 ……………………… **28. 小大黄 R. pumilum Maxim.**

68（59）植株无明显茎；叶基生；花序多 2 次分枝（**3. 矮黄系 Ser. Nanae C. Y. Cheng et C. T. Kao**）

69（72）花序数枝丛生；叶片长大于宽

70（71）叶片三角心形或三角卵形，先端渐尖；花序分枝长而下垂；果实三角心形，花柱分枝聚拢而不扩散 …………………………………………………………………………………………… **29. 垂枝大黄 R. subacaule G. Sam.**

71（70）叶片卵形或窄卵形，先端无渐尖；花序直立而不下垂；果实椭圆形，柱头分枝向外扩展 …………………………………………………………………………………………… **30. 单脉大黄 R. uninerve Maxim.**

72（69）花序单一；叶片长宽近相等。

73（74）叶片肾圆形或近圆形，先端圆阔；果实肾圆形 ……………………… **31. 矮大黄 R. nanum Siev. ex Pall.**

74（73）叶片心形或心圆形，先端钝尖；果实卵圆形 ……………………… **32. 西藏大黄 R. tibeticum Maxim ex Hook. f.**

75（58）叶纸质，叶片近圆形或圆心形；花序 3 次分枝呈圆球状，花梗关节在中部（**Ⅴ. 圆叶组 Sect、Orbicularia A. Los.**）……………………… **33. 鞑靼大黄（圆叶大黄）R. tataricum L. f.**

76（1）花序总状或圆头状，苞片增大遮盖小花；无茎或具茎而无明显隆起茎节。

77（90）无茎，叶基生；总状花序或圆头花序顶生于根状茎上；雄蕊与花被等长，不外露。

78（89）植株高 10—30cm；总状花序小花梗短、近穗状；果实中上部无缢缩（**Ⅵ. 穗序组 Sect. Spiciforma A Los.**）

79（86）花序不分枝。

80（85）叶片卵形，卵圆形。

81（82）叶片上部不明显变窄，先端圆钝；果实椭圆形；花绿色，花药黄色 ………… **34. 穗序大黄 R. spiciforme Royle**

82（81）叶片上部明显变窄，先端具钝尖头或宽钝急尖，两面光滑无毛或仅叶背被长乳突毛。

83（84）叶片卵形，两面无毛，脉网稍明显或不甚显著，根出花序较少，2～4～（5）枝；果实卵形，翅窄，宽 1～1.5mm ……………………… **35. 卵果大黄 R. moorcroftianum. Royle**

84（83）叶片三角卵形，脉网极显著，叶背被长乳突毛，根出花序多达 10 枝；果实阔卵形，翅较宽，2.5mm 或稍宽 …………………………………………………………………………………………… **36. 网脉大黄 R. reticulatum A. Los.**

85（80）叶片菱形，叶背具长乳突毛；花紫红色；果实阔梯形，下部最宽处达 15mm …………………………………………………………………………………………… **37. 菱叶大黄 R. rhomboideum A. Los.**

86（79）花序 2 歧分枝或具小分枝。

87（88）叶片卵形或近菱卵形，光滑无毛，稀叶背具小乳突，花序 2～4 歧分枝，花被片阔卵形；果实阔卵形或梯卵形 …………………………………………………………………………………………… **38. 歧穗大黄 R. scaberrimum Lingelsh**

88（87）叶片卵形或近卵圆形，叶背被长乳突毛；花序下部具 1～3 小分枝或不分枝；花被片窄长椭圆形；果实卵形 …………………………………………………………………………………………… **39. 枝穗大黄 R. rhizostachyum Schrenk**

89（78）植株高 10cm 以下；花序圆头状；果实阔卵形，在中上部两侧向内缢缩（**Ⅶ. 头序组 Sect. Globulosum Cheng et Kao**）……………………… **40. 头序大黄 R. globulosum Gage**

90（77）有茎、单生、粗壮、不分枝，节间短，具多数茎生叶及大型苞片；总状花序自茎中部以上腋生；雄蕊花丝细长，外伸（**Ⅷ. 塔黄组 Sect. Nobilia A. Los.**）

91（92）植株较高大，高 1～2m；茎生叶及苞片卵圆形至圆形；果实阔卵形………… **41. 塔黄 R. nobile Hook. f. et. Thoms.**

92（91）植株较矮，0.4～0.8m；茎生叶及苞片卵形至窄卵形；果实菱状椭圆形或菱状长椭圆形 ……… **42. 水黄 R. alexandrae Batal.**

第 13 章　大黄属原植物及生药

第一节　波叶组大黄

波叶组　Sect. Rheum——Sect. *Rhapontica* A. Los. in Acta Inst. Bot. Acad. Sci. URSS ser. 1. Fasc. 3：80. 1936.

高大草本，高 0.5～2m，茎生叶片多为卵形、卵圆形或卵状三角形，边缘多具皱波，稀较弱或不明显；叶柄粗壮，通常半圆柱状。大型圆锥花序，具多次分枝，稀仅二次分枝；花黄白色到白色，罕紫红色。果实椭圆形、宽卵状椭圆形或圆形，翅窄稀较宽，纵脉在翅的中部或偏内侧，稀偏外侧。

我国 16 种（含 2 个变种，1 个变型）。模式种：Rheum rhaponticum L.

1. 波叶大黄

Rheum undulatum L. Sp. Pl. ed. 2：531，1762；Ledeb. F1. Ross. 3：495. 1848；Meisn. in DC. Prodr. 14（1）：33. 1856；A. Los. in Acta Inst. Bot. Acad. Sci. URSS ser. 1. Fasc. 3：82. 1936；高作经、诚静容，植物分类学报，13（3）：71. 图 1-3，1975，—*R. rhabarbarum* L. Sp. Pl. ed. 1：372. 1753. p. p.

1a. 波叶大黄（原变种）（图 13-1（1），彩图 13-1～4）

Rheum undulatum L. var. **undulatum**

高大草本，高 1～1.5m，茎粗壮，中空，光滑无毛，只近节部稍具糙毛。基生叶大，叶片三角状卵形或近卵形，长 30～40cm，宽 20～30cm，顶端钝尖或钝急尖，常扭向一侧，基部心形，边缘具强皱波，基出脉 5～7 条，于叶下面凸起，叶上面深绿色，光滑无毛或在叶脉处具稀疏短毛，下面浅绿色，被毛；叶柄粗壮，宽扁半圆柱状，通常短于叶片，被有短毛；上部叶较小，多三角形或卵状三角形。大型圆锥花序，花白绿色，5～8 朵簇生；花梗长 2.5～4mm，关节位于下部；花被片不开展，外轮 3 片稍小而窄，内轮 3 片稍大，椭圆形，长近 2mm；雄蕊与花被等长；子房略为菱状椭圆形，花柱较短，向外反曲，柱头膨大，较平坦。果实三角状卵形到近卵形，长 8～9mm，宽 6.5～7.5mm，顶端钝，基部心形，翅较窄，宽 1.5～2mm，纵脉位于翅的中间部分。种子卵形，棕褐色，稍具光泽。花期 6 月，果期 7 月以后。

产黑龙江西部，吉林及内蒙古锡林郭勒盟东部。生于海拔 1 000m 左右山地。在俄罗斯（东西伯利亚）、蒙古也有分布。

1b. 长叶波叶大黄（变种）（图 13-1-（2），彩图 13-6、7）

Rheum undulatum L. var. **longifolium** C. Y. Cheng et T. C. Kao 植物分类学报，13（3）：79. 1975.

与原变种波叶大黄的主要区别为根出叶窄长，长三角形，长 20～30cm，宽 10～15cm；果实较小。而原变种波叶大黄的根出叶成卵状三角形到近卵形，长 30～40cm，宽 20～32cm，果实较大，宽卵状椭圆形，长 8～9mm。

黑龙江：满洲里（东北药学院移植），米景森无号；北京医学院药园栽培，吴爱珍 585（模式，Typus）、945、949。

波叶大黄生药为纵切或横切的片块状。纵切片呈长块状，长 3～5cm，表面暗褐色，粗糙，具点状突起及膜质鳞片状物。横切片为类圆形，直径 2～5cm，厚 1～2cm，表皮暗褐色，断面淡黄棕色，颗粒性，形成层环明显，木质部发达，髓部小。气微香，味苦、涩，嚼之粘牙，有砂粒感，唾液染成淡黄色（图 13-2，彩图 13-5）。

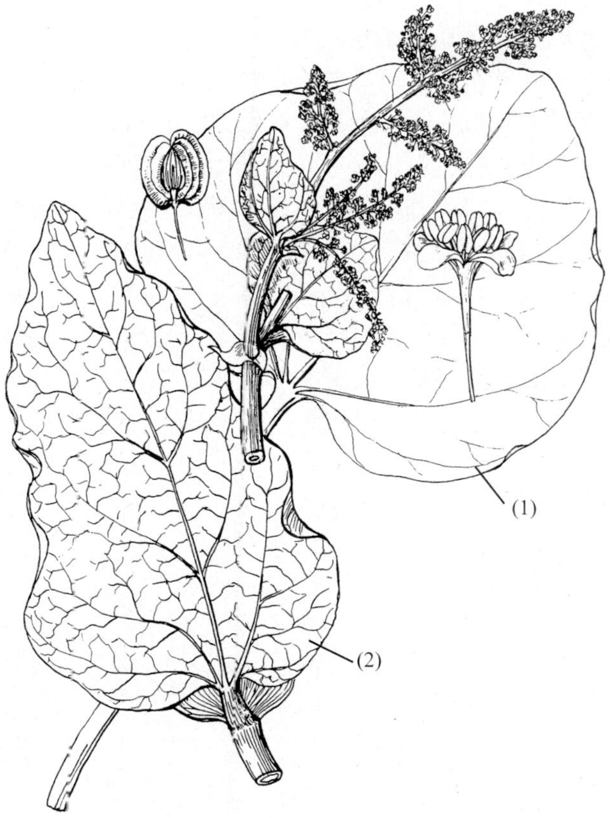

图 13-1　(1)波叶大黄 Rheum undulatum L. var. undulatum 原植物
(2)长叶波叶大黄 Rheum undulatum L. var. longifolium C. Y. Cheng et T. C. Kao 叶

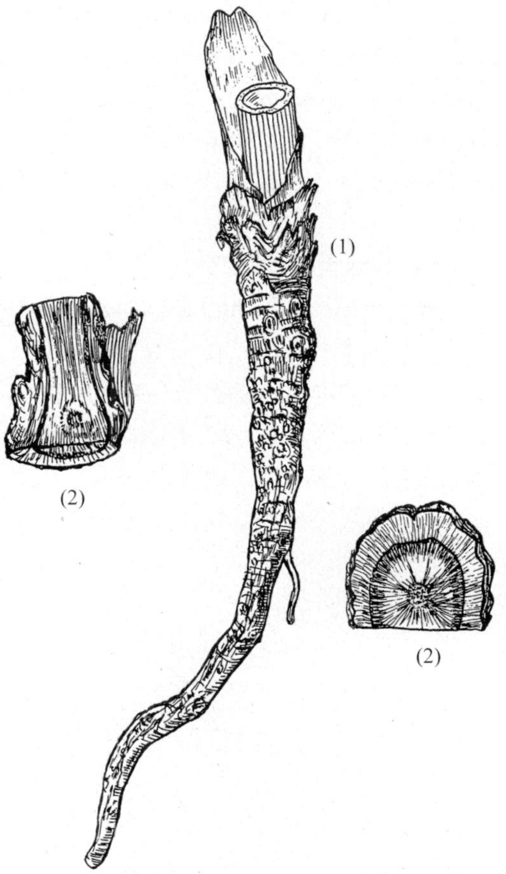

图 13-2　波叶大黄生药 (1) 及饮片 (2)

化学成分：含蒽苷及游离蒽醌衍生物，包括芦荟大黄素-8-葡萄苷 2.54%，番泻苷 A 1.89%，番泻苷 E 2.02%，大黄酸葡萄糖苷 C 0.95%，大黄酸葡萄糖苷 D 0.99%及大黄酚 0.95%等。鞣质为 7.38%。另含莲花掌苷类 26.2%及二苯乙烯苷类化合物 1.92%。

长叶波叶大黄生药呈类圆柱形、类圆锥形或不规则块状，长 5～15cm，直径 1～4cm。表面黑褐色至暗褐色，极粗糙，栓皮易成片状剥离，具大小不等的支根痕和皮孔样横向突起；顶端具 2～3 个残留茎基和膜质鳞片状物。质坚实，断面不平坦，形成层环不明显。棕黄色，木质部发达，具棕红和黄白色相间的放射状纹理，髓部明显，棕黄色。气微香，味苦、涩，嚼之粘牙，砂粒感不甚明显，唾液染成淡黄色（彩照 13-8）。

化学成分：含蒽醌及其单糖苷总量 4.4%，水溶性蒽苷类总量约 0.47%，二苯乙烯苷类总量约 0.39%，鞣质及有关化合物总量约 0.82%，不含苯丁酮苷类成分。

讨　论

波叶大黄虽未收入药典作法定药材，但在藏药大黄中列为上品，根、茎、叶均作药用［罗达尚，夏光成，刘丽，等．中草药，1995，16（8）：31］。本品性寒、味苦。具有泻热、通便、破积、行瘀之功效，用于热结便秘，湿热黄疸，痈肿疔毒，跌打瘀痛，口疮糜烂及烧、烫伤（中国药材公司编著．中国中药资源志要．第一版，北京：科学出版社，1994，231）。很有必要再进一步深入作系统研究，以充分开发利用这一资源为医药事业服务。

2. 华北大黄

Rheum franzenbachii Münt. in Acta Congr. Bot. Amst. 1877：22，1879；A. Los. in Acta Inst. Bot. Acad. Sci. URSS ser. 1，Fasc. 3：90，1936，裴鉴等，中国药用植物志，第四册，图 155，1956；高作经、诚静容，植物分类学报，13

(3) ：71. 图 1，4-5，1975. — *R. rhabarbarum* L. Sp. Pl. ed. 1 ：372. 1753. p. p. — *R. franzenbachii* Münt. var. *mongolicum* Münt. in Acta Congr. Bot. Amst. 1877 ：212，1879. — *R. undulatum* auct. non L. ：Kung in Fl. Ill. Nord. Chine 5 ：13，1936.

2a. 华北大黄(原变种)(图 13-3,彩图 13-9、10)

Rheum franzenbachii Münt. var. **franzenbachii**

直立草本，高 50～90cm，直根粗壮，内部土黄色；茎具细沟纹，常粗糙。基生叶较大，叶片心状卵形到宽卵形，长 12～22cm，宽 10～18cm，顶端钝急尖，基部心形，边缘具皱波，基出脉 5（7）条，叶上面灰绿色或蓝绿色，通常光滑，下面暗紫红色，被稀疏短毛；叶柄半圆柱状，短于叶片，长 4～9cm，无毛或较粗糙，常暗紫红色；基生叶较小，叶片三角状卵形；越向上叶柄越短，至近无柄；托叶鞘抱茎，长 2～4cm，棕褐色，外面被短硬毛。大型圆锥花序，具 2 次以上分枝，轴及分枝被短毛；花黄白色，3～6 朵簇生；花梗细，关节位于中下部，花被片 6，外轮 3 片稍小，宽椭圆形，内轮 3 片稍大，极宽椭圆形到近圆形，长约 1.5mm；雄蕊 9；子房宽椭圆形。果实宽椭圆形到矩圆状椭圆形，长约 8mm，宽 6.5～7mm，两端微凹，有时近心形，翅宽 1.5～2mm，纵脉在翅的中间部分。种子卵状椭圆形，宽约 3mm。花期 6 月，果期 6～7 月。

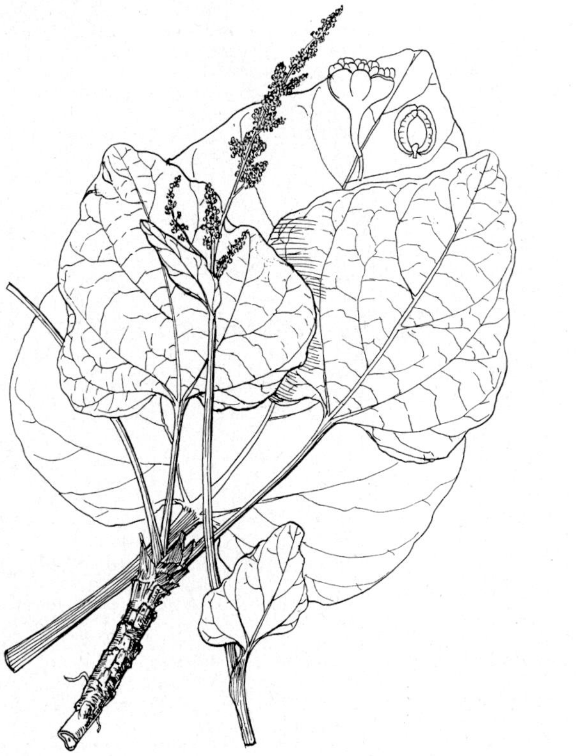

图 13-3 华北大黄 Rheum franzenbachii Münt. 原植物

产山西、河北、内蒙古南部及河南北部。生于海拔 1 000～1 600(2 850)m 的山坡石滩或林缘。

2b. 围场大黄（变种)(图 13-4,彩图 13-13a～d)

Rheum franzenbachii Münt. var. **weichangense** S. L. Hu，冶金医药情报 7（3）：81. 1990。

本变种与原变种的区别为根部不黄、新鲜时断面白色。基生叶卵形至三角状广卵形，基部心形；叶柄长达 40cm，常比叶片长，绿色至紫红色。花淡黄白色。

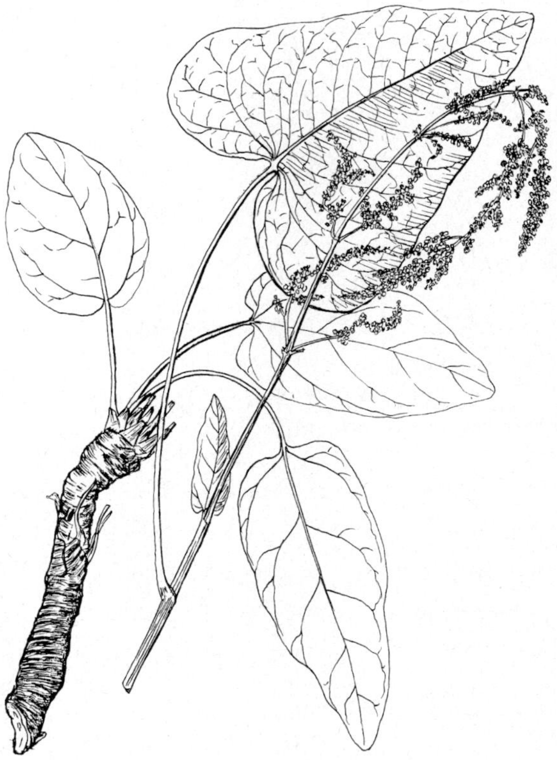

图 13-4 围场大黄 Rheum franzenbachii Münt. var. weichangense S. L. Hu. 原植物

产河北围场。

华北大黄生药呈类圆柱形、圆锥形或切成片状，长 4～16cm，直径 1.5～8cm。表面黄棕色至暗棕色，偶见残留灰褐色栓皮，较大者可见多数类圆形突起。质坚实，横断面淡红棕色或黄棕色，颗粒性；形成层环明显，髓部较大，无星点。气微香，味苦涩，嚼之粘牙，有砂粒感，唾液不染成黄色（图 13-5，彩图 13-11、12）

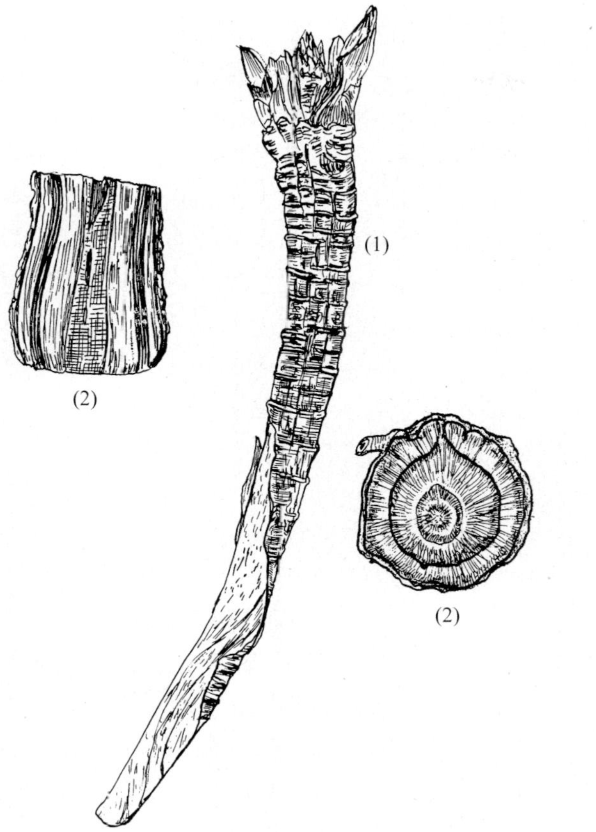

图 13-5 华北大黄生药（1）及饮片（2）

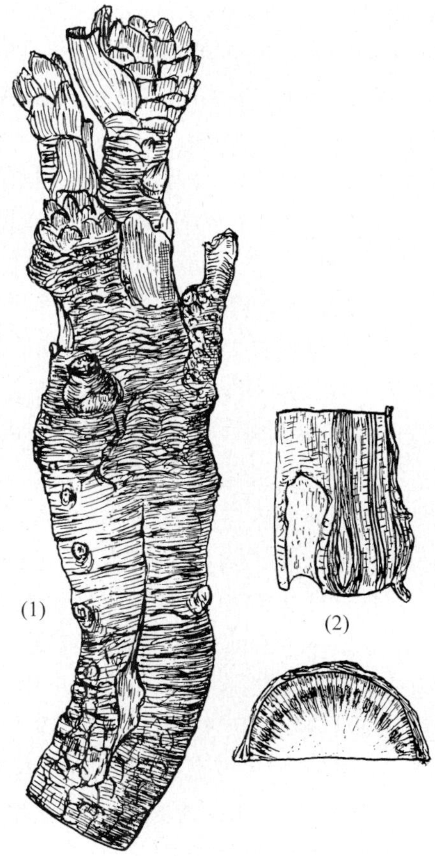

图 13-6 围场大黄生药（1）及饮片（2）

化学成分：含蒽苷类及游离蒽醌类衍生物，蒽醌及其单糖苷 0.31%，水溶性蒽苷含量为 5.34%，其中番泻苷 A 为 2.01%，大黄酸葡萄糖苷 D 为 2.218%；鞣质约 3%，主要为（-）-表儿茶素-3-O-葡萄糖苷 1.49%和 1，2，6-O-没食子酰葡萄糖；含莲花掌苷 3.26%；二苯乙烯苷 1.75%，包括二苯乙烯葡萄糖苷 1.06%和 3，4，3′，5′-四羟基二苯乙烯-3-葡萄糖苷 0.53%。

围场大黄生药呈类圆柱形或纵切成长块状，长 9～16cm，直径 2～3cm。表面暗褐色至黑褐色，极粗糙，具类圆形突起须根痕，栓皮易成片状脱落，有的顶端具残留茎基和多数膜质鳞片状物。质坚硬，横切面棕红色，木质部发达，具放射状纹理，髓部大，多中空。气微香，味苦涩，嚼之粘牙，微有砂粒感，唾液不染成黄色（图 13-6，彩图 13-14a、b）。

化学成分：本品含蒽苷及游离蒽醌衍生物，水溶性蒽苷类约 0.87%，包括芦荟大黄素-8-葡萄糖苷 0.42%，番泻苷 A 0.22%，番泻苷 E 0.3%，大黄酸葡萄糖苷 C 0.12%，大黄酸葡萄糖苷 D 0.24%，大黄素甲醚 0.21%等。鞣质约 0.95%。另含少量二苯乙烯类化合物。

讨　论

采用 HPLC 法对华北大黄、围场大黄分析所含的化学成分，可以看出：蒽醌及其单糖苷总量围场大黄（0.7%）高于华北大黄（0.3%）；但水溶性蒽苷类总量却相反，华北大黄（5.3%）大大高于围场大黄（0.8%）；围场大黄不含苯丁酮苷类，而华北大黄却含有（3.2%）；二苯乙烯苷类含量华北大黄（1.7%）高于围场大黄（0.02%）；鞣质的含量也类似，华北大黄（3.0%）明显高于围场大黄（0.9%）。由此推测，华北大黄的生物活性比围场大黄强。华北大黄主要出口作工业染料，国内一般作兽药用，民间充当大黄使用，具有泻热通便，行瘀破滞的功效，用于大便热秘，经闭腹痛，湿热黄疸，外用治口疮糜烂，烫火伤。对此，应重视开发利用，发展栽培生产。

3. 藏边大黄（图 13-7，彩图 13-15、16）

Rheum australe D. Don. Prodr. Fl. Nep. 75，1825；Hara，Enum. Flow. Pl. Nep. 3：177，1982. —*R. emodi* Wall. [Cat. 47，n. 1727. 1829. p. p. nom. nud.] ex Meisn. in

Wall. Pl. As Rar. 3 ∶ 65. 1832 p. p. ; Hook. in Curtis's Bot. Mag. 63 ∶ t. 3508. 1836; Hook. f. Fl. Brit. Ind. 5 ∶ 56. 1886; A. Los. in Acta Inst. Bot. Acad. Sci. URSS ser. 1. Fasc. 3 ∶ 91. 1936; 高作经、诚静容，植物分类学报，13 (3) ∶71，1975; 吴征镒主编，西藏植物志，1∶599，1983。

高大草本，高 0.7～2m，根状茎主根粗壮。茎粗，具细沟棱，光滑，只在节部具短毛。基生叶大，卵状椭圆形或宽卵形，长 20～50cm，宽 18～40cm，顶端钝或圆钝，基部心形，全缘，常具弱皱波，基出脉 5～7 条，叶上面光滑无毛，下面及叶缘被柔毛；叶柄与叶片近等长或稍长于叶，半圆柱状，被短毛或粗糙；茎生叶较窄，卵形；托叶鞘大，膜质抱茎，具短柔毛。大型圆锥花序，具 2～3 回分枝，密被乳突毛；花紫红色，花被开展，直径 3～3.5mm，6 片，外轮 3 片明显较小，矩圆状椭圆形，长约 1.5mm，宽约 1mm，内轮 3 片极宽椭圆形或稀略近圆形，长约 2.5mm，宽 2mm；雄蕊 9，花丝锥状，基部扁；子房菱状倒卵形，花柱反曲，柱头扁盘状，表面粗糙；花梗具小突起，关节位于中下部。果实卵状椭圆形或宽椭圆形（幼果期常呈三角状卵形），长 9～10cm，宽 7～8.5cm，顶端微凹或无明显凹入，基部近心形，翅红紫色，宽约 2.5mm，纵脉在翅的中部偏外，约位距边缘的 1/3 处。种子卵形。花期 6～7 月，果期 8 月或以后。

产西藏中部及东部，较多分布于北纬 30°以南海拔 3 400～4 300m 高山草甸或荒山草地。尼泊尔、锡金及印度也有分布。

藏边大黄生药呈纵切或横切的片块状。纵切片呈长条状，上粗下细，微弯曲，长 9～20cm，直径 1.5～2.0cm。表面灰色或灰褐色，具点状突起或凹陷的须根痕，皮部与木质部易纵向剥离，剥离处木质部表面具纵向纹理，顶端具多个残留茎基和众多膜质鳞片状物。质硬脆；易折断，折断面颗粒状，淡红棕色或黄棕色。横切片为类圆形，直径 3～4cm，厚 1～1.5cm，表面灰褐色，粗糙，横切面黄棕色，形成层环明显，木质部发达，具放射状纹理，髓部较小。无清香气，味微苦涩，嚼之微粘牙，有砂粒感，唾液染成微黄色（图 13-8，彩图 13-17）。

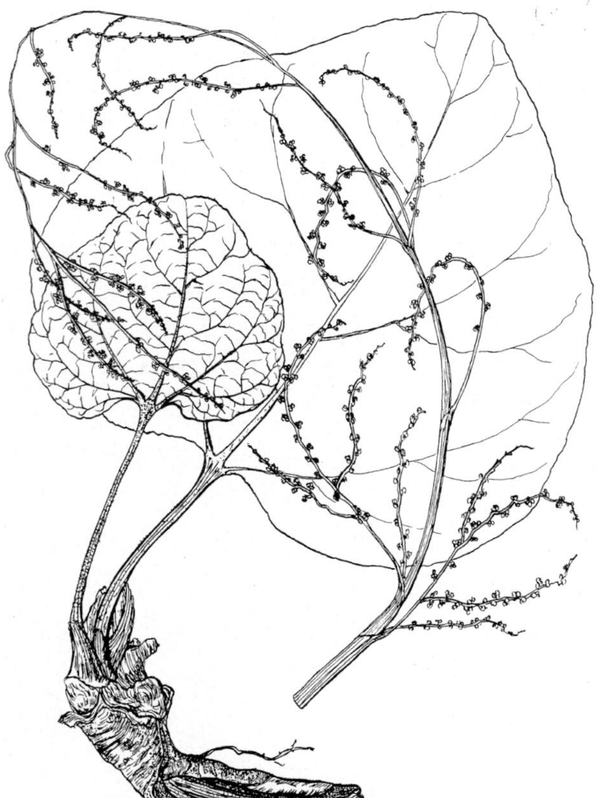

图 13-7 藏边大黄 Rheum australe D. Don 原植物

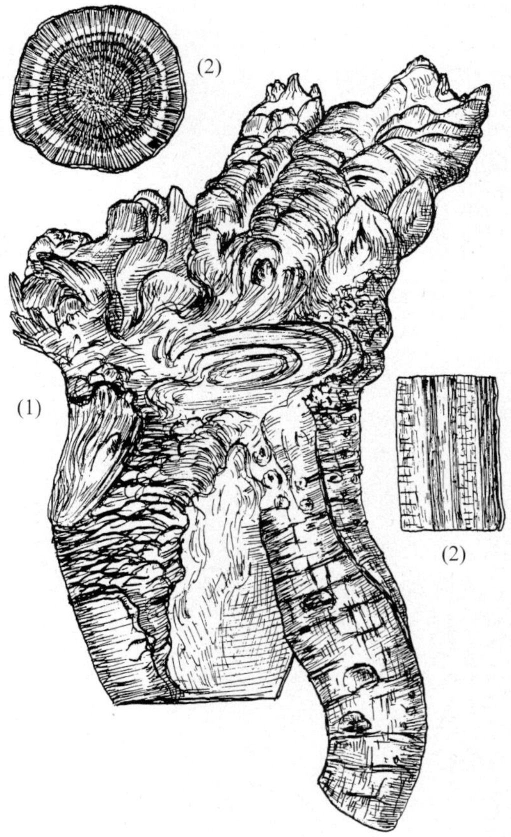

图 13-8 藏边大黄生药（1）及饮片（2）

化学成分：含蒽苷及游离蒽醌衍生物，水溶性总苷约 14.17%，主要包括番泻苷 A，番泻苷 B，大黄酸葡萄糖苷 C。游离蒽醌包括大黄酚 0.98%，大黄素、大黄素甲醚、芦荟大黄素等。鞣质约 18.0%，主要包括前矢车素 B-2，3，3′-二没食子酰，(-) -表儿茶素-3-O-葡萄糖苷，1，6-二没食子酰-2-桂皮酰葡萄糖。二苯乙烯苷 1.49%，主要为 4，3′，5′-三羟基二苯乙烯-4-葡萄糖苷 1.19%。另含异莲花掌苷 1.31%。

讨　论

藏边大黄味苦、甘，性寒。具清热解毒，止血生肌之功效。用于肺热咳嗽，咽喉痛，便血，痈疮肿毒，外伤出血。化学成分分析结果表明：含蒽醌及其单糖苷、水溶性蒽苷、苯丁酮苷、二苯乙烯苷类、鞣质及其有关化合物，它们各自的总量两种大黄有明显差异，藏边大黄含量均高于拉萨大黄［刘凌，尚安明，郑俊华，等．北京医科大学学报，1993，25（5）增刊：40-42］。从泻下、镇痛、抗菌试验也明显反映出藏边大黄有很强的作用［刘兰，张景艳，郑俊华等．北京医科大学学报，1993，25（5）增刊：60-66］，这与它在藏药中被列为上品是有一定关系的［罗达尚，夏光成，刘丽，等，中草药，1985，16（8）：31-33］。至于拉萨大黄的药理作用未见报道，但据所含化学成分推测，其作用强度将明显强于藏边大黄。研究结果还表明：藏边大黄是值得开发的大黄品种，据报道［中国药材公司．中国中药资源志要．北京：科学出版社，1994，231］西北地区已有栽培，这是大黄品种资源的保护和合理利用的一项重要举措。

4. 喜马拉雅大黄　喜岭大黄（拉汉种子植物名称）（图 13-9，彩图 13-18）

Rheum webbianum Royle in Illustr. Himal. 318. t. 78a. 1839；Hook. f. Fl. Brit. Ind. 5：57. 1886；A. Los. in Acta Inst. Bot. Acad. Sci. URSS ser. 1. Fasc. 391. 1936；高作经、诚静容，植物分类学报，13（3）：71，1975；吴征镒主编，西藏植物志，1：599. 图 191，1-3，1983-*R. emodi* Wall.［Cat. 47，n. 1727. 1829 p. p. nom. nud.］ex Meisn. in Wall. Pl. As. Rar. 3：65. 1832. p. p.

高大草本，高 0.5～1.5m，茎粗壮，中空，下部直径约 1.5cm，具细纵棱，光滑或在上部及花序分枝具乳突状，基生叶通常宽大于长，肾状心形或圆心形，长 20～25cm，宽 25～30cm，顶端圆钝或尖，基部阔心形，两侧垂片圆，边缘具弱皱波，基出脉多为 5 条，两侧最下一条的基部之外缘裸露，叶上面绿色，粗糙，下面浅绿色，沿叶脉被乳突状毛或近光滑；叶柄粗壮，短于叶片，被乳突状毛；茎生叶较小，卵形。大型圆锥花序，具 1～2 回分枝，花较小，黄白色，花被片椭圆形；关节位于花梗中下部。果实宽椭圆形或近圆形，长 10～12mm，宽稍小于长或近相等，两端微凹，翅较宽，宽约 3.5mm，纵脉在外缘的 1/3 处。种子窄卵状椭圆形，宽约 4mm。果期 8～9 月。

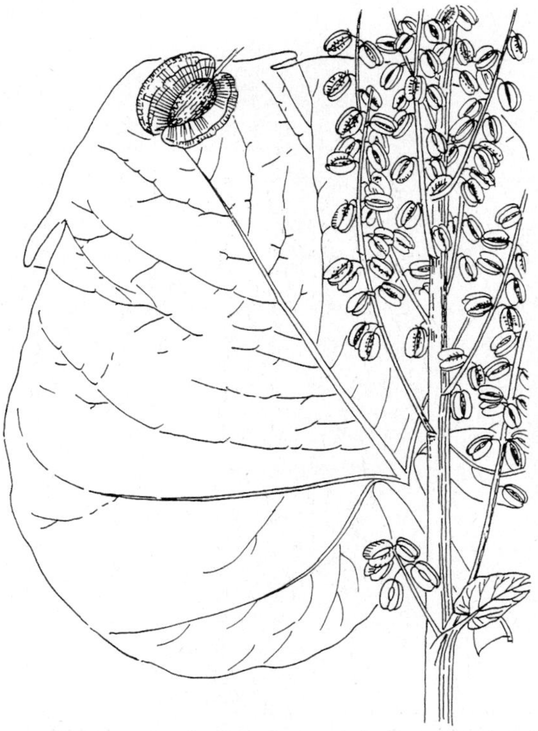

图 13-9　喜马拉雅大黄 Rheum webbianum Royle 原植物

产西藏西部及中部。生于海拔 3 500～4 660m山坡地带。喜马拉雅山南麓各国也有分布。

喜马拉雅大黄生药呈类圆柱形，长 4～5cm，直径 2～3cm。表面灰褐色至黑褐色，粗糙，栓皮易片状剥离，顶端具残留茎基和膜质鳞片状物。断面黄褐色，形成层环明显，皮层颗粒性，木质部纤维状，髓部明显。气微，味苦、涩，嚼之粘牙，唾液染成淡黄色（彩图 13-19）。

讨　论

喜马拉雅大黄在藏药大黄中列为上品，与

《中国药典》（95 版）规定的三种法定大黄并列。藏药大黄上品藏语称“君母扎”，具有泻热毒、腑热、一切热症之毒。治培根病（培根相当中医的“水”、“土”，其作用广泛。“培根”失调可引起脾、胃功能紊乱，肾功能衰退，导致消化系统、神经和关节出现疾病）和赤巴病（相当于中医的“火”、“胆”，但其含义更加广泛。赤巴失调，可引起热性病和胆病）。

5. 河套大黄（图 13-10，彩图 13-20～22）

Rheum hotaoense C. Y. Cheng et T. C. Kao，植物分类学报，13（3）：79. 图版 11，2. 图 1.7-8，1975。

高大草本，高 80～150cm，根状茎及根粗大，棕黄色；茎挺直，节间长，下部直径 1～2cm，光滑无毛，近节处粗糙。基生叶大，叶片卵状心形或宽卵形，上半部之两侧常内凹，长 25～40cm，宽 23～28cm，顶端钝急尖，基部心形，边缘具弱皱波，基出脉多为 5 条，两面光滑无毛，暗绿色或略呈蓝绿色；叶柄半圆柱状，长 17～25cm，无毛或粗糙；茎生叶较小，叶片卵形或卵状三角形；叶柄亦较短；托叶鞘抱茎，长 5～8cm，外侧稍粗糙。大型圆锥花序，具 2 次以上分枝，轴及枝均光滑，仅于近节处具乳突状毛；花较大，花梗细长，长 4～5mm，关节位于中部之下；花被片 6，近等大或外轮 3 片略小，椭圆形，长 2～2.5mm，具细弱稀疏网脉，背面中部浅绿色，边缘白色；雄蕊 9，与花被近等长；子房宽椭圆形，花柱 3，短而平伸，柱头头状。果实圆形或近圆形，直径 7.5～8.5mm，顶端略微凹，稀稍近截形，基部圆或略心形，翅宽 2～2.5mm，纵脉在翅的中间。种子宽卵形。花期 5～7月，果期 7～9 月。

产甘肃、陕西及山西等省。生于海拔1 000～1 800m 山坡或沟中。

河套大黄生药呈圆柱形或半圆柱形，有的扭曲，长 3～8cm，直径 1～3cm。表面黄棕色或红棕色，具扭曲纵皱纹。质坚实，断面淡红棕色或棕黄色。根茎髓部约占 1/3；根形成层环明显，木质部发达，具放射状纹理。气清香，味苦涩，嚼之粘牙，有砂粒感，唾液染成黄色（图 13-11，彩图 13-23）。

化学成分：主要含蒽醌类化合物，鞣质，二苯乙烯类化合物。游离蒽醌类化合物包括大黄素甲醚、大黄酸和大黄素，水溶性蒽苷含量为 4.96%，其中大黄酸葡萄糖苷 D 3.11%，番泻苷 F 0.89%；鞣质 14.5%，主要为前矢车素 B-2,3,3′-二没食子酰；二苯乙烯苷 2.96%，主要为二苯乙烯葡萄糖苷。

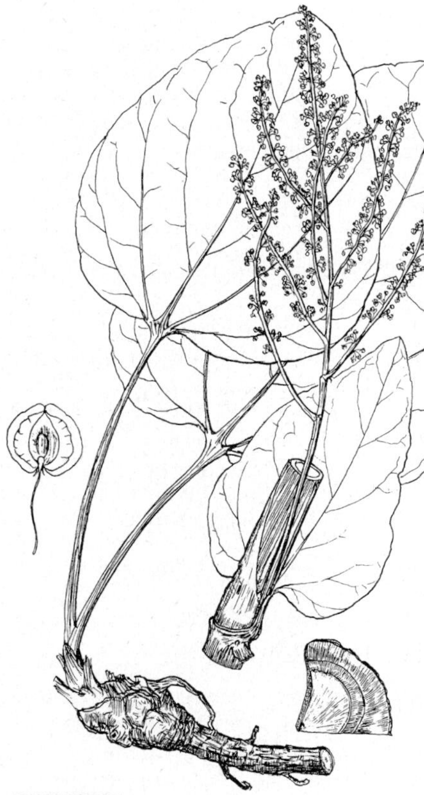

图 13-10 河套大黄 Rheum hotaoense C. Y. Cheng et T. C. Kao 原植物

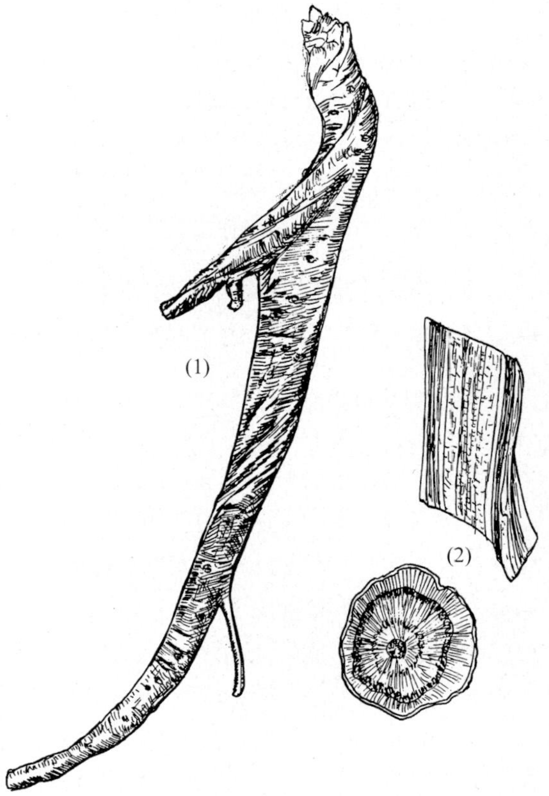

图 13-11 河套大黄生药（1）及饮片（2）

6. 天山大黄（图 13-12，彩图 13-24～27）

Rheum wittrockii Lundstr. in Acta Horti Berg. 5 no. 3 ： 23. 1914；A. Los. in Acta Inst. Bot. Acad. Sci. URSS ser. 1，Fasc. 3 ： 83，1936；高作经、诚静容，植物分类学报，13(3)：72. 图 1，14-15，1975。

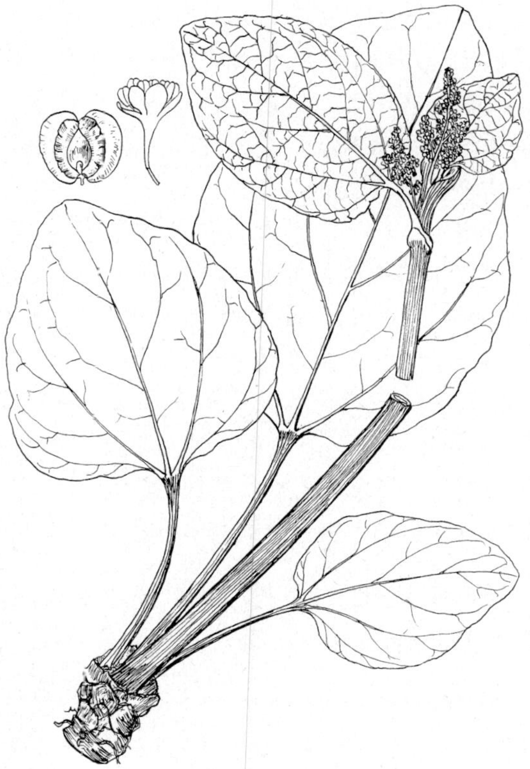

图 13-12　天山大黄 Rheum wittrockii Lundstr. 原植物

高大草本，高 50～100cm，具黑棕色细长根状茎，直径 2～4cm；茎中空，直径约 1cm，具细棱线，光滑或近节部被乳突状短毛。基生叶 2～4 片，叶片卵形到三角状卵形或卵心形，长 15～26cm，宽 10～20cm，顶端钝急尖，基部心形，边缘具弱皱波，基出脉 5～7 条，两侧最外一条在脉基部的外缘裸露，不被叶肉所包围，叶上面光滑无毛，下面被白短毛，多生于叶脉及边缘上；叶柄细，半圆柱状，与叶片近等长，被稀疏乳突状毛或不明显；茎生叶 2～4 片，上部的 1～2 片叶腋具花序分枝，叶片较小，长明显大于宽，叶柄亦较短；托叶鞘长 4～8cm，抱茎，外面被短毛。大型圆锥花序分枝较疏；花小，盘径约 2mm；花梗长约 3mm，关节在中部以下；花被白绿色，外轮 3 片稍小而窄长，内轮 3 片稍大，倒卵圆形或宽椭圆形，长约 1.5mm；雄蕊 9，与花被近等长；花柱 3，横展，柱头大，表面粗糙。果实宽大于长，圆形或矩圆形，长约 12mm，宽约 14.5mm，两端心形到深心形，翅宽，达 4～5mm，幼时红色，纵脉位于翅的中间。种子卵形，宽约 6mm。花期 6～7 月，果期 8～9 月。

产新疆，多分布于天山北麓。生于海拔 1 200～2 600m 山坡草地、林下或沟谷。哈萨克斯坦也有分布。

天山大黄生药根茎呈类圆柱状，长 5～15cm，直径 2.3～5cm。表面深褐色，粗糙，具众多椭圆形突起，栓皮易成片脱离，脱离处棕黄色，具纵皱纹；顶端具残留茎基及膜质鳞片状物。根呈细长圆柱形，长 8～15cm，直径 0.5～1.2cm，弯曲，具纵皱纹。质坚脆，易折断，断面棕黄色至黄白色，具放射状纹理，形成层环明显。有清香气，味苦涩，嚼之粘牙，微有砂粒感，唾液染成黄色（彩图 13-28）。

化学成分：含蒽苷类及游离蒽醌衍生物，水溶性蒽苷含量为 1.19%，主要为番泻苷 A 1.02%。游离蒽醌类衍生物包括大黄酚 0.84%，大黄素甲醚 0.23%，大黄酸 0.11%等。鞣质约 5.35%，主要为前矢车素 B-2，3，3′-二没食子酰 3.52%。二苯乙烯苷 2.73%，主要为 3，4，3′，5′-四羟基二苯乙烯-3-葡萄糖苷。此外尚含异莲花掌苷 0.36%。

讨　论

如果将两种大黄所含化学成分作个比较，河套大黄和天山大黄所含各类成分（%）分别为蒽醌及其单糖苷类 0.99 和 1.42；水溶性蒽苷类 4.96 和 1.19；二苯乙烯苷类 2.96 和 2.73；河套大黄不含苯丁酮苷类而天山大黄含 0.36；河套大黄含鞣质及其有关化合物比天山大黄多出近 3 倍（14.5 和 5.35），因此，可以推测两种大黄具有近似的生物活性。天山大黄又称新疆大黄，当地有作大黄药用。因为这两种大黄的泻下作用很弱，不宜作正品大黄药用，但应根据其所含化学成分，研究它们的药理作用及临床应用，以进一步开发利用天然药物资源。

7. 丽江大黄　黑七、雪三七（云南种子植物名录）（图 13-13，彩图 13-29～32）

Rheum likiangense G. Sam. in Svensk Bot. Tidskr. 30 ： 720. 1936；高作经、诚静容，植物分类学报，13（3）：72. 图 1. 9-10，1975；吴征镒主

编，西藏植物志，1：598. 1983；横断山区维管植物，上册：352.1993。

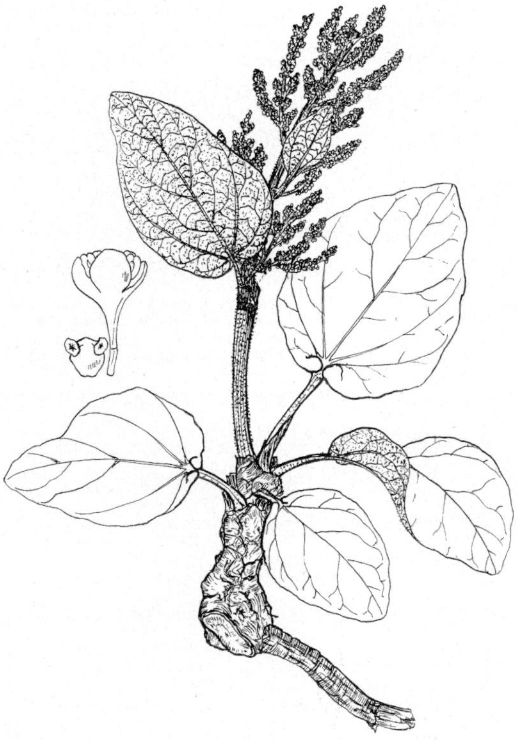

图 13-13　丽江大黄 Rheum likiangense G. Sam. 原植物

中型草本，高 40～70（90）cm，茎基部直径 7～12mm，密被白色硬毛，近节处尤密，果时常渐稀疏或近无毛。基生叶 2～4 片，近革质，叶片宽阔，宽卵形、卵圆形或几近圆形，较少为卵形，长 8～16cm，宽 8～14cm，顶端钝圆或钝急尖，基部心形到浅心形，全缘，基出脉 5～7 条，粗壮，于叶下面强烈凸起，叶上面光滑无毛或仅在脉上具粗糙短毛，下面常暗紫色，密被白色粗毛；叶柄扁半圆柱状，粗壮，短于叶片，长 2.5～8cm，被短粗毛；茎生叶通常 1～3 片，一般只最下部的一片腋部不具花序枝，叶片卵形较窄而小。圆锥花序，分枝 1～2 次，被白色粗毛，花数朵簇生，苞片窄长条形，长 3～5mm，干后近膜质；花被片白绿色，外轮 3 片略窄小，宽椭圆形，内轮 3 片较宽大，近圆形或极宽椭圆形，直径 2～2.2mm；雄蕊 9，与花被近等长；子房菱状圆形，花柱细，横展，柱头扁盘状，顶端有凸起；花梗细长，长 2.5～3mm，关节位于中部之下。果实卵形或卵圆形，长 8.5～9mm，宽 7～7.5mm，翅宽约 2mm，纵脉在翅的中部，顶端略圆形，基部浅心形。种子卵形，宽约 3mm。花期近 7 月，果期 8～9 月。

产西藏最东部，四川西部及云南西北部。生于海拔 2 500～4 000m 高山林下或灌丛草甸。

本种在叶片的宽窄、毛被的疏密，以及植株的高矮等方面，常有一定的变化幅度。

丽江大黄生药呈类圆柱形，长 4～11cm，直径 1.2～2.5cm。表面灰褐色至棕褐色，粗糙，可见点状突起及须根痕，顶端具残留茎基及膜质鳞片状物。质坚脆，易折断，断面棕黄色，颗粒状，形成层环明显，木质部发达；髓部明显。微具清香气，味微苦涩，嚼之粘牙，有砂粒感，唾液染成淡黄色（彩图 13-33）。

化学成分：含蒽醌及其单糖苷总量约 2.52%，水溶性蒽苷总量约 3.34%，二苯乙烯苷类总量约 0.084%，鞣质及有关化合物总量约 0.42%，不含苯丁酮苷类。

丽江大黄在藏药大黄中列为中品，称“曲什扎”，又叫亚大黄、中大黄。其功效比“君母扎”稍逊。应进一步深入化学、药理的研究，为临床应用提供理论基础，也为民族药的研究奠定基础。

8. 牛尾七　小黄（云南种子植物名录）

（图 13-14，彩图 13-34、35）

Rheum forrestii Diels in Not. Bot. Gard. Edinb. 5：262. 1912；G. Sam. in Hand.-Mazz. Symb. Sin. 7：170，1929 et in Svensk Bot. Tidskr. 30：720，1936；高作经、诚静容，植物分类学报，13（3）：72. 图 1.11-13，1975。

草本，高 60～80cm，根较粗壮，直径 3～4cm，内部土黄色；茎直立，中空，基部直径 0.8～1.4cm，下部无毛，上部及花序分枝具黄白色短毛，在节部较密。基生叶 3～5 片，叶片宽卵形或卵圆形，长 12～30cm，宽 10～28cm，顶端圆阔，基部心形，全缘，具不明显皱波，基出脉 5～9 条，在叶下面明显凸出，通常两面浅绿色，叶上面具稀疏短毛，多生于叶脉处，或逐渐光滑无毛，下面密被黄白色硬毛；叶柄半圆柱状，约为叶片的 1/2 到近等长，被极短硬毛；茎生叶 1～2 片，叶片较小，卵形或长卵形，叶柄较短；托叶鞘短而不完整，干后膜质。圆锥花序窄尖塔形，自中部以上分枝，花密集簇生，花蕾倒卵形，黄绿色；花梗细长，长 2～3mm，关节位于中下部；花被不开展，花被片宽披针形，外轮 3 片稍小，长 1.8mm，宽不及 1mm，内轮 3

片较大，长约 2mm，宽约 1mm，每片中央有一条深绿色纵脉，并略隆起；雄蕊 8～9，短于花被，花丝锥状，长约 1mm，基部外侧与花盘略贴连，花药椭圆形，长约 1mm，淡紫红色，在背面中部成椭圆形瘤状凸起；子房略近倒卵形，花柱棒状，向下反曲，柱头稍增大。果实极宽椭圆形或近圆形，长 9～10mm，宽 8～9.5mm，顶端圆，基部圆心形，翅很窄，宽约 1.5mm 或稍强，棕色，较厚不成膜质，纵脉在翅的中部。种子宽卵状椭圆形，宽达 6～7mm，黄棕色。花期 6～7 月，果期 8～9 月。

产云南西北部。多生于海拔 3000m 左右的山坡或草丛中。

牛尾七生药常纵切呈细长半圆柱形，长 15～30cm，直径 0.5～1.5cm，表面黑褐色，粗糙，具直径为 2～3mm 的类圆形支根痕和多数点状突起，栓皮易成片状剥落；有的顶端具残留茎基及膜质鳞片状物。质坚脆，易折断，断面不平坦，淡红棕色至棕黄色，形成层环不明显。无清香气，味苦涩，嚼之粘牙，有砂粒感，唾液染成淡黄色（图 13-15，彩图 13-36）。

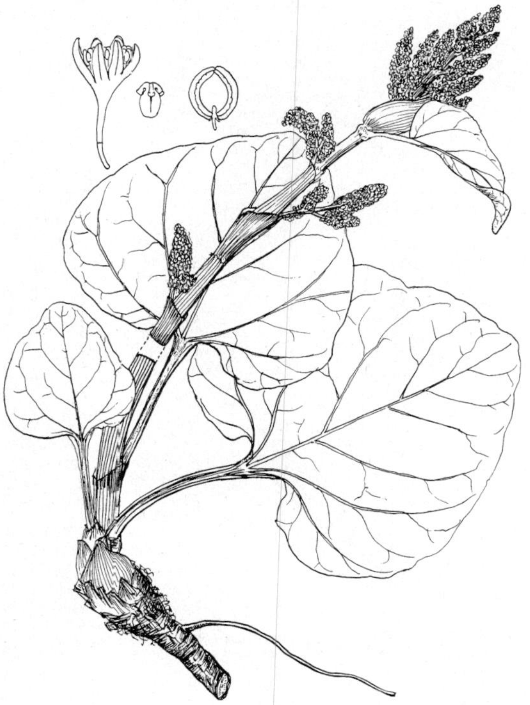

图 13-14　牛尾七 Rheum forrestii Diels 原植物

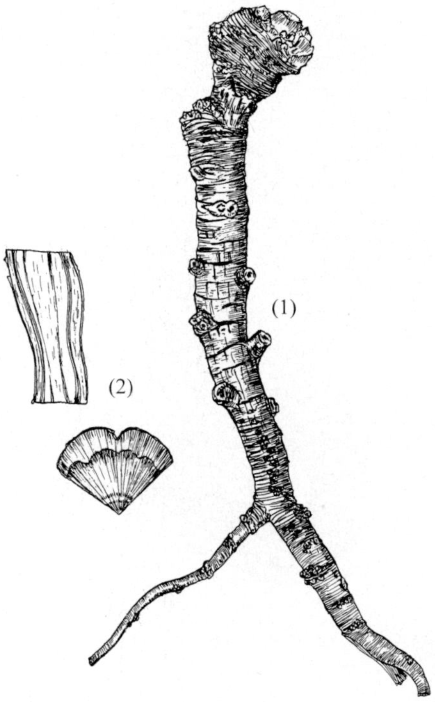

图 13-15　牛尾七生药（1）及饮片（2）

化学成分：含蒽苷及游离蒽醌类化合物，蒽苷主要有芦荟大黄素-8-葡萄糖苷 5.14%，番泻苷 A 2.85、E 0.22%、F 0.44%；大黄酸葡萄糖苷 A 0.03%、B 0.01%、C 0.27%、D 0.05%；游离蒽醌包括大黄酸、大黄素甲醚。鞣质 4.37%，包括前矢车素 B-3，1，2，6-O-没食子酰葡萄糖，没食子酸，前矢车素 B-1 等。另含异莲花掌苷 0.03%及二苯乙烯苷类化合物 0.16%。

9. 卵叶大黄（图 13-16，彩图 13-37～40）

Rheum ovatum C. Y. Cheng et T. C. Kao，高作经、诚静容，植物分类学报，13（3）：80. 图版 11，3. 图 1，20-22，1975。

茎直立，高 50～90cm，直径约达 1cm，无毛，通常红紫色。根出叶 2～4 片，一般具 1 片腋部无花枝的茎生叶及 2～3 片有花枝的叶。叶片半革质，卵形到略近长卵形，长 13～20cm，宽 7.5～13.5cm，先端钝到圆钝，基部近圆形到浅心形，全缘或具不明显弱波，掌-羽状脉，基出脉 5 条，叶面的叶脉部分具稀疏极短的白色软骨质毛，果期更稀，叶背被白色软骨质短毛；叶柄半圆柱状，长 3～8cm，径 5～8mm，表面粗糙或被极短硬毛。托叶鞘短，长 3～10mm，膜质，抱茎，果期边缘不整齐；茎生叶及苞叶渐小。圆锥花序，只下部为 2 回分枝，而上部为 1 次分枝；花小，紫红色，小花梗丝状，长 2.5～3mm，关节位于基部，外轮 3 片花被较小，略呈龙骨状，卵状椭圆形，长 1～1.3mm，内轮 3 片宽大，极宽椭圆形，长 1.5～2mm，宽约 1.5mm；雄蕊 9，与花被约等长；子房短宽，花柱短，反曲，柱头如意状。果实宽卵圆形到近圆形，长 8～9mm，宽稍小于长或几近相等，顶端圆或微凹，基部心形，翅宽 1.5～2mm，脉在中部偏外。种子宽卵形，宽 4～4.5mm。

产青海、西藏。

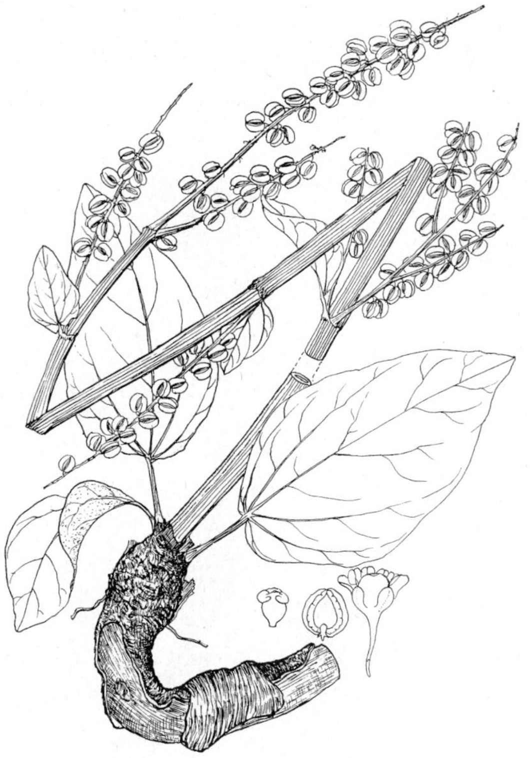

图 13-16　卵叶大黄 Rheum ovatum C. Y. Cheng et T. C. Kao 原植物

卵叶大黄生药多为纵切的长条状，上粗下细，弯曲，有的具分枝，长 10～19cm。表面土黄色，粗糙，具粗横皱纹，顶端具多个残留茎基和众多膜质鳞片状物。质脆，易折断，断面颗粒状，形成层环明显，木质部较大，具放射状纹理。有清香气，味苦、微涩，嚼之粘牙，微有砂粒感，唾液染成黄棕色（图 13-17，彩图 13-41、42）。

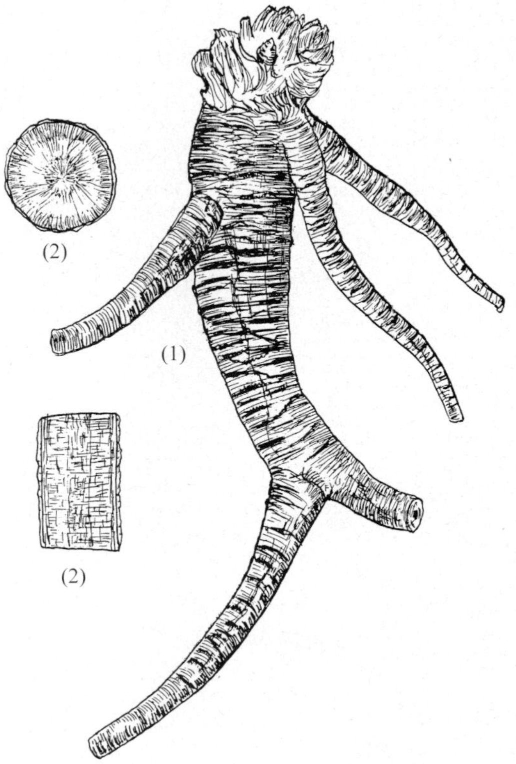

图 13-17　卵叶大黄生药（1）及饮片（2）

化学成分：含蒽苷及游离蒽醌类化合物，水溶性蒽苷类的总量约 0.88%，鞣质约 7.22%。另含二苯乙烯苷类化合物。

卵叶大黄在藏药大黄中列为中品；分布于新疆，根及根茎具有泻实热，通大便，破积，行瘀，消肿的功效。

化学成分的分析结果表明，含有蒽苷类，具有泻下作用。另据报道：尚具有镇痛和抗菌作用及清除羟自由基活性。作者将做进一步研究，为开发利用天然药物资源，提供更多的科学资料。

10. 拉萨大黄（图 13-18　彩图 13-43、44）

Rheum lhasaense A. J. Li et P. K. Hsiao，吴征镒主编，西藏植物志，1：598. t. 192：1-3，1983。

中型草本，高 30～70cm，根部直径 2～3cm，折断面粉白色；茎除节部具短粗毛外通常光滑，下部直径 7～10mm。基生叶长三角形或三角状卵形，较少为窄卵形，长 8～20cm，宽 6～13cm，先端短渐尖，基部浅心形或稍平截，边缘具极弱皱波，基出脉多为 5，叶面常无毛，叶背被短硬毛；叶柄半圆柱状，长 3～7cm，被乳突；茎生叶 1～2 片，通常下部一片腋部具花序分枝，叶片小，柄极短；托叶鞘较短，膜质。窄圆锥花序分枝稀疏，只下部具二次分枝，苞片极短小；花被片宽卵形，淡绿色，边缘紫色；雄蕊 9，花药紫色；花梗长 2.5～3mm，关节位于中下部。果实近圆形或卵圆形，直径约 8～9mm 或长稍大于宽，翅窄，宽约 1.5～2mm，纵脉在翅的中部偏外。种子较大，近圆形或卵圆形，径约 5mm。花期 7～8 月，果期 9～10 月。

产西藏中部偏东。生于海拔 4 200～4 600m 山坡草地。

拉萨大黄生药呈类圆柱形或类圆锥形，长 7～15cm，直径 2～4cm。表面灰褐色或黑褐色，栓皮皱缩，具点状须根痕及皮孔样突起；根茎顶端常膨大，具多数茎基痕和膜质鳞片状物。质坚硬，横切面浅棕红色至棕红色，形成层环明显，木质部发达。气微香，味苦、涩，嚼之粘牙，砂粒感不明显，唾液不染成黄色（图 13-19，彩图 13-45）

化学成分：含蒽苷及游离蒽醌类衍生物，包括大黄素 0.04%、大黄素甲醚 0.04%、番泻苷 E 0.41%、大黄酸葡萄糖苷等。鞣质约 14.0%，主要包括（-）-表儿茶素-3-O-葡萄糖苷，1，6-二没食子酰-2-桂皮酰葡萄糖，前矢车素 B-2，3，3′-二没食子酰等，另含异莲花掌苷 0.56%及二苯乙烯类化合物 0.73%。

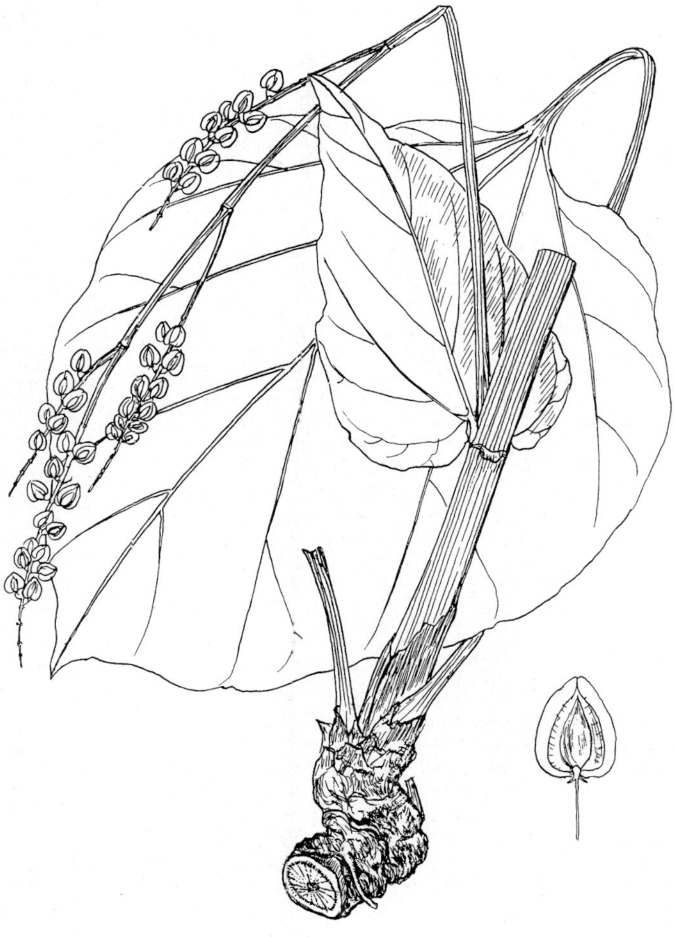

图 13-18　拉萨大黄 Rheum lhasaense. A. J. Li et P. K. Hsiao 原植物

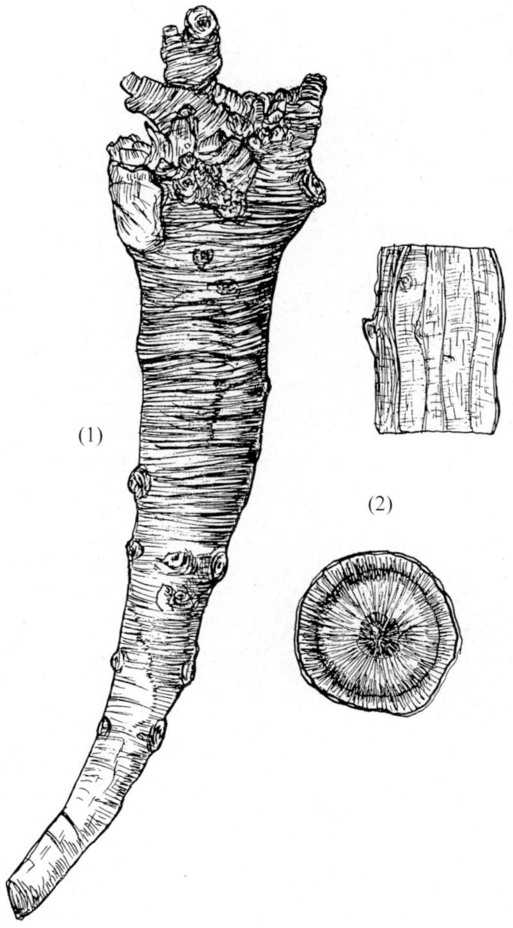

图 13-19　拉萨大黄生药（1）及饮片（2）

11. 密序大黄（图 13-20，彩图 13-46～48）

Rheum compactum L. Sp. Pl. ed. 2：531. 1762; Meisn. in DC. Prodr. 14（1）：34. 1856；A. Los. in Acta Inst. Bot. Acad. Sci. URSS ser. 1，Fasc. 3，86. 1936 et in Fl. URSS 5：415. 1936；高作经、诚静容，植物分类学报，13（3）：72. 图 19，1975. －*R. nutans* Pall. Fl. Ross. 1，2. 1788 index 2.

高大草本，高达 1m 或稍高；根状茎及根粗壮，暗褐色；茎直立，中空，光滑无毛。基生叶较大，叶片卵状心形，稀宽卵圆形，直径 20～30cm，有时长稍大于宽，上部略渐窄，顶端钝，基部心形，全缘，近无波，基出脉 5～7 条，7 条时最下面两条不发达，叶上面光滑无毛，下面具粗糙短毛；叶柄半圆柱状，短于叶片或近等长，下面粗糙；茎生叶较小，柄亦较短；托叶鞘短，无毛或略粗糙。大圆锥花序，分枝较密而开展，果时聚拢；花数朵簇生，黄白色；花梗细长，关节位于下部；花被片椭圆形，内外轮约等大，长约 2mm。果实宽椭圆形到矩圆状椭圆形，长 12mm，宽 11mm，两端均心形，翅稍窄于种子，宽约 3mm，纵脉位于翅的中间部分。种子卵形到宽卵形，暗褐色。果期 8 月。

产新疆北部。生于海拔 2 000m 左右山坡地带。蒙古、哈萨克斯坦、俄罗斯（西伯利亚、远东）也有分布。

密序大黄生药呈类圆柱形，稍弯曲，长 10～25cm，直径约 4cm。表面黑褐色或深棕色，栓皮多皱缩。质坚硬，不易折断，横切面形成层明显，深棕色，木质部发达，棕黄色。气微香，味苦、微涩，嚼之粘牙，砂粒感，唾液染成浅黄色（彩图 13-49）。

化学成分：含蒽醌及其单糖苷总量约 0.95%，水溶性蒽苷类总量约 9.46%，苯丁酮苷类约 0.01%，二苯乙烯苷类约 0.36%，鞣质及有关化合物约 1.3%。

密序大黄的根及根茎具有泻实热，通大便，破积行瘀，消肿之功效，与阿尔泰大黄相似（中国药材公司编著．中国中药资源志要．第一版．北京：科学出版社，1994，231）。

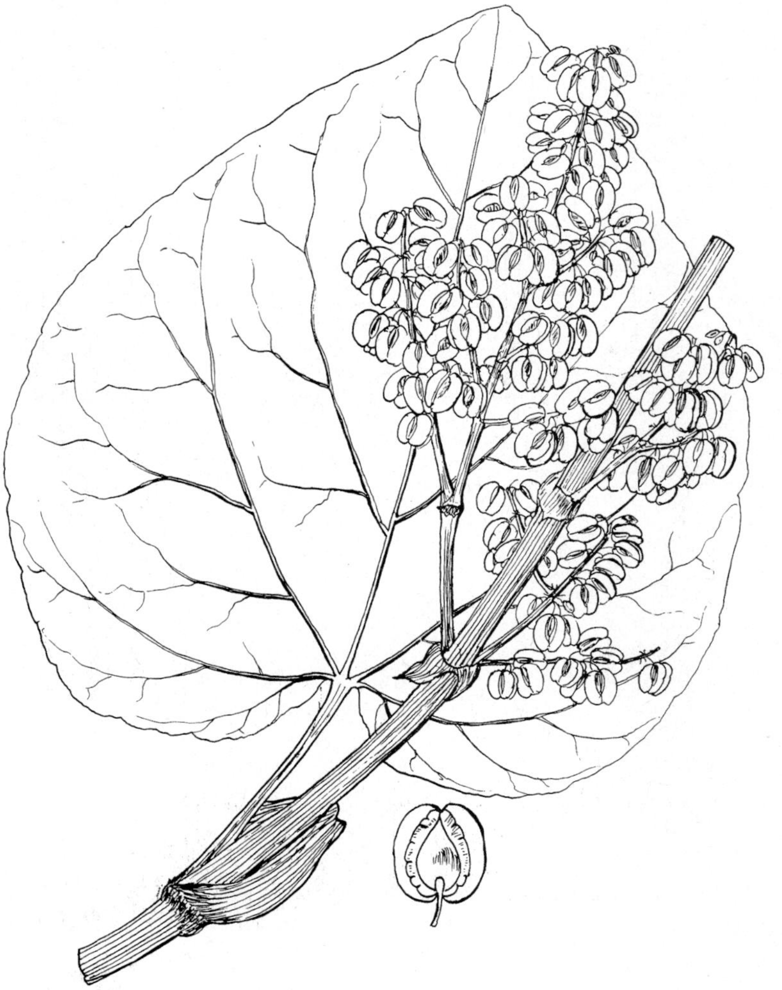

图 13-20　密序大黄 Rheum compactum L. 原植物

12. 阿尔泰大黄（图 13-21，彩图 13-50、51）

Rheum altaicum A. Los. in Acta Inst. Bot. Acad. Sci. URSS ser. 1. Fasc. 3：87. 1936 et in Fl. URSS 5：485. 1936；高作经、诚静容，植物分类学报，13（3）：72. 图 1，16，1975。

高大草本，高 50～100cm，茎直立中空，下部直径 1～1.5cm，具细棱线，无毛。基生叶少，叶片卵状心形或三角状卵形，长 15～30cm，宽 13～22cm，上部渐窄，顶端钝，基部心形，边缘具弱或极弱皱波，叶上面光滑无毛，下面具乳突毛或短毛；叶柄细，半圆柱状，与叶片近等长，有时稍短或稍长，光滑无毛；茎生叶 1～3 片，叶片较小，有时长宽近相等；叶柄较短到极短；托叶鞘抱茎，长 3～6cm，棕褐色，外面被极短毛。大型圆锥花序窄卵形，花 4～7 朵簇生，黄白色，花小；花被片矩圆形或矩圆状窄椭圆形，外轮 3 片较小，内轮 3 片较大，长 1.5mm 或稍长，宽约 1mm；雄蕊与花被近等长；花梗细，关节在中部之下。果实较小，矩圆状宽椭圆形，长 5.5～7.5mm，宽 4.5～6mm，两端圆阔，有时顶部微内凹，翅窄，宽 1～1.5mm，纵脉约位于翅的中间。种子宽卵形，黑褐色。果期 7～8 月。

产新疆最北部，阿尔泰山脉一带。生于海拔 1 900～2 400m 林缘或峡谷石缝，较稀见。蒙古西部及与俄罗斯交界一带也有分布。

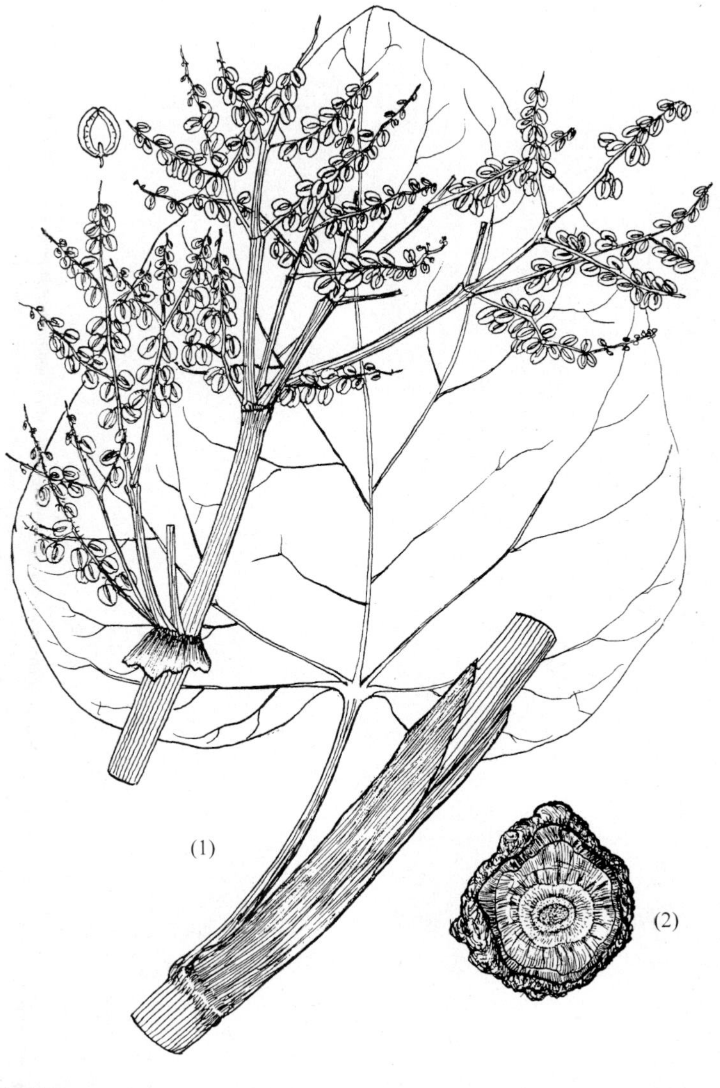

图 13-21　阿尔泰大黄 Rheum altaicum A. Los. 原植物（1）及生药饮片（2）

阿尔泰大黄生药呈类圆柱形，长 10～15cm，直径 1～2.5cm，表面棕褐色至黑褐色，粗糙，易成片状剥离，具纵缩，顶端具残留茎基及膜质鳞片状物。质坚实，断面棕黄色或黄白色，形成层环明显，木质部发达，具放射状纹理，髓部明显。有清香气，味苦涩，嚼之粘牙，砂粒感不明显，唾液染成淡黄色（彩图 13-52）。

化学成分：含蒽醌及其单糖苷总量约 6.2%，水溶性蒽苷总量约 1.6%，含二苯乙烯苷类总量约 1.3%，鞣质及其有关化合物总量约 7.9%。

13. 光茎大黄（图 13-22，彩图 13-53）

Rheum glabricaule G. Sam. in Svensk Bot. Tidskr. 30：714. 1936；高作经、诚静容，植物分类学报，13（3）：72. 图 2，17-18，1975。

13a. 光茎大黄（原变型）

Rheum glabricaule G. Sam. f. **glabricaule**

植株高约 1m。茎光滑无毛，基部直径约 8mm。茎生叶 1～2 片，或无，基生叶大，叶片心状卵形，长 11～25cm，宽 10～17cm，先端渐尖，全缘，叶上面光滑无毛，下面特别在脉上具短毛；叶柄较叶片长，光滑无毛；茎生叶较小，

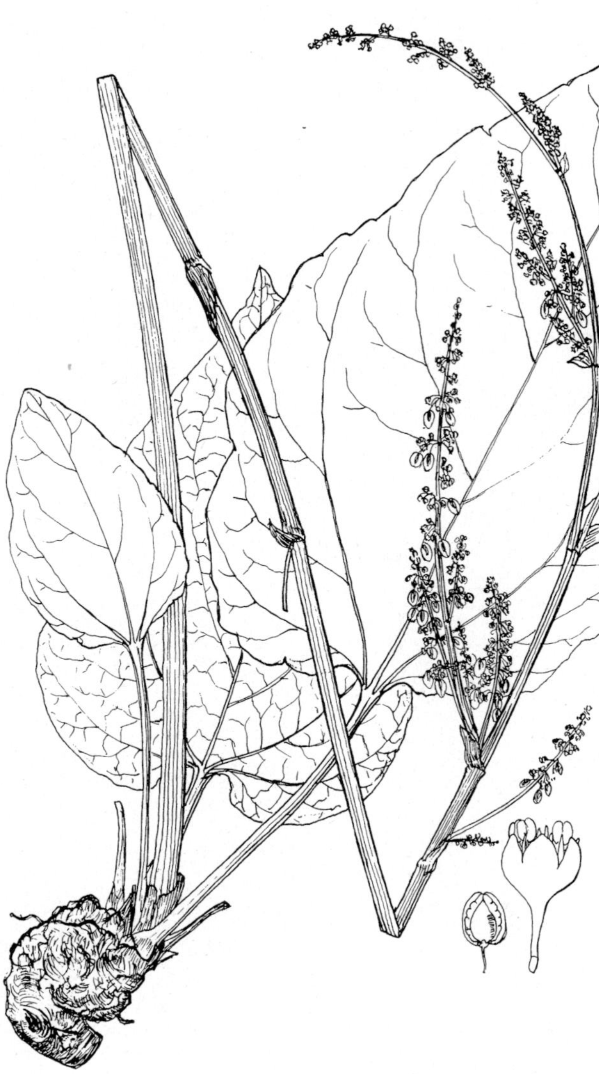

图 13-22　光茎大黄 Rheum glabricaule G. Sam. 原植物

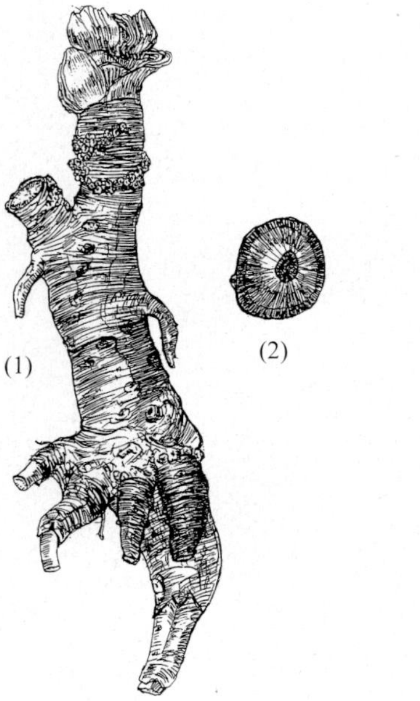

图 13-23　光茎大黄生药（1）及饮片（2）

叶柄短。圆锥花序较窄，分枝直，呈疏总状，光滑无毛；花梗丝状，长约 2mm，关节在下部；花被片近等大，卵形，长 1.5～2mm，背面淡绿色，顶部及边缘紫色；花药圆卵状，紫色。果实长方卵形，长 5～8mm，紫红色，纵脉在翅的中部偏外侧。

产甘肃。

光茎大黄生药呈圆柱形或不规则团块状，长 5～9cm，直径 2～4cm。表面褐色至灰褐色，粗糙，有众多横皱纹，可见支根痕及多数黄白色须根。栓皮易成片状剥离，栓皮脱落处呈棕色。质坚实，断面颗粒性，皮部棕色，形成层明显，木质部发达，颜色较浅，可见放射状纹理，髓部暗棕色。无清香气、味微苦涩，嚼之粘牙，有砂粒感，唾液不染成黄色（图 13-23，彩图 13-54）。

化学成分：含蒽苷及游离蒽醌化合物芦荟大黄素 0.01%、大黄酸 0.043%、大黄素 0.02%、大黄酚 0.076%、大黄素甲醚 0.058%。水溶性蒽苷约 0.2%。鞣质约 3.09%，主要为 1-没食子酰-2-桂皮酰葡萄糖 1.33%。另含二苯乙烯苷类，主要为 3,4，3′，5′-四羟基二苯乙烯-3-葡萄糖苷 2.5%。

13b. 短裂光茎大黄（变型）（图 13-24，彩图 13-55）

Rheum glabricaule G. Sam. f. **brevilobatum** G. Sam. in Sevensk Bot. Tidskr. 30：715. T. 10. f. 2. n-0. 1936。

本变型与原变型的区别在于其叶的上部有弯曲的浅裂或疏锯齿。

本变型的分布与原变型一致。标本采自甘肃卓尼，1991. 7. 尚安明、薛峰。

短裂光茎大黄生药为横切或纵切的块片，外皮灰褐色或暗褐色，粗糙，易成片状剥离。横切片为不规则圆形，直径 2.5～3.5cm，厚约 2cm，切面红棕色，形成层环明显，具放射状纹理，髓部明显，黑褐色，有时中空。纵切片不规则长方形，弯曲，长 4～4.5cm。质坚实，无清香气，味苦涩，嚼之微粘牙，有砂粒感，唾液不染成黄色（图 13-25，彩图 13-56）。

化学成分：含蒽醌类化合物、二苯乙烯类化合物和鞣质。蒽醌类化合物包括大黄酸 0.02%、大黄素 0.015%、芦荟大黄素-8-葡萄糖苷 0.09%、番泻苷 F 0.015%等。未检出大黄酚、大黄素甲醚。二苯乙烯类化合物主要为 3，4，3′，5′-四羟基二苯乙烯-3-葡萄糖苷 0.70%。鞣质约 22.3%，主要包括前矢车素 B_3 0.91%，(-) -表儿茶表-3-O-葡萄糖苷 3.94%，1，6-二没食子酰-2-桂皮酰葡萄糖 2.48%，1，2，6-O-没食子酰葡萄糖 2.77%，前矢车素 B-1 3-没食子酰 1.68%和 (-) -表儿茶素 1.15%等。

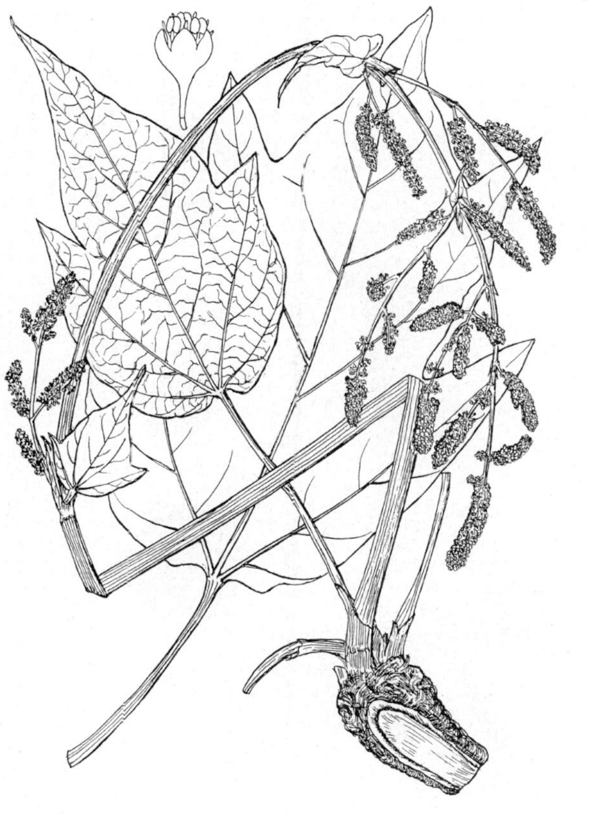

图 13-24　短裂光茎大黄 Rheum glabricaule G. Sam. f. brevilobatum G. Sam. 原植物

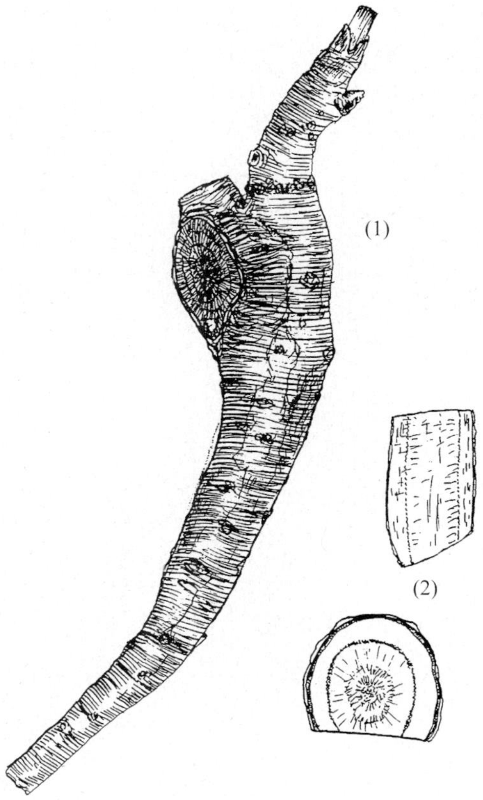

图 13-25　短裂光茎大黄生药（1）及饮片

讨　论

光茎大黄及其变型短裂光茎大黄在植物形态的区别，仅在叶缘；前者通常无短小尖齿状裂，而后者一定有数个短小尖齿状裂。在生药性状方面，二者很相似。但它们在化学成分上却有区别：光茎大黄含有 5 种游离蒽醌；而短裂光茎大黄未检出大黄酚和大黄素甲醚。这两种大黄均不含大黄酸葡萄糖苷 B、C、D；仅光茎大黄含少量大黄酸葡萄糖苷 A。这两种大黄在甘肃民间供药用，具有清热泻火、凉血止血等作用，并认为其泻下作用与掌叶大黄近似［沈世林．中草药，1998，29（10）：700-702］。从化学成分看，它们含有一般大黄所含的化学成分，因此，可以推测它们也具有大黄的药用价值，尚有待进一步研究。

第二节　掌叶组大黄

组 2. 掌叶组　Sect. Palmata A. Los. in Acta Inst. Bot. Acad. Sci. URSS ser. 1. Fasc. 3：73，1936。

高大草本，高 0.5～2m。茎生叶片掌状浅裂、深裂到细条裂；叶柄粗壮，圆柱状。大型圆锥花序具多次分枝。果实多长方形或长方椭圆形，翅窄，纵脉靠近翅的边缘。

约 5 种，我国 5 种，2 变种。

模式种：Rheum palmatum L.

14. 秦岭大黄（图 13-26，彩图 13-57）

Rheum qinlingense Y. K. Yang，D. K. Zhang et J. K. Wu，西北植物学报，12（4）：309，1992。

多年生高大草本，高 150～200cm。根肥厚，不分枝。茎直立，粗壮，被白色细柔毛。基生叶卵形、卵状椭圆形或近圆形，长 12～30cm，宽 15～40cm，全缘，浅裂或掌状深裂，裂片边缘常具粗疏锯齿，先端钝，基部心形，叶脉基出，5 条，被稀疏的短柔毛和小乳突；叶柄长 20cm，近圆柱状，被短柔毛。茎生叶椭圆形或长方形，长 10～35cm，宽 7～30cm；叶柄长 5～15cm。托叶鞘膜质，栗色，宿存。花序圆锥状，顶生，被细柔毛；苞片披针形或钻形；花密集，花梗纤细，下部具关节；花被片 6，卵形，排列为 2 轮；雄蕊稍短于花被；子房卵形。瘦果三棱状。具翅，基部心形。

分布于秦岭南北坡。

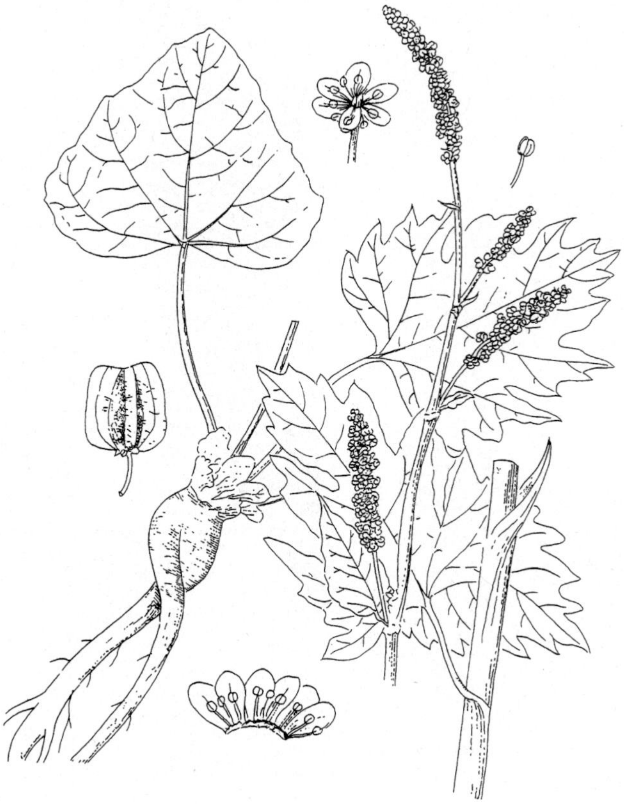

图 13-26　秦岭大黄 Rheum qinlingense Y. K. Yang, D. K. Zhang et J. K. Wu 原植物

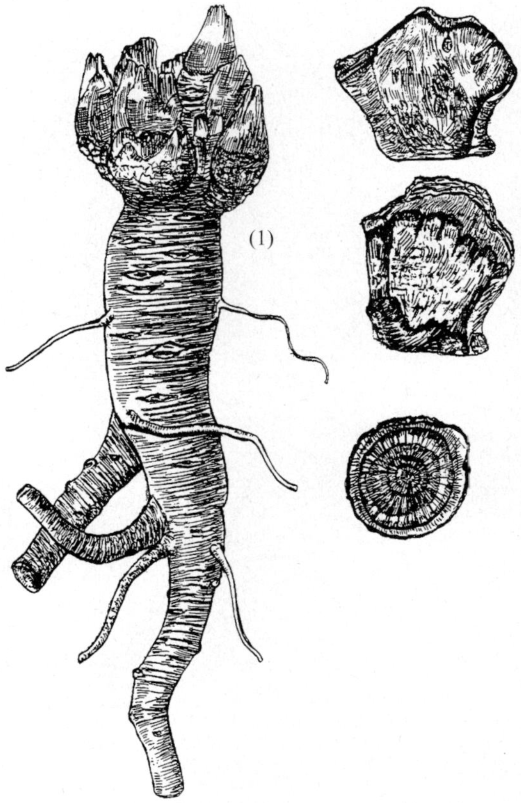

图 13-27　秦岭大黄生药（1）及饮片（2）

秦岭大黄生药根茎呈类圆柱形、类圆锥形或卵圆形，长 3～20cm，直径 3～10cm。表面棕褐色，具粗皱纹，去外皮后呈黄棕色。质坚实，横断面呈黄棕色，显颗粒性，皮部狭窄，具暗棕色形成层环纹，可见棕红色放射状射线。髓部发达，有星点排列。根呈圆柱形，大小不等，表面棕褐色，质脆易折断，断面黄色至橙红色。气清香味苦而微涩，嚼之有砂粒感，唾液染成黄色（图 13-27，彩图 13-58）。

化学成分：含蒽苷及游离蒽醌衍生物，水溶性蒽苷约 3.75%，鞣质 2.82%，另含二苯乙烯苷 0.022%和苯丁酮苷类化合物 0.33%。

15. 药用大黄（图 13-28，彩图 13-59）

Rheum officinale Baill. in Adanson. 10：246. 1871；Hook. f. in Curtis's Bot. Mag. 100：t. 6135. 1874；Kung in Fl. Ill. Nord. Chine 5：11. 1936；A. Los. in Acta Inst. Bot. Acad. Sci. URSS ser. 1. Fasc. 3：78. 1936；G. Sam. in Svensk Bot. Tidskr. 30：713，1936；中国科学院西北植物研究所，秦岭植物志，Ⅰ卷，第二册，139，1974；高作经、诚静容，植物分类学报，13(3)：73. 图 2，1-3，1975。

高大草本，高 1.5～2m。根及根状茎粗壮，内部黄色。茎粗壮，基部直径 2～4cm，中空，具细沟棱，被白色短毛，上部及节部较密。基生叶大型，叶片近圆形，稀极宽卵圆形，直径 30～50cm，或长稍大于宽，先端近急尖，基部近心形，掌状浅裂，裂片大齿状三角形；基出脉 5～7 条；叶面光滑无毛，偶在脉上有疏短毛，下面具淡棕色短毛；叶柄粗圆柱状，与叶片等长或稍短，具楞棱，被短毛；茎生叶向上逐渐变小，上部叶腋具花序分枝；托叶鞘宽大，长可达 15cm，初时抱茎，后开裂，内面光滑无毛，外面密被短毛。大型圆锥花序，分枝开展，花 4～10 朵成簇互生，绿色到黄白色；花梗细长，长 3～3.5mm，关节在中下部；花被片 6，内外轮近等大，椭圆形或稍窄椭圆形，长 2～2.5mm，宽 1.2～1.5mm，边缘稍不整齐；雄蕊 9，不外露；花盘薄，瓣状；子房卵状或卵圆状，花柱反曲，柱头圆头状。果实长方椭圆形，长 8～10mm，宽 7～9mm，顶端圆，中央微下凹，基部浅心形，翅宽约 3mm，纵脉靠近翅的边缘。种子宽卵形。花期 5～6 月，果期 8～9 月。

产陕西、四川、湖北、贵州、云南等省及河南西南部与湖北交界处。生于海拔 1 200～4 000m山沟或林下。多有栽培。

本种粗大的根状茎及根供药用。

药用大黄 Rhizoma et Radix Rhei Officinalis 生药多呈类圆形横切片，也有类长方形的纵切片。横切片直径 4.5～7～9cm，厚 0.5～1.5～3cm。纵切片长径 8～9～11cm，短径 4～7cm，厚 1～1.5～2cm。未去栓皮。表面暗棕色至黑棕色，凹凸不平，多有横纹。圆形片的断面上可见髓部宽广而下凹，常见星点凸起排列成环。气极微。质地较轻。折断面棕黄色或带灰白色。在 365nm 和 254nm 波长的紫外灯下均显棕红色荧光（图 13-29，彩图 13-60）。

化学成分：含蒽醌及其单糖苷类总量约 0.71%，水溶性蒽苷类总量约 2.51%，二苯乙烯苷类总量约 0.18%，鞣质及有关化合物总量约 7.42%，本品未检出苯丁酮苷类。

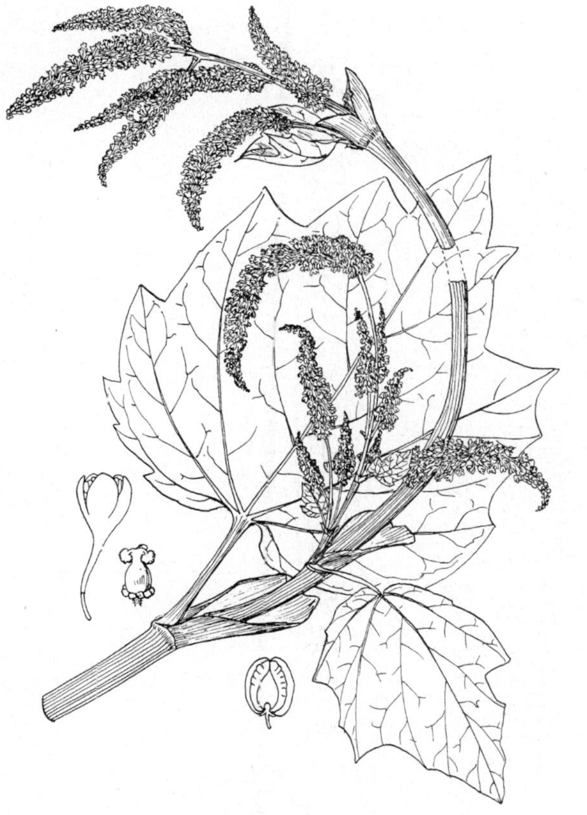

图 13-28　药用大黄 Rheum officinale Baill. 原植物

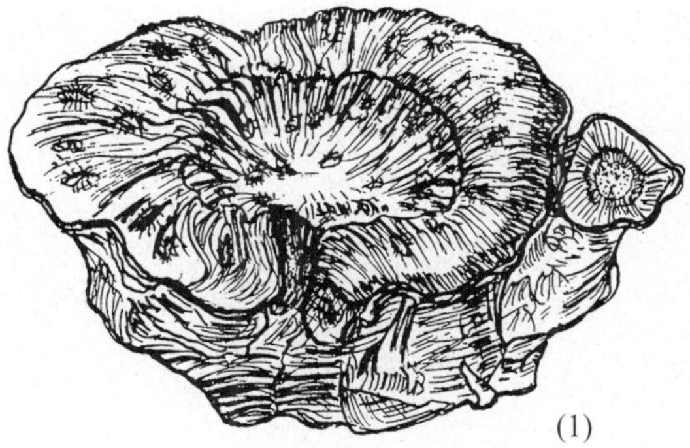

(1)

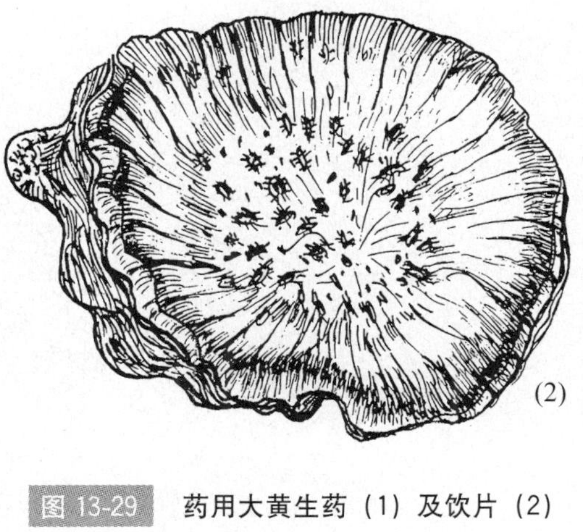

(2)

图 13-29　药用大黄生药（1）及饮片（2）

16. 掌叶大黄 葵叶大黄（图 13-30，彩图 13-61、62）

Rheum palmatum L. Syst. ed. 10：1010. 1759；Sp. Pl. ed. 2：531. 1762；Meisn. in DC. Prodr. 14（1）：32. 1856；A. Los. in Acta Inst. Bot. Acad. Sci. URSS ser. 1. Fasc. 3：77. 1936；高作经、诚静容，植物分类学报，13（3）：73. 图 2，4-6，1975；吴征镒主编，西藏植物志，1：596，1983. —*R. tanguticum* auct. non Maxim. ex Regel：Tschirch in Schweiz. Wochenschr. Chem. Pharm. 292. 1910 et Handb. Pharm. 2：1375. t. 54. 1917. —*R. potaninii* A. Los. I. C. 3：78，1936。

高大粗壮草本，高 1.5～2m。根及根状茎粗壮木质。茎直立中空。叶片长宽近相等，长达 40～60cm，有时长稍大于宽，先端窄渐尖或窄急尖，基部近心形，通常成掌状 5 半裂，每一大裂片又分为近羽状的窄三角形小裂片；基出脉多为 5 条，叶上面粗糙到具乳突状毛，下面及边缘密被短毛；叶柄粗壮，圆柱状，与叶片近等长，密被锈色乳突状毛；茎生叶向上渐小，柄亦渐短；托叶鞘大，长达 15cm，内面光滑，外表粗糙。大型圆锥花序，分枝较聚拢，密被粗糙短毛；花小，通常为紫红色，有时黄白色；花梗长 2～2.5mm，关节位于中部以下；花被片 6，外轮 3 片较窄小，内轮 3 片较大，宽椭圆形到近圆形，长 1～1.5mm；雄蕊 9，不外露；花盘薄，与花丝基部粘连；子房菱状宽卵形，花柱略反曲，柱头头状。果实长方椭圆形到长方形，长 8～9mm，宽 7～7.5mm，两端均下凹，翅宽约 2.5mm，纵脉靠近翅的边缘。种子宽卵形，棕黑色。花期 6 月，果期 8 月。果期果序的分枝直而聚拢。

产甘肃、四川、青海、云南西北部及西藏东部等省区。生于海拔 1 500～4 400m 山坡或山谷湿地，现在甘肃及陕西栽培较广。

本种根状茎及根供药用。

掌叶大黄根茎：常呈圆柱形。多纵切成 2 瓣，呈一面稍平坦，一面隆起的厚片状。长 6～10～13cm，宽 8～9～10cm，厚 3～4～5cm；外表面具凹凸不平的纵沟，凸起部分呈橙黄色，可见暗棕色（射线）与类白色（薄壁组织）的纵向纹理，并有星点散在，上部星点分布较密，呈突起小点状环列。凹入部分为暗棕色栓皮或死皮层。纵剖面稍平坦，周边微隆起，靠茎端部分可见众多星点，排列成梯状，黄棕色。质坚实，气清香而特殊（图 13-31，彩图 13-63～65）。

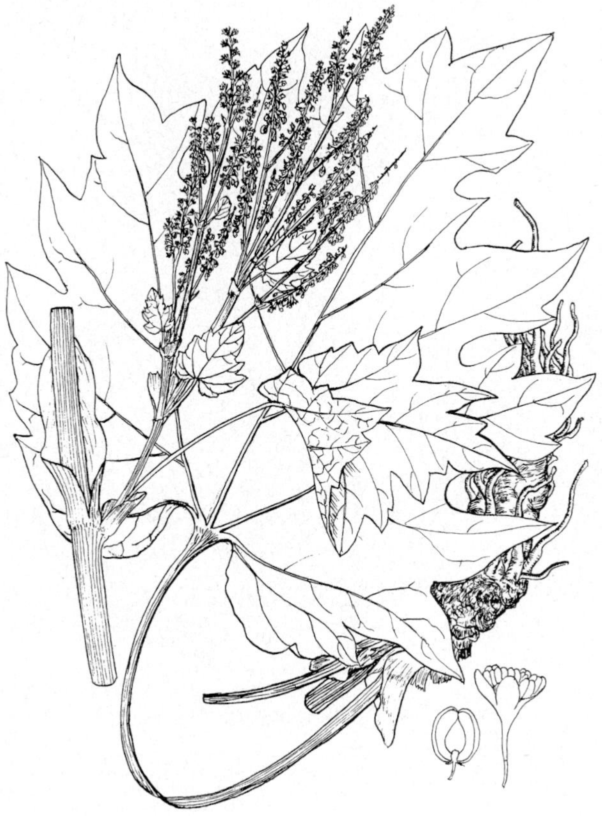

图 13-30 掌叶大黄 Rheum palmatum L. 原植物

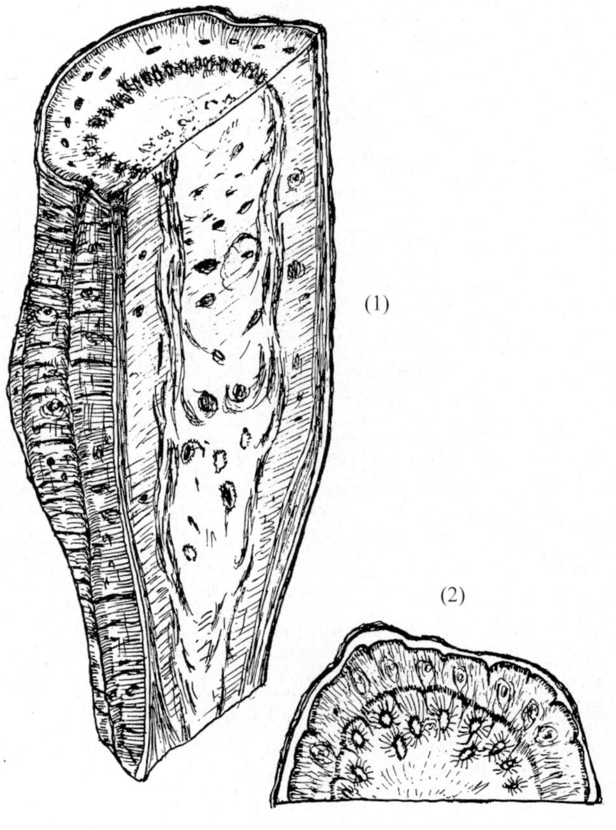

图 13-31 掌叶大黄生药（1）及饮片（2）

水根：主要为大黄根部，也有少数小根茎。根圆柱形，有的多少弯曲，或一端稍粗，直径 1～2～3.5cm，长 6～10～15cm；栓皮多未除去，表面暗棕色，具纵沟纹和横向突起的窄长浅色皮孔，有时部分栓皮已脱落或除去而显黄棕色；断面黄棕色至暗棕色，往往可见深色的射线由中心射出。粗根往往纵剖成二片；外表面隆起，剖面稍凹陷，色较浅。小根茎常横切为 2。

化学成分：含蒽醌及其单糖苷类总量约 1.50%，水溶性蒽苷类总量约 1.50%，二苯乙烯苷类总量约 0.90%，鞣质及有关化合物总量约 0.60%。

17. 鸡爪大黄（唐古特大黄）

Rheum tanguticum Maxim. ex Regel in Gartenfl. 24：3. t. 819. 1875；Maxim. ex Balf. in Trans. Bot. Soc. Edinb. 13 ： 146. 1879； A. Los. in Acta Inst. Bot. Acad. Sci. URSS ser. 1. Fasc. 3：77，1936；高作经、诚静容，植物分类学报，13（3）：73，1975 — *R. palmatum* L. subsp. *dissectum* Stapf. f. *rubiflora* Stapf. in Curtis's Bot. Mag. 153 ： t. 9200. 1927.

17a. 鸡爪大黄（原变种）（图 13-32，彩图 13-66、67）

Rheum tanguticum Maxim. ex Regel var. **tanguticum**

高大草本，高 1.5～2m。根及根状茎粗壮，黄色。茎粗壮，中空，具细棱线，光滑无毛或在上部的节处具粗糙短毛。茎生叶大型，叶片近圆形或宽卵形，长 30～60cm，先端窄长急尖，基部略呈心形，通常掌状 5 深裂，最基部一对裂片简单不裂，中间 3 个裂片多为 1～2 回羽状深裂，小裂片窄长披针形；基出脉 5 条，叶面具乳突或粗糙，下面具密短毛；叶柄近圆柱状，与叶片近等长，被粗糙短毛；茎生叶较小，叶柄亦较短，裂片多而更狭窄；托叶鞘大型，以后多破裂，外面具粗糙短毛。大型圆锥花序，分枝较紧聚，花小，紫红色或稀淡红色；花梗丝状，长 2～3mm，关节位于下部；花被片近椭圆形，内轮较大，长约 1.5mm；雄蕊多为 9，不外露；花盘薄并与花丝基部连合成极浅盘状；子房宽卵形，花柱较短，平伸，柱头头状。果实长方卵形到长方形，顶端圆或平截，基部略心形，长 8～9.5mm，宽 7～7.5mm，翅宽 2～2.5mm，纵脉近翅的边缘。种子卵形，黑褐色。花期 6 月，果期 7～8 月。

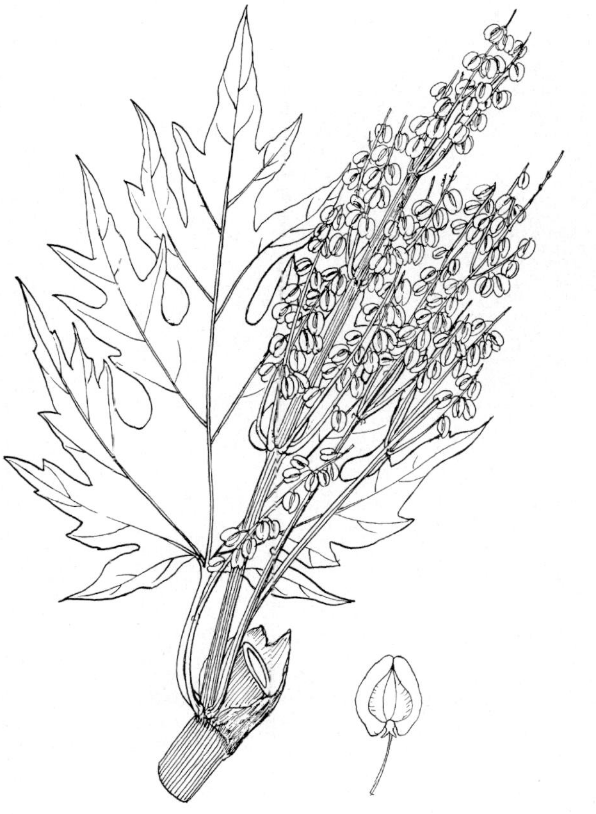

图 13-32　鸡爪大黄 Rheum tanguticum Maxim. ex Regel 原植物

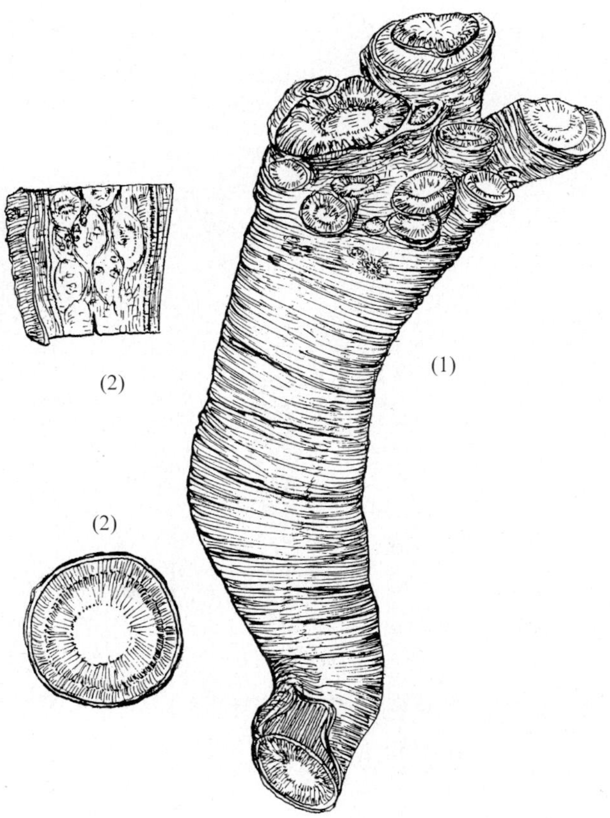

图 13-33　鸡爪大黄生药（1）及饮片（2）

产甘肃、青海及青海与西藏交界一带。生于海拔 1 600～3 000m 高山沟谷中。

本种根状茎及根供药用。

鸡爪大黄（唐古特大黄）Rhizoma et Radix Rhei Tangutici 本品与掌叶大黄药材的主要区别为：以根为主入药，根部所占比例大，且根长而粗壮。

生药呈圆柱形，直径 2.5～3.5～8cm，长 10～31cm。栓皮多已除去，根表面黄棕色至暗棕色，有纵沟和细小的菱形网状凹纹。近中部常可见串绳形成的穿孔。两端的横切面上可见凸起的放射状纹理从中心射出。质坚、气淡。新断面在紫外光下显棕紫色荧光（图 13-33，彩图 13-68～70）。

化学成分：含蒽醌及其单糖苷类总量约 2.16%，水溶性蒽苷总量约 7.15%，苯丁酮苷类约 7.91%，二苯乙烯苷类总量约 0.41%，鞣质及有关化合物总量约 24.9%。

17b. 绿花唐古特大黄（变种）（图 13-34，彩图 13-71）

Rheum tanguticum Maxim. ex Balf. var. **viridiflorum** Y. K. Yang, et D. K. Zhang et J. K. Wu，西北植物学报，12（4）：311. 1992.

本变种与原变种 var. tanguticum 主要区别为：茎被白色短柔毛，叶更深裂，裂片特狭窄，叶背常苍白色，花绿色或淡黄绿色，花序疏展而不聚拢。与六盘山鸡爪大黄 var. liupanshanensis C. Y. Cheng et Kao 不同在于：本变种植株较高大，高达 1.31m，茎髓腔较大，叶背常苍白色，花绿色，花序大型 1～3 次分枝，分枝较长而开展。

产陕西太白县。

绿花唐古特大黄生药呈不规则团块状，长 10～14cm，直径 3～4cm，具有多数分枝，分枝长5～13cm，直径 0.8～1.5cm。表面灰褐色，皱缩，极粗糙，具多数点状突起，顶端具多数残留茎基及膜质鳞片状物；支根表面皱缩具纵皱纹及点状突起。质坚实，断面颗粒状，棕黄色或黄白色，形成层环明显，木质部发达，髓部明显，气微香，味苦涩，嚼之有砂粒感，唾液染成黄色（彩图 13-72）。

化学成分：含蒽醌及其单糖苷总量约 1.04%，水溶性蒽苷类总量约 0.61%，异莲花掌苷微量（0.005%），二苯乙烯苷类 0.031%，鞣质及其有关化合物总量 0.33%。

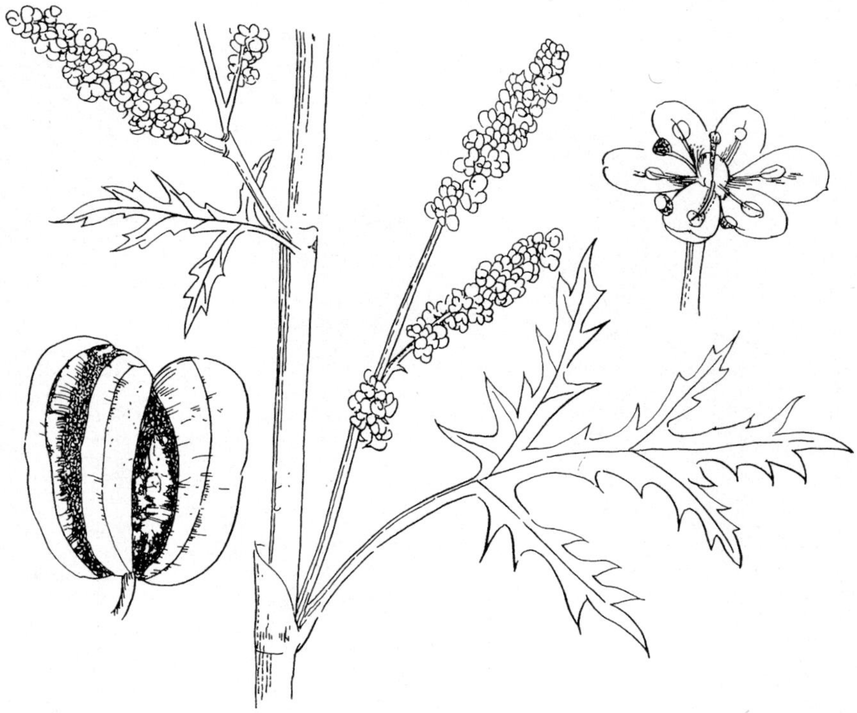

图 13-34 绿花唐古特大黄 Rheum tanguticum Maxim. ex Balf. var. viridiflorum Y. K. Yang D. K. Zhang et J. K. Wu 原植物

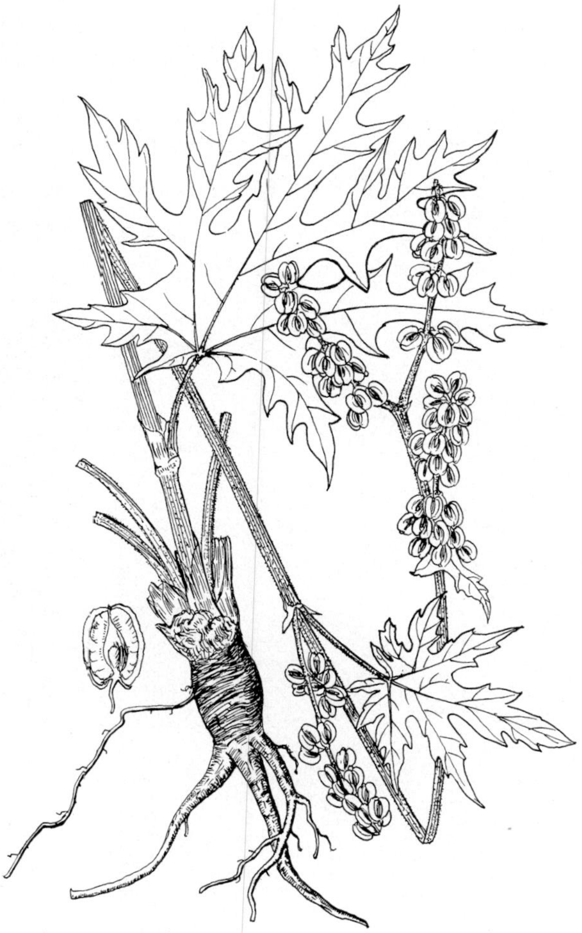

图 13-35　六盘山鸡爪大黄 Rheum tanguticum Maxim. ex Balf. var. liupanshanense C. Y. Cheng et T. C. Kao 原植物

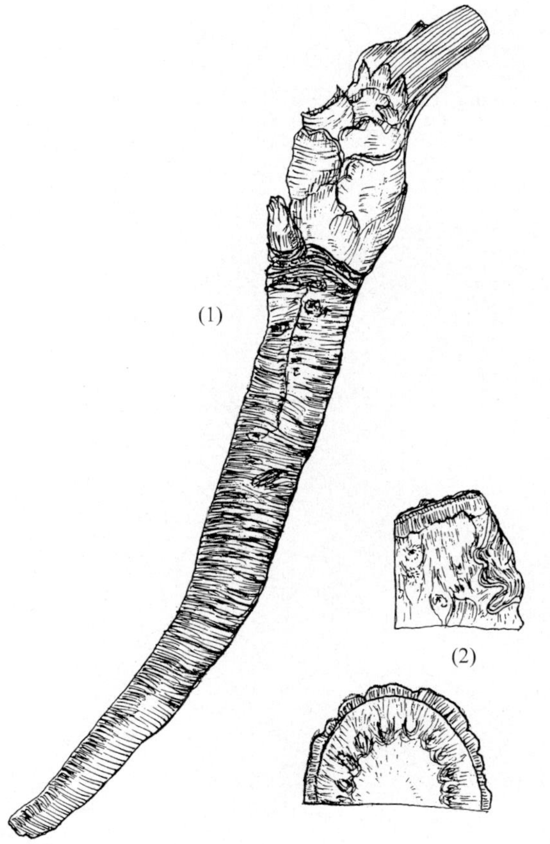

图 13-36　六盘山鸡爪大黄生药（1）及饮片（2）

17c. 六盘山鸡爪大黄（变种）（图 13-35，彩图 13-73～75）

Rheum tanguticum Maxim. ex Balf. var. **liupanshanense** C. Y. Cheng et T. C. Kao，植物分类学报，73（3）：81，1975。

与原变种鸡爪大黄的主要区别为植体中等高度，高 0.6～1m；茎密被短柔毛，髓腔细小；花序较简单。而原变种鸡爪大黄植体高大，高 1.5～2m，茎表光滑无毛，或仅在上部的节部具粗糙短毛，髓腔粗大；花序多分枝。

甘肃：隆德县，六盘山。

六盘山鸡爪大黄生药呈不规则块片状，圆柱状或圆锥形，长 3～7cm。表面暗褐色，粗糙，可见多数横皱纹或纵皱纹，有的顶端具残留茎基及众多暗紫色膜质鳞片状物。质坚实，断面黄棕色，颗粒性，形成层环明显，木质部发达，具放射状纹理。气微清香，味苦微涩，嚼之粘牙，有砂粒感，唾液染成黄色（图 13-36，彩图 13-76）。

化学成分：含蒽苷及游离蒽醌衍生物，蒽醌及其单糖苷约 6.62%，水溶性蒽苷约 6.36%；鞣质 4.34%；二苯乙烯苷 1.76%。

18. 条裂大黄　细裂大黄（拉汉种子植物名录）（图 13-37，彩图 13-77、78）

Rheum laciniatum Prain in Kew Bull. 1908：182. 1908；高作经、诚静容，植物分类学报，13（3）：73，1975。

高大草本，高约 1m，具茎生叶。基生叶大，叶片近卵形，长 25～36cm，宽 20～24cm，掌状 5 深裂到近全裂，每裂片又 1～2 次不整齐羽状极深裂，各次裂片均窄长披针形或近条形，先端窄长急尖；叶柄半圆柱状，短于叶片或与叶片近等长，被粗糙短毛；托叶鞘长 7cm，外面粗糙；茎生叶较小，叶柄较短。大型圆锥花序呈三角状；花梗长 1.5～2mm，关节位于基部；花被黄白或绿白色，花被片略呈倒卵状椭圆形或宽椭圆形，内轮稍宽大，长约 2.5mm，边缘不整齐；雄蕊 9，不外露；花盘肉质，不整齐环状；子房近卵形，花柱反曲，柱头不整齐头状。

产四川北部。生于海拔约 3 000m 山沟中。

条裂大黄生药常呈圆柱形，或不规则块状；表面棕褐色，具粗横皱纹，常有横向皮孔，除去栓皮者多呈黄棕色。完整生药主根直径 5～8～12cm，长 10～20cm。下部常有数条支根，直径 2～3cm，长 15～25cm。质坚硬，横断面呈黄棕色，形成层环明显，色较深，皮部狭窄，木质部发达，可见棕红色放射状射线。气微清香，味苦而微涩，嚼之有砂粒感，唾液染成黄色（图 13-38，彩图 13-79）

化学成分：含蒽醌及其单糖苷总量约 7.26%，水溶性蒽苷类总量约 5.05%，苯丁酮苷类总量约 0.039%，二苯乙烯苷类总量约 0.46%，鞣质及有关化合物总量 4.78%。

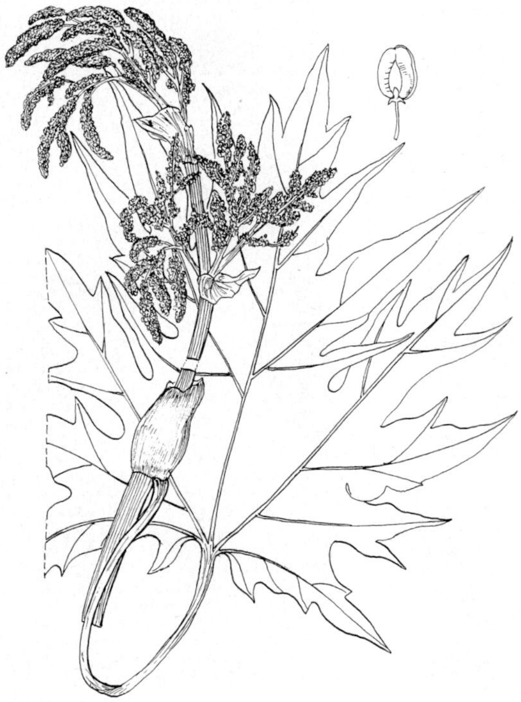

图 13-37 条裂大黄 Rheum laciniatum Prain 原植物

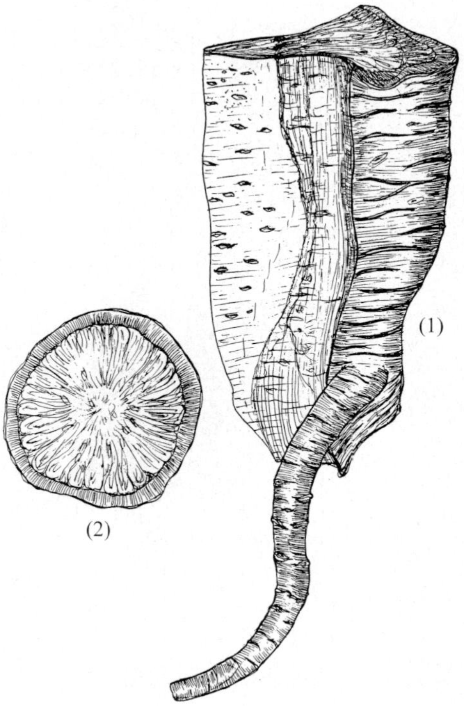

图 13-38 条裂大黄生药（1）及饮片（2）

第三节 心叶组大黄

组 3. 心叶组 Sect. Acuminata C. Y. Cheng et T. C. Kao 植物分类学报 . 13（3）：69. 1975. —Sect. *Rhapontica* A. Los. in Acta Inst. Bot. Acad. Sci. URSS ser. 1. Fasc. 3：80. 1936. p. p.

中型或矮小草本，高 40～80cm，茎细弱，茎生叶具长柄，叶片心形，先端渐尖到窄急尖，全缘无皱波。稀疏圆锥花序，具 1～2 次分枝，花或至少花药红色。果实或多或少卵球状。

共约 5 种，我国 5 种。

模式种：Rheum acuminatum Hook. f. et Thoms. ex Hook.

19. 心叶大黄 红马蹄乌（四川）（图 13-39，彩图 13-80）

Rheum acuminatum Hook. f. et Thoms. ex Hook. in Curtis's Bot. Mag. 81：t. 4887. 1885. Meisn. in DC. Prodr. 14(1)：35. 1856；Hook. f. F1. Brit. Ind. 5：57. 1886；A. Los. in Acta Inst. Bot. Acad. Sci. URSS ser. 1. Fasc. 3：92. 1936；G. Sam. in Svensk Bot. Tidskr. 30：699. 1936；高作经、诚静容，植物分类学报，13（3）：74. 图 2，7-9，1975；吴征镒主编，西藏植物志，1：598. 图 190，4-6，1983；横断山区维管植物，上册：357，1993。

中型草本，高 50～80cm。根较细长，内部橙黄色，杂有白色斑纹。茎直立，中空，基部有时在花期以前具疏短毛，通常为暗紫红色。基生叶 1～3 片，叶片宽心形或心形，长 13～20cm，宽 12～19cm，先端渐尖或长渐尖，稀短钝，基部深心形，全缘；基出脉多为 5 条，两侧最下一条脉基部的外缘常裸露；叶面暗绿色，光滑无毛，下面紫红色，具短毛；叶柄约与叶片等长（幼株可比叶片长 1 倍），半圆柱状，光滑无毛或近叶片处具疏短毛，紫红色；茎生叶 1～3 片，通常上部的 1～2 片叶腋有花序枝，叶片较小，宽卵形或心形，向上渐小，柄亦渐短；托叶鞘抱茎，长约 2cm，表面无毛或略粗糙，干后膜质。圆锥花序自中部分枝，一般为二次分枝，排列稀疏，通常无毛，花近 10 朵簇生，簇间较疏，紫红色；花梗细，长约 3mm，关节在下部；花被开展，直径约 5mm，花被 6 片，外轮 3 片稍小，宽椭圆形，长约 1.8mm，宽约 1.3mm，内轮 3 片较大，圆形或宽卵圆形，长 2～2.5mm，具较清晰疏网脉；雄蕊 9，不外露，花丝紫红色，长约 2mm，基部连接成环，花药黑紫色；花盘略呈瓣状；子房菱状椭圆形，花柱短，稍外倾，柱头大，扁圆形，顶面不平滑。果实长圆状卵形或宽卵圆形，长 7～8mm，宽 6.5～7mm，上端圆钝或略呈倒心形，基部浅心形，翅较窄，纵脉在翅的中部以外，鲜时紫红色，干后紫褐色。种子卵形或窄卵形，下部宽 2.5～3mm，土棕色。花期 6～7 月，果期 8～9 月。

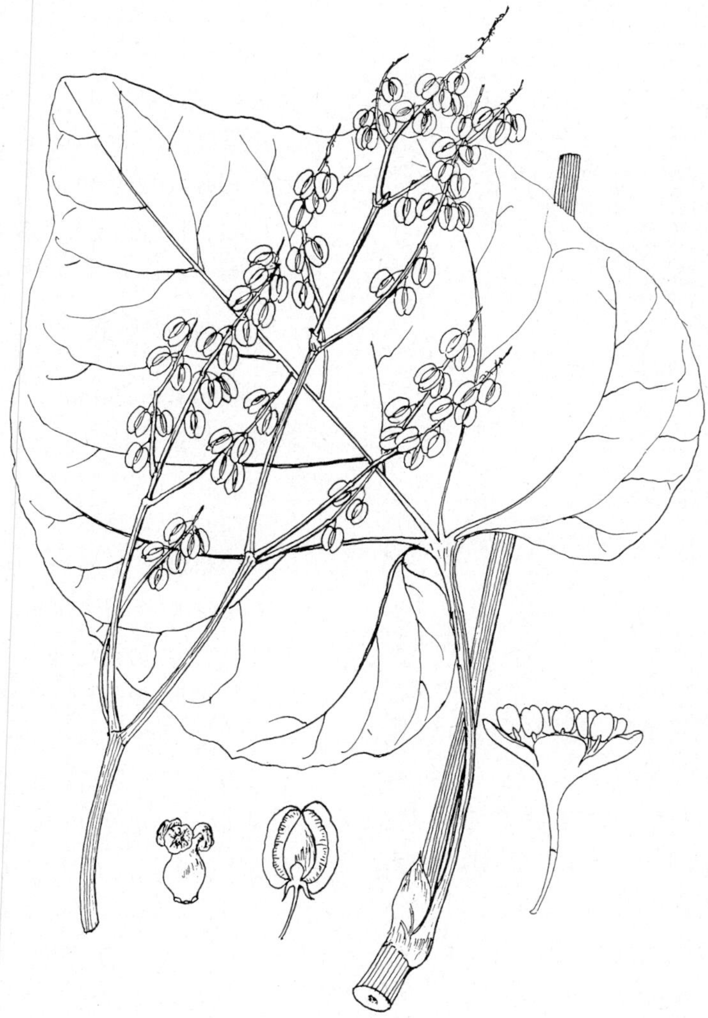

图 13-39　**心叶大黄 Rheum acuminatum Hook. f. et Thoms. ex Hook. 原植物**

产四川、云南及西藏，最北可达甘肃南部。生于海拔 2 800～4 000m 山坡、林缘或林中。喜马拉雅山南麓各国也有分布。

心叶大黄生药呈类圆柱形或不规则团块状，长 5～6cm，直径 2～2.5cm。表面褐色至棕褐色，粗糙，有粗环纹，可见支根痕及多数须根痕；栓皮易成片状剥离。质坚实，断面黄棕色，颗粒性，形成层环明显，木质部发达，具放射状纹理。微有清香气，味苦涩，嚼之粘牙，有砂粒感，唾液染成红黄色（彩图 13-81）。

化学成分：含蒽醌及其单糖苷的总量约 1.3%，水溶性蒽苷类总量约 14.8%，其中大黄酸苷 D 约含 13.1%，二苯乙烯苷类总量约 0.15%，鞣质及有关化合物总量约 2.4%，本品未检出苯丁酮类成分。

20. 藏东大黄（图13-40，彩图13-82、83）

Rheum orienti-xizangense Y. K. Yang，J. K. Wu et Gasang，西北植物学报，12(4)：313，1992。

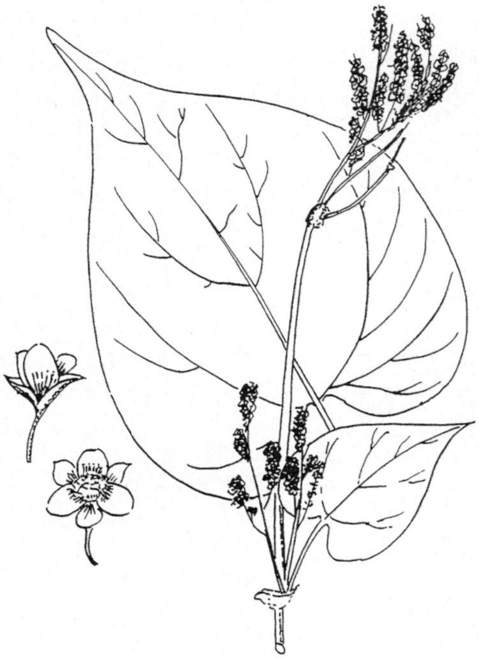

图13-40 藏东大黄 Rheum orienti-xizangense Y. K. Yang，J. K. Wu et Gasang. 原植物

多年生中型草本，高0.5～1m。根状茎和根肥厚。茎直立，直径5～10mm，中空，节间长。被细柔毛。基生叶具长叶柄，长20～40cm，径3～6mm；叶片纸质，宽心形，长10.5～14.7cm，宽12.3～14.8cm，叶缘全缘无皱波，先端渐尖，尖部长2.5～5cm，基部心形，两侧裂片半圆形；基出5脉，叶面脉被细柔毛，叶背密被白色或浅褐色细柔毛。茎生叶疏少，叶片心形或椭圆形，长5～12cm，宽4.5～14.7cm，被细柔毛；叶柄长4～20cm，多少被细柔毛；托叶鞘包茎，膜质棕色，长1～3.2cm，被细柔毛和鳞秕。圆锥花序通常1～3（～4）次分枝，长15～25cm，宽5～13cm，被细柔毛，自基部或下部分枝多而纤细；花梗纤细，长（2～）3～4mm，密被细柔毛，下部具关节；花繁密，直径3.5～4.5mm，绿色或绿色带淡黄色，有时仅边缘多少带紫色，花被片外轮3枚较短小，长1～1.6mm，宽0.6～0.8mm，先端具短尖，内轮3枚长方椭圆形，长1.5～2.1mm，宽1.2～1.5mm，先端圆形，花被片两面均被细柔毛，尤以其中央部分更密多；雄蕊9，紫色，长0.5～1.5mm，花丝下部变扁宽而基部彼此连合，花药近椭圆形；雌蕊较雄蕊短，子房椭圆形或近卵形，长约1mm左右，花柱稍长，横展，反曲，柱头近盾状。

分布于雅鲁藏布江以北的西藏东部。

藏东大黄生药呈类圆柱形，长4～7cm，直径1～2.0cm。表面黑褐色，极粗糙，栓皮易片状剥离，栓皮脱落处呈棕色，顶端具残留茎基及膜质鳞片状物并具众多须根痕。质坚实，断面棕黄色，颗粒性，形成层环明显，木质部发达，具放射状纹理，髓部明显。具清香气，味苦涩，嚼之粘牙，唾液染成黄色（彩图13-84）。

化学成分：含蒽醌及其单糖苷总量约1.1%，水溶性蒽苷总量约1.7%，二苯乙烯苷类总量约0.117%，鞣质及有关化合物总量约2.1%。本品未检出苯丁酮类化学成分。

21. 斑茎大黄（图13-41，彩图13-85）

Rheum maculatum C. Y. Cheng et T. C. Kao，植物分类学报，13（3）：81. 图版12，1. 图2，13，1975。

中型草本，高55～80cm。茎直立，修长细弱，中空，具宽大髓腔，基部直径5～6mm，绿色，密布红紫色小块斑点。基生叶大，干后近膜质，肾状心形或宽心形，长18～28cm，宽稍大于长或与之近相等，先端渐尖，基部深心形，两侧裂片圆形，弯缺近方形，全缘，基出脉5条；叶面光滑无毛，下面具近白色短毛；叶柄细长，长14～18cm，直径3～5mm，亦具红紫色小斑点；茎生叶1片，位于茎中部以上部分，叶片近肾形，长4～9cm，宽4.5～11.5cm，抱茎，背面近光滑。顶生圆锥花序，较小而短宽，长宽均7～8cm，自上部分枝，分枝少，花序轴尤其小轴被黄色短毛；花较小，花梗丝状，长约2mm，关节近于基部；花被片6，内外轮近等大，近圆形，长1～1.5mm，淡玫瑰红色；雄蕊9，稍外露，花药近球状，紫色；子房宽椭圆形，花柱较短，不反曲，柱头头状。果未见。花期6月。

产四川北部地区。

斑茎大黄生药呈类圆柱形，长5～7cm，直径1～2cm。表面灰褐色，粗糙，栓皮易片状剥离，顶端残留茎基及膜质鳞片状物。质坚实，断面棕黄色，颗粒状，形成层环不甚明显，木质部发达。微有清香气，味微苦涩，嚼之粘牙，唾液染成黄色。

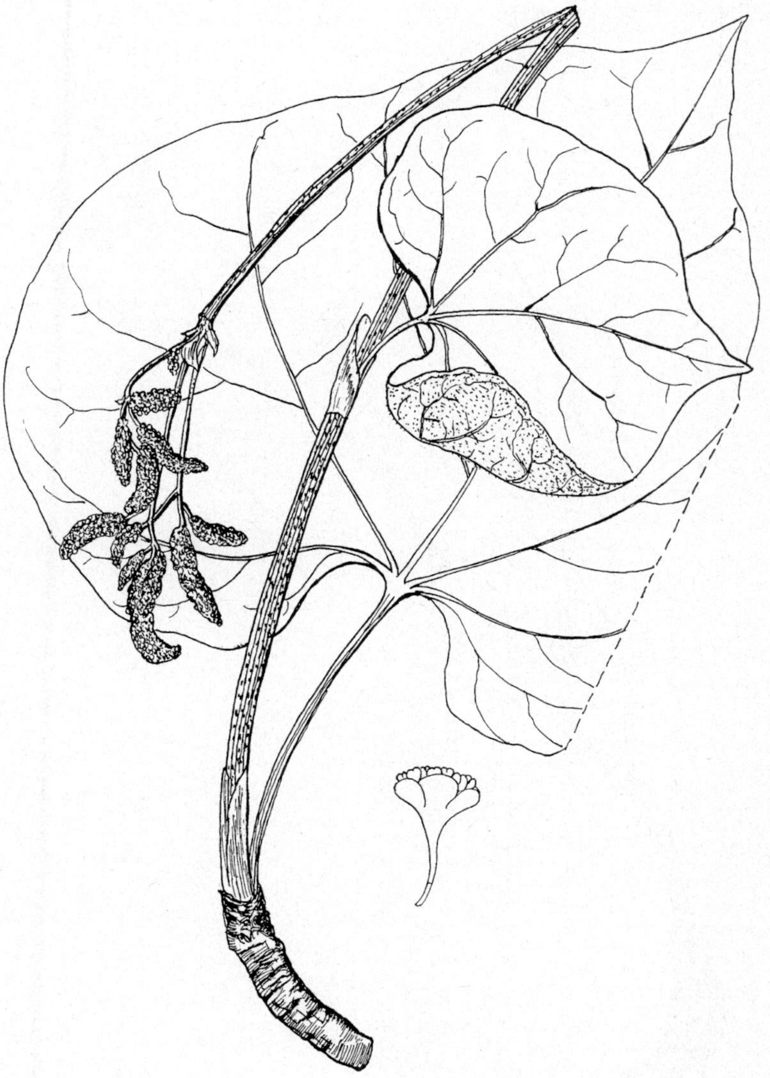

图 13-41　斑茎大黄 Rheum maculatum C. Y. Cheng et T. C. Kao 原植物

化学成分：含蒽醌及其单糖苷总量约 0.28%，水溶性蒽苷总量约 0.027%，二苯乙烯苷类总量约 0.007%，鞣质及有关化合物总量约 0.17%。本品未检出苯丁酮类化学成分。

22. 云南大黄　滇大黄（云南种子植物名录）（图 13-42，彩图 13-86）

Rheum yunnanense G. Sam. in Svensk Bot. Tidskr. 30：713. 1936；高作经、诚静容，植物分类学报，13（3）：73. 图 2，6，1975；横断山区维管植物，上册：351，1993。

矮小细瘦草本，高 30～60cm，茎基部直径 3～6mm，被短毛，下半部较短或被长乳突状毛。基生叶 1～3 片，叶片肾状心形或宽心形，长 5～7cm，宽 6～8.5cm，偶稍大，先端渐尖或长渐尖，基部心形到深心形，全缘；基出脉 5 条；叶面光滑无毛，下面具短毛，多生于叶脉及叶缘；叶柄细长，长 5～8cm，被锈色毛；茎生叶 2～3 片，有时最下部一片腋部无花枝，叶片较小，近心形，叶柄亦较短；托叶鞘长 1.5～2.5cm，干后膜质，常破裂。圆锥花序，1～2 次分枝，稀疏而稍开展，被毛，花较大，1～3（4）朵成簇，簇间排列较疏；花梗长 4～7mm，关节位于中下部，上部被短硬毛；花被较开展，直径 5～7mm，花被片 6，紫红色，卵圆形或宽椭圆形，外轮 3 片稍小，长 3～3.5mm，内轮 3 片较大，长约

4mm，脉纹较明显，花被片外侧下部被短硬毛或长乳突毛；雄蕊 9，不外露，花丝长 1.5～2mm，花药近球状，紫红色；子房长椭圆形；花盘薄。果实紫红色，长方椭圆形或卵状椭圆形，长约 13mm，宽约 10mm，翅稍宽，纵脉靠近翅的边缘。花期 7～8 月，果期 9～10 月。

产云南西北部。生于海拔 4 000m 左右山顶或山坡。

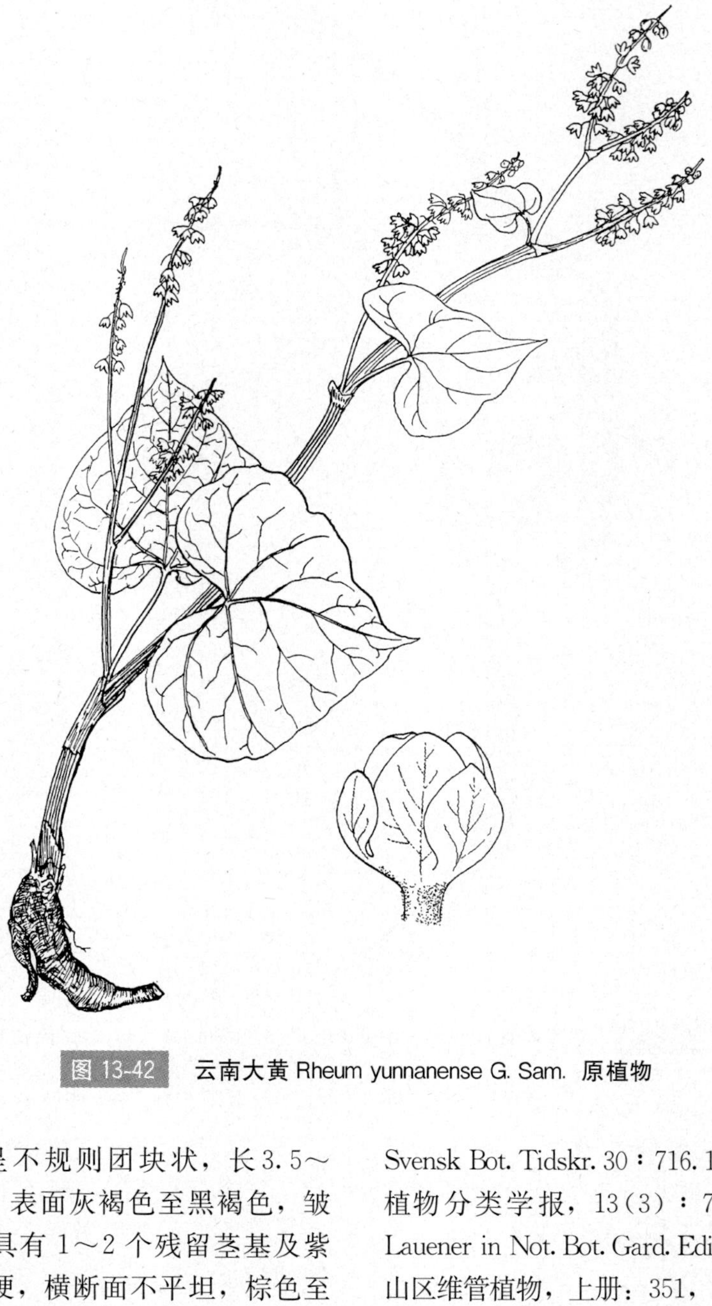

图 13-42 云南大黄 Rheum yunnanense G. Sam. 原植物

云南大黄生药呈不规则团块状，长 3.5～4.5cm，直径 2～3cm。表面灰褐色至黑褐色，皱缩，具纵皱纹，顶端具有 1～2 个残留茎基及紫褐色膜质鳞片。质坚硬，横断面不平坦，棕色至棕红色，髓部发达。

化学成分：含蒽醌类成分，另含氨基酸，其中谷氨酸含量约 0.25%。

23. 疏枝大黄（图 13-43，彩图 13-87、88）

Rheum kialense Franch. in Bull. Mus. Hist. Nat. (Paris) 1：212. 1895；A. Los. in Acta Inst. Bot Acad. Sci. URSS ser. 1. Fasc. 3：93. 1936；Sam. in Svensk Bot. Tidskr. 30：716. 1936；高作经、诚静容，植物分类学报，13(3)：74. 图 2，10-12，1975；Lauener in Not. Bot. Gard. Edinb. 40：203. 1982；横断山区维管植物，上册：351，1993. —*R. micranthum* G. Sam. in Svensk Bot. Tidskr. 30：718. 1936. —*Rumex cacaliifolia* Lévl. in Fedde，Repert. Sp. Nov. 13：338. 1914 et Cat. P1. Yunn. 208. 1916。

细弱草本，高 25～55cm。根细长，直径约 1cm，少分枝，黑褐色。茎细而中空，直径 3.5～5mm，节间极长，不分枝，略粗糙，稀具有稀疏短硬毛。基生叶 1～3 片，叶片纸质，卵状心形、三角状卵形或三角状心形，长 6～11cm，基部宽

4～8.5cm，先端钝，渐尖，基部心形到深心形，全缘；基出脉 5，中脉粗壮明显；叶面绿色，叶脉处具疏短硬毛，下面浅绿色，密被黄锈色毛，并多生于边缘；叶柄与叶片等长或为其 2 倍，纤细，直径约 3mm，具黄色短硬毛，多生于上端近叶片部分；茎生叶 1～2 片，疏离，近顶部的 1（2）片叶腋有花序枝，叶片较小，叶柄亦较短；托叶鞘近卵形，长 1.5～2cm，开裂，外面被白色短毛，干后膜质。圆锥花序，少分枝，一般仅具 3～5 条一次分枝，被黄锈色短毛；花小，2～5 朵成簇互生，花梗丝状，长 2～3mm，关节位于中部或偏下；花被白绿色，有时淡紫色，小而不开展，花被片 6，外轮 3 片较小，近椭圆形，内轮 3 片较大，宽椭圆形，有时近圆形，长约 1.5mm；雄蕊 9 或较少，稍外露，花丝长短不一，花药紫红色；子房近菱状椭圆形或倒卵状椭圆形，花柱较短，不反曲，柱头头状；花盘薄，近薄环状。果实宽卵形或近卵圆形，长 6.5～8mm，基部宽 5.5～6.5mm，顶部下凹，基部近心形，翅较窄，宽约 1.5mm，红色，纵脉在翅的中部。种子长卵形，基部宽约 3mm，黄棕色，中央具有披针形黑褐色条纹，宽不及 1mm。花期 6～7 月，果期 7～8 月。

产四川，稀分布于云南与四川及甘肃与四川交界一带。生于海拔 2 800～3 900m 高山的山坡或林下。

疏枝大黄生药呈圆柱形，弯曲，上粗下细，常有分枝，长 5～12cm，直径 0.5～1.5cm。表面暗褐色或黑褐色，粗糙，具横皱纹及点状须根痕；顶端具残留茎基和膜质鳞片状物。质坚硬，折断面不平坦，黄白色至黄色，形成层环明显，髓部较大，颜色较深。无清香气，味微苦涩，嚼之微粘牙，微有砂粒感，唾液染成淡黄色（图 13-44，彩图 13-89）

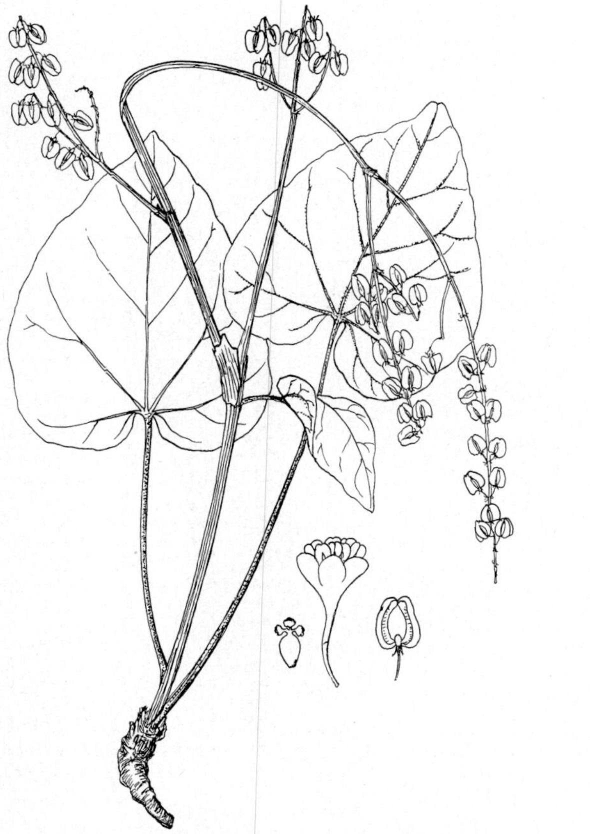

图 13-43　疏枝大黄 *Rheum kialense* Franch. 原植物

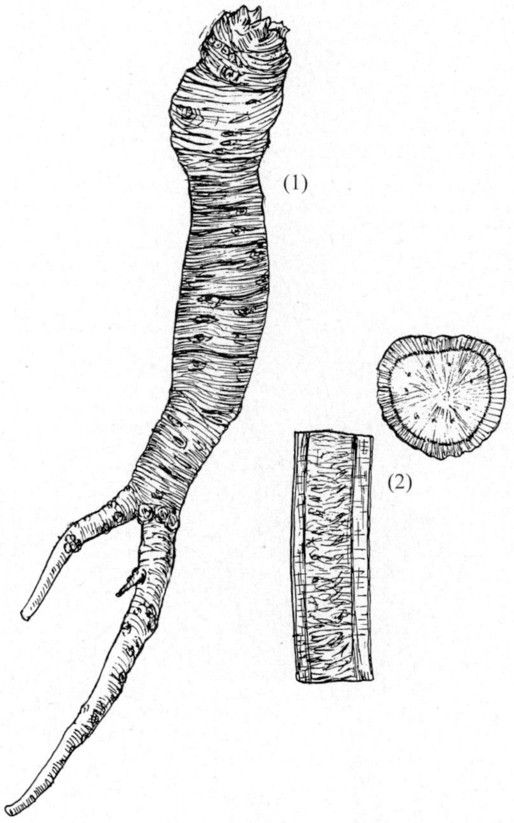

图 13-44　疏枝大黄生药（1）及饮片（2）

化学成分：含蒽苷及游离蒽醌衍生物，蒽苷主要有番泻苷 A，大黄酚-8-葡萄糖苷 0.32%等；游离蒽醌包括大黄酚、大黄素、大黄素甲醚等。鞣质 14.37%～17.67%，主要为前矢车素 B-2，3，3′二没食子酰 12.97%～16.48%。另含莲花掌苷 13.76%～17.64%和少量二苯乙烯苷类。

第四节 砂生组大黄

组 4. 砂生组 Sect. Deserticola Maxim. in Mel. Biol. 11：886. 1883 p. p.；A. Los. in Acta Inst. Bot. Acad. Sci. URSS ser. 1. Fasc. 3：93. 1936 p. p.

植物较矮小，一般在 50cm 以下，稀较高至 75cm。叶基生，无茎生叶或仅具 1～2 片在腋部有花枝较小的叶（R. racemiferum Maxim. 偶可达 3 片），叶片近革质或革质。花序多具一次分枝，稀在下部枝上具短小分枝。

共分 4 个系，约 12 种；我国有 3 个系，8 种。

模式种：Rheum nanum Siev. ex Pall.

系 1. 总状系 Ser. Racemiferae A. Los. in Acta Inst. Bot. Acad. Sci. URSS ser. 1. Fasc. 3：100. 1936. p. p.

植物矮小或较高，高 20～75cm，茎生叶 1～2 片或无，上部者腋部具花序枝；叶革质，两面光滑或仅下面具毛；花序一般只 1 次分枝，偶最下部有 2 次小分枝。

我国有 3 种。

24. 总序大黄 蒙古大黄（拉汉种子植物名称）（图 13-45，彩图 13-90、91）

Rheum racemiferum Maxim. in Bull. Acad. Sci. Petersb. 24：503. 1880；A. Los. in Acta Inst. Bot. Acad. Sci. URSS ser. 1. Fasc. 3：100，1936；G. Sam. in Svensk Bot. Tidskr. 30：706，1936；高作经、诚静容，植物分类学报，13(3)：74. 图 3，1-3，1975。

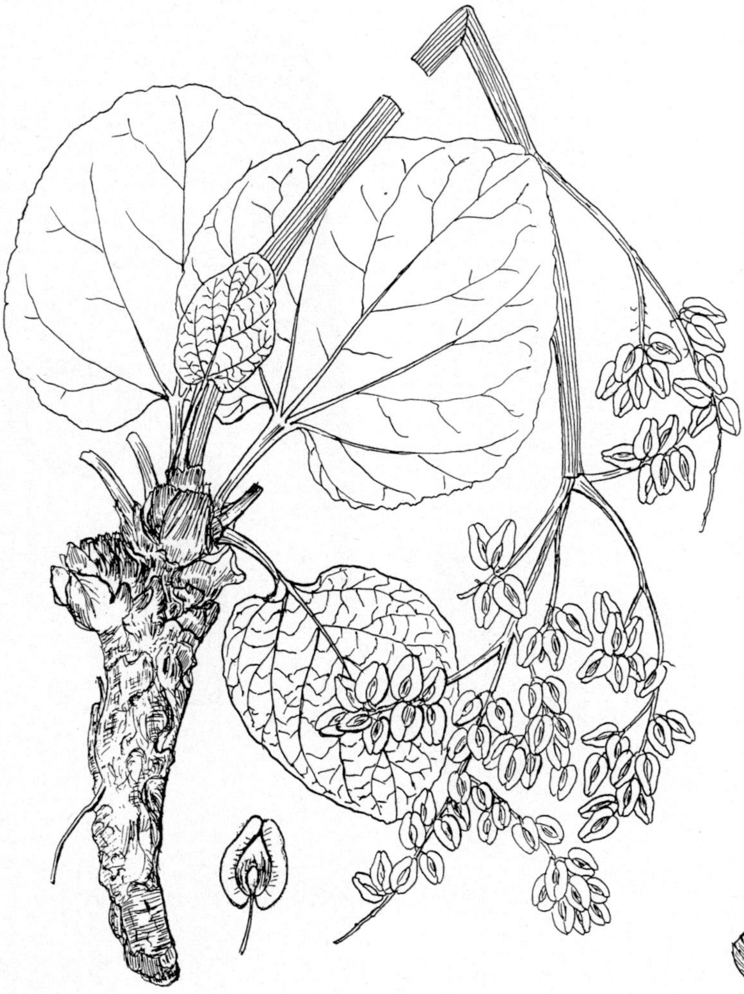

图 13-45 总序大黄 Rheum racemiferum Maxim. 原植物

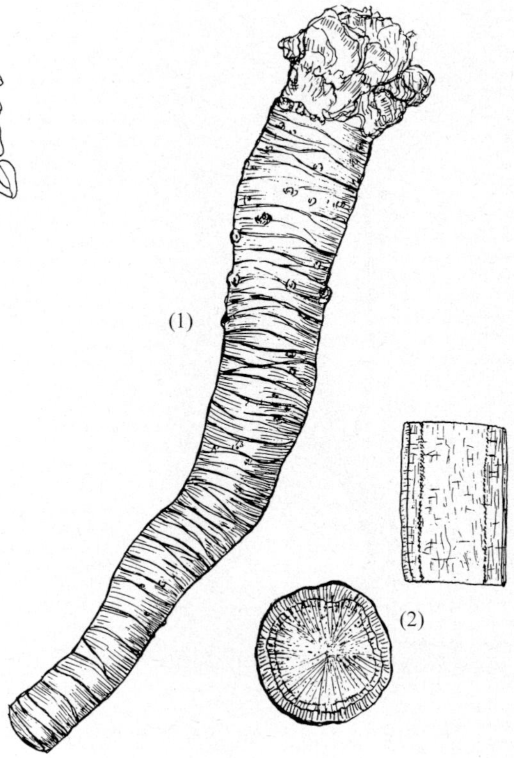

图 13-46 总序大黄生药（1）及饮片（2）

中型草本，高 50～70cm。根直，黑褐色。茎直立，中空，直径约 1cm，光滑无毛，棕色。基生叶 2～5 片，叶片近革质或革质，心圆形或宽卵形，长 10～20cm，宽稍小于长或近于相等，先端圆钝，基部圆或浅心形，边缘具极弱的波；掌状脉 3～5（7）出，中脉特别发达；叶下面常呈青白色，两面均光滑无毛；叶柄短而粗壮，长 4～9cm，扁或扁圆，光滑无毛，常紫红色；茎生叶 1～2（3）片，腋内多具花序枝，叶片渐窄小，叶柄更短；托叶鞘短，常破裂，一般长数 mm 或到 1.5cm，深褐色，无毛。圆锥花序，通常只具一次分枝，稀在下部的枝上具小分枝，枝粗壮光滑；花数朵到十数朵簇生；花梗比花长，关节在中部以下；花被片 6，外轮 3 片较窄小，中线略呈龙骨状隆起，内轮较大，椭圆形到长椭圆形，长 1.5～2mm；雄蕊与花被近等长，花药近长圆状；子房近椭圆形，花柱极短，柱头粗糙。果实椭圆形到长方椭圆形，稀近卵状椭圆形，长 12mm，宽 8.5～9.5mm，顶端圆，有时微下凹，基部浅心形，翅与种子等宽或稍窄，浅棕色，脉靠近翅的边缘。种子椭圆卵状，深棕色；宿存花被长约为种子的二分之一或短于二分之一，淡棕白色。花期 6～7 月，果期 7～8 月。

产内蒙古、宁夏及甘肃等省区。生于海拔 1 300～2 000m 山坡石砾地或草地。

总序大黄生药呈圆柱形或扁圆柱形，长 6～25cm，直径 0.5～3cm。表面暗褐色至黑褐色，粗糙，具粗横皱环纹及点状须根痕；栓皮易成片状剥离；顶端具残留茎基和膜质鳞片状物。质脆，易折断，断面不平坦，暗黄色，形成层环不明显。无清香气，味微苦涩，嚼之微粘牙，砂粒感不明显，唾液染成淡黄色（图 13-46，彩图 13-92）。

化学成分：含蒽苷及游离蒽醌衍生物，水溶性蒽苷类 0.86%，主要含番泻苷 A、芦荟大黄素-8-葡萄糖苷；游离蒽醌包括大黄素甲醚，大黄素，大黄酸等。鞣质约 2.97%，主要含前矢车素 B-1 和前矢车素 B-2，3，3′-二没食子酰等。另含二苯乙烯苷类化合物 0.019%。

25. 窄叶大黄（图 13-47，彩图 13-93、94）

Rheum sublanceolatum C. Y. Cheng et T. C. Kao，植物分类学报，13（3）：74. 图版 12，2. 图 3，10-12，1975。

中小草本。茎直立，中空，高 30～55cm，基部直径 5～8mm，光滑无毛。基生叶 3～5 片，叶片近革质或革质，窄卵形或宽披针形，长 5～15cm，宽 3～5.5cm，先端窄钝急尖，基部近圆形，全缘或有时具不明显浅波；掌羽状脉，基生脉 3～5 条，中脉粗壮，具侧脉 3～4 对，在叶背显著凸起；叶下面常呈紫红色，两面光滑无毛；叶柄短，长 3～6cm，直径 2.5～4mm；茎生叶 1～2片或无，叶片较小，近披针形或卵状三角形，具短柄或近无柄；托叶鞘干后膜质，长约 1cm。圆锥花序窄长，长 18～25cm，只一次分枝，分枝较稀疏，光滑或被稀乳突；花 4～10 朵簇生，花梗长 2.5～3mm，关节在中部以下；花被片 6，长椭圆形，外面 3 片较小，长约 1.5mm，内轮 3 片较大，长约 2mm；雄蕊 9，花丝与花被近等长，略压扁；子房椭圆形或倒卵形，花柱较短，横伸，柱头头状。果实宽卵状椭圆形，长 7.5～8.5mm，宽 6～6.5mm，顶端圆，中间具小凹，基部近心形，翅窄，宽约 1.5mm，稍膜质，红色，纵脉在翅的中部以内。种子卵形，棕褐色。花期 6 月，果期 8 月。

产甘肃东南部与青海交界一带及新疆西部。生于海拔 2 400～3 000m 山坡。

窄叶大黄生药呈类圆柱形，弯曲，上粗下细，有分枝，长 5～16cm，直径 0.5～1.5cm。表面灰褐色，具致密横环纹，栓皮易成片状脱落；顶端具残留茎基和膜质鳞片状物。质脆，易折断，断面颗粒性，深黄色；形成层环不明显。无清香气，味淡微粘牙，砂粒感不明显，唾液染成淡黄色。（图 13-48，彩图 13-95）

化学成分：含蒽苷及游离蒽醌衍生物，蒽苷主含番泻苷 A 2.0%，游离蒽醌类衍生物有大黄酸 0.048%等。鞣质约 6.25%，主要含前矢车素 B-2，3，3′-二没食子酰 4.84%。另含二苯乙烯苷类化合物 0.112%。

系 2. 小黄系　Ser. Pumilae A. Los. in Acta Inst. Bot. Acad. Sci. URSS ser. 1. Fasc. 3：95，1936。

植物矮小，高 10～30cm，一般无茎生叶或有时具 1～2 片腋部有花序枝的小叶，基生叶较小，长 2～10cm，通常下面被毛；花序只具 1 次分枝。

我国有 3 种。

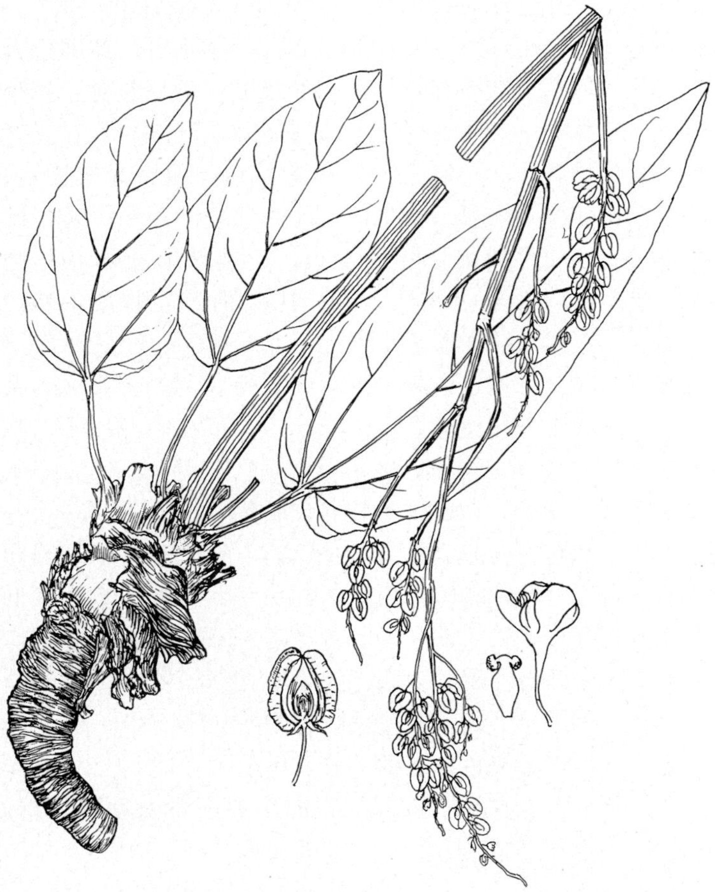

图 13-47　窄叶大黄 Rheum sublanceolatum C. Y. Cheng et T. C. Kao 原植物

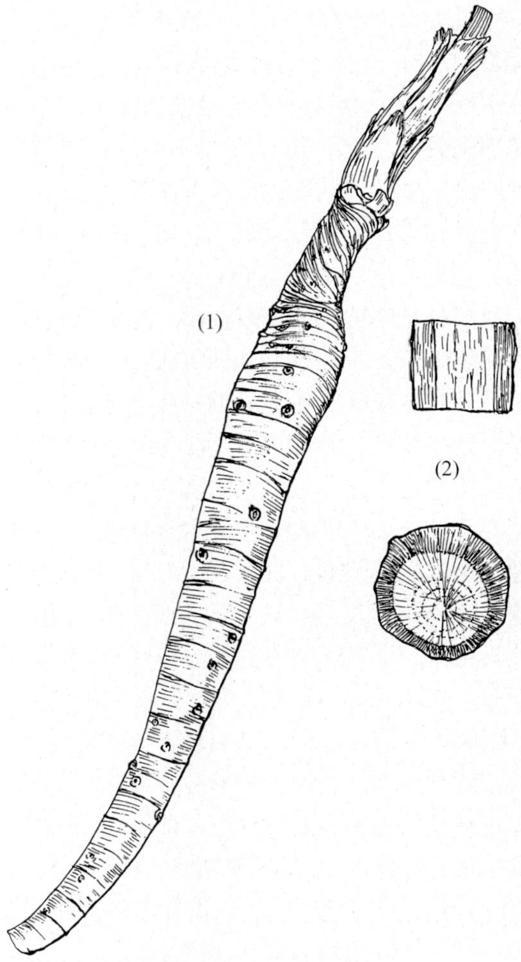

图 13-48　窄叶大黄生药（1）及饮片（2）

26. 滇边大黄　岩三七、沙七（云南）（图 13-49，彩图 13-96、97）

Rheum delavayi Franch. in Bull. Mus. Hist. Nat. (Paris)，1：212. 1895；G. Sam. in Hand. -Mazz.，Symb. Sin. 7：169. 1929 et in Svensk Bot. Tidakr. 30：710. 1936；A. Los. in Acta Inst. Bot. Acad. Sci. URSS ser. 1. Fasc. 3：97，1936；高作经、诚静容，植物分类学报，13（3）：74 图 3，4-6，1975. — *R. strictum* Franch. 1. c. 1：213. 1895；G. Sam. I. C. 7：169，1929。

矮小草本，高 15～28cm，根常具横环纹，黑褐色，内部淡黄色。茎直立，通常实心无空腔，基部直径 3～5mm，常暗紫色，被稀疏短毛。基生叶 2～4 片，叶片近革质，长方椭圆形或卵状椭圆形，稀近圆形或长椭圆形，长 3～6cm，宽 2.5～5cm，先端钝圆，基部近心形或近圆形，全缘到不明显浅波状；基出脉 3～5 条，主脉发达粗壮，侧脉 2～4 对；叶面暗绿色，一般光滑无毛或在主脉上具短硬毛，下面浅绿色，脉常紫色，被短硬毛，毛多生于叶脉及边缘；叶柄细，半圆柱状，与叶片等长或稍长，被淡棕色短毛；茎生叶 1～2 片，上部叶腋常具花序枝，叶片较小，最上面者呈条形；托叶鞘短，不抱茎，干后膜质，常破损，无毛。圆锥花序窄长，只一次分枝，常紫色，被短硬毛；花 3～4 簇生，花较大而花被开展，直径约 5mm；花梗细长，长 3～4.5mm，关节位于下部；花被片长椭圆形，外轮 3 片较小，长 1.5～2mm；宽约 1mm，内轮 3 片较大，长约 2.5mm，宽 1.5mm 或稍长，边缘深红紫色，仅背面中央部分绿色；雄蕊 9，稀较少，花丝短，长 1～1.5mm，基部扁阔，与花盘粘连，紫色，花药宽椭圆到近球状，亦紫色；花盘薄，略呈瓣状；子房倒卵形，绿色，花柱反曲，柱头扁头状，紫色。果实心圆形或稍扁圆形，直径 8～9mm，顶端圆阔，中间具“V”字形小凹，基部心形，翅宽约 2.5mm，纵脉在翅的中部以内，靠近种子。种子卵形。花期 6～7 月，果期 8～9 月。

产云南西北部及四川西部地区。生于海拔 3 000～4 800m 高山上石砾或草丛中。尼泊尔、不丹也有。

滇边大黄生药呈类圆柱形或类圆锥形，长 9～13cm，直径 1～3cm。表面黑褐色或暗褐色，具致密的环纹及点状须根痕；顶端具多数残留茎基和膜质鳞片状物，呈倒类圆锥形，长 3～5cm，直径1～4cm。质坚脆，易折断，断面颗粒性，淡黄白色或淡黄色，可见棕黄色的形成层环，髓部大。无清香气，味淡微涩，嚼之有砂粒感，唾液染成黄色（图 13-50，彩图 13-98）。

化学成分：含蒽苷及大黄素甲醚，水溶性蒽苷总量约 0.75%，主要含番泻苷 A 0.29%，大黄酸葡萄苷 C 0.24%。鞣质约 1.91%。含莲花掌苷 0.24%和异莲花掌苷。另含二苯乙烯苷类化合物约 0.32%。

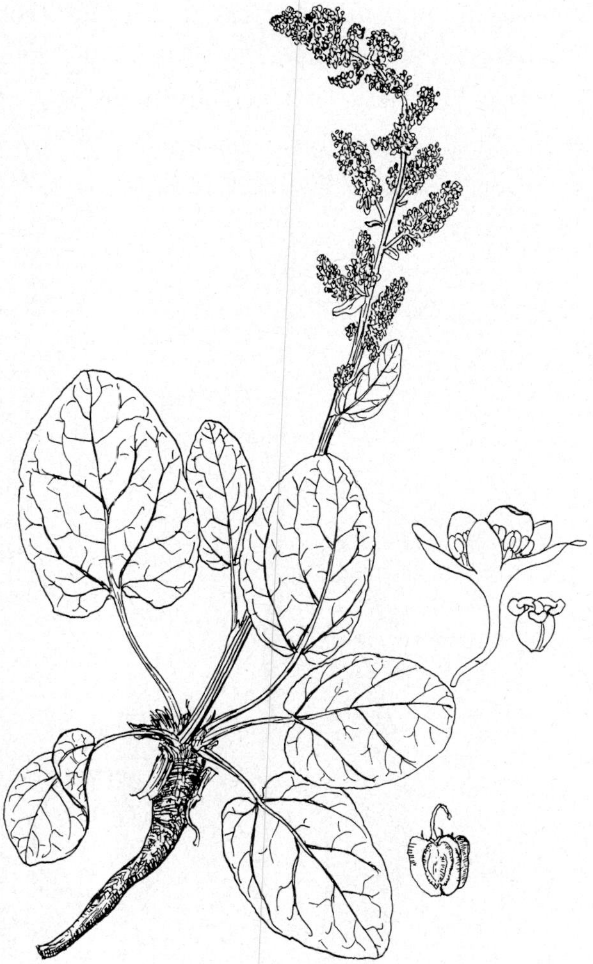

图 13-49　滇边大黄 Rheum delavayi Franch. 原植物

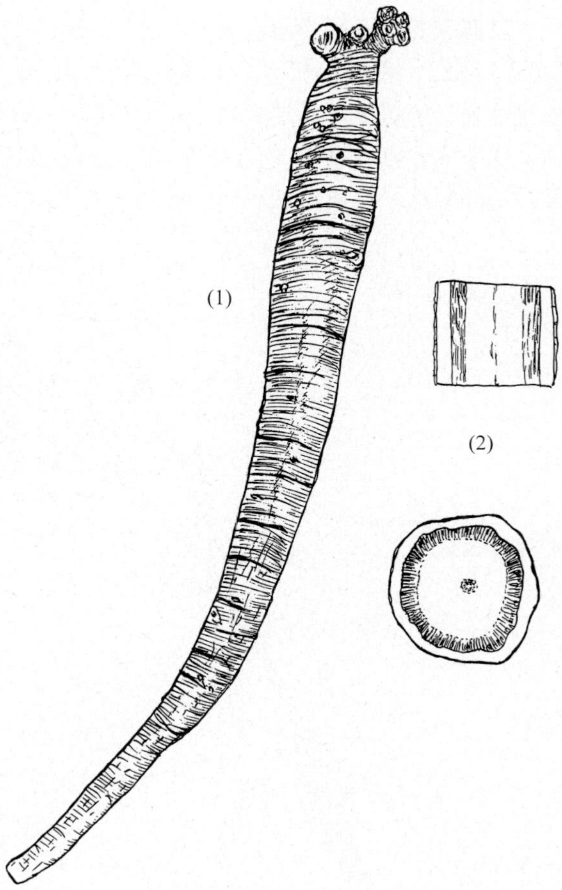

图 13-50　滇边大黄生药（1）及饮片（2）

27. 红脉大黄　红背大黄（拉汉种子植物名录）（彩图 13-99）

Rheum inopinatum Prain in Curtis's Bot. Mag. 134：t. 8190，1908；A. Los. in Acta Inst. Bot. Acad. Sci. URSS ser. 1. Fasc. 3：100，1936；高作经、诚静容，植物分类学报，13（3）：75. 图 3，7-9. 1975；吴征镒主编，西藏植物志，1：596，1983。

矮小草本，高 20～35cm。根粗壮，直径 2～3cm。茎短，茎生叶 1～（2）片或无；直径 3～5mm，具细棱线，粗糙或被白色粗毛。基生叶 3～5 片，成莲座状，叶片革质，长三角状卵形或卵形，长 7～13.5cm，宽 5～9.5cm，顶端圆钝或窄钝，基部浅心形或近截形，叶缘微波状，掌羽状脉，基出脉多为 5 条，凸出，常浅红色，叶面绿色，有时在脉上具白色短硬毛，下面白绿色，被白色粗毛；叶柄短粗，长 2～3cm，直径约 4mm，红色，密被白硬毛。顶生圆锥花序，约占株高的三分之二，只具 1 分枝，有细纵棱，被毛；花较大，花梗长2.5～3.5mm，关节在下部；花被黄白色，花被片6，外轮3片稍小，窄椭圆形，长约2mm，内轮3片较大，椭圆形到宽椭圆形，长约3mm；雄蕊9，与花被近等长；子房卵形，花柱短，略反曲，柱头略呈如意状。果实矩圆形或近圆形，长9～10mm，宽8～9.5mm，翅紫红色，2.5mm或稍长，纵脉约在翅的中部，宿存之内轮花被片明显增大，长约5mm，宽达4mm，几乎全部覆盖种子。种子卵形。花期7月，果期8～9月。

产西藏中南部。生于海拔4 000～4 200m高山草坡。

红脉大黄生药呈类圆柱形，长7～10cm，直径1.5～3.0cm。表面黑褐色，粗糙，栓皮剥离，栓皮脱落处呈鲜黄色，顶端具众多暗紫色膜质鳞片状物。质坚实，断面鲜黄色，纤维状，形成层环明显，髓部发达，易成片状剥离，可见纵向条纹。清香气不明显，味苦微涩，嚼之微粘牙，唾液不染成黄色（彩图13-100）。

化学成分：含蒽醌及其单糖苷类总量约0.21%，水溶性蒽苷总量约0.16%，二苯乙烯苷类总量约0.052%，鞣质及有关化合物总量约1.1%。本品未检出苯丁酮类成分。

28. 小大黄（图13-51，彩图13-101、102）

Rheum pumilum Maxim. in Bull. Acad. Sci. Petersb. 26：503. 1880；A. Los. in Acta Inst. Bot. Acad. Sci. URSS ser. 1. Fasc. 3：95，1936；G. Sam. in Svensk Bot. Tidskr. 30：711，1936；高作经、诚静容，植物分类学报，13（3）：75. 图3，13-15. 1975；吴征镒主编，西藏植物志，1：596，1983。

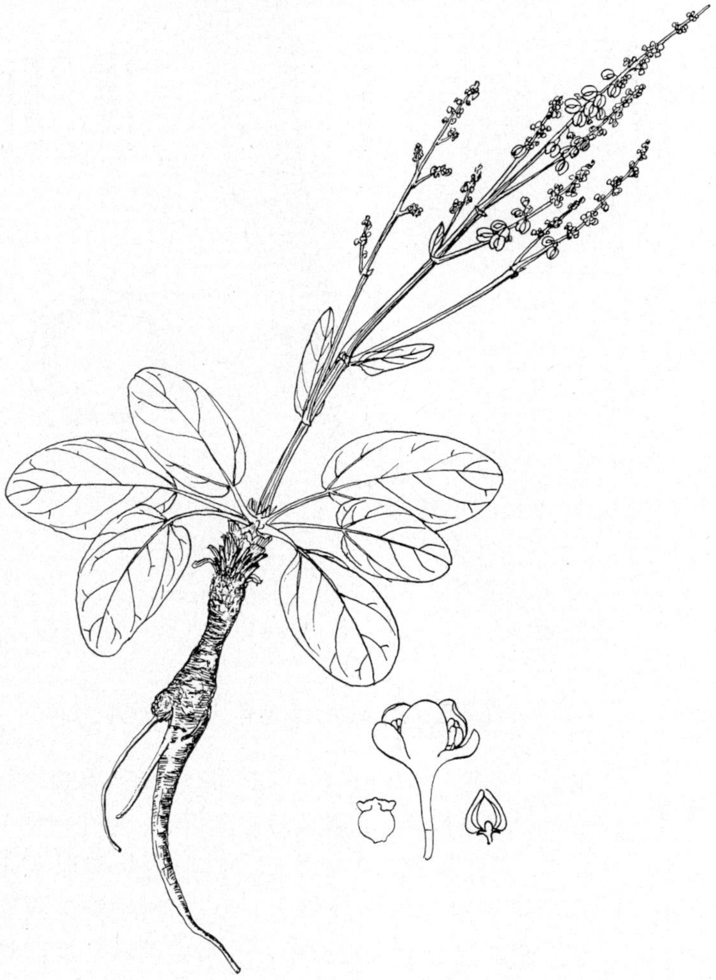

图13-51 小大黄 Rheum pumilum Maxim. 原植物

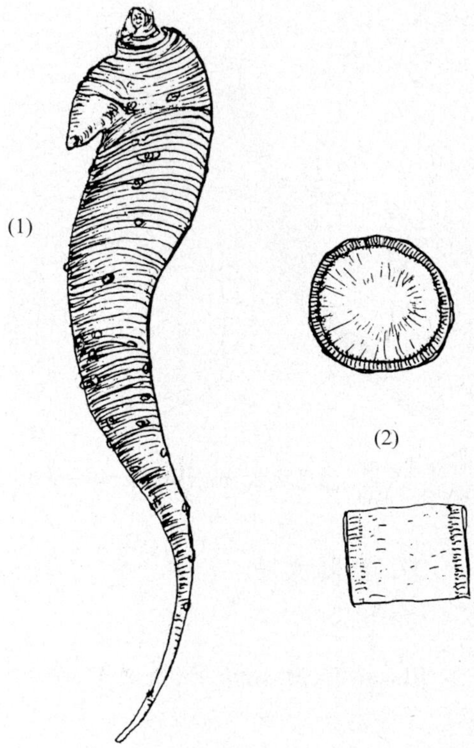

图13-52 小大黄生药（1）及饮片（2）

矮小草本，高10～25cm。茎细，直立，下部直径2～3.5mm，具细纵沟纹，被有稀疏灰白色短毛，靠近上部毛较密。基生叶2～3片，叶片卵状椭圆形或卵状长椭圆形，长1.5～5cm，宽1～

3cm，近革质，先端圆，基部浅心形，全缘，基出脉 3～5 条，中脉发达粗壮；叶面光滑无毛或偶在主脉基部具稀疏短柔毛，下面具稀疏白色短毛，毛多生于叶脉及叶缘上；叶柄半圆柱状，与叶片等长或稍长，被短毛；茎生叶 1～2 片，通常腋部均具花序分枝，稀最下部一片叶腋无花序分枝，叶片较窄小，近披针形；托叶鞘短，长约 5mm，干后膜质，常破裂，光滑无毛。圆锥状花序窄，分枝稀而少具小枝，被稀疏短毛；花 2～3 朵簇生；花梗极细，长 2～3mm，关节在基部；花被不开展，花被片椭圆形或宽椭圆形，长 1.5～2mm，边缘为紫红色；雄蕊 9，稀较少，不外露；子房宽椭圆形，花柱短，柱头近头状。果实三角形或三角卵形，长 5～6mm，最下部宽约 4mm，顶端具小凹，基部平直或稍内凹，翅窄，宽约 1～1.5mm，纵脉在翅的中间部分。种子卵形，宽 2～2.5mm。花期 6～7 月，果期 8～9 月。

产甘肃、青海、四川及西藏等省区。生于海拔 2 800～4 500m 山坡或灌丛下。

小大黄生药呈倒圆锥形，上粗下细，长 4～10cm，直径 0.8～2cm。表面土黄色或灰褐色，具细密横环纹及点状须根痕；顶端具残留茎基或茎基痕。质脆，易折断，断面粉性，淡黄白色，可见形成层环，木质部发达，髓部常中空。无清香气，味淡，嚼之有砂粒感，唾液不染成黄色（图 13-52，彩图 13-103）

化学成分：含蒽苷及大黄酸，水溶性蒽苷约 0.22%，鞣质约 2.19%。另含二苯乙烯苷及莲花掌苷。

讨　论

1. 总序大黄与小大黄所含化学成分相比较

蒽醌及其单糖苷的总量分别为 0.7%、0.01%、水溶性蒽苷总量分别为 0.8%、0.2%，鞣质总量分别为 2.9%、2.1%，由此可以推测，小大黄的药效将不及总序大黄。这与在藏药大黄中小大黄被列为下品［罗志尚，夏光成，刘丽等。青藏高原大黄属植物在藏药中的应用。中草药，1985，16（8）31-33］相吻合。

2. 这两种大黄与砂生组其它大黄相比较

均不含大黄酸-8-葡萄糖苷、大黄酸葡萄糖苷 C，小大黄不含 1，6-二没食子酰-2-桂皮酰葡萄糖，有可能使它与组内其它品种相区别。在植物化学分类上有一定意义。

系 3. 矮黄系 Ser. Nanae C. Y. Cheng et T. C. Kao－Ser. *Deserticola* C. Y. Cheng et T. C. Kao 植物分类学报 13(3)：75. 1975.－Ser. *Racemiferae* A. Los. in Acta Inst. Bot. Acad. Sci. URSS ser. 1. Fasc. 3：100. 1936 p. p.

植物矮小，高 15～30cm；无茎，叶均基生。花序由根状茎顶端抽出，多具 2 次分枝，稀为 1 次分枝；果实多较大和具膜质宽翅。

我国有 3 种。

29. 垂枝大黄（图 13-53，彩图 13-104）

Rheum subacaule G. Sam. in Svensk Bot. Tidskr. 30：712. 1936；高作经、诚静容，植物分类学报，13(3)：74，图 2：20-22，1975。

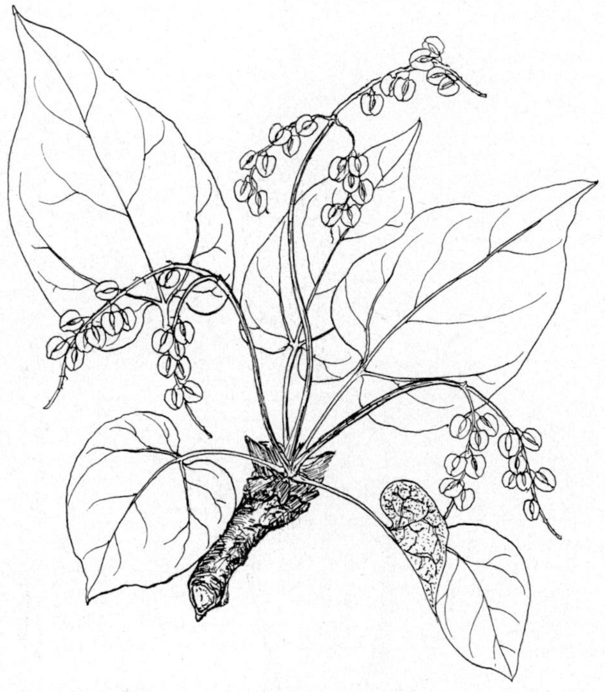

图 13-53　垂枝大黄 Rheum subacaule G. Sam. 原植物

矮小草本，高 15～20cm，根细长，直径约 1cm。茎极短，密被短毛。基生叶 3～4 片，叶片三角心形或三角卵形，稀卵心形，长 6～10（12）cm，基部宽 4～7cm，先端渐尖，基部心形，全缘，基出脉 3～5 条，中脉明显较粗壮；叶上面暗绿色，脉绿紫色，光滑无毛，下面紫色，被黄白色短硬毛；叶柄绿紫色，半圆柱状，与叶片等长或为叶片的 1.5 倍，被稀疏短毛；茎生叶 1～2 片，腋部均具花序分枝，叶片较小，长 3～4cm；托叶鞘开展，长达 2cm，膜质，两面均无毛。圆锥花序 2～4，根出，自下部分枝，分枝稀疏，长而开展，常向下弯曲，密被短毛。花 3～5 朵成簇生，紫红色；花梗短，长约 2mm，关节在中部以下；花被片6，卵形或椭圆形，外轮3片较小，长约1.5mm，内轮3片较大，长约2mm；雄蕊9，与花被等长或稍外露，花丝长约1.5mm，花药椭圆球状；花盘环状，薄而不发达；子房椭圆形，花柱平展，柱头成不整齐头状，有突起。果实成极宽卵形或心形，长7.5～8.5mm，基部宽8.5～9.5mm，顶端圆，稀平截状，基部稍内凹，翅较宽，宽2.5～3mm，红紫色，脉在翅的中间。种子三角状卵形，下部宽约3.5mm，红棕色，中央具1条宽披针形的黑褐色条纹。花期7月，果期8～9月。

产四川省偏西部地区。生于海拔3 500～4 399m山顶或山坡沙地。

垂枝大黄生药呈圆柱状，直径0.5～1.0cm，长5～8～12cm。根茎常有茎、叶柄残基。表面暗棕色，具横皱纹，栓皮易剥落，显浅棕色。质坚硬易折断，断面平坦，形成层环淡黄色，皮部狭窄，木质部约占2/3。气微，味稍苦涩。嚼之不粘牙，砂粒感不明显，唾液不染成黄色。

30. 单脉大黄（图13-54，彩图13-105）

Rheum uninerve Maxim. in Bull. Acad. Petersb. 26：503. 1880；A. Los. in Acta Inst. Bot. Acad. Sci. URSS ser. 1. Fasc. 3：102. 1936；Sam. in Svensk Bot. Tidskr. 30：704. 1936；高作经、诚静容，植物分类学报，13（3）：76，图3，19-21，1975。

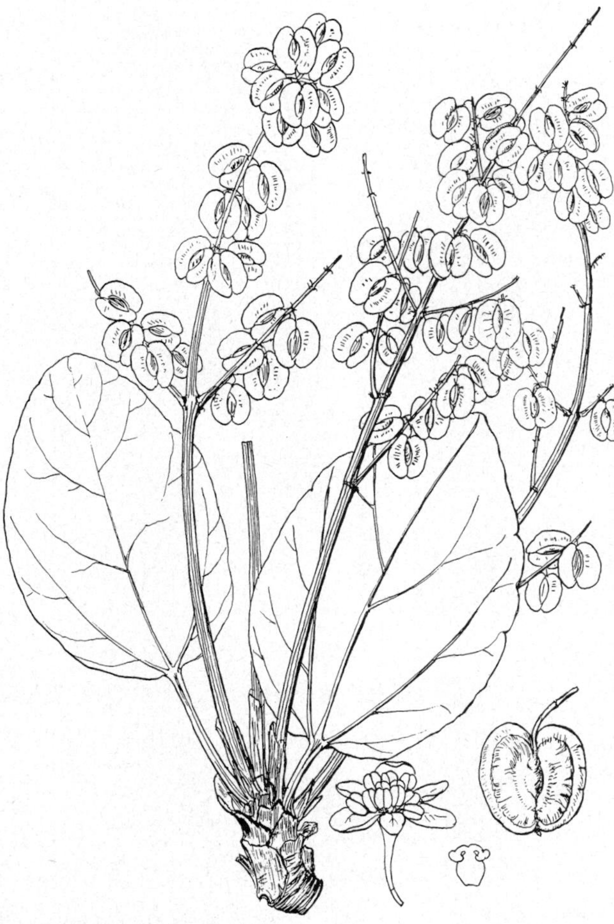

图13-54 单脉大黄 Rheum uninerve Maxim. 原植物

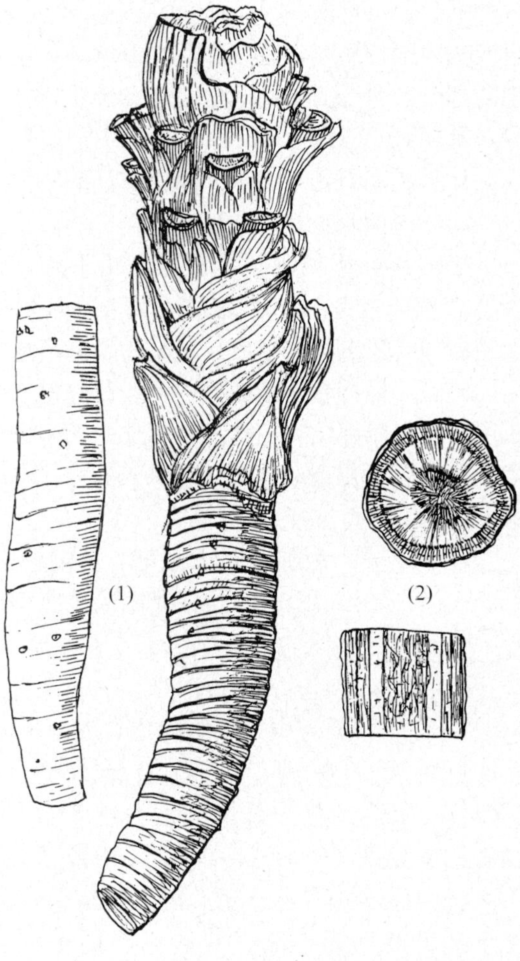

图13-55 单脉大黄生药（1）及饮片（2）

矮小草本，高15～30cm，稀稍高。根较细长，无茎，根状茎顶端残存有黑褐色膜质的叶鞘。基生叶2～4片，叶片纸质，卵形或窄卵形，长8～12cm，宽4～7.5cm，先端钝或钝急尖，基部略圆形到极宽楔形，边缘具弱波；叶脉掌羽状，白绿色，中脉粗壮，侧脉明显；叶柄短，长3～5cm，直径3.5～5mm，光滑无毛或稀具小乳突。圆锥花序窄长，2～5枝，由根状茎生出，花序梗实心或髓腔不明显，基部直径2～5mm，1～2次分枝，具细棱线，光滑无毛；花2～4朵簇生，小苞片披针形，长1～2mm；花梗细长，长约3mm，关节近基部，光滑无毛；花被片淡红紫色，椭圆形到稍长椭圆形，外轮较小，长 1～1.5mm，内轮长 1.5～2mm；花盘肉质，环状，具浅缺刻；雄蕊 8～9，插生花盘下，不外露，花丝极短，短于 1mm；子房近菱状椭圆形，花柱长而反曲，柱头头状。果实长方宽椭圆形，长 14～16mm，宽 12.5～14.5mm，顶端圆或微凹，基部心形，翅宽达 5mm，膜质，浅红紫色，纵脉靠近翅的外缘。种子窄卵状，径约 3mm，深褐色，宿存花被长约 3mm，白色。花期 5～7 月，果期 8～9 月。

产甘肃、宁夏及内蒙古（巴彦淖尔盟、伊克昭盟）、青海东部等省区。生于海拔 1100～2 300m山坡砂砾地带或山路旁。

单脉大黄生药呈圆柱形，长 10～22cm，直径 1.5～2.5cm。表面暗褐色或黑褐色，粗糙，具横皱纹，栓皮易成片状脱落；根茎顶端常膨大，可见紫色或紫红色膜质鳞片状物和类圆形或半圆形残留茎基痕。质脆，折断面不平坦，淡黄色或淡棕黄色，可见形成层环，髓部较大。无清香气，味淡微涩，嚼之微粘牙，砂粒感不明显，唾液不染成黄色（图 13-55，彩图 13-106）。

化学成分：含蒽苷及游离蒽醌类化合物，蒽苷主要为番泻苷 A，大黄酸葡萄糖苷 C；游离蒽醌包括大黄酚 0.81%和大黄素甲醚。鞣质约 5.03%，主要为前矢车素 B-2，3，3′-二没食子酰 1.98%和前矢车素 B-1，3-没食子酰 1.01%。另含二苯乙烯苷类化合物 0.17%和异莲花掌苷 0.13%。

31. 矮大黄（图 13-56，彩图 13-107）

Rheum nanum Siev. ex Pall. in Neueste Nord. Beitr. 3：264. 1796 et in Nov. Acta Acad. Petrop. 10：385. 1797；A. Los. in Acta Inst. Bot. Acad. Sci. URSS ser. 1. Fasc. 3：101. 1936；高作经、诚静容，植物分类学报，13（3）：75，图 3，16-18，1975. —*R. cruentum* Siev. ex Pall. 1. c. 7：294. 1797. —*R. leucorrhizum* Pall. in Nov. Acta Acad. Petrop. 10：381. 1797；Meisn. in DC. Prodr. 14(1)：34. 1756；G. Sam. in Svensk Bot. Tidskr. 30：704. 1936。

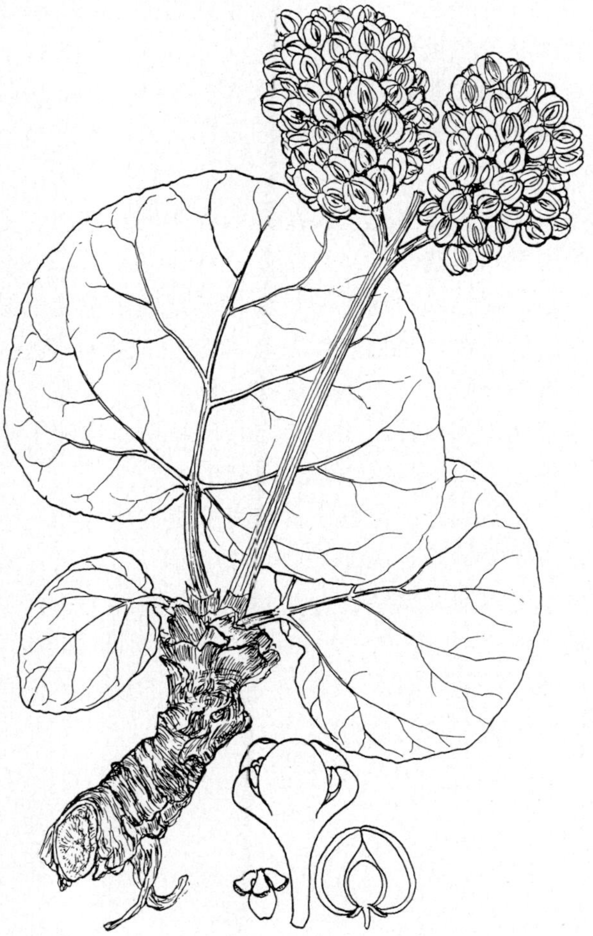

图 13-56　矮大黄 Rheum nanum Siev. ex Pall. 原植物

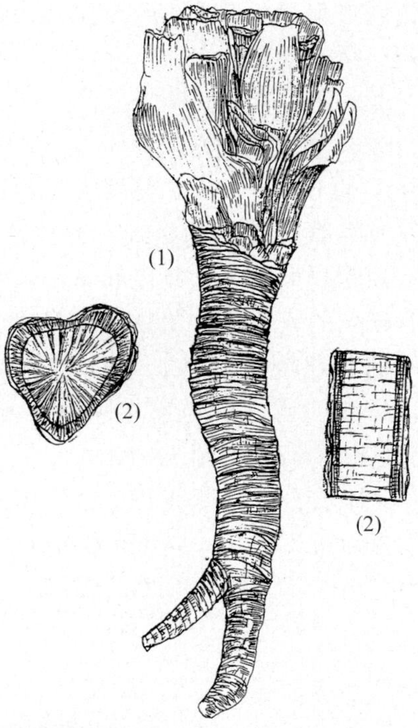

图 13-57　矮大黄生药(1)及饮片(2)

矮小粗壮草本，高 20～35cm。根为直或弯曲的长圆柱状，直径 2～4cm，内部白色。无直立茎，根状茎顶部被多层棕色膜质托叶鞘包围，托叶鞘光滑无毛。基生叶 2～4 片，叶片革质，肾圆形或近圆形，长 6～14cm，宽 8～16cm，稀更大，先端阔圆，基部圆形或极浅心形，近全缘或具不整齐微缺；叶脉掌状，基出脉 3～5 条；叶面黄绿色，具白色疣状突起，下面色较浅，平滑；叶柄粗短，长 2～4.5cm，直径 7～9mm，具细沟棱。花序由根状茎顶端生出，自近中部分枝，形成宽阔圆锥花序，分枝粗壮，具纵棱线，光滑无毛；花成簇密生，苞片鳞片状；花梗较粗壮，长 1.5～3mm，无关节；花被片近肉质，黄白色，常具紫红色煊染，外轮 3 片小，条状披针形，长 2～2.5mm，宽约 1mm，中间具 1 条纵脊，上端略呈龙骨状，内轮 3 片大，宽椭圆形到宽卵形，长约 3.5mm，宽 2.5～3mm；花盘环状，略肥厚呈肉质；雄蕊 9，着生花盘边缘，短而不外露；子房棱状椭圆形，花柱较粗而反曲，柱头膨大成倒圆锥状。果实肾圆形，长 10～12mm，宽 12～14mm，红色，纵脉靠近翅的边缘。种子卵状，直径约 5mm；宿存花被明显增大，几全遮盖着种子。花期 5～6 月，果期 7～9 月。

产甘肃、内蒙古的中部和西部地区及新疆的东北部。生于海拔 700～2 000m 或以上的山坡、山沟或砂砾地。俄罗斯（西西伯利亚）、哈萨克斯坦、蒙古也有分布。

驼、羊等喜食其叶。

矮大黄生药呈圆柱形，稍弯曲，长 6～23cm，直径 1～4cm。表面黑褐色，粗糙，具横皱纹及点状突起的须根痕，栓皮易成片状剥离；根茎顶端膨大，可见紫色和紫红色的残留茎基和轮状排列的膜质鳞片状物。质坚脆，折断面不平坦，棕黄色或黄白色，形成层环明显。无清香气，味淡，嚼之砂粒感不明显，唾液不染成黄色。（图 13-57，彩图 13-108）。

化学成分：含蒽苷及大黄素甲醚 0.26%，水溶性蒽苷约 2.70%，主要含番泻苷 A 1.6%，大黄酸葡萄糖苷 C 0.49%。鞣质约 5.06%。二苯乙烯苷约 1.45%，主要为二苯乙烯葡萄糖苷 1.23%。

32. 西藏大黄（图 13-58，彩图 13-109）

Rheum tibeticum Maxim. ex Hook. f. Fl. Brit. Ind. 5：56. 1886；A. Los. in Acta Inst. Bot. Acad. Sci. URSS ser. 1. Fasc. 3：103，1936；Kitamura，Fl. Afghan. 75. f. 33，1960；高作经、诚静容，植物分类学报，13（3）：76，1975；吴征镒主编，西藏植物志，1：596. 1983。

矮小粗壮草本，高 15～25cm。根状茎粗壮。叶均基生，叶片革质，近心形或心圆形，长 12～20cm，宽 13～21cm，先端钝，基部心形，全缘，叶脉掌状，基出脉 5 条；叶面无毛，下面沿叶脉生短柔毛；叶柄短粗，长 3～5cm，粗糙或具短毛。圆锥花序短小，自根状茎顶端生出，分枝开展，近塔形，被稀疏细柔毛或近光滑无毛，苞片极小；花梗短；花被直径约 2.5mm，花被片椭圆形，淡紫红色，果时不增大；花药黄色。果实卵圆形，长 8～10mm，宽与长近相等或稍长，两端微下凹，翅宽，红褐色，脉靠近翅的边缘。种子窄卵状，黑褐色。

产西藏西部。生于海拔 3 600～4 600m 山坡石砾间。巴基斯坦、阿富汗及克什米尔地区也有分布。

西藏大黄生药呈类纺锤形或类倒圆锥形，上粗下细，弯曲，长 4～12cm，直径 0.5～2.0cm。外表灰褐色或深褐色，具环状皱纹或稍扭曲纵皱纹。质坚实，断面颗粒性，黄白色或淡棕黄色，形成层环明显，木质部发达，具放射状纹理。无清香气，味微苦而涩，嚼之具砂粒感，唾液不染成黄色（图 13-59，彩图 13-110）。

化学成分：含蒽苷及游离蒽醌类化合物，蒽苷主要为番泻苷 A 2.99%，番泻苷 E 1.0%；游离蒽醌包括大黄酸、大黄素、大黄酚、大黄素甲醚、芦荟大黄素，含芦荟大黄素-8-葡萄糖苷 1.99%；鞣质约 1.02%。另含二苯乙烯苷类化合物 0.17%。

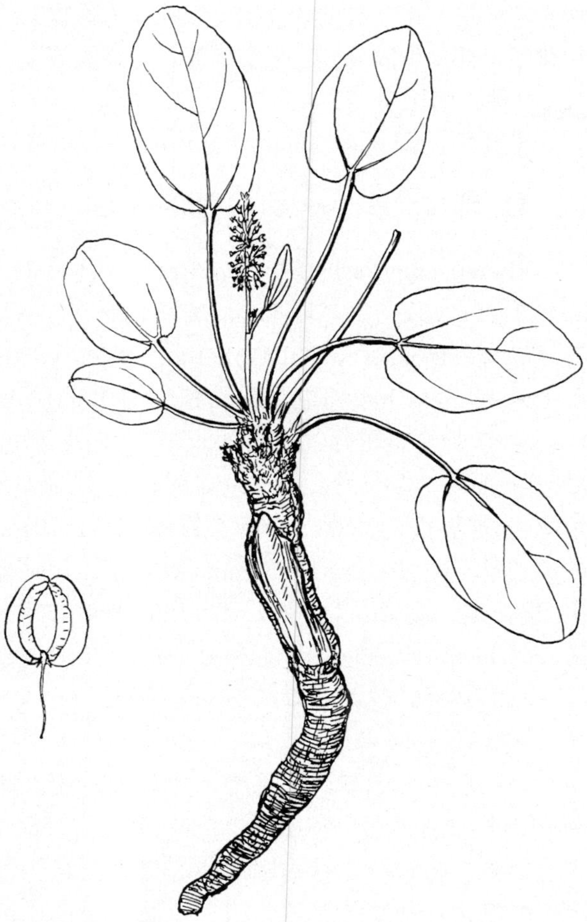

图 13-58　西藏大黄 Rheum tibeticum Maxim. ex Hook. f. 原植物

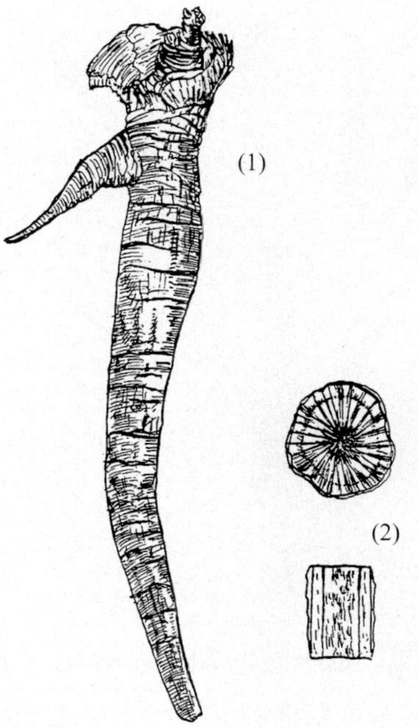

图 13-59　西藏大黄生药（1）及饮片（2）

第五节　圆叶组大黄

组 5. 圆叶组　Sect. Orbicularia A. Los. in Acta Inst. Bot. Acad. Sci. URSS ser. 1. Fasc. 3：104. 1936。

茎直立，通常具 1 片茎生叶。基生叶平铺地上，叶片膜质或纸质，圆形，具短柄。圆锥花序，多分枝而成宽阔的圆球状。果实卵形或卵状椭圆形。

约 3 种，我国有 1 种。

模式种：Rheum tataricum L. f.

33. 鞑靼大黄（圆叶大黄）（图 13-60，彩图 13-111）

Rheum tataricum L. f. Suppl. 229. 1781；Meisn. in DC. Prodr. 14(1)：34. 1856；A. Los. in Acta Inst. Bot. Acad. Sci. URSS ser. 1. Fasc. 3：106，1936；Kitamura，Fl. Afghan. 95，1960. —*R. caspicum* Pall. in Nov. Acta Acad. Petrop. 10：382，1797。

中型草本，高 35～50cm。根粗壮。茎直立，粗短，中空，无毛。基生叶 1 片或无。基生叶大型，平铺地上，叶片纸质，通常宽稍大于长，心形或圆形，长 20～35cm，宽 27～50cm，先端圆钝，基部心形，不规则全缘，边缘具软骨质细齿，两面光滑无毛或叶下面脉上具乳突；叶柄粗短，半圆柱状；茎生叶小，近圆形，宽约 5～6cm。圆锥花序自中部分枝，通常具 3 次分枝，各级分枝扩展，形成宽阔圆球状，具细纵棱，光滑无毛或上部有小乳突，通常每簇有花 1～2 朵，小苞片鳞片状；花梗细长，长 2.5～5mm，关节在中上部；花被片黄白色，宽椭圆形或宽卵状椭圆形，长 2mm 或稍强，宽约 1.5mm，外轮 3 片稍窄小；雄蕊 9，略短于花被，花药长方形，花丝上部渐宽，长 1mm 或稍强；花盘与花被基部合生；子房三角卵形，花柱细长反曲，柱头阔扁盘状，表面不平整。果实紫红色，卵形，有时成

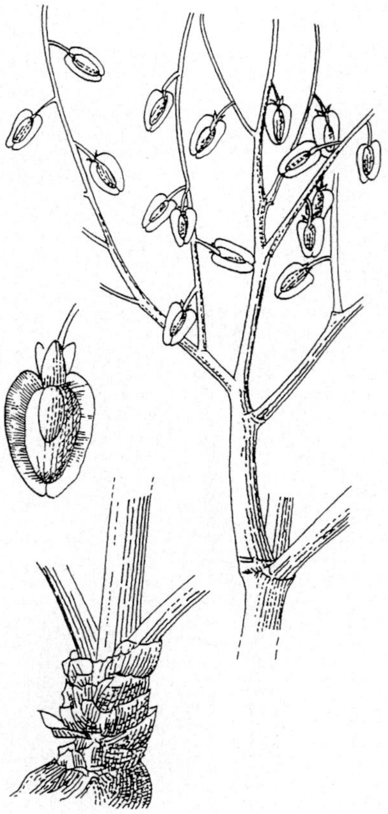

图 13-60 鞑靼大黄 Rheum tataricum L. f. 原植物

三角卵形或近卵状椭圆形，长 10～12mm，宽6～9mm，顶端微凹，基部心形，翅窄，宽约 1.5mm，纵脉靠近翅的外缘。宿存花被稍增大。种子卵状，直径约 5mm，深褐色。花期 5 月，果期 6～7 月。

产新疆西部地区。常生于荒漠草地。阿富汗及俄罗斯，哈萨克斯坦也有分布。

圆叶大黄生药以根为主，根粗状，呈不规则分枝，根茎较细，直径 2～4cm。表面灰棕色，栓皮不易剥落，质坚硬，断面黄白色。气微，味微苦涩，嚼之略粘牙，有砂粒感，唾液淡黄色（彩图 13-112 根部）。

化学成分：含蒽醌及其单糖苷的总量约 0.98%，未检出本品水溶性蒽苷类成分。苯丁酮类总量约 0.018%，二苯乙烯苷类总量约 0.018%，鞣质及有关化合物总量约 0.17%。

第六节 穗序组大黄

组 6. 穗序组 Sect. Spiciforma A. Los. in Acta Inst. Bot. Acad. Sci. URSS ser. 1. Fasc. 3：109. 1936。

矮小铺地草本。叶均基生，叶柄多短粗，叶片通常革质。花葶自根状茎抽出，花序为穗状的总状花序，稀具少数分枝。果实中等大，翅宽或窄。

6 种，我国全产。

模式种：Rheum spiciforme Royle

34. 穗序大黄（图 13-61，彩图 13-113、114）

Rheum spiciforme Royle，Illustr. Bot. Himal. 318. t. 78. 1839；Meisn. in DC. Prodr. 14(1)：36. 1856；Hook. f.，Fl. Brit. Ind. 5：55. 1886；A. Los. in Acta Inst. Bot. Acad. Sci. URSS ser. 1. Fasc. 3：114. 1936；G. Sam. in Svensk Bot. Tidskr. 30：703. 1936. p. p.；高作经、诚静容，植物分类学报，13(3)：78. 图 4，1-3，1975. p. p. excl. syn. R. rhomboideum A. Los.；吴征镒主编，西藏植物志，1：599，1983. — *R. scaberrimum* Lingelshin Fedd，Repert. Beith. 12：358，1929；G. Sam. in Svensk Bot. Tidskr. 30：703，1936 in syn.

矮壮草本，无茎。叶基生，叶片近革质，卵圆形或宽卵椭圆形，长 10～20cm，宽 8～15cm，先端圆钝，稀较窄，基部圆或浅心形，全缘，边缘略呈波状；基出脉多为 5 条；叶面暗绿色或黄绿色，下面紫红色，两面被乳突状毛或上面无毛；叶柄粗壮，长 3～10cm，半圆柱状，紫红色，无毛或具小乳突。花葶 2～4 枝，有时可达 7～8 枝，自根状茎顶端抽出，高于叶或稍矮，长 10～30cm，具细棱线，被乳突，基部直径 4～7mm；总状花序紧密呈穗状，花淡绿色，花梗细，长约 3mm，关节近基部；花被片椭圆形或长椭圆形，外轮较窄小，长 1.8～2mm，宽约 1mm，内轮较大，长 2.2～2.5mm，宽约 1.2mm；雄蕊 9，与花被近等长，花药黄色；子房略呈倒卵球形，花柱短，横展，柱头大，表面有凸起。果实长方宽椭圆形，长 8～10mm，宽 7～9mm，稀稍大，顶端阔圆或微凹，翅宽 2.5～3.5mm，纵脉在翅的中间。花期 6 月，果期 8 月。

产西藏西部。生于海拔 4 000～5 000m 高山碎石坡或河滩沙砾地。喜马拉雅山南麓各国及巴基斯坦、阿富汗也有分布。

穗序大黄生药呈类圆柱形或类圆锥形，稍弯曲，有分枝，长 10～40cm，直径 1～4cm。表面灰褐色或暗褐色，具细密横皱环纹及点状须根痕，可见扭曲纵皱纹；根茎顶端常膨大，具残留茎基痕及轮状排列的膜质鳞片状物。质坚实，断面不平坦，具黄色或黄白色或红棕色砂点，皮部约占 1/3，形成层环可见，木质部发达。呈同心圆和放射状纹理。无清香气，味苦涩，嚼之微粘牙，砂粒感不明显，唾液微染成淡黄色（图 13-62，彩图 13-115）。

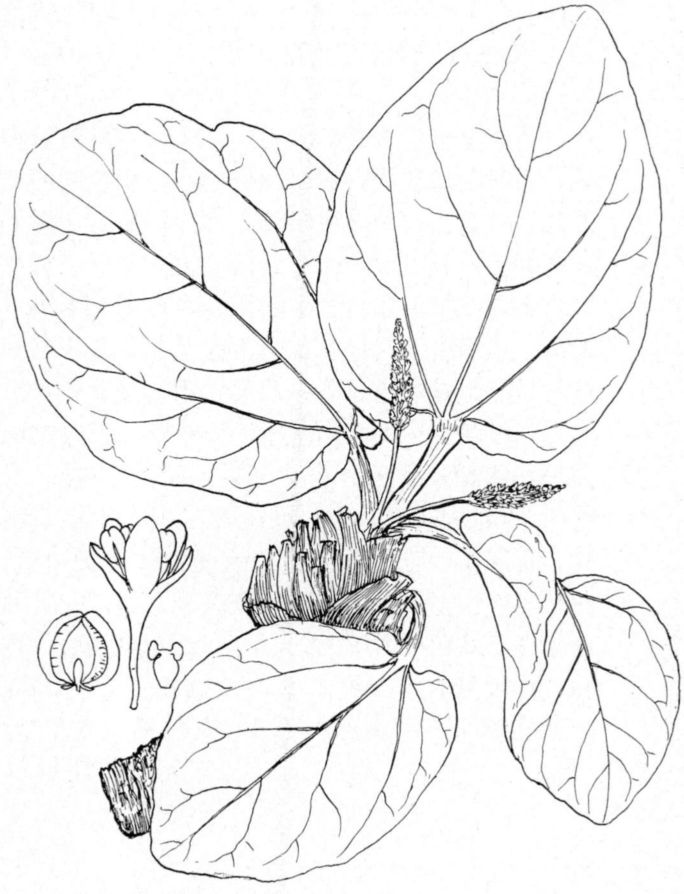

图 13-61　穗序大黄 Rheum spiciforme Royle 原植物

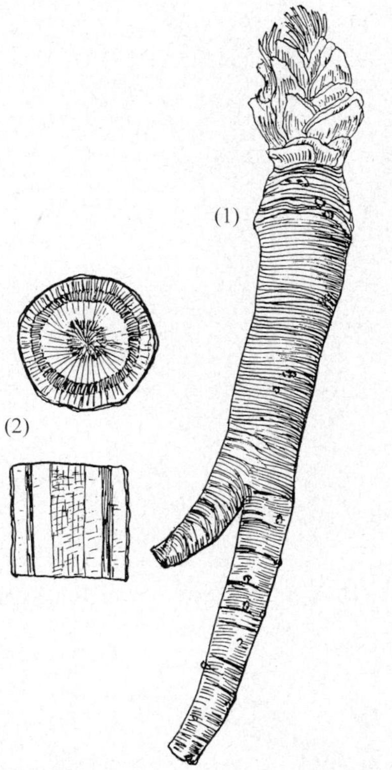

图 13-62　穗序大黄生药（1）及饮片（2）

化学成分：含蒽苷及游离蒽醌衍生物。水溶性蒽苷总量约 0.68%。鞣质及有关化合物约 8.23%，主要为前矢车素 B-3。另含二苯乙烯苷类化合物 0.034%。

35. 卵果大黄（长穗大黄）（图 13-63，彩图 13-116）

Rheum moorcroftianum Royle，Illustr. Bot. Himal. 315，318. 1839；Hook. f. F1. Brit. Ind. 5：56. 1886；Kir. et Basu，Ind. Med. P1. 2：1079. 1918；A. Los. in Acta Inst. Bot. Acad. Sci. URSS ser. 1. Fasc. 3：117. 1936；Kitamurain F1. Afghan. 94. 1960；高作经、诚静容，植物分类学报，13(3)：77,1975；吴征镒主编，西藏植物志，1：600,1983。

铺地矮小草本，无茎。基生叶 3～6 片，呈莲座状，叶片革质，卵形或三角卵形，长 6～12cm，宽 4～8.5cm，稀更大，先端钝急尖到宽钝急尖，基部圆形或近心形，有时略呈耳状心形，全缘；掌羽状脉，基出者 5 条；叶面绿色，下面常暗紫色，两面光滑无毛，偶于下面脉上具稀乳突毛；叶柄短于叶，长 3～6cm，稀稍长，具细棱线，光滑无毛。花葶 2～3 枝或多达 4～5 枝，通常与叶等长或稍长，长 10～15cm；总状花序呈穗状，花黄白色或稍带红色，花梗细丝状，长约 2mm；花被片窄长方圆形或长方椭圆形，内轮 3 片较大，长约 2mm；花药紫红色。果实卵形或宽卵形，长 7～8mm，宽 5～6mm，翅窄，宽约 1～1.5mm，纵脉在中间，幼果期淡紫红色。种子卵状，直径约 3mm。花期 7 月，果期 8～9 月。

产西藏西部及中部。生于海拔 4 500～5 300m山坡砂砾地带或河滩草甸。喜马拉雅山南麓各国、帕米尔地区及阿富汗也有分布。

卵果大黄生药呈圆柱形或类圆锥形，稍弯曲，有时有分枝，直径 1～3cm，长 10～20cm。表面浅棕色，具横皱纹，常有细小须根或须根痕。根茎顶端常稍膨大，并有叶柄残基及膜质鳞片状物。质坚实，折断面可见形成层环，皮部约占 1/3，木质部发达，约占 2/3，可见放射状纹理。气微，味苦涩，嚼之稍粘牙，砂粒感不明显，唾液染成淡黄色（彩图 13-116）。

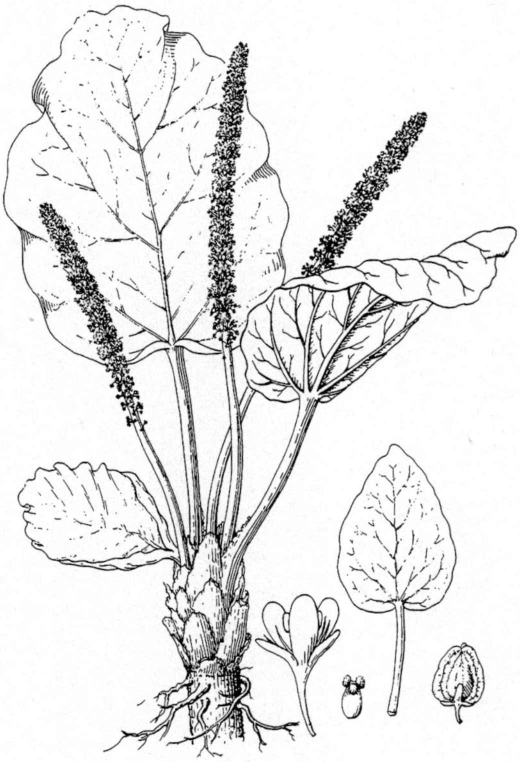

图 13-63 卵果大黄 Rheum moorcroftianum Royle 原植物

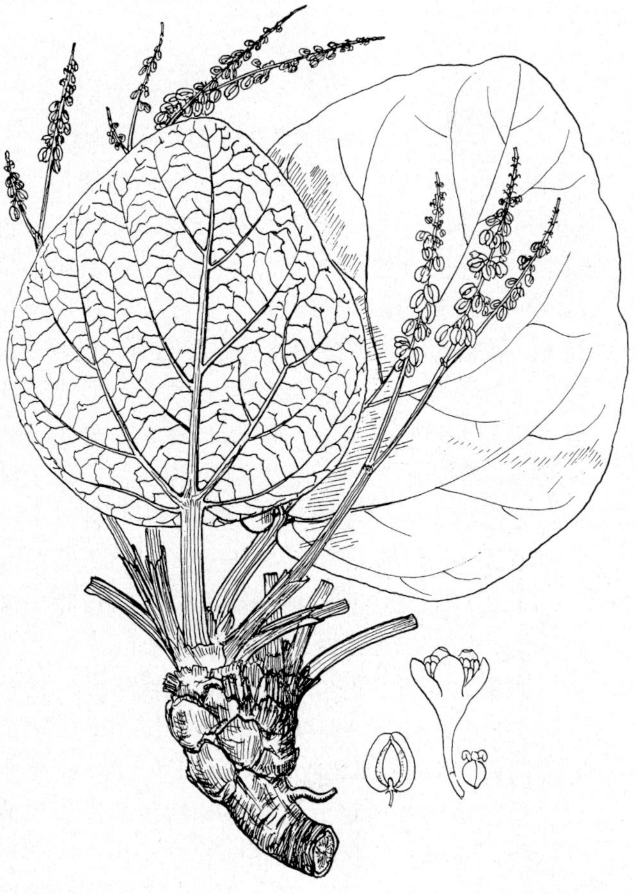

图 13-64 网脉大黄 Rheum reticulatum A. Los. 原植物

36. 网脉大黄（图 13-64，彩图 13-117～121）

Rheum reticulatum A. Los. in Acta Inst. Bot. Acad. Sci. URSS ser. 1. Fasc. 3：112. 1936；高作经、诚静容，植物分类学报，13（3）：77，1975。

矮壮草本，根粗，直径 3～5cm，断面黄白色；根状茎顶端留有多层深棕色或棕褐色托叶鞘残片。叶基生，幼叶极皱缩，叶片革质，卵形到三角卵形，长 5～18cm，下部宽 5～9cm，稀稍大，上部较窄，先端急尖而稍钝，基部圆形或近心形，边缘略呈弱波状；基出脉 5 条，各级脉在叶背凸起，脉网极显著；叶面无毛，叶背被长乳突毛，红紫色；叶柄短，长 2～5cm，扁柱状，无毛或粗糙，紫色。花葶多条，可达 10 枝，自根状茎顶端抽出，高不超过叶，总状花序呈穗状，花密集，花葶下部粗糙或光滑；花黄白色，花梗短，长 1.5～2mm，关节位于下部；花被片椭圆形，外轮 3 片稍窄小，长 1mm 或稍长，内轮 3 片较宽大，长约 1.5mm；雄蕊 7～9，与花被近等长；子房倒卵椭圆形，花柱短，稍叉开，

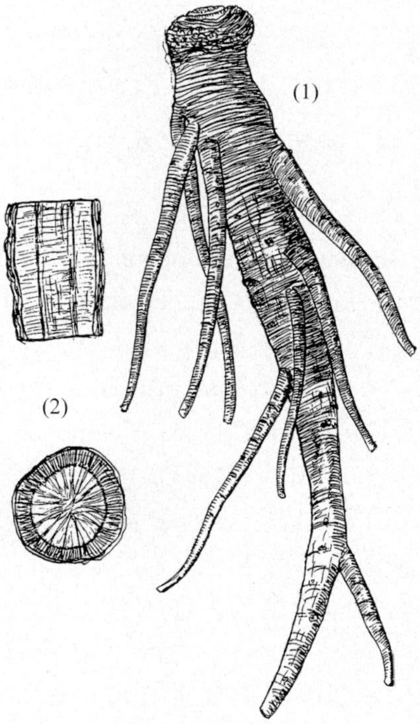

图 13-65 网脉大黄生药（1）及饮片（2）

柱头近头状。果实宽卵形，长 7.5～8.5mm，直径 7～8mm，顶端钝或微凹，基部近心形，翅宽 2.5mm 或稍强，纵脉在翅的中部偏内。种子卵状。花期 6 月，果期 7～8 月。

产新疆及青海。生于海拔 2 900～4 200m 高山岩缝及砂砾中。哈萨克斯坦也有分布。

网脉大黄生药呈类圆柱形或半圆柱形，略弯曲，长 5～20cm，直径 0.5～4cm。表面棕褐色或深褐色，栓皮粗糙具纵皱纹，粗横皱纹和瘤状突起（根茎）或栓皮细腻具致密环状皱纹（根）。质坚实，横断面淡黄棕色或黄白色，根茎髓部较小；根木质部发达，具放射状纹理，形成层环明显。无清香气，味淡嚼之有砂粒感，唾液染成淡黄色（图 13-65，彩图 13-122）。

含蒽苷及游离蒽醌衍生物，蒽醌及其单糖苷类约 0.54%，主为大黄酸 0.18%，水溶性蒽苷类约 0.71%，主为大黄酸葡萄糖苷 C 0.32%，游离蒽醌包括大黄酸、大黄素、大黄酚、芦荟大黄素。鞣质约 3.32%。另含二苯乙烯苷类化合物 0.041%及莲花掌苷 0.1%。

37. 菱叶大黄（图 13-66，彩照 13-123、124）

Rheum rhomboideum A. Los. in Acta Inst. Bot. Acad. Sci. URSS ser. 1. Fasc. 3：116；吴征镒主编，西藏植物志，1：599. 1983. —*R. spiciforme* auct. non. Royle；高作经、诚静容，植物分类学报，13（3）：78. 1975 in syn.

铺地矮小草本。无茎，根直径达 5cm。叶基生，叶片近革质，菱形、菱状卵形或菱状椭圆形，长 10～16cm，最宽部分在中部或偏下，宽 8.5～14cm，稀稍宽，先端钝或钝急尖，基部楔形、宽楔形，有时略呈耳状；全缘；基出脉多为 5 条；叶面光滑无毛，下面被乳突毛；叶柄短于叶片，近半圆柱状，长 2～7cm，具乳突或平滑。花葶常较多，自根状茎顶端生出，通常短于叶，高 10～15cm，下部光滑或被短毛；总状花序穗状；花红紫色，花被片窄长方形或椭圆形，长 1.5～2mm；雄蕊与花被片近等长。果实宽梯形，长 8.5～12.5mm，下部最宽部分宽 8.5～15mm，顶端微凹或近平直，基部浅心形，翅宽 3～5mm，纵脉在翅的中部。种子卵状，径 3～5mm。花期 6～7 月，果期 8～9 月。

产西藏中部到东部。生于海拔 4 700～5 400m 山坡草地或河滩草地。

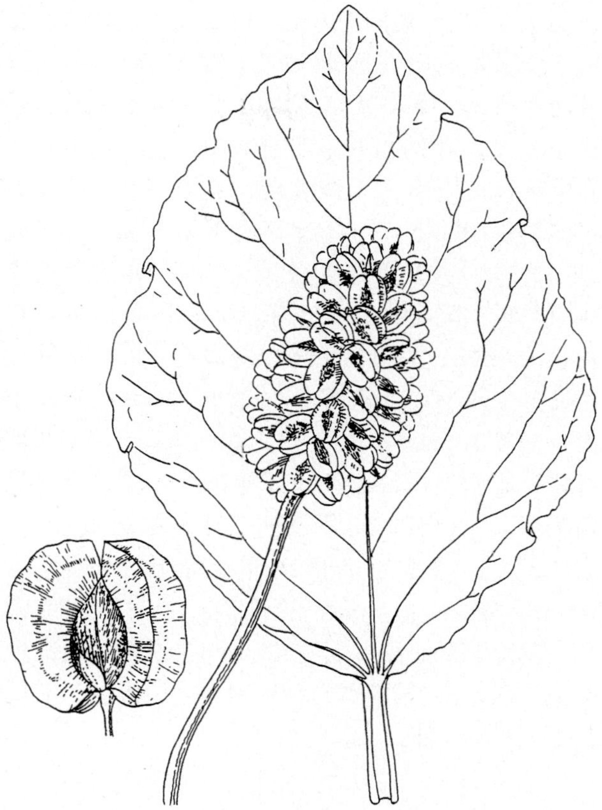

图 13-66　菱叶大黄 Rheum rhomboideum A. Los. 原植物

菱叶大黄生药呈圆柱状或呈类圆锥形，根茎稍膨大，根略弯曲，直径 3～5cm，长约 15cm。表面深棕色，栓皮易剥离。质坚实，折断面平坦，灰棕色，可见形成层环，色较深，木质部发达，约占 2/3。气微，味稍苦涩，嚼之略粘牙，有砂粒感，唾液染成浅黄色（彩图 13-125）。

化学成分：含蒽醌及其单糖苷约 0.1%，水溶性蒽苷大黄酸苷 B 及 D 约 0.04%，莲花掌苷 0.073%，二苯乙烯苷类总量约 0.03%，鞣质及有关化合物总量约 0.25%。

38. 歧穗大黄（图 13-67，彩图 13-126、127）

Rheum. scaberrimum Lingelsh（图版 12，3；图 4，9～11）：高作经、诚静容，植物分类学报，13（3）：78. in syn. 1975. *R. przewalskyi* A. Los. in Acta Inst. Bot. Acad. Sci. URSS ser. 1. Fasc. 3：115. 1936；横断山区维管植物，上册：349，350. 1993. —*R. spiciforme* auct. non Royle：G. Sam. in Svensk Bot. Tidskr. 30：703. 1936。

矮壮草本。无茎；根状茎顶端具多层托叶鞘，棕褐色，干后膜质或纸质，光滑无毛。叶基生，2～4 片，叶片革质，宽卵形或菱状宽卵形，长 10～20cm，宽 9～17cm，先端圆钝，基部近心形，全缘，有时呈极弱波状；基出脉 5～7 条；叶面黄绿色，下面紫红色，两面光滑无毛或下面具小乳突；叶柄粗壮，半圆柱状，长 4～10cm，常紫红色，光滑无毛或粗糙。花葶 2～3 枝，自根状茎顶端抽出，与叶近等长或短于叶，每支成 2～4 歧状分枝，下部直径 5～7mm，光滑无毛或有时具稀疏乳突；总状花序穗状；花黄白色，花梗长约 2mm，关节在下部；花被不开展，花被片宽卵形或卵形，外轮较小，长约 1.2mm，内轮较大，长约 1.5mm，宽约 1.3mm；雄蕊 9，与花被近等长或稍外露，花丝基部与花盘合生；子房宽椭圆形，花柱长，向下反曲，柱头膨大成盘状，表面不平。果实宽卵形或梯状卵形，长 8.5～10mm，宽 7～8.5mm，顶端圆，有时微凹或微凸，基部略呈心形，翅宽约 3mm，纵脉在翅的中部偏外缘。种子卵状，径约 3mm，深褐色。花期 7 月，果期 8 月。

产甘肃、青海及四川西北部（色达）。生于海拔 1 550～5 000m 山坡、山沟或林下石缝或山间洪积平原砂地。

歧穗大黄生药根茎呈片块状，长 4～10cm，宽 1.5～3cm。表面暗褐色或深褐色，粗糙，具点状支根痕及瘤状突起，顶端具残留茎基及膜质鳞片状物。根呈细长圆柱形或纵切成半圆柱形，弯曲，长 5～20cm，直径 0.5～11.5cm。表面暗褐色或棕褐色，具致密环状皱纹或纵皱纹，栓皮易成片状脱落。质坚脆，易折断，断面棕黄色或黄色，形成层环明显，木质部发达。无清香气，味苦涩，嚼之粘牙，砂粒感不甚明显，唾液染成黄色（图 13-68，彩图 13-128）。

化学成分：含蒽苷及游离蒽醌衍生物，蒽醌及其单糖苷类 1.1%，游离蒽醌包括大黄酸、大黄素、大黄酚、大黄素甲醚、芦荟大黄素。鞣质约 9.29%，主要为前矢车素 B-3 和前矢车素 B-2。另含二苯乙烯苷 0.03%及莲花掌苷 0.02%。

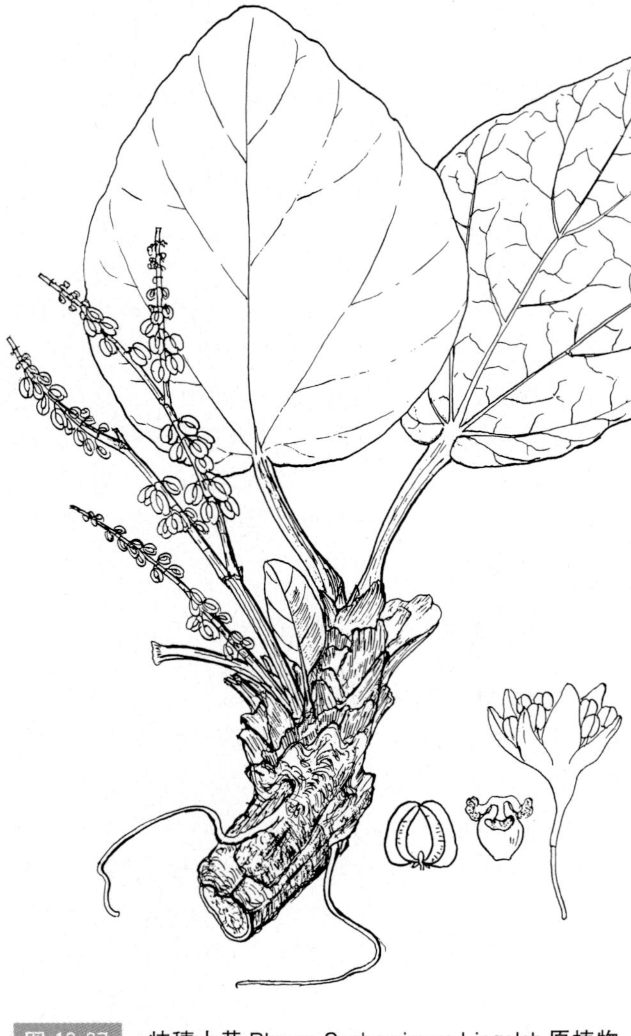

图 13-67　歧穗大黄 Rheum Scaberrimum Lingelsh 原植物

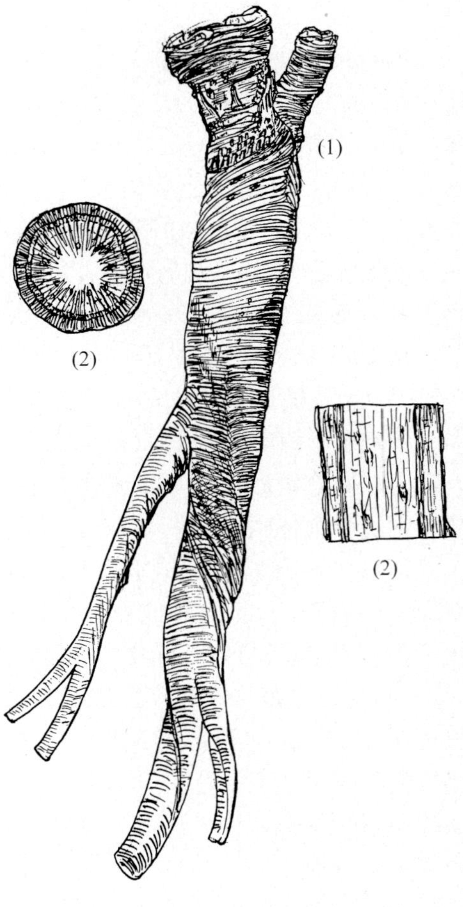

图 13-68　歧穗大黄生药（1）及饮片（2）

39. 枝穗大黄（图 13-69，彩图 13-129）

Rheum rhizostachyum Schrenk in Bull. Sci. Acad. Petersb. 10：254. 1842；A. Los. in Acta Inst. Bot. Acad. Sci. URSS ser. 1. Fasc. 3：111. 1936；高作经、诚静容，植物分类学报，13（3）：78. 图 4，4～5. 1975. —*R. aplostachyum* Kar. et Kir. in Bull. Soc. Nat. Mosc. 15：422. 1842。

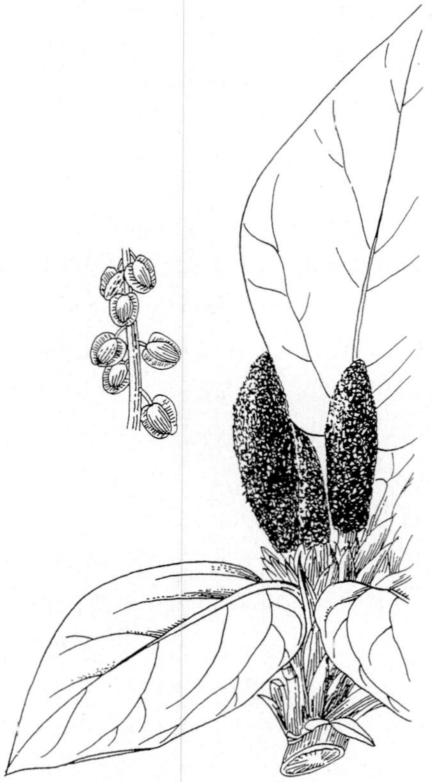

图 13-69　枝穗大黄 Rheum rhizostachyum Schrenk 原植物

矮壮草本，高达 30cm。根粗壮；根状茎顶端具宽大托叶鞘。叶基生，革质，叶片宽卵形或卵圆形，长 12～25cm，宽 10～22cm，稀更大，先端钝或圆钝，基部常窄缩，浅心形或圆形，全缘或稍具弱波；基出脉 5～7 条，中脉与大侧脉非常粗壮，并于叶下面明显凸起，紫红色；叶上面脉上具乳突或近光滑，下面密被长乳突毛；叶柄短粗，扁或近圆柱状，长 3～6cm，直径 5～9mm，被长乳突毛。花葶 2～5 枝，自根状茎顶端抽出，高 12～28cm，直径 4～8mm，中空，下部无分枝或具 1～3 小枝，被长乳突毛，或下部近光滑；花黄白色，花梗长约 3mm，关节位于中部偏下或下部；花被片窄椭圆形到线状椭圆形，外轮 3 片较小，长 1.8～2mm，宽 0.8～1mm；雄蕊 9，花丝长约 1.5mm，花药宽椭圆形；花盘薄。果实卵形或椭圆卵形，顶端钝，基部浅心形，长 10～11mm，宽 7～8mm，翅宽约 2mm，纵脉在翅的中间。种子卵状。花期 6 月，果期 8～9 月。

产新疆，较多分布于西北部。生于海拔 2 600～4 200m 高山草地或石缝中。哈萨克斯坦也有分布。

枝穗大黄生药呈类圆柱形，常有分枝，长 10～15cm，直径 1.5～2.0cm。表面灰褐色至暗褐色，粗糙，具致密的横环纹；顶端残留茎基及众多膜质鳞片状物。质坚实，断面黄白色，颗粒状，形成层环不甚明显，木质部可见棕白相间放射状纹理，髓部明显。微有清香气，味苦涩，嚼之粘牙，有砂粒感，唾液染成淡黄色（彩图 13-130）。

化学成分：含蒽醌及其单糖苷总量约 0.064%，鞣质及有关化合物总量约 0.15%。本品未检出水溶性蒽苷类、苯丁酮苷类及二苯乙烯苷类成分。

第七节　头序组大黄

组 7. 头序组　Sect. Globulosa C. Y. Cheng et T. C. Kao 植物分类学报 3(3)：79. 1975. — Sect. *Deserticola* Maxim. Mel. Bio. 11：886. 1883 p. p.；A. Los. in Acta Inst. Bot. Acad. Sci. URSS ser. 1. Fasc. 3：93. 1936，p. p.

矮小草本，高仅数 cm，无茎。叶单生，根出。花葶单生，不分枝，顶端具一圆头状花序，花梗极短。果实上部两侧向内缢缩。

本组只有 1 种，分布于我国西藏。

模式种：Rheum globulosum Gage

40. 头序大黄（图 13-70）

Rheum globulosum Gage in Kew Bull. 1908：181. 1908；A. Los. in Acta Inst. Bot. Acad. Sci. URSS ser. 1. Fasc. 3：101. 1936（laps. cal. R. globusum）；高作经、诚静容，植物分类学报，13(3)：79. 图 4，12-13，1975；吴征镒主编，西藏植物志，1：599. 192：4，1983。

极矮小草本，高仅 2～8cm。根粗壮，直径 1～3cm，无茎。叶基生，通常只 1 片，稀 2 片，叶片略肥厚，革质，圆肾形或近圆形，长 2～3cm，宽 3～4cm，或长宽近相等，先端圆，有时微凹，基部心形，全缘，有时不整齐；基出脉 5～7 条，粗壮，于叶下面强烈凸起；叶上面暗绿色，下面暗紫红色，无毛或粗糙。花葶单生，高约 5cm，直径 1.5～2.5mm，无毛或粗糙，花序呈圆头状，直径 1～2cm，花密集；花梗短；花被片 6，肉质不开展，内外轮近等大，倒卵形或上部稍宽的长方形，长 3～3.5mm，宽约 2mm，中部淡绿色，边缘粉白色；雄蕊 8～9，与花被近等长，花丝基部与花盘贴连成环，花药长方椭圆形，长约 1mm；子房近菱形，花柱斜向展开，不反曲；柱头近头状。果实宽卵形，中上部两侧向内缢缩，翅窄。花期 6～7 月，果期 8 月以后。

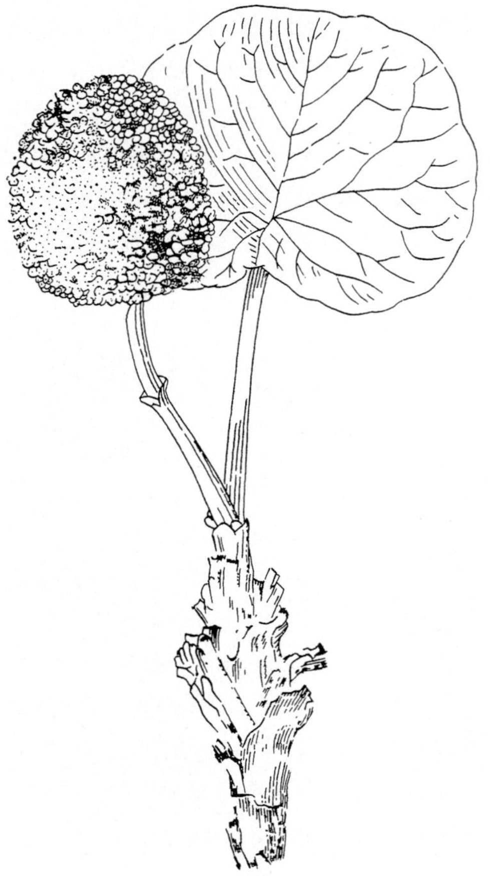

13-70 头序大黄 Rheum globulosum Gage 原植物

产西藏中南部。生于海拔 4 500～5 000m 山坡砂砾地或河滩草地。

头序大黄生药呈类圆柱形，有分枝，长 2～6cm，直径 0.2～2.7cm。表面灰色至灰棕色，粗糙，皱缩，具致密的横环纹，栓皮易成片状脱离；顶端具残留暗紫色膜质鳞片及茎基。质坚实；断面黄白色，颗粒性，根形成层环明显，具放射状纹理。气微，味淡。

第八节 塔黄组大黄

组 8. 塔黄组 Sect. Nobilia A. Los. in Acta Inst. Bot. Acad. Sci. URSS ser. 1. Fasc. 3：118. 1936.

中型或高大草本，高 40～150cm。茎粗壮挺直，不分枝，具多数茎生叶及大型叶状苞片。花枝较短小，自苞片腋部生出；花被基部联合，雄蕊花丝细长，外露。果实小，翅狭窄。

共 2 种，我国均产。

模式种：Rheum nobile Hook. f. et Thoms.

41. 塔黄 高山大黄（图 13-71，彩图 13-131～133）

Rheum nobile Hook. f. et Thoms. Illustr. Himal. P1. t. 19. 1855；Meisn. in DC. Prodr. 14 (1)：36. 1856；Hook. f.，F1. Brit. Ind. 5：57. 1886；Ward in Gard. Chron. 3(88)：134－135. f. 48. 1930；A. Los. in Acta Inst. Bot. Acad. Sci. URSS ser. 1. Fasc. 3：120. 1936；高作经、诚静容，植物分类学报，13(3)：79. 图 2，17-19. 1975；吴征镒主编，西藏植物志，1：596. 1983；横断山区维管植物，上册：350，1993。

高大草本，高 1～2m。根状茎及根长而粗壮，直径达 8cm。茎单生不分枝，粗壮挺直，直径 2～3cm，光滑无毛，具细纵棱。基生叶数片，呈莲座状，具多数茎生叶及大型叶状圆形苞片，直径 20～30cm，叶近革质，顶端圆或极阔钝尖形，基部圆形或近心形，全缘或稍不规则，基出脉 5～7 条，和侧脉一起直伸向叶缘，于叶下面显著凸起，叶面光滑无毛，下面无毛或有时在脉上具稀疏短毛；托叶鞘宽大，阔披针形，长 10～15cm，玫瑰红色，两面均光滑无毛；上部叶及叶状苞片向上渐小，近圆形，直径 5～13cm，叶柄亦渐短，苞片淡黄色，干后膜质。花序分枝腋生，常 5～8 枝成丛，总状，长 5～9cm，稀再具小分枝，光滑无毛；花 5～9 朵簇生，花梗细，长 2～3mm，关节位于中部或稍近下部，无毛；花被片 6 或较少，基部联合，上部直立不外展，椭圆形或长椭圆形，内轮 3 片稍大，长 2mm，宽 1mm 或稍宽，外轮 3 片略小，黄绿色；雄蕊 (8) 9，花药扁，长方椭圆形，花丝扁，基部稍宽，长 3～3.5mm，露出花被外；花盘薄；子房卵形，花柱短，初时平展，以后翘起，柱头头状，有凸起。果实宽卵形或卵形，长 6～7mm，宽 5～6mm，顶端钝或稍尖，基部近圆形到微截形，翅窄，一般宽不及 1m，稍厚，纵脉靠近翅的边缘，深褐色。种子心状卵形，黑褐色。花期 6～7 月，果期 9 月。

产西藏喜马拉雅山麓及云南西北部。生于海拔 4 000～4 800m 高山石滩及湿草地。喜马拉雅山南麓各国也有分布。

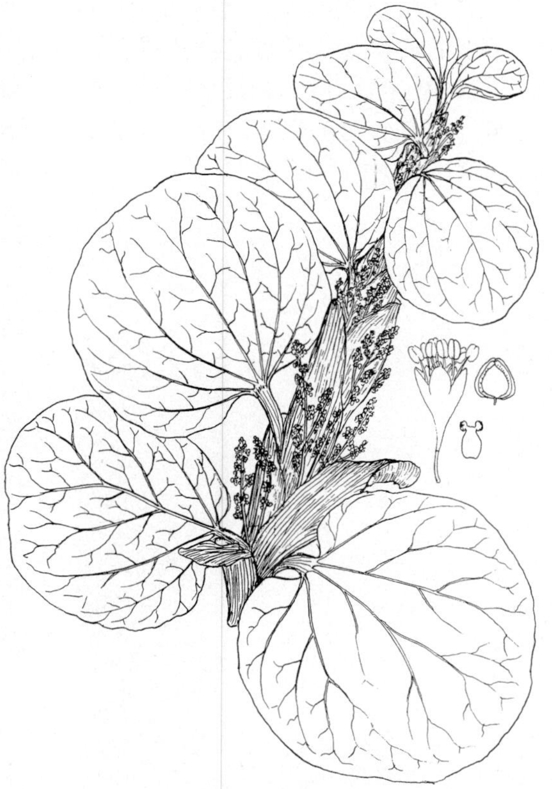

图 13-71　塔黄 Rheum nobile Hook. f. et Thoms. 原植物

化学成分：含蒽苷及游离蒽醌衍生物。水溶性蒽苷约 4.43%，主要为番泻苷 A 1.87%和大黄酸葡萄糖苷 D 1.26%。鞣质约 11.65%，主要为前矢车素 B-2,3,3′-二没食子酰 6.06%和前矢车素 B-1,3-没食子酰 2.52%。另含二苯乙烯苷类化合物 0.5%和莲花掌苷 1.45%等。

42. 水黄　苞叶大黄（云南种子植物名录）大苞大黄（拉汉种子植物名录）（图 13-73，彩图 13-135、136）

Rheum alexandrae Batal. in Acta Hort. Petrop. 13：384. 1894；G. Sam. in Hand. －Mazz.，Symb. Sin. 7：171. 1929；Ward in Gard. Chron. 3(88)：135. f. 49. 1930；Sam. in Svensk Bot. Tidskr.

塔黄 Radix et Rhizoma Rhei Nobilis 生药呈不规则块片状，纺锤形或圆柱形，长 2.5～14cm，直径 1.5～3.8cm。表面黄棕色，具类圆形支根痕及残留暗褐色栓皮（根茎，去栓皮）或具纵皱纹及点状须根痕（根，留栓皮）。质坚实，断面浅红棕色或黄棕色，颗粒性，横切面根茎髓部较大；根木质部发达，形成层明显，具放射状纹理，气微清香，味苦涩，嚼之有砂粒感，唾液染成黄色（图 13-72，彩图 13-134）。

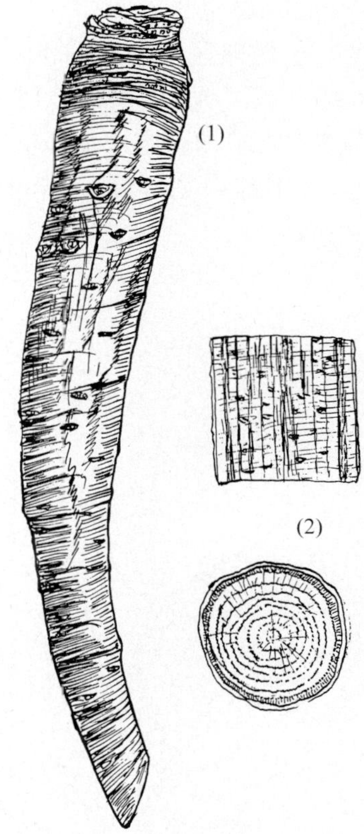

图 13-72　塔黄生药（1）及饮片（2）

30：705. 1936；A. Los. in Acta Inst. Bot. Acad. Sci. URSS ser. 1. Fasc. 3：119. 1936；高作经、诚静容，植物分类学报，13(3)：79，图版 12，4，图 2，14-16，1975；横断山区维管植物，上册：350，1993。

中型草本，高 40～80cm。根状茎及根直而粗壮，内部黄褐色。茎单生，不分枝，粗壮挺直，中空，无毛，具细纵棱，常为黄绿色。基生叶 4～6 片，茎生叶及叶状苞片多数；下部叶卵形、倒卵椭圆形，长 9～14cm，宽 6.5～9cm，稀稍大，先端圆钝，基部近心形或圆形，全缘；基出脉 5～7 条，一般中间 3 条特别粗壮，两面均无毛，稀于主脉或叶缘上具短乳突状毛；叶柄与叶片近等长或稍长，半圆柱状，无毛；托叶鞘大，长约7cm，内外两面均无毛，棕色，干后膜质；上部叶及叶状苞片较窄小，叶片长卵形，一般为浅绿色，干后近膜质；叶柄亦较短或无柄。花序分枝腋出，常2～3枝成丛或稍多，直立总状，很少再具小分枝，长3～6cm，花小绿色，数朵簇生；花梗细长丝状，长2.5～4mm，关节近基部，光滑无毛；花被（4～5）6片，基部合生成杯状，全长1.5mm，裂片半椭圆形，长0.7mm；雄蕊7～9，外露，花丝细长丝状，长2.5～3mm，着生于花被上；花药长方椭圆形；花盘薄；子房略呈菱状倒卵形，常退化为2心皮，花柱3或2，短而反曲，柱头圆头状。果实菱状椭圆形，顶端微凹，基部楔形或宽楔形，长7～8mm，中部最宽部分5～6mm，翅极窄，宽约0.5mm，光滑，具光泽，深棕褐色。花期6～7月，果期9月。

产西藏东部、四川西部及云南西北部。生于海拔3 000～4 500m山坡草地，常长在较潮湿处。

水黄 Radix et Rhizoma Rhei Alexandrae　生药呈倒类圆锥形或类圆柱形，长6～16cm，直径2～4cm。表面深褐色或暗褐色，粗糙，具粗横皱纹，栓皮易成片状脱离；根茎顶端膨大，可见众多紫色或紫红色膜质鳞片状物和残留茎基。质坚脆，折断面不平坦，棕红色或黄棕色，可见形成层环，木质部具放射状纹理。无清香气，味苦涩，嚼之粘牙，砂粒感不明显，唾液不染成黄色（图13-74，彩图13-137）。

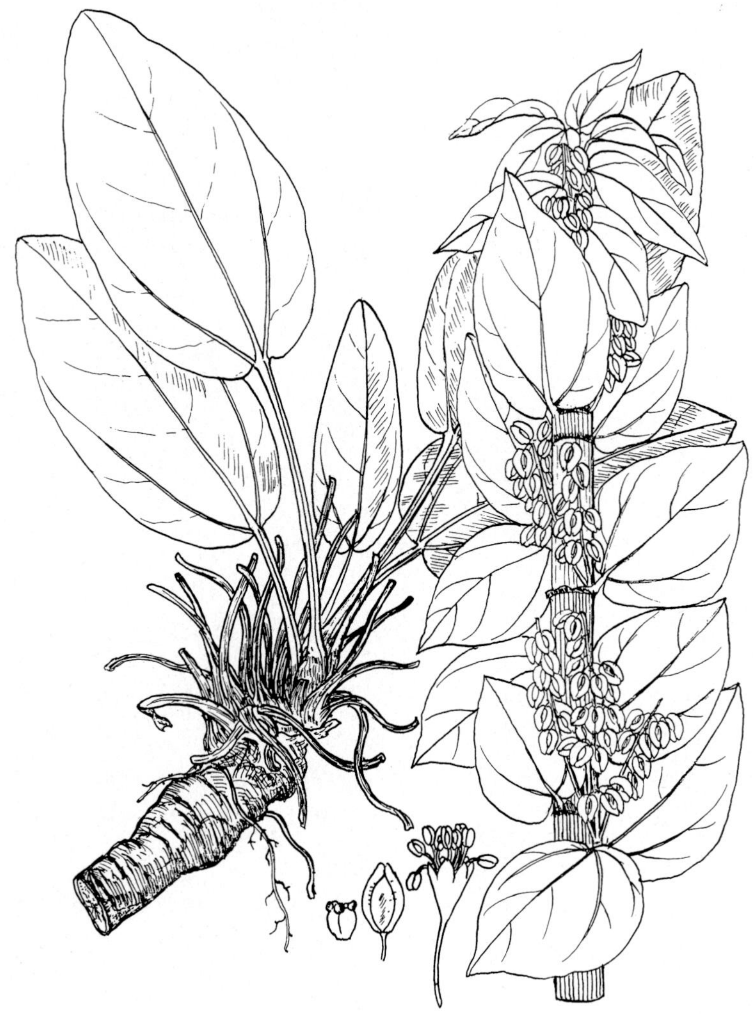

图13-73　水黄 Rheum alexandrae Batal. 原植物

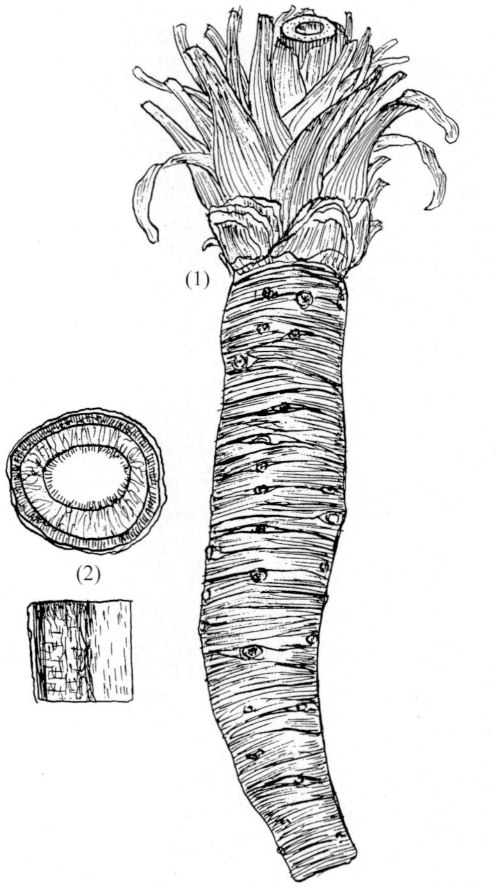

图13-74　水黄生药（1）及饮片（2）

化学成分　含蒽苷及游离蒽醌衍生物。水溶性蒽苷类1.0%，包括番泻苷A 0.3%，番泻苷E 0.5%和大黄酸葡萄糖苷B。鞣质9.42%。另含二苯乙烯类化合物约0.32%和异莲花掌苷0.7%等。

讨　论

塔黄和水黄在藏药大黄中列为上品大黄。

化学分析结果表明：蒽醌及其单糖苷、水溶性蒽苷类、苯丁酮苷类及二苯乙烯苷类总量，塔黄均高于水黄。而鞣质及其有关化合物总量，前者低于后者。由此可见，上述成分的药理作用塔黄可能较强。结果表明塔黄的泻下、镇痛、抗菌作用均较强。藏医将其列为上品大黄是很有根据的。与正品大黄相比较，塔黄和水黄所含的鞣质及有关化合物较高，可能有较强的止泻、止血及收敛作用。

塔黄组两种大黄均未检出芦荟大黄素-ω-葡萄糖苷，大黄酸-8-葡萄糖苷，番泻苷 B，大黄酸葡萄糖苷 A、C，土大黄苷，3，5，3′-三羟基二苯乙烯 4′-O-（6″-O-没食子酰）-葡萄糖苷，4，3′，5′-三羟基二苯乙烯-4-（6″-没食子酰）-葡萄糖苷，3，4，3′，5′-四羟基二苯乙烯-3-葡萄糖苷，前矢车素 B-2，B-3。此特点是否可作为该属的共同特征，有待进一步确证。此外，塔黄和水黄各类成分的有无和含量，可能有利于种间的鉴别。

附：大黄资源调查，彩图 13-138～148。

参考文献

[1] 罗达尚，夏光成，刘丽，等．青藏高原大黄属植物在藏药中的应用．中草药，1985，16（8）：31-32

[2] 王京霞，左君，郑俊华，等．大黄属塔黄组大黄 40 种主要化学成分的 HPLC 定量分析和比较．北京医科大学学报，1993，25（5）增刊：129-131

[3] 高作经，诚静容．中国大黄属植物简志．植物分类学报，1975，13（3）：69-82

[4] 刘兰，张景艳，郑俊华，等．青藏高原大黄属植物 11 种生药泻下活性的比较．北京医科大学学报，1993，25（5）增刊：60-61

[5] 张景艳，刘兰，郑俊华，等．青藏高原大黄属植物 12 种生药镇痛活性的观察和比较．北京医科大学学报，1993，25（5）增刊：62-64

[6] 刘兰，张景艳，郑俊华，等．青藏高原大黄属 11 种生药抗菌活性的比较．北京医科大学学报，1993，25（5）增刊：65-66

（高作经　诚静容　陈虎彪　郑俊华　张治针）

（本篇终审：诚静容　陈虎彪）

第四篇 大黄属原植物及生药学研究

大黄属植物分类学研究

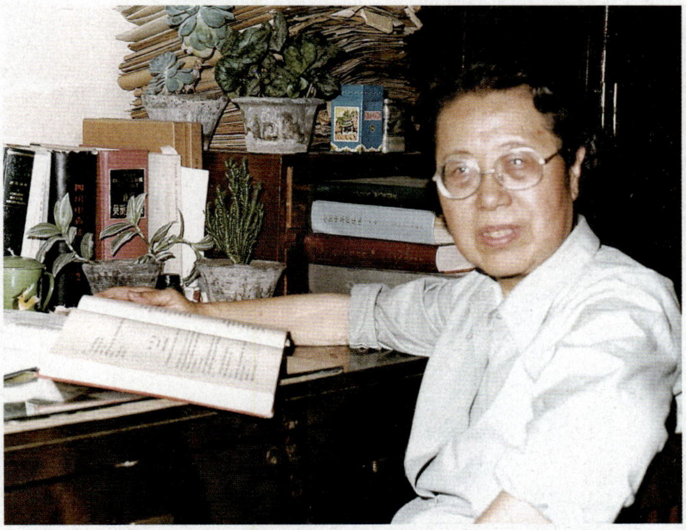

彩图12-1 著名植物分类学家北京大学药学院诚静容教授长期致力于大黄属植物分类的研究

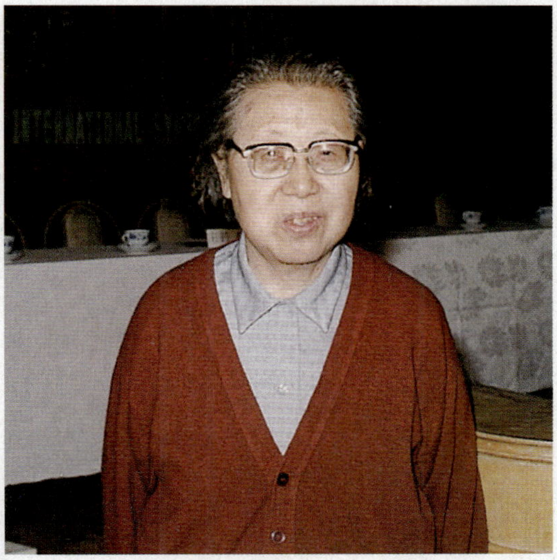

彩图 12-2 诚静容教授参加国际大黄学术讨论会

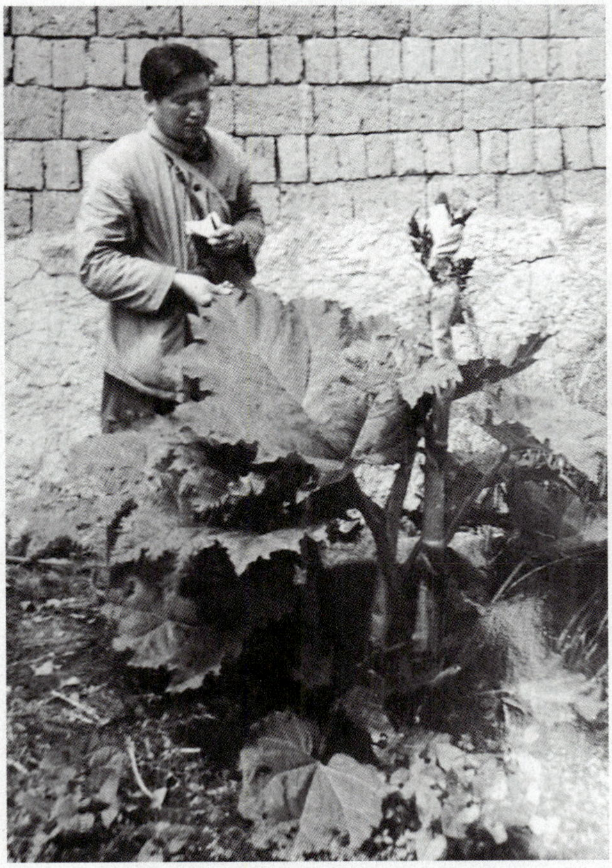

彩图 12-3 北京大学药学院高作经教授生前在云南丽江观察当地农民从山上挖来栽培的大黄

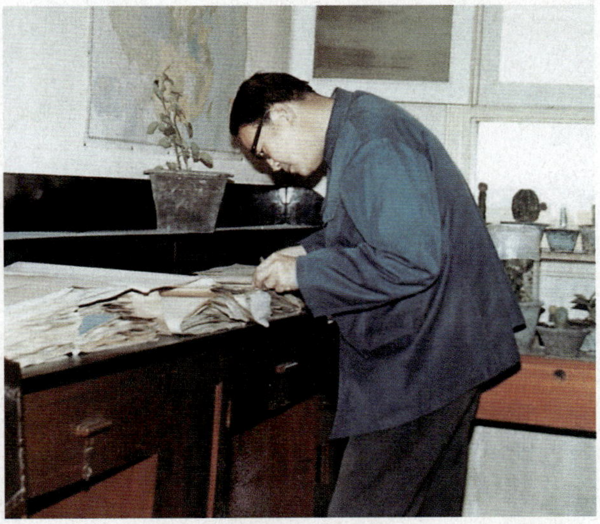

彩图 12-4 高作经在实验室进行大黄属植物的分类研究

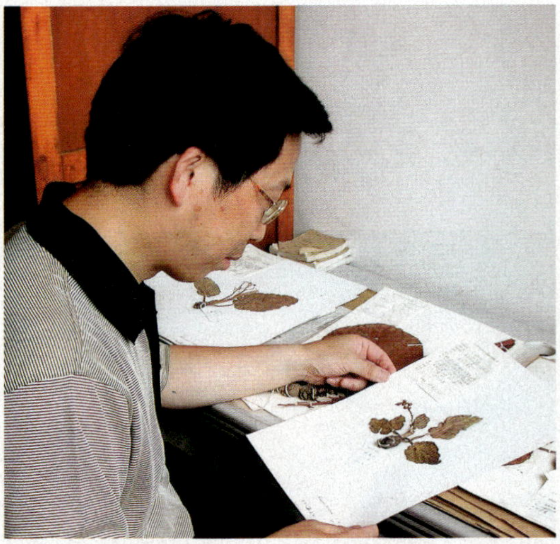

彩图12-5　北京大学植物分类与药用植物资源学教授陈虎彪在研究室进行大黄属植物分类鉴定

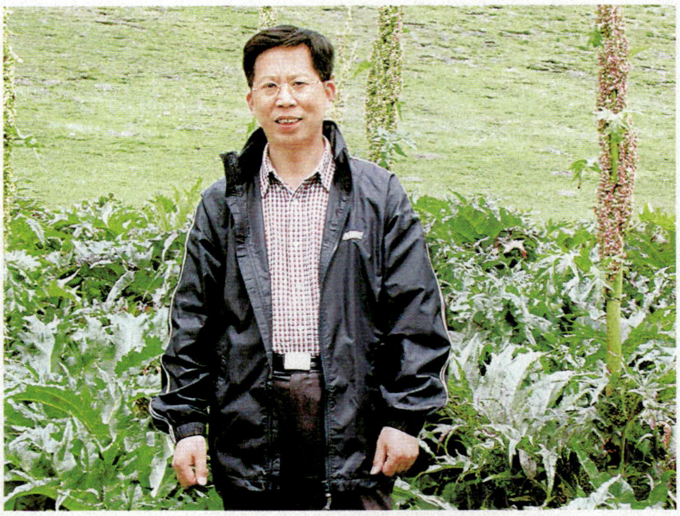

彩图 12-6　陈虎彪在四川石渠县调查野生大黄资源情况

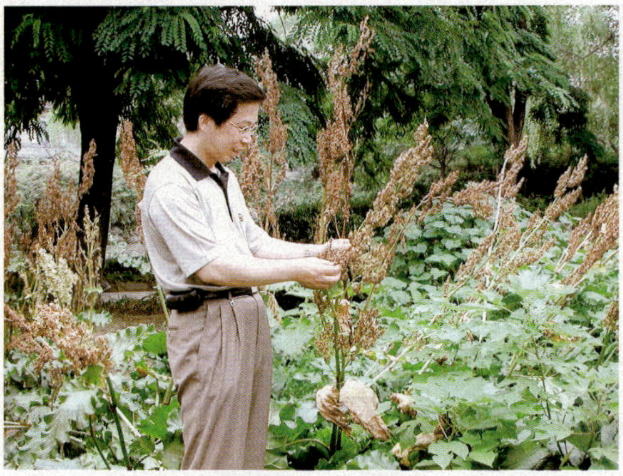

彩图 12-7　陈虎彪在观察阿尔泰大黄生长情况

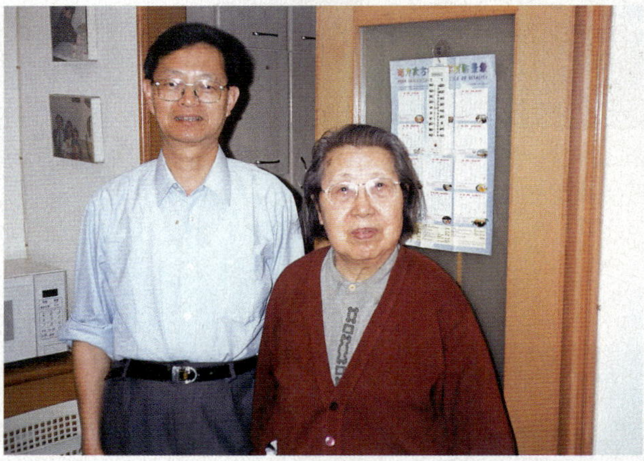

彩图12-8　诚静容（右）与郑俊华讨论进行国家自然科学基金项目有关大黄属植物分类的研究计划后合影

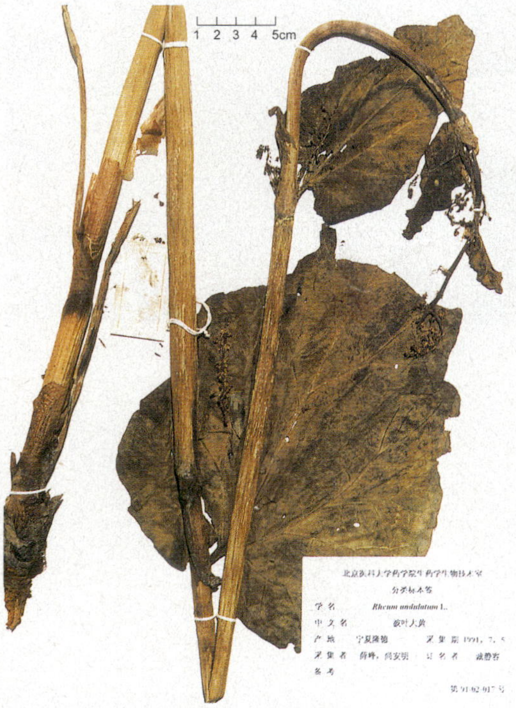

彩图 13-1　波叶大黄原植物

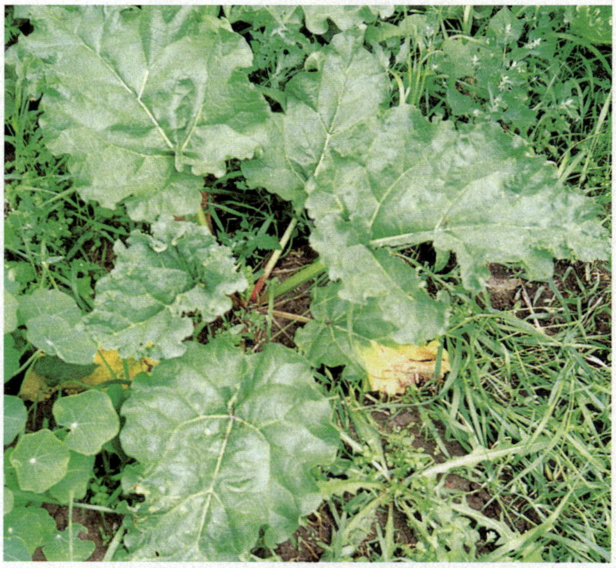

彩图 13-2　波叶大黄植物的生境(示开花前植株)

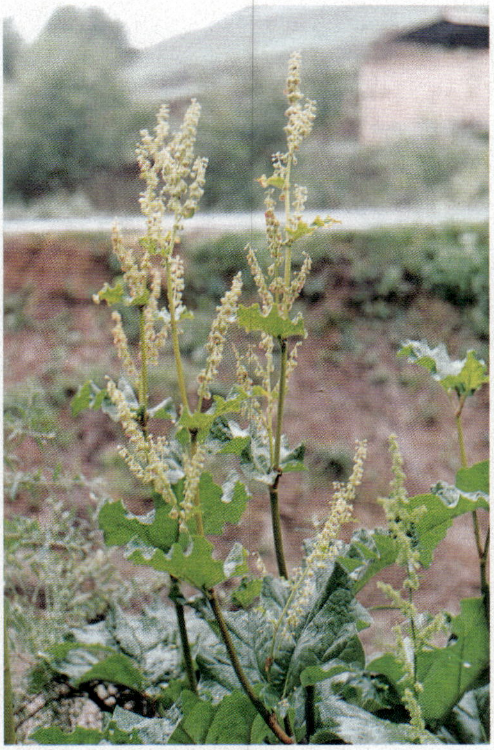

彩图 13-3　波叶大黄植株的花枝

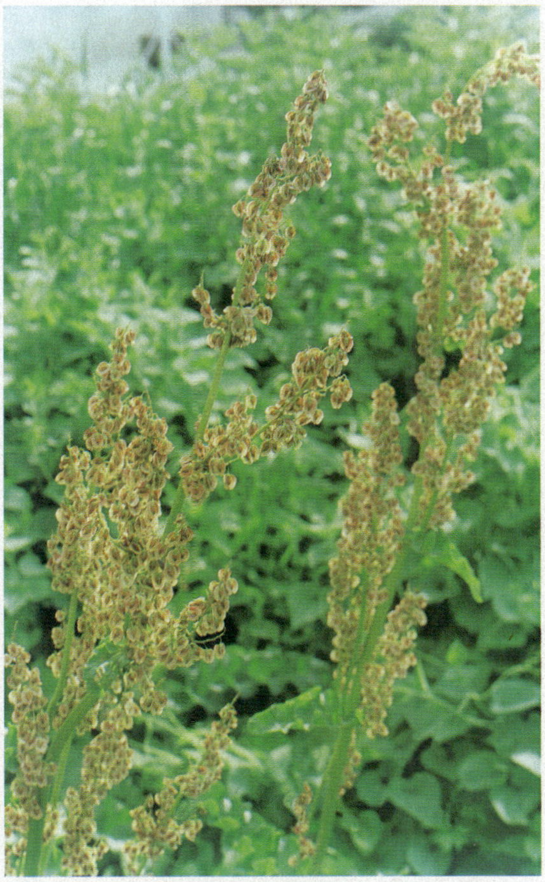

彩图 13-4　波叶大黄植株的果枝

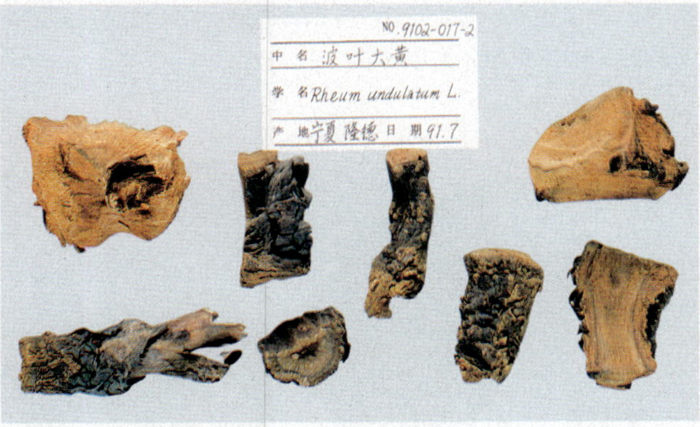

彩图 13-5　波叶大黄生药

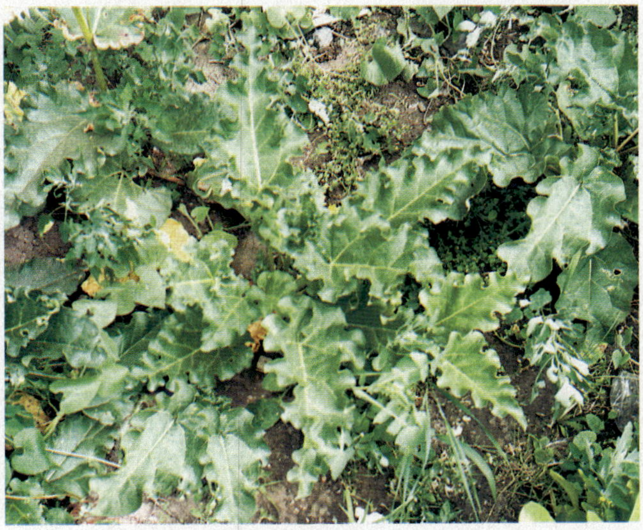

彩图 13-6　分布于内蒙古呼伦贝尔盟的长叶波叶大黄植物的生境

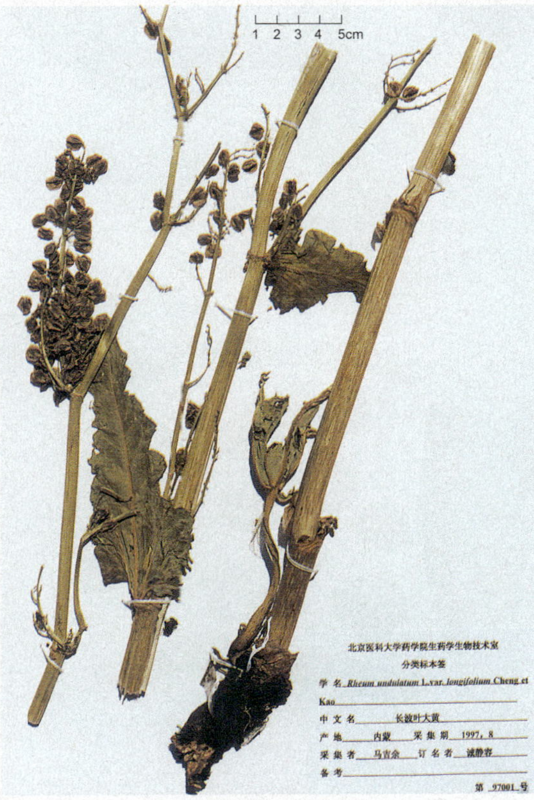

彩图 13-7　长叶波叶大黄原植物

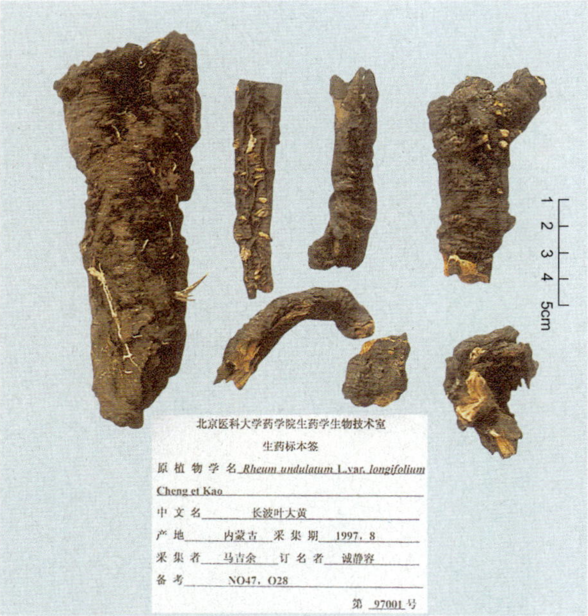

彩图 13-8 长叶波叶大黄生药

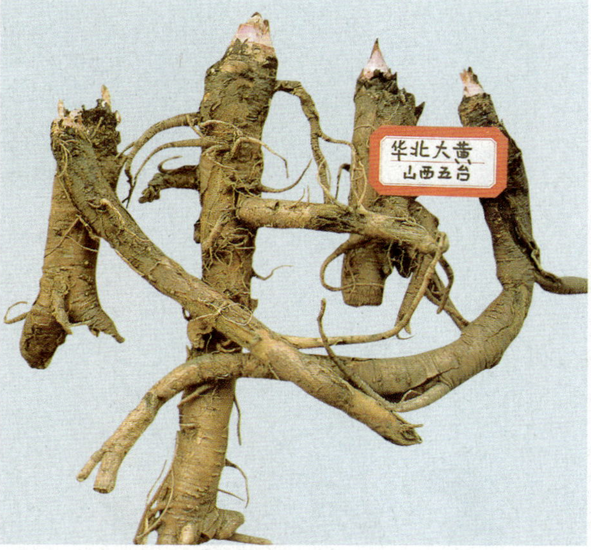

彩图 13-11 华北大黄未加工的生药

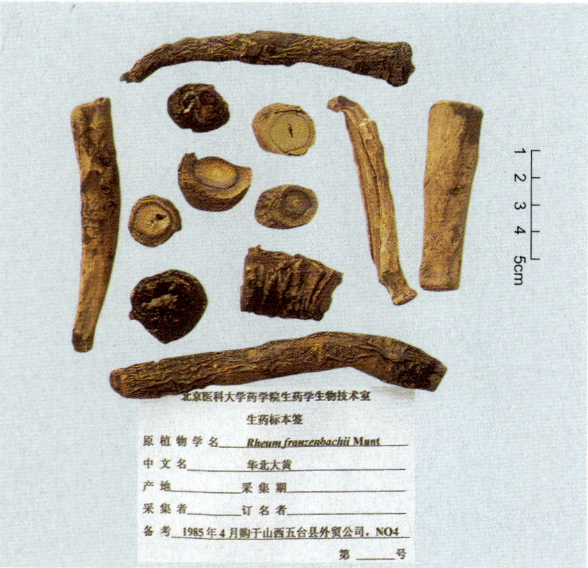

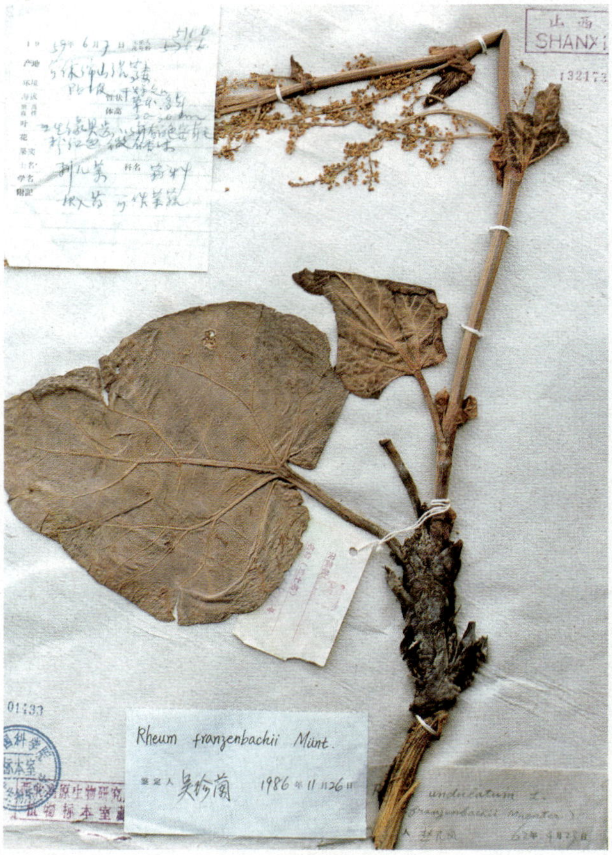

彩图 13-9 华北大黄原植物

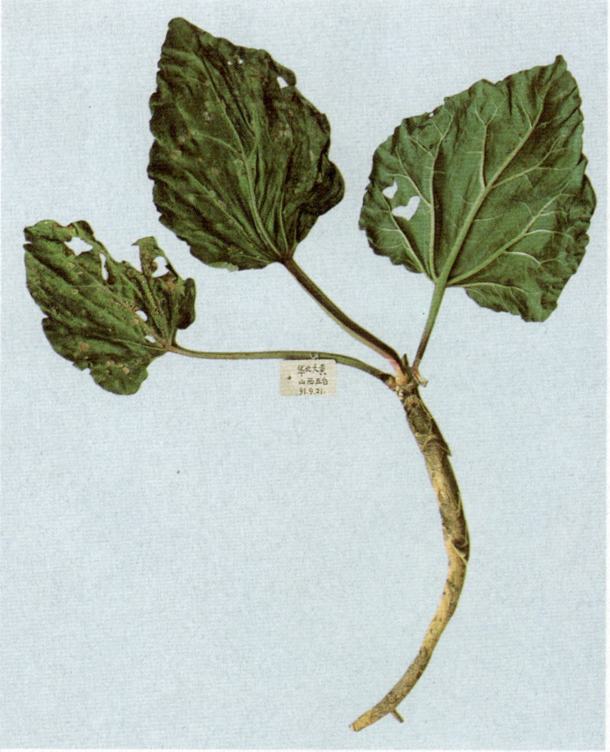

彩图 13-10 华北大黄带根植株

彩图 13-12 华北大黄生药

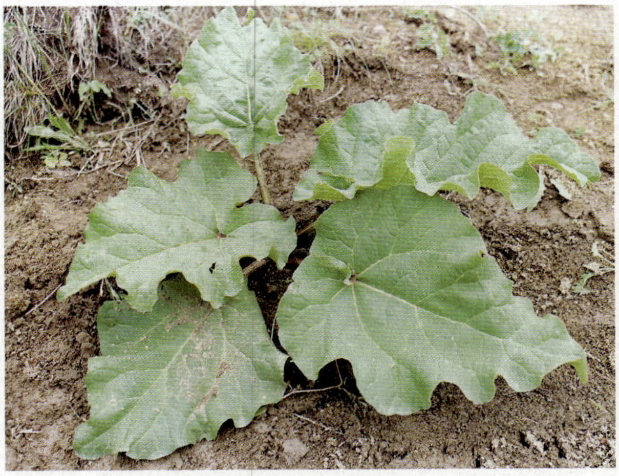

彩图 13-13a 围场大黄植物的生境

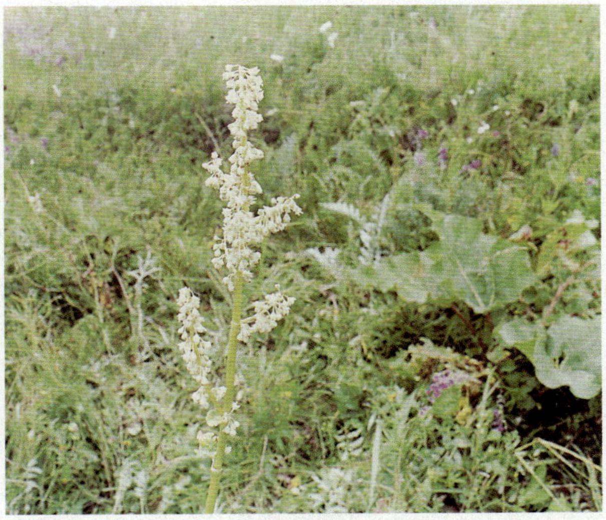

彩图 13-13b 围场大黄植株的花枝

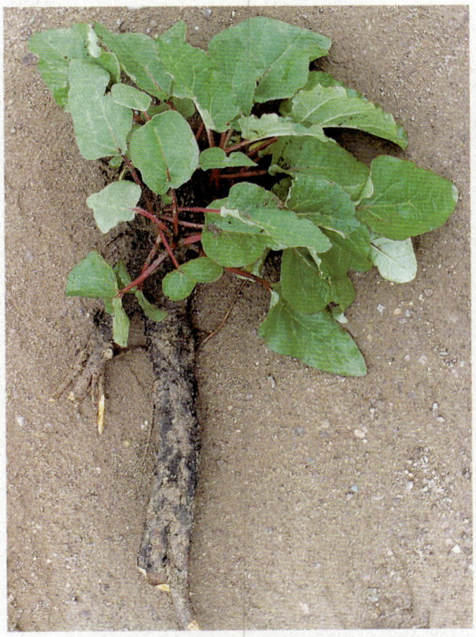

彩图 13-13c 围场大黄带根植株，红色叶柄经加工后可供食用

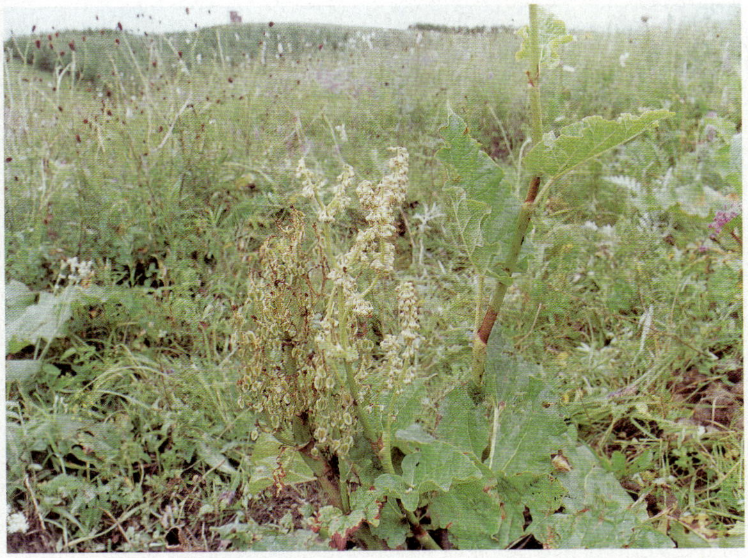

彩图 13-13d 围场大黄植株的果枝

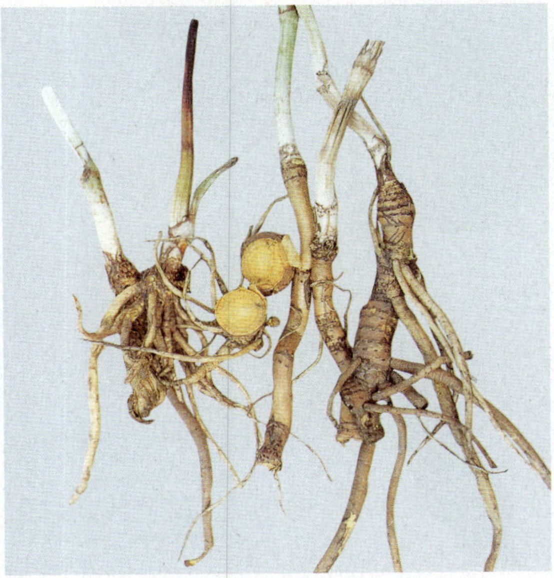

彩图 13-14a 围场大黄根与根茎横断面显黄色

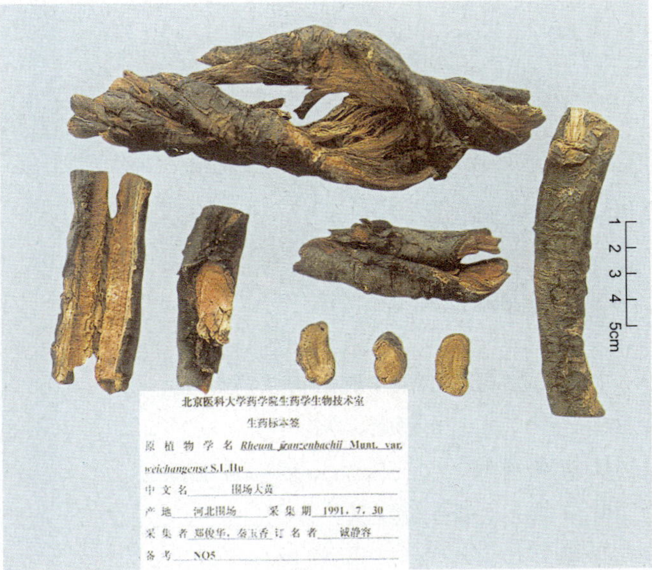

彩图 13-14b 围场大黄生药

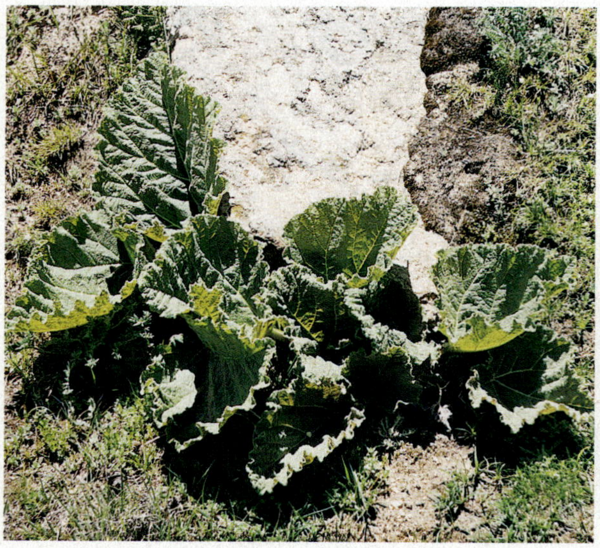

彩图 13-15　藏边大黄植物的生境

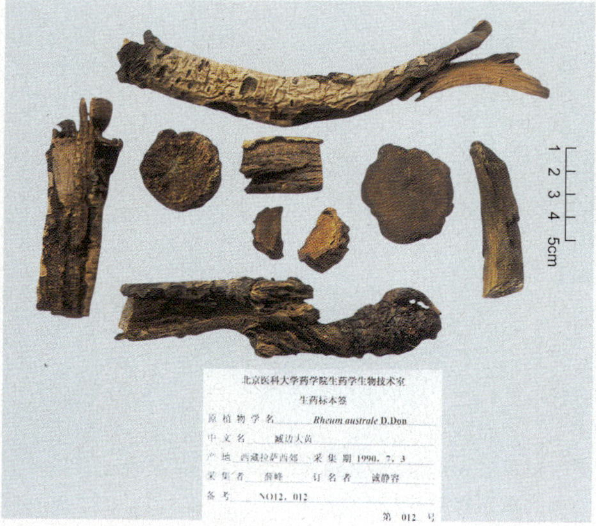

彩图 13-17　藏边大黄生药

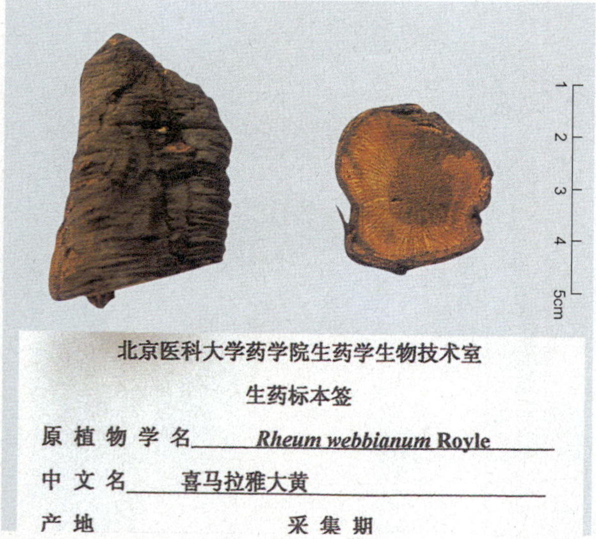

彩图 13-19　喜马拉雅大黄生药

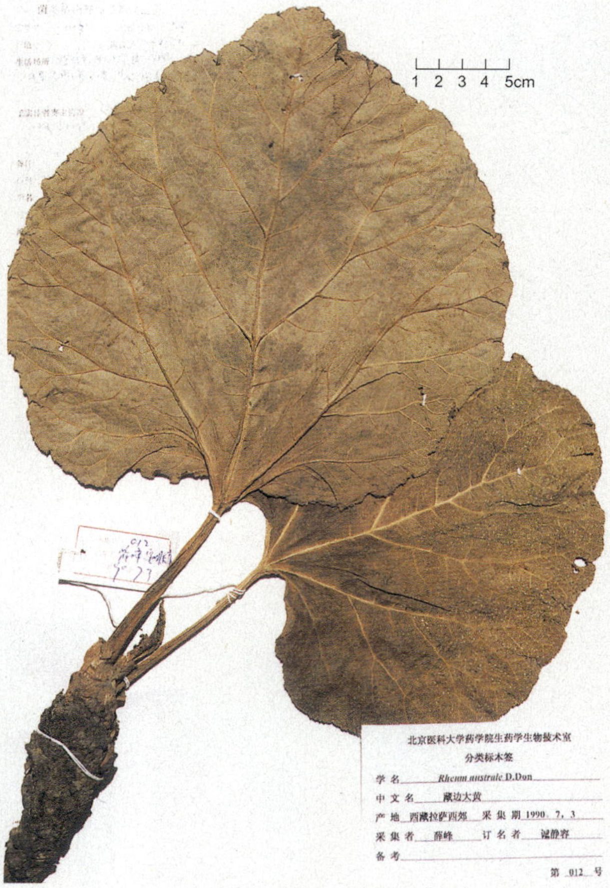

彩图 13-16　藏边大黄原植物

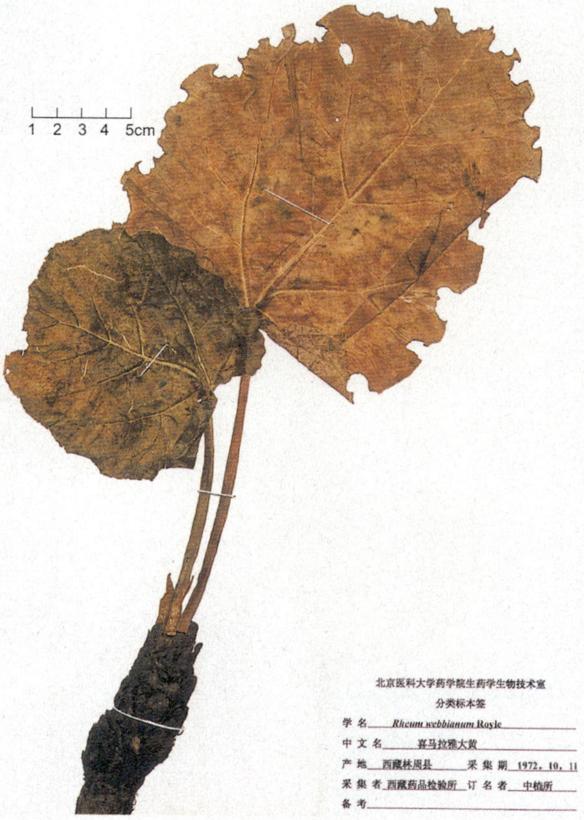

彩图 13-18　喜马拉雅大黄原植物

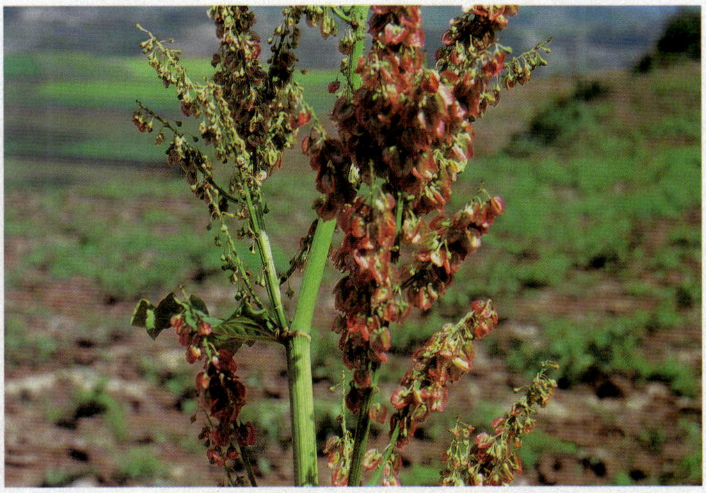

彩图 13-21　河套大黄植株的果枝

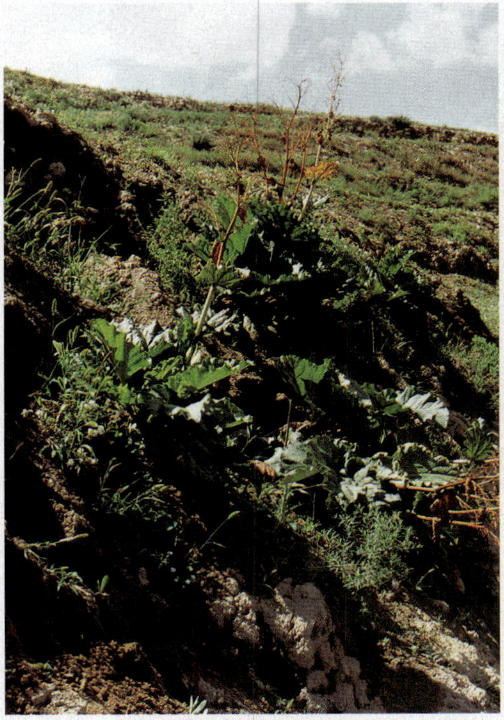

彩图 13-20　河套大黄植物的生境

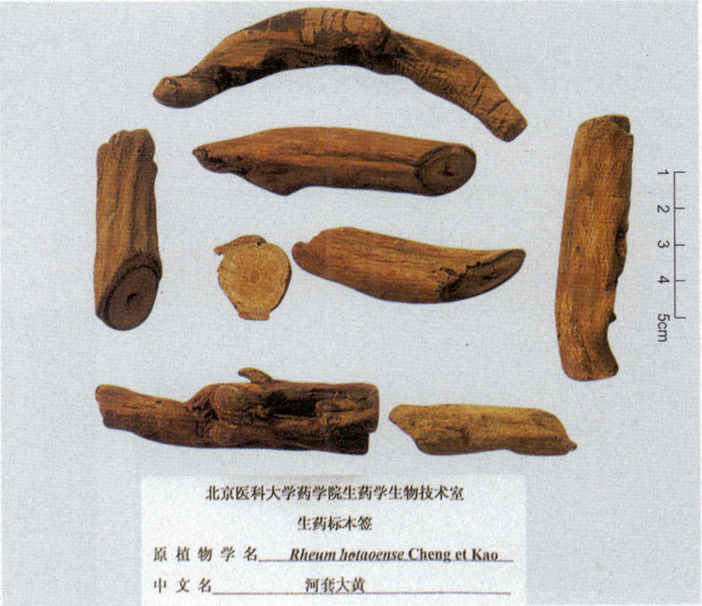

彩图 13-23　河套大黄生药

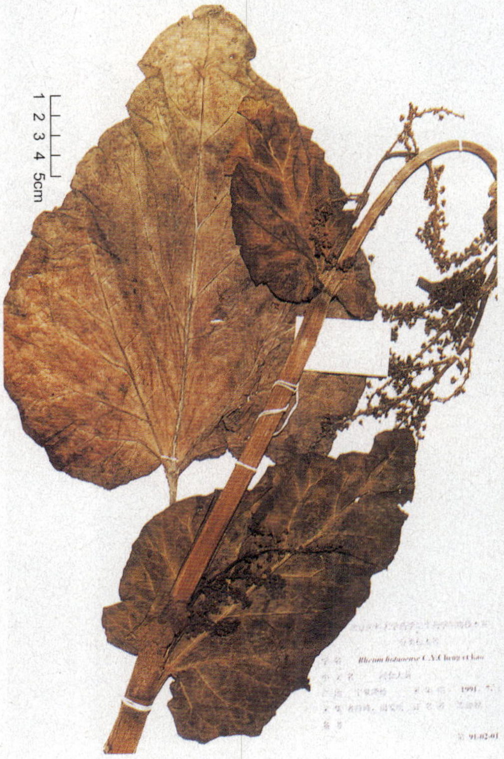

彩图 13-22　河套大黄原植物

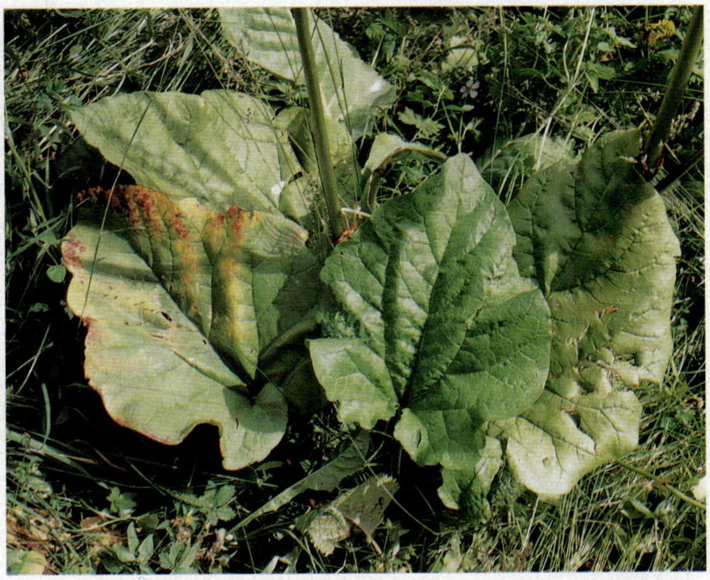

彩图 13-24　天山大黄植物的生境

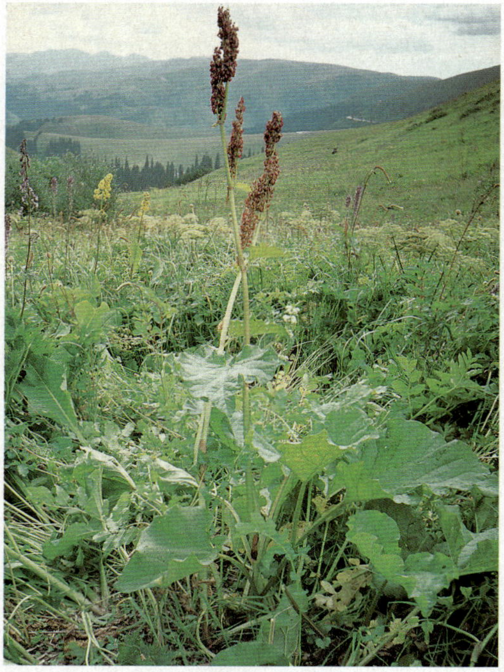

彩图 13-25　天山大黄完整植株

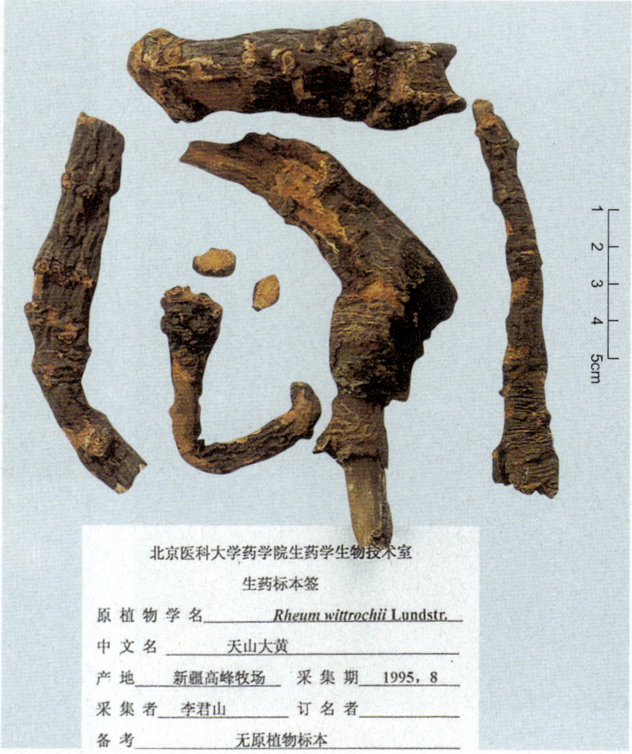

彩图 13-28　天山大黄生药

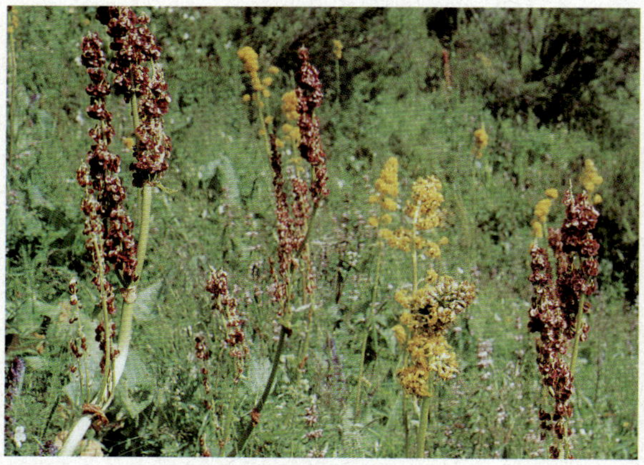

彩图 13-26　天山大黄植株的果枝（红色）

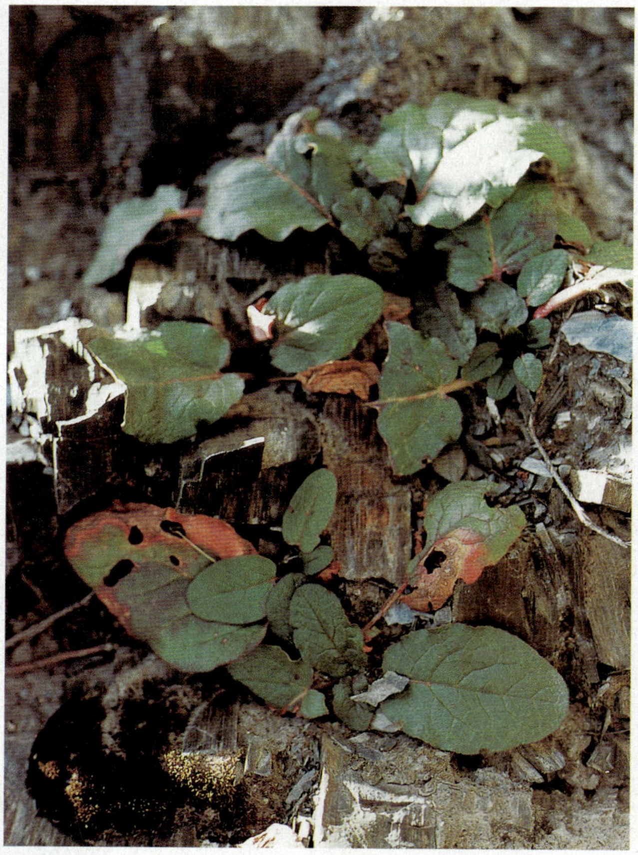

彩图 13-29　丽江大黄植物的生境

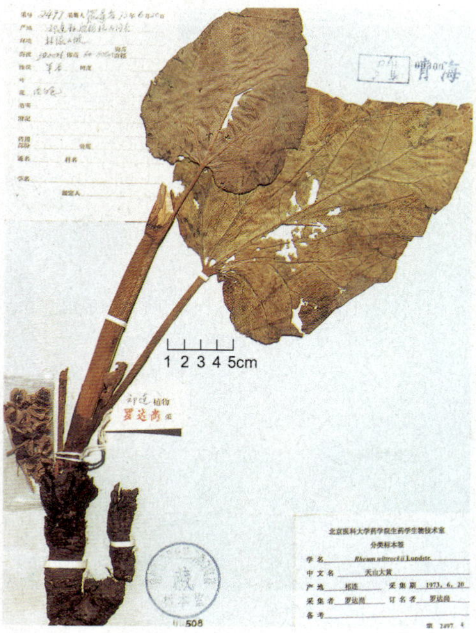

彩图 13-27　天山大黄原植物

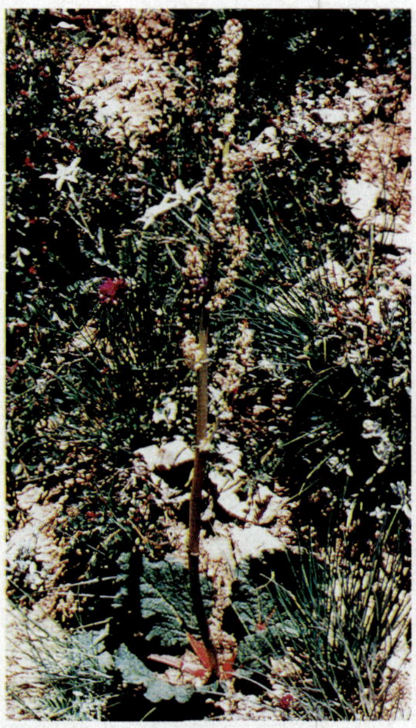

彩图 13-30 丽江大黄带花植株

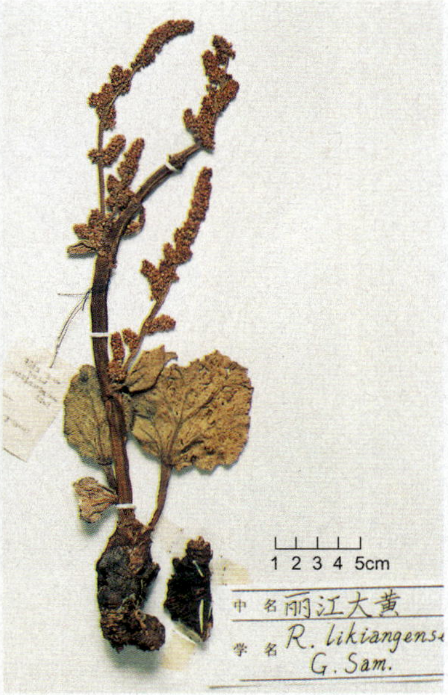

彩图 13-32 丽江大黄原植物

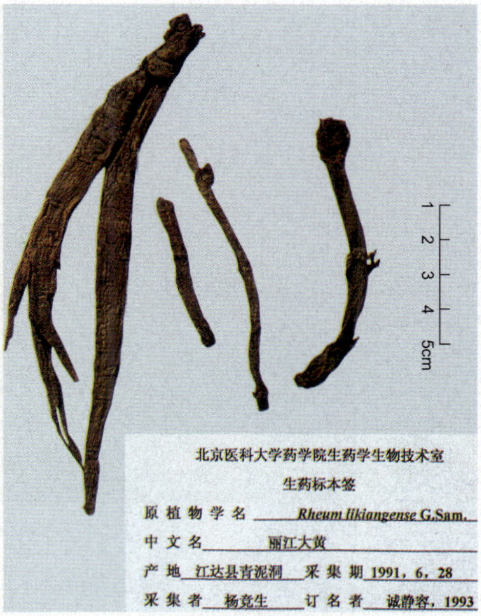

彩图 13-33 丽江大黄生药

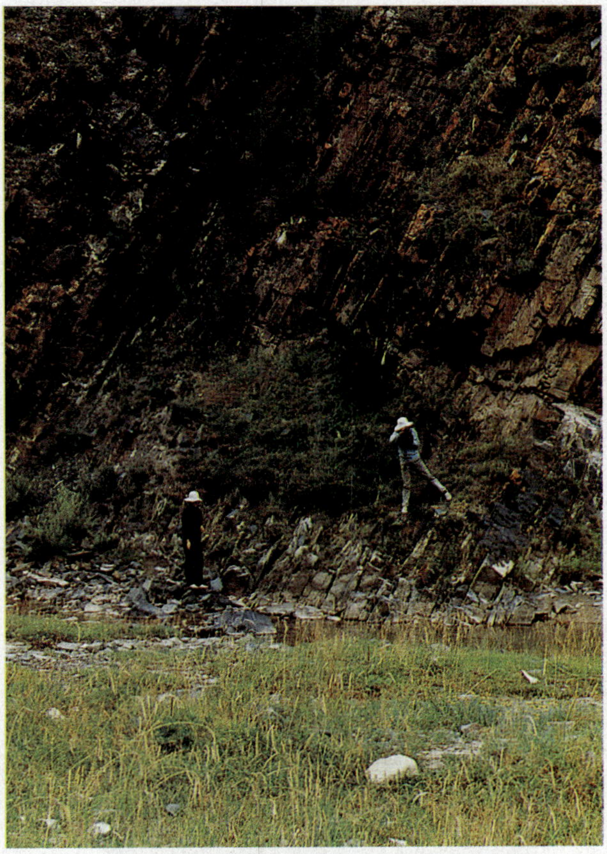

彩图13-31 丽江大黄植物的生境（示采集队采挖丽江大黄样品）

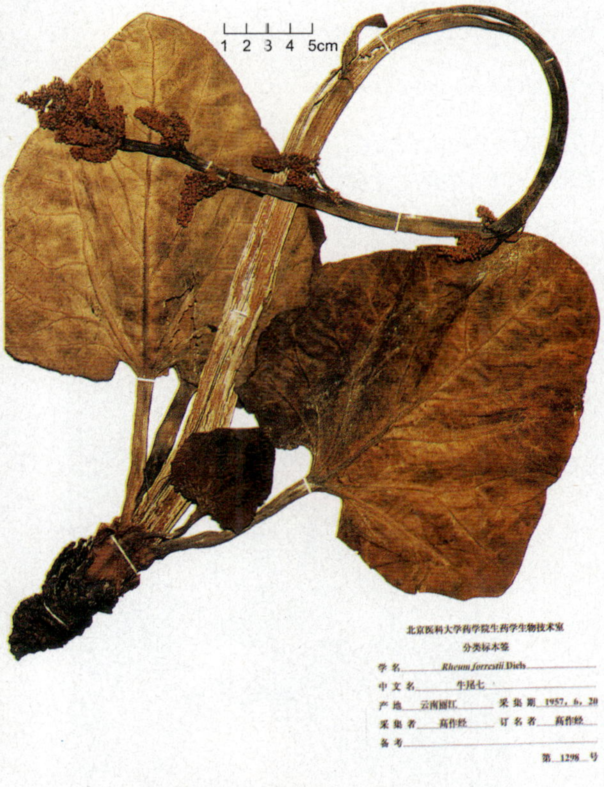

彩图 13-34 牛尾七原植物

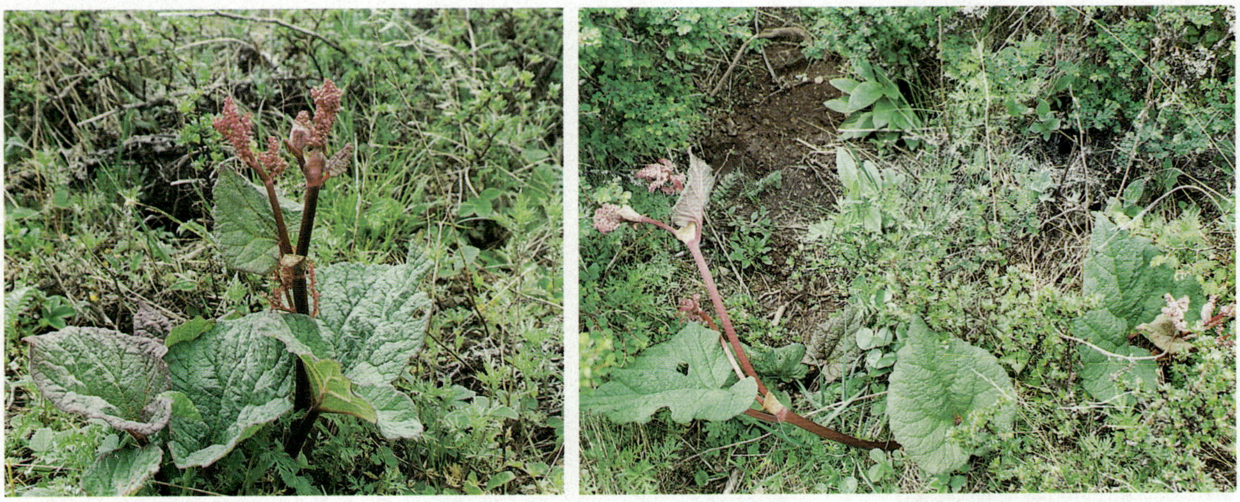

彩图 13-35　牛尾七植物的生境

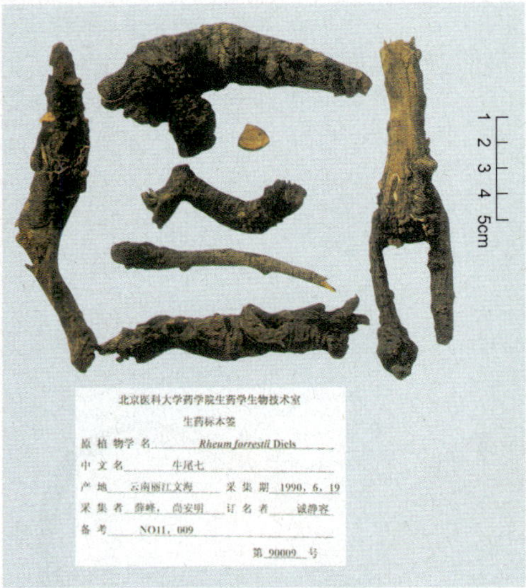

彩图 13-36　牛尾七生药

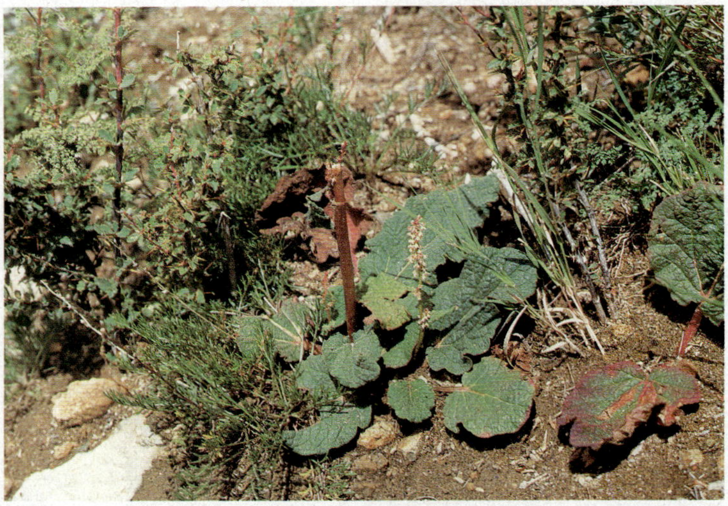

彩图 13-37　卵叶大黄植物的生境

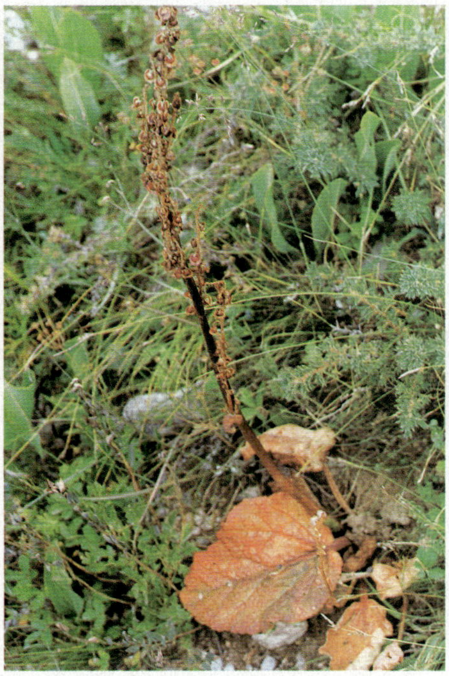

彩图 13-38　卵叶大黄完整植株

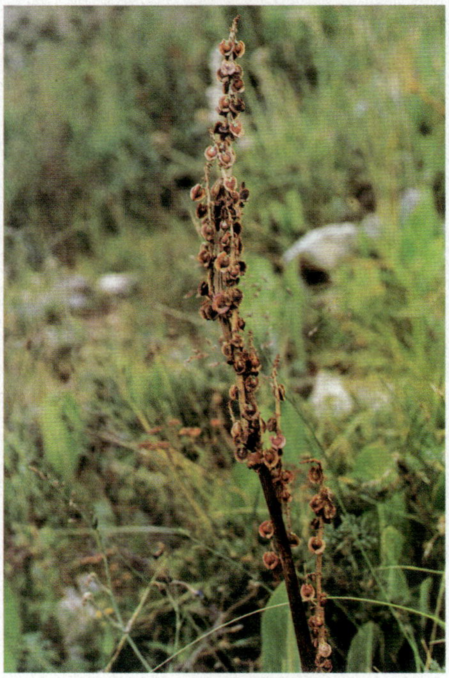

彩图 13-39　卵叶大黄植株的果枝

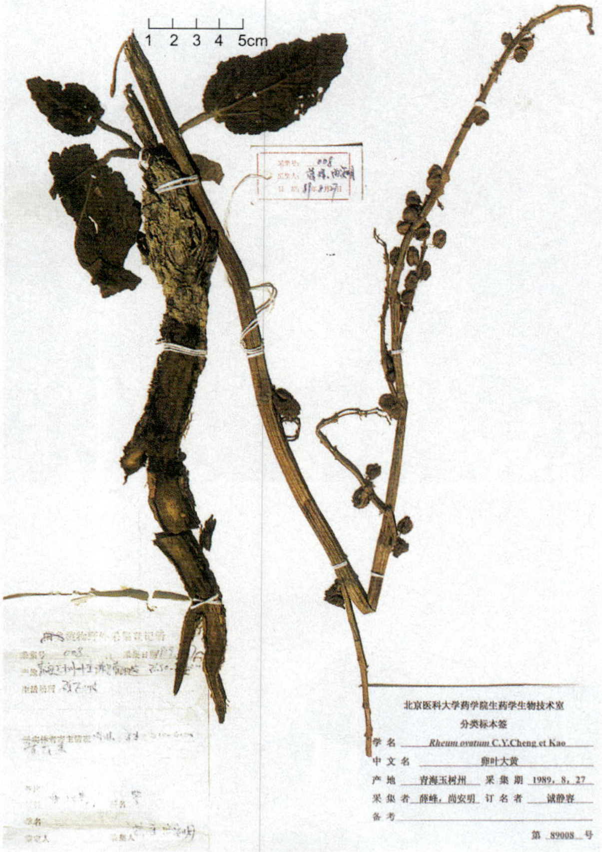

彩图 13-40 卵叶大黄原植物

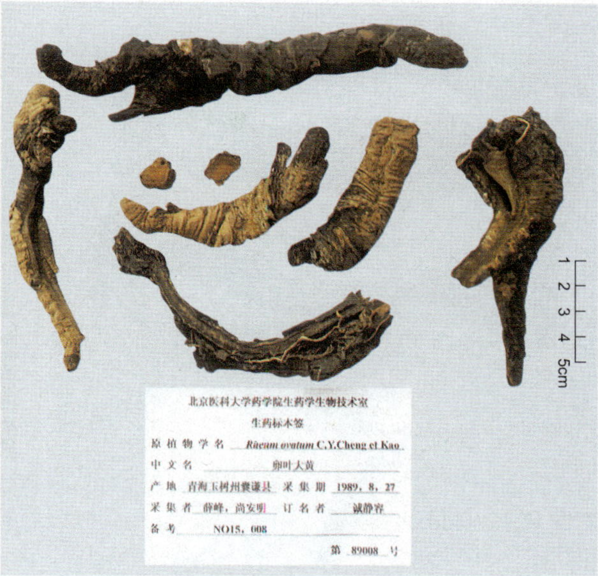

彩图 13-41 卵叶大黄生药

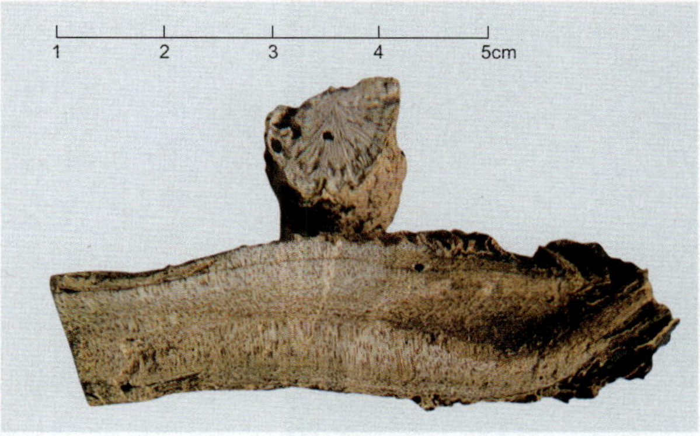

彩图 13-42 卵叶大黄生药剖面

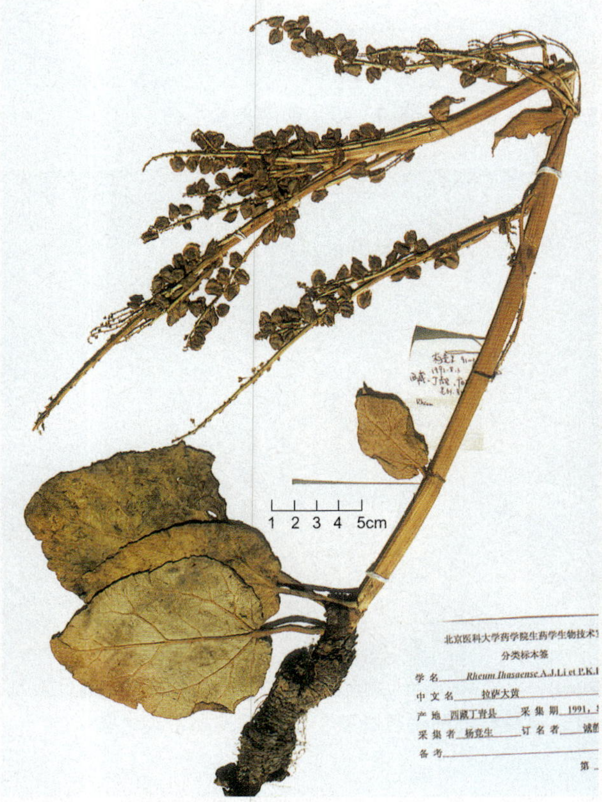

彩图 13-43 拉萨大黄原植物

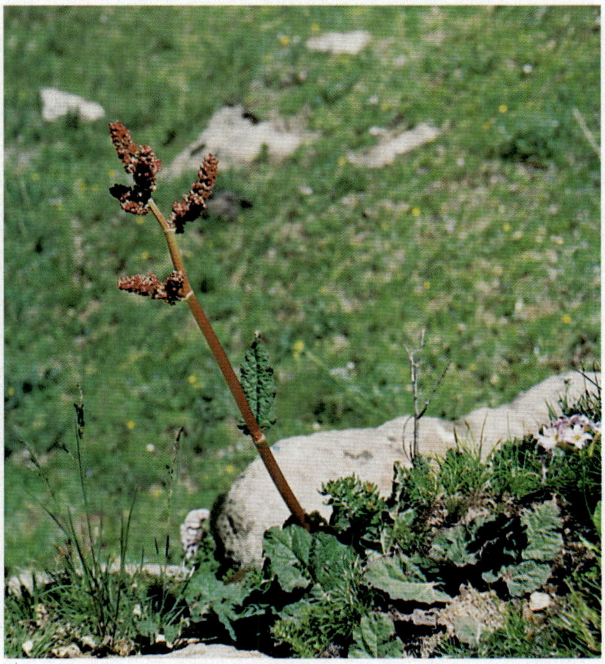

彩图 13-44 拉萨大黄植物的生境

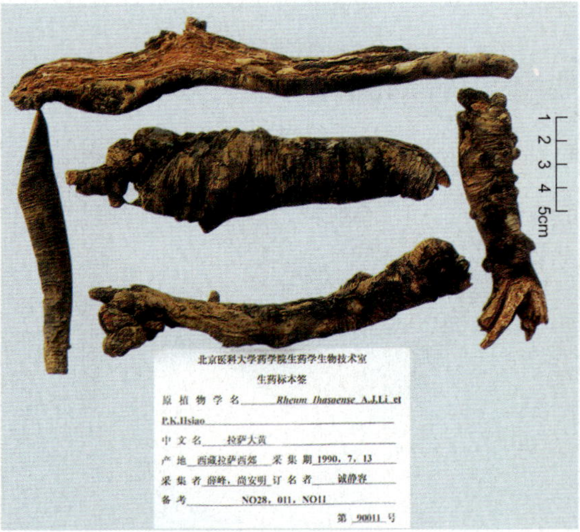

彩图 13-45　拉萨大黄生药

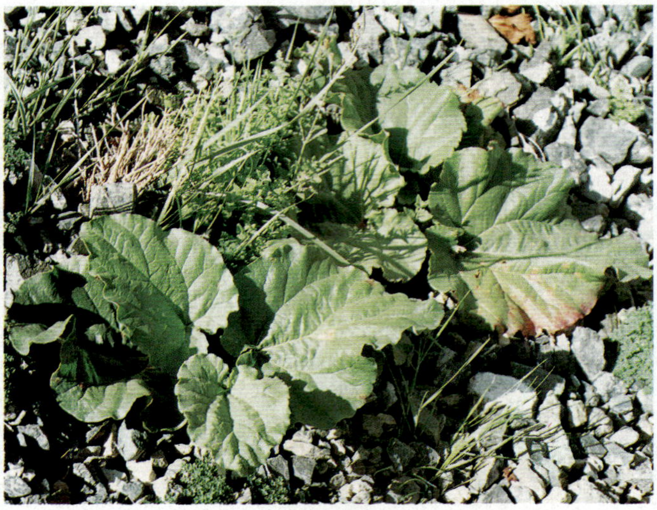

彩图 13-46　密序大黄植物的生境

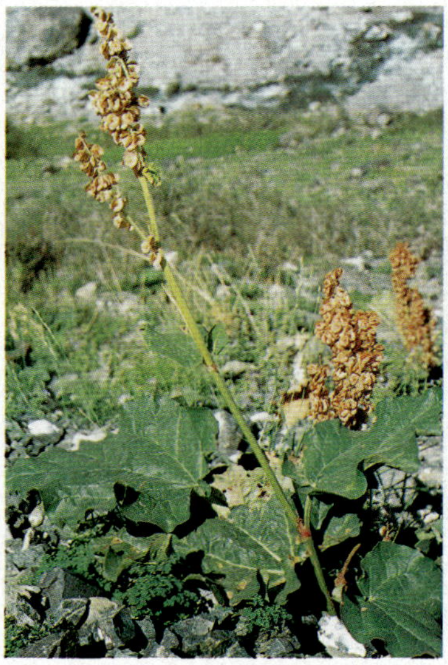

彩图 13-47　密序大黄完整植株

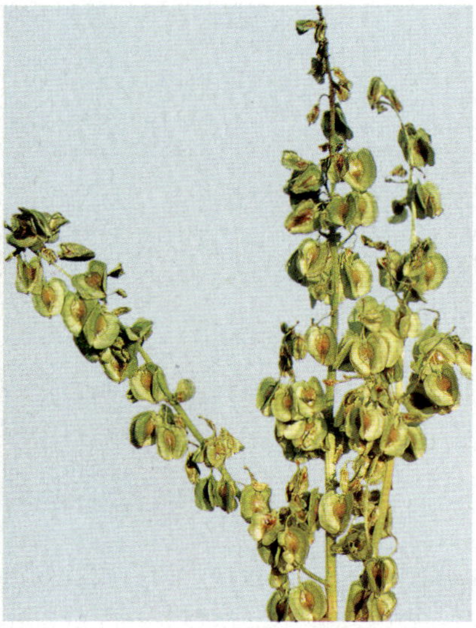

彩图 13-48　密序大黄植株的果枝

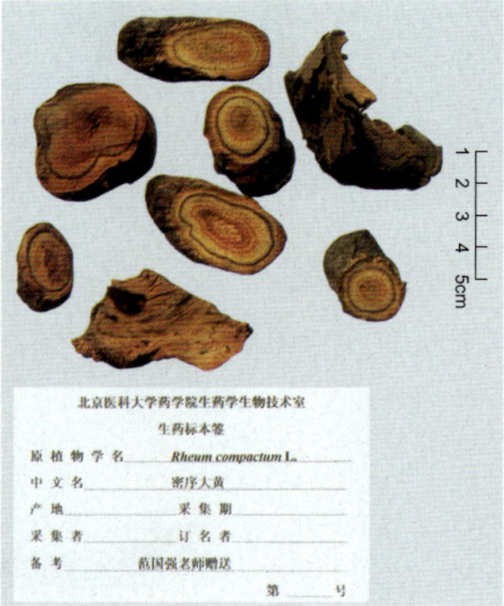

彩图 13-49　密序大黄生药

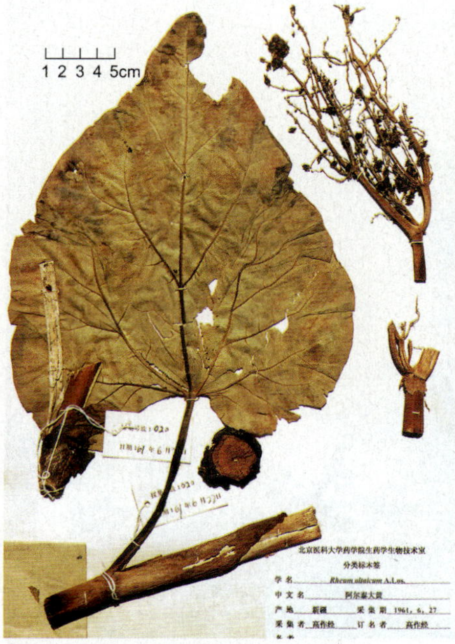

彩图 13-50　阿尔泰大黄原植物

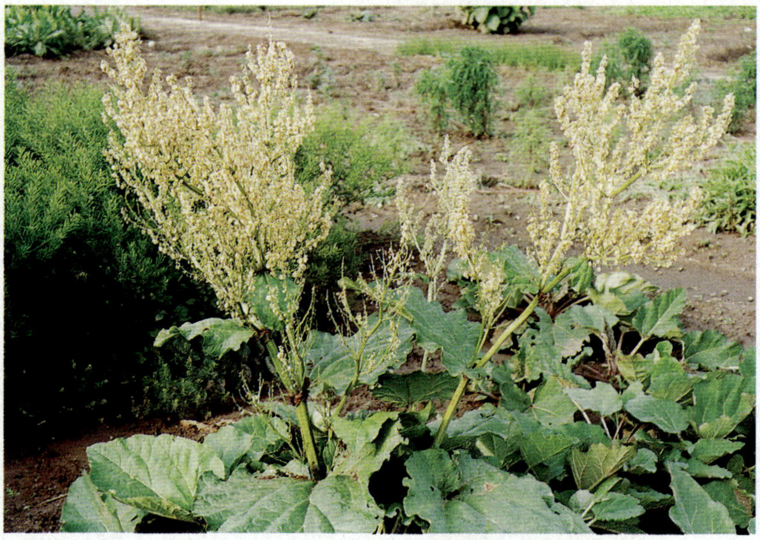

彩图 13-51　中国医学科学院药用植物栽培场栽培的阿尔泰大黄

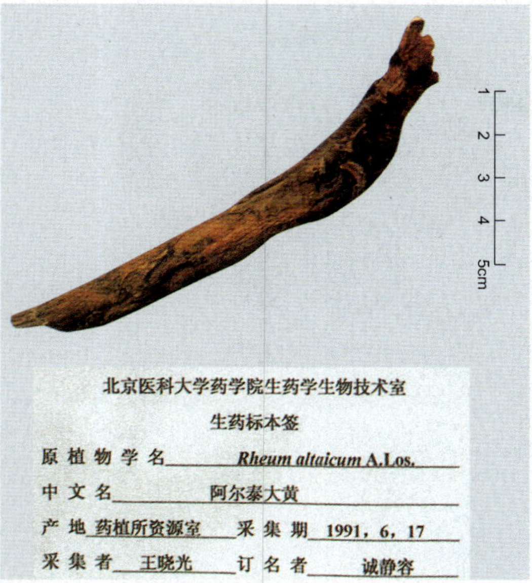

彩图 13-52 阿尔泰大黄生药

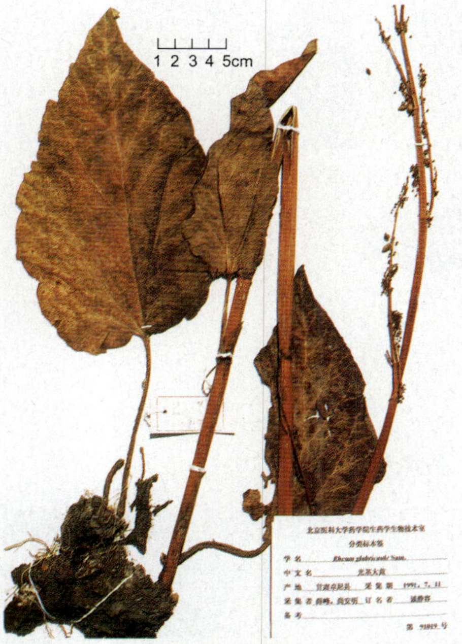

彩图 13-53 光茎大黄原植物

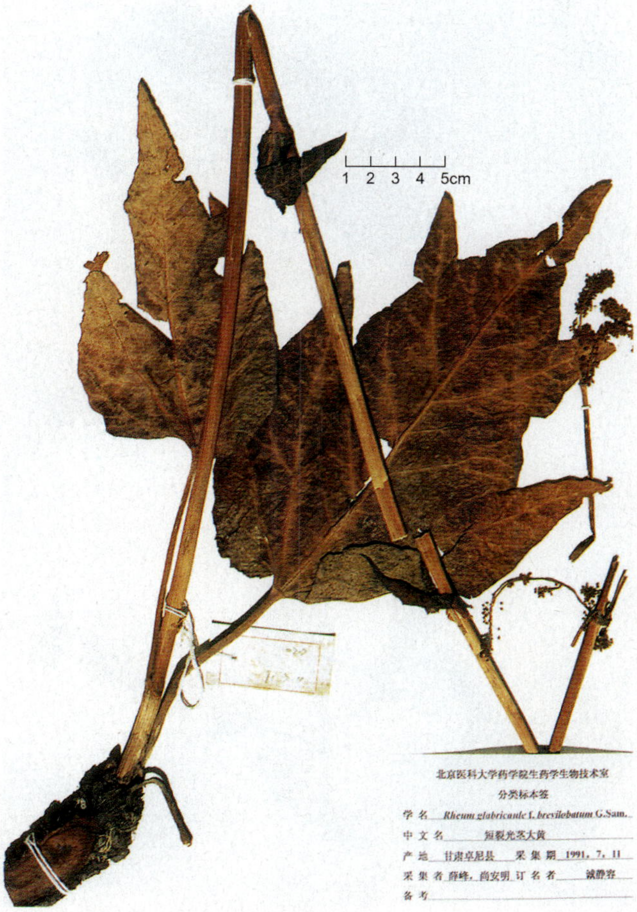

彩图 13-55 短裂光茎大黄原植物

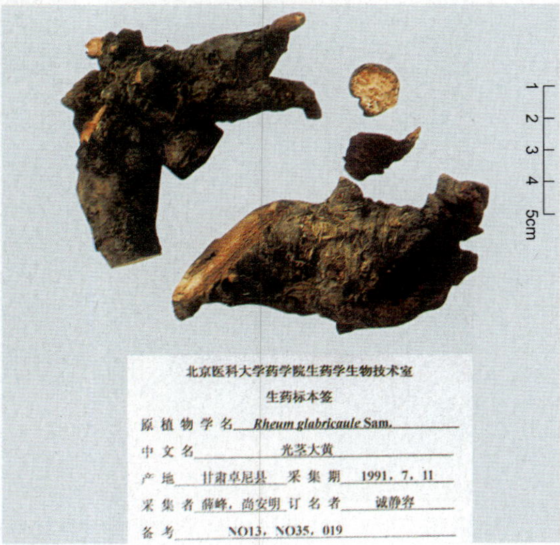

彩图 13-54 光茎大黄生药

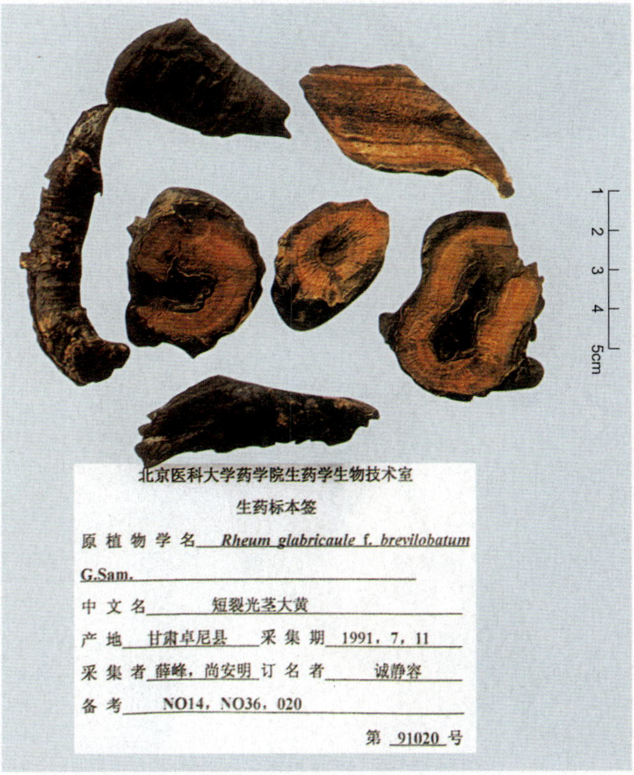

彩图 13-56 短裂光茎大黄生药

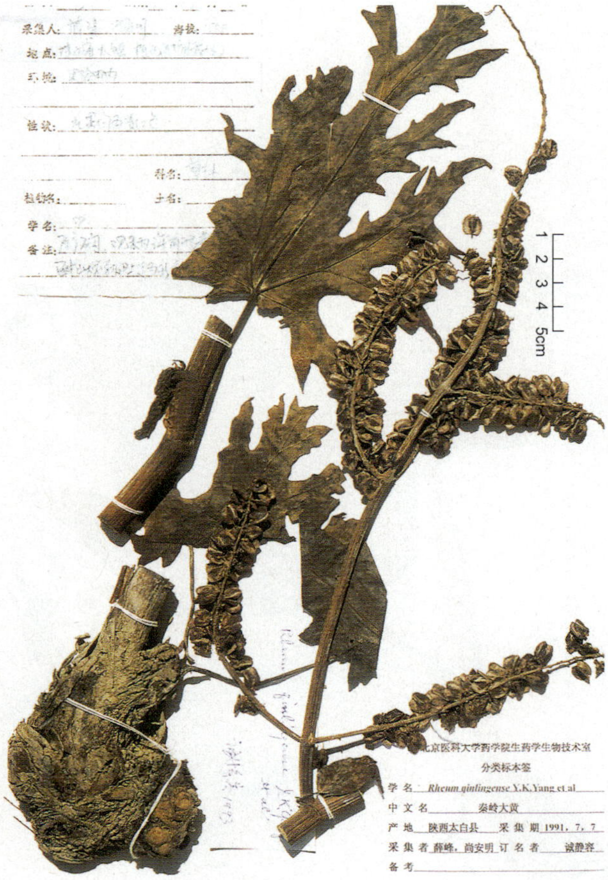

彩图 13-57　秦岭大黄原植物

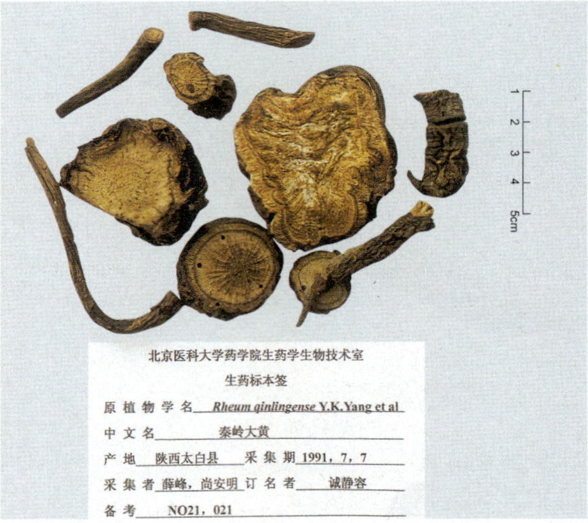

彩图 13-58　秦岭大黄生药

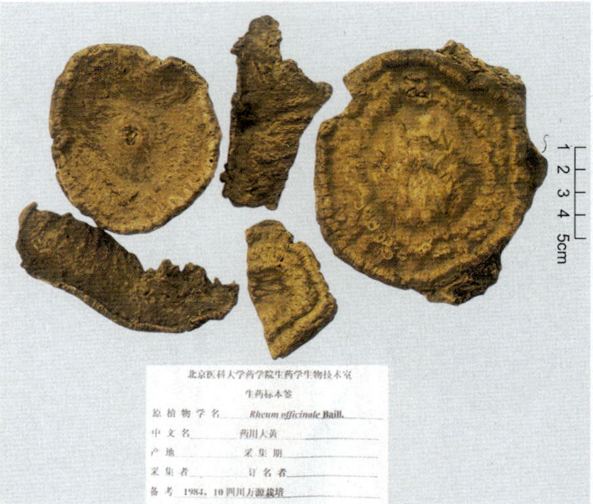

彩图 13-60　药用大黄生药

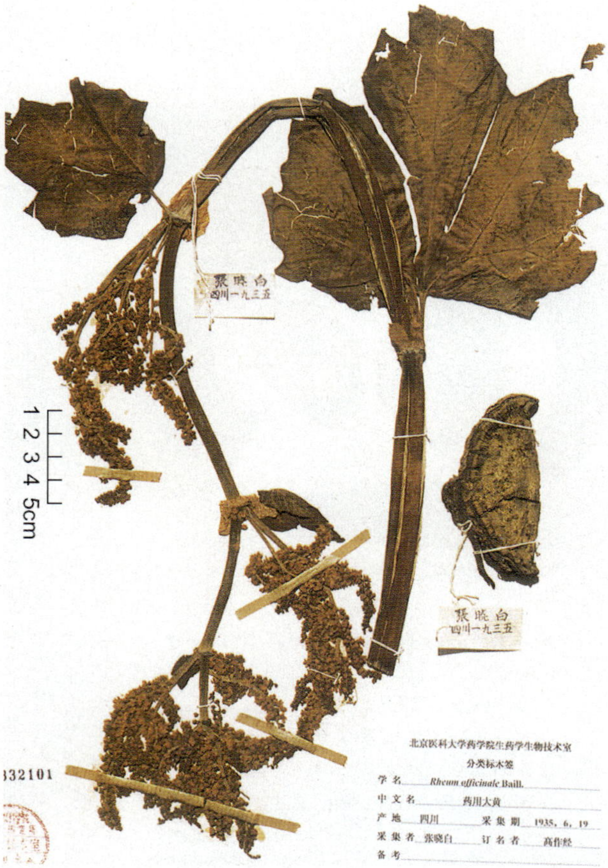

彩图 13-59　药用大黄原植物

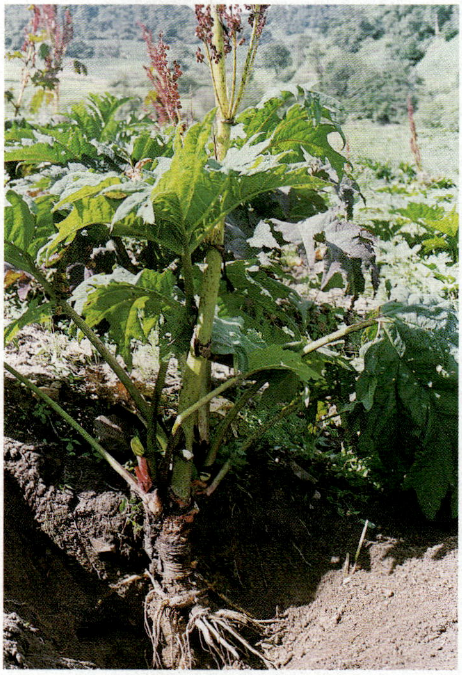

彩图 13-61　陕西陇县菜子滩大黄栽培场掌叶大黄植物的生境

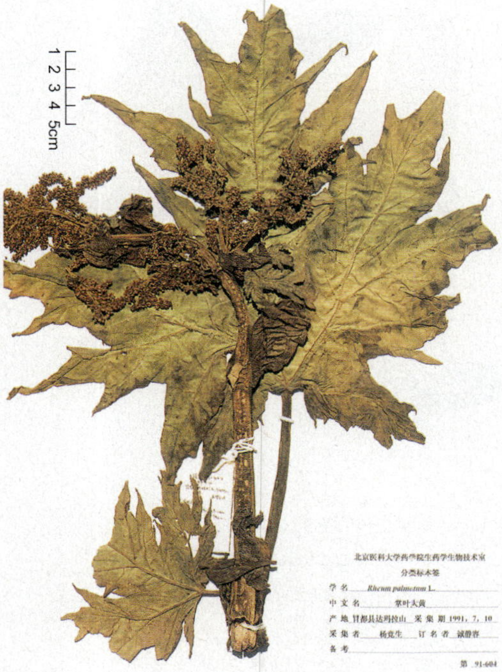

彩图 13-62　掌叶大黄原植物

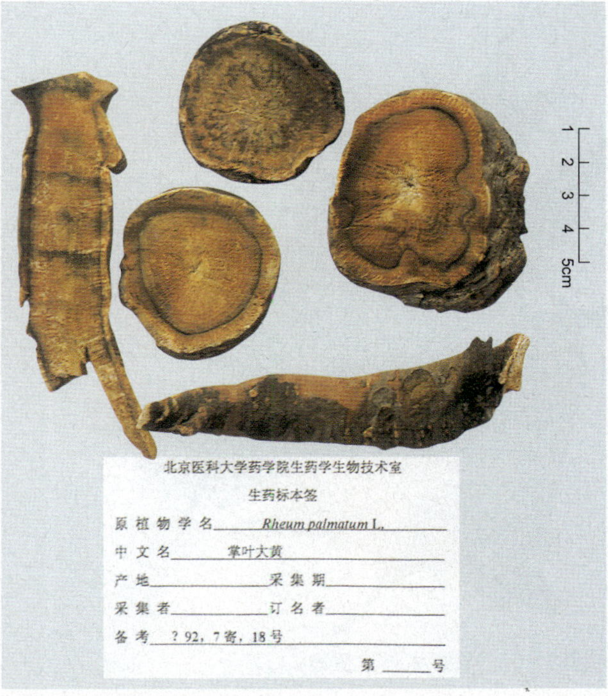

彩图 13-63　掌叶大黄生药

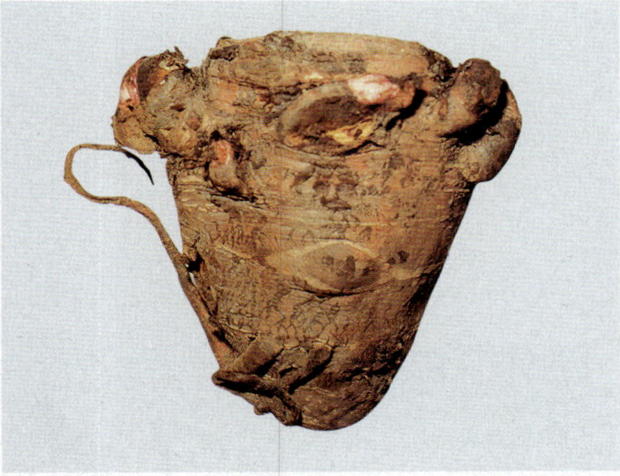

彩图 13-64　三年生掌叶大黄根茎

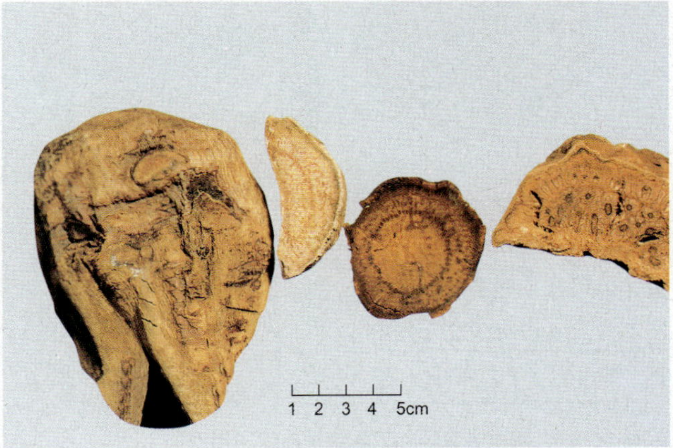

彩图 13-65　掌叶大黄根茎断面示星点及其排列情况

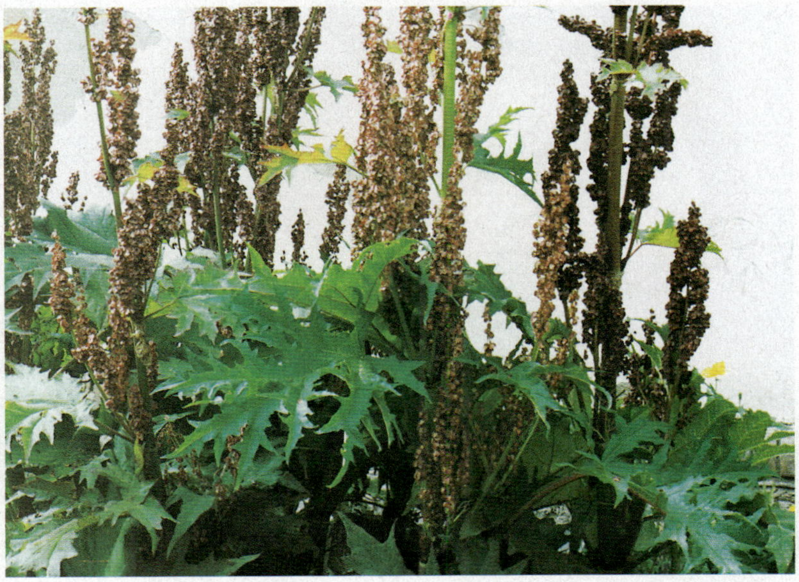

彩图 13-66　鸡爪大黄植物的生境

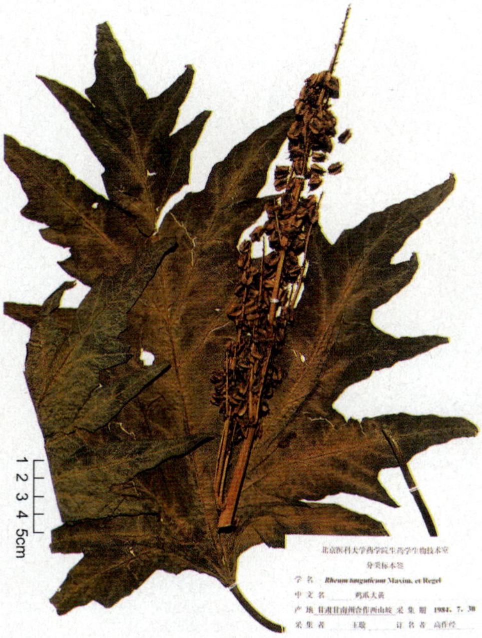

彩图 13-67　鸡爪大黄原植物

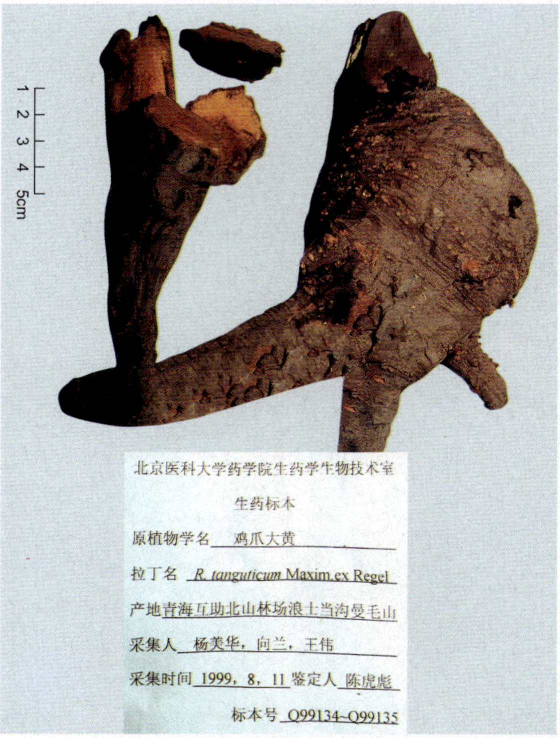

彩图 13-68　鸡爪大黄（又称唐古特大黄）原生药根（左）及根茎（右）（青海产）

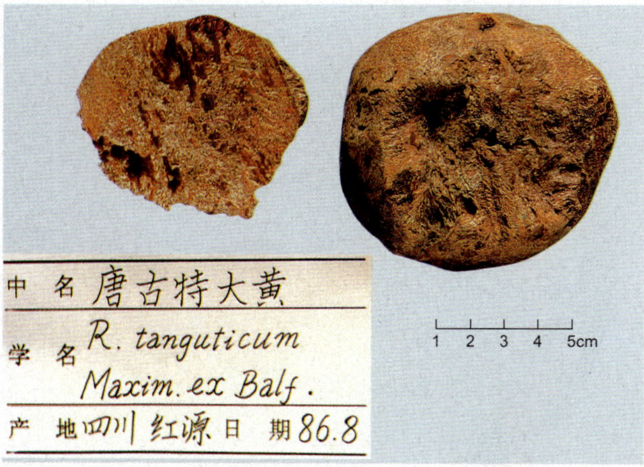

彩图 13-69　鸡爪大黄经加工后的生药（四川产）

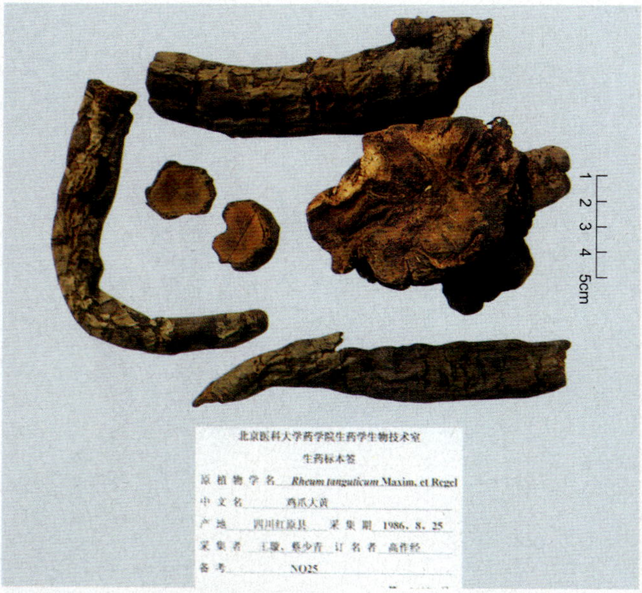

彩图 13-70　鸡爪大黄生药

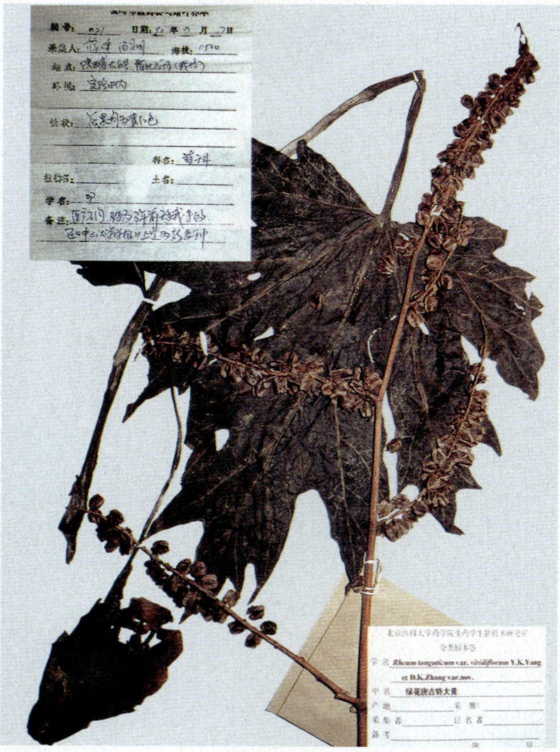
彩图 13-71　绿花唐古特大黄原植物

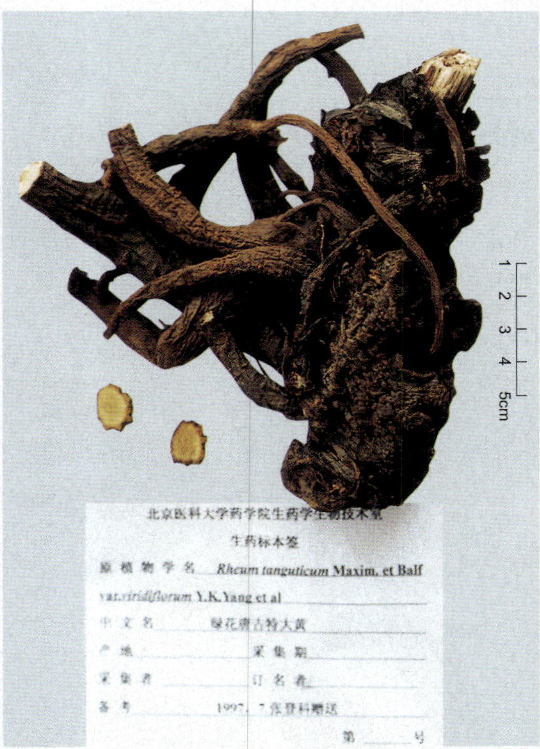

彩图 13-72 绿花唐古特大黄生药

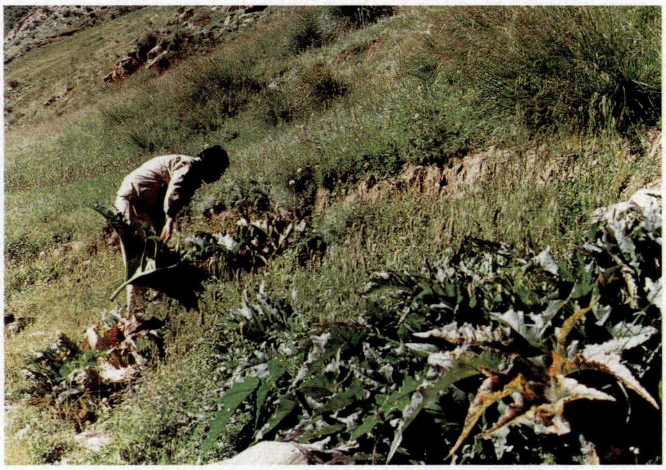

彩图 13-73 采挖六盘山鸡爪大黄

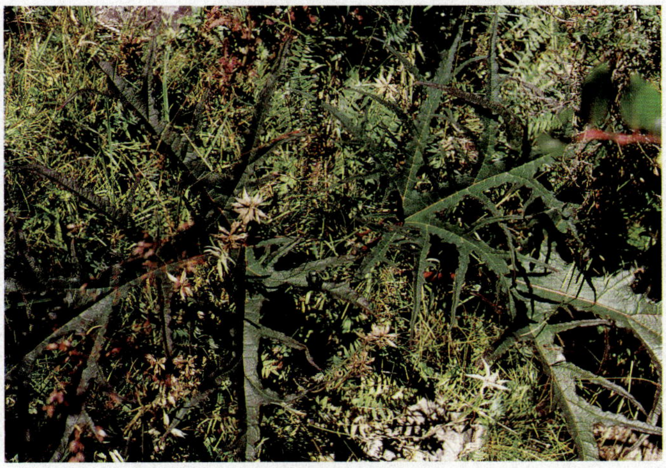

彩图 13-74 六盘山鸡爪大黄植物的生境

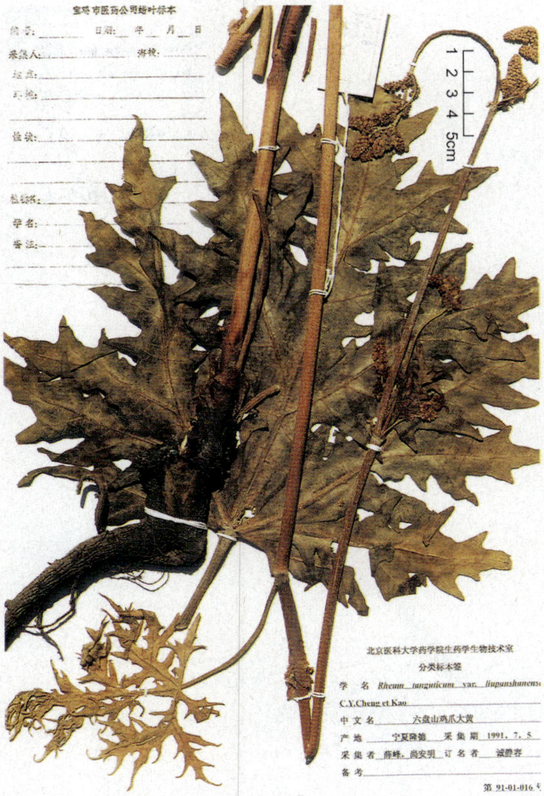

彩图 13-75 六盘山鸡爪大黄原植物

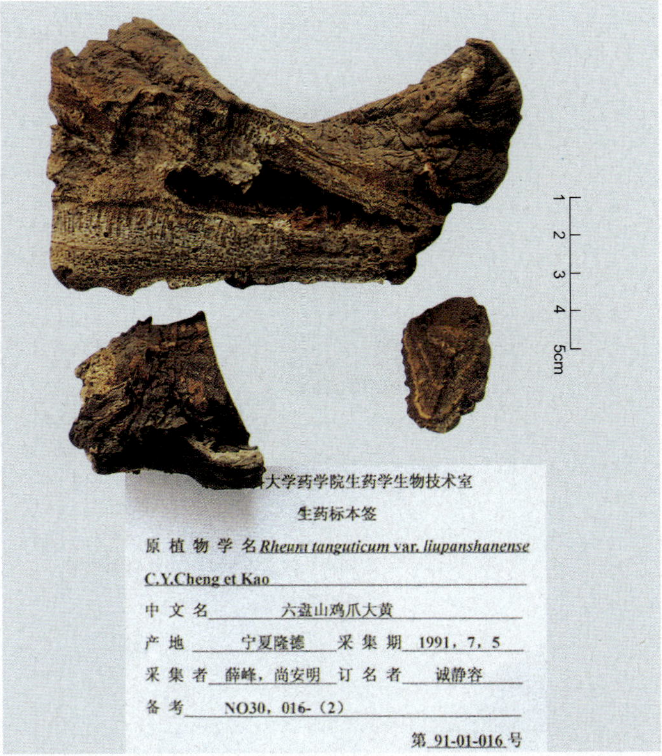

彩图 13-76 六盘山鸡爪大黄生药

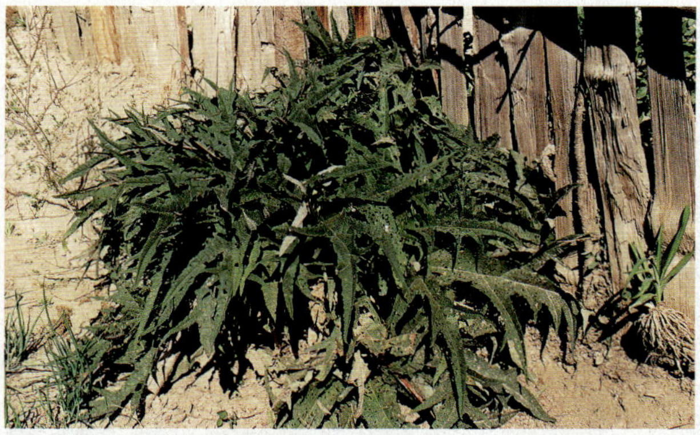

彩图 13-77　条裂大黄植物的生境

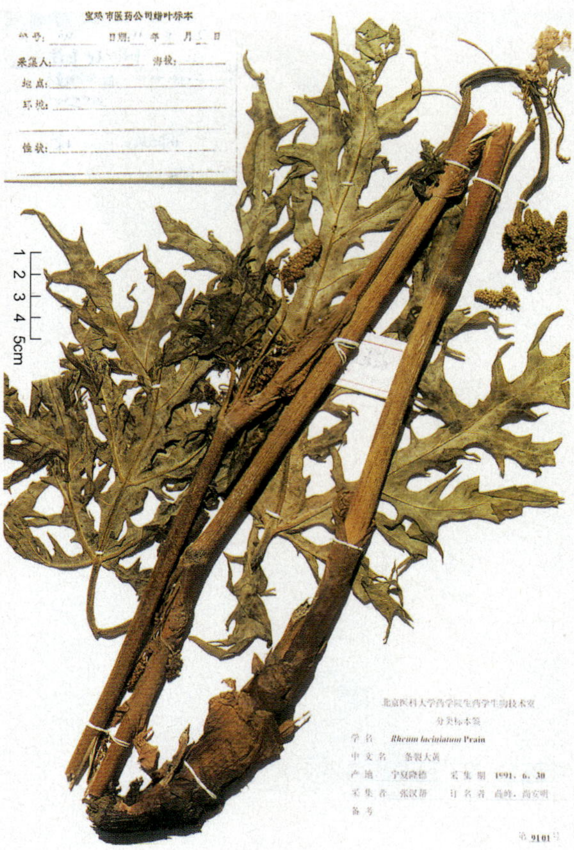

彩图 13-78　条裂大黄原植物

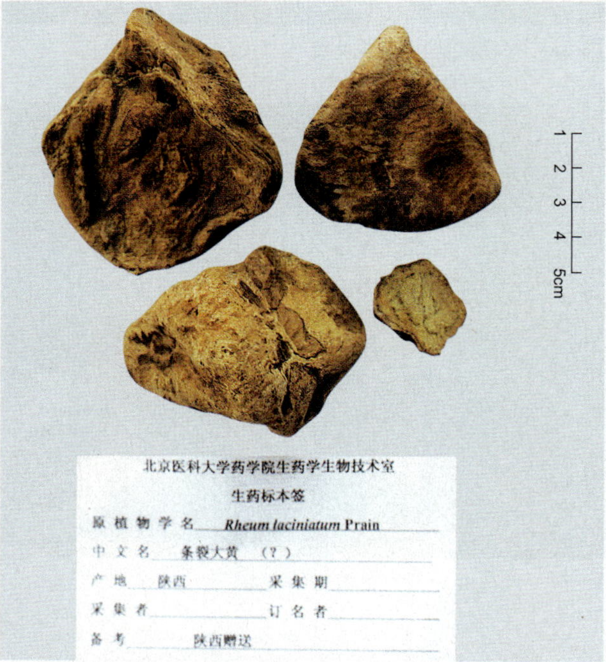

彩图 13-79　条裂大黄生药

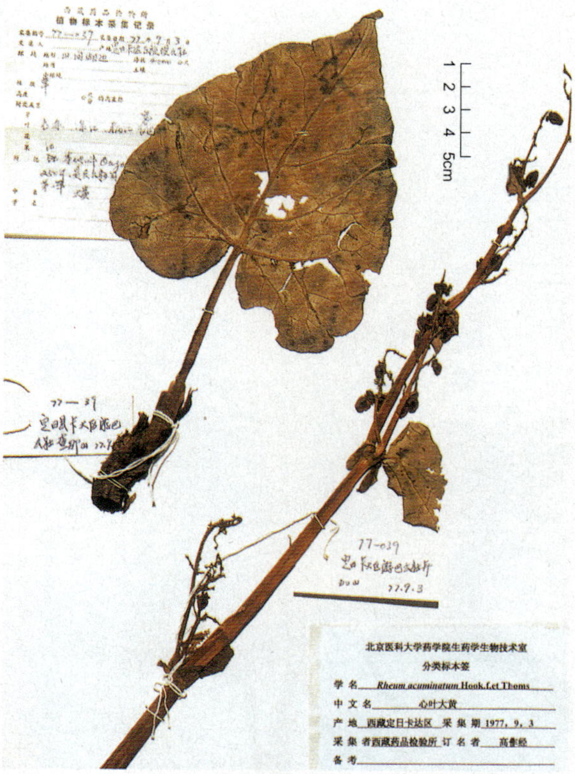

彩图 13-80　心叶大黄原植物

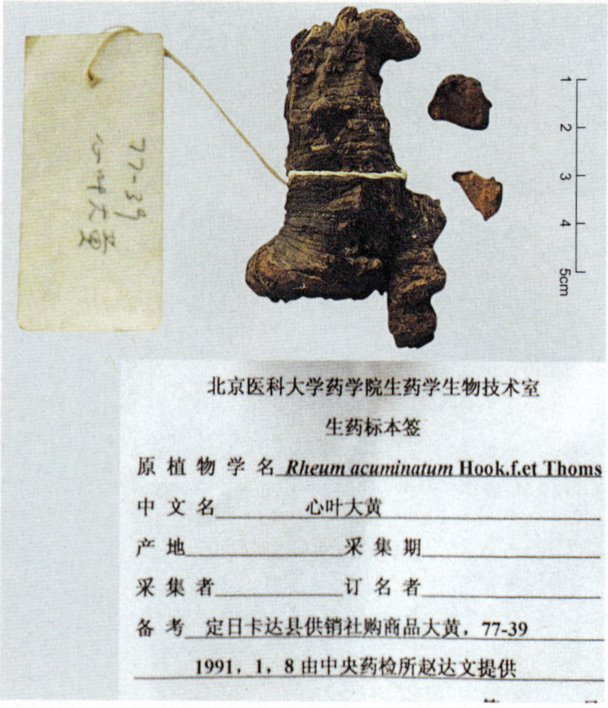

彩图 13-81　心叶大黄生药

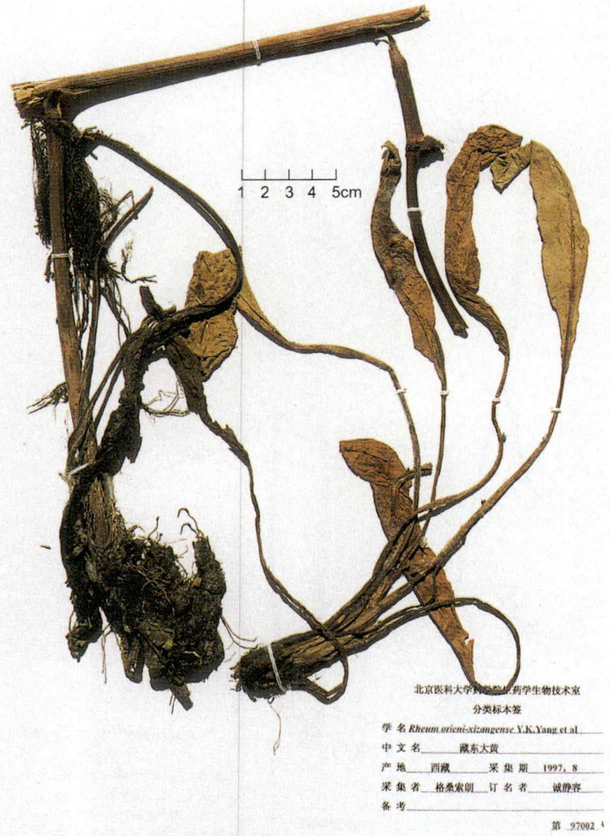

彩图 13-82　藏东大黄原植物示基生叶

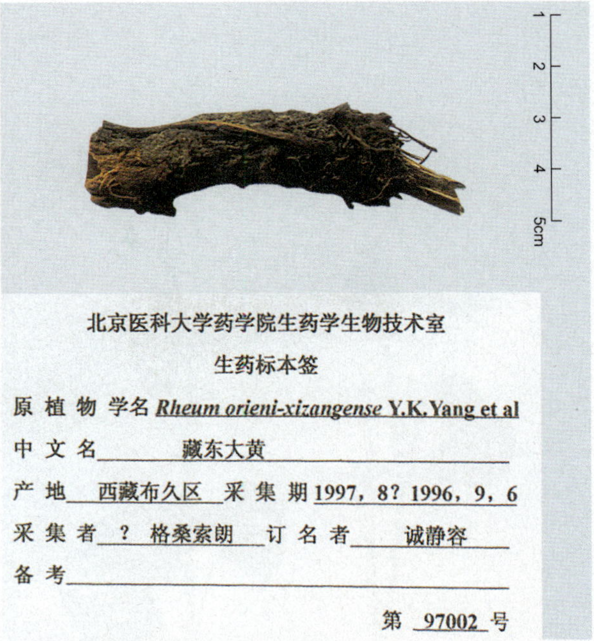

彩图 13-84　藏东大黄生药

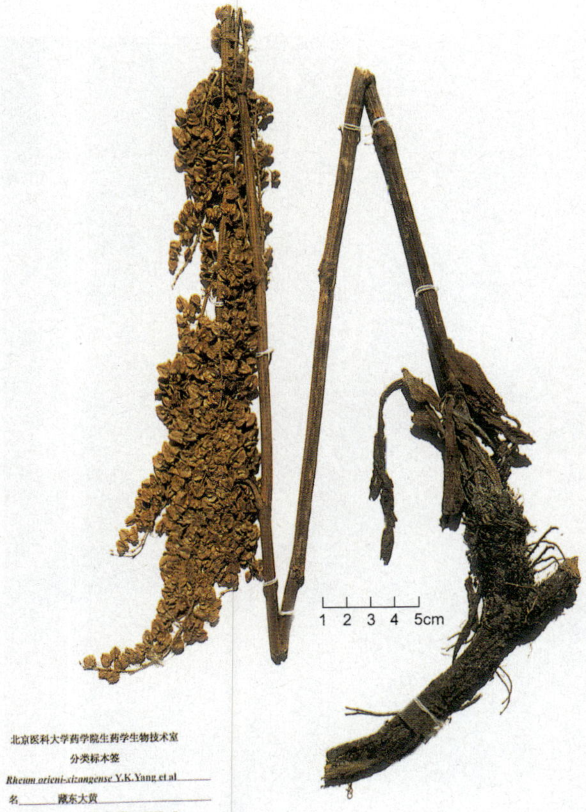

彩图 13-83　藏东大黄原植物示果枝

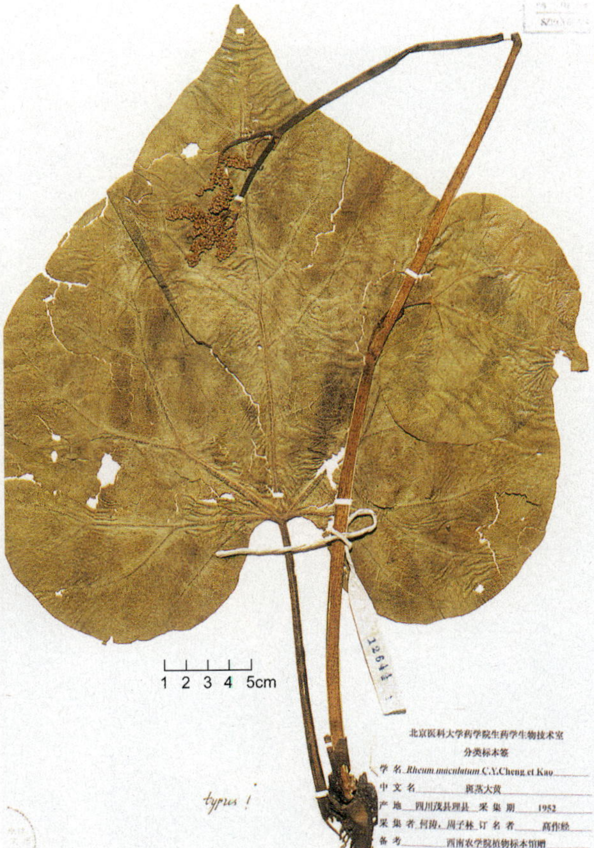

彩图 13-85　斑茎大黄原植物

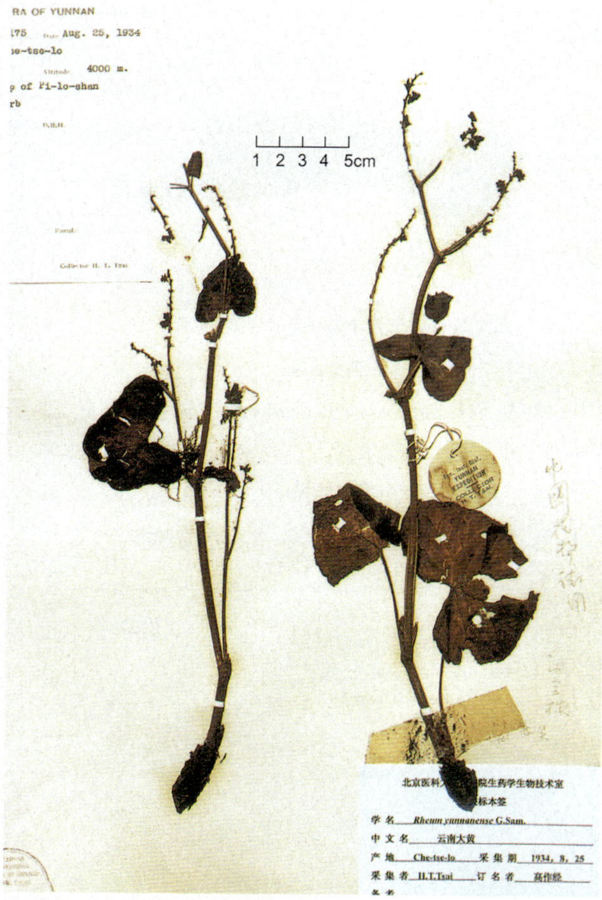

彩图 13-86　云南大黄原植物

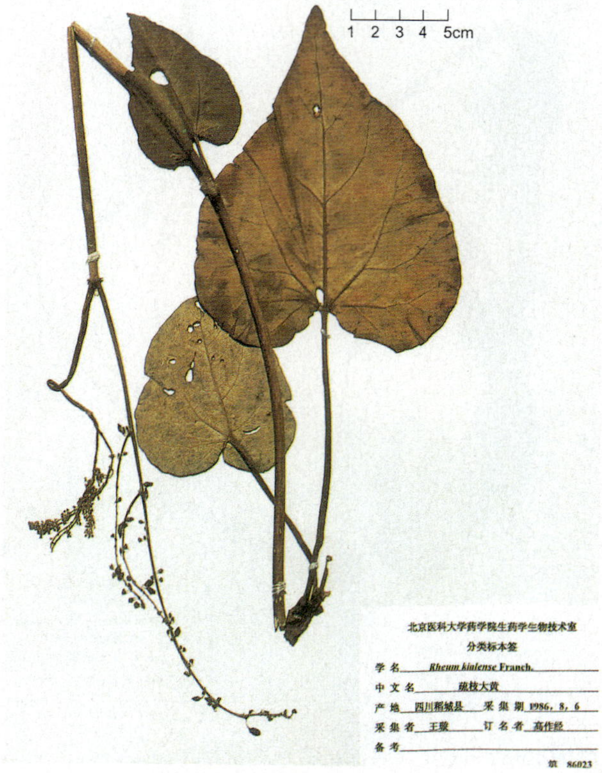

彩图 13-87　疏枝大黄原植物

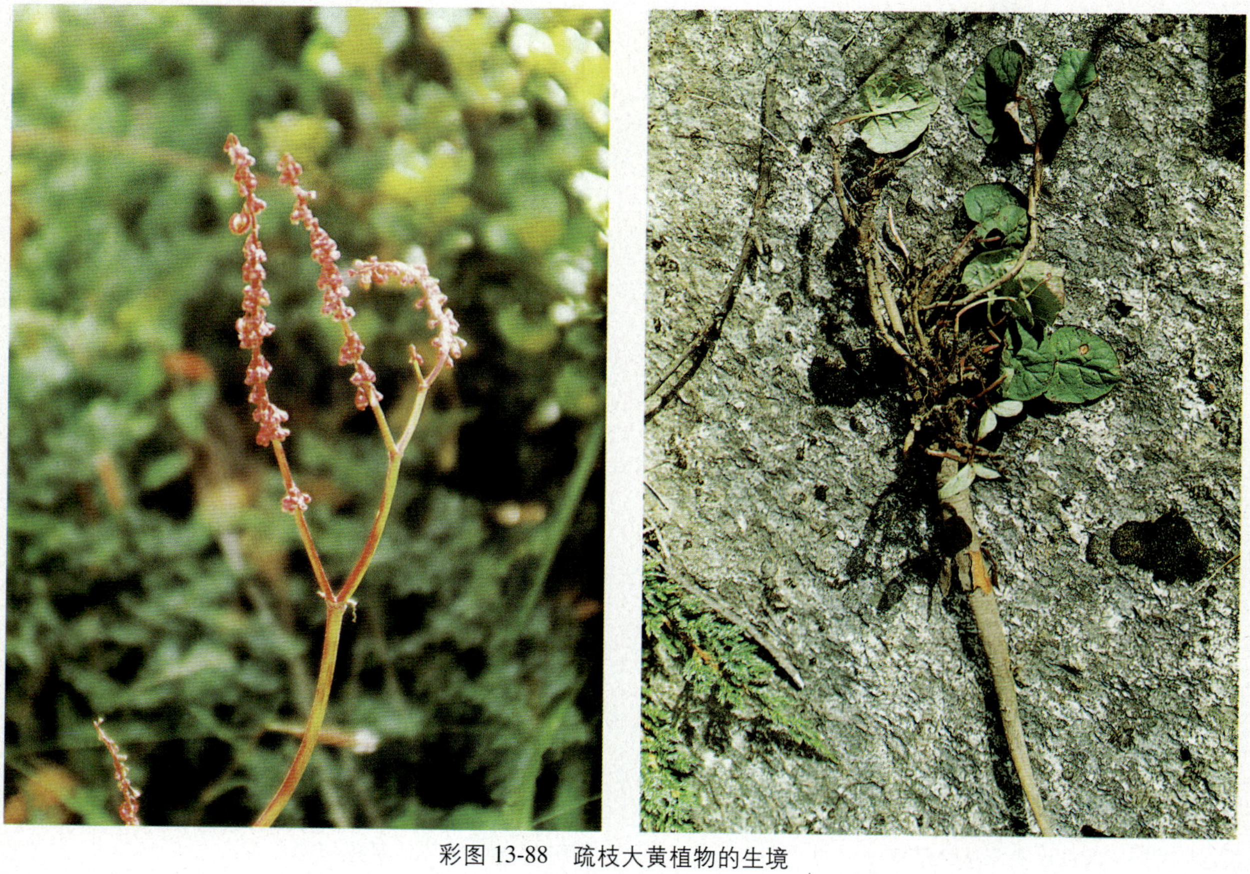

彩图 13-88　疏枝大黄植物的生境

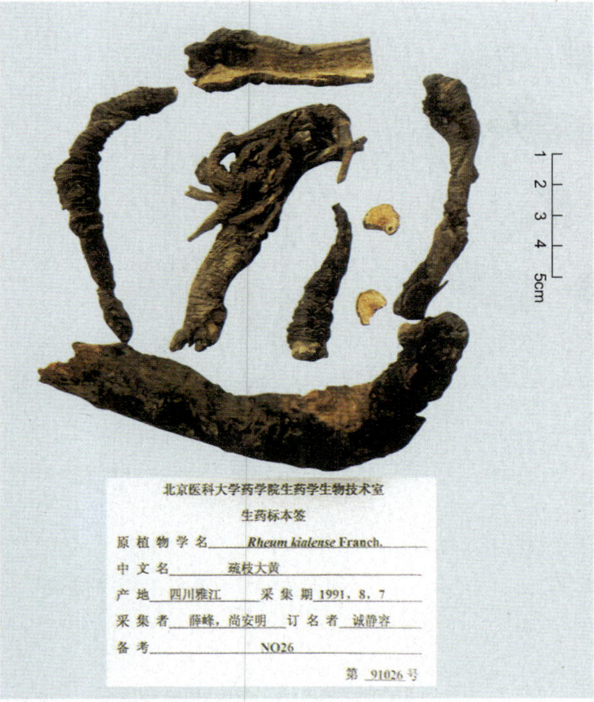

彩图 13-89　疏枝大黄生药

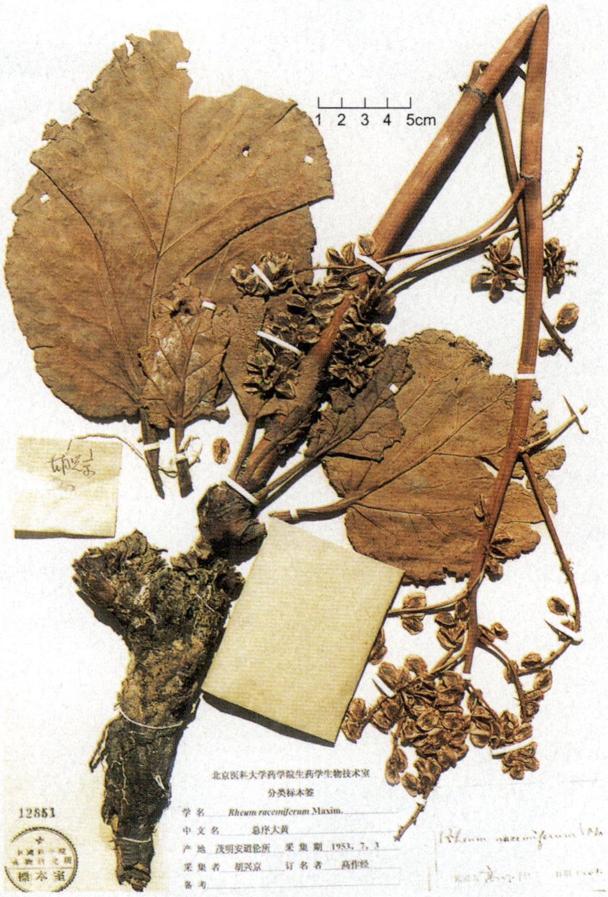

彩图 13-90　总序大黄原植物

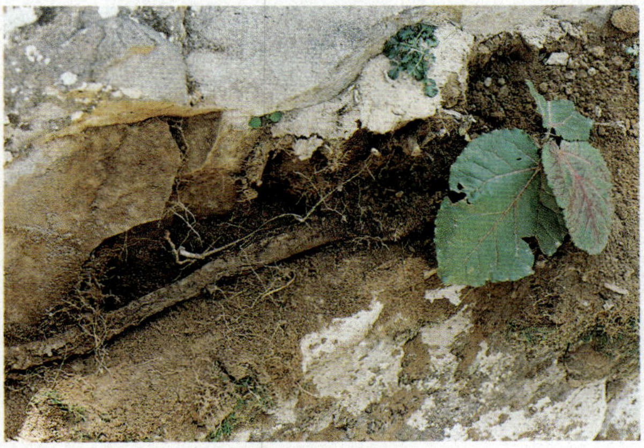

彩图 13-91　总序大黄植物的生境

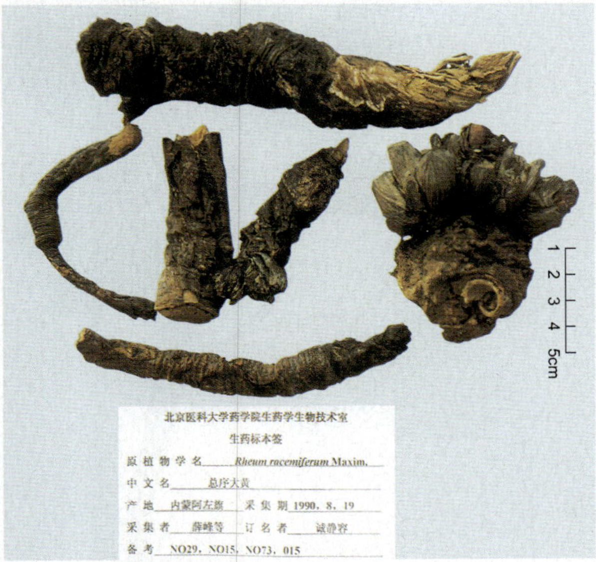

彩图 13-92　总序大黄生药

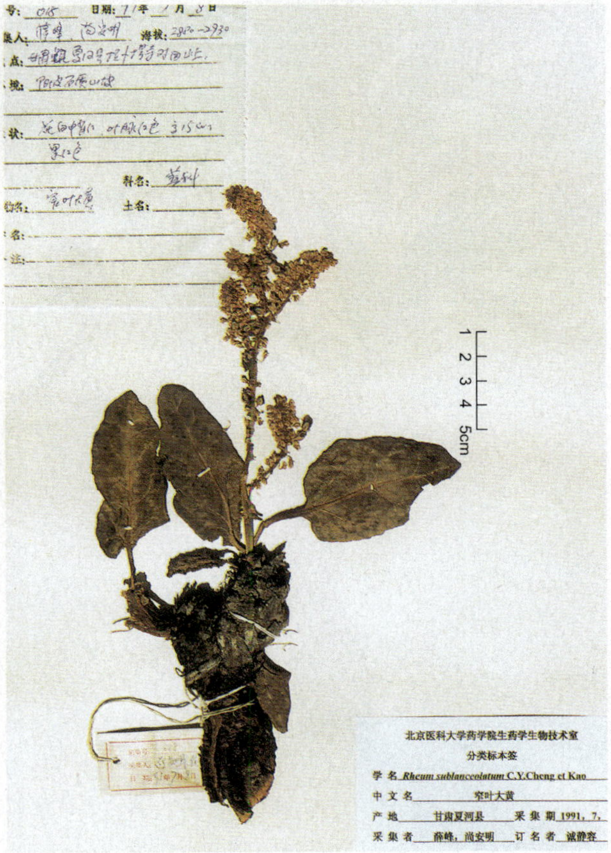

彩图 13-93　窄叶大黄原植物

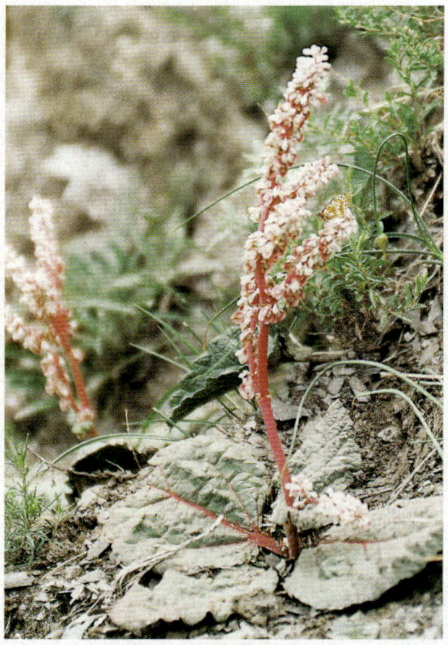

彩图 13-94　窄叶大黄植物的生境

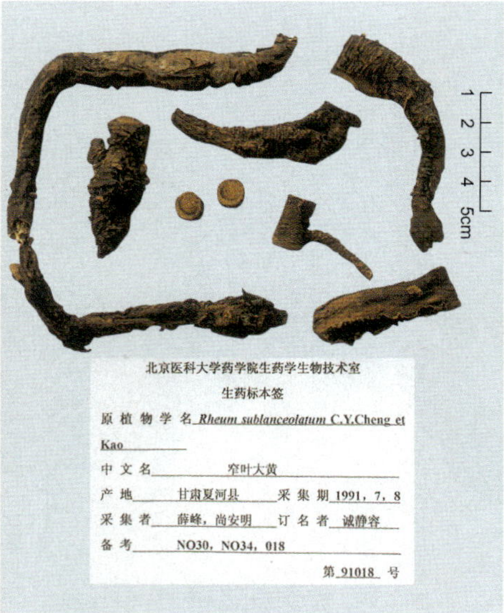

彩图 13-95　窄叶大黄生药

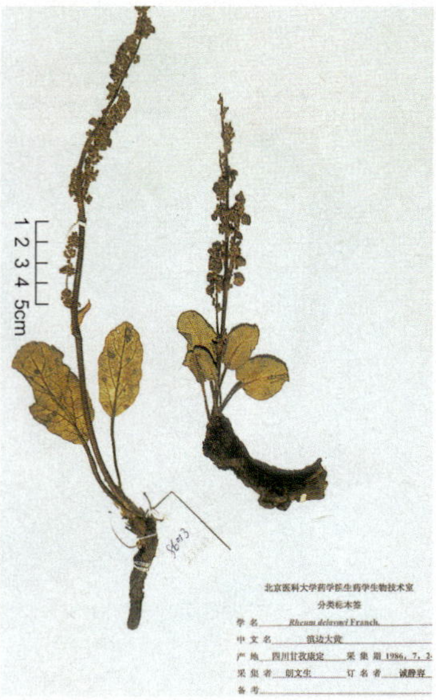

彩图 13-96　滇边大黄原植物

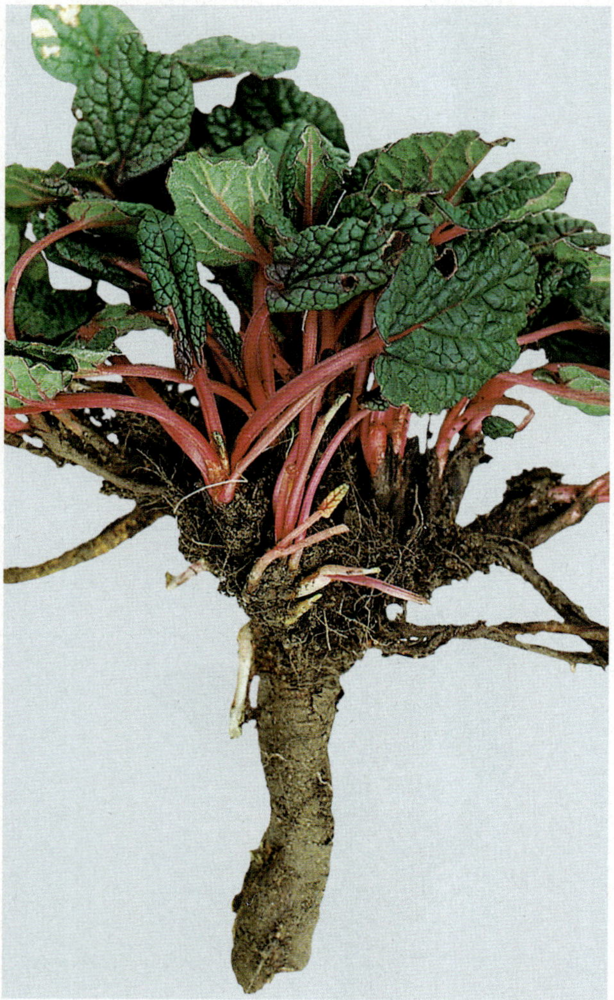

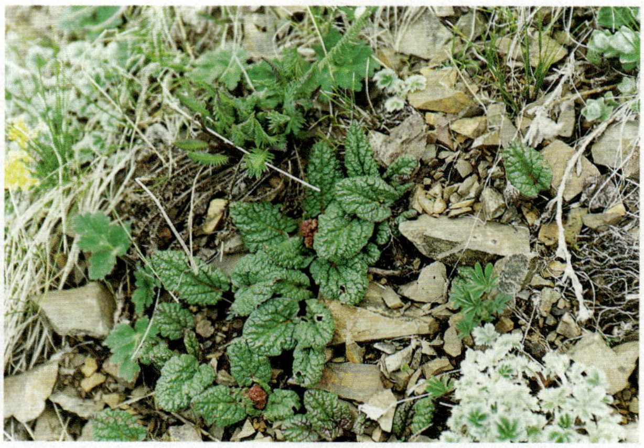

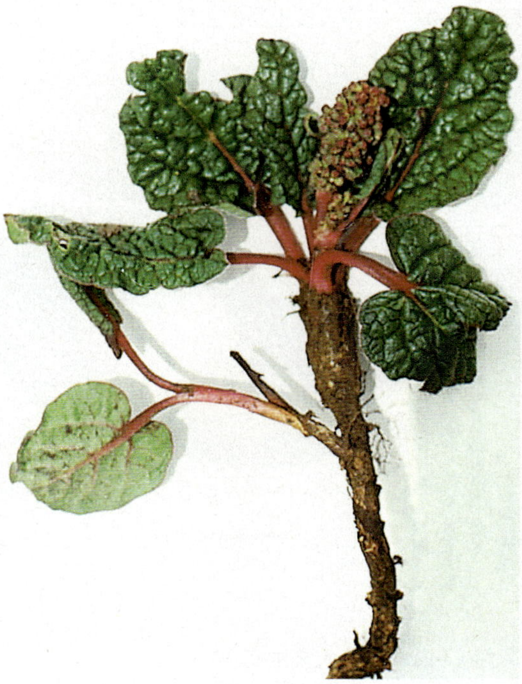

彩图 13-97　滇边大黄植物的生境

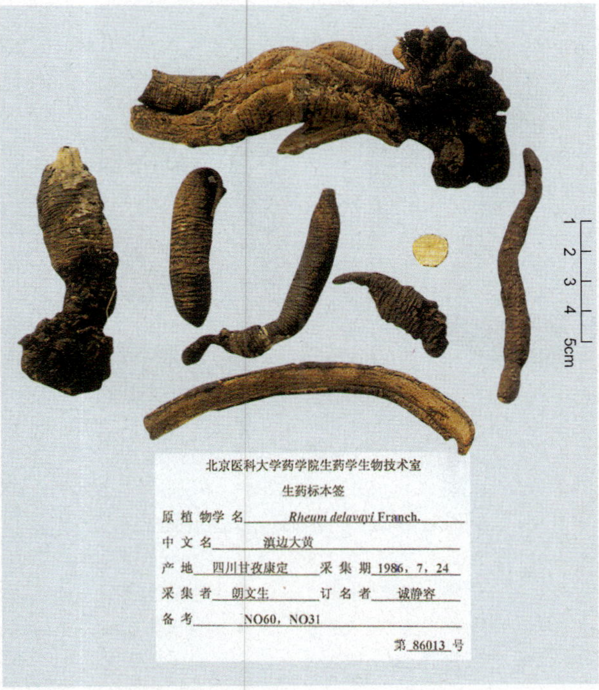

彩图 13-98　滇边大黄生药

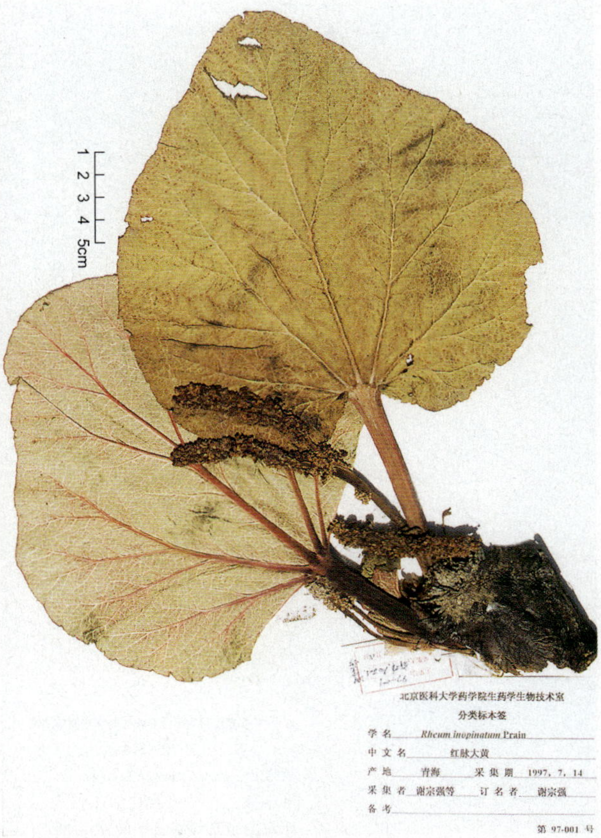

彩图 13-99　红脉大黄原植物

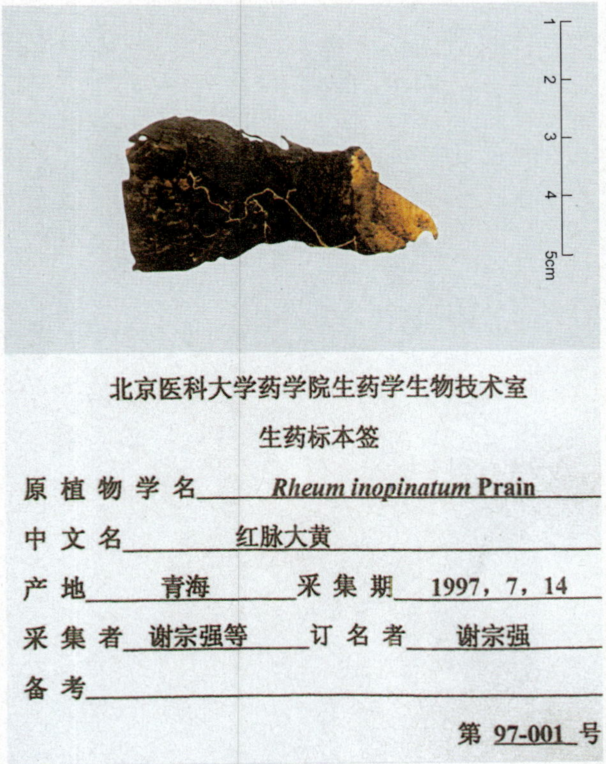

彩图 13-100　红脉大黄生药

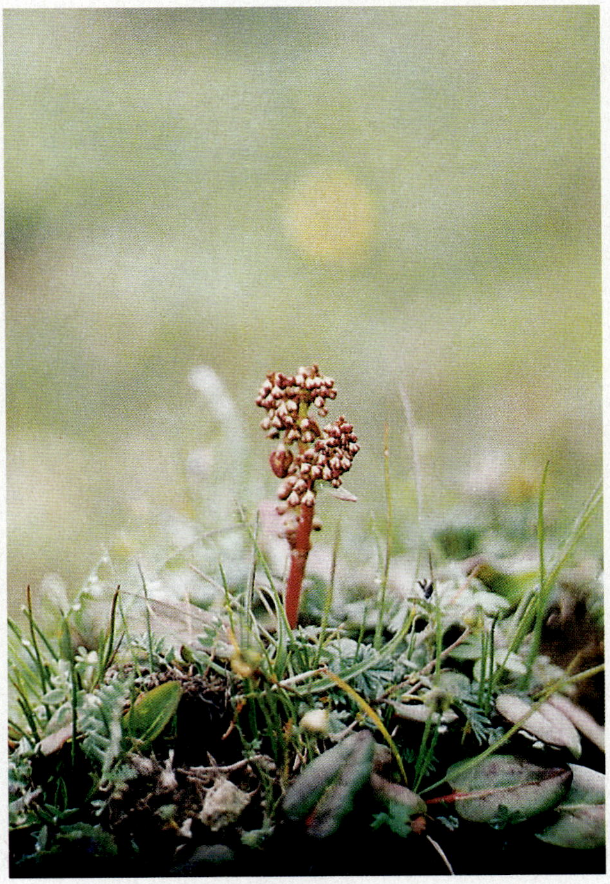

彩图 13-101　小大黄植物的生境

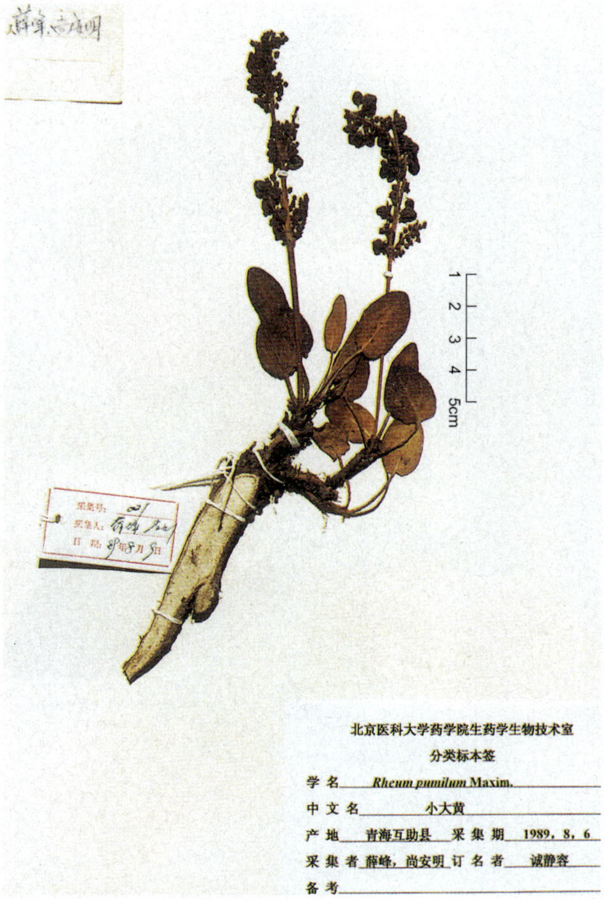

彩图 13-102　小大黄原植物

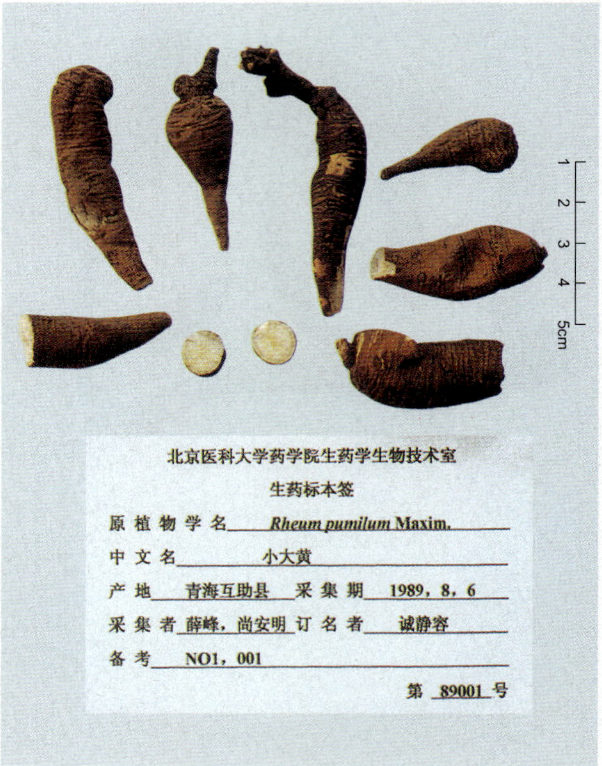

彩图 13-103　小大黄生药

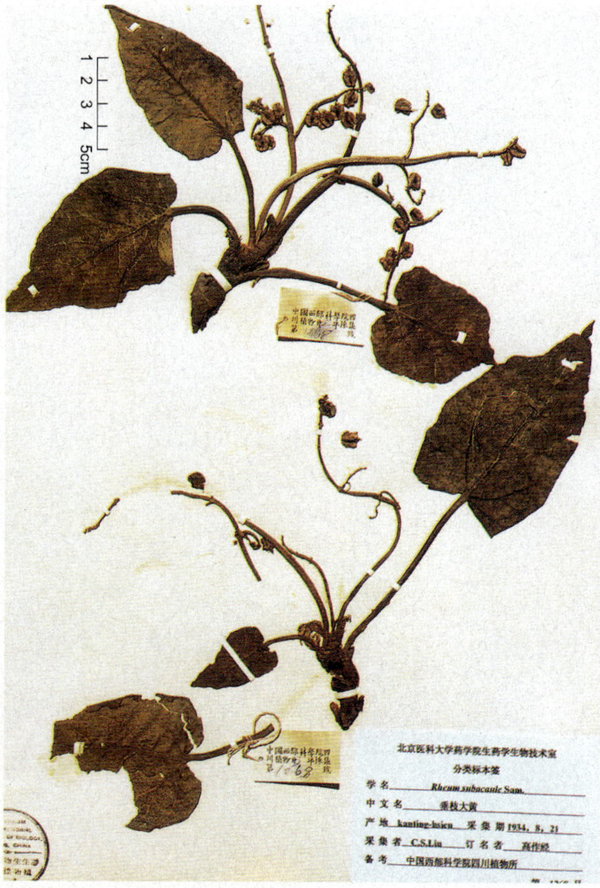

彩图 13-104　垂枝大黄原植物

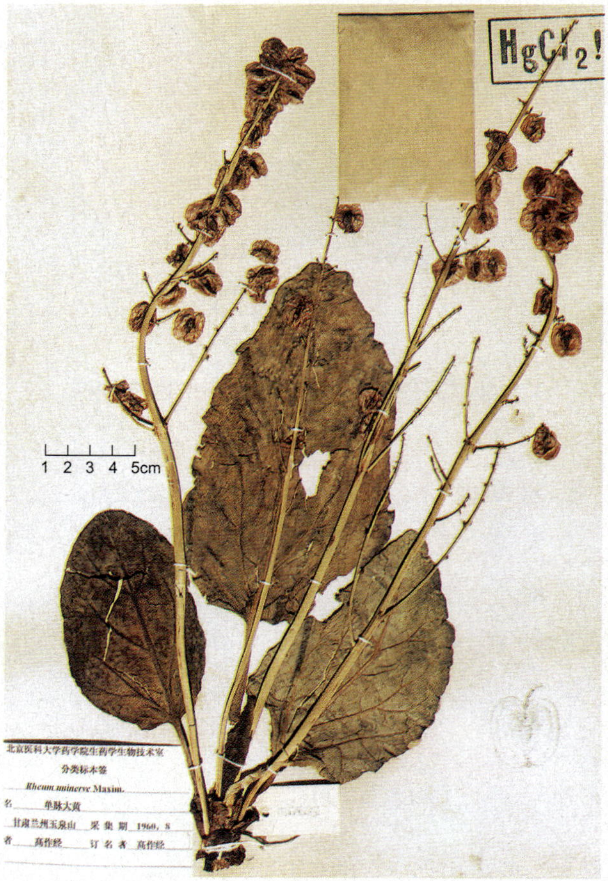

彩图 13-105　单脉大黄原植物

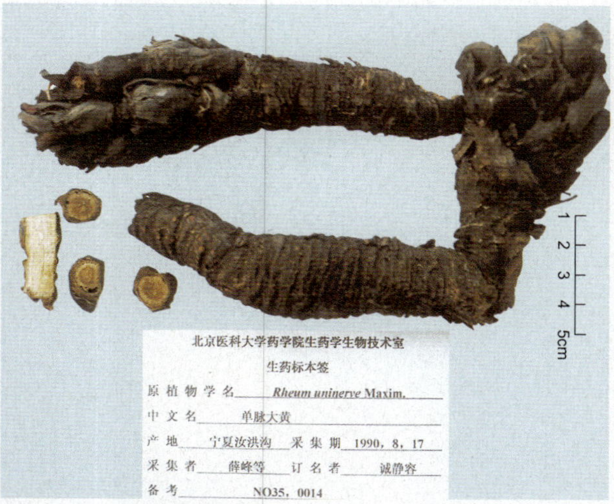

彩图 13-106　单脉大黄生药

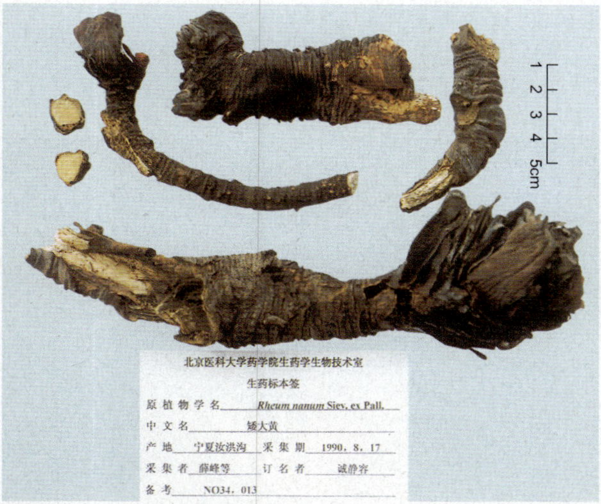

彩图 13-108　矮大黄生药

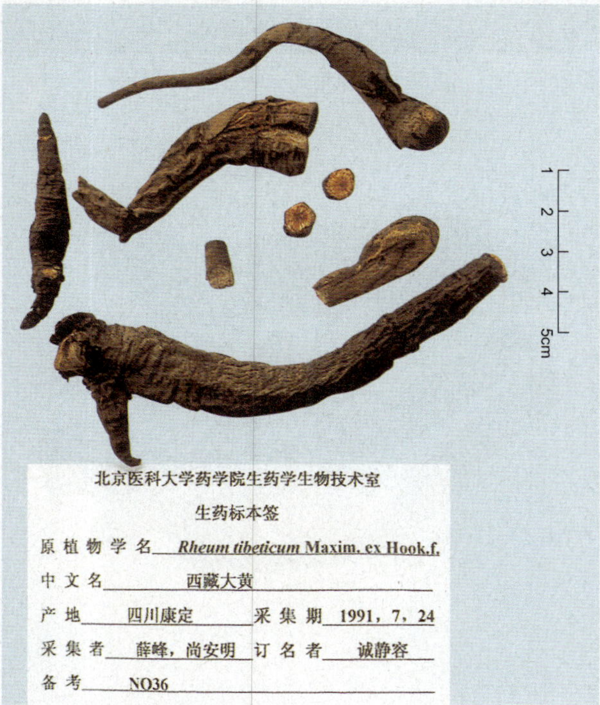

彩图 13-110　西藏大黄生药

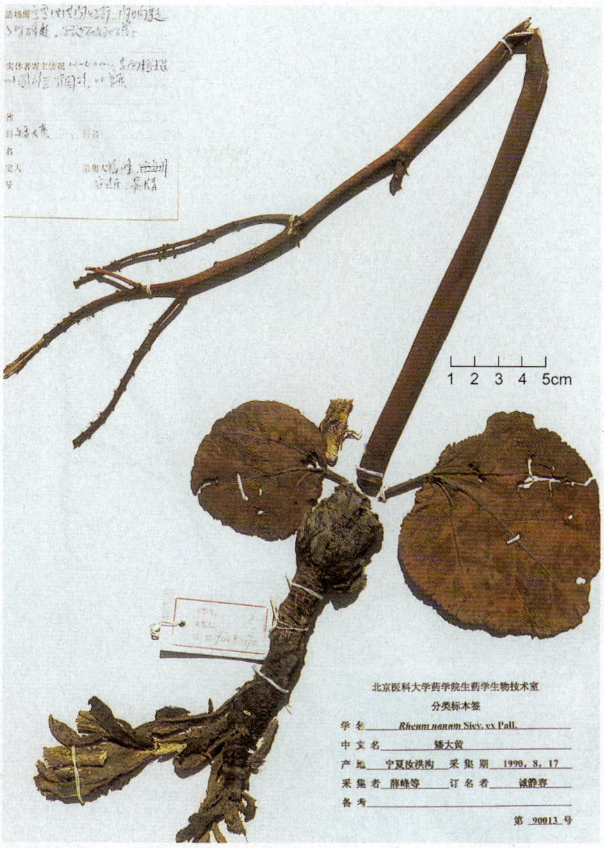

彩图 13-107　矮大黄原植物

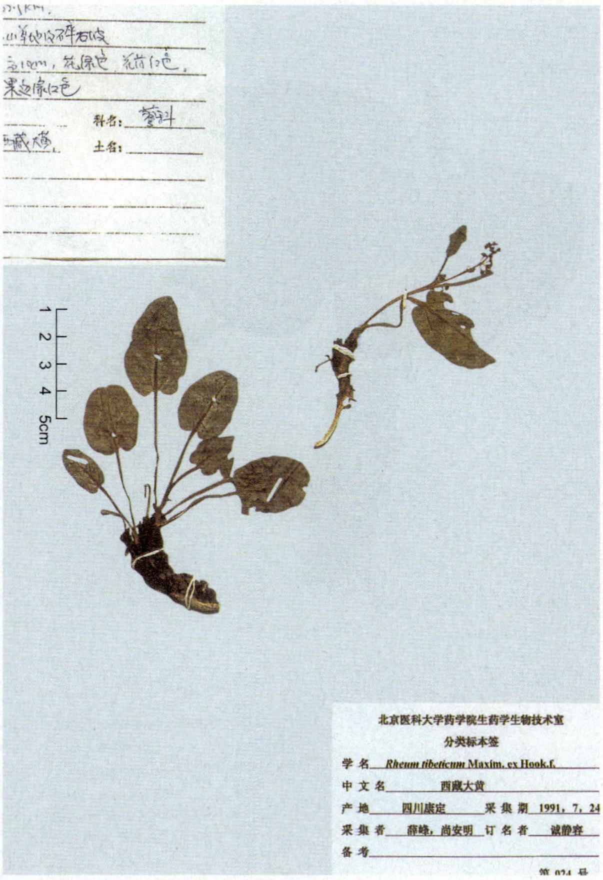

彩图 13-109　西藏大黄原植物

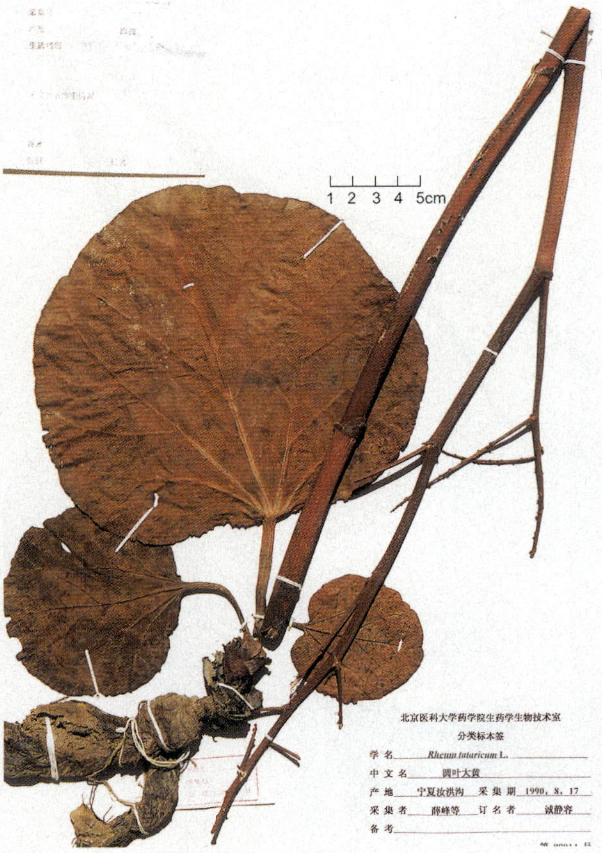

彩图 13-111　鞑靼大黄原植物及其生药(根及根茎)

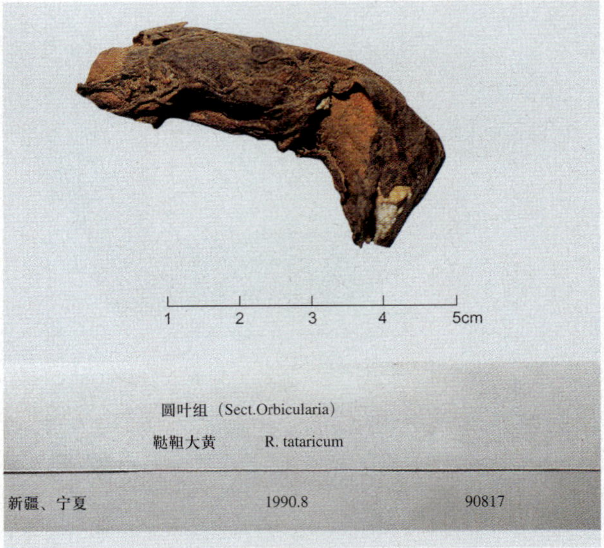

彩图 13-112　鞑靼大黄生药

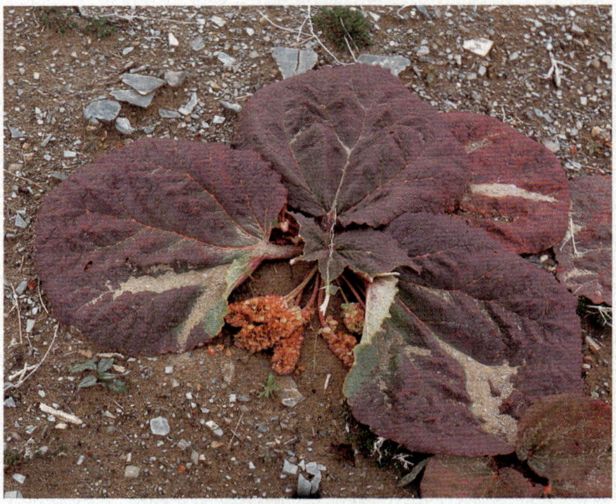

彩图 13-113　穗序大黄植物的生境

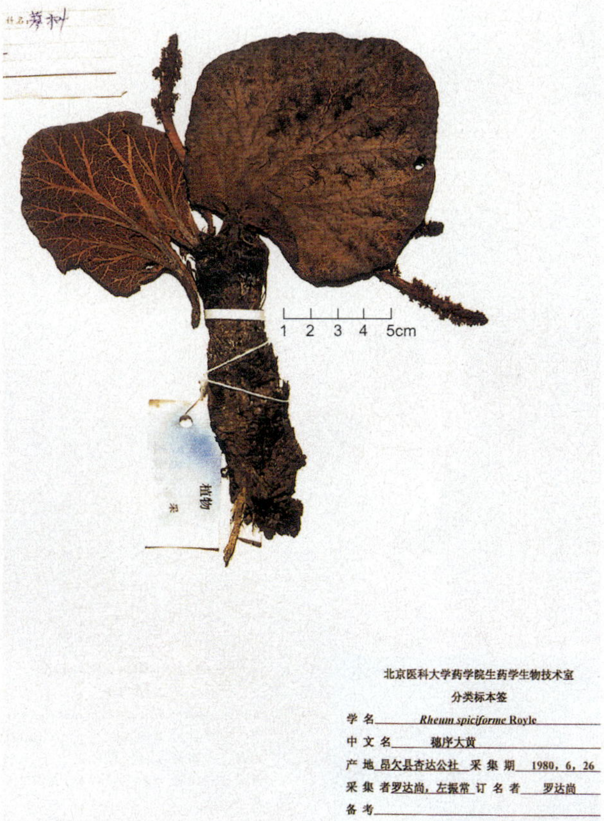

彩图 13-114　穗序大黄原植物

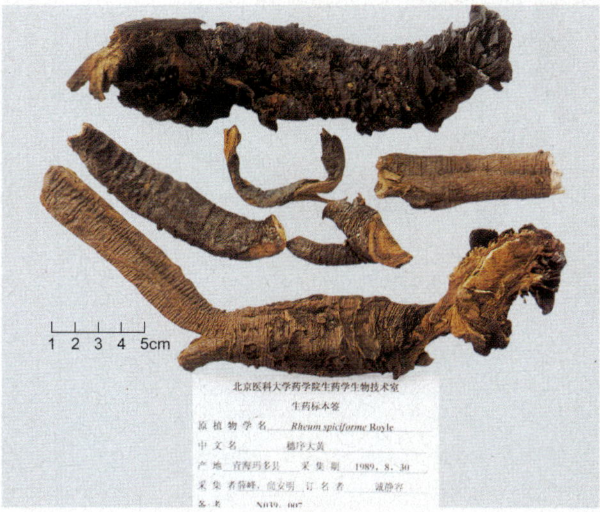

彩图 13-115　穗序大黄生药

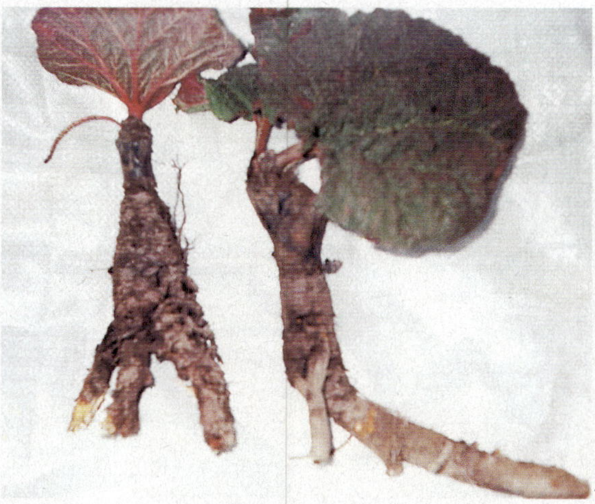

彩图 13-116　卵果大黄原植物及其生药（根及根茎）

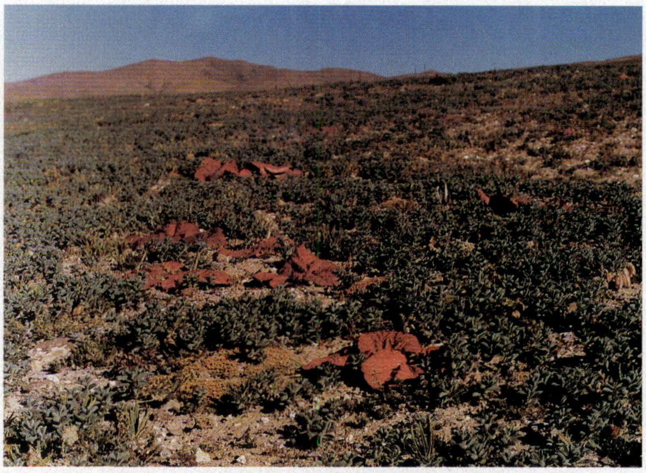

彩图13-117　网脉大黄植物的生境及分布情况（棕红色为网脉大黄植株）

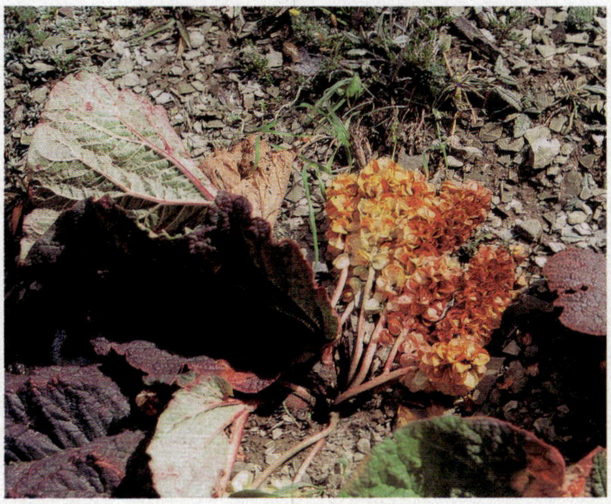

彩图 13-118　网脉大黄植株的花枝

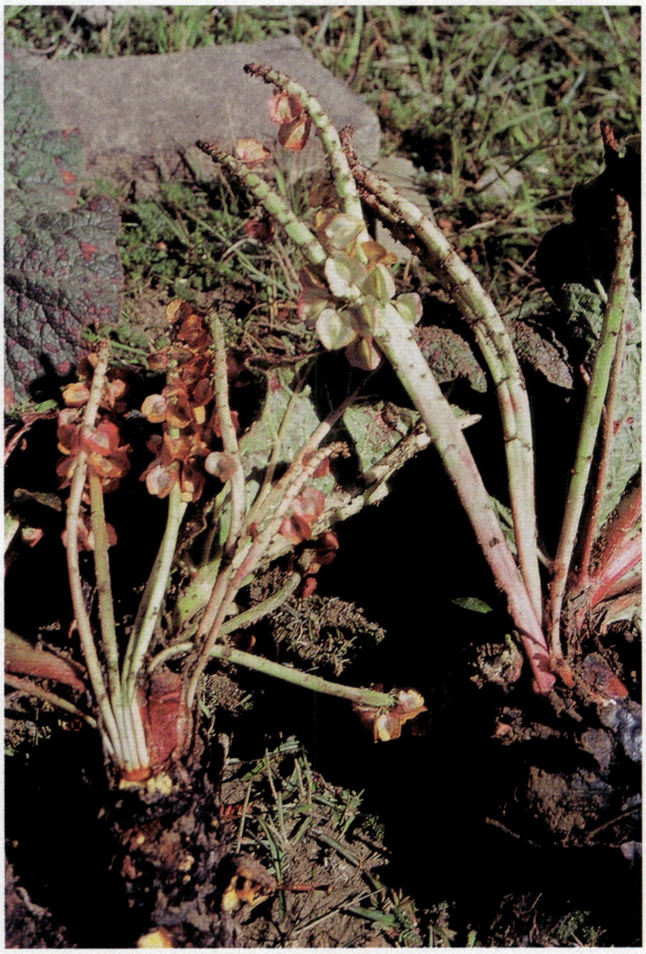

彩图 13-119　网脉大黄植株的果枝

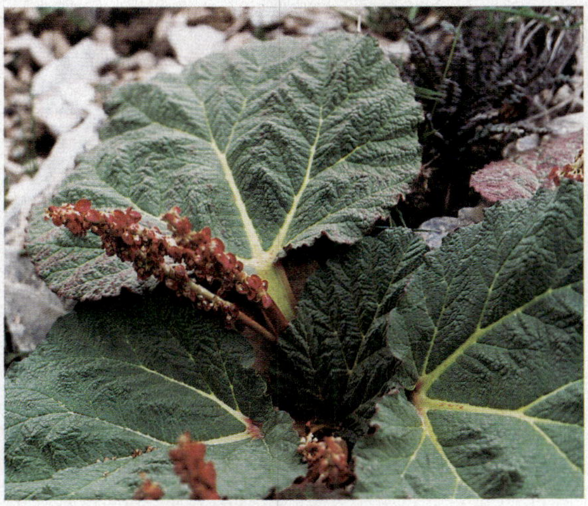

彩图 13-120　网脉大黄植物的生境

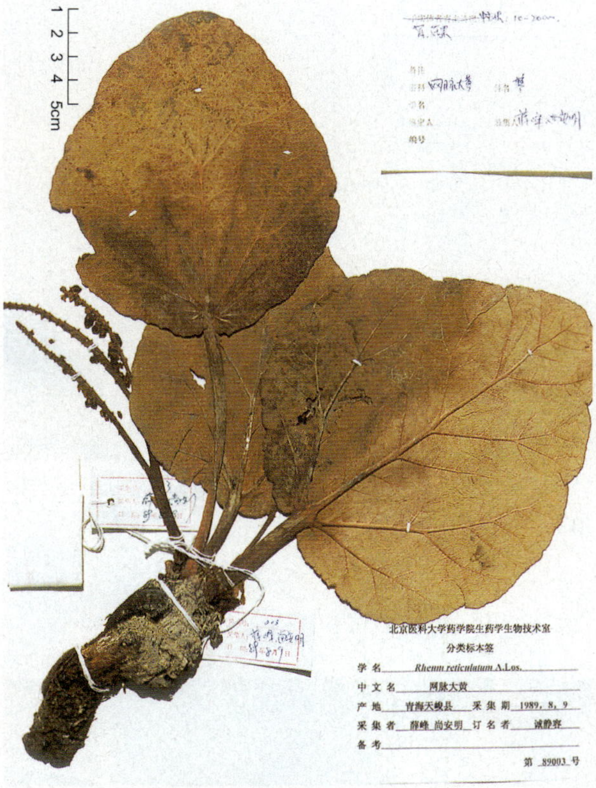

彩图 13-121 网脉大黄原植物

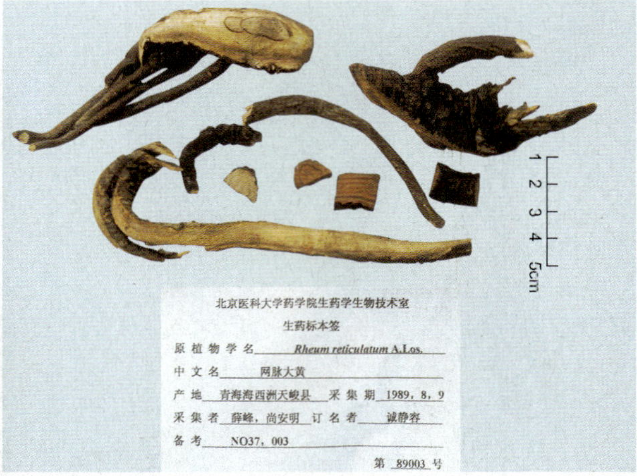

彩图 13-122 网脉大黄生药

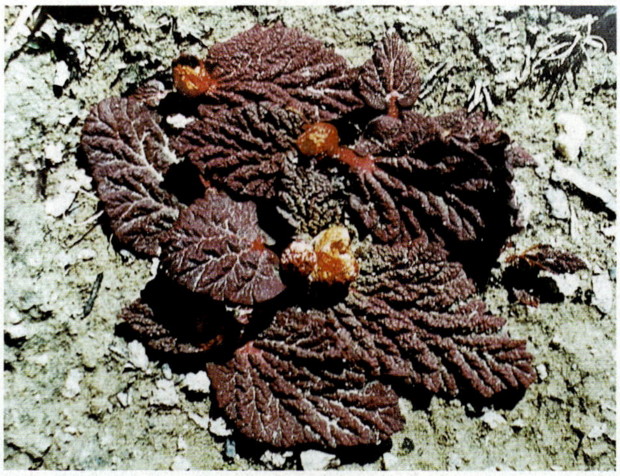

彩图 13-123 菱叶大黄植物的生境

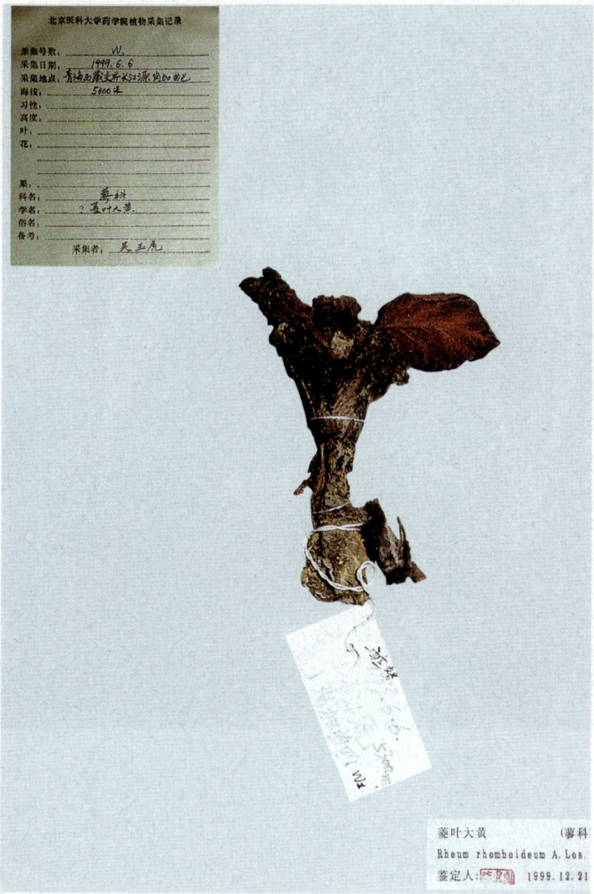

彩图 13-124 菱叶大黄原植物

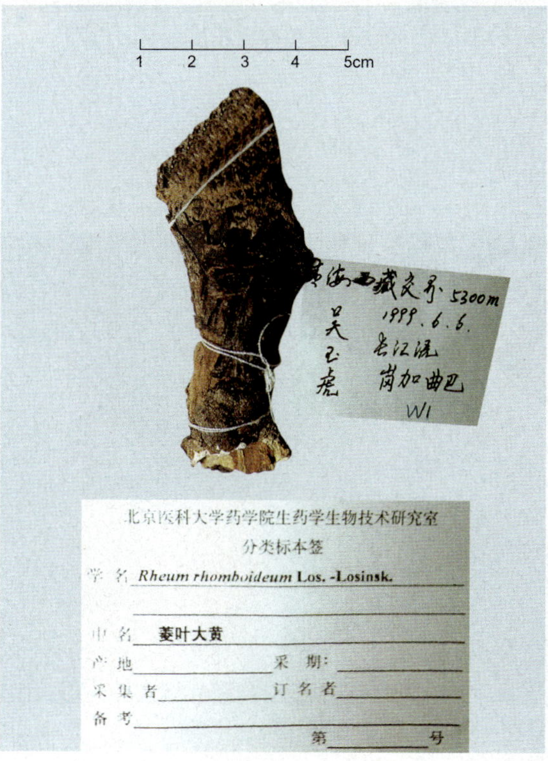

彩图 13-125 菱叶大黄生药

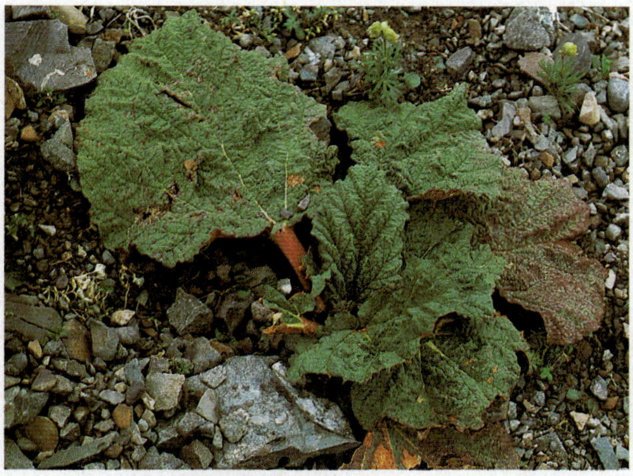

彩图 13-126　歧穗大黄植物的生境

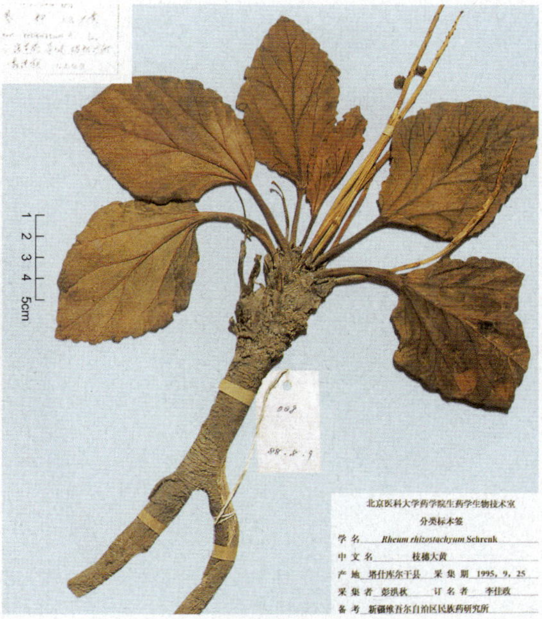

彩图 13-129　枝穗大黄原植物

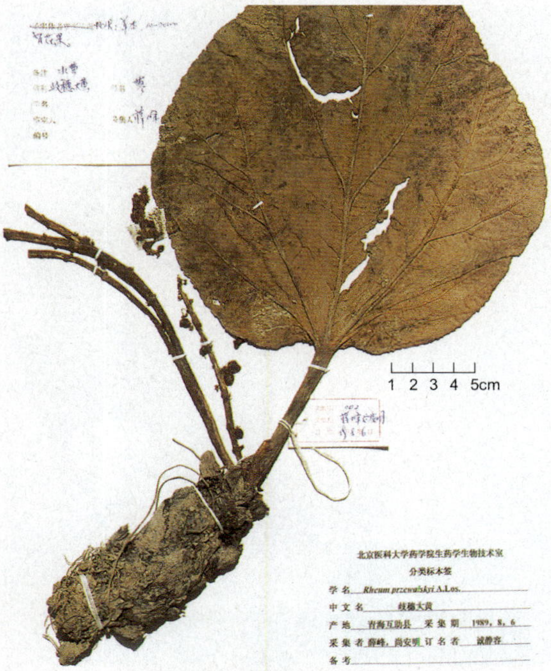

彩图 13-127　歧穗大黄原植物

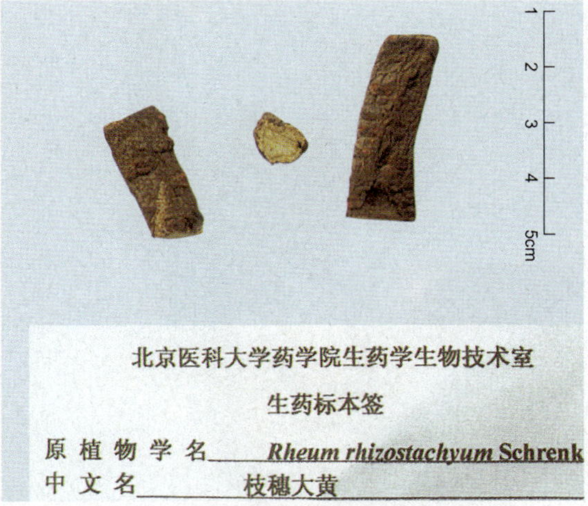

彩图 13-130　枝穗大黄生药

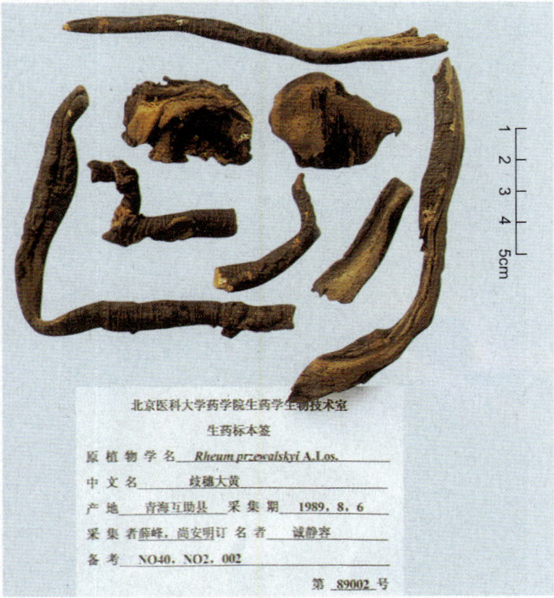

彩图 13-128　歧穗大黄生药

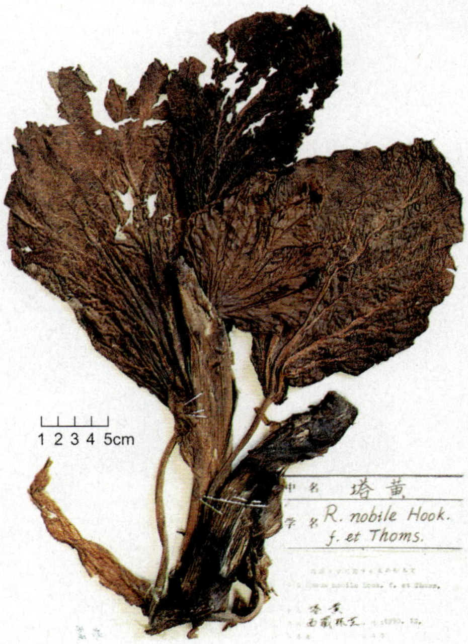

彩图 13-131　塔黄原植物

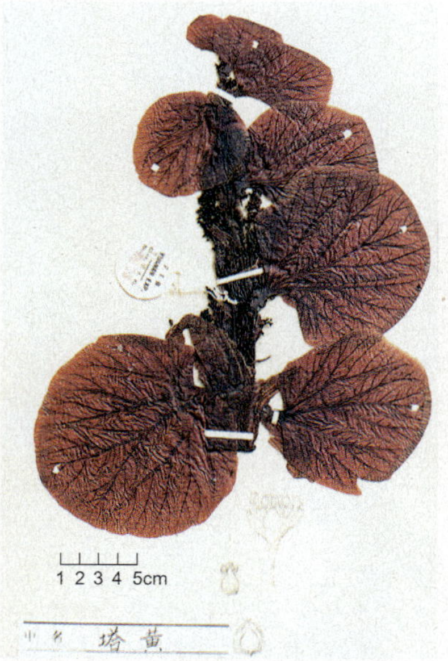

彩图 13-132　塔黄植株的花枝

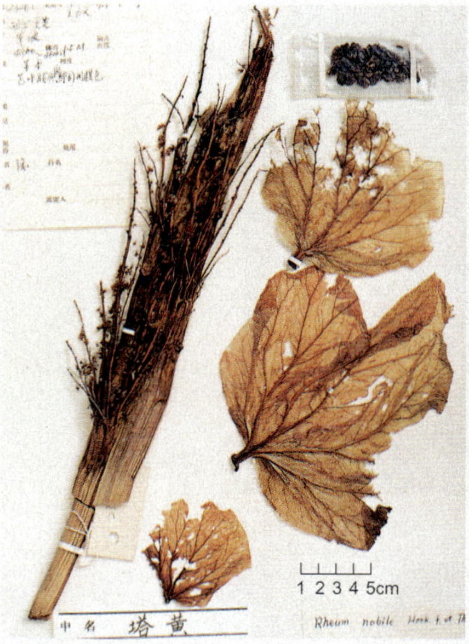

彩图 13-133　塔黄植株的果枝

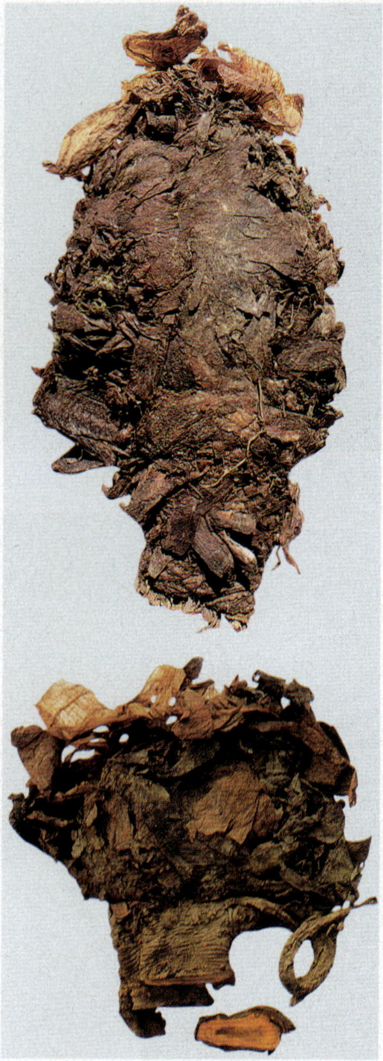

彩图 13-134　塔黄生药

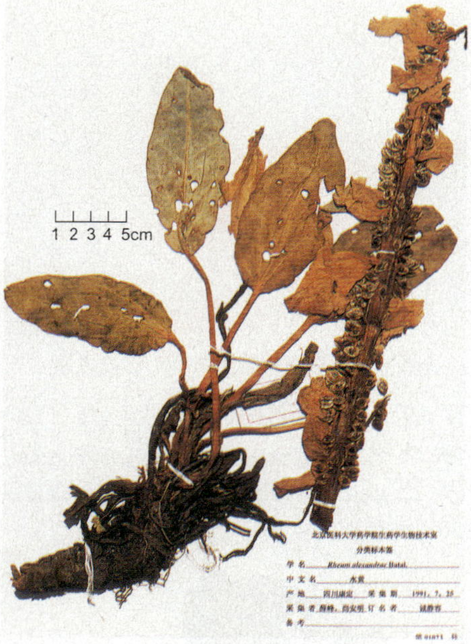

彩图 13-135　水黄原植物

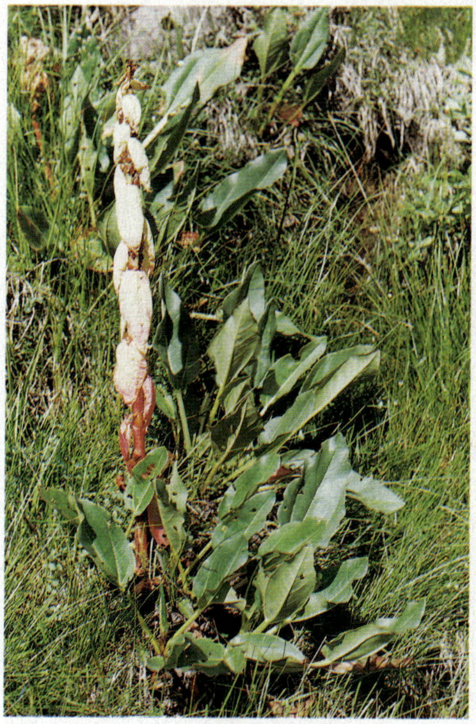

彩图 13-136　水黄植物的生境

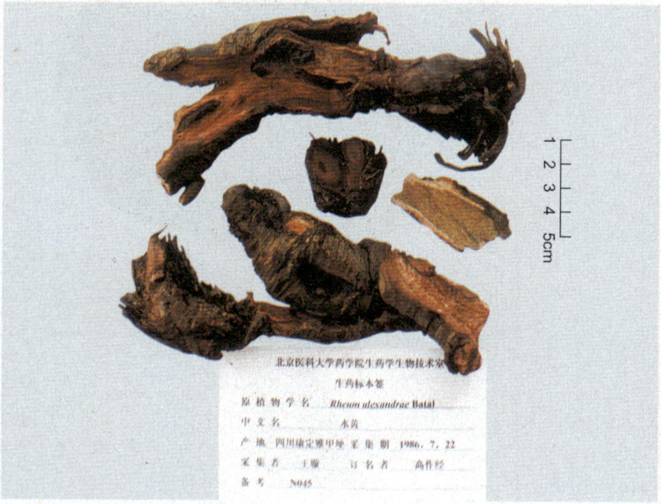

彩图 13-137　水黄生药

大黄资源调查

陕西省宝鸡市医药总公司尚安明、薛峰等率领一支具有较高的植物分类学水平的科技队伍，长期深入西藏、青海、四川、云南等12省区多次对大黄属资源进行调查，并采集样品、标本、摄像，为大黄课题研究提供了物质基础。

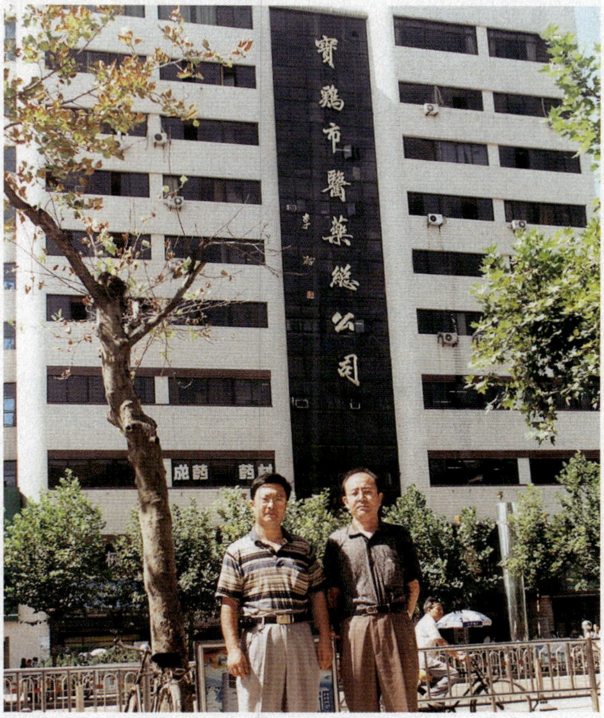

彩图13-138　尚安明（右）与薛峰在宝鸡市医药总公司大厦前合影

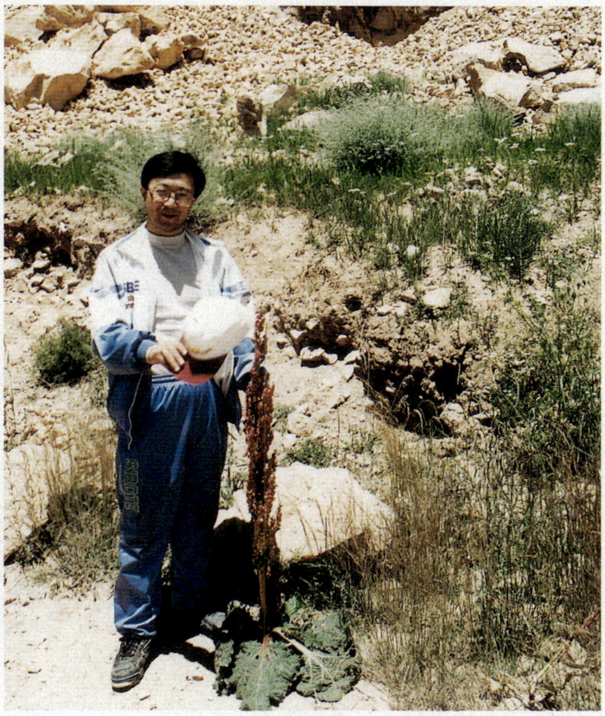

彩图 13-139　薛峰与网脉大黄（右）

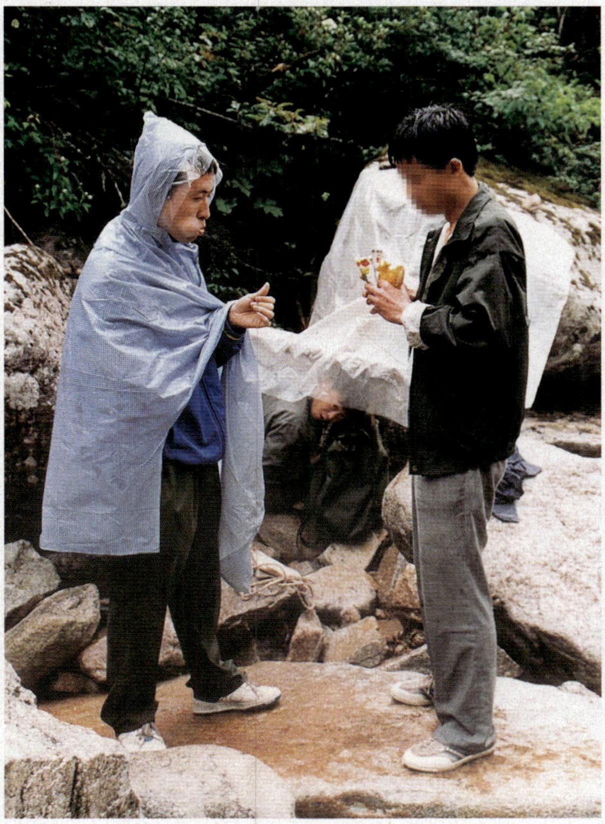

彩图 13-140　采集队员在采集途中用午餐

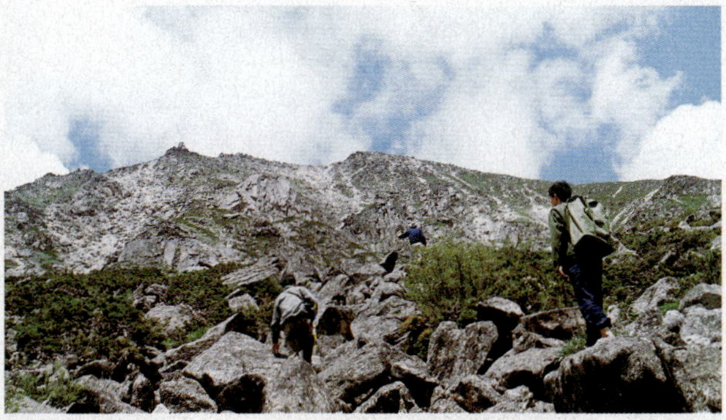

彩图13-141　宝鸡市医药总公司大黄属植物资源调查采集队赴西藏途中

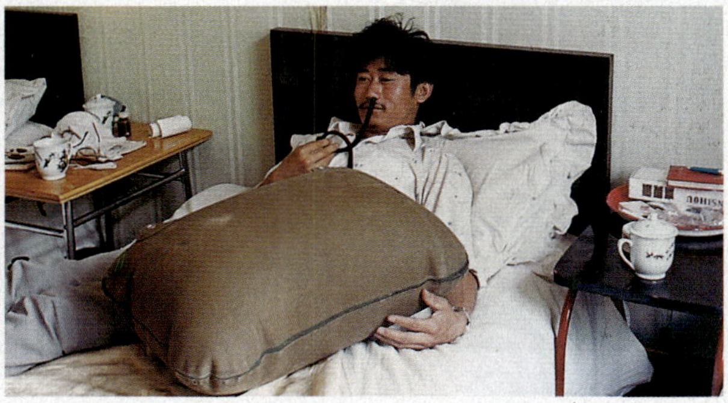

彩图13-142　宝鸡市医药总公司采集队员晁长青在拉萨因高山反应住医院吸氧

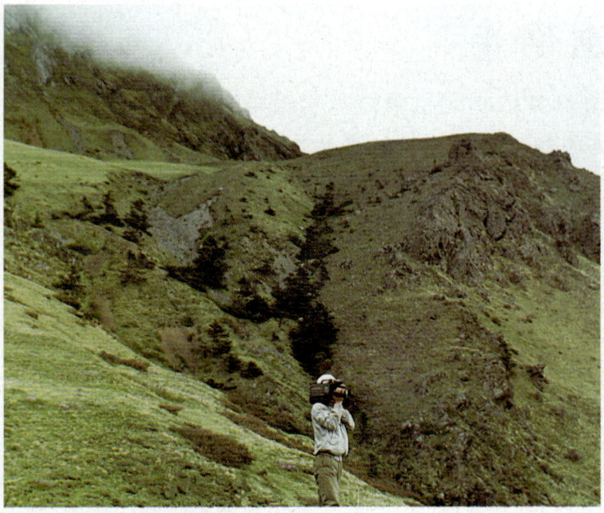

彩图 13-143　采集队员在摄像

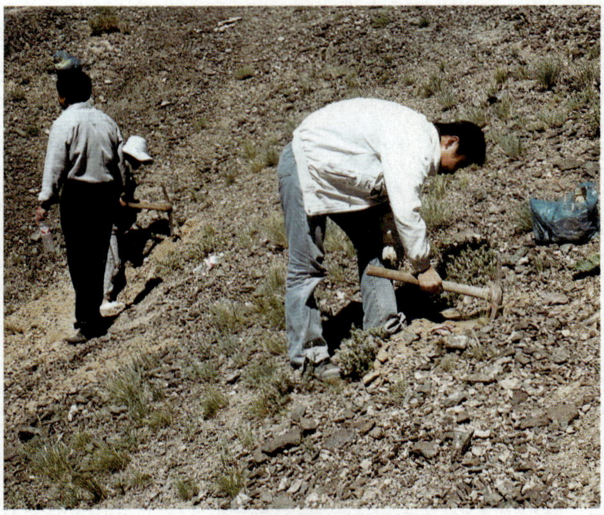

彩图 13-144　北医药学院李击在采挖大黄样品

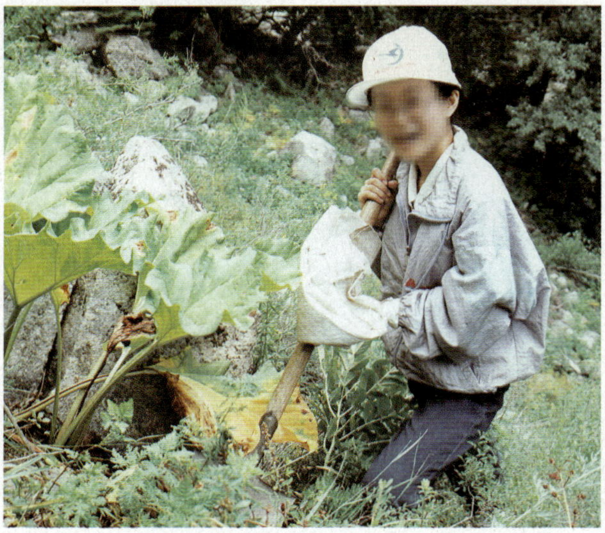

彩图13-145　北医药学院博士生在新疆阿尔泰山采集阿尔泰大黄

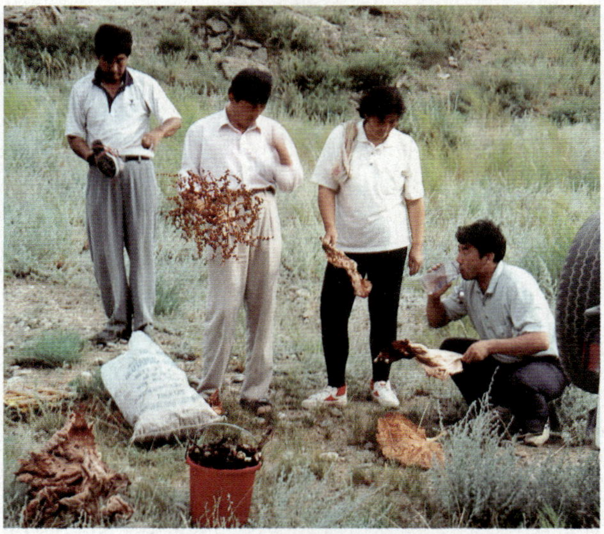

彩图13-146　北京市中药科学研究所赴新疆采集队在途中休息

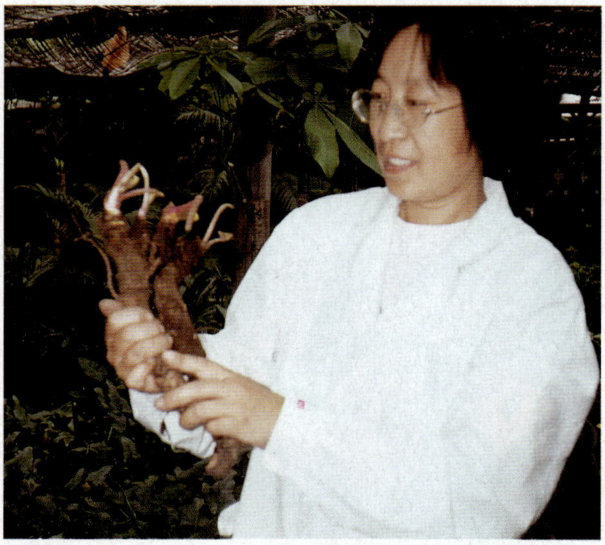

彩图13-147　北医药用植物园崔建丽将采来的带芽大黄栽培在药园中以供研究用

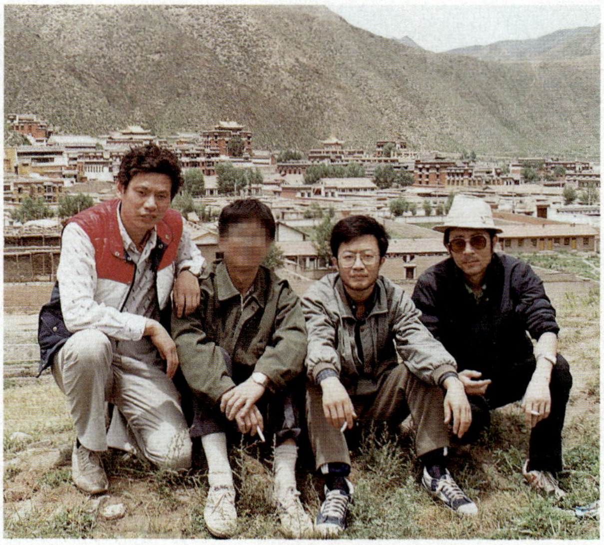

彩图 13-148　北医药学院李击（左 1）和宝鸡市医药总公司研究人员尚安明（右 1）、薛峰（右 2）组成的大黄属资源调查采集队在甘肃夏河拉卜楞寺前休息时合影

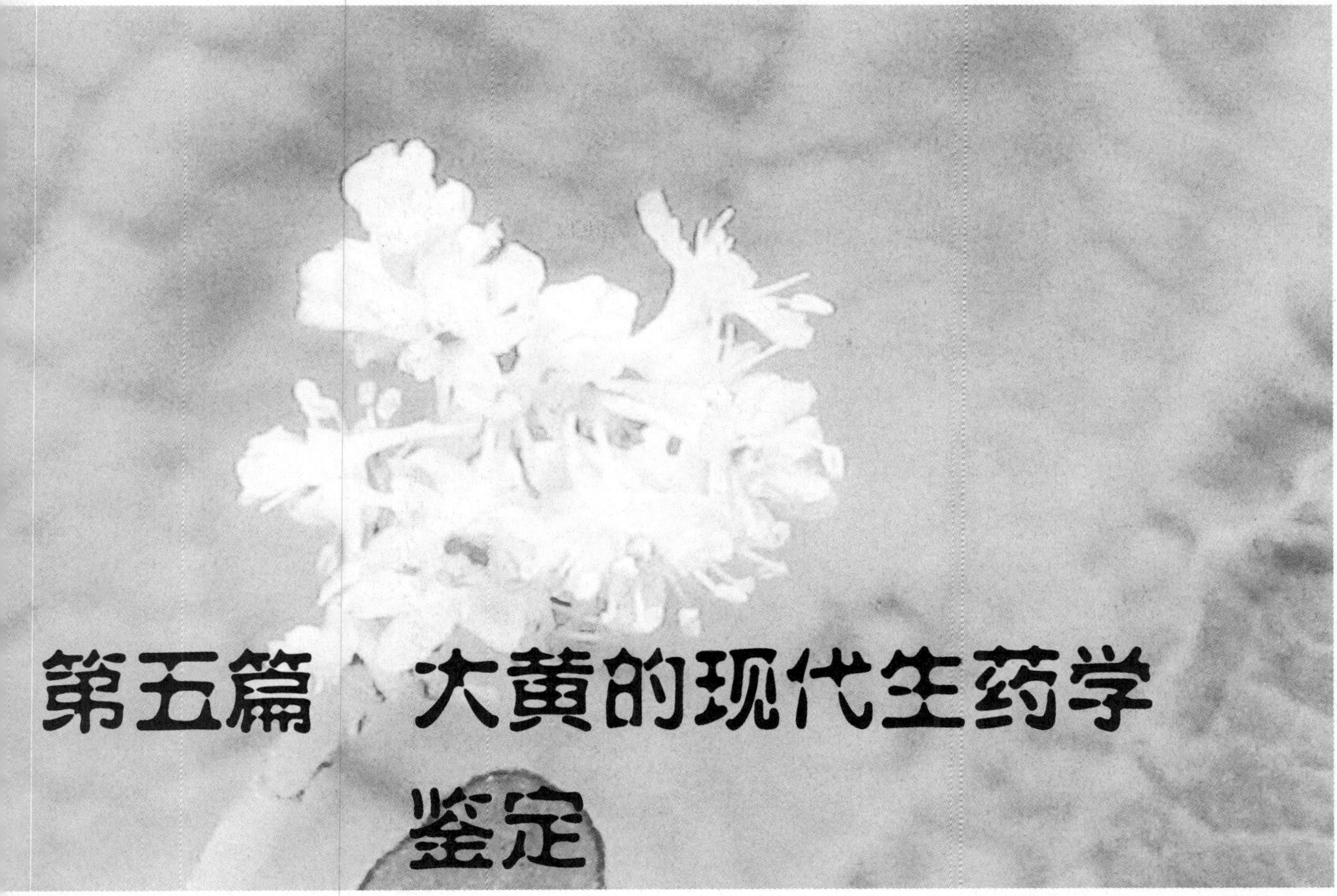

第五篇 大黄的现代生药学鉴定

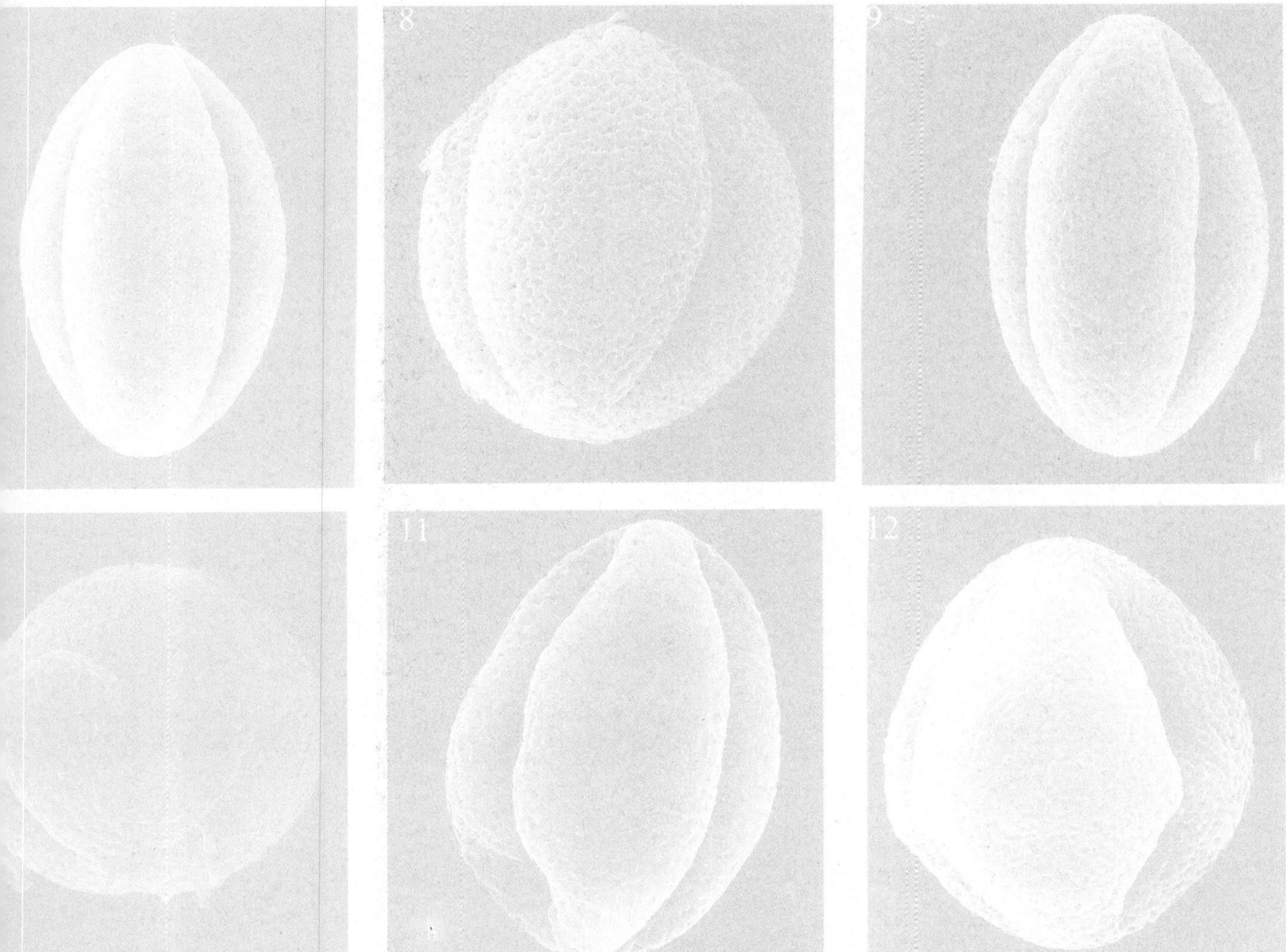

第 14 章　大黄的生药形态组织学研究*

有关大黄的生药形态和组织学研究，早在 19 世纪已有报道，指出大黄的根茎中有异常构造，据 Solereder 报道，药用大黄 Rheum officinale Baill. 的根茎中有异常构造："在根茎幼小分枝的髓部中，有网状分枝的韧皮束横向通过，这些韧皮束网在节部形成横向的层，一个紧靠一个排列着，这些束与叶迹相连，并以纵向或斜向穿过节间的束而相互连结，它们多数在木质部环附近通过。早期就生成形成层环围绕每一个韧皮束，向内分生放射状的韧皮部，向外分生富含薄壁细胞的放射状木质部，而在放射状的木质部束间与韧皮部束间形成了射线，其细胞中充满红色（或黄色）物质。因此，在成熟的根茎中可见到的条纹是周围具有木质部的髓维管束，根中的维管构造是正常的。"这里所描述的髓维管束，就是后来命名并沿用至今的"星点"（star-spot）结构。他还报道"这种异常构造除存在于上述的药用大黄外，掌叶大黄 R . palmatum，僧大黄 R . rhapo～nticum 和印度大黄（藏边大黄）R . australe 中也有，但不存在于 R . rugosum 及其它种中。"

瑞士生药学家 Tschirch 认为掌叶大黄 Rheum palmatum 的异常维管束——星点较小，平均直径为 2.5mm，且排列成环，而药用大黄 R. officinale 的星点较大，平均直径为 4.1mm，呈不规则排列，这两种根茎借此可以区分。

英国生药学家 Wallis 除对商品大黄星点的排列做了较详细的描述外，对星点构造也做了类似前述的描述，而且对薄壁细胞中所含淀粉粒和草酸钙簇晶的大小数据做了较具体的记载，并指出较老的星点在近形成层的韧皮部中有黏液腔，大黄的各部分组织中均不含有厚壁的纤维和细胞。

关于形态学方面的研究，1957 年，Eduard Schratz 详细地描述了栽培大黄的不同生长年限的地下器官（根茎和根）的外部形态。

国内对于大黄的形态组织学研究较少，除在生药学教科书中和《中药志》等书有些记载外，未见有专门的研究报告。对正品大黄星点的排列提出了新的见解，认为除掌叶大黄 R. palmatum 和唐古特大黄 R. tanguticum 外，药用大黄 R. officinale 的星点在根茎上部也是排列成环的，只在根茎下部逐渐散在。作者测量了三种正品大黄星点的大小，药用大黄星点直径为 1.3～6.5mm，掌叶大黄为 1.7～5.9mm，唐古特大黄为 1.2～8.1mm。由此，否定了 Tschirch 关于两种大黄中星点大小与排列不同的结论，从而这一鉴别依据已不存在。文中还报道波叶组的非正品大黄，包括藏边大黄（R. australe）、河套大黄（R. hotaoense）、华北大黄（R. franzenbachii）和天山大黄（R. wittrochii）根茎部分的组织构造基本相同，均无星点（异型维管束）存在。

综上所述，关于大黄形态和组织构造方面过去均有一些报道，但未能解决准确鉴别商品药材植物来源的问题，特别是正品与正品、非正品与非正品之间的区分。再则过去对于大黄根茎的形态组织研究较多，而对根的研究则甚少，尤其是正品大黄，但正品大黄根在商品药材中，无论是数量上，还是质量上都占有重要地位，所以大黄根部的形态组织研究也是必要的。

鉴于商品药材的植物来源复杂，在进行化学、药理学研究工作时，很难准确鉴定所用原料药材的原植物品种，所以，对多种商品大黄进行系统的形态组织研究，为生药鉴别提供依据，是迫切需要解决的问题。这一问题的解决也将有助于中药大黄质量评价工作的进一步开展。

1983～1985 年楼之岑等承担的国家医药局、中国药材公司攻关项目："中药材同名异物品种的系统研究一大黄类"对三种正品大黄和三种非正品大黄的形态组织进行过深入系统的全面研究，提出了鉴别特征。

* 本章前三节为1985年完成的硕士研究生论文内容。

参考文献

[1] Metcalfe CR and Chalk L. Anatomy of the Dicotyledons. vol Ⅱ，1950，p. 1100

[2] Wallis TE. Textbook of Pharmacognosy. 1951，

p. 322-347
[3] Trease GE. Textbook of Pharmacognosy. 1945，p. 217
[4] Solereder. Systematic Anatomy of the Dicotyledons，(English translation). 1908，p. 673. as cited by Trease，(Ref. 47) and Metcalfe and Chalk (Ref. 45)
[5] Tschirch. Handbuch der Pharmakognosie，Band II. as cited by G. E. Trease：A Textbook of Pharmacognosy. 4th ed. 1945，p. 218
[6] 楼之岑．生药学．北京：人民卫生出版社，1965，p. 125
[7] 李承祜．生药学．上海：上海卫生出版社，1957，p. 92
[8] 中国医学科学院药物研究所等．中药志 I. 北京：人民卫生出版社，1979，p. 24
[9] 李九丹，张继．大黄商品基源调查与质量考察．药物分析杂志，1983，3：333

第一节 大黄的生产、供应和销售情况调查

两千多年前，大黄就作为我国特产的药材而闻名中外。因需求量很大，不断采挖野生大黄，至今野生资源逐渐减少，大黄的内销和出口主要靠栽培生产。我们到大黄的生产地甘肃、青海、四川、陕西和出口城市上海等进行了实地调查，下面就大黄的品种，生产情况销售等几方面做一简要叙述。

一、大黄的品种和产地

大黄有野生与栽培两大类，商品来源以栽培为主，栽培的品种多为掌叶大黄 Rheum palmatum L. 和药用大黄 R. officinal Baill.，其中掌叶大黄占大部分，药用大黄产量很小。唐古特大黄 Rheum tanguticum Maxim. ex Balf. 由于生长在海拔较高的地区，栽培困难，因而主要为野生。

正品大黄生产于甘肃、青海、四川和陕西等地。

商品大黄根据产地或集散地和药材形状，过去分为三大类型：西宁大黄、铨水大黄和马蹄大黄。目前，商品主要分为西大黄、雅黄和南大黄三大类。如表 14-1 所列。从表中可以看出：

1. 目前大黄主产地仍为甘肃、青海和四川省，但野生逐渐减少，代之以栽培品，产量大大增加，已占商品的主要部分。此外，陕西等省也栽培生产，同其它主产地产品均内销全国各地。

2. 雅黄是一类主要的出口大黄商品，过去多野生，而目前是以栽培为主。主要产于四川省的甘孜、阿坝，凉山等地也有生产。以往的所有生药学教科书和文献中，都认为雅黄的原植物是药用大黄 Rheum officinale Baillon，事实上这是一种错误认识，雅黄的原植物来源应为掌叶大黄 R. palmatum 和唐古特大黄 R. tanguticum，而且化学成分的分析结果也证实雅黄与药用大黄 R. officinale 在有效成分含量上有很大差异。

通过调查，又根据四川等有关单位保存的标本和药检所、药材公司提供的情况，药用大黄 R. officinale 生产量很小，据我们调查的情况来看，四川东部大巴山地区有栽培生产。另外在陕西的汉中、安康和湖北的一些地区有野生或栽培，其商品多在本地区销售，不外调也不出口。

3. 出口大黄主要有以西宁大黄为代表的青海大黄，甘肃礼县、宕昌等地生产的铨水大黄和四川的雅黄。雅黄主销日本、华南及东南亚地区，其它两类大黄主销欧洲及其它地区。

4. 非正品大黄原植物除华北大黄 Rheum franzenbachii 外，陕西、甘肃等地区曾栽培了大量的河套大黄 R. hotaoense，并混入正品大黄中，造成了品种混乱。目前，这种状况已基本得到纠正，但仍有非正品大黄混入正品之中的现象，例如，最近在购于北京的商品大黄中发现混有不少藏边大黄 R. australe，应予以注意，加以鉴别。

二、大黄的加工、分等和贮藏

收购来的大黄一般为已刮去外皮，切成块、段的干货或未完全干燥，甚至于没有干燥的鲜货。大黄收购后都要再加工，分等定级，特别是出口大黄，加工分等步骤较多，通过再加工可以改进商品的外观，提高优级品率。以甘肃省礼县产大黄为例，其加工流程如下：

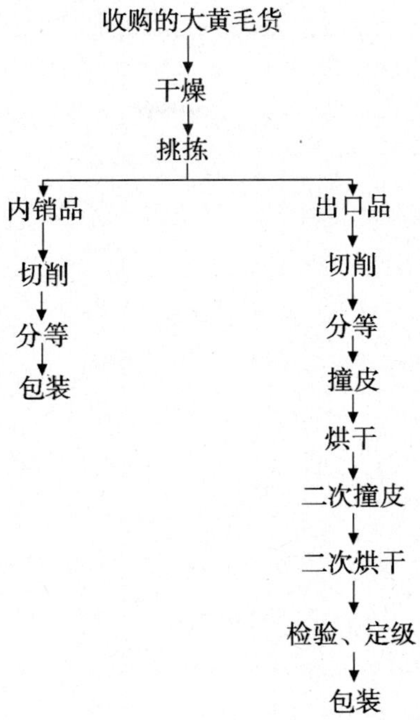

表 14-1　过去和现在* 的大黄主要商品情况

	原植物	过去 名称		过去 产地	过去 销售	现在 名称		现在 产地	产量	现在 销售
正品大黄	Rheum tanguticum Maxim. ex Balf. 为主	西宁型大黄	西宁大黄	青海 海南、西宁、黄南等（野生）	箱黄外销 包黄内销	西大黄	青海大黄	青海 黄南、海南、果洛、玉树（野生为主）	++++	箱黄外销 包黄内销
			河州大黄	甘肃 夏河、和政、临夏、碌曲、玛曲等(多野生)	内销		草山黄 林棵黄	甘肃 甘南、临页(野生)	++	内销
			岷县大黄	甘肃 临潭、卓尼（野生） 岷县、宕昌（栽培）	内销		甘肃大黄	甘肃 岷县、宕昌(栽培)	+++	外销 内销
			凉黄	甘肃 武威、永登（野生）	内销（量少）			甘肃 武威等（野生）	+	内销（量极少）
	R. palmatum L. 为主	铨水型大黄	铨水大黄	甘肃 礼县、武都(栽培)	外销		甘肃大黄	甘肃 礼县（栽培）	++++	主要外销
			文县大黄	甘肃 文县、康县(栽培)	内销			甘肃 文县（栽培）		内销
			清水大黄	甘肃 清水（栽培）	内销					
			庄浪大黄	甘肃 庄浪						
								陕西 陇县（栽培）	++	内销

续表 14-1

<table>
<tr><th rowspan="2"></th><th rowspan="2">原植物</th><th colspan="4">过　去</th><th colspan="5">现　在</th></tr>
<tr><th colspan="2">名　称</th><th>产　地</th><th>销　售</th><th colspan="2">名　称</th><th>产　地</th><th>产量</th><th>销　售</th></tr>
<tr><td rowspan="2">正品大黄</td><td>R. palmatum
R. tanguticum</td><td rowspan="2">马蹄型大黄</td><td>雅黄</td><td>四川
九龙、富林、汉源场、雅安(野生)</td><td>外销日本等
内销</td><td>雅黄</td><td></td><td>四川
甘孜、阿坝、凉山(野生、栽培)</td><td>卌</td><td>主要外销日本、东南亚
内销</td></tr>
<tr><td>R. officinale Baill.</td><td>南川大黄</td><td>四川南川（栽培）
陕西汉中、安康（野生）
湖北西北部（野生）</td><td>内销
外销</td><td>南大黄</td><td>统货</td><td>四川东部（栽培）
陕西汉中、安康（多栽培）
湖北西北部（多野生）</td><td>十</td><td>内销
本地区</td></tr>
<tr><td rowspan="5">非正品大黄</td><td rowspan="3">R. franzenbachii Münt.</td><td rowspan="5">土大黄（山大黄）</td><td>祁黄</td><td>河北
安国（栽培）</td><td rowspan="3">主供外销
用于工业</td><td rowspan="5">土大黄</td><td rowspan="3"></td><td rowspan="3">同过去</td><td rowspan="3"></td><td rowspan="3"></td></tr>
<tr><td>台黄（籽黄）</td><td>山西
五台、浑源、阳高(栽培)
繁峙、代县等（野生）</td></tr>
<tr><td>峪黄</td><td>内蒙古
东部昭盟
西部平地泉</td></tr>
<tr><td>R. hotaoense C. Y. Cheng et C. T. Kao</td><td></td><td></td><td></td><td></td><td>陕西
延安、榆林（栽培）
甘肃
永登、天祝（栽培）</td><td></td><td>混入正品内销，目前已少见</td></tr>
<tr><td>R. australe D. Don.</td><td></td><td></td><td></td><td></td><td>西藏
山南、拉萨（野生）</td><td></td><td></td></tr>
</table>

*：“现在”指 1985 年。

根据内销与出口的用途不同，切削方式也不同。内销品分为蛋吉、苏吉和水根三种规格。蛋吉为正圆柱形，均由根茎组成；形状不够整齐、不能作为蛋吉的大黄块，都作为苏吉；而粗根尾部和直径大于 1.3cm 的小根称为水根。内销大黄只除去粗皮，不撞皮，或仅撞一次皮，所以表面色泽较深，呈黄棕色至暗棕色。内销品多使用麻袋包装。

出口品依据断面的颜色、药材的大小、形状和质地分成多种规格等级，包括有九成吉（片）、八成吉、七成片、六成吉（片）、小吉、小小吉、糠黄、黄粉、黄渣及水根，共 12 种。这里的九成、八成等是根据“红度”确定的。所谓“红度”，是指断面颜色发红的程度。将红色最深的定为九成，红度越高，即认为质量越好。红颜色是由于大黄的射线细胞内含有蒽醌类化合物所致。区分红度时通常以肉眼判断，因而受人的主观因素影响较大。吉、片代表了不同的形状，吉为圆柱形，片为一面平坦、一面隆起的纵切片。有小部分糟朽的大黄块归入糠黄。黄渣是九成，八成大黄加工过程中切削下来的碎片。从外观上看，无论是颜色、大小、气味等方面不同规格的商品确实有差异，最好的九成吉大黄价格是水根的 6.3 倍。

撞皮是将大黄置于内面带有钉子的六角形铁桶内，转动约 1.5 小时，使表面光洁，此过程约撞掉大黄 15%的重量。

二次烘干时不能再用手触摸，以免留下汗渍、黑印等。

出口大黄包装使用衬有马口铁的纸箱或衬有油纸的木箱。

大黄药材中含有大量淀粉，极易生虫。因此，保存时必须保持干燥并密封，置于阴凉通风处，并注意防止虫害。有的仓库保存大黄于较厚的塑料袋中，尽量抽尽空气，以减少生虫的可能性。生虫后一般采用磷化铝等药物熏蒸杀虫。

三、小结

由于大黄临床应用越来越广泛，国内外的需要量也越来越大。因此，搞好大黄生产是很重要的。通过调查，我们认为应注意下面几个问题。

1. 认为雅黄的主要来源是药用大黄 Rheum officinale Baill. 的看法应予以纠正。

2. 为提高药材质量应改进栽培方法，同时要培育优良品种。近年来，日本学者在北海道成功地培育出一种信州大黄，为掌叶大黄 Rheum palma-

tum 与朝鲜大黄 Rheum coreanum 的杂交种，产品经过鉴定，质量优良。大黄是我国的特产药材，要保持生产优势必须精心培育优良品种，提高质量和产量。

3. 大黄鲜材的干燥，应推广烘干法代替晒干法，既可大大缩短干燥时间，又可减少干燥过程中的发霉变质现象。

4. 大黄贮藏中发霉、虫蛀的问题，还时有发生，尤以南方多雨潮湿地区为多见，应改善贮藏条件，注意防虫措施，以利保持药材质量。

第二节 大黄的形态与组织构造

一、实验材料与方法

实验材料

商品药材来自各地药材公司和外贸公司，同时在当地采集了原植物标本及相应的地下部分，并进行了植物鉴定，小量的地下部分鲜品用 F. A. A. 液固定。本实验包括大黄属的 6 个种。原植物标本除带 * 号者外，均存于北京医科大学药学院生药标本室，带 * 号者存于卫生部药品生物制品检定所、四川省中药研究所或中国科学院成都生物研究所的生药标本室。

正品大黄

1. 掌叶大黄 Rheum palmatum L.

(1) 植物标本：采自陕西省陇县，1983 年；甘肃省礼县、临夏，1984 年。(图 14-10A，图 14-12A、B)

(2) 商品：陕西陇县统货大黄，1983 年；甘肃礼县出口大黄，包括九成吉、九成片、八成中吉、七成片、六成吉、六成片、小吉、小小吉、糠黄、水根、黄渣、黄粉等 12 种规格；内销大黄，包括蛋吉、苏吉和水根 3 种规格。西藏拉萨统货大黄，均 1984 年。

2. 唐古特大黄 Rheum tanguticum Maxim. ex Balf.

(1) 植物标本：采自甘肃省甘南藏族自治州，青海省民和县，均 1984 年。(图 14-10B、C，图 14-12C、D)

(2) 商品：甘肃省甘南藏族自治州"林棵黄"，青海省民和县统货大黄，青海籍黄，均 1984 年。

3. 雅黄 R. palmatum 与 R. tanguticum

(1) 植物标本：采自四川甘孜州*，1973 年，青川*、平武*，1965 年、1971 年；康定*、马尔康*，1960 年。茂汶，1985 年。

(2) 商品：1984 年购于四川省外贸公司土特产分公司，产自四川省甘孜、阿坝藏族自治州，1983 年秋；1984 年购于广东省外贸公司土特产分公司，产自四川甘孜、阿坝藏族自治州，1983 年秋。

4. 药用大黄 Rheum officinale Baill.

(1) 植物标本：采自四川省万源县，南川，陕西省镇坪，甘肃省兰州医学院，均 1984 年。(图 14-10D，14-13A、B)

(2) 商品：四川省万源县，1984 年。

非正品大黄

5. 藏边大黄 Rheum australe D. Don

(1) 植物标本：采自西藏加查县，1984 年；江孜*、堆龙德庆*，1977 年。(图 14-11A，14-13C)

(2) 商品：西藏堆龙德庆、仁布，1977 年；陕西富平药材仓库（来自西藏），1983 年。

6. 华北大黄 Rheum franzenbachii Münt.

(1) 植物标本：采自山西省繁峙县，1972 年，北京医科大学药用植物园，1983 年，1984 年。(图 14-11C)

(2) 商品：山西省五台县外贸局，1985 年。

7. 河套大黄 Rheum hotaoense C. Y. Cheng et C. T. Kao

(1) 植物标本：采自陕西省西安医学院院内，1983 年。(图 14-11B，图 14-13D)

(2) 商品：陕西省西安市药材公司，1982 年，1983 年。

实验方法

性状与显微鉴定采用常规方法。制备显微标本片时，横切片以滑走切片为主，为了便于比较，凡根茎主要取材于距茎基 2～3cm 处，凡根主要取材于中部位置，其它部位的切片供对照比较。鉴于大黄具有组织疏松，以薄壁细胞为主的特点，我们尝试采用冰冻切片法，获得成功。具体方法是 F. A. A. 固定的鲜材先用 50%乙醇洗去酸，然后逐次用 40%、20%乙醇及水浸泡，如为干燥生药，可直接用水浸泡至完全膨胀，再视观察目的不同采用固定或不固定两种处理方法。①固定：用 2.5%的戊二醛或 4%甲醛液（pH 调至 7 左右）浸泡 4 小时，然后冲洗干净，取出材料放入 10%二甲亚砜（DMSO）中浸泡 1～2 小时，即可用半导体冰冻机冷冻，滑走切片机切片。②不固定：直接将材料置于半导体冰冻机的冷冻台上，滑走切片。此法在材料较大时也能切完整，且切片厚度适中，所用时间也短。

在制备石蜡永久切片时，我们也对常规方法做了改进，即在脱水、透明、渗蜡过程中用超声波处理，大大缩短了制片时间，全过程用常规方法需要近一个月的时间才能完成，而本法所需时间不超过一周。

解离组织使用5%KOH溶液，同时配合切片观察，以确保准确无误。

封片一般用常规试剂，制作冰冻切片的永久片时，使用水溶性的甘油-水合氯醛-树胶混合液*封藏。

试验中除做一般常规观察外，还辅以显微化学反应：蒽醌类反应是加5%KOH溶液显红色，加稀盐酸又变黄色；鞣质反应是加三氯化铁试剂显蓝黑色。

组织详图均采用投影描绘仪绘制，部分简图系按比例徒手绘制。

显微照相使用Olympus摄影显微镜。

二、大黄的商品形态

大黄商品形态随各地加工情况不同而异，有横切片、纵切片和对开的厚片及蛋形块状。又因阴干、烘干等干燥方法不同，使商品的表面颜色和质地等发生差异。大黄商品有内销与外销之分，形态上差别较大。我们观察了大黄的多种主要商品形态，现叙述如下。

正品大黄

（一）掌叶大黄 Rhizoma et Radix Rhei palmati

商品多由根茎组成，根少，在紫外光下均显棕紫色荧光。

1. 外销大黄　甘肃礼县生产的铨水大黄共有12种规格。

九成吉：根茎部分。呈短圆柱形。直径5.5～8.5cm，高4.5～5.5～6.5cm。栓皮已全部除去，木质部以外的组织也已大部分除去，因而主要由髓部组成。纵向表面较平滑，橙黄色，可见暗黄棕色（射线）与类白色（薄壁组织）的纵向纹理；两端为横切面，其上有星点散在或排列成1～3个同心环，横切面中心往往凹陷，凹陷部呈点少。质坚实，气清香而特殊。（图14-14A）

九成片：根茎部分。一面平坦、一面隆起的片状。长8～10～16cm，宽5～6.5～8cm，厚1.5～2～2.5cm。表面较平滑，橙黄色。隆起面与九成吉的纵向表面相似；平面为根茎的纵剖面，其上可见众多呈点状的星点，靠近茎端的平面上常见这些星点横向排列成梯状，另一端平面上星点散在。质地与气味与九成吉相同。（图14-14B）

八成吉：根茎部分。呈圆柱形或圆锥形。直径3～4～5cm，高5.5～7～10cm。橙黄色，但较九成吉色稍浅。其余除形状较小外均与九成吉相似。（图14-14C）

七成片：根茎部分。呈一面平坦或稍凹入，另一面隆起的扁片状。长6.5～10～12cm，宽3.5～5～6cm，厚0.7～1～2cm。橙黄色，但较八成吉更浅些。其余除形状较小，片较薄以外，均与九成片相似。（图14-14D）

六成吉：根茎部分。呈圆柱形和类圆柱形。直径3.5～5～6.5cm，高4.5～7cm。表面凹凸不平，凹入部常留有暗棕色的栓皮或死皮层而使表面颜色较暗。星点不明显。其余与九成吉相似。（图14-15A）

六成片：根茎部分。形状及大小与九成片相似。长5～8.5～16cm，宽4～5.5～9cm，厚0.8～2～3.5cm。质地坚实或稍疏松。与九成片的主要区别为栓皮未去净，隆起面有坑洼，坑洼处留有暗棕色或棕黑色栓皮或死皮层。纵剖面常有棕黑色纵沟。表面颜色较暗。（图14-15B）

小吉：根茎部分。呈圆柱形。本品与六成吉相似，其主要区别为形状较小，直径2.5～3～3.5cm，高4～5.5～6cm。颜色较浅，呈淡黄色。（图14-15C）

小小吉：本品与小吉相似，其主要区别为形状多不整齐，而呈类圆柱形、半圆柱形或不规则块状。直径2～3cm，长3.5～5～8cm。（图14-15D）

糠黄：根茎部分。呈片状、类圆柱形或圆锥形。片状的长8～18cm，宽5.5～8cm，厚2～3cm。圆柱和圆锥形的直径3.5～8cm，长5.5～10cm。本品形状及大小与六成吉、六成片相似，其主要特点为中心多糟朽而显暗棕色至棕黑色，质地较轻、松。（图14-16A）

水根：主要由大黄根组成。圆柱形，有的多少弯曲，或一端稍粗。直径1～2～3.5cm，长6～

* 此液的配制法：取阿拉伯胶30g，溶于蒸馏水50ml中。加入水合氯醛100g，溶解后，再加甘油20ml混合。

10～20cm。栓皮多未除去。表面暗棕色，具纵向沟纹和横向突起的窄长浅色皮孔。有时部分栓皮已脱落或去除，则呈黄棕色。断面黄棕色至暗棕色，往往可见深色的射线由中心射出。气淡。（图 14-16B）

黄渣：呈不规则的小片状或颗粒状，为加工分等过程中切削下来的碎渣。色深、气淡。

黄粉：为深黄色粉末，气淡。

2. 甘肃礼县产内销大黄　内销品分等较简单，只有蛋吉、苏吉和水根三种规格：（图 14-16C、D）

蛋吉：根茎部分。呈整齐的圆柱形，有的中腰或一端稍细。直径 4.5～5～6cm，长 5.5～7～9cm。表面多有纵沟，除沟内留有暗棕色栓皮外，其余部分栓皮多已除去，而呈黄棕色。两端中心往往凹入，凹入部呈暗棕色至棕黑色，有的顶端可见有茎叶残基，末端黄棕色的可见多数星点，有的星点成环。本品外形与外销的六成吉大黄相似，但凹入部颜色较深。（图 14-16C）

苏吉：根茎部分。呈块状或类圆柱形，有的稍弯曲。长 5～7～14cm，宽 3～5.5cm。表面高低不平，多有纵沟，凹入部残留有棕黑色栓皮，其余部分栓皮多已除去，而呈黄棕色，可见深色与浅色相间的纵向纹理。质稍轻，有的糠心，星点不明显。（图 14-16D）

水根：与出口商品的水根为同一规格。

3. 陕西陇县大黄　不分等级，称为统货大黄。（图 14-17A）

类方形、长方形的纵切片或近圆形的横切片。长径 7～10～14cm，短径 4.5～7.2～11cm，厚 0.7～2～4cm。栓皮未除去，外表面黄棕色至黑棕色，有横纹或纵沟。切断面的颜色与外表面相似，新鲜折断面可见棕色与类白色相间的纹理，星点不明显。质较轻，气清香。

（二）唐古特大黄　Rhizoma et Radix Rhei tanguticì

本品与掌叶大黄药材的主要区别为：以根为主入药，根部所占比例大，且根长而粗壮。

1. 青海箱黄（图 14-17B）

呈圆柱形，直径 2.5～3.5～8cm，长 10～31cm。栓皮多已除去，根表面黄棕色至暗棕色，有纵沟和细小的菱形网状凹纹。近中部常可见串绳形成的穿孔。两端的横切面上可见凸起的放射状纹理从中心射出。质坚、气淡、新断面在紫外灯下显棕紫色荧光。

2. 甘肃甘南藏族州产林棵黄（图 14-17D）

本品外形与上种相似，但常有栓皮残留，故表面颜色较深，多呈黑棕色，栓皮除去部分则呈黄棕色至红棕色。绳孔中常留有短段麻绳。

（三）雅黄　Rhizoma et Radix Rhei palmati et tangutici

本品为大宗商品，产于四川西北部。多自四川、广州等地大量出口日本和东南亚等国家和地区，商品分为一等、二等和三等几个规格，有时还有等外的规格。

1. 雅黄一等品（图 14-18A）

根茎或带有很短段粗根的根茎部分。圆柱形或不规则形块状。个大，每市斤不超过 2 个。圆柱形的直径 6～11～13.5cm，高 5～12.5cm。两端切面常中凹，并往往有加工时切成的十字形或叉状缝隙，同时可见有干燥后自然形成的裂隙，径向或切向无规则排列。

不规则块状的多为纵切或斜切而成，大多仅有一个切面。也有完整的根茎，呈类圆柱形，靠茎部的上端面上可见有除去茎叶后留下的凸出的环纹，下端常连有 1～2 个短段粗根。

栓皮大部分已被除去，但在沟槽坑洼处仍有残留。表面棕褐色至黑棕色，常见细密的环状凸起的横纹，并有多数皮孔和黑色针状小孔存在。星点不易见到。气清香，较礼县外销大黄为淡，质也稍轻。

2. 雅黄二等品（图 14-18B）　与一等品相似，但形状较细长，根的数量较多，粗壮，呈圆柱形。每市斤平均 3～4 个。栓皮残留较多，色较一等品稍暗，质也较轻。

3. 雅黄三等品（图 14-18C）　形状除有圆柱形和不规则块状外，还可见横切的圆形厚片。个较二等品更小，每市斤平均 8～10 个。圆柱形的表面多具纵沟，两端切面不中凹而呈平凸状。圆片的表面有密集的横纹，切面上可见星点存在。质轻，气淡。

4. 雅黄等外品（图 14-18D）　形状除有不规则块状外，还常见纵切片和较细的圆柱状根，并偶见有横切片。表面颜色较三等品更暗，而且有糠心和霉变的现象。根直径 2～2.5cm，长 7.5～15cm，端面棕褐色，导管呈针状突起自中心向四周放射状排列。纵片长 9～10.5cm，宽 5.5～6.5cm，厚 1～2cm。表面上多见横纹；切面黑棕色，星点凸出，散在或排列成横行，还可见纵行的星点。气较一等品为淡。

（四）药用大黄 Rhizoma et Radix Rhei officinalis

四川万源县统货大黄（图 14-19A）

多为类圆形横切片，也有类长方形的纵切片。横切片的直径 4.5～7～9cm，厚 0.5～1.5～3cm。纵切的片长径 8～9～11cm，短径 4～7cm，厚 1～1.5～2cm。未去栓皮。表面暗棕色至黑棕色，凹凸不平，多有横纹。圆形片的切断面上可见髓部宽广而下凹，常见星点凸起排列成环。气极微。质地较轻。折断面棕黄色或带灰白色。在 365nm 和 254nm 波长的紫外灯下均显棕红色荧光。

非正品大黄

（五）藏边大黄 Radix et Rhizoma Rhei australe

多数为根的部分，根茎少见。类圆柱形。长 5～15cm，直径 0.7～2.5～5.5cm，未去栓皮。表面暗棕或黄棕色，多有纵向皱纹与凸起的横向皮孔；两端断面可见放射状纹理。新断面因有灰紫色与类白色相间的射线纹理而呈灰紫色，在紫外灯下显亮蓝紫色荧光。质地多较轻，气清香而微弱。（图 14-19B）

（六）河套大黄 Radix（et Rhizoma）Rhei hotaoensis

多为圆柱状或圆锥状的根，根茎少见。长 3～6～14cm，直径 1.5～2～4cm。栓皮已除去，表面棕红色，常有纵向或斜向的浅沟。两端多平整，不凹入，形成层呈暗棕色环状，射线不明显。新鲜折断面可见棕红色与类白色相间的纹理自中心射出，在紫外灯下显亮蓝色荧光。质坚，气浓而特异。（图 14-19C）

（七）华北大黄 Radix（et Rhizoma）franzenbachii

多为圆柱形或圆锥形的根，有的上端带有短段根茎。长 6.5～7.5～11.5cm，直径 0.8～1.7cm。栓皮已除去，表面淡黄色。折断面可见放射状红色射线，常见断面中央色深，并具深色环带（木栓层）。气特异。（图 14-19D）

三、大黄的组织构造

大黄的药用部分包括根茎和根。二者的存在比例依商品种类不同而异，已如前述。根茎由木栓层、皮层、韧皮部、形成层、木质部和大形的髓组成。根亦由上述各种组织所成，但中心无髓。商品在加工时，一般先用刀削去外层组织，包括木栓层、皮层，甚至一部分韧皮部和木质部，但在一些商品，特别是内销大黄中，往往仍残留有或多或少的木栓层，故上述各种组织均可能存在。

（一）掌叶大黄 Rhizoma et Radix Rhei palmati

1. 根茎（图 14-1，14-2B、D） 木栓层由多层扁平细胞组成。横切面观，最外几层木栓细胞棕色，颓废或破裂，壁薄；内侧几层木栓细胞棕色或黄色，壁稍增厚。木栓细胞中多含有黄色色素，显蒽醌类反应。

皮层狭窄，由薄壁细胞组成，具胞间隙。横切面观细胞呈类圆形或不规则形，皮层中散有棕黄色色素细胞。解离后观察，薄壁细胞呈纺锤形。

韧皮部有多个韧皮束，主由薄壁组织组成。韧皮薄壁细胞较小，含淀粉粒。射线由 3～4 列薄壁细胞组成，较平直，近皮层处变宽。韧皮射线细胞近方形，有的切向稍延长，细胞内含黄棕色色素。在近形成层部位有时可见大形黏液腔散在。

形成层区成环，细胞小而扁平。

木质部由导管、木纤维、木薄壁细胞及木射线组成。导管大而稀少，横切面上多成单列径向排列，壁木化或不木化。解离后观察导管网纹、梯纹或梯网纹加厚，少数细小导管为螺纹加厚，导管分子长 150～480μm，宽 25～210μm。木纤维成群，壁薄而不木化（图 14-1xf_1），较大的根茎中则木纤维较多而成切向环带，壁较厚。（图 14-22，A、B，图 14-2xf_2）解离后观察木纤维窄长，末端窄尖或分支，具长裂隙状纹孔。纤维长 220～530μm，宽 15～25～32μm，壁厚 4～8μm。木薄壁细胞有的近纺锤形，有的长方形，长 150～210μm，宽 30～40μm。射线明显，横切面观细胞长方形，径向延长。切向面观细胞 1～2（3）列宽，高达十余列细胞，呈凸透镜状。射线细胞内充满黄棕色色素。

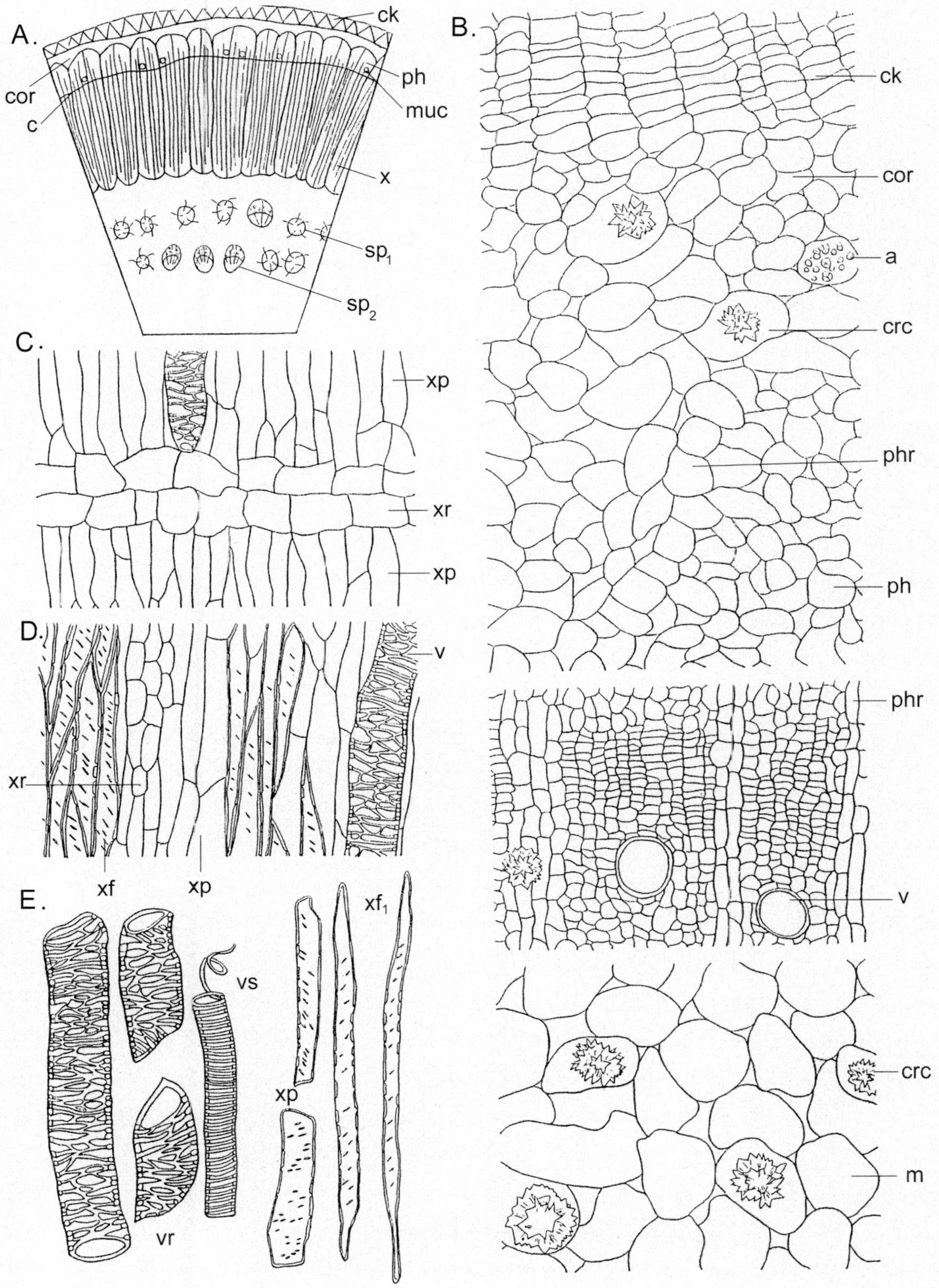

图 14-1　掌叶大黄（根茎）Rheum palmatum L. Rhizome

A. 横切面简图 Dragmmatic sketch of T. S.（X2.5）　B. 横切面详图 Transverse section

C. 径切面详图 Radial section　D. 切向面详图 Tangential section　E. 解离细胞 Isolated cells（B-E×120）

图中字母含义见本章第二节生药组织图略字表

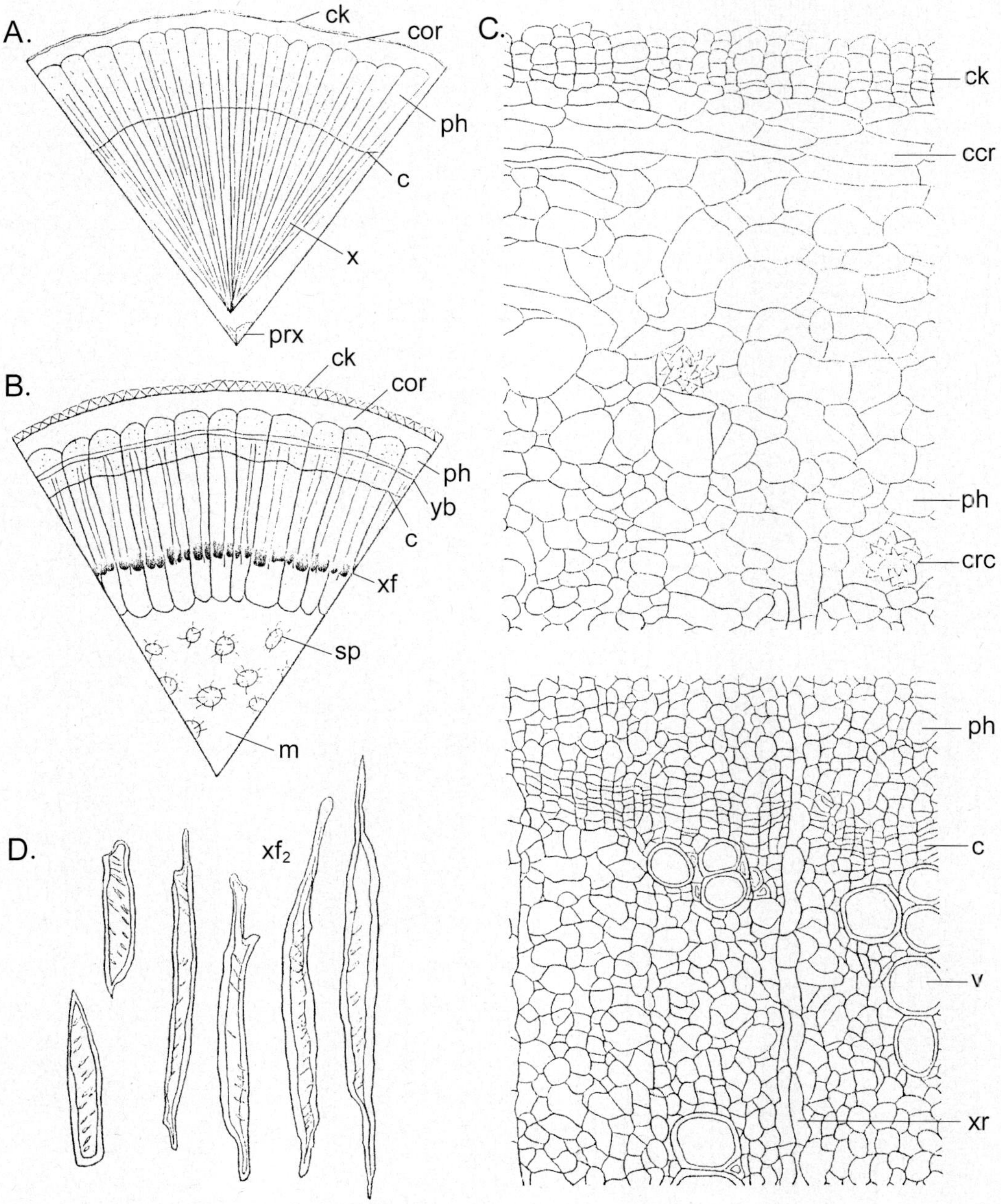

图 14-2 掌叶大黄 Rheum palmatum L.

A. B. 横切面简图 Dragmmatic sketch，T. S. A. 根 Root（×.5）

B. 根茎 Rhizoma（×2. 5）

C. 横切面详图 Root，T. S.（×120）

D. 解离细胞 Isolated cells（×120）

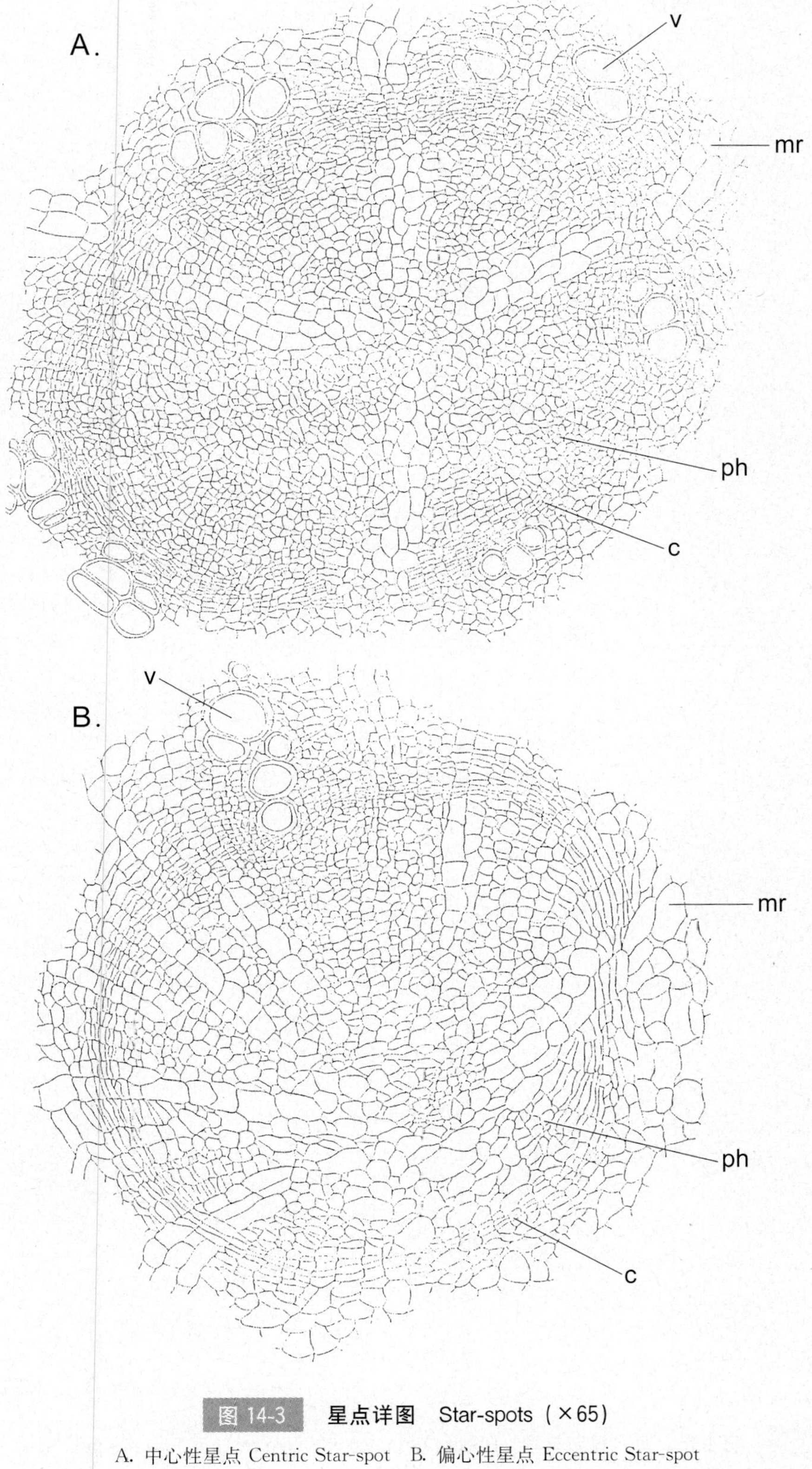

图 14-3 **星点详图** Star-spots（×65）

A. 中心性星点 Centric Star-spot B. 偏心性星点 Eccentric Star-spot

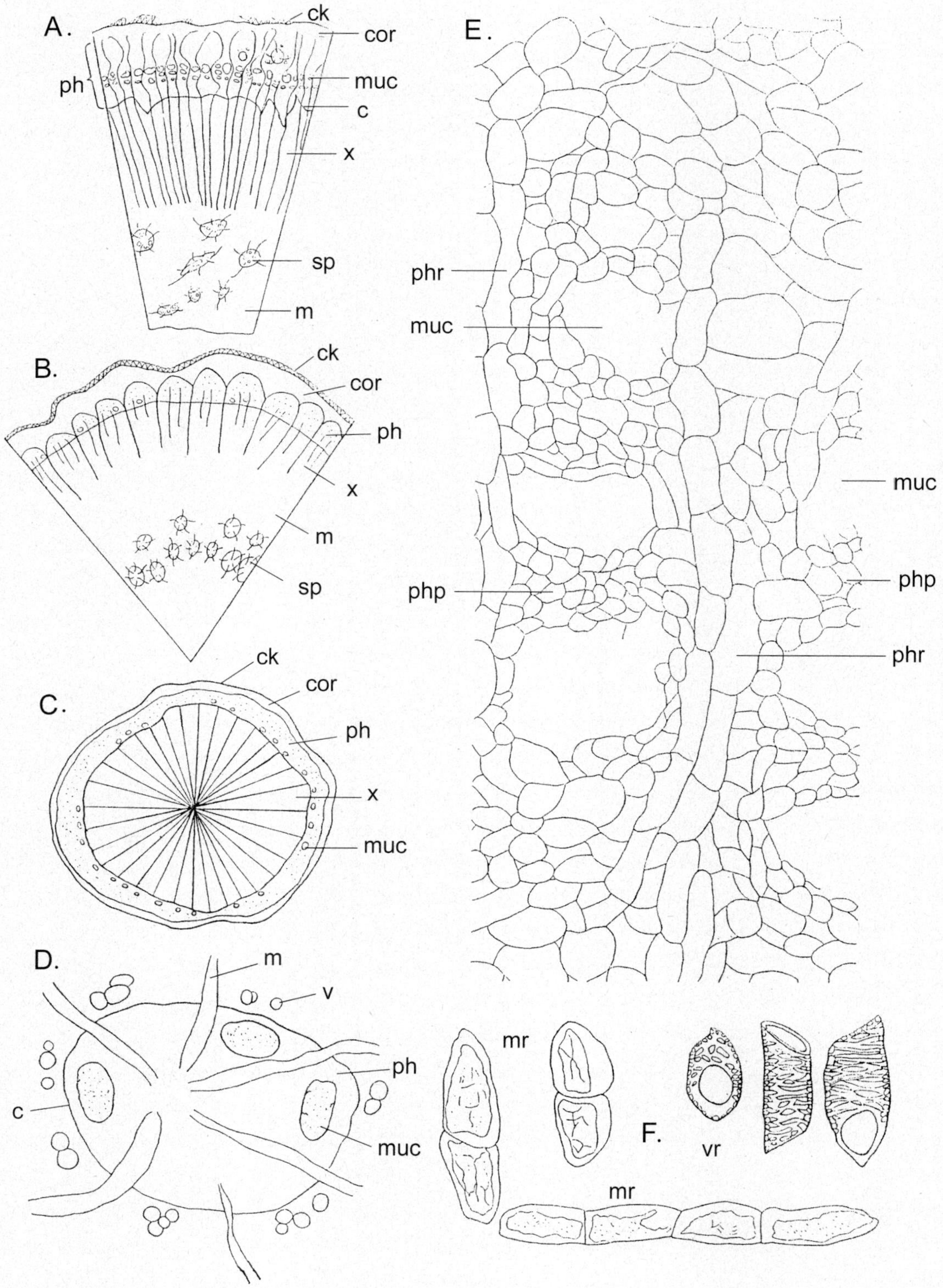

图 14-4 **唐古特大黄（根茎与根）Rheum tanguticum Maxim ex Balf. Rhizome and Root**

A.～D. 横切面简图 Dragmmatic sketch，T. S. A. 根茎 Rhizoma（×1） B. 根茎 Rhizoma（×2.5） C. 根 Root（×2.5） D. 星点 Star-spot（×50） E. 根茎韧皮部横切，示黏液腔 Transverse section of a part of phloem of a rhizome，showing mucilage cavities（×120） F. 解离的射线细胞与导管分子 isolated medullary cells and verssel element（×120）

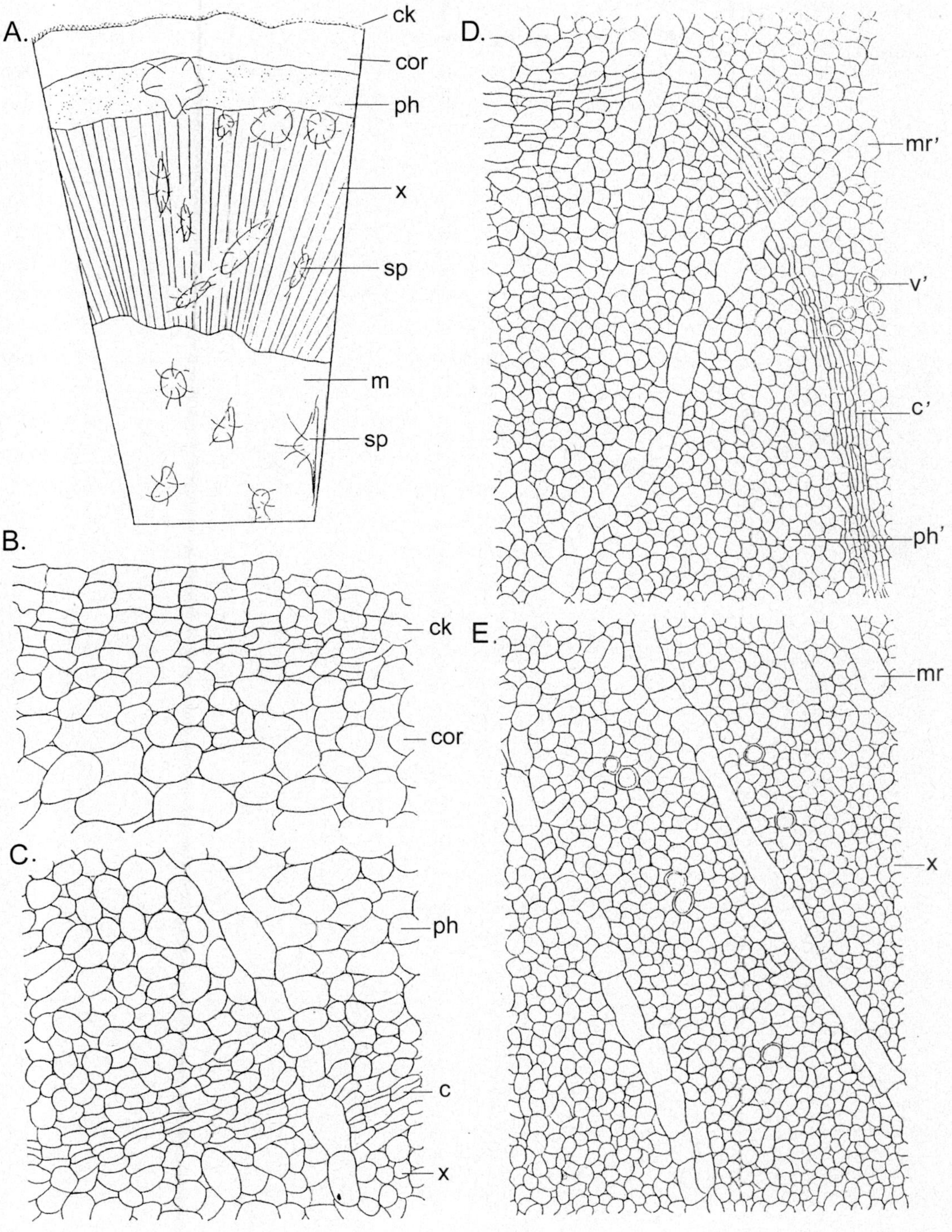

图 14-5　药用大黄（根茎）Rheum officinale Baillon. Rhizome

A. 横切面简图 Dragmmatic sketch，T. S.（×2.5）　B，C，D，E. 横切面详图 Transverse section（×120）

B. 示木栓层与皮层 Showing cork and cortex　C. 示韧皮部与形成层 Showing phloem and cambium

D. 示木质部间星点的一部分 Showing a part of a star-spot in xylem　E. 示正常木质部 Showing a part of normal xylem

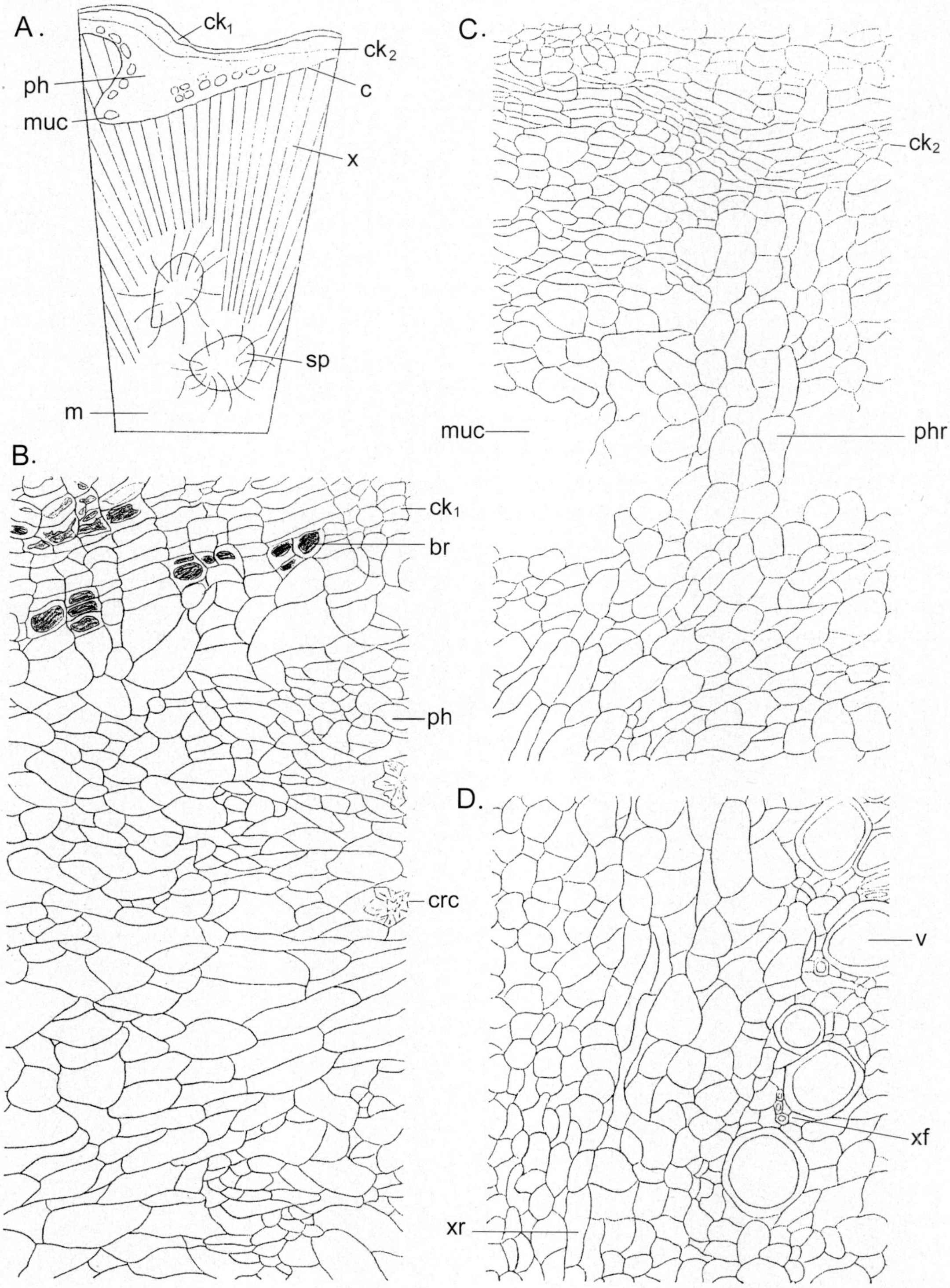

图 14-6　藏边大黄（根茎）Rheum australe D. Don（Rhizome）

A. 横切面简图 Dragmmatic sketch，T. S. （×1.5）

B、C、D. 横切面详图 Transverse section （×120）

髓部宽广。横切面观由大的类圆形薄壁细胞组成，具胞间隙。星点（异形维管束）众多，多为圆形，有些呈类圆形或卵形，直径约 1～3～6.5mm（0.5～2.5～3.5mm）* 排列成环或散在。星点为外木式维管束组成，形成层环明显，木质部在外，韧皮部在内，射线放射状，射线细胞内含黄棕色色素。有的小星点呈偏心性，即射线呈扇形排列，木质部呈槽状包围韧皮部，导管集中在星点的一侧，导管旁有时还可见木纤维。（图 14-3，图 14-20B）。

横切面观，在木质部近内缘处或木质部的其它部分有时可见圆形的愈伤组织，红色，其外围有多层同心性排列的木栓细胞，扁平而壁薄。中心薄壁组织围有数个导管，内充满黄棕色或橘黄色树脂样物质。(图 14-20C)

草酸钙簇晶直径 40～75～140μm，散在于各部薄壁细胞中，以皮层和髓部居多，韧皮部中较少。含晶细胞较其它薄壁细胞直径均大。

多数薄壁细胞中富含淀粉粒，但形成层细胞与含晶细胞内不含淀粉。淀粉粒为单粒或由 2～5 分粒组成的复粒。单粒球形，直径 10～30μm，脐点星状裂，层纹不明显。复粒椭圆形或钝三角形。

2. 根（图 14-2A、C）　由周皮、皮层、韧皮部、形成层和木质部组成。

木栓层细胞 4～5 列，壁薄，栓化。栓内层的细胞含棕黄色蒽醌类物质。

皮层狭窄。横切面观，外侧数层细胞切向延长呈纺锤形，内侧的细胞类圆形或不规则形。壁稍增厚，无胞间隙。

韧皮部较窄。韧皮薄壁的细胞外侧的较大，内侧的较小。横切面观，韧皮射线细胞 1～2 列，近皮层处细胞变宽，呈近方形。

形成层区明显，细胞扁小，排列紧密。

木质部宽广，其半径约为根半径的 4/5。由导管和木薄壁细胞组成。横切面观，导管排列稀疏，常 2～5 个成群，在整个横切面上排成同心环。导管分子长 140～450μm，宽 30～150μm，壁不木化或微木化。射线由 1～2 列细胞组成，初生与次生射线可明显区分，含黄色蒽醌类物质。切向面观察，射线呈凸透镜状或条状，高 4～10 个以上细胞，宽 1～2 列细胞，解离观察，木薄壁细胞长方形，端壁钝圆。根中心无髓。

草酸钙簇晶直径 45～110μm，散在于薄壁细胞中，皮层和近中心部位分布较多。

淀粉粒多数，分布于除形成层和含晶细胞以外的各部分薄壁细胞中，淀粉粒为单粒和复粒，单粒直径 5～12μm，形状与根茎中的相同。

（二）唐古特大黄　Rhizoma et Radix Rhei tangutici

1. 根茎（图 14-4，图 14-22C、D，图 14-20A）　与掌叶大黄 Rheum palmatum 的根茎很相似，其主要特点如下。

韧皮部横切面观，韧皮束往往呈马蹄形，韧皮射线 2～3～8 列，多弯曲。在韧皮部中部和近形成层处有大形溶生性的黏液腔，切向排列成带。在较大的根茎中，每个韧皮束有 2～3（4）个黏液腔，径向排列，有的互相溶合成较大的腔；在较小的根茎则每个韧皮束中仅 1～2 个黏液腔。黏液腔近圆形或不规则形，边缘不整齐。腔内黏液可被钌红染成红色，在二重染色时被番红染成红色，但不被可拉林钠染色。在黏液腔带外侧的韧皮部及皮层中，常可见小形外韧式中柱样构造的叶迹通过，它的形成层成环或不明显，射线由 1～2 列细胞组成或不明显，其韧皮部中有时也可见黏液腔。(图 14-21A)

木质部导管稀少，单个或 2～5 个径向连续排列。解离后观察，导管多具网纹，端壁平置，具一个大圆形穿孔。导管分子长 125～500μm，宽 40～115μm，螺纹导管细长。横切面观木射线直，由 1～3 列细胞组成。无木纤维。

髓部有多数星点成环或散在。星点直径 0.8～2.5～5（0.5～2～3.5）mm。也有的星点扁长，形状不甚规则，较大星点的韧皮部近形成层处也有黏 22 液腔存在。

薄壁细胞中常可见草酸钙簇晶，直径 55～70～100μm。淀粉粒存在于除形成层以外的各部位薄壁细胞中。单粒淀粉呈球形，直径 2～11μm，复粒淀粉由 2～4 分粒组成。

2. 根（图 14-4C）　横切面观与掌叶大黄根的主要区别如下：

皮层细胞角隅加厚。

韧皮部较窄，近形成层处有大形黏液腔存在，与根茎中所见者相似，但径向多仅一个黏液

* 括号内为星点形成层环直径，因其便于测量，数值较为准确。

腔。

木质部中导管稀少，但中心部有较多导管密集。

草酸钙簇晶直径 30～60～130μm。单粒淀粉 5～7～25μm，复粒由 2～5（6）分粒组成。

（三）药用大黄 Rhizoma et Radix Rhei officinalis

1. 根茎（图 14-5） 木栓层横切面观最外几层棕色，壁弯曲，细胞扁缩；中间 5～6 层浅色或无色；最内层细胞色深，壁稍厚。

皮层中有时可见叶迹维管束。

韧皮射线由 1～2（4）列薄壁细胞组成。

木质部导管稀少。解离后观察，导管壁具网纹、梯纹及螺纹增厚，端壁斜或平置，具单个圆形穿孔。导管分子长 70～325μm，宽 20～35～80μm，有少数导管分子的末端具一尖尾，尾长约 50μm。在木质部中间有异型维管束—星点存在，其构造与存在于髓部的星点一致，但以长圆形、不规则形的居多，圆形的较少。星点的射线呈放射状，形成层环清晰。由于星点的存在，正常的木质部射线常被间断而不甚规则。木质部内还有含黄棕色色素的细胞散在。（图 14-20C、D）。

髓部有众多的星点排列成环，有的环内又有散在，星点直径 1.2～3.5～5.5（0.3～2.5～4）mm。

草酸钙簇晶直径 45～75～145μm，在皮层及髓中分布较多。

淀粉粒存在于薄壁细胞中，单粒多呈球形，直径 2～15～30μm，脐点位于中央，呈三叉状或放射状。复粒由 2～3（4）分粒组成。

2. 根 本品与掌叶大黄根的组织构造近似，无明显区别。

木质部中导管稀少，2～3 个成群而散在。导管分子长 110～270μm，宽 40～80μm。木薄壁细胞纺锤形。草酸钙簇晶直径 40～140μm，散在于薄壁细胞中。

（四）藏边大黄 Radix et Rhizoma Rhei australe

1. 根茎（图 14-6） 木栓层横切面观外面数层细胞棕色，破碎，壁厚，内侧 3～4 列细胞壁黄色，稍加厚。

皮层狭窄。

韧皮部具大形黏液腔，圆形、方形或不规则形。筛管组织呈小细胞群散在。韧皮射线 2～4 列，多弯曲。

形成层环不明显。

木质部导管多数成群存在。解离后观察，导管多具网纹，少数具梯网纹加厚。导管分子长 80～100～550μm，宽 45～125～160μm；有些导管分子较短，长、宽近相等。木纤维长 200～390μm，宽 20～25～35μm，壁厚 4～5～7μm，具裂隙状纹孔，末端窄尖或分叉。

髓部存在有大的星点，构造同正品大黄的星点。星点射线多少在韧皮部弯曲并呈放射状，射线细胞 3～4 列。星点周围可见有特殊形状的网纹导管，即导管沿星点维管束方向卷曲成蛇管状，横切面观，导管常呈中空的环状或盘蛇状，纵切面观，常可见导管呈蛇管状或被切断而成为多个弯曲的小管沿根茎长轴横叠排列。解离后观察，导管分子环状、弯管状或椭圆球状。球形和环状导管长径 75～180～225μm，短径 50～150μm。（图 14-23，24）

草酸钙簇晶直径 50～75～100μm，散在于薄壁细胞中。

淀粉粒多数，大多为单粒，球形，甚细小，直径 5～9μm；复粒由 2～3 分粒组成，椭圆形或钝三角形。

2. 根 与掌叶大黄根相似，其主要特点如下（图 14-7C）。

韧皮部较宽，约占根半径的 1/5～1/3，韧皮射线强烈弯曲，射线细胞 1～4 列，细胞径向延长。筛管组织呈小群状散在。无木化细胞存在。

束间形成层不明显。

木质部中导管较为多见，常有 3～5 个大形导管成群，大形导管群间或周围有若干小形导管。导管分子长 160～900μm，宽 25～150μm。

草酸钙簇晶直径 50～75～100μm。淀粉粒多数，单粒球形，直径 4～18（25）μm。

（五）河套大黄 Radix（et Rhizoma）Rhei hotaoensis

1. 根茎（图 14-7A） 主要特点如下。

外侧数层木栓细胞红棕色，内侧的木栓细胞无色，壁薄。在根茎上部的横切面可见周皮呈有规则的切向波状排列。在每一波谷内侧均有一叶迹维管束，外韧式，有的维管束被木栓形成层带穿过木质部，栓内层细胞可见。有草酸钙簇晶存在于外层的木栓细胞中。

皮层狭窄，细胞类圆形。

韧皮部束多而窄，韧皮射线由 1～3 列细胞组成。

形成层成环。

木质部导管较多，多单列径向排列。解离观察，导管分子长 165～375μm，宽 12～45～105μm。纺锤形木薄壁细胞较多见，长 125～175～225μm，宽 25～40μm。

髓薄壁细胞中草酸钙簇晶多见，直径 30～100～140μm，含晶薄壁细胞巨大，类圆形，直径 45～150μm。

2. 根　与掌叶大黄的根相似，其特点为：（图 14-7B）

导管分子于根的中心部较为密集，他处较少。解离观察，导管分子长 155～250～310μm，宽 10～100～150μm。木薄壁细胞纺锤形，壁薄，末端尖，具斜单纹孔，细胞长 185～350μm，宽 10～25μm。

草酸钙簇晶直径 35～50～90μm。淀粉粒由单粒和复粒组成，单粒淀粉球形，直径 3～11～18μm。

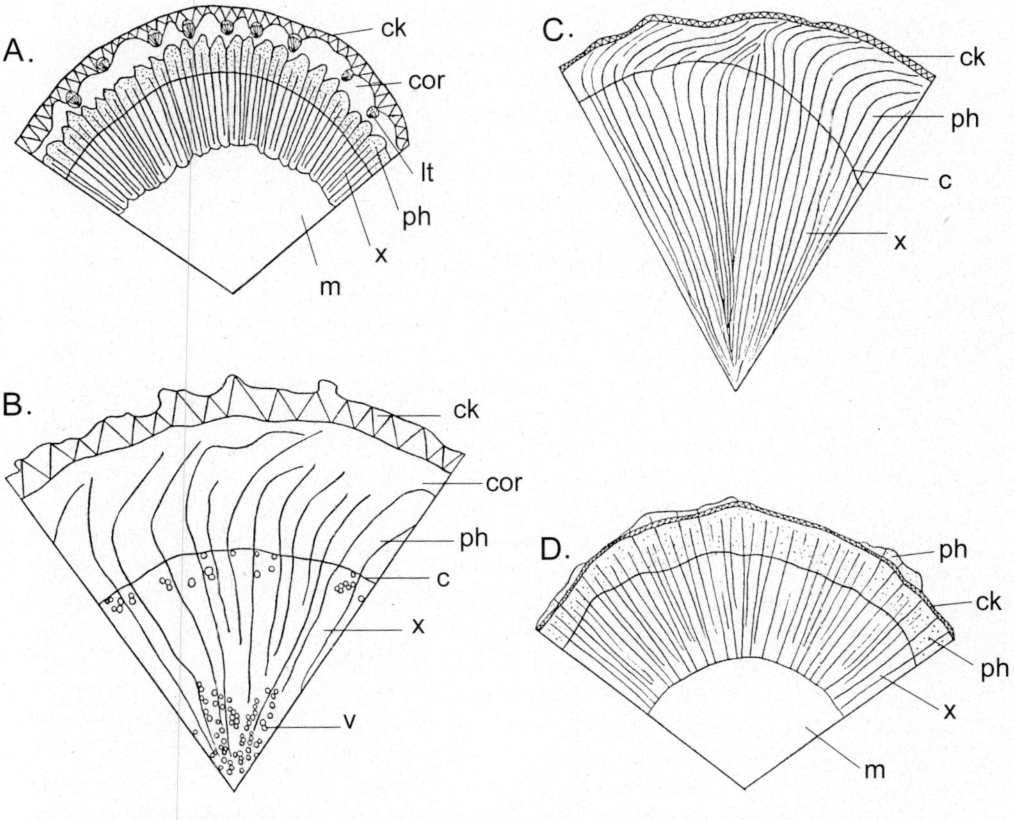

图 14-7　横切面简图 Dragmmatic Sketch of Transverse Sections

A. 河套大黄根茎 Rheum hotaoense rhizome ×2.5　B. 河套大黄根 R. hotaoense root ×10

C. 藏边大黄根 R. australe root ×2　D. 华北大黄根茎 R. franzenbachii rhizome ×2.5

（六）华北大黄　Radix（et Rhizoma）Rhei franzenbachii

1. 根茎（图 14-7D）　本种的主要特点为：

在横切面上观察，根茎上端的韧皮部中常有环状的木栓层存在，有的多于一环，间隔发生。

韧皮部内侧近形成层处偶见有黏液腔存在。

射线多为 1 列细胞，平直。

解离观察，导管分子长 250～450μm，宽 40～70μm，壁网纹或梯网纹加厚，并有螺纹导管存在。

草酸钙簇晶极多见，直径 40～65～100μm。淀粉粒多单粒球形，直径 3～15μm；复粒少见。

2. 根（图 14-8）　与掌叶大黄相似，其特点为：

自韧皮部向内常有木栓层发生，细胞壁薄，栓化。

横切面上，木质部内导管稀少。2～6 个成群散在。木射线细胞 1～2 列，多为 1 列。横切面观，细胞近方形，稍径向延长。木质部中有时可见圆形愈伤组织，与掌叶大黄根茎中所见的相同。韧皮部和木质部中有几条深色带存在，系由壁呈棕色的薄壁细胞组成（bb）。

草酸钙簇晶直径 35～50～80μm，淀粉粒多数，单粒球形，直径 5～12～24μm，复粒可见。

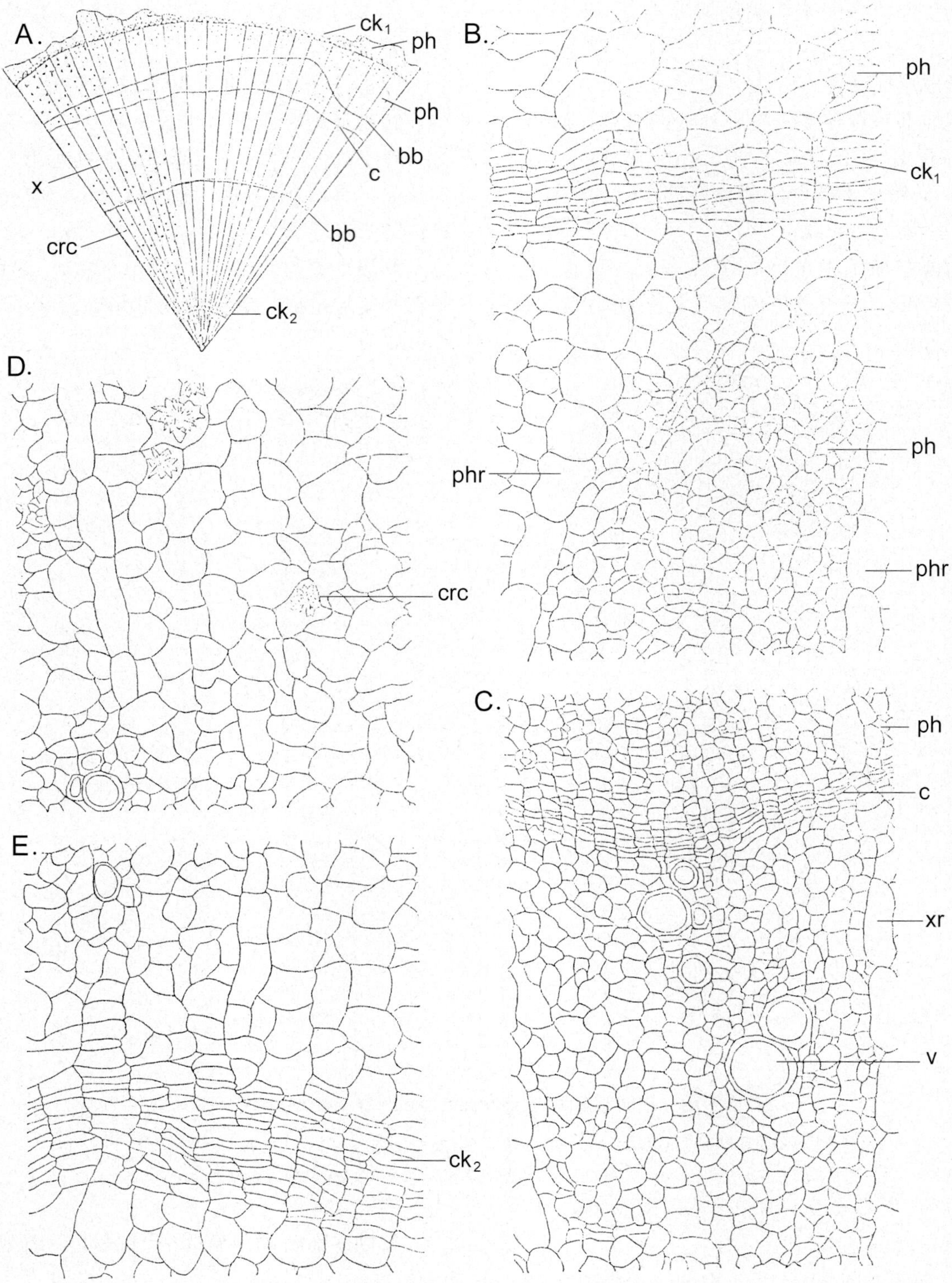

图 14-8 **华北大黄（根）Rheum franzenbachii Münt. Root**

A. 横切面简图 Dragmmatic sketch，T. S.（×5） B~E 横切面详图 Transverse section（×120）

E. 横切面详图示木质部中的木栓层 T. S. showing cork in xylem

生药组织图略字表

a　amylum 淀粉粒
bb　brown band 棕色带
br　brownish contents 棕色内含物
c　cambium 形成层
c′　星点的形成层
ck　cork 木栓
cor　cortex 皮层
crc　cluster crystal 簇晶
ep　epidermis 表皮
lt　leaf-trace 叶迹
m　medulla 髓
mr　medullary ray 髓射线
mr′　星点的髓射线
muc　mucilage cavity 黏液腔
ph　phloem 韧皮部
ph′　星点的韧皮部
php　phloem parenchyma 韧皮薄壁组织（或细胞）
phr　phloem ray 韧皮射线
prx　primary xylem 初生木质部
sp　star-spot 星点
sp_1　centric star-spot 中心性星点
sp_2　eccentric star-spot 偏心性星点
v　vessel 导管
v′　星点的导管
vr　reticulate vessel 网纹导管
vs　spiral vessel 螺纹导管
x　xylem 木质部
xf　xylemfibre 木纤维
xf_1　thinwalled xylem fibre 薄壁性木纤维
xf_2　thick-walled xylem fibre 厚壁性木纤维
xp　xylem parenchyma 木薄壁组织（或细胞）
xr　xylem ray 木射线
yb　yellow band 黄色带

四、小结与讨论

本文对 6 种大黄的形态与组织构造做了比较研究，从中发现了一些很有意义的问题，现分别说明如下。

（一）星点

星点是大黄属中某些植物根茎中的一种异常维管组织，所以在生药鉴别上有重要的意义。然而过去对于星点的研究很不够，甚至有些观点是不正确的，有必要澄清并加以深入研究。

1. 星点的存在与植物种的关系　近年的一些文献认为星点只存在于正品大黄的根茎中，即掌叶组的掌叶大黄 Rheum palmatum、唐古特大黄 R. tanguticum 和药用大黄 R. officinale，而非正品大黄的根茎是没有星点的，包括波叶组的藏边大黄 R. australe、华北大黄 R. franzenbachii 和河套大黄 R. hotaoense 等，并将星点的存在作为大黄正品与非正品的重要鉴别特征。但 Solereder 早年曾提到过 R. australe 和 R. rhapanticum 中也有异常结构，可是没有引起后人的重视。我们观察了自己采集的和卫生部药检所采集的原植物根茎和一些商品药材后证实，除 3 种正品大黄外，藏边大黄 R. australe 的根茎中也有星点存在，结构与正品大黄的相同，为外木式的中柱样构造（图 14-6）。由于藏边大黄商品中根部占据极大部分，而根茎很少，所以其中的星点长期被忽略而未发现。现在我们的结论是，除 3 种正品大黄外，藏边大黄根茎也同样具有星点结构。因此，以星点的有无来区分正品、非正品或掌叶组大黄、波叶组大黄是欠准确的。同时，也表明藏边大黄在波叶组大黄中具有特殊的位置，值得注意和进一步研究。

2. 根茎中星点的存在位置　前人认为，大黄的星点仅存在于根茎的髓部。我们的观察结果表明：药用大黄 Rheum officinale 的星点不仅存在于髓部，而且也出现在中柱的正常木质部和韧皮部。所不同的是正常木质部和韧皮部中的星点形状往往呈长圆形或不规则的圆形（图 14-20C、D）。木质部和韧皮部中存在星点的发现，对研究星点的发生与发展提供了一个有参考意义的事实。

3. 星点的排列方式　Tschirch 认为掌叶型（Palmatum-type）大黄根茎髓部的星点形成一个连续的环，而药用大黄 Rheum officinale 根茎髓部的星点则不规则地散在。其后的很多文献都因袭这一说法，并将此作为鉴别原植物种的一个依据。而近年据李九丹等报告，掌叶大黄与唐古特大黄根茎近顶端部分横切面星点呈 1～2 环，其下则为 1 环或渐散在；药用大黄根茎近顶端部分横切面星点可多达 2～3 环，其下呈 2 环，近根处呈一环或散在。我们也观察了上述三种根茎的不同部位，所得结果与上述相似。须要补充的是，根茎近顶端部分星点除成环的以外，其中心部分还有不少星点——异常维管束不规则地纵横通走（图 14-9）。因此，不能根据根茎髓部星点的排列方式，成环或散在，作为鉴别大黄“种”的依据。

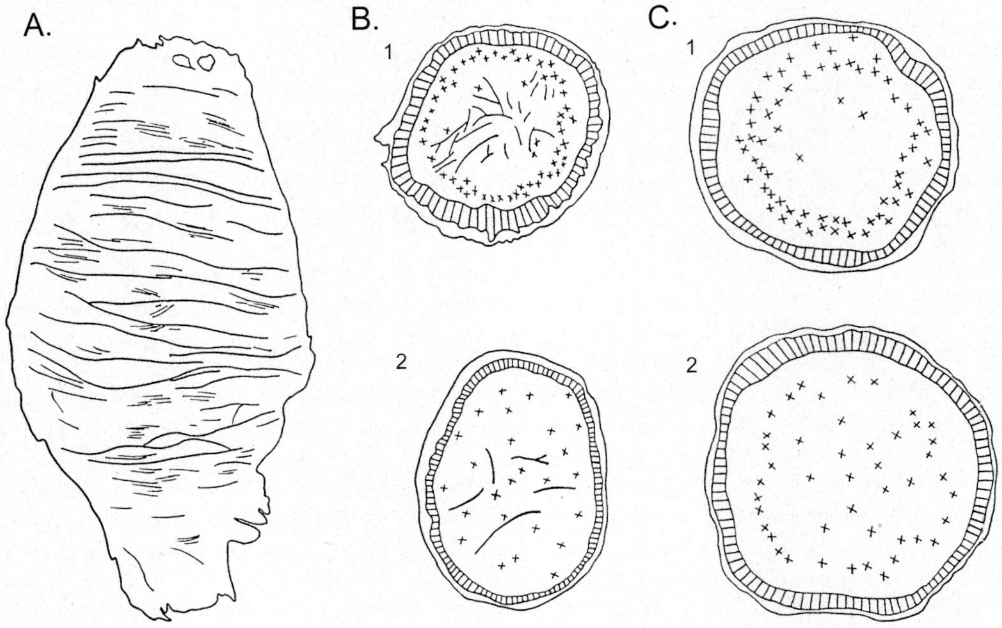

图 14-9 **大黄根茎星点排列图** Arrangement of Star-spot in Rhubarb Rhizome

A. 大黄根茎外形 Sketch of a rhubarb rhizome

B. 掌叶大黄或唐古特大黄 Rheum palmatum or Rheum tanguticum

C. 药用大黄 Rheum officinale 1. 上部 upper part 2. 下部 lower part

4. 星点的形状、大小和结构 星点形状多为圆形，也有长圆和不规则形的。在正常木质部中的星点常常是长圆形，这可能是由于星点斜向通过所致。

随着植物体的生长，星点也会由形成、发展到成熟，其大小会产生一些变化。因此，在同一横切片上观察星点大小也不一致，但每种大黄星点大小均有一变化范围。掌叶大黄、唐古特大黄和药用大黄星点直径一般约在 3mm 左右，不超过 6.5mm，而藏边大黄星点一般均较大，直径可达 9mm，比较星点形成层环的直径能更清楚地表明这一点。

星点的结构为小形的外木式中柱样构造，(ectoxylary stele-like structure)，中心为韧皮部，形成层呈环状包围韧皮部，形成层外为具有少数导管的木质部，射线呈辐射状穿过韧皮部和木质部，射线细胞中均含有多量的蒽醌类化合物而呈橙红色。我们将具有这种结构的星点称为“中心性星点”。掌叶大黄根茎中有少数星点结构呈偏心性，即木质部为槽状包围韧皮部，射线扇形排列，导管集中于一侧。我们称这种星点为“偏心性星点”。对于后一种星点，文献中未曾见到有过描述。唐古特大黄中也有些星点的导管集中一侧，但星点射线仍为辐射状。大形星点在其韧皮部近形成层处有黏液腔存在，尤其在唐古特大黄根茎中较为多见，藏边大黄中次之，掌叶大黄中少见，药用大黄中未曾见到。

在根茎组织横切片上，常可见皮层中有叶迹，在除去栓皮的药材外表面上也可观察到有点状或放射状的叶迹。Trease 曾提到：在药材表面上见到的红棕色小点都是叶迹束（leaf trace bundles），它们具有星点（star-spots）的结构。这就是说，Trease 认为叶迹束与星点的结构相同。我们的观察结果表明：叶迹是小形的外韧式中柱样组织（图 14-3），其韧皮部近形成层处有时也可见到黏液腔；而星点则为外木式中柱样组织，（图 14-21），可见二者是有显著区别的。据 Solereder 记载，星点之间不但有束互相连接，它们又通过束与叶迹相连。这种连接是如何实现的，至今还未见有详细报道。鉴于一般的叶迹为外韧式维管束构造，而在大黄根茎中却以外韧式中柱样的形式出现。如果星点与叶迹能够连接的话，怎样由外木式中柱样构造转变为外韧式中柱样的构造还有待于继续探讨，但正是因为它们二者之间的联系，才能够解释在木质部，以至韧皮部中出现星点，并有长圆形的星点存在的现象。

总之，星点的存在是一种很特殊的现象，搞清其发生、发展过程以及生理意义，将是很有意义的。

（二）藏边大黄中的异形导管

导管作为高等植物中的一种输导分子，通常是纵向的管形结构。导管分子之间的端壁上具有穿孔是它的主要特征。我们在藏边大黄的根茎中发现了一种形式特异的导管。这种导管只存在于星点的木质部中，分子均较短，呈短筒状或弯筒状，组成的导管沿根茎长轴呈蛇管状螺旋上升，但当星点维管束呈水平方向通过时，则在横切面上也可见到此种导管的纵切面形状。这种异常的导管构成了藏边大黄根茎的重要显微特征。藏边大黄星点的导管呈如此奇异的形状，不仅在大黄属中是第一次发现，在其它高等植物中也未见有报道。这种异形导管是怎样产生的？起何作用？除藏边大黄外，大黄属其它具有星点结构的种是否也有这种现象？这些都是令人十分感兴趣的问题，有待于今后的深入研究。

（三）周皮的发生部位及木栓细胞的内含物

双子叶植物根的周皮一般都发生于中柱鞘部位，因而根的表皮复有周皮时，皮层应已死亡、脱落而不存在。但我们的观察结果表明：大黄根部的周皮发生于表皮下或靠近表皮的皮层组织中。

实验观察了掌叶大黄 Rheum palmatum 的细小毛根和华北大黄 R. franzenbachii 的新鲜毛根，见到毛根的表面具有表皮细胞，周皮在表皮直下方式或表皮下 3～4 列细胞处间歇形成，周皮内侧还有几列皮层细胞、掌叶大黄、药用大黄（掌叶组）和华北大黄（波叶组）的观察结果均如此，这是大黄属植物的又一特殊现象。

一般商品大黄，特别是出口大黄加工时都要刮去栓皮。而我们所做的显微化学反应表明，木栓细胞中含有多量的蒽醌类化合物。蒽醌类成分是大黄的有效成分之一。因此，这一部分的合理利用是值得重视的问题。

（四）大黄中纤维细胞的存在

据 Solereder 和 Wallis 记载，大黄中无厚壁细胞——纤维或石细胞存在。我们的观察结果表明：掌叶大黄和藏边大黄的正常木质部中都有木纤维存在，壁不木化，厚度中等，具大的裂隙状纹孔，末端窄尖或分叉。这种纤维在掌叶大黄中，有时很多而形成带状，成为重要的鉴别特征，而在唐古特大黄和本文谈及的他种大黄中则未见到。

根据研究结果，我们列出了 6 种大黄根茎和根的显微特征比较表（表 14-2）和 6 种大黄生药检索表（表 14-3），以利于生药鉴定。

表 14-2　6 种大黄显微特征比较

横切面观			Rheum palmatum	Rheum tanguticum	Rheum officinale	Rheum australe	Rheum hotaoense	Rheum franzenbachii
根茎	韧皮部	射线	3～4 列，平直	2～3～8 列，多弯曲	1～2(4)列，平直	2～4 列，多弯曲	1～3 列，平直	1 列，平直
		黏液腔	大形，散在	大形，排列成切向带	无	大，圆形、方形或不规则形	无	偶见
	木质部	导管	稀少，单列径向排列	稀少，2～5 成群连续径向排列	稀少	数个成群径向排列	多数，单列径向排列	多数，2～数个成群或径向单列
		纤维	存在于导管附近，有时连成切向带	无	无	在导管附近，不连成带状	无	无
		星点	无	无	不规则形或类圆形，同心性	无	无	无
	髓部星点	存在	多数，成环或散在	同左	同左	少数，散在	无	无
		形状	类圆形。射线辐射状（同心性）或扇形（偏心性）	类圆形或长圆形，射线辐射状（同心性）	类圆形、射线辐射状（同心性）	类圆形，射线辐射状，多少弯曲		
		直径	1～3～6.5	0.8～2.5～5	1.2～3.5～5.5	2.5～3.5～9		
		形成层环直径	0.5～2.5～3.5	0.5～2～3.5	0.3～2.5～4	2～3～8		
		黏液腔	少见	多见	未见	较少见		
根	韧皮部	射线	1～2 列，平直	2～4 列，多弯曲	1～2 列，平直	1～4 列，强烈弯曲		
		黏液腔	无	大形，近形成层处存在	无	无	无	无
	木质部	导管	2～5 个成群，稀疏	2～5 个成群，稀疏但中心密集	2～3 个成群	3～5 个大导管成群，管间或周围有若干小导管	径向单侧	2～6 个成群，散在
		射线	1～2 列	1～2 列	1～2 列	2～4 列	多 1 列，少为 2 列	多 1 列

表 14-3 6 种大黄生药检索表

1. 根茎断面有星点（异型维管束）
  2. 新断面在紫外灯下显暗棕红色荧光；气特异而清香，根茎横断面星点形成层环直径在 4mm 以下
    3. 多为圆形或近圆形的横切段、片；根茎横断面星点凸起，成环或散在；折断面棕黄、微带绿色；韧皮部未见黏液腔 …… **药用大黄（四川万源产）Rhizoma et Radix Rhei officinalis**
    3. 多为圆柱形、卵圆形或马蹄形块，或一面平坦、一面隆起的纵向二开片；横断面（末端）星点不凸起；韧皮部黏液腔多或少见
      4. 以根茎为主，多呈卵圆形或马蹄形状，或一面平坦、一面隆起的纵向二开片；根茎横切片常见有圆形、类圆形的星点，多数中心性、少数偏心性；韧皮部黏液腔少见，散在不成环；韧皮射线多平直，木纤维排成切向带状 …… **掌叶大黄 Rhizoma et Radix Rhei palmati**
      4. 以根为主，多呈圆柱形，根茎横切片常见有扁长不规则形的星点，均为中心性；根及根茎韧皮部均有大型黏液腔，排列成切向环带；韧皮射线多弯曲，无木纤维 …… **唐古特大黄 Radix et Rhizoma Rhei tangutici**
  2. 新断面在紫外灯下显亮蓝紫色荧光；气微弱；根茎横断面星点形成层环直径可达 8mm
以根为主；新断面灰紫色；横切片可见星点射线多弯曲；星点周围有蛇管形网纹导管 …… **藏边大黄 Radix et Rhizoma Rhei australe**
1. 根茎断面无星点；新断面在紫外灯下显亮蓝紫色荧光，气特异而不香
  5. 呈圆锥形或圆柱形；表面黄棕色，断面黄色；韧皮部与木质部中常见有木栓层呈环状或切向排列带状 …… **华北大黄 Radix Rhei franzenbachii**
  5. 多纵切成条状或块片状；表面棕红色，断面黄色；韧皮部与木质部中无木栓层 … **河套大黄 Radix Rhei hotaoensis**

第三节 总结与展望

1. 我们通过大黄主产地的调查、采集和原植物鉴定，澄清了主要商品大黄的植物来源。目前使用的大黄，主要来源于大黄属掌叶组的掌叶大黄 Rheum palmatum、唐古特大黄 R. tanguticum 和药用大黄 R. officinale，其中以掌叶大黄产量最大，为主流品种。但个别地区仍有来源于波叶组的大黄类，如河套大黄 R. hotaoense、藏边大黄 R. arstrale 等混入商品中的现象，应加以注意。

2. 到目前为止的国内外文献中，都记载着商品雅黄的原植物是药用大黄 Rheum officinale。我们根据调查结果，澄清了商品雅黄的原植物主要是掌叶大黄 Rheum palmatum 和唐古特大黄 R. tanguticum。澄清这一事实，对大黄的研究和质量评价均有实际的意义。

3. 我们研究了大黄属 6 个种的形态和组织构造，包括掌叶组的三种正品大黄：掌叶大黄 Rheum palmatum、唐古特大黄 R. tanguticum 和药用大黄；波叶组的三种非正品大黄：华北大黄 R. franzenbachii、河套大黄 R. hotaoense 和藏边大黄 R. australe。找到了不同种之间在性状和显微构造上的异同点，并以此作为生药鉴别的依据，写出了生药检索表，而在过去鉴定大黄生药的具体植物来源是非常困难的。同时，通过实验发现了一些重要问题。

（1）首先在藏边大黄中，发现了一种形状极为特殊的蛇管状导管，在其后的研究中，相继在掌叶大黄、唐古特大黄和药用大黄中也发现了蛇形导管，相关研究结果参见王璇等发表的论文。

（2）绝大多数文献都认为大黄中的星点（异型维管束）仅存在于掌叶组大黄的髓部，即掌叶大黄 Rheum palmatum、唐古特大黄 R. tanguticum 和药用大黄 R. officinale 的髓部，而我们的实验结果证明，除这三种大黄外，藏边大黄 Rheum australe 的髓部也有星点。星点存在的部位也并不只限于髓部，在木质部内也会见到，这种现象与它的发生和发展有关。

横切面观，星点的形状除圆形的以外，还有长圆形甚至不规则形的。星点的射线一般呈放射形状，但在掌叶大黄 Rheum palmatum 中发现也有射线呈扇形的偏心性星点。这些事实的发现为研究星点的形成与发展提供了重要的参考。

（3）过去的报道认为大黄中没有厚壁细胞存者，我们在实验中发现掌叶大黄 Rheum palmatum 和藏边大黄 R. australe 均有木纤维，壁中等厚度，不木化，具裂隙状纹孔。

大黄是有国际声誉的我国特产的重要生药，也是研究较多的一种药材。随着研究工作的逐步深入，日益显示大黄的药用价值和研究前途，引起了国内外学者的极大兴趣。目前仍有许多问题没有解决，需要从以下几个方面深入研究。

1. 据报道，我国大黄属植物共有约 40 多种，过去对它们的形态分类方面做过比较详细的研究，但组织构造的研究到目前为止还不够全面和系统。这方面工作的深入开展，将有助于我国大黄属植物分类的进一步完善，为化学、药理等方

面的研究提供可靠的基础，因此，具有理论的和实际的意义。

2. 为了正确评价商品大黄的品质，有必要结合药理作用，分析有效成分的含量，找出简便可靠的品质评价方法，用以分析各种商品大黄，比较其品质优劣。

3. 为了提高商品大黄的品质，以增加药用价值和经济效益，有必要选择优良品种，研究大黄栽培的条件和方法，药材采收时间，加工和干燥方法以及贮藏条件。

4. 为了进一步开发我国大黄的医疗价值，还有必要进一步开展化学成分、药理作用和临床疗效的研究。

（王　璇　楼之岑）

（《中药材同名异物品种的系统研究——大黄类》研究小组：北京医科大学、陕西省药材公司科研室）

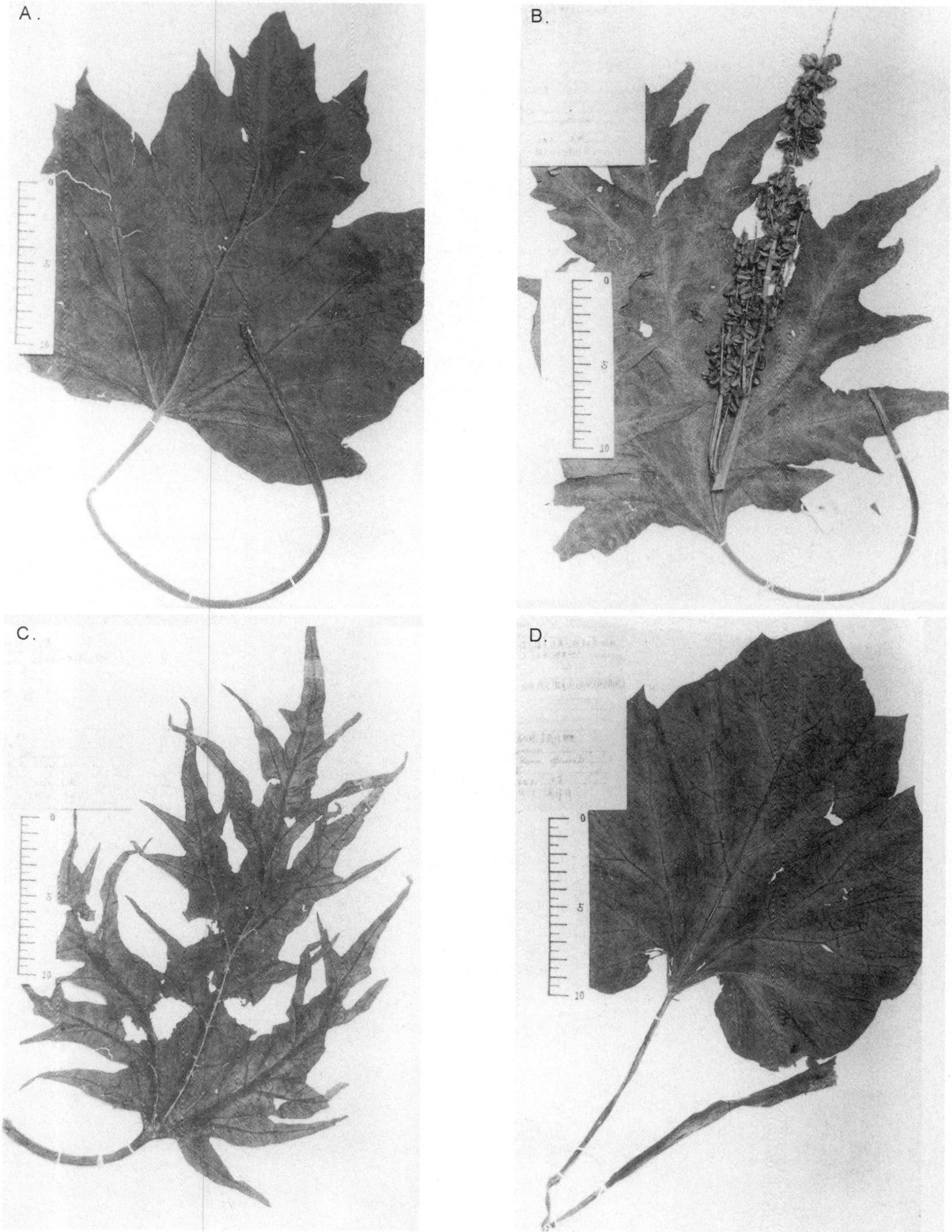

图 14-10　**大黄植物标本**

A. 掌叶大黄Rheum palmatum L.　B、C. 唐古特大黄R. tanguticum Maxim. ex Balf.　D. 药用大黄R. officinale Baill.

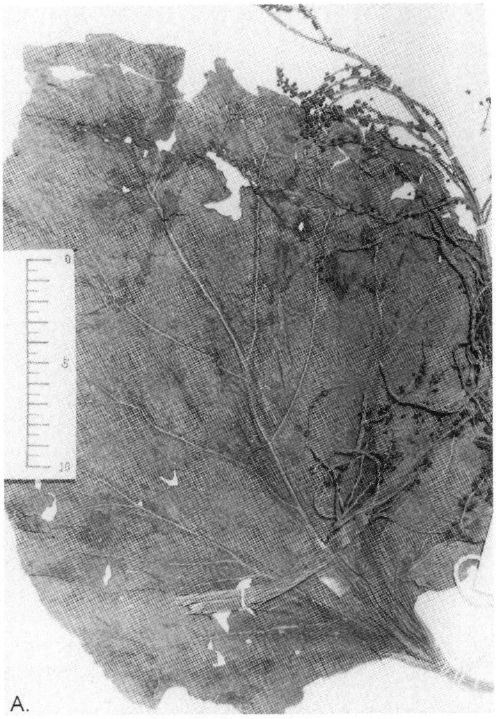
A.

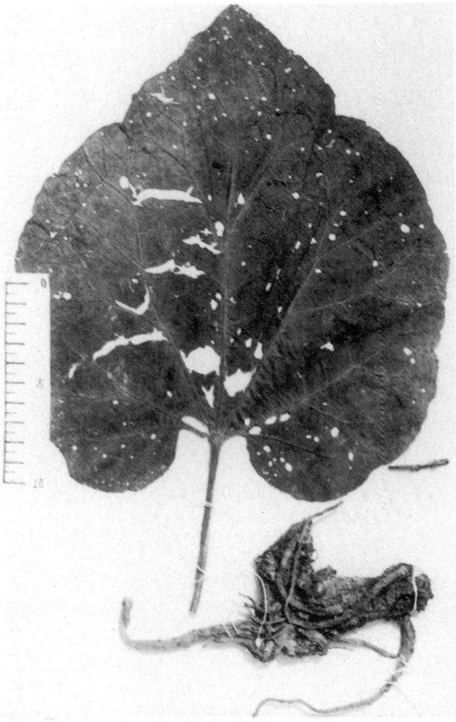
B.

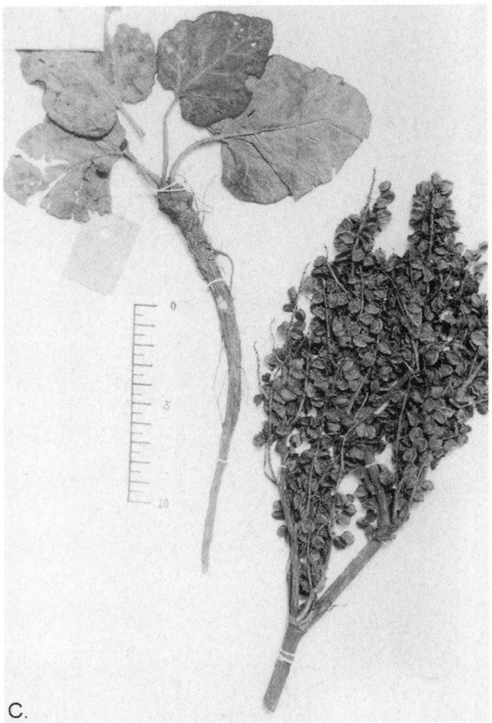
C.

图 14-11 大黄植物标本

A. 藏边大黄 Rheum australe D. Don B. 河套大黄 R. hotaoense C. Y. Cheng et C. T. Kao C. 华北大黄 R. franzenbachii Münt.

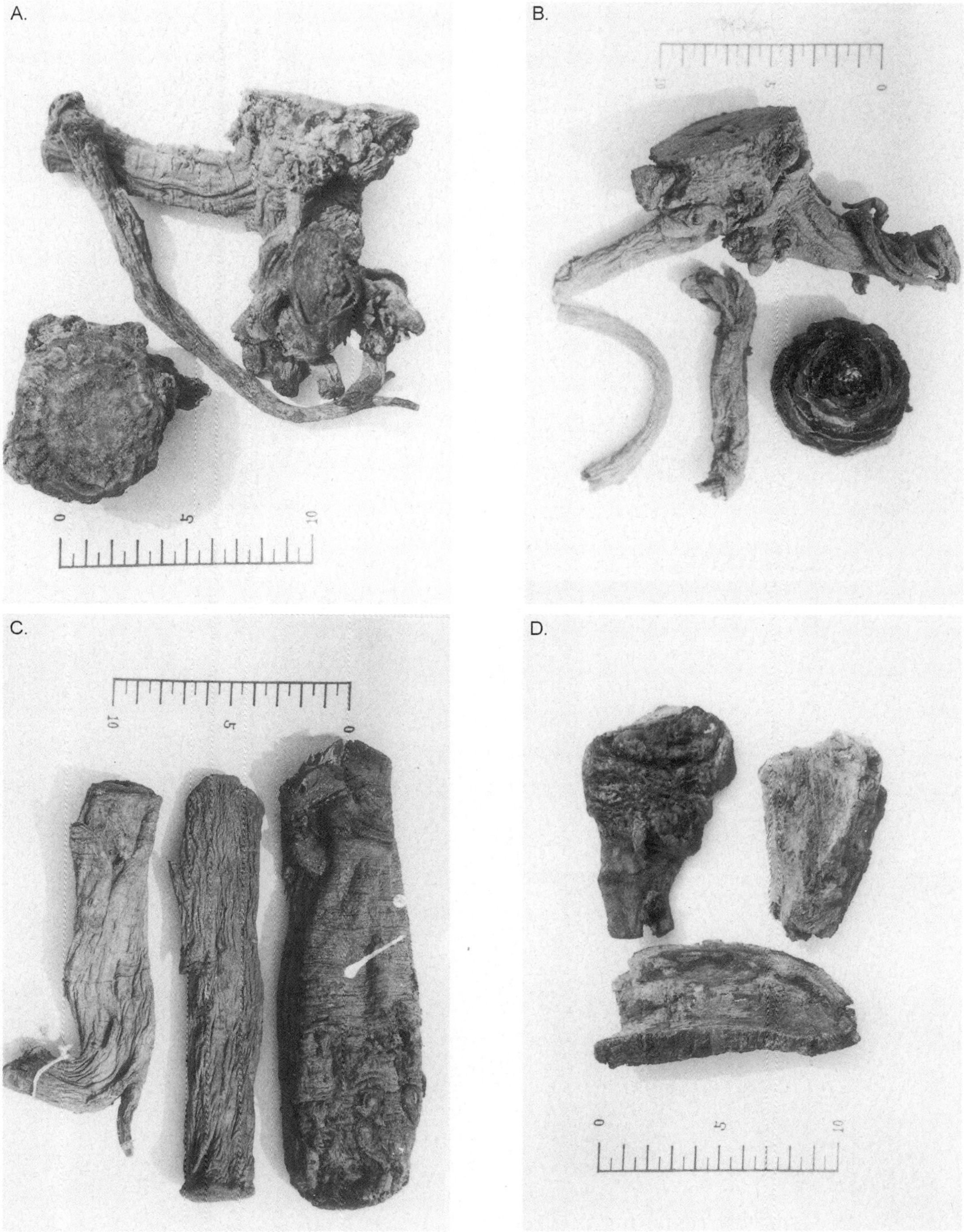

图 14-12　大黄根茎、根（自采品）

A、B. 掌叶大黄（A. 甘肃礼县，B. 陕西陇县）

C、D. 唐古特大黄（C. 青海民和，D. 甘肃甘南藏族自治州）

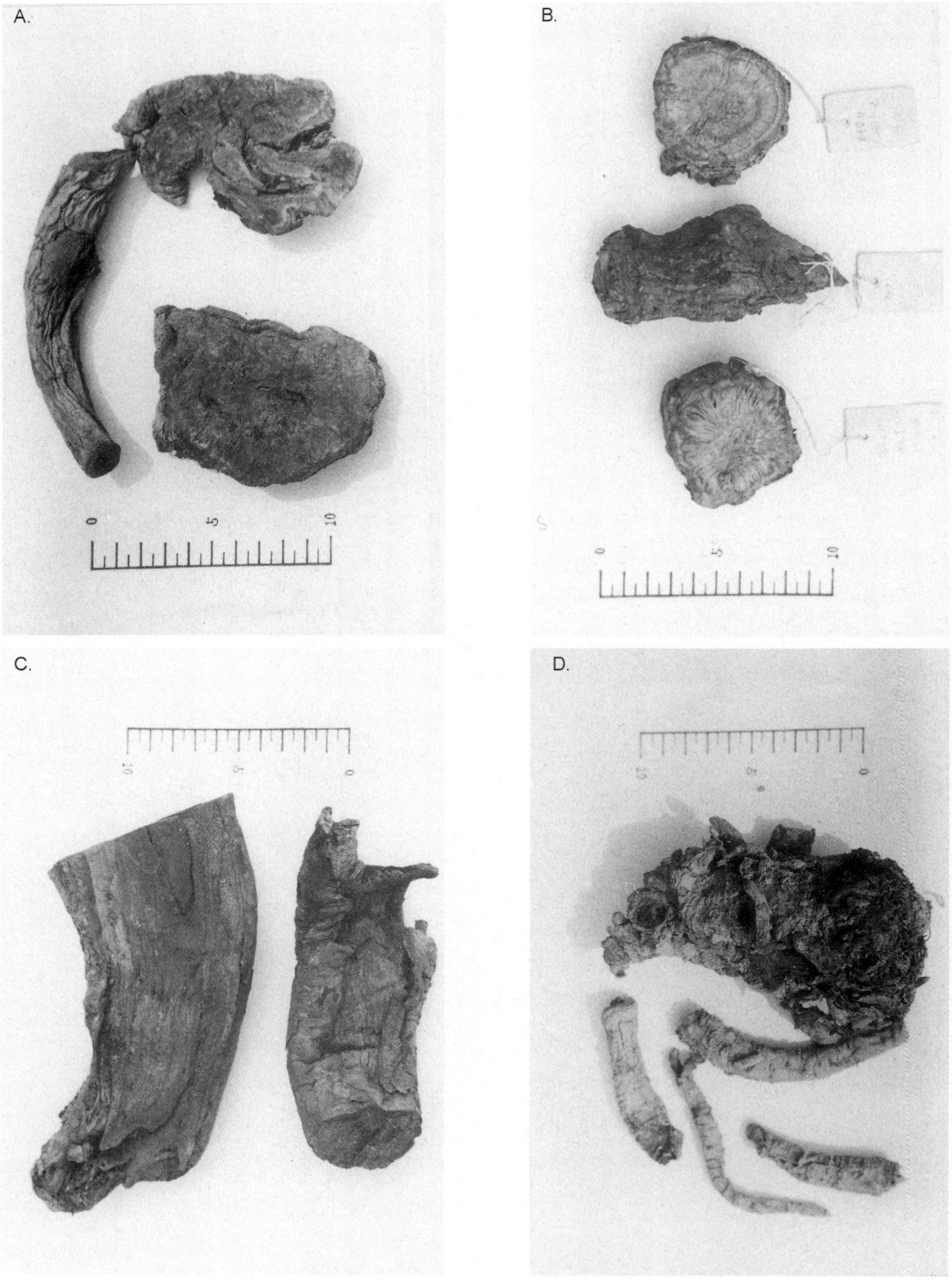

图 14-13 大黄根茎、根（自采品）

A、B. 药用大黄（A. 陕西镇坪，B. 四川万源）

C. 藏边大黄（西藏加查） D. 河套大黄（陕西）

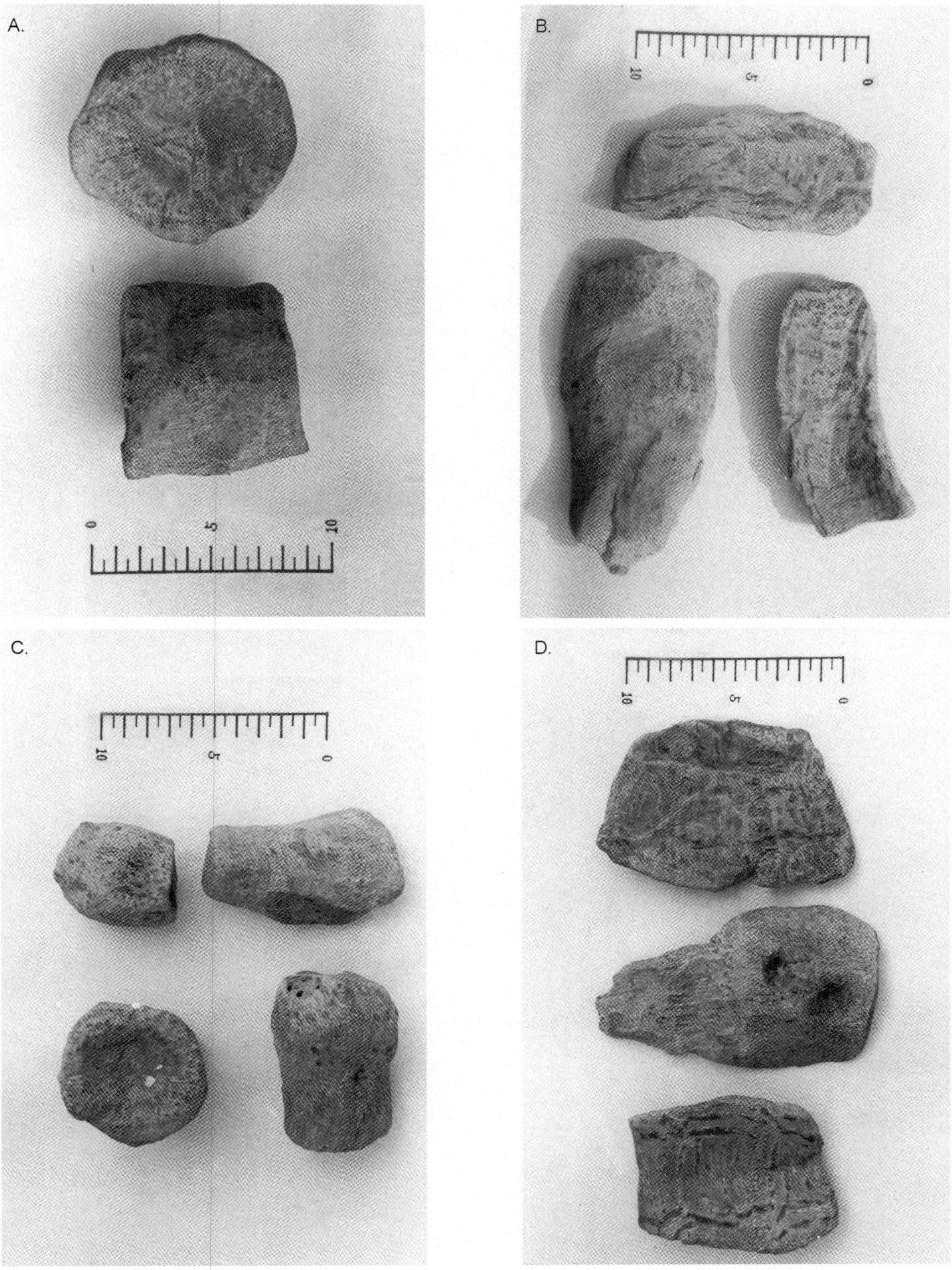

图 14-14　**商品大黄（甘肃礼县大黄外销品）**

A. 九成吉　B. 九成片　C. 八成吉　D. 七成片

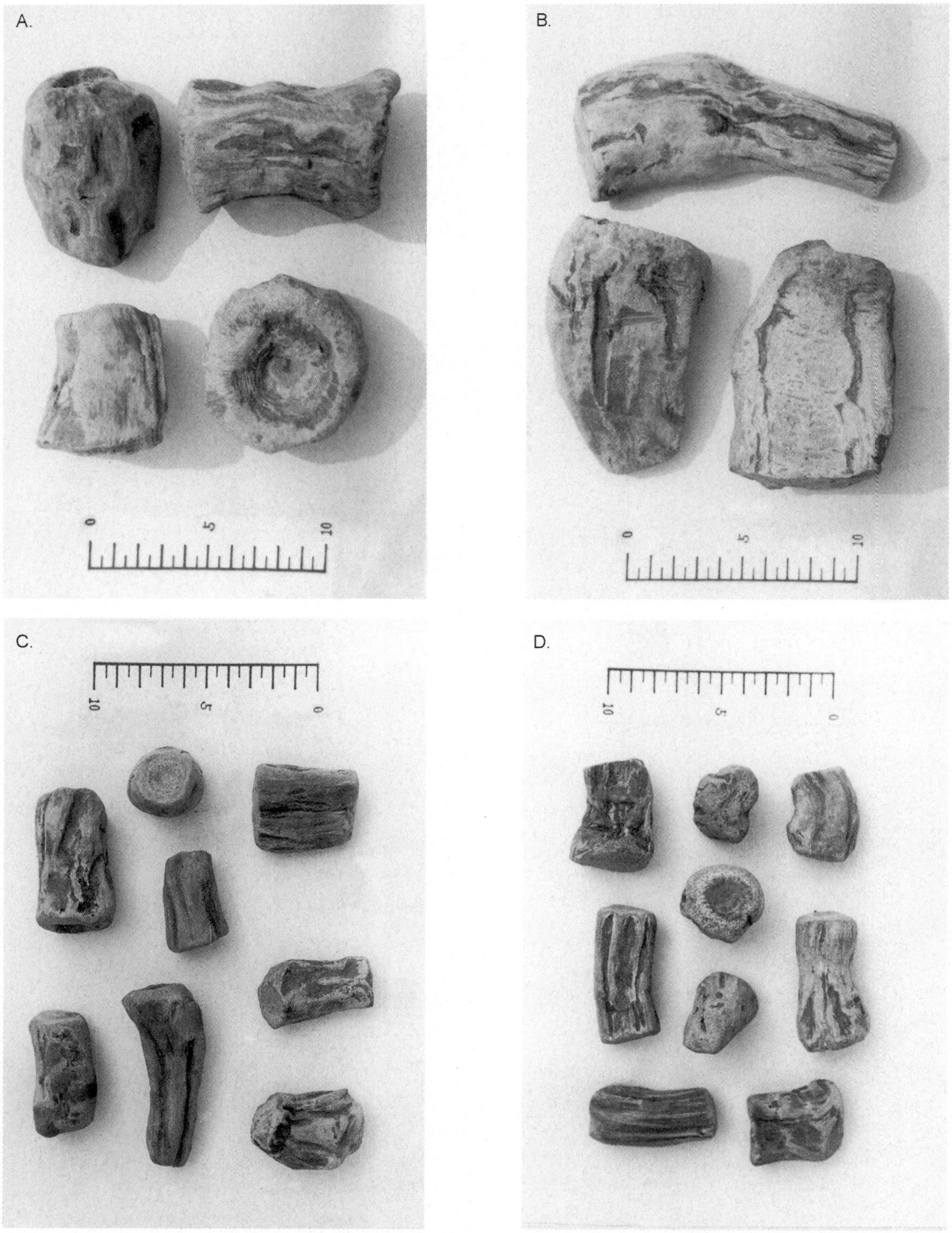

图 14-15　商品大黄（甘肃礼县大黄外销品）

A. 六成吉　B. 六成片　C. 小吉　D. 小小吉

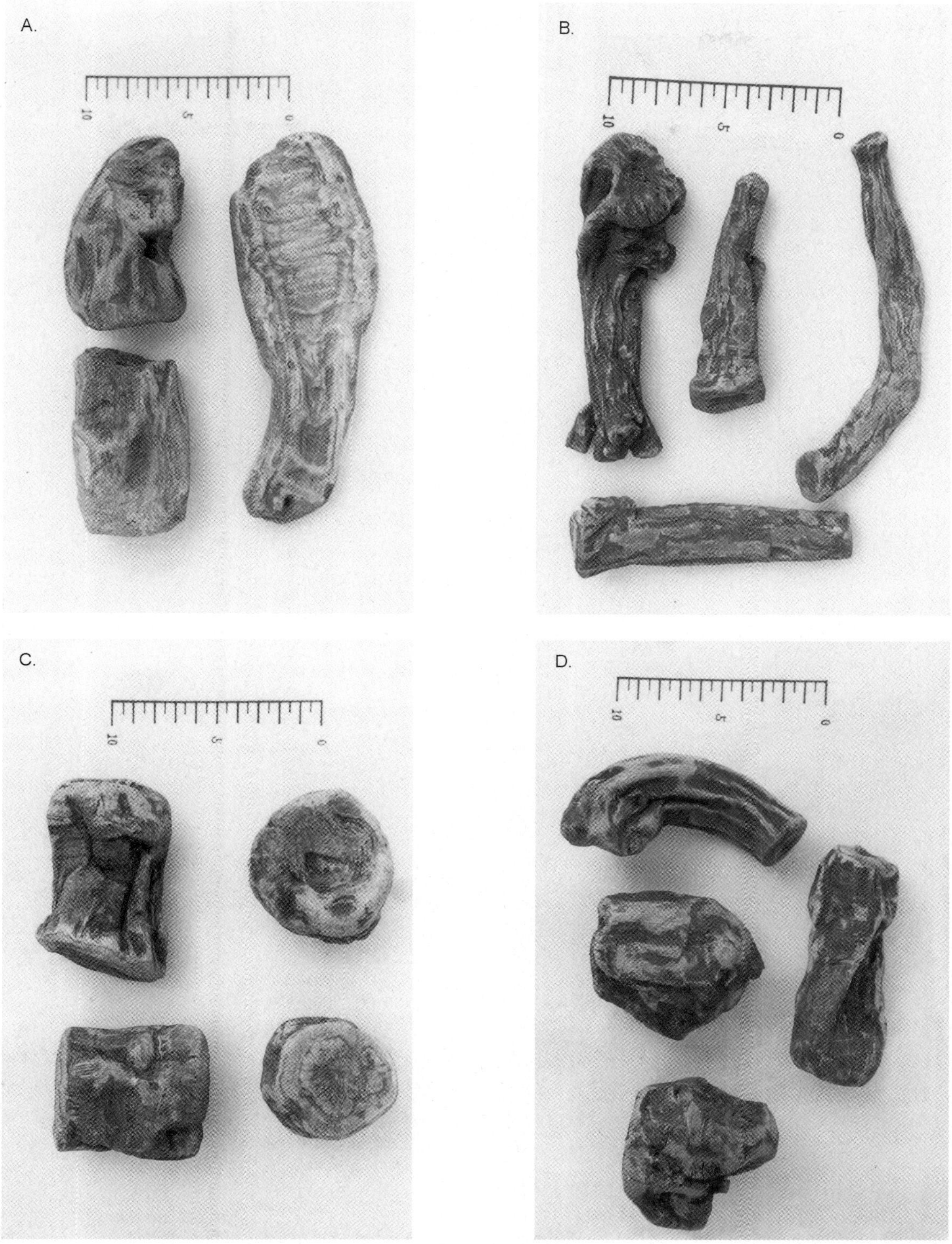

图 14-16　**商品大黄（甘肃礼县大黄）**

A、B. 外销品（A. 糠黄，B. 水根）C、D. 内销品（C. 蛋吉，D. 苏吉）

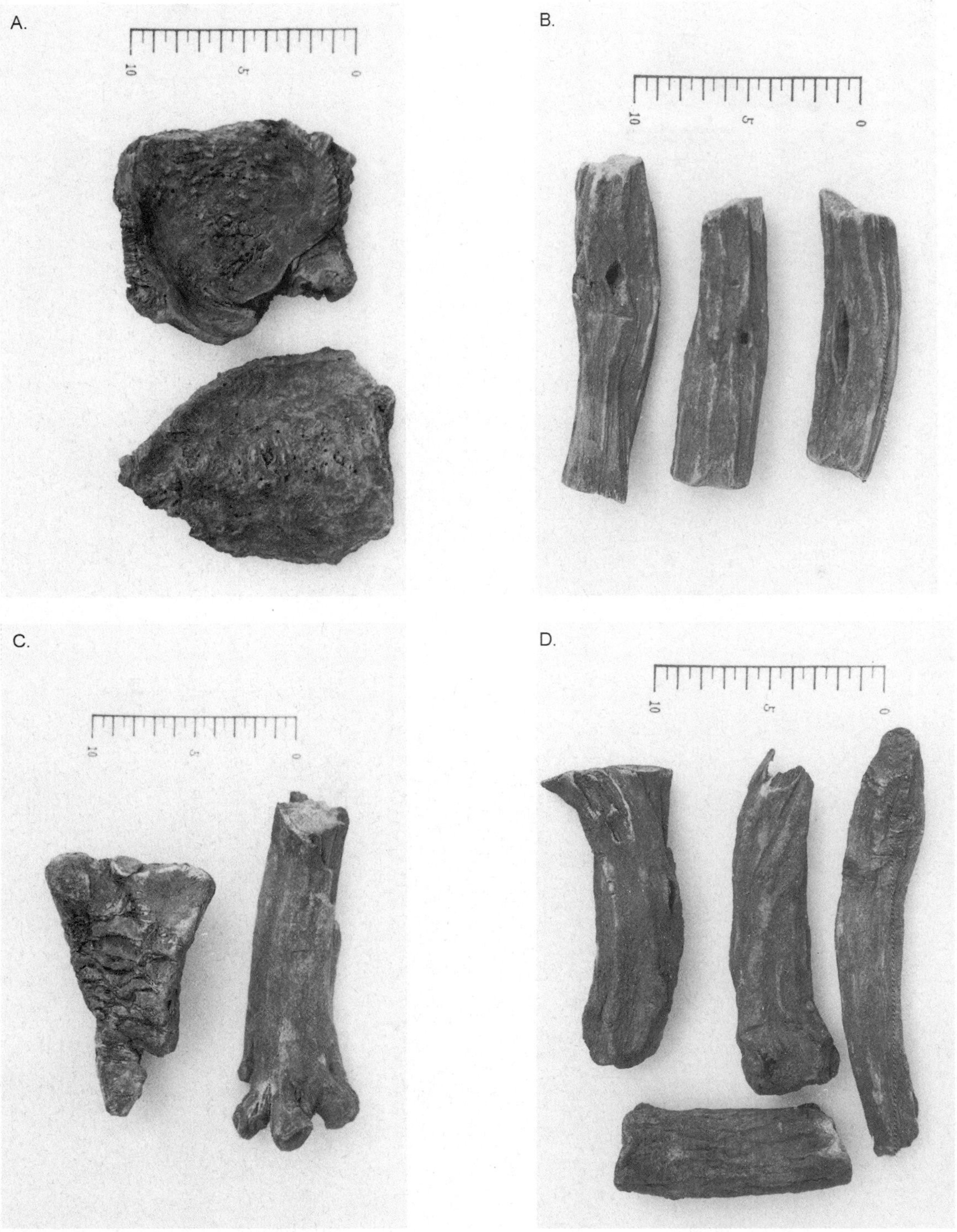

图 14-17 商品大黄

A. 统货大黄（陕西陇县） B、C. 青海大黄（B. 箱黄，C. 包黄）D. 林棵黄（甘肃甘南川）

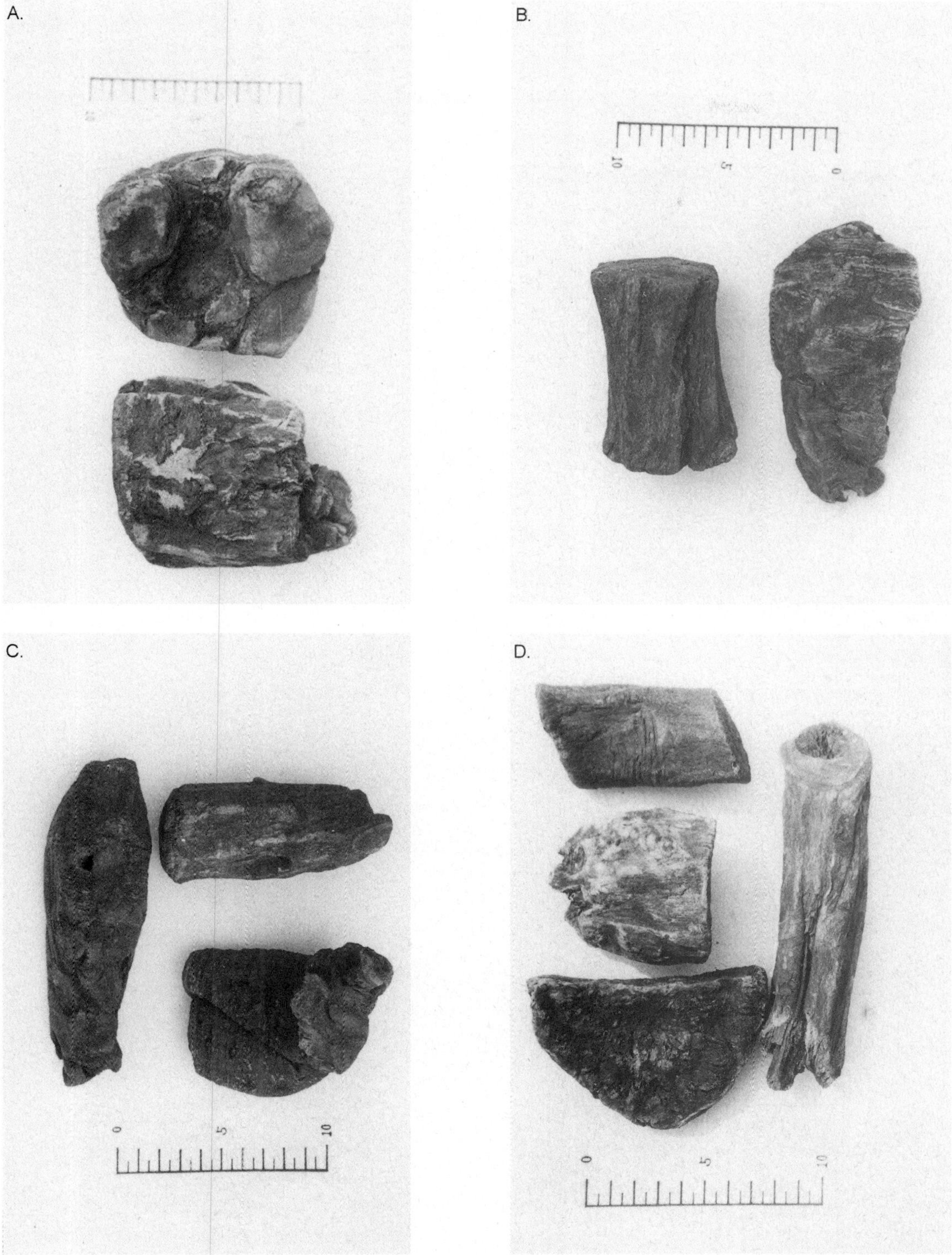

图 14-18　雅黄（外销品）

A. 一等品　B. 二等品　C. 三等品（四川）　D. 等外品（四川产，购于广州）

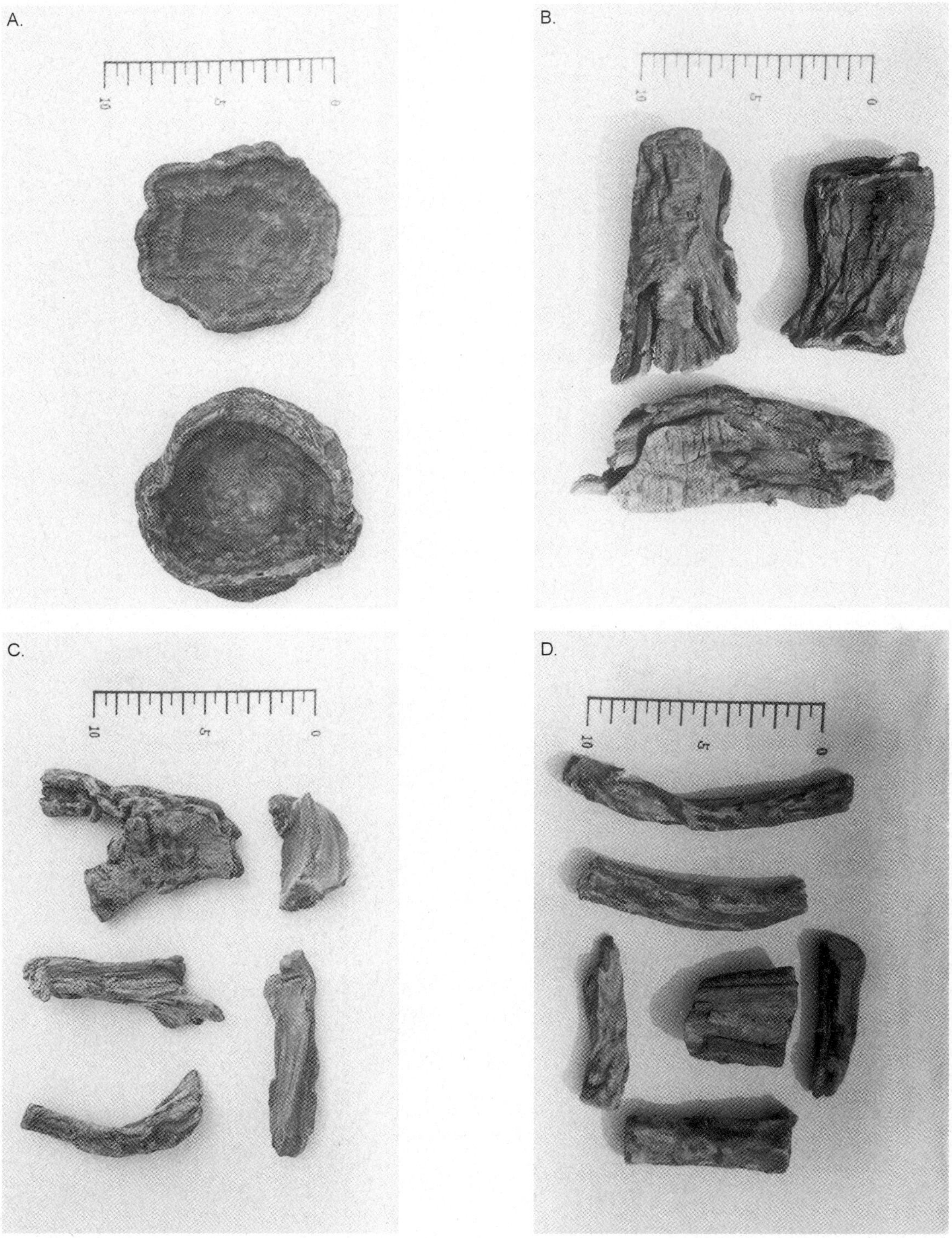

图 14-19 商品大黄

A. 统货大黄（四川万源） B. 西藏大黄（西藏产，购于陕西） C. 土大黄（陕西） D. 台黄（山西五台县）

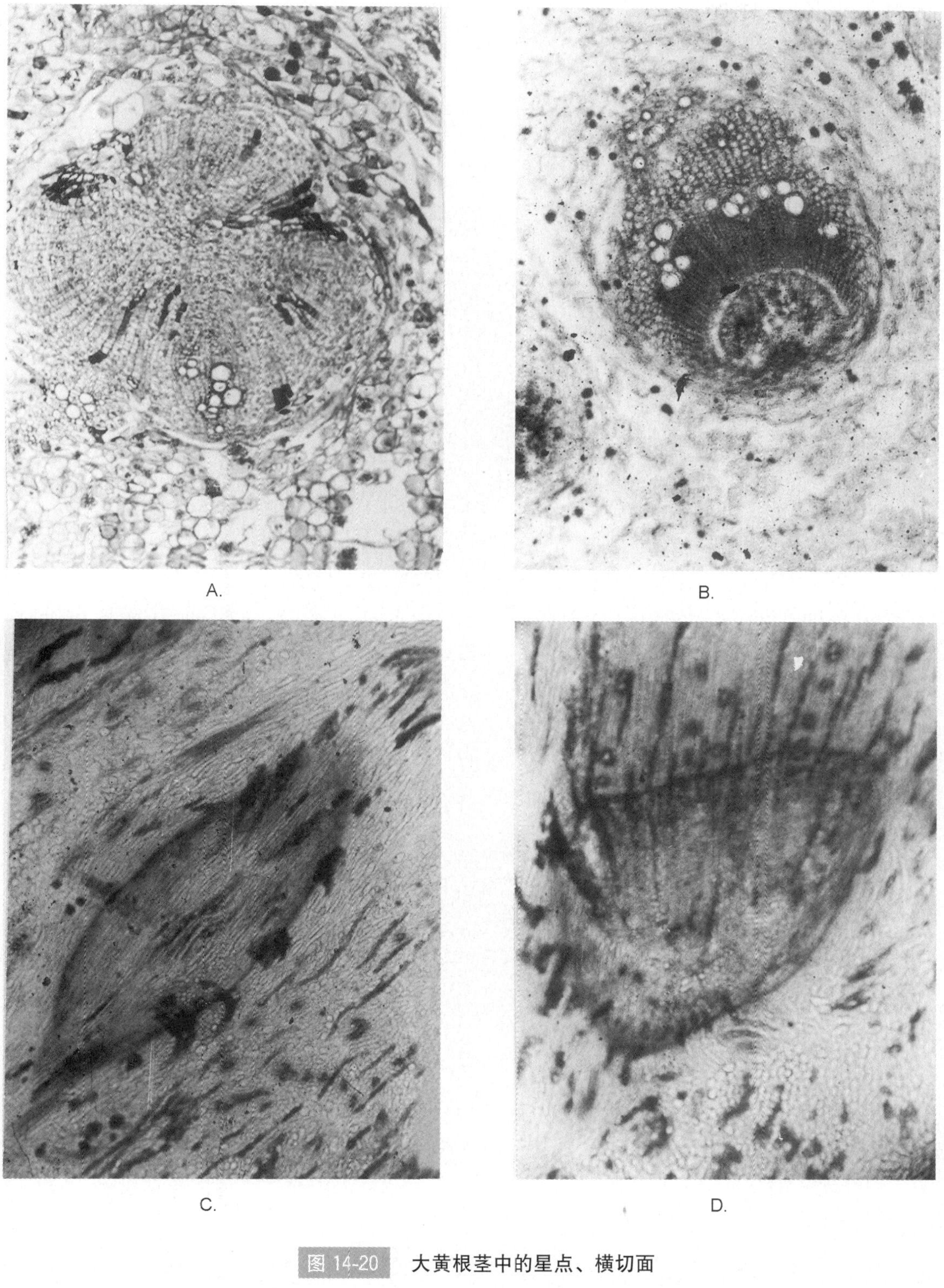

A.　B.　C.　D.

图 14-20 大黄根茎中的星点、横切面

A. 中心性星点（唐古特大黄）×110 B. 偏心性星点（掌叶大黄）×17C

C、D. 木质部中的不规则形星点（药用大黄）×20

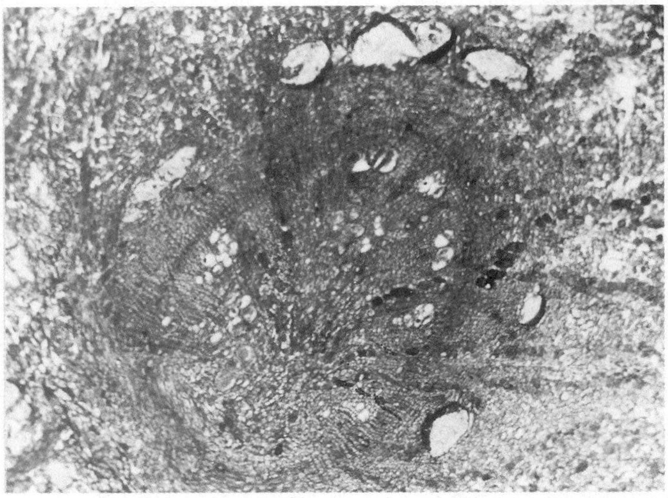

A.

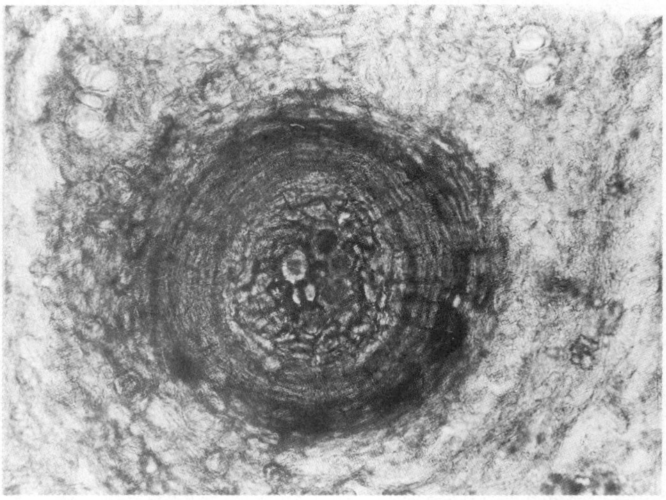

B.

图 14-21　大黄根茎中的叶迹和愈伤组织、横切面

A. 皮层中的叶迹（外韧式中柱样组织）（唐古特大黄）×20

B. 木质部中的愈伤组织（掌叶大黄）×45

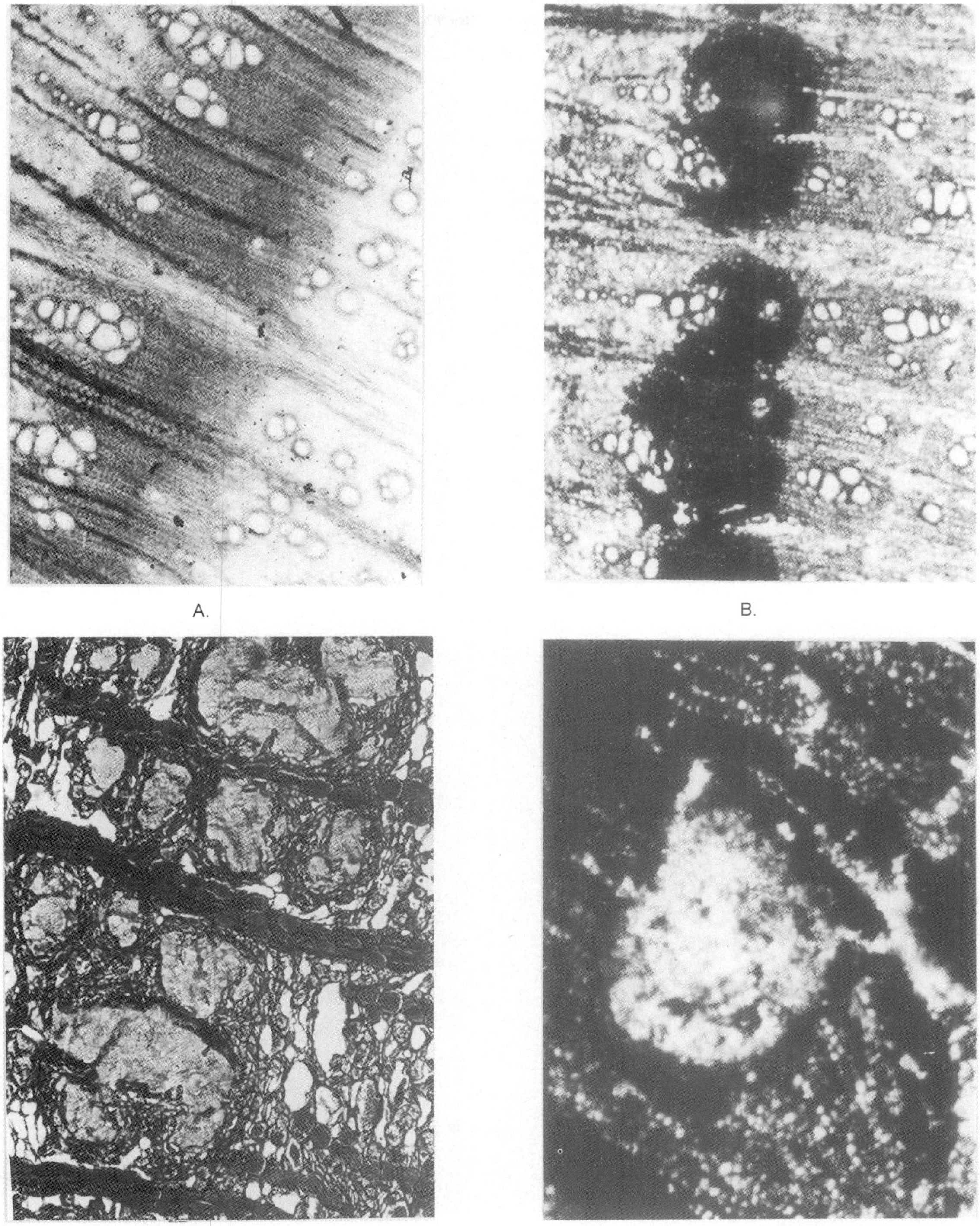

A.　B.　C.　D.

图 14-22　大黄根茎中的纤维层和黏液腔，横切面

A. 木质部中的纤维层（掌叶大黄）×165　B. 同 A，氯化锌碘染色，×125

C. 韧皮部中的黏液腔（唐古特大黄），×50　D. 同 C，经墨汁处理×150

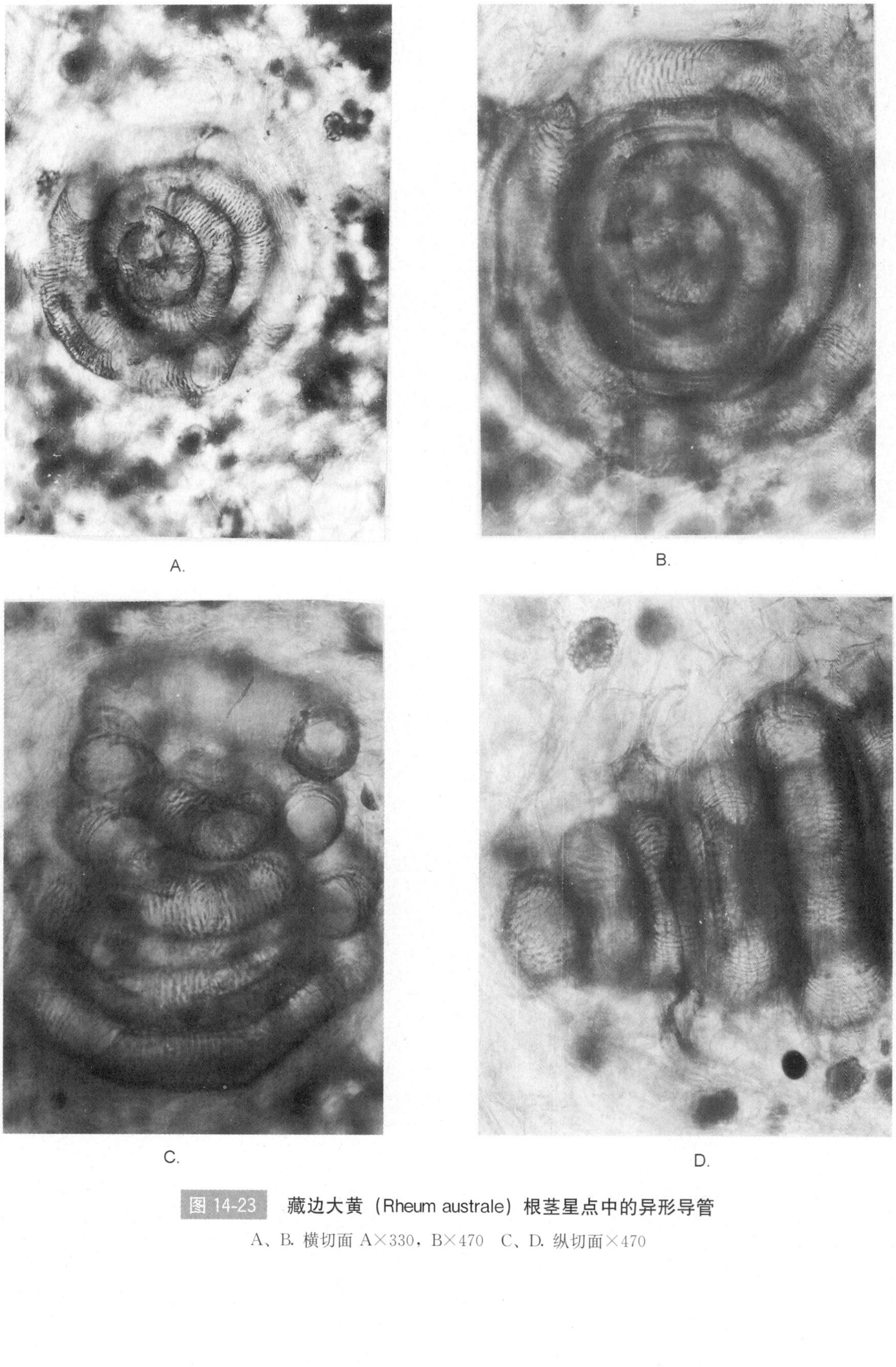

A.　B.　C.　D.

图 14-23 藏边大黄（Rheum australe）根茎星点中的异形导管

A、B. 横切面 A×330，B×470　C、D. 纵切面×470

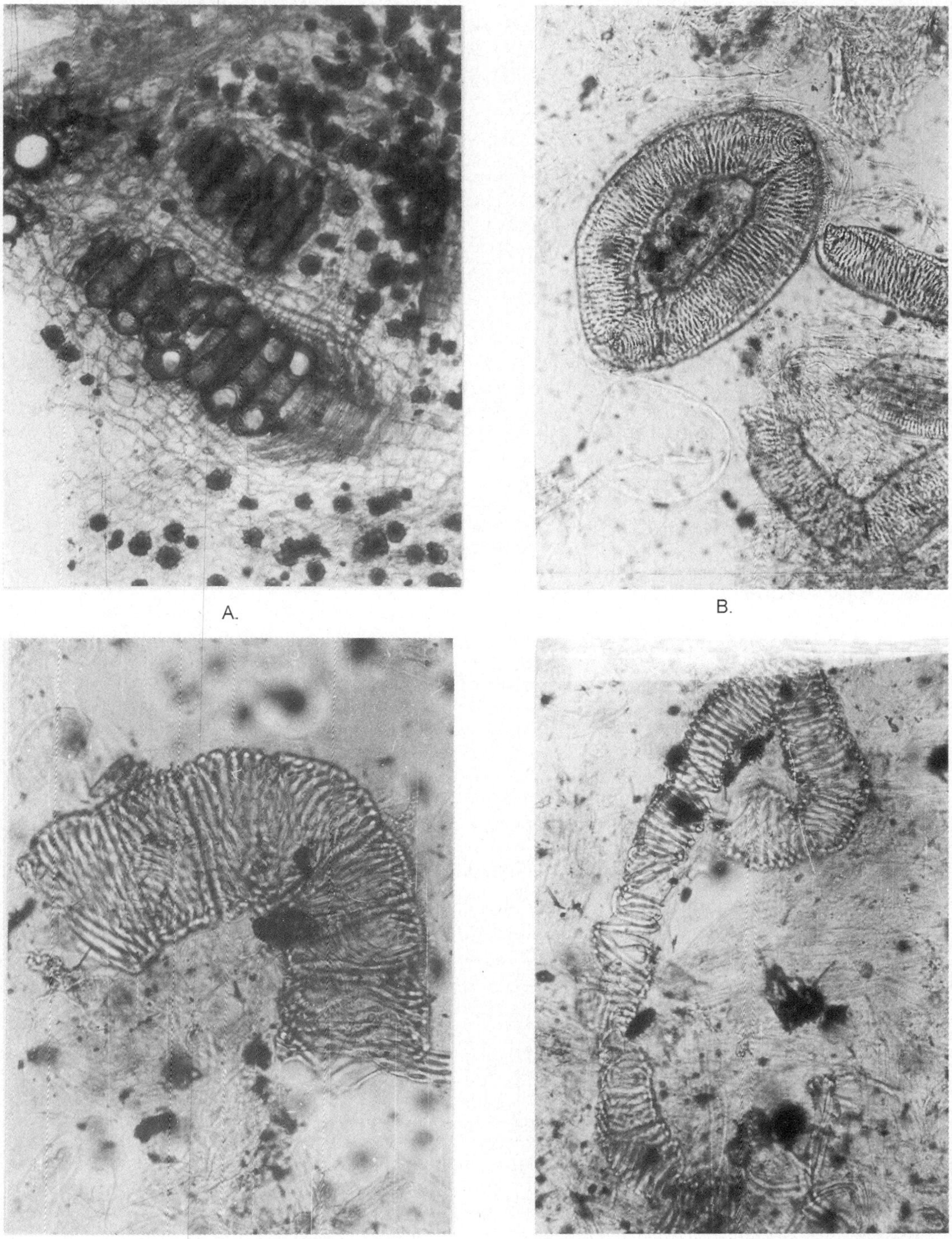

A.　B.　C.　D.

图 14-24　藏边大黄（Rheum australe）根茎星点中的异形导管

A. 纵切面×175　B、C、D. 解离组织　B×150　C、D×630

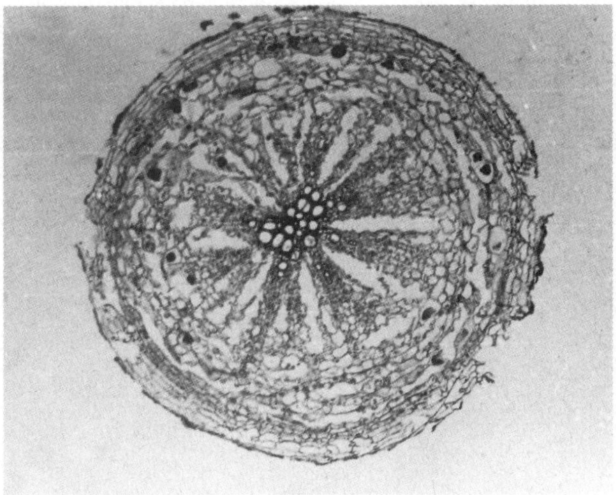

A.

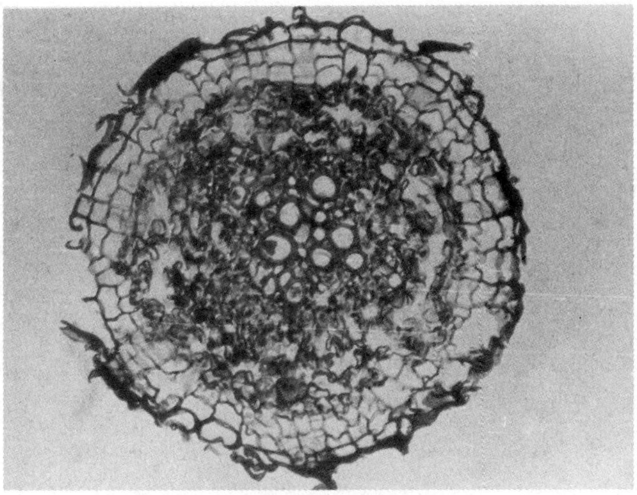

B.

图 14-25 华北大黄（Rheum franzenbachii）细根的横切面，示周皮发生

（A×46，B×136）

第四节 秦岭大黄、光茎大黄、短裂光茎大黄、矮大黄、西藏大黄、网脉大黄的生药组织学研究

我国大黄属植物品种较多，资源丰富，据报道我国有该属植物 40 余种，在全国各地或民间药用的多达 30 余种。为了准确鉴别大黄属药用植物，为临床合理用药和中药生产提供科学依据，我们在对本属掌叶组新种秦岭大黄 Rheum qinlingense Y. K. Yang et al 进行系统组织学研究的基础上，对光茎大黄 R. glabricaule G. Sam、短裂光茎大黄 R. glabricaule f. brevilobatum G. Sam、矮大黄 R. nanum Siev. ex Pall、西藏大黄 R. tibeticum Maxim. ex Hook. f、网脉大黄 R. reticulatum A. Los 等 6 种大黄进行了组织学研究，结果表明，秦岭大黄黏液腔较多，异型维管束排列较密，与本组的其它 3 种植物有一定的区别；同时根据根横切面导管木化与否、草酸钙簇晶的分布、大小以及根茎异型维管束的有无、髓部的大小等特征，可鉴别上述六种大黄。本研究为大黄属药用植物的鉴别提供了一定的依据。

材料与方法

1. 生药样品　生药样品及来源见表 14-4，均由作者严格鉴定。

2. 实验方法　新鲜药材经 FAA 固定，按常规方法切片，干燥药材经 50%乙醇软化后切片，分别观察上中下 3 个部位；解离组织采用硝铬酸法制备。

结　果

1. 秦岭大黄根的组织构造　木栓层厚 4～5 列细胞，木栓细胞类长方形，较小，排列整齐。栓内层厚 3～4 列细胞，细胞呈长椭圆形，内含棕色物。皮层厚 5～6 列细胞，细胞类长圆形，较大。韧皮部约占根横切面的 1/3，韧皮射线宽 1～2（3）列细胞，外侧稍弯曲；筛管群明显；韧皮薄壁组织中存在众多大型黏液腔，由 3～4 层细胞排列成环。形成层连续成环，呈微波状，由 4～5 列扁平细胞组成。木质部约占根横切面的 2/3，木射线宽 1～2 列细胞；木质部束辐射状稀疏排列，导管主为网纹导管，横切面呈类圆形，单个或数个成群，直径 25～85μm，非木化。草酸钙簇晶类圆形，直径 30～95μm，棱角较钝，存在于皮层和木质部的薄壁细胞中，韧皮部偶见。淀粉粒较多，存在于薄壁细胞中，多数圆球形，直径 5～18μm，多复粒，少单粒，脐点呈星状。（图 14-26A、27A）

2. 秦岭大黄根茎的组织构造　木栓层厚 5～6 列细胞，木栓细胞狭长方形，排列整齐，内含红棕色物。栓内层厚 4～5 列细胞，细胞呈椭圆形，内含棕色物。韧皮部较窄，约占根横切面的 1/8，韧皮射线宽 1～5 列细胞，外侧弯曲；筛管群明显；韧皮薄壁组织中存在众多黏液腔，由 5～6层细胞排列成环，外侧腔较大，向内侧渐小，黏液腔断续排列成环。形成层连续成环，由 3～4 列扁平细胞组成。木质部较窄，约占根横切面的 1/9，木射线宽 1～5 列细胞；木质部束辐射状稀疏排列，导管主为网纹导管，横切面呈类圆形，单个或 2～数个成群，直径 37～75μm，非木化；近髓部有树脂道分布，横切面类圆形，内含黄棕色条块状分泌物，分泌细胞中充满红棕色物质。髓部宽广，约占根茎横切面的 3/4；异型维管束排列成环，形成层环状，由 3～4 列扁平细胞组成，中央为韧皮部，近形成层处可见黏液腔，形成层外侧为木质部，射线含棕色物；髓部近中央散有叶迹维管束；薄壁组织中散生少量树脂道。草酸钙簇晶较多，类圆形，直径 75～93μm，棱角较钝，存在于韧皮部、木质部和髓部的薄壁细胞中。淀粉粒较多，存在于薄壁细胞中，多数圆球形，直径 5～18μm。（图 14-26B、28A）

3. 其余 5 种大黄类生药的组织特征见表 14-4。

表 14-4　6 种大黄类生药组织特征比较

特征 生药（产地）	根					根茎	图 14
	木栓层	韧皮部	木质部	簇晶	淀粉粒		
秦岭大黄 Rheum qinlingense （陕西宝鸡）	厚 4～5 列，细胞类长方形	占 1/3，薄壁组织存在众多大型黏液腔	占 2/3，导管直径 25～85μm，未木化	直径 30～93μm，分布于皮层和木质部薄壁细胞中，韧皮部偶见	直径 5～7μm，脐点星点	韧皮部占 1/8，薄壁组织中存在众多黏液腔；木质部占 1/9，近髓部有树脂道，内含黄棕色块状分泌物；髓部占 3/4，散生异型维管束	26A 26B 27A 28A
光茎大黄 R. glabricaule （甘肃卓尼）	厚至数 10 列，细胞长方形，内含深红色物质	占 1/3，中间可见木栓细胞环，厚 4～5 列	占 2/3，导管直径 30～50μm，木化	众多，直径 17～23μm，分布于薄壁组织中	直径 7～23μm，脐点一字形	韧皮部占 1/4，中间有木栓细胞环；木质部占 2/3；髓部较小	27B 28B
短裂光茎大黄 R. glabricaule f. brevilobatum （甘肃卓尼）	厚约 17 列，细胞长方形，外侧含红棕色物质	占 1/3	占 2/3，导管直径 30～63μm，微木化	较多，直径 5～75μm，分布于薄壁组织中	极多，直径 5～10μm	韧皮部占 1/5；木质部占 4/5；髓部较小	27C 28C
矮大黄 R. nanum （宁夏汝洪沟）	厚数 10 列，细胞长方形	占 1/4	占 3/4，导管直径 17～38μm，木化	较多，直径 17～38μm，分布于薄壁组织中	直径 7～13μm	韧皮部占 1/3；木质部占 2/3；髓部较小	27D 28D
西藏大黄 R. tibeticum （四川康定）	厚 9～10 列，细胞长方形，外侧含棕红色物质	占 1/4	占 3/4，导管直径 5～27μm，微木化	较多，直径 17～41μm	直径 3～9μm	韧皮部占 1/3；木质部占 1/3；髓部较大；韧皮部束与木质部束明显	27E 28E
网脉大黄 R. reticulatum （青海天竣）	厚 5～6 列，细胞长方形	占 1/3，中间可见木栓细胞环，厚 3～4 列	占 2/3，导管直径 25～55μm，微木化	极多，直径 40～50μm	直径 5～8μm	韧皮部占 1/4；木质部占 3/4；髓部较小	27F 28F

讨　论

秦岭大黄为新发现的掌叶组新种，本论文首次对其进行了系统的组织学研究，为该种生药的鉴定提供了科学依据。

根据根横切面导管木化与否、黏液腔、韧皮部中间木栓细胞环的有无、草酸钙簇晶的分布、大小以及根茎异型维管束的有无、髓部的大小等特征，可鉴别上述 6 种大黄。本研究为大黄类生药的鉴别提供了一定的依据。

附：组织图略字表

av	anomalous vascular bundle	异型维管束
c	cambium	形成层
ca	clustered crystal	簇晶
cx	cortex	皮层
k	cork	木栓层
m	medulla	髓部
muc	mucilage cavity	黏液腔
pd	phelloderm	栓内层
ph	phloem	韧皮部

phr phloem medullary ray 韧皮射线
rc resin canal 树脂道
v vessel 导管
vb vascular bundle 维管束
xy xylem 木质部
xyr xylem medullary ray 木质部髓射线

（胡 军 屠鹏飞 郑俊华）

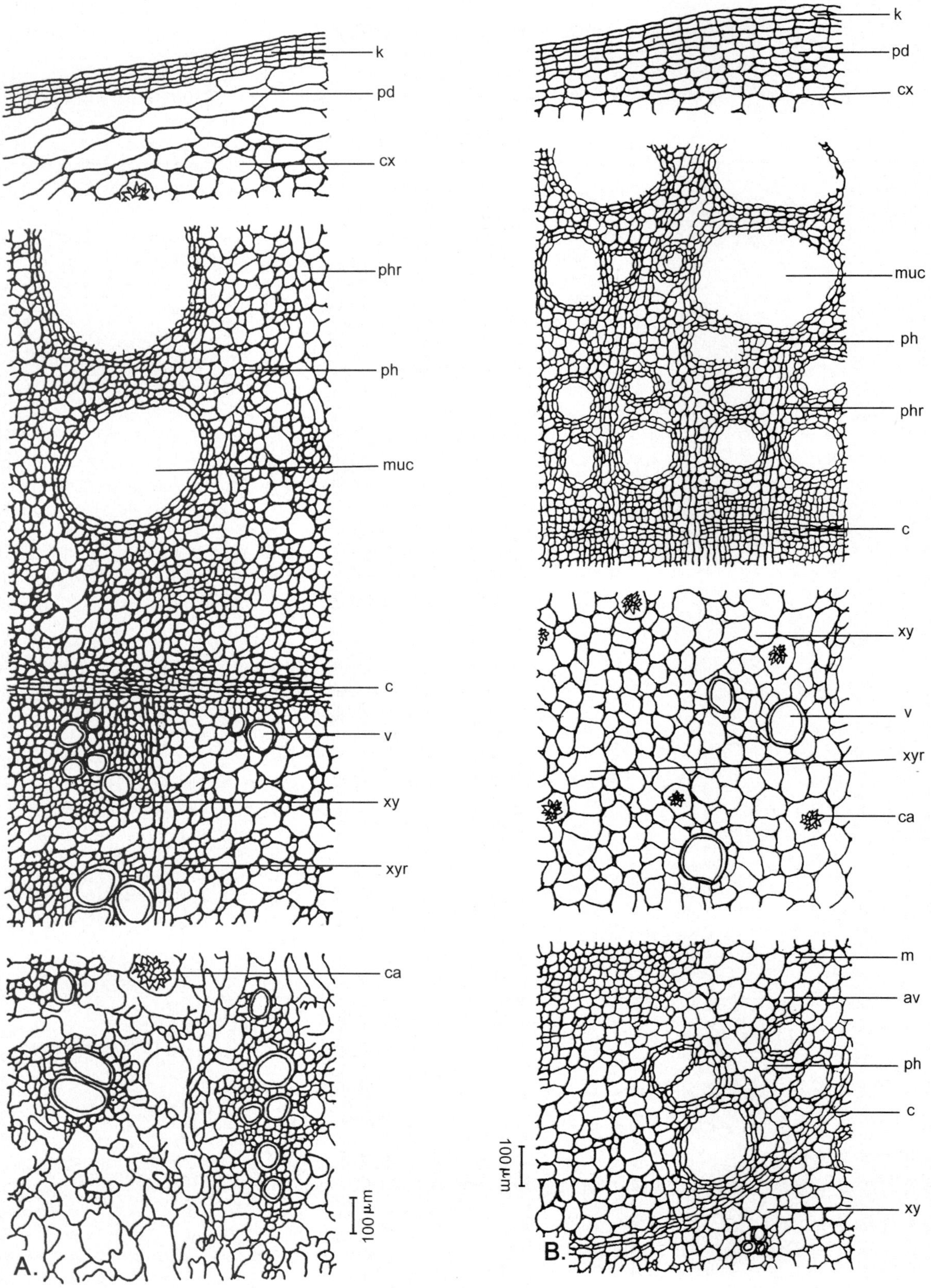

图 14-26 秦岭大黄组织图

A. 根组织图 B. 根茎组织图

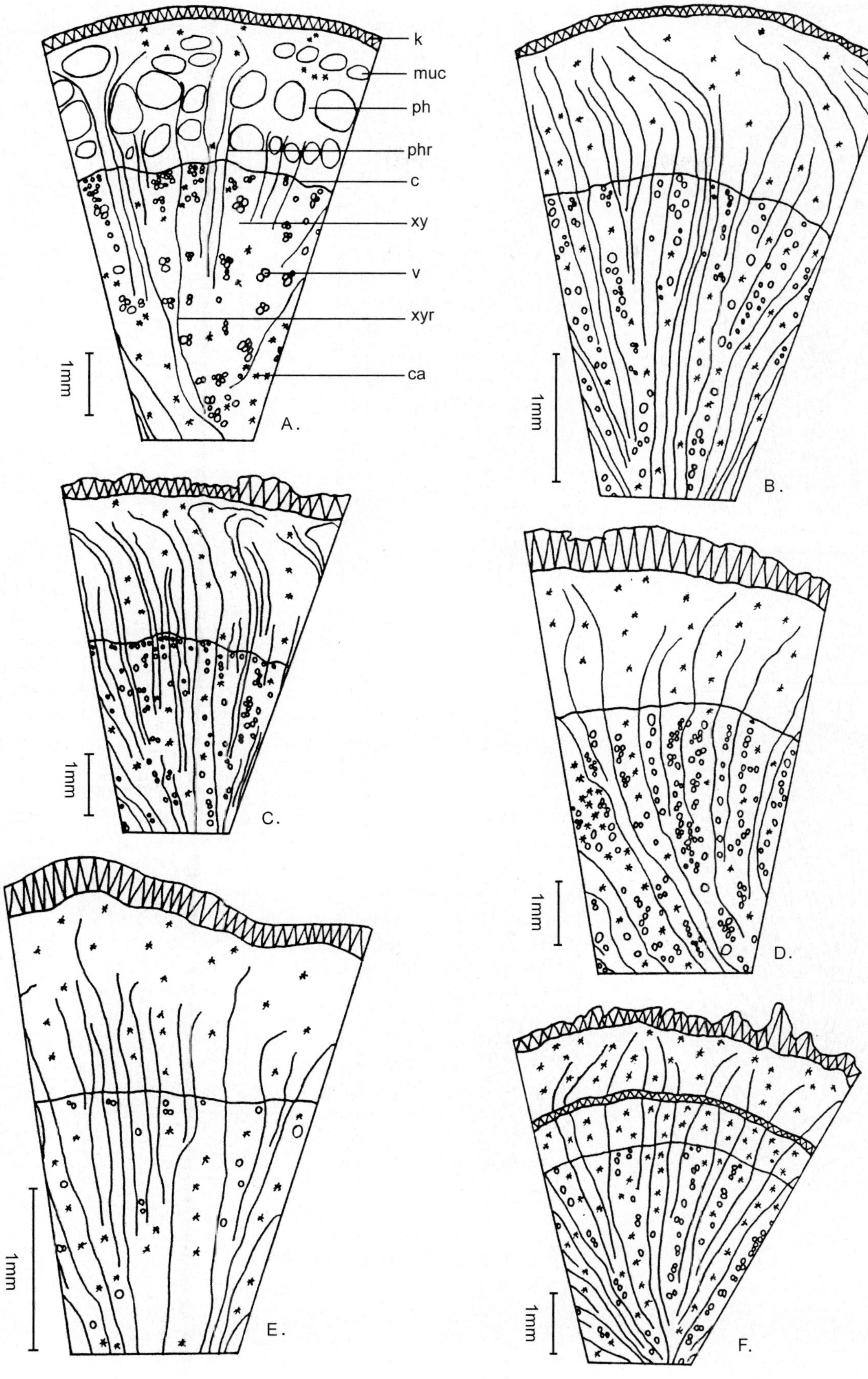

图 14-27　6 种大黄类生药根的组织简图

A. 秦岭大黄　B. 光茎大黄　C. 短裂光茎大黄

D. 矮大黄　E. 西藏大黄　F. 网脉大黄

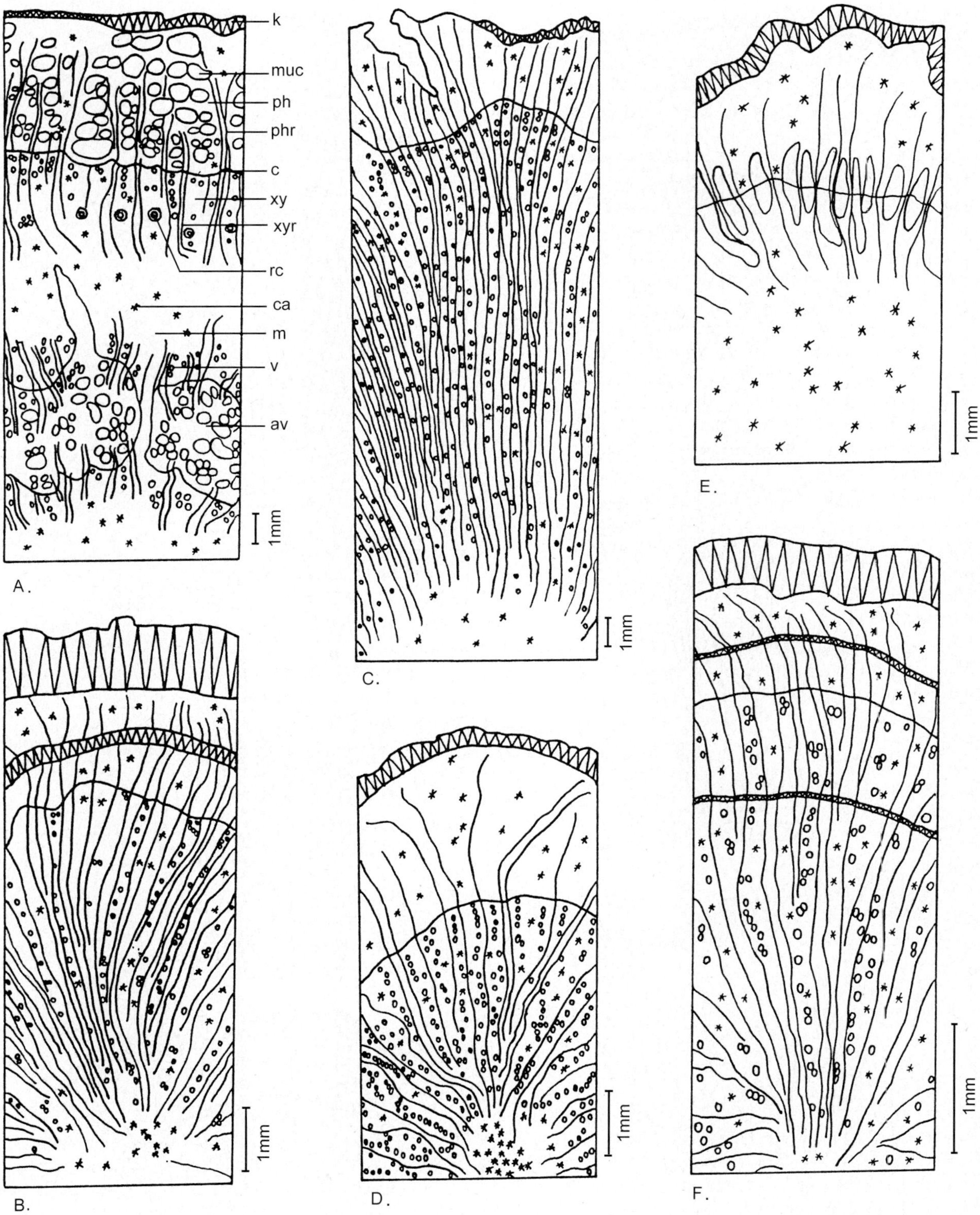

图 14-28 6 种大黄类生药根茎的组织简图

A. 秦岭大黄 B. 光茎大黄 C. 短裂光茎大黄

D. 矮大黄 E. 西藏大黄 F. 网脉大黄

第五节　大黄属 45 种生药粉末显微特征的观察和比较研究

生药的显微特征鉴别是利用显微镜对生药及成方制剂中药味的组织细胞或内含物等特征进行鉴别的一种方法，是生药鉴定的重要手段之一。通常适用于性状鉴定不易识别的生药，性状相似不易区别的多种来源生药、破碎生药、粉末生药以及粉末生药制成的丸散锭丹等成药成方制剂的鉴定。

作者对大黄属 45 种生药粉末进行显微观察，重点是观察草酸钙结晶及淀粉粒，并进行大小的测量。以提供大黄属生药鉴定的参考资料。

材料与方法

1. 实验材料

供研究用样品列于表 14-5，均经作者进行严格鉴定。

2. 实验方法

按照生药显微鉴定方法进行。

结果与讨论

大黄属 45 种生药粉末的显微特征观察结果见表 14-6。

表 14-6 结果表明：

1. 大黄属生药均含草酸钙结晶，其形状均为簇晶，晶瓣不甚规则，一般排成 2～3 轮。塔黄的草酸钙簇晶最小，一般为 13～29～78μm。草酸钙结晶最大的有掌叶大黄、六盘山鸡爪大黄、滇边大黄（260μm），小大黄（273μm）、华北大黄（208μm）、阿尔泰大黄（野生品，208μm）。

2. 大黄属生药均含淀粉粒，以类圆形单粒居多。一般为 13～36μm，少数较大，为 58μm。复粒较少。

表 14-5　大黄属植物研究用样品

NO.	中文名称	原植物拉丁名	采集地点	采集时间	标本号
Ⅰ.	波叶组（Sect. Rhapontica）				
	1. 波叶大黄	Rheum undulatum L.	宁夏隆德	1991.7	9102-017-2
	2. 长波叶大黄	R. undulatum var. longifolium	内蒙古	1997.8	97028
	3. 华北大黄	R. franzenbachii	山西五台山	1985.4	85404
	4. 围场大黄	R. franzenbachii var. weichangense	河北围场	1991.7	91730
	5. 藏边大黄	R. australe	西藏加查	1990.7	97012
	6. 河套大黄	R. hotaoense	陕西扶风县	1983.11	83018
	7. 拉萨大黄	R. lhasaense	拉萨西郊	1990.7	90011
	8. 天山大黄	R. wittrockii	新疆高峰	1995.8	95080
	9. 喜马拉雅大黄	R. webbianum	西藏药检所	1972.10	02041
	10. 牛尾七	R. forrestii	云南丽江	1990.6	90009
	11. 光茎大黄	R. glabricaule	甘肃卓尼	1991.7	91019
	12. 短裂光茎大黄	R. glabricaule f. brevilobatum.	甘肃卓尼	1991.7	91020
	13. 卵叶大黄	R. ovatum	青海玉树	1989.8	89008
	14. 丽江大黄	R. likiangense	西藏江达县	1991.7	91562
	15. 阿尔泰大黄	R. altaicum	新疆	1961.6	91020
	16. 密序大黄	R. compactum	新疆	1961.5	03494
Ⅱ.	掌叶组（Sect. Palmata）				
	17. 药用大黄	R. officinale	四川万源	1984.10	84020
	18. 掌叶大黄	R. palmatum	陕西陇县	1986.10	86022
	19. 唐古特大黄	R. tanguticum	四川红源	1982.7	82664

续表 14-5

NO.	中文名称	原植物拉丁名	采集地点	采集时间	标本号
	20. 六盘山鸡爪大黄	R. tanguticum var. liupanshanense	甘肃卓尼	1991.7	9016-3
	21. 秦岭大黄	R. qinlingense	陕西太白	1991.7	91028
	22. 条裂大黄	R. laciniatum	陕西太白	1991.10	91010
	23. 绿花唐古特大黄	R. tanguticum var. viridiflorum	陕西太白	1997.7	97071
Ⅲ.	心叶组（Sect. Acuminata）				
	24. 疏枝大黄	R. kialense	四川雅江	1991.8	91026
	25. 心叶大黄	R. acuminatum	定日卡达县	1977.9	77093
	26. 藏东大黄	R. orieni-xizangense	西藏布久区	1996.6	96069
	27. 云南大黄	R. yunnanense	云南	1961.12	61012
	28. 斑茎大黄	R. maculatum	四川茂县	1952.8	12644
Ⅳ.	砂生组（Sect. Deserticola）				
	29. 垂枝大黄	R. subacaule	四川	1934.8	12680
	30. 总序大黄	R. racemiferum	内蒙古阿左旗	1990.9	90015
	31. 窄叶大黄	R. sublanceolatum	甘肃夏河	1991.7	91018
	32. 滇边大黄	R. delavayi	云南丽江	1990.6	90010
	33. 小大黄	R. pumilum	青海互助县	1989.8	89001
	34. 矮大黄	R. nanum	宁夏汝洪沟	1990.9	90013
	35. 单脉大黄	R. uninerve	宁夏汝洪沟	1990.9	90014
	36. 西藏大黄	R. tibeticum	四川康定	1991.7	91024
	37. 红脉大黄	R. inopinatum	青海	1997.7	97001
Ⅴ.	穗序组（Sect. Spiciforma）				
	38. 网脉大黄	R. reticulatum	青海天峻县	1989.8	89003
	39. 穗序大黄	R. spiciforme	青海门源县	1989.8	89004
	40. 歧穗大黄	R. scaberrimum	青海互助县	1989.8	89002
	41. 枝穗大黄	R. rhizostachyum	新疆塔什	1988.8	88088
	42. 卵果大黄	R. moorcroftianum	西藏		
	43. 菱叶大黄	R. rhomboideum	青海西藏交界长源江岗加曲巴	1999.8	99066
Ⅵ.	头序组（Sect. Globulosum）				
	44. 头序大黄	R. globulosum	西藏		
Ⅶ.	圆叶组（Sect. Orbicularia）				
	45. 鞑靼大黄	R. tataricum	新疆、宁夏	1990.8	90817
Ⅷ.	塔黄组（Sect. Nobilia）				
	46. 塔黄	R. nobile	西藏林芝	1990.7	90027
	47. 水黄（苞叶大黄）	R. alexandrae	四川康定	1991.7	91023

表 14-6　大黄属植物生药粉末主要显微特征

组别	NO.	样品名称	草酸钙特征		淀粉粒特征		
			形状	大小（μm）	形状	单位（μm）	复粒
Ⅰ 波叶组	1	波叶大黄	多见。晶瓣不甚规则，一般排成 2～3 轮	26～78～143	少见。类圆形或长圆形	13～26	
	2	长波叶大黄	少见。晶瓣不甚规则，一般排成 2～3 轮	39～78～130	少见。类圆形	13～26	
	3	华北大黄	较多见。晶瓣不甚规则，一般排成 2～3 轮	26～117～208	少见。类圆形	13～26	
	4	圈场大黄	少见。晶瓣不甚规则，一般排成 2～3 轮	39～78～117	少见。类圆形	13～26	由 2 个分粒组成
	5	藏边大黄	甚少。晶瓣不甚规则，一般排成 2～3 轮	78～91～169	少见。类圆形	13～26	
	6	河套大黄	较多见。晶瓣不甚规则，一般排成 2～3 轮	26～52～91	少见。类圆形或长圆形	6.5～13	
	7	拉萨大黄	较少见。晶瓣不甚规则，一般排成 2～3 轮	52～78～169	少见。类圆形	13～39	
	8	天山大黄	多见。晶瓣不甚规则，一般排成 2～3 轮	39～78～182	少见。类圆形	13～19.5	
	9	喜马拉雅大黄	较多见。晶瓣不甚规则，一般排成 2～3 轮	39～78～169	少见。类圆形	13～26	
	10	牛尾七	较多见。晶瓣不甚规则，一般排成 2～3 轮	39～78～156	少见。类圆形	13～19.5	
	11	光茎大黄	较多见。晶瓣不甚规则，一般排成 2～3 轮	39～78～156	少见。类圆形或盔形	19.5～39	
	12	短裂光茎大黄	较多见。晶瓣不甚规则，一般排成 2～3 轮	52～91～182	少见。类圆形或类椭圆形	13～39	
	13	卵叶大黄	较多见。晶瓣不甚规则，一般排成 2～3 轮	52～65～143	多见。类圆形、半圆形、椭圆形或不规则形	13～58.5	由 2 个分粒组成
	14	丽江大黄	多见。晶瓣不甚规则，一般排成 2～3 轮	39～65～130	少见。类圆形或半圆形	6.5～39	
	15（1）	阿尔泰大黄（野生）	多见。晶瓣不甚规则，一般排成 2～3 轮	39～117～208	少见。类圆形或类椭圆形	19.5～26	
	15（2）	阿尔泰大黄（栽培）	较多见。晶瓣不甚规则，一般排成 2～3 轮	26～78～142	较多见。类圆形	26～52	
	16	密序大黄	多见。晶瓣不甚规则，一般排成 2～3 轮	39～78～156	少见。类圆形或半圆形	13～39	
Ⅱ 掌叶组	17	药用大黄	较多见。晶瓣不甚规则，一般排成 2～3 轮	65～91～143	多见。类圆形、椭圆形或半圆形	13～52	
	18	掌叶大黄	多见。晶瓣不甚规则，一般排成 2～3 轮	39～143～260	较少见。类圆形	13～39	由 2～3 个分粒组成
	19	唐古特大黄	较多见。晶瓣不甚规则，一般排成 2～3 轮	65～91～143	多见。类圆形、半圆形、盔形或不规则形	13～39	由 2～3 个分粒组成
	20	六盘山鸡爪大黄	多见。晶瓣不甚规则，一般排成 2～3 轮	52～117～260	较多见。类圆形、半圆形、盔形、长圆形、椭圆形	13～52	由 2 个分粒组成
	21	秦岭大黄	少见。晶瓣不甚规则，一般排成 2～3 轮	65～104～156	少见。类圆形	13～39	
	22	条裂大黄	多见。晶瓣不甚规则，一般排成 2～3 轮	39～91～169	少见。类圆形、椭圆形	13～52	
	23	绿花唐古特大黄	较少见。晶瓣不甚规则，一般排成 2～3 轮	78～104～195	多见。类圆形、半圆形、长圆形或不规则形	26～52	

续表 14-6

组别	NO.	样品名称	草酸钙特征		淀粉粒特征		
			形状	大小（μm）	形状	单位（μm）	复粒
Ⅲ 心叶组	24	疏枝大黄	较多。晶型不甚规则，一般排列成 2～3 轮	65～104～166	少。类圆形	13～26	
	25	心叶大黄	少见。晶瓣不甚规则，一般排成 2 轮	39～78～104	少见。类圆形	13～26	
	26	藏东大黄	多见。晶瓣不甚规则，一般排成 2 轮	39～65～130	少见。类圆形	13～26	
	27	云南大黄	较多。晶型不甚规则，一般排列成 1～2 轮	39～65～104	少。类圆形或椭圆形	13～26	
	28	斑茎大黄	多。晶型不甚规则，一般排列成 1～3 轮	39～78～169	少。类圆形	26～39	
Ⅳ 砂生组	29	垂枝大黄	多。晶型不甚规则，一般排列成 2～3 轮	39～78～143	很少。类圆形或椭圆形	13～26	
	30	总序大黄	较多。晶型不甚规则，一般排列成 2～3 轮	26～52～104	多。类圆形、类椭圆形、半圆形或不规则形	20～39	复粒由 2～3 分粒组成
	31	窄叶大黄	多。晶型不甚规则，一般排列成 1～3 轮	26～78～169	少。类圆形	13～20	
	32	滇边大黄	多见。晶瓣不甚规则，一般排成 2～3 轮	39～130～260	少见。类圆形	26～39	
	33	小大黄	多见。晶瓣不甚规则，一般排成 2～3 轮	52～143～273	少见。类圆形或椭圆形	13～52	
	34	矮大黄	较多。晶型不甚规则，一般排列成 2～3 轮	39～78～169	少。类圆形或半圆形	20～39	
	35	单脉大黄	少见。晶型不甚规则，一般排成 2～3 轮	52～78～117	多见。类圆形、半圆形或椭圆形	13～39	由 2～3 个分粒组成
	36	西藏大黄	较多见。晶型不甚规则，一般排成 2～3 轮	39～78～156	少见。类圆形或半圆形	13～26	
	37	红脉大黄	多见。晶型不甚规则，一般排成 2～3 轮	39～65～117	少见。类圆形或半圆形	13	
Ⅴ 穗序组	38	网脉大黄	多见。晶型不甚规则，一般排成 2～3 轮	26～65～130	少见。类圆形、椭圆形	13～26	
	39	穗序大黄	较多见。晶型不甚规则，一般排成 2～3 轮	32.5～65～91	少见。类圆形、椭圆形	13	
	40	歧穗大黄	多见。晶型不甚规则，一般排成 2～3 轮	26～52～117	少见。类圆形、半圆形、椭圆形	26	
	41	枝穗大黄	多见。晶型不甚规则，一般排成 2～3 轮	39～52～91	少见。类圆形、长圆形	13～26	
	43	菱叶大黄	多见。晶型不甚规则，一般排成 2～3 轮	26～65～91	少见。类圆形	13	
Ⅶ 圆叶组	45	鞑靼大黄	多见。晶型不甚规则，一般排成 2～3 轮	39～78～169	多见。类圆形、半圆形、椭圆形	13～26	由 2～3 个分粒组成
Ⅷ 塔黄组	46	塔黄	少见。晶型不甚规则，一般排成 2～3 轮	13～39～78	少见。类圆形或半圆形	13～26	由 2～3 个分粒组成
	47	水黄（苞叶大黄）	较多见。晶型不甚规则，一般排成 2～3 轮	26～52～104	少见。类圆形或半圆形	13～39	

* Ⅴ. 穗序组 42. 卵果大黄和Ⅵ. 头序组 44. 头序大黄未测。

附：彩图 14-1～6。

（马吉余　白雅静　陈文霞）

第 15 章　正品大黄和非正品大黄花粉粒的光镜和扫描电镜的观察和比较研究

关于大黄属花粉形态的研究，国内外仅有 Leeuwen 和张小平等对 R. officinale, R. palmatum 和 R. delavayi 3 个种做过初步的观察。花粉是区别和鉴定现代或古代属种的最重要的形态特征。同一类群中花粉形态的变异很可能具有系统发育上的意义，而不同类群中花粉形态的相似性可能体现了它们之间的亲缘关系。只有对大黄属更为广泛的代表种进行花粉形态研究之后，才能对大黄属的花粉变异及其系统学意义有一个全面的认识。再者，对此属花粉形态的观察研究还可为大黄属的分类、系统位置的探讨及正品大黄的原植物鉴定提供依据。

材料与方法

大黄属的花粉材料采自北京大学药学院生物技术研究室及中国科学院植物研究所标本室所藏标本（表 15-1）。光学显微镜材料经醋酸酐分解后用甘油胶封片供观察和测量大小；每种测 20 粒花粉，并分别找出其平均值及其变化幅度。扫描电镜材料是将花粉直接粘于双面胶纸上，然后镀膜、观察和照相。我们使用 CARLZEISS JENA 型光学显微镜和 HITACHI S-800 扫描电子显微镜进行观察。

表 15-1　中国大黄属花粉形态特征

组名	种　名	形状	大小(μm)	花粉类型	外壁纹饰	凭证标本
Sect. Ⅰ Rheum	Rheum undulatum	近球形或长球形	37.2(31.9-38.8)×31.1(28.1-34.4)	3	具微刺，覆盖层不均匀，可见平滑稀疏的穴-穿孔	宁夏隆德县 91-02-017
	R. franzenbachii	近球形	32.0(28.1-37.5)×32.8(28.1-34.38)	1	具微刺，覆盖层平滑，可见密集的穿孔	山西五台山 01506
	R. franzenbachii var. weichangense	近球形	28.5(26.9-30.62)×29.5(28.1-31.2)	2	微刺-细网状，相对狭窄的网脊和小的网眼	河北围场 郑俊华、秦玉香 5
	R. australe	近球形	26.9(23.8-28.8)×25.5(21.9-28.1)	3	具微刺，覆盖层不均匀，可见平滑稀疏的穴-穿孔	青藏补点组 751366
	R. webbianum	近球形	25.3(23.8-26.9)×25.2(23.8-26.9)	3	具微刺，覆盖层不均匀，可见平滑稀疏的穴	西藏普兰县 生物研究所西藏考察队 4128
	R. hotaoense	长球形	40.8(34.4-43.8)×32.6(31.2-37.5)	1	具微刺，覆盖层平滑，可见密集的穿孔	青海乐都县 杨美华、向兰 王伟 Q99130
	R. wittrockii	近球形	30.7(25-34.4)×31.4(29.4-32.5)	1	具微刺，覆盖层平滑，可见密集的穿孔	新疆南山 814386
	R. forrestii	近球形	31.6(30-37.5)×29(25.6-31.2)	3	覆盖层不均匀，可见平滑稀疏的穿孔	云南丽江 高作经 1298
	R. likiangense	近球形	28(28.1-37.5)×28.9(26.2-33.1)	3	具微刺，覆盖层均匀-不均匀，可见平滑稀疏的穴-穿孔	青海玉树县 刘尚武　2339
	R. lhasaense	近球形	33.1(31.2-37.5)×32.5(31.2-36.9)	3	具微刺，覆盖层不均匀，可见平滑稀疏的穿孔	西藏拉萨 薛峰、尚安明 011

续表 15-1

组名	种 名	形状	大小(μm)	花粉类型	外壁纹饰	凭证标本
	R. compactum	近球形	28.2(23.8-31.2)×26.8(25-28.8)	1	具微刺,覆盖层平滑,可见密集的穿孔	新疆富蕴县 11575
	R. glabricaule	近球形	30.5(28.1-33.1)×26.7(25-28.1)	1	具微刺,覆盖层平滑,可见密集的穿孔	甘肃卓尼县 薛峰、尚安明 019
	R. glabricaule var. brevilobum	近球形	30.6(28.1-34.4)×27.8(25-31.2)	3	具微刺,覆盖层均匀-不均匀,可见平滑稀疏的穴-穿孔	甘肃卓尼县 薛峰、尚安明 020
	R. ovatum officinale	近球形	28.5(26.9-31.2)×26.8(25-31.2)	1	具微刺,覆盖层平滑,可见密集的穿孔	青海称多县 刘尚武 2548
Sect. Ⅱ Palmata	R. officinale	近球形	30.6(26.9-31.9)×28.7(26.9-31.2)	2	微刺-细网状,相对较宽的网脊和大的网眼	四川 张晓白 168
	R. palmatum	近球形	31.4(26.9-34.4)×29.3(25-31.9)	1	具微刺,覆盖层平滑,可见密集的穿孔	西藏昌都 杨竞生 91-604
	R. tanguticum	近球形或长球形	33.8(31.2-38.8)×22.9(18.8-25.6)	3	具微刺,覆盖层不均匀,可见平滑稀疏的穿孔-穴	甘肃夏河县 K. T. Fu 1007
	R. tanguticum var. liupanshanense	近球形或长球形	31.6(28.8-34.4)×27.6(25-28.1)	2	微刺-细网状,相对较宽的网脊和大的网眼	宁夏隆德县 张汉帮 9101
	R. laciniatum	近球形	29.9(26.2-31.9)×28.3(25-31.2)	2	微刺-细网状,相对较宽的网脊和大的网眼	宁夏隆德县 张汉帮 9102
Sect. Ⅲ. Acuminata	R. acuminatum	近球形	31.3(25-36.9)×29.8(25-30.6)	3	具微刺,覆盖层不均匀,可见平滑稀疏的穿孔	云南丽江 王启无 71148
	R. maculatum	近球形或长球形	32.4(31.2-34.4)×21.5(18.8-25)	3	具微刺,覆盖层均匀-不均匀,可见平滑稀疏的穿孔	四川茂县理县 何涛、周子林 12644
	R. kialense	近球形或长球形	30.9(28.8-34.4)×25.3(20.6-28.1)	3	具微刺,覆盖层不均匀,可见平滑稀疏的穿孔	四川稻城县 王璇 86023
Sect. Ⅳ. Deserticola						
Ser. 1 Racemiferum	R. racemiferum	近球形	31.7(30-37.5)×30.9(30-31.2)	3	具微刺,覆盖层均匀-不均匀,可见平滑稀疏的穴	内蒙古阿拉善旗 何叶琪 2946
	R. sublanceolatum	长球形	34.1(31.2-34.4)×24.7(18.8-28.1)	3	具微刺,覆盖层均匀-不均匀,可见平滑稀疏的穴-穿孔	甘肃夏河县 周立华、张耋曾 1505
	R. inopinatum	长球形	34.3(31.2-37.5)×28.1(25.6-31.2)	1	具微刺,覆盖层平滑,可见密集的穿孔	西藏 杨竞生 90-177
Ser. 2 Puminum	R. puminum	近球形	31.1(29.7-34.4)×27.8(25-29.7)	1	具微刺,覆盖平滑,可见密集的穿孔	青海玛多县 杨美华、向兰、王伟 Q99140
	R. delavayi	近球形或长球形	30.6(25-37.5)×23.8(21.9-26.6)	3	具微刺,覆盖层不均匀,可见平滑稀疏的穿孔	丽江 赵裕章 21276
Ser. 3 Nana	R. uninerve	近球形或长球形	34.2(31.2-37.5)×29.5(28.1-31.2)	3	具微刺,覆盖层均匀-不均匀,可见平滑稀疏的穿孔-穴	宁夏 何叶祺 2172
	R. nanum	近球形	29.4(26.9-31.2)×30.2(28.1-31.9)	1	具微刺,覆盖层平滑,可见密集的穿孔	新疆巴里坤县 杨美华、向兰、王伟 99120
	R. tibeticum	近球形	28.2(25-31.2)×25.7(23.4-28.1)	3	具微刺,覆盖层不均匀,可见平滑稀疏的穿孔	四川康定 薛峰、尚安明 024
Sect. V Orbicularia	R. tataricum	长球形	35.2(31.2-37.5)×31.1(28.1-34.4)	3	具微刺,覆盖层均匀,可见平滑稀疏的穴	新疆和静 C830036

续表 15-1

组名	种　名	形状	大小(μm)	花粉类型	外壁纹饰	凭证标本
Sect. Ⅵ Spiciformia	R. spiciforme	近球形或长球形	28.1(26.2-30)×28.6(26.2-30.6)	3	覆盖层不均匀，可见平滑稀疏的穿孔	西藏昌都 杨竞生 91-603
	R. moocroftinum	近球形	28.6(25.6-30)×27.38(25-30)	1	具微刺，覆盖层平滑，可见密集的穿孔	84-A-176
	R. rhomboideum	近球形或长球形	27.1(25-28.1)×28.2(26.9-29.4)	3	具微刺，覆盖层不均匀，可见平滑稀疏的穿孔	青海可可西里 黄荣福 K-101
	R. scaberrimum	近球形或长球形	29.6(26.2-31.2)×26.9(25-31.2)	4	低隆起的皱波状	青海玉树沿多县 王为义 177
	R. rhizostachyum	近球形或长球形	28.2(26.9-30)×26.4(25-28.1)	1	具微刺，覆盖层平滑，可见密集的穿孔	新疆和田
	R. reticulatum	近球形	28.9(26.2-31.2)×27.8(21.9-30)	3	具微刺，覆盖层不均匀，可见平滑稀疏的穿孔-穴	新疆塔什库尔干县生物研究所西藏考察队 3206
Sect. Ⅶ Globulosum	R. globulosum	近球形	32.3(29.4-37.5)×30.3(28.1-31.9)	5	具明显的密集的微刺，可见稀少的穿孔	西藏　登山科考队　208
Sect. Ⅷ Nabilia	R. nobile	近球形	23.3(20.6-25)×24.5(23.1-30)	6	高隆起，疣状的皱波状	西藏　西藏考察队　1404
	R. alexandrae	长球形	31.3(28.1-34.4)×26(23.1-31.2)	3	具微刺，覆盖层均匀-不均匀，可见平滑稀疏的穿孔-穴	四川康定 郭本兆、王为义 20664

结果与讨论

大黄属的花粉形态与文献报道基本一致，为近球形或椭球形或长球形，极面观圆三角形或三裂圆形，赤道面观椭圆形-圆形-扁圆形，大小(43.8～20.6)×(37.5～18.8)μm。具三孔沟(LM下孔明显；SEM下，孔有时明显，有时不明显)。沟长达两极，大多数沟宽，少部分窄。外壁纹饰可分为六种类型：①具微刺、覆盖层平滑且有密集的穿孔状纹饰，以波叶组为代表，在掌叶组、砂生组和穗序组亦可见(如图 15-1 中的 1、7、9、16、18)；②具细网状纹饰，以掌叶组为代表，另仅波叶组的部分种为此类型(如图 5-4 中的 8、17)；③具微刺、覆盖层均匀和不均匀且有平滑的稀少的穴状或穿孔状纹饰，以波叶组为代表，在掌叶组、心叶组、砂生组、圆叶组、穗序组和塔黄组的部分种也具有该类型(如图 15-1 中的 2、3、6、10、11、15、19、20、24)；④具不明显的低隆起的皱波状纹饰，此类型仅见于穗序组中的 R. scaberrimum(如图 15-1 中的 12、21)；⑤具明显的密集的微刺但稀少的穿孔状纹饰，此类型仅见于头序组的 R. globulosum(如图 15-1 中的 4、13、22)；⑥具明显的高隆起有疣状的皱波状纹饰，塔黄组的 R. nobile 为该类型(如图 15-1 中的 5、14、23)。各个种外壁纹饰的详细描述见表 15-1。

Leeuwen 观察了药用大黄(R. officinale)的花粉，他将该花粉的外壁纹饰类型定为大黄型(Rheum-type)。张小平等观察了掌叶大黄(R. palmatum)的花粉形态，结果与 Leeuwen 报道的相一致。我们的研究结果揭示该属的花粉的形态具有多样性，至少可分为六种类型。微刺一穴状或穿孔占全属的绝大部分(82.5%)，可被认为是该属的基本的或原始的类型。根据 Walker 的观点，被子植物的花粉外壁结构的演化趋势为无穿孔覆盖层→具穿孔覆盖层→具半覆盖层→无覆盖层。张小平等在研究了蓼科植物的花粉形态后，已经证实了这一进化趋势。因此，根据大黄属花粉形态性状的多样性，认为其可能的进化趋势如下：微刺一穴状或穿孔→细网状→皱波状→疣状一穿孔→疣状→皱波状。

大黄属约 60 种，分布在亚洲温带及亚热带的高寒山区。在我国主要分布于西北、喜马拉雅山等地区。由于最原始的类群如掌叶组、波叶组分布在此地区，所以我们认为该地区可能为大黄属的起源中心。无论是其植物形态特征，还是花粉的研究结果，均支持这一结论。

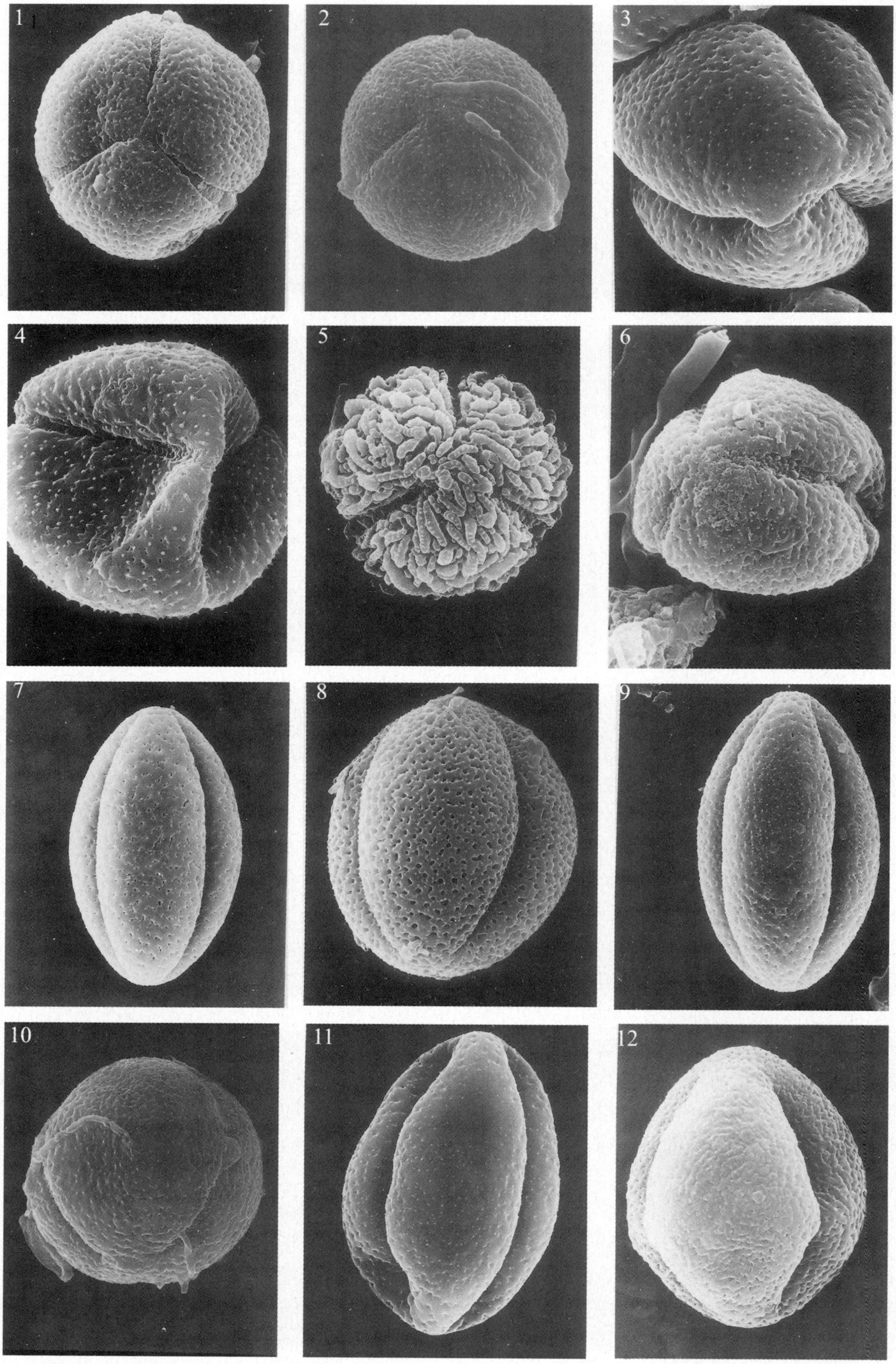

图 15-1　**大黄属花粉粒的扫描电镜照片**　1 and 9. R. palmatum；2 and 10. R. tanguticum；3 and 11. R. tataricum；4. R. globulosum；5. R. nobile；6. R. alexandrae；7. R. wittrockii；8. R. officinale；12. R. scaberrimum Bar：2μm

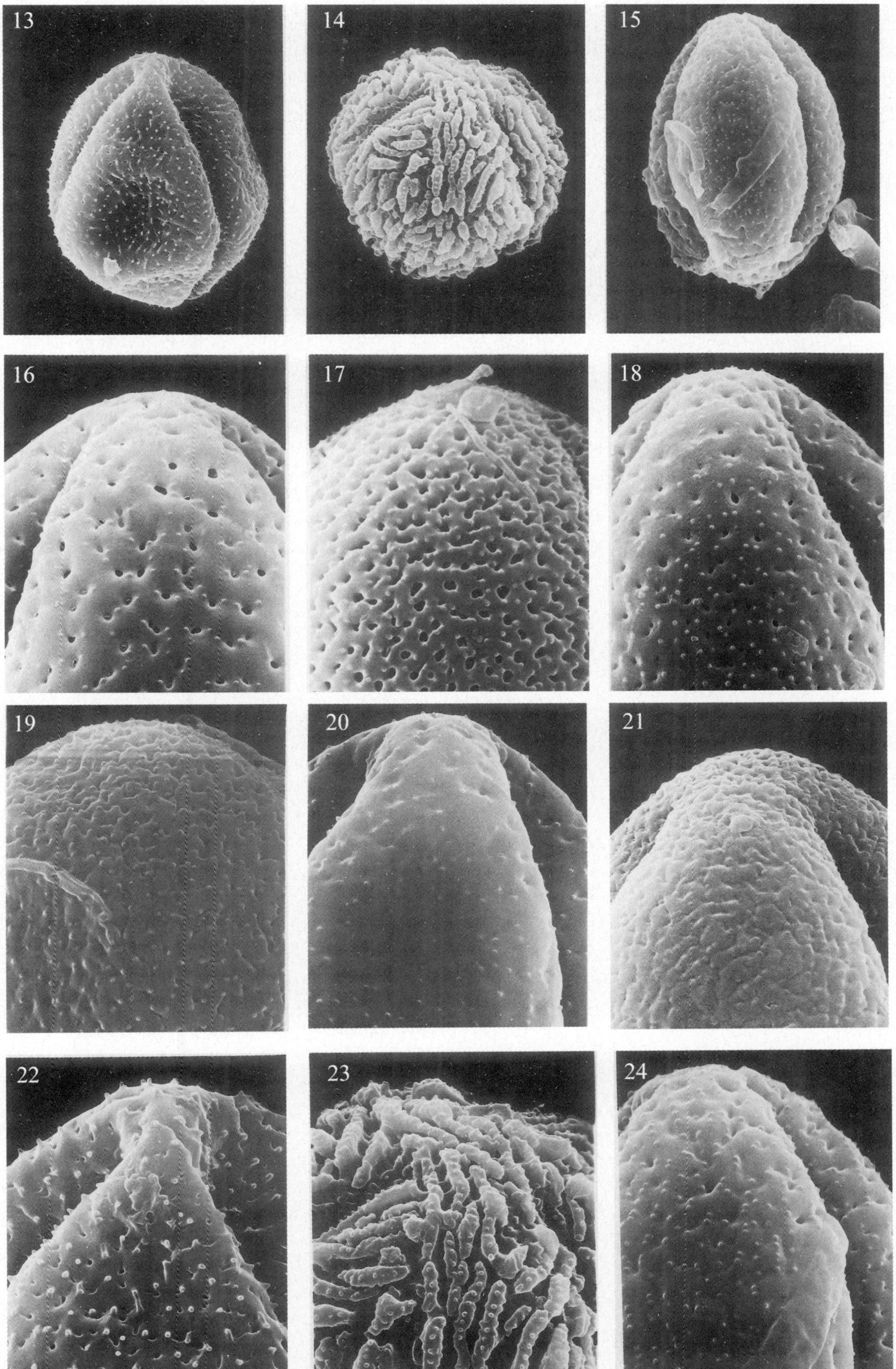

续图 15-1　**大黄属花粉粒的扫描电镜照片**　13 and 22. R. globulosum；14 and 23. R. nobile；15 and 24. R. alexandrae；16. R. wittrockii；17. R. officinale；18. R. palmatum；19. R. tanguticum；20. R. tataricum；21. R. scaberrimum Bar：2μm

从表 15-1 可知，在同一组中多种花粉类型存在，这似乎与大黄属的分类系统及其传统的性状分类相矛盾。一旦一分类群同时具有祖征和衍征两种性状，这些性状通常被认为是原始的。如果这一规律适用于大黄属的话，我们发现大部分组具有基本的原始的微刺一穴状或穿孔的外壁纹饰类型。这一结果表明大黄属是来源于一个共同祖先的自然类群。大黄属花粉的进化趋势以及在同一组中存在多种花粉纹饰类型均表明在大黄属花粉性状存在明显的平行进化趋势。

大黄属花粉性状的平行进化趋势与其地理分布和生态条件一致。我们发现具有原始花粉性状的类群通常生长在低海拔地区，而具有进化花粉特征的类群则生长在高海拔地区。例如，生长在高海拔（3 000～5 000m）喜马拉雅地区的头序组和塔黄组具有最进化的花粉类型，具有原始花粉性状的波叶组和掌叶组则广泛地分布于中国许多海拔相对较低的地区。

张小平等将前人描述的大黄花粉类型（R. officinale）理解为微刺一穿孔型。事实上，Leeuwen 和王伏雄的描述及所附图片均为细网状纹饰，这亦被我们的研究结果所证实。正品大黄的 3 个种 R. officinale，R. palmatum 和 R. tanguticum 均可通过其花粉表面纹饰相互区别开来。

参考文献

[1] Leeuwen PV，Punt W，Hoen PP. The Northwest European Pollen Flora-43，Polygonaceae. Review of Palaeobotany and Palynology，1988，57：81-151

[2] 张小平，周忠泽．中国蓼科花粉的系统演化．合肥：中国科学技术大学出版社，1998

[3] Walker JW. Evolution of exine structure in the pollen of primitive angiosperms. Amer J Bot，1974，61：891-902

[4] Farris JS. Out groups and parsimpny. Syst Zoo，1982，31：328-334

[5] 王伏雄．中国植物花粉形态．北京：科学出版社，1995

（杨美华　郑俊华　张大明　范国强）

第 16 章　大黄属植物 30 种生药的薄层层析鉴别

大黄属植物全世界共有 60 余种，我国有 40 余种，药典规定供药用的大黄只有 3 种。但由于国内外对大黄的需求日益增多，不少地区曾将同属它种大黄的根及根茎混入商品，充当大黄使用。本属植物除 2～3 种外，在民间均供药用，已有悠久历史。

本文对大黄属植物 30 个生药样品的甲醇提取液进行多种展开条件的实验研究，并制定出一套薄层层析彩色图谱，为大黄品种鉴别、大黄属植物的化学分类提供资料。

材料与方法

1. 生药材料　30 种大黄样品见表 16-1，分别取其根及根茎粉碎，过 100 目筛备用。

2. 方法

（1）薄层板用硅胶 G CMC 铺板。

（2）展开剂 A：乙酸乙酯∶甲醇∶水＝77∶13∶10，B：苯：乙酸乙酯∶甲醇＝70∶30∶10。

（3）样品用甲醇回流提取、滤过、浓缩后供 TLC 用。先用展开剂 A 展开至 6cm 处，取出晾干后，再以展开剂 B 展开至 11cm 处。

结果与讨论

展开后在紫外灯 365mm 下观察斑点颜色及位置（Rf 值）鉴别不同大黄品种。

现将组间和种间的斑点特征分述如下：

1. 波叶组大黄　本组在 Rf 0.28（除外 No.11）、0.51（除外 No.2）、0.66（除外 No.7、9、10）、0.75（除外 No.4、11）均为蓝紫色斑点，Rf 0.86 和 0.91（除外 No.6、9、10）均为橙色斑点。种间的特征为：

No.1，波叶大黄：Rf 0.1（黄色）；No.2，华北大黄：Rf 0.32（亮橙色）；No.3，围场大黄：Rf 0.28（蓝紫色），在 Rf＜0.28 未见任何斑点；No.4，藏边大黄：Rf 0.70（暗绿色）；No.5，河套大黄：本组其它种在 Rf 0.22 有荧光斑点，而本种却缺如；No.6，拉萨大黄：Rf 0.15、0.21（蓝紫色）；No.7，天山大黄：在本组的 TLC 图谱中，本种在 Rf 0.66（蓝紫色）缺如，以资鉴别；No.8，牛尾七：与 No.7 图谱极相似，但具有 Rf 0.66（蓝紫色斑点），可以区别；No.9 和 No.10，光茎大黄及其变种短裂光茎大黄：具有相同的 TLC 图谱而无法区分，可借助形态分类特征和 HPLC 的分析加以鉴别。No.11，卵叶大黄：Rf 0.48（暗黄色）。至此，对 11 种波叶组大黄可以得到鉴别。

2. 掌叶组大黄　本组在 Rf 0.81、0.86、0.91（均为橙色斑点）为其共同特征性斑点。种间的特征如下：

No.12，药用大黄：Rf 0.12（黄色）；No.13，掌叶大黄：Rf 0.17（淡蓝色）、0.22（亮红色）；No.14，唐古特大黄（鸡爪大黄）：与上种相比，没有 Rf 0.17 和 0.22 的斑点，可以鉴别；No.15，六盘山鸡爪大黄：Rf 0.18（淡蓝色），0.30、0.51、0.58（蓝紫色），No.16，秦岭大黄：缺乏 No.15 的上述斑点，而在 Rf 0.51（黄色）为其特征性斑点；No.17，条裂大黄：Rf 0.55、0.58（黄色）、0.75（绿色）为其特征性斑点。以上可以鉴别本组各种大黄。

3. 心叶组大黄　本组只采到 1 种样品——疏枝大黄：在 Rf 0.86（黄色）为其特征性斑点，可以鉴别。

4. 砂生组大黄　本组具有 Rf 0.36（亮橙色）、0.66（蓝紫色）、0.24、0.88（亮绿色）、0.91（橙色）等共同的特征性斑点。种间的特征如下：

No.19，总序大黄：本种没有特征性斑点，只有在和本组其它种相比较后可以鉴别。No.20，窄叶大黄：Rf 0.61（蓝紫色）；No.21，滇边大黄：Rf 0.18（淡蓝色）；No.22，小大黄：Rf 0.1、0.28（绿色）；No.23，矮大黄：Rf 0.75（绿色）；No.24，单脉大黄；本种 TLC 图谱与上种 No.23 相似，但 Rf 0.15 和 0.75 处未见荧光斑点，可以鉴别。No.25，西藏大黄：Rf 0.069（绿色）、0.52（蓝紫色）。

5. 穗序组大黄　本组具有以下 8 个共同的荧

光斑点：Rf 0.12（绿色）、0.22（亮橙色）、0.28（蓝紫色）、0.32、0.36（亮橙色）、0.86、0.91（橙色）。种间的鉴别特征如下：

No.26，网脉大黄：Rf 0.069；No.27，穗序大黄：Rf 0.056（淡绿色），而没有 0.069（绿色），可以和 No.26 相区别；No.28，歧穗大黄：Rf 0.033（蓝紫色）、0.056（黄色）、0.15（棕色）。

6. 塔黄组大黄 只有两种。

No.29，塔黄：Rf 0.45（绿色）为课题研究的 30 种大黄中唯一的特征性斑点；No.30，水黄：Rf 0.21（棕色）；0.88（绿色）亦为本课题研究的 30 种大黄中的特征性斑点。

以上研究结果表明，TLC 在生药鉴定中具有简便、快速、准确和重视性好等特点。作者经过较深入地反复实验研究，制定了一套彩色图谱，有利于大黄属的生药鉴定。同时，也为大黄属植物化学分类积累了科学资料。TLC 图谱见图 16-1～4）。

（安秀香 兰 顺 郑俊华 尚安明 薛 峰）

表 16-1 大黄属植物生药样品

名 称	原植物拉丁名	采集地点	采集时间	标本号
波叶组（Sect. Rhapontica）				
1. 波叶大黄	Rheum undulatum L.	宁夏降德	1991.7	9102-017-2
2. 华北大黄	R. franzenbachii Münt.	山西五台县	1985.4	85019
3. 围场大黄	R. franzenbachii var. weichangense S. L. Hu	河北围场	1991.8	91082
4. 藏边大黄	R. australe D. Don	西藏加查	1987.7	87020
5. 河套大黄	R. hotaoense C. Y. Cheng et T. C. Kao	陕西扶风县	1983.11	83018
6. 拉萨大黄	R. lhasaense A. T. Li	拉萨西郊	1990.7	90011
7. 天山大黄	R. wittrochii Lundstr.	新疆		
8. 牛尾七	R. forrestii Diels	云南丽江	1990.6	90009
9. 光茎大黄	R. glabricaule G. Sam.	甘肃卓尼	1991.7	91019
10. 短裂光茎大黄	R. glabricaule f. brevilobatum G. Sam.	甘肃卓尼	1991.7	91020
11. 卵叶大黄	R. ovatum C. Y. Cheng et. T. C. Kao	青海玉树	1989.8	89008
掌叶组（Sect. Palmata）				
12. 药用大黄	R. officinale Baill.	四川万源	1984.10	84024
13. 掌叶大黄	R. palmatum L.	陕西陇县	1986.10	86022
14. 唐古特大黄	R. tanguticum Maxim. ex Balf.	四川红源	1986.8	86036
15. 六盘山鸡爪大黄	R. tanguticum var. liupanshanense C. Y. Cheng et T. C. Kao	甘肃卓尼	1991.7	9016-3
16. 秦岭大黄	R. qinlingense Y. K. Yang et al	陕西太白	1991.7	91028
17. 条列大黄	R. laciniatum Prain	陕西太白	1991.10	91010
心叶组（Sect. Acuminata）				
18. 疏枝大黄	R. kialense Franch.	四川雅江	1991.8	91026
砂生组（Sect. Deserticola）				
19. 总序大黄	R. racemiferum Maxim.	内蒙古阿左旗	1990.9	90015
20. 窄叶大黄	R. sublanceolatum C. Y. Cheng et T. C. Kao	甘肃夏河	1991.7	91018
21. 滇边大黄	R. delavayi Franch.	云南丽江	1990.6	90010
22. 小大黄	R. pumilum Maxim.	青海互助县	1989.8	89001
23. 矮大黄	R. nanum Siev. ex Pall.	宁夏汝洪沟	1990.9	90013
24. 单脉大黄	R. uninerve Maxim.	宁夏汝洪沟	1990.9	90014
25. 西藏大黄	R. tibeticum Maxim. ex Hook. f.	四川康定	1991.7	91024

续表 16-1

名　称	原植物拉丁名	采集地点	采集时间	标本号
穗序组（Sect. Spiciforma）				
26. 网脉大黄	R. reticulatum A. Los.	青海天峻县	1989. 8	89003
27. 穗序大黄	R. spiciforme Royle	青海门源县	1989. 8	89004
28. 歧穗大黄	R. scaberrimum Lingelsh.	青海互助县	1989. 8	89002
塔黄组（Sect. Nobilia）				
29. 塔黄	R. nobile Hook. f. et Thoms.	西藏	1990. 7	90027
30. 水黄	R. alexandrae Batal.	四川康定	1991. 7	91023

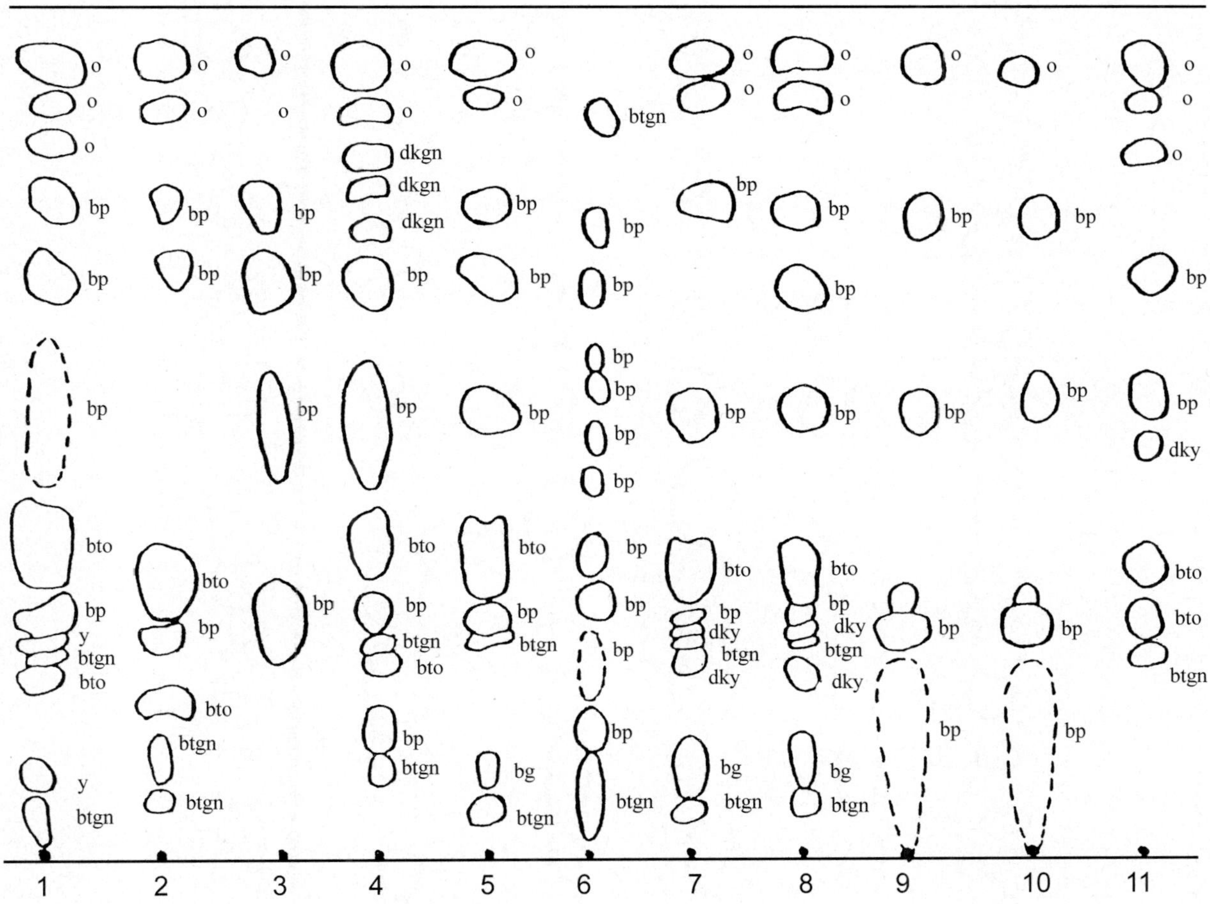

图 16-1　**波叶组大黄薄层层析鉴别图谱**（UV 365nm）

1. Rheum undulatum L.　2. R. franzenbachii Münt.　3. R. franzenbachii var. weichangense S. L. Hu　4. R. australe D. Don　5. R. hotaoense Cheng et Kao　6. R. 1hasaense A. T. Li　7. R. wittrochii Lundstr.　8. R. forrestii Diels　9. R. glabricaule G. Sam.　10. R. glabricaule f. brevilobatum G. Sam.　11. R. ovatum Cheng et Kao

Symbol for TLC spot: bg: blue green; bl: blue; bn: brown; bp: blue purple; btgn: bright green; bto: bright orange; btr: bright red; bty: bright yellow; dkbl: dark blue; dkgn: dark green; dkr: dark red; dky: dary yellow; gn: green; o: orange; wkbl: weak blue; wky: weak yellow; y: yellow

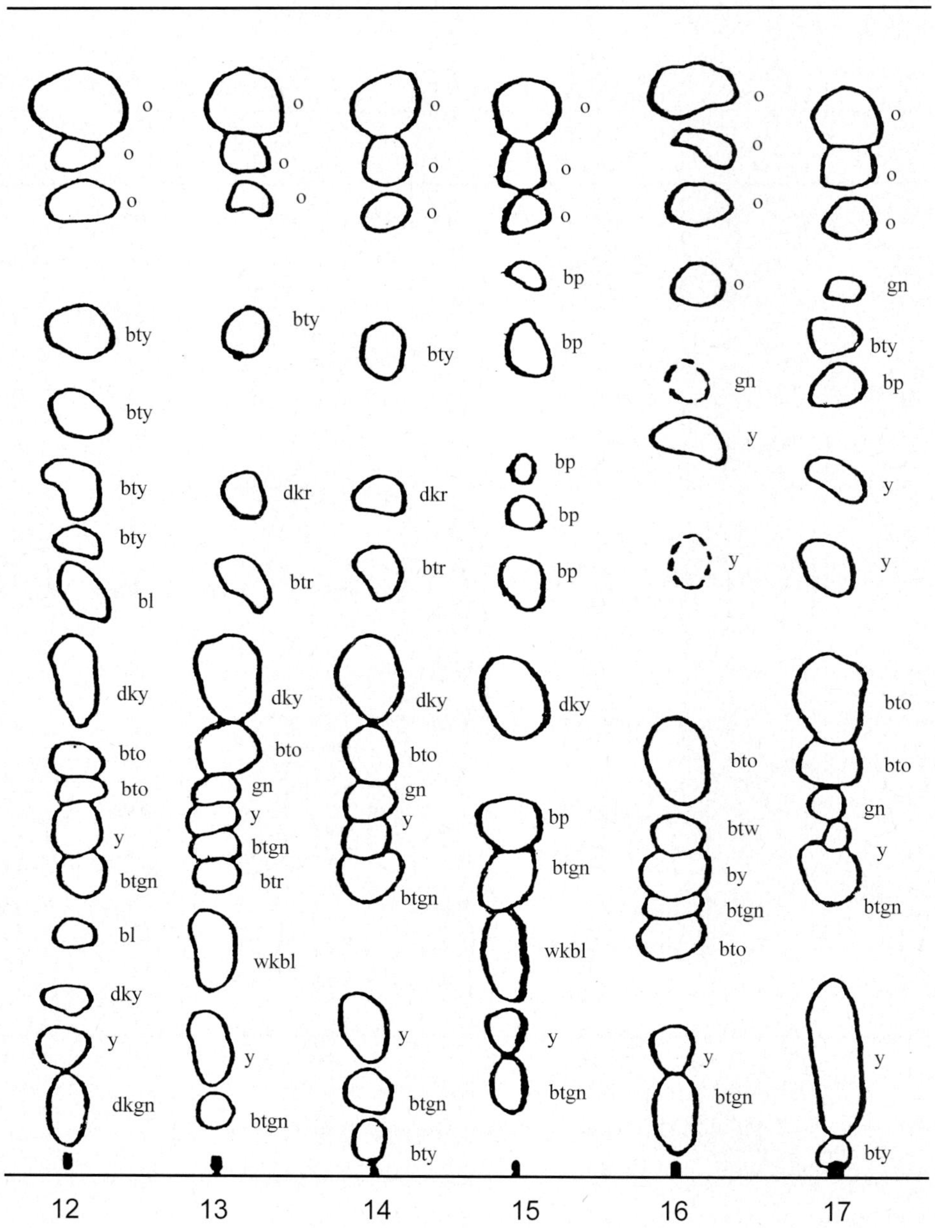

图 16-2　掌叶组大黄薄层层析鉴别图谱（UV 365nm）

12. Rheum officinale Baill.　13. R. palmatum L.　14. R. tanguticum Maxim. ex Balf.
15. R. tanguticum var. liupanshanense Cheng et Kao　16. R. qinlingense Y. K. Yang et al
17. R laciniatum Prain

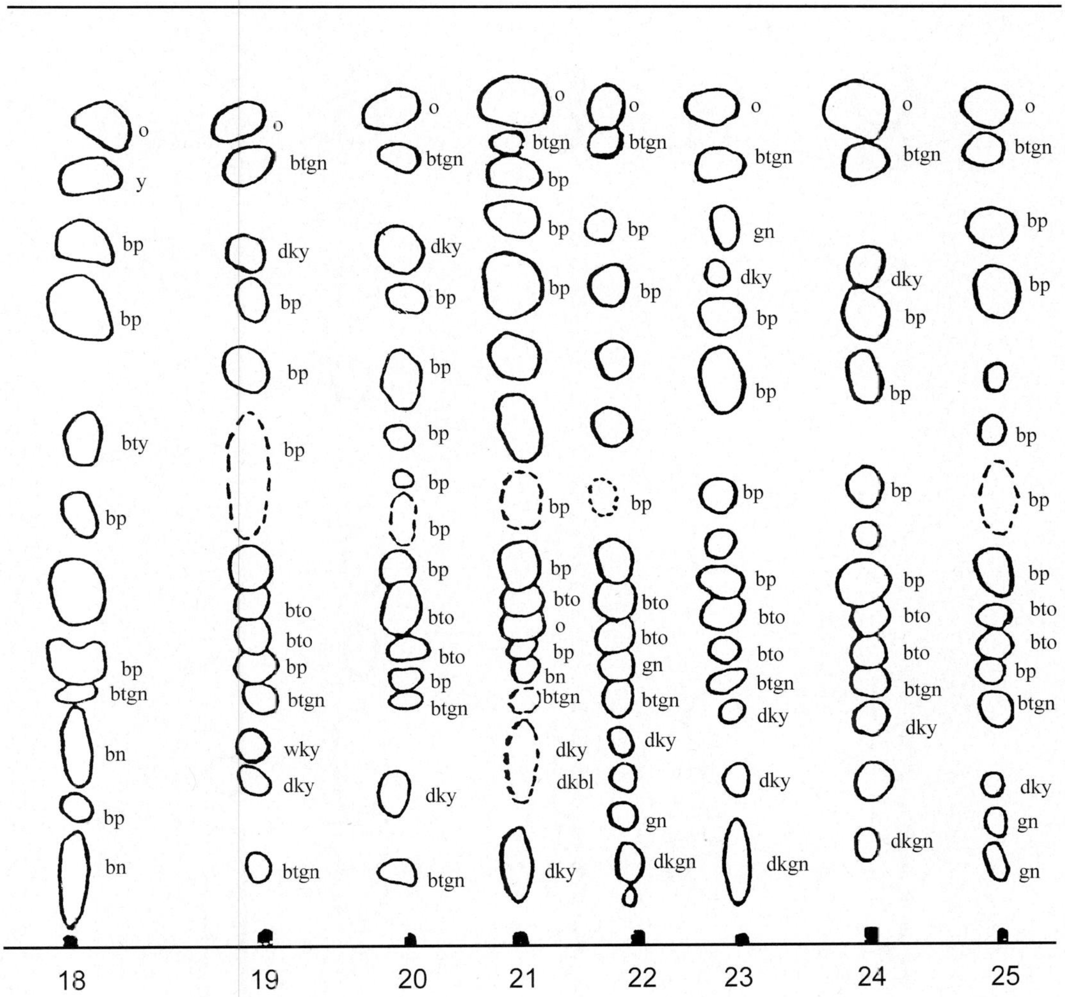

图 16-3　心叶组和砂生组大黄薄层层析鉴别图谱（UV 365nm）

18. Rheum kialense Franch.　19. R. racemiferum Maxim.　20. R. sublanceolatum Cheng et Kao
21. R. delavayi Franch.　22. R. pumilum Maxim.　23. R. nanum Siev. ex Pall.　24. R. uninerve Maxim.
25. R tibeticum Maxim. ex Hook. f.

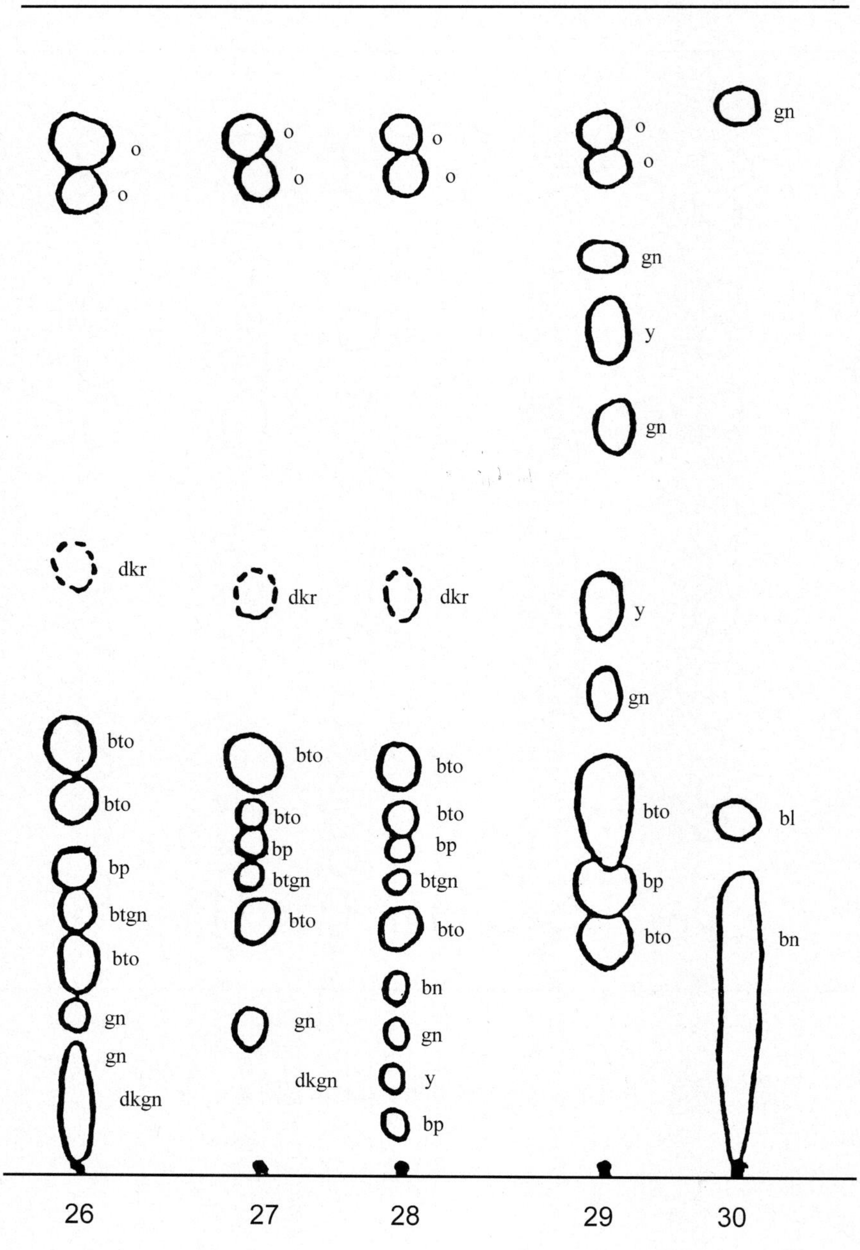

图 16-4 穗序组和塔黄组大黄薄层层析鉴别图谱（UV 365nm）

26. Rheuum reticulatum A. Los. 27. R. spiciforme Royle 28. R. scaberrimum Lingelsh. 29. R. nobile Hook. f. et Thoms. 30. R. alexandrae Batal.

第 17 章　大黄鉴别方法学探索

第一节 人工神经网络模式识别法在大黄近红外光谱鉴别中的应用

概　　述

中药大黄具有泻下、抗菌、利胆、保肝、止血活血等功效，是我国特产的重要药材之一，也是重要的出口中药。药典收载的正品大黄来源于掌叶组的掌叶大黄、鸡爪大黄和药用大黄；在商品中常常还混有大黄属其它植物的根及根茎，为非正品，俗称土大黄或山大黄，在不同地区及民间使用，主要有华北大黄、藏边大黄、塔黄、天山大黄等，但药效不同，泻下作用差，且有的可引起腹泻。长期以来，对大黄生药的鉴定多是依靠宏观的外部形态、性状鉴定、显微鉴定和理化鉴定。如观察根茎髓部有无星点；大黄的提取液点于滤纸上，365nm 紫外灯下观察有无持久的亮蓝色荧光。但这些方法有局限性，星点的有无只能用来鉴别大黄的根茎，正品大黄中也含有具亮蓝色荧光的二苯乙烯类物质，所以这些方法难以区别正品大黄和非正品大黄的根及炮制加工后的粉末。

正品大黄的叶呈不同程度的掌状分裂，非正品大黄叶不分裂，所以从原植物叶的形态上易于区别正品大黄和非正品大黄，基于现代分析手段和计算机技术的发展，本文以大黄植物形态学鉴定结果为依据，结合近红外光谱和人工神经网络模式识别方法，试图寻找准确、快速鉴定大黄生药的方法。

近红外光是介于可见光与中红外光之间的电磁波，其谱区范围为 780～2 526nm（12 820～3 959cm^{-1}），该区域的吸收主要由分子中 C—H，O—H 和 N—H 基团基频振动的倍频吸收和合频吸收所产生。由于近红外光谱法具有四个优点：快速、样品制备简单，可进行同一光谱的多成分分析以及样品的无损分析，在 20 世纪 70 年代后，随着计算机技术及化学计量学的发展，近红外光谱成为世界上快速发展的分析手段之一，广泛应用于农业、食品工业、石油、化工、制药、纺织及生物医学等领导，尤其适用于在线分析。

近两年来，有人尝试利用近红外光谱用于中药分类和药材鉴别，主要依靠峰位、峰数和峰强。但对于同属植物，由于不同种之间化学成分相似，用近红外光谱峰位鉴别法难以准确识别。应用人工神经网络这种模式识别方法能找出被众多错综复杂的共性所掩盖的个性，可以解决同属不同种药材的分类鉴别，保障用药的安全和有效。

人工神经网络是用工程技术手段模拟人脑神经网络的结构和功能特征的一类人工信息处理系统，它通过对样本学习建立起记忆，然后将未知模式判决为最接近的记忆。目前应用最广泛的网络是三层误差反向传播算法（简称 BP 算法）。这种网络的结构如图 17-1 所示。这种算法的基本思想是把学习分成两个阶段：第一阶段（正向传播过程）输入信息从输入层经过隐含层逐层处理并计算出各单元的实际输出值；第二阶段（反向过程）若在输出层不能得到期望的输出，逐层计算实际输出与期望输出之差值（即误差），据此值调整权值，从后向前修正各层次之间的联系权重，在不断学习和修正过程中，使网络的学习误差达到最小。BP 人工神经网络基本的学习过程如下：

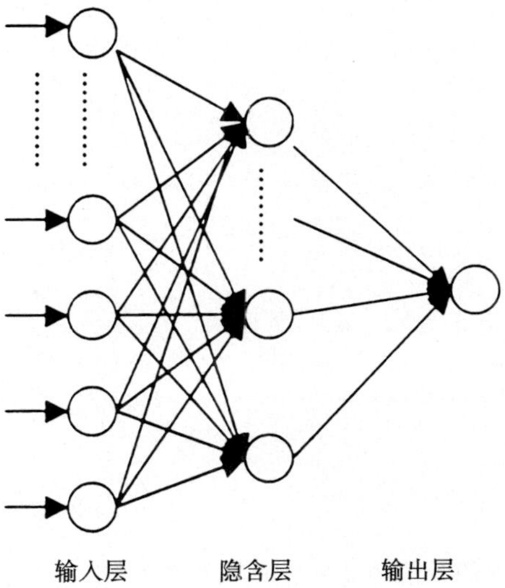

图 17-1　三层人工神经网络的结构

①对连接强度（权重）wij 赋初值。

②输入学习集样本 Vi^m 及期望输出值 Vi^T，m 为层数，i 为节点数，T 表示期望的输出状态。

③输入信号随传递函数传播。

$Vj^m=F(NETj^m)$，$[NETj^m=\sum w_{ij}{}^m Vi^{m-1}+\beta_i]$ w_{ij}是节点 i 和 j 间的连接权重；Vi^{m-1}是 m−1 层节点 i 的输入值；β 为域值，F 为传递函数，通常采用 Sigmoid 函数：$F(NETj^m)=1/[1+\exp(-NETj^{-m})]$

④计算输出值的 δ 值。

$\delta i^0=-\partial E/\partial NETi^0=-(\partial E/\partial Vi^0)(\partial Vi^0/\partial NETi^0)=F'(NETi^0)[Vi^T-Vi^0]$

误差函数 $E=1/2\sum(Vi^T-V_i{}^0)^2$

$F'(NETi^0)=\partial F(NET_i{}^0)/\partial NET_i{}^0=F(NETi^0[1-F(NETi^0)]$

⑤通过误差反向传播计算前一层的 δ 值。$\delta i^{m-1}=F'(NETi^{m-1})[\sum w_{ij}{}^m\delta_j{}^m]$

⑥用 $w_{ij}^m=\eta\delta i^m\ Vj^{m-1}$ 更新权重 $w_{ij}{}^{new}=w_{ij}{}^{old}+w_{ij}{}^m$

⑦按实际输出值与期望值多次循环修改权重，直至二者误差小于预定值。网络经过训练，确定了各个连接权值。这样，将未知样本输入网络，根据输出值即可预测其类别。

材料与方法

1. 材料　人工神经网络分析模型软件由中国农业大学信息学院严衍禄教授课题组编制。研究用生药样品见表 17-1，彩图 17-1。33 个样品作为学习集，其中 14 个样品为正品大黄（No. 1，3，4，5，8，13，14，17，18，20，23，26，27，30)，19 个样品为非正品大黄（No，40，42，47，55，59，63，65，67，69，70，74，77，79，82，85，88，92，96，97)；另外 62 个样品(No. 34～39 及 HPLC 指纹谱补充样品 35A，41A，66A，66B，73A，73B，76A，96A，96B，102 除外)作为测试集 1，其中有 19 个为正品大黄，43 个为非正品大黄；其它 4 个样品(No. 34～37)作为测试集 2。除赠送样品外，其余样品均由北京医科大学诚静容教授和陈虎彪教授鉴定。No. 38 和 No. 39 因为没有原植物标本而没有鉴定，为测试集 3。

表 17-1　大黄属植物研究用样品的收集和鉴定

No.	中文名称	植物学名	产地	采集时间及备注
	掌叶组			
1	掌叶大黄	Rheum palmatum L.	甘肃天祝县	李九丹赠送
2	掌叶大黄	R. palmatum L.	甘肃古浪县	李九丹赠送
3	掌叶大黄	R. palmatum L.	西藏比如县	李九丹赠送
4	掌叶大黄	R. palmatum L.	西藏类乌齐县	李九丹赠送
5	掌叶大黄	R. palmatum L.	西藏南木林县	李九丹赠送
6	掌叶大黄	R. palmatum L.	西藏那曲地区索县	李九丹赠送
7	掌叶大黄	R. palmatum L.	西藏山南地区曲松县	李九丹赠送
8	掌叶大黄	R. palmatum L.	四川	1986
9	掌叶大黄	R. palmatum L.	四川	1986
10	掌叶大黄	R. palmatum L.	陕西陇县	1986. 10
11	掌叶大黄（商品）	R. palmatum L.	青海玉树药材公司	1983. 3. 15
12	掌叶大黄（蛋吉）	R. palmatum L.	甘肃礼县	
13	鸡爪大黄（野生）	R. tanguticum Maxim. ex Regel	甘肃甘南迭部县	1983. 2
14	鸡爪大黄	R. tanguticum Maxim. ex Regel	甘肃天祝县油房台	李九丹赠送
15	鸡爪大黄	R. tanguticum Maxim. ex Regel	甘肃天祝县极乐大队	李九丹赠送
16	鸡爪大黄（商品）	R. tanguticum Maxim. ex Regel	甘肃卓尼县	1991. 7. 18
17	鸡爪大黄	R. tanguticum Maxim. ex Regel	青海民和县	1989. 8

续表 17-1

No.	中文名称	植物学名	产地	采集时间及备注
18	鸡爪大黄（栽培）	R. tanguticum Maxim. ex Regel	青海乐都县马厂乡马厂村	1999.8.8
19	鸡爪大黄（移栽）	R. tanguticum Maxim. ex Regel	青海互助北山林场浪士当沟德千台	1999.8.10
20	鸡爪大黄（野生）	R. tanguticum Maxim. ex Regel	青海互助北山林场浪士当沟曼毛山	1999.8.11
21	鸡爪大黄（移栽）	R. tanguticum Maxim. ex Regel	青海玉树公安局院内	1999.8.30
22	鸡爪大黄（移栽）	R. tanguticum Maxim. ex Regel	青海果洛玛沁县军分区	1999.9.2
23	鸡爪大黄（移栽）	R. tanguticum Maxim. ex Regel	青海果洛玛沁县江酿水电站河滩	1999.9.2
24	鸡爪大黄（野生）	R. tanguticum Maxim. ex Regel	青海果洛距玛沁县江酿水电站附近	1999.9.2
25	鸡爪大黄（移栽）	R. tanguticum Maxim. ex Regel	青海同德县河北乡政府院内	1999.9.3
26	鸡爪大黄	R. tanguticum Maxim. ex Regel	四川红源县	1986.8.25
27	药用大黄	R. officinale Baill.	四川万源县中药公司	1984.10.23
28	药用大黄	R. officinale Baill.	四川南川县金佛山	李九丹赠送
29	药用大黄	R. officinale Baill.	四川重庆南川市三泉镇大河村黄草坪	1999.10.13
30	雅黄（一等）	R. spp	四川外贸仓库	1984.9.18
31	雅黄（二等）	R. spp	四川外贸仓库	1984.9.18
32	雅黄（三等）	R. spp	四川外贸仓库	1984.9.18
33	雅黄（等外）	R. spp	四川，货源广东	1984.12
34	六盘山鸡爪大黄	R. tanguticum var. lipenshanense	宁夏隆德县六盘山沟	1991.6.30
35	六盘山鸡爪大黄	R. tanguticum var. lipenshanens	宁夏隆德县六盘山沟	1991.7.5
35A	条裂大黄	R. laciniatum Prain	陕西太白	1991.7
36	绿花唐古特大黄	R. tanguticum var. viridiflorum	陕西太白	1997.7
37	秦岭大黄	R. qinlingense Y. K. yang	陕西太白县	1991.7.17
38	太白大黄（栽培）	R. spp	陕西太白县植化工厂	1991.7.17
39	宁夏贺兰山大黄	R. spp	宁夏	1984.7.4
	波叶组			
40	波叶大黄	R. undulatum L.	陕西太白县	1991.7
41	波叶大黄	R. undulatum L.	宁夏隆德县	1991.6.18
41A	长波叶大黄	R. undulatum L. var. longifolium C. Y. Cheng et Kao	内蒙古	1997.8
42	华北大黄（带星点）	R. franzenbachii Münt.	山西五台县	1991.9.25
43	华北大黄（不带星点）	R. franzenbachii Münt.	山西五台县	1991.9.25
44	华北大黄	R. franzenbachii Münt.	内蒙古巴盟	1985.10

续表 17-1

No.	中文名称	植物学名	产地	采集时间及备注
45	围场大黄	R. franzenbachii Münt var. weichangense S. L. Hu	河北围场	1991.7.30
46	藏边大黄	R. australe D. Don	西藏山南加查县	1984.7.21
47	藏边大黄	R. australe D. Don	西藏堆龙德钦县	李九丹赠送
48	藏边大黄	R. australe D. Don	西藏山南朗县古区	李九丹赠送
49	藏边大黄（商品）	R. australe D. Don	西藏山南朗县	李九丹赠送
50	藏边大黄	R. australe D. Don	西藏山南地区朗县金东区	李九丹赠送
51	藏边大黄	R. australe D. Don	西藏日喀则地区江孜县	李九丹赠送
52	藏边大黄	R. australe D. Don	西藏日喀则地区仁布县	李九丹赠送
53	藏边大黄	R. australe D. Don	西藏日喀则地区南木林县	李九丹赠送
54	河套大黄	R. hotaoense C. Y. Cheng et Kao	陕西扶风县	1983.11
55	河套大黄	R. hotaoense C. Y. Cheng et Kao	西安医药公司	1983.7
56	河套大黄（栽培）	R. hotaoense C. Y. Cheng et Kao	青海乐都县马厂乡马厂村	1999.8.8
57	天山大黄	R. wittrockii Lundstr.	新疆伊梨果子沟新二台霍城林场	1999.7.4
58	牛尾七	R. forrestii Diels	云南丽江文海	1990.6.19
59	丽江大黄	R. likiangense Sam.	青海称多县称文乡木小山	1999.8.27
60	丽江大黄	R. likiangense Sam.	青海玉树巴塘乡阳坡	1999.8.29
61	丽江大黄	R. likiangense Sam.	青海称多偈武山高山草甸	1999.8.30
62	卵叶大黄	R. ovatum C. Y. Cheng et Kao	青海玉树囊谦县	1989.8.27
63	拉萨大黄	R. lhasaense A. J. Li et P. K. Hsiao	四川红源刷经寺	1986.8.25
64	拉萨大黄	R. lhasaense A. J. Li et P. K. Hsiao	拉萨西郊	1990.7.13
65	密序大黄	R. compactum L.	新疆哈密地区伊吾军马场九连北山	1999.7.28
66	密序大黄	R. compactum L.	新疆哈密地区转嘴子	1999.8.1
66A	阿尔泰大黄	R. altaicum A. Los.	北京药植所资源室	1991.6.17
66B	阿尔泰大黄	R. altaicum A. Los.	新疆哈密地区伊吾军马厂松树塘南山河边	1999.7.25
67	光茎大黄	R. glabricaule Sam.	甘肃卓尼县	1991.7.11
68	短裂光茎大黄	R. glabricaule Sam. f. brevilobatum Sam.	甘肃卓尼县	1991.7.11
	心叶组			
69	心叶大黄	R. acuminatum Hook. f. et Thoms. ex Hook.	西藏日喀则地区定日县	李九丹赠送
70	疏枝大黄（86021）	R. kialense Franch.	四川稻城县	1986.8
71	疏枝大黄（86023）	R. kialense Franch.	四川稻城县	1986.8.6
72	疏枝大黄	R. kialense Franch.	四川康定	1991.7.25
73	疏枝大黄	R. kialense Franch.	四川雅江	1991.8.7
73A	斑茎大黄	R. maculatum C. Y. Cheng et Kao	四川茂县	1952.8
73B	藏东大黄	R. orieni-xizangense Y. K. Yang	西藏布久区	1996.6

续表 17-1

No.	中文名称	植物学名	产地	采集时间及备注
	砂生组			
	总状系			
74	总序大黄	R. racemiferum Maxim.	内蒙古阿左旗	1990. 8. 19
75	窄叶大黄	R. sublanceolatum C. Y. Cheng et Kao	甘肃夏河县	1991. 7. 8
76	窄叶大黄	R. sublanceolatum C. Y. Cheng et Kao	青海称多县称文乡阳坡石壁	1999. 8. 26
76	A 红脉大黄	R. inopinatum Prain	青海	1997. 7
	小黄系			
77	小大黄	R. pumilum Maxim.	青海互助县	1989. 8. 16
78	小大黄	R. pumilum Maxim.	青海兴海县温泉河滩草甸	1999. 8. 23
79	小大黄	R. pumilum Maxim.	青海兴海县河卡山	1999. 8. 23
80	小大黄	R. pumilum Maxim.	青海玛多巴彦卡拉山高山草甸	1999. 8. 25
81	小大黄	R. pumilum Maxim.	青海称多县燕口山高山草甸	1999. 8. 28
82	小大黄	R. pumilum Maxim.	玉树巴塘乡河边草甸灌丛	1999. 8. 29
83	小大黄	R. pumilum Maxim.	青海果洛藏族自治州玛沁县昌玛河河边	1999. 9. 1
84	小大黄	R. pumilum Maxim.	青海果洛藏族自治州玛沁县江酿水电站河边草甸	1999. 9. 2
85	滇边大黄	R. delavayi Franch.	四川甘孜康定雅甲埂干沟	1986. 7. 22
86	滇边大黄	R. delavayi Franch.	四川甘孜康定雅甲埂干沟	1986. 7. 24
87	滇边大黄	R. delavayi Franch.	云南丽江文海	1990. 6. 19
	矮黄系			
88	单脉大黄	R. uninerve Maxim.	宁夏汝洪沟	1990. 8. 17
89	矮大黄	R. nanum Siev. ex Pall.	宁夏汝洪沟	1990. 8. 17
90	矮大黄	R. nanum Siev. ex Pall.	新疆哈密地区巴里坤西山戈壁	1999. 7. 28
91	西藏大黄	R. tibeticum Maxim. ex Hook. f.	四川康定	1991. 7. 24
	穗序组			
92	穗序大黄	R. spiciforme Royle	青海门源县	1989. 8. 14
93	歧穗大黄	R. scaberrimum Lingelsh	青海互助县马莲滩	1989. 8. 6
94	歧穗大黄	R. scaberrimum Lingelsh	青海互助北山黄垭壑	1999. 8. 12
95	网脉大黄	R. reticulatum A. Los.	青海海西洲天峻县	1989. 8. 9
96	网脉大黄	R. reticulatum A. Los.	青海玛多县星星海大野马岭	1999. 8. 31
96A	枝穗大黄	R. rhizostachyum Schrenk	新疆塔什	1988. 8
96B	菱叶大黄	R. rhomboideum A. Los.	青海西藏交界长江源、岗加、曲巴	1999. 6
	塔黄组			
97	塔黄	R. nobile Hook. f. et Thoms.	西藏山南地区朗县	李九丹赠送
98	塔黄	R. nobile Hook. f. et Thoms.	西藏林芝	1990. 7
99	塔黄	R. nobile Hook. f. et Thoms.	西藏林芝	1992. 7. 26
100	苞叶大黄	R. alexandrae Batal.	四川康定雅甲埂	1986. 7. 24
101	苞叶大黄	R. alexandrae Batal.	四川康定	1991. 7. 25
	圆叶组			
102	圆叶大黄	R. tataricum L.	新疆	1990. 8

2. 方法 数据采集和预处理：将样品粉末（过 60 目筛）3g 左右直接装于样品杯中，用近红外光谱仪 VECTOR22 型傅立叶变换近红外光谱仪（德国 BRUKER 公司产）扫描 64 次。大黄各样品粉末的近红外漫反射光谱经处理，得到一阶导数光谱。利用一阶导数光谱 4 000～8 000 cm^{-1} 的 519 个数据点进行主成分分析，提取主成分作为输入变量。

结果与讨论

为了简化网络结构，防止系统发生振荡及陷入局部最优解，我们对网络参数进行了优化，比较了输入层节点数、学习速率和动量因子对 BP 人工神经网络收敛度（用学习曲线的最终误差表示）、对学习集的识别正确率和对测试集 1 预测正确率的影响。隐含层节点数定为（N＋1）/2（其中 N 为输入层节点数，1 为输出层节点）。分别选用 6，8，10 个主成分作为输入值，学习次数为 10^5。学习速率范围：0.1～0.9；动量因子范围：0.1～0.9。

通过对学习集的学习建立正品大黄和非正品大黄的人工神经网络识别系统，其期望输出值正品大黄为 1，非正品大黄为 0。然后对测试集进行预测，预测结果的判定值为 0.5，当输出值大于 0.5 判为正品大黄，当输出值小于 0.5 判为非正品大黄。其学习及预测结果见表 17-2。

表 17-2 输入层节点数、学习速率、动量因子对网络收敛度、识别正确率和预测正确率的影响

输入层节点数	学习速率	动量因子	收敛度	识别正确率（%）	预测正确率（%）
6	0.1	0.1	0.13	93.93	93.54
		0.3	0.10	96.96	93.54
		0.5	0.06	100	95.16
		0.7	0.13	93.93	93.54
		0.9	0.11	90.90	91.93
	0.3	0.1	0.06	100	93.54
		0.3	0.07	100	95.16
		0.5	0.12	90.90	91.93
		0.7	0.11	90.90	91.93
		0.9	0.12	93.93	90.32
	0.5	0.1	0.12	90.90	91.93
		0.3	0.12	90.90	91.93
		0.5	0.11	90.90	91.93
		0.7	0.11	93.93	91.93
		0.9	0.18	90.90	91.93
	0.7	0.1	0.12	90.93	91.93
		0.3	0.11	93.93	91.93
		0.5	0.11	93.93	91.93
		0.7	0.12	93.93	88.70
		0.9	0.24	78.78	80.64
	0.9	0.1	0.12	93.93	91.93
		0.3	0.12	93.93	91.93
		0.5	0.11	93.93	88.70
		0.7	0.12	93.93	85.48
		0.9	0.30	63.63	75.80
8	0.1	0.1	0.03	100	95.16
		0.3	0.02	100	95.16
		0.5	0.01	100	95.16
		0.7	0.00	100	95.16
		0.9	0.10	100	80.654
		0.1	0.01	100	95.16
		0.3	0.00	100	95.16

续表 17-2

输入层节点数	学习速率	动量因子	收敛度	识别正确率（%）	预测正确率（%）
	0.3	0.5	0.00	100	95.16
		0.7	0.02	100	93.54
		0.9	0.01	100	93.54
		0.1	0.00	100	95.16
		0.3	0.01	100	96.77
8	0.5	0.5	0.02	100	91.93
		0.7	0.01	100	93.54
		0.9	0.01	100	74.19
		0.1	0.00	100	95.16
	0.7	0.3	0.00	100	93.54
		0.5	0.02	100	90.32
		0.7	0.01	100	93.54
		0.1	0.01	100	95.16
		0.3	0.03	100	95.16
	0.1	0.5	0.01	100	93.54
		0.7	0.00	100	93.54
		0.9	0.01	100	87.09
		0.1	0.00	100	93.54
		0.3	0.00	100	93.54
10	0.3	0.5	0.00	100	93.54
		0.7	0.01	100	88.70
		0.9	0.00	100	93.54
		0.1	0.00	100	93.54
	0.5	0.3	0.00	100	91.93
		0.5	0.01	100	90.32
		0.7	0.01	100	88.70

1. 当输入层节点数为 8：学习速率为 0.7，动量因子为 0.9，学习次数在 5 000～15 000 时系统发生振荡；当学习速率为 0.9，网络不收敛。
2. 当输入层节点数为 10：学习速率为 0.5，动量因子为 0.9，学习次数在 4 000～10 000 时系统发生振荡；当学习速率为 0.7、0.9，网络不收敛。

从结果分析看，输入节点数为 8，学习速率为 0.5，动量因子为 0.3 为最佳参数，在此条件下，人工神经网络对学习集的识别正确率为 100%，对测试集的预测正确率为 96.77%（No. 99～101 误判为正品大黄），同专家形态学分类结果基本一致。

在测试集 2 中属于掌叶组的六盘山鸡爪大黄、秦岭大黄、绿花唐古特大黄均被判为正品大黄。它们的叶子的形态特征同正品大黄十分相似，只是叶裂的程度不同，能否取代正品大黄应用尚待进一步研究。雅黄二等、三等和等外品均被判定为正品大黄。为了确保中药大黄的品质，利用人工神经网络进行大黄品质评价的工作还需深入。

在测试集 3 中样品 38 俗称太白大黄，样品 39 俗称贺兰山大黄，因为没有植物标本，原植物无法鉴别，通过人工神经网络，样品 38 判为正品大黄，样品 39 判为非正品大黄。

本文首次将近红外光谱同人工神经网络模式识别法相结合进行中药大黄的真伪鉴别。近红外光谱法无须对样品进行化学预处理，可实现样品的快速无损分析，而且操作简便，无污染，低消耗，是一个很有前途的分析方法。近红外光谱原谱倍频和合频信号弱，谱带相互重叠多，信息解析复杂，利用 BP 人工神经网络对样品进行模式识别可将原谱中隐藏的信息反映出来，人工神经网络具有自组织、自学习、自适应能力，处理信息量大，判别速度快等优点，近红外光谱同人工神经网络模式识别法相结合为快速鉴别生药提供了可能。

附：彩图 17-1。

参考文献

[1] Fred W McClure. Near-infrared spectroscopy-the giant is running strong. Aanal Chem，1994，66（1）：43A-53A

[2] 刘国林，蔡金娜，李伟，等．近红外光谱技术在中药蛇床子分类中的应用．计算机与应用化学，2000，17（2）：109-110

[3] 吴拥军，李伟，相秉仁，等．光纤近红外漫反射光谱技术在前胡族植物分类中的应用探讨．计算机与应用化学，2000，17（2）：111-112

[4] Bobby G Sumpter，Coral Getino，Donald W Noid. Theory and application of neural computing in chemical science. Annu Rev Phys Chem，1994，45：439-481

[5] 吴新生，谢益民，刘焕彬．主成分分析法用于化工过程人工神经网络建模．计算机与应用化学，1999，16（3）：119-221，230

[6] Zupan J，Gasteiger J. Neural networks：a new method for solving chemical problems or just a passing phase. Anal Chim Acta，1991，248：1-30

[7] 吴家坤，张登科，杨勇康，等．中国大黄属的新分类群．西北植物学报，1992，12（4）：309-315

（向　兰　范国强　郑俊华）

第二节　CLSM 在波叶大黄组织形态研究中的应用

大黄属植物全世界约 60 种，我国为其分布中心，多达 40 多种，主要分布在西北至西南一带，除 2～3 种外，均有药用价值（郑俊华，陈寿芳，白振强，等．北京医科大学学报，1993，25（5）增刊：4）。因此，大黄属植物组织形态学的研究对其生药品种鉴定与品质评价仍有重要价值。本文首次应用激光扫描共聚焦显微镜（CLSM）对波叶大黄的新鲜材料在 FAA 固定液中产生自发荧光较强的木栓层、毛茸、导管的组织形成进行了研究。

材料与方法

1. 仪器与试剂

CLSM 型号：TCSNT（LEICA 公司）；激发波长：488nm、567nm；阻挡滤片：BP515－545nm、LP590nm；物镜：PL Flutar20×，数值孔径：NA0.50；扫描密度：512×512。所用试剂均为分析纯，水为蒸馏水。

2. 生药样品

采自中国医学科学院药用植物园，经鉴定为波叶大黄 Rheum undulatum L.。

3. 样品制备

将采集的新鲜根（直径 0.4cm）、基生叶的中脉（直径 0.2cm）及叶柄中部（直径 0.55cm）分别于 FAA 固定液中固定。徒手切片，稀甘油封藏后立即观察。

结　果

1. 根

在根的横切面中，木栓层的自发荧光最强，导管的自发荧光稍弱，均在绿色波段、红色波段，其波长分别为 515－545nm、600nm 左右。在其横切面中，可以清晰地观察到木栓层的细胞形态、排列方式，导管的排列方式及大小。（彩图 17-2A）

2. 叶

在叶的中脉的横切面中，毛茸的自发荧光最强，主脉散在的维管束中的导管的自发荧光稍弱，均在绿色波段、红色波段，其波长分别为 515－545nm、600nm 左右。在其横切面中，可以清晰地观察到毛茸在叶脉表皮上的存在部位、形态特征及表面纹理；主脉散在维管束的排列方式及维管束中导管的排列方式。（彩图 17-2B）

3. 叶柄

在叶柄中部的横切面中，毛茸的自发荧光最强，散在的维管束的导管的自发荧光稍弱，均在绿色波段、红色波段，其波长分别为 515－545nm、600nm 左右。在其横切面中，可以清晰地观察到毛茸在叶柄上的存在部位、形态特征及表面纹理；散在维管束的排列方式及维管束中导管的排列方式。（彩图 17-2C）

讨　论

上述实验观察结果表明，其组织结构中以木栓层、毛茸、导管的自发荧光最强，且均在绿色波段、红色波段，其余组织的自发荧光均较弱，这是否与其各组织的化学成分的异同有关？值得今后进一步探讨。

实验中曾选用过新鲜材料（观察部位同上）徒手切片后立即进行观察。结果：其木栓层、导管、毛茸、表皮的自发荧光均很强。在不同组织部位切片中，其木栓层、导管及毛茸的存在部位，细胞形态及排列方式、大小均分别清晰可辨。当第二次取材但未立即观察时，发现其自发荧光几乎全部淬灭，只有少部分导管仍有较弱的荧光。这可能与观察时样品放置过久，其封藏剂稀甘油大部分挥发所致。其确切的原因还需要今后进一步研究。

激发扫描共聚焦显微镜是 20 世纪 80 年代发展起来的一项具有划时代意义的高科技新产品。它是在荧光显微镜成像的基础上加装了激光扫描装置，利用计算机进行图像处理，使用紫外光或可见光激发荧光探针或自发荧光，从而得到细胞或组织内部微细结构的荧光图像，观察细胞的形态变化或生理功能的改变，特别是对活细胞离子含量变化的定量检测、完整细胞的三维立体结构图像重建等方面，是传统的光学和电子显微镜所望尘莫及的。它具有提高分辨率和敏感性、实现三维重建、扩大信息范围、客观准确地记录荧光强度、方便地采集荧光图像、并同时显示多种标记物等优点。现在，由于一些生物组分特异探针的发展，如 DNA 特异荧光染料，一些蛋白质的单克隆抗体，pH 及钙荧光探针等，利用共聚焦扫描显微镜，可方便地研究生物体超微结构及细胞骨架，以及进行细胞内 pH 及游离钙的测定等重要的分子细胞生物学问题。目前，共聚焦扫描显微镜已广泛用于生命科学的许多研究领域。相信今后会给生药学的分子水平的研究带来新的启示。

参考文献

[1] 王春梅，黄晓峰，李玉松，等．激光扫描共聚焦显微镜与荧光显微镜在医学研究中的比较．第四军医大学学报，1997，18：62-63

[2] 王春梅，黄晓峰，臧益民，等．激光扫描共聚焦显微镜的原理及其在医学研究中的应用．第四军医大学学报，1997，18：59-62

（杨美华　何其华　郑俊华
李　军　袁　兰）

第 18 章　大黄属生药 HPLC 指纹图谱研究

第一节　中药指纹图谱研究概况

中药材（中成药）的质量控制是中药现代化进程中亟待解决的关键问题之一。近年来随着仪器分析技术的迅猛发展，中药指纹图谱应运而生。应用指纹图谱监控中药材（中成药）的质量是否稳定，在国外已成为一种趋势，在国内也越来越多地受到关注。

中药作用的特点是多成分多靶点，可以说，一味药材就是一个复方，就是一个天然组合化学库，而这个组合化学库中的化学成分其含量和比例随产地、气候、环境、生长年限、采收加工等诸多因素影响而产生变化；另外中药材同物异名，同名异物等现象导致中药质量控制更加复杂化。但是不同种中药之间的区别、同种中药内（因产地和采收期不同）的差异；归根结底在于其化学成分的组成和含量存在差异，如何反映这种差异，实现对中药这个天然组合化学库的整体控制，现代色谱、光谱、波谱、质谱等现代分析手段展现了这种可能，利用这些现代分析手段构建中药的指纹图谱，可实现对中药的整体控制。

中药的指纹特征必须既具有“共性”又具有“个性”。所谓“共性”，应能体现出不同产地、不同采收期的同种药材（或不同批号的同一种成药）共同具有某些特征。所谓“个性”，包含两层含义：①反映出该药材（或成药）有别于其它任何物质；②对于中药材，指纹特征还能反映出产地和采收期不同而造成的差异；对于中成药，则能反映出同一产品不同批次间的质量差异。差异越小，说明药材（或成药）的稳定性越好。指纹图谱技术监控中药质量的最终目的是：确定中药材（或成药）的真伪优劣，判定其质量是否稳定。

到目前为止中药指纹图谱的构建方法主要有以下几种。

一、色谱法

1. 薄层色谱法　操作简单，设备易得，适用范围广，分析速度快，在中药定性鉴别上广为使用。用单波长或双波长对薄层展开的斑点进行扫描所得的薄层扫描图谱比目测的层析图谱更准确，目前已广泛用于中药及中成药分析。

2. 气相色谱法　具有高效、高选择性、高灵敏度、用量少和分析速度快的特点，特别适合含有挥发性成分的药材。如洪筱坤建立了柴胡属 19 种植物挥发油的气相色谱-相对保留值的指纹图谱，无需标准品定性对照，利用重叠率、八强峰等即可鉴别药材。

3. 高效液相色谱法　由于分离效能高，流动相选择性广，分析速度快等优点，就目前的普遍性来说，是所有的色谱分析中最基本、用途最广、最适合构建指纹图谱的方法。如洪筱坤等对 3 种正品大黄的 9 个样品进行 HPLC 指纹图谱分析，以相对保留值和相对峰面积数据，引入重叠率、八强峰建立了大黄样品的 HPLC-相对保留值指纹图谱，评价了 10 种待测样品的真伪优劣。张振秋等通过 17 种车前高效液相色谱峰几率图，利用峰位、峰强可区别车前的不同品种。吴玉柱等利用 35 维 HPLC 数据或 16 维紫外数据用 PRIMA 法对大黄属 6 种植物的 29 个样品的质量进行了化学模式识别，并以泻下药理实验的结果佐证、核对。乔延江等用对称三层 BP 神经网络法对 22 个蟾酥样品 9 个色谱峰的测量数据进行特征提取，用提取的两个特征及对应的误差绘图，可直接用于蟾酥的化学模式识别。毕开顺等以 HPLC 数据结合药理数据，采用聚类分析、相关分析、人工神经网络等化学模式识别方法对黄芪、杜仲、吴茱萸进行了质量评价，确定了这些中药材的质量评价指标，即使在没有药理实验的情况下，仅利用其指纹图谱也可对中药材质量做出正确评价。三维高效液相色谱法是在普通高效液相色谱仪的基础上采用二极管阵列检测器，描绘的图谱为三维谱，根据中药中所含多成分描绘出的整体图谱特征（例如峰的保留时间、峰形、最大吸收波长等）来鉴别，使鉴定结果更为可信。如利用三维高效液相色谱鉴别法可确认逍遥丸中几乎全部药味一柴胡、白芍、白术、甘草；利用单味中药、牛黄解毒片、模拟片、缺一味模拟片绘制三维高效液相色谱图，经对照分析，处方中牛黄、大黄、黄芩、桔梗、甘草等均有特征吸收，故可予以确认。国内利用液相色谱-质谱连用技术在构建中药指纹图谱方面也有所尝试，如盛龙生等用 HPLC-MS 构建了丹参、三七和银杏的指纹图谱，王峥涛等用 HPLC-MS 指纹图谱分析技术，对中国药典收载的党参、素药党参和川党参共 7 个代表性样品进行分析，提出党参中水溶性苷类成分的分析，应成为党参质量控制的关键。

4. 高效毛细管电泳色谱技术　是以高电场为驱动，毛细管为分离通道，依据样品中各组分淌度和分配行为上的差异而实现分离的一种液相分离技术，具有用样量少、高效、高速、高灵敏度等优点，近年来在中药分析中越来越显示其优越性，可用于中药指纹图谱的构建。如胡平等构建了菟丝子种子植物蛋白毛细管指纹图谱，可有效地鉴别其来源。侯连兵等利用高效毛细管电泳法鉴别三七及混淆品。王寅等利用高效毛细管电泳色谱中特征峰的迁移时间和峰面积，有效地鉴别了不同居群的大青叶药材。

二、光谱法

1. 紫外光谱法和红外光谱法　作为中药鉴别的辅助手段，由于方法简单，应用比较多。紫外光谱是分子光谱，红外光谱是化学价键光谱，中药紫外光谱、红外光谱特征的差异，在一定程度上反映了中药化学成分的差异，依据光谱指纹特征可鉴别中药真伪。如乌家林等利用紫外光谱法鉴别不同来源的商品秦皮，胡军等利用紫外光谱法对 24 种大黄类生药进行鉴别，其组间差异显著，但种间区别不显著。田进国等利用红外光谱法鉴别灵芝、苦地丁、罂粟壳等 30 多种药材。但是由于紫外光谱、红外光谱具有加和性，对于混合物来说，其鉴别专属性差，分辨率低，需借助计算机模式分类技术或模糊数学方法进行处理。如曾明等采用 Shannon 信息理论提取紫外光谱特征，运用主成分分析法对葛根进行化学模式识别，可有效地区分中药葛根与同属植物。张亮等应用 SIMCA 模式识别方法和人工神经网络误差反传算法对中药材雷公藤和昆明山海棠浸出物的红外光谱进行分类识别。刘国林等利用近红外光谱结合非线形映射化学计量学方法对不同类别和产地的 42 种中药蛇末子进行分类识别。刘荔等利用近红外光谱峰位鉴别及聚类分析和判别分析模式识别方法及一、二阶导数光谱数据库等方法分别对不同产地丹参，同一产地不同采收时间大青叶、天麻及其伪品，发酵中药红曲，不同种羊蹄药材，蛇床子、板蓝根进行鉴别研究，方法简便，结果可靠。

2. 核磁共振氢谱具有单一性，即氢谱的谱峰与每一个氢具有严格的一一对应关系；全面性，即所检测样品中的每一个氢原子都有其相对应的谱峰；定量性，即图谱中质子信号的相对强弱反映所检测样品中各单一组分的相对含量；易辨性，即通过对中药材中代表性化学成分的结构研究可归属核磁共振氢谱指纹图中的各个信号。中药特征提取物的氢谱显示了其活性成分的特征共振峰，可用来鉴别中药．如秦海林等利用特征总提取物得到的核磁共振氢谱进行人参、天麻、黄连、虎仗、何首乌、掌叶大黄、唐古特大黄等中药的鉴别，具有高度的特征性和重现性。曾志等提出利用核磁共振和红外光谱指纹谱进行中药材鉴定和地道药材的品质控制，可满足可靠、灵敏、简便和价廉的要求。

三、X 射线衍射法

当某一物质进行衍射分析时，该物质被 X 射线照射而产生不同程度的衍射现象。物质的组成、晶型、分子内成键方式、分子的构型等决定该物质产生特有的衍射图谱。该方法具有快速简便，图谱稳定可靠，指纹性强的特点。如利用 X 衍射全谱及 X 衍射-Fourier 谱中的特征标记峰鉴别中药材牛黄、熊胆。

四、DNA 指纹图谱

不同种生物体含有不同的 DNA 序列，保持同种生物体的遗传性状，又有其多态性，使同种生物体内各个体千差万别。由于 DNA 分子标记直接分析的是生物的基因型而非表现性，所以鉴别结果不受环境因素的影响，因此可为中药鉴别提供更加准确可靠的手段。任意引物扩增的 AP-PCR 技术和随机扩增多态 DNA（RAPD）标记为常用方法。如用于人参、西洋参、铁线莲属、木蓝属生药、中药苦地胆及其混淆品的鉴别。

综上所述，光谱、色谱等检测手段的科学性、准确性与灵敏度的提高，以及先进的仪器设备普及药理学、分子生物学、化学计量学、计算机科学等多学科的交叉渗透，使指纹图谱技术不断发展和完善。未来的发展趋势是利用指纹图谱技术和计算机技术紧密结合建立中药指纹图谱智能数据库，这对于实现中药质量控制的现代化具有积极的推动作用。

参考文献

[1] 孟宪纾．中成药分析．第2版．北京：人民卫生出版社，1998，12

[2] 洪筱坤，王智华，郭济贤，等．柴胡属19种植物挥发油的气相色谱-相对保留值的指纹分析．药学学报，1988，23(11):839-846

[3] 洪筱坤，王智华，李旭，等．HPLC-相对保留值指纹谱法鉴别大黄．中国中药杂志，1993，18(11):650-652

[4] 张振秋，沙明，袁昌鲁，等．中药车前草的高效液相色谱法鉴别．中草药，1997，28（增刊）：108-109

[5] 吴玉柱，罗旭，王玺，等．中药大黄质量的化学模式识别．药学学报，1991，26(2):132-138

[6] 乔延江，王玺，毕开顺，等．人工神经网络在中药蟾酥化学模式识别特征提取中的应用．药学学报，1995，30(9):698-701

[7] 毕开顺，李玉娟，王瑞，等．中药材指纹图谱质量控制方法研究．国际中药色谱指纹图谱技术研讨会论文集．广州，2001，2，110-1

[8] 盛龙生，王颖，彭建和，等．LC-MS在中药指纹图谱测定中的应用．国际中药色谱指纹图谱技术研讨会论文集．广州，2001，2，i5-1

[9] 王峥涛，朱恩圆，梁曦云，等．党参苷类成分的HPLC-MS指纹图谱分析．国际中药色谱指纹图谱技术研讨会论文集．广州，2001，2，i8-5

[10] 胡平，罗国安，王如骥，等．中药菟丝子的高效毛细管电泳法鉴别．药学学报，1997，32(7):549-552

[11] 侯连兵，陈振德，陈志良．三七及混淆品蛋白多肽高效毛细管电泳法鉴别．中草药，2000，31(11):859-860

[12] 王寅，乔传卓，尹茶．高效毛细管电泳法用于不同居群大青叶药材的鉴别．中草药，2000，31(7):547-549

[13] 邬家林，付桂兰，李菲．中药秦皮的紫外光谱鉴别．中药通报，1983，8(4):11-15

[14] 胡军，屠鹏飞，果德安，等．大黄类生药理化鉴定研究．中药材，1998，21(6):284-287

[15] 田进国，娄红祥，任健，等．三十种药材对照品红外光谱的研究．中国药科大学学报，1996，27(1):24-28

[16] 曾明，张汉民，郑水庆，等．中药葛根及其同属植物的化学模式识别．中草药，1998，29(10):652-654

[17] Liang Zhang, Han Ying, Zheng-Xing Zhang, et al. Determination of morphological group from infrared spectra of crude extracts of medicinal plants by SIMCA pattern recognition. Phytochem Anal, 1994, 5: 141-144

[18] 张亮，蓝要武，韩英，等．人工神经网络用于中药材雷公藤和昆明山海棠的分类识别研究．药学学报，1995，30(2):127-132

[19] 刘国林，蔡金娜，李伟，等．近红外光谱技术在中药蛇床子分类中的应用．计算机与应用化学，2000，17(2):109-110

[20] 秦海林，赵天增．核磁共振氢谱鉴别植物中药的研究．药学学报，1999，34(1):58-62

[21] 秦海林，尚玉俊，赵伟，等．核磁共振氢谱法鉴别黄连的研究．中草药，2000，31(1):48-50

[22] 秦海林，赵天增，袁卫梅，等．虎杖、何首乌和掌叶大黄和唐古特大黄的^{1}HNMR指纹图谱解析．药学学报，1999，34(11):828-834

[23] 曾志，宋力飞，刘乡乡，等．核磁共振和红外光谱指纹图谱对植物类中药材进行生药学鉴定和道地药材的品质控制．国际中药色谱指纹图谱技术研讨会论文集．广州，2001，2，ii8-1

[24] 吕杨，郑启泰，吴楠，等．中药材牛黄的X衍射全谱分析研究．中国医学科学院学报，1997，19(5):331-336

[25] 王树春，吕杨，吴楠．中药材熊胆的X衍射Fourier谱分析．中草药，2000，31(3):214-215

[26] Cheung KS, Kwan HS, But PH, et al. Pharmacognostical identification of American and oriental ginseng roots by genomic fingerprinting using arbitrarily primed polymerase chain reaction (AP-PCR). J Ethnopharmacol, 1994, 42:67

[27] 张容，邵建本，田学明，等．用RAPD分析法对铁线莲属7种中药的鉴定研究．中草药，1996，27(11):686-687

[28] 张容，张步振，叶浩．用RAPD分析法鉴定木蓝属生药．中国中药杂志，1997，22(2):72-73

[29] 曹晖，毕培曦，邵鹏柱．中药材苦地胆的DNA指纹鉴定．中药材，1996，19(12):608-612

[30] 曹晖，毕培曦，邵鹏柱．中药材苦地胆及其混淆品的DNA指纹鉴定．药学学报，1996，31(7):543-553

（向　兰　范国强　郑俊华）

第二节　大黄属生药 HPLC 指纹图谱研究

中药材质量控制是中药现代化的关键环节，原药材受产地、生态环境、气候、采收期、加工方法等诸多因素的影响造成质量的不稳定，从而影响成药的质量，另外原药材同物异名、同名异物使得中药质量控制更加复杂化。利用指纹技术进行中药鉴别和质量控制已成为目前中药界研究的热点，目前主要集中在中药注射剂 HPLC 指纹谱的研究上。从中药发展的长远来看，原药材的指纹图谱质控技术研究和其所要求的规范化药材生产基地的建设势在必行。

利用指纹图谱鉴别大黄已有报道，如洪筱坤等对 3 种正品大黄的 9 个样品进行 HPLC 指纹图谱分析，根据相对保留值和相对峰面积数据，引入重叠率、八强峰等指标建立了大黄样品的 HPLC-相对保留值指纹图谱，评价了 10 种待测样品的真伪优劣。胡军等利用紫外光谱法和薄层色谱法对 24 种大黄类生药进行鉴别，紫外光谱组间及薄层色谱种间有明显的区别。

在长期收集大黄样品的基础上，本文对大黄属 37 个种、4 个变种、1 个变型共 111 份样品进行了 HPLC 指纹图谱研究，力图展现大黄属植物的指纹特征，一方面为大黄的真伪鉴别提供科学方法，另一方面为大黄属植物化学分类及资源利用提供科学资料。

实验部分

1. 实验材料　大黄样品见本篇表 17-1。

2. 仪器试剂

仪器：日本岛津 LC10-A 高效液相色谱仪，二极管阵列检测器 SPD-M10A，溶液泵 LC-10AD，自动进样器 SIL-10A，柱箱 CTO-10A，色谱柱：ZOBAX SB-C_{18}（4.6 × 75mm，3.5μm）。Cole-Parmer 8852 超声波发生器（美国产）。L-200SM 直读天平（感量 0.00001g，日本岛津公司产）

试剂：甲醇（色谱纯，天津四友化学试剂公司生产），丙酮、甲酸均为分析纯（北京化学试剂厂生产）。

3. 色谱条件

流动相：A：甲醇-水-甲醇（10∶90∶0.1）

B：甲醇-水-甲酸（80∶20∶0.1）

时间程序（min：B%）：（0-3.5：3%）→（5.50：5%）→（12.00：30%）→（42.00：60%）→（65.00：100%）→（80.00：30%）→（85.00：3%）→（90.01：停止）

流速：0.5ml/min

检测波长：280nm

柱温：40℃

进样量：样品 5μl，标准品 8μl

4. 大黄样品溶液制备　精密称取大黄样品 500mg，加入 30ml 50%丙酮超声提取 30min，过滤，残渣再加入丙酮超声提取 30min（25min×2），过滤，滤液合并后，减压浓缩，残渣加入 50%甲醇溶解，并定容至 10ml 容量瓶中，经 0.25μm 微孔滤膜过滤后备用。

5. 标准品溶液制备　精密称定标准品 1mg，用 80%甲醇（或甲醇）溶解后定容至 2ml 的容量瓶中备用。

6. 测定法　自动进样大黄样品溶液 5μl，标准品溶液 8μl。记录 90min 大黄样品和标准品的高效液相色谱图。

7. 方法学验证　以掌叶大黄（No.18）药材为例对仪器精密度、实验方法重现性作了相应考察，结果均符合规定。

（1）仪器精密度实验：取同一份供试品溶液（No.18），连续进样 5 次，考察色谱峰保留时间的一致性，各色谱峰保留时间的相对标准偏差 RSD 均小于 3%（表 18-1）。

（2）重现性实验：取同一批号的供试品（No.18）5 份，同法检测，考察色谱峰保留时间的一致性，各色谱峰保留时间的标准偏差 RSD 均小于 3%（表 18-2）。

表 18-1 仪器精密度试验结果

	峰 2	峰 9	峰 15	峰 16	峰 17	峰 18	峰 19	峰 20	峰 21	峰 23	峰 24	峰 25
样品 18-1-1	2.062	9.398	15.925	16.178	16.473	16.852	17.011	17.561	17.837	18.543	19.211	19.865
样品 18-1-2	2.053	9.273	15.901	16.193	16.572	16.944	17.187	17.705	18.000	18.633	19.302	19.970
样品 18-1-3	2.063	9.891	15.891	16.190	16.564	16.941	17.176	17.699	17.997	18.645	19.312	19.973
样品 18-1-4	2.059	9.296	15.912	16.202	16.581	16.953	17.194	17.714	18.008	18.641	19.310	19.978
样品 18-1-5	2.052	9.278	15.909	16.199	16.578	16.951	17.193	17.711	18.006	18.639	19.307	19.977
RSD（%）	0.243	2.802	0.079	0.058	0.261	0.253	0.462	0.371	0.413	0.233	0.223	0.251
	峰 26	峰 28	峰 31	峰 33	峰 34	峰 36	峰 39	峰 53	峰 61	峰 62	峰 67	峰 71
样品 18-1-1	20.333	21.238	22.492	23.327	23.773	25.394	28.197	43.056	47.096	47.917	51.551	55.569
样品 18-1-2	20.436	21.335	22.596	23.417	23.883	25.511	28.299	43.076	47.089	47.919	51.546	55.561
样品 18-1-3	20.440	21.337	22.600	23.427	23.889	25.514	28.302	43.079	47.097	47.927	51.556	55.570
样品 18-1-4	20.446	21.342	22.605	23.428	23.893	25.520	28.304	43.087	47.102	47.932	51.562	55.576
样品 18-1-5	20.444	21.339	22.602	23.424	23.892	25.517	28.300	43.080	47.100	47.927	51.558	55.573
RSD（%）	0.240	0.211	0.216	0.188	0.218	0.212	0.166	0.028	0.011	0.013	0.012	0.011

表 18-2 重现性试验结果

	峰 2	峰 9	峰 15	峰 16	峰 17	峰 18	峰 19	峰 20	峰 21	峰 23	峰 24	峰 25
样品 18-1	2.050	9.259	15.894	16.186	16.570	16.938	17.184	17.703	17.998	18.625	19.297	19.966
样品 18-2	2.055	9.269	15.903	16.195	16.578	16.948	17.194	17.712	18.008	18.593	19.262	19.933
样品 18-3	2.049	9.244	15.896	16.188	16.573	16.941	17.186	17.705	18.002	18.630	19.298	19.970
样品 18-4	2.060	9.259	15.911	16.202	16.583	16.954	17.198	17.715	18.012	18.642	19.310	19.982
样品 18-5	2.083	9.340	15.980	16.270	16.638	17.015	17.246	17.764	18.045	18.701	19.357	19.969
RSD（%）	0.680	0.410	0.226	0.216	0.169	0.189	0.145	0.141	0.105	0.215	0.176	0.090
	峰 26	峰 28	峰 31	峰 33	峰 34	峰 36	峰 39	峰 53	峰 61	峰 62	峰 67	峰 71
样品 18-1	20.431	21.329	22.586	23.409	23.868	25.493	28.284	43.068	47.087	47.916	51.545	55.556
样品 18-2	20.398	21.346	22.607	23.392	23.835	25.472	28.305	43.067	47.099	47.928	51.512	55.516
样品 18-3	20.433	21.331	22.584	23.408	23.865	25.485	28.275	43.064	47.094	47.919	51.549	55.561
样品 18-4	20.445	21.343	22.601	23.425	23.885	25.511	28.301	43.078	47.099	47.927	51.558	55.567
样品 18-5	20.411	21.331	22.515	23.373	23.681	25.287	28.116	42.915	46.950	47.793	51.351	55.130
RSD（%）	0.093	0.037	0.164	0.085	0.348	0.361	0.280	0.160	0.138	0.121	0.169	0.341

结果与讨论

1. 大黄标准品保留时间检索表（表 18-3）

表 18-3　大黄标准品保留时间检索表

编号	名　称	保留时间（min）
1	1-O-没食子酰葡萄糖	1.73
2	没食子酸	2.75
3	前矢车素 B-1	5.56
4	大黄酸葡萄糖苷 A	6.16
5	（+）-儿茶素	9.053
6	前矢车素 B-2	13.93
7	大黄酸葡萄糖苷 C	15.86
8	(-) -表儿茶素	16.70
9	大黄酸葡萄糖苷 B	17.12
10	4，3′，5′-三羟基二苯乙烯-4-葡萄糖苷	18.80
11	maesopsin	18.14
12	(-) -表儿茶素-3-O-葡萄糖苷	19.31
13	大黄酸葡萄糖苷 D	19.77
14	3，4，3′，5′-四羟基二苯乙烯-3-葡萄糖苷	20.14
15	异莲花掌苷	21.19
16	3，4，3′，5′-四羟基二苯乙烯	21.20
17	莲花掌苷	21.37
18	2-甲基-5-羧甲基-7-羟基色酮	21.58
19	芦荟大黄素-8-O-葡萄糖苷	23.42
20	土大黄苷	23.57
21	4，3′，5′-三羟基二苯乙烯-4-（6″-没食子酰）-葡萄糖苷	25.47
22	大黄酸-8-O-葡萄糖苷	28.23
23	6-hydroxymuscizin-8-O-glucoside	30.88
24	番泻苷 B	31.16
25	番泻苷 A	40.43
26	脱氧土大黄苷	41.32
27	大黄酚葡萄糖苷 A，B	42.77
28	芦荟大黄素-ω-葡萄糖苷	46.90
29	大黄素甲醚葡萄糖苷	47.22
30	大黄酚-8-O-葡萄糖苷	47.39
31	gnetin C	47.77
32	大黄素-8-O-葡萄糖苷	48.51
33	ω-羟基大黄素	52.08
34	芦荟大黄素	55.02
35	大黄酸	66.19
36	大黄素	72.17
37	大黄酚	73.90
38	大黄素甲醚	76.87

2. 大黄标准品紫外光谱检索图（图 18-1）

（1）蒽醌类

①游离蒽醌

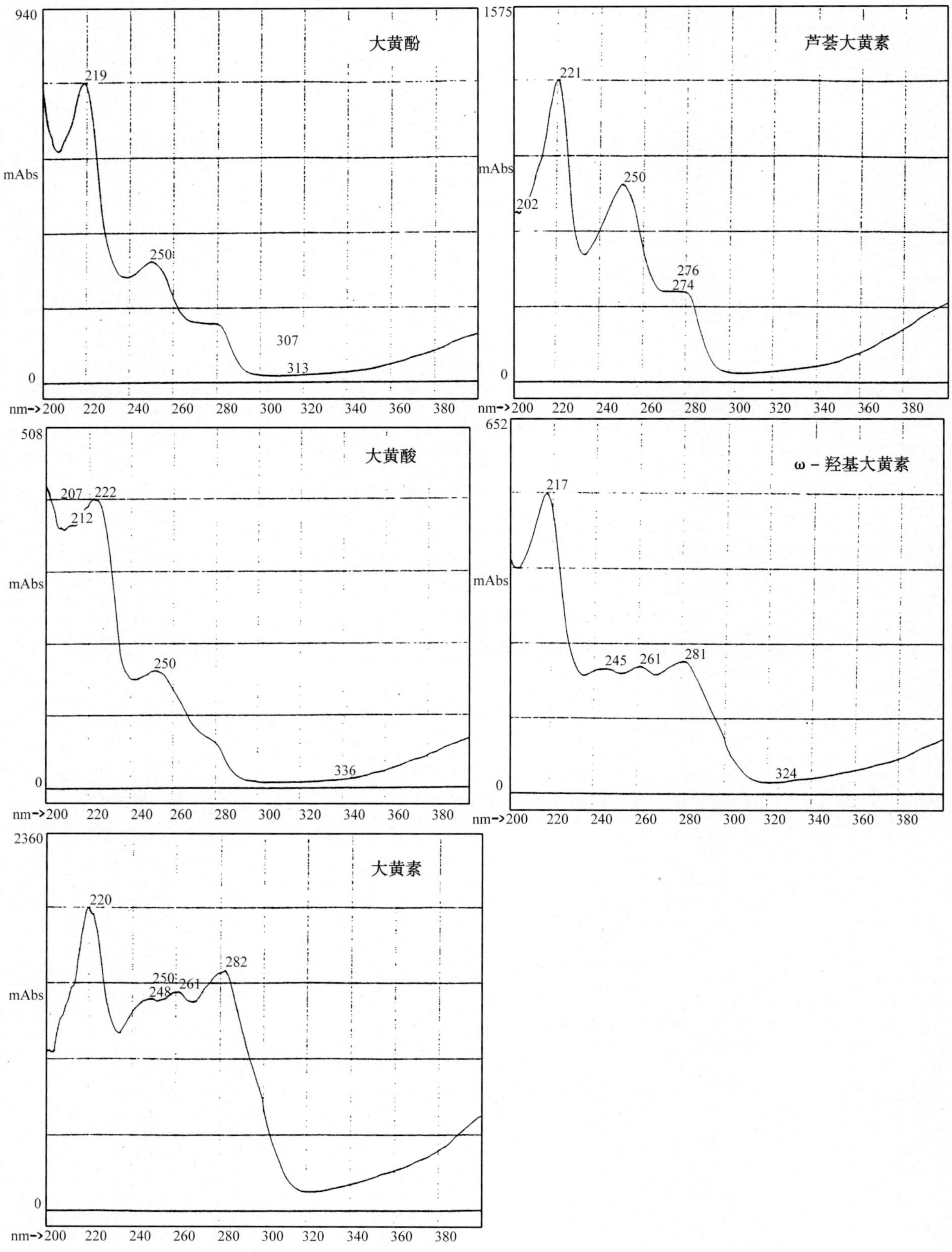

续图 18-1

②结合蒽醌

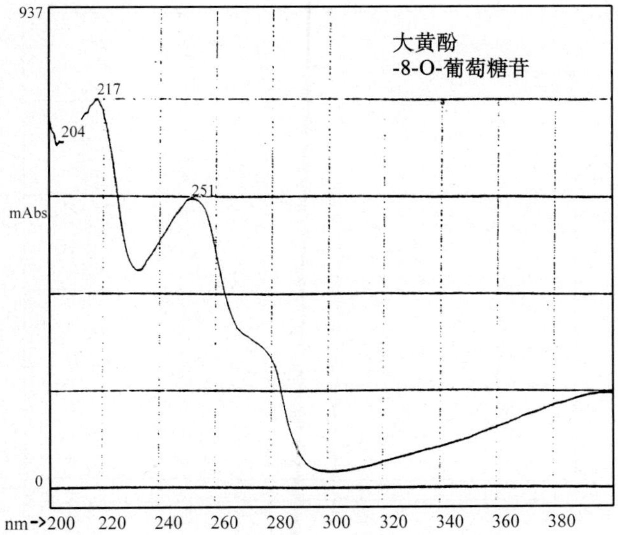
大黄酚
-8-O-葡萄糖苷
937
217
204
251
mAbs
0
nm->200 220 240 260 280 300 320 340 360 380

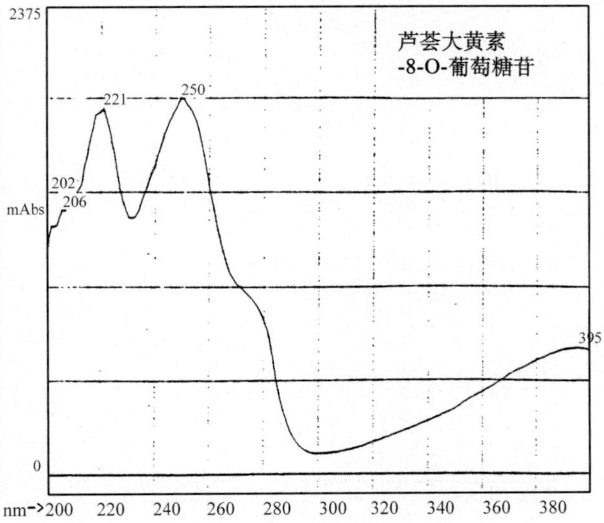
芦荟大黄素
-8-O-葡萄糖苷
2375
221
250
202
206
mAbs
395
0
nm->200 220 240 260 280 300 320 340 360 380

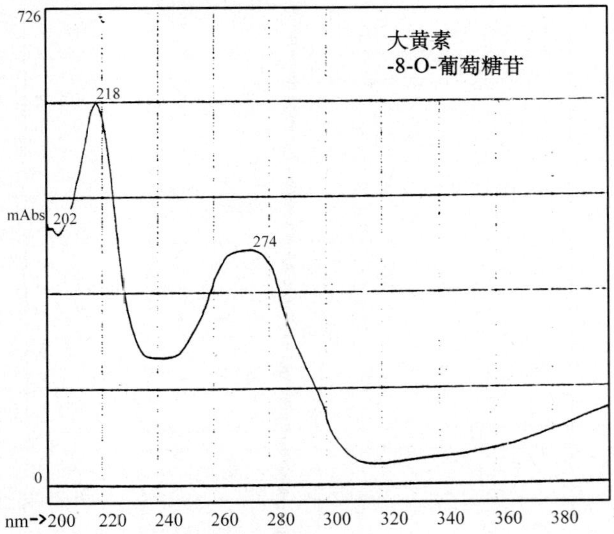
大黄素
-8-O-葡萄糖苷
726
218
mAbs
202
274
0
nm->200 220 240 260 280 300 320 340 360 380

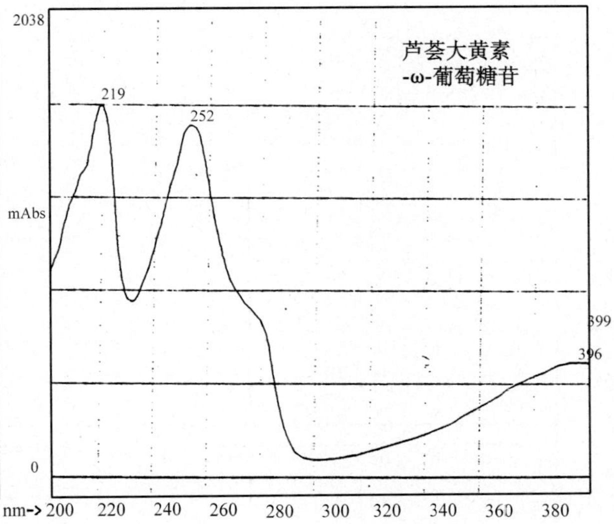
芦荟大黄素
-ω-葡萄糖苷
2038
219
252
mAbs
399
396
0
nm-> 200 220 240 260 280 300 320 340 360 380

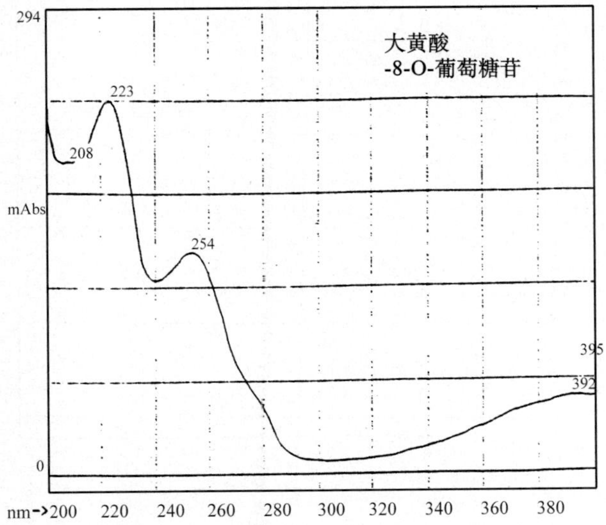
大黄酸
-8-O-葡萄糖苷
294
223
208
mAbs
254
395
392
0
nm->200 220 240 260 280 300 320 340 360 380

续图 18-1

③单蒽酮类

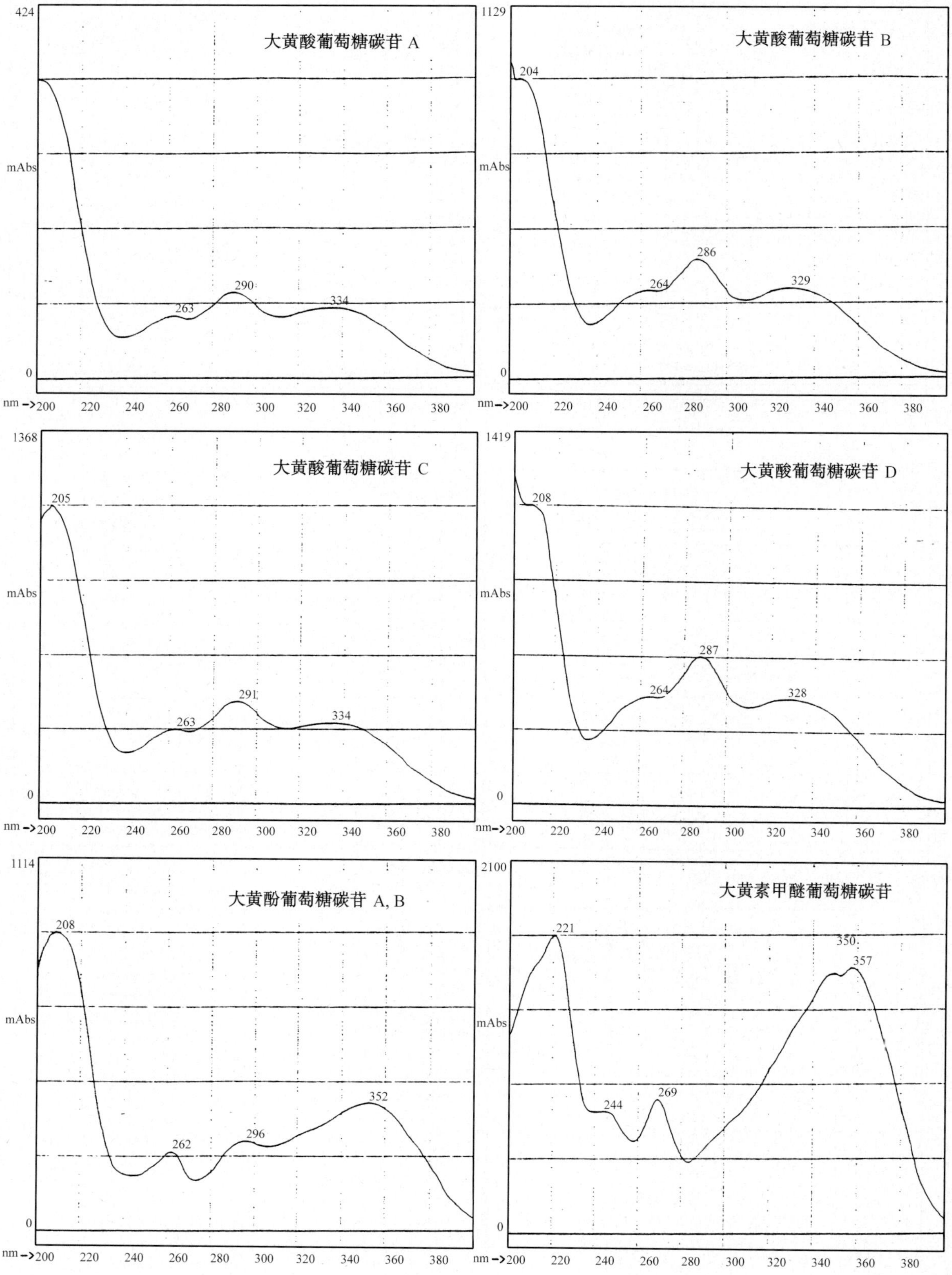
大黄酸葡萄糖碳苷 A
424
mAbs
0
263
290
334
nm ->200 220 240 260 280 300 320 340 360 380
大黄酸葡萄糖碳苷 B
1129
mAbs
0
204
264
286
329
nm ->200 220 240 260 280 300 320 340 360 380
大黄酸葡萄糖碳苷 C
1368
mAbs
0
205
263
291
334
nm ->200 220 240 260 280 300 320 340 360 380
大黄酸葡萄糖碳苷 D
1419
mAbs
0
208
264
287
328
nm ->200 220 240 260 280 300 320 340 360 380
大黄酚葡萄糖碳苷 A, B
1114
mAbs
0
208
262
296
352
nm ->200 220 240 260 280 300 320 340 360 380
大黄素甲醚葡萄糖碳苷
2100
mAbs
0
221
244
269
350
357
nm ->200 220 240 260 280 300 320 340 360 380

续图 18-1

④双蒽酮类

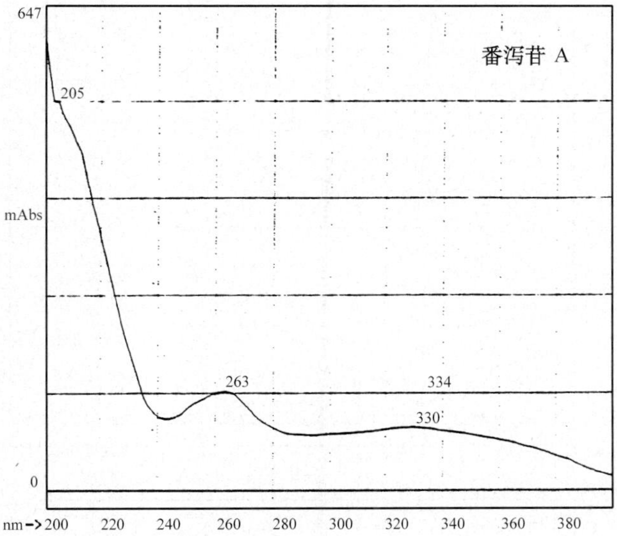

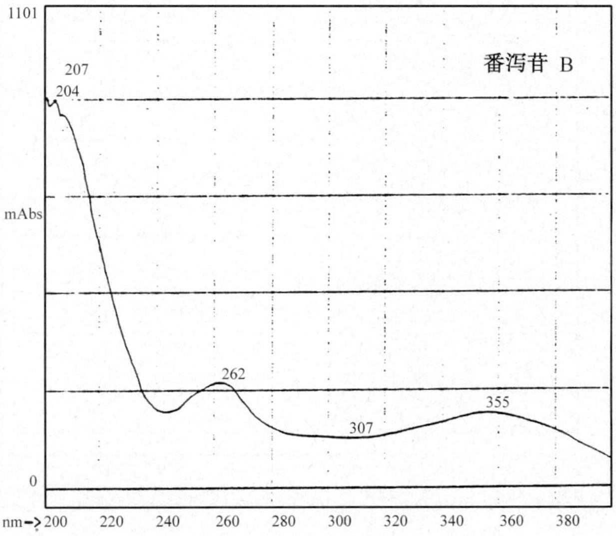

（2）苯丁酮类

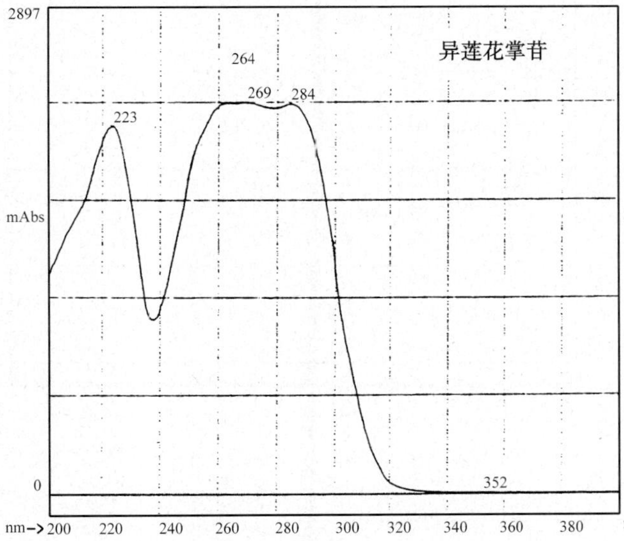

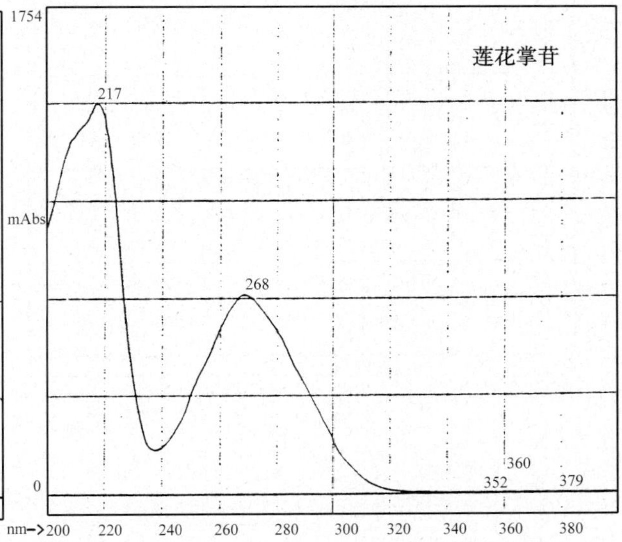

（3）鞣质前体及鞣质

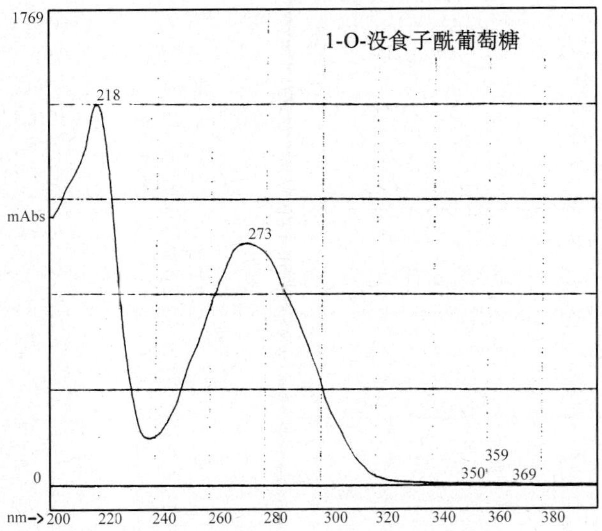

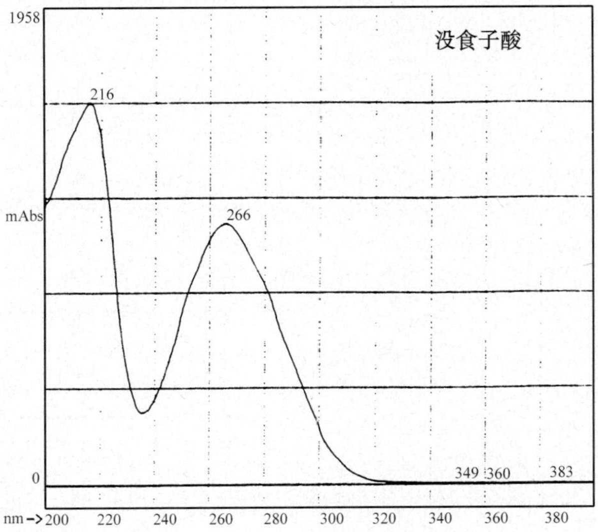

续图 18-1

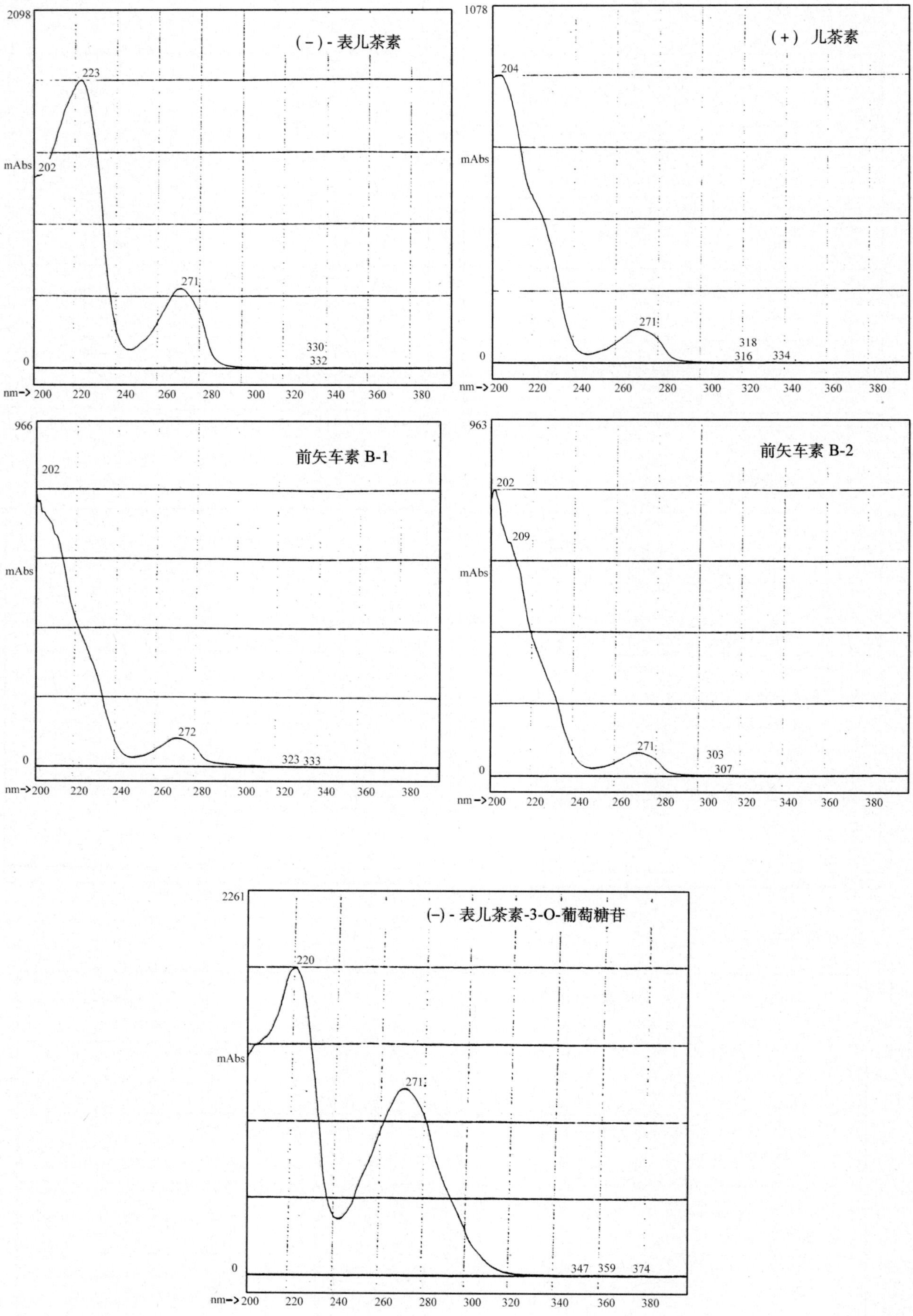
(－)-表儿茶素
2098
mAbs
223
202
271
330
332
0
nm-> 200 220 240 260 280 300 320 340 360 380
(＋) 儿茶素
1078
mAbs
204
271
318
316
334
0
nm-> 200 220 240 260 280 300 320 340 360 380
前矢车素 B-1
966
mAbs
202
272
323 333
0
nm-> 200 220 240 260 280 300 320 340 360 380
前矢车素 B-2
963
mAbs
202
209
271
303
307
0
nm-> 200 220 240 260 280 300 320 340 360 380
(–)-表儿茶素-3-O-葡萄糖苷
2261
mAbs
220
271
347 359 374
0
nm-> 200 220 240 260 280 300 320 340 360 380

续图 18-1

（4）色酮类

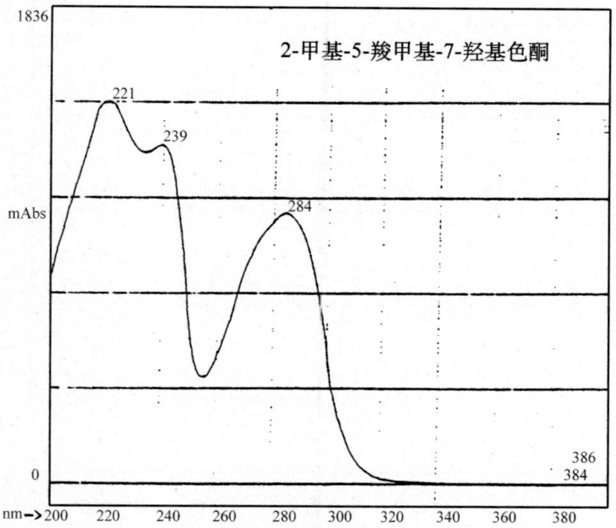

（5）萘苷类

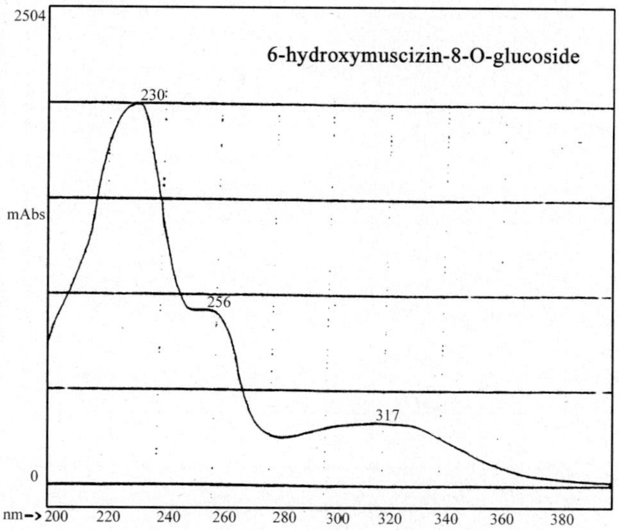

（6）羧基噢哢类

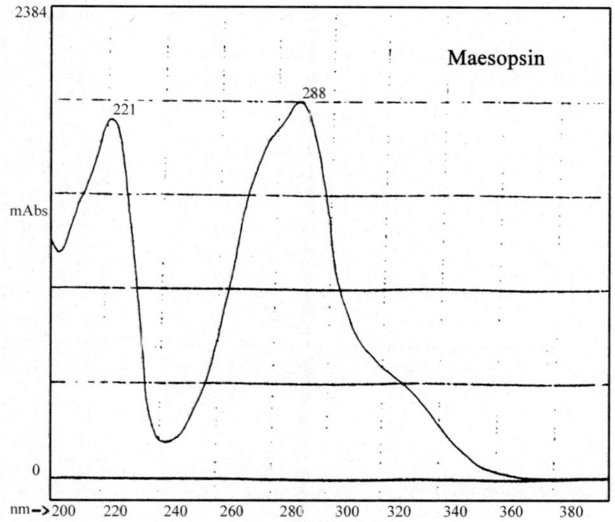

（7）二聚二苯乙烯类

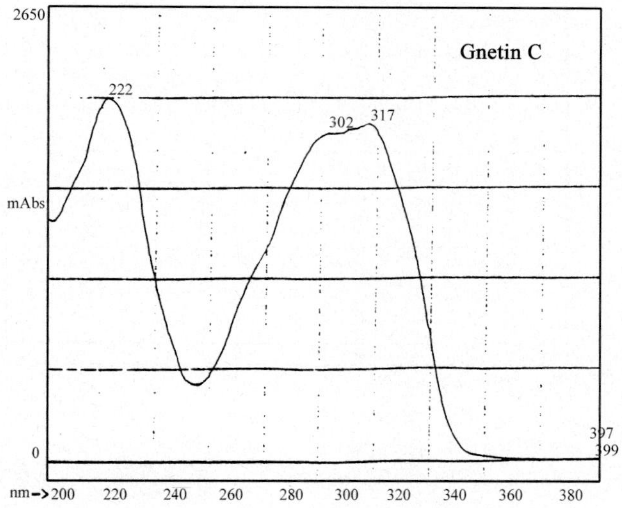

（8）二苯乙烯类

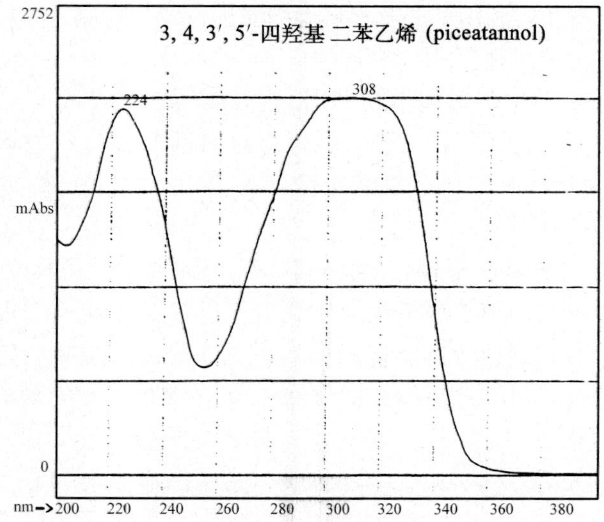

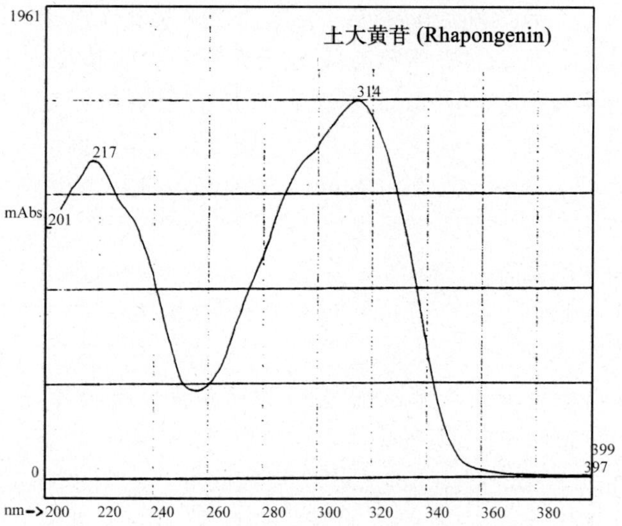

续图 18-1

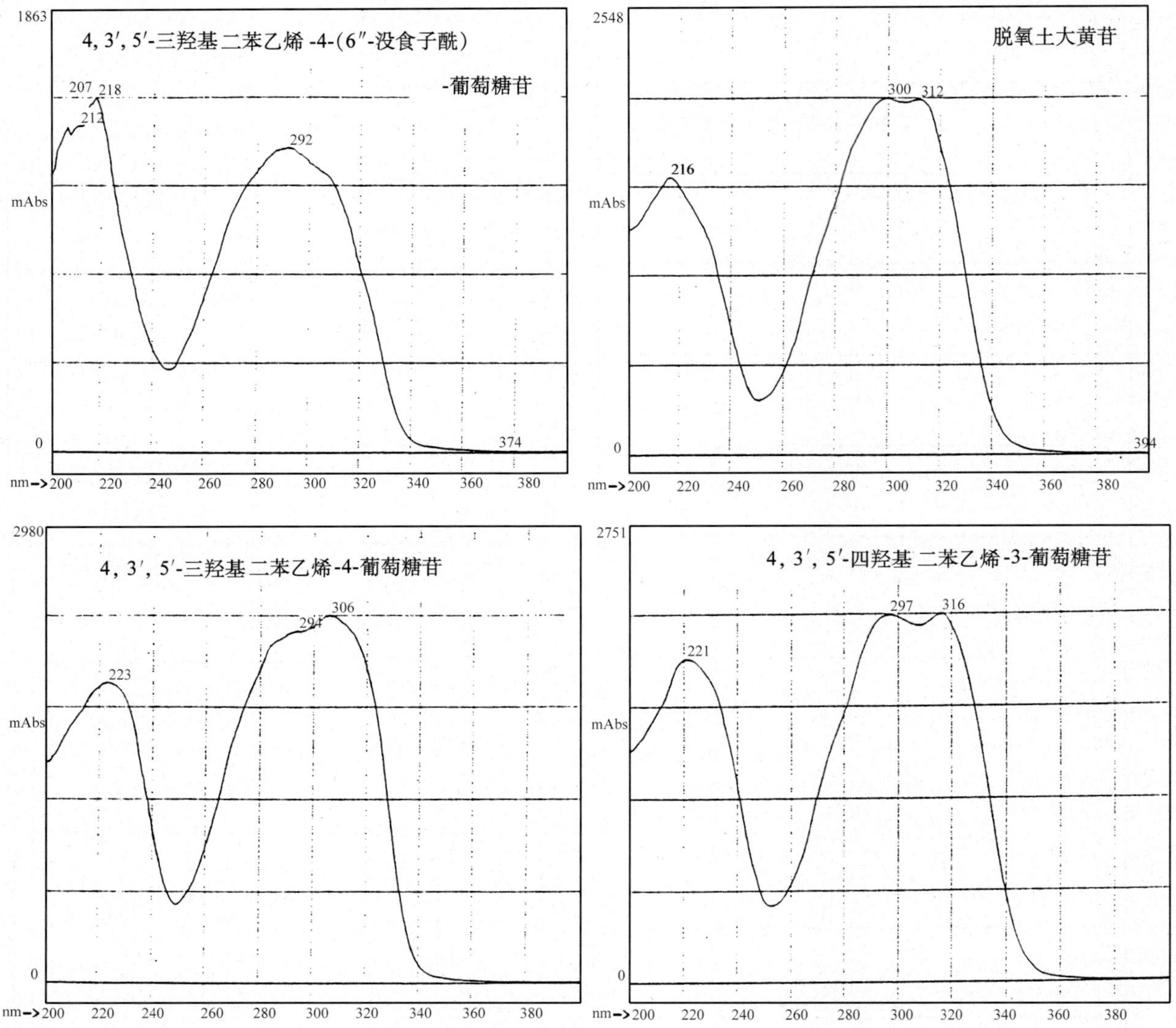

图 18-1　大黄标准品紫外光谱检索图

从上述标准品的紫外光谱图可以看出，蒽醌类、二苯乙烯类和鞣质三类化合物的紫外光谱很具特征性：①游离蒽醌类有两类紫外吸收特征：一类在 220nm，250nm 左右有强的吸收峰，在 274nm 处有一肩峰，在 320nm 附近有一宽而深的低谷；另一类在 220nm，248nm，261nm 和 282nm 左右有四个吸收峰，在 320nm 附近有一宽而深的低谷。②番泻苷类在 262nm，355nm 有最大吸收峰，在 300nm 附近有一宽而深的谷。③大黄酸的碳苷在 263nm，290nm，330nm 左右有三个吸收峰。④二苯乙烯类在 220nm 有一吸收峰，在 300nm 有一宽吸收峰。⑤鞣质前体没食子酸类在 216nm，270nm 左右有两大吸收峰，儿茶素类在 271nm 左右有一弱的吸收峰，在 216nm 处有一肩峰。根据这些紫外吸收特征，在无标准品的情况下，利用二极管阵列检测器进行紫外检测，亦可分辨出化合物的类别。

3. 大黄属植物 HPLC 指纹特征

为了讨论方便，按保留时间将 HPLC 指纹谱（图 18-2）划分成四个区。A 区：0～13 分钟；B 区：13～30 分钟；C 区：30～60 分钟；D 区：60～80 分钟。根据相对保留时间和紫外吸收光谱与标准品一致确证指纹谱中化合物的成分。通过二极管阵列检测器观察 HPLC 图谱中峰的紫外吸收特征，可知蒽醌类、鞣质和二苯乙烯类是大黄属植物的三大特征性成分，一部分鞣质分布在 A 区，大部分鞣质、二苯乙烯类、大黄酸碳苷分布在 B 区，蒽醌苷类和番泻苷类主要分布在 C 区，游离蒽醌主要分布在 D 区。

（1）掌叶组大黄的指纹特征：

从整体来看，与大黄属其它组植物比较，掌叶组出峰最多，多可达 100 个峰，这些峰在 B 区、C 区和 D 区分布密集。

1）掌叶大黄

A 区：分布的峰少，有 2～3 个显著峰，其中保留时间 3 分钟的峰经与标准品对照为没食子酸，由于大黄属植物普遍含有这个成分，而且 A 区峰相对较少，好辨认，所以以没食子酸为内标计算指纹谱中其它峰的相对保留时间。A 区共有的显著特征峰是相对保留时间在 3.3 分钟的儿茶素的峰（见样品 1～12 色谱图 18-2①～⑫）。

B 区：峰密集成山形，显著的特征峰呈五指峰（见样品 3 色谱图 18-2③）或多指峰（见样品 2、8、12 色谱图 18-2②⑧⑫）。其中相对保留时间在 7 分钟的强峰为鞣质类，其左右两边的峰较弱。以大黄 3 号样品（西藏比如县）为例，图 18-2③，其中相对保留时间 5.6 分钟的峰 1（表儿茶素）、6.3 分钟的峰 2［（-）表儿茶素 3-O-葡萄糖苷］和 8.2 分钟的峰 4，9.2 分钟的峰 5（大黄酸 8-O-葡萄糖苷）的峰较弱，7.0 分钟的强峰 3 为鞣质。不同产地掌叶大黄这些峰的含量各不相同。与其它掌叶大黄样品比较，2 号（甘肃古浪县），5 号（西藏南木林县），8 号（四川），10 号（陕西陇县）和 12 号（甘肃礼县）样品在 B 区各峰的含量均较低，其中 11 号和 12 号样品中大黄酸-8-O-葡萄糖苷（峰 5）的含量比其它产地的掌叶大黄都低。

C 区：在相对保留时间 12.1 分钟、13.8 分钟、15.5 分钟和 18.0 分钟共有两个显著特征峰 1、2 和两个特征组峰 T1（含峰 3 和 4）和 T2（含峰 5，6 和 7）。以大黄样品 4（西藏类乌齐县）为例加以说明（见样品 4 色谱图）。峰 1 和组峰 T2 中 5，6，7 号峰均为蒽醌类成分，其中峰 7 为芦荟大黄素。峰 2 为番泻苷 A，组峰 T1 中 3 号峰为番泻苷类成分。这些成分的含量和比例在不同产地的掌叶大黄中各有变化。样品 2（甘肃古浪）、样品 10（陕西陇县）和样品 12（甘肃礼县）在 C 区的特征极相似，与其它掌叶大黄样品有所不同：峰 1、峰 2 较弱，在 2 号峰的旁边多出一个强峰，其紫外光谱特征与鞣质类化合物相似。样品 6（西藏那曲地区索县）在组峰 T1 与组峰 T2 中间多出一个中强峰，其光谱特征与萘苷类相同。

D 区：游离蒽醌大黄酸、大黄酚、大黄素和大黄素甲醚为此区的共有峰，不同产地掌叶大黄其含量有变化。掌叶大黄样品 1（甘肃天祝）和样品 8（四川）在 D 区有一强峰，与掌叶大黄其它产地的样品明显不同，紫外光谱显示其不为蒽醌类成分。

①掌叶大黄

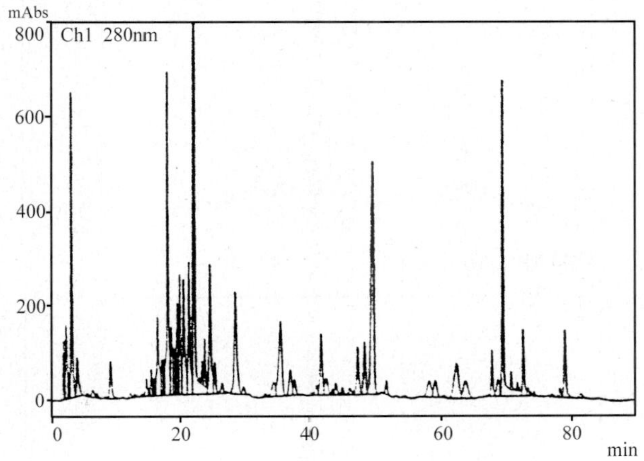

②掌叶大黄

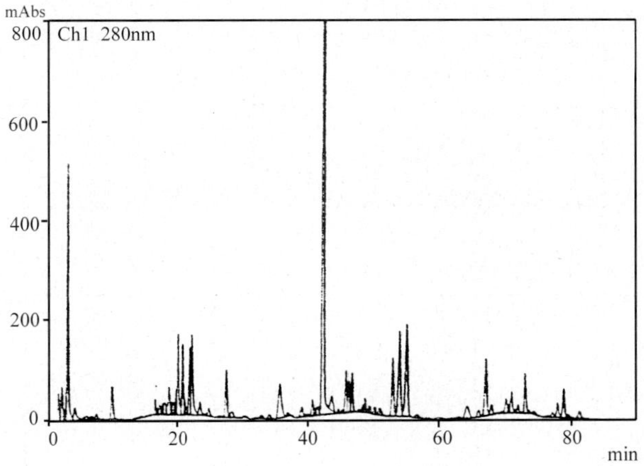

③掌叶大黄

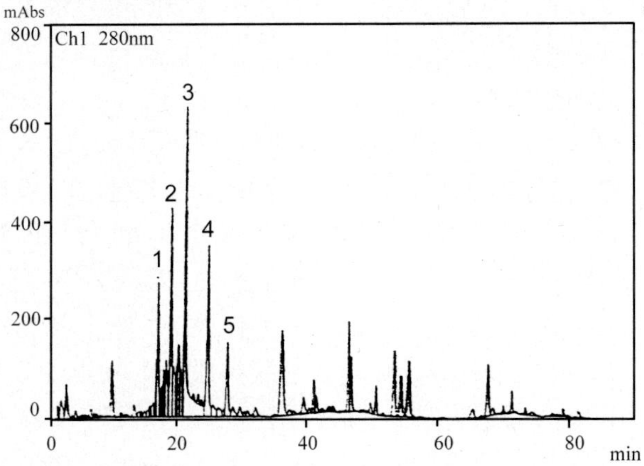

④掌叶大黄

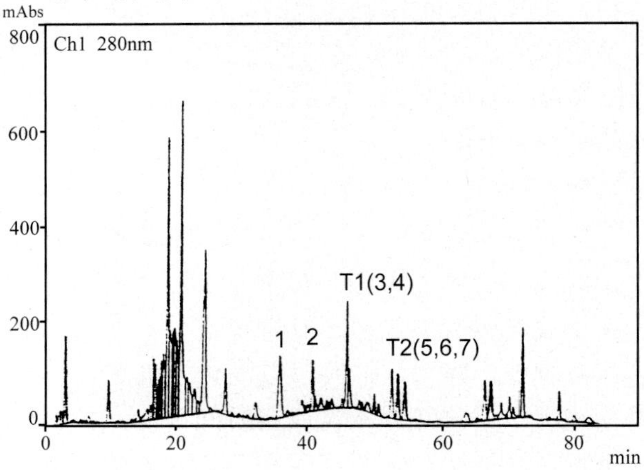

⑤掌叶大黄

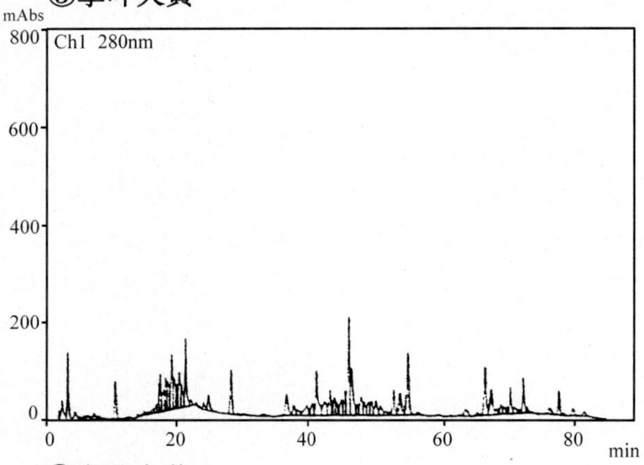

⑥掌叶大黄

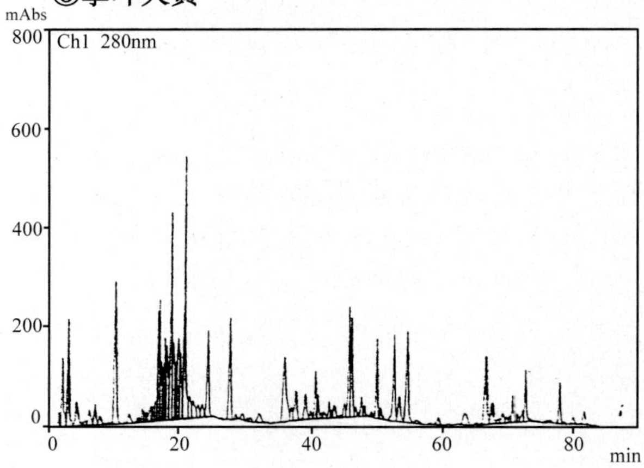

⑦掌叶大黄

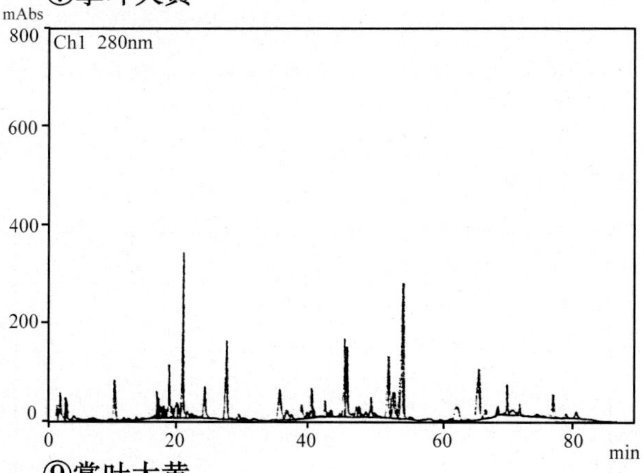

⑧掌叶大黄

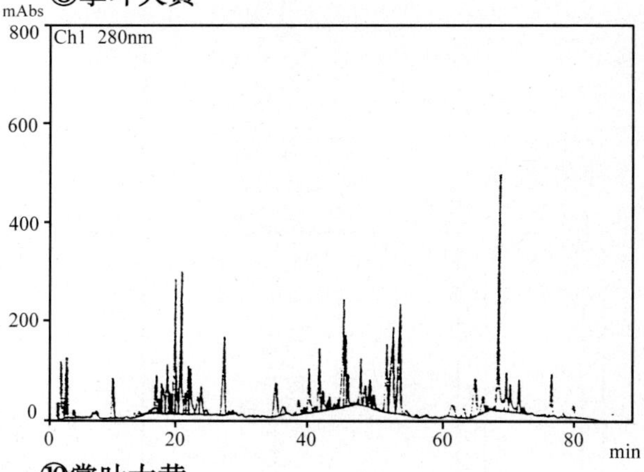

⑨掌叶大黄

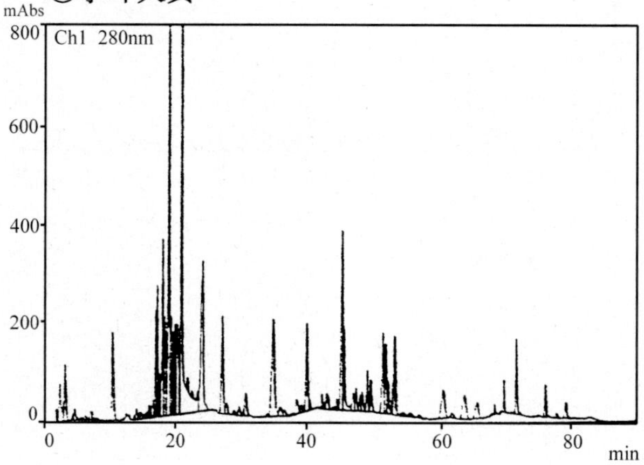

⑩掌叶大黄

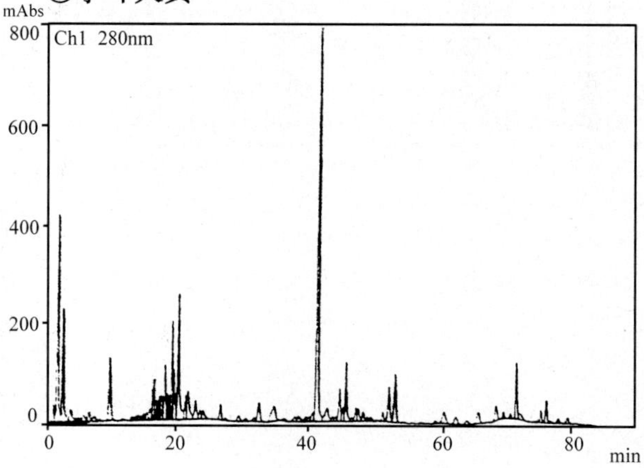

⑪掌叶大黄

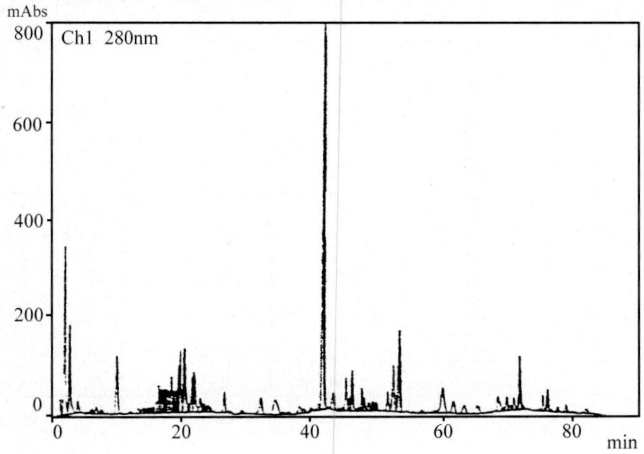

⑫样品 9.

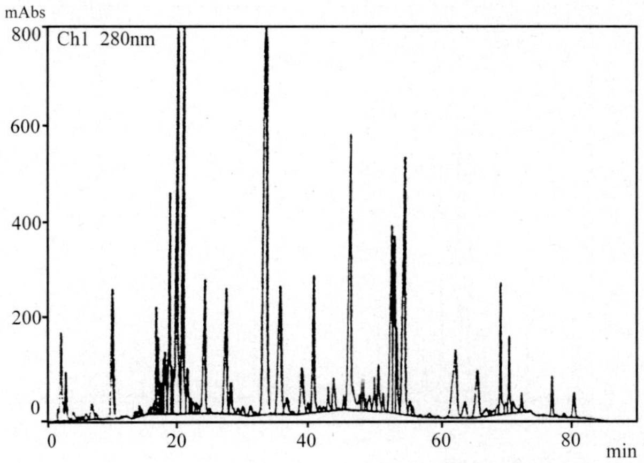

2）鸡爪大黄

A 区、B 区、C 区、D 区指纹与掌叶大黄类似，但峰的强度显著高于掌叶大黄，尤其是 B 区、C 区的组峰 T2 和 D 区的各峰的含量显著高于掌叶大黄。最显著的区别是在 A 区和 B 区交界处，即在相对保留时间 10 分钟处鸡爪大黄有一强峰 A 和一弱峰 B 构成的组峰 T3，而掌叶大黄无，根据这一特征可将掌叶大黄同鸡爪大黄区分开来（见样品 13～26 色谱图 18-2⑬～㉖）。紫外光谱显示此强峰为二苯乙烯类化合物，弱峰为蒽醌类成分，究竟是何种物质尚待深入研究。大黄 9 号样品过去鉴定为掌叶大黄，但其 HPLC 指纹图谱具有强峰 A 和弱峰 B，根据这一特征鉴定其为鸡爪大黄（见样品 9 色谱图 18-2⑨）。

⑬鸡爪大黄

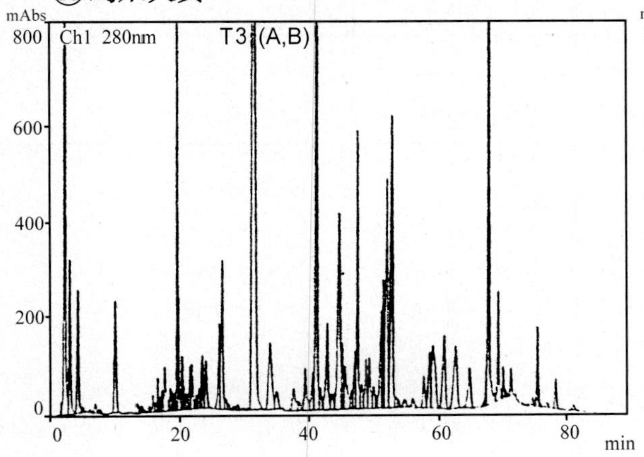

⑭鸡爪大黄

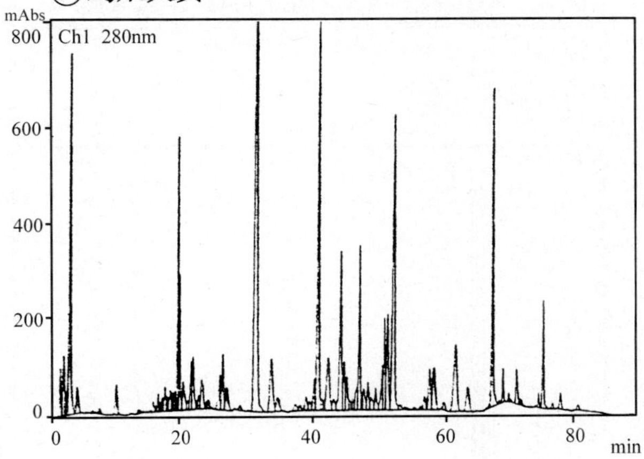

⑮鸡爪大黄

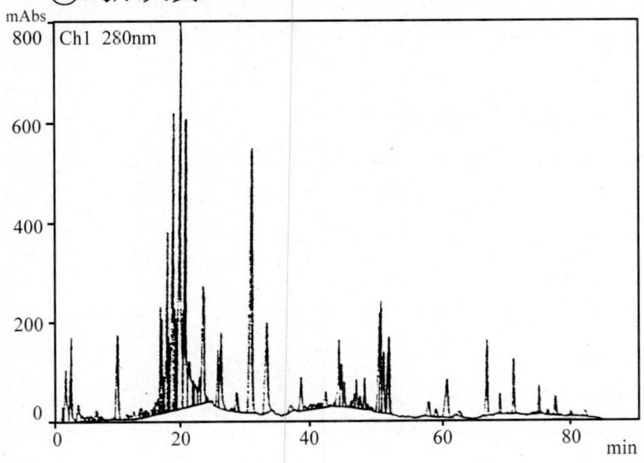

⑯鸡爪大黄

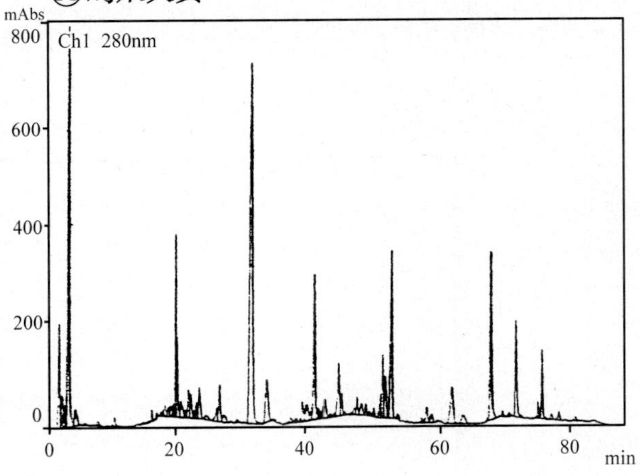

⑰鸡爪大黄

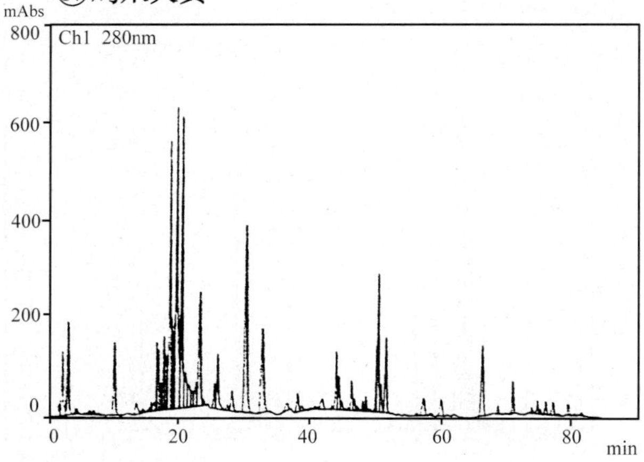

⑱鸡爪大黄

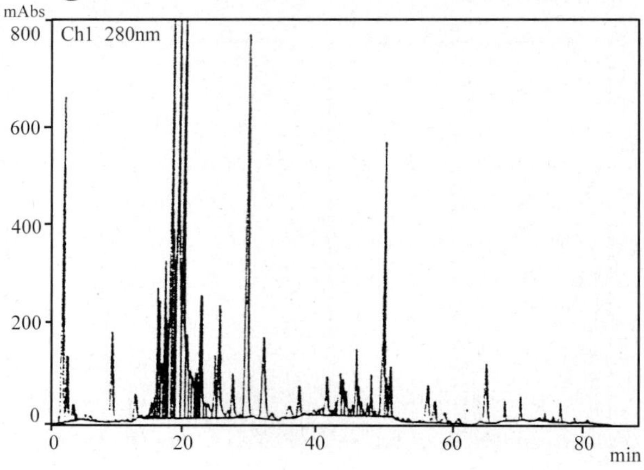

⑲鸡爪大黄

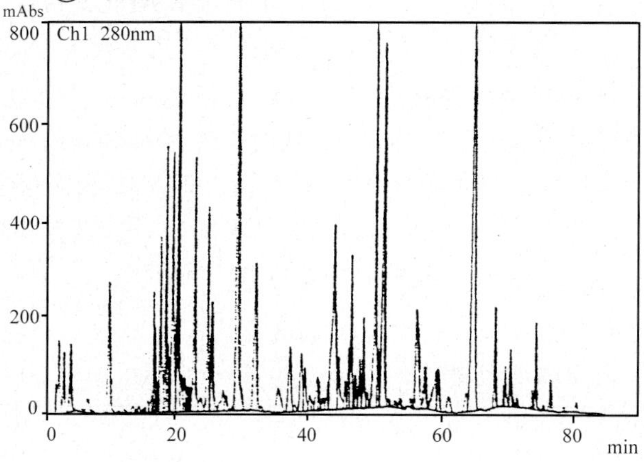

⑳鸡爪大黄

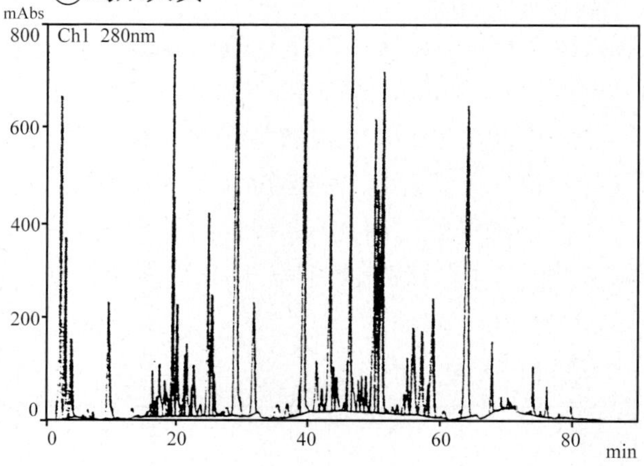

㉑鸡爪大黄

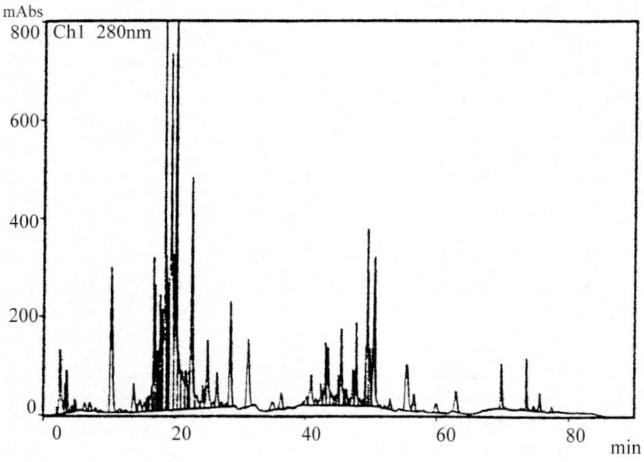

㉒鸡爪大黄

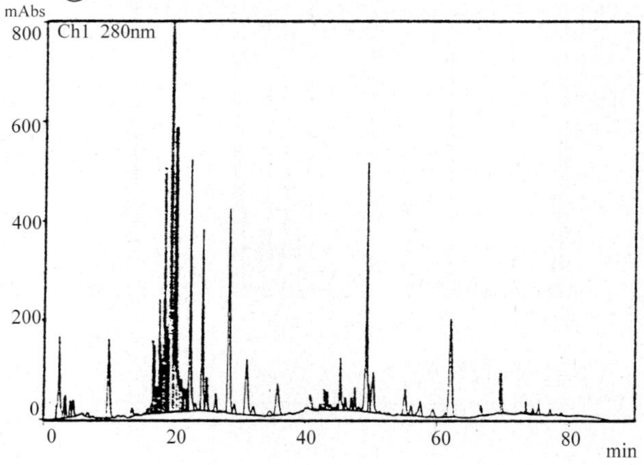

㉓鸡爪大黄

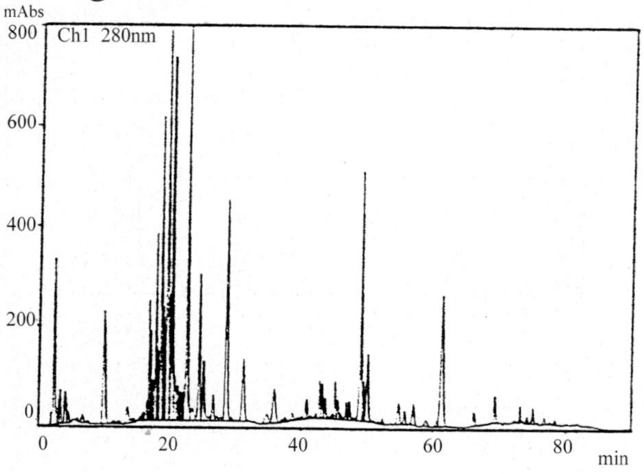

㉔鸡爪大黄

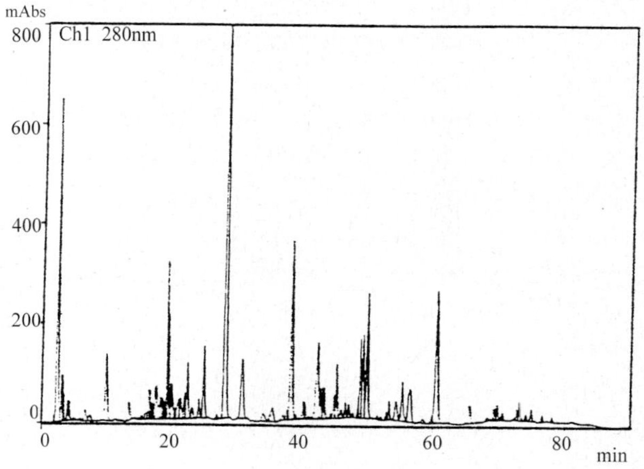

㉕鸡爪大黄

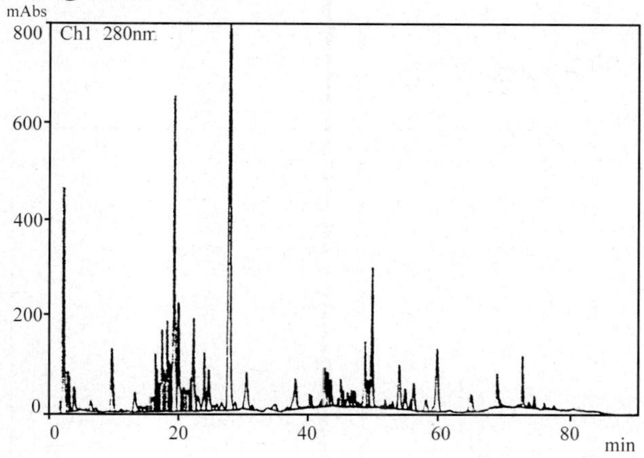

㉖鸡爪大黄

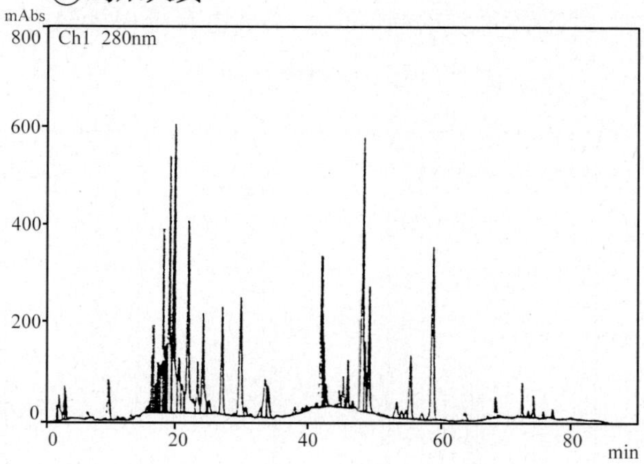

3）药用大黄

同是产自四川的药用大黄其 HPLC 指纹差异很大（见样品 27～29 色谱图 18-2㉗～㉙），27 号样品出峰 69 个，样品 29 出峰 61 个，样品 28 出峰 83 个。样品 27 和 29 各类化学成分与掌叶大黄和鸡爪大黄相比含量普遍很低。因样品缺乏，其规律性还有待深入研究。

㉗药用大黄

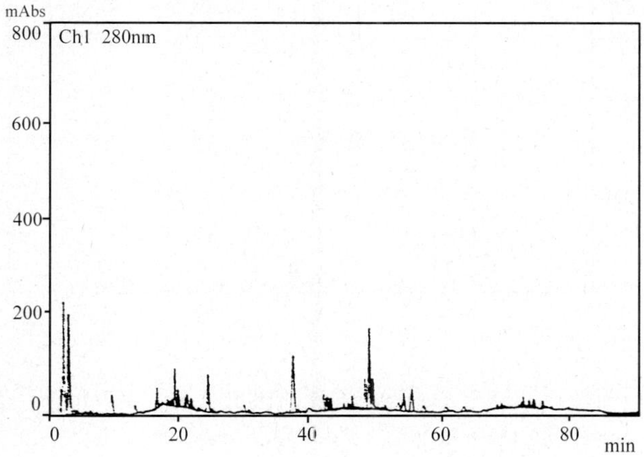

㉘药用大黄

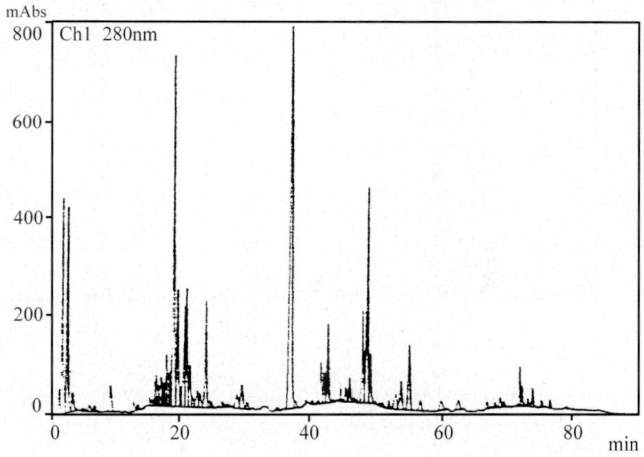

㉙药用大黄

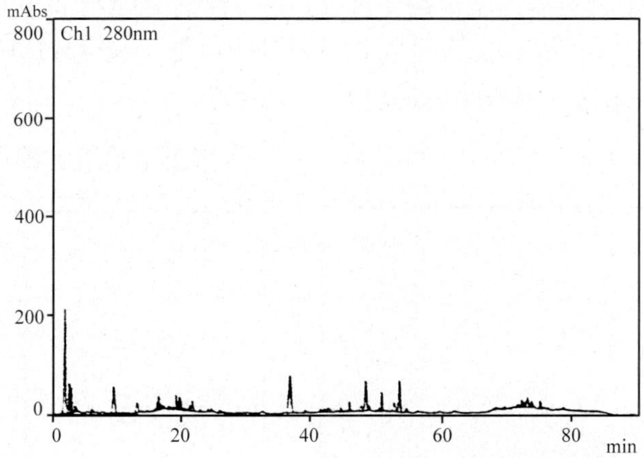

4）雅黄

样品 30、31、32、33 为商品雅黄一等，二等，三等和等外品，其中样品 30、32 指纹相似，其在 B 各峰及 C 区组峰 T2（主含芦荟大黄素）的含量均很高，相对保留时间 10 分钟处有一强峰和一弱峰构成的组峰 T3，根据这一特征鉴定其为鸡爪大黄。样品 33 指纹与样品 30、32 相似，只是组峰 T2、T3 的含量较低。样品 31 号在

C区出峰极少。出峰的多少及其含量的高低和商品大黄等级间究竟有何相关关系还有待深入研究（见样品30～33色谱图18-2㉚～㉝）。

㉚雅黄（一等）

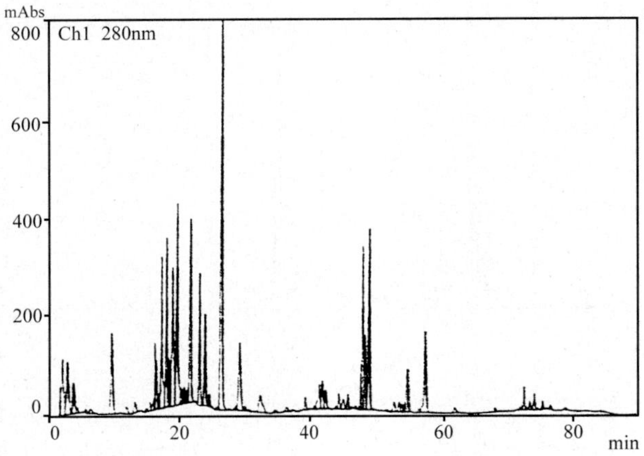

㉛雅黄（二等）

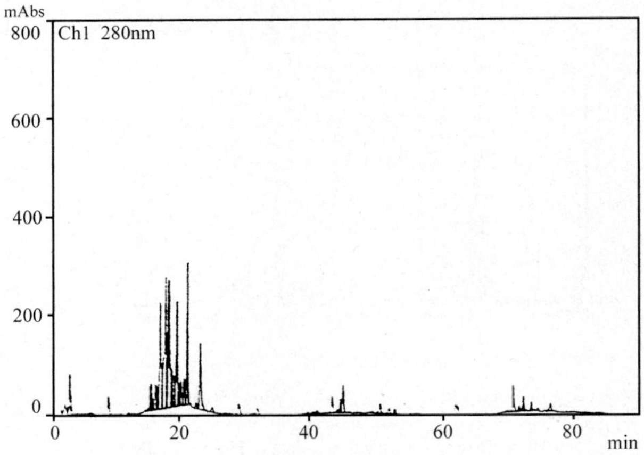

㉜雅黄（三等）

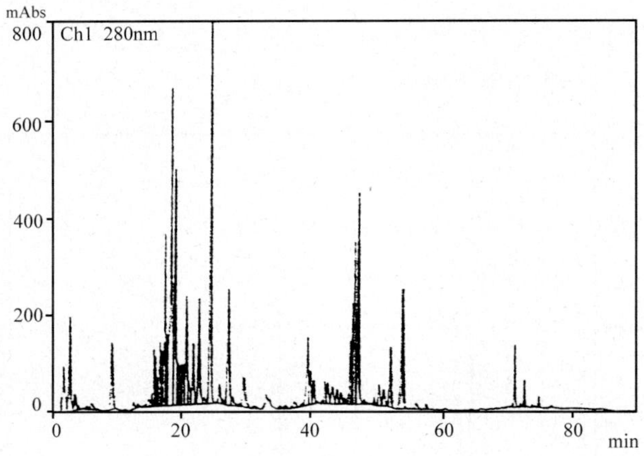

㉝雅黄（等外品）

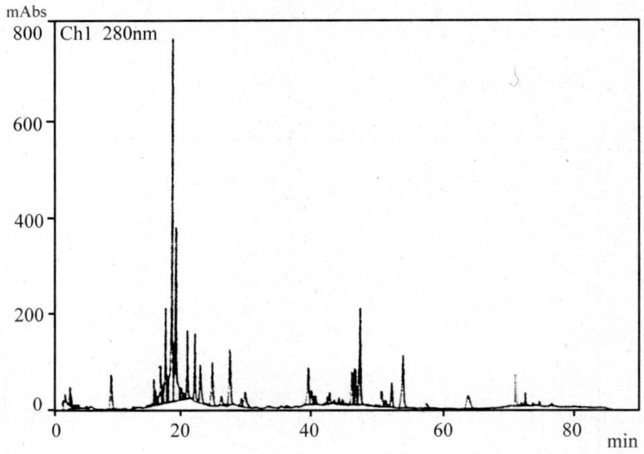

5）六盘山鸡爪大黄

同掌叶大黄和鸡爪大黄比较，样品34、35（六盘山鸡爪大黄），样品36（绿花唐古特大黄）和样品37（秦岭大黄）不仅出峰少，而且峰含量普遍较低（见样品34～37色谱图18-2㉞～㊲）。这些样品虽然与掌叶组正品大黄植物形态很相似，但HPLC指纹谱差别极大，能否作为正品使用，尚待药效学进一步佐证。

6）条裂大黄

样品35A（条裂大黄）指纹与样品28号（药用大黄）极相似（见样品8和35A的色谱图18-2㉘～㉟）。

㉞六盘山鸡爪大黄

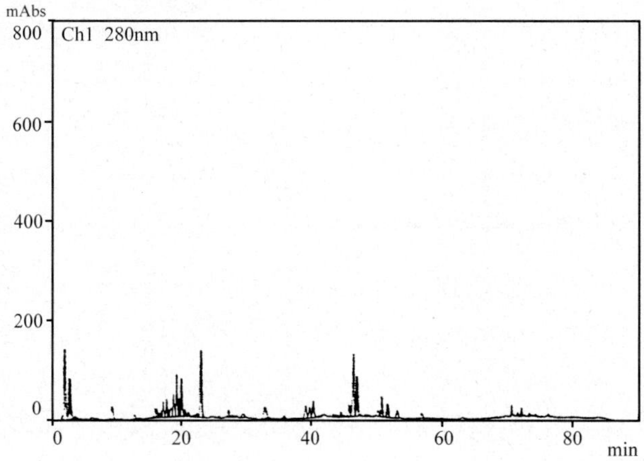

㉟六盘山鸡爪大黄

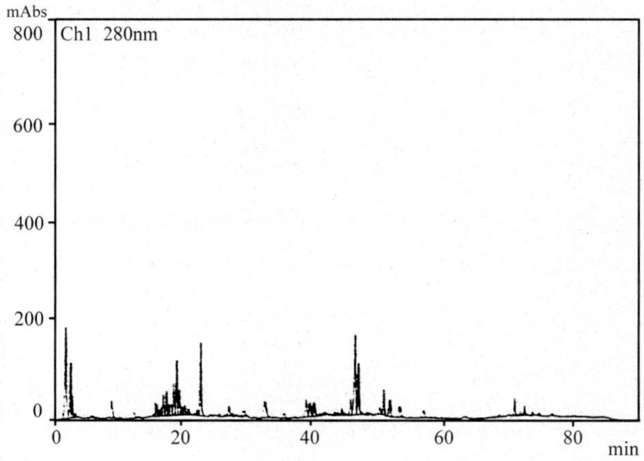

㊱绿花唐古特大黄

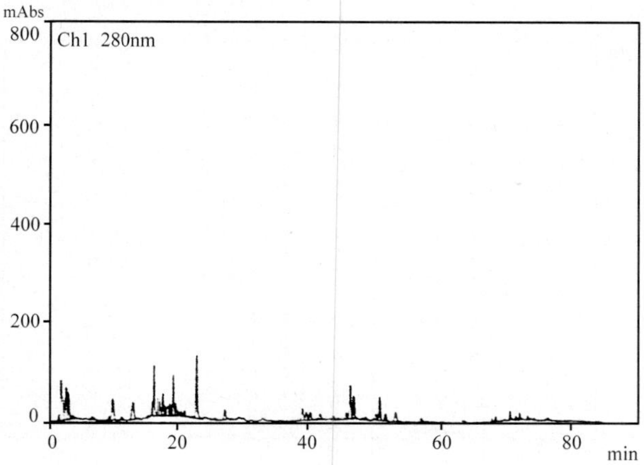

㊲秦岭大黄

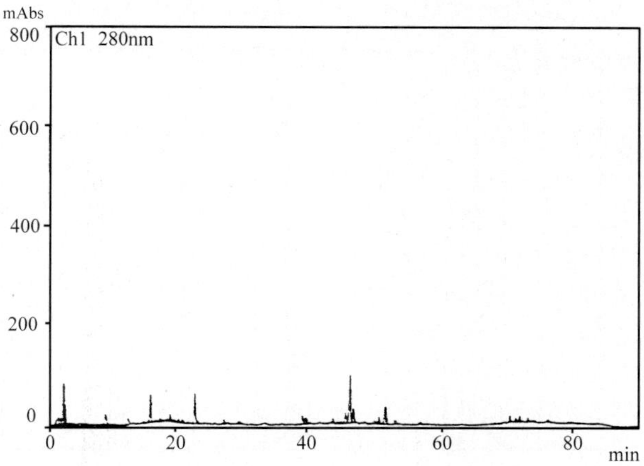

㉟ A 条裂大黄

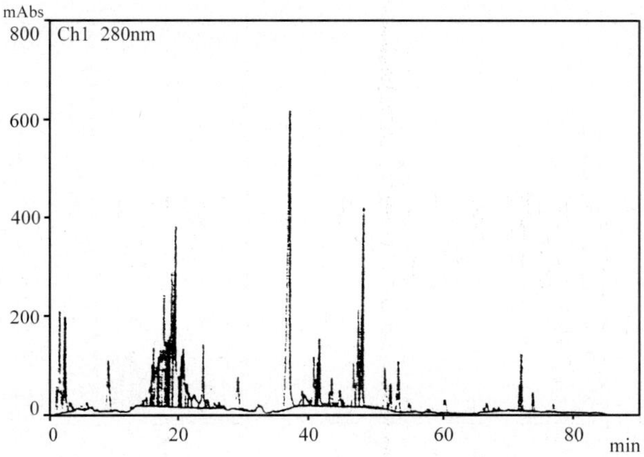

（2）波叶组大黄的 HPLC 指纹特征

从整体上看，与掌叶组大黄相比波叶组大黄出峰较少，峰集中分布在 B 区和 C 区，D 区出峰很少；A 区在相对保留时间 3.3 分钟时无掌叶组的显著特征峰——儿茶素的峰或其含量很低，据此可与正品大黄相区分。

1）不同产地藏边大黄 HPLC 指纹谱极有规律性（见样品 46～53 色谱图 18-2㊻～㊿）。A 区在相对保留时间 3.3 分钟未见儿茶素的峰，据此可与正品大黄相区分。B 区在相对保留时间 6.1 分钟，7.0 分钟，8.3 分钟处有一显著的三指峰，左右两峰普遍较高。C 区出峰多，以相对保留时间 16.3 分钟处的一组强峰（蒽醌苷类）和相对保留时间 17.2 分钟的一个强峰（T2 中的芦荟大黄素）为主要特征。D 区呈典型的强一次强一弱的三指峰，为大黄素、大黄酚和大黄素甲醚，未出现大黄酸的峰。

㊻藏边大黄

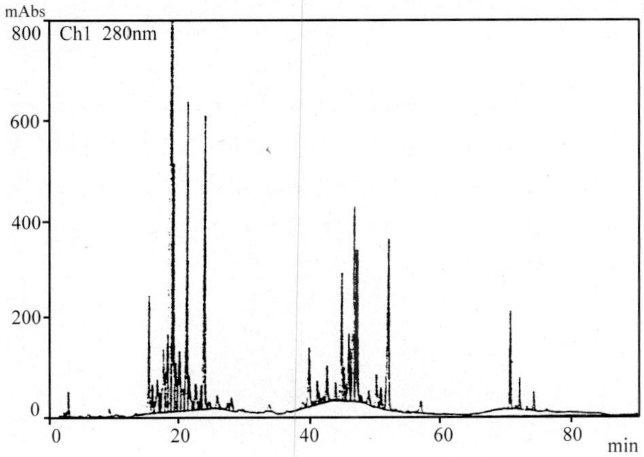

㊼藏边大黄

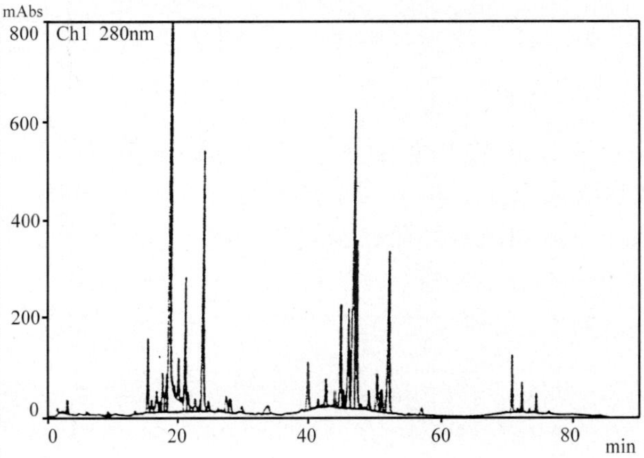

㊽藏边大黄

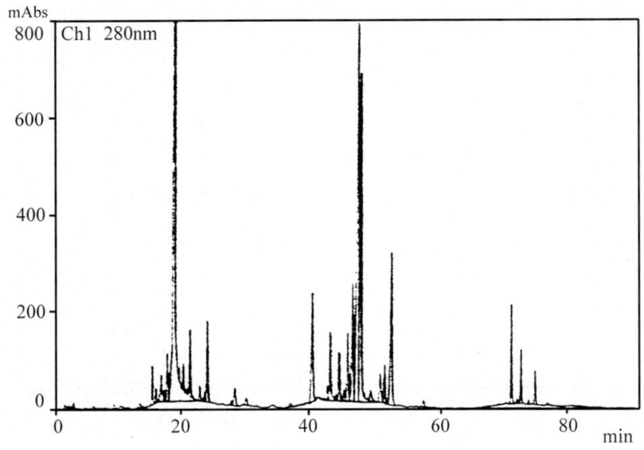

㊾藏边大黄

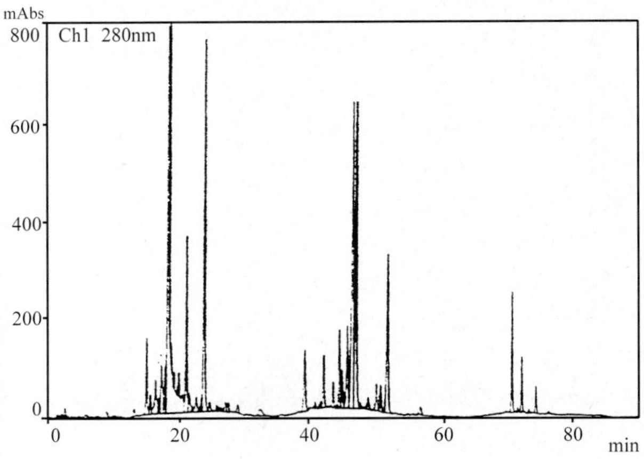

㊿藏边大黄

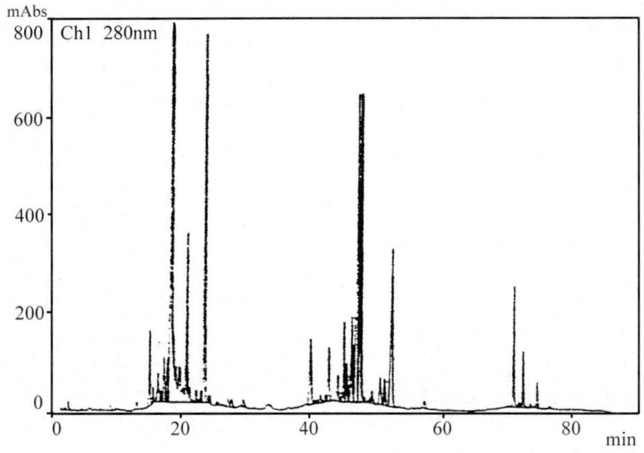

(51)藏边大黄

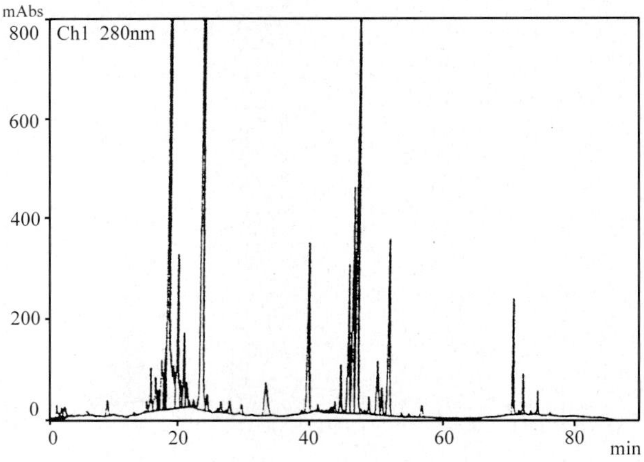

(52)藏边大黄

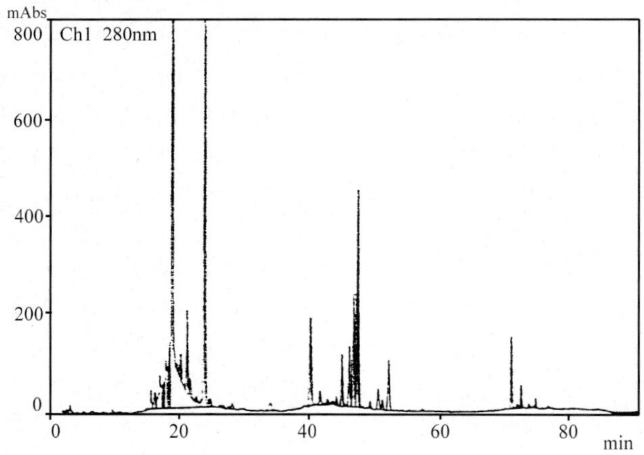

(53)藏边大黄

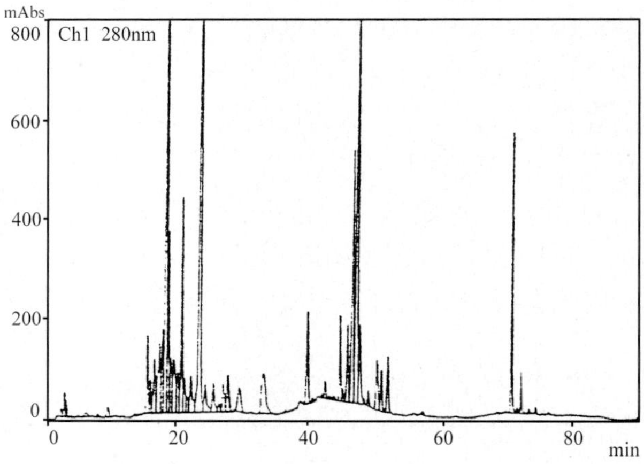

2）波叶大黄（40，41）、华北大黄（42，43，44）、河套大黄（54，55）、天山大黄（57）、密序大黄（65，66）、阿尔泰大黄（66A，66B）这几个种HPLC指纹谱很相似，不易区分（见样品40～44，54～55，57，65～66和66A，66B的色谱图18-2㊵～㊹，(54)～(55)，(57)，(65)～(66)，66A，66B）。A区在相对保留时间3.3分钟未见儿茶素的峰，据此可与正品大黄相区分。B区相对保留时间6.9分钟、8.0分钟处的强二指峰与C区相对保留时间14分钟处一孤立的强峰为这几种大黄的显著特征。

㊵波叶大黄

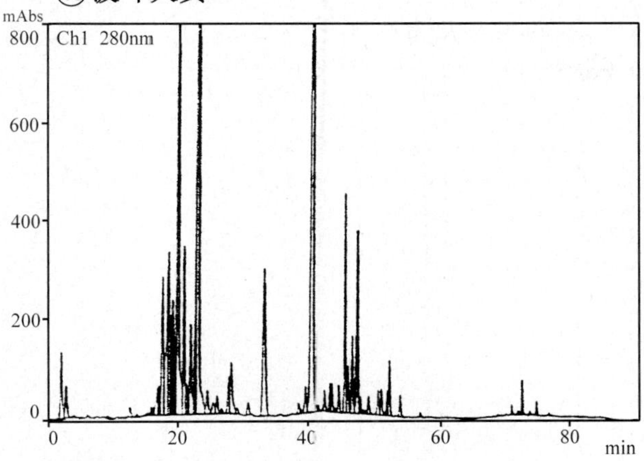

㊶波叶大黄

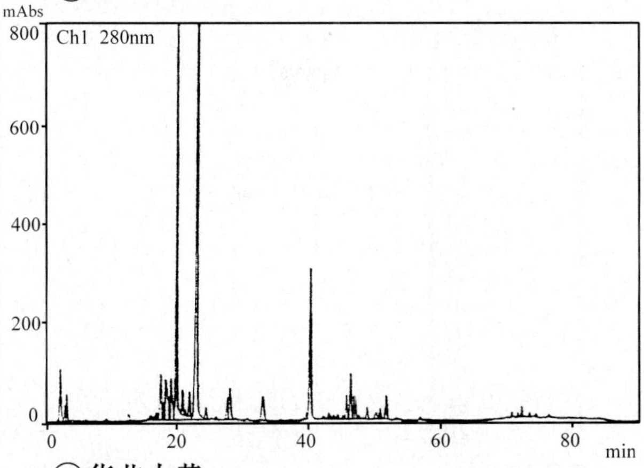

㊷华北大黄

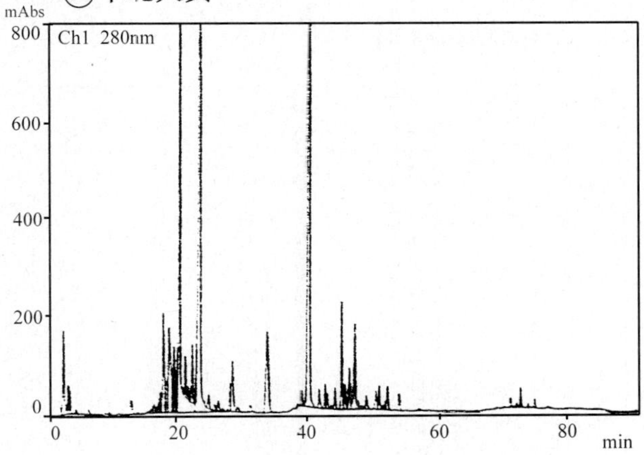

㊸华北大黄

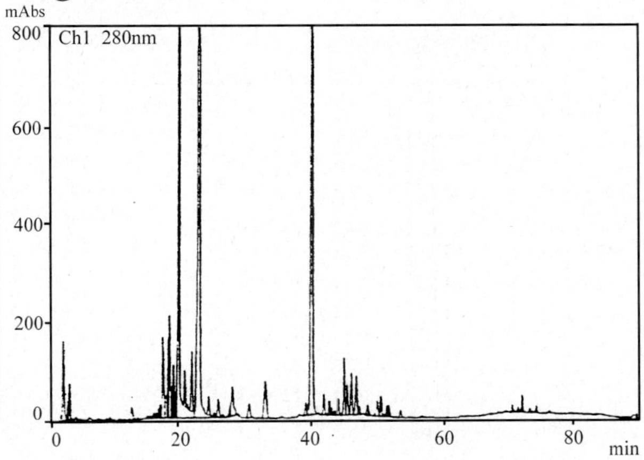

㊹华北大黄

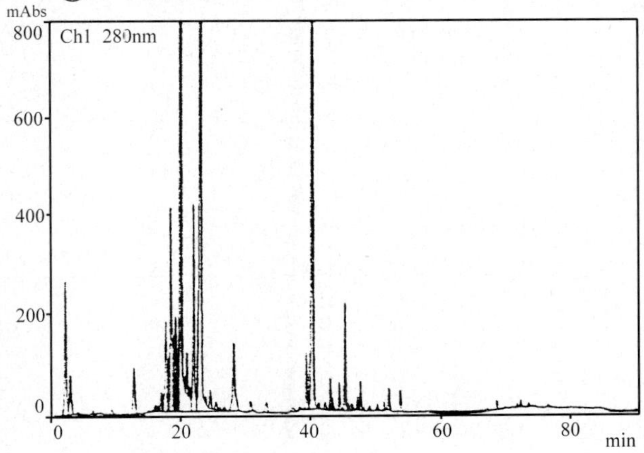

54河套大黄

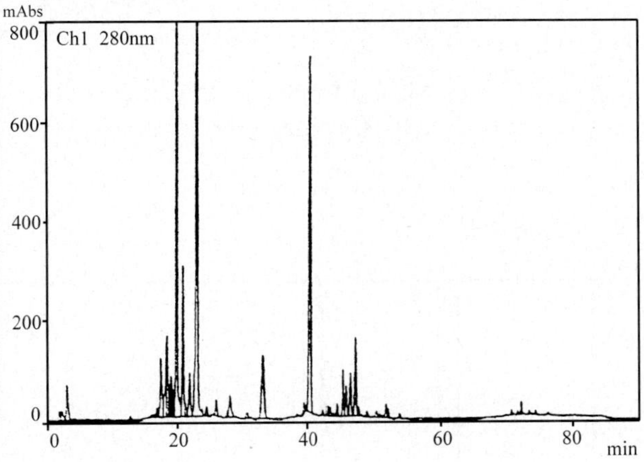

55河套大黄

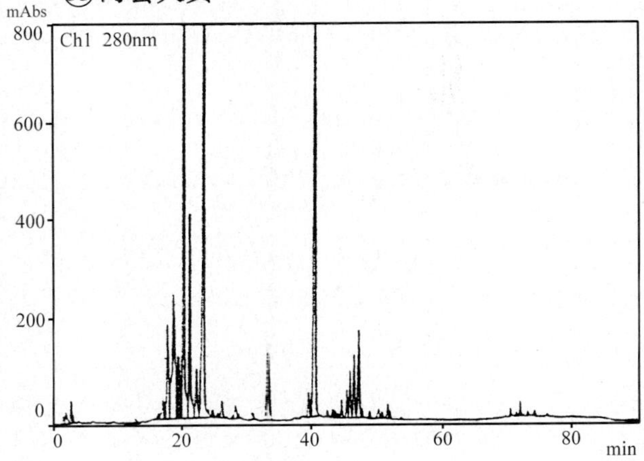

57天山大黄

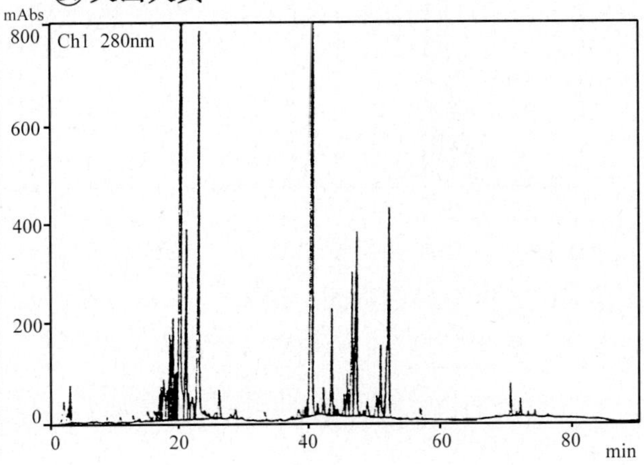

⑥5密序大黄

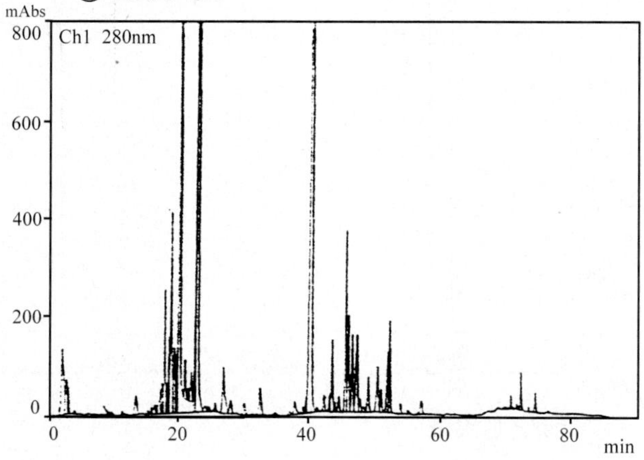

⑥6密序大黄

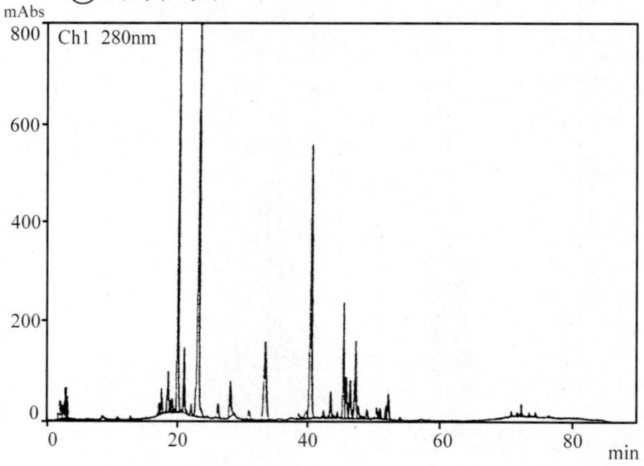

⑥6 A 阿尔泰大黄

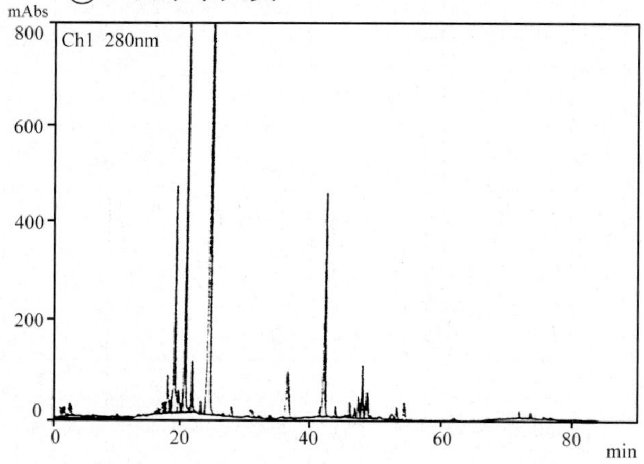

⑥6 B 阿尔泰大黄

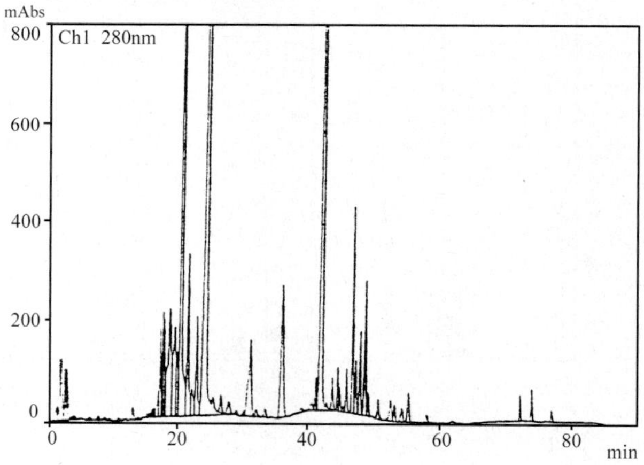

拉萨大黄 A、B 区的特征与上述几种大黄相近，但在 C 区强一指峰的旁边，即相对保留时间 14.3 分钟处有一强峰（见样品 63、64 色谱图 18-2⑥3、⑥4）。

⑥3 拉萨大黄

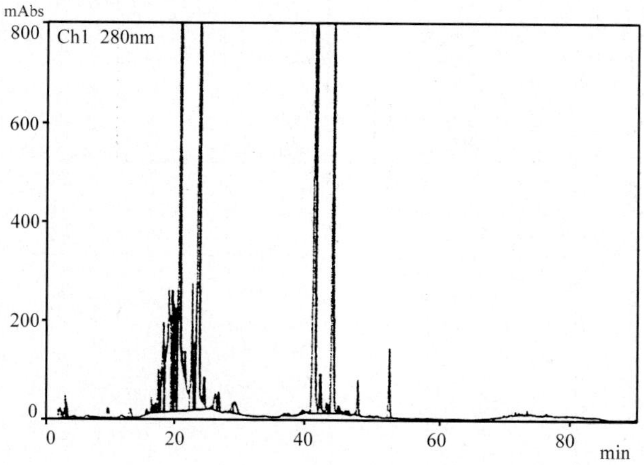

⑥4 拉萨大黄

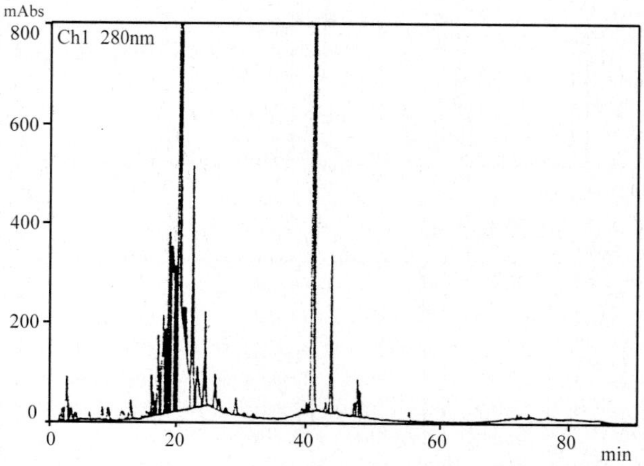

牛尾七（58）与上述几种大黄相比，无相对保留时间 6.9 分钟的强峰，只有 B 区相对保留时间 8.0 分钟与 C 区 14 分钟的二指强峰，在 B、C 区交界处的三指峰和 C 区相对保留时间 16.3 分钟处的一组强峰（蒽醌苷类）较特征（见样品 58、40 色谱图 18-2⑤8、④0）。

⑤⑧牛尾七

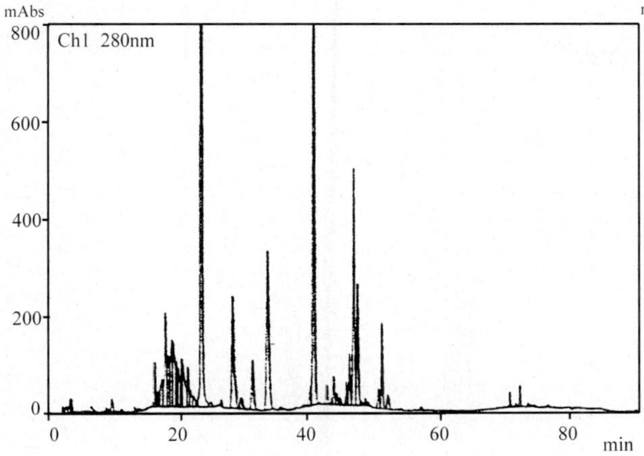

⑩波叶大黄

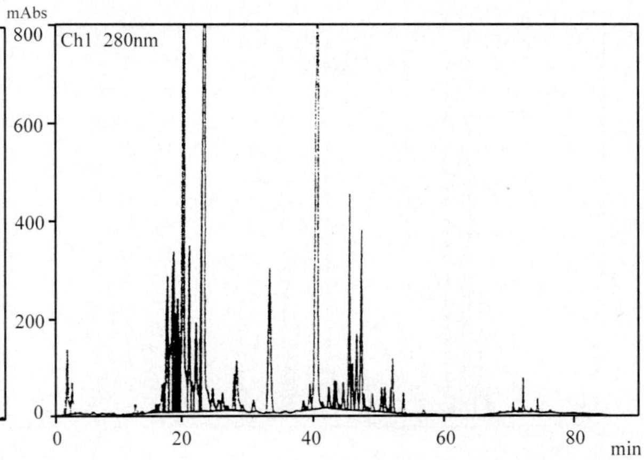

3）56 号样品为河套大黄的栽培品，其在青海乐都县马场村栽培已有 50 年历史，其指纹谱与陕西产河套大黄（54，55）的区别在 B 区二指强峰的左边，即相对保留时间 6.4 分钟又多出一强峰（见样品 54～56 色谱图 18-2⑤④～⑤⑥）。

⑤⑥河套大黄

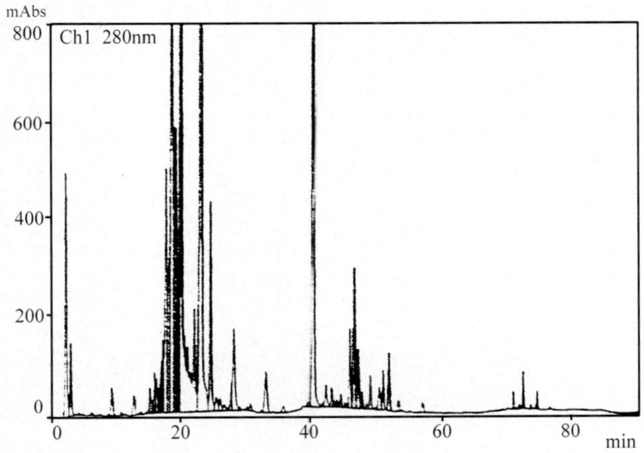

⑤④河套大黄

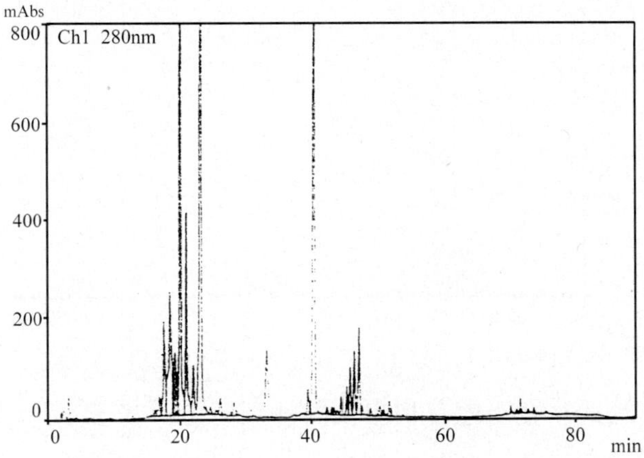

⑤⑤河套大黄

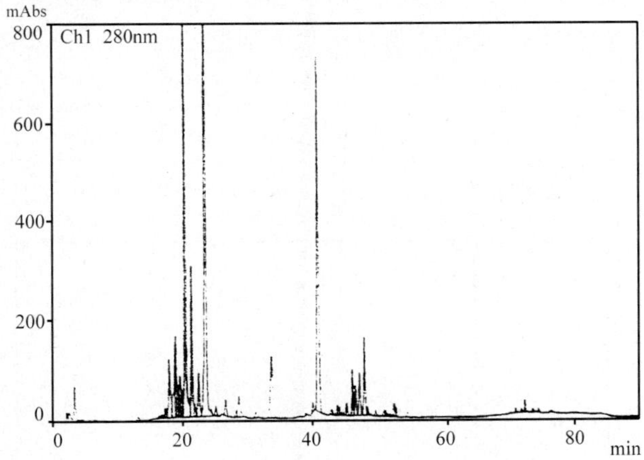

4）长叶波叶大黄（41A）是波叶大黄的变种，其与波叶大黄的显著区别在 C 区一指强峰的右边，即相对保留时间 17 分钟的峰呈一强峰，其含量显著高于波叶大黄（见样品 40、41、41A 色谱图 18-2⑩、⑪，40A，41A）。

㊶A 长波叶大黄

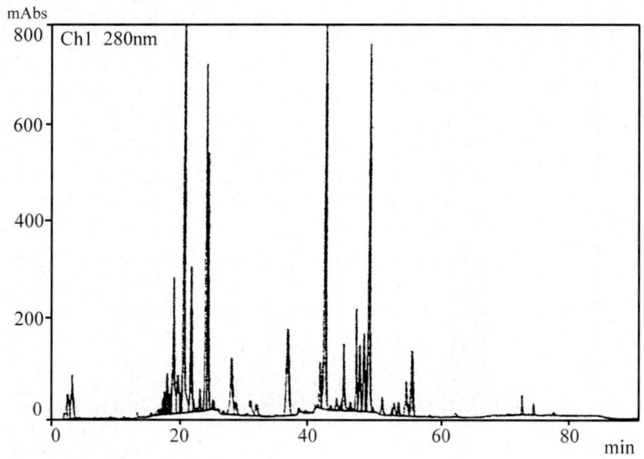

㊵波叶大黄

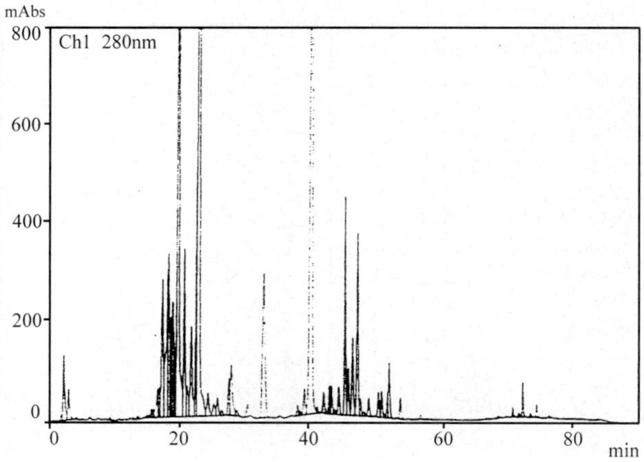

㊶波叶大黄

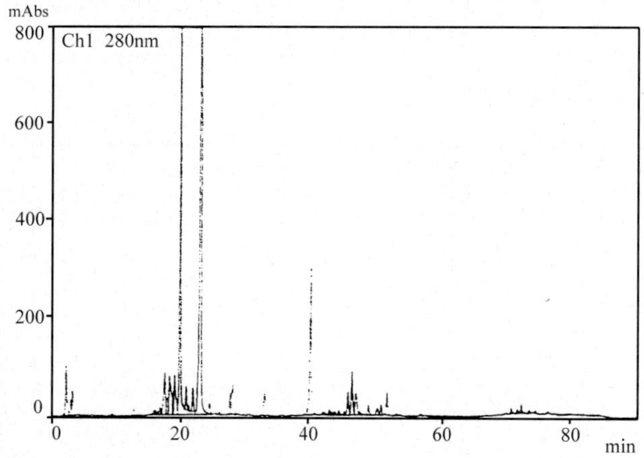

5）围场大黄是胡世林在河北围场县调查时发现的，在当地有相当长的食用历史，其形态与华北大黄十分相似，根据其根部不黄，新鲜时断面为白色等依据，判断其为华北大黄的变种，记为围场大黄（R. franzenbachii Münt. var. weichangense S. L. Hu），由于未采到花果期标本，未作最后的分类处理，《中国植物志》未收载围场大黄。样品 45 号围场大黄具有华北大黄的指纹特征，但在 B 区和 C 区各峰含量显著高于华北大黄（见样品 42～45 色谱图 18-2㊷～㊺）。因样品缺乏，究竟分类上做何处理尚待深入研究。

㊺围场大黄

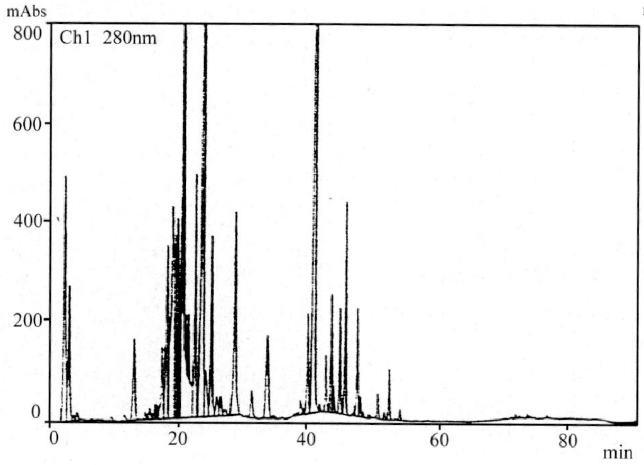

㊷华北大黄

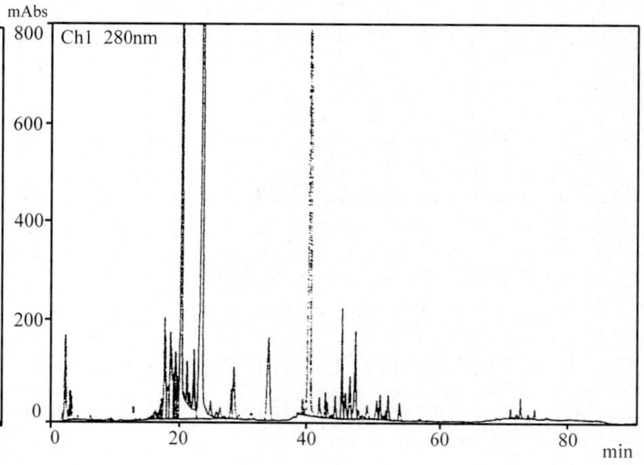

㊸华北大黄

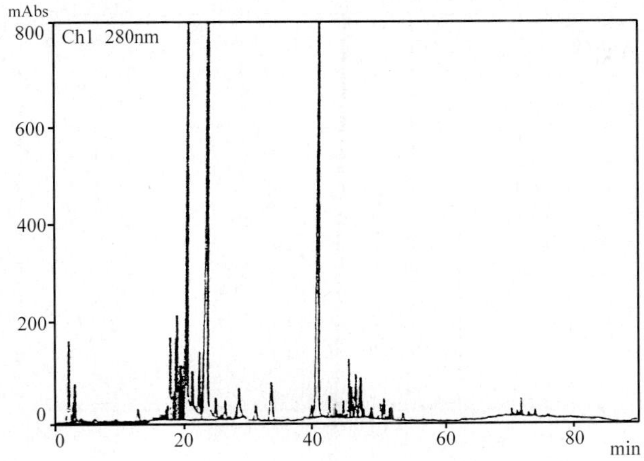

㊹华北大黄

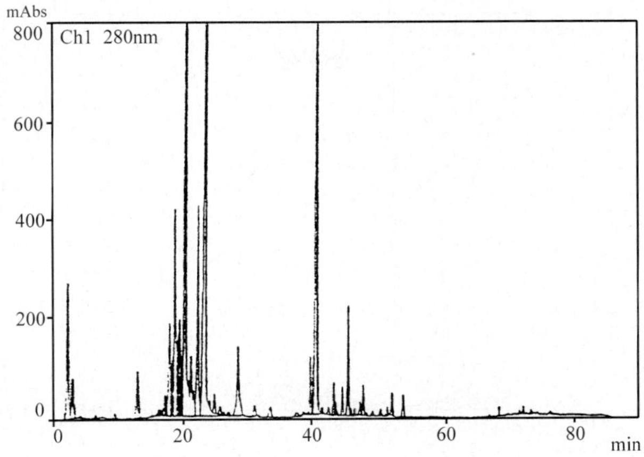

6）光茎大黄(样品 67）在 B 区出峰多，很密集在波叶大黄、华北大黄（42、43、44）等大黄特征强二指峰的中间又多出两个强峰。《中国植物志》认为短裂光茎大黄的分类尚存疑问，可能是光茎大黄的生物型，也可能是光茎大黄与掌叶大黄杂交的产物，从短裂光茎大黄的指纹谱可以看出，其与光茎大黄的指纹相似，只是一些峰的含量比光茎大黄高，与掌叶大黄的指纹谱很不同，所以当做光茎大黄的变型处理更合适（见样品 67、68 色谱图 18-2㊻㊼）。

㊻光茎大黄

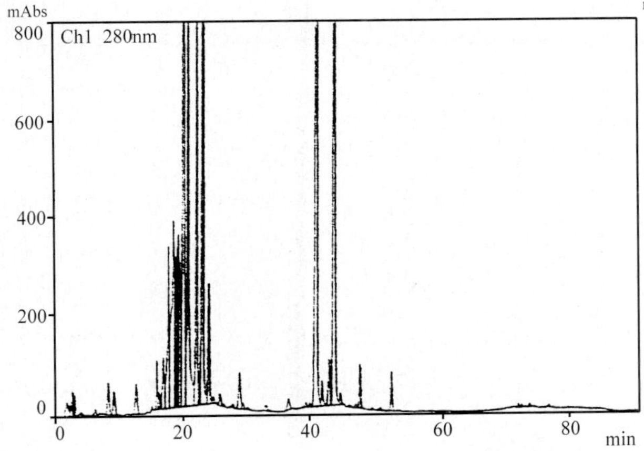

㊼短裂光茎大黄

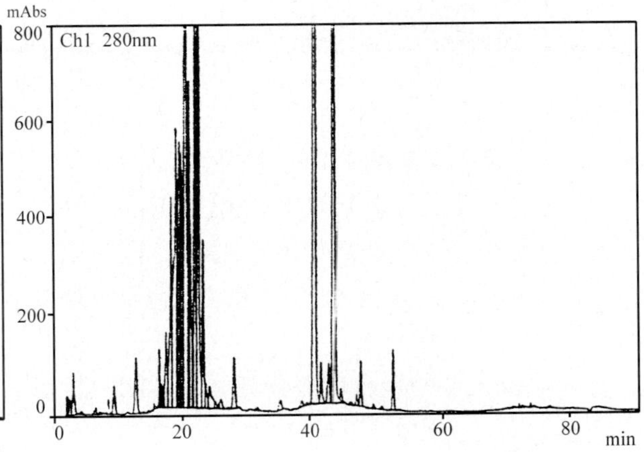

7）卵叶大黄（R. ovatum C. Y. Cheng et Kao）是高作经（1975 年）发表的新种，《中国植物志》将其同丽江大黄（R. likiangense Sam.）合并。样品 59 号、60 号经鉴定为丽江大黄，与 62 号卵叶大黄的指纹十分相似，在 B 区相对保留时间 8 分钟和 B、C 区交界处相对保留时间 10.5 分钟处有一弱一强两特征峰。而经鉴定为丽江大黄的 61 号样品 HPLC 指纹却与前三个样品明显不同，在两特征峰的中间又多出一个强峰（见样品 59～62 色谱图 18-2㊴～㊷）。由于样品缺乏，这两个种能否合在一起还需深入研究。

⑲丽江大黄

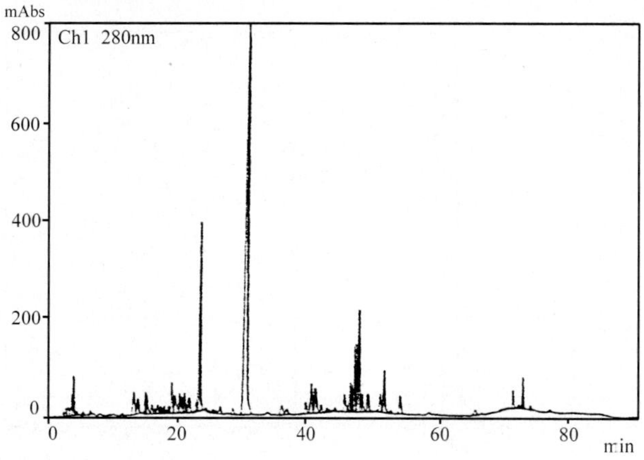

⑳丽江大黄

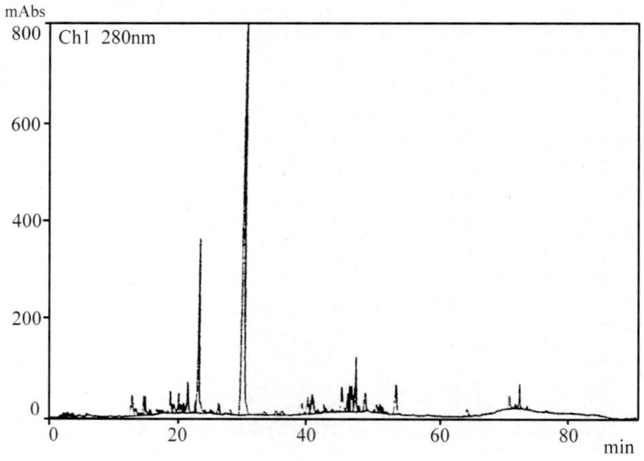

㉑丽江大黄

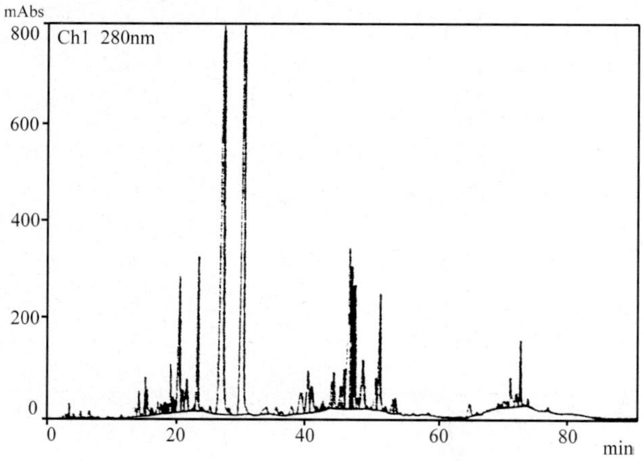

㉒卵叶大黄

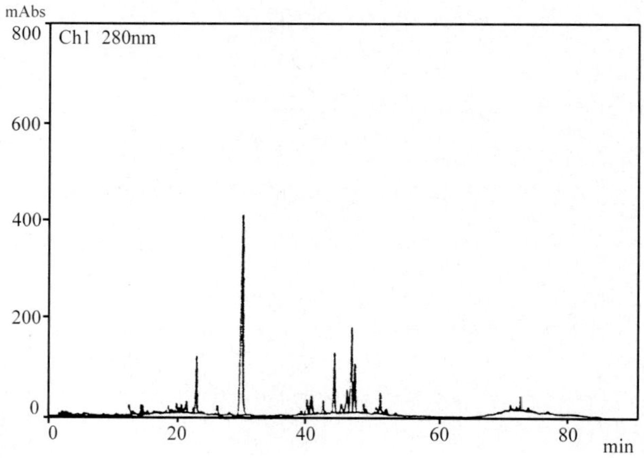

（3）心叶组大黄的 HPLC 指纹特征：

从整体上看，与掌叶组大黄相比较，心叶组大黄出峰较少，峰主要分布在 B 区和 C 区，D 区相对保留时间 23 分钟处有一较显著峰（大黄素）。

1）疏枝大黄的指纹较有规律，B 区相对保留时间 5.8 分钟，8.2 分钟的一弱一强峰，B、C 区交界 11.5 分钟的一较强峰和 C 区相对保留时间 14 分钟、16.5 分钟（蒽醌苷）的一强一弱峰构成了这个种的特征指纹。第 70 号样品有所不同，在相对保留时间 7.0 分钟处多出一个强峰。（见样品 70～73 色谱图 18-2⑦⓪～⑦③）。

⑦⓪疏枝大黄

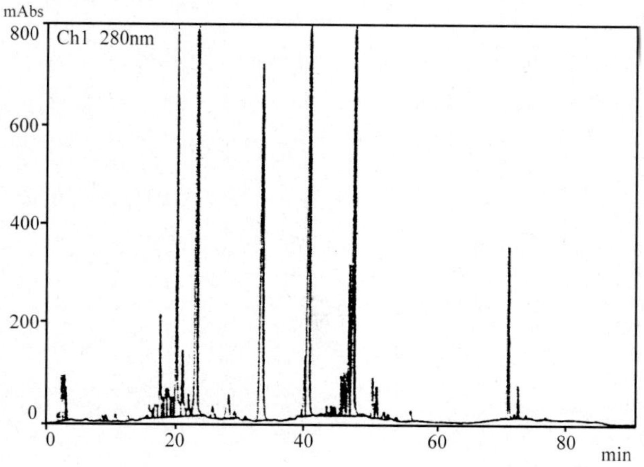

⑦①疏枝大黄

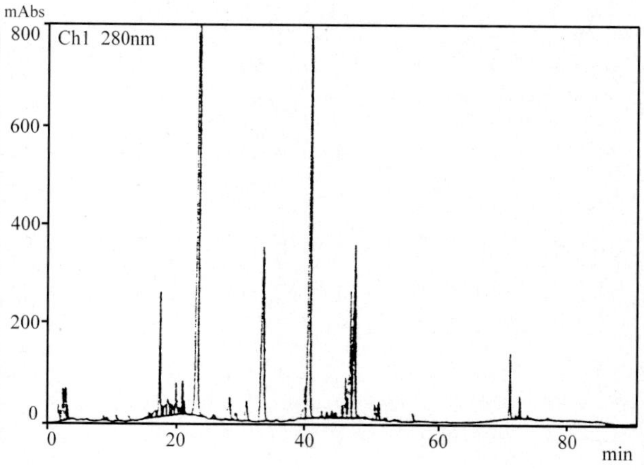

(72)疏枝大黄

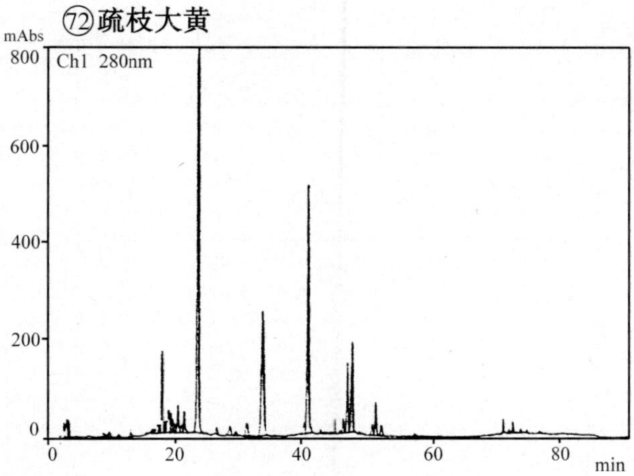

(73)疏枝大黄

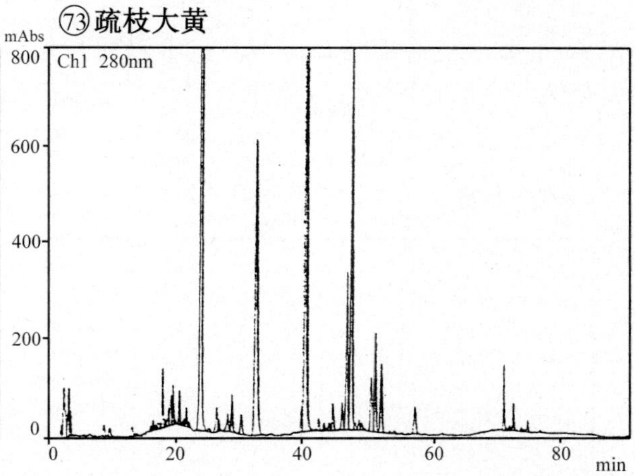

2）心叶大黄的指纹与疏枝大黄不同，在 B 区峰密集呈山形，在相对保留时间 7.0 分钟有一强峰，周围的峰依次渐弱。C 区除了 14 分钟和 16.5 分钟的两个特征峰，在相对保留时间 17.6 分钟处还有一较强峰（芦荟大黄素）（见样品 69 色谱图 18-2(69)）。

3）藏东大黄是 1992 年吴家坤等人发表的新种，作者认为藏东大黄同心叶大黄性状相似，但二者有实质性区别，藏东大黄是较为原始的特有种，分布较局限。但诚静容对此提出疑问，认为藏东大黄和心叶大黄极为相似，花序分枝部位和花色都有过渡型，其地位尚待核实。《中国植物志》未收载藏东大黄。我们所收集的 73B 号样品藏东大黄与 69 号样品心叶大黄的指纹明显不同（见样品 73B 和 69 色谱图 18-2(69)，73B）。但由于缺乏更多的样品，所以仍待进一步研究来确证其分类位置。

(69)心叶大黄

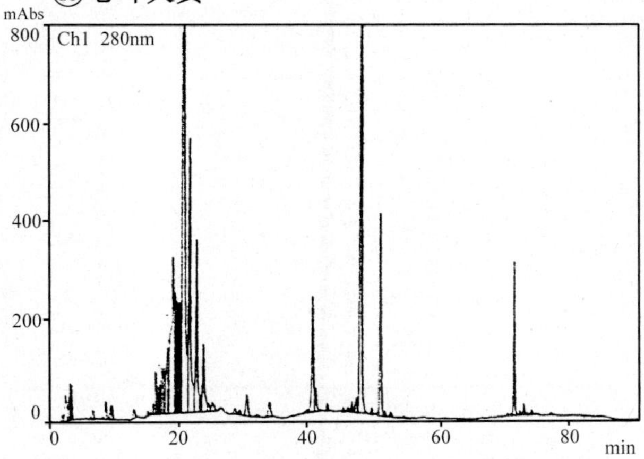

(73)B 藏东大黄

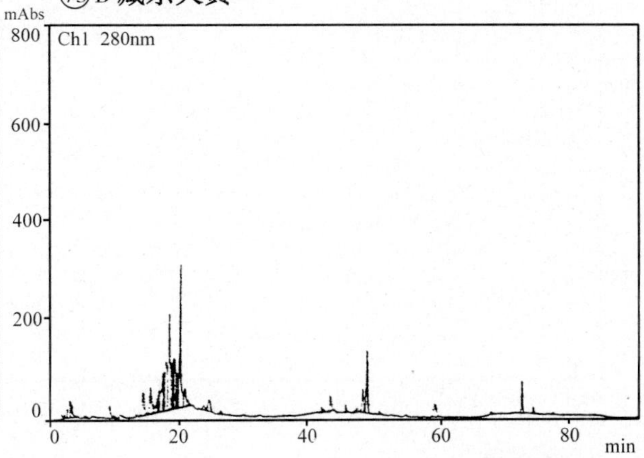

4）73A 号样品斑茎大黄与心叶组其它大黄指纹显著不同，出峰少，含量低，而且峰主要分布在 C 区，B 区和 D 区出峰极少（见样品 73A，70 色谱图 18-2，73A，(70)）。

(73)A 斑茎大黄

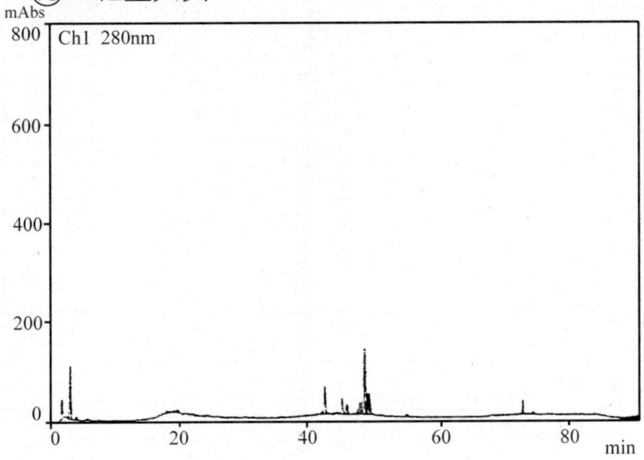

(70) 疏枝大黄

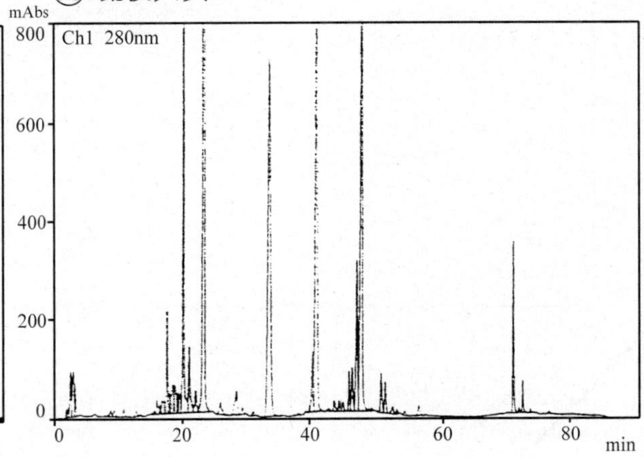

（4）砂生组大黄的 HPLC 指纹特征

1）小黄系：整体来看，小黄系中不同产地小大黄的指纹很有规律。一是出峰极少，最多出峰 36 个（样品 78），最少 16 个（样品 82）；二是峰含量普遍极低，与大黄属其它植物很不相同（见样品 77～84 色谱图 18-2(77)～(84)）。

(77)小大黄

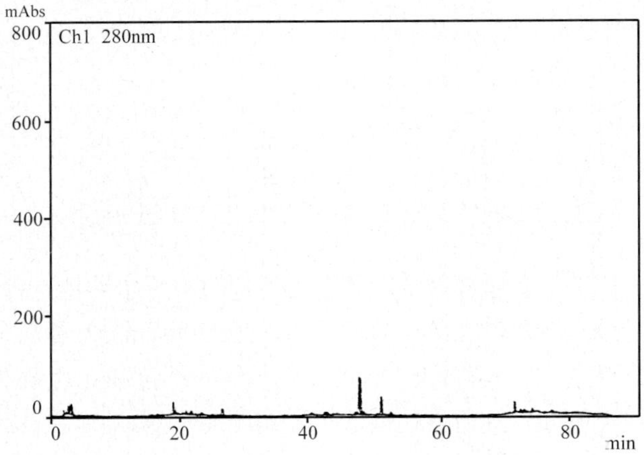

(78)小大黄

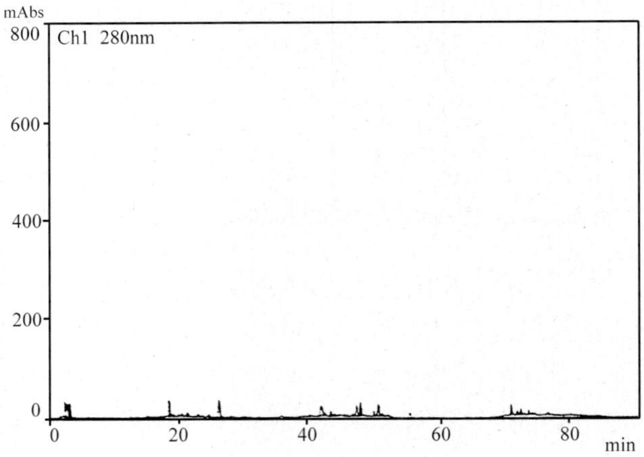

(79)小大黄

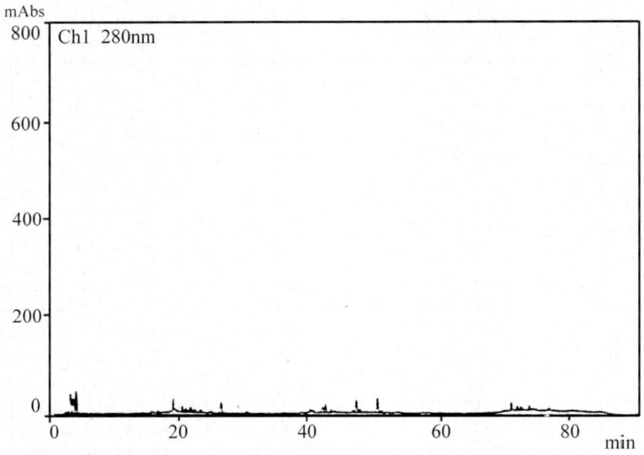

(80)小大黄

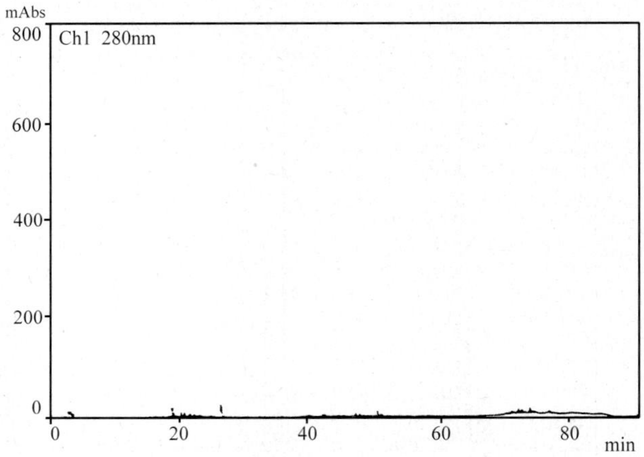

(81)小大黄

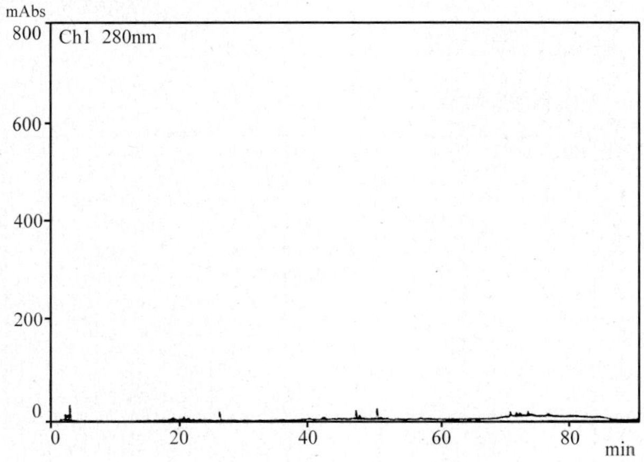

(82)小大黄

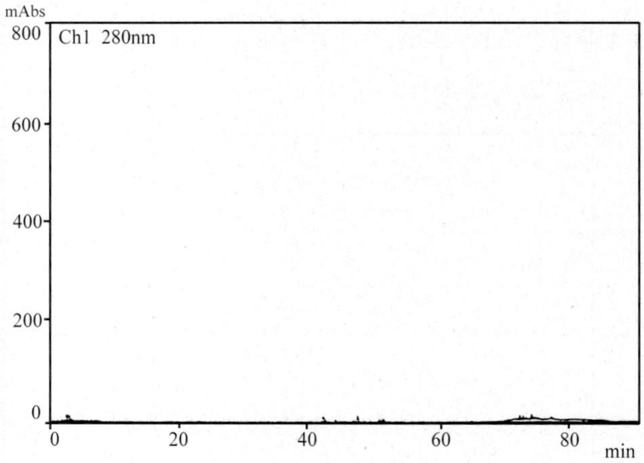

⑧③小大黄

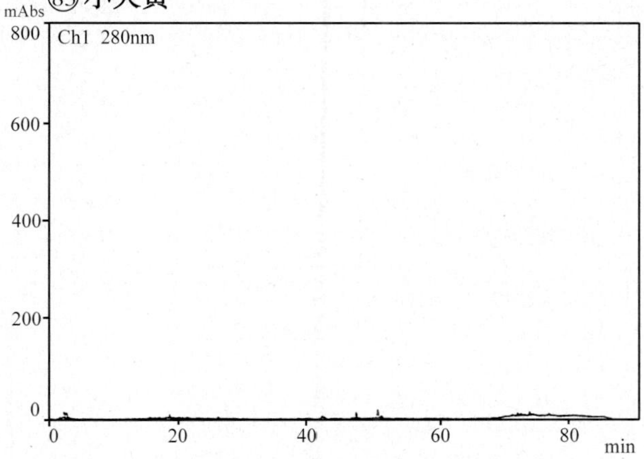

⑧④小大黄

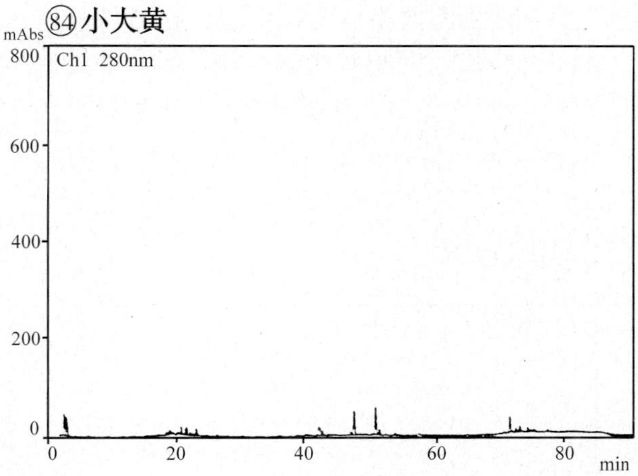

滇边大黄同小大黄比较，出峰较多，最少 42 个（样品 85），最多 57 个（样品 87）；而且其指纹与小大黄明显不同，其显著特征是在 B 区相对保留时间 6.50 分钟和 7.00 分钟处的强二指峰。不同产地的滇边大黄在 HPLC 指纹上有所不同，如 87 号样品（云南丽江）其在 B 区相对保留时间 6.5 分钟，7.0 分钟，8.0 分钟，9.1 分钟和 B、C 交界处 11.6 分钟及 C 区 14.0 分钟和 16.3 分钟处峰的含量比 85、86 号（四川甘孜）样品显著为高。（见样品 84～87 色谱图 18-2⑧④～⑧⑦）

⑧⑤滇边大黄

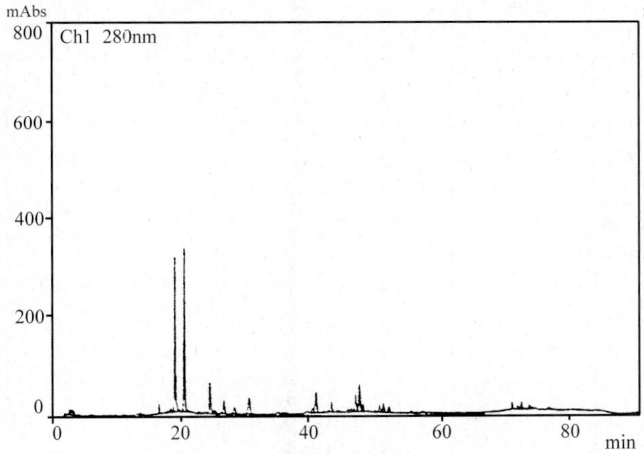

⑧⑥滇边大黄

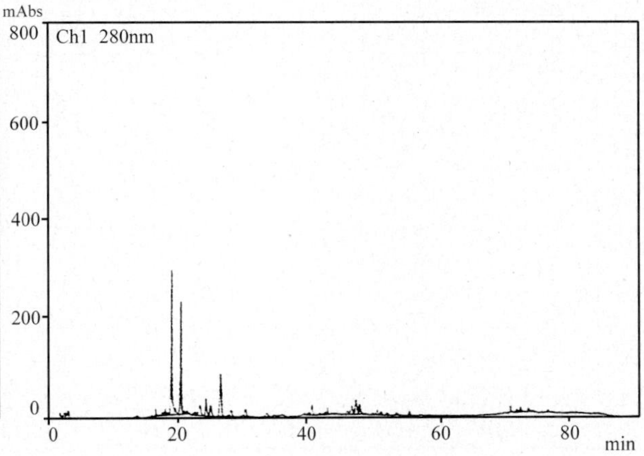

⑧⑦滇边大黄

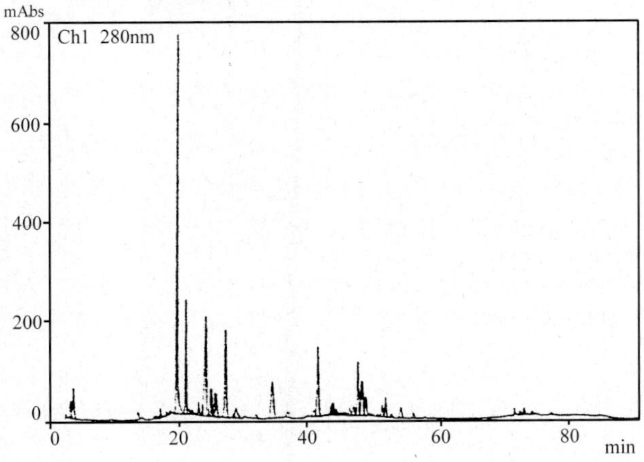

2）矮黄系：单脉大黄和矮大黄出峰较少（28～55 个），而且各峰含量较低。样品 90（矮大黄）出峰 28 个，有两个显著峰，即在 A 区保留时间 18.0 分钟的 maesopsin 和 46.9 分钟处的二聚二苯乙烯类 gnetin C。样品 89（矮大黄）和 88 号样品（单脉大黄）的指纹很相似（见样品 88～90 色谱图 18-2⑧⑧～⑨⓪）。

样品 91（西藏大黄）出峰较多（60 个峰），

与矮大黄和单脉大黄指纹明显不同：在 B 区峰密集呈山形多指峰，在相对保留时间 7.4 分钟处有一极强峰，在 A 区、B 区交叉处相对保留时间 10.6 分钟处有一较显著峰，在 C 区的 13.6 分钟处有一强峰，相对保留时间 16.0 分钟和 17.8 分钟的组峰较显著（见样品 91 色谱图 18-2⑨①）。综上，西藏大黄是否应归入矮黄系尚待深入研究。

⑧⑧单脉大黄

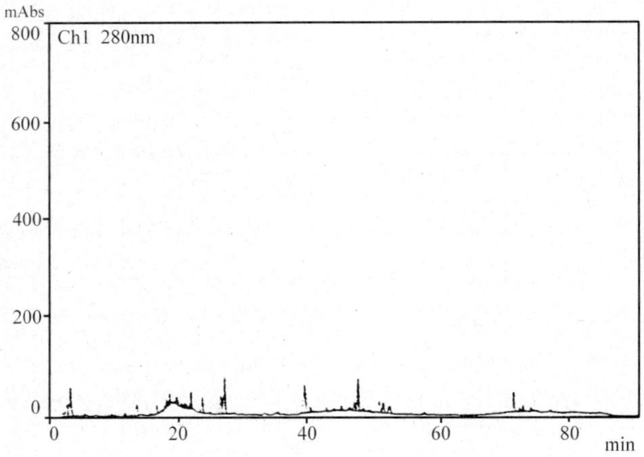

⑧⑨矮大黄

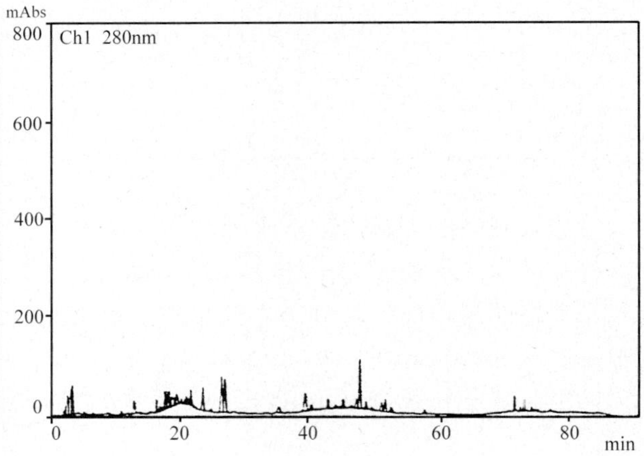

⑨⓪矮大黄

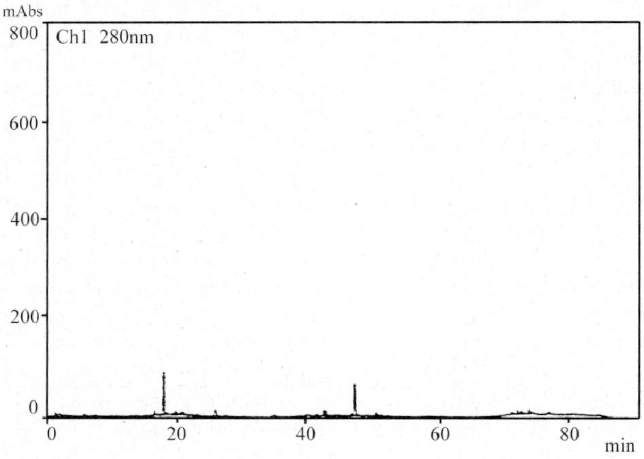

⑨①西藏大黄

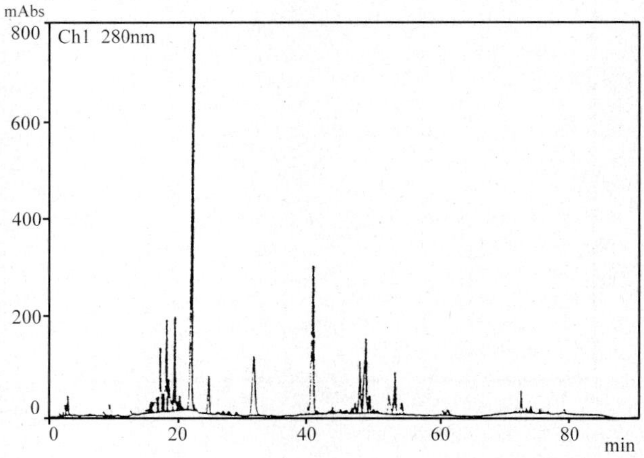

3）总状系：从整体上看，与矮黄系和小黄系相比，总状系大黄出峰较多，峰含量普遍稍高，最多出峰 55 个（样品 74，总序大黄），最少 48 个（样品 75，窄叶大黄）。总状系各大黄指纹较相似，峰在 A、B、C、D 各区均有分布，其在 B 区相对保留时间 7.5 分钟、C 区相对保留时间 13.8 分钟和 16.5 分钟（蒽醌苷）的峰以及 D 区大黄素的峰较显著（见样品 74～76 色谱图 18-2⑦④～⑦⑥）

Losina-losinskaya 将红脉大黄（R. inopina～tum）归入砂生组总状系，高作经 1975 年将其归入小黄系，1998 年《中国植物志》又重新将其分回到总状系，样品 76A 的 HPLC 指纹不同于小黄系，与总状系大黄更相似，将红脉大黄划分到总状系比较科学。（见样品 76A 色谱图 18-2，76A）

⑭总序大黄

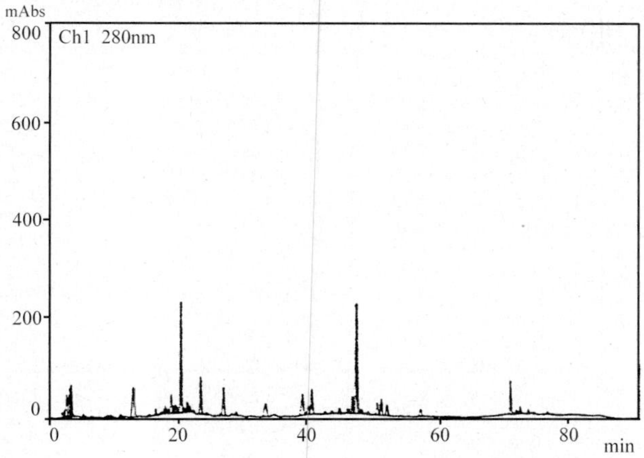

⑮窄叶大黄

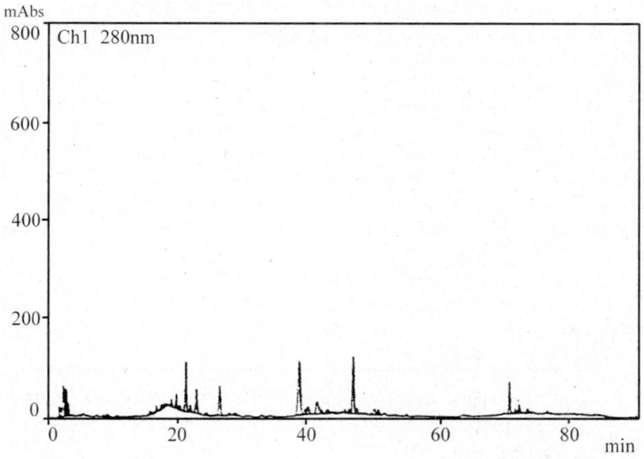

⑯窄叶大黄

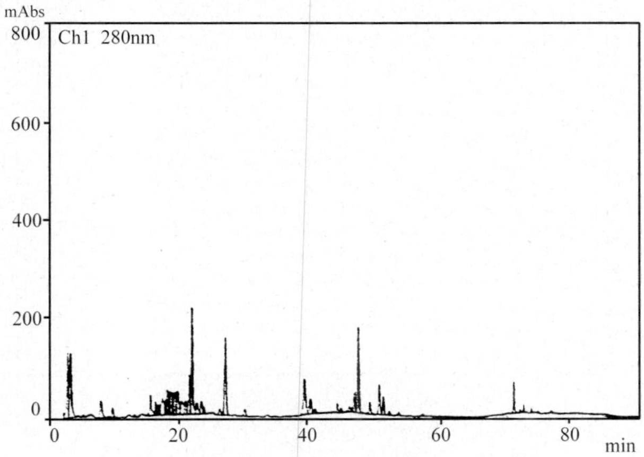

⑯A 红脉大黄

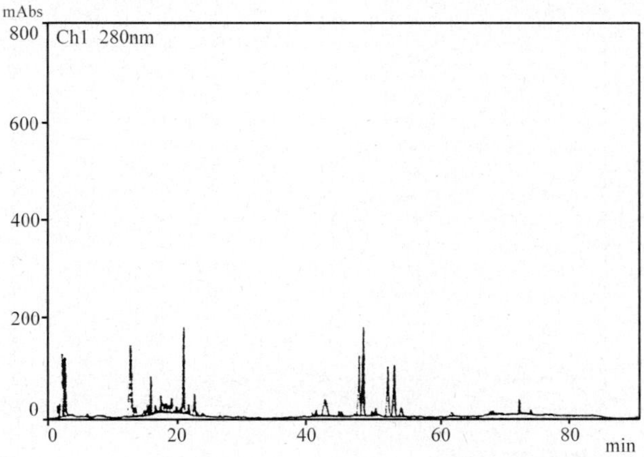

（5）穗序组大黄的 HPLC 指纹特征

从整体看，穗序组大黄的峰在 A、B、C、D 区均有分布，与正品大黄相比较其 A、B、D 区各峰的含量均很低。最显著的特征是在 C 区，穗序大黄、歧穗大黄和网脉大黄在相对保留时间 16.7 分钟的组峰（蒽醌苷）和 18.4 分钟的组峰（主含芦荟大黄素）很突出。枝穗大黄和菱叶大黄在相对保留时间 16.7 分钟的组峰较显著。（见样品 92～96，96A、B，色谱图 18-2 ㉜～㊱，96A、B）

㉜穗序大黄

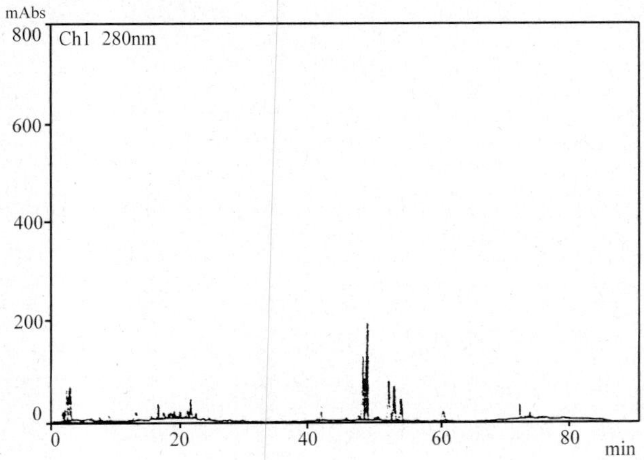

㉝歧穗大黄

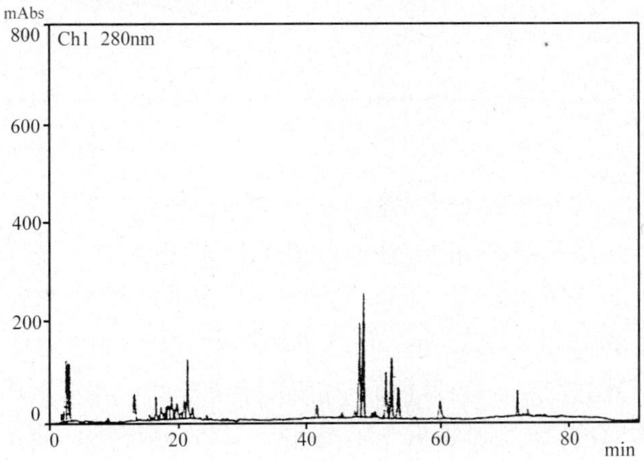

94 岐穗大黄

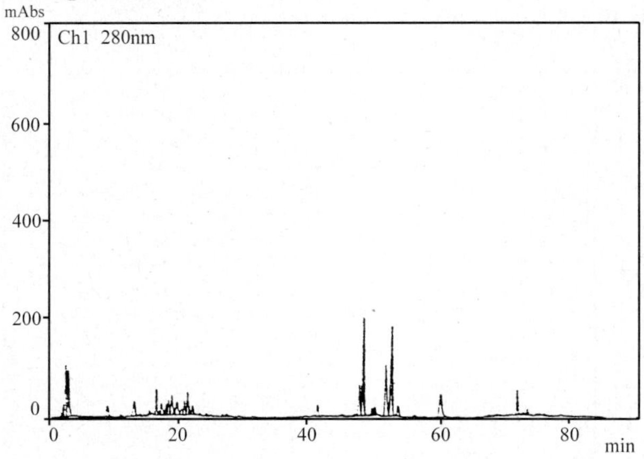

95 网脉大黄

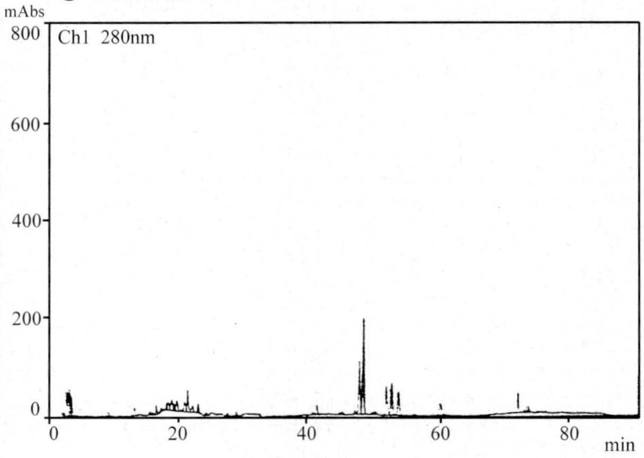

96 网脉大黄

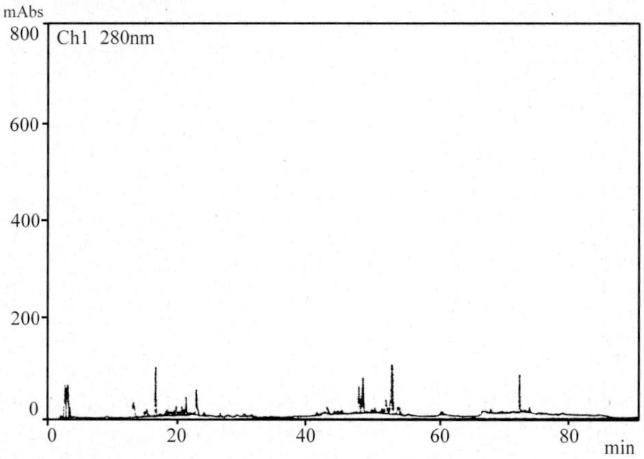

96A 枝穗大黄

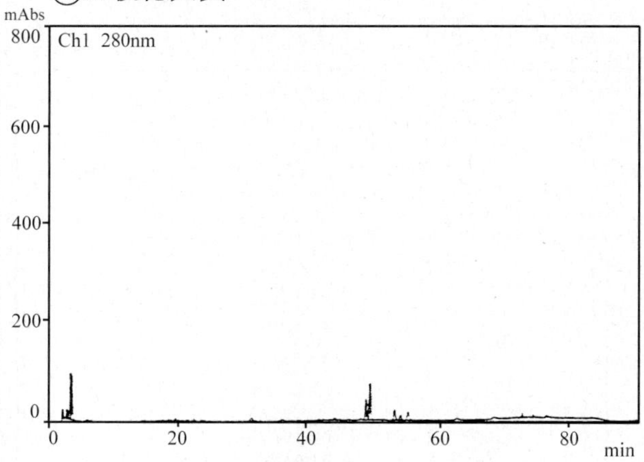

96B 菱叶大黄

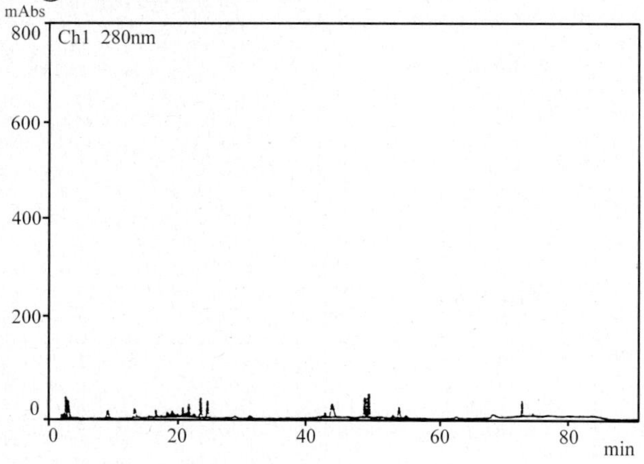

（6）塔黄组大黄的 HPLC 指纹特征

塔黄组塔黄与苞叶大黄 HPLC 指纹差异很大，塔黄出峰多，59～76 个，在 A 区、B 区、C 区和 D 区均有分布，但 A 区无显著强峰，B 区相对保留时间 6.5 分钟的一指强峰很特征，相对保留时间 14.3 分钟的一较强峰，16.7 分钟的一强组峰（蒽醌苷）和 18.4 分钟的组峰（主为芦荟大黄素）构成了塔黄 C 区的指纹特征。在 D 区大黄素的含量较高（见样品 97，98 及色谱图 18-2 97、98）。水黄出峰少，39～41 个峰。峰主要分布在 A 区和 B 区，在 A 区有 2～3 个强峰，其中相对保留时间 2.5 分钟的峰极强。B 区的峰密集呈锐形山峰（见样品 100，101 及色谱图 18-2 100、101）。

(97)塔黄

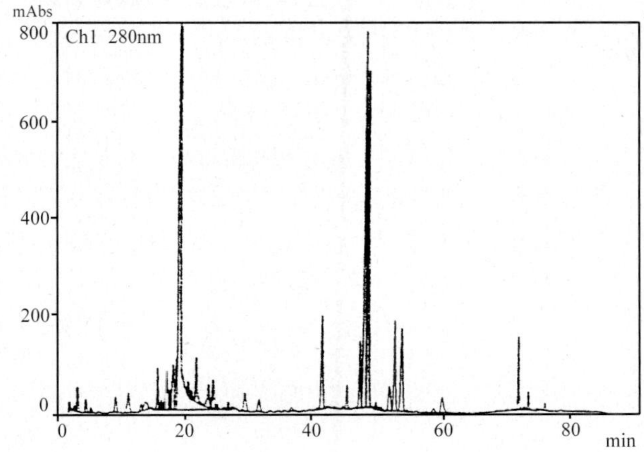

(98)塔黄

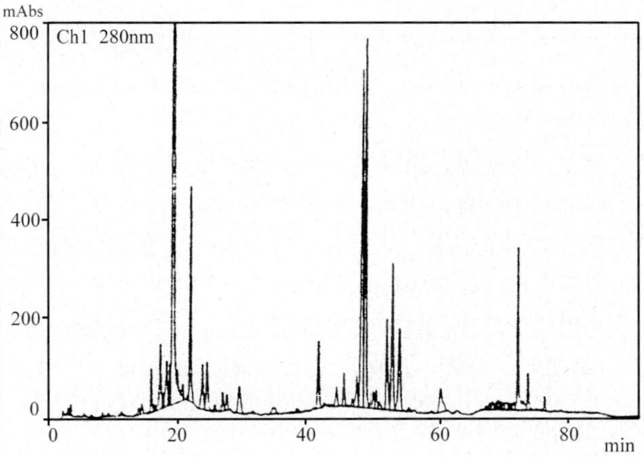

(100)苞叶大黄

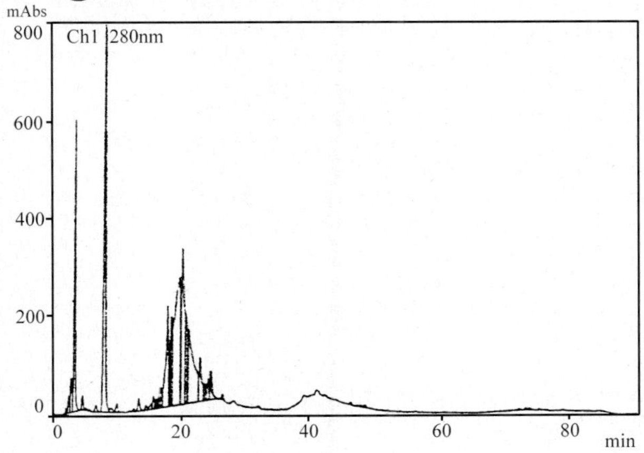

(101)苞叶大黄

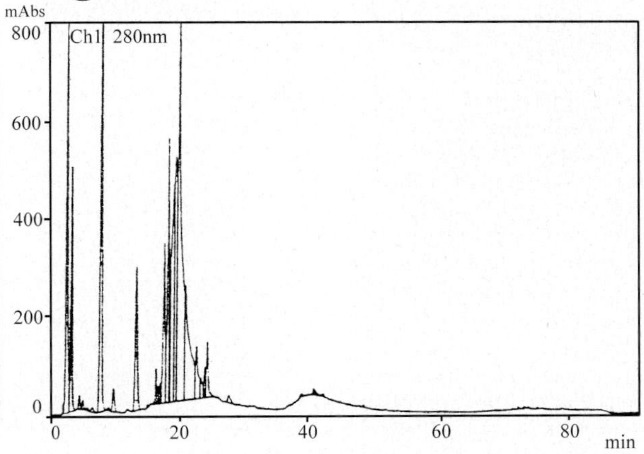

（7）圆叶组大黄的 HPLC 指纹特征

102 号样品圆叶大黄在 A、B、C、D 区不仅出峰极少，而且含量极低（见样品 102 及色谱图 18-2(102)）。

(102)圆叶大黄

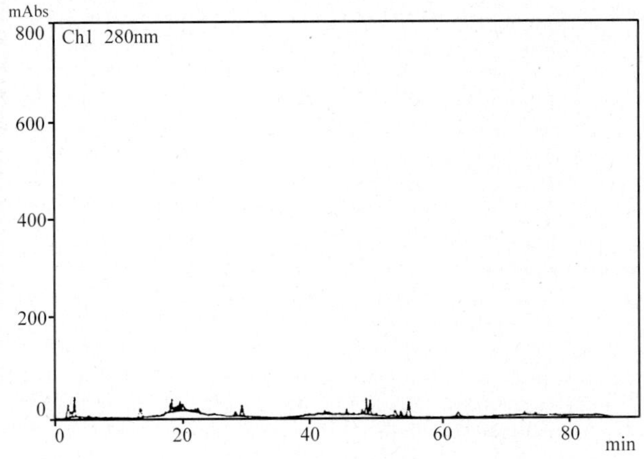

图 18-2　大黄属植物 7 个组 102 个样品的 HPLC 指纹图谱

综上所述，大黄属植物 HPLC 指纹谱各具特征，利用指纹图谱中出峰的多少、峰的特征分布、峰形、特征峰和组峰及峰强可区别正品大黄和非正品大黄，也可区分正品大黄中的掌叶大黄和鸡爪大黄及非正品大黄中不同来源的植物。HPLC 指纹图谱为大黄鉴别提供了更加直观的方法，也为大黄属植物化学分类学及大黄属植物的资源利用提供了科学资料。

附：彩图 18-1、2

参考文献

[1] 洪筱坤，王智华，李旭，等. HPLC-相对保留值指纹谱法鉴别大黄. 中国中药杂志，1993，18（11）：650-652

[2] 胡军，屠鹏飞，果德安，等. 大黄类生药理化鉴定研究. 中药材，1998，21(6)：284-287

[3] 胡世林，张定媛，罗文毓，等. 围场大黄的生药学研究. 冶金医药情报，1990，7(3)：81-84

[4] 中国科学院中国植物志编辑委员会.《中国植物志》（第二十五卷第一分册）. 北京：科学出版社，1998，171-207

[5] 高作经，诚静容. 中国大黄属植物简志. 植物分类学报，1975，13（3）：69-82

[6] 吴家坤，张登科，杨永，等. 国产大黄属的新分类群. 西北植物学报，1992，12（4）：309-315

[7] 诚静容，高作经. 中国大黄属植物. 北京医科大学学报（大黄专辑），1993，25（5）增刊：9-10

[8] лозина-лозинаскаяA. С. Т. р. ьот. Hнст. Акаэ. Наук СССР，серня1，вып，1936，3：67-141

（向 兰 范国强 郑俊华）

第 19 章　正品大黄的分子鉴定及其系统亲缘关系的研究

大黄是闻名世界的我国特产药材，其医药应用可追溯到几千年前。早在《神农本草经》中已有记载。其后，历代医药书籍中也都相沿记载，并陆续补充新内容。大黄自古以来用作"破瘀活血，攻下泻热"的主药，认为有"推陈致新"之力，夺关斩将之能"，并与人参、熟地、附子一起被誉为临床中药的"四大金刚"，力峻功奇。中国药典（2000 年版，一部）规定大黄的原植物来源为大黄属的药用大黄 Rheum officinale Baill、掌叶大黄 R. palmatum L. 和鸡爪大黄 R. tanguticum Maxim. ex Regel. 大黄属（Rheum Linn）约有 60 种，均分布于北半球的亚洲部分，而以我国为其分布中心，占总数的三分之二以上，分布于大兴安岭、太行山脉、秦岭、大巴山脉和云贵高原一线以西，以青藏高原为分布中心。高晓山等对大黄的本草学、商品学、炮制学、制剂学和临床学进行了科学的归纳和整理，同时对大黄的生药学、药理学和化学等现代研究也做了较详尽的介绍。其所引述的国内外各种文献达 865 种，较全面地综述了大黄研究的最新资料。郑俊华等在继续研究的基础上，出版了《大黄专集Ⅰ》。其后，在 1998 年又出版了《大黄专集Ⅱ》。但至今有关大黄的研究主要集中在化学成分、药理等方面，有关其分子标记的文章仅见于刘叔倩等用随机扩增多态 DNA（RAPD）方法对五种大黄的初步研究。此外，我们通过对大黄属的野外调查发现，幼小的正品大黄的原植物，其叶缘大多不裂或浅裂，与非正品大黄（如 R. hotaoense），尤其是药用部分，在形态上易混淆。而大黄一些种类的居群（population）内部不同个体之间亦存在大量变异。生药的鉴定主要是外部形态性状鉴定、显微鉴定和理化鉴定，但是，这些特征易受植物的生长环境、采收季节、加工条件，尤其是炮制过程的影响。因此，以形态特征准确鉴定生药大黄是值得进一步研究的课题。本论文试图从分子（DNA）水平和显微、亚显微水平上寻找一种准确、快速与可靠鉴定正品大黄与非正品大黄的技术与方法。此外，基于对大黄正品与非正品种类微观与分子证据的研究，本文还对正品大黄原植物种类在大黄属中的系统位置及其相关的分类学问题进行了较为深入的探讨。

第一节　RAPD 及 DNA 测序技术在生药鉴定研究中的应用

生药的基源鉴定是生药研究工作的基础和关键。目前生药学研究中，主要是应用形态学、组织学、化学等物种特异性遗传标记特征，这些特征是以形态学为基础的鉴别方法。这些特征在受遗传因素影响的同时，还与生物体的发育阶段及环境条件对生物体的作用有着密切关系。如同种植物的形态、组织特征可因生长在不同小环境条件下，而有显著差异；幼嫩组织与较老组织在细胞的硬化程度等方面有差别；其化学成分也受生长地的土壤、气候等因素影响。甚至对同属多来源生药及种内的一些变异（道地药材）、动物药等难以专属性地鉴别。

DNA 分子标记技术直接分析生物的基因型，因此，用 DNA 分子特征作为遗传标记进行物种鉴别更为准确可靠，而且，我们可以选择适当的 DNA 分子遗传标记，在属、种、亚种、居群或个体水平上对研究对象进行准确的鉴别。

有关分子标记技术在生药鉴定研究中的应用已有多篇综述文章和较多的研究报道。王义权等概述了 DNA 分子遗传标记技术在生药鉴别中的理论依据，并综述了该技术在生药鉴定中的应用情况和实际应用中需注意的问题，展望了 DNA 分子遗传标记鉴别在生药鉴定中的前景。曹晖等综述了 DNA 分析技术在中药质量研究中的应用，并以国内外有代表性的论文为基础，进行了整理与归纳，分析了传统的分子标记（如生物化学、酶学、血清学特征）特点、适用范围和局限性，介绍了 DNA 分子标记技术的研究成果和进展；

认为DNA分子标记技术对中药品种鉴别具有广阔的应用前景。

从目前的综述文章及研究报道来看，在生药分析领域所用的分子标记技术主要集中在以DNA分析技术为核心的基于PCR的RAPD和DNA测序技术。PCR技术是一种模拟自然DNA复制过程的体外酶促核苷酸合成技术，它以待检测材料的DNA双链为模版，由人工合成的寡核苷酸为介导，通过耐热聚合酶促反应进行DNA片段扩增。由于PCR技术能在几小时内将纳克级的模板DNA体外扩增百万倍，且具有操作简便、自动易行的特点。同时由于生药形成商品过程中经过产地加工、储藏运输等环节极不利于DNA的保存。因此，PCR技术可以对痕量或被降解的DNA样品进行分析，尤适用于商品药的检测。

一、RAPD技术在生药鉴定研究中的应用

RAPD（random amplified polymorphic DNA，随机扩增多态DNA）是90年代在PCR基础上发展起来的随机引物扩增DNA技术。其基本原理是：用人工合成的具有10碱基随机核苷酸序列作引物对待测DNA模版进行PCR扩增，再在琼脂糖凝胶或聚丙烯酰胺凝胶上电泳，最后用溴乙啶（EB）染色，在紫外灯下观察和分析DNA电泳图谱的多态性。由于它可以在不知道靶DNA序列的情况下检测DNA多态性，尤其在目前绝大多数生药的动植物资源的DNA序列尚不清楚的情况下，RAPD技术成为生药分析中应用最多的分子标记技术。

由于RAPD技术是通过分析遗传物质DNA经过PCR扩增后的多态性来诊断生物体内在基因排布与外在性状表现的规律，其灵敏度高，不受环境、发育、数量性状遗传等的影响，客观地揭示供试材料之间DNA的差异，且该方法无须使用同位素，DNA用量少，只需要ng量的DNA模板而且不需要进行氯化铯梯度离心或特殊的纯化试剂盒纯化、小规模制备DNA即可。无须事先知道DNA的顺序，用10个碱基引物就可以进行PCR扩增，没有DNA克隆、Southern转移、分子杂交等复杂程序，操作简便、快速、省时、省力，且PCR引物没有种属限制，一套RAPD引物可以应用于任意一种生物的研究，具有广泛和通用性的特点。因此，在生药鉴定研究中开始迅速得到广泛的应用。

曹晖等采用AP-PCR和RAPD的方法鉴定了中药苦地胆及其混淆品，结果表明：用6个长的和1个短的引物扩增的苦地胆及其混淆品基因DNA指纹和多态性，可在琼脂糖凝胶上明显地区别开来。根据这些指纹图谱及由此估算的相似度值，证实从福建、台湾、香港及澳门获得的商品药材苦地胆的基原为菊科植物地胆草。

淫羊藿在中国及日本被广泛地用作补肾壮阳的重要药物，其茎叶均含黄酮类化合物，但其原植物来源较为复杂。日本学者Nakai等采用RAPD和PCR-RFLP的方法对其种间的遗传特性进行了分析。

台湾学者郑可大等采用RAPD分析技术鉴别黄连及其一代用品胡黄连。他们从干燥的中药材根茎样品中提取总DNA，并分别用20个含10碱基的引物进行RAPD分析。结果有4个引物在各样品之间显示出不同的电泳图谱，从而达到了鉴别黄连及代用品胡黄连的目的。

日本学者Kohjyouma等采用RAPD方法和气相色谱法分析了苍术类药材（Atractylodes lancea，A. chinesis，A. lance var. simplicifolia，A. japonica和A. ovata）的DNA多态性及其与挥发油中主成分含量变化之间的相关性。

曹晖等探讨了来源于菊科地胆草等9种植物的4种对口商品药材的总DNA提取与纯化，通过对3种常用植物基因组DNA提取方法（CsCl梯度超速离心法、CTAB/CsCl梯度超速离心法和CTAB微量提取法）的条件摸索，在DNA产率、纯度以及提取纯化过程中影响PCR扩增因子方面进行比较，认为CTAB微量提取法是植物类药材基因组DNA一种比较省时、有效、经济的提取方法。

同年，高文远等对浙贝母叶片、鲜鳞片和干鳞片的基因组DNA，采用两种方法进行了琼脂糖电泳分析。结果表明不同的DNA提取方法得到的DNA量不同；电泳结果还发现除基因组DNA外，还有两条值得进一步研究的谱带。

黄璐琦等以细辛类药材的鉴别为例，对RAPD方法在药材鉴别中所存在的问题进行了探讨，结果表明药材DNA模板浓度，降解程度及药材的产地对RAPD产物有不同程度的影响，从而提出选择适宜的药材DNA模板浓度，筛选合适的引物和采用对照组聚类分析等方法来消除上述因素的影响，进而讨论了RAPD方法在药材鉴别上的适用范围。

冬虫夏草是一贵重中药，为麦角菌科真菌冬虫夏草菌 Cordyceps sinensis 寄生在蝙蝠科昆虫蝙蝠蛾幼虫上的子座及幼虫尸体的复合体。具有补肺益肾，止咳化痰的功效。用于久咳虚喘，痨嗽咯血，阳痿遗精，腰膝酸痛。由于其价格昂贵，市场上常有伪品出现。然而，根据其外观性状，内部组织构造和化学成分均难以鉴定真伪。台湾学者 Cheng 等采用 RAPD 方法，从 20 个 10 碱基的随机引物中筛选出 4 个引物，此 4 个引物能准确地鉴别正品和伪品，且重现性好。

Zhang 等采用 RAPD 的方法鉴定了不同产地的党参药材。这不仅为不同产地的中药材的鉴定提供了准确的可靠的鉴别方法，而且为道地药材的研究提供了思路。

王培训等以各地产西洋参为研究对象，对影响中药材随机扩增多态性 DNA（RAPD）的若干问题进行了探讨。研究发现，中药材 DNA 模板的降解程度、纯度、浓度，Taq 的浓度，Mg^{2+} 浓度以及循环参数等诸多因素皆会不同程度的影响扩增结果，同时推荐了一个较为适用的循环参数。

曹晖等为探讨中国菊科地胆草属和假地胆草属在 DNA 分子亲缘关系以及这两个属的分合问题，以香港野生的地胆草属植物地胆草、白花地胆草和香港、台湾归化的假地胆草属植物假地胆草为材料，选取 6 种 18～24 mer 和 5 种 10mer 的随机单引物进行任意引物 PCR（AP-PCR）和随机扩增多态 DNA（RAPD）分析，以相似指数值做亲缘关系分析。初步结果显示：2 种地胆草与 1 种假地胆草之间的 DNA 指纹图谱差异较大，提示地胆草属与假地胆草属植物的亲缘关系较远，属于属间差异。这与形态学、组织学和细胞学结果呈相关性，认为这两个属合并成一个广义的地胆草属是不合适的。

台湾学者 Cheng 等采用 RAPD 方法，对台湾市场上的中药枸杞子进行了分析。他们从药材的果实中提取总 DNA，对 20 个随机样品用 60 个引物进行了筛选。结果有 4 个引物产生多态性，且此 20 个样品仅得到 2 种指纹图谱类型，表明枸杞子具有较低的遗传多样性。

由于商品药材多数经过加工处理，DNA 可能会受到不同程度的降解，再者，植物药材中含有的次生代谢产物如多糖很难与 DNA 和 RNA 分开，而多糖对酶有抑制作用。蔡朝晖等以贝母为研究对象，探讨不同 DNA 提取方法、不同扩增条件对 PCR 产物的影响，为生药的分子生物学鉴定提供了参考。

中药丸散锭丹等成方制剂，大多直接用各种粉末生药配制而成。台湾学者 Cheng 等首次采用 RAPD 方法对中成药“玉屏风散”中的三种生药进行了鉴定。通过筛选 40 个 10 碱基的引物，发现其中一个引物能同时鉴别组方中的三种生药，为中成药的质量控制提供了更为准确的、可靠的分析方法。

RAPD 作为一种快速的分子标记技术在近几年在生药的鉴定中得到了较大的发展，但 RAPD 技术对反应的条件较敏感，重复性较差，同时引物的筛选也是一项很费时间和财力的工作，这些在一定程度上都会影响到 RAPD 技术在生药鉴定中的发展。基于此，发展其它标记势在必行。目前正在研究的来源于 RAPD 的一些标记如 SCAR（sequence characterised amplified region）和 ASAP（allele-specific associated primers）等可能会成为未来研究的重点。但迄今为止，尚未有以序列特征性扩增区（SCAR）或序列标签位点（STS）遗传标记这种可靠的遗传标记方法用于中药鉴定。

二、DNA 测序技术在生药鉴定研究中的应用

PCR 直接测序技术亦是 90 年代发明的 DNA 序列分析技术，它以 PCR 扩增引物作为测序引物，大大地提高了 DNA 核苷酸序列分析效率，使生药在分子水平上的精确鉴定成为可能。

目前用于生药分析的基因较少，主要有针对植物来源生药的叶绿体基因，如 rbcL 和 trnK，核基因如 ITS，SS-ISR，18SrRNA，26rRNA；以及针对动物来源的线粒体基因如 cyt-b、12SrRNA 等。因此根据生药来源的不同以及真伪品种亲缘远近，在选择 DNA 测序基因时应尽可能选择能够反映出所分析生药个体差异的基因。例如 rRNA 基因以中度重复序列连续排列方式存在于基因组中，这种大量重复序列（约1 000 个拷贝数）正可以弥补生药 DNA 因加工储存等原因导致降解的缺陷。

日本学者 Fushimi 等首次报道了五加科植物 Panax ginseng、P. japonicus 和 P. quinquefolius 的 18S rRNA 基因的序列。他们从新鲜及市场销售的上述三种药材的根和根茎中提取 DNA，并经 PCR

扩增、测序，得到了 1 809 个碱基长度的 18S rRNA 基因的序列，且分别在 497，499，501，712 碱基处，发现有碱基替换。在此之前，人参类药材主要是通过外部形态和内部结构来鉴定。

Fushimi 等采用 PCR-RFLP（PCR-restriciton fragment length polymorphism）和 MASA（Mutant Allele Specific Amplification）方法再次对五加科植物 Panax ginseng，P. japonicus 和 P. quinquefolius 进行了分子鉴定的研究。他们扩增与测出上述植物的 18S rRNA 序列，并用内切酶 Ban Ⅱ和 Dde Ⅰ进行酶切，发现每一个种均能得到分辨；同时根据三种植物的序列碱基变异位点，设计了特异扩增引物，对三种药材进行特异性扩增，也能很好地区别各种。

Hayashi 等测定了甘草类药材原植物（Glycyrrhiza glabra，G. uralensis，G. inflata，G. echinata 和 G. pallidiflora）的叶绿体基因 rbcl 的序列，并用此序列构建了系统树。结果表明上述 5 个种被分为 2 个组：一组为含甘草甜素的种类，如 Glycyrrhiza glabra，G. uralensis，G. inflata；另一组为不含甘草甜素的种类，如 G. echinata，G. pallidiflora。这为甘草类药材的分子鉴定提供了资料。

Mizukami 等对苍术类药材（Atractylodes lancea，A. chinesis，A. koreana，A. ovata 和 A. japonica）的叶绿体基因 trnK 的序列进行了测定，并根据此序列构建了系统树。结果 A. ovata 单独聚为一支，其余 4 个种聚为另一支；且 A. japonica 与 A. lancea 的关系最近。他们进一步将 PCR 产物用 Hinf Ⅰ酶切，得到与上述一致的结果。此在分子水平上把 A. ovata 与其余 4 个种区别开来且证实 A. japonica 与 A. lancea 的关系比 A. ovata 与 A. lancea 的关系更近。

贝母为重要的常用中药，具有清热润肺、化痰止咳的功效。中国药典（2000 年版，一部）规定贝母的原植物来源为贝母属的 8 个种，然而，市场上约有 25 个种和变种被称为贝母，其价格可相差 100 倍。传统的鉴定方法对其原植物来源难以鉴定。Cai 等首次测定了贝母属植物 Fritillaria cirrhosa，F. thunbergii，F. anhuiensis 和 F. puqiensis 的 5S-rRNA 基因间隔区的完整序列。通过序列排序可发现上述 4 个种在 5S-rRNA 基因间隔区呈现多样性，用内切酶 EcoR Ⅰ进行酶切，可鉴定各个种。

Ngan 等又一次对 6 种五加科植物（Panax ginseng，P. quinquefolius，P. notoginseng，P. japonicus，P. trifolius 和 P. major）以及 2 种常见且有毒的伪品（Mirabilis jalapa 和 Phytolacca acinosa）的 ITS_1-5.8S-ITS_2 区域进行了扩增且测定了其序列；并根据其序列，采用 RFLP 的方法不仅能区别人参与西洋参及其混合样品，而且能将人参与其伪品区别开来。

从上述的文献综述我们可以看出，有关五加科人参属的研究报道较多，但对于野山参和栽培参之间的遗传变异程度，则未见报道。马小军等首次用银染 DNA 测序法测定了 4 个野山参的 ITS_1 和其中 2 个野山参的 ITS_2 的序列。结果人参属的 ITS_1 有 220～221 个碱基，ITS_2 有 222～224 个碱基，其中 ITS_1 在人参种内非常稳定，与栽培参无任何碱基变异。但 ITS_2 有部分变异，其遗传信息有助于人参种质资源分析，能为栽培参起源提供一定证据。

蔡金娜等探讨了不同分布区的蛇床的 ITS 序列变异与其地理分布和化学成分的相关性，结果得到核糖体 DNA 中的 ITS 及 5.8S rDNA 完全序列，18S 和 26S rDNA 部分序列，共约 700 bp。ITS_1 较为保守，ITS_2 序列的变异与中国产蛇床的纬度分布相关，而其与蛇床化学型的关系尚需做进一步研究。

目前，动物类药材主要是以外观性状鉴定其真伪，这对于一些以动物整体入药并保持其分类学性状特征的药材，不失为一种准确而简单易行的方法，但对于以动物的局部或器官入药的药材，则较为困难。王建云等将 DNA 序列分析技术引进了动物药材的鉴定中，改进了动物药材鉴定技术，提高了动物药材鉴定的准确性。他们采用微量 DNA 提取技术，从梅花鹿血、毛、鹿鞭、鹿茸、牛鞭、驴鞭中提取 DNA，以线粒体 DNA 细胞色素 b 通用引物 L14841 和 H15149 扩增约 307bpDNA 片段，扩增产物纯化后采用双脱氧链终止法测定其序列。结果表明：梅花鹿血、毛和鹿鞭的 DNA 序列完全一致；而所谓的“鹿茸”则与其有较大的差异。用所测序列以简约法 PAUP3.1.1 程序构建的分子系统树与传统分类系统相吻合。说明此方法鉴定鹿鞭是科学而准确的。

吴平等从中华鳖和山瑞鳖的组织材料中提取 DNA，扩增约 110 bp 的线粒体 12SrRNA 基因片段并进行序列分析，结合从 Genbank 中检索到的缘板鳖的序列，构建了 3 种鳖的 12S rRNA 基因片段序列数据库。序列比较的结果表明中华鳖与其它 2 种鳖的这段序列均有差别。序列差异在 11.93%～19.78%之间。从江苏省药品检验所提供的 4 个鳖甲检品各取样 0.1～0.5g 提取 DNA，扩增与上述相同的基因片段，与构建的数据库进行比较，结果表明 4 个检品中只有 1 块为药典规定的正品，其余 3 块均为混淆品。

DNA 测序技术虽然准确率高，直接反映了待测个体性状差异的遗传本质，但毕竟在生药分析应用中技术难度大，成本高，操作程序复杂，同时测序引物必须是在已知靶基因序列的前提下才能设计、合成，这不仅限制了待测靶基因选择范围，而且使该技术在生药分析实际工作中有许多困难来普及和应用。因此，如何使得分子标记技术简单易行、准确可靠，成为一种更新更具实际应用价值的生药分析手段，是目前亟待解决的关键问题。

第二节　大黄的 RAPD 指纹图谱研究

RAPD 是用任意序列的 10 个碱基寡核苷酸片段作为单引物在全基因组上扫描。因此，不需要预先知道基因组的序列信息，且在理论上可提供的信息量是无限的。具有快速、高效等特点。目前广泛应用于生药鉴定，动、植物遗传育种，基因诊断，居群遗传学，生物系统学与进化研究。但有关大黄的 RAPD 分子标记的文章仅见于刘叔倩等对 5 种大黄的初步研究。正品与伪品大黄的生药鉴定主要依赖于传统的性状、显微、化学和理化鉴定。然而，这些手段对于正品与伪品大黄的种的准确鉴定仍显不足。例如，曾作为鉴定正品大黄的唯一特征“星点”，在伪品中也存在；再者，曾作为伪品的独有的化学成分土大黄苷，在正品中亦以较低的浓度存在。能否找到一种更为快速、准确、可靠的正品与伪品大黄的种的鉴定方法？本论文采用 RAPD 分子标记技术对此进行了较为深入的研究。

材料与方法

（一）实验材料及主要仪器药品

1. 实验材料　除 R. officinale 为马小军博士采集外，其余材料均为作者在野外采集，并以硅胶做了叶片干燥处理（表 19-1）。所有凭证标本存放于北京大学药学院生物技术研究室。

表 19-1　实验材料的来源及采集地

来　源	采集地	样品个体数	采集时间	标本凭证号
Rheum tanguticum	青海玛沁	5	1999.9.2	Q99155
R. palmatum	青海互助	5	1999.8.11	Q99134
R. officinale	重庆南川	2	1999.10.13	M991013
R. pumilum	青海玉树	4	1999.8.28	Q99145
R. scaberrimum	青海互助	4	1999.8.12	Q99136
R. hotaoense	青海乐都	4	1999.8.8	Q99130
R. reticulatum	青海玛多	4	1999.8.25	Q99141
R. sublanceolatum	青海称多	4	1999.8.26	Q99142
R. likiangence	青海玉树	4	1999.8.29	Q99147
R. wittrockii	新疆伊宁	2	1999.7.6	Y99101
R. nanum	新疆巴里坤	4	1999.7.28	Y99120
R. compactum	新疆巴里坤	4	1999.8.1	X99006
R. undulatum	药植所药园*	1	1999.6.15	Y990615
	北大药园*	1	1999.9.22	Y990922

2. 主要仪器及药品

仪器：Rapidcycler 1818 型毛细管气浴式 PCR 仪（美国 Idaho Tech. 公司）
Sigma 2K 15 离心机
Sigma 1-13 离心机
DYY-Ⅲ2 型稳流稳压电泳仪（北京六一仪器厂）
理光相机

药品：Taq DNA 聚合酶（中国农业大学）
dNTPs（Promega 公司）
引物（Operon Technologies 公司）
1MM$MgCl_2$（Sigma 公司）
Ficoll-400（Pharmacia 公司）
BSA（Sigma 公司）
Tartrazine（Sigma 公司）
Agarose（Promega 公司）
EB（瑞士 Fluka Chemika 公司）

（二）实验方法

1. DNA 的提取 提取方法为 CTAB 法进行适当修改，具体步骤如下。

（1）称取约 0.05g 的硅胶干燥的大黄叶片，在研钵中加液氮研磨成粉末状，转至 1.5ml 离心管中，立即加入 65℃预热的 750μl CTAB 提取缓冲液（100 mmol/L Tris-HCl，pH 8.0，20mmol/L EDTA，1.4mol/L NaCl，2%CTAB，2%β-巯基乙醇），轻轻摇动使溶液分散均匀，65℃水浴 60 分钟，并不时轻轻转动离心管。

（2）混合物冷至室温后加入等体积的氯仿：异戊醇（24∶1），轻轻颠倒离心管使管内混合物混合均匀，抽提 10 分钟，0℃ 10 000g 离心 10 分钟。

（3）吸取上层水相，加入 1/10 体积 CTAB-0.7mol/L NaCl，轻轻混匀，再加入等体积的氯仿∶异戊醇（24∶1）抽提，重复步骤（2）。

（4）吸取上层水相，加入 2/3 体积－20℃预冷的异丙醇，轻轻摇动，置－20℃放置 30 分钟，0℃ 8 000g 离心 5 分钟。

（5）弃去液相，沉淀加 75%乙醇浸泡 60 分钟，期间换洗 2～3 次，去乙醇，风干。

（6）用 200μl 1×TE 溶解 DNA，加入 RNA 酶至终浓度为 20μg，37℃保温 60 分钟。

（7）用等体积氯仿抽提 10 分钟，0℃ 10 000g离心 10 分钟。

（8）吸取上层水相，加入 1/10 体积 3mol/L NaAc（pH 5.2）和 2 倍体积的无水乙醇，轻轻摇动，0℃ 10 000g 离心 5 分钟。弃去液相，沉淀用 75%的乙醇洗 2～3 次，去乙醇，风干。

（9）用 200μl 1×TE 溶解 DNA，4℃保存。

2. DNA 质量及浓度检测 取 3μl DNA 样品和 2μl 点样缓冲液（0.25%溴酚蓝，40%蔗糖）混匀，在 0.8%的琼脂糖凝胶上进行电泳。以 λDNA 作对照，70V 电压下电泳 1 小时，检测 DNA 片段的长度并估测 DNA 的浓度。

3. PCR 反应 10μl PCR 反应体系包括：1.2μmol/L 的引物，10 ng DNA 模板，50mmol/L Tris-HCl（pH 8.3），0.5g/L BSA，2mmol/L $MgCl_2$，0.5μl（5U/μl）Tag 酶，200μmol/L dNTPs，1% Ficoll 和 1 mol/L Tratrazine。

将配好的反应混合液吸入玻璃毛细管中，用酒精灯封住毛细管的两端，在毛细管气浴式 PCR 仪上扩增。

反应程序为：

94℃ 1min	37℃ 10s	72℃ 20s	2	循环
94℃ 2s	37℃ 10s	72℃ 70s	42	循环
		72℃ 4min		

为避免污染造成的误差，每个引物均设阴性对照，即以灭菌双蒸水代替模板，其它条件均同有模板的 PCR。反应结束后，PCR 产物在 4℃条件下保存至电泳。

4. PCR 扩增产物的检测 反应结束后，截去毛细管两端的封头，直接在含有 0.5μg/ml EB 的 1.5%Agarose 胶上点样，用 100bp DNA Ladder 作分子量标准，1×TBE 为电泳缓冲液，80V 恒压电泳 4～5 小时。电泳结果在透射式紫外灯上观察并用 FOTODYNE 型紫外自动成像仪照相。

结果与讨论

1. 实验体系的优化 RAPD 引物是 10 个碱基或更短的寡核苷酸片段，在退火温度下引物与模板的互补结合不很稳定，这种随机扩增容易受到诸多因素的影响：模板浓度与纯度、缓冲系统的种类与 pH、聚合酶的种类与用量、扩增程序与循环周期等都会影响扩增式样，其中尤为重要的是所用 PCR 的型号。因此，此研究工作参考本室的 RAPD 流程（反应程序与反应成分），均在同一型号的 PCR 仪上进行，采用同一批的药品，固定缓冲系统的种类与 pH、聚合酶的种类与用量，仅从模板的纯度和浓度，退火温度等方面对大黄毛细管 PCR 进行了优化，最后将各种优化后的条件固定下来，结果得到了很好的重复。

（1）模板的纯度和浓度：大黄中含有较多的次生代谢产物，在 DNA 的提取过程中应尽可能除去。本实验参考谢等的 CTAB 法，并经修改后，可有效地从大黄中提取 DNA。经电泳检测，所提 DNA 的片段大小约为 50kb（图 19-1），确保了 RAPD 的可靠性扩增。

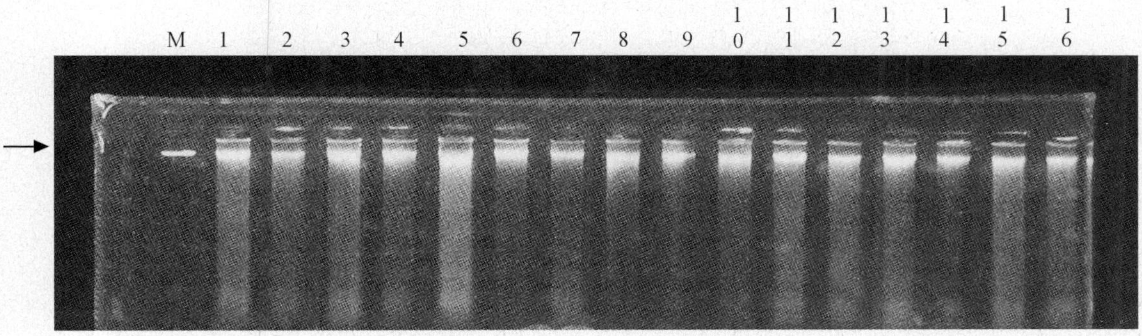

图 19-1　**大黄总 DNA 电泳图谱**

M-λDNA（浓度：25ng/μl，加样量：3μl）；1～16. 大黄样品（加样量：3μl）

Weising 和 Nybom 等推荐 DNA 模板浓度为 5～50 ng/50μl 为最佳。本实验比较了 4 个浓度梯度的 DNA 模板对扩增的影响（图 19-2）。结果表明，反应体系中模板的量在 6.6～50 ng 的范围内，扩增的主要谱带基本一致，随着模板浓度的升高，扩增的主要谱带基本一致，而一些较弱的谱带则更弱或消失。为了降低抑制 Tag DNA 聚合酶活性的因子的影响，每个反应体系中，模板的量调整在 10ng 左右。

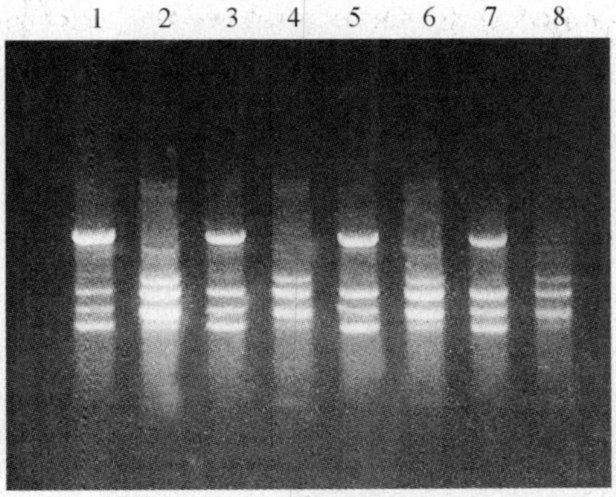

图 19-2　**不同浓度模板的 RAPD 产物**

模板：1，3，5，7 为 Rheum tanguticum；2，4，6，8 为 R. hotaoense

模板量：1～2，6.6 ng；3～4，10ng；5～6，20ng；7～8，50ng

引物：H_6（5′ACGCATCGCA3′）

（2）退火温度的选择：变性温度和延伸温度一般分别为 94℃和 72℃，而退火温度一般都在 40℃以下，35～37℃合适。本实验采用了实验方法中所述的 PCR 扩增程序，仅改变退火温度，比较了 35、36、37、39℃四种退火温度的扩增产物（图 19-3）。从图中可看出，较低的退火温度（35℃）导致 PCR 产物的弥散，降低了扩增产物的专一性，如：泳道 19 的 PCR 产物。较高的退火温度（39℃）虽然增强了扩增产物的专一性，降低了背景的弥散，但引物的主要谱带强度减弱，甚至有的谱带消失，如：泳道 1，3 的 PCR 产物。故采用 37℃为反应程序的退火温度。

（3）引物的选择：针对本项研究目的，选择不仅能扩增出清晰的、重复性好的条带，且能扩增出正品大黄的种的特征性条带的引物。为此，采用个体筛选的方法筛选了 121 个引物，采用 BSA 的方法（即：分别等量吸取正品大黄的 3 个种的 DNA 混合均匀作为一个模板，伪品大黄每 3～4 个种分别等量吸取 DNA 混合均匀作为模板）筛选了 64 个引物，分别得到了 2 个具有正品大黄的特征性条带的引物（A_8、A_{10}、AG_{12}、Z_{11}）（图 19-4，采用 BSA 的方法筛选引物的 RAPD 实验结果）。此实验说明 BSA 的方法筛选种的特征性条带的引物的效率比个体筛选引物的效率高。

2. 实验结果与讨论　为了证实上述所筛选的 4 个引物（A_8、A_{10}、AG_{12}、Z_{11}）扩增的特征性条带是否为正品大黄所专有，我们将这些引物分别应用于正品与伪品大黄的各个种及其个体间的扩增，结果证实了上述的扩增结果。此外，几乎每个种都有其特有的 DNA 指纹图谱，扩增片段通常在 0.3～2.0kb 之间，不仅能区别正品和伪品大黄，而且能相互区别正品大黄的三个种，从而在分子水平上达到了鉴定正品与非正品大黄的目的（图 19-5）。

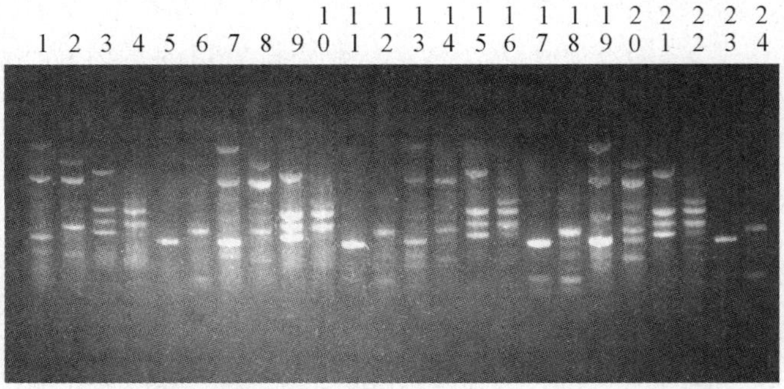

图 19-3　不同退火温度对扩增产物影响的图谱

退火温度：1～6，39℃；7～12，37℃；13～18，36℃；19～24，35℃

引物：1，2，7，8，13，14，19，20 为 AI_2（5′AGCCGTTCAG3′）；　3，4，9，10，15，16，21，22 为 H_6（5′ACGCATCGCA3′）；5，6，11，12，17，18，23，24 为 V_9（5′TGTACCCGTC3′）

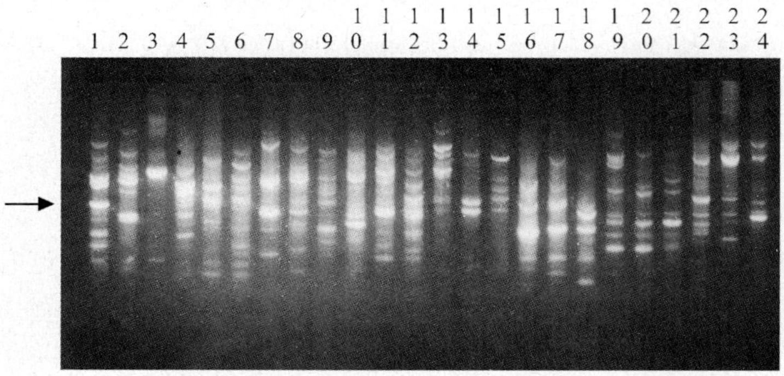

图 19-4　不同引物的 RAPD 产物图谱（采用 BSA 的方法）

模板：1，4，7，10，13，16，19，22 为正品大黄的混合模板，其余均为伪品大黄的混合模板

引物：1～3，A_8；4～6，A_{10}；7～9，F_7；10～12，H_7；13～15，I_5；16～18，Q_5；19～21，Q_{10}；22～24，R_7

图中：箭头为引物 A_8 扩增的正品大黄的特征性条带

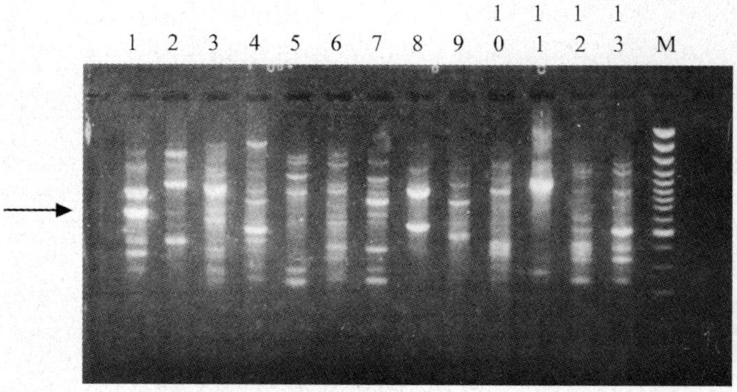

图 19-5　引物 A_8（5′GTGACGTAGG3′）在正品与伪品各个种间的扩增图谱

1. Rheum tanguticum，2. R. palmatum，3. R. officinale，4. R. pumilum，5. R. scaberrimum，6. R. hotaoense，7. R. reticulatum，8. R. sublanceolatum，9. R. likiangence，10. R. wittrockii，11. R. nanum，12. R. compactum，13. R. undulatum，M-DNA Ladder (Dingguo Inc. China)

图中：箭头表示正品大黄所特有的条带

从上述实验结果可看出，在图 19-6 中约 650bp 的条带为 R. tanguticum 的特有条带；在图 19-7～8 中约 750bp 的条带为 R. tanguticum，R. palmatum，R. officinale 的共有条带；在图 19-9 中约 350bp 的条带为 R. officinale 的特有条带，在图 19-10 中约 800bp、670bp 的条带为 R. tanguticum，R. palmatum 的共有条带。

对上述正品大黄的特征性条带，我们可考虑进一步将其克隆，并进行测序分析。通过序列分析设计出一对互补到原来 RAPD 片段两端的长引物，用这对引物与原来的模板 DNA 进行 PCR 扩增，这些特征序列扩增区域（SCARs）可作为正品大黄种的特征性鉴定条带。由于 SCAR 标记用了一对互补到专一基因组位点上的长引物和严格的 PCR 条件，排除了引物结合位点之间的竞争，因而将得到可靠的重复性好的条带，它们对反应条件不敏感，相信这一技术在生药的快速而准确的鉴定上具有广泛的应用前景。

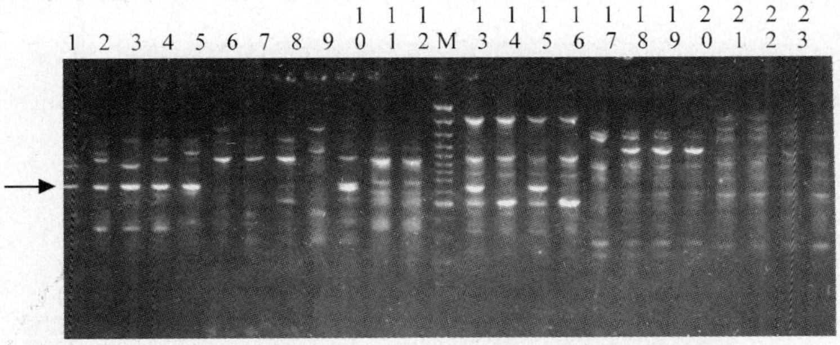

图 19-6　引物 A_8（5′GTGACGTAGG3′）在正品与伪品各个体间的扩增图谱（部分显示）

1～5. Rheum tanguticum，6～10. R. palmatum，11～12. R. officinale，13～16. R. pumilum，17～20. R. scaberrimum，21～23. R. hotaoense，M-DNA Ladder（Dingguo Inc. China）

箭头表示正品大黄所特有的条带

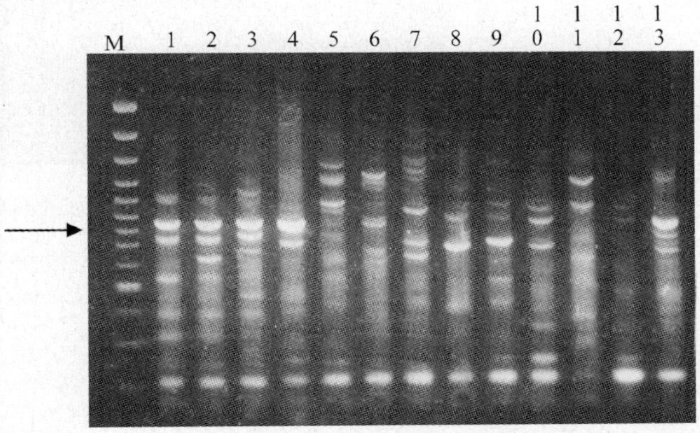

图 19-7　引物 A_{10}（5′GTGATCGCAG3′）在正品与伪品各个种间的扩增图谱

1. Rheum tanguticum，2. R. palmatum，3. R. officinale，4. R. pumilum，5. R. scaberrimum，6. R. hotaoense，7. R. reticulatum，8. R. sublanceolatum，9. R. likiangence，10. R. wittrockii，11. R. nanum，12. R. compactum，13. R. undulatum，M-DNA Ladder（Dingguo Inc. China）

箭头表示正品大黄所特有的条带

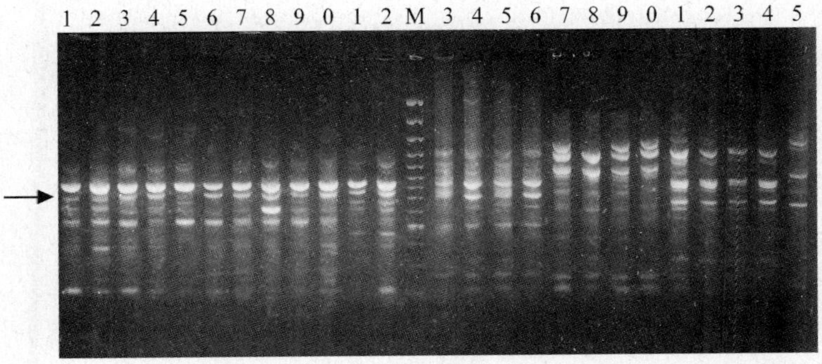

图 19-8　引物 A_{10}（5′GTGATCGCAG3′）在正品与伪品各个体间的扩增图谱（部分显示）

1～5. Rheum tanguticum，6～10. R. palmatum，11～12. R. officinale，13～16. R. pumilum，17～20. R. scaberrimum，21～24. R. hotaoense，25. R. reticulatum，M-DNA Ladder（Dingguo Inc. China）

箭头表示正品大黄所特有的条带

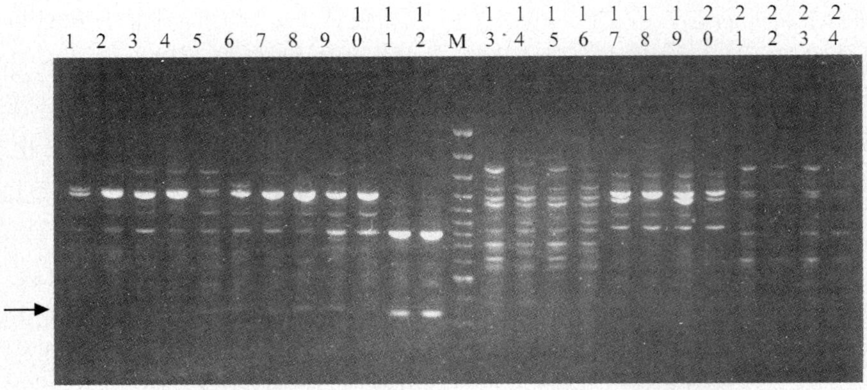

图 19-9 引物 AG_{12}（5′CTCCCAGGGT3′）在正品与伪品各个体间的扩增图谱（部分显示）

1～5. Rheum tanguticum，6～10. R. palmatum，11～12. R. officinale，13～16. R. pumilum，17～20. R. scaberrimum，21～24. R. hotaoense，M-DNA Ladder（Dingguo Inc. China）

箭头表示正品大黄所特有的条带

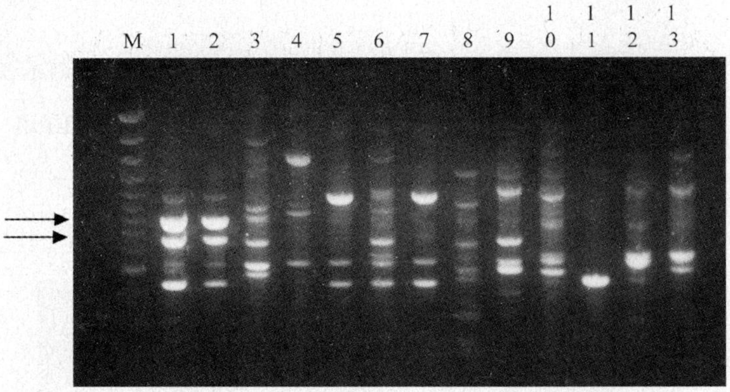

图 19-10 引物 Z_{11}（5′CTCAGTCGCA3′）在正品与伪品各个种间的扩增图谱

1. Rheum tanguticum，2. R. palmatum，3. R，officinale，4. R. pumilum，5. R. scaberrimum，6. R. hotaoense，7. R. reticulatum，8. R. sublanceolatum，9. R. likiangence，10. R. wittrockii，11. R. nanum，12. R. compactum，13. R. undulatum，M-DNA Ladder（Dingguo Inc. China）

箭头表示正品大黄所特有的条带

第三节 大黄叶绿体基因 trnL/trnF 序列测定及特异扩增

由于 DNA 序列直接反映物种的基因型，因此，测定大黄的 DNA 序列可在分子水平上更为准确地鉴定正品与非正品大黄。叶绿体基因组（cpDNA）很保守，很少发生序列重排，倒置重复区则更为保守，trnL/trnF 区域是叶绿体基因组上一个单拷贝片段，位于 trnL（UAA）基因 5′端外显子和 trnF（GAA）基因之间，由 trnL 基因的内含子及 3′端外显子和 trnL 与 trnF 两个基因间的间隔区组成（图 19-11）。其中，内含子和间隔区是非编码区，有一定的变异率，可用于属下系统发育的研究。我们首次将该基因用于生药的鉴定中，根据正品与非正品大黄序列的碱基差异，设计了正品大黄的特异引物（K_{12451}），采用优化的特异扩增程序，正品大黄能扩增出一条约 300～400bp 的清晰条带，而同一条件下，伪品则无。我们对大黄属的 13 个种（3 种正品大黄，10 种伪品大黄）共计 26 个居群、49 个个体样品（表 19-2）进行了特异扩增实验，结果准确、可靠，从而在分子水平上达到了鉴定正品和伪品大黄的目的。而且，正品和伪品大黄的 13 个种在其叶绿体基因 trnL/trnF 的序列上即可区别开来。此外，以酸模属的巴天酸模为外类群构建了大黄属的系统树，正品大黄的三个种聚为一支，且掌叶大黄和唐古特大黄关系最近。

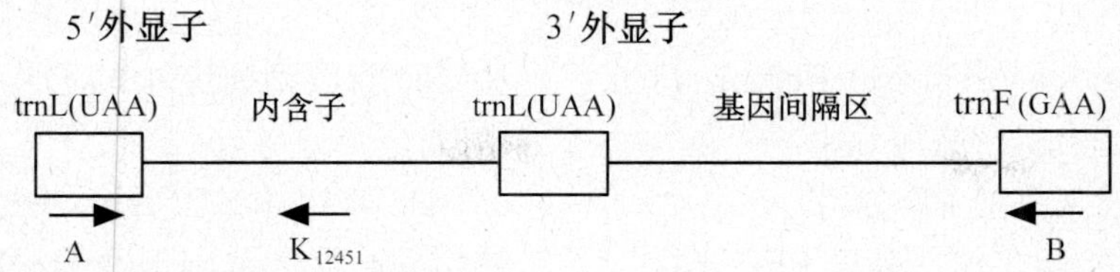

图 19-11　引物 A，引物 B 和特异引物 K_{12451} 在 trnL/trnF 区域中的位置

其序列分别为（5′→3′）：CGA AAT CGG TAG ACG CTA CG（引物 A），ATT TGA ACT GGT GAC ACG AG（引物 B）和 AAT GCG GGT CGT CAT CAAG（引物 K_{12451}）

材料与方法

（一）实验材料及主要仪器药品

1. 实验材料　除 R. officinale 为马小军博士采集外，其余材料均为作者在野外采集的硅胶干燥的叶片、根和根茎（表 19-2）。凭证标本存放于北京大学药学院生物技术研究室。

表 19-2　实验中所用的原材料

来源	采集地	基因库获得号	编号	样品数	采集日期	凭证标本
Rheum tanguticum	青海玛沁	AF303434	1，2	2	1999.9.2	Q99155
	青海玉树		3	1	1999.8.30	Q99149
	青海同德		4.5	2	1999.9.3	Q99160
	青海乐都		6，7	2	1999.8.8	Q99131
	青海江酿		8，9	2	1999.9.2	Q99154
	青海大武		10，11	2	1999.9.2	Q99153
	青海互助		12，13	2	1999.8.10	Q99132
	青海果洛		14，15	2	1999.9.2	Q99134
R. palmatum	青海互助	AF303433	16，17	2	1999.8.11	Q99134
R. officinale	重庆南川	AF303431	18，19	2	1999.10.13	M991013
R. pumilum	青海称多	AF303441	20，21	2	1999.8.28	Q99145
	青海兴海		22，23	2	1999.8.23	Q99139
	青海玛沁		24，25	2	1999.9.2	Q99157
R. scaberrimum	青海互助	AF303442	26，27	2	1999.8.12	Q99136
R. hotaoense	青海乐都	AF303436	28，29	2	1999.8.8	Q99130
R. reticulatum	青海星星海	AF303443	30，31	2	1999.8.25	Q99141
	青海玛多		32，33	2	1999.9.1	Q99151
R. sublanceolatum	青海称多	AF303440	34，35	2	1999.8.26	Q99142
R. likiangence	青海玉树	AF303438	36，37	2	1999.8.29	Q99147
	青海称多		38，39	2	1999.8.27	Q99144
	青海雁口山		40，41	2	1999.8.30	Q99148
R. wittrockii	新疆伊宁	AF303437	42，43	2	1999.7.6	Y99101
R. nanum	新疆巴里坤	AF303444	44，45	2	1999.7.28	Y99120
R. compactum	新疆哈密	AF303439	46，47	2	1999.8.1	X99006
R. undulatum	药植所药园	AF303435	48	1	1999.6.15	Y990615
	北大药园		49	1	1999.9.22	Y990922

2. 主要仪器及药品

仪器：MJ Research PTC-200 Peltier Thermal Cycler（美国）

PE 9600 PCR 仪（美国 PE 公司）

PEABI-377 DAN 测序仪（美国 PE 公司）

Sigma 2K 15 离心机

Sigma 1-13 离心机

DYY-Ⅲ2 型稳流稳压电泳仪（北京六一仪器厂）

理光相机

药品：Taq DNA 聚合酶（中国农业大学）

dNTPs（Promega 公司）

引物（上海生工合成）

1mol/L $MgCl_2$（Sigma 公司）

BSA（Sigma 公司）

Agarose（Promega 公司）

EB（瑞士 Fluka Chemika 公司）

（二）实验方法

1. DNA 的提取　同第二节大黄的 RAPD 指纹谱研究中的 DNA 提取方法。

2. DNA 质量及浓度检测　同第二节大黄的 RAPD 指纹谱研究中的 DNA 质量及浓度检测方法。

3. 叶绿体基因 trnL/trnF 区域的扩增及序列测定　叶绿体基因 trnL/trnF 区域采用通用引物进行 PCR 扩增。其正链引物位于 trnL（UAA）基因 5′端外显子区，负链引物位于 trnF（GAA）区。其序列分别为：F：5′CGA AAT CGG TAG ACG CTA CG3′，R：5′ATT TGA ACT GGT GAC ACG AG3′。扩增反应在 PE 公司 9600 型 PCR 仪（美国）上进行，25μl 反应体积含：25ng DNA 模板，内含 50mmol/L Tris-HCl（pH 8.3），1.5mmol/L $MgCl_2$，250μg/mmol/ml BSA，0.5mmol/L dNTPs，24μmol/L 正反向引物，0.75U Taq DNA 聚合酶。

扩增程序为：94℃，3min，随后 94℃，1min，48℃，1min，72℃，2min，32 个循环，最后 72℃保温 5min。扩增产物见图 19-12，约为 1 000bp。

扩增产物见图 19-12。

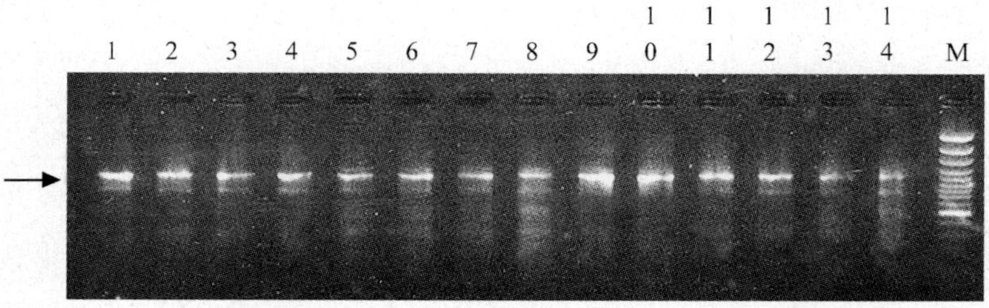

图 19-12　正品与伪品大黄的 trnL/trnF 扩增图谱

1. Rheum tanguticum，2. R. palmatum，3. R. officinale，4. R. pumilum，5. R. scaberrimum，6. R. hotaoense，7. R. reticulatum，8. R. sublanceolatum，9. R. likiangence，10. R. wittrockii，11. R. nanum，12. R. compactum，13. R. undulatum，14. Rumex patientia，M-DNA Ladder（Dingguo Inc. China）

上述 PCR 产物经紫外线灯下切割凝胶带谱，并经 glassmilk 纯化后用于测序反应。测序反应在 PE 公司 9600 型 PCR 仪上进行，反应体积 10μl，反应程序为：94℃，10s，52℃，5s，60℃，4min，25 个循环。序列分析在 ABI 377 自动测序仪上完成。测序结果见图 19-15。

4. 正品大黄的特异序列位点转化序列特征性扩增区（sequence characterized amplified region，SCAR）或序列标签位点（sequence tagged site，STS）遗传标记对正品和伪品大黄 trnL（UAA）-trnF（GAA）的序列分析，发现正品大黄三个种特异性序列位点，在碱基 345 bp 处，正品大黄的序列为 C，伪品大黄的序列为 A，据此，我们设计了正品大黄的一个特异扩增的引物，并命名为 K_{12451}，其序列为：5′ AAT GCG GGT CGT CAT CAA G3′。采用这个特异引物，以及 trnL/trnF 的通用引物（序列为：5′CGA AAT CGG TAG ACG CTA CG 3′），扩增反应在 MJ Research PTC-200 Peltier Therma Cycler（美国）上进行，25μl 反应体积含：25ng DNA 模板，内含 50mmol/L Tris-HCl（pH 8.3），1.5mmol/L $MgCl_2$，250μg/ml BSA，0.5mmol/L dNTPs，2μmol/L 正反向引物，0.75U Taq DNA 聚合酶。

经优化后的扩增程序为：94℃，3 分钟，随后 94℃，1 分钟，68℃，1 分钟，72℃，2 分钟，2 个循环；接着 94℃，30s，68℃，30s，72℃，1

分钟 and 30 秒，33 个循环。最后 72℃保温 5 分钟。

扩增产物见图 19-13，正品大黄均能扩增出一条约 300～400bp 的清晰的条带，所有的非正品大黄则无（图 19-13）。

5. PCR 扩增产物的检测　配置 1.5%的琼脂糖凝胶（含有 0.5μg/ml EB），将 2μl 扩增产物和 1μl 点样缓冲液混匀上样。用 100bp DNA Ladder 作分子量标准，1×TBE 为电泳缓冲液，70V 恒压电泳 1～2 小时。在紫外透射分析仪下检测扩增产物，并照相记录实验结果。

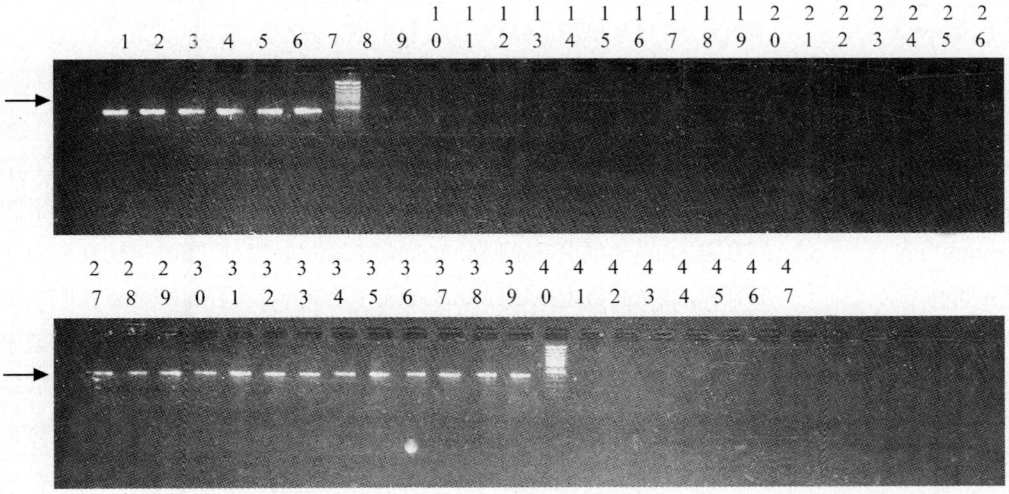

图 19-13　正品与非正品大黄的特异扩增图谱

Lane 1-6：Code No. 1-2，16-19，respectively. Lane 8-26：Code No. 20-38，respectively.
Lane 27-39：Code No. 3-15，respectively. Lane 41-51：Code No. 39-49，respectively.
Lane 7 and 40：100bp ladders. Arrowhead indicates the 500bp DNA marker.
The Code Numbers are the same as in Table 13.

结果与讨论

1. 正品大黄的特异引物的设计及 PCR 扩增条件的优化

最佳引物的设计是 PCR 反应成功的最关键步骤，一般要求 50%～60% G+C 比率，避免富集 GC 和重复序列，以降低非特异性引导。序列特异性随长度增加。Mendelman 证实以 CC、AG，或 GA 结尾的引物使错配端导致的延伸降低了 100 倍。因此，根据上述引物设计的原则及正品与伪品大黄的 trnL/trnF 的序列差异，我们在碱基 345bp 处设计了正品大黄的特异扩增引物 K_{12451}（图 19-12，19-15）。由于正品与伪品大黄在此处只相差一个碱基，所以这个引物的设计原则是以特异位点鸟嘌呤（G）结尾，使错配大大减小，同时大大提高了专一性。此外，在 PCR 扩增程序中尽可能选择较高的退火温度，以确保与其它序列有更少的随机结合机会。为此，以正品与伪品大黄为模板，采用了实验方法中所述的正品大黄的特异 PCR 扩增程序，在退火温度优化中，比较了 48、56、60、69、70℃ 5 种退火温度的扩增产物（图 19-15）。从图中可看出，退火温度在 48～69℃范围内，正品大黄均能扩增出一条约 300～400bp 的清晰的条带，如泳道 1、2、5、9 等。但退火温度为 70℃时，正品大黄的扩增则出现弥散的现象，如泳道 17、18。说明退火温度过高会抑制 PCR 产物的扩增。较低的退火温度（如 48～60℃），则导致伪品大黄出现弥散或微弱条带的出现，如泳道 3、4、7 等。说明退火温度过低会降低扩增产物的专一性。故采用 69℃为正品大黄的特异扩增反应的退火温度。经过对大黄属的 13 个种（3 种正品大黄，10 种伪品大黄）26 个居群的 49 个样品（表 19-2）进行特异扩增实验，结果重复性好，准确、可靠。

```
                      trnL intron  10        20        30        40        50        60
                      →            *         *         *         *         *         *
R. palmatum           ATTCAGAGAAACCCTGGAATAAAAAAAA-TGGGCAATCCTGAGCCAACTCCTTCTTTAAA
R. tanguticum         ATTCAGAGAAACCCTGGAATAAAAAAAA-TGGGCAATCCTGAGCCAACTCCTTCTTTAAA
R. officinale         ATTCAGAGAAACCCTGGAATAAAAAAAA-TGGGCAATCCTGAGCCAACTCCTTCTTTAAA
R. undulatum          ATTCAGAGAAACCCTGGAATAAAAAAAA-TGGGCAATCCTGAGCCAACTCCTTCTTTAAA
R. hotaoense          ATTCAGAGAAACCCTGGAATAAAAAAAA-TGGGCAATCCTGAGCCAACTCCTTCTTTAAA
R. wittrockii         ATTCAGAGAAACCCTGGAATAAAAAAAA-TGGGCAATCCTGAGCCAACTCCTTCTTTAAA
R. likiangense        ATTCAGAGAAACCCTGGAATAAAAAAAA-TGGGCAATCCTGAGCCAACTCCTTCTTTCCA
R. compactum          ATTCAGAGAAACCCTGGAATAAAAAAAA-TGGGCAATCCTGAGCCAACTCCTTCTTTAAA
R. sublanceolatum     ATTCAGAGAAACCCTGGAATAAAAAAAA-TGGGCAATCCTGAGCCAACTCCTTCTTTCCA
R. pumilum            ATTCAGAGAAACCCTGGAATAAAAAAAAATGGGCAATAATGAGCCAACTCCTTCTTTCCA
R. nanum              ATTCAGAGAAACCCTGGAATAAAACAAA-TGGGCAATCCTGAGCCAACTCCTTCTTTCCA
R. scaberrimum        ATTCAGAGAAACCCTGGAATAAAAAAAA-TGGGCAATCCTGAGCCAACTCCTTCTTTCCA
R. reticulatum        ATTCAGAGAAACCCTGGAATAAAAAAAA-TGGGCAATCCTGAGCCAACTCCTTCTTTCCA
                      ************************ *** ********  ******************  *

                             70        80        90       100       110       120
                             *         *         *         *         *         *
R. palmatum           AAAGGAAGAATAAAAAAGGATAGGTGCAGAGACTCAATGGAAGCTGTTCTAACAAATGGA
R. tanguticum         AAAGGAAGAATAAAAAAGGATAGGTGCAGAGACTCAATGGAAGCTGTTCTAACAAATGGA
R. officinale         AAAGGAAGAATAAAAAAGGATAGGTGCAGAGACTCAATGGAAGCTGTTCTAACAAATGGA
R. undulatum          AAAGGAAGAATAAAAAAGGATAGGTGCAGAGACTCAATGGAAGCTGTTCTAACAAATGGA
R. hotaoense          AAAGGAAGAATAAAAAAGGATAGGTGCAGAGACTCAATGGAAGCTGTTCTAACAAATGGA
R. wittrockii         AAAGGAAGAATAAAAAAGGATAGGTGCAGAGACTCAATGGAAGCTGTTCTAACAAATGGA
R. likiangense        AAAGGAAGAATAAAAAAGGATAGGTGCAGAGACTCAATGGAAGCTGTTCTAACAAATGGA
R. compactum          AAAGGAAGAATAAAAAAGGATAGGTGCAGAGACTCAATGGAAGCTGTTCTAACAAATGGA
R. sublanceolatum     AAAGGAAGAATAAAAAAGGATAGGTGCAGAGACTCAATGGAAGCTGTTCTAACAAATGGA
R. pumilum            AAAGGAAGAATAAAAAAGGATAGGTGCAGAGACTCAATGGAAGCTGTTCTAACAAATGGA
R. nanum              AAAGGAAGAATAAAAAGGGATAGGTGCAGAGACTCAATGGAAGCTGTTCTAACAAATGGA
R. scaberrimum        AAAGGAAGAATAAAAAAGGATAGGTGCAGAGACTCAATGGAAGCTGTTCTAACAAATGGA
R. reticulatum        AAAGGAAGAATAAAAAAGGATAGGTGCAGAGACTCAATGGAAGCTGTTCTAACAAATGGA
                      **************** *******************************************
```

```
                               130       140       150       160       170       180
                                 *         *         *         *         *         *
R. Palmatum         GTTGACGATCTTGCGTTATTATAAAAATTCTTCCATCGAAACTCCAAAAAAGATGAAGAA
R. tanguticum       GTTGACGATCTTGCGTTATTATAAAAATTCTTCCATCGAAACTCCAAAAAAGATGAAGAA
R. officinale       GTTGACGATCTTGCGTTATTATAAAAATTCTTCCATCGAAACTCCAAAAAAGATGAAGAA
R. undulatum        GTTGACGATCTTGCGTTATTATAAAAATTCTTCCATCGAAACTCCAAAAAAGATGAAGAA
R. hotaoense        GTTGACGATCTTGCGTTATTATAAAAATTCTTCCATCGAAACTCCAAAAAAGATGAAGAA
R. wittrockii       GTTGACGATCTTGCGTTATTATAAAAATTCTTCCATCGAAACTCCAAAAAAGATGAAGAA
R. likiangense      GTTGACGATCTTGCGTTATTATAAAAATTCTTCCATCGAAACTCCAAAAAAGATGAAGAA
R. compactum        GTTGACGATCTTGCGTTATTATAAAAATTCTTCCATCGAAACTCCAAAAAAGATGAAGAA
R. sublanceolatum   GTTGACGATCTTGCGTTATTATAAAAATTCTTCCATCGAAACTCCAAAAAAGATGAAGAA
R. pumilum          GTTGACGATCTTGCGTTATTATAAAAATTCTTCCATCGAAACTCCAAAAAAGATGAAGAA
R. nanum            GTTGACGATCTTGCGTTATTATAAAAATTCTTCCATCGAAACTCCAAAAAAGATGAAGAA
R. scaberrimum      GTTGACGATCTTGCGTTATTATAAAAATTCTTCCATCGAAACTCCAAAAAAGATGAAGAA
R. reticulatum      GTTGACGATCTTGCGTTATTATAAAAATTCTTCCATCGAAACTCCAAAAAAGATGAAGAA
                    ************************************************************
                               190       200       210       220       230       240
                                 *         *         *         *         *         *
R. palmatum         TAAACCTATATGCAGACGTACT-------TAAATATA----------AATAATATATATA
R. tanguticum       TAAACCTATATGCAGACGTACT-------TAAATATA----------AATAATATATATA
R. officinale       TAAACCTATATGCAGACGTACT-------TAAATATA----------AATAATATATATA
R. undulatum        TAAACCTATATGCAGACGTACT-------TAAATATACTTAAATATAAATAATATATATA
R. hotaoense        TAAACCTATATGCAGACGTACT-------TAAATATA----------AATAATATATATA
R. wittrockii       TAAACCTATATGCAGACGTACT-------TAAATATA----------AATAATATATATA
R. likiangense      TAAACCTATACGCAGACGTACTTAAATCTTAAATATA----------AATACTATATATA
R. compactum        TAAACCTATATGCAGACGTACT-------TAAATATA----------AATAATATATATA
R. sublanceolatum   TAAACCTATACGCAGACGTACTTAAATCTTAAATATA----------AATACTATATAT-
R. pumilum          TAAACCTATACGCAGACGTACTAAAATCTTAAATATA----------AATACTATATATA
R. nanum            TAAACCTATACGCAGACGTACT-------TAAATATA----------AATACTATATAT-
R. scaberrimum      TAAACCTATACGCAGACGTACT-------TAAATATA----------A-TACTATATAAT
R. reticulatum      TAAACCTATACGCAGACGTACT-------TAAATATA----------A-TACTATATATA
                    ********** ***********       ********          * ** ******
                               250       260       270       280       290       300
                                 *         *         *         *         *         *
R. palmatum         -ATAACTAGTTATATATATAATAACTATATATAATAACTATATATAATAACTATATATAA
R. tanguticum       -ATAACTAGTTATATATATAATAACTATATATAATAACTATATATAATAACTATATATAA
R. officinale       -ATAACTAGTTATATATATAATAACTATATATAATAACTATATATAATAACTAGATATAA
R. undulatum        -ATAACTAGTTATATATATAATAACTATATATAATA-------------------------
R. hotaoense        -ATAACTAGTTATATATATAATAACTATATATAATAT----------------------A-
R. wittrockii       -ATAACTAGTTATATATATAATAACTATATATAATAT-------------ATTATATAAAA
R. likiangense      TAATAACTATATATTATATAAAAA------------------------------------
R. compactum        -ATAACTAGTTATATATATAATAACTATATATAATAT------------------------
R. sublanceolatum   -AATAACTATATATTATATAAAAATATTATAT----------------------------
```

```
R. pumilum          TAATAACTATATATTATATCAAAA------------------------------------
R. nanum            --------------TATATAAAAA------------------------------------
R. scaberrimum      -ACTATATATAA--TAAATAATAACTATATAT----------------------------
R. reticulatum      -ATAAATAATAAC-TAAATAATAACTATATAT----------------------------
                                  ** ** * **

                            310       320       330       340       350       360
                              *         *         *         *         *         *
R. palmatum         TA-------------TATTATATAAAAAAATTAAATTAAAAAATCTTGATGACGACCCGC
R. tanguticum       TAACTATATATAATATATTATATAAAAAAATTAAATTAAAAAATCTTGATGACGACCCGC
R. officinale       TA--------TAATATATTATATAAAAAAATTAAATTAAAAAATCTTGATGACGACCCGC
R. undulatum        ---------------TATTATATAAAAAAATTAAATTAAAAAATATTGATGACGACCCGC
R. hotaoense        -----------------TTATATAAAAAAATTAAATTAAAAAATATTGATGACGACCCGC
R. wittrockii       ----------------ATTATATAAAAAAATTAAATTAAAAAATATTGATGACGACCCGC
R. likiangense      ---------------------------------AATTAAAAAATATTGATGACGACCCGC
R. compactum        ----------------ATTATATAAAAAAATTAAATTAAAAAATATTGATGACGACCCGC
R. sublanceolatum   ------------------AAAAAAATTAAA---AATTAAAAAATATTGATGACGACCCGC
R. pumilum          -----------------------AATTAAA---AATTAAAAAATATTGATGACGACCCGC
R. nanum            -----------------------------A---AATTAAATTAAAATGATGACGACCCGC
R. scaberrimum      ------------------TATATAAAAAAATGCAATTAAAAAATATTGATGACGACCCGC
R. reticulatum      ------------------TATATAAAAAAATGCAATTAAAAAATATTGATGACGACCCGC
                                                     *******  *   **************

                            370       380       390       400       410       420
                              *         *         *         *         *         *
R. palmatum         ATTTTTTTT-ATGACTATGAAAAAATGGAAGAATTATTGTGAAGCGATTCCAAGTTGAAG
R. tanguticum       ATTTTTTTT-ATGACTATGAAAAAATGGAAGAATTATTGTGAAGCGATTCCAAGTTGAAG
R. officinale       ATTTTTTTTTATGACTATGAAAAAATGGAAGAATTGTTGTGAAGCGATTCCAAGTTGAAG
R. undulatum        ATTTTTTTT-ATGACTATGAAAAAATGGAAGAATTGTTGTGAAGCGATTCCAAGTTGAAG
R. hotaoense        ATTTTTTTT-ATGACTATGAAAAAATGGAAGAATTGTTGTGAAGCGATTCCAAGTTGAAG
R. wittrockii       ATTTTTTT--ATGACTATGAAAAAATGGAAGAATTGTTGTGAAGCGATTCCAAGTTGAAG
R. likiangense      ATTTTTTT--ATGACTATGAAAAAATGGAAGAATTGTTGTGAAGCGATTCCAAGTTGAAG
R. compactum        ATTTTTTTT-ATGACTATGAAAAAATGGAAGAATTGTTGTGAAGCGATTCCAAGTTGAAG
R. sublanceolatum   ATTTTTTTT-ATGACTATGAAAAAATGGAAGAATTGTTGTGAAGCGATTCCAAGTTGAAG
R. pumilum          ATTTTTTTT-ATGACTATGAAAAAATGGAAGAATTGTTGTGAAGCGATTCCAAGTTGAAG
R. nanum            ATTTTTTTT-ATGACTATGAAAAAATGTAAGAATTGTTGTGAAGCGATTCCAAGTTGAAG
R. scaberrimum      ATTTTTTTTTATGACTATGAAAAAATGGAAGAATTGTTGTGAAGCGATTCCAAGTTGAAG
R. reticulatum      ATTTTTTTT-ATGACTATGAAAAAATGGAAGAATTGTTGTGAAGCGATTCCAAGTTGAAG
                    ********  ***************** ******* ************************
```

```
                          430       440       450       460       470       480
                            *         *         *         *         *         *
R. palmatum        AAAGAGTCGAATATGCGTTTAATAAATTAAAGCATTTATTCCCCGGTCTGAGAGATCTTT
R. tanguticum      AAAGAGTCGAATATGCGTTTAATAAATTAAAGCATTTATTCCCCGGTCTGAGAGATCTTT
R. officinale      AAAGAGTCGAATATGCGTTTAATAAATTAAAGCATTTATTCCCCGGTCTGAGAGATCTTT
R. undulatum       AAAGAGTCGAATATGCGTTTAATAAATTAAAGCATTTATTCCCCGGTCTGAGAGATCTTT
R. hotaoense       AAAGAGTCGAATATGCGTTTAATAAATTAAAGCATTTATTCCCCGGTCTGAGAGATCTTT
R. wittrockii      AAAGAGTCGAATATGCGTTTAATAAATTAAAGCATTTATTCCCCGGTCTGAGAGATCTTT
R. likiangense     AAAGAGTCGAATATGCGTTTAATAAATTAAAGCATTTATTCCCCGGTCTGAGAGATCTTT
R. compactum       AAAGAGTCGAATATGCGTTTAATAAATTAAAGCATTTATTCCCCGGTCTGAGAGATCTTT
R. sublanceolatum  AAAGAGTCGAATATGCGTTTAATAAATTAAAGCATTTATTCCCCGGTCTGAGAGATCTTT
R. pumilum         AAAGAGTCGAATATGCGTTTAATAAATTAAAGCATTTATTCCCCGGCCTGAGAGATCTTT
R. nanum           AAAGAGTCGAATATGCGTTTAATAAATTAAAGCATTTATTCCCCGGTCTGAGAGATCTTT
R. scaberrimum     AAAGAGTCGAATATGCGTTTAATAAATTAAAGCATTTATTCCCCGGTCTGAGAGATCTTT
R. reticulatum     AAAGAGTCGAATATGCGTTTAATAAATTAAAGCATTTATTCCCCGGTCTGAGAGATCTTT
                   ********************************************** *************

                          490       500       510       520       530       540
                            *         *         *         *         *         *
R. palmatum        TGAAGAACCGATCCATCGGATGAGAATGAAGATAGAGTCCCATTCTACGTGTCAATCCTG
R. tanguticum      TGAAGAACCGATCCATCGGATGAGAATGAAGATAGAGTCCCATTCTACGTGTCAATCCTG
R. officinale      TGAAGAACCGATCCATCGGATGAGAATGAAGATAGAGTCCCATTCTACGTGTCAATCCTG
R. undulatum       TGAAGAACCGATCCATCGGATGAGAATGAAGATAGAGTCCCATTCTACGTGTCAATCCTG
R. hotaoense       TTAAGAACCGATCCATCGGATGAGAATGAAGATAGAGTCCCATTCTACGTGTCAATCCTG
R. wittrockii      TGAAGAACCGATCCATCGGATGAGAATGAAGATAGAGTCCCATTCTACGTGTCAATCCTG
R. likiangense     TGAAGAACCAATCCATCGGATGAGAATGAAGATAGAGTCCCATTCTACGTGTCAATCCTG
R. compactum       TGAAGAACCGATCCATCGGATGAGAATGAAGATAGAGTCCCATTCTACGTGTCAATCCTG
R. sublanceolatum  TGAAGAACCGATCCATCGGATGAGAATGAAGATAGAGTCCCATTCTACGTGTCAATCCTG
R. pumilum         TGAAGAACCGATCCATCGGATGAGAATGAAGATAGAGTCCCATTCTACGTGTCAATCCTG
R. nanum           TGAAGAACCGATCCATCGGATGAGAATGAAGATAGAGTCCCATTCTACGTGTCAATCCTG
R. scaberrimum     TGAAGAACCGATCCATCGGATGAGAATGAAGATAGAGTCCCATTCTACGTGTCAATCCTG
R. reticulatum     TGAAGAACCGATCCATCGGATGAGAATGAAGATAGAGTCCCATTCTACGTGTCAATCCTG
                   * ******* **************************************************

                                        trnL 3' exon
                                             →
                          550       560       570       580       590       600
                            *         *         *         *         *         *
R. palmatum        ACAACAATGAAATTTATAGTAAGAGGAAAATCCGTCGACTTTATAAATCGTGAGGGTTCA
R. tanguticum      ACAACAATGAAATTTATAGTAAGAGGAAAATCCGTCGACTTTATAAATCGTGAGGGTTCA
R. officinale      ACAACAATGAAATTTATAGTAAGAGGAAAATCCGTCGACTTTATAAATCGTGAGGGTTCA
R. undulatum       ACAACAATGAAATTTATAGTAAGAGGAAAATCCGTCGACTTTATAAATCGTGAGGGTTCA
R. hotaoense       ACAACAATGAAATTTATAGTAAGAGGAAAATCCGTCGACTTTATAAATCGTGAGGGTTCA
R. wittrockii      ACAACAATGAAATTTATAGTAAGAGGAAAATCCGTCGACTTTATAAATCGTGAGGGTTCA
R. likiangense     ACAACAATGAAATTTATAGTAAGAGGAAAATCCGTCGACTTTATAAATCGTGAGGGTTCA
R. compactum       ACAACAATGAAATTTATAGTAAGAGGAAAATCCGTCGACTTTATAAATCGTGAGGGTTCA
R. sublanceolatum  ACAACAATGAAATTTATAGTAAGAGGAAAATCCGTCGACTTTATAAATCGTGAGGGTTCA
R. pumilum         ACAACAATGAAATTTATAGTAAGAGGAAAATCCGTCGACTTTATAAATCGTGAGGGTTCA
```

```
R. nanum            ACAACAATGAAATTTATAGTAAGAGGAAAATCCGTCGACTTTATAAATCGTGAGGGTTCA
R. scaberrimum      ACAACAATGAAATTTATAGTAAGAGGAAAATCCGTCGACTTTATAAATCGTGAGGGTTCA
R. reticulatum      ACAACAATGAAATTTATAGTAAGAGGAAAATCCGTCGACTTTATAAATCGTGAGGGTTCA
                    ************************************************************

                             trnL-F intergenic spacer
                                                   →
                             610       620       630       640       650       660
                               *         *         *         *         *         *
R. palmatum         AGTCCCTCTATCCCCAAAAAAGATAAAAAGATCATTTGATTCTCTAACTAATTATCCTCT
R. tanguticum       AGTCCCTCTATCCCCAAAAAAGATAAAAAGATCATTTGATTCTCTAACTAATTATCCTCT
R. officinale       AGTCCCTCTATCCCCAAAAAAGATAAAAAGATCATTTGATTCTCTAACTAATTATCCTCT
R. undulatum        AGTCCCTCTATCCCCAAAAAAGATAAAAAGATCATTTGATTCTCTAACTAATTATCCTCT
R. hotaoense        AGTCCCTCTATCCCCAAAAAAGATAAAAAGATCATTTGATTCTCTAACTAATTATCCTCT
R. wittrockii       AGTCCCTCTATCCCCAAAAAAGATAAAAAGATCATTTGATTCTCTAACTAATTATCCTCT
R. likiangense      AGTCCCTCTATCCCCAAAAAAGATAAAAAGATCATTTTATTCTCTAACTAATTATCCTCT
R. compactum        AGTCCCTCTATCCCCAAAAAAGATAAAAAGATCATTTGATTCTCTAACTAATTATCCTCT
R. sublanceolatum   AGTCCCTCTATCCCCAAAAAAGATAAAAAGATCATTTGATTCTCTAACTAATTATCCTCT
R. pumilum          AGTCCCTCTATCCCCAAAAAAGATAAAAAGATCATTTGATTCTCTAACTAATTATCCTCT
R. nanum            AGTCCCTCTATCCCCAAAAAAGATAAAAAGATCGTTTGATTCTCTAACTAATTATCCTCT
R. scaberrimum      AGTCCCTCTATCCCCAAAAAAGAT--------CATTTGATTCTCTAACTAATTATCCTCT
R. reticulatum      AGTCCCTCTATCCCCAAAAAAGATAAAAAGATCATTTGATTCTCTAACTAATTATCCTCT
                    ************************        * *** **********************

                             670       680       690       700       710       720
                               *         *         *         *         *         *
R. palmatum         TTGTTTGTTAACGGTTCAAATAAAAATTGGGTCTCTTACTCATTTACTCTTCTTTCACAA
R. tanguticum       TTGTTTGTTAACGGTTCAAATAAAAATTGGGTCTCTTACTCATTTACTCTTCTTTCACAA
R. officinale       TTGTTTGTTAACGGTTCAAATAAAAATTGGGTCTCTTACTCATTTACTCTTCTTTCACAA
R. undulatum        TTGTTTGTTAACGGTTCAAATCAAAATTGGGTCTCTTACTCATTTACTCTTCTTTCACAA
R. hotaoense        TTGTTTGTTAACGGTTCAAATCAAAATTGGGTCTCTTACTCATTTACTCTTCTTTCACAA
R. wittrockii       TTGTTTGTTAACGGTTCAAATCAAAATTGGGTCTCTTACTCATTTACTCTTCTTTCACAA
R. likiangense      TTGTTTGTTAACGGTTCAAATCAAAATTGGGTCTCTTACTCATTTACTCTTCTTTCACAA
R. compactum        TTGTTTGTTAACGGTTCAAATCAAAATTGGGTCTCTTACTCATTTACTCTTCTTTCACAA
R. sublanceolatum   TTGTTTGTTAACGGTTCAAATAAAAATTGGGTCTCTTACTCATTTACTCTTCTTTCACAA
R. pumilum          TTGTTTGTTAACGGTTCAAATCAAAATTGGGTCTCTTACTCATTTACTCTTCTTTCACAA
R. nanum            TTGTTTGTTAACGGTTCAAATCAAAATTTGGTCTCTTACTCATTTACTCTTCTTTCACAA
R. scaberrimum      TTGTTTGTTAACGGTTCAAATCAAAATTGGGTCTCTTACTCATTTACTCTTCTTTCACAA
R. reticulatum      TTGTTTGTTAACGGT-CAAATCAAAATTGGGTCTCTTACTCATTTACTCTTCTTTCACAA
                    *************** ***** ****** *******************************
```

```
                    730       740       750       760       770       780
                      *         *         *         *         *         *
R. palmatum         AGGCATCCGAGCAGAAAAGTTTTTCTATTATCACAAGTCTTGTGATGTATGATGTAAATG
R. tamguticum       AGGCATCCGAGCAGAAAAGTTTTTCTATTATCACAAGTCTTGTGATGTATGATGTAAATG
R. officinale       AGGCATCCGAGCAGAAAAGTTTTTCTATTATCACAAGTCTTGTGATGTATGATGTAAATG
R. undulatum        AGGCATCCGAGCAGAAAAGTTTTTCTATTATCACAAGTCTTGTGATGTATGATGTAAATG
R. hotaoense        AGGCATCCGAGCAGAAAAGTTTTTCTATTATCACAAGTCTTGTGATGTATGATGTAAATG
R. wittrockii       AGGCATCCGAGCAGAAAAGTTTTTCTATTATCACAAGTCTTGTGATGTATGATGTAAATG
R. likiangense      AGGCATCCGAGCAGAAAAGTTTTTCTATTATCACAAGTCTTGTGATGTATGATGTAAATG
R. compactum        AGGCATCCGAGCAGAAAAGTTTTTCTATTATCACAAGTCTTGTGATGTATGATGTAAATG
R. sublanceolatum   AGGCATCCGAGCAGAAAAGTTTTTCTATTATCACAAGTCTTGTGATGTATGATGTAAATG
R. pumilum          AGGCATCCGAGCAGAAAAGTTTTTCTATTATCACAAGTCTTGTGATGTATGATGTAAATG
R. nanum            AGGCATCCGAGCAGAAAAATTTTTCTATTATCACAAGTCTTGTGATGTATGATGTAAATG
R. scaberrimum      AGGCATCCGAGCAGAAAAGTTTTTCTATTATCACAAGTCTTGTGATGTATGATGTAAATG
R. reticulatum      AGGCATCCGAGCAGAAAAGTTTTTCTATTATCACAAGTCTTGTGATGTATGATGTAAATG
                    ****************** *****************************************
                    790       800       810       820       830       840
                      *         *         *         *         *         *
R. palmatum         ATACATGAGCAGCTTTGAGCAAGGAGTACTCTTACTCATTTGAATGATTCCCAATACATA
R. tanguticum       ATACATGAGCAGCTTTGAGCAAGGAGTACTCTTACTCATTTGAATGATTCCCAATACATA
R. officinale       ATACATGAGCAGCTTTGAGCAAGGAGTACTCTTACTCATTTGAATGATTCCCAATACATA
R. undulatum        ATACATGAGCAGCTTTGAGCAAGGAGTACTCTTACTCATTTGAATGATTCCCAATACATA
R. hotaoense        ATACATGAGCAGCTTTGAGCAAGGAGTACTCTTACTCATTTGAATGATTCCCAATACATA
R. wittrockii       ATACATGAGCAGCTTTGAGCAAGGAGTACTCTTACTCATTTGAATGATTCCCAATACATA
R. likiangense      ATACATGAGCAGCTTTGAGCAAGGAGTACTCTTACTCATTTGAATGATTCCCAATACATA
R. compactum        ATACATGAGCAGCTTTGAGCAAGGAGTACTCTTACTCATTTGAATGATTCCCAATACATA
R. sublanceolatum   ATACATGAGCAGCTTTGAGCAAGGAGTACTCTTACTCATTTGAATGATTCCCAATACATA
R. pumilum          ATACATGAGCAGCTTTGAGCAAGGAGTACTCTTACTCATTTGAATGATTCCCAATACATA
R. nanum            ATACATGAGCAGCTTTGAGCAAGGAGTAATCTTACTCATTTGAATGATTCCCAATACATA
R. scaberrimum      ATACATGAGCAGCTTTGAGCAAGGAGTACTCTTACTCATTTGAATGATTCCCAATACATA
R. reticulatum      ATACATGAGCAGCTTTGAGCAAGGAGTACTCTTACTCATTTGAATGATTCCCAATACATA
                    ************************** *********************************
                    850       860       870       880       890       900
                      *         *         *         *         *         *
R. palmatum         TCATTACTCTTACTAAGAACATACAAAGTCTTCCTTTCAAGATACAGGAAATTCCGGGGC
R. tanguticum       TCATTACTCTTACTAAGAACATACAAAGTCTTCCTTTCAAGATACAGGAAATTCCGGGGC
R. officinale       TCATTACTCTTACTAAGAACATACAAAGTCTTCCTTTCAAGATACAGGAAATTCCGGGGC
R. undulatum        TCATTACTCTTACTAAGAACATACAAAGTCTTCCTTTCAAGATACAGGAAATTCCGGGGC
R. hotaoense        TCATTACTCTTACTAAGAACATACAAAGTCTTCCTTTCAAGATACAGGAAATTCCGGGGC
R. wittrockii       TCATTACTCTTACTAAGAACATACAAAGTCTTCCTTTCAAGATACAGGAAATTCCGGGGC
R. likiangense      TAATTACTCTTACTAAGAACATACAAAGTCTTCCTTTCAAGATACAGGAAATTCCGGGGC
R. compactum        TCATTACTCTTACTAAGAACATACAAAGTCTTCCTTTCAAGATACAGGAAATTCCGGGGC
R. sublanceolatum   TAATTACTCTTACTAAGAACATACAAAGTCTTCCTTTCAAGATACAGGAAATTCCGGGGC
R. pumilum          TAATTACTCTTACTAAGAACATACAAAGTCTTCCTTTCAAGATACAGGAAATTCCGGGGC
R. nanum            TCATTACTCTTACTAAGAACATACAAAGTCTTCCTTTCAAGATACAGGAAATTCCGGGGC
```

```
R. scaberrimum     TCATTACTCTTACTAAGAACATACAAAGTCTTCCTTTCAAGATACAGGAAATTCCGGGGC
R. reticulatum     TCATTACTCTTACTAAGAACATACAAAGTCTTCCTTTCAAGATACAGGAAATTCCGGGGC
                   * **********************************************************
```

```
                            910       920       930       940       950       960
                              *         *         *         *         *         *
R. palmatum        CTAGATAAGACTTTGTCATACCCTTTCGCCTTTTTAATTGACATAGACCCCTGTTTTCTA
R. tanguticum      CTAGATAAGACTTTGTCATACCCTTTCGCCTTTTTAATTGACATAGACCCCTGTTTTCTA
R. officinale      CTAGATAAGACTTTGTCATACCCTTTCGCCTTTTTAATTGACATAGACCCCTGTTTTCTA
R. undulatum       CTAGATAAGACTTTGTCATACCCTTTCGCCTTTTTAATTGACATAGACCCCTGTTTTCTA
R. hotaoense       CTAGATAAGACTTTGTCATACCCTTTCGCCTTTTTAATTGACATAGACCCCTGTTTTCTA
R. wittrockii      CTAGATAAGACTTTGTCATACCCTTTCGCCTTTTTAATTGACATAGACCCCTGTTTTCTA
R. likiangense     CTAGATAAGACTTTGTCATACCCTTTCGCCTTTTTAATTGACATAGACCCCTGTTTTCTA
R. compactum       CTAGATAAGACTTTGTCATACCCTTTCGCCTTTTTAATTGACATAGACCCCTGTTTTCTA
R. sublanceolatum  CTAGATAAGACTTTGTCATACCCTTTCGCCTTTTTAATTGACATAGACCCCTGTTTTCTA
R. pumilum         CTAGATAAGACTTTGTCATACCCTTTCGCCTTTTTAATTGACATAGACCCCTGTTTTCTA
R. nanum           CTAGATAAGACTTTGTCATACCCTTTCGCCTTTTTAATTGACATAGACCCCTGTTTTCTA
R. scaberrimum     CTAGATAAGACTTTGTCATACCCTTTCACCTTTTTAATTGCCATAGACCCCTGTTTTCTA
R. reticulatum     CTAGATAAGACTTTGTCATACCCTTTCACCTTTTTAATNGCCATAGACCCCTGTTTTCTA
                   *************************** ********** * *******************
```

```
                            970       980
                              *         *
R. palmatum        GTAAAATGAGTAGATGATGCGTA
R. tanguticum      GTAAAATGAGTAGATGATGCGTA
R. officinale      GTAAAATGAGTAGATGATGCGTA
R. undulatum       GTAAAATGAGTAGATGATGCGTA
R. hotaoense       GTAAAATGAGTAGATGATACGTA
R. wittrockii      GTAAAATGAGTAGATGATGCGTA
R. likiangense     CTAAAATGAGTAGATGATGCGTA
R. compactum       GTAAAATGAGTAGATGATGCGTA
R. sublanceolatum  CTAAAATGAGTAGATGATGCGTA
R. pumilum         CTAAAATGAGTAGATGATGCGTA
R. nanum           GTAAAATGAGTAGATGATGCGTA
R. scaberrimum     GTAAAATGAGTAGATGATGCGTA
R. reticulatum     GTAAAATGAGTAGATGATGCGTA
                    ***************** ****
```

图 19-14 R. palmatum, R. tanguticum, R. officinale, R. undulatum, R. hotaoense, R. wittrockii, R. likiangense. R. compactum, R. sublanceolatum, R. pumilum, R. nanum, R. scaberrimum 和 R. reticulatum 的叶绿体基因 trnL/trnF 序列。

1～566bp 为 trnL 的内含子，567～616bp 为 trnL 3′外显子，617～983 bp 为 trnL/trnF 的基因间隔区。箭头（345bp）表示特异引物（K_{12451}）的位置

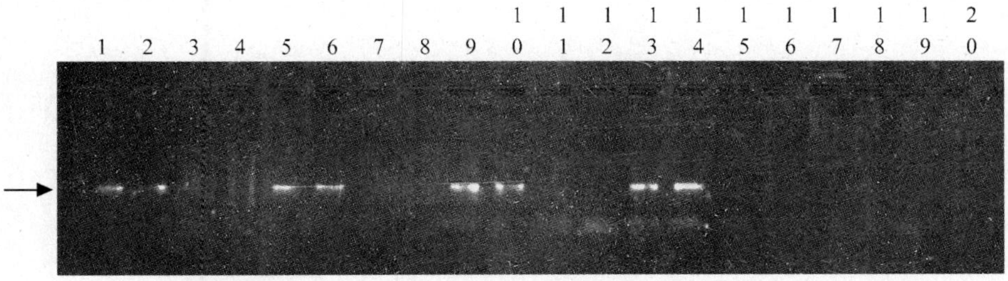

图 19-15　不同退火温度对正品大黄特异扩增产物的图谱

泳道 1～4 退火温度为 48℃，泳道 5～8 退火温度为 56℃，泳道 9～12 退火温度为 60℃，泳道 13～16 退火温度为 69℃，泳道 17～20 退火温度为 70℃。泳道 1、5、9、10、13、14、17、18 为模板 R. palmatum 的 4 个不同个体，泳道 2、6 为模板 R. officinale 的 1 个个体，泳道 3、7、12 为模板 R. undulatum 的 1 个个体，泳道 4、8、16、20 为模板 R. hotaoense 的 2 个不同个体，泳道 11 为模板 R. reticulatum 的 1 个个体，泳道 15、19 为模板 R. scaberrimum 的 1 个个体

2. 正品与伪品大黄的 trnL/trnF 的序列分析

正品与伪品大黄 13 个种的 trnL/trnF 序列用 CLUSTAL W 软件进行排序。通过查阅 GenBanK 中其它植物在该区的序列，确定了正品与伪品大黄 trnL/trnF 的内含子和间隔区的范围。从得到的序列来看（图 19-14），其总长度的变异为 881～963bp，内含子的长度变异为 465～547bp，间隔区的长度变异为 359～367bp。在基因间隔区，正品与伪品大黄具有高度的同源性，为 97%～100%；在内含子区，其同源性相对较低，为 94%～99%。碱基的替换和缺失主要在内含子区。例如，在 R. palmatum 中，碱基缺失 13bp，R. officinale 缺失 7bp，R. undulatum 和 R. wittrockii 缺失 29bp，R. hotaoense 缺失 39bp，R. likiangence 缺失 62bp，R. compactum 缺失 39bp，R. sublanceolatum 缺失 43bp，R. pumilum 缺失 53bp，R. nanum 缺失 82bp，R. scaberrimum 和 R. reticulatum 缺失 48bp。因此，正品与伪品大黄的每个种在 trnL/trnF 区域中都有其特有的序列，能在 DNA 分子水平上相互区别开来。

3. 正品大黄的系统学意义

本文测得正品大黄和伪品大黄的 trnL/trnF 基因序列用 CLUSTAL W 软件完成后，进行适当的手工校正。14 种植物的 trnL/trnF 序列排列后的总长为 1009bp，其中 44 个位点为变异位点，15 个位点为系统发育的信息位点。信息位点数目为 trnL/trnF 序列总长的 1.5%。

排列好的序列用 PAUP 4.0 系统发育分析软件进行分析，以酸模属的巴天酸模为外类群（outgroup），缺隙（gap）作 missing 状态处理，最简约树用分支界线法（Branch and Bound）寻找，得到了 6 个最简约树（图 19-16），树长为 61 步，一致性指数（CI）和维持性指数（RI）分别为 0.967 和 0.943。严格一致树中各分支的可信度用 Bootstrap 检验（1000 次重复）。简约树各分支的Bootstrap分析值见图19-17。在该简约树

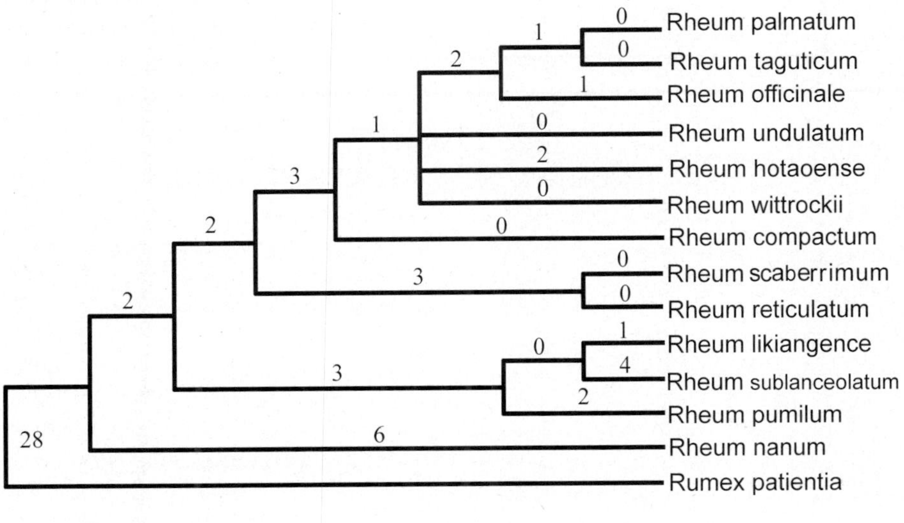

图 19-16　6 棵最简约树之一，分支上的数值表示支长（CI=0.967；RI=0.943）

中，掌叶组正品大黄的三个种聚为一支，支持率为 89%；其中，且掌叶大黄和唐古特大黄聚为一支，支持率为 63%。波叶组（除丽江大黄外）组成更广义的一支，支持率为 87%。穗序组的歧穗大黄和网脉大黄聚为一支，得到了极强的统计支持（bootstrap），支持率为 98%。砂生组的窄叶大黄、小大黄和波叶组的丽江大黄聚为一支，支持率为 87%。

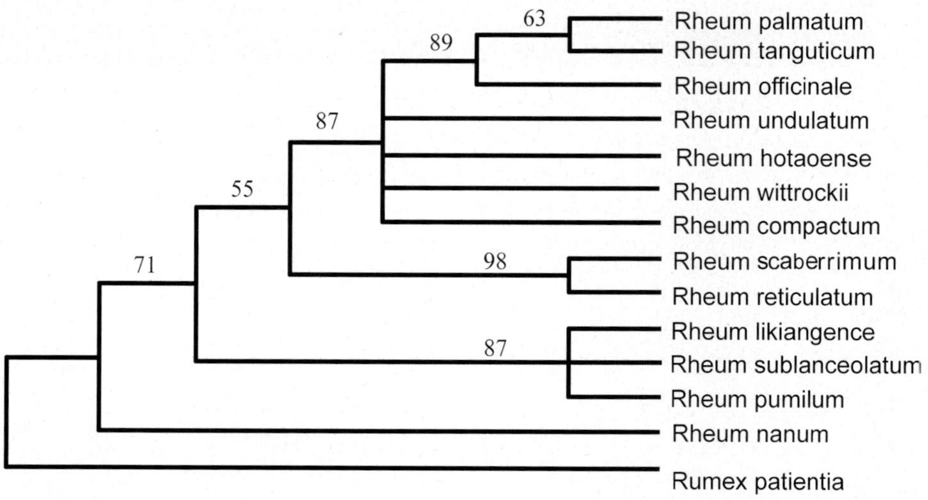

图 19-17　根据 trn L/F 序列分析得到的大黄属的最严格一致树（插入或缺失作为丢失状态处理）

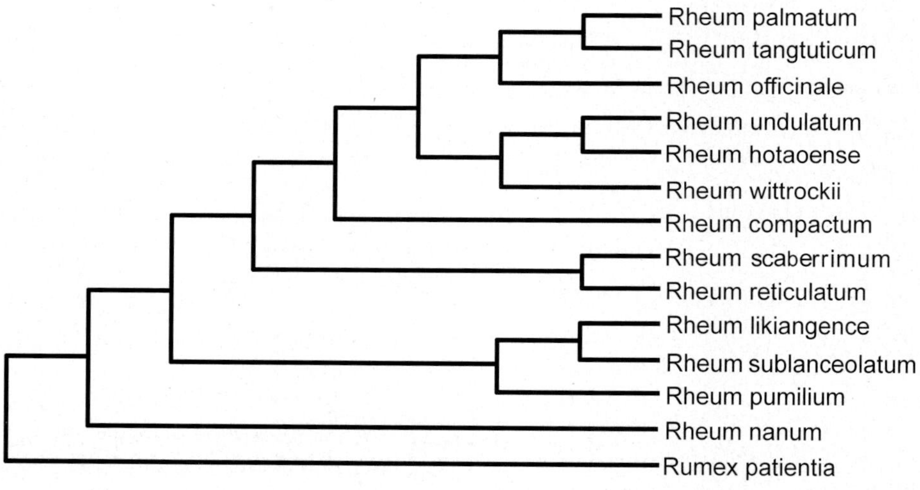

图 19-18　根据 Kimura 2 参数分析得到的大黄属邻接系统树

根据 Kimura 参数模型构建的系统树及计算得到的遗传距离分别见图 19-18 和表 19-3，遗传距离分析表明掌叶组和波叶组（除丽江大黄外）的遗传距离最近。根据遗传距离构建的系统树与简约性分析所得到的结果基本一致。

表 19-3　基于 trn L /trn F 序列得到的大黄属遗传距离

		1	2	3	4	5	6	7	8	9	10	11	12	13	14
1	Y25	—													
2	Y3	0.00000	—												
3	Y166	0.00205	0.00214	—											
4	Y168	0.00319	0.00324	0.00316	—										
5	Y74	0.00546	0.00538	0.00543	0.00221	—									
6	Y121	0.00428	0.00430	0.00429	0.00109	0.00328	—								
7	Y120	0.01085	0.01104	0.01074	0.00769	0.01016	0.00776	—							
8	Y154	0.00319	0.00328	0.00314	0.00000	0.00224	0.00111	0.00766	—						
9	Y99	0.00860	0.00876	0.00854	0.00764	0.01003	0.00657	0.00323	0.00760	—					
10	Y31	0.01553	0.01561	0.01438	0.01228	0.01468	0.01009	0.00665	0.01233	0.00551	—				
11	Y136	0.01473	0.01493	0.01461	0.01241	0.01503	0.01260	0.01241	0.01241	0.01236	0.01487	—			
12	Y56	0.01003	0.01009	0.01000	0.00673	0.00902	0.00679	0.00673	0.00672	0.00785	0.01360	0.01265	—		
13	Y81	0.00997	0.01000	0.00997	0.00673	0.00895	0.00677	0.00670	0.00672	0.00780	0.01354	0.01268	0.00000	—	
14	Y1151	0.03841	0.03798	0.03822	0.03640	0.03895	0.03646	0.03582	0.03652	0.03428	0.03814	0.03761	0.03475	0.03691	—

Y25＝Rheum palmatum；Y3＝Rheum tanguticum；Y166＝Rheum officinale；Y168＝Rheum undulatum；Y74＝Rheum hotaoense；Y121＝Rheum wittrockii；Y120＝Rheum compactum；Y154＝Rheum scaberrimum；Y99＝Rheum reticulatum；Y31＝Rheum likiangence；Y136＝Rheum sublanceolatum；Y56＝Rheum pumilum；Y81＝Rheum nanum；Y1151＝Rumex patientia

因此，该结果进一步从分子水平上证实波叶组、掌叶组、穗序组、砂生组内各个种的亲缘关系及相似程度较为接近，但波叶组中的丽江大黄的系统位置还有待于进一步研究。此外，砂生组的矮大黄与大黄属的其它组成为姐妹组，而未与砂生组的窄叶大黄和小大黄聚为一组，其系统位置有待于进一步研究。

综上所述，通过对叶绿体基因 trnL/trnF 序列进行分析的研究结果表明正品大黄三个种所属的掌叶组与波叶组有更近的亲缘关系，且掌叶组中掌叶大黄和唐古特大黄的关系最近；这一研究结果与形态学以及花粉微观形态研究结果是基本一致的。

参考文献

[1] 殷卫，郑俊华．大黄的药理研究近况．北京医科大学学报（大黄专辑，增刊），1993，25(5)：141-143

[2] 中华人民共和国卫生部药典委员会编．《中国药典》(2000 年版，一部)．北京：人民卫生出版社，化学工业出版社，2000

[3] 高作经，诚静容．中国大黄属植物简志．植物分类学报，1975，13(3)：69-82

[4] 高晓山，高馥馨．大黄．北京：中国医药科技出版社，1988

[5] 北京医科大学学报．大黄专集．1993，25(5)(增刊)

[6] 北京医科大学学报．大黄专集．1998，30(6)(增刊)

[7] Kubo I，Mural Y，Soediro I，et al. Cytotoxic anthraquinones from Rheum palmatum. Phytochemistry，1992，31(3)：1063-1065

[8] Al Khalil S，Al Eisawi D. The phytochemical analysis of Rheum palaestinum. Dirasat Series B Pure and Applied Sciences. 1993，20(1)：151-153

[9] Wang ZH，Hong XR，Li X. A research on anthraquinones of Rheum emodi Wall. China Journal of Chinese Materia Medica，1993，18(8)：488-491，510

[10] Murata T, Karasaki S, Shiozuka T. Comparison of the contents of sennoside A, B in fresh and dried rhubarb roots. Nat Med, 1994, 48(1):82-85

[11] Wang LX, Zhang BC, Li LP, et al. Quantitative determination of rhapontin in root of Rheum hotaoense by TLC-scanning. Zhongguo Zhongyao Zazhi, 1994, 19(1):37,62

[12] Chen DY,Wang JZ,Zhao XH. Analytical study on processing of Rheum palmatum L. by HPLC. Zhongguo Zhongyao Zazhi,1994,19(9):538-539,574

[13] Schmidt J, Himmelreich U, Adam G. Brasinosteroids, sterols and LUP-20(29)-EN-2-alpha, 3-beta, 28-triol from Rheum rhabarbarum. Phytochemistry, 1995, 40(2):527-531

[14] Zong YP, Che CT. Analysis of rhubarb by micellar electrokinetic capillary chromatography. J Nat Prod Lloydia, 1995, 58(4):577-582

[15] Yoneda K, Mayehira Y, Matsumoto Y, et al. Studies on Resourcesof Crude Drug (XI): The Effect of Drying and Freezing Processing on the Quality of Rhubarb (Rheum palmatum Rhizome.) . Nat Med, 1995, 49 (1):6-10

[16] Chen YX, Zhen JY, Deng FL. Determination of emodin in Rheum officinale complex by RP-HPLC. Hunan Yike Daxue Xuebao, 1995, 20 (4): 392-394

[17] Zong YY, Yu MT, Zhu ZO, et al. Micellar electrokinetic capillary chromatography separation and determination of Chinese traditional medicine-several Rheum species. Yaoxue Xuebao. 1995, 30 (8): 594-598

[18] Miyazawa M, Minamino Y, Kameoka H. Volatile components of the rhizomes of Rheum palmatum L. Flavour Fragrance Journal, 1996, 11 (1): 57-60

[19] Min D, Xu LP, Zhang ZZ, et al. Studies on chemical constituents of Rheum wittrochii Lundstr (Ⅰ). Zhongguo Zhongyao Zazhi, 1998, 23 (7): 416-418, 447

[20] Rumpunen K, Henriksen K. Phytochemical and morphological characterization of seventy-one cultibars and selections of culinary rhubarb (Rheum spp.). J Horticul Sci Biotech, 1999, 74 (1): 13-18

[21] Yang FQ, Zhang TY, Tian GL, et al. Preparative isolation and purification of hydroxyanthraquinones from Rheum officinale Baill. by high-speed countercurrent chromatography using pH-modulated stepwise elution. J Chromatogr, 1999, 858 (1): 103-107

[22] Paneitz A, Westendorf J. Anthranoid contents of rhubarb (Rheum undulatum L.) and other *Rheum* species and their toxicological relevance. Eur Food Res Tech, 1999, 210 (2): 97-101

[23] Li JL, Wang AQ, Wu ZZ. Studies on non-anthraquinones in Rheum officinale Baill. Zhongguo Zhongyao Zazhi, 2000, 25 (10): 612-614

[24] Li Y, Liu HW, Ji XH, et al. Optimized separation of pharmacologically active anthraquinones in Rhubarb by capillary electrochromatography. Electrophoresis, 2000, 21 (15): 3109-3115

[25] Agarwal SK, Singh SS, Verma S, et al. Antifungal activity of anthraquinone derivatives from Rheum emodi. J Ethnopharmacol, 2000, 72 (1-2): 43-46

[26] Munzuroglu O, Karatas F, Gur N. A study of the levels of vitamins A, E and C and selenium in Rhubarb. Turk J Biol, 2000, 24 (3): 397-404

[27] Ko SK. A new stilbene diglycoside from Rheum undulatum. Arch Pharm Res Seoul, 2000, 23 (2): 159-162

[28] Takauchi S, Shiraki M, Fujioka S, et al. Quantitative determination of sennosides A, B and water in Rhubarb by a nondestructive method. Nat Med, 1994, 48 (4): 297-303

[29] Lee H, Tsai SJ. Effect of emodin on cooked-food mutagen activation. Food Chem Toxicol, 1991, 29 (11): 765-770

[30] Chauhan NS, Kaith BS, Mann SK. Anti-inflammatory activity of Rheum australe roots. Int J Pharmacog, 1992, 30 (2): 93-96

[31] Mahmoud I, Alkofahi A, Abdelaziz A. Mutagenic and toxic activities of several spices and some Jordanian medicinal plants. Int J Pharmacog, 1992, 30 (2): 81-85

[32] Pang ZG, Wang BQ, Li SY. Study on the pharmacokinetic of emodin and chrysophanol in rabbits. Journal of Xi'an Medical University, 1993, 14 (4): 346-349

[33] Wang HH. Antitrichomonal action of emodin in mice. J Ethnopharmacol, 1993,40(2):111-116

[34] Zhang SJ,Zhang SY,Wang L,et al. Studies on polysaccharide of Rheum palmatum L. China Journal of Chinese Materia Medica,1993,18(11):679-681,703

[35] Lin XZ,Jin ZH. Effects of sennosided,rhubarb polysaccharides and emodin on the cytoplasmic free calcium in isolated rat brain cells. Yaoxue Xuebao,1995, 30(4):307-310

[36] Goel V,Ooraikul B,Basu TK. Effect of dietary Rhubarb stalk fiber on the bioavailability of calcium in rats. Int J Food Sci Nutr,1996,47(2):159-163

[37] Zhang G, El-Nahas AM. The effect of Rhubarb extract on experimental renal fibrosis. Nephr Dial Transplant, 1996, 11(1): 186-190

[38] Iida K, Hase K, Shimomura K, et al. Potent inhibitors of tyrosinase activity and melanin biosynthesis from Rheum officinale. Planta Med, 1995, 61(5): 425-428

[39] Wang ZY, Wang GT, Xu HZ, et al. Anti-herpes virus action of ethnolextract from the root and rhizome of Rheum officinale Baill. Zhongguo Zhongyao Za'zhi, 1996, 21(6): 364-366, 384

[40] Yuan Z, Gao R. Anti-oxidant actions of anthraquinolines contained in Rheum. Pharmaceut Pharmacol Lett, 1997, 7(1): 9-10

[41] Zou H, Yuan ZB. Investigation of electrochemical behabior of emodin and its application. Yaoxue Xuebao, 1997, 32(4): 310-313

[42] Goel V, Cheema SK, Agellon LB, et al. Dietary rhubarb (Rheum rhaponticum) stalk fibre stimulates cholesterol 7 alpha-hydroxylase gene expression and bile acid excretion in chilestercl-fed C 57BL/6J mice. Br J Nutr, 1999, 81(1): 65-71

[43] Yim H, Lee YH, Lee CH, et al. Emodin, an anthraquinone derivative isolated from the rhizomes of Rheum palmatum, selectively inhibits the activity of casein Kinase Ⅱ as a competitive inhibitor. Planta Med, 1999, 65(1): 9-13

[44] Ko SK, Lee SM, Whang WK. Anti-platelet aggregation activity of stilbene derivatives from Rheum undulatum. Arch Pharm Res Seoul, 1999, 22(4): 401-403

[45] Ko SK, Lee SM, Whang WK. Effects of Rheum plants on blood platelet aggregation. Yakhak Hoeji, 1999, 43(2): 233-236

[46] Aburjai TA. Anti-platelet stilbenes from aerial parts of Rheum palaestinum. Phytochemistry, 2000, 55(5): 407-410

[47] Kim DH, Park EK, Bae EA, et al. Metabolism of rhaponticin and chrysophanol 8-O-beta-D-glucopyranoside from the rhizome of Rheum undulatum by human intestinal bacteria and their anti-allergic actions. Biol Pharm Bull, 2000, 23(7): 830-833

[48] 刘叔倩，裴得清，郑谦，等．大黄属植物分子标记鉴定初报．北京医科大学学报（大黄专辑，增刊），1998，30(6)：48～49

[49] 刘叔倩，卢萍，郑谦，等．用 RAPD 鉴定大黄属 5 种植物间的差异．北京医科大学学报（大黄专辑，增刊），1998，30(6)：60

[50] Chin TC, Youngken HW. The cytotaxonomy of Rheum. Am J Botany, 1947, 34: 401-407

[51] Lou ZC, Wang X, Mikage M, et al. Pharmacognostical Studies on the Chinese Crude Drug"Da-huang(大黄, Rhubarb)"(Ⅰ) Botanical Origin of the Official Dahuang. 生药学杂志 Shoyakugaku Zasshi, 1988, 42(4): 291-301

[52] Wang X, Lou ZC, Mikage M, et al. Pharmacognostical Studies on the Chinese Crude Drug"Da-huang(大黄, Rhubarb)"(Ⅱ) Botanical Origin of three Unofficial Da-huang. 生药学杂志 Shoyakugaku Zasshi, 1988, 42(4): 302-309

[53] Nonaka GI, Minami M, Nashioka I. Studies in Rhubarb (Rhei Rhizoma). Ⅲ. Stilbene Glycosides. Chem Pharm Bull, 1977, 25(9): 2300-2305

[54] 郭济贤，沈桂庆．十种大黄的质量分析．中成药研究，1980，1：5-6

[55] 郑俊华．生药学．北京：人民卫生出版社，1999

[56] 王义权，徐珞珊，徐国钧，等．DNA 分子遗传标记鉴别在生药鉴定中的应用前景．中国中药杂志，1997，22(10)：583-586

[57] 曹晖，刘玉萍．DNA 分析技术在中药质量研究中的应用．中药新药与临床药理，1997，8(2)：112-115

[58] 曹晖，刘玉萍．分子标记技术在中药品种鉴别中的应用．中国药学杂志，1998，33(5)：269-273

[59] Williams JGK, Kubelik AR, Livak KJ. DNA polymorphism amplified by arbitrary primers are useful as genetic markers. Nucl Acids Res, 1990, 18: 6231-6235

[60] 曹晖，毕培曦，邵鹏柱．中药材苦地胆及其混淆品的 DNA 指纹鉴定．药学学报，1996，31(7)：543-553

[61] Nakai R, Shoyama Y, Shiraishi S. Genetic characterization of Epimedium species using Random Amplified Polymorphic DNA (RAPD) and PCR-Restriction Fragment Length Polymorphism (RFLP) diagnosis. Biol Pharm Bull, 1996, 19(1): 67-70

[62] Cheng KT, Chang HC, Su CH, et al. Identification of dried rhizomes of coptis species using random amplified polymorphic DNA. Bot Bull Acad Sin, 1997, 38: 241-244

[63] Kohjyouma M, Nakajima S, Namera A, et al. Random amplified polymorphic DNA analysis and variation of essential oil components of *Atractylodes* plants. Biol Pharm Bull, 1997, 20(5): 502-506

[64] Cao H, But PPH, Shaw PC. Methodological studies on the genomic DNA extraction and purification from plant drug materials. J Chin Pharm Sci, 1998, 7(3): 130-137

[65] 高文远，李志亮，肖培根．浙贝母基因组 DNA 的提取与分析．中国中药杂志，1998，23(2)：79-81

[66] 黄璐琦，王敏，周长征，等．RAPD 方法在细辛类药材鉴别研究中的问题及其对策．药学学报，1998，33

(10):778-784

[67] Cheng KT, Su CH, Chang HC, et al. Differentiation of genuines and counterfeits of Cordyceps species using random amplified polymorphic DNA. Planta Med, 1998, 64: 451-453

[68] Zhang YB, Ngan FN, Wang ZT, et al. Random primed polymerase chain reaction differentiates Codonopsis pilosula from different localities. Planta Med, 1999, 65: 157-160

[69] 王培训,黄丰,周联,等. RAPD在商品中药鉴别中若干问题的探讨. 中药新药与临床药理,1999,10(2):112-115

[70] 曹晖,毕培曦. 中国地胆草属和假地胆草属(菊科)分合的分子依据. 热带亚热带植物学报,1999,7(3):181-190

[71] Cheng KT, Chang HC, Huang H, et al. RAPD analysis of Lycium barbarum medicine in Taiwan market. Bot Bull Acad Sin, Lycium barbarum 2000, 41: 11-14

[72] 蔡朝晖,李萍,董婷霞,等. 贝母的分子生物学鉴定方法的研究. 药学学报,2000,35(4):309-312

[73] Cheng KT, Tsay HS, Chen CF, et al. Determination of the components in a Chinese prescription, Yu-Ping-Feng San, by RAPD analysis. Planta Med, 1998, 64: 563-565

[74] 刘继红,胡春根. RAPD技术在果树研究中的应用. 生命的化学,1998,18(1):35

[75] Thomas MR, Scott NS. Microsatellite repeats in grapevine reveal DNA polymorphisms when analysed as sequence-tagged sites (STSs). Theor Appl Genet, 1993, 86(8): 985-990

[76] Brady JL, Scott NS, Thomas MR. DNA typing of hops (Humulus lupulus) through application of RAPD and microsatellite marker sequences converted to sequences tagged sites (STS). Euphytica, 1996, 91(3): 277-284

[77] Naik S, Gill KS, Prakasa RVS, et al. Identification of a STS marker linked to the Aegilops speltoides-derived leaf rust resistance gene Lr 28 in wheat. Theor Appl Genet, 1998, (4): 535-540

[78] Roy JK, Prasad M, Varshney RK, et al. Identification of a microsatellite on chromosomes 6B and a STS on 7D of bread wheat showing an association with preharvest sprouting tolerance. Theor Appl Genet, 1999, 99(1-2): 336-340

[79] Stappen JV, Weltjens I, Van CS, et al. Genetic relationships among Stylosanthes species as revealed by sequence-tagged site markers. Theor Appl Genet, 1999, (6-7): 1054-1062

[80] Mano Y, Sayed TBE, Graner A, et al. Construction of sequence-tagged sites (STSs) in barley (Hordeum vulgare L.). Theor Appl Genet, 1999, (6-7): 937-946

[81] Fushimi H, Komatsu K, Isobe M, et al. 18S Ribosomal RNA gene sequences of three Panax species and the corresponding Ginseng Drugs. Biol Pharm Bull, 1996, 19(11): 1530-1532

[82] Fushimi H, Komatsu K, Isobe M, et al. Application of PCR-RFLP and MASA analyses on 18S Ribosomal RNA gene sequence for the identification of three Ginseng Drugs. Biol Pharm Bull, 1997, 20 (7): 765-769

[83] Hayashi H, Hosono N, Kondo M, et al. Phylogenetic relationship of Glycyrrhiza plants based in *rbcL* sequenses. Biol Pharm Bull, 1998, 21(7): 782-783

[84] Mizukami H, Shimizu R, Kohjyouma M, et al. Phylogenetic analysis of Atractylodes plants based on chloroplast *trnk* sequence. Biol Pharm Bull, 1998, 21(5): 474-478

[85] Cai ZH, Li P, Dong TTX, et al. Molecular diversity of 5S-rRNA spacer domain in Fritillaria species revealed by PCR analysis. Planta Med, 1999, 65: 360-364

[86] Ngan F, Shaw P, But P, et al. Molecular authentication of Panax species. Phytochemistry, 1999, 50: 787-791

[87] 马小军,汪小全,肖培根,等. 野山参与栽培参rDNA内转录间隔区(ITS)序列比较. 中国中药杂志. 2000,25(4):206-209

[88] 蔡金娜,周开亚,徐珞珊,等. 中国不同地区蛇床的rDNA ITS序列分析. 药学学报,2000,35(1):56-59

[89] 王建云,何广新,付文,等. 鹿鞭的微量DNA提取及序列鉴定. 中国中药杂志,1997,22(10):579-583

[90] 吴平,周开亚,徐珞珊,等. 用聚合酶链反应产物直接测序技术鉴定中药材鳖甲. 中国药科大学学报,1998,29(1):28-30

[91] 邹喻苹,葛颂,王晓东. 系统与进化植物学中的分子标记,北京:科学出版社,2001

[92] Xie ZW, Ge S, Hong DY. Preparation of DNA from silica gel dried miniamount of leaves of Oryza rufipogon for RAPD study and total DNA bank construction. Acta Bot Sin, 1999, 41(8): 807-812

[93] 刘叔倩. 银杏种质资源的研究. 北京医科大学博士学位研究生学位论文,2000

[94] Weising K, Nybom H, Wol ffK, et al. DNA fingerprinting in plants and fungi. CRC Press Inc. Boca Raton, 1995

[95] Michelmore R, Paran I, Kessili RV. Identification of markers linked to disease resistance genes by bulked segregate analysis: a rapid method to detect markers

in specific genomic regions using segregation population. Proc Natl Acad Sci USA, 1991, 88: 9828—9832
[96] Paran I, Michelmore RW. Development of reliable PCR-based markers linked to downy mildew resistance genes in lettuce. Theor Appl Genet, 1993, 85: 985-993
[97] Palmer JD, Thompson WF. Chroloplast DNA rearrangements are more frequent when a large inverted repeated sequences is lost. Cell, 1982, 29: 537: 550
[98] Taberlet P, Gielly L, Pautou G, et al. Universal primers for amplification of three non-coding regions of chloroplast DNA. Plant Mol Bicl, 1991, 17: 1105-1109
[99] Olmstead RG, Palmer JD. Chloroplast DNA systematics: A review of methods and data analysis. Am J Bot, 1994, 81: 1205-1224
[100] Gielly L, Yuan YM, Küpfer P, et al. Phylogenetic use of noncoding regions in the genus *Gentiana* L.: Chloroplast *trnL* (UAA) intron versus Nuclear Ribosomal Internal Transcribed Spacer sequences. Mol Phylogenet Evol, 1996, 5 (3): 460-466
[101] Innis MA. PCR Protocols. San Diego: Academic Press, 1990, 3-12
[102] Sambrook J, et al. Molecular Cloning 2nd ed(eds). New York: Cold Spring Harbor Laboratory Book, 1989
[103] Mendelman LV. J Biol Chem, 1989, 265: 2338-2346
[104] Thompson JD, Higgins DG, Gibson TJ. CLU-STAL W: improving the sensitivity of progressive multiple sequence alignment through sequence weighting, position-specific gap penalties and weight matrix choice. Nucleic Acids Res, 1994, 22(22): 4673-4680
[105] Shinozaki K, Ohme M, Wakasugi T, et al. The complete nucleotide sequence of the tobacco chloroplast genome: its gene organization and expression. The EMBO Journal, 1986, 5(9): 2043-2049
[106] Hiratsuka J, Shimada H, Whittier R, et al. The complete sequence of the rice(Oryza sativa) choloroplast genome: Intermolecular recombination between distinct tRNA genes accounts for a major plastid DNA inversion during the evolution of the cereals. Mol Gener Genet, 1989, 217: 185-194
[107] Swofford DL. PAUP Phylogenetic Analysis Using Parsimony. Version 4.0 computer program distributed by the Illinois Natural History Survey. Champaign: Illinois, 1997
[108] 马克平. 生物多样性译丛(三). 北京: 科学出版社, 1997

第四节　鉴定正品大黄的方法和试剂盒的专利

发明名称:正品大黄原植物分子鉴定试剂盒

发明人:杨美华　张大明　郑俊华　范国强

申请人:名称:中国科学院植物所系统与进化植物学开放实验室

国籍或所在地国家:中国

邮政编码:100093

地址:北京　香山　南辛村 20 号

名称:北京大学药学院生物技术研究室

国籍或所在地国家:中国

邮政编码:100083

地址:北京　海淀区学院路 38 号

联系人:杨美华

试剂盒的组成:体积为 20μl,内含 50mmol/L Tris-HCl(pH 8.3), 1.5mmol/L $MgCl_2$, 250μg/ml BSA, 0.5mmol/L dNTPs, 2μmol/L 正反向引物, 0.75U *Taq* DNA 聚合酶。其中,正相引物的序列为:5′CGA AAT CGG TAG ACG CTA CG 3′,反相引物的序列为:5′ AAT GCG GGT CGT CAT CAA G3′。

所属技术领域:中药鉴定

大黄是闻名世界的我国特产药材,其医药应用可追溯到几千年前。早在《神农本草经》中已有记载。其后,历代医药书籍中也都相沿记载,并陆续补充新内容。大黄自古以来用作"破瘀活血,攻下泻热"的主药,认为有"推陈致新之力,夺关斩将之能",并与人参、熟地、附子一起被誉为临床中药的"四大金刚",力峻功奇。正品大黄是指中国药典规定的可供药用的植物种类,包括蓼科(Polygonaceae)大黄属的三个种: Rheum officinale, R. palmatum, R. tanguticum。目前,由于大量的采挖,正品大黄远远不能满足市场的需要,因此,市场上常有伪品大黄冒充正品大黄出售。由于伪品大黄不含或含少量结合型蒽醌苷类,所以无或仅有微弱的泻下作用,有的甚至有毒副作用。因此,正品大黄的正确鉴定是保障人民用药安全的前提。

现有的常用的中药鉴定的四大方法是:原(动)植物鉴定、性状鉴定、显微鉴定、理化鉴定。但是,这些传统的物种特异性标记是特定的基因型在不同环境、条件下的表现型,因而受部位、发育阶段、环境因素的影响，即物种内存在变异，给鉴定带来困难。同时，传统的鉴定方法对同属多来源物种、道地药材、动物药等难以鉴定。此外，这些方法对从业人员要求较高，难以普及。国内外由误用中药引发的中毒、死亡案件时有发生。

本发明针对上述传统质量控制方法的局限，应用DNA分子标记技术，采用DNA直接测序方法，测定了3种正品大黄和常见的10种伪品大黄的叶绿体trnL/trnF的序列，找到了正品大黄与伪品大黄的区别位点，并根据此位点，设计了正品大黄的特异扩增引物。通过实验，我们得到了一个最佳的特异扩增条件，在此条件下，正品大黄能扩增出一条300～400bp的清晰的条带，而伪品大黄则无。为了检验此方法的可靠性，我们对各产地采集的大黄样品进行了实验，结果表明，该方法简单易行，重现性好，准确可靠。

下面为所测定的正品大黄和伪品大黄的叶绿体基因trnL/trnF中的一段碱基序列(图19-19)。从中可以看出，在碱基345bp处，正品大黄的碱基为C，伪品大黄的碱基为A，根据此位点的变异，我们设计了正品大黄的特异扩增引物的序列。

目前，通过检索文献及GenBank数据库，此为首次测定正品大黄和伪品大黄叶绿体trnL/trnF的序列，且此特异引物是我们首次发明设计的。

DNA分子标记技术用于中药鉴定是在最近五六年发展起来的，虽然起步较晚，但发展迅速。研究的方法主要有RAPD、PCR-RFLP和DNA测序。从已有的报道看，对中药的分子鉴定方法多集中在RFLP、RAPD等。但RFLP技术难度大，成本高，且每次分析产生的多态性不高；而RAPD技术对反应条件过于灵敏，因而重复性差；唯有DNA测序能从根本上对不同的种或品种作出鉴定。目前，应用DNA测序技术已对中药海马、龟板、鳖甲、人参与西洋参及其伪品、野山参与栽培参、蛇床、鸡内金类、紫河车、鹿鞭及伪品等进行了鉴定。

本发明属于中药的原植物的分子鉴定，由于采用发明的正品大黄的鉴定试剂盒，其操作简单，重复性好，准确率高。即普通的技术人员亦可用该试剂盒进行大黄的原植物鉴定。

首先，从大黄叶片中采用CTAB法提取总DNA并进行总DNA质量及浓度的检测；其次，采用此发明的分子鉴定试剂盒，加入已提取的总DNA，进行特异PCR扩增；最后，将扩增产物在琼脂糖凝胶上进行电泳，检测扩增的条带的有无。

具体如下：

1. DNA的提取

(1)称取约0.05g的硅胶干燥的大黄叶片，在研钵中加液氮研磨成粉末状，转至1.5ml离心管中，立即加入65℃预热的750μl CTAB提取缓冲液(100 mmol/L TrisHCl，pH 8.0，20mmol/L EDTA，1.4mol/L NaCl，2%CTAB，2%β-巯基乙醇)，轻轻摇动使溶液分散均匀，65℃水浴60分钟，并不时轻轻转动离心管。

(2)混合物冷至室温后加入等体积的氯仿：异戊醇(24∶1)，轻轻颠倒离心管使管内混合物混合均匀，抽提10分钟，0℃ 10 000g离心10分钟。

(3)吸取上层水相，加入1/10体积CTAB-0.7mol/L NaCl，轻轻混匀，再加入等体积的氯仿：异戊醇(24∶1)抽提，重复步骤(2)。

(4)吸取上层水相，加入2/3体积－20℃预冷的异丙醇，轻轻摇动，置－20℃放置30分钟，0℃ 8 000g离心5分钟。

(5)弃去液相，沉淀加75%乙醇浸泡60分钟，期间换洗2～3次，去乙醇，风干。

(6)用200μl 1×TE溶解DNA，加入RNA酶至终浓度为20μg，37℃保温60分钟。

(7)用等体积氯仿抽提10分钟，0℃ 10 000g离心10分钟。

(8)吸取上层水相，加入1/10体积3mol/L NaAc(pH5.2)和2倍体积的无水乙醇，轻轻摇动，0℃ 10 000g离心5分钟。弃去液相，沉淀用75%的乙醇洗2～3次，去乙醇，风干。

(9)用200μl 1×TE溶解DNA，4℃保存。

2. DNA质量及浓度检测　取2μl DNA样品和2μl点样缓冲液(0.25%溴酚蓝，40%蔗糖)混匀，在0.8%的琼脂糖凝胶上进行电泳。以λDNA作对照，70V电压下电泳1小时，检测DNA片段的长度并估测DNA的浓度。

3. 特异PCR的扩增　采用正品大黄原植物分子鉴定试剂盒进行特异PCR的扩增。反应体积为25μl，内含50mmol/L Tris-HCl(PH 8.3)，250μg/ml BSA，0.5mmol/L dNTPs，2μmol/L正反向引物，0.75U Taq DNA聚合酶，25ng总DNA。

扩增程序为：94℃，3min，随后94℃，1min，68℃，1min，72℃，2min，2个循环；接着94℃，30s，68℃，30s，72℃，1min and 30s，

33 个循环。最后 72℃保温 5min。

4. PCR 扩增产物的检测 配置 1.5%的琼脂糖凝胶（含有 0.5μg/ml EB），将 2μl 扩增产物和 1μl 点样缓冲液混匀上样。用 100 bp DNA Ladder 作分子量标准，1×TBE 为电泳缓冲液，70V 恒压电泳 3～4 小时。在紫外透射分析仪下检测扩增产物，并照相记录实验结果。正品大黄应在 300～400bp 处有一清晰的条带，而伪品则无。

该分子鉴定试剂盒可以批量生产，供药品生产、流通、应用部门（如药材公司、医药进出口公司、药厂、医院等）；药品监督部门（各级药品检验机构）；从事中药研究的科研单位和高等院校；医药产品使用者使用。

本发明为常用中药大黄的原植物分子鉴定试剂盒，未经发明人及申请单位的同意，任何单位和个人不得生产和使用。

需要解决的技术问题： DNA 的提取，PCR 的特异扩增，PCR 产物的检测。

主要技术特征和用途： 通过 DNA 的提取，PCR 的特异扩增，PCR 产物的检测，从而在分子水平上区别正品大黄和非正品大黄，保障人民的用药安全。

2000 年 12 月 5 日向国家知识产权局申请发明专利，2004 年 6 月 30 日，国家知识产权局授予发明专利证书。专利号：ZL00134133.2，国际专利主分类号：C12Q 1/68，证书号：第 160459 号。

附： 彩图 19-1～6。

参考文献

[1] 楼之岑．大黄研究的回顾与前瞻．北京医科大学学报（增刊），1993，25（5）：1-3
[2] 殷卫，郑俊华．大黄的药理研究近况．北京医科大学学报（增刊），1993，25（5）：141-143
[3] 中华人民共和国药典委员会．中国药典（2000 年版，一部）．北京：人民卫生出版社、化学工业出版社．
[4] 郑俊华．生药学．北京：人民卫生出版社，1999，64-74，199-203
[5] 曹晖等．分子标记技术在中药品种鉴别中的应用．中国药学杂志，1998，33（5）：269-273
[6] 王义权等．DNA 分子遗传标记鉴别在生药鉴定中的应用前景．中国中药杂志，1997，22（10）：583-586
[7] 王康正等．DNA 分子诊断技术在药用植物研究上的应用．中国中药杂志，1997，22（12）：707-709
[8] 舒艳群等．RAPD 技术在药用植物学研究中的应用．中草药，1999，30（2）：147-151
[9] 吴平等．用聚合酶链反应产物直接测序技术鉴定中药材鳖甲．中国药科大学学报，1998，29（1）：28-30
[10] Ngan F. Molecular authentication of Panax species. Phytochemistry，1999，50：787-791
[11] 马小军等．野山参与栽培参 rDNA 内转录间隔区（ITS）序列比较．中国中药杂志，2000，25（4）：206-209
[12] 蔡金娜等．中国不同地区蛇床的 rDNA ITS 序列分析．药学学报，2000，35（1）：56-59
[13] 王建云等．DNA 序列分析技术鉴定鸡内金的方法学研究．中国药科大学学报，1996，27(8)：471-475
[14] 顾红雅等．植物分子生物学——实验手册．北京：高等教育出版社，1998，4-6

（杨美华　郑俊华　张大明　范国强）

	310 * 320 * 330 * 340 * 350 * 360 *
R. palmatum	TA-------------TATTATATAAAAAAATTAAATTAAAAAAT**CTTGATGACGACCCGC**
R. tanguticum	TAACTATATATAATATATTATATAAAAAAATTAAATTAAAAAAT**CTTGATGACGACCCGC**
R. officinale	TA--------TAATATATTATATAAAAAAATTAAATTAAAAAAT**CTTGATGACGACCCGC**
R. undulatum	---------------TATTATATAAAAAAATTAAATTAAAAAATATTGATGACGACCCGC
R. hotaoense	-----------------TTATATAAAAAAATTAAATTAAAAAATATTGATGACGACCCGC
R. wittrockii	----------------ATTATATAAAAAAATTAAATTAAAAAATATTGATGACGACCCGC
R. likiangense	---------------------------------AATTAAAAAATATTGATGACGACCCGC
R. compactum	----------------ATTATATAAAAAAATTAAATTAAAAAATATTGATGACGACCCGC
R. sublanceolatum	------------------AAAAAAATTAAA---AATTAAAAAATATTGATGACGACCCGC
R. pumilum	-----------------------AATTAAA---AATTAAAAAATATTGATGACGACCCGC
R. nanum	-----------------------------A---AATTAAATTAAAATGATGACGACCCGC
R. scaberrimum	------------------TATATAAAAAAATGCAATTAAAAAATATTGATGACGACCCGC
R. reticulatum	------------------TATATAAAAAAATGCAATTAAAAAATATTGATGACGACCCGC

	370 * 380 * 390 * 400 * 410 * 420 *
R. palmatum	**ATT**TTTTTT-ATGACTATGAAAAAATGGAAGAATTATTGTGAAGCGATTCCAAGTTGAAG
R. tanguticum	**ATT**TTTTTT-ATGACTATGAAAAAATGGAAGAATTATTGTGAAGCGATTCCAAGTTGAAG
R. officinale	**ATT**TTTTTTTATGACTATGAAAAAATGGAAGAATTGTTGTGAAGCGATTCCAAGTTGAAG
R. undulatum	ATTTTTTTT-ATGACTATGAAAAAATGGAAGAATTGTTGTGAAGCGATTCCAAGTTGAAG
R. hotaoense	ATTTTTTTT-ATGACTATGAAAAAATGGAAGAATTGTTGTGAAGCGATTCCAAGTTGAAG
R. wittrockii	ATTTTTTT--ATGACTATGAAAAAATGGAAGAATTGTTGTGAAGCGATTCCAAGTTGAAG
R. likiangense	ATTTTTTT--ATGACTATGAAAAAATGGAAGAATTGTTGTGAAGCGATTCCAAGTTGAAG
R. compactum	ATTTTTTTT-ATGACTATGAAAAAATGGAAGAATTGTTGTGAAGCGATTCCAAGTTGAAG
R. sublanceolatum	ATTTTTTTT-ATGACTATGAAAAAATGGAAGAATTGTTGTGAAGCGATTCCAAGTTGAAG
R. pumilum	ATTTTTTTT-ATGACTATGAAAAAATGGAAGAATTGTTGTGAAGCGATTCCAAGTTGAAG
R. nanum	ATTTTTTTT-ATGACTATGAAAAAATGTAAGAATTGTTGTGAAGCGATTCCAAGTTGAAG
R. scaberrimum	ATTTTTTTTTATGACTATGAAAAAATGGAAGAATTGTTGTGAAGCGATTCCAAGTTGAAG
R. reticulatum	ATTTTTTTT-ATGACTATGAAAAAATGGAAGAATTGTTGTGAAGCGATTCCAAGTTGAAG

图 19-19 正品大黄和伪品大黄的叶绿体基因 Tr n L/Tr n F 中的一段碱基序列

第 20 章　大黄属植物分子标记鉴定

第一节　大黄属植物分子标记鉴定初报

在中药材的品种整理与鉴定上，所获得的材料往往不是新鲜的，而是经过干燥处理，甚至长时间干燥保存的样品，这会造成样品 DNA 有很大的降解。20 世纪 90 年代发展起来的随机扩增多态 DNA（random amplified polymorphic DNA，RAPD）技术是由 Williams 和 Welsh 两个研究小组同时提出的一种运用随机引物扩增，寻找多态性 DNA 片段的分子标记技术。因为它是建立在 PCR（polymerase chain reaction，聚合酶链式反应）技术基础上，检测的是扩增产物，所以基因组 DNA 用量大大减少，只要有极微量的模板 DNA，经过 35～45 次循环，便可将扩增区域增加到足以进行检测和分析的数量。这一简便、有效、微量的先进技术为从中药材标本中提取 DNA 并进行扩增提供了可能。现已有用 RAPD 技术鉴定苦地胆、铁线莲等中药材的报道。

我国有大黄属植物 40 余种，目前从 DNA 分子水平对大黄的种质资源评价和鉴定方面的研究尚无报道。本文对从干燥的大黄属植物叶片中提取 DNA 并进行 RAPD 分析做了初步探讨。

材料与方法

1. 材料　供试的大黄属 2 种植物阿尔泰大黄（Rheum altaicum A. Los.）和掌叶大黄（Rheum palmatum L.）均是由本室提供，经过鉴定的叶片标本。

2. 试剂　2×CTAB 提取缓冲液：100mmol/L Tris-HCl（pH8.0）、2.0% CTAB（W/V）、20 mmol/L EDTA（pH8.0）、0.5% NaBisulfite、1.4mol/L NaCl、1% β-巯基乙醇（V/V）、1%PVPK30（W/V）。TE 缓冲液：10mmol/L Tris-HCl（pH8.0）、1mmol/L EDTA。点样缓冲液：0.25%溴酚蓝、40%蔗糖。1×TBE 电泳缓冲液：45 mmol/L Tris 硼酸、1 mmol/L EDTA。10 个碱基的随机引物由中国科学院遗传研究所开放实验室合成，引物序列见表 20-1。Taq DNA 聚合酶及其缓冲液购自中国农业大学。dNTP、RNaseA 购自 Promega 公司，其余试剂均为进口分装。

表 20-1　用于 PCR 扩增大黄 DNA 的引物

引物编号	引物序列
1.	GTGTGCCCCA
2.	GGTCTACACC
3.	CACCGTATCC
4.	GGGGTGACGA

3. 仪器　PCR 扩增仪（德国 Biometra 公司）、DYY-Ⅲ2 型稳压稳流电泳仪和 DYY-Ⅲ33A 型电泳槽（北京六一仪器厂）、ZF-BI 型紫外透射分析仪（上海长明光学电子仪器厂）、TGL-16G 超速冷冻离心机（上海安亭科学仪器厂）。

4. 基因组 DNA 提取与纯化　根据 Doyle 的 CTAB 法加以改进提取大黄植物总 DNA。称取约 0.5g 的材料，在研钵中加液氮研磨成粉末状，转至 5ml 离心管中，加 2ml 2×CTAB 提取缓冲液，轻轻摇动使粉末均匀分散于提取液中。65℃水浴 60 min，冷却室温，加入等体积氯仿：异戊醇（24 ∶ 1），混合均匀，10 000 rpm 离心 15 min，吸取上清液，加 2/3 体积冷冻异丙醇，轻轻摇动，钩出 DNA 絮状沉淀，并转至 70%乙醇中，洗涤 2 次，弃去乙醇，风干 DNA。用 500 μl TE 溶解 DNA，加入 5 μl RNase A（10 mg/ml），37℃保温 30 min，之后用等体积酚和氯仿各抽提蛋白质 1 次，吸取上清液加 1/10 体积 3mol/L NaAc（pH5.2）和 2 倍体积的无水乙醇，轻轻摇动至絮状沉淀出现，钩出沉淀并转至 70%乙醇中，浸泡 2～3 小时，去乙醇，风干，加入 500 μlTE 溶解，4℃保存。

5. DNA 质量及浓度测定　配制 0.8%琼脂糖凝胶（含 0.5 μg/ml EB），每个点样孔点入 4 μl DNA 样品和 1 μl 点样缓冲液，以 λDNA 作对照，80V 电压下电泳 1 小时，检测 DNA 片段长度并估测 DNA 的浓度。

6. PCR 反应 25 μl 的反应体系包括 5 μmol/L 的引物 2 μl、2mmol/L dNTPs 1μl、10×Buffer 2.5 μl、5 u/μl Taq 酶 0.2μl、20 ng/μl 模板 DNA 2μl、双蒸水 17.3 μl。反应程序为 94℃预变性 5 min；94℃变性 1 min，36℃退火 1 min，72℃延伸 2 min，45 次循环后，72℃后延伸 10 min。为避免污染造成的误差，每个引物均设对照，即以 2 μl 灭菌双蒸水取代模板，其它条件同有模板的 PCR。反应结束后在 4℃条件下保存至电泳。扩增产物用含有 0.5 μg/ml EB 的 1.5%琼脂糖凝胶 60V 电压电泳 3～4 小时，在紫外检测仪下检测扩增带，并照相记录试验结果。

结果与讨论

本研究从大黄属植物干叶材料中提取 DNA，考虑到样品储藏时间较长，DNA 分子易降解，故我们采用 2×CTAB 提取缓冲液，并加入抗氧化剂 β-巯基乙醇和 PVP，以排除植物中所含次生代谢物的干扰。第二次沉淀 DNA 时，不用异丙醇，而改用无水乙醇，可以减少糖类和盐类等溶质与 DNA 共沉淀，同时采用 NaNc 助沉剂，使 DNA 有效地沉淀下来，减少 DNA 的损失。经 DNA 凝胶电泳质量检测，该方法抽提效果良好，达到了用于 RAPD 分析的要求。

DNA 模板浓度、退火温度和 Taq 酶的量是影响 DNA 扩增的主要因素。本研究试验了几种因素对 RAPD 分析的影响，认为每个反应体系 DNA 模板量为 40～60 ng，Taq 酶为 1 个单位，退火温度为 36℃是对大黄属植物进行 RAPD 分析较理想的扩增条件。

本研究选用的 4 个引物均扩增出 DNA 片段（图 20-1，2）引物 1 和引物 2。在掌叶大黄中扩增出 4 条弱带 2 条强带、1 条弱带，而在阿尔泰大黄中均无扩增产物。引物 3 扩增的效果最好，2 个材料的 DNA 条带有明显差异。在阿尔泰大黄中扩增出 1 条强带和 4 条弱带，在掌叶大黄中扩增出 1 条强带和 1 条弱带。2 个材料中强带的位置明显不同。引物 4 在阿尔泰大黄和掌叶大黄中分别扩增出 3 条弱带和 2 条弱带。由试验结果可以看出，2 种大黄属植物遗传背景有差异。同时也表明，从大黄属植物叶片标本提取 DNA，采用 RAPD 技术进行品种整理与鉴定是可行的。

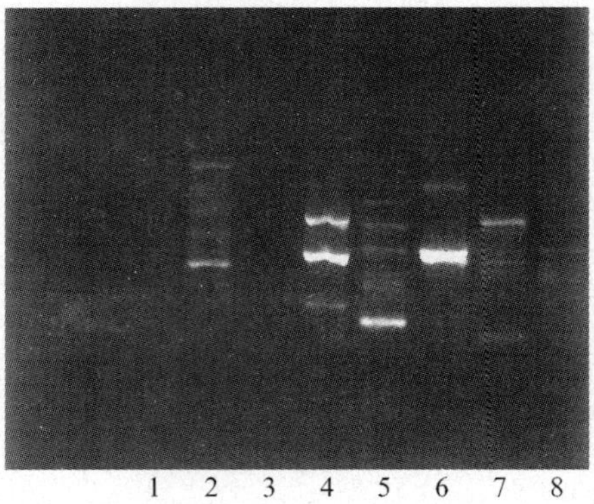

图 20-1 RAPD 扩增产物电泳图谱

1、3、5、7 为阿尔泰大黄，2、4、6、8 为掌叶大黄，1、2 为引物 1，3、4 为引物 2，5、6 为引物 3，7、8 为引物 4

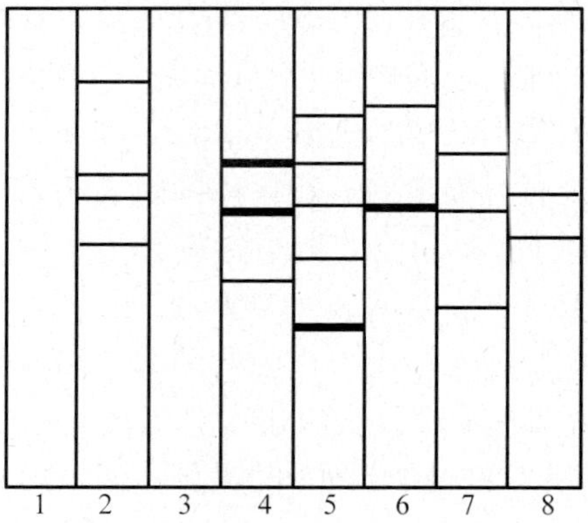

图 20-2 RAPD 扩增产物电泳图谱模式图

1、3、5、7 为阿尔泰大黄，2、4、6、8 为掌叶大黄，1、2 为引物 1，3、4 为引物 2，5、6 为引物 3，7、8 为引物 4

参考文献

[1] Williams JGK，Kuvelik AR，Libak KJ，et al. DNA polymorphisms amplified by arbitrary primers are useful as genetic markers. Nucleic Acids Res，1990，18：6531-6535

[2] Welsh J，McClelland M. Finger printing genome using PCR with arbitrary primers. Nucleic Acids Res，1990，18:7213-7218

[3] 曹晖，毕培曦，邵鹏柱．中药材苦地胆的 DNA 指纹鉴定．中药材，1996，19（12）：608-611

[4] 张荣，邵建本，田学明．用 RAPD 分析法对铁线莲属 7 种中药的鉴定研究．中草药，1996，27（11）：686-687

[5] Doyle JJ，Doyle JL. A rapid isolation procedure for small quantities of fresh leaf tissue. Phytochem Bull，1987，19：11-15

（刘叔倩 裴德清 郑 谦 郑俊华）

第二节　用 RAPD 鉴定大黄属 5 种植物间的差异

我国有大黄属植物 40 余种。药典规定的正品大黄只有药用大黄 Rheum officinale、掌叶大黄 R. palmatum 和唐古特大黄 R. tanguticum 3 种。由于国内外对大黄的需求日益增多，不少地区将同属其它种大黄如华北大黄、波叶大黄混入商品，充当正品大黄使用。多年来大黄生药鉴定主要依靠宏观与微观特征，化学反应和在紫外光下观察颜色来区分正品大黄和非正品大黄。90 年代发展起来的 RAPD（随机扩增多态 DNA）技术是一项具有简单、快速、有效和微量等优点的分子标记技术。该技术在人参、西洋参、淫羊藿等中药材的鉴定方面已获得成功。正品大黄与非正品大黄是否也可以从 DNA 分子水平上加以准确鉴别，迄今国内外尚无报道，本文对此做了初步探讨。

材料与方法

1. 大黄属植物　掌叶大黄（Rheum palmatum L.）、药用大黄（R. officinale Baill.）、阿尔泰大黄（R. altaicum A. Los.）、波叶大黄（R. undulatum L.）和华北大黄（R. franzenbachii Münt.）。

2. 总 DNA 的提取与纯化　依据 Doyle 等的 CTAB 方法，做了部分改动。将 5～6g 叶片在液氮中研磨至细粉状，加 1 倍体积 65℃ 预热的 CTAB 缓冲液（100mmol/L Tris-HCl pH8.0，20mmol/L EDTA，1.4mol/L NaCl，2%β-巯基乙醇），置 65℃水浴保温 60 分钟，加入等体积氯仿：异戊醇（24∶1），混匀，9 000 rpm 离心 10 分钟，取上清液加入 RNase A 至终浓度为 50μl/ml，37℃保温 20 分钟，加 2/3 体积的异丙醇，钩出絮状 DNA 沉淀并转至 70%乙醇中洗 30 分钟，干燥 DNA，然后用适量的 TE（10 mmol/L Tris-HCl，1 mmol/L EDTA，pH8.0）溶解，加等量的苯酚∶氯仿（1∶1）抽提，10 000 rpm离心 20 分钟，取上清液加 2 倍体积无水乙醇，沉淀 DNA 至 70%乙醇中洗 30 分钟，干燥 DNA，加入适量 TE 溶解。

3. PCR 反应　反应所用 7 个随机引物（表 20-2）购自美国 Operon 公司。25μl 反应体系包括：15mmol/L $MgCl_2$ 4μl，2mmol/L dNTPs 2.5μl，10μmol/L 随机引物 1 μl，10 × buffer 2.5μl，25ngDNA 模板，2 单位 Taq DNA 聚合酶，在 ERICOMP Twin Block TM System 上进行 PCR 扩增。反应程序为：94℃预变性 3 min，接以 94℃ 45s，37℃ 1 min，72℃ 2min，循环 40 次后，37℃延伸 5min。扩增产物用含有 0.5μg/ml EB 的 1.4%琼脂糖凝胶 70V 电压电泳 2～3 小时，在紫外检测仪下检测扩增带。

表 20-2　引物的编号和序列

引物编号	引物序列
OPH-02	TCGGACGTGA
OPH-05	AGTCGTCCCC
OPH-12	ACGCGCATGT
OPH-15	AATGGCGCAG
OPH-16	TCTCAGCTGG
OPH-18	GAATCGGCCA
OPH-19	GCTGACCAGCC

结果与讨论

本试验选用了 Operon 公司成套引物中 H 组 7 个引物，对 5 种大黄属植物的 DNA 进行了随机扩增反应。每一个扩增引物均被重复 2 次，结果稳定。空白对照实验表明，本试验条件下无 DNA 污染。7 个引物中 OPH-05，OPH-16，OPH-18 扩增出多态性 DNA 带，其它 4 个引物无扩增产物。由 RAPD 扩增图谱（图 20-3）可以看出，5 种大黄基因组 DNA 扩增片段多集中在 200bp～600bp 之间；引物 OPH-05 在华北大黄中扩增出 320bp，400bp，500bp 3 条带，在阿尔泰大黄中扩增出 300bp 和 400bp 2 条带；引物 OPH-16 在药用大黄扩增出 200bp 和 280bp 2 条带，在掌叶大黄中扩增出 280bp 1 条带，在华北大黄中扩增出 250bp 1 条带；引物 OPH-18 在药用大黄中扩增出 300bp，400bp，450bp 和 600bp 4 条带，在掌叶大黄中扩增出 200bp 和 250bp 2 条带。

3 个引物在 5 种大黄属植物中共扩增出 15 条多态性 DNA 片段。除波叶大黄外，其它 4 种大黄均具有自身特征性谱，表明用 RAPD 技术鉴定正品大黄和非正品大黄是可行的。如果再多选用一些引物，可能会得到更多、更好的特征性谱带。这些谱带不仅可应用于大黄属植物的鉴定上，而且对于探讨大黄属植物种间的进化和亲缘关系也有一定的潜力，这也是作者进一步的研究工作。

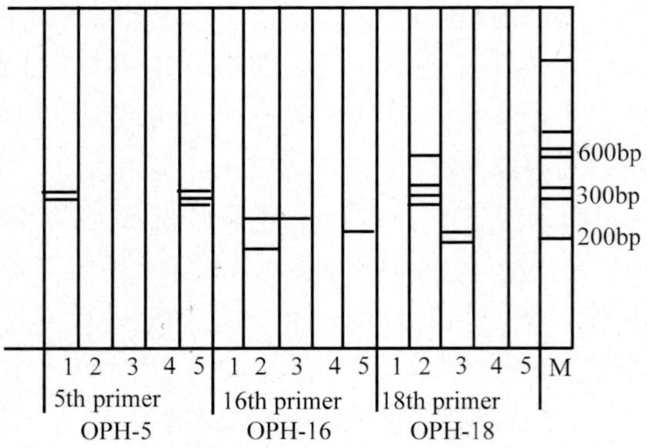

图 20-3　大黄属植物 RAPD 扩增图谱模式图

1. 阿尔泰大黄　2. 药用大黄　3. 掌叶大黄　4. 波叶大黄　5. 华北大黄

参考文献

[1] Williams JGK, Kuvelik AR, Libak KJ, et al. DNA Polymorphisms amplified by arbitrary primers are useful as genetic markers. Nucleic Acids Res, 1990, 18: 6531-6535

[2] Cheung KS, Kwan HS, But PPH, et al. Pharmacognostical indentification of American and Oriental ginseng roots by genomic fingerprinting using arbitrarily primed polymeras chain reaction (APPCR). J Ethnopharmacol, 1994, 42: 67-70

[3] Rie NK, Yukihiro S, Susumu S. Genetic characterization of Epimedium species using random amplified polymorphic DNA (RAPD) and PCR-restriction fragment length polymorphism (RFLP) diagnosis. Biol Pharm Bull, 1996, 19 (1): 67-70

[4] Doyle JJ, Doyle JL. A rapid isolation procedure for small quantities of fresh leaf tissue. Phytochem Bull, 1987, 19: 11-15

（刘叔倩　卢　萍　郑　谦　郑俊华）

（本篇终审：杨美华）

第五篇　大黄的现代生药学鉴定

大黄的生药学鉴定

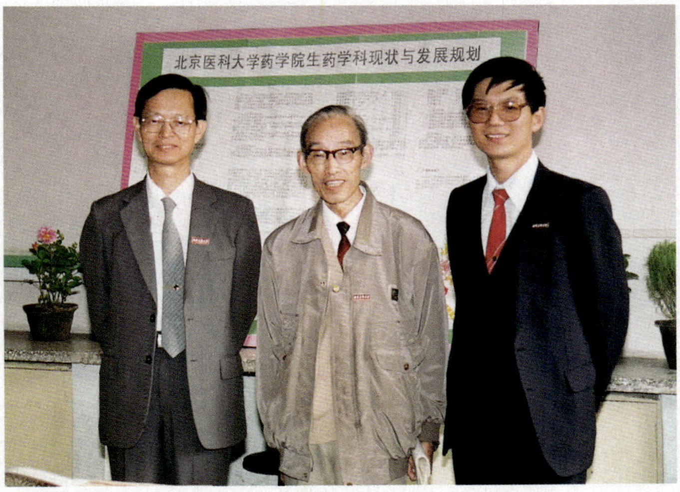

彩图14-1　楼之岑(中)、郑俊华(左) 和蔡少青(右) 老中青三结合讨论制订生药学科发展规划，为今后生药学科发展奠定了基础

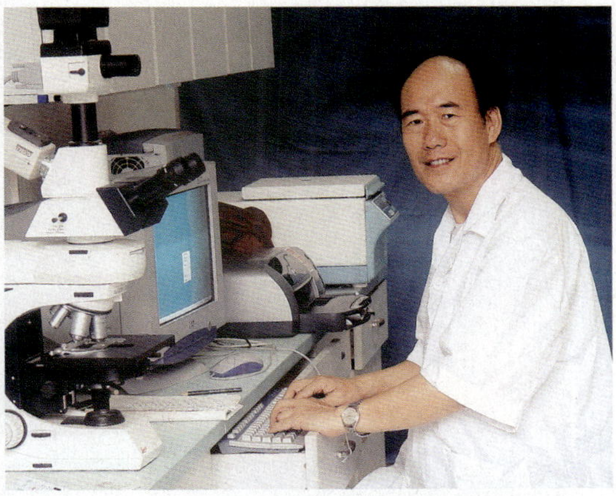

彩图 14-2　在北医的广西中医学院药学系高级访问学者何报作对中国大黄属植物和生药进行多次拍摄，为各种大黄生药提供鉴定基础

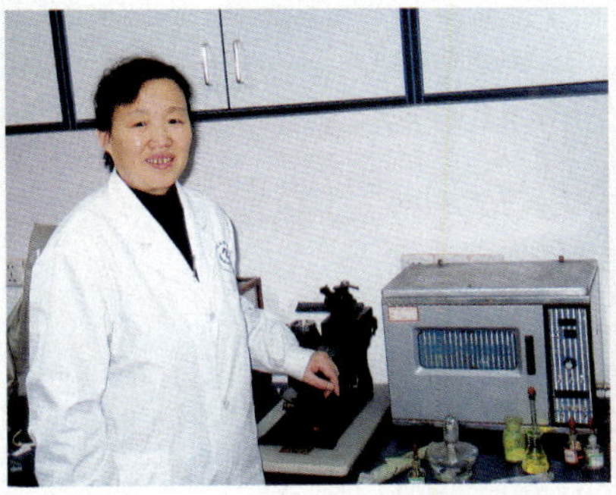

彩图 14-3　王宝荣使用生物制片快速处理仪协助研究生制作大黄生药的显微组织片用于大黄的显微组织鉴定

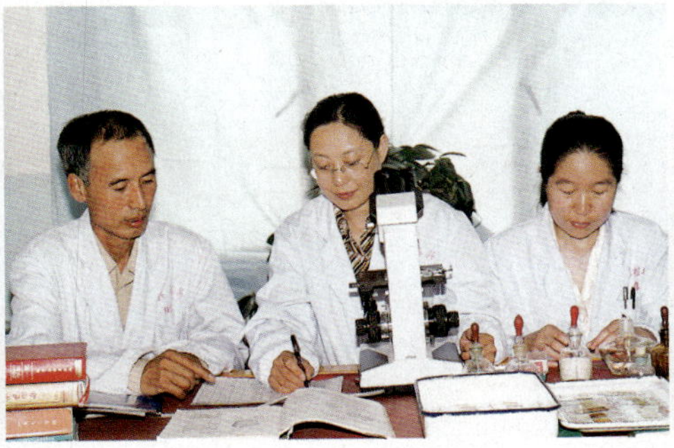

彩图14-4　马吉余（左）、白雅静（中）、陈文霞（右）在进行大黄的显微鉴定

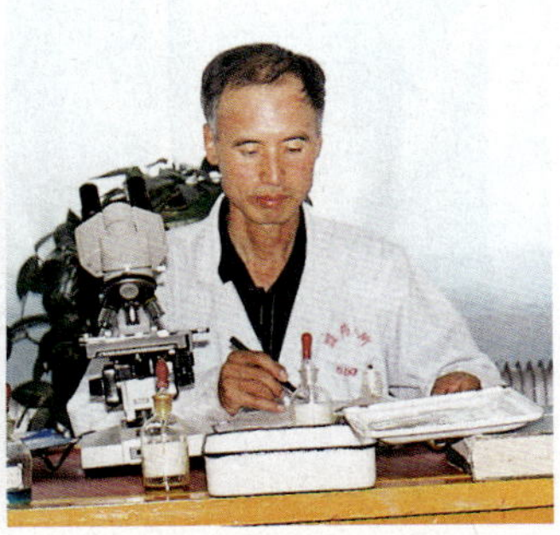

彩图 14-5　马吉余对鉴定结果进行复核

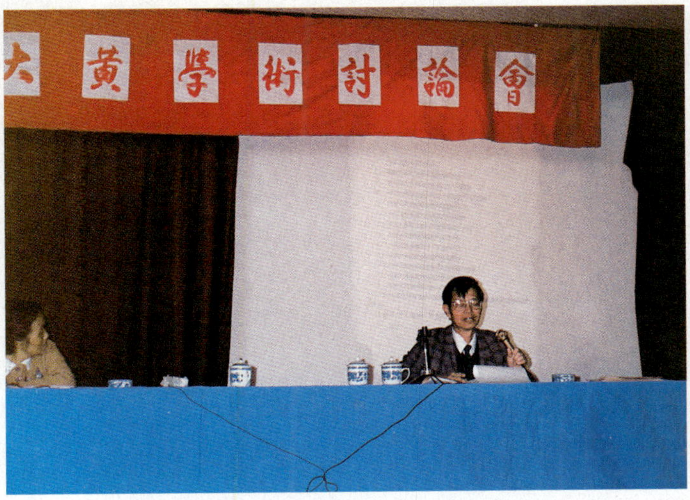

彩图14-6　郑俊华代表大黄研究课题组在中国第三届大黄学术讨论会大会上作“大黄生药的研究进展”的学术报告

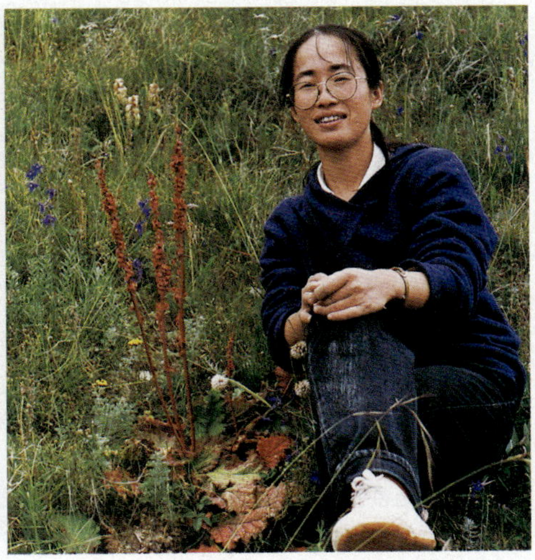

彩图 17-1　大黄鉴别方法学探索研究课题，博士生向兰在青海等地区采集大黄样品

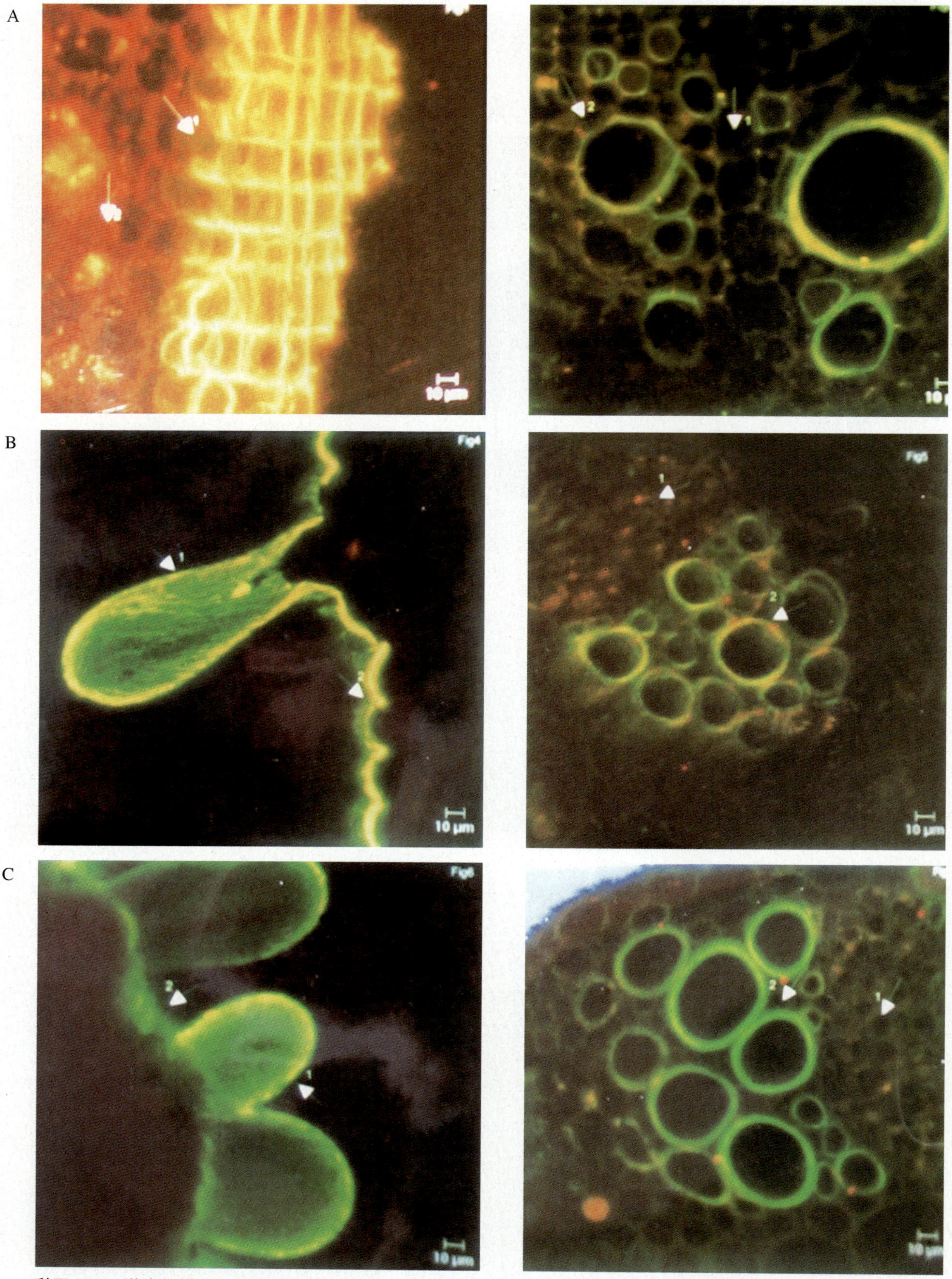

彩图17-2 激光扫描共聚焦显微镜（CLSM）观察波叶大黄 A. 根的木栓层（左）及维管束（右）；B. 叶中脉的毛茸（左）及主脉维管束；C. 叶柄的毛茸（左）及维管束（右）

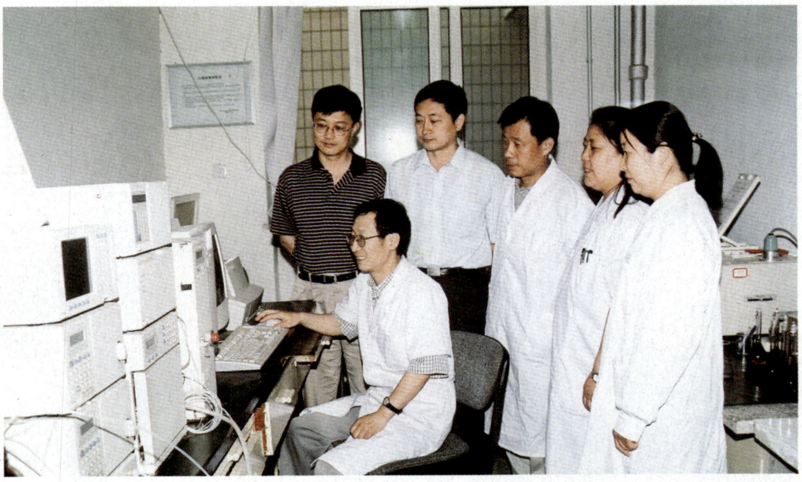

彩图18-1　同仁堂集团公司北京市中药科学研究所长期与北医药学院合作从事大黄高效液相色谱分析指纹图库的建立研究。课题组成员从左至右：顾海鸥、李志猛、薛海晨、段豫萍、秦晨正在观察范国强进行大黄高效液相色谱分析

(1)

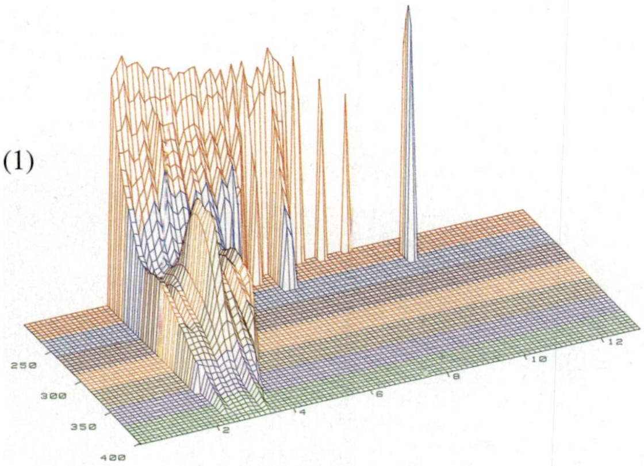

(2)

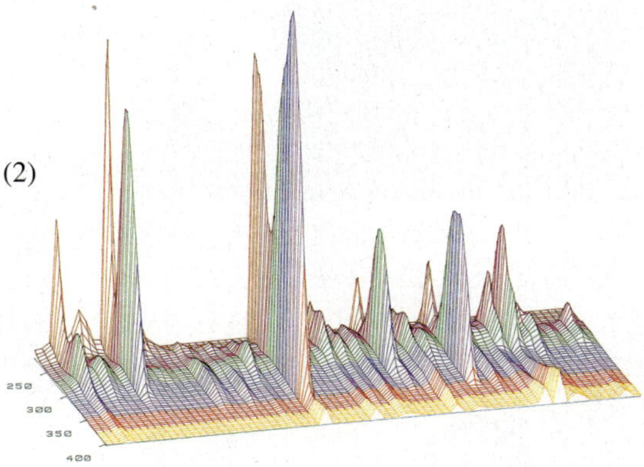

(3)

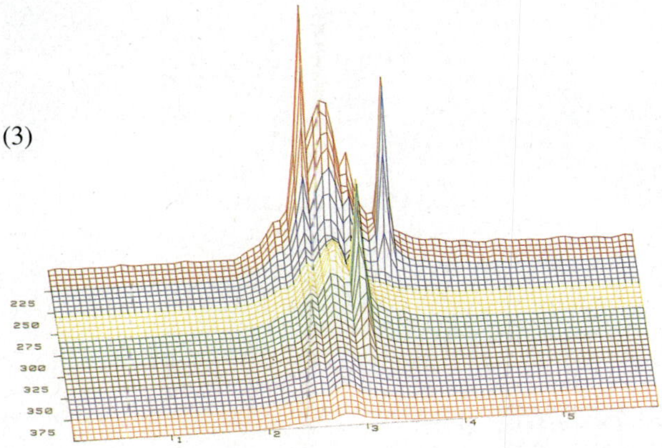

(4)

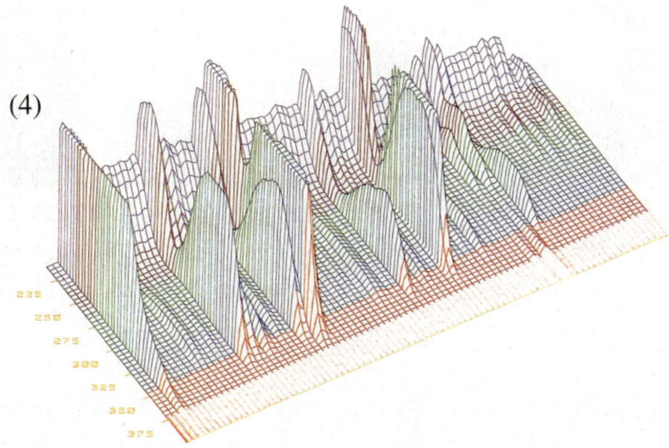

(5)

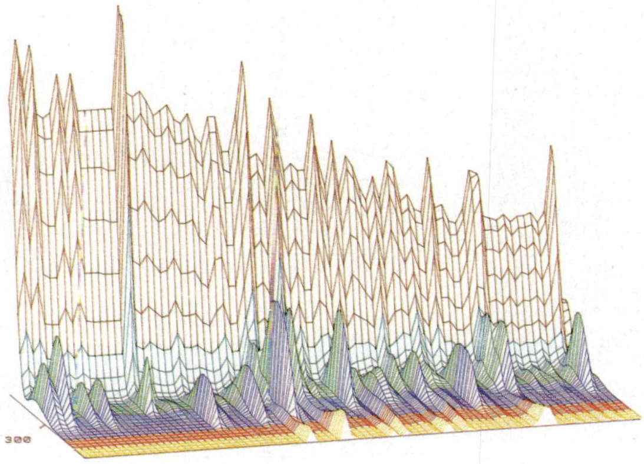

彩图18-2　掌叶大黄高效液相色谱分析彩色三维图谱（1）～（5）

大黄的分子鉴定

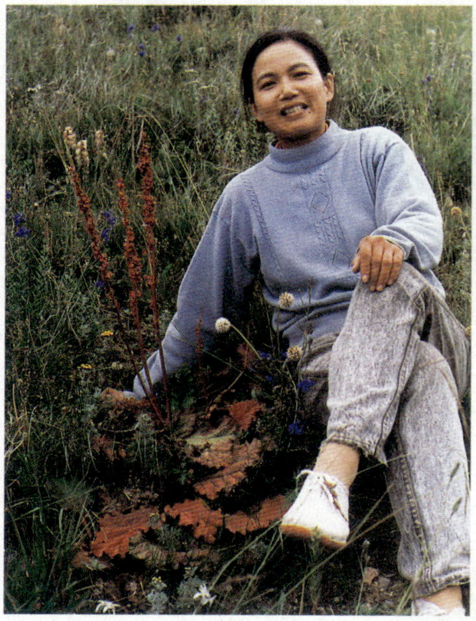

彩图 19-1　北医药学院博士生杨美华采集大黄样品近千份，供分子鉴定研究用

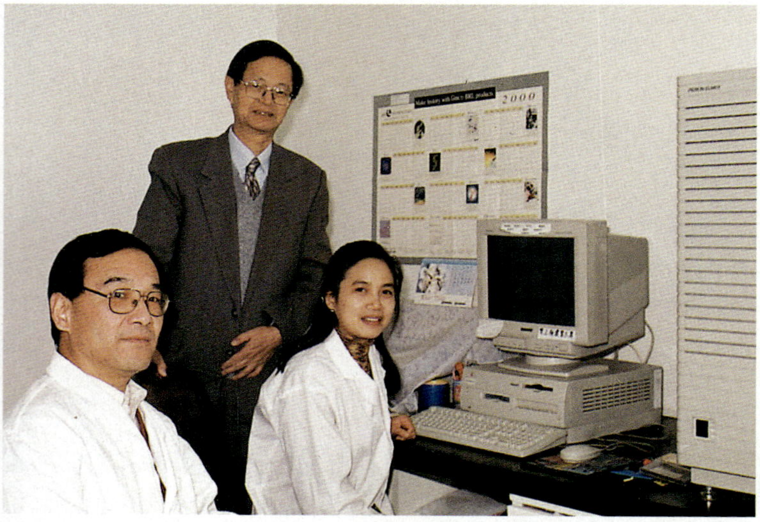

彩图 19-2　杨美华（右）在张大明（左）的指导下进行大黄 DNA 的测序工作，中为郑俊华

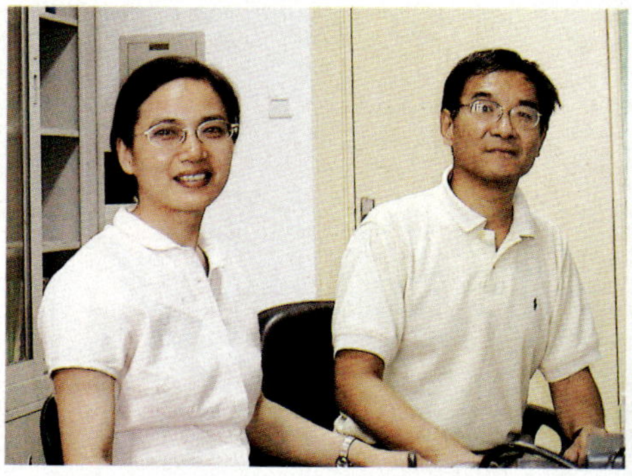

彩图 19-3　杨美华在中国科学院北京植物研究所张大明导师（右）指导下进行大黄分子鉴定实验

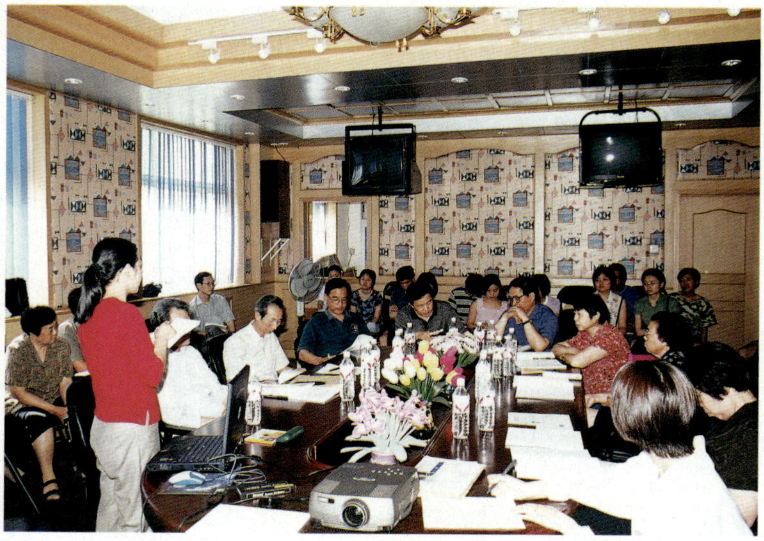

彩图 19-4　杨美华在进行“正品大黄的分子鉴定及其系统亲缘关系”的博士学位论文答辩

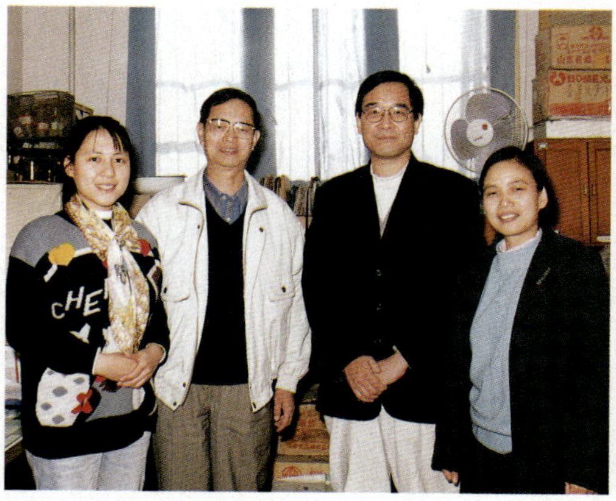

彩图 19-5　杨美华（右）、刘叔倩（左）与导师张大明（右 2）和郑俊华（左 2）合影

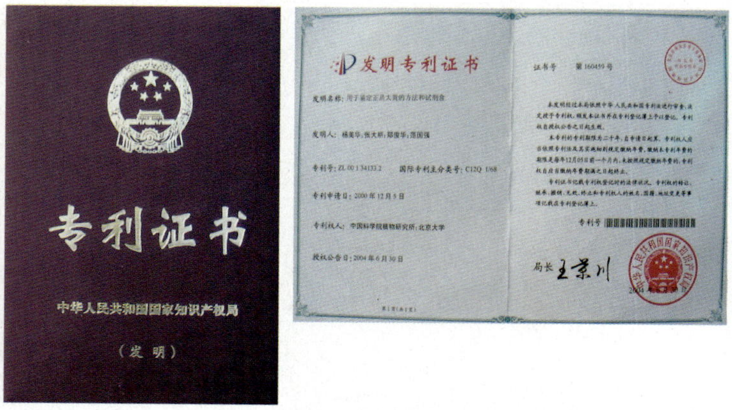

彩图 19-6　大黄的现代生药学鉴定研究的重大成果之一是获得“用于鉴定正品大黄的方法和试剂盒”的国家发明专利

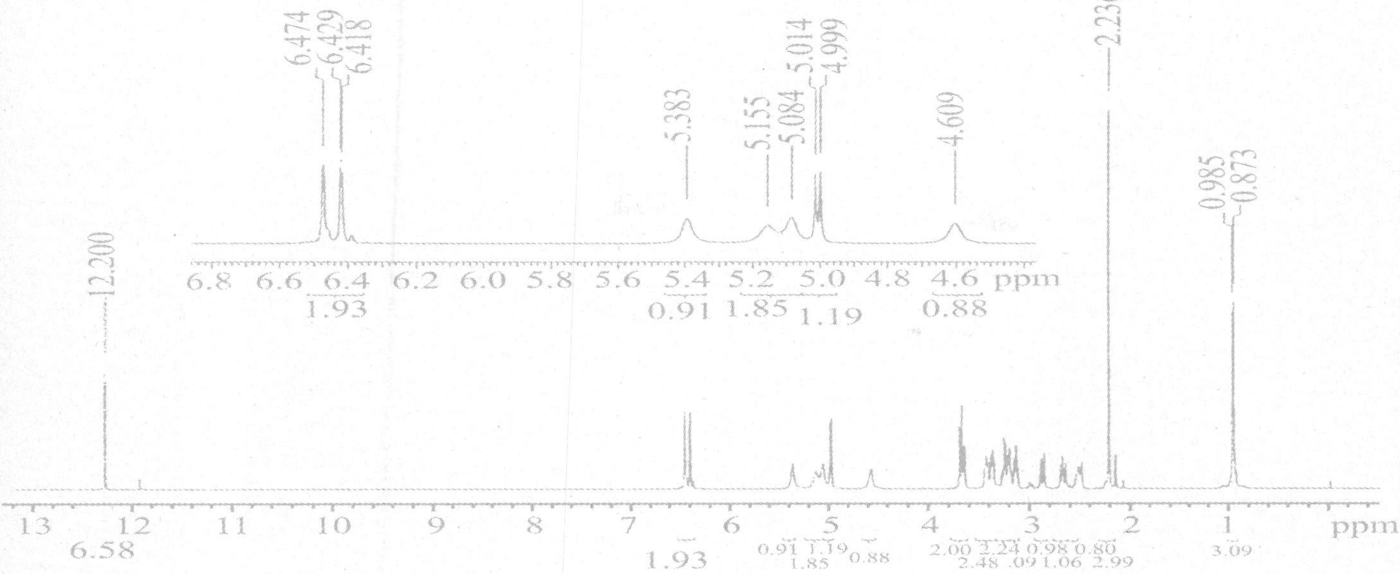

第六篇　大黄的化学成分研究

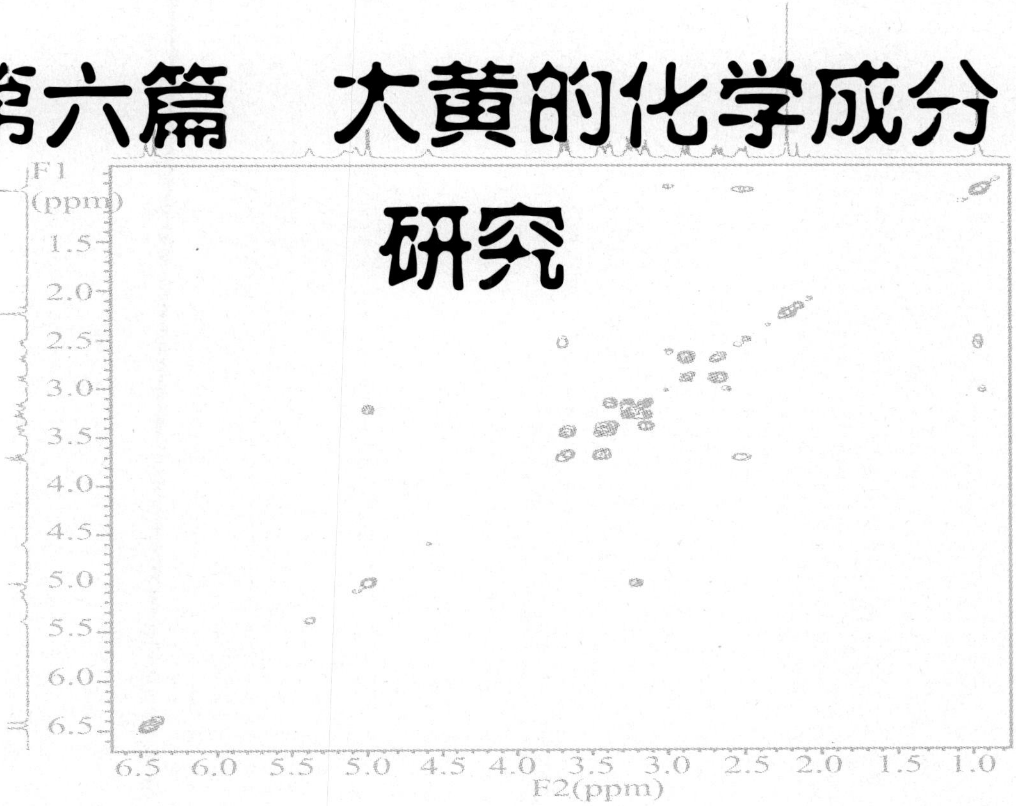

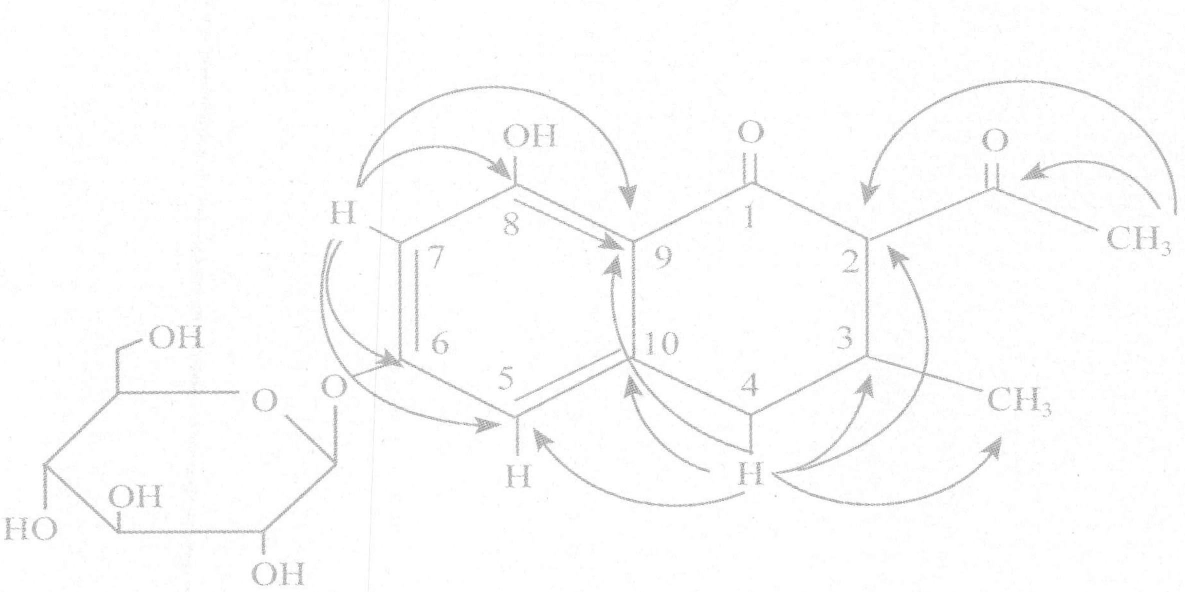

第 21 章　大黄属植物化学成分的研究概况（文献综述）

大黄是闻名世界的我国特产药材，用药历史悠久，早在《神农本草经》中就有记载“主下瘀血、血闭、寒热、破症瘕积聚、留饮宿食、荡涤肠胃、推陈致新、通利水谷、调中化食、安和五脏”，从古至今一直是临床最常用药物。

大黄的化学成分从 19 世纪中叶开始研究，主要集中于商品正品大黄。另外国外对食用大黄（R. rhaponticum）研究较多；我国对资源丰富的秦岭大黄（R. qinlingense）、天山大黄（R. wittrockii）、河套大黄（R. hotaoense）和藏边大黄（R. australe）等非正品大黄也有所研究，以期获得正品大黄的替代品和开发新用途药源。到目前为止，大黄属植物化学成分结构明确的已有 160 多个，主要分为蒽衍生物类、二苯乙烯类、鞣质类、萘衍生物类、色酮类衍生物、苯丁酮类，还有其它如挥发油、糖类、植物甾醇和有机酸等，本文做一简要概述。

一、苯丁酮类

1　4-(4′-hydroxyphenyl)-2-butanone-4′-O-β-D-glucopyranoside

2　4-(4′-hydroxyphenyl)-2-butanone-4′-O-β-D-(6″-O-galloyl)-glucopyranoside (lindleyin)

3　4-(4′-hydroxyphenyl)-2-butanone-4′-O-β-D-(2″-O-galloyl)-glucopyranoside (isolindleyin)

4　4-(4′-hydroxyphenyl)-2-butanone-4′-O-β-D-(2″,6″-di-O-galloyl)-glucopyranoside

5　4-(4′-hydroxyphenyl)-2-butanone-4′-O-β-D-(2″-O-galloyl-6″-O-cinnamoyl)-glucopyranoside

6　4-(4′-hydroxyphenyl)-2-butanone-4′-O-β-D-(2″-O-galloyl-6″-O-*p*-coumaroyl)-glucopyranoside

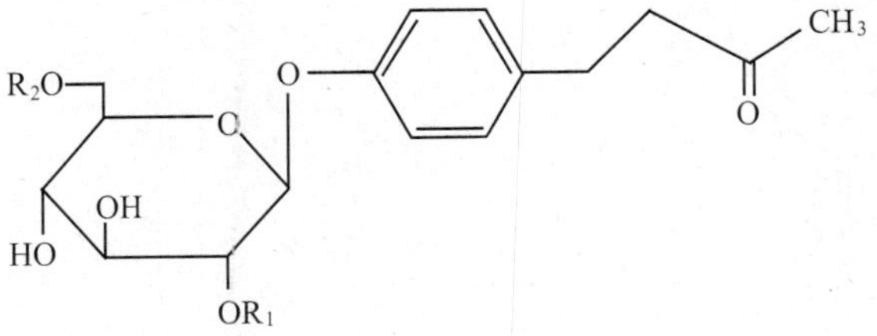

	R_1	R_2
1	H	H
2	H	G
3	G	H
4	G	G
5	G	Cinn
6	G	*P*-Coum

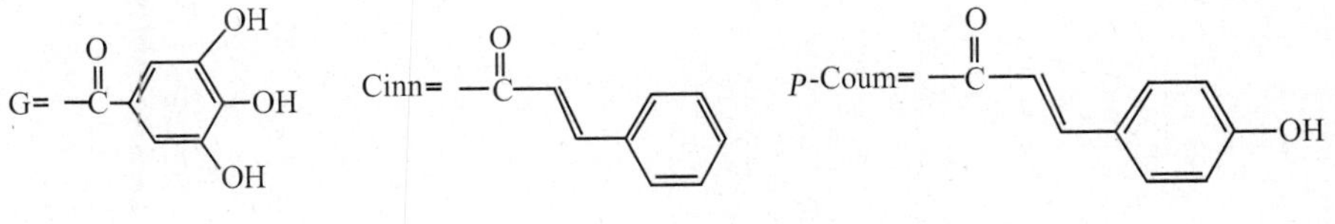

二、蒽醌类

游离蒽醌类

1　chrysophanol
2　physcion
3　emodin
4　aloe-emodin
5　rhein
6　chrysaron
7　isoemodin
8　citreorosein
9　laccaic acid D

结合蒽醌类

10 chrysophanol-1-O-β-D-glucoside
11 chrysophanol-8-O-β-D-glucoside
12 chrysophanol diglucoside
13 emodin-1-O-β-D-glucoside
14 emodin-6-O-β-D-glucoside
15 emodin-8-O-β-D-glucoside
16 physcion-8-O-β-D-glucoside
17 physcion-8-O-β-D-gentiobioside
18 aloe-emodin-8-O-β-D-glucoside
19 aloe-emodin-ω-O-β-D-glucoside
20 aloe-emodin diglucoside
21 rhein-8-O-β-D-glucoside
22 rhein diglucoside
23 chrysophanol-8-O-β-D-(6′-O-galloyl)-glucopyranoside
24 chrysophanol-8-O-β-D-(6′-O-mallonyl)-glucopyranoside

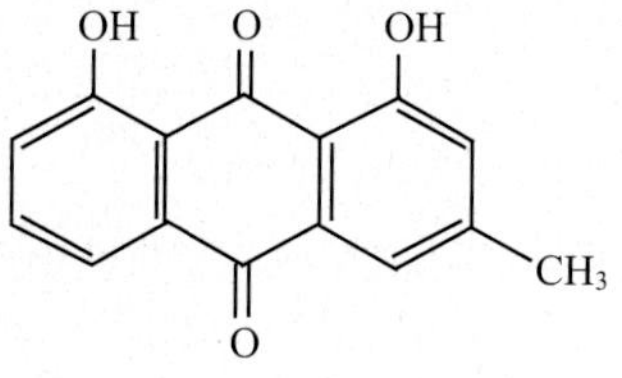

1

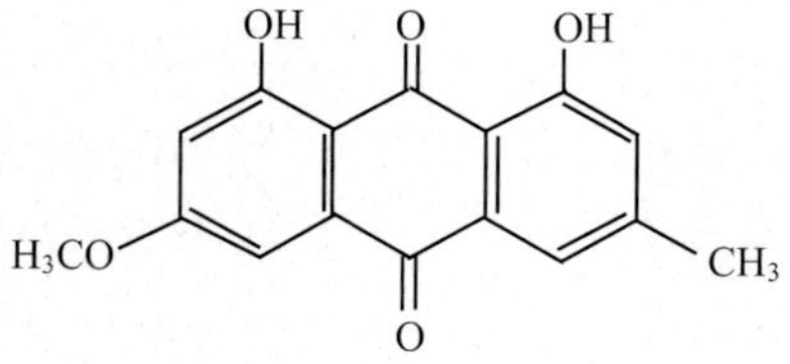

2

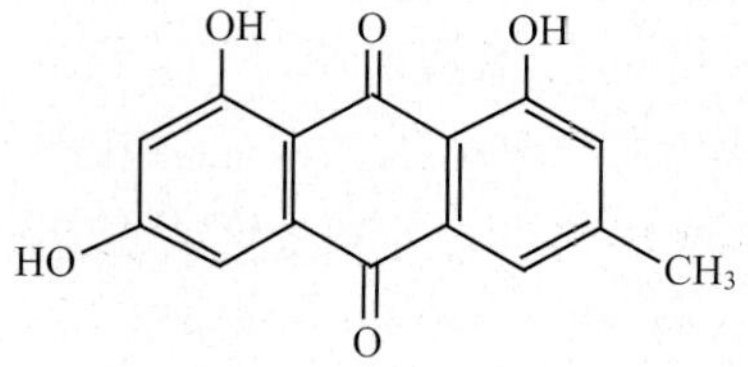

3

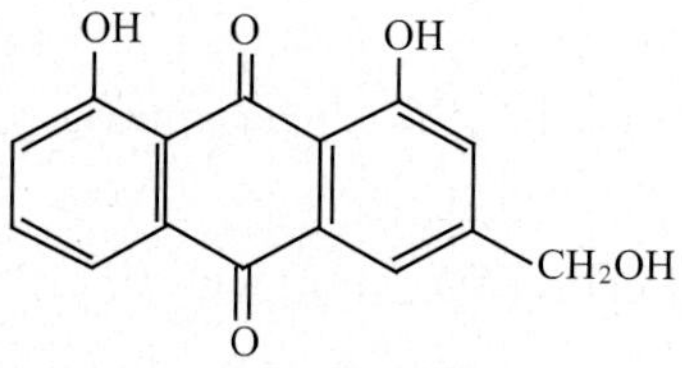

4

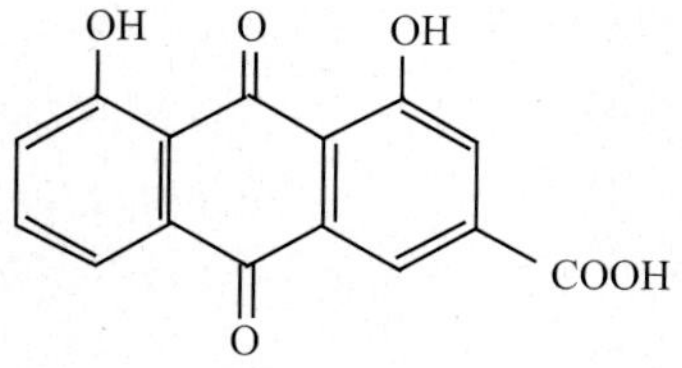

5

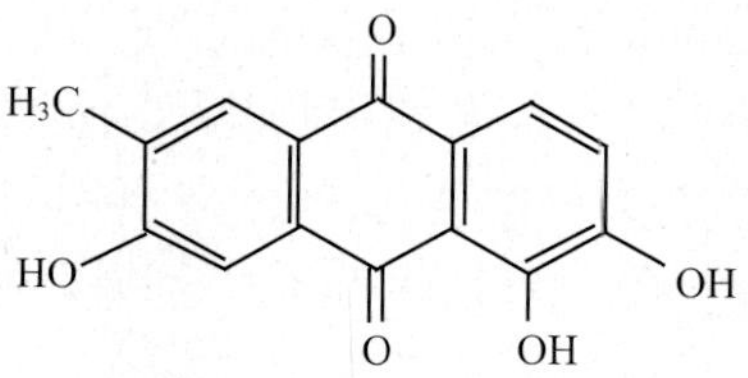

6

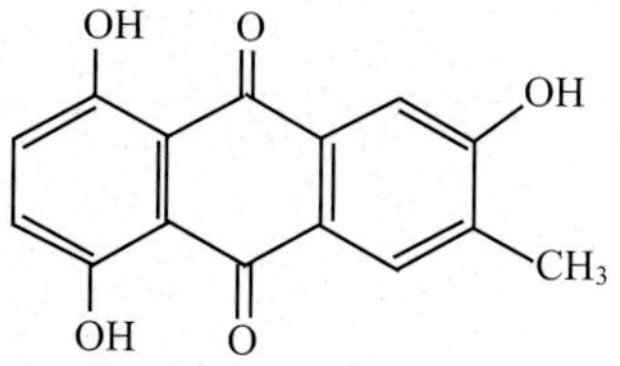

7

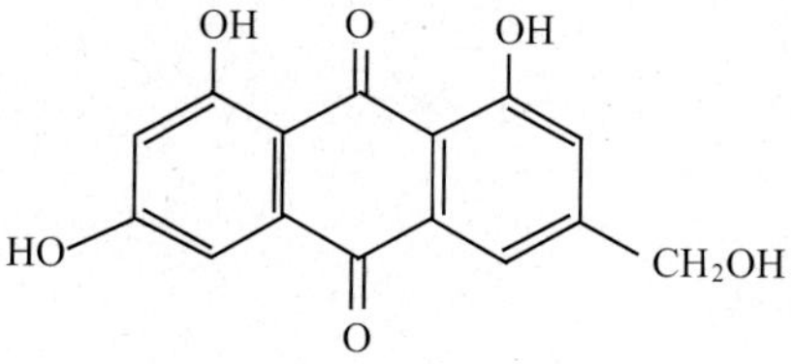

8

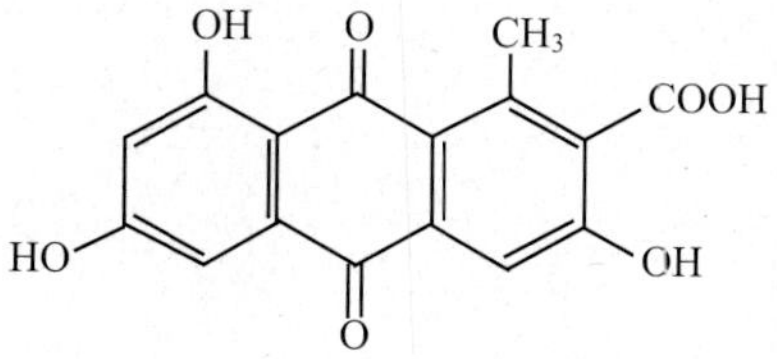

9

三、蒽酮类

单蒽酮类

1 rheinoside A
2 rheinoside B
3 rheinoside C
4 rheinoside D

游离型二蒽酮类

5 palmidin A
6 palmidin B
7 palmidin C
8 rheidin A
9 rheidin B
10 rheidin C
11 sennidin C

结合型二蒽酮类

12 sennoside A
13 sennoside B
14 sennoside C
15 sennoside D
16 sennoside E
17 sennoside F

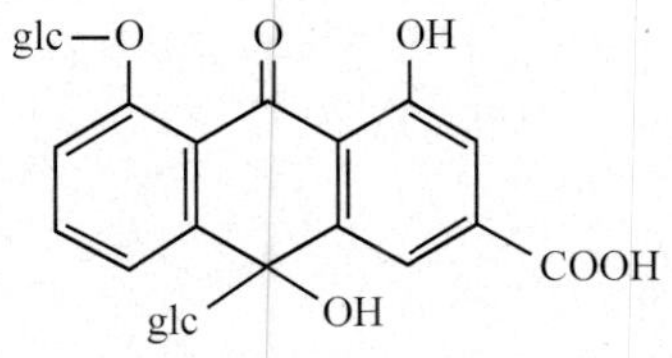

1,2

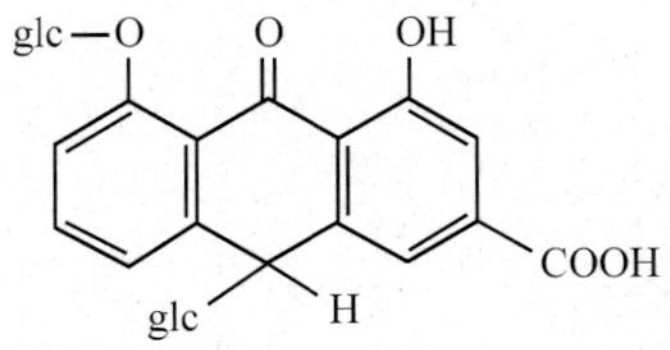

3,4

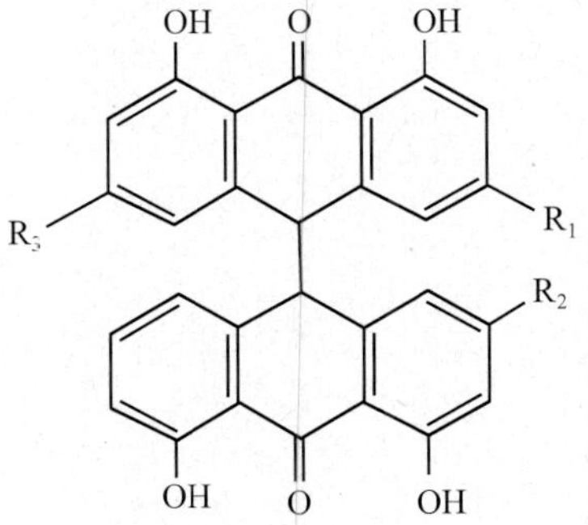

	R_1	R_2	R_3
5	CH_3	CH_2OH	OH
6	CH_3	CH_2OH	H
7	CH_3	CH_3	OH
8	CH_3	COOH	OH
9	CH_3	COOH	H
10	CH_3	COOH	OCH_3
11	COOH	CH_2OH	H

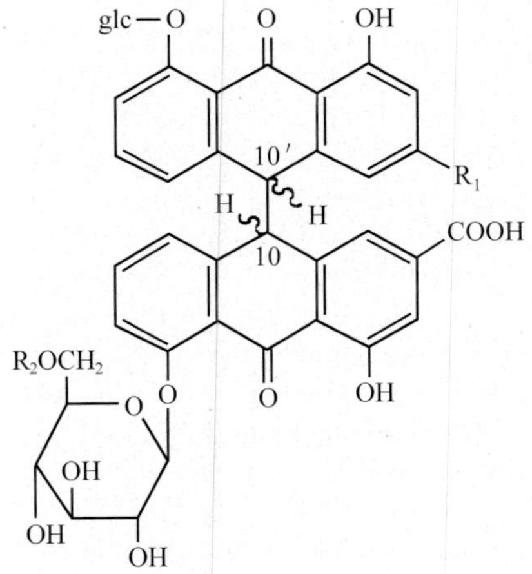

		R_1	R_2
12	10-10′trans	COOH	H
13	10-10′meso	COOH	H
14	10-10′trans	CH_2OH	H
15	10-10′meso	CH_2OH	H
16	10-10′trans	COOH	oxalyl
17	10-10′meso	COOH	oxalyl

四、吡喃酮类

吡喃酮类

1　3-(3′,5′-dihydroxyl-trans-cinnamoyl)-5-hydroxyl-$\triangle^5$-α-pyranone

色酮类

2　2,5-dimethyl-7-hydroxychromone

3　2-methyl-5-acetonyl-7-hydroxychromone

4　2-methyl-5-carboxymethyl-7-hydroxychromone

5　2-(2′-hydroxypropyl)-5-methyl-7-hydroxychromone

6　2-(2′-hydroxypropyl)-5-methyl-7-hydroxychromone-7-O-β-D-glucopyranoside

7　2-methyl-5-carboxymethyl-7-hydroxychromanone

8　aloesone-7-O-β-D-glucopyranoside

9　2-methyl-5-(2′-oxo-4′-hydroxypentyl)-7-hydroxychromone-7-O-β-D-glucopyranoside

黄酮类

10　kaempferol

11　kaempferol-3-O-rhamnoside

12　kaempferol-3-O-(2′,6′-di-O-rhamnopyranosyl)-β-D-galactopyranoside

13　quercetin-3-O-rutinoside(rutin)

14　apigenin-8-β-D-glucoside(vitexin)

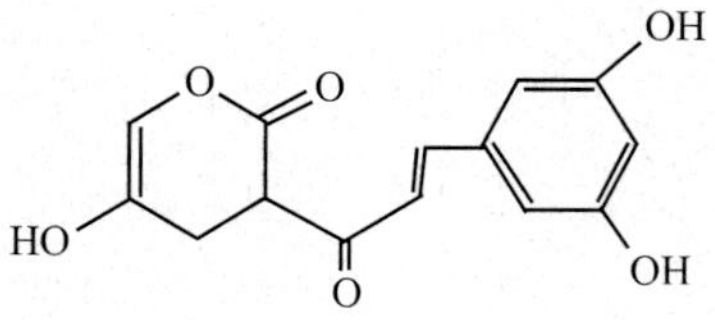

1

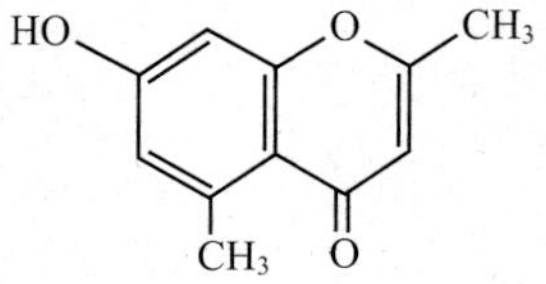

2

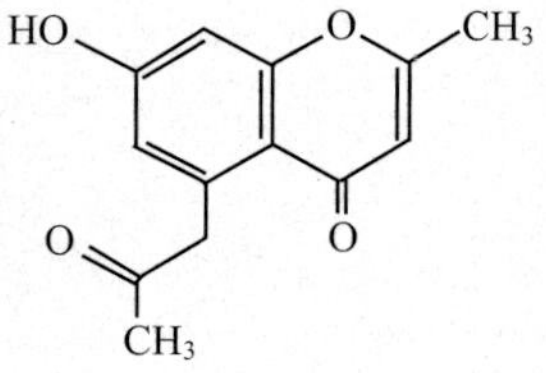

3

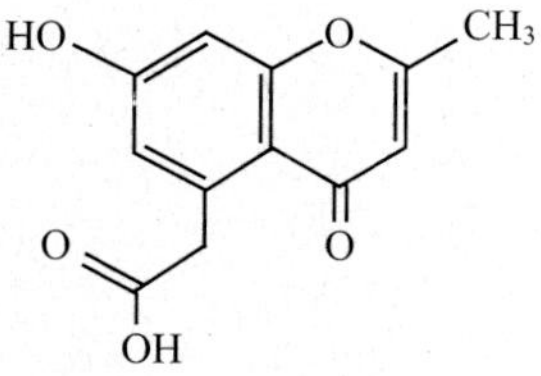

4

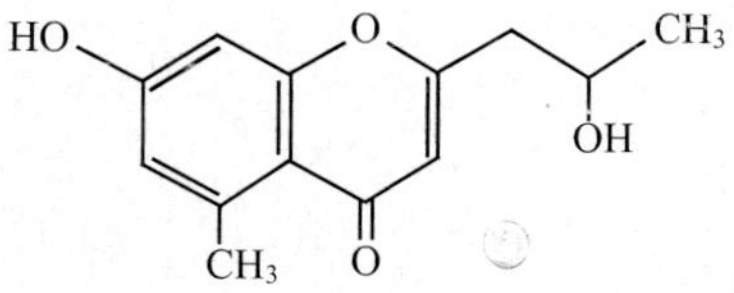

5

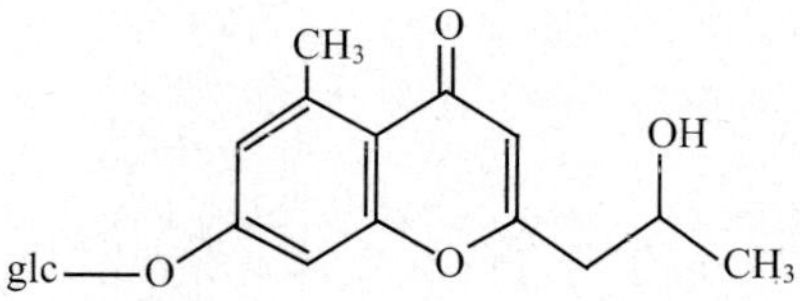

6

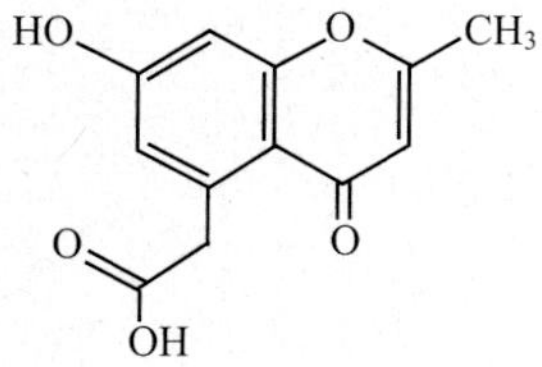

7

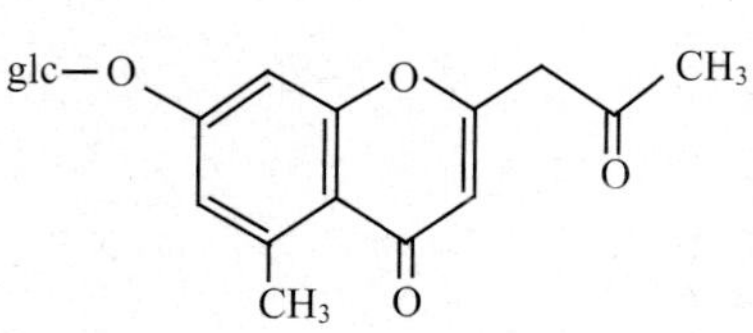

8

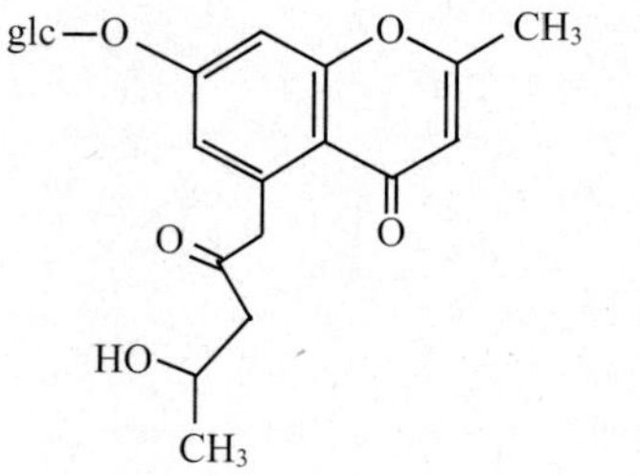

9

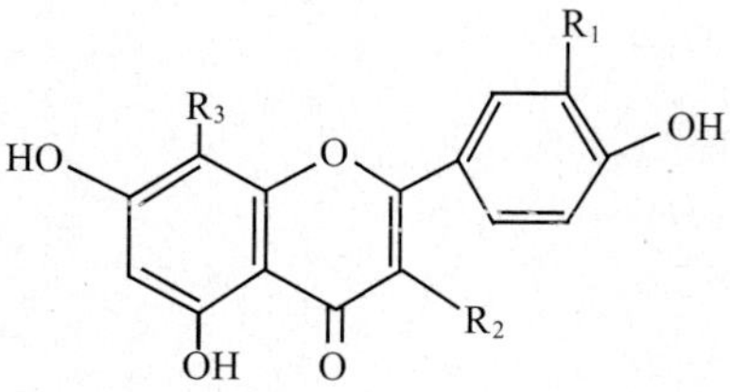

	R_1	R_2	R_3
10	H	OH	H
11	H	Orha	H
12	H	O-(2′,6′-di-O-rha)-gal	H
13	OH	O-rutinose	H
14	H	H	glu

五、萘苷类

1 torachrysone-8-O-β-D-glucopyranoside

2 torachrysone-8-O-β-D-(6′-O-oxalyl)-glucopyranoside

3 6-hydroxymusizin-8-O-β-D-glucopyranoside

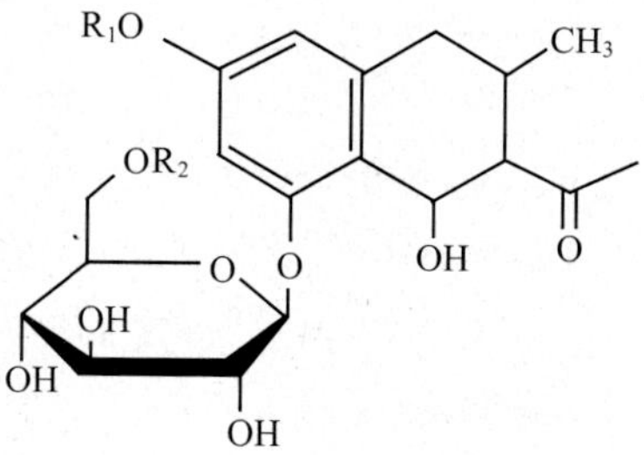

	R_1	R_2
1	CH_3	H
2	CH_3	OCCOOH
3	H	H

六、二苯乙烯类

1 rhapontigenin(trans-3,5,3′-trihydroxyl-4′-methoxystilbene)

2 rhaponticin(rhapontigenin-3-O-β-D-glucopyranoside)

3 rhapontigenin-3′-O-β-D-glucopyranoside

4 rhaponticin-6″-O-gallate

5 rhaponticin-2″-O-gallate

6 rhaponticin-2″-O-*p*-coumarate

7 deoxyrhapontigenin(3,5-dihydroxy-4′-methoxystilbene)

8 deoxyrhaponticin(deoxyrhapontigenin-3-O-β-D-glucopyranoside)

9　deoxyrhaponticin-6″-O-gallate
10　piceatannol(trans-3′,4′,3,5-tetrahydroxystilbene)
11　piceatannol-3-O-β-D-glucopyranoside
12　piceatannol-3′-O-β-D-glucopyranoside (astringin)
13　piceatannol-4′-O-β-D-glucopyranoside
14　piceatannol-3′-O-β-D-xylopyranoside
15　piceatannol-3′-O-β-D-(6″-O-galloyl)-glucopyranoside
16　piceatannol-4′-O-β-D-(6″-O-galloyl)-glucopyranoside
17　piceatannol-4′-O-β-D-(6″-O-*p*-coumaroyl)-glucopyranoside
18　3,4′,5-trihydroxystilbene-4′-O-β-D-glucopyranoside(resveratroloside)
19　resveratrol-4′-O-β-D-(6″-O-galloyl)-glucopyranoside
20　resveratrol-4′-O-β-D-(2″-O-galloyl)-glucopyranoside
21　cis-3,5,3′-trihydroxyl-4′-methoxystilbene
22　cis-3,5,3′-trihydroxyl-4′-methoxystilbene-3-O-β-D-glucopyranoside
23　cis-3,5-dihydroxyl-4′-methoxystilbene-3-O-β-D-glucopyranoside
24　cis-3,5,3′-trihydroxyl-4′-methoxystilbene-3-O-β-D-(2″-O-galloyl)-glucopyranoside
25　cis-3,5,3′-trihydroxyl-4′-methoxystilbene-3-O-β-D-(6″-O-galloyl)-glucopyranoside

	R_1	R_2	R_3
1	OH	OCH_3	OH
2	OH	OCH_3	Oglu
3	O-glu	OCH_3	OH
4	OH	OCH_3	Oglu-(6″-O-G)
5	OH	OCH_3	Oglu-(2″-O-G)
6	OH	OCH_3	Oglu-(2″-O-*p*-Coum)
7	H	OCH_3	OH
8	H	OCH_3	Oglu
9	H	OCH_3	Oglu-(6″-O-G)
10	OH	OH	OH
11	OH	OH	Oglu
12	O-glu	OH	OH
13	OH	Oglu	OH
14	Oxyl	OH	OH
15	O-glu-(6″-O-G)	OH	OH
16	OH	Oglu-(6″-O-G)	OH
17	OH	Oglu-(6″-O-*p*-Coum)	OH
18	H	Oglu	OH
19	H	Oglu-(6″-O-G)	OH
20	H	Oglu-(2″-O-G)	OH

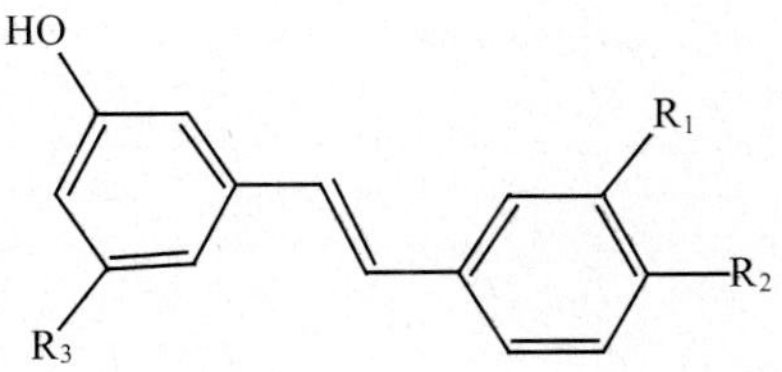

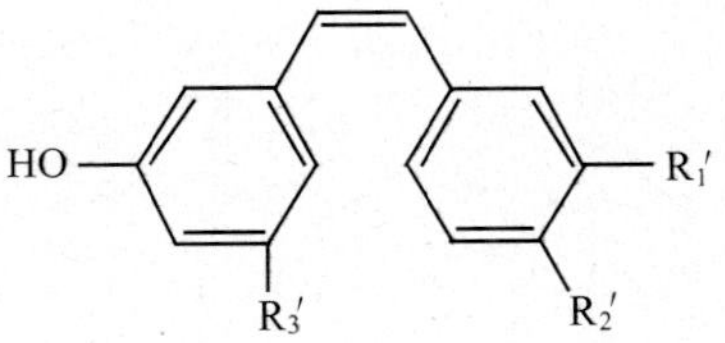

	R_1'	R_2'	R_3'
21	OH	OCH_3	OH
22	OH	OCH_3	Oglu
23	H	OCH_3	Oglu
24	OH	OCH_3	Oglu-(2″-O-G)
25	OH	OCH_3	Oglu-(6″-O-G)

七、单宁及其类似物

（一）酰基糖苷类

1　1-O-gallcyl-6-O-cinnamoyl-β-D-glucose
2　1,2-di-O-galloyl-6-O-cinnamoyl-β-D-glucose
3　1,2-di-O-galloyl-6-O-*p*-coumaroyl-β-D-glucose
4　1,6-di-O-galloyl-2-O-*p*-coumaroyl-β-D-glucose
5　1-O-galloyl-2-O-*p*-coumaroyl-β-D-glucose
6　1-O-galloyl-2-O-cinnamoyl-β-D-glucose
7　1,6-di-O-galloyl-2-O-cinnamoyl-β-D-glucose
8　1-O-galloyl-β-D-glucose
9　2-O-galloyl-β-D-glucose
10　6-O-galloyl-β-D-glucose
11　1,2-di-O-galloyl-β-D-glucose
12　1,6-di-O-galloyl-β-D-glucose
13　2,6-di-O-galloyl-β-D-glucose
14　1,2,6-tri-O-galloyl-β-D-glucose
15　2-O-cinnamoyl-β-D-glucose
16　1-O-galloyl-fructose

17 3,5-dihydroxyphenol-1-O-β-D-(6′-O-galloyl)-glucopyranoside
18 6′-O-galloylsucrose
19 4′-O-galloylsucrose
20 6-O-galloylsucrose
21 1′-O-galloylsucrose
22 2-O-galloylsucrose
23 1-O-galloylglycerol
24 gallic acid-3-O-β-D-(6′-O-galloyl)-glucopyranoside
25 gallic acid-4-O-β-D-(6′-O-galloyl)-glucopyranoside
26 gallic acid-3-O-β-D-glucopyranoside
27 gallic acid-4-O-β-D-glucopyranoside

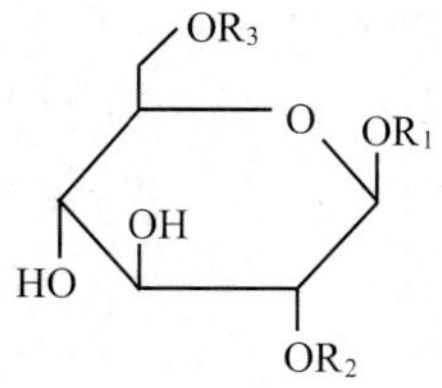

	R_1	R_2	R_3		R_1	R_2	R_3
1	G	H	Cinn	9	H	G	H
2	G	G	Cinn	10	H	H	G
3	G	G	Coum	11	G	G	H
4	G	Coum	G	12	G	H	G
5	G	Coum	H	13	H	G	G
6	G	Cinn	H	14	G	G	G
7	G	Cinn	G	15	H	Cinn	H
8	G	H	H				

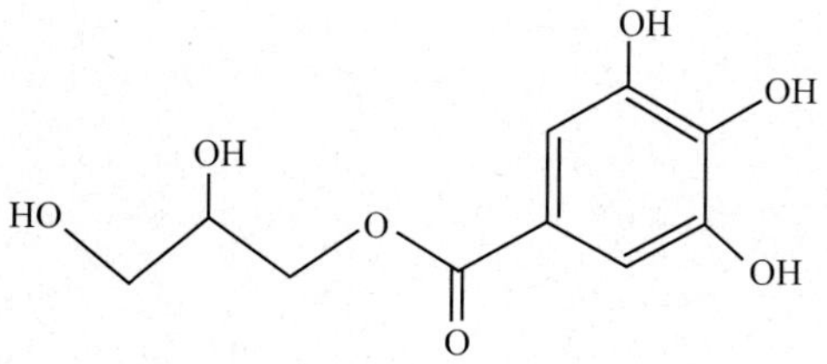

23

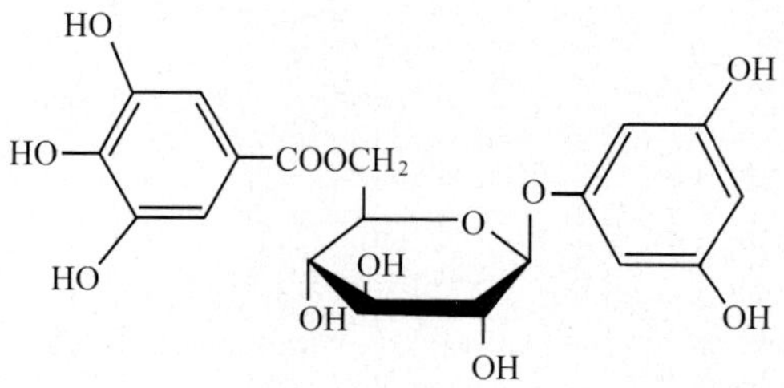

17

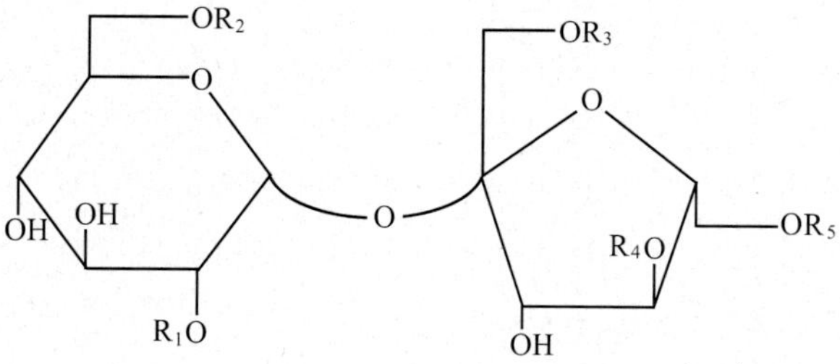

	R_1	R_2	R_3	R_4	R_5
18	H	H	H	H	G
19	H	H	H	G	H
20	H	G	H	H	H
21	H	H	G	H	H
22	G	H	H	H	H

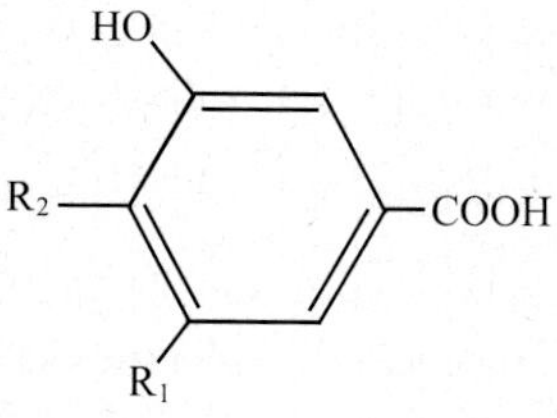

	R_1	R_2
24	O-glu-(6′-O-G)	OH
25	OH	O-glu-(6′-O-G)
26	O-glu	OH
27	OH	O-glu

（二）鞣质前体及鞣质

1　(+)-catechin
2　(+)-catechin-5-O-β-D-glucopyranoside
3　(+)catechin-7-O-β-D-glucopyranoside
4　(+)catechin-3′-O-β-D-glucopyranoside
5　(+)catechin-4′-O-β-D-glucopyranoside
6　(+)catechin-3′,7-di-O-β-D-glucopyranoside
7　(+)catechin-3′,5-di-O-β-D-glucopyranoside
8　(+)catechin-4′,5-di-O-β-D-glucopyranoside
9　(+)catechin-3′,4′-di-O-β-D-glucopyranoside
10　(+)catechin-8-C-β-D-glucopyranoside
11　(+)catechin-6-C-β-D-glucopyranoside
12　(-)epicatechin-3-O-gallate
13　gallic acid
14　procyanidin B-3 7-O-β-D-glucopyranoside
15　procyanidin B-1 8-C-β-D-glucopyranoside
16　procyanidin B-1 6-C-β-D-glucopyranoside
17　procyanidin B-2 8-C-β-D-glucopyranoside
18　procyanidin B-2 6-C-β-D-glucopyranoside
19　procyanidin B-1
20　procyanidin B-2
21　procyanidin B-3
22　procyanidin B-4
23　procyanidin B-1 3-O-gallate
24　procyanidin B-2 3′-O-gallate
25　procyanidin B-2 3,3′-di-O-gallate
26　procyanidin B-4 3′-O-gallate
27　procyanidin B-7
28　procyanidin B-7 3-O-gallate
29　procyanidin B-5 3,3′-di-O-gallate
30　procyanidin B-5
31　epicatechin-(4β→8)-epicatechin-(4β→8)-catechin
32　procyanidin C-1 3′,3″-di-O-gallate
33　procyanidin C-1 3,3′,3″-tri-O-gallate
34　3-O-galloylepicatechin-(4β→8)-3-O-galloylepicatechin-(4β→8)-catechin
35　procyanidin C-1
36　3-O-galloylepicatechin-(4β→6)-3-O-galloylepicatechin-(4β→8)-3-O-galloylepicatechin
37　epicatechin-(4β→6)-epicatechin-(4β→8)-epicatechin
38　3-O-galloylepicatechin-(4β→6)-3-O-galloylepicatechin-(4β→6)-3-O-galloylepicatechin
39　epicatechin-(4β→6)-epicatechin-(4β→6)-epicatechin
40　3-O-galloylepicatechin-(4β→8)-3-O-galloylepicatechin-(4β→6)-catechin
41　epicatechin-(4β→8)-epicatechin-(4β→6)-catechin
42　3-O-galloylepicatechin-(4β→6)-3-O-galloylepicatechin-(4β→8)-catechin
43　rhatannin

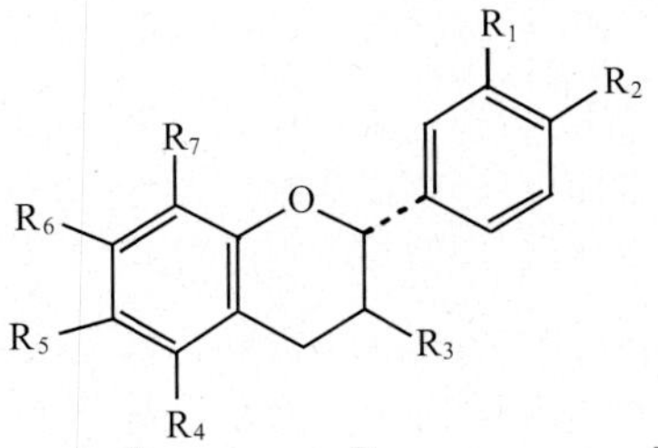

	R_1	R_2	R_3	R_4	R_5	R_6	R_7
1	OH	OH	OH	OH	H	OH	H
2	OH	OH	OH	O-glu	H	OH	H
3	OH	OH	OH	OH	H	O-glu	H
4	O-glu	OH	OH	OH	H	OH	H
5	OH	O-glu	OH	OH	H	OH	H
6	O-glu	OH	OH	OH	H	O-glu	H
7	O-glu	OH	OH	O-glu	H	OH	H
8	OH	O-glu	OH	O-glu	H	OH	H
9	O-glu	O-glu	OH	OH	H	OH	H
10	OH	OH	OH	OH	H	OH	glu
11	OH	OH	OH	OH	glu	OH	H

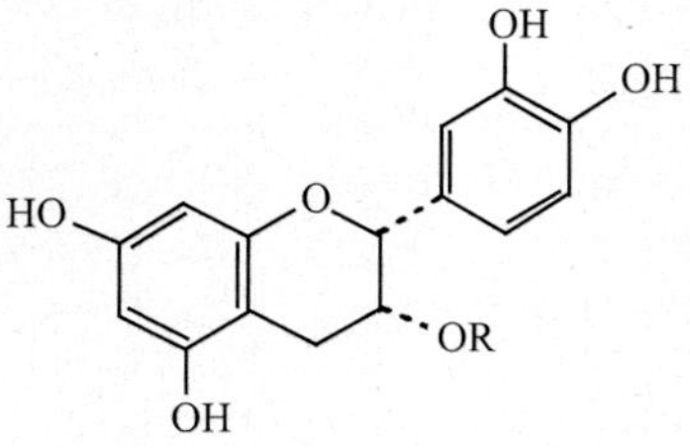

12 R=G

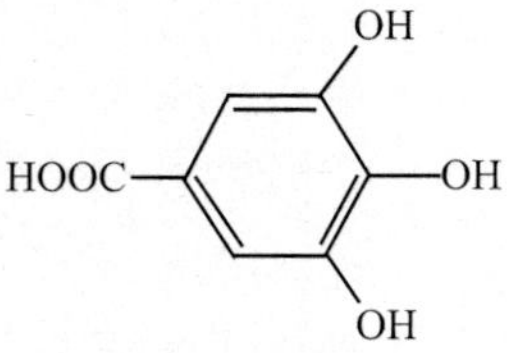

13

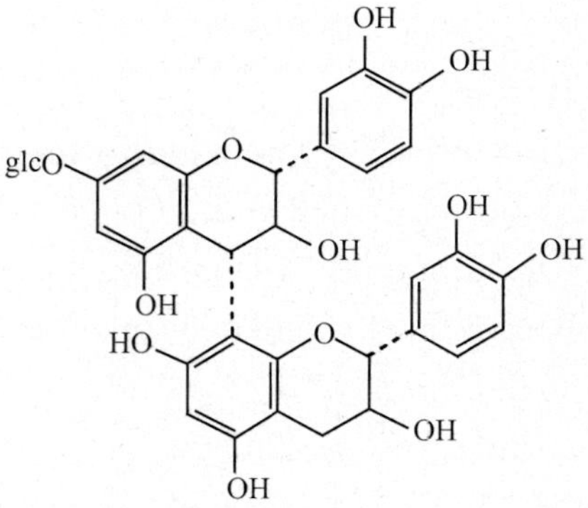

14

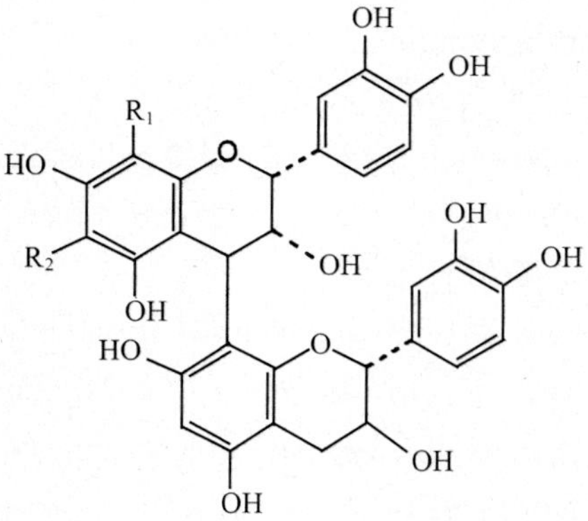

	R_1	R_2
15	glu	H
16	H	glu

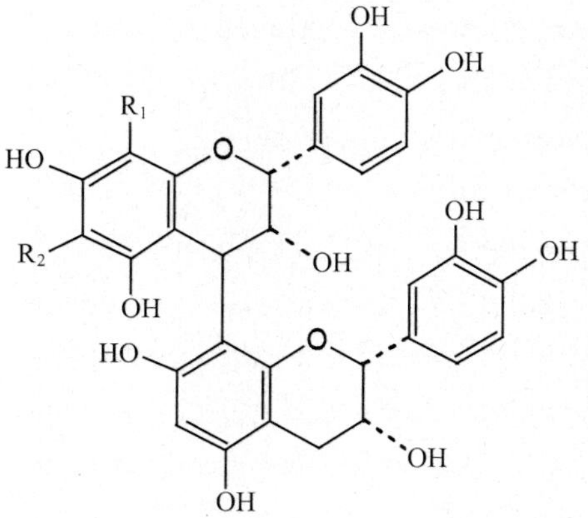

	R_1	R_2
17	glu	H
18	H	glu

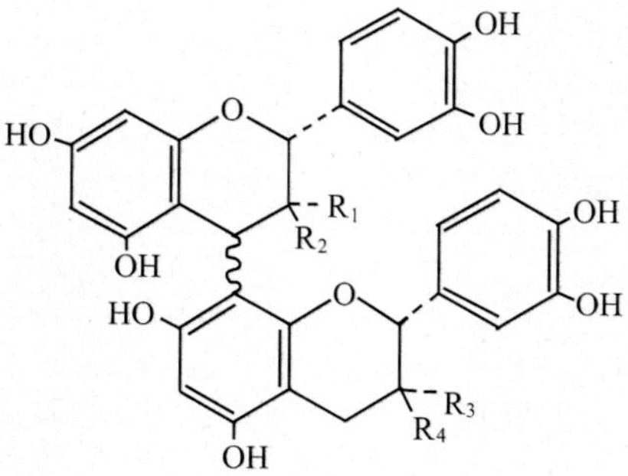

	R_1	R_2	R_3	R_4	〰
19	OH	H	H	OH	——
20	OH	H	OH	H	——
21	H	OH	H	OH	----
22	H	OH	OH	H	----
23	OG	H	H	OH	——
24	OH	H	OG	H	——
25	OG	H	OG	H	——
26	H	OH	OG	H	----

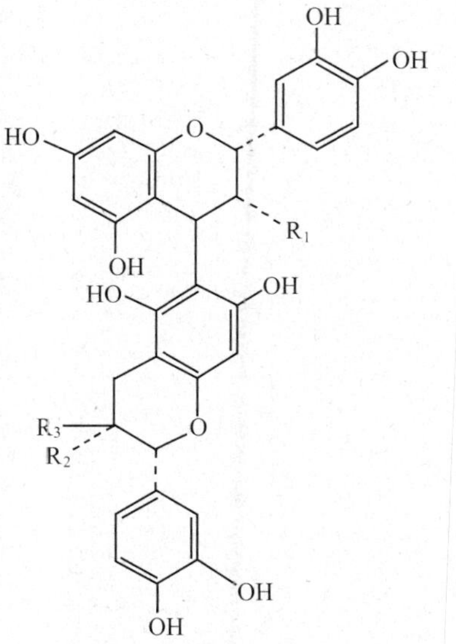

	R_1	R_2	R_3
27	OH	H	OH
28	OG	H	OH
29	OG	OG	H
30	OH	OH	H

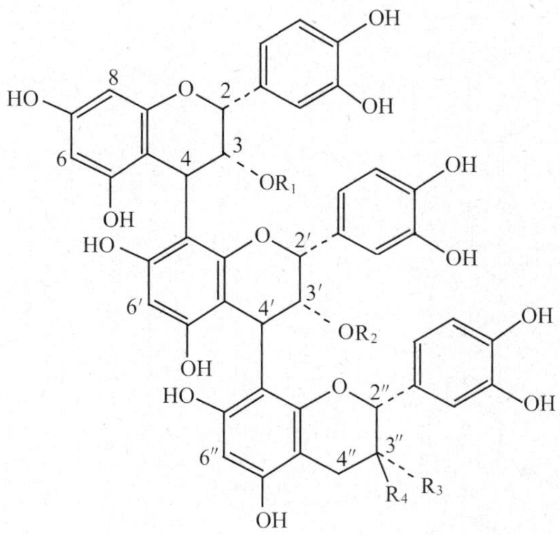

	R_1	R_2	R_3	R_4
31	H	H	H	OH
32	H	G	OG	H
33	G	G	OG	H
34	G	G	H	OH
35	H	H	OH	H

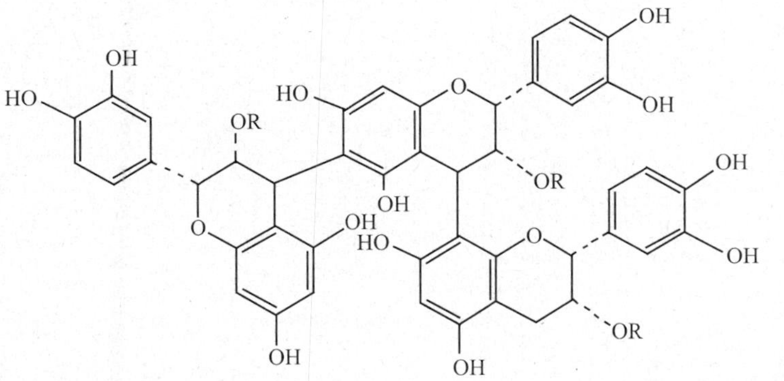

36. R=G
37. R=H

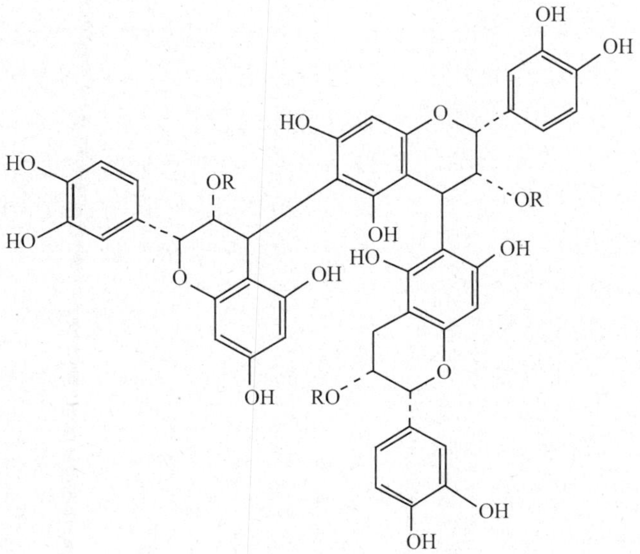

38. R=G
39. R=H

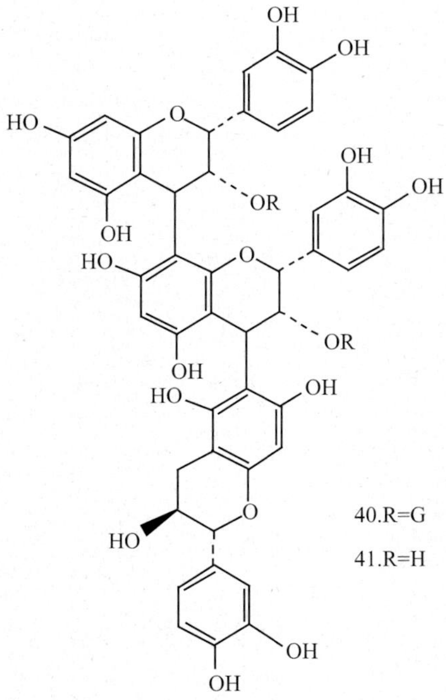

40.R=G

41.R=H

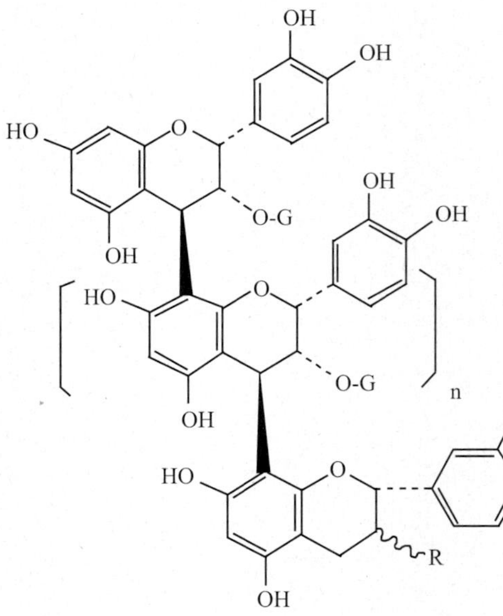

43.R= ---- O-G, — OH

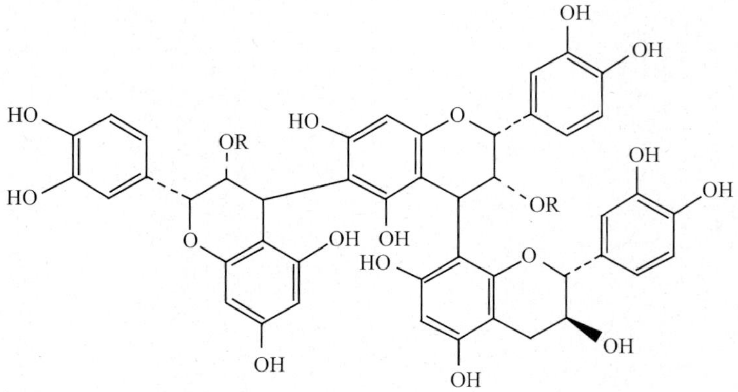

42.R=G

八、其它类

1. 有机酸类　苹果酸、琥珀酸、草酸、乳酸、桂皮酸、异丁烯二酸、柠檬酸、延胡索酸。

2. 挥发油类　张丙生等自掌叶大黄根茎中提取挥发油，得率 0.03%。经 GC-MS 分离出 100 个峰，鉴定了其中的 68 个化合物，其中脂肪酸类化合物占比例较大，主要为棕榈酸和亚油酸；同时发现挥发油中尚含一定量的呋喃类成分。王雪峰等测定了唐古特大黄的挥发油组分，38 个峰中鉴定出 95%，棕榈酸也是挥发油的主成分。

3. 糖类和植物甾醇类　植物甾醇和多糖普遍存在于大黄属植物中。张思巨等从掌叶大黄根和根茎中得到酸性杂多糖 DHP-1 和 DHP-2，平均分子量为 11×10^4 和 2.5×10^4，二者组成相同，主要由葡萄糖、半乳糖、阿拉伯糖、鼠李糖、水苏糖、木糖、葡萄糖醛酸、半乳糖醛酸组成。姚文斌等从波叶大黄中得到 RHP-A、RHP-B 两种多糖，平均分子量分别为 7.8×10^4、3.9×10^4，均含 L-岩藻糖、L-阿拉伯糖、D-木糖、D-甘露糖、D-半乳糖、D-葡萄糖。

以上列述了大黄的化学成分研究结果，研究对象也多局限在掌叶组常被视为正品的几种大黄。大黄属植物全世界约 60 种，我国为 40 余种。可见，在现有成分研究的基础上，研究大黄属其它植物资源，这对大黄属植物资源的充分合理地开发利用是很有意义的。

参考文献

[1] Murakami T，et al. Yakugaku Zasshi，1973，93：733

[2] Nonaka GI，Nishioka I，Nagasawa T，et al. Tannins and Related Compounds. I. Rhubarb (1) .Chem Pharm Bull，1981，29 (10)：2862-2870

[3] Kashiwada Y，Nishioka I. Tannins and Related

Compounds. XLVII. Rhubarb: isolation and characterization of new *p*-hydroxypheny-butanones, stilbenes and gallic acid glucosides. Chem Pharm Bull, 1986, 34 (8): 3237-3243

[4] Nonaka GI, Nishioka I. Tannins and related compounds. X. rhubarb (2): isolation and structures of a glycerol gallate, gallic acid glucoside gallates, galloylglucoses and isolindleyin. Chem Pharm Bull, 1983, 31 (5): 1652-1658

[5] 高晓山，陈馥馨. 大黄. 北京：中国医药科技出版社，1988，11

[6] Uchibayashi M, Matsuoka T. Aloe-emodin. Chem Pharm Bull, 1961, 9: 234-236

[7] Okabe H, Matsuo K, Nishioka I. Studies on Rhubarb (Rhei Rhizome). Ⅱ. anthraquinone glycosides. Chem Pharm Bull, 1973, 21 (6): 1254-1260

[8] Liselotle H, Brigitte K, Wolfgang K. Physcion-8-O-β-D-gentiobiosid ein neues Hauptglykosid aus Radix Rhei. Planta Mad, 1982, 46: 159-161

[9] 杨秀伟，赵静，张雁，等. 大黄的研究 Ⅰ. 秦岭大黄中一个新的丙二酸单酰基蒽醌糖苷化合物. 中草药，1998，29 (5)：289-292

[10] 李军林，王爱芹，李家实，等. 河套大黄的蒽醌类成分研究. 中草药，2000，31 (5)：321-324

[11] Yamagishi T, Nishizawa M, Ikura M, et al. New laxative constituents of rhubarb. isolation and characterization of rheinosides A, B, C and D. Chem Pharm Bull, 1987, 35 (8): 3132-3138

[12] Zwaving JH. Trennung und isolierung der anthrachinonglykoside von Rheum palmatum, Planta Med, 1965, 13: 474-483

[13] Miyamoto M, Imai S, Shinohara M, et al. Investigation of rhubarbs. Ⅱ. isolation of sennoside E, a new purgative compound. Chem Pharm Bull, 1972, 20 (3): 621-622

[14] Oshio H, Imai S, Sugawara T, et al. Investigation of rhubarbs. Ⅲ. new purgative constituents, sennosides E and F. Chem Pharm Bull, 1974, 22 (4): 823-831

[15] 李军林，王爱芹，李家实，等. 河套大黄非蒽醌类成分研究. 中草药，1998，29 (1)：721-723

[16] Kashiwada Y, Nonaka GI, Nishioka I. Studies on rhubarb (rhei rhizoma). V. isolation and characterization of chromanone and chromone derivatives. Chem Pharm Bull, 1984, 32 (9): 3493-3500

[17] Kashiwada Y, Nonaka GI, Nishioka I. Chromone glucosides from rhubarb. Phytochemistry, 1990, 29 (3): 1007-1009

[18] Wang WK. Pharmacoconstituents of Korean cultivated rhubarb leaves: the flavonoids from leaves. Ham, In Hye, In Se Oh, et al, Yakhak Hoeji, 1994, 38 (4): 469-475

[19] Tsuboi M, Minami M, Nonaka GI, et al. Studies of Rhubarb (Rhei Rhizoma). Ⅳ. naphthalene glycosides. Chem Pharm Bull, 1977, 25 (10): 2708-2712

[20] Csupor L. Desoxy-rhaponticin, ein neues naturliches stilbenderivat in Rhizoma Rhei rhaponticin. L. Arch Pharm, 1970, 303: 681-687

[21] Banks HJ, Cameron DW. A new natural stilbene glycoside from *Rheum*rhaponticum (Polygonaceae). Aust J Chem, 1971, 24: 2427-30

[22] Khafagy SM, Gireism AN, Kayyal SE, et al. Identification and microestimation of rhaponticin in rhubarb and its galenical preparations. J Drug Res, 1974, 6, 47-54

[23] Nonaka G, Minami M, Nishioka I. Studies of rhubarb (Rhei Rhizoma). Ⅲ. stilbene glycosides. Chem Pharm Bull, 1977, 25 (9): 2300-2305

[24] Rupprich N, Hildebrandt H, Kindl H. Substrate specificity *in vivo* and *in vitro* in the formation of stilbenes-biosynthesis of rhaponticin. Arch Biochem Biophys, 1980, 200: 72-78

[25] Gracza R. Stilbene derivatives from plants. Ⅱ. 3, 5, 3′, 4′-tetrahydroxystilbene-3-D-glucoside, a third stilbene glycoside in Rhei rhapontici radix. Arch Pharm, 1984b, 317: 374-377

[26] Kashiwada Y, Nonaka GI, Nishioka I. Studies of Rhubarb (Rhei Rhizoma). V. Isolation and characterization of stilbenes. Chem Pharm Bull, 1984, 32 (9): 3501-3517

[27] Kashiwada Y, Nonaka GI, Nishioka I, et al. Studies on Rhubarb (Rhei Rhiaoma). ⅩⅣ. isolation and characterization of stilbene glucosides from Chinese rhubarb. Chem Pharm Bull, 1988, 36 (4): 1545-1549

[28] 敏德，徐丽萍，张治针，等. 天山大黄的化学成分研究. 中国中药杂志，1998，23 (8)：486-488

[29] Kashiwada Y, Nonaka GI, Nishioka I, et al. Galloyl and hydroxycinnamoyl-glucoses from Rhubarb. Phytochemistry, 1988, 27 (5): 1473-1477

[30] Kashiwada Y, Nonaka GI, Nishioka I. Galloylsucroses from Rhubarbs. Phytochemistry, 1988, 27 (5): 1469-1472

[31] Nonaka GI, Ezalo E, Iiayashi K, et al. Flavanol glucosides from Rhubarb and *Rhaphiolepis Umbellata*. Phytochemistry, 1983, 22 (7): 1659-1661

[32] Kashiwada Y, Nonaka GI, Nishioka I. Tannins and

related compounds. XLV. Rhubarb (5) : isolation and chrarcterization of flavan-3-ol and procyanidin glucosides. Chem Pharm Bull，1986，34 (8)：3208-3222

[33] Kashiwada Y，Nonaka GI，Nishioka I. Tannins and Related Compounds. XLVⅢ. Rhubarb (5) : isolation and chrarcterization of new dimeric and trimeric procyanidins. Chem Pharm Bull，1986，34 (10)：4083-4091

[34] 张丙生，等. 大黄挥发油化学成分的研究. 中草药，1992，23 (3)：165

[35] 高晓山，等. 大黄. 北京：中国医药科技出版社，1988，101

[36] 张思巨，等. 大黄多糖的研究. 中国中药杂志，1993，18 (11)：679

[37] 王雪峰，等. GC/MS 对唐古特大黄挥发油化学成分的研究. 中国中药杂志，1995，30 (12)：719

[38] 姚文斌，等. 大黄的生化学研究 XXXV 波叶大黄多糖 RHP-A、RHP-B 的分离、纯化及分析. 中国药科大学学报，1992，23 (1)：50

(向 兰 梁 鸿 范国强 郑俊华)

第 22 章　波叶组大黄资源利用的基础

蓼科（Polygonaceae）大黄属（Rheum）波叶组（Sect Rhapontica）植物我国有 13 种、2 变种，占国产大黄属植物的比例较大。大黄曾一度以泻下药著称于世，而波叶组大黄则因不含或微含番泻苷和大黄酸苷所以泻下作用弱，被视为伪品。现代研究表明：大黄除泻下作用外，具有利胆、抗炎、收敛、止血、抗菌、抗病毒等多方面作用。从成分上看，波叶组大黄所含多数成分与正品大黄类同；临床应用上，多种波叶组大黄在历代本草中有记载。故此，在目前正品大黄资源紧缺而社会需求量剧增的情况下，开发利用波叶组大黄资源寻找在某些医疗作用上的大黄代用品，这将是很有意义的。

波叶组大黄以富含蒽醌类、二苯乙烯类、单宁及其类似物为特征。本文主要从这三大类成分的研究情况，展示波叶组大黄的资源利用基础。

一、蒽醌类

波叶组大黄所含游离蒽醌量较高，结合蒽醌含量种间差别显著。游离蒽醌以大黄酚、大黄素甲醚、大黄素为主，少数含少量的芦荟大黄素和大黄酸。结合蒽醌则以上述苷元结合葡萄糖，不含或极微含番泻苷。

游离蒽醌具有多方面的生理活性。日本学者大浦彦吉报道，大黄酚、大黄素甲醚、大黄素、芦荟大黄素、大黄酸对痢疾杆菌、伤寒菌和霍乱菌有抗菌活性，以芦荟大黄素的效果最好，主要通过阻碍细菌细胞核酸和蛋白质的合成而发挥作用。大黄酸对人体肠内的脆弱拟杆菌的抗菌性与脆弱拟杆菌的过分活跃而致的肝胆系疾患应用大黄治疗相一致。陈小英发现大黄素尚能消除金黄色葡萄球菌抗生素（四环素、青霉素、庆大霉素、链霉素）耐药质粒的耐药性。游离蒽醌的抗肿瘤活性早已被证实，大黄素甲醚对人体宫颈癌海拉细胞有较强的抑制作用；大黄酸和大黄素对小鼠黑色素瘤、大黄素对小鼠乳腺癌、大黄酸对艾氏腹水癌有效。它们通过两条途径发挥作用，其一抑制癌细胞的呼吸、底物的氧化与脱氢，阻断生命活动所需要的能源；其二影响癌细胞的核酸和蛋白质的生物合成体系。林秀珍等报道，给实验性肠梗阻大鼠腹腔注射大黄素，能使肠梗阻大鼠肠黏膜组胺含量恢复至正常水平，使胃肠运动得以恢复，这与番泻苷、大承气汤效果相类似。崔荣芬等则研究了大黄素对免疫功能的影响，发现适当浓度的大黄素不但可促进巨噬细胞内钙释放，而且还可以促进外钙内流，其效应与剂量相关。这表明大黄素有促进机体免疫功能的作用。焦东海等对大黄游离蒽醌进行了体外血凝作用的研究，其中大黄素甲醚及大黄酚则明显促进血液凝固。进入 20 世纪 90 年代以来，日本重视对抗癌天然活性物质开发研究，认为天然蒽环型化合物及其衍生物是有希望的一类抗癌成分，既能抗癌又不会出现抗癌性蒽环抗生素阿霉素、柔红霉素等出现的骨髓抑制、心脏毒性、脱发等副作用。因此，作为天然界存在量较大的大黄素，既可用于癌症治疗，又可作为化合物的合成前体。结合蒽醌中，泻下作用峻烈的番泻苷（A-F）之外的蒽醌苷研究报道较少，而这类成分在波叶组大黄中含量较高。一般认为番泻苷之外的结合蒽醌无泻下作用，但 J. J. Chirikdjian 等报道大黄素甲醚单葡萄糖苷具有缓泻作用，大黄素甲醚双葡萄糖苷也具有缓泻作用，唯起效较单糖苷晚两小时，大黄素甲醚则不具泻下作用。我们在研究藏边大黄时，也观察到蒽醌苷的泻下作用，其特点为缓泻，泻下不成形的软便不同于峻泻成分番泻苷泻下的水样便。张洪等则称蒽醌苷类能促进肠的蠕动，抑制甘油三酯和胆固醇在肠道的吸收，从而起到降血脂作用。王志玉等从祖国医药学出发，用药用大黄醇提物（以蒽醌苷为主）对人类重要的致病病毒-单纯性疱疹病毒的抑制作用进行了研究，发现药用大黄醇提物在体外有明显的抗疱疹病毒作用，剂量增加则抗病毒作用明显。在大剂量下，能阻断病毒侵入细胞，起到预防作用，不仅无细胞毒性，甚至有助于细胞生长。程经华等对大黄治疗黄疸的机制进行了初步探讨，利用掌叶大黄乙醇提取物制备成大黄注射液，治疗四氯化碳所致肝损伤动物，测定大鼠血清谷丙转氨酶活力，观察了药物对肝脏组织病理以及小鼠巨噬细胞功能的影响。实验表明，大黄注射液不仅能使四氯化碳所致大鼠急性肝损伤——肝细胞肿胀、气球样变、坏死等呈程度不等的减轻，血清谷丙转氨酶活力明显下降，而且能明显提高小鼠腹腔巨噬细胞的吞噬功能。

二、二苯乙烯类

二苯乙烯类成分是蓼科大黄属波叶组的又一类特征成分，含量高。以往文献中，常把波叶组大黄服后腹痛归咎于所含土大黄苷。临床上发现：西宁大黄制剂（粉、片）服后亦可见到腹痛，有时尚较剧烈；藏边大黄制剂（粉、片）服后也常不见腹痛。因此，土大黄苷与腹痛似无相关性。陈冀胜等著《中国有毒植物》一书中称：大黄属植物中毒主要表现为消化系统的刺激症状，如呕吐、腹痛、腹泻、血尿等。主要含大量的草酸、草酸盐、蒽醌苷及二蒽酮等刺激成分。这一观点似更确切。

分子中具有苯乙烯结构的天然化合物几乎均有降血脂作用。如虎杖中的白藜芦醇及其葡萄糖苷能抑制饲玉米油-胆固醇-胆酸混合物大鼠的甘油三酯（TG）与总胆固醇（TC）在肝内沉淀，白藜芦醇苷能减少血清甘油三酯与低密度脂蛋白一胆固醇（LDL-Ch）以及致动脉硬化指数（TC-HDL-Ch/HDL-Ch）。白藜芦醇及其苷经腹腔注射（ip）或灌服（po）给小鼠，能减少肝内由 ^{14}C-棕榈酸合成甘油三酯。从何首乌中分离出的 2，3，5，4′-tetrahydroxystilbene-2-O-β-D-glucopyranoside也有降血脂作用。河套大黄中土大黄苷含量达 3%，土大黄苷能显著降低血清中总脂、总胆固醇、甘油三酯和 β-脂蛋白，提高实验性高脂血症家兔血清中 α-脂蛋白和磷脂等，对治疗和预防动脉粥样硬化具有一定的作用。河套大黄作为获取降血脂原料药土大黄苷已载入甘肃省地方标准。

磷脂、Ca^{2+} 依赖性蛋白激酶 C 在调控细胞膜信息传递方面起着关键作用，人们设想蛋白激酶 C 抑制剂可能发展成为一类新型的抗肿瘤药物。近年来确实已发现一些蛋白激酶 C 抑制剂有抑制肿瘤生长的活性，另有一些实验则说明蛋白激酶 C 抑制剂还有抗炎、抗皮肤增生的作用。徐光等应用 9 种得自虎杖、河套大黄、何首乌、金雀根中的二苯乙烯类成分以及 6 种相应的甲基化和乙酰化物，测定它们对得自大鼠脑中的蛋白激酶 C 活力影响，发现天然的二苯乙烯类成分在体外对蛋白激酶 C 活性均具有一定的抑制作用。分子的基本骨架和酚羟基的数目与抑制作用强弱呈相关性。基于合成的二苯乙烯类抗肿瘤药 tamoxifen 为作用于控制区域的蛋白激酶 C 抑制剂，推测天然的二苯乙烯类成分也可能作用于蛋白激酶 C 的控制区。

金雀根有治疗虚损劳热、高血压、关节痛风、妇女月经不调等多种功效，含二苯乙烯的二聚体、三聚体、四聚体，它们的骨架组成二苯乙烯与人工合成雌激素代用品——已烯雌酚相似。金雀根治疗妇女月经不调似与二苯乙烯类成分相关。美国约翰·霍普金斯医院专家发现，体内雌激素含量正常的雌鼠中风时大脑所受的损害远比雄鼠轻。这一实验解释了多数妇女中风时大脑不易受伤害的原因。专家建议妇女绝经后应适量补充雌激素，这样一旦发生中风可以避免大脑受到伤害。另外，雌激素对心脏也有保护作用。

为了寻找预防、改善老年斑、雀斑等皮肤色素沉着的药物，日本学者以酪氨酸酶抑制活性为指标，对 33 种生药提取物进行了筛选试验，发现药用大黄根茎的丙酮提取物具有强烈的抑制作用。经分离获得了两个活性强的二苯乙烯类化合物，即 3，4′，5-trihydroxystilbene-4′-O-β-D-（2″-O-galloyl）-glucopyranoside 和 3，4′5-trihydroxystilbene-4′-O-β-D-（ 6″-O-galloyl ）-glucopyranoside。这两种化合物都可竞争性地抑制酪氨酸酶和抑制黑色素的生物合成。与已知的酪氨酸酶抑制剂曲酸相比，两种化合物抑制酪氨酸酶的作用与曲酸相当，而抑制黑色素的生物合成作用则强于曲酸。对 B-16 小鼠黑素瘤细胞的白色化效果进行了试验研究，发现二者均具有强的增白作用。这预示着二苯乙烯类成分可能是治疗色素沉着过度症的有效药物。

我们从藏边大黄中分离到 3，5，3′-trihydroxystilbene-4′-O-β-D-glucopyranoside，在以四氧嘧啶所致高血糖模型小鼠体内试验其降血糖作用，结果呈现明显的降血糖活性，这为二苯乙烯类成分临床用于糖尿病患者的治疗奠定了基础。

三、单宁及其类似物

蓼科植物富含鞣质，具有收敛、止泻、抗微生物等方面的作用。鞣质的种类可分为：可水解鞣质、缩合鞣质、新型鞣质。大黄属又以儿茶酚类及表儿茶酚类鞣质存在普遍，尚有无色花色苷元类鞣质存在。

基于单味大黄的抗精神病作用，日本学者进行了行为药理学、神经化学的研究，对大黄提取物及活性组分研究结果表明，大黄鞣质有①自发运动抑制作用；②对脱氧麻黄碱作用的影响；③对中枢多巴胺神经系统的作用；④对条件反射性逃避反应的作用；⑤对攻击行为的作用等，与目前用于精神分裂症治疗的所有抗精神病药具有共同的作用。

大浦彦吉依据生物化学指标研究和汉药活性成分取得了一些进展，对大黄的研究认为：大黄中降低血中尿素氮的活性成分是大黄鞣质。降低血中尿素氮并非由于促进尿素排泄，而是基于血及肝中游离氨基酸减少造成尿素合成量的减少所致。氮源的减少与谷氨酰胺合成酶作用下谷氨酰胺的产生及其再利用有关。绝食条件下给药后血中尿素氮的降低及3-甲基组氨酸排泄量的减少，可能与大黄鞣质抑制体蛋白尤肌蛋白分解或促进分解后氨基酸的重新利用合成蛋白质有关。采用腺嘌呤诱发大鼠慢性肾功能不全，研究了大黄对尿毒症物质的影响。大黄提取物灌胃给药，使大鼠血尿素氮、血清肌酸酐值均明显下降；尿毒症性毒素甲胍、胍基琥珀酸均明显减少；另外，尚观察到大黄对低钙高磷酸血症有改善作用。以上作用均见量效关系。对肾功能测定结果显示，大黄使肾小球滤过率、肾血浆流量、肾血流量均显著增加，对肾功能有改善作用。通过对血中成分与肾功能进行标记，追踪得到(-)-表儿茶素-3-O-没食子酸盐｛(-)-epicatechin-3-O-gallate｝活性成分，并观察到原花青素B-2（procyanidin B-2）3，3′-di-O-gallate也具有部分活性，而高分子的RG-tannin及rhatannin无作用，认为这些高分子鞣质是从肠管吸收受到抑制。腺嘌呤诱发肾功能不全大鼠的甲胍显著增加，甲胍是活性氧，经口给大鼠(-)-表儿茶素-3-O-没食子酸盐，大鼠尿、血中甲胍水平明显降低，显示出自由基的清除作用。d-儿茶素和没食子酸是大黄止血的有效成分。从成分的结构上看，大黄含有的小分子鞣质前体与茶叶中茶多酚的儿茶素类结构相同或相似。茶多酚的研究为大黄成分的利用奠定了基础。儿茶素类（游离型或与没食子酸成酯型）占茶多酚的80%，茶多酚的药效亦即主要反映了儿茶素类的药效。对茶多酚的研究较多，概括为：①抗肿瘤、抗突变、防治癌症；②增强微血管强韧性、降低血压和血糖、预防肝脏及冠状动脉粥样硬化；③对病原菌和病毒的生长发育起抑制和杀灭作用；④缓和肠胃紧张、防炎、止泻和利尿作用；⑤促进VitC的吸收，防治坏血病；⑥抗脂质过氧化，对衰老有调控效应，对心肌损伤的保护作用；⑦重金属盐和生物碱中毒的抗解剂。认为茶多酚的特点是含有很多酚性羟基，易氧化成醌类而提供质子，故具有显著的抗氧化特点，茶多酚的药效与其抗氧化性能是分不开的。大黄鞣质前体在以上诸方面的应用价值有待发掘，酰基糖类成分药效学研究亟待开展。

波叶组大黄所含成分远不止上述三类，苯丁酮类、多糖类、甾醇类的作用也已见报道，如lindleyin具有镇痛、消炎作用。镇痛作用为末梢性的，效果可与阿司匹林、保泰松相比；抗关节炎作用与阿司匹林的作用几乎相同。大黄多糖有促进机体免疫功能及核酸和蛋白质生物合成、抗白细胞降低、抗突变及保肝作用。谷甾醇能与胆固醇竞争酯化酶，使胆固醇不能酯化，从而减少胆固醇吸收起到降脂作用。

可见，波叶组大黄的科学利用基础坚实，其潜在的经济与社会效益较大。

（李军林　李家实　梁　鸿）

第23章 藏边大黄化学成分的研究

藏边大黄是一种藏药，为蓼科大黄属波叶组植物 Rheum australe D. Don(Rheum emodi Wall)的根与根茎，其资源丰富。《藏药志》中，藏边大黄与掌叶大黄、鸡爪大黄(唐古特大黄)并列为大黄中的大类药。临床应用上，其功效、主治基本相同。即清热(包括清心热、肝热、胆热、腑热、血热、陈旧热症等)、泻下、消肿、解毒、活血散瘀。治培根病(注：培根相当于中医的"水"、"土"，其作用更广泛。培根失调可引起脾、胃功能紊乱，肾功能衰退，导致消化系统、神经和关节出现疾病)和赤巴病(注：赤巴相当于中医的"火"、"胆"，但其含义更广泛。赤巴失调可引起热性病和胆病。)引起的热性病，高热谵语、热性便秘、小便赤黄、湿热水肿、气虚咳喘、胸腹胀满、积食不化、腹痛腹泻、炭疽病、痈疖肿毒等。然而，藏边大黄通常被视为大黄的伪品。在大黄资源紧缺、社会需求锐增的今天，研究开发藏边大黄寻找某些医疗作用上的大黄代用品则是极有意义的。为此，我们对藏边大黄的干燥根与根茎进行了化学成分的研究。

经提取及柱层析分离，从藏边大黄中分离到21个化合物，经理化性质、薄层酸水解对照以及谱学特征，鉴定了其中的15个，它们分别为：R_1，大黄酚；R_2，大黄素甲醚；R_3，大黄素；R_4，芦荟大黄素；SI，β-谷甾醇；ZC_3，胡萝卜苷；Et_1，大黄素8-O-β-D-葡萄糖苷；Et_2，trans-3，5，3′，4′-四羟基二苯乙烯；Et_3，d-儿茶素；E_0，trans-3，5，3′-三羟基二苯乙烯-4′-O-β-D-葡萄糖苷；Et_{30}，trans-3，5，3′-三羟基二苯乙烯-4′-O-β-D-(6″-O-对羟基香豆酰)-葡萄糖苷；S，蔗糖；ZB_3，大黄酚-8-O-β-D-葡萄糖苷；ZB_4，大黄素甲醚1及8-O-β-D-葡萄糖苷。其中，Et_{30}为一新化合物；其余化合物除R_1、R_2、R_3外，均系首次自藏边大黄中分得。

一、化合物的结构鉴定

1. 化合物R_1为浅黄色片状结晶(乙醇)，mp 196℃。硅胶薄层上，自然光下黄色，氨熏变红，喷乙酸镁乙醇液呈橙红色。与大黄酚样品对照，混合熔点不下降；共薄层层析Rf值一致；^{1}H NMR与^{13}C NMR数据与文献报道值基本一致，故R_1确定为大黄酚(chrysophanol)。

2. 化合物R_2为黄色针状或柱状结晶(乙酸乙酯)，mp 207～209℃；硅胶薄层上，自然光下呈黄色，氨熏变红，喷乙酸镁乙醇液呈橙红色。与大黄素甲醚样品对照，混合熔点不下降；共薄层层析Rf值一致；^{13}C NMR谱给出蒽醌类母核信号，^{1}H NMR数据与文献报道值基本一致，故R_2确定为大黄素甲醚(physcion)。

3. 化合物R_3为黄色针晶(乙酸乙酯)，mp 255～256℃。Bornträger反应呈红色，^{13}C NMR谱给出15个碳，示为蒽醌类。^{1}H NMR谱给出4个芳香质子和3个酚羟基，示为四取代蒽醌。与大黄素样品对照，混合熔点不下降，共薄层层析Rf值一致；^{13}C NMR和^{1}H NMR数据与文献报道值基本一致，故R_3确定为大黄素(emodin)。

4. 化合物R_4为橙黄色针状结晶(乙酸乙酯)，mp 225～226℃。Bornträger反应呈红色，^{13}C NMR谱给出15个碳，示为蒽醌类。^{1}H NMR谱给出5个芳香质子和2个酚羟基，示为三取代蒽醌，呈1，2，3-三取代和1，3，4，5-四取代芳环模式。与芦荟大黄素样品对照，混合熔点不下降，共薄层层析Rf值一致，故R_4确定为芦荟大黄素(aloe-emodin)。

5. 化合物SI为无色针状结晶(石油醚)，mp 136～138℃。Liebermann-Burchard反应阳性，^{1}H NMR谱给出甾体的特征峰，示为甾体类化合物。^{13}C NMR谱给出29个碳信号(6个甲基、11个亚甲基、次甲基和季碳共12个)，其中有2个烯碳和1个连接氧碳。EI-MS m/z：414为M^+峰，与β-谷甾醇样品对照，混合熔点不下降；共薄层层析Rf值一致；^{1}H NMR和^{13}C NMR数据与文献报道值基本一致，故SI确定为β-谷甾醇(β-sitosterol)。

6. 化合物ZC_3为白色粉末(甲醇)，mp 286～289℃。Liebermann-Burchard反应阳性，Molish反应阳性，示为甾体苷类化合物。^{1}H NMR谱给出甾体的特征峰，δ4.20(1H，d，J＝7.8Hz，anomeric-H)示糖为β构型；酸水解产生葡萄糖和β-谷甾醇。^{13}C NMR谱给出C_3(δ76.6)信号较β-谷甾醇C_3(δ71.8)信号向低场位移，而C_2(δ29.3)、C_4

(δ40.1)信号较β-谷甾醇 C_2(δ31.9)、C_4(δ42.2)信号向高场位移,示在 3 位成苷,与胡萝卜苷样品对照,混合熔点不下降,共薄层层析 Rf 值一致,故 ZC_3 确定为β-谷甾醇-3-O-β-D-葡萄糖苷,即胡萝卜苷(daucosterol)。

7. 化合物 Et_1(ZB_5)为黄色无定形粉末(丙酮-水),mp 237～238℃。Bornträger 反应红色,硅胶薄层板上喷以乙酸镁乙醇液呈淡红色,示为蒽醌类化合物。^{13}C NMR 谱给出蒽醌单糖苷的信号,薄层酸水解检出大黄素和葡萄糖。^{1}H NMR 谱信号δ5.05(1H,d,J=7.6Hz)为糖端基质子信号,示为β构型苷;其余信号与大黄素信号比较,H-5、H-7均明显向低场位移,示葡萄糖接在 8 位,故 Et_1(ZB_5)确定为大黄素-8-O-β-D-葡萄糖苷(emodin-8-O-β-D-glucopyranoside)。

8. 化合物 Et_2 为无色片状结晶(丙酮-水),mp 228～229℃。硅胶薄层板上紫外光照射呈蓝色荧光,喷 $FeCl_3$ 试剂呈蓝色斑点,示为含酚羟基的不饱和体系。^{13}C NMR 谱给出 14 个碳信号均为不饱和碳。^{1}H NMR 谱给出 4 个酚羟基(δ8.71,2H;8.46,1H;8.37;1H)、trans 烯质子(δ6.92,6.78,each 1H,d,J=16.2Hz)以及各有 3 个芳质子的两个芳环,一个环呈 ABX 型信号 δ 7.05(1H,d,J=2Hz),δ 6.85(1H,dd,J=8,2Hz),δ 6.78(1H,d,J=8Hz),另一环呈 AX_2 型信号 δ 6.49(2H,d,J=2.1Hz),δ 6.23(1H,t,J=2.1Hz),与文献报道值基本一致,故 Et_2 确定为 trans-3,5,3′,4′-tetrahydroxystilbene(piceatannol)。

9. 化合物 Et_3 为白色针状或柱状结晶（丙酮-水），mp 174～175℃。$FeCl_3$ 反应绿色，香草醛-盐酸反应红色，示为酚类化合物。^{13}C NMR 谱给出 15 个碳，其中 12 个为芳香碳，另 3 个碳中的两个接含氧官能团，处于较低场 δ60～90。^{1}H NMR谱给出两组芳质子且偶合清晰，示为 1,3,4-三取代及 1,2,3,5-四取代。^{1}H NMR 和 ^{13}C NMR数据与文献报道值基本一致，故 Et_3 确定为 d-儿茶素（d-catechin）。

10. 化合物 E_0 为白色无定形粉末（稀丙酮），mp 138～140℃。紫外光灯下呈蓝紫色荧光，示为不饱和体系。Molish 反应阳性，示为苷类。^{13}C NMR谱给出 14 个不饱和碳信号和 6 碳糖信号。^{1}H NMR 谱给出一对 trans 烯质子信号 δ 6.97，6.89（each 1H，d，J＝16.3Hz）以及 A_2X 型质子信号 δ 6.24（1H，t，J＝2.1Hz）；δ 6.52（2H，d，J＝2.1Hz）、ABX 型质子信号 δ 6.94（1H，dd，J＝8.5，2.1Hz；δ 7.06（1H，d，J＝2.1Hz）；δ 7.14（1H，d，J＝8.5Hz），芳质子信号示两个芳环为 1,3,5-三取代和 1,3,4-三取代。糖取代基由^{1}H NMR δ 4.79（1H，d，J＝7.5Hz，anomeric-H）和 ^{13}C NMR δ 102.9，77.8，77.1，74.4，70.9，62.2 推断为 β-D-葡萄糖。与 Et_2 的^{1}H NMR 谱对比，E_0 的 H-5′较 H-2′、H-6′处于低场，推断 E_0 成苷位置在 4′位。^{1}H NMR和^{13}C NMR 数据与文献报道值基本一致，故 E_0 确定为 trans-3,5,3′-trihydroxystilbene-4′-O-β-D-glucopyranoside。

11. 化合物 Et_{30} 为无色片状结晶（稀丙酮），mp 235～237℃。紫外光灯下呈蓝紫色荧光，示为不饱和体系。Molish 反应阳性，示为苷类。^{13}C NMR谱给出 1 个羰基、22 个不饱和碳信号和 6 碳糖信号。^{1}H NMR谱给出两对 trans 烯质子信号 δ 6.89，6.80（each 1H，d，J＝16.3Hz）；δ 7.66，6.40（each 1H，d，J＝16Hz）、AA′BB′型质子信号 δ 7.57，6.91（each 2H，d，J＝6.7Hz）、ABX 型质子信号 δ 7.15（1H，d，J＝8.3Hz）；δ 7.04（1H，d，J＝2.1Hz）；δ 6.88（1H，dd，J＝8.3，2.1Hz）及 A_2X 型质子信号 δ 6.49（2H，d，J＝2.1Hz）；δ 6.25（1H，t，J＝2.1Hz），推知分子中存在三个芳环分别为 1,3,4-、1,3,5-、1,4-取代。糖端基质子 δ 4.82（1H，d，J＝7.5Hz），示糖为 β 构型；糖 6 位质子向低场位移且呈两个 dd 峰 δ 4.57（1H，dd，J＝2.1，11.9Hz）；δ 4.35（1H，dd，J＝7，11.9Hz），示 6 位连有吸电子基团。结合^{13}C NMR谱数据与文献资料对比，推断糖为葡萄糖，糖 6 位接有对羟基桂皮酰基（p-coumaroyl），故 Et_{30}确定为 trans-3,5,3′-trihydroxystilbene-4′-O-β-D-(6″-O-p-coumaroyl)-glucopyranoside。

12. 化合物 S 为白色方晶（甲醇），mp 168～170℃。Molish 反应阳性，示分子中糖的存在；^{13}C NMR谱示为双糖。^{1}H NMR 谱给出端基质子信号 δ 5.38（1H，d，J＝3.85Hz）示糖连接为 α 构型。Fehling 反应阴性，示为非还原糖。根据^{13}C NMR数据推断 S 为葡萄糖和果糖相连而成的蔗糖（sucrose），即 D-glucosyl-1 α-2 β-D-fructose。纸层析同标准品蔗糖对照，Rf 值相同，进一步确证推断结论。

13. 化合物 ZB_3 为黄色细小针晶（丙酮-水），

mp 258～261℃。Bornträger 反应红色，硅胶薄层板上喷以乙酸镁乙醇液呈淡红色，示化合物为蒽醌类。^{13}C NMR 谱给出蒽醌苷的信号。薄层酸水解检出大黄酚和葡萄糖。^{1}H NMR 谱 δ 5.15（1H，d，J=7.65Hz）为糖端基质子，示为β构型苷；其余信号与大黄酚信号对照，示糖接在8位，使 H-7 较 H-4 处于低场，^{13}C NMR 谱也支持上述推断，故 ZB_3 确定为大黄酚 8-O-β-D-葡萄糖苷（chrysophanol-8-O-β-D-glucopyranoside）。

14. 化合物 ZB_4 为黄色固体（丙酮-水），mp 229～232℃。Bornträger 反应红色，硅胶薄层板上喷以乙酸镁乙醇液呈淡红色，示化合物为蒽醌类。硅胶薄层层析，以乙酸乙酯-甲醇-水（7.7∶1.3∶1）展开，见不圆整斑点；^{1}H NMR 和 ^{13}C NMR谱给出 ZB_4 为两种化合物的混合物。薄层酸水解检出大黄素甲醚和葡萄糖。^{1}H NMR 谱 δ 5.13（1H，d，J=7.7Hz）、δ 5.16（1H，d，J=7.7Hz）为糖端基质子，示为β构型苷；其余信号与大黄素甲醚信号比较，推断 ZB_4 为大黄素甲醚 1-和 8-O-β-D-葡萄糖苷的混合物（physcion-1-O-β-D-glucopyranoside and physcion-8-O-β-D-glucopyranoside）。

15. 化合物 Et_4 为黄色柱状结晶（乙酸乙酯），mp>300℃。易溶于甲醇；点于滤纸上呈黄色，若氨熏或喷以稀碱液均呈深红色，示为蒽醌类。硅胶薄层板上与大黄酸共层析，乙酸乙酯-甲醇-水（7.7∶1.3∶1）展开，有相近的 Rf 值。J. W. Fairbairn 等曾从酸模属几种植物中检测或得到 emodic acid 及大黄酸类似物Ⅰ、Ⅱ，故推测大黄属仍可能存在大黄酸类似物。高分辨质谱给出分子式 $C_{16}H_{10}O_7$ ［M^+］314.0427。^{1}H NMR谱给出 3 个芳质子和 1 个 α-CH_3 δ2.79（3H，s），推知 Et_4 可能的结构为 8-甲基-2(或3)-羧基-1,4,6-三羟基-9,10-蒽醌{8-methyl-2(or 3)-carboxyl-1，4，6-trihydroxyl-9，10-anthraquinone}。芳质子化学位移计算值（7.82，7.22，6.99）与实测值（7.69，7.16，6.64）基本吻合。由于所得 Et_4 量较少，结构未能得到最终确定。

二、实验部分

熔点用德国产 Boetius PHMK 05 型显微熔点测定仪测定（温度计未校正）；^{1}H NMR 和 ^{13}C NMR 谱用 VARIAN GEMINI 300 型及 BRUKER AM-500 型核磁共振仪测定，TMS 为内标；FAB-MS 及 EI-MS 用 VG zabspec 型质谱仪测定。

柱层析和薄层层析用硅胶、高效硅胶薄层板为山东青岛海洋化工厂产品；柱层析用聚酰胺为江苏无锡生化制品厂产品，聚酰胺薄膜为上海市试剂四厂产品。

石油醚（60～90℃）、氯仿、乙酸乙酯、丙酮、乙醇、甲醇均为分析纯；氢氧化钠、乙酸镁、乙酸、盐酸、苯胺、邻苯二甲酸、氨水、碘均为分析纯。

薄层酸水解：样品溶于甲醇，点在高效硅胶薄层板上。按文献法 60℃水解 40min，继以①乙酸乙酯-石油醚（1∶4～5）展开，大黄酚、大黄素甲醚、大黄素、芦荟大黄素对照，氨熏显色；②乙酸乙酯-甲醇-乙酸-水（12∶3∶3∶2）展开，葡萄糖标准品对照，苯胺-邻苯二甲酸显色。

藏边大黄 Rheum australe D. Don.（Rheum emodi Wall）采自西藏拉萨地区堆龙德钦县，由西藏自治区药品检验所格桑索朗所长提供，中国药品生物制品检定所李九丹主任药师鉴定。标本保存于北京中医药大学中药学院鉴定教研室。

生药的提取与分部：

藏边大黄 6kg，95%乙醇渗漉，收集渗滤液 80L，回收乙醇至适量，析出大量黄绿色固体，过滤。滤液继续减压浓缩，真空干燥箱内干燥，提取物称重为 1.44kg。黄绿色固体经丙酮抽提后，以甲醇多次重结晶，得化合物 S。提取物 630g，加适量乙醇混悬，加 666g 硅藻土拌和，干燥，装于层析柱中，分别以氯仿、乙酸乙酯、正丁醇、70%甲醇洗提（每次更换溶剂时，均需将硅藻土真空干燥），回收溶剂，得氯仿部分（26g）、乙酸乙酯部分（188g）、正丁醇部分（214g）、70%甲醇部分（121.5g）。

化合物的分离：

氯仿部分：取浸膏 14g，加氯仿适量溶解，见黄色不溶物析出，过滤。黄色固体物经硅胶薄层检测为 R_1、R_2、R_3 的混合物。滤液以 9g 粗粒硅胶（60～100 目）拌样，进行硅胶（220g，100～150 目）柱层析，以石油醚、石油醚-乙酸乙酯（25∶1～1∶2）洗脱，分别得到油状物、R_1、R_2、SI、R_3、R_4、ZC_1、ZC_2、ZC_3。

乙酸乙酯部分：取浸膏 93g，加甲醇溶解，120g 粗粒硅胶（60～100 目）拌样，进行硅胶

（566g，100～150 目）柱层析，以石油醚-乙酸乙酯（3∶1-2∶1-1∶1-1∶2）、乙酸乙酯、乙酸乙酯-甲醇（4∶1）洗脱，分别得到 R_1、R_2、R_3、R_4、ZC_1、Et_1、Et_2＋Et_3、Et_4、E_0、Et_7、Et_{30}。Et_2＋Et_3 经聚酰胺柱层析，丙酮-水（1∶1）洗脱，得 Et_3 和 Et_2。

正丁醇部分：取浸膏 40g，水溶，滴加于聚酰胺柱（100 目，275g）上端，以水、10%～30%～50%乙醇洗脱，分别得到 S、ZB_1、ZB_2、ZB_3、ZB_4、ZB_5（Et_1）、ZB_6（E_0）。

70%甲醇部分经层析检测，与正丁醇部分所含成分相同。

三、提取分离流程

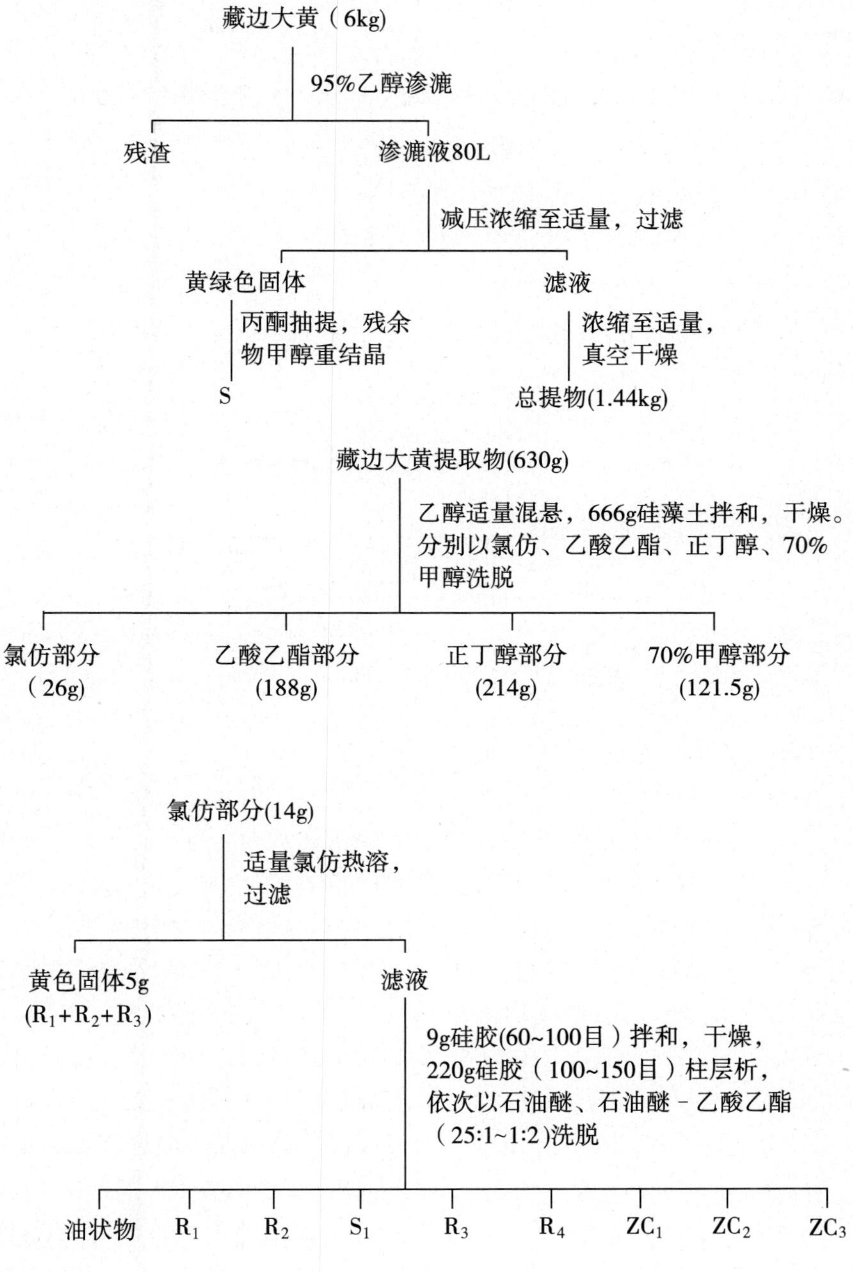

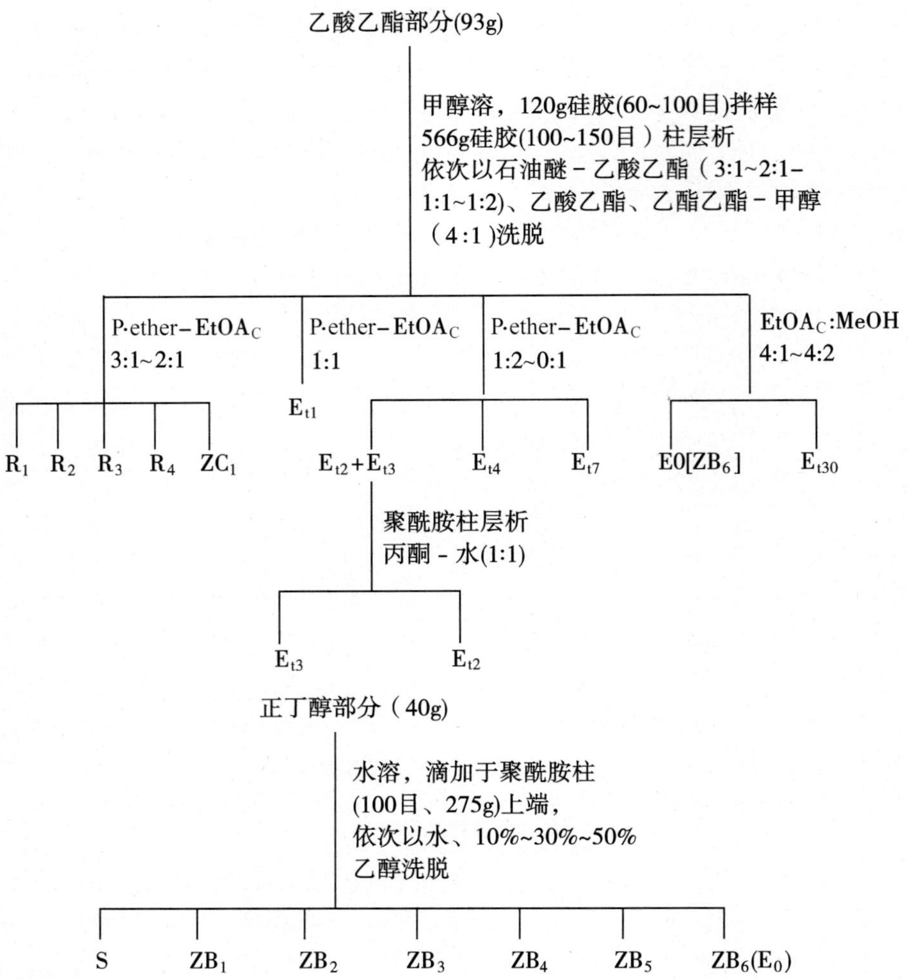

四、化合物的鉴定：

1. 大黄酚（chrysophanol）　浅黄色片状结晶（乙醇），mp 196℃。硅胶薄层上，自然光下黄色，氨熏变红，喷乙酸镁乙醇液呈橙红色。^{1}H NMR（$CDCl_3$）δppm：12.06（1H，s，OH），11.95（1H，s，OH），7.77（1H，d，J＝7.45Hz，H-5），7.64（1H，t，J＝8.0Hz，H-6），7.59（1H，br. s，H-4），7.25（1H，d，J＝8.9Hz，H-7），7.04（1H，br. s，H-2），2.44（3H，s，Ar-CH_3）；^{13}C NMR（$CDCl_3$）δppm：192.45（C-9），181.82（C-10），162.68（C-8），162.39（C-1），149.30（C-3），136.88（C-6），133.60（C-10a），133.23（C-4a），124.49（C-2），124.29（C-7），121.29（C-4），119.86（C-5），115.83（C-8a），113.69（C-9a），22.21（$ArCH_3$）；经与大黄酚样品对照，混合熔点不下降，共薄层层析 Rf 值一致，^{1}H NMR 和 ^{13}C NMR数据与文献值基本一致。

2. 大黄素甲醚（physcion）　黄色针状或柱状结晶（乙酸乙酯），mp 207～209℃。硅胶薄层上，自然光下呈黄色，氨熏变红，喷乙酸镁乙醇液呈橙红色。^{1}H NMR（$CDCl_3$）δppm：12.32（1H，s，OH），12.12（1H，s，OH），7.62（1H，d，J＝1.2Hz，H-4），7.36（1H，d，J＝2.4Hz，H-5），7.07（1H，d，J＝0.8Hz，H-2），6.68（1H，d，J＝2.4Hz，H-7），3.94（3H，s，－OCH_3），2.45（3H，s，$ArCH_3$）；^{13}C NMR（$CDCl_3$）δppm：190.78（C-9），182.01（C-10），166.53（C-1），165.17（C-8），162.48（C-6）148.43（C-3），135.30（C-10a），133.60（C-4a），124.50（C-2），121.28（C-4），114.0（C-9a），108.21（C-5，8a），106.75（C-7），56.07（-OCH_3），22.16（$ArCH_3$）；经与大黄素甲醚样品对照，混合熔点不下降，共薄层层析 Rf 值一致。^{1}H NMR 数据与文献值基本一致。

3. 大黄素（emodin）　黄色针晶（乙酸乙酯），mp 255～256℃。Bornträger 反应红色。^{1}H NMR（DMSO-d_6）δppm；12.09（α-OH），12.01（α-OH），11.40（β-OH），7.47（1H，br. s，H-4），7.15（1H，br. s，H-5），7.10（1H，br. s，H-2），6.59（1H，br. s，H-7），2.39（3H，br. s，$ArCH_3$）；^{13}C NMR（DMSO-

d_6）δppm：189.8（C-9），181.4（C-10），165.3（C-3），164.2（C-1），161.2（C-8），148.3（C-6），135.1（C-4a），132.8（C-10a），124.1（C-7），120.5（C-5），113.4（C-8a），109.0（C-9a），108.6（C-4），107.8（C-2），21.5（$ArCH_3$）；经与大黄素样品对照，混合熔点不下降，共薄层层析 Rf 值一致，^1H NMR 和 ^{13}C NMR数据与文献值基本一致。

4. 芦荟大黄素（aloe-emodin）　橙黄色针状结晶（乙酸乙酯），mp 225～226℃。Bornträger 反应红色。^1H NMR（DMSO-d_6）δppm：11.96（α-OH），11.89（α-OH），7.78（1H，t，J＝7.65/8Hz，H-6），7.69（1H，d，J＝7.4Hz，H-5），7.66（1H，br.s，H-4），7.36（1H，d，J＝8.4Hz，H-7），7.27（1H，br.s，H-2），4.60（2H，br.s，$ArCH_2O$）；^{13}C NMR（DMSO-d_6）δ ppm：191.7（C-9），181.5（C-10），161.4（C-8），161.1（C-1），153.7（C-3），137.4（C-6），133.3（C-10a），133.1（C-4a），124.3（C-5），120.6（C-4），119.4（C-2），117.1（C-7），115.9（C-8a），114.4（C-9a），62.0（$-CH_2O-$）；经与芦荟大黄素样品对照，混合熔点不下降，共薄层层析 Rf 值一致。

5. β-谷甾醇（β-sitosterol）　无色针状结晶（石油醚），mp 136～138℃。Liebermann-Burchard 反应阳性。EI-MS m/z：414 [M]$^+$，396 [M-H_2O]$^+$，381 [M-CH_3-H_2O]$^+$，329，303，273，255，213，107。^1H NMR（$CDCl_3$）δppm：5.33（1H，br.s，olefinic-H），3.50（1H，m，3-H），0.5～2.5（aliphatic-H）；^{13}C NMR（$CDCl_3$）δppm：140.7（C-5），121.7（C-6），71.8（C-3），56.7（C-14），56.0（C-17），50.1（C-9），45.8（C-24），42.3（C-13），42.2（C-4），39.7（C-12），37.3（C-1），36.5（C-10），36.1（C-22），33.9（C-20），31.9（C-2），31.6（C-7，8），29.1（C-25），28.3（C-16），26.0（C-23），24.3（C-28），23.0（C-15），21.1（C-11），19.8（C-27），19.4（C-19），19.0（C-26），18.8（C-21），12.0（C-18），11.9（C-29）；经与β-谷甾醇样品对照，混合熔点不下降，共薄层层析 Rf 值一致，^1H NMR 和^{13}C NMR 数据与文献报道值基本一致。

6. 胡萝卜苷（daucosterol）　白色粉末（甲醇），mp 285～289℃。Liebermann-Burchard 反应阳性，Molish 反应阳性。^1H NMR(DMSO-d_6) δppm：5.32(1H，br.s，olefinic-H)，4.20(1H，d，J＝7.8Hz，anomeric-H)，3.45(1H，m，H-3)，3.7～2.8（sugar-H），2.4～0.6（aliphatic-H）；^{13}C NMR（DMSO-d_6）δppm：aglycone 140.4（C-5），121.2（C-6），76.6（C-3），56.2（C-14），55.4（C-17），49.6（C-9），45.1（C-24），41.9（C-13），40.1（C-4），39.0（C-12），38.3（C-1），36.8（C-10），36.2（C-22），35.5（C-20），33.3（C-8），31.4（C-7），29.3（C-2），28.7（C-25），27.8（C-16），25.4（C-23），23.9（C-28），22.6（C-15），20.6（C-11），19.7（C-27），19.1（C-19），18.9（C-26），18.6（C-21），11.8（C-18），11.7（C-29）；glucosyl 100.8（C-1′），76.9（C-3′），76.7（C-5′），73.3（C-2′），70.0（C-4′），61.0（C-6′）。与胡萝卜苷标准品对照，混合熔点不下降，共薄层层析 Rf 值一致。

7. 大黄素-8-O-β-D-葡萄糖苷（emodin-8-O-β-D-glucopyranoside）　黄色无定形粉末（丙酮-水），mp 237～238℃。Bornträger 反应红色；硅胶薄层板上喷乙酸镁乙醇液呈淡红色；薄层酸水解检出大黄素和葡萄糖。^1H NMR（DMSO-d_6）δ ppm：13.16（1H，br.s，α-OH），11.27（1H，br.s，β-OH），7.46（1H，br.s，H-4），7.28（1H，d，J＝2.35Hz，H-5），7.16（1H，br.s，H-2），6.99（1H，d，J＝2.45Hz，H-7），5.05（1H，d，J＝7.6Hz，anomeric-H），3.8～3.1（sugar-H），2.39（3H，s，Ar-CH_3）；^{13}C NMR（DMSO-d_6）δ ppm：aglycone 186.4（C-9），182.1（C-10），163.9（C-3），161.4（C-1），161.0（C-8），146.9（C-6），136.5（C-4a），132.1（C-10a），124.1（C-7），119.3（C-5），114.5（C-8a），113.5（C-9a），108.2（C-4），108.1（C-2），21.4（Ar-CH_3），glucosyl100.7（C-1′），77.2（C-3′），76.2（C-5′），73.1（C-2′），69.3（C-4′），60.5（C-6′）。

8. trans-3，5，3′，4′-四羟基二苯乙烯（piceatannol）　无色片状结晶（稀丙酮），mp 228～229℃。硅胶薄层板上紫外光照射呈蓝紫色荧光，喷 $FeCl_3$ 试剂呈蓝色斑点。^1H NMR（acetone-d_6）δ ppm：8.71（2H，s，ArOH），8.46（1H，br.s，Ar-OH），8.37（1H，br.s，ArOH），7.05（1H，d，J＝2Hz，H-2′），6.92

(1H, d, J=16.2Hz, β-H), 6.85 (1H, dd, J=2/8Hz, H-6′), 6.784 (1H, d, J=8Hz, H-5′), 6.780 (1H, d, J=16.2Hz, α-H), 6.49 (2H, d, J=2.1Hz, H-2, 6), 6.23 (1H, t, J=2.1Hz, H-4); ^{13}C NMR (acetone-d_6) δ ppm: 159.5 (C-3, 5), 146.0 (C-3′, 4′), 140.6 (C-1), 130.4 (C-1′), 129.2 (C-β), 126.7 (C-α), 119.8 (C-6′), 116.0 (C-2′), 113.5 (C-5′), 105.4 (C-2, 6), 102.5 (C-4);^{1}H NMR数据与文献报道值基本一致。

9. d-儿茶素(d-catechin) 白色针状或柱状结晶(丙酮-水), mp 174~175℃。$FeCl_3$反应绿色, 香草醛-盐酸反应红色。^{1}H NMR (acetone-d_6) δ ppm: 6.87 (1H, d, J=1.9Hz, H-2′), 6.77 (1H, d, J=8.1Hz, H-5′), 6.71 (1H, dd, J=1.9/8.1Hz, H-6′), 5.83及5.99 (each 1H, d, J=2.3Hz, H-6, 8), 4.50 (1H, d, J=8Hz, H-2), 3.95 (1H, m, H-3), 2.88 (1H, q, J=5.6/16.1Hz, H-4), 2.48 (1H, q, J=8.7/16.1Hz, H-4);^{13}C NMR (acetone-d_6) δ: 157.6, 157.1, 156.7 (C-8a, 5, 7), 145.6, 145.5 (C-3′, 4′), 131.7 (C-1′), 119.9 (C-6′), 115.5 (C-5′), 115.1 (C-2′), 100.4 (C-4a), 95.9 (C-8), 95.1 (C-6), 82.6 (C-2), 68.1 (C-3), 28.8 (C-4);^{1}H NMR和^{13}C NMR数据与文献报道值基本一致。

10. trans-3, 5, 3′-三羟基二苯乙烯-4′-O-β-D-葡萄糖苷(piceatannol-4′-O-β-D-glucopyranoside) 白色无定形粉末(稀丙酮), mp 138~140℃。Molish反应阳性, 紫外灯下呈蓝紫色荧光。^{1}H NMR (acetone-d_6) δ ppm: 7.14 (1H, d, J=8.5Hz, H-5′), 7.06 (1H, d, J=2.1Hz, H-2′), 6.97 (1H, d, J=16.3Hz, H-β), 6.94 (1H, dd, J=2.1/8.5Hz, H-6′), 6.89 (1H, d, J=16.3Hz, H-α), 6.52 (2H, d, J=2.1Hz, H-2, 6), 6.24 (1H, t, J=2.1Hz, H-4), 4.79 (1H, d, J=7.5Hz, anomeric-H), 3.9~3.3 (sugar-H);^{13}C NMR (acetone-d_6) δ ppm: aglycone 159.5 (C-3, 5), 148.5 (C-4′), 146.0 (C-3′), 140.3 (C-1), 134.2 (C-1′), 128.6 (C-α, β), 119.3 (C-5′), 118.9 (C-6′), 114.2 (C-2′), 105.6 (C-2, 6), 104.0 (C-4); glucosyl 102.9 (C-1″), 77.8 (C-3″), 77.1 (C-5″), 74.4 (C-2″), 70.9 (C-4″), 62.2 (C-6″)。^{1}H NMR和^{13}C NMR数据与文献报道值基本一致。

11. trans-3, 5, 3′-三羟基二苯乙烯-4′-O-β-D-(6″-O-对羟基香豆酰)-葡萄糖苷[piceatannol-4′-O-β-D-(6″-p-coumaroyl)-glucopyranoside]无色片状结晶(稀丙酮), mp 235~237℃。Molish反应阳性, 紫外灯光下呈蓝紫色荧光。^{1}H NMR(acetone-d_6)δ ppm: aglycone 7.15(1H, d, J=8.3Hz, H-5′), 7.04 (1H, d, J=2.1Hz, H-2′), 6.88 (1H, dd, J=8.3/2.1Hz, H-6′), 6.89 (1H, d, J=16.3Hz, H-β), 6.80 (1H, d, J=16.3Hz, H-α), 6.49 (2H, d, J=2.1Hz, H-2, 6), 6.25 (1H, t, J=2.1Hz, H-4); glucosyl 4.82 (1H, d, J=7.5Hz, H-1″), 4.57 (1H, dd, J=2.1/11.9Hz, H-6″), 4.35 (1H, dd, J=7/11.9Hz, H-6″), 4.0~3.2 (sugar-H, 2″~5″); p-coumaroyl 7.57 (2H, d, J=6.7Hz, H-②, ⑥), 6.91 (2H, d, J=6.7Hz, H-③, ⑤), 7.66 (1H, d, J=16Hz, H-β′), 6.40 (1H, d, J=16Hz, H-α′)。^{13}C NMR (acetone-d_6) δ ppm: aglycone 159.4 (C-3, 5), 148.4 (C-4′), 145.9 (C-3′), 140.2 (C-1), 134.1 (C-1′), 128.5 (C-α, β), 119.1 (C-5′), 118.7 (C-6′), 114.3 (C-2′), 105.6 (C-2, 6), 103.8 (C-4); p-coumaroyl 167.5 (—COO—), 160.7 (C-④), 145.8 (C-β′), 131.0 (C-②, ⑥), 126.7 (C-①), 116.7 (C-③, ⑤), 115.1 (C-α′); glucosyl 102.8 (C-1″), 77.0 (C-3″), 75.2(C-5″), 74.3(C-2″), 71.2 (C-4″), 64.2(C-6″)。(图 23-1~3)

12. 蔗糖(sucrose) 白色方晶(甲醇), mp 168~170℃。Molish反应阳性, Fehling反应阴性。^{1}H NMR (D_2O) δ ppm: 5.38 (1H, d, J=3.85Hz, anomeric-H), 4.2~3.4 (13H, sugar-H);^{13}C NMR (D_2O) δ ppm: 106.5 (C-2′), 95.0 (C-1), 84.2 (C-3′), 79.2 (C-4′), 76.8 (C-5′), 75.4 (C-3), 75.2 (C-5), 73.9 (C-2), 72.0 (C-4), 65.2 (C-6′), 64.1 (C-1′), 62.9 (C-6)。纸层析同标准品蔗糖对照, Rf值相同。

13. 大黄酚-8-O-β-D-葡萄糖苷(chrysophanol-8-O-β-D-glucopyranoside) 黄色细小针晶(丙酮-水), mp 258~261℃。Bornträger反应红色, 薄层酸水解检出大黄酚和葡萄糖。

^{1}H NMR（DMSO-d_6）δ ppm：12.83（1H，s，ArOH），7.86（1H，br. d，J＝7.45Hz，H-5），7.84（1H，t，J＝7.55Hz，H-6），7.69（1H，dd，J＝1.95/7.75Hz，H-7），7.49（1H，br. s，H-4），7.19（1H，br. s，H-2），5.15（1H，d，J＝7.65Hz，anomeric-H），3.70～3.10（10H，sugar-H），2.41（3H，s，$ArCH_3$）。^{13}C NMR（DMSO-d_6）δ ppm：aglycone 187.5（C-9），182.1（C-10），161.3（C-1），158.2（C-8），147.6（C-3），136.0（C-6），134.8（C-10a），132.2（C-4a），124.0（C-2），122.5（C-7），120.6（C-4），119.4（C-5），114.8（C-8a），110.4（C-9a），21.5（$ArCH_3$）；glucosyl 100.5（C-1′），77.2（C-3′），76.4（C-5′），73.2（C-2′），69.4（C-4′），60.5（C-6′）。

14. 大黄素甲醚-1-O-β-D-葡萄糖苷（physcion-1-O-β-D-glucopyranoside）　黄色颗粒状固体（丙酮-水），mp 229～232℃。Bornträger 反应红色，薄层酸水解检测出大黄素甲醚和葡萄糖。^{1}H NMR（DMSO-d_6）δ ppm：7.69（1H，br. s，H-4），7.48（1H，br. s，H-2），7.16（1H，d，J＝2.5Hz，H-5），6.86（1H，d，J＝2.5Hz，H-7），5.13（1H，d，J＝7.7Hz，anomeric-H），3.90（3H，s，$ArOCH_3$），3.80～3.10（sugar-H），2.45（3H，s，$ArCH_3$）。^{13}C NMR（DMSO-d_6）δ ppm：aglycone 186.4（C-9），182.0（C-10），165.0（C-1），164.1（C-8），158.4（C-6），146.9（C-3），134.4（C-10a），134.0（C-4a），123.1（C-4），121.5（C-2），118.3（C-9a），111.1（C-8a），106.9（C-5），105.9（C-7），56.1（$ArOCH_3$），21.7（$ArCH_3$）；glucosyl 100.6（C-1′），77.4（C-3′），76.4（C-5′），73.1（C-2′），69.7（C-4′），60.7（C-6′）。

15. 大黄素甲醚-8-O-β-D-葡萄糖苷（physcion-8-O-β-D-glucopyranoside）　黄色颗粒状固体（丙酮-水），mp 229～232℃。Bornträger 反应红色，薄层酸水解检测出大黄素甲醚和葡萄糖。^{1}H NMR（DMSO-d_6）δ ppm：7.53（1H，br. s，H-4），7.35（1H，d，J＝2.5Hz，H-5），7.18（1H，br. s，H-2），7.14（1H，d，J＝2.5Hz，H-7），5.16（1H，d，J＝7.7Hz，anomeric-H），3.95（3H，s，$ArOCH_3$），3.80～3.10（sugar-H），2.41（3H，s，$ArCH_3$）。^{13}C NMR（DMSO-d_6）δ ppm：aglycone 186.4（C-9），182.0（C-10），164.7（C-1），161.4（C-8），160.7（C-6），147.2（C-3），136.4（C-10a），132.1（C-4a），124.2（C-4），119.4（C-2），114.5（C-9a），107.4（C-5），106.5（C-7，8a），56.2（$ArOCH_3$），21.4（$ArCH_3$）；glucosyl 100.6（C-1′），77.4（C-3′），76.4（C-5′），73.1（C-2′），69.7（C-4′），60.7（C-6′）。

16. 8-甲基-2（或 3）-羧基-1，4，6-三羟基-9，10-蒽醌｛8-methyl-2（or 3）-carboxyl-1，4，6-trihydroxyl-9，10-anthraquinone｝黄色柱状结晶（乙酸乙酯），mp ＞300℃。易溶于甲醇；点于滤纸上呈黄色，若氨熏或喷稀碱液均呈深红色；硅胶薄层板上与大黄酸共层析，Rf 值相近。高分辨 EI-MS m/z 给出［M^+］314.0427，分子式 $C_{16}H_{10}O_7$，296.0307（M-H_2O），270.0519（M-CO_2），252.0421（M-CO_2-H_2O），161.9907。^{1}H NMR（acetone-d_6）δppm：7.69（1H，s，H-2 or H-3），7.16（1H，d，J＝2.4Hz，H-5），6.64（1H，d，J＝2.4Hz，H-7），2.80（3H，s，α-CH_3）。

从藏边大黄 Rheum australe D. Don（R. emodi Wall）分离的化合物的结构式：

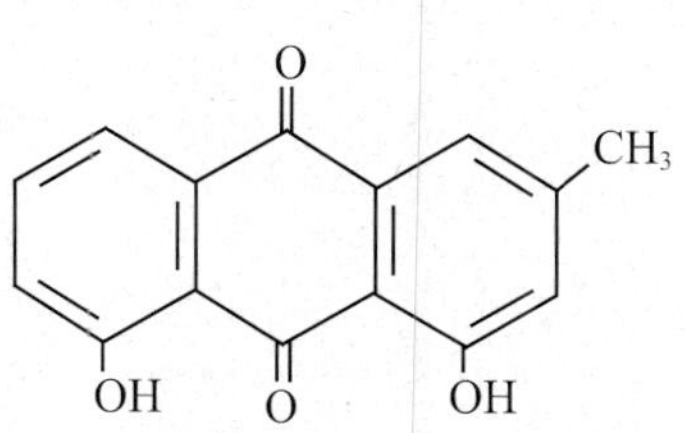

Chrysophanol

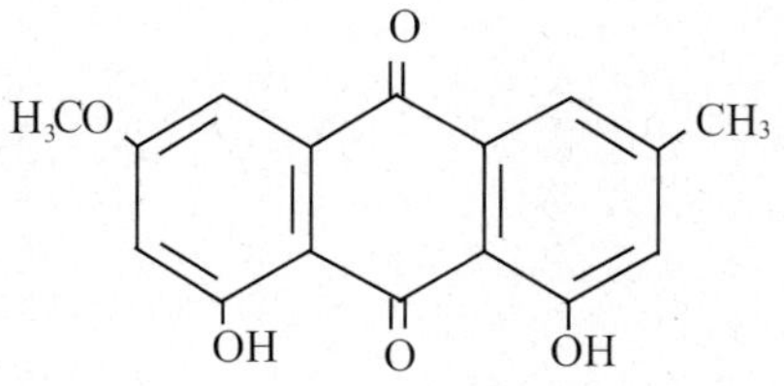

Physcion

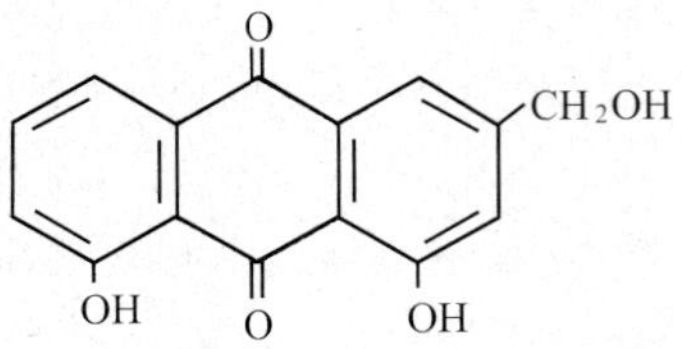

Aloe-emodin

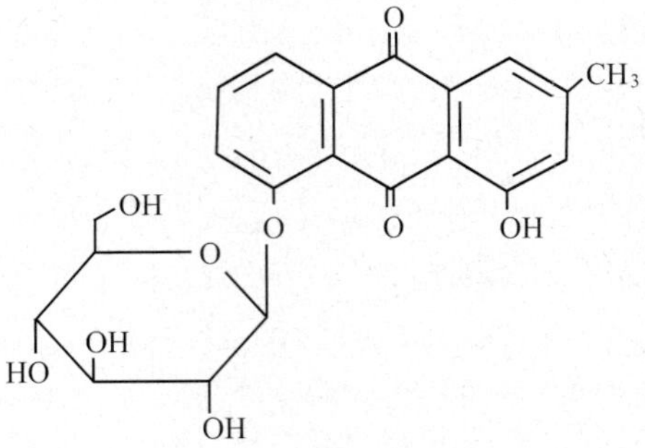

Chrysophanol - 8 - O - β -
D - glucopyranoside

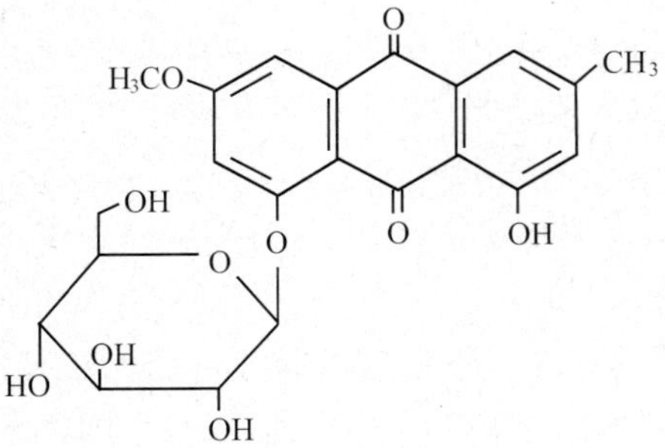

Physcion - 8 - O - β -
D - glucopyranoside

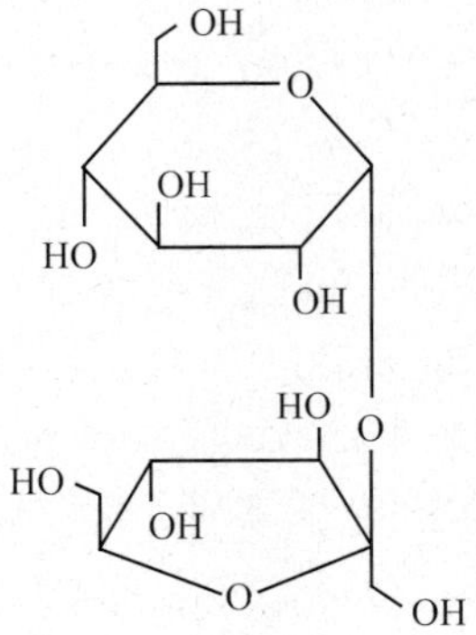

Sucrose

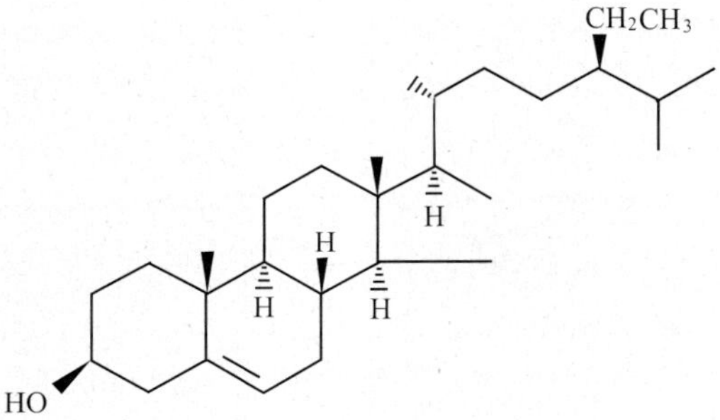

β - Sitosterol

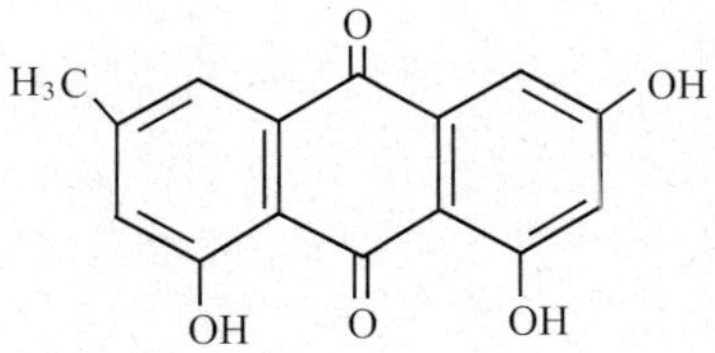

Emodin

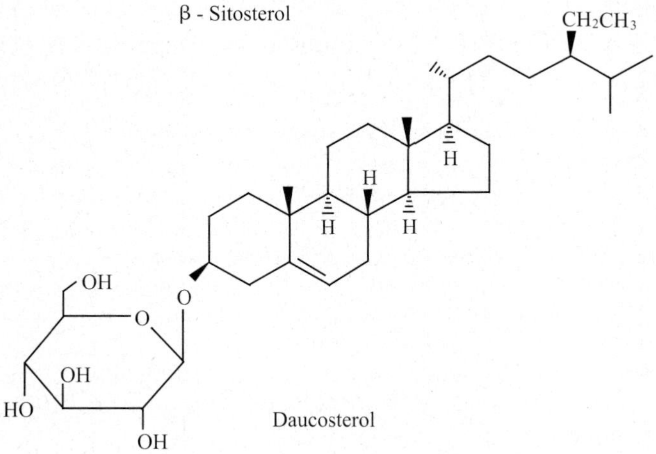

Daucosterol

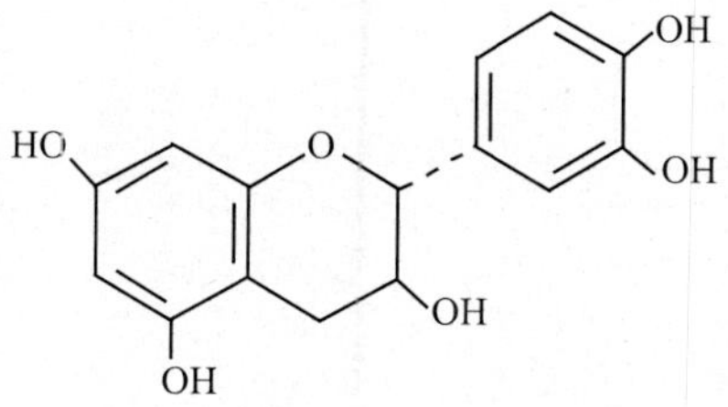

d - Catechin

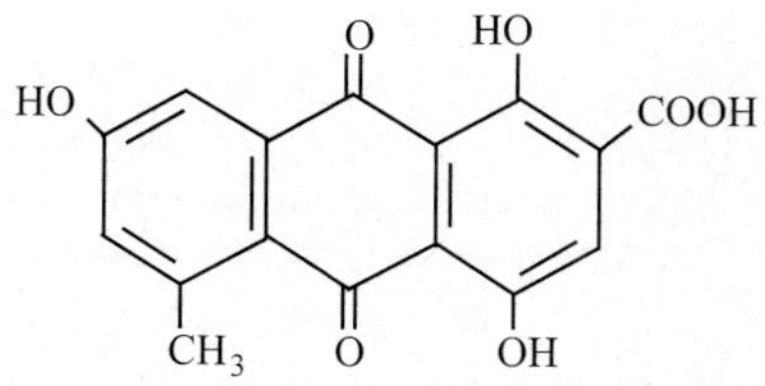

8 - methy1-2 (or 3)
carboxy1-1,4,6-trihydroxy1-9,10-anthraquinoe

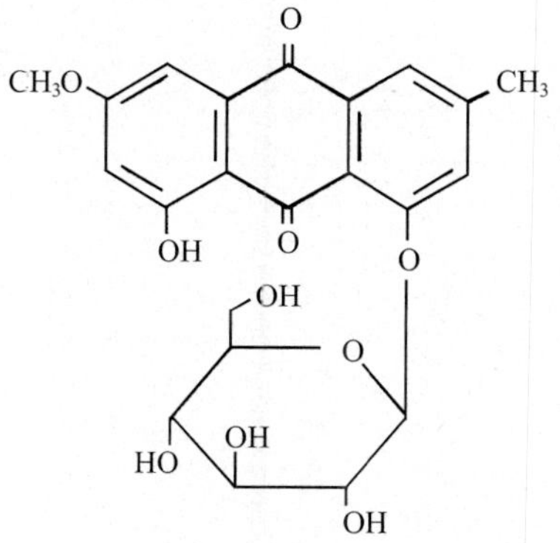

Physcion - 1 - O - β -
D - glucopyranoside

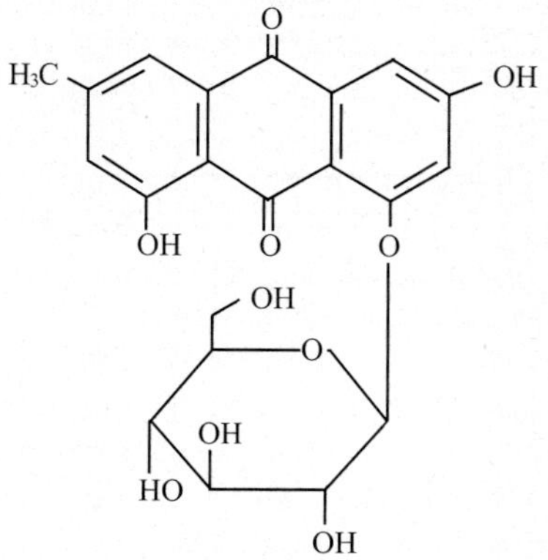

Emodin - 8 - O - β - D -
glucopyranoside

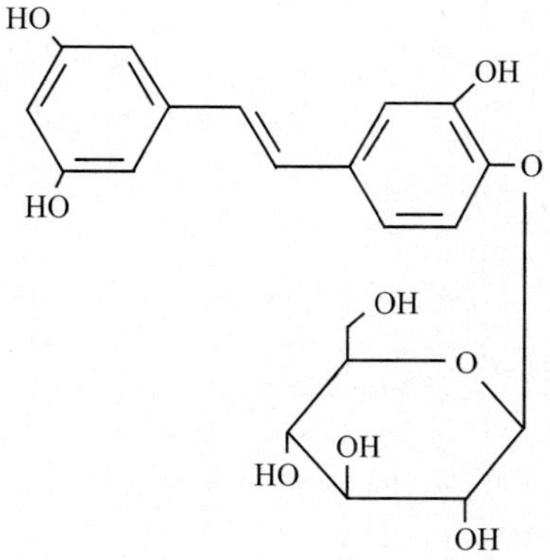

Piceatannol - 4′- O - β -
D - glucopyranoside

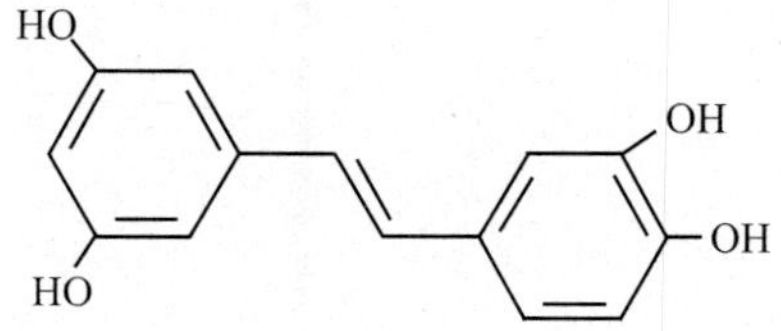

Piceatannol

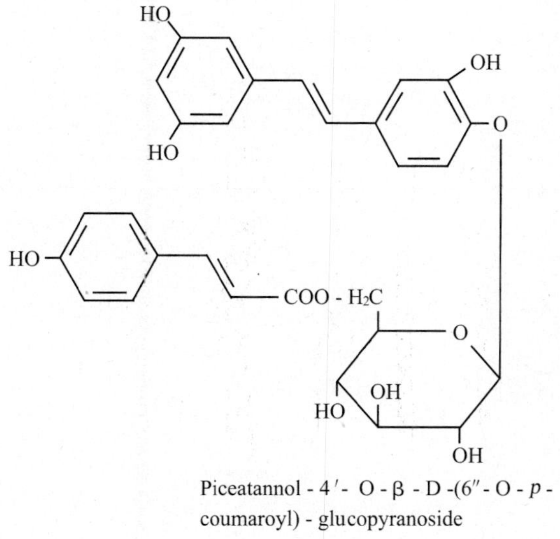

Piceatannol - 4′- O - β - D -(6″- O - *p* -
coumaroyl) - glucopyranoside

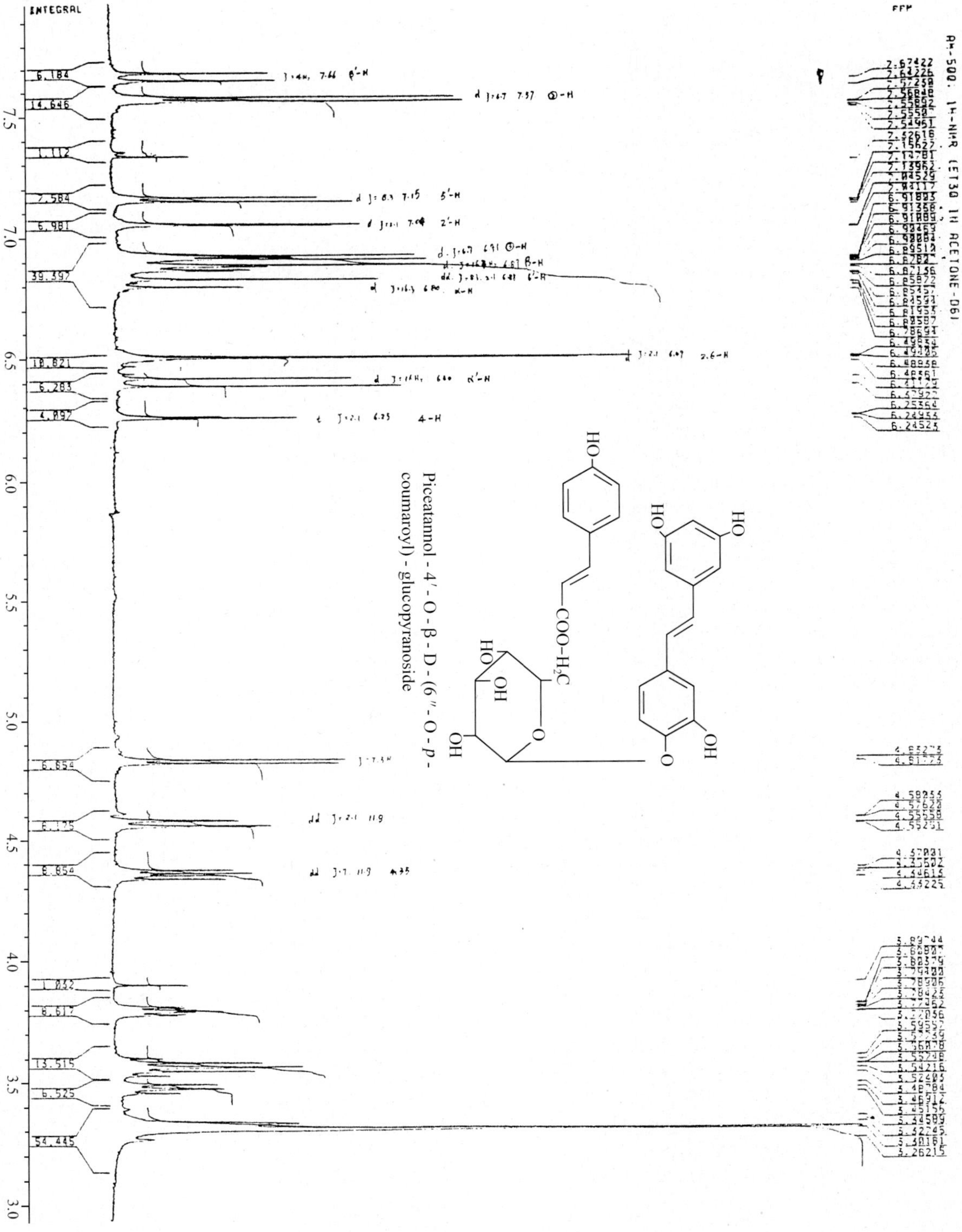

图 23-1 Et_{30}的^1H NMR 谱

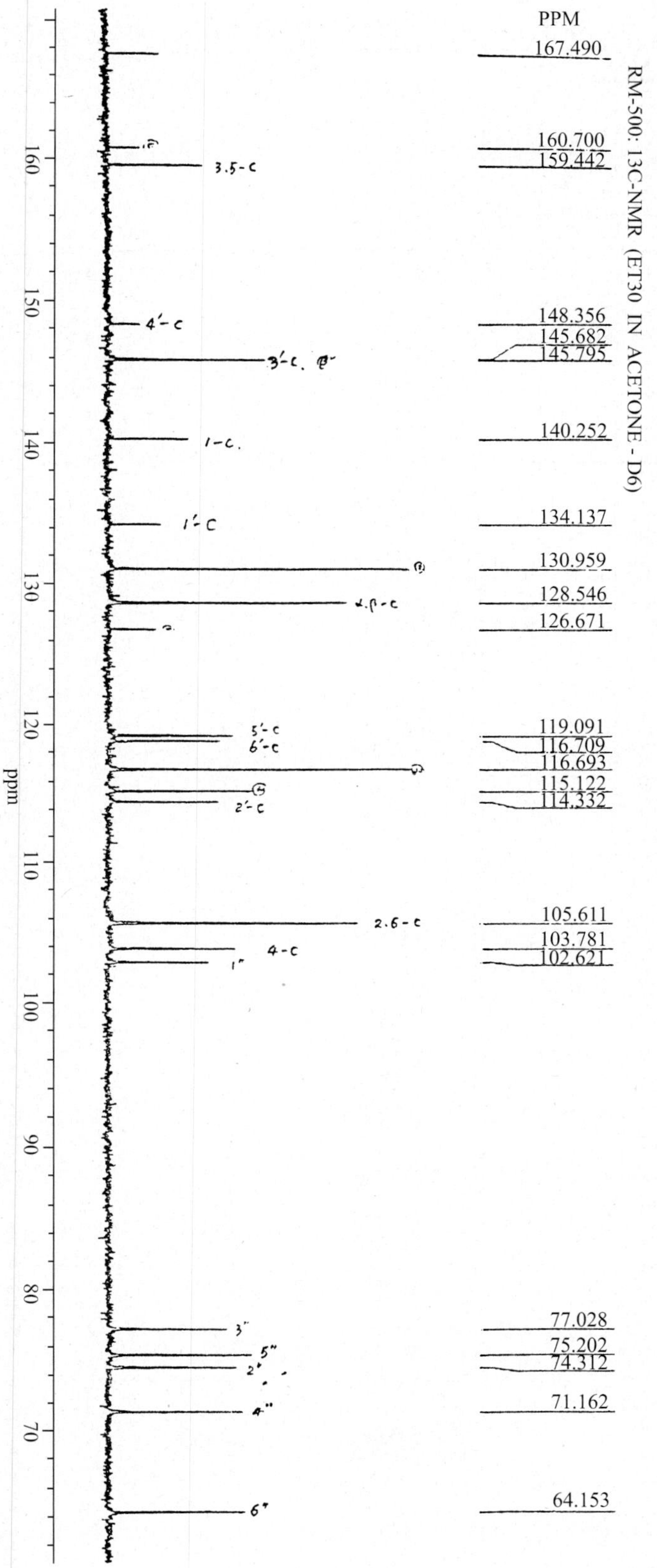

图 23-2　Et_{30} 的 ^{13}C NMR 谱

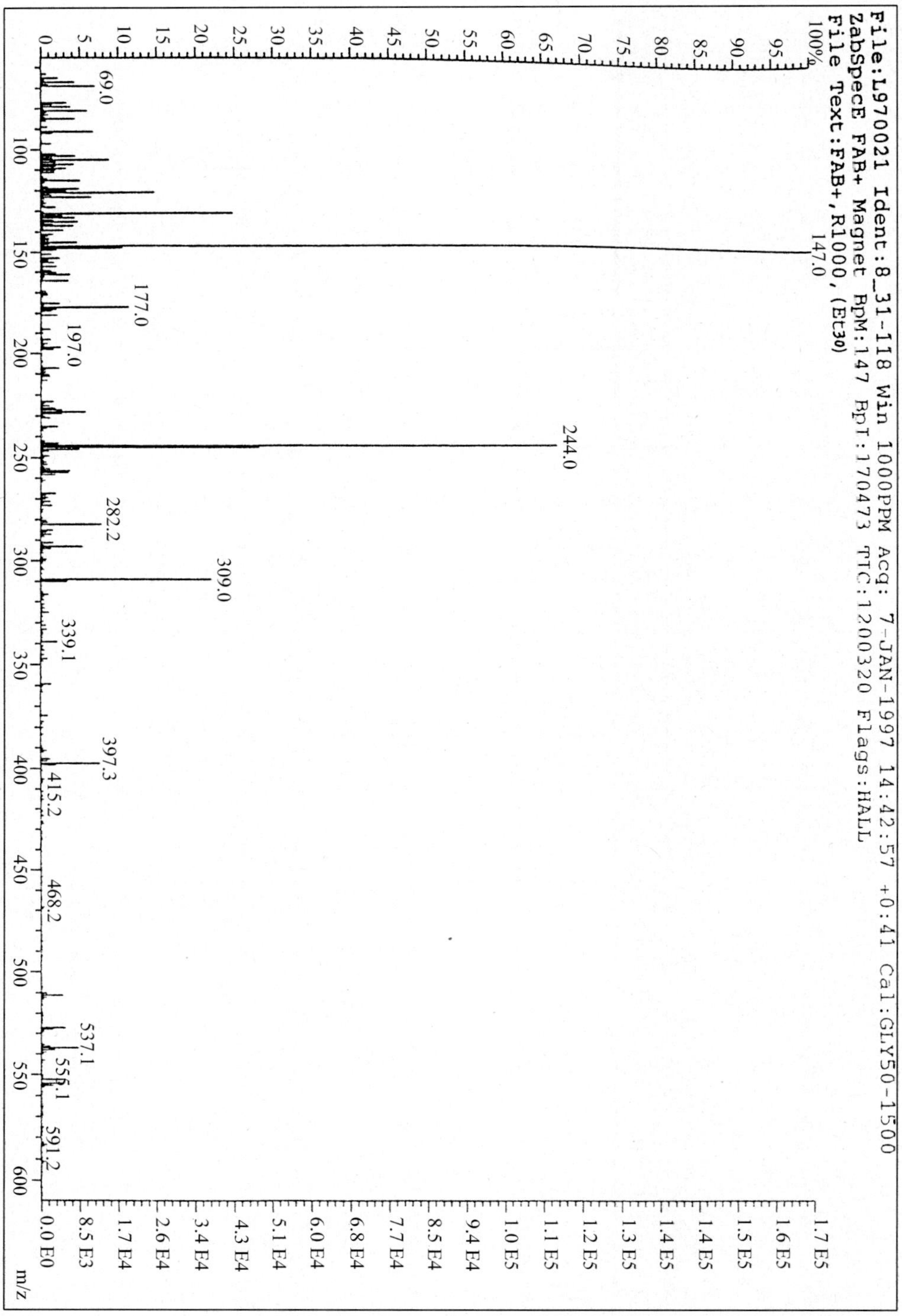

FAB-MS spectrum of Et_{30}

图 23-3　Et_{30}的 FAB-MS 谱

（李军林　李家实　梁　鸿）

第 24 章　河套大黄化学成分的研究

河套大黄为蓼科大黄属波叶组 Rheum hotaoense C. Y. Cheng et C. T. Kao 的干燥根与根茎，味苦、性寒。过去河套大黄曾作为健胃剂及缓泻剂，后因缓泻作用微弱及服后引起腹痛而不用。近年来，随着开发利用研究的开展，本品已用于有关制剂和药品的生产，如从中获取土大黄苷作为降血脂原料药。河套大黄除无明显致泻作用外，具有类似于大黄的止血、抗菌、消炎等作用，另具有降血脂作用，对治疗和预防动脉粥样硬化具有一定的作用。

经提取和柱层析分离，从河套大黄中分离得到 19 个化合物，经理化性质、薄层酸水解对照及谱学特征，鉴定了其中的 17 个化合物，它们分别为：R_1，大黄酚；R_2，大黄素甲醚；R_3，大黄素；R_4，芦荟大黄素；R，大黄酸；SI，β-谷甾醇；HC_2、B_4，胡萝卜苷；E_2，蔗糖；B_2，没食子酸；HC_1、B_1，土大黄苷元；C_3、D_1、E_1、F，土大黄苷；B_{50}，trans-3，5，4′-三羟基二苯乙烯-3′-O-β-D-葡萄糖苷；B_5，大黄酚-8-O-β-D-(6′-O-没食子酰)-葡萄糖苷；C_4，大黄酚 1 及 8-O-β-D-葡萄糖苷；C_5，大黄素甲醚-8-O-β-D-葡萄糖苷；C_6，芦荟大黄素-8-O-β-D-葡萄糖苷。其中 B_5 为一新化合物；除文献报道含有的 R_1、R_2、R_3、R_4、R、HC_1（B_1）、F（C_3，D_1，E_1）外，均为首次自河套大黄中分得。

一、化合物的结构鉴定

1. 化合物 R_1 为浅黄色片状结晶（乙醇），mp 196℃。硅胶薄层上，自然光下黄色，氨熏变红，喷乙酸镁乙醇液呈橙红色。与大黄酚样品对照，混合熔点不下降；共薄层层析 Rf 值一致；^{1}H NMR与^{13}C NMR数据与文献报道值基本一致，故 R_1 确定为大黄酚（chrysophanol）。

2. 化合物 R_2 为黄色针状或柱状结晶（乙酸乙酯），mp 207～209℃；硅胶薄层上，自然光下呈黄色，氨熏变红，喷乙酸镁乙醇液呈橙红色。与大黄素甲醚样品对照，混合熔点不下降；共薄层层析 Rf 值一致；^{13}C NMR 谱给出蒽醌类母核信号，^{1}H NMR 数据与文献报道值基本一致，故 R_2 确定为大黄素甲醚（physcion）。

3. 化合物 R_3 为黄色针晶（乙酸乙酯），mp 255～256℃。Bornträger 反应呈红色，^{13}C NMR 谱给出 15 个碳，示为蒽醌类。^{1}H NMR 谱给出 4 个芳质子和 3 个酚羟基，示为四取代蒽醌。与大黄素样品对照，混合熔点不下降，共薄层层析 Rf 值一致；^{13}C NMR 和^{1}H NMR 数据与文献报道值基本一致，故 R_3 确定为大黄素（emodin）。

4. 化合物 R_4 为橙黄色针状结晶（乙酸乙酯），mp 225～226℃。Bornträger 反应呈红色，^{13}C NMR谱给出 15 个碳，示为蒽醌类。^{1}H NMR 谱给出 5 个芳质子和 2 个酚羟基，示为三取代蒽醌，呈 1，2，3-三取代和 1，3，4，5-四取代芳环模式。与芦荟大黄素样品对照，混合熔点不下降，共薄层层析 Rf 值一致，故 R_4 确定为芦荟大黄素（aloe-emodin）。

5. 化合物 R 为淡黄色固体（乙酸乙酯），mp ＞300℃。硅胶薄层板上，自然光下呈黄色，氨熏呈红色；Bornträger 反应红色，示为蒽醌类。^{13}C NMR 谱给出 15 个碳，且有一个羧基碳。^{1}H NMR谱给出两组芳香质子，分别为 1，3，4，5-四取代和 1，2，3-三取代模式以及两个 α-OH。与大黄酸标准品共薄层层析，Rf 值一致，故 R 鉴定为大黄酸（rhein）。

6. 化合物 SI 为无色针状结晶（石油醚），mp 136～138℃。Liebermann-Burchard 反应阳性，^{1}H NMR 谱给出甾体的特征峰，示为甾体类化合物。^{13}C NMR 谱给出 29 个碳信号（6 个甲基、11 个亚甲基、次甲基和季碳共 12 个），其中有 2 个烯碳和 1 个接氧碳。EI-MS m/z：414 为 M^+ 峰，与 β-谷甾醇样品对照，混合熔点不下降；共薄层层析 Rf 值一致；^{1}H NMR 和^{13}C NMR 数据与文献报道值基本一致，故 SI 确定为 β-谷甾醇（β-sitosterol）。

7. 化合物 HC_2（B_4）为白色粉末（甲醇），mp 286～289℃。Liebermann-Burchard 反应阳性，Molish 反应阳性，示为甾体苷类化合物。

^{1}H NMR谱也给出甾体的特征峰，δ4.20（1H，d，J＝7.8Hz，anomeric-H）示糖为β构型；酸水解产生葡萄糖和β-谷甾醇。^{13}C NMR谱给出C_3（δ76.6）信号较β-谷甾醇C_3（δ71.8）信号向低场位移，而C_2（δ29.3）、C_4（δ40.1）信号较β-谷甾醇C_2（δ31.9）、C_4（δ42.2）信号向高场位移，示在3位成苷。与胡萝卜苷样品对照，混合熔点不下降，共薄层层析Rf值一致，故HC_2确定为β-谷甾醇-3-O-β-D-葡萄糖苷，即胡萝卜苷（daucosterol）。

8. 化合物E_2为白色方晶（甲醇），mp 168～170℃。Molish反应阳性，示分子中糖的存在；^{13}C NMR谱示为双糖。^{1}H NMR谱给出端基质子信号δ5.38（1H，d，J＝3.85Hz）示糖连接为α构型。Fehling反应阴性，示为非还原糖。根据^{13}C NMR数据推断S为葡萄糖和果糖相连而成的蔗糖（sucrose），即D-glucosyl-1α-2 β-D-fructose。纸层析同标准品蔗糖对照，Rf值相同，进一步确证推断结论。

9. 化合物B_2为淡黄棕色棒状结晶（丙酮-乙酸乙酯），mp 236～238℃。$FeCl_3$反应呈深蓝色，示为酚类化合物。^{13}C NMR谱给出5种碳信号且无sp^3杂化碳，示分子结构为对称的共轭多烯。^{1}H NMR谱给出两组质子信号，质子数之比为3∶2，从峰形和峰位断定为酚羟基与芳质子。与没食子酸样品对照，混合熔点不下降，硅胶薄层板上共层析，乙酸乙酯-甲醇-水（7.7∶1.3∶1）展层，碘蒸汽显色，Rf值一致。故B_2确定为没食子酸（gallic acid）。

10. 化合物HC_1（B_1）为白色块状结晶（乙酸乙酯-丙酮），mp 180～182℃。硅胶薄层板上紫外光照射呈蓝紫色荧光，喷$FeCl_3$试剂呈蓝色斑点，示为含酚羟基的不饱和体系。^{1}H NMR谱给出$ArOCH_3$（δ3.81）、一对trans烯质子δ6.95，6.85（each 1H，d，J＝16.5Hz）和两个各有3个芳质子的芳环信息，一个环呈ABX型质子信号δ7.07（1H，d，J＝2Hz）；δ6.95（1H，dd，J＝2，8Hz）；δ6.88（1H，d，J＝8Hz），另一环呈AX_2型质子信号δ6.53（2H，d，J＝2.1Hz）；δ6.25（1H，t，J＝2.1Hz）。^{1}H NMR数据与文献报道值基本一致，故推断HC_1（B_1）为trans-3，5，3′-trihydroxyl-4′-methoxyl-stilbene（rhapontigenin）。^{13}C NMR数据若3′-OH、4′-OCH_3取代，Δδ[C5′-C3′]理论值为0.9ppm；若3′-OCH_3、4′-OH取代，Δδ［C5′-C3′］理论值为3.5ppm；实测值Δδ［C5′-C3′］为（113.3-112.4）与3′-OH、4′-OCH_3取代吻合，支持上述推断结论。

11. 化合物F（C_3，D_1，E_1）为无色棱晶（稀甲醇），mp 228～230℃。Molish反应阳性，示为苷类；紫外灯下呈蓝紫色荧光，示为不饱和体系。^{13}C NMR谱给出14个不饱和碳信号、6碳糖信号和1个甲氧基碳信号。^{1}H NMR谱给出$ArOCH_3$（δ3.82）、一对trans烯质子δ7.02，6.89（each 1H，d，J＝16.5Hz）和ABX型质子信号δ7.07（1H，d，J＝2Hz）；δ6.96（1H，dd，J＝2，8.3Hz）；δ6.90（1H，d，J＝7.9Hz）、δ6.77（1H，br.s）；δ6.66（1H，br.s）；δ6.48（1H，t，J＝1.8Hz），芳质子信号示两个芳环为1，3，4-三取代和1，3，5-三取代。糖取代基由^{1}H NMR δ4.90（1H，d，J＝7.7Hz，anomeric-H）和^{13}C NMR δ101.9，77.7，77.7，74.4，71.1，62.5推断为β-D-葡萄糖。与HC_1比较，F的1，3，5-三取代芳环不对称，推知糖成苷位置在1，3，5-三取代芳环上，故F确定为trans-3′，5-dihydroxyl-4′-methoxystilbene-3-O-β-D-glucopyranoside，即rhaponticin（rhapontigenin-3-O-β-D-glucopyranoside），^{1}H NMR、^{13}C NMR数据与文献报道值基本一致，进一步确证。

12. 化合物B_{50}为白色针状结晶（稀丙酮），mp 222～224℃。Molish反应阳性，示为苷类；紫外灯下呈蓝紫色荧光，示为不饱和体系。^{13}C NMR谱给出14个不饱和碳信号和6碳糖信号。^{1}H NMR谱给出一对trans烯质子信号δ6.96，6.87（each 1H，d，J＝16.3Hz）以及A_2X型质子信号δ6.50（2H，d，J＝2.1Hz）；δ6.22（1H，t，J＝2.1Hz）、ABX型质子信号δ7.46（1H，d，J＝2Hz）；δ7.10（1H，dd，J＝2，8.3Hz）；δ6.82（1H，d，J＝8.2Hz）。芳质子信号示两个芳环为1，3，5-三取代和1，3，4-三取代。糖取代基由^{1}H NMR δ4.82（1H，d，J＝7.5Hz，anomeric-H）和^{13}C NMR δ102.6，78.0，77.2，74.4，71.1，62.3推断为β-D-葡萄糖。与E_0的^{1}H NMR谱对比，推断成苷位置在3′位。^{1}H NMR、^{13}C NMR数据与文献报道值基本一致，故B_{50}确定为trans-3，5，4′-trihydroxystilbene-3′-O-β-D-glucopyranoside。

13. 化合物B_5为橘黄色针状晶（丙酮），mp 213～216℃。Bornträger反应阳性；硅胶薄层板上喷乙酸镁乙醇液呈淡红色，示为蒽醌类。^{13}C NMR谱给出蒽醌母核、6碳糖和没食子酰基信号。薄层酸水解检出大黄酚。^{1}H NMR谱与大黄酚氢谱相比，H-7较H-4处于低场；^{13}C NMR谱与大黄酚碳谱相比，C-8较C-1处于高场，示8位成苷。由^{1}H NMR δ5.23（1H，d，J＝7.7Hz）和^{13}C NMR δ100.2，76.2，74.0，73.1，69.6，63.4确定糖为β-D-葡萄糖；由^{1}H NMR谱糖6位氢低场位移δ4.47（1H，dd，J＝1.6/12Hz）、4.24（1H，dd，J＝6.6/12Hz），示没食子酰基（δ165.6，145.3，138.3，120.6，108.7）接在葡萄糖6位上。故B_5推断为大黄酚-8-O-β-D-(6′-O-没食子酰)-葡萄糖苷［chrysophanol-8-O-β-D-(6′-O-galloyl)-glucopyranoside］。

14. 化合物C_4为橘黄色小针晶（丙酮-水），mp 228～230℃。Bornträger反应阳性；硅胶薄层上以乙酸乙酯-甲醇-水（7.7∶1.3∶1）展层，可见一黄色长椭圆形斑点，喷以乙酸镁乙醇液呈淡红色，示为蒽醌类化合物；^{1}H NMR和^{13}C NMR谱示C_4为两种化合物的混合物。薄层酸水解检出大黄酚和葡萄糖。^{1}H NMR δ 5.15（2H，br.d，J＝7.7Hz，anomeric-H）示糖为β构型；^{13}C NMR谱信号几乎均成对出现，示二者结构极相近，采用硅胶、聚酰胺等载体分离未能将二者分开。查阅文献，发现H. Okabe，et al于1973年曾从大黄中得到大黄酚1-和8-O-β-D-葡萄糖苷混合物，试图分离未成功。故C_4确定为大黄酚1-和8-O-β-D-葡萄糖苷（chrysophanol-1-O-β-D-glucopyranoside and chrysophanol-8-O-β-D-glucopyranoside）。

15. 化合物C_5为黄色颗粒状固体（丙酮-水），mp 244～247℃。Bornträger反应阳性；硅胶薄层板上自然光下黄色，喷以乙酸镁乙醇液呈淡红色，示为蒽醌类化合物。^{13}C NMR谱给出蒽醌苷的信号。薄层酸水解检出大黄素甲醚和葡萄糖。比较C_5和大黄素甲醚的^{1}H NMR谱，H-7明显移向低场，推测葡萄糖接在8位。糖端基质子δ 5.16（1H，d，J＝7.6Hz）示糖为β构型。^{13}C NMR数据与文献报道值基本一致，故C_5确定为大黄素甲醚-8-O-β-D-葡萄糖苷（physcion-8-O-β-D-glucopyranoside）。

16. 化合物C_6为黄色小针晶（丙酮-水），mp 240～242℃。Bornträger反应阳性；硅胶薄层板上自然光下黄色，喷以乙酸镁乙醇液呈淡红色，示为蒽醌类化合物。^{13}C NMR谱给出蒽醌苷的信号。薄层酸水解检出芦荟大黄素和葡萄糖。^{1}H NMR谱中，δ 5.15（1H，d，J＝7.7Hz，anomeric-H）示糖为β构型；与芦荟大黄素的氢谱对比，C_6的H-5、H-6、H-7均移向低场，且H-5较H-6更处于低场，故推断葡萄糖接在8位上，C_6确定为芦荟大黄素-8-O-β-D-葡萄糖苷（aloe-emodin-8-O-β-D-glucopyranoside）。

二、实验部分

熔点用德国产Boetius PHMK05型显微熔点测定仪测定（温度计未校正）；^{1}H NMR和^{13}C NMR谱用VARIAN GEMINI 300型及BRUKER AM-500型核磁共振仪测定，TMS为内标；FAB-MS及EI-MS用VG zabspec型质谱仪测定。

柱层析和薄层层析用硅胶、高效硅胶薄层板为山东青岛海洋化工厂产品；柱层析用聚酰胺为江苏无锡生化制品厂产品，聚酰胺薄膜为上海市试剂四厂产品。

石油醚（60～90℃）、氯仿、乙酸乙酯、丙酮、乙醇、甲醇均为分析纯；氢氧化钠、乙酸镁、乙酸、盐酸、苯胺、邻苯二甲酸、氨水、碘均为分析纯。

薄层酸水解：样品溶于甲醇，点在高效硅胶薄层板上。按文献法60℃水解40min，继以①乙酸乙酯-石油醚（1∶4～5）展开，大黄酚、大黄素甲醚、大黄素、芦荟大黄素对照，氨熏显色；②乙酸乙酯-甲醇-乙酸-水（12∶3∶3∶2）展开，葡萄糖标准品对照，苯胺-邻苯二甲酸显色。

河套大黄（Rheum hotaoense C. Y. Cheng et C. T. Kao）购自甘肃省兰州市，由甘肃中医学院李成义副教授鉴定。标本保存于北京中医药大学中药学院鉴定教研室。

生药的提取与分部

河套大黄2kg，加6 000ml甲醇浸提，提取四次。合并甲醇提取液，回收甲醇，得到淡黄色固体103g。母液浓缩至适量，加1kg粗粒硅胶（60～100目）拌和，干燥，称重，浸提物766g（不计前析出物）。

将拌样粗粒硅胶装入层析柱中，分别以氯仿、乙酸乙酯、乙酸乙酯-甲醇（4∶1→2∶1→1∶1）、甲醇洗脱，回收溶剂后可得到A12g，B 246g，C 163g，D 73g，E 46g，F 22g。

化合物的分离

A 部分（12g）以氯仿溶，15g 粗粒硅胶（60～100 目）拌样，进行硅胶（100～150 目，100g）柱层析，依次以石油醚、石油醚-乙酸乙酯（8∶1→6∶1→3∶1→1∶1→1∶2）洗脱，依次得到 R_1、R_2、SI、R_3、R_4、HC_1、HC_2。

B 部分（50g）以甲醇溶解，50g 粗粒硅胶（60～100 目）拌样，进行硅胶（100～150 目，500g）柱层析，依次以石油醚-乙酸乙酯（3∶1→1∶1→1∶2→1∶3）、乙酸乙酯洗脱，依次得到 R_1～R_4、R、B_1、B_2、B_3、B_4、B_5、B_{50}。

C 部分（60g）以甲醇溶解，80g 粗粒硅胶（60～100 目）拌样，进行硅胶（100～150 目，400g）柱层析，乙酸乙酯洗脱，依次得到 C_2、C_3、C_4＋C_5、C_6。取 C_4＋C_5 0.5g，进行聚酰胺柱层析，丙酮∶水（1∶1）洗脱得 C_4、C_5。

D 部分（24g）以甲醇溶解，35g 粗粒硅胶（60～100 目）拌样，进行硅胶（100～150 目，260g）柱层析，乙酸乙酯-甲醇（3∶1）洗脱，得到 D_1。

E 部分（46g），以甲醇溶解，66g 粗粒硅胶（60～100 目）拌样，进行硅胶（100～150 目，500g）柱层析，乙酸乙酯-甲醇（2∶1）洗脱，依次得到 E_1、E_2。

F 部分（22g），水溶解，滴加在聚酰胺（100 目，100g）柱上端，水洗脱得 E_2（S），30%乙醇洗脱得 F。

三、提取分离流程

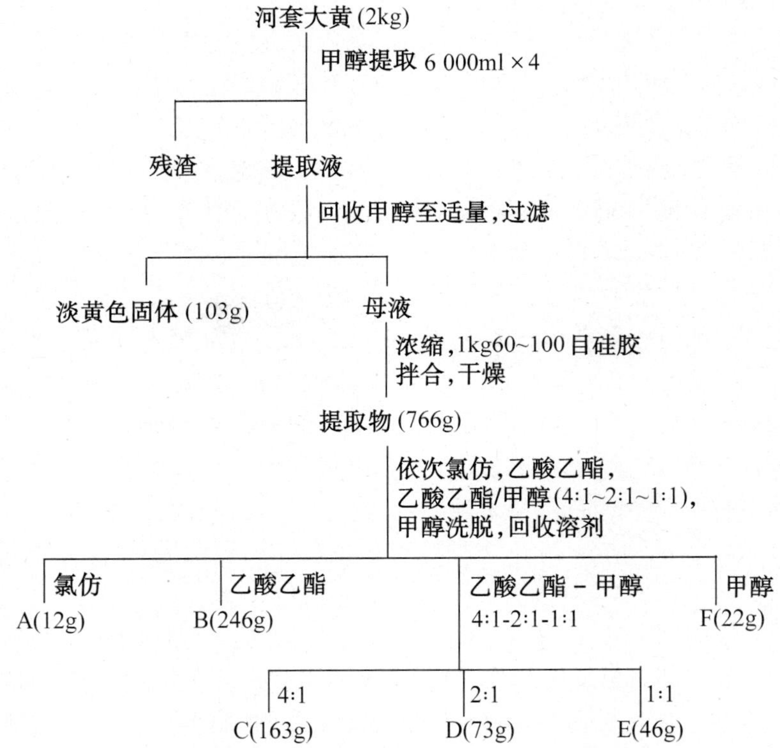

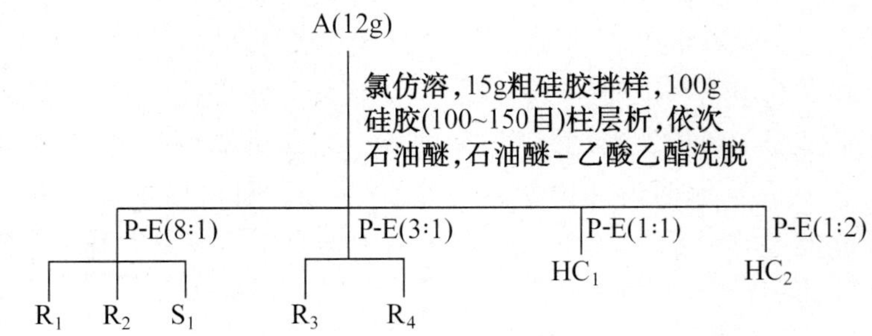

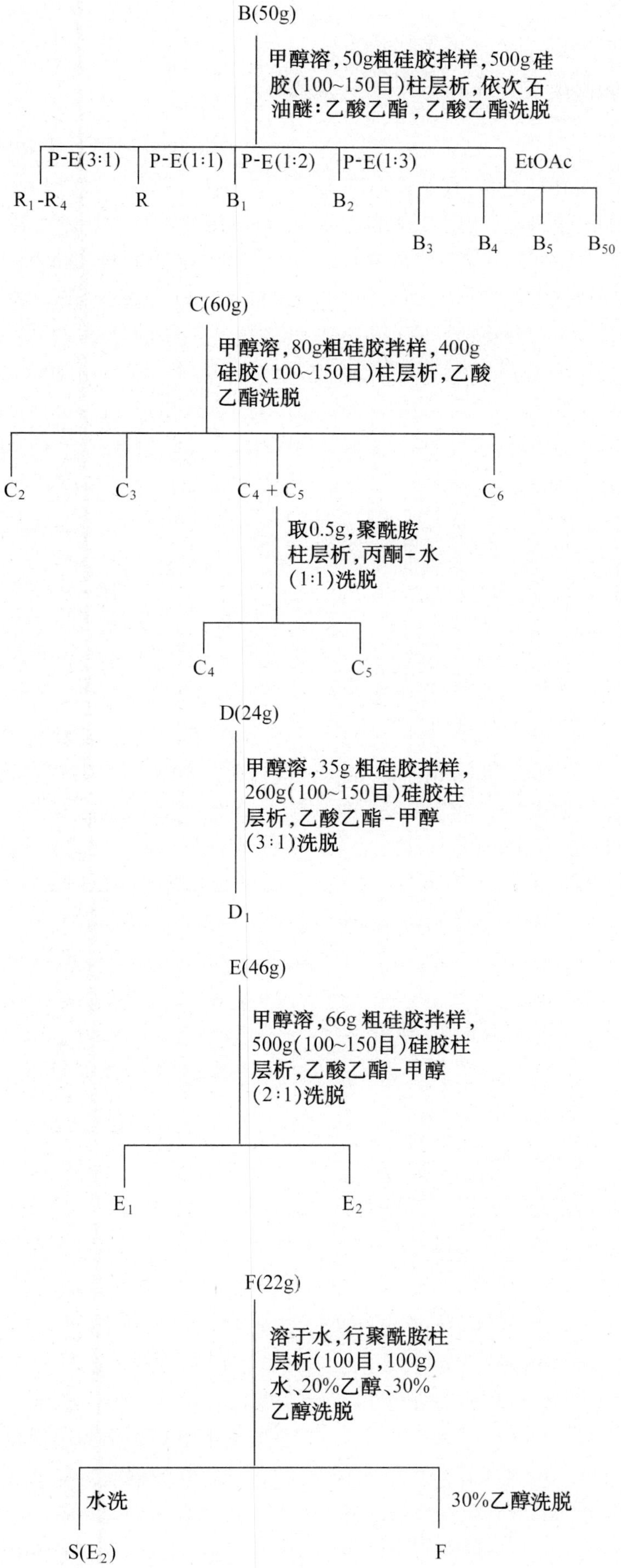
B(50g)
甲醇溶，50g粗硅胶拌样，500g硅胶(100~150目)柱层析，依次石油醚：乙酸乙酯，乙酸乙酯洗脱
P-E(3:1)
P-E(1:1)
P-E(1:2)
P-E(1:3)
EtOAc
R1-R4
R
B1
B2
B3
B4
B5
B50
C(60g)
甲醇溶，80g粗硅胶拌样，400g硅胶(100~150目)柱层析，乙酸乙酯洗脱
C2
C3
C4 + C5
C6
取0.5g，聚酰胺柱层析，丙酮-水(1:1)洗脱
C4
C5
D(24g)
甲醇溶，35g粗硅胶拌样，260g(100~150目)硅胶柱层析，乙酸乙酯-甲醇(3:1)洗脱
D1
E(46g)
甲醇溶，66g粗硅胶拌样，500g(100~150目)硅胶柱层析，乙酸乙酯-甲醇(2:1)洗脱
E1
E2
F(22g)
溶于水，行聚酰胺柱层析(100目，100g)水、20%乙醇、30%乙醇洗脱
水洗
30%乙醇洗脱
S(E2)
F

四、化合物的鉴定

1. 大黄酚（chrysophanol） 浅黄色片状结晶（乙醇），mp 196℃。硅胶薄层上，自然光下黄色，氨熏变红，喷乙酸镁乙醇液呈橙红色。^{1}H NMR（$CDCl_3$）δ ppm：12.06（1H，s，OH），11.95（1H，s，OH），7.77（1H，d，J＝7.45Hz，H-5），7.64（1H，t，J＝8.0Hz，H-6），7.59（1H，br.s，H-4），7.25（1H，d，J＝8.9Hz，H-7），7.04（1H，br.s，H-2），2.44（3H，s，$ArCH_3$）；^{13}C NMR（$CDCl_3$）δ ppm：192.45（C-9），181.82（C-10），162.68（C-8），162.39（C-1），149.30（C-3），136.88（C-6），133.60（C-10a），133.23（C-4a），124.49（C-2），124.29（C-7），121.29（C-4），119.86（C-5），115.83（C-8a），113.69（C-9a），22.21（$ArCH_3$）；经与大黄酚样品对照，混合熔点不下降，共薄层层析 Rf 值一致，^{1}H NMR和^{13}C NMR数据与文献值基本一致。

2. 大黄素甲醚（physcion） 黄色针状或柱状结晶（乙酸乙酯），mp 207～209℃。硅胶薄层上，自然光下呈黄色，氨熏变红，喷乙酸镁乙醇液呈橙红色。^{1}H NMR（$CDCl_3$）δ ppm：12.32（1H，s，OH），12.12（1H，s，OH），7.62（1H，d，J=1.2Hz，H-4），7.36（1H，d，J=2.4Hz，H-5），7.07（1H，d，J＝0.8Hz，H-2），6.68（1H，d，J＝2.4Hz，H-7），3.94（3H，s，-OCH_3），2.45（3H，s，$ArCH_3$）；^{13}C NMR（$CDCl_3$）δ ppm：190.78（C-9），182.01（C-10），166.53（C-1），165.17（C-8），162.48（C-6），148.43（C-3），135.30（C-10a），133.60（C-4a），124.50（C-2），121.28（C-4），114.0（C-9a），108.21（C-5，8a），106.75（C-7），56.07（－OCH_3），22.16（$ArCH_3$）；经与大黄素甲醚样品对照，混合熔点不下降，共薄层层析 Rf 值一致，^{1}H NMR 数据与文献值基本一致。

3. 大黄素（emodin） 黄色针晶（乙酸乙酯），mp 255～256℃。Bornträger 反应红色。^{1}H NMR（DMSO-d_6）δ ppm；12.09（α-OH），12.01（α-OH），11.40（β-OH），7.47（1H，br.s，H-4），7.15（1H，br.s，H-5），7.10（1H，br.s，H-2），6.59（1H，br.s，H-7），2.39（3H，br.s，$ArCH_3$）；^{13}C NMR（DMSO-d_6）δ ppm：189.8（C-9），181.4（C-10），165.3（C-3），164.2（C-1），161.2（C-8），148.3（C-6），135.1（C-4a），132.8（C-10a），124.1（C-7），120.5（C-5），113.4（C-8a），109.0（C-9a），108.6（C-4），107.8（C-2），21.5（$ArCH_3$）；经与大黄素样品对照，混合熔点不下降，共薄层层析 Rf 值一致，^{1}H NMR 和^{13}C NMR数据与文献值基本一致。

4. 芦荟大黄素（aloe-emodin） 橙黄色针状结晶（乙酸乙酯），mp 225～226℃。Bornträger 反应红色。^{1}H NMR（DMSO-d_6）δ ppm：11.96（α-OH），11.89（α-OH），7.78（1H，t，J＝7.65/8Hz，H-6），7.69（1H，d，J＝7.4Hz，H-5），7.66（1H，br.s，H-4），7.36（1H，d，J＝8.4Hz，H-7），7.27（1H，br.s，H-2），4.60（2H，br.s，$ArCH_2O$）；^{13}C NMR（DMSO-d_6）δ ppm：191.7（C-9），181.5（C-10），161.4（C-8），161.1（C-1），153.7（C-3），137.4（C-6），133.3（C-10a），133.1（C-4a），124.3（C-5），120.6（C-4），119.4（C-2），117.1（C-7），115.9（C-8a），114.4（C-9a），62.0（—CH_2O—）；经与芦荟大黄素样品对照，混合熔点不下降，共薄层层析 Rf 值一致。

5. β-谷甾醇（β-sitosterol） 无色针状结晶（石油醚），mp 136～138℃。Liebermann-Burchard 反应阳性。EI-MS m/z：414 $[M]^+$，396 $[M-H_2O]^+$，381 $[M-CH_3-H_2O]^+$，329，303，273，255，213，107。^{1}H NMR（$CDCl_3$）δ ppm：5.33（1H，br.s，olefinic-H），3.50（1H，m，3-H），0.5～2.5（aliphatic-H）；^{13}C NMR（$CDCl_3$）δ ppm：140.7（C-5），121.7（C-6），71.8（C-3），56.7（C-14），56.0（C-17），50.1（C-9），45.8（C-24），42.3（C-13），42.2（C-4），39.7（C-12），37.3（C-1），36.5（C-10），36.1（C-22），33.9（C-20），31.9（C-2），31.6（C-7，8），29.1（C-25），28.3（C-16），26.0（C-23），24.3（C-28），23.0（C-15），21.1（C-11），19.8（C-27），19.4（C-19），19.0（C-26），18.8（C-21），12.0（C-18），11.9（C-29）；经与β-谷甾醇样品对照，混合熔点不下降，共薄层层析 Rf 值一致，^{1}H NMR 和^{13}C NMR 数据与文献报道值基本一致。

6. 大黄酸（rhein） 淡黄色固体（乙酸乙酯），mp ＞300℃。Bornträger 反应阳性；硅胶薄层板上自然光下呈黄色，氨熏呈红色。

^{1}H NMR（DMSO-d_6）δ ppm：11.92（1H，α-OH），11.91（1H，α-OH），8.14（1H，d，J=1.5Hz，H-4），7.81（1H，t，J=8.2/7.7Hz，H-6），7.78（1H，d，J=1.5Hz，H-2），7.75（1H，d，J=7.5Hz，H-5），7.42（1H，d，J=8.3Hz，H-7）；^{13}C NMR（DMSO-d_6）δ ppm：192.0（C-9），181.1（C-10），165.3（—COOH），161.2（C-8），160.8（C-1），137.8（C-3），137.6（C-6），133.9（C-4a），133.3（C-10a），124.5（C-2），124.0（C-7），119.5（C-4），118.8（C-5），116.3（C-8a），114.4（C-9a）。与大黄酸样品共薄层层析，Rf值基本一致。

7. 胡萝卜苷（daucosterol）　白色粉末（甲醇），mp 286～289℃。Liebermann-Burchard反应阳性，Molish反应阳性。^{1}H NMR（DMSO-d_6）δ ppm：5.32（1H，br.s，olefinic-H），4.20（1H，d，J=7.8Hz，anomeric-H），3.45（1H，m，H-3），3.7～2.8（sugar-H），2.4～0.6（aliphatic-H）；^{13}C NMR（DMSO-d_6）δ ppm：140.4（C-5），121.2（C-6），76.6（C-3），56.2（C-14），55.4（C-17），49.6（C-9），45.1（C-24），41.9（C-13），40.1（C-4），39.0（C-12），38.3（C-1），36.8（C-10），36.2（C-22），35.5（C-20），33.3（C-8），31.4（C-7），29.3（C-2），28.7（C-25），27.8（C-16），25.4（C-23），23.9（C-28），22.6（C-15），20.6（C-11），19.7（C-27），19.1（C-19），18.9（C-26），18.6（C-21），11.8（C-18），11.7（C-29）；与胡萝卜苷标准品对照，混合熔点不下降，共薄层层析Rf值一致。

8. 蔗糖（sucrose）　白色方晶（甲醇），mp 168～170℃。Molish反应阳性，Fehling反应阴性。^{1}H NMR（D_2O）δ ppm：5.38（1H，d，J=3.85Hz，anomeric-H），4.2～3.4（13H，sugar-H）；^{13}C NMR（D_2O）δ ppm：106.5（C-2′），95.0（C-1），84.2（C-3′），79.2（C-4′），76.8（C-5′），75.4（C-3），75.2（C-5），73.9（C-2），72.0（C-4），65.2（C-6′），64.1（C-1′），62.9（C-6）。纸层析同标准品蔗糖对照，Rf值相同。

9. 没食子酸（gallic acid）　淡黄棕色棒状结晶（丙酮-乙酸乙酯），mp 236～238℃。$FeCl_3$反应阳性。^{1}H NMR（acetone-d_6）δ ppm：8.21（3H，br.s，ArOH），7.15（2H，s，H-2，H-6）；^{13}C NMR（acetone-d_6）δ ppm：168.1（-COO-），145.9（C-3），138.7（C-4），121.9（C-1），110.2（C-2，C-6）。经与没食子酸样品对照，混合熔点不下降，共薄层层析Rf值一致。

10. trans-3，5，3′-三羟基-4′-甲氧基二苯乙烯（rhapontigenin）　白色块状结晶（丙酮-乙酸乙酯），mp 180～182℃。硅胶薄层板上紫外光照射呈蓝紫色荧光，喷$FeCl_3$试剂呈蓝色斑点。^{1}H NMR（acetone-d_6）δ ppm：8.74（2H，s，ArOH），8.03（1H，s，ArOH），7.07（1H，d，J=2Hz，H-2′），6.96（1H，d，J=16.5Hz，β-H），6.95（1H，dd，J=2/8Hz，H-6′），6.88（1H，d，J=8Hz，H-5′），6.85（1H，d，J=16.5Hz，α-H），6.53（2H，d，J=2.1Hz，H-2，6），6.25（1H，t，J=2.1Hz，H-4），3.81（3H，s，—OCH_3）；^{13}C NMR（acetone-d_6）δ ppm：159.5（C-3，5），148.3（C-4′），147.5（C-3′），140.7（C-1），131.7（C-1′），129.1（C-β），127.6（C-α），119.7（C-6′），113.3（C-5′），112.4（C-2′），105.8（C-2,6），102.7（C-4），56.2（—OCH_3）。^{1}H NMR数据与文献报道值基本一致。

11. trans-5，3′-二羟基二苯乙烯-4′-甲氧基-3-O-β-D-葡萄糖苷（rhaponticin）　无色棱晶（稀甲醇），mp 228～230℃。Molish反应阳性，紫外灯光下呈蓝紫色荧光。^{1}H NMR（acetone-d_6）δ ppm：7.07（1H，d，J=2Hz，H-2′），7.02（1H，d，J=16.5Hz，β-H），6.96（1H，dd，J=2/8.3Hz，H-6′），6.90（1H，d，J=7.9Hz，H-5′），6.89（1H，d，J=16.5Hz，α-H），6.77（1H，br.s，H-2），6.66（1H，br.s，H-6），6.48（1H，t，J=1.8Hz，H-4），4.90（1H，d，J=7.7Hz，anomeric-H），3.82（3H，s，—OCH_3），4.0～3.3（sugar-H）；^{13}C NMR（acetone-d_6）δ ppm：aglycone 160.1（C-5），159.4（C-3），148.4（C-4′），147.5（C-3′），140.5（C-1），131.5（C-1′），129.5（C-β），127.2（C-α），119.7（C-6′），113.3（C-2′），112.5（C-5′），108.0（C-2），106.5（C-6），103.8（C-4），56.2（OCH_3）；glucosyl 101.9（C-1″），77.7（C-3″，5″），74.4（C-2″），71.1（C-4″），62.5（C-6″）。^{1}H NMR和^{13}C NMR数据与文献报道值基本一致。

12. trans-3，5，4′-三羟基二苯乙烯-3′-O-β-D-葡萄糖苷（piceatannol-3′-O-β-D-glucopyranoside） 白色针状结晶（稀丙酮），mp 222～224℃。Molish 反应阳性，紫外灯下呈蓝紫色荧光。^{1}H NMR（acetone-d_6）δ ppm：7.46（1H，d，J = 2Hz，H-2′），7.10（1H，dd，J = 2/8.3Hz，H-6′），6.96（1H，d，J=16.3Hz，H-β），6.87（1H，d，J = 16.3Hz，H-α），6.82（1H，d，J=8.2Hz，H-5′），6.50（2H，d，J=2.1Hz，H-2，6），6.22（1H，t，J = 2.1Hz，H-4），4.82（1H，d，J=7.5Hz，anomeric-H），4.0～3.3（sugar-H）；^{13}C NMR（acetone-d_6）δ ppm：aglycone 159.5（C-3，5），148.1（C-3′），146.5（C-4′），140.5（C-1），130.5（C-1′），128.7（C-β），127.5（C-α），123.3（C-6′），116.8（C-2′），116.5（C-5′），105.4（C-2，6），104.1（C-4）；glucosyl102.6（C-1″），78.0（C-3″），77.2（C-5″），74.4（C-2″），71.1（C-4″），62.3（C-6″）。^{1}H NMR和^{13}C NMR 数据与文献报道值基本一致。

13. 大黄酚-8-O-β-D-(6′-O-没食子酰）葡萄糖苷［chrysophanol-8-O-β-D-(6′-O-galloyl)-glucopyranoside］ 橘黄色针状结晶（丙酮），mp 213～216℃。Bornträger 反应红色，硅胶薄层板上喷乙酸镁乙醇液呈淡红色，薄层酸水解检出大黄酚。^{1}H NMR（DMSO-d_6）δppm：12.81（1H，s，OH），7.81（1H，d，J=7.5Hz，H-5），7.70（1H，t，J=7.5/8.4Hz，H-6），7.65（1H，d，J=7.8Hz，H-7），7.47（1H，br. s，H-4），7.17（1H，br. s，H-2），6.96（2H，s，galloyl-H），5.23（1H，d，J=7.7Hz，anomeric-H），4.47（1H，dd，J=1.6/12Hz，sugar H-6），4.24（1H，dd，J = 6.6/12Hz，sugar H-6），3.9～3.2（sugar H-2，3，4，5），2.40（3H，s，$ArCH_3$）；^{13}C NMR（DMSO-d_6）δ ppm：aglycone 187.4（C-9），182.0（C-10），161.3（C-1），157.9（C-8），147.6（C-3），135.7（C-6），134.8（C-10a），132.1（C-4a），123.9（C-2），122.3（C-7），120.6（C-4），119.4（C-5），114.8（C-8a，9a），21.5（$ArCH_3$）；galloyl 165.6（—COO—），145.3（C-3″，5″），138.3（C-4″），120.6（C-1″），108.7（C-2″，6″）；glucosyl 100.2（C-1′），76.2（C-3′），74.0（C-5′），73.1（C-2′），69.6（C-4′），63.4（C-6′）。（图 24-1，2）

14. 大黄酚-1 及 8-O-β-D-葡萄糖苷（chrysophanol-1-O-β-D-glucopyranoside and chrysophanol-8-O-β-D-glucopyranoside） 橘黄色小针晶（丙酮-水），mp 228～230℃。Bornträger 反应阳性；硅胶薄层板上以乙酸乙酯-甲醇-水（7.7：1.3：1)展开，见长椭圆形黄色斑点，氨熏呈淡红色；薄层酸水解检测出大黄酚和葡萄糖。^{1}H NMR（DMSO-d_6）δ ppm：7.86（m，H-5），7.74（m，H-6），7.65（dd，J = 7.5/1.3Hz，H-7），7.35（dd，J = 7.5/1.4Hz，H-7），7.53（br. s，H-4），7.49（br. s，H-4），7.19（br. s，H-2），5.15（br. d，J = 7.7Hz，anomeric-H），3.9～3.1（sugar-H），2.42（s，$ArCH_3$）；^{13}C NMR（DMSO-d_6）δ ppm：aglycone 187.5（C-9），182.0（C-10），161.2，161.0，158.3，158.1（C-1，8），147.5，147.2（C-3），136.0，135.8（C-6），134.6，134.3（C-10a），132.3，132.0（C-4a），123.9（C-2），122.6，122.3（C-7），121.2，120.4（C-4），119.3，118.2（C-5），116.6，114.6（C-8a，9a），21.6，21.3（$ArCH_3$）；glucosyl 100.3（C-1′），76.9（d，C-3′），76.1（d，C-5′），73.1（d，C-2′），69.5（d，C-4′），60.4（br. s，C-6′）。

15. 大黄素甲醚-8-O-β-D-葡萄糖苷（physcion-8-O-β-D-glucopyranoside） 黄色颗粒状固体（丙酮-水），mp 244～247℃。Bornträger 反应红色，硅胶薄层板上呈黄色，氨熏呈淡红色；薄层酸水解检测出大黄素甲醚和葡萄糖。^{1}H NMR（DMSO-d_6）δ ppm：13.07（1H，s，α-OH），7.46（1H，br. s，H-4），7.33（1H，d，J = 2.4Hz，H-5），7.16（2H，d，J = 2Hz，H-2，7），5.16（1H，d，J = 7.6Hz，anomeric-H），3.91（3H，s，$ArOCH_3$），3.90～3.10（sugar-H），2.39（3H，s，$ArCH_3$）。^{13}C NMR（DMSO-d_6）δ ppm：aglycone 186.4（C-9），181.9（C-10），164.7（C-1），161.4（C-8），160.7（C-6），147.1（C-3），136.3（C-10a），132.1（C-4a），124.1（C-4），119.4（C-2），114.5（C-9a），107.4（C-5），106.5（C-7，8a），56.1（$ArOCH_3$），21.4（$ArCH_3$）；glucosyl 100.7（C-1′），77.4（C-3′），76.4（C-5′），73.1（C-2′），69.7（C-4′），60.7（C-6′）。^{13}C NMR数据与文献值基本一致。

16. 芦荟大黄素-8-O-β-D-葡萄糖苷（aloe-emodin -8-O-β-D-glucopyranoside）　黄色小针晶（丙酮-水），mp 240～242℃。Bornträger 反应阳性；薄层酸水解检出芦荟大黄素和葡萄糖。^{1}H NMR（DMSO-d_6）δ ppm：12.86（1H，br. s，α-OH），7.87（1H，dd，J＝1.6/7.6Hz，H-5），7.85（1H，t，J = 8.0/7.6Hz，H-6），7.69（1H，dd，J = 1.6/8.1Hz，H-7），7.65（1H，d，J＝1.4Hz，H-4），7.27（1H，br. s，H-2），5.15（1H，d，J=7.7Hz，anomeric-H），4.60（2H，s，$ArCH_2O$），3.80～3.10（sugar-H）；^{13}C NMR（DMSO-d_6）δ ppm：aglycone 187.5（C-9），182.1（C-10），161.3（C-1），158.2（C-8），152.2（C-3），135.9（C-6），134.8（C-10a），132.3（C-4a），122.5（C-2，4），116.0（C-7，8a），115.5（C-9a），62.0（$ArCH_2$-O-）；glucosyl 100.5（C-1′），77.2（C-3′），76.4（C-5′），73.2（C-2′），69.4（C-4′），60.5（C-6′）。

从河套大黄 R. hotaoense C. Y. Cheng et C. T. Kao 分离的化合物的结构式：

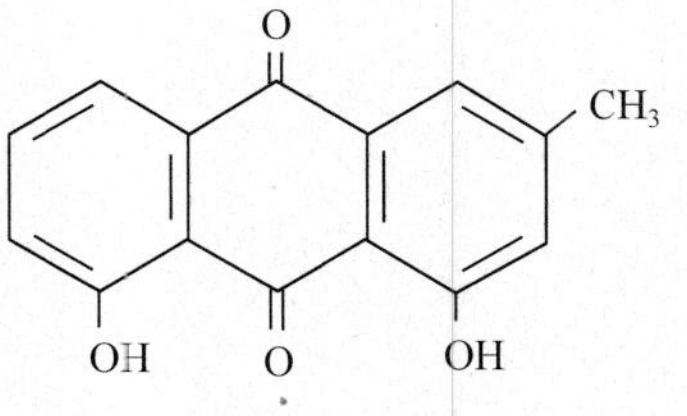

Chrysophanol

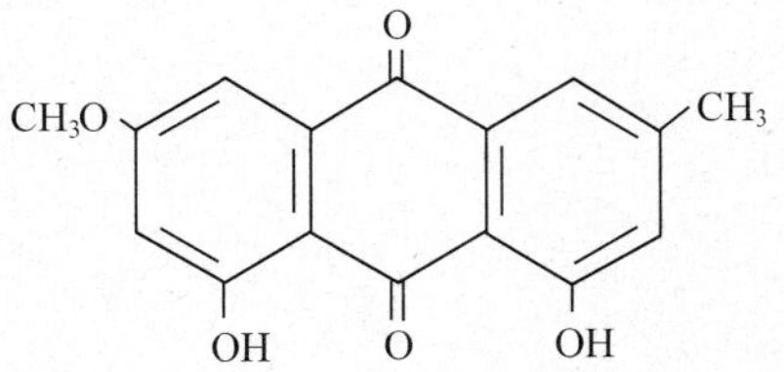

Physcion

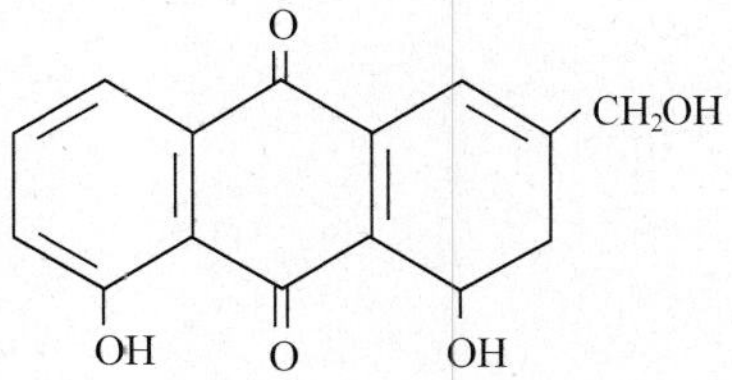

Aloe-emodin

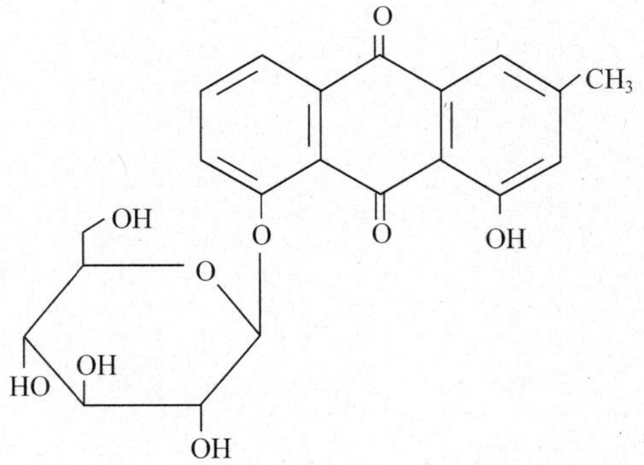

Chrysophanol - 8 - O - β - D - glucopyranoside

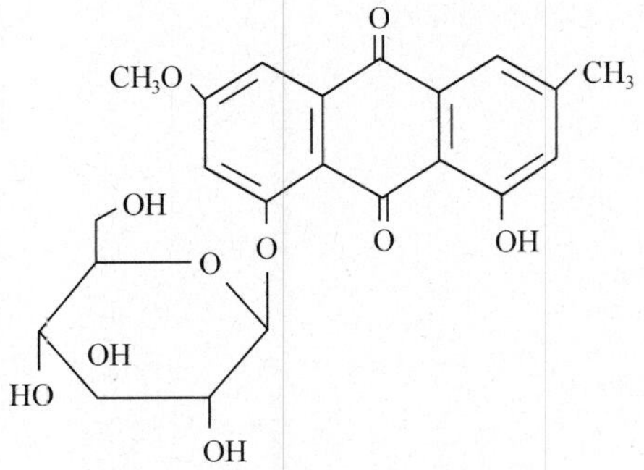

Physcion - 8 - O - β - D - glucopyranoside

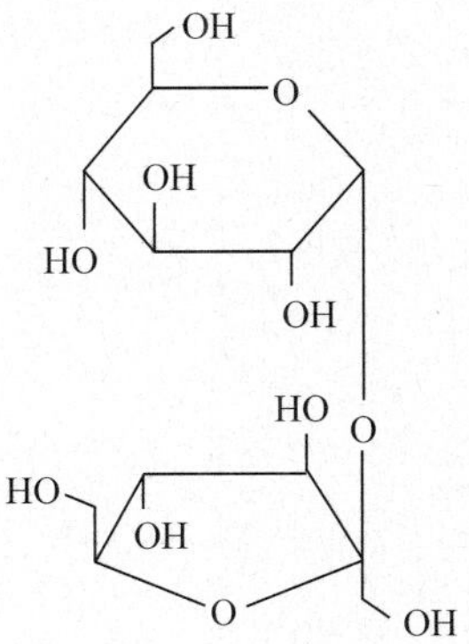

Sucrose

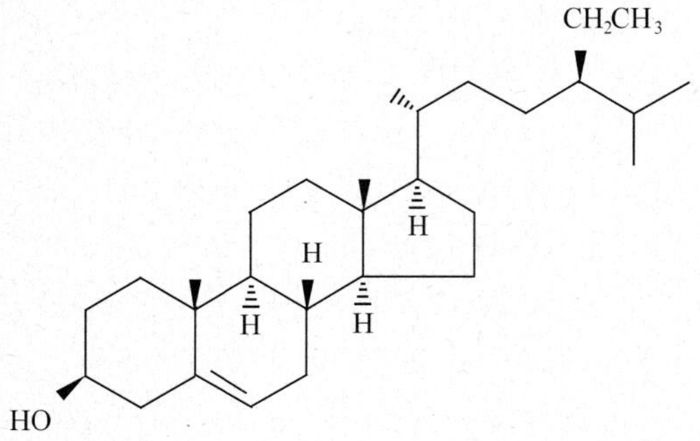

β - Sitosterol

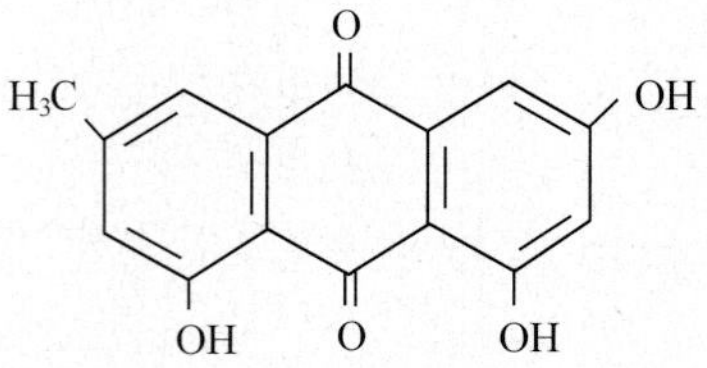

Emodin

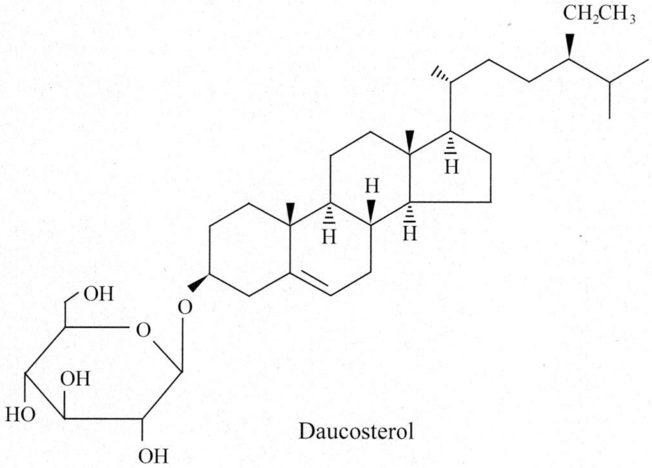

Daucosterol

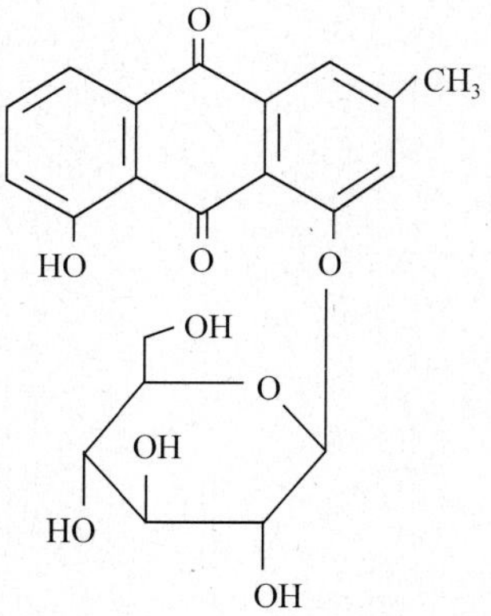

Chrysophanol - 1 - O - β - D - glucopyranoside

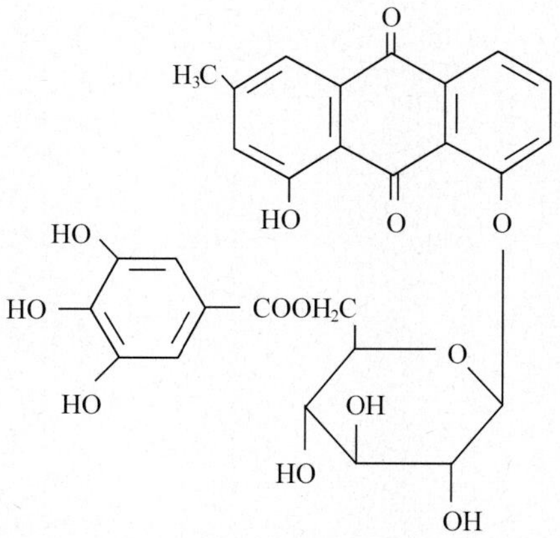

Chrysophanol - 8 - O - β - D - (6′- O - galloyl) - glucopyranoside

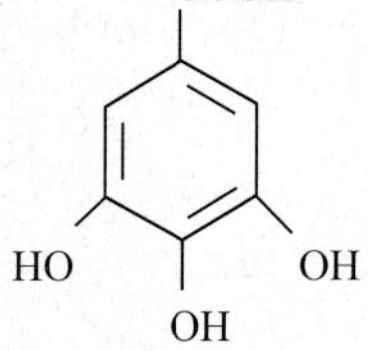

Gallic acid

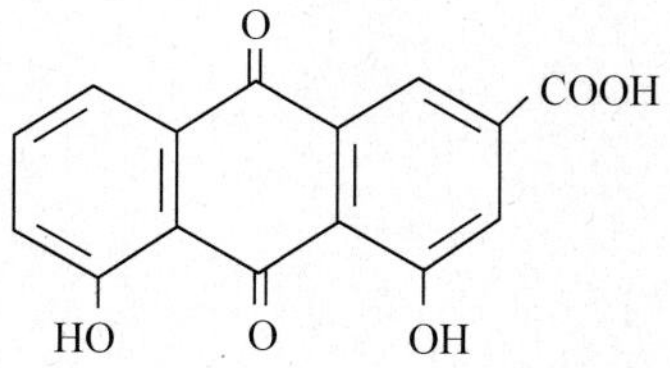

Rhein

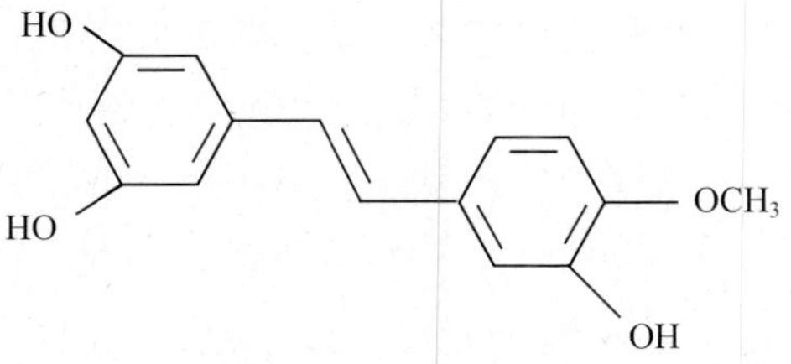

Rhapontigenin

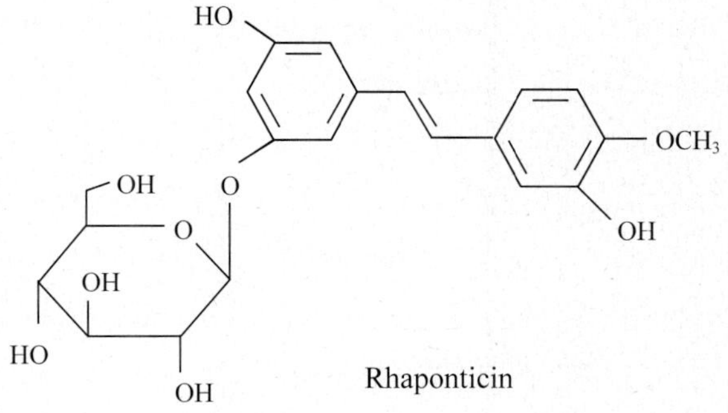

Rhaponticin

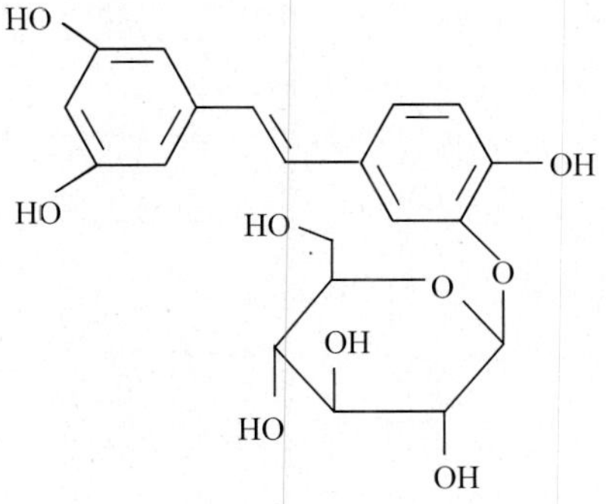

Piceatannol - 3 - O - β - D - glucopyranoside

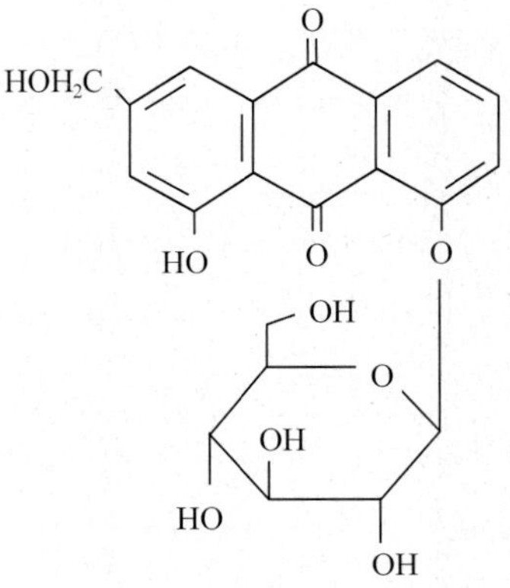

Aloe - emodin - 8 - O - β - D - glucopyranoside

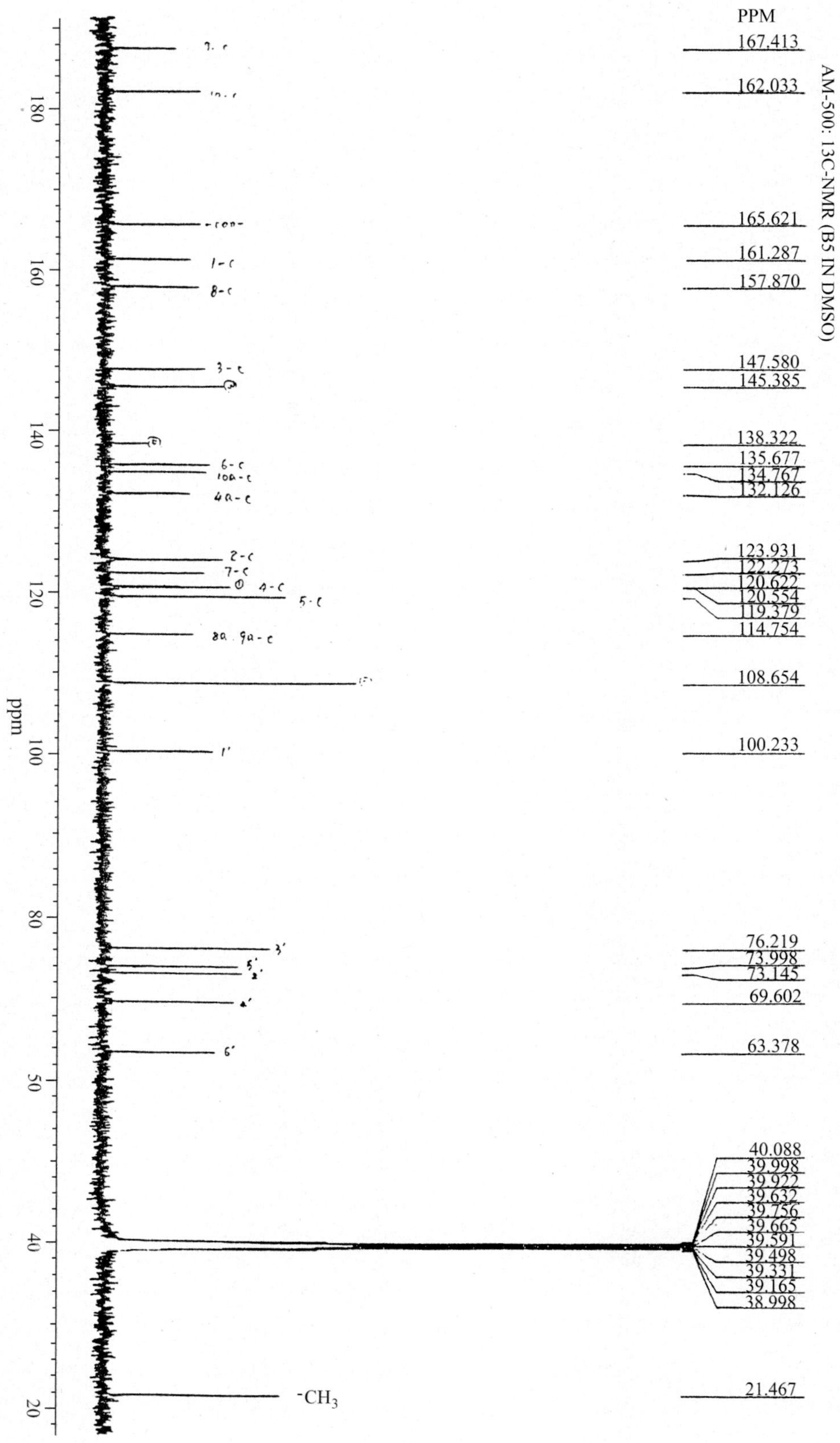

图 24-1 B_5 的 ^{13}C NMR 谱

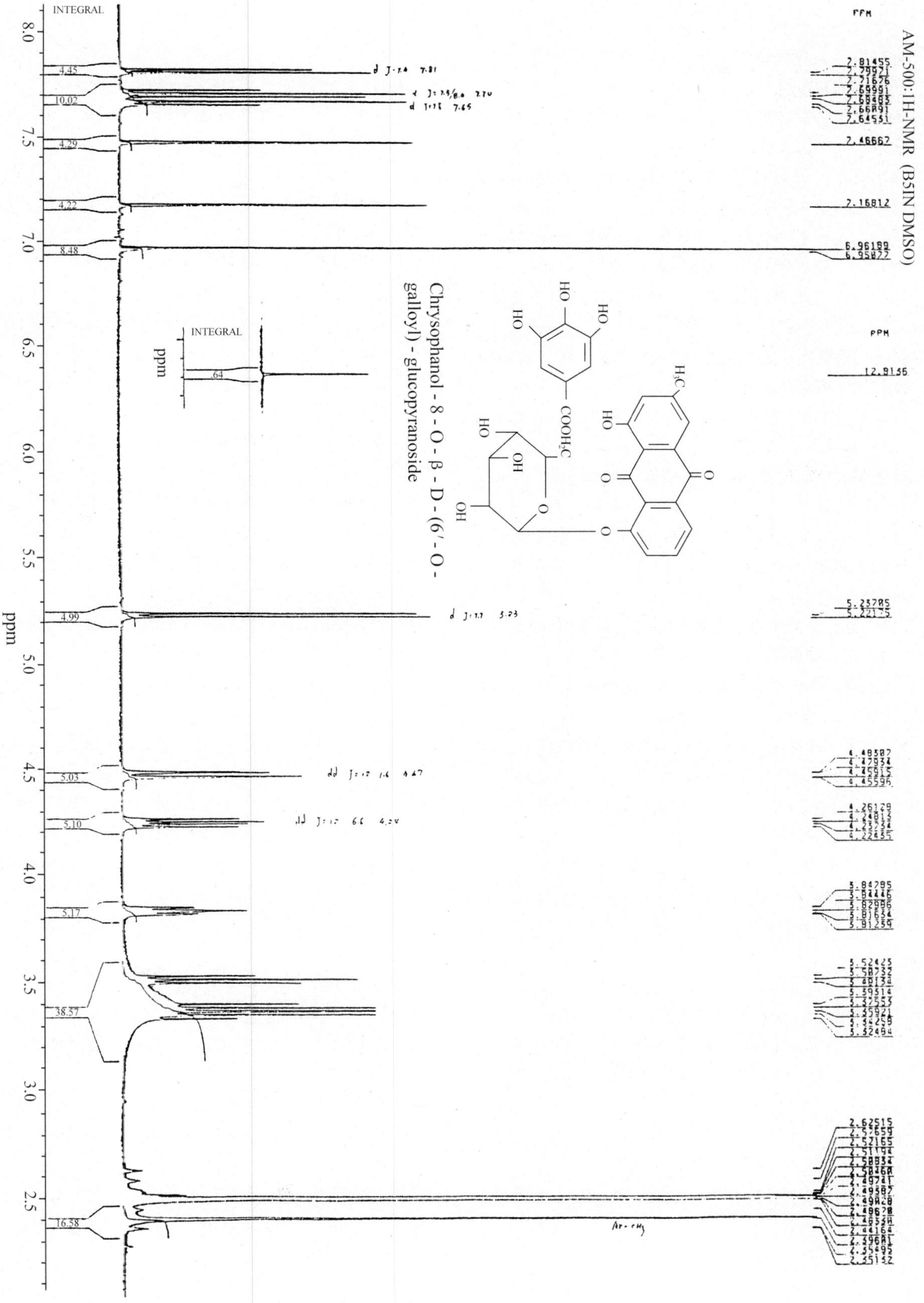

图 24-2　B_5 的 ^1H NMR 谱

参考文献

[1] 肖培根．大黄属植物亲缘关系、化学成分与疗效间联系性的初步研究．药学学报，1980，15（1）：33

[2] 大浦彦吉．大黄的药理药效．国外医学中医中药分册，1992，14（3）：17

[3] 陈小英．大黄素对金黄色葡萄球菌抗生素耐药质粒的消除作用．南京药学院学报，1985，16（2）：48

[4] 孙阳．大黄素和大黄素甲醚在大鼠及小鼠体内的代谢转化．南京药学院学报，1985，16（1）：72

[5] 刘庆增译．大黄的化学成分及药理作用．中草药，1987，18（1）：41

[6] 张宇．蒽醌衍生物对某些 NAD 为辅酶的脱氢酶的抑制作用．南京药学院学报，1985，16（1）：70

[7] 陈琼华．中药大黄的综合利用．药学学报，1980，15（2）：65

[8] 陈春麟．中药大黄的生化学研究．药学学报，1987，22（1）：12

[9] 林秀珍．大承气汤、芍药汤、大黄素和番泻苷对肠梗阻大鼠肠黏膜组胺水平影响．中国中药杂志，1992，17（7）：427

[10] 崔荣芬．大黄素对小鼠腹腔巨噬细胞内游离钙浓度的影响．中草药，1995，26（4）：199

[11] 焦东海．单味大黄活血止血作用的实验研究．中成药研究，1983，（4）：30

[12] 冢越茂．日本抗癌活性天然物质开发的现状．国外医学中医中药分册，1991，13（5）：46

[13] 小山淳子．茜草根成分对抗致癌过程的促进作用．国外医学中医中药分册，1991，13（3）：45

[14] Ross T Kelly. J Org Chem，1983，48：3573

[15] Chirikdjian JJ. Planta Med，1983，48：34

[16] 张洪．降脂中药浅谈．时珍国药研究，1994，6（1）：34

[17] 程经华．大黄注射液治疗急性黄疸型肝炎作用机理的初步探讨．中国中药杂志，1989，14（10）：46

[18] 刘凌．大黄属波叶组大黄 40 种主要化学成分的 HPLC 定量分析．北京医科大学学报，1993，25（5 suppl.）：40

[19] 陈冀胜．中国有毒植物．北京：科学出版社，1987，456

[20] 陈发春．天然降血脂化合物的研究进展．中草药，1989，20（4）：37

[21] 李成林．波叶大黄中 rhapontin 对血清脂质和脂蛋白含量的影响．药学学报，1981，16（9）：699

[22] 徐光．二苯乙烯类化合物对蛋白激酶 C 的抑制作用. 药学学报，1994，29（11）：818

[23] 饭田浩一．生药成分增白作用的研究．国外医学中医中药分册，1996，18（6）：49

[24] Iida K. 从大黄中得到的酪氨酸酶和黑色素生物合成的强抑制剂．国外医学植物药分册，1996，11（1）：30

[25] 吴征镒主编．新华本草纲要，第三册．上海：上海科学技术出版社，1990，17

[26] 大浦彦吉．用生物化学指标对和汉药活性成分的研究．中药通报，1985，10（6）：3

[27] 杜上鉴．大黄止血有效成分的研究．中成药研究，1983，（7）：29

[28] 陈为钧．茶多酚药效研究概况．中草药，1993，24（9）：493

[29] 汤圣兴．茶多酚对大鼠异丙肾上腺素、诱发心肌损伤的保护作用．中草药，1995，26（4）：197

[30] 张希恩．大黄保肝利胆作用的药理与临床．中医药研究，1995，（4）：56

[31] 王振月．毛脉酸模根中大黄酚大黄素的分离鉴定．中医药学报，1996，（2）：54

[32] 徐任生主编．天然产物化学．北京：科学出版社，1993，628

[33] 徐任生主编．天然产物化学．北京：科学出版社，1993，627

[34] 国家医药管理局中草药情报中心站．植物药有效成分手册．北京：人民卫生出版社，1986，384

[35] Naoyuki K. Chem Pharm Bull，1979，27（1）38

[36] Yoshiki K. Chem Pharm Bull，1984，32（9）：3501

[37] Gen-ichiro N. Chem Pharm Bull，1977，25（9）：2300

[38] Gen-ichiro N. Phytochemistry，1983，22（7）：1659

[39] Yoshiki K. Chem Pharm Bull，1988，36（4）：1545

[40] 高晓山．大黄. 北京：中国医药科技出版社，1988，84

[41] Fairbairn JW. Phytochemistry，1972，11：263

[42] 王升启. 双向高效薄层色谱测定苷中糖链顺序. 中草药，1989，20（4）：11

[43] Hikaru O. Chem Pharm Bull，1973，21（6）：1254

（李军林 李家实 梁 鸿）

第 25 章　秦岭大黄化学成分的研究

秦岭大黄（Rheum qinlingense Y. K. Yang D. K. Zhang et J. K. Wu，sp. nov.）是大黄属掌叶组中的一个新种，它的化学成分除了有一些总蒽醌含量测定的报道外，未见其它报道，我们从乙醇提取物中分离出 10 个单体化合物，并鉴定了其中 6 个化合物的结构，分别为大黄酚（chrysophanol）（Ⅰ）、大黄素甲醚（physcion）（Ⅱ）、大黄素（emodin）（Ⅲ）、芦荟大黄素（aloe-emodin）（Ⅳ）、大黄酸（rhein）（Ⅴ）、大黄酚-8-O-β-D-葡萄糖苷（chrysophanol-8-O-β-D-glucopyranoside）（Ⅶ）。

实验部分

1. 仪器及条件　①熔点用 X-4 型显微熔点测定仪测定，温度计未校正；②岛津-260 型紫外光谱仪；③Perkin-Elmer 983 型红外光谱仪，KBr 压片；④核磁共振氢、碳谱用 FX-90Q 仪，TMS 为内标；⑤质谱用 ZAB-HS 型仪测定。柱层析和薄层层析硅胶用青岛海洋化工厂生产的硅胶（100～200 目），硅胶 G，硅胶 H，硅胶 GF_{254}（10～40μm）。薄层色谱在 UV_{254nm} 或 UV_{365nm} 下检查，或 5%NaOH 乙醇液及 5%三氯化铁乙醇液作显色剂，并于 110℃加热 10 分钟检查。

2. 生药来源　秦岭大黄植物标本及实验材料采自陕西省宝鸡市太白县太白山（1992.8），原植物经鉴定其学名为 Rheum qinlingense Y. K. Yang，D. K. Zhang et J. K. Wu，标本存放在北京医科大学药学院生药学教研室标本馆。

3. 生药的提取　取粉碎（20 目筛）的生药 4.5kg，用 95%乙醇渗漉提取，待渗漉完全后（约 10 万 ml）合并渗漉液，减压回收乙醇得乙醇浸膏约 1.8kg，将浸膏 500g 溶于水中，依次用三氯甲烷、乙酸乙酯和正丁醇萃取，分别得三氯甲烷萃取物 A（90g）；乙酸乙酯萃取物 B（110g）；正丁醇萃取物 C（70g）。

提取分离流程

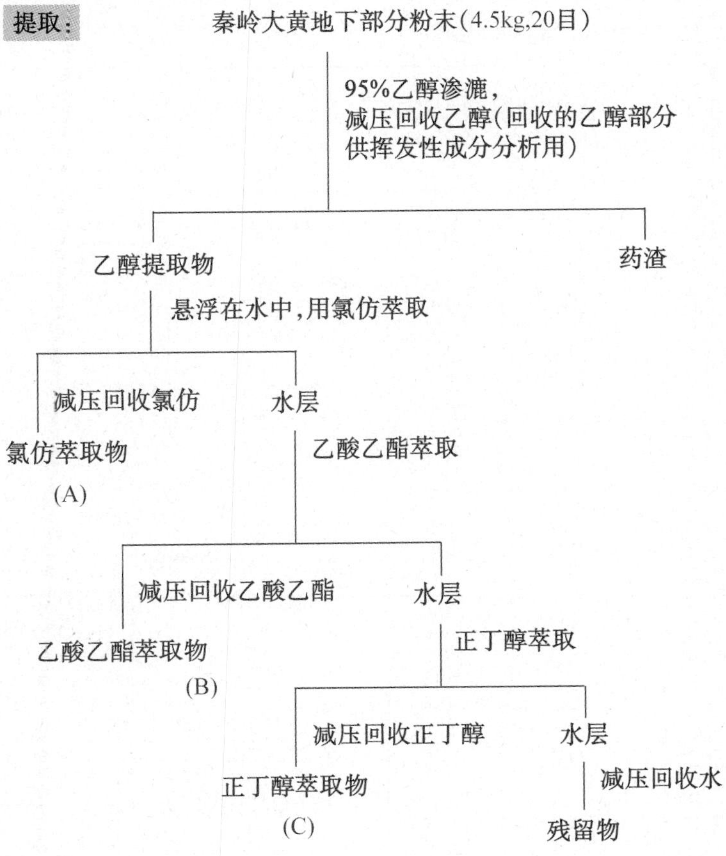

4. 各成分的分离

(1) 取三氯甲烷萃取物：A 90g，用硅胶 H（10～40μm，1.5kg）进行柱层分离，用环己烷-氯仿（1：1），氯仿，氯仿-甲醇（9：1），氯仿-甲醇（7：3），氯仿-甲醇（4：6），甲醇梯度洗脱，每250ml收集1份，共收集1 064份。Fr22反复用乙酸乙酯重结晶得晶Ⅰ（168mg），Fr33～36经硅胶H柱层析，环己环-氯仿（1：2）洗脱，洗脱物用乙酸乙酯重结晶得晶Ⅱ（668mg）；Fr183～201经闪式硅胶柱层析，氯仿-乙酸乙酯（10%～90%），乙酸乙酯-甲醇（10%～30%）梯度洗脱分别得晶Ⅲ（48mg）、晶Ⅳ（98mg）、晶Ⅴ（36mg）。Fr209～228经硅胶H柱层析，乙酸乙酯反复洗脱，洗脱后用乙酸乙酯重结晶得晶

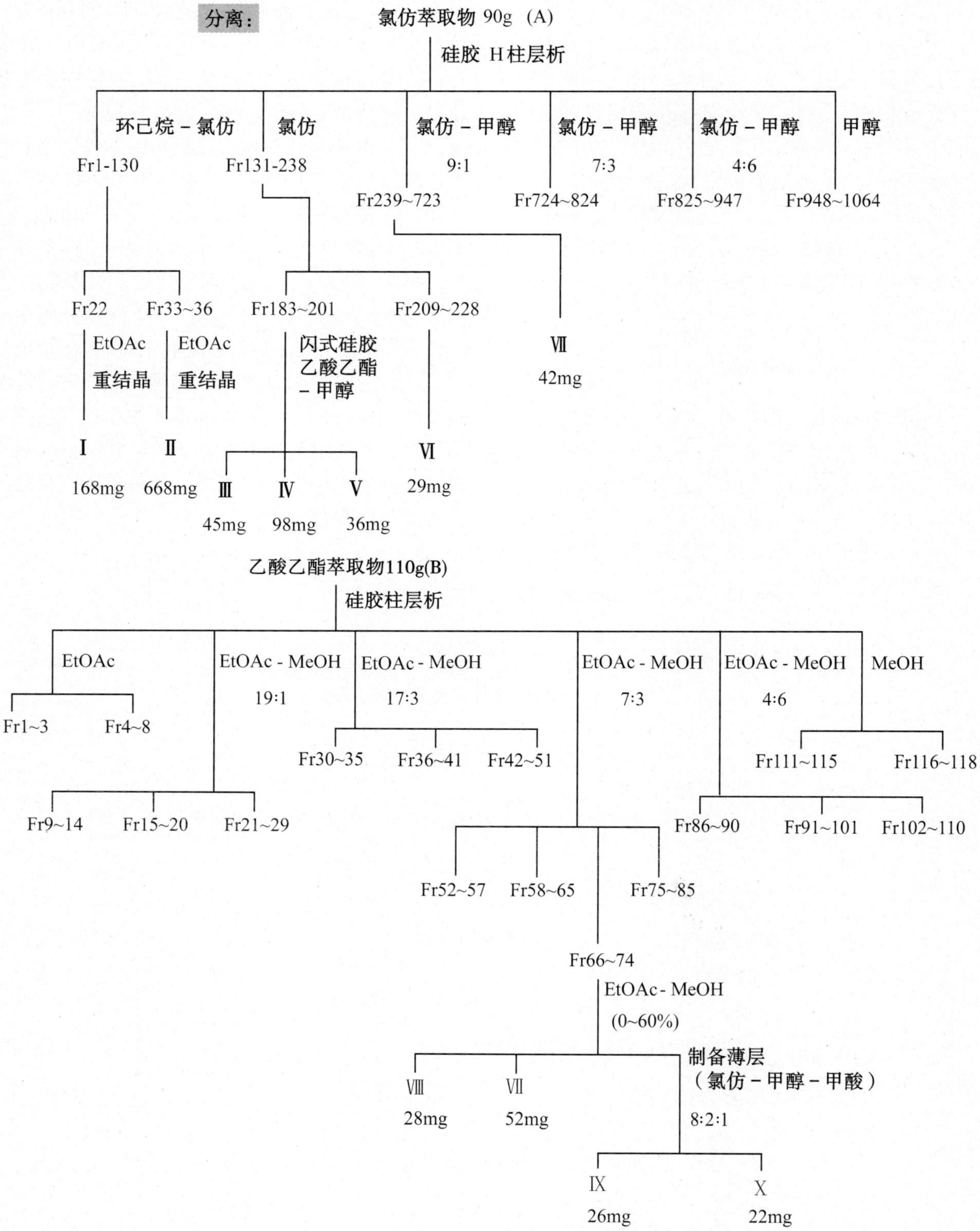

Ⅵ29mg（待鉴定）。Fr577～578 经硅胶 H 柱层析，乙酸乙酯-甲醇（0～30%）梯度洗脱，乙酸乙酯重结晶得晶Ⅶ（42mg）。

（2）取乙酸乙酯萃取物 110g，用柱层析硅胶 H（100～400 目）进行柱层分离，用乙酸乙酯，乙酸乙酯-甲醇（19∶1，17∶3，7∶3，4∶6），甲醇梯度洗脱，每 100ml 收集 1 份，共收集 118 份。取 Fr66～74，经硅胶柱层分离，乙酸乙酯-甲醇（0～60%）梯度洗脱，乙酸乙酯（加甲醇）反复重结晶得晶Ⅷ（28mg）（待鉴定），另取后面的流份，用制备薄层，氯仿-甲醇-甲酸（8∶2∶1）展开，刮板，乙酸乙酯-甲醇（3∶1）洗脱得黄色粉末Ⅸ26mg（待鉴定）和具蓝紫色荧光物 X 22mg（待鉴定）。

化合物结构鉴定

1. 化合物Ⅰ　橙黄色片状体，六方形或斜形结晶（乙酸乙酯）

（1）熔点：196～197℃。

（2）TLC：经 2 种不同极性展开剂展开。①石油醚-正己烷-苯-乙酸乙酯-甲醇（1∶3∶0.2∶1.6∶0.24）；②石油醚-甲酸乙酯-甲酸（15∶5∶1）均为一个单一斑点，与大黄酚标准品一致。

（3）紫外光谱：UVλ_{max}^{EtOH} nm：（log ε）201（0.90），225（1.70），255（1.01），277（0.50），287（0.53），430（0.54）。

（4）红外光谱：IRν_{max}^{KBr} cm^{-1}：3 049，2 922，1 673（M），1 623（S），1 602（S），1 564（M），1 471（S），1 448（S），1 369（S），1 267（S），1 205（S），1 157（S），1 084（M），901（M），868（M），839（M），753（S），690（M），667（M）。

（5）核磁共振谱：以 DMSO-d_6 为溶剂，TMS 为内标，核磁共振光谱用 FX-90Q 仪测定^{1}H NMR（90MHz，DMSO-d_6）δ ppm：2.36（3H，s，3-CH_3），7.08（1H，br.s，2-H），7.28（1H，dd，J＝1.7，7.9Hz，7-H），7.65（1H，br.s，4-H），7.64（1H，dd，J＝7.4，7.9Hz，6-H），7.80（1H，dd，J＝1.7，7.4Hz，5-H），11.66（1H，s，OH），11.80（1H，s，OH）。

（6）质谱：FAB-MS m/z（%）：255 $[M+1]^+$（100），240 $[M+1-CH_3]^+$（6.25），238 $[M+1-OH]^+$（4.38），227 $[M+1-CO]^+$（8.13），226 $[M+1-CHO]^+$（4.69），198 $[M-2CO]^+$（5.94）。

综合分析：

橙黄色片状体、六方形或斜形结晶（乙酸乙酯），mp.196～197℃，经两种不同极性展开剂展开均为一个单一斑点，且与大黄酚标准品一致。

紫外可见区有 5 个吸收峰（225，255，277，287，430），其峰位具有典型的羟基蒽醌类化合物的特征吸收，其中峰一为 OH 峰，峰五 430 证明可能为 1,8-二羟基，255 为苯环特征吸收，277，287 为醌式结构的特征吸收。红外数据证实结构中具有羟基（3 049）（α-OH 与＞C＝O 缔合，其吸收频率均移至 3 150cm^{-1} 以下），酮基（1 673，1 623），苯环（1 564，1 471，1 448）及其相应的弯曲振动峰，也可能有甲基（2 922），以上基团均与紫外光谱推测的羟基蒽醌相吻合，峰 1 673 归因于游离羰基，峰 1 623 归属于缔合羰基，证明具 1,8 二羟基；峰 839 提示可能具有相邻的氢原子。

^{1}H NMR 光谱：δ2.36 归属于 3-CH_3 的吸收峰，δ7.08，7.65 的宽单峰分别归属于 2-H，4-H；δ7.28，7.64，7.80 的四重峰分别归属于 7-H，6-H，5-H。此外，在 δ11.66，11.80 处有酚羟基质子的吸收峰，与 1,8-二羟基蒽醌类化合物的氢谱特点相符。质谱在 254nm 出现分子离子峰（基峰），主要碎片中有连续失去 CH_3，OH，CO，CHO 等取代基的碎片离子，与蒽醌类化合物的质谱特点相符。

根据以上光谱分析和质谱数据推测Ⅰ应是 1,8-二羟基-3-甲基蒽醌。样品与标准品和文献值对照完全相符，因此鉴定为大黄酚。

2. 化合物Ⅱ：砖红色单斜针状结晶（乙酸乙酯）。

（1）熔点：209～210℃。

（2）TLC：经 2 种不同极性展开剂展开。①石油醚-正己烷-苯-乙酸乙酯-甲醇（1∶3∶0.2∶1.6∶0.24）；②石油醚-甲酸乙酯-甲酸（15∶5∶1）均为一个单一斑点，与大黄素甲醚标准品一致。

（3）紫外光谱：UVλ_{max}^{EtOH} nm（log ε）：211（2.42），253（0.29），264（0.30），287（0.30），434（0.22）。

（4）红外光谱：IRν_{max}^{KBr} cm^{-1}：2 979，2 922，1 671（M），1 625（S），1 564（M），1 475

(S)，1 383 (S)，1 364 (S)，1 322 (S)，1 294 (S)，1 270 (S)，1 226 (S)，1 198 (M)，1 161 (S)，1 101 (M)，1 034 (M)，978 (M)，925 (M)，901 (M)，873 (M)，849 (M)，756 (S)，714 (M)，662 (M)，631 (M)，611 (M)。

(5) 核磁共振谱：以 DMSO-d_6 为溶剂，TMS 为内标，核磁共振光谱用 FX-90Q 仪测定^{1}H NMR (90MHz，DMSO-d_6) δppm：2.37 (3H，s，3-CH_3)，3.88 (3H，s，6-OCH_3)，6.82 (1H，d，J＝2.0Hz，7-H)，7.16 (1H，br.s，5-H)，7.22 (1H，br.s，2-H)，7.50 (1H，br.s，4-H)，12.0 (2H，2s，1-OH，8-OH)

(6) 质谱：FAB-MS m/z (%)：285 $[M+1]^+$ (100)，257 $[M+1-CO]^+$ (41.6)，255 $[M-CH_3O]^+$ (41.6)，242 $[M+1-CO-CH_3]^+$ (48.3)。

综合分析：

砖红色单斜针状结晶（乙酸乙酯），mp.209～210℃，经两种不同极性展开剂展开均为单一斑点，且与大黄素甲醚标准品对照一致。

紫外可见区有 5 个吸收峰 (211，253，264，287，434)，其峰位具有典型的羟基蒽醌类化合物的特征吸收，其中峰一为 OH 峰，峰五 434 证明可能为 1，8-二羟基，253 为苯环特征吸收，264，287 为醌式结构的特征吸收。红外数据证实结构中具有羟基 (2 979) (α-OH 基因与>C＝O 基缔合，其吸收频率均移至 3 150cm^{-1}以下)，酮基 (1 671，1 625)，苯环 (1 564，1 475) 及其相应的弯曲振动峰，也可能有甲基 (2 922)，以上基团均与紫外光谱推测的羟基蒽醌相吻合，且羰基有一游离 (1 671) 一缔合 (1 625) 之分，证明具 1,8-二羟基。

^{1}H NMR 光谱：δ2.37 有归属于 3-CH_3 的吸收峰，δ3.88 有归属于 6-OCH_3 的吸收峰，δ6.82 的双峰归属于 7-H，δ7.16，7.22，7.50 的宽单峰分别归属于 5-H，2-H，4-H。此外，在 δ12.0 处有酚羟基质子的吸收峰，是 1，8-二羟基蒽醌类化合物的特征性吸收峰。质谱分子离子峰（基峰 284），主要碎片中有连续失去 CO，OCH_3，CH 等取代基的碎片离子，与蒽醌类化合物的质谱特点相符。

根据以上光谱分析和质谱数据推测化合物Ⅱ应是 1，8-二甲基-3-甲基-6-甲氧基蒽醌。样品与标准品和文献值对照完全相符，因此鉴定为大黄素甲醚。

3. 化合物Ⅲ 橙色针状结晶（乙酸乙酯）。

(1) 熔点：254℃。

(2) TLC：经 2 种不同极性展开剂展开。①石油醚-甲酸乙酯-甲酸 (15∶5∶1)；②苯-乙酸乙酯-甲酸 (7∶3∶1) 均为一个单一斑点，且与标准品大黄素对照一致。

(3) 紫外光谱：UVλ_{max}^{EtOH}nm (log ε)：201 (0.52)，220 (0.61)，253 (0.30)，266 (0.31)，289 (0.31)。

(4) 红外光谱：IR$\nu_{max}^{KBr}$$cm^{-1}$：3 353 (S)，2 922 (S)，1 730 (S)，1 670 (M)，1 624 (S)，1 552 (M)，1 475 (M)，1 451 (M)，1 369 (M)，1 333 (M)，1 292 (M)，1 265 (M)，1 210 (M)，1 162 (S)，1 102 (M)，1 032 (M)，907 (M)，870 (M)，856 (M)，758 (S)，722 (M)，642 (M)，612 (M)。

(5) 核磁共振谱：以 DMSO-d_6 为溶剂，TMS 为内标，核磁共振光谱用 FX-90Q 仪测定^{1}H NMR (90MHz，DMSO-d_6) δ ppm：2.39 (3H，s，3-CH_3)，6.59 (1H，d，J＝2.8Hz，7-H)，7.11 (1H，d，J＝2.8Hz，5-H)，7.14 (1H，d，J＝1.7Hz，2-H)，7.48 (1H，d，J＝1.7Hz，4-H)，11.18 (1H，s，6-OH)，12.0 (2H，2s，1-OH，8-OH)。

(6) 质谱：FAB-MS m/z (%)：271 $[M+1]^+$ (100)，239 $[M+1-CH_3-OH]^+$ (57.1)，211 $[M+1-CH_3-OH-CO]^+$ (71.4)。

综合解析：

橙色针状结晶（乙酸乙酯），mp 254℃，经两种不同极性展开剂展开均为一个单一斑点，且与大黄素标准品对照一致。

化合物Ⅲ：紫外可见区有 5 个吸收峰 (220，253，266，289，437)，其峰位具有典型的羟基蒽醌类化合物的特征吸收，其中峰一为 OH 峰，峰五 437 证明可能为 1,8-二羟基，253 为苯环特征吸收，266，289 为醌式结构的特征吸收。红外数据证实结构中具有羟基 (3 353)、酮基 (1 670，1 624)，苯环 (1 552，1 475，1 451) 及其相应的弯曲振动峰，也可能有甲基 (2 922)，以上基团均与紫外光谱推测的羟基蒽醌相吻合，且羰基有一游离 (1 670) 一缔合 (1 624) 之分，证明具 1,8-二羟基。

^{1}H NMR 光谱：δ2.39 有归属于 3-CH_3 的吸收峰，δ6.59，7.11，7.14，7.48 的峰分别归属于 7-H，5-H，2-H，4-H 的吸收峰。此外，在 δ12.0 处有酚羟基质子的吸收峰，是 1,8-二羟基蒽醌类化合物的特征性吸收峰。质谱分子离子峰（基峰）270，其主要碎片中有连续失去 CH_3，OH，CO 等取代基的碎片离子，与蒽醌类化合物的质谱特点相符。

根据上述光谱分析和质谱数据推测化合物Ⅲ应是 1，6，8-三羟基-3-甲基蒽醌。据样品与标准品和文献值对照完全相符，因此鉴定为大黄素。

4. 化合物Ⅳ　橙色针状结晶（乙酸乙酯）。

（1）熔点：224℃。

（2）TLC：经 2 种不同极性展开剂展开。①石油醚-甲酸乙酯-甲酸（15∶5∶1）；②苯-乙酸乙酯-甲酸（7∶3∶1）均为一个单一斑点。

（3）紫外光谱：UVλ_{max}^{EtOH} nm（log ε）：222（3.99），254（2.05），277（肩峰），287（1.26），430（0.89）。

（4）红外光谱：IRν_{max}^{KBr} cm^{-1}：3 353（M），2 922（S），2 850（M），1 720（M），1 670（M），1 622（S），1 568（M），1 382（M），1 269（S），1 206（M），1 158（M），1 085（M），1 057（M），1 033（M），906（M），870（M），836（M），817（M），753（S），690（M）。

（5）核磁共振谱：以 DMSO-d_6 为溶剂，TMS 为内标，核磁共振光谱用 FX-90Q 仪测定 ^{1}H NMR（90MHz，DMSO-d_6）δppm：4.58（2H，s，3-CH_2OH），7.22（1H，d，J＝1.7Hz，2-H），7.31（1H，dd，J＝2.8Hz，J＝7.4Hz，7-H），7.60（1H，d，J＝1.7Hz，4-H），7.63（1H，dd，J＝7.4Hz，J＝7.9Hz，6-H），7.70（1H，dd，J＝2.8Hz，J＝7.7Hz，5-H），11.86（1H，s，OH），11.93（1H，s，OH）。

（6）质谱：EI-MS 70eV（m/z）：270［M］$^+$，242［M－CO］$^+$，225［M－CO－OH］$^+$，214［M－2CO］$^+$。

综合解析：

橙色针状结晶（乙酸乙酯），mp 224℃，经两种不同极性展开剂展开均为一个单一斑点，且与芦荟大黄素标准品对照一致。

紫外可见区有 5 个吸收峰（222，254，277，287，430），其峰位具有典型的羟基蒽醌类化合物的特征吸收，其中峰一为 OH 峰，峰五 430 证明可能为 1,8-二羟基，254 为苯环特征吸收，277，287 为醌式结构的特征吸收。红外数据证实结构中具有羟基（3 355）、酮基（1 670，1 622），苯环（1 568）及其相应的弯曲振动峰，以上基团均与紫外光谱推测的羟基蒽醌相吻合，且羰基有一游离（1 670）一缔合（1 622）之分，证明具 1,8-二羟基，峰 836 提示，可能有 2 相邻的氢原子。

^{1}H NMR 光谱：δ4.58 有归属于 3-CH_2OH 的吸收峰，δ7.22，7.60 的双峰分别归属于 2-H，4-H 的吸收峰，δ7.31，7.63，7.70 的四重峰分别归属于 7-H，6-H，5-H 的吸收峰。此外，在 δ11.86，11.93 处有酚羟基质子的吸收峰，是 1，8-二羟基蒽醌类化合物的特征性吸收峰。质谱分子离子峰（基峰）270，其主要碎片中有连续失去 CO，OH 等取代基的碎片离子，与蒽醌类化合物的质谱特点相符。

从上述光谱分析和质谱数据推测化合物Ⅳ应是 1，8-二羟基-3-羟甲基蒽醌。样品与标准品和文献值对照完全相符，因此鉴定为芦荟大黄素。

5. 化合物Ⅴ　黄色针状结晶（乙酸乙酯）。

（1）熔点：319～320℃。

（2）薄层层析：经 2 种不同极性展开剂展开。①石油醚-甲酸乙酯-甲酸（15∶5∶1）；②苯-乙酸乙酯-甲酸（7∶3∶1）均为一个单一斑点，且与大黄酸标准品对照一致。

（3）紫外光谱：UVλ_{max}^{EtOH} nm（log ε）：203（1.88），226（1.99），258（1.21），287（肩峰），433（0.52）。

（4）红外光谱：IRν_{max}^{KBr} cm^{-1}：3 407（M），2 919（S），2 849（M），1 707（S），1 673（肩峰），1 624（S），1 560（M），1 449（S），1 370（S），1 262（S），1 180（M），839（M），750（M）。

（5）核磁共振谱：以 DMSO-d_6 为溶剂，TMS 为内标，核磁共振光谱用 FX-90Q 仪测定 ^{1}H NMR（90MHz，DMSO-d_6）δ ppm：7.39（1H，d，J＝3.0Hz，2-H），7.47（1H，dd，J＝2.6Hz，J＝7.9Hz，7-H），7.76（1H，dd，J＝7.3Hz，7.9Hz，6-H），7.85（1H，dd，J＝2.6Hz，J＝7.3Hz，5-H），8.18（1H，d，J＝

3.0Hz，4-H)，11.87 (2H，br.s，1-OH，8-OH)。

(6) 质谱：FAB-MS m/z：285 $[M+1]^+$，257 $[M+1-CO]^+$，241 $[M+1-CO_2]^+$。

综合解析：

黄色针状结晶（乙酸乙酯)，mp 319～320℃，经两种不同极性展开剂展开均为一个单一斑点，且与大黄酸标准品对照一致。

紫外可见区有4个吸收峰（226，258，287，433)，其峰位具有典型的羟基蒽醌类化合物的特征吸收，其中峰一为OH峰，峰四433证明可能为1，8-二羟基，258为苯环特征吸收，287为醌式结构的特征吸收。红外数据证实结构中具有羟基（3 407)、酮基（1 673，1 624)，羧基(1 707)，苯环（1 560，1 449）及其相应的弯曲振动峰，以上基团均与紫外光谱推测的羟基蒽醌相吻合，证明具1,8-二羟基，839提示可能有2相邻的氢原子。

^{1}H NMR光谱：δ7.39的双峰归属于2-H的吸收峰，由于COOH的影响，在δ8.18的双峰归属于4-H的吸收峰，δ7.47，7.76，7.85的四重峰分别归属于7-H，6-H，5-H的吸收峰。此外，在δ11.87处有酚羟基质子的吸收峰，是1，8-二羟基蒽醌类化合物的特征性吸收峰。质谱主要碎片中有连续失去CO，COOH等取代基的碎片离子，与蒽醌类化合物的质谱特点相符。

根据以上光谱分析和质谱数据推测化合物Ⅴ应是1，8-二羟基-3-羧基蒽醌。样品与标准品和文献值对照完全相符，因此鉴定为大黄酸。

6. 化合物Ⅶ：黄色针状结晶（乙酸乙酯)。

(1) 熔点：244～245℃。

(2) 薄层层析：经2种不同极性展开剂展开①石油醚-甲酸乙酯-甲酸（7∶3∶1)；②苯-乙酸乙酯-甲醇-甲酸（7∶3∶2∶1）均为一个单一斑点。

(3) 紫外光谱：UVλ_{max}^{EtOH} nm (log ε)：203 (2.18)，222 (3.44)，257 (2.30)，282 (1.41)，411 (0.87)。

(4) 红外光谱：IRν_{max}^{KBr} cm^{-1}：3 345 (S)，2 918 (M)，1 661 (M)，1 632 (S)，1 584 (S)，1 488 (M)，1 446 (S)，1 367 (S)，1 306 (S)，1 086 (S)，1 037 (S)，988 (M)，891 (M)，1 266 (S)，1 242 (S)，1 211 (M)，947 (M)，835 (M)，814 (M)，752 (M)，662 (M)。

(5) 核磁共振光谱：以DMSO-d_6为溶剂，TMS为内标，核磁共振光谱用FX-90Q仪测定 ^{1}H NMR (90MHz，DMSO-d_6) δppm：2.36 (3H，s，3-CH_3)，5.08 (1H，d，J=7.0Hz，G-1-H)，7.08 (1H，br.s，2-H)，7.44 (1H，d，J=7.9Hz，7-H)，7.62 (1H，br.s，4-H)，7.76 (1H，dd，J=7.4Hz，J=7.9Hz，6-H)，7.80 (1H，d，J=7.4Hz，5-H)，12.7 (1H，s，1-H)。

^{13}C NMR (22.5MHz，DMSO-d_6) δppm：20.5 (C_3-CH_3)，59.8 (G-6)，68.7 (G-4)，72.3 (G-2)，75.5 (G-3)，76.3 (G-5)，99.9 (G-1)，112.1 (C-8a)，118.4 (C-5)，119.7 (C-4)，119.7 (C-1a)，121.7 (C-7)，123.1 (C-2)，131.2 (C-4a)，133.9 (C-5a)，134.9 (C-6)，146.6 (C-3)，157.3 (C-8)，160.7 (C-1)，181.0 (C-10)，189.4 (C-9)。

(6) 质谱：FAB-MS m/z：417 $[M+H]^+$，255 $[M+1-Glu]^+$，239 $[M-Glu-CH_3]^+$，226 $[M-Glu-CO]^+$。

综合解析：

黄色针状结晶（乙酸乙酯)，mp 244～245℃，经两种不同极性展开剂展开均为一个单一斑点。

紫外可见区有4个吸收峰（222，257，282，411）其峰位具有典型的羟基蒽醌类化合物的特征吸收，其中峰一为OH峰，峰四411证明只有一个α-OH羟基，257为苯环特征吸收，282为醌式结构的特征吸收。红外数据证实结构中具有羟基（3 345)、酮基（1 661，1 632)，苯环(1 584，1 488，1 446）及其相应的弯曲振动峰，以上基团均与紫外光谱推测的羟基蒽醌相吻合，且证明可能有2相邻的氢原子（835)。

^{13}C NMR光谱：δ20.5归属于C_3-CH_3的吸收峰，在δ59.8至99.9处有一组归属于葡萄糖的吸收峰证明它是一个蒽醌的葡萄糖苷，且为单葡萄糖苷。

^{1}H NMR光谱：δ2.36有归属于3-CH_3的吸收峰，δ5.08的双峰归属于G-1-H，δ7.08，7.62的宽单峰分别归属于2-H，4-H（与大黄酚的一致)，在12.7有一个羟基质子的吸收峰，是1,8位羟基蒽醌类化合物特征性吸收峰。证明1或8

羟基被苷化，此外在 δ7.44，7.76，7.80 的峰，分别归属于 7-H，6-H，5-H，与大黄酚相比，化学位移发生一些变化，证明葡萄糖接在 C-8 位。又因 δ5.08 处双峰的偶合常数为 7.0Hz 证明此苷为 β-型。质谱分子离子峰主要碎片中有连续失去 OH，$C_6H_{12}O_6$，CH_3，CO 等取代基的碎片离子，与蒽醌类化合物的质谱特点相符。

从上述光谱分析和质谱数据推测化合物Ⅶ应是大黄酚-8-O-β-D-葡萄糖苷。样品与标准品和文献值对照完全相符，因此鉴定为大黄酚-8-O-β-D-葡萄糖苷。

结构式：

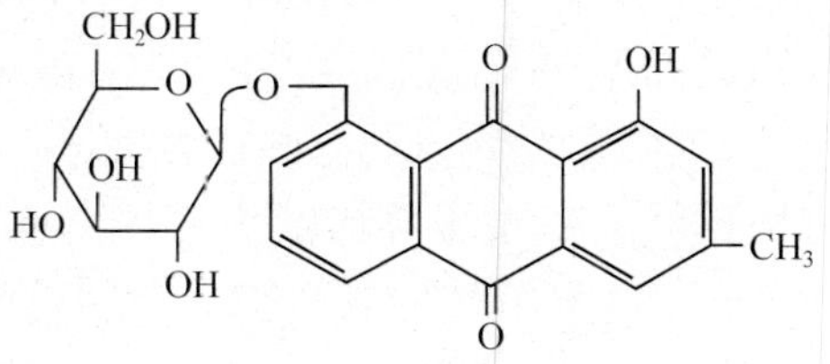

参考文献

[1] 大黄专辑．北京医科大学学报，1993，25（5）（增刊）

[2] 陈熔．南板蓝根中大黄酚的分离鉴定．中药材，1990，(5)：29

[3] 孙阳，陈琼华．大黄素甲醚在动物体代谢产物的分离和鉴定．药学学报，1986，21（10）：748-752

[4] 孙阳，陈琼华．薄层硅胶常压柱层析分离大黄酚和大黄素甲醚．药物分析杂志，1985，(5)：294.

[5] 韩公羽．朱砂七抗菌有效成分的研究．第二军医大学学报，1985；(1)：27

[6] Banville J，Grandmaison JL. Can J Chem，1974，52，80

[7] Haruji O，Yoshitomo N. Chem Pharm Bull，1978，26（8）：2458-2464

[8] Hikaru O，Kiyoshi M. Chem Pharm Bull，1973，21（6）：1254-1260

（胡　军　屠鹏飞　果德安　梁　鸿　郑俊华）

第 26 章 天山大黄化学成分的研究

天山大黄，又称新疆大黄，系蓼科植物天山大黄的干燥根和根茎。主产于新疆高海拔地区，资源较为丰富，当地作为药用，维吾尔族称“热万”，国内有人将其归入山大黄一类，天山大黄性味苦寒，具清热止血，攻积导滞，泻火通便，解毒，活血祛瘀，健胃等功能，主用于肠道积滞、大便秘结、热毒、热痢初起、湿热黄疸、瘀肿疼痛、血瘀经闭、症瘕跌打及血热妄行之吐血、衄血、火邪上炎之目赤、咽痛、牙龈肿痛、烫火伤等症。天山大黄有明显的降血脂作用，而高脂血症是少数民族地区的老年多发病之一，因此，对天山大黄的深入研究是迫切需要解决的问题，故我们对天山大黄的化学成分进行了较系统的研究。从中分离出 12 个化合物，根据其理化性质和光谱数据分别鉴定为大黄酚、大黄素甲醚、大黄素、大黄酚-8-O-β-D-葡萄糖苷、大黄素甲醚-8-O-β-D-葡萄糖苷、β-谷甾醇、3,5-二羟基-4′-甲氧基二苯乙烯、3,5,4′-三羟基二苯乙烯、3,5,3′,4′-四羟基二苯乙烯、3,5-二羟基-4′-甲氧基-二苯乙烯-3-O-β-D 葡萄糖苷、反式 3,5,3′,4′-四羟基-二苯乙烯-4′-O-β-D-葡萄糖苷、2,5-二甲基-7-羟基色原酮，均为首次从天山大黄中分离得到。

一、实验材料、药品与仪器

天山大黄 1995 年 8 月采自新疆高峰牧场（野生），经鉴定为 Rheum wittrochii Lundstr。

XT4A 数字显示双目显微熔点测定仪（未校正），Perkin-Elmer 983 红外光谱仪（KBr 压片），Shimadzu UV-260 紫外光谱仪，Bruker ARK400 NMR 仪（TMS 内标），VG-MM-70A 质谱仪，KY-GC-MS-DS2 数据处理仪。薄层层析用硅胶及柱层析用粗孔硅胶为青岛海洋化工厂产品。

二、提取分离

7.5kg 天山大黄根的粗粉，70％乙醇温浸提取，提取液减压浓缩，依次用石油醚、乙醚、乙酸乙酯及正丁醇萃取。石油醚部分（58g）硅胶柱分离，石油醚-乙酸乙酯梯度洗脱，500ml 收集一份，得 Fr2～3（化合物 6），Fr5～7（化合物 1），Fr8～11，Fr12～14（化合物 2），Fr38～43（化合物 3）。Fr8～11 硅胶 H 柱层析，石油醚-乙酸乙酯（10：0.5）洗脱得化合物（1 和 2）。乙醚部分（80g）硅胶柱层析，石油醚-乙酸乙酯梯度洗脱，Fr110～138 再次硅胶柱层析，氯仿-甲醇洗脱，Fr13～54 再经硅胶柱层析，氯仿-甲醇梯度洗脱得化合物 7，12。Fr67～110 再经聚酰胺柱层析，丙酮-水梯度洗脱，Fr6～7 得化合物 8，Fr8～23 得化合物 9。乙酸乙酯部分（80g）经硅胶柱层析，氯仿-甲醇梯度洗脱，500ml 收集 1 份，Fr26～29 重结晶得混合物（化合物 4 与化合物 5）。Fr42～54 再经硅胶柱层析，氯仿-甲醇（10：2～10：2.5）梯度洗脱，先后得化合物 10（Fr45～48）及化合物 11（Fr54～58）。

三、结构鉴定

1. 橙黄色片状结晶（苯），mp 186～188℃，醋酸镁薄层显色呈橙红色，与大黄酚标准品共薄层层析，Rf 值一致。IR（KBr）cm^{-1}：3050，1672，1 601，1 563，901，868，839。UVλ_{max}^{MeOH} nm：225.2，255.2，270.2，287.2，429.0。^{1}H NMR（$CDCl_3$）δ：12.06（1H，s，OH），11.94（1H，s，OH），7.77（1H，d，J＝7.5Hz，5-H），7.63（1H，t，J＝8.22Hz，6-H），7.58（1H，brs，4-H），7.26（1H，d，J＝8.6Hz，7-H），7.04（1H，brs，2-H），2.44（3H，s，Ar-CH_3）。EI-MS m/z：254（M^+，100），239（M-CH_3），237（M-OH），226（M-CO），198（M-2CO）。^{13}C NMR数据见表 26-1。以上数据与文献值基本一致，鉴定为大黄酚（chrysophanol）。

2. 淡黄色针状结晶（乙酸乙酯），mp197～198℃，醋酸镁薄层显色为橙红色，与大黄素甲醚对照品共薄层层析，Rf 值一致。IR（KBr）cm^{-1}：3 430，1 670，1 625，1 564，970，873。UVλ_{max}^{MeOH} nm：220.0，253.0，263.8，292.0，433.0。^{1}H NMR（$CDCl_3$）δ：12.31（1H，s，OH），12.11（1H，s，OH），7.62（1H，d，J＝1.3Hz，4-H），7.36（1H，d，J＝2.5Hz，5-

H)，7.07 (1H，brs，2-H)，6.68 (1H，d，J=2.5Hz，7-H)，3.94 (3H，s，OCH_3)，2.45 (3H，s，Ar-CH_3)。^{13}C NMR 数据见表 26-1。EI-MS m/z：284 (M^+)，256 (M-CO)，269 (M-CH_3)。以上数据与文献相符，鉴定为大黄素甲醚 (physcion)。

3. 橙黄色针状结晶（乙酸乙酯），mp255～256℃，与大黄素对照品共薄层 Rf 值一致。IR (KBr) cm^{-1}：3 378，1 620，1 475，1 439，1 366，1 329，874，759。UVλ_{max}^{MeOH} nm：220.8，252.2，264.8，288.0，440.1。^{1}H NMR (DMSO-d_6) δ：12.00 (1H，s，α-OH)，11.92 (1H，s，α-OH)，11.32 (1H，s，β-OH)，7.37 (1H，brs，4-H)，7.05 (1H，brs，5-H)，7.04 (1H，d，J=2.3Hz，2-H)，6.52 (1H，d，J=2.3Hz，7-H)，2.36 (3H，s，Ar-CH_3)。^{13}C NMR数据见表 26-1。EI-MS m/z：270 (M^+，100)，255 (M-CH_3)，253 (M-OH)，242 (M-CO)，214 (M-2CO)，213 (M-H-2CO)。以上数据与文献基本相符，确定为大黄素 (emodin)。

4 和 5. 细小针状结晶（氯仿-甲醇），mp231～233℃。IR (KBr) cm^{-1}：3 368，2 914，1 668，1 627，889，752。UVλ_{max}^{MeOH} nm：219.8，256.0，362.8，408.6。^{1}H NMR (DMSO-d_6) δ：13.02 (1H，s，Ar-OH)，12.92 (1H，s，Ar-OH)，7.09～7.83 (Ar-H)，5.11，5.15 (anomeric-H，J=7.7Hz)，3.70～3.10 (sugar-H)，2.36～2.50 (Ar-CH_3)，3.94 (Ar-OCH_3)。^{13}C NMR数据见表 26-1。EI-MS m/z：284 (M^+，大黄素甲醚苷元)，256 (M-CO)，269 (M-CH_3)，254 (M^+，大黄酚苷元)，226 (M-CO)，239 (M-CH_3)。综合上述光谱数据，对照文献，并参考文献，确定为大黄酚-8-O-β-D-葡萄糖苷 (chrysophanol-8-O-β-D-glucopyranoside，4) 和大黄素甲醚-8-O-β-D-葡萄糖苷 (physcion-8-O-β-D-glucopyranoside，5) 的混合物。

6. 白色针状结晶（石油醚-甲醇），mp133～134℃，与 β-谷甾醇对照品共薄层层析 Rf 值一致。IR 及^{13}CNMR 光谱数据与文献相符，确定为 β-谷甾醇 (β-sitosterol)。

表 26-1　化合物 1～5 的^{13}C NMR 数据

C	1	2	3	4	5
1	162.4	165.2	164.5	161.6	164.7
2	124.5	124.5	107.8	124.0	119.3
3	149.3	148.5	165.6	147.6	147.1
4	121.3	121.3	108.8	120.6	124.2
5	119.9	110.3	120.4	119.3	104.7
6	136.9	162.5	148.2	135.9	161.6
7	124.3	107.8	124.0	122.5	106.5
8	162.6	166.5	161.5	158.2	161.6
9	192.4	190.8	189.7	187.5	186.4
10	181.8	182.0	181.1	181.9	181.9
4a	133.2	133.2	135.0	132.0	132.0
10a	133.5	135.2	132.7	134.7	136.2
8a	115.8	108.2	113.2	114.6	106.5
9a	113.6	113.7	108.8	114.4	114.4
CH_3	22.3	22.2	21.4	21.5	21.5
OCH_3		56.1			56.1
glu-1′				100.6	100.6
2′				73.3	73.3
3′				77.3	77.5
4′				69.5	69.6
5′				76.5	76.5
6′				60.7	60.7

7. 灰白色片状结晶（氯仿-甲醇），mp167～169℃。UVλ_{max}^{MeOH}nm：214.8，304.8。IR (KBr) cm^{-1}：3 354 (OH)，1 598 (C=C)，1 347，1 314，961，866，770，616。^{1}H NMR [$(CD_3)_2CO$] δ：7.39 (2H，d，J=8.7Hz，2′，6′-H)，6.85 (2H，d，J=8.87Hz，3′，5′-H)，6.96 (1H，d，J=16.3Hz，β-H)，6.82 (1H，d，J=16.3Hz，α-H)，6.47 (2H，d，J=2.0Hz，2，6-H)，6.19 (1H，t，J=2.0Hz，4-H)，3.74 (3H，s，OCH_3)。^{13}C NMR 数据见表 26-2。EI-MS m/z：242 (M^+)，227 (M-CH_3)，211 (M-H_2O-CH_3)。以上数据与文献报道相符，确定为 3，5-二羟基-4′-甲氧基二苯乙烯 (3，5-dihydroxy-4′-methoxystilbene)。

8. 类白色砂粒状结晶（氯仿-甲醇），mp244～246℃。UVλ_{max}^{EtOH} nm：216.4，304.4。IR (KBr) cm^{-1}：3 230 (OH)，1 886，1 601，1 581，986，964，804，862，604。^{1}H NMR [$(CD_3)_2CO$] δ：8.45 (1H，s，4′-OH)，8.19

(2H，s，3，5-OH)，7.42 (2H，d，J=8.6Hz，2′，6′-H)，6.84 (2H，d，J=8.7Hz，3′，5′-H)，7.02 (1H，d，J=16.0Hz，β-H)，6.88 (1H，d，J=16.0Hz，α-H)，6.54 (2H，d，J=2.1Hz，2，6-H)，6.27 (1H，t，J=2.2Hz，4-H)。^{13}C NMR 数据见表 26-2。EI-MS m/z：228 (M^+)，211 (M-OH)，193，181，165，152。以上数据与文献报道相符，故确定为 3，5，4′-三羟基二苯乙烯 (3，5，4′-trihydroxystilbene)。

表 26-2 化合物 7～11 的 ^{13}C NMR 数据

No.	7	8	9	10	11
1	141.2	145.1	141.5	139.2	139.2
2	105.9	109.9	105.7	104.9	104.4
3	159.6	163.8	159.7	158.9	158.5
4	102.8	106.4	102.6	103.0	102.5
5	159.6	163.8	159.6	159.4	158.5
6	105.9	109.9	105.7	107.4	104.4
1′	131.4	134.2	131.1	129.6	128.9
2′	115.1	133.0	116.4	114.7	115.9
3′	128.7	120.7	146.5	127.9	145.6
4′	160.7	162.4	146.5	159.0	146.7
5′	128.7	120.7	113.8	127.9	114.3
6′	115.1	133.0	120.2	114.7	122.1
α	129.1	133.4	127.0	126.3	126.4
β	127.7	131.1	129.7	128.2	127.8
OCH_3	55.7			55.2	
glu-1					101.9
2					73.4
3					77.4
4					70.2
5					76.0
6					61.0

9. 类白色柱状结晶 (丙酮-水)，mp 222～223℃。UVλ_{max}^{EtOH} nm：223.2，325.2。IR (KBr) cm^{-1}：3 504，3 326 (OH)，2 596，2 483，1 678，1 593。^1H NMR [$(CD_3)_2CO$] δ：6.97 (1H，d，J=2.0Hz，2′-H)，6.88 (1H，d，J=16.2Hz，α-H)，6.83 (1H，dd，J=2/8.0Hz，6′-H)，6.73 (1H，d，J=16.2Hz，β-H)，6.73 (2H，d，J=8.0Hz，5′-H)，6.42 (2H，d，J=2.2Hz，2，6-H)，6.15 (1H，t，J=2.2Hz，4-H)。^{13}C NMR 数据见表 26-2。EI-MS m/z：244 (M^+)，227，209，197，173。以上数据与文献报道基本一致，确定为 3，5，3′，4′-四羟基二苯乙烯 (piceatannol)。

10. 无色针晶 (丙酮)，mp 208～210℃。UVλ_{max}^{EtOH} nm：216.0，296.2。IR (KBr) cm^{-1}：3 455，3 321 (OH)，1 597，1 507，831，774，677。^1H NMR [$(CD_3)_2CO$] δ：3.2～3.8 (6H，m，sugar-H)，3.76 (3H，s，OCH_3)，4.81 (1H，d，J=7.8Hz，anomeric-H)，6.35 (1H，t，J=2.0Hz，4-H)，6.59，6.76 (2H，brs，2，6-H)，7.08 (1H，d，J=16.4Hz，α-H)，6.94 (1H，d，J=16.4Hz，β-H)，7.51 (2H，d，J=8.6Hz，2′，6′-H)，6.91 (2H，d，J=8.6Hz，3′，5′-H)。^{13}C NMR 数据见表 26-2。FAB-MS m/z：404 (M^+)，242 (苷元)。以上数据与文献报道基本相符，故确定为 3，5-二羟基-4′-甲氧基二苯乙烯-3-O-β-D-葡萄糖苷 (desoxyrhaponticin)。

11. 白色簇状结晶 (氯仿-甲醇)，mp 206～208℃。UVλ_{max}^{EtOH} nm：205.6，287.4。IR (KBr) cm^{-1}：3 474 (OH)，2 955，1 584，928，893，829，641。^1H NMR [$(CD_3)_2CO$] δ：7.44 (1H，d，J=1.7Hz，2′-H)，7.05 (1H，dd，J=2/8.3Hz，6′-H)，6.84 (1H，d，J=16.2Hz，β-H)，6.83 (1H，d，J=16.2Hz，α-H)，6.78 (1H，d，J=8.3Hz，5′-H)，6.38 (2H，d，J=2Hz，2，6-H)，6.11 (1H，t，J=2.0Hz，4-H)，4.73 (1H，d，J=7.2Hz，anomeric-H)。^{13}C NMR 数据见表 26-2。EI-MS m/z：460 (M^+)，244 (苷元，100)。以上数据与文献报道的基本相符，确定为反式 3，5，3′，4′-四羟基二苯乙烯-4′-O-β-D-葡萄糖苷 (piceatannol-4′-O-β-D-glucopyranoside)。

12. 淡黄色针状结晶 (氯仿-甲醇)，mp 220～222℃。UVλ_{max}^{EtOH} nm：217.6，241.6，249.2，288.2。IR (KBr) cm^{-1}：1 649，1 555，1 343，1 268，851，827。^1H NMR [$(CD_3)_2CO$] δ：10.54 (Ar-OH)，6.62 (1H，brs，8-H)，6.60 (1H，brs，6-H)，5.98 (1H，s，3-H)，2.65 (3H，s，5-CH_3)，2.27 (3H，s，2-CH_3)。^{13}C NMR [$(CD_3)_2CO$] δ：163.5 (C-2)，116.2 (C-3)，177.9 (C-4)，141.1 (C-5)，110.4 (C-6)，160.5 (C-7)，100.2 (C-8)，158.9 (C-9)，114.1 (C-10)，19.0 (2-CH_3)，22.1 (5-CH_3)。EI-MS m/z：190 (M^+)，161 (M-CO-H)，122 (A_1-28)，150 (A_1)。以上数据与文献报道基本相符，故确定为 2，5-二甲基-7-羟基色原酮 (2，

5-dimethyl-7-hydroxychromone)。

附：彩图 26-1～3

参考文献

[1] 新疆维吾尔自治区革命委员会卫生局等．新疆中草药．乌鲁木齐：新疆人民出版社，1975，352

[2] 中国医学科学院药物研究所．中药志．第一册．北京：人民卫生出版社，1979，34

[3] 肖培根．大黄属药用植物的资源利用．中药通报，1981，6 (2)：11

[4] 全国中草药汇编（上册）．北京：人民卫生出版社，1976，64

[5] 洪秀芳，汪师贞，肉孜阿吉，等．天山大黄治疗高脂血症疗效观察．新疆医学院学报，1981，4 (1)：13

[6] 王振月，李延冰，匡海学．毛脉酶模中大黄酚、大黄素的分离鉴定．中医药学报，1996，6 (2)：54

[7] 徐任生主编．天然产物化学．北京：科学出版社，1993，628

[8] 国家医药管理局中草药情报中心站．植物药有效成分手册．北京：人民卫生出版社，1986，384

[9] Okabe H，Matsuo K，Nishioka I. Studies on Rhubarb (Rhei Rhizoma). Chem Pharm Bull，1973，21 (6)：1254

[10] Koizumi N，Fujimoto Y，Takeshita T，et al. Carbon-13 Nuclear Magnetic Resonance of 24-Substituted Steroides. Chem Pharm Bull，1979；27 (11)：38

[11] Holland HL，Diakow PRP，Taylor G J. ^{13}C Nuclear Magnetic Resonance Spectra of Some C-19-Hydroxy，C-5，6-Epoxy，C-24 Ethyl and C-19-Norsteroids. Can J Chem，1978，56：3121

[12] 洪秀芳，汪师贞，肉孜阿吉，等．天山大黄治疗高脂血症疗效观察．新疆医学院学报，1981，4 (1)：13

[13] 敏德，徐丽萍，张治针，等．天山大黄的化学成分研究（Ⅰ）．中国中药杂志，1998；23 (7)：417

[14] Kashiwada Y，Nonaka GI，Nishioka I. Studies on Rhubarb (Rhei Rhizoma) Ⅵ Isolation and Characterization of Stilbenes. Chem Pharm Bull，1984，32 (9)：3501

[15] Nonaka G I，Masafumi M，Nishioka I. Studies on Rhubarb (Rhei Rhizoma) Ⅲ Stilbene Glycosides. Chem Pharm Bull，1977，25 (9)：2300

[16] Kashiwada Y，Nonaka GI，Nishioka I. Studies on Rhubarb (Rhei Rhizoma) Isolation and Characterization of Stilbene Glycosides from Chinese Rhubarb. Chem Pharm Bull，1988，36 (4)：1545

[17] Kashiwada Y，Nonaka GI，Nishioka I. Studies on Rhubarb (Rhei Rhizoma) Ⅴ Isolation and Characterization of Chromoneand Chromanone Derivatives. Chem Pharm Bull，1984，32 (9)：3493

（敏　德　徐丽萍　张治针　梁　鸿
王　弘　果德安　郑俊华）

第 27 章 窄叶大黄化学成分的研究

一、概述

窄叶大黄（Rheum sublanceolatum C. Y. Cheng et Kao）是高作经 1975 年发表的新种，归属于砂生组的总状系，主要分布在青海和甘肃。在对 31 种大黄属植物生药水提取液体外清除超氧阴离子自由基的活性研究中发现砂生组大黄活性最强，其中窄叶大黄的清除率最高，为 84.8%。其化学成分研究未见报道。作者从其根和根茎 95%乙醇提取物中分离鉴定了 17 个化合物，根据理化性质和光谱分析分别鉴定为大黄酚（chrysophanol）、大黄素甲醚（physcion）、大黄素（emodin）、芦荟大黄素（aloe-emodin）、大黄酚-8-O-β-D-葡萄糖苷（chrysophanol-8-O-β-D-glucopyranoside）、大黄素-8-O-β-D-葡萄糖苷（emodin-8-O-β-D-glucopyranoside）、芦荟大黄素-8-O-β-D-葡萄糖苷（aloe-emodin-8-O-β-D-glucopyranoside）、ω-羟基大黄素（citreorosein）、正二十八烷酸（n-octacosanic acid）、β-谷甾醇（sitosterol）、β-谷甾醇葡萄糖苷（daucosterol）、2-甲基-5-羧甲基-7-羟基色酮（2-methyl-5-carboxymethyl-7-hydroxy-chromone）、3，4，3′，5′-四羟基二苯乙烯（piceatannol）、6-hydroxymusizin-8-O-β-D-glucopyranoside、决明酮-8-O-β-D-葡萄糖苷（torachrysone-8-O-β-D-glucopyranoside）和两个新化合物：窄叶苷（sublanceolatoside）和 2，5-二甲基-7-羟基色酮-7-O-β-D-（6′-O-没食子酰基）-葡萄糖苷［2，5-dimethyl-7-hydroxy-chromone-7-O-β-D-（6′-O-galloyl）-glucopyranoside］。上述化合物均为首次从窄叶大黄中分离得到（表 27-1 和图 27-1～11）。

表 27-1 窄叶大黄中的化学成分

No.	Compound name	
1	ZP_1	chrysophanol
2	ZP_2	physcion
3	ZP_3	n-octacosanic acid
4	ZP_4	sitosterol
5	ZP_5	daucosterol
6	E_1	emodin
7	E_2	chrysophanol-8-O-β-D-glucopyranoside
8	E_3	emodin-8-O-β-D-glucopyranoside
9	E_5	aloe-emodin-8-O-β-D-glucopyranoside
10	E_6	citreorosein
11	E_7	2-methyl-5-carboxymethyl-7-hydroxychromone
12	E_8	6-hydroxymusizin-8-O-β-D-glucopyranoside
13	E_9	piceatannol
14	E_{10}	sublanceolatoside
15	E_{12}	torachrysone-8-O-β-D-glucopyranoside
16	E_{13}	2，5-dimethyl-7-hydroxychromone-7-O-β-D-（6′-O-galloyl）-glucopyranoside
17	B_2	aloe-emodin

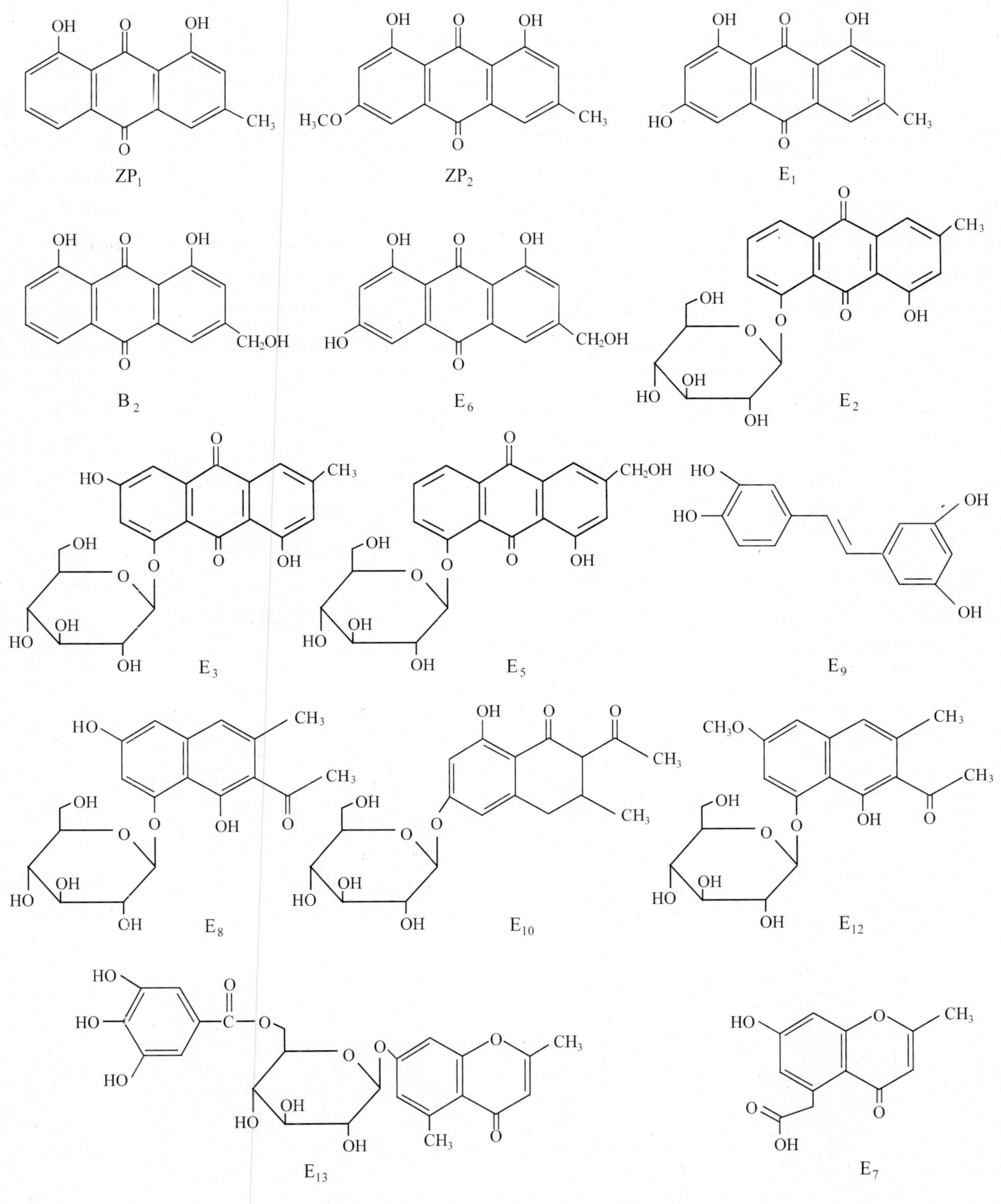

图 27-1　窄叶大黄的化学成分结构图

二、化合物结构解析

1. Sublanceolatoside 的结构解析

化合物 E_{10}：白色粉末（丙酮），熔点 202～203℃，紫外 365nm 下呈土黄色荧光。IR 光谱 1 717，1 630 和 1 615cm^{-1}示分子中含有游离羰基、缔合羰基和苯环。FAB-MS（m/z）给出 $[M+1]^+$ 峰 397 及碎片离子峰 234 $[M-162]^+$，结合 ^1H NMR，^{13}C NMR 确定其分子式为 $C_{19}H_{24}O_9$。该化合物的^1H NMR（500MHz，DMSO-d_6）显示 2 个甲基质子信号，其中一个为孤立甲基 δ2.23（3H，s），另一个甲基裂分为二重峰 δ0.97（3H，d，J=6.0Hz）；δ6.42（1H，d，

J=2.0Hz）和 δ6.47（1H，br.s）为间位偶合的芳氢；糖的端基质子 δ5.0（1H，d，J=7.5Hz）示该糖为 β 构型。^{13}C NMR 中糖区碳的化学位移数据与文献报道的葡萄糖的数据基本一致，提示该化合物为 β-D-葡萄糖苷类化合物。^{1}H-^{1}H COSY 显示 δ0.97 裂分成二重峰的甲基质子与 δ2.53（1H，m）次甲基质子相关，此次甲基质子又与 δ3.72（1H，d，J=11.0Hz）次甲基质子相关，可知分子中存在—CH—CH—CH_3 片段，分析 DEPT，HMQC 和 HMBC 谱，δ0.97 甲基质子与 δ31.7 的叔碳相关，又与 δ67.0 的叔碳相关，亦证明了这一点。δ0.97 甲基质子还与 δ35.7 的仲碳有远程相关，提示此仲碳连接在片段中 δ31.7 的叔碳上，即有 —CH—CH（CH_3）—CH_2 片段；与 δ35.7 仲碳相连的氢除了与 δ19.1 的甲基碳、δ31.7 的叔碳和 δ67.0 的叔碳相关外，还与 δ107.9（CH），δ110.9（C）和 δ146.5（C）的芳碳有远程相关，提示该片段与苯环相连。从该片段的另一端 δ67.0 叔碳上的氢出发，其除了与 δ19.1 的甲基碳、δ31.7 的叔碳和 δ35.7 仲碳相关外，还与 δ206.1，δ200.4 的羰基碳和 δ30.5 的甲基碳有远程相关，提示分子中存在—CO—CH—CO—CH_3 片段；而且 δ30.5 碳上的甲基氢与 δ206.1 的羰基碳相关，又与 δ67.0 叔碳相关，亦证明了此片段的存在。与 δ107.9 芳碳相连的氢与 δ35.7 的仲碳相关，可知 δ107.9 芳碳为苯环上的 5 位碳；苯环上的 5 位氢和与之间位耦合的 7 位氢同时与 δ110.9 和 δ163.9 的季碳远程相关，可知 δ110.9 为苯环上的 9 位碳，δ163.9 为苯环上的 6 位碳。葡萄糖的端基氢与 δ163.9 的碳相关，可知葡萄糖与苯环的 6 位碳相连；酚羟基与 1 位羰基缔合，其化学位移移向低场，羟基上的氢同时与苯环上的 7 位碳 δ101.2、9 位碳 δ110.9 和 8 位碳 δ164.3 有远程相关，证明羟基连在苯环 8 位碳上，综合以上分析，推定此化合物的结构为 2-乙酰基-3-甲基-6，8-二羟基-2，3，4，4-四氢萘-1-酮-6-O-β-D-葡萄糖苷（结构见图 27-2），命名为窄叶苷（sublanceolatoside）（图 27-4～7）。该化合物的归属见表 27-2。

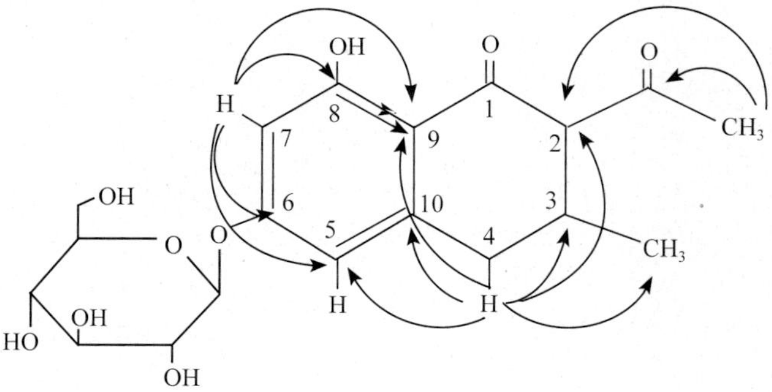

图 27-2 化合物 E_{10} 的结构和主要 HMBC 相关

表 27-2 化合物 E_{10} 的 ^{1}H NMR 和 ^{13}C NMR 数据（DMSO-d_6）

No.	^{13}C	DEPT	^{1}H	No.	^{13}C	DEPT	^{1}H
1	200.4	C		8	164.3	C	
2	67.0	CH	3.72（1H，d，J=11.0Hz）	9	110.9	C	
2-CO-CH_3	206.1	C		10	146.5	C	
	30.5	CH_3	2.23（3H，s）				
3	31.7	CH	2.53（1H，m）	1′	99.5	CH	5.0（1H，d，J=7.5Hz）
3-CH_3	19.1	CH_3	0.97（3H，d，J=6.0Hz）	2′	73.0	CH	3.22（1H，t，J=7.5，8.5Hz）
4	35.7	CH_2	2.89（1H，dd，J = 3.5，16.5Hz）	3′	77.1	CH	3.39（1H，t）
			2.68(1H,dd,J=16.0,16.0Hz)				
5	107.9	CH	6.47（1H，br.s）	4′	69.5	CH	3.15（1H，t，J=9.5，8.5Hz）
6	163.9	C		5′	76.4	CH	3.28（1H，t，J=8.5，9.5Hz）
7	101.2	CH	6.42（1H，d，J=2.0Hz）	6′	60.5	CH_2	3.67（1H，br.d）
8-OH			12.3（1H，s）				3.46（1H，dd，J=5.5，12.0Hz）

2. 2,5-dimethyl-7-hydroxychromone-7-O-β-D-（6′-O-galloyl）-glucopyranoside 的结构解析。

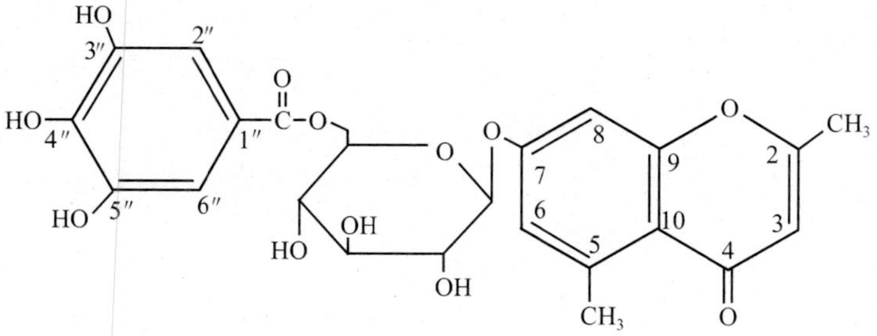

图 27-3　化合物 E_{13} 的结构

化合物 E_{13}：白色针状结晶（乙酸乙酯），熔点 180～181℃，紫外 365nm 下显蓝色荧光，$FeCl_3$ 显色呈蓝黑色。IR 光谱 1 692，1 645，1 614和 1 565cm^{-1}示分子中含有酯羰基、共轭羰基和苯环。FAB-MS（m/z）给出［M＋1］$^+$ 峰 505，结合^{1}H NMR，^{13}C NMR 确定其分子式为 $C_{24}H_{24}O_{12}$。该化合物的 ^{1}H NMR（500MHz，DMSO-d_6）显示 2 个孤立的甲基质子信号 δ2.20（3H，s）和 2.63（3H，s），一个孤立的烯氢质子信号 δ6.01（1H，s）及两个呈间位偶合的芳氢质子信号 δ6.79（1H，br. s）和 δ6.92（1H，br. s），与 2，5-二甲基-7-羟基色酮的^{1}H NMR 信号基本一致，提示分子中含有此苷元；低场的两个芳氢信号 δ6.94（2H，s）和 3 个酚羟基质子信号 δ9.25（2H，s）及 δ8.99（1H，s）提示分子中含有没食子酰基；糖端基质子 δ5.11（1H，d，J＝7.0Hz）示糖为 β 构型，糖上的碳的化学位移数据与文献报道的葡萄糖基本一致，表明其为 β-D-葡萄糖。糖六位质子低场位移且成两个 dd 峰 δ4.55（1H，br. d，J＝10.5Hz）和 δ4.18（1H，dd，J＝6.0，11.5Hz），提示没食子酰基连接在糖的 6 位羟基上；HMBC 显示糖的端基质子与 δ159.6 的碳有远程相关，提示该葡萄糖连接在 7 位羟基上。综合以上分析推定该化合物为 2,5-二甲基-7-羟基色酮-7-O-β-D-（6′-没食子酰基）-葡萄糖苷［2，5-dimethyl-7-hydroxychromone-7-O-β-D-（6′-O-galloyl）-glucopyranoside］（图 27-8～11），其结构见图 27-3。并根据 ^{1}H-^{1}H COSY，DEPT，HMQC，HMBC 归属了其所有的氢和碳信号（表 27-3）。

表 27-3　化合物 E_{13} 的^{1}H NMR 和^{13}C NMR 数据（DMSO-d_6）

No.	^{13}C	DEPT	^{1}H	No.	^{13}C	DEPT	^{1}H
1	164.4	C		1′	99.5	CH	5.11（1H，d，J＝7.0Hz）
2-CH_3	19.1	CH_3	2.20（3H，s）	2′	73.0	CH	3.33（m）
3	110.8	CH	6.01（1H，s）	3′	76.0	CH	3.31（m）
4	178.2	C		4′	69.7	CH	3.29（m）
5	141.3	C		5′	73.9	CH	3.82（m）
5-CH_3	22.2	CH_3	2.63（3H，s）	6′	63.3	CH_2	4.55（1H，br. d，J＝10.5Hz） 4.18(1H,dd,J＝6.0,11.5Hz)
6	116.6	CH	6.79（1H，br. s）	1″	119.2	C	
7	159.6	C		2″，6″	108.5	CH	6.94（2H，s）
8	101.2	CH	6.92（1H，br. s）	3″，5″	145.4	C	
9	158.7	C		4″	138.4	C	
10	116.1	C		-O-CO-	165.6	C	

三、实验部分

1. 材料和仪器

NICOLET 5DX-FTIR 型傅立叶变换红外光谱仪，KBr 压片。AEI-MS-50 型质谱仪，KYKY-ZHP-5 型质谱仪。XT_{4A} 型双目显微熔点测定仪（温度计未校正）。AL-300，Varian-INOVA-500 核磁共振波谱仪，TMS 内标。常规提取分离用试剂均为北京化工厂分析纯产品。薄层色谱用硅胶 G（60 型）、柱色谱硅胶（100～200 目和 200～300 目）为青岛海洋化工厂生产；柱层析聚酰胺（60～

90 目）为江苏临江试剂化工厂生产；聚酰胺薄膜为浙江省台州市路桥四青生化材料厂生产。Sephadex LH-20 为 Pharmacia 公司产品。

窄叶大黄 1999 年 8 月由杨美华、向兰采自青海称多县称文乡，标本号 Q99143，由北京大学药学院陈虎彪教授和中科院植物所李安仁教授鉴定为 Rheum sublanceolatum C. Y. Cheng et Kao。

2. 提取与分离流程

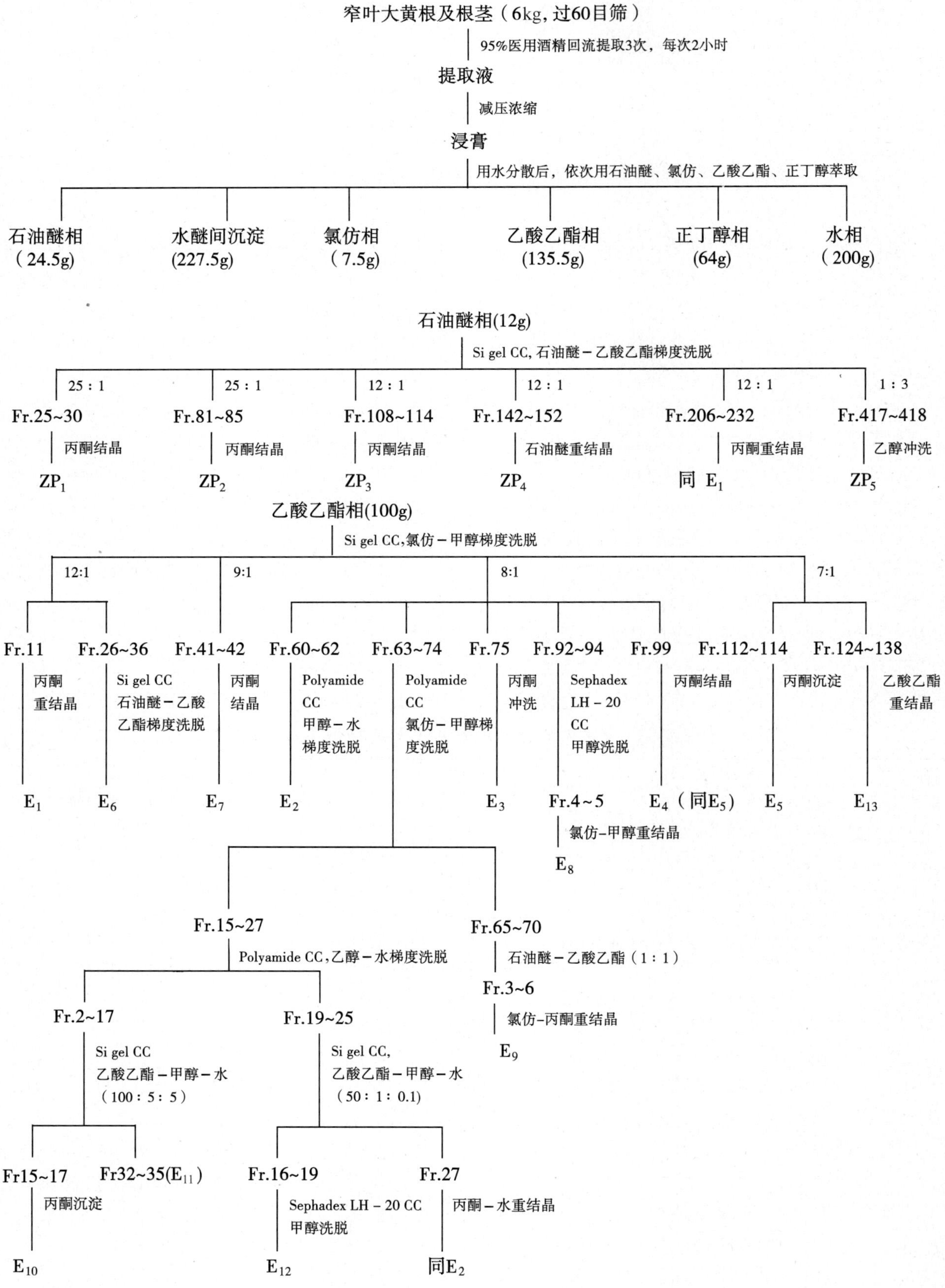

（续 2 提取与分离流程）

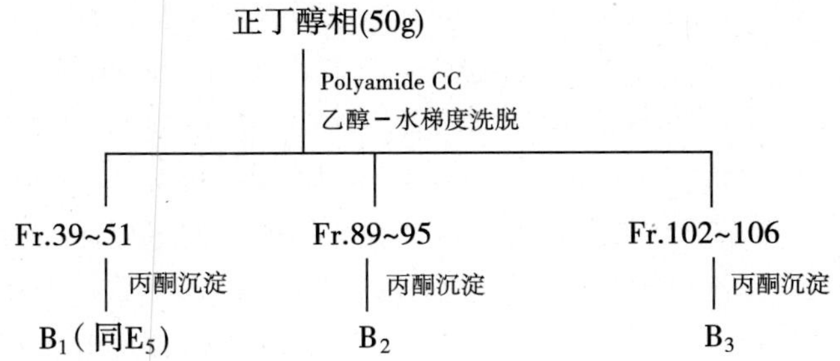

3. 窄叶大黄化学成分的实验数据

大黄酚（chrysophanol）：金黄色片状方晶（丙酮），熔点 184～185℃。Bornträger 反应呈红色，醋酸镁反应呈橙红色，示为蒽醌类物质，与大黄酚对照品共薄层 Rf 值一致，^{1}H NMR（DMSO-d_6）：11.95（1H，s，α-OH），11.85（1H，s，α-OH），7.79（1H，t，J＝8.1，7.8Hz，C_6-H），7.69（1H，d，J＝7.5Hz，C_5-H），7.37（1H，d，J＝8.1Hz，C_7-H），7.53（1H，br. s，C_4-H），7.04（1H，br. s，C_2-H），2.44（3H，s，Ar-CH_3）。

大黄素甲醚（physcion）：金黄色针状结晶（丙酮），熔点 195～196℃。Bornträger 反应呈红色，醋酸镁反应呈橙红色，示为蒽醌类物质，与大黄素甲醚对照品共薄层 Rf 值一致，^{1}H NMR（$CDCl_3$）δ：12.28（1H，s，α-OH），12.08（1H，s，α-OH），7.59（1H，br. s，C_4-H），7.33（1H，d，J＝2.4Hz，C_5-H），7.05（1H，br. s，C_2-H），6.65（1H，d，J＝2.4Hz，C_7-H），3.91（3H，s，OCH_3），2.42（3H，s，Ar-CH_3）。

正二十八烷酸（n-octacosanic acid）：白色粉末（丙酮），熔点 70～71℃，0.1%溴甲酚绿乙醇溶液显色呈黄色，IRν_{max}^{KBr} cm^{-1}：3 456（OH），1 708（C＝O），2 959，2 918，2 849（CH_3，CH_2），720［$(CH_2)_n$，n≥7］。EI-MS（m/z）：43，57，71，85，97，111，129，143，157，171，185，199，213，227，241，255，269，283，297，311，325，339，353，367，381，396，424。^{1}H NMR（$CDCl_3$）δ：0.85（3H，t，28-H），1.23（4～27-H），1.59（3-H），2.33（2H，t，2-H）。

β-谷甾醇（sitosterol）：白色针晶（石油醚），熔点 135～136℃，Liebermann-Burchard 反应阳性。EI-MS（m/z）：414，396，381，367，351，329，303，273，255，213，199，159，145，95，81，43。与β-谷甾醇标准品共薄层 Rf 值一致。

β-谷甾醇葡萄糖苷（daucosterol）：白色粉末（丙酮），熔点 270～271℃，Liebermann-Burchard 反应阳性，Molish 反应阳性。EI-MS（m/z）：414（M^+-glc），396，381，367，351，329，303，273，255，213，199，159，145，95，81，43。与对照品胡萝卜苷共薄层 Rf 值一致。

大黄素（emodin）：橙黄色长针状结晶（丙酮），熔点 225℃（易升华）。Bornträger 反应呈红色，醋酸镁反应呈橙红色，示为蒽醌类物质，与大黄素标准品共薄层，Rf 值一致。^{1}H NMR（Acetone-d_6）δ：12.15（1H，s，α-OH），12.02（1H，s，α-OH），10.09（1H，s，β-OH），7.52（1H，br. s，C_4-H），7.21（1H，d，J＝2.4Hz，C_5-H），7.10（1H，br. s，C_2-H），6.62（1H，d，J＝2.4Hz，C_7-H），2.44（3H，s，Ar-CH_3）。

大黄酚-8-O-β-D-吡喃葡萄糖苷（chrysophanol-8-O-β-D-glucopyranoside）：黄色粉末（丙酮），熔点 228～229℃，Bornträger 反应呈红色，醋酸镁反应呈红色，示为蒽醌类物质。薄层酸水解显示其苷元为大黄酚。^{1}H NMR（DMSO-d_6）δ：12.84（1H，s，α-OH），7.85（2H，t，J＝2.7，6.6Hz，C_5-H，C_6-H），7.69（1H，dd，J＝2.7，6.6Hz，C_7-H），7.49（1H，br. s，C_4-H），7.19（1H，br. s，C_2-H），5.15（1H，d，J＝7.8Hz，anomeric-H），3.71～3.18（sugar-H），2.41（3H，s，Ar-CH_3）。^{13}C NMR（DMSO-d_6）δ：187.5（C-9），182.1（C-10），161.6（C-1），158.2（C-8），147.6（C-3），135.9（C-6），134.7（C-10a），132.1（C-4a），124.0（C-2），122.4（C-7），120.5（C-4），119.3（C-5），114.7（C-8a，C-9a），100.4（C-1′），77.2（C-3′），76.5（C-5′），73.2（C-2′），

69.4 (C-4′), 60.5 (C-6′), 21.4 (Ar-CH_3)。

大黄素-8-O-β-D-吡喃葡萄糖苷（emodin-8-O-β-D-glucopyranoside)：黄色粉末（丙酮），熔点221～222℃，Bornträger 反应呈红色，醋酸镁反应呈红色，示为蒽醌类物质。^{1}H NMR（DMSO-d_6）δ：13.18 (1H, s, α-OH), 11.26 (1H, s, β-OH), 7.45 (1H, br. s, C_4-H), 7.28 (1H, d, J=2.1Hz, C_5-H), 7.15 (1H, br. s, C_2-H), 7.00 (1H, d, J=2.4Hz, C_7-H), 5.06 (1H, d, J=7.8Hz, anomeric-H), 3.73～3.23 (sugar-H), 2.40 (3H, s, Ar-CH_3)。^{13}C NMR (DMSO-d_6) δ：186.4 (C-9), 182.1 (C-10), 164.1 (C-6), 161.7 (C-8), 161.1 (C-1), 146.9 (C-3), 136.5 (C-10a), 132.1 (C-4a), 124.2 (C-2), 119.3 (C-4), 114.4 (C-8a, C-9a), 108.3 (C-7, C-5), 100.7 (C-1′), 77.3 (C-3′), 76.4 (C-5′), 73.3 (C-2′), 69.4 (C-4′), 60.5 (C-6′), 21.4 (Ar-CH_3)。

芦荟大黄素-8-O-β-D-吡喃葡萄糖苷（aloe-emodin-8-O-β-D-glucopyranoside)：黄色粉末（丙酮），熔点244～245℃，Bornträger 反应呈红色，醋酸镁反应呈橙色，示为蒽醌类物质。^{1}H NMR (DMSO-d_6) δ：12.88 (1H, s, α-OH), 7.88 (1H, dd, J=2.1, 7.5Hz, C_5-H), 7.86 (1H, dd, J=7.5, 7.5Hz, C_6-H), 7.71 (1H, dd, J=2.4, 7.2Hz, C_7-H), 7.65 (1H, br. s, C_4-H), 7.28 (1H, br. s, C_2-H), 5.57 (1H, CH_2OH), 5.13 (1H, d, J=6.9Hz, anomeric-H), 4.61 (2H, CH_2OH), 3.74-3.22 (sugar-H)。^{13}C NMR (DMSO-d_6) δ：187.6 (C-9), 182.1 (C-10), 161.6 (C-1), 158.2 (C-8), 152.3 (C-3), 135.9 (C-6), 134.8 (C-10a), 132.2 (C-4a), 122.4 (C-7), 120.7 (C-2), 120.6 (C-6), 116.0 (C-4), 115.5 (C-8a, C-9a), 100.5 (C-1′), 77.3 (C-3′), 76.5 (C-5′), 73.3 (C-2′), 69.5 (C-4′), 62.0 (CH_2OH), 60.6 (C-6′)。

ω-羟基大黄素（citreorosein)：土黄色粉末（丙酮），244～245℃颜色由土黄色变黑，为其分解点。Bornträger 反应呈红色，醋酸镁反应呈橙黄色，示为蒽醌类物质。IRν_{max}^{KBr}cm^{-1}：3 323 示为羟基，1 675 为游离羰基，1 627 为缔合羰基。EI-MS 给出分子离子峰为 286，相当于分子组成为 $C_{15}H_{10}O_6$。^{1}H NMR (DMSO-d_6) δ：12.08 (1H, s, α-OH), 12.05 (1H, s, α-OH), 11.40 (1H, s, β-OH), 7.63 (1H, br. s, C_5-H), 7.24 (1H, br. s, C_7-H), 7.12 (1H, d, J=2.1Hz, C_4-H), 6.59 (1H, d, J=2.1Hz, C_2-H), 5.57 (1H, s, CH_2OH), 4.60 (2H, s, CH_2OH)。^{13}C NMR (DMSO-d_6) δ：189.7 (C-9), 181.3 (C-10), 165.5 (C-6), 164.4 (C-8), 161.4 (C-1), 152.8 (C-3), 135.1 (C-10a), 132.9 (C-4a), 120.7 (C-4), 117.0 (C-2), 114.0 (C-9a), 109.0 (C-5), 108.8 (C-8a), 107.9 (C-7), 62.0 (CH_2OH)。

2-甲基-5-羧甲基-7 羟基色酮（2-methyl-5-carboxymethyl-7-hydroxychromone)：白色针晶（丙酮），熔点224～225℃，紫外 365nm 呈蓝色荧光。^{1}H NMR (DMSO-d_6) δ：11.97 (1H, s, $C_{2'}$-OH), 10.97 (1H, s, C_7-OH), 6.71 (1H, d, J=2.4Hz, C_8-H), 6.65 (1H, d, J=2.1Hz, C_6-H), 5.97 (1H, s, C_3-H), 4.00 (2H, s, $C_{1'}$-CH_2), 2.29 (3H, s, C_2-CH_3)。^{13}C NMR (DMSO-d_6) δ：177.8 (C-4), 172.1 (C-2′), 164.2 (C-2), 160.9 (C-7), 158.8 (C-9), 137.9 (C-5), 117.8 (C-3), 114.3 (C-10), 110.4 (C-6), 101.4 (C-8), 40.2 (C-1′), 19.4 (2-CH_3)。

6-hydroxymusizin-8-O-β-D-glucopyranoside：乳白色棱柱状结晶（氯仿-甲醇），熔点196～198℃。FAB-MS (m/z)：393 [M-H]$^-$, 231 [M−1−162]$^-$。^{1}H NMR (DMSO-d_6) δ：9.98 (1H, s, C_1-OH), 9.51 (1H, s, C_6-OH), 6.94 (1H, s, C_4-H), 6.89 (1H, d, J=2.0Hz, C_5-H), 6.70 (1H, d, J=2.0Hz, C_7-H), 5.01 (1H, d, J=7.2Hz, $C_{1'}$-H), 3.16～3.78 ($C_{2'\sim6'}$-H), 2.49 ($COCH_3$，被溶剂峰掩盖), 2.20 (3H, s, Ar-CH_3)。^{13}C NMR (DMSO-d_6) δ：204.4 (C=O), 156.6 (C-6), 155.6 (C-8), 151.3 (C-1), 137.0 (C-3), 133.3 (C-10), 122.2 (C-2), 118.0 (C-4), 107.7 (C-9), 103.7 (C-7), 103.5 (C-5), 102.7 (C-1′), 77.6 (C-3′), 76.2 (C-5′), 73.3 (C-2′), 69.5 (C-4′), 60.5 (C-6′), 32.2 ($COCH_3$), 19.5 (Ar-CH_3)。

Piceatannol：白色粉末（氯仿-丙酮），熔点201～203℃，紫外 365nm 呈明亮的蓝色荧光，$FeCl_3$ 显色为蓝黑色。^{1}H NMR (Acetone-d_6) δ：

8.07 (2H, s, Ar-OH), 7.91 (1H, s, Ar-OH), 7.79 (1H, s, Ar-OH), 6.94 (1H, d, J=1.8Hz, $C_{2'}$-H), 6.82 (1H, d, J=16Hz, β-H), 6.78 (1H, dd, J=2.1, 8.4Hz, $C_{6'}$-H), 6.67 (1H, d, J=8.4Hz, $C_{5'}$-H), 6.68 (1H, d, J=16Hz, α-H), 6.39 (2H, d, J=2.1Hz, $C_{2,6}$-H), 6.12 (1H, t, J=2.1Hz, C_4-H)。^{13}C NMR (Acetone-d_6) δ: 159.52 (C-3, 5), 146.09 (C-3′), 146.04 (C-4′), 140.7 (C-1), 130.6 (C-1′), 129.3 (β-C), 126.8 (α-C), 119.9 (C-6′), 116.1 (C-2′), 113.7 (C-5′), 105.6 (C-2, 6), 102.5 (C-4)。

Sublanceolatoside: 白色粉末（丙酮），熔点 202～203℃，紫外 365nm 呈土黄色荧光。IRν_{max}^{KBr} cm^{-1}: 1 717, 1 630, 1 615。FAB-MS (m/z): 397 [M+1]$^+$, 234 [M−162]$^+$。^{1}H NMR (DMSO-d_6) δ: 0.97 (3H, d, J=6.0Hz, 3-CH_3), 2.23 (3H, s, -CO-CH_3), 2.53 (1H, m, C_3-H), 2.68 (1H, dd, J=16.0, 16.0Hz, C_4-H), 2.89 (1H, dd, J=3.5, 16.5Hz, C_4-H), 3.15 (1H, t, J=9.5, 8.5Hz, $C_{4'}$-H), 3.22 (1H, t, J=7.5, 8.5Hz, $C_{2'}$-H), 3.28 (1H, t, J=8.5, 9.5Hz, $C_{5'}$-H), 3.39 (1H, t, $C_{3'}$-H), 3.46 (1H, dd, J=5.5, 12.0Hz, $C_{6'}$-H), 3.67 (1H, br.d, $C_{6'}$-H), 3.72 (1H, d, J=11.0Hz, C_2-H), 5.0 (1H, d, J=7.5Hz, $C_{1'}$-H), 6.42 (1H, d, J=2.0Hz, C_7-H), 6.47 (1H, br.s, C_5-H), 12.3 (1H, s, C_8-OH)。^{13}C NMR (DMSO-d_6) δ: 19.1 (CH_3), 30.5 (-CO-CH_3), 31.7 (C-3), 35.7 (C-4), 60.5 (C-6′), 67.0 (C-2), 69.5 (C-4′), 73.0 (C-2′), 76.4 (C-5′), 77.1 (C-3′), 99.5 (C-1′), 101.2 (C-7), 107.9 (C-5), 110.9 (C-9), 146.5 (C-10), 163.9 (C-6), 164.3 (C-8), 200.4 (C-1), 206.1 (−CO−CH_3)。

Torachrysone-8-O-β-D-glucopyranoside: 淡黄色细针状结晶（丙酮），熔点 142～143℃，硅胶板紫外 365nm 下呈黄绿色，聚酰胺板紫外 365nm 下呈棕黄色，$FeCl_3$ 显色呈蓝色。易溶于甲醇、丙酮，不溶于乙酸乙酯、氯仿和石油醚。分子式 $C_{20}H_{24}O_9$。IRν_{max}^{KBr} cm^{-1}: 2 924, 1 625, 1 584。FAB-MS (m/z): 246 [M−162]$^+$, 231 [M−162−15]$^+$。^{1}H NMR (Acetone-d_6) δ: 2.26 (3H, s, Ar-CH_3), 2.52 (3H, s, CO-CH_3), 3.30～5.12 (sugar H), 3.88 (3H, s, OCH_3), 5.20 (1H, d, J=7.2Hz, anomeric H), 6.87 (1H, d, J=2.1Hz, C_7-H), 7.01 (1H, br.s, C_5-H), 7.03 (1H, s, C_4-H), 9.63 (OH)。^{13}C NMR (Acetone-d_6) δ: 20.0 (Ar-CH_3) 32.3 (CO-CH_3), 55.7 (OCH_3), 62.4 (C-6′), 71.2 (C-4′), 74.6 (C-2′), 77.8 (C-5′), 78.5 (C-3′), 102.0 (C-1′), 103.9 (C-5, C-7), 109.9 (C-9), 119.7 (C-4), 124.1 (C-2), 135.1 (C-10), 138.3 (C-3), 153.0 (C-1), 156.7 (C-8), 159.7 (C-6), 206 (-CO-CH_3，被溶剂峰掩盖)。

2, 5-dimethyl-7-hydroxychromone-7-O-β-D-(6′-O-galloyl) -glucopyranoside: 白色针状结晶（乙酸乙酯），熔点 180～181℃，紫外 365nm 显蓝色，$FeCl_3$ 显色呈蓝黑色。IRν_{max}^{KBr} cm^{-1}: 1 692, 1 675, 1 645, 1 614, 1 565。FAB-MS (m/z): 505 [M+1]$^+$。分子式为 $C_{24}H_{24}O_{12}$。^{1}H NMR (DMSO-d_6) δ: 2.20 (3H, s, 2-CH_3), 2.63 (3H, s, 5-CH_3), 3.29 (m, H-2′～H-5′), 4.18 (1H, dd, J=6.0, 11.5Hz, H-6′), 4.55 (1H, br.d, J=10.5Hz, H-6′), 5.11 (1H, d, J=7.0Hz, H-1′), 6.01 (1H, s, H-3), 6.79 (1H, br.s, H-6), 6.92 (1H, br.s, H-8), 6.94 (2H, s, H-2″, 6″)。^{13}C NMR (DMSO-d_6) δ: 19.1 (2-CH_3), 22.2 (5-CH_3), 63.3 (C-6′), 69.7 (C-4′), 73.0 (C-2′), 73.9 (C-5′), 76.0 (C-3′), 99.5 (C-1′), 101.2 (C-8), 108.5 (C-2″, 6″), 110.8 (C-3), 116.1 (C-10), 116.6 (C-6), 119.2 (C-1″), 138.4 (C-4″), 141.3 (C-5), 145.4 (C-3″, 5″), 158.7 (C-9), 159.6 (C-7), 164.4 (C-2), 165.6 (—O—CO—), 178.2 (C-4)。

芦荟大黄素 (aloe-emodin): 土黄色粉末（丙酮），熔点 213～214℃，Bornträger 反应呈红色，示为蒽醌类物质。^{1}H NMR (DMSO-d_6) δ: 11.96 (1H, s, α-OH), 11.89 (1H, s, α-OH), 7.79 (1H, t, J=7.8Hz, C_6-H), 7.69 (1H, br.d, J=7.8Hz, C_5-H), 7.67 (1H, br.s, C_4-H), 7.37 (1H, br.d, J=8.1Hz, C_7-H), 7.28 (1H, br.s, C_2-H), 5.60 (1H, s, CH_2-OH), 4.62 (2H, s, CH_2OH)。与标准品芦荟大黄素共薄层 Rf 值一致。

参考文献

[1] 高作经，诚静容．中国大黄属植物简志．植物分类学报，1975，13（3）：69

[2] 沈传勇，鲁纯素，杨辉，等．中国大黄属植物 31 种生药清除超氧阴离子自由基活性的研究与比较．北京医科大学学报（增刊），1993，25（5）：29

[3] 于德全，杨峻山．分析化学手册（第 2 版）．第七分册：核磁共振波谱解析．北京：化学工业出版社，1999，10：901

[4] Kashiwada Y，Nonaka G，Nishioka I. Studies on Rhubarb（Rhei Rhizoma）．V. isolation and characterization of chromone and chromanone derivatives. Chem Pharm Bull，1984，32（9）：3493-3500

[5] 敏德，徐丽萍，张治针，等．天山大黄的化学成分研究（Ⅰ）．中国中药杂志，1998，23（4）：416-418

[6] 王振月，李延冰，匡海学，等．毛脉酸模根中大黄酚、大黄素的分离鉴定．中医药学报，1996，2：54

[7] Yang Xiuwei，Gu Zheming，Ma Chaomei，et al. A new indole derivative isolated from the root of tuber fleeceflower（*Polygonum multiflorum*）．中草药，1998，29（1）：5-11

[8] 杨秀伟，赵静，张雁，等．大黄的研究Ⅰ．秦岭大黄中一个新的丙二酸单酰基蒽醌糖苷化合物．中草药，1998，29（5）：289-293

[9] Tsuboi M，Minami M，Nonaka GI，et al. Studies on rhubarb（rhei and rhizoma）．Ⅳ. naphthalene glucosides. Chem Pharm Bull，1977，25（10）：2708-2712

[10] Kashiwada Y，Nonaka GI，Nishioka I. Studies on rhubarb（rhei and rhizoma）．Ⅵ. isolation and characterization of stilbenes. Chem Pharm Bull，1984，32（9）：3501-3517

（向 兰 康 辉 郑俊华
梁 鸿 范国强 李青山）

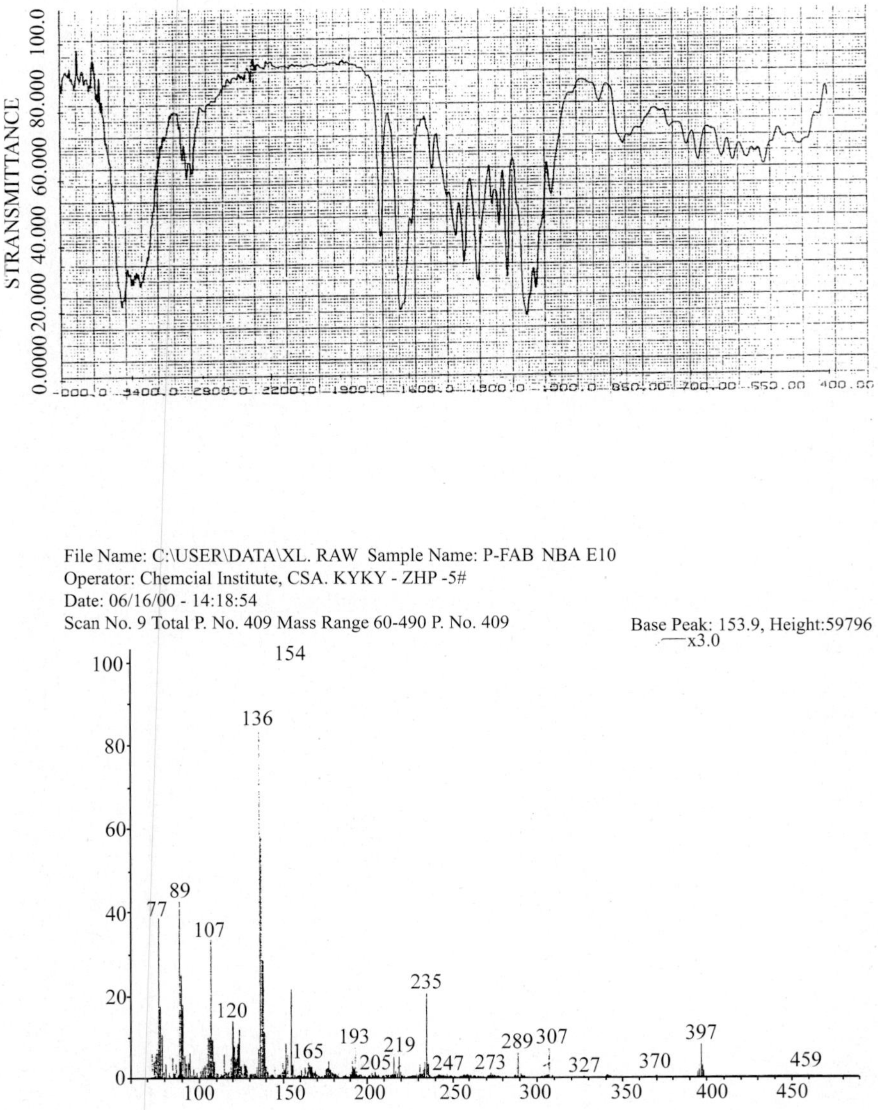

图 27-4　化合物 E_{10} 的红外光谱和质谱

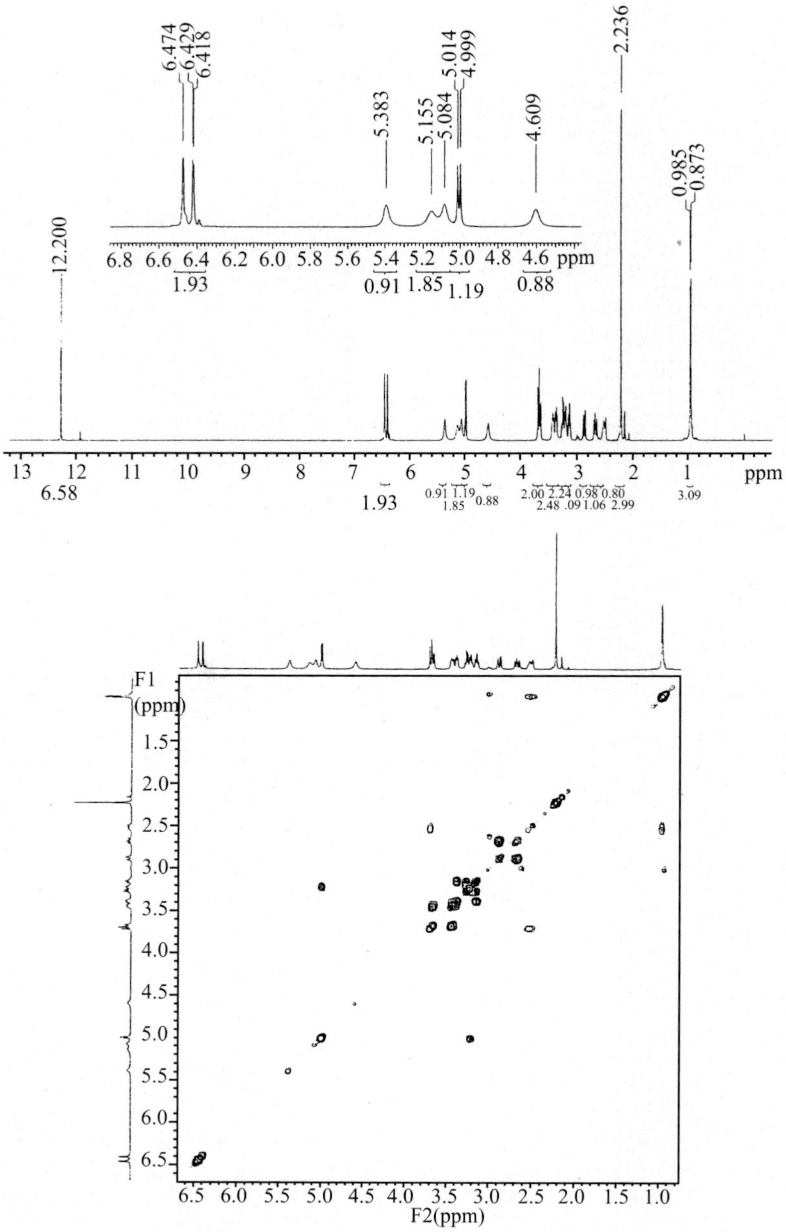

图 27-5 化合物 E_{10}的^1H NMR 谱和^1H-^1H COSY 谱

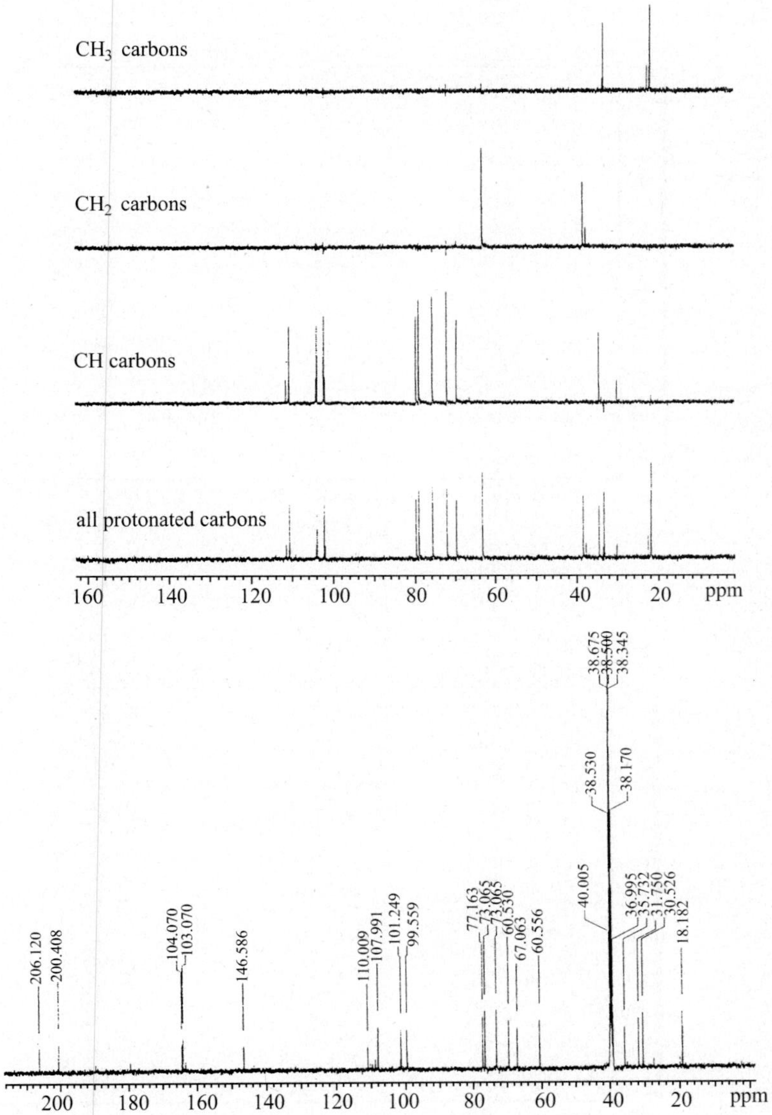

图 27-6　化合物 E_{10} 的 ^{13}C NMR 谱和 DEPT 谱

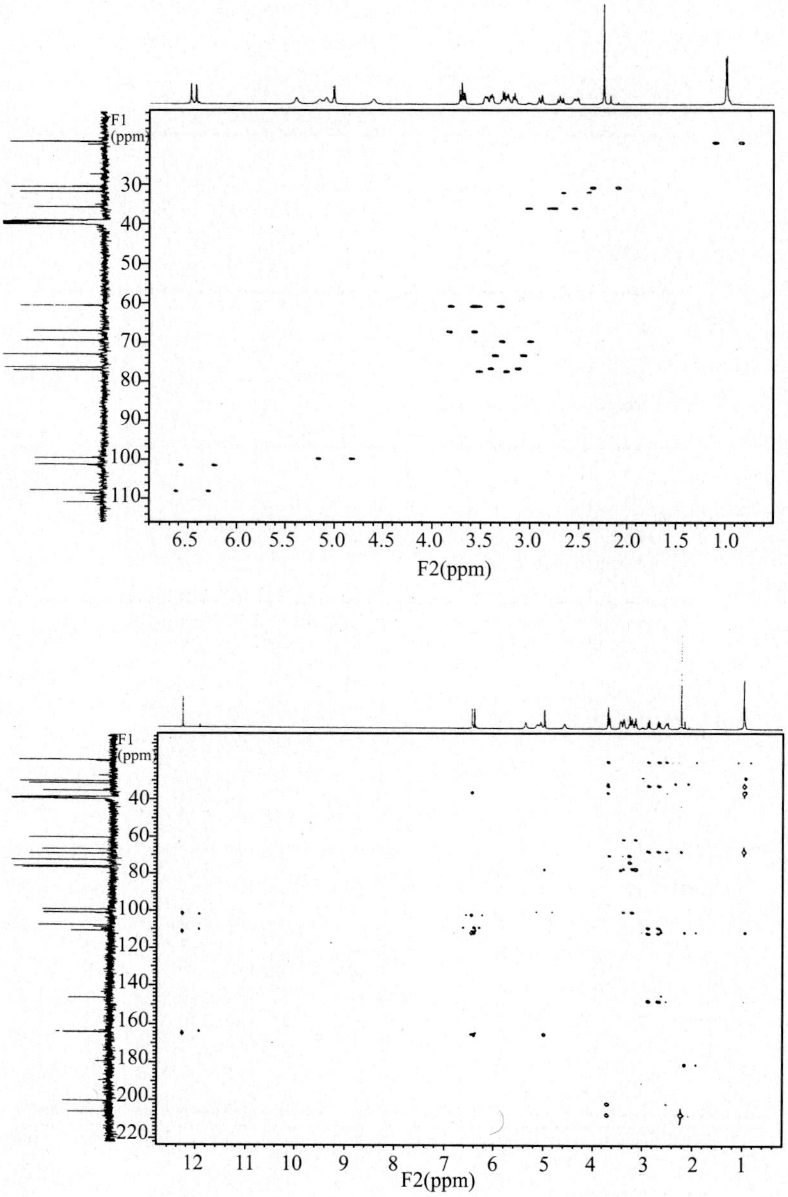

图 27-7　化合物 E_{10} 的 HMQC 谱和 HMBC 谱

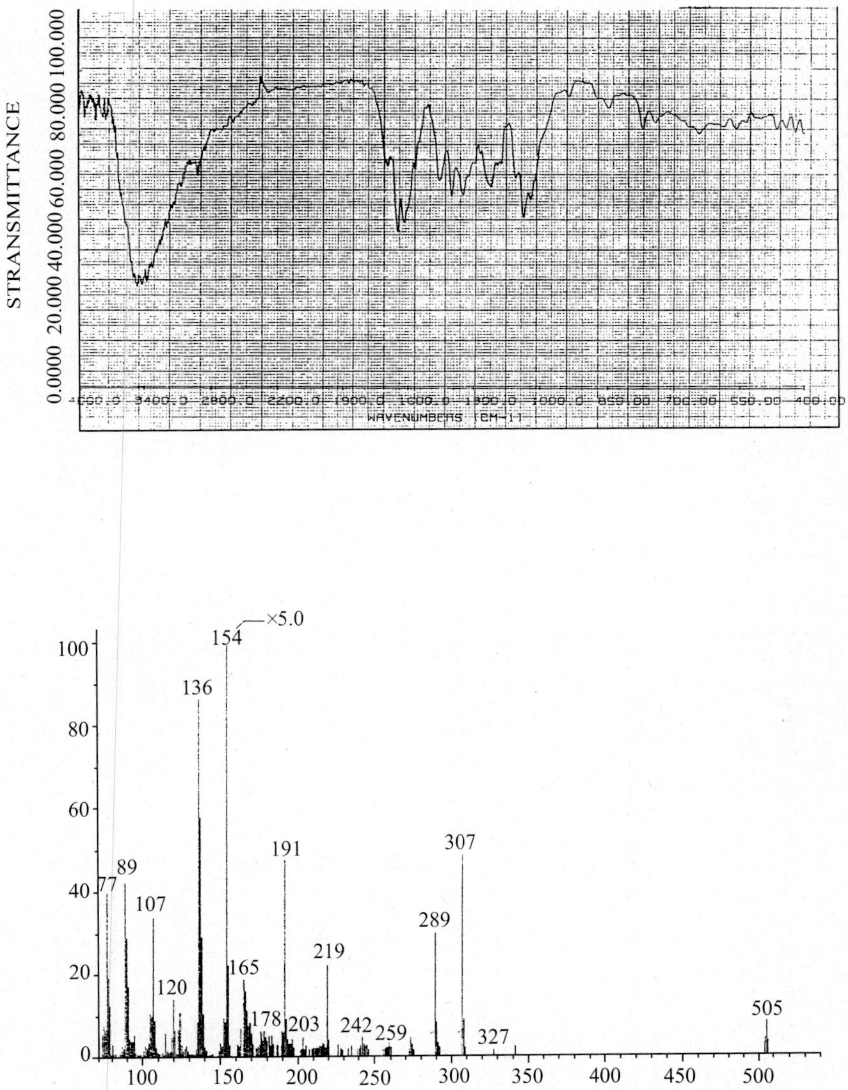

图 27-8　化合物 E_{13} 的红外光谱和质谱

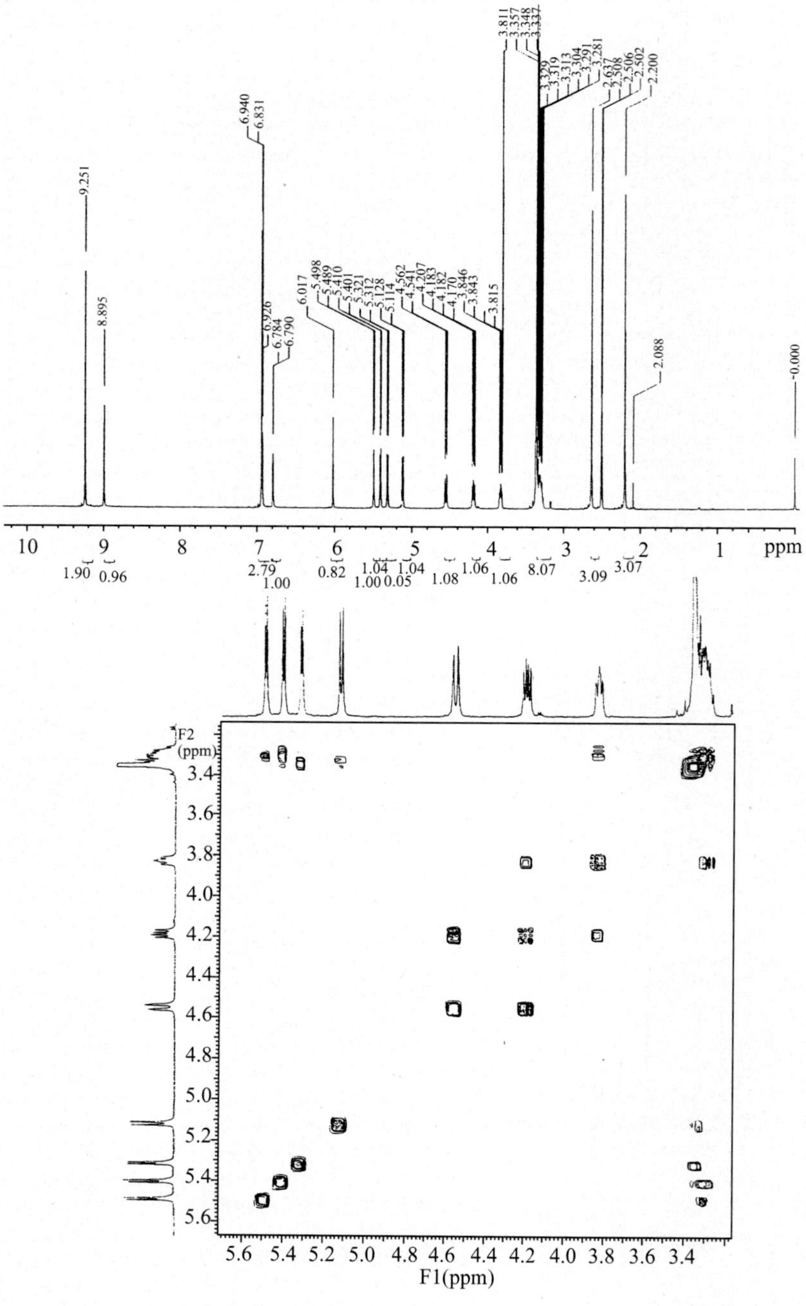

图 27-9 化合物 E_{13} 的 ^1H NMR 和 ^1H-^1H COSY 谱

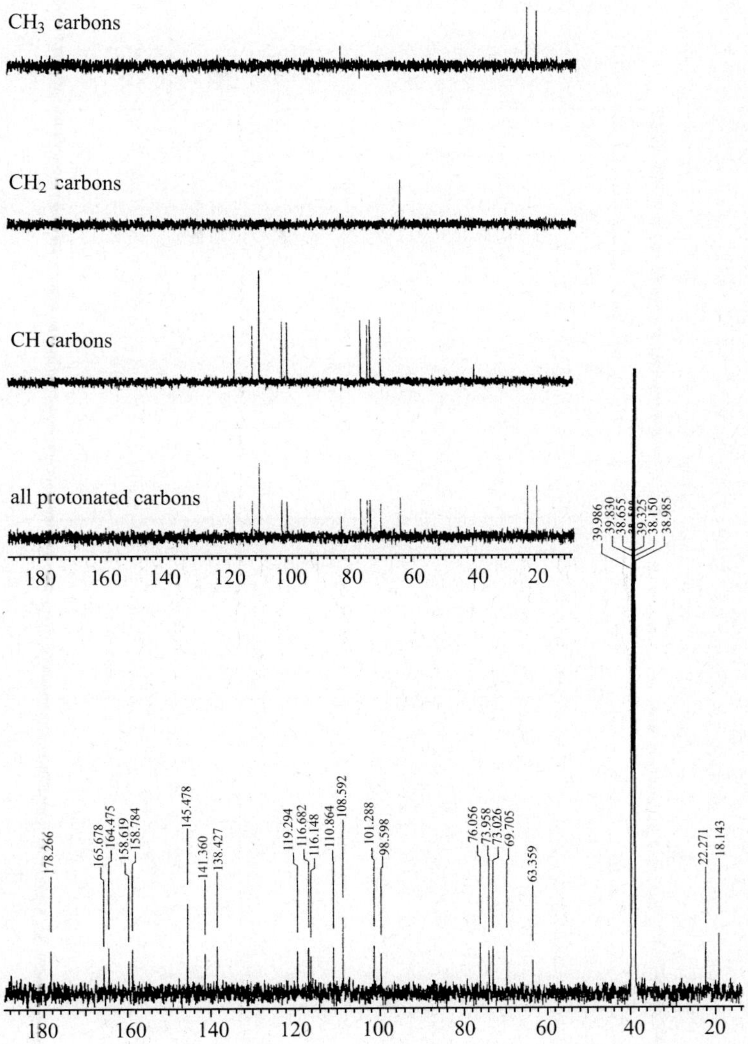

图 27-10　化合物 E_{13} 的 ^{13}C NMR 和 DEPT 谱

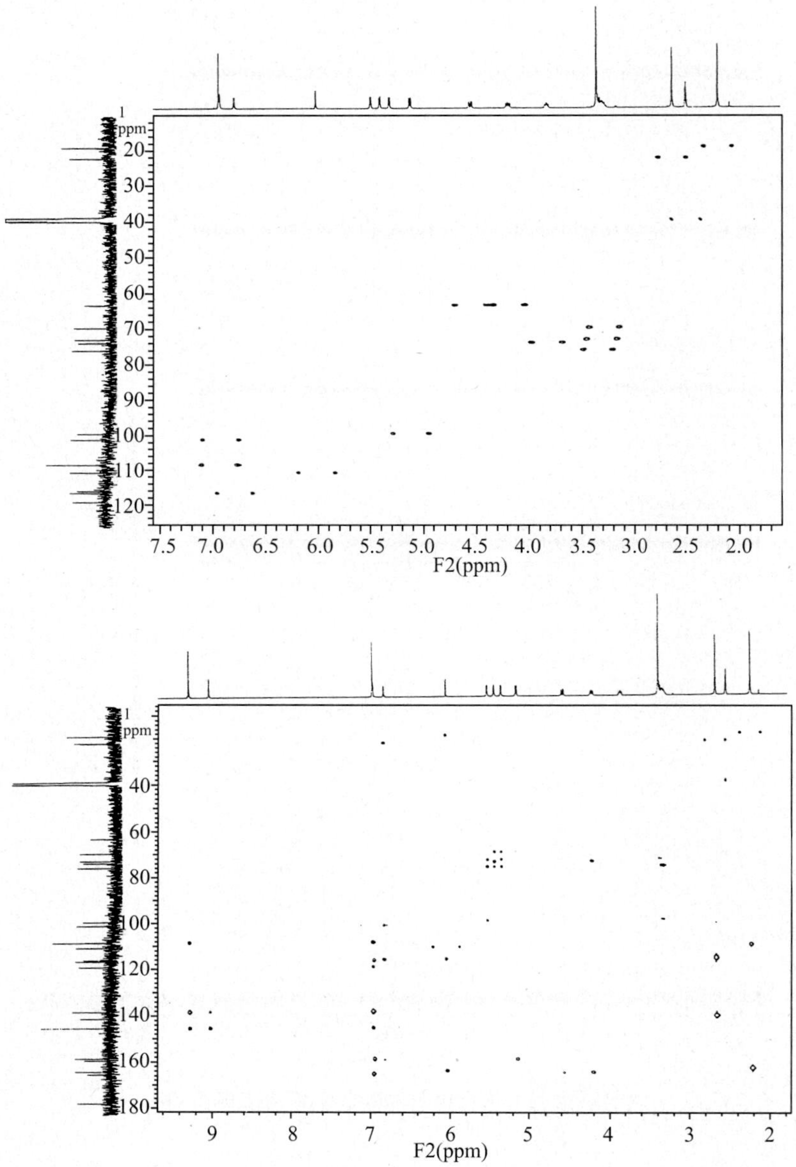

图 27-11 化合物 E_{13}的 HMQC 和 HMBC 谱

第 28 章　矮大黄化学成分的研究

一、概述

矮大黄（Rheum nanum Siev. ex Pall.）属于砂生组的矮黄系，又名戈壁大黄，主要分布在新疆、内蒙古和甘肃，甘肃省大黄属植物民间药用状况调查研究表明其具有清热缓泻，健胃安中之功效，用于治疗大便秘结，口干，口渴，口臭，脘腹痞满等症。另外，矮大黄水提液对超氧阴离子具有清除作用。其化学研究未见报道。作者对其进行了系统的化学成分研究，从其根和根茎的95％乙醇提取物中分离了 23 个化合物，鉴定了其中 18 个化合物，根据理化性质和光谱分析分别鉴定为大黄酚（chrysophanol）、大黄素甲醚（physcion）、大黄素（emodin）、芦荟大黄素（aloe-emodin）、大黄酚-8-O-β-D-葡萄糖苷（chrysophanol-8-O-β-D-glucopyranoside）、ω-羟基大黄素（citreorosein）、正二十六烷酸（n-hexacosanic acid）、β-谷甾醇（sitosterol）、β-谷甾醇葡萄糖苷（daucosterol）、葡萄糖（glucose）、白藜芦醇（resveratrol）、大黄素-龙胆二糖苷（emodin-gentiobioside）、大黄酚苷 A 和 B（chrysophanoside A and B）、大黄素甲醚苷（physcionoside）、maesopsin、gnetinC 和大黄酯（rheumylate）（表 28-1 和图 28-1）。其中大黄酚苷 A 和 B、大黄素甲醚苷和大黄酯为新化合物，Maesopsin、gnetin C 为首次从蓼科植物中发现，大黄素-龙胆二糖苷（emodin-gentiobioside）为首次从大黄属中分离得到。

表 28-1　矮大黄中的化学成分

No.		Compound name
1	A_1	chrysophanol
2	A_2	physcion
3	A_3	n-hexacosanic acid
4	A_4	sitosterol
5	A_5	emodin
6	A_6	daucosterol
7	EA_1	aloe-emodin
8	EA_2	citreorosein
9	EA_3	resveratrol
10	EA_4	gnetinC
11	EA_6	maesopsin
12、13	EA_8	chrysophanoside A and B
14	EA_9	physcionoside
15	EA_{10}	chrysophanol-8-O-β-D-glucopyranoside
16	BA_1	rheumylate
17	BA_2	glucose
18	BA_3	emodin-gentiobioside

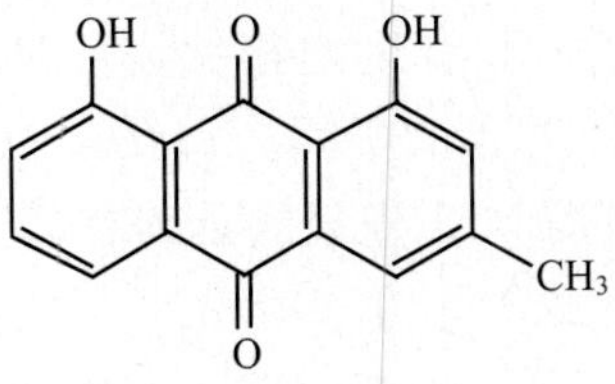

A_1

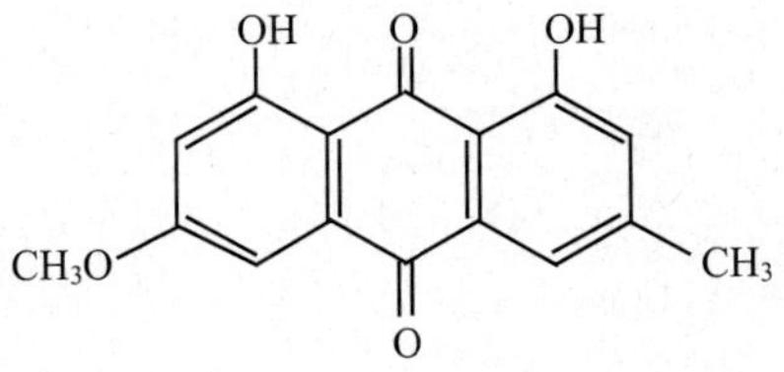

A_2

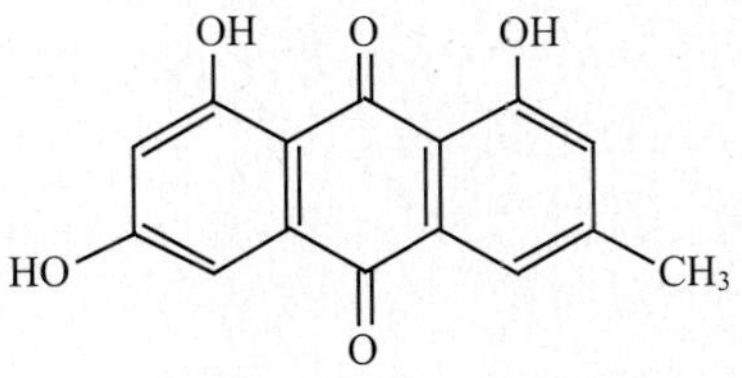

A_5

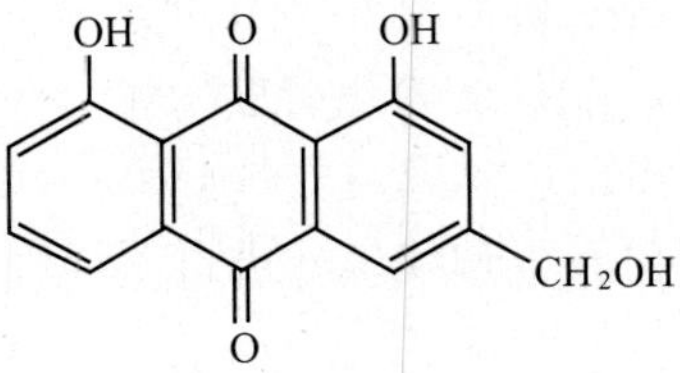

EA_1

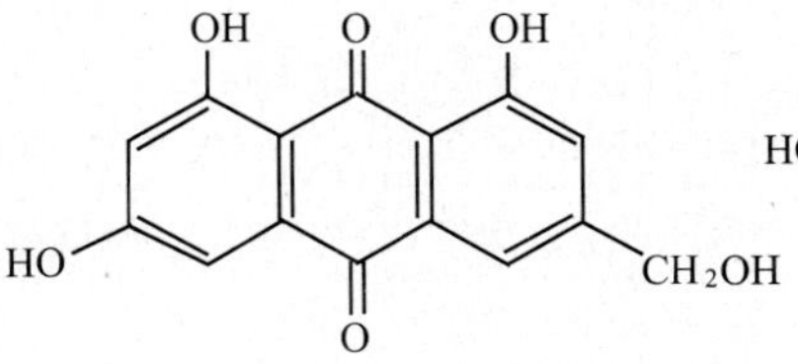

EA_2

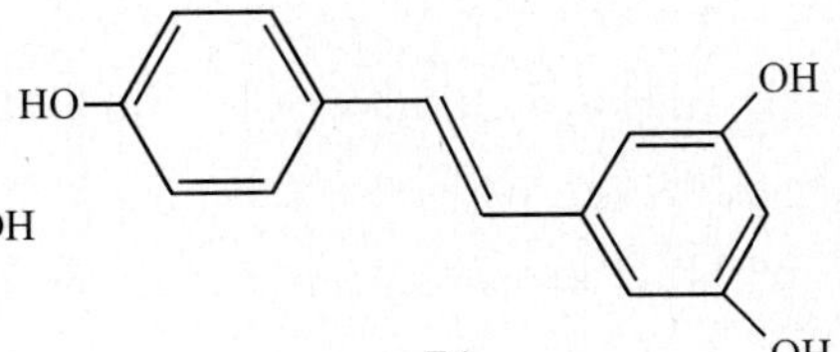

EA_3

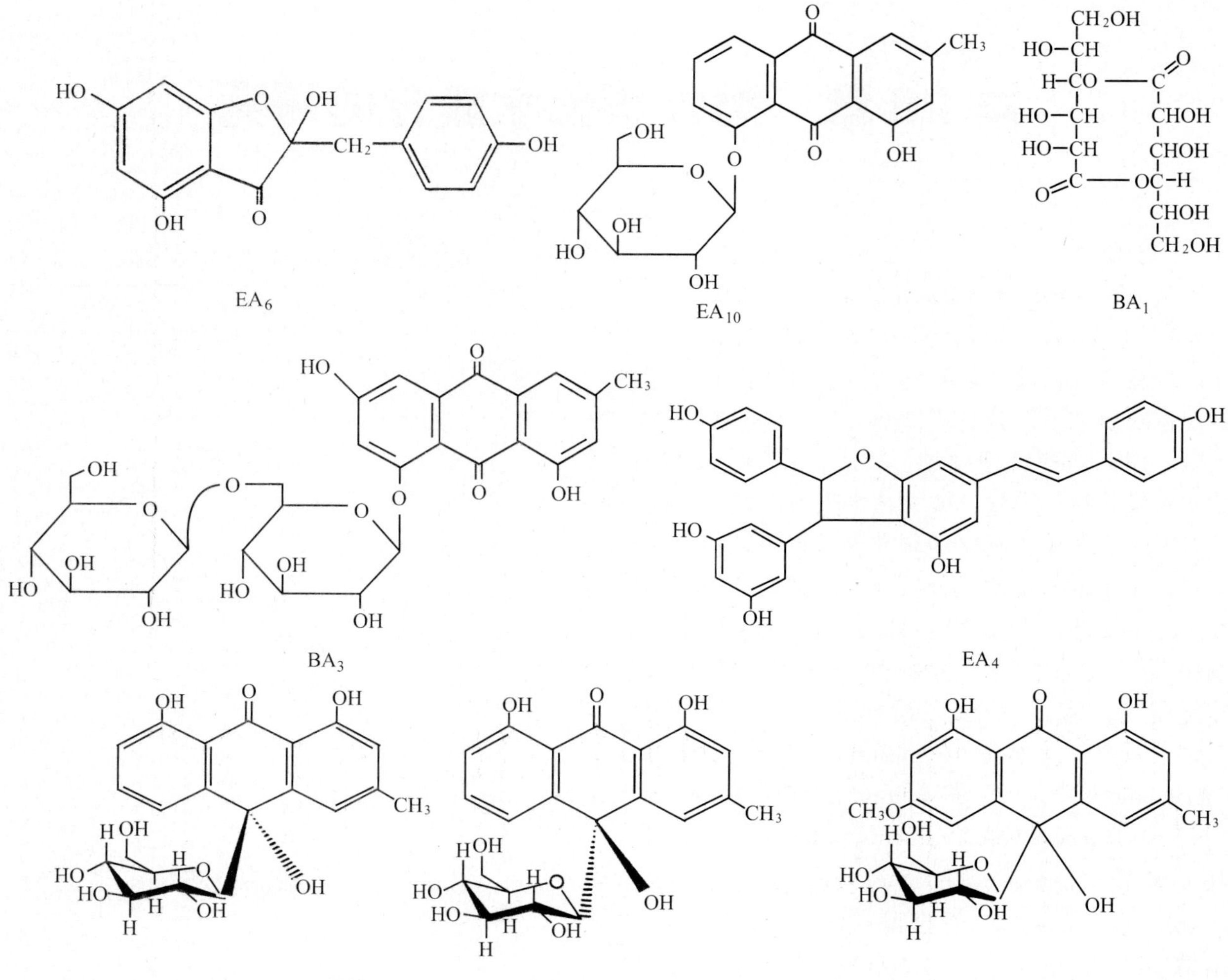

图 28-1 矮大黄的化学成分结构图

二、化合物结构解析

1. Gnetin C 的结构解析

化合物 EA4：淡黄色粉末，熔点 146～147℃，紫外 365nm 下呈紫色荧光，$FeCl_3$ 显色呈紫红色，磷钼酸显色呈紫黑色，不溶于石油醚、氯仿，易溶于乙酸乙酯、丙酮和甲醇。EIMS（m/z）显示分子离子峰为 454。分析其 ^{1}H NMR和^{1}H-^{1}H COSY（Acetone-d_6）谱：芳氢信号 δ7.43（2H，d，J＝8.5Hz）、7.20（2H，d，J=8.5Hz）、6.8（4H，d，J＝8.5Hz）提示分子中存在两个 A_2B_2 系统；δ6.23（1H，t，J=2.0Hz）、6.16（2H，d，J=2.0Hz）提示分子中存在一个 AX_2 系统；δ6.9（1H，d，J=16.5Hz）和 7.0（1H，d，J=16.5Hz）表明分子中存在一对反式烯氢；δ6.58（1H，d，J＝1.0Hz）和 6.70（1H，br.s）示间位偶合的芳氢；δ4.37（1H，d，J＝5.0Hz）和 5.37（1H，d，J＝5.0Hz）为两个邻位脂肪氢。化合物 EA4 的 ^{1}H NMR数据与(-)-ε-viniferin 十分相似（结构见图 28-2），但 HMBC 显示该分子 B2 环上的羟基位置和环外反式烯键与 B2 环的连接位置与(-)-ε-viniferin 不同：B2 环上 δ6.58 和 δ6.70 的芳氢同时与环外反式烯碳 8b 有远程相关说明环外双键只能连接在这两个芳碳的中间；8a 的氢（δ4.37）同时与 δ155.4 和 δ163.1 连氧的季碳有远程相关，而且 δ155.4 的季碳只与 8a（δ4.37）和 14b 的氢（δ6.58）有远程相关，说明羟基不可能连接在碳 10b 上，只能连接在碳 13b 上（图 28-8～11）。此结构与 Lins 1982 年发表的化合物 gnetin C 的结构一致。本文根据^{1}H NMR、^{1}H-^{1}H COSY、DEPT、HMQC、HMBC 对其氢和碳信号进行了详细归属，见表 28-2。

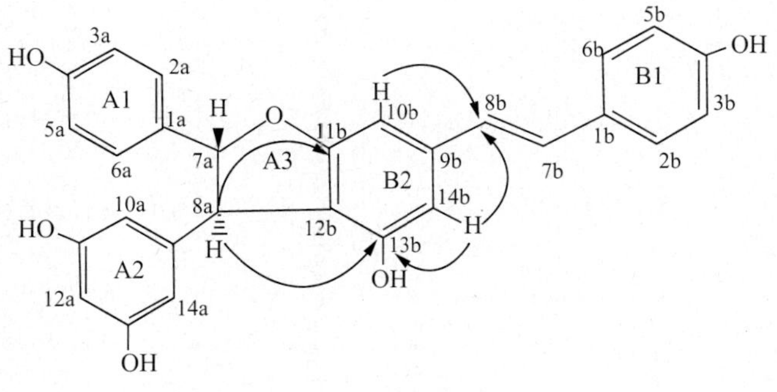

EA$_4$ 的结构

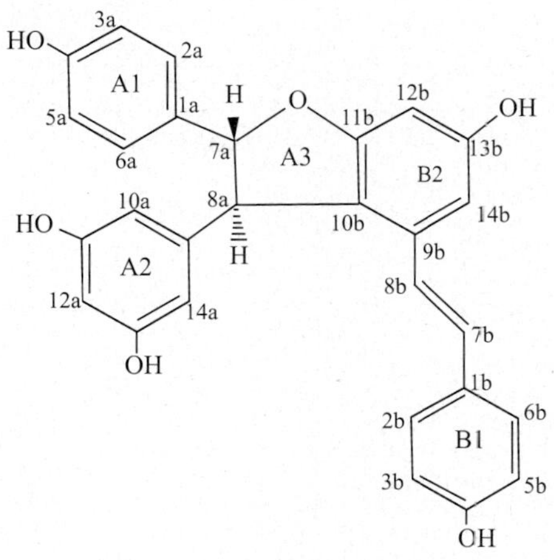

(-) - ε - viniferin 的结构

图 28-2

表 28-2　EA$_4$ 的^{1}H NMR 和^{13}C NMR 数据（Acetone-d$_6$）

No.	^{13}C	DEPT	^{1}H	No.	^{13}C	DEPT	^{1}H
1a	134.0	C		2(6)b	128.7	CH	7.20(2H,d,J=8.5Hz)
2(6)a	127.7	CH	7.43(2H,d,J=8.5Hz)	3(5)b	116.3	CH	6.84(2H,d,J=8.5Hz)
3(5)a	116.1	CH	6.84(2H,d,J=8.5Hz)	4b	158.1	C	
4a	158.1	C		7b	129.1	CH	7.10(1H,d,J=16.5Hz)
7a	93.6	CH	5.3(1H,d,J=5.0Hz)	8b	128.7	CH	6.97(1H,d,J=16.5Hz)
8a	55.9	CH	4.3(1H,d,J=5.0Hz)	9b	141.2	C	
9a	146.2	C		10b	99.1	CH	6.70(1H,br. s)
10(14a)	106.6	CH	6.16(2H,d,J=2.0Hz)	11b	163.1	C	
11(13a)	159.5	C		12b	114.9	C	
12a	101.9	CH	6.23(1H,t,J=2.0Hz)	13b	155.4	C	
1b	129.9	C		14b	108.0	CH	6.58(1H,br. s)

2. Maesopsin 的结构解析

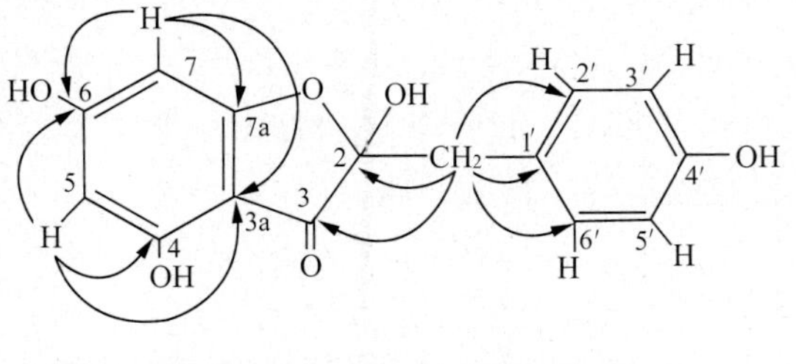

图 28-3　EA$_6$ 的结构和主要 HMBC 相关

化合物 EA$_6$：白色颗粒状结晶，紫外 365nm 下呈黄绿色荧光，$FeCl_3$ 显色呈紫色。熔点 184～185℃。EI-MS（m/z）：288，270，181，153，107（100%）。$IR\nu_{max}^{KBr}cm^{-1}$：3 400，1 673，1 628，1 614，1 516，1 461，1 387，1 251，1 261，1 162，1 133，1 092，999，836，647，592，570。其氢谱与碳谱的化学位移数据与文献报道的 maesopsin 基本一致（图 28-12～14），只是 H-5 和 H-7 的化学位移归属、C6 和 C7a 的化学位移归属与文献不同。δ5.83、δ5.86 的氢同时与 δ169.5、δ102.6 的季碳有远程相关，而且 δ5.83 的氢与 δ158.6 的季碳还有远程相关，δ5.86 的氢与 δ172.4 的季碳还有远程相关，表明 δ5.83 的氢为 7 位氢，δ5.86 的氢为 5 位氢，同时可知 δ169.5 的季碳只能是 C6，而不是 C7a。根据 DEPT，HMQC 和 HMBC 二维谱对其重新进行了归属（表 28-3，图 28-3）。

表 28-3　EA_6 的 ^1H NMR 和 ^{13}C NMR 数据

No.	^{13}C	文献^{13}C	DEPT	^1H	文献^1H
2	107.0	105.6	C		
3	195.4	193.0	C		
3a	102.6	101.3	C		
4	172.4	171.9	C		
5	91.3	89.7	CH	5.86(1H,d,J=2.0Hz)	5.73(1H,d,J=1.8Hz)
6	169.5	158.0	C		
7	96.6	95.7	CH	5.83(1H,d,J=2.0Hz)	5.77(1H,d,J=1.8Hz)
7a	158.6	168.1	C		
2-CH_2	41.5	40.7	CH_2	3.07(1H,d,J=14.0Hz)	2.88(1H,d,J=14.0Hz)
				3.10(1H,d,J=14.0Hz)	2.94(1H,d,J=14.0Hz)
1′	125.4	124.4	C		
2′,6′	132.3	131.3	CH	7.03(2H,d,J=8.5Hz)	6.93(2H,d,J=8.6Hz)
3′,5′	115.5	114.6	CH	6.63(2H,d,J=8.5Hz)	6.55(2H,d,J=8.6Hz)
4′	156.9	155.9	C		
2-OH				6.48(1H,s)	7.44(s)
4-OH				9.60(1H,s)	10.52(s)
6-OH				8.82(1H,s)	
4′-OH				8.14(1H,s)	9.14(s)

3. Chrysophanoside A 和 B 的结构解析

化合物 EA_8：淡黄色粉末。为 chrysophanoside A 和 B 的混合物。紫外 365nm 呈艳橙色荧光，氨熏黄色。FAB-MS（m/z）：419 [M+1]$^+$，401 [M+1−18]$^+$，256 [M−162]$^+$。正离子 TOF-MS（m/z）显示准分子离子峰 457 [M+K]$^+$，441 [M+Na]$^+$ 和 419 [M+H]$^+$。红外光谱中：1 637cm^{-1} 为缔合羰基，1 606，1 485cm^{-1} 示苯环。其氢谱在高场显示两个孤立的甲基质子信号 δ2.39（6H，s），在低场 δ11.7 和 δ11.8 示有 4 个 α 酚羟基，在芳氢区显示有 4 组偶合系统，其中两组呈间位偶合：一组呈间位偶合的氢 δ6.71（1H，br.s）和 δ7.31（1H，br.s），其峰比较高，另一组呈间位偶合的氢 δ6.72（1H，br.s）和 δ7.22（1H，br.s），其峰比较矮。在芳氢区另两组呈 ABC 偶合系统：一组为 δ7.35（1H，dd，J=0.9，7.8Hz），δ7.55（1H，t，J=7.8，7.8Hz）和 δ6.88（1H，dd，J=1.2，8.4Hz）；另一组为 δ7.45（1H，dd，J=1.2，7.8Hz），δ7.55（1H，t，J=7.8，7.8Hz），δ6.86（1H，dd，J=1.2，8.4Hz）。碳谱在糖区显示两组葡萄糖碳苷的糖信号及 2 个 δ76.5 的连氧的季碳，这些数据特征与芦荟大黄素 10 位羟基化的葡萄糖碳苷 10-hydroxyaloinA 和 B（结构见图 28-5）相似，只是 3 位取代的不是羟甲基，而是甲基。糖的端基氢质子信号 δ3.25（1H，d，J=9.5Hz）表明此葡萄糖为 β 构型。综合以上分析，该化合物为大黄酚 10 位羟基化的碳苷的非对映异构体的混合物，即为 10-羟基-大黄酚-9-蒽酮-10-碳-β-D-葡萄糖苷（图 28-15～18）（结构见图 28-4），命名为 chrysophanosideA 和 B。由 2 位和 4 位质子信号的积分值推测其混合比例为 1∶0.7。根据^1H-^1H COSY，DEPT，HMQC 及 HMBC 谱对其氢谱和碳谱数据进行了详细归属（表 28-4）。

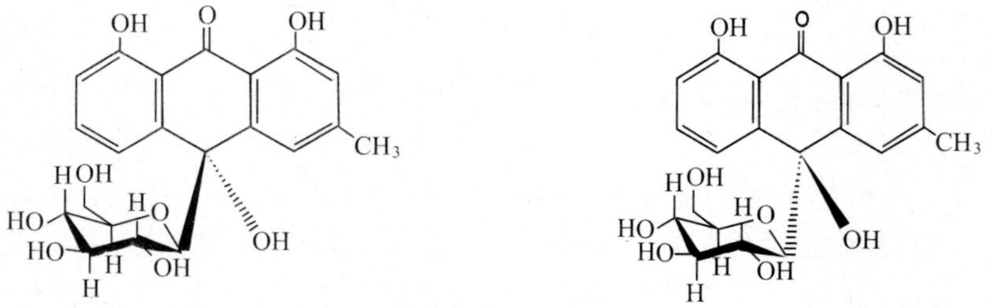

图 28-4　EA_8 的结构

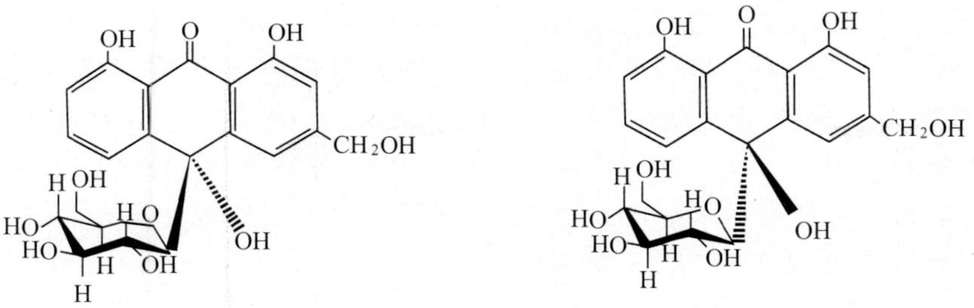

图 28-5　10-hydroxyaloin A 和 B 的结构

表 28-4　EA_8 的 ^1H NMR 和 ^{13}C NMR 数据（Acetone-d_6）

No.	chrysophanosideA 10S ^{13}C	chrysophanosideB 10R ^{13}C	chrysophanosideA 10S ^1H	chrysophanosideB 10R ^1H
1a	114.8	114.8		
1	162.4	162.7		
2	117.6	117.5	6.71（1H，br.s）	6.72（1H，br.s）
3	148.7	148.8		
3-CH_3	22.3	22.3	2.36（3H，s）	2.36（3H，s）
4	118.7	119.8	7.31（1H，br.s）	7.22（1H，br.s）
4a	146.4	146.4		
5	118.5	117.4	7.35（1H，dd，J=0.9，7.8Hz）	7.45(1H,dd,J=1.2,7.8Hz)
5a	147.8	147.8		
6	136.0	136.8	7.55（1H，t，J=7.8，7.8Hz）	7.55（1H，t，J=7.8，7.8Hz）
7	117.4	117.4	6.88（1H，dd，J=1.2，8.4Hz）	6.86(1H,dd,J=1.2,8.4Hz)
8	162.2	162.0		
8a	117.2	117.2		
9	194.1	194.1		
10	76.5	76.5		
1′	84.1	84.1	3.25(1H,d,J=9.5Hz)	3.26(1H,d,J=9.5Hz)
2′	72.8	72.8	3.05	3.05
3′	79.1	79.1	3.37	3.37
4′	71.6	71.6	2.86	2.86
5′	81.0	81.1	2.94	2.94
6′	63.0	63.0	3.37，3.51	3.37，3.51
α-OH			11.68	11.72
			11.81	11.79

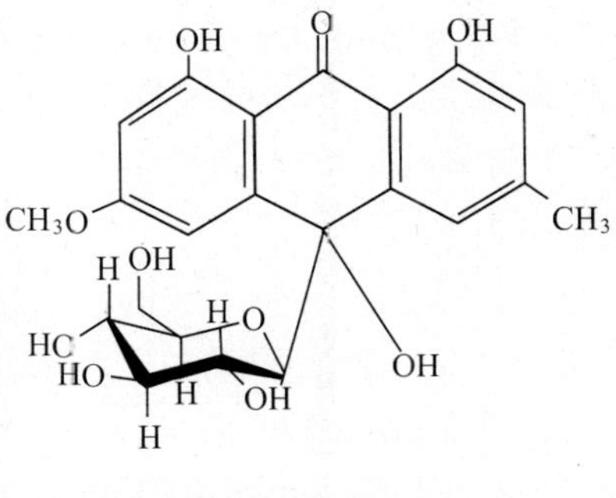

图 28-6　EA_9 的结构

4. physcionoside 的结构解析

化合物 EA_9：淡黄色粉末，熔点 140℃，紫外 365nm 呈浅橙色荧光。FAB-MS（m/z）示 $[M+1]^+$ 峰 449 及碎片峰 431 $[M+1-18]^+$ 和 286 $[M-162]^+$。IR：1 639cm^{-1} 示有缔合羰基存在，1 617，1 488cm^{-1} 示含有苯环。该化合物的氢谱在低场 δ11.8 和 δ12.1 示有两个 α 酚羟基，芳氢区 δ6.43（1H，d，J = 2.0Hz）和 δ6.95（1H，d，J = 2.0Hz）；δ6.71（1H，br.s）和 δ7.32（1H，br.s）出现两组间位偶合的氢信号，高场 δ2.38（3H，s）和 δ3.92（3H，s）为甲基

和甲氧基质子信号。同EA8比较，该化合物的碳谱在糖区也显示葡萄糖碳苷的糖信号（糖的端基氢的耦合常数为9.5Hz，表明此葡萄糖为β构型）及1个δ76.7的连氧的季碳，而且该化合物的分子量正好比EA8多30，即多一个甲氧基。综合以上分析推定此化合物为大黄素甲醚10位羟基化的碳苷，即10-羟基-大黄素甲醚-9-蒽酮-10-碳-β-D-葡萄糖苷（结构见图28-6），命名为physcionoside（图28-19～23）。根据^1H-^1H COSY，DEPT，HMQC及HMBC谱对其氢谱和碳谱数据进行了详细归属（表28-5）。

表28-5 EA_9的^1H NMR和^{13}C NMR数据（Acetone-d_6）

No.	^{13}C	DEPT	^1H	No.	^{13}C	DEPT	^1H
1a	114.1			7	100.6	CH	6.43（1H，d，J=2.0Hz）
1	166.3	C		8	165.4	C	
2	117.5	CH	6.71（1H，br.s）	8a	111.1	C	
3	148.4	C		9	192.5	C	
3-CH_3	22.2	CH_3		10	76.7	C	
4	118.7	CH	7.32（1H，br.s）	1′	84.3	CH	3.26（1H，d，J=9.5Hz）
4a	147.9	C		2′	72.5	CH	3.12（1H，dd，J=9.0，9.0Hz）
5	107.4	CH	6.95（1H，d，J=2.0Hz）	3′	79.0	CH	3.32～3.38
5a	147.9	C		4′	71.5	CH	3.84～3.86
6	161.8	C		5′	80.9	CH	3.84～3.86
6-OCH_3	56.1	CH_3		6′	62.9	CH_2	3.32～3.38，3.49
				α-OH			11.89，12.18

5. rheumylate的结构解析：

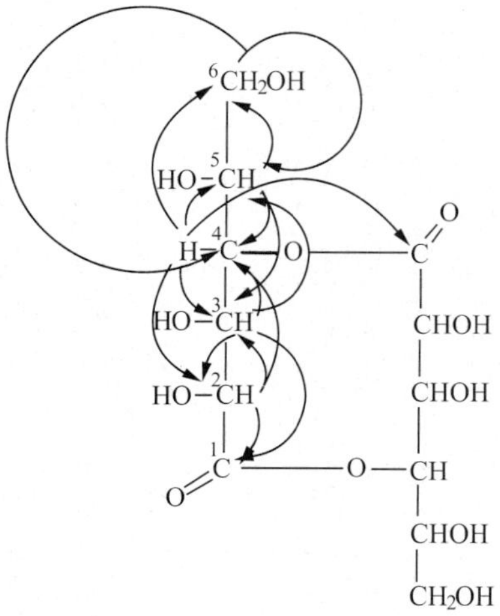

变化前的结构

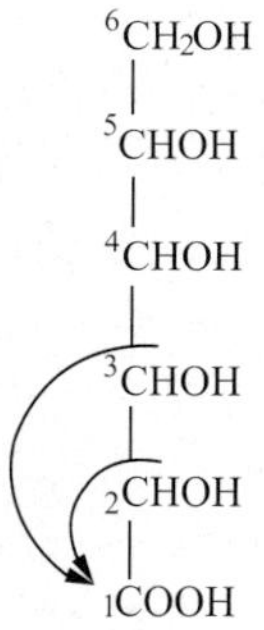

变化后的结构

图28-7

化合物BA_1：白色块状结晶（甲醇），熔点119～120℃。FAB-MS（m/z）显示$[M+1]^+$峰为357。在进行^1H NMR与^{13}C NMR波谱测定时，发现这个化合物在溶液中发生了变化（图28-24～29）。

（1）变化前的氢谱显示在3.6～4.6ppm区间有6个连氧的脂肪氢：δ4.54（1H，dd，J=5.0，5.5Hz），δ4.34（1H，dd，J = 4.5，4.5Hz），δ4.24（1H，d，J=4.5Hz），δ3.97（1H，m），δ3.76（1H，dd，J = 11.5，5.5Hz），δ3.68（1H，dd，J=11.5，4.0Hz），其氢的积分比例为1∶1∶1∶1∶1∶1。^1H-^1H COSY显示δ3.76和δ3.68的氢相关，δ3.97的氢同时与这两个氢相关，δ4.54的氢与δ3.97的氢相关，又同时与δ4.34的氢相关。

（2）变化后的氢谱与变化前的氢谱比较，其在δ4.36处多出一个二重峰，J = 4.0Hz；在δ4.09处多出一个多重峰，在δ3.76、δ3.66和δ3.59处分别多出峰来，由变化后的氢的积分比例1∶1.6∶0.9∶0.6∶1.0∶1.8∶2.3∶0.5，可知变化后多出的氢的积分比例为1∶1∶1∶2∶1。

（3）变化前的 HMQC 和 HMBC 显示分子中有 5 个连氧的脂肪碳：δ81.3，δ75.0，δ74.9，δ71.6，δ64.3 及一个酯羰基碳 δ177.2。

（4）变化后的 HMQC 和 HMBC 显示比变化前多出五个连氧的脂肪碳 δ74.5，δ73.4，δ72.9，δ72.2，δ64.7 和一个酯羰基 δ174.6。

（5）变化后的^{13}CNMR 和 DEPT 表明变化前 δ81.3，δ75.0，δ74.9，δ71.6 和变化后 δ74.5，δ73.4，δ72.9，δ72.2 的碳为连氧的次甲基碳（CHOH），变化前 δ64.3 和变化后 δ64.7 的碳为连氧的亚甲基碳（CH_2OH），变化前 δ177.2 和变化后 δ174.6 的碳为酯羰基碳，推测该分子为六元醇酸类化合物。

（6）结合该化合物变化前氢的积分数为 6、碳的数量为 6 及分子量 356，可知该化合物分子中有对称结构。变化前的 HMQC 和 HMBC 显示：6 位氢 δ3.76（1H，dd，J＝11.5，5.5Hz），和 δ3.68（1H，dd，J＝11.5，4.0Hz）同时与 5 位碳 δ71.6 和 4 位碳 δ83.1 有远程相关；5 位氢 δ3.97（1H，m）与 6 位碳 δ64.3、4 位碳 δ83.1 及 3 位碳 δ74.9 有远程相关；2 位氢 δ4.24（1H，d，J＝4.5Hz）与 4 位碳 δ83.1 和 3 位碳 δ74.9 及酯羰基碳 δ177.2 有远程相关；3 位氢 δ4.34（1H，dd，J＝4.5，4.5Hz）与 5 位碳 δ71.6、2 位碳 δ75.0 和酯羰基碳 δ177.2 有远程相关，与 4 位碳 δ83.1 有弱的远程相关；4 位氢 δ4.54（1H，dd，J＝5.5，5.0Hz）同时与 6 位碳 δ64.3、5 位碳 δ71.6、2 位碳 δ75.0 和 3 位碳 δ74.9 有相关，而且与酯羰基碳 δ177.2 也有相关，因其化学位移与其它连氧碳相比明显移向低场，可知该化合物为两个六元醇酸的羧基分别与对方的 4 位羟基脱水形成分子间酯，为一新化合物，命名为大黄酯（rheumylate）（结构见图 28-7：变化前的结构）。

（7）在溶液中该化合物的一部分分子酯键水解形成游离的六元醇酸（结构见图 28-7：变化后的结构）。水解产物中 4 位碳的化学位移移向高场 δ73.4，且 4 位氢不再与变化后的羰基碳 δ174.7 有远程相关证明了这一点。变化后的 HMQC 和 HMBC 显示水解产物中与 2 位碳 δ74.5 相连的氢 δ4.36（1H，d，J＝4.0Hz）和与 3 位碳 δ72.2 相连的氢 δ4.09（1H，m）与 δ174.7 的酯羰基碳有远程相关。

（8）根据^1H-^1HCOSY，DEPT，HMQC 和 HMBC 谱对变化前的化合物（rheumylate）和该化合物变化后形成的水解产物的碳谱和氢谱进行了详细归属（表 28-6）。

表 28-6　BA_1 的^{1}HNMR 和^{13}CNMR 数据（CD_3OD）

No.	^{13}CNMR		^{1}HNMR	
	变化前	变化后	变化前	变化后
1	177.3	174.7		
2	75.0	74.5	4.24（1H，d，J=4.5Hz）	4.36（1H，d，J=4.0Hz）
3	74.9	72.2	4.34（1H，dd，J=4.5，4.5Hz）	4.09（1H，m）
4	83.1	73.4	4.54（1H，dd，J=5.0，5.5Hz）	3.66（1H）
5	71.6	72.9	3.97（1H，m）	3.66（1H）
6	64.3	64.7	3.68（1H，dd，J=11.5，4.0Hz）	3.60（1H）
			3.76（1H，dd，J=11.5，5.5Hz）	3.58（1H，dd）

三、实验部分

1. 材料和仪器

NICOLET 5DX-FTIR 型傅立叶变换红外光谱仪，KBr 压片。AEI-MS-50 型质谱仪，KYKY-ZHP-5 型质谱仪。XT_{4A}型双目显微熔点测定仪（温度计未校正）。AL-300、Varian INOVA-500 和 Bruker DRX-500 核磁共振波谱仪，TMS 内标。常规提取分离用试剂均为北京化工厂分析纯产品。薄层色谱用硅胶 G（60 型）、柱色谱硅胶（100～200 目和 200～300 目）为青岛海洋化工厂生产；聚酰胺粉末（60～90 目）为江苏临江试剂化工厂生产；聚酰胺薄膜为浙江省台州市路桥四青生化材料厂生产；Sephadex LH-20 与 C_{18}反相硅胶（100～200 目）为 Pharmacia 公司产品。

矮大黄 1999 年 7 月由杨美华、王伟采自新疆哈密巴里坤，标本号 Q99120，由北京大学药学院陈虎彪教授鉴定为 Rheum nanum Siev. ex Pall.。

2. 提取与分离

提取：

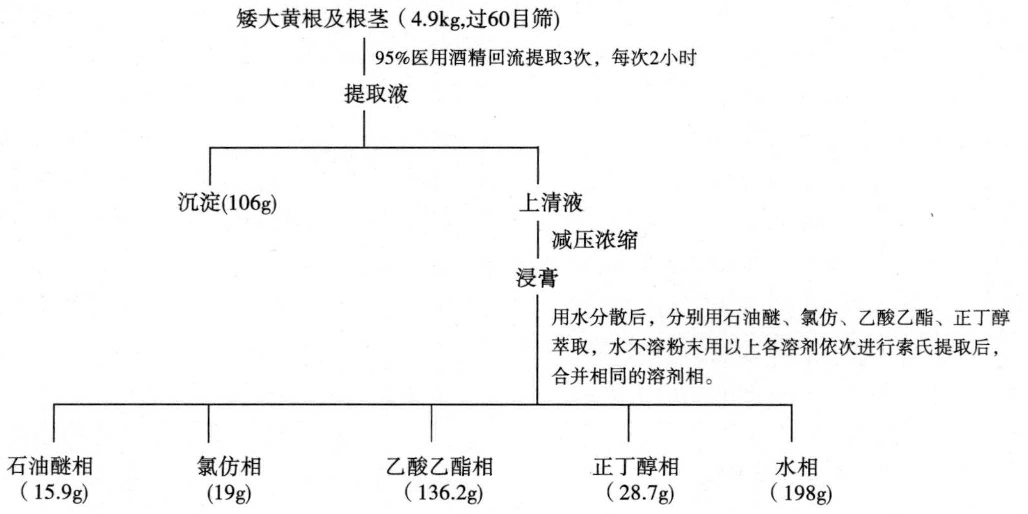
矮大黄根及根茎（4.9kg,过60目筛)
95%医用酒精回流提取3次，每次2小时
提取液
沉淀(106g)
上清液
减压浓缩
浸膏
用水分散后，分别用石油醚、氯仿、乙酸乙酯、正丁醇萃取，水不溶粉末用以上各溶剂依次进行索氏提取后，合并相同的溶剂相。
石油醚相（15.9g)
氯仿相 (19g)
乙酸乙酯相（136.2g)
正丁醇相（28.7g)
水相（198g)

分离：

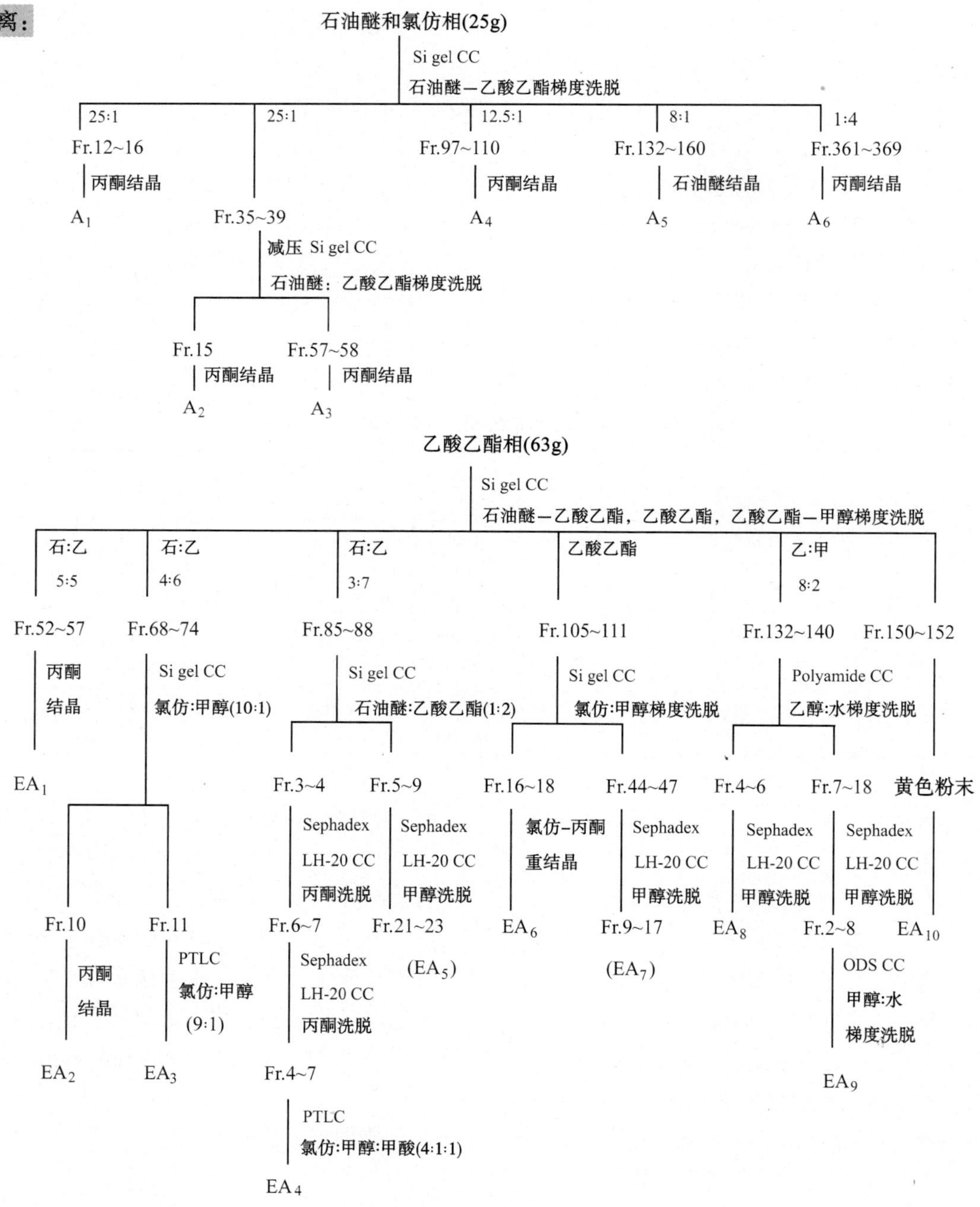
石油醚和氯仿相(25g)
Si gel CC
石油醚—乙酸乙酯梯度洗脱
25:1
25:1
12.5:1
8:1
1:4
Fr.12~16
丙酮结晶
A1
Fr.35~39
减压 Si gel CC
石油醚：乙酸乙酯梯度洗脱
Fr.15
丙酮结晶
A2
Fr.57~58
丙酮结晶
A3
Fr.97~110
丙酮结晶
A4
Fr.132~160
石油醚结晶
A5
Fr.361~369
丙酮结晶
A6
乙酸乙酯相(63g)
Si gel CC
石油醚—乙酸乙酯，乙酸乙酯，乙酸乙酯—甲醇梯度洗脱
石:乙 5:5
石:乙 4:6
石:乙 3:7
乙酸乙酯
乙:甲 8:2
Fr.52~57
丙酮 结晶
EA1
Fr.68~74
Si gel CC
氯仿:甲醇(10:1)
Fr.10
丙酮 结晶
EA2
Fr.11
PTLC
氯仿:甲醇 (9:1)
EA3
Fr.85~88
Si gel CC
石油醚:乙酸乙酯(1:2)
Fr.3~4
Sephadex LH-20 CC 丙酮洗脱
Fr.6~7
Sephadex LH-20 CC 丙酮洗脱
Fr.4~7
PTLC
氯仿:甲醇:甲酸(4:1:1)
EA4
Fr.5~9
Sephadex LH-20 CC 甲醇洗脱
Fr.21~23
(EA5)
Fr.105~111
Si gel CC
氯仿:甲醇梯度洗脱
Fr.16~18
氯仿–丙酮 重结晶
EA6
Fr.44~47
Sephadex LH-20 CC 甲醇洗脱
Fr.9~17
(EA7)
Fr.132~140
Polyamide CC
乙醇:水梯度洗脱
Fr.4~6
Sephadex LH-20 CC 甲醇洗脱
EA8
Fr.7~18
Sephadex LH-20 CC 甲醇洗脱
Fr.2~8
ODS CC
甲醇:水 梯度洗脱
EA9
Fr.150~152
黄色粉末
EA10

（续分离）

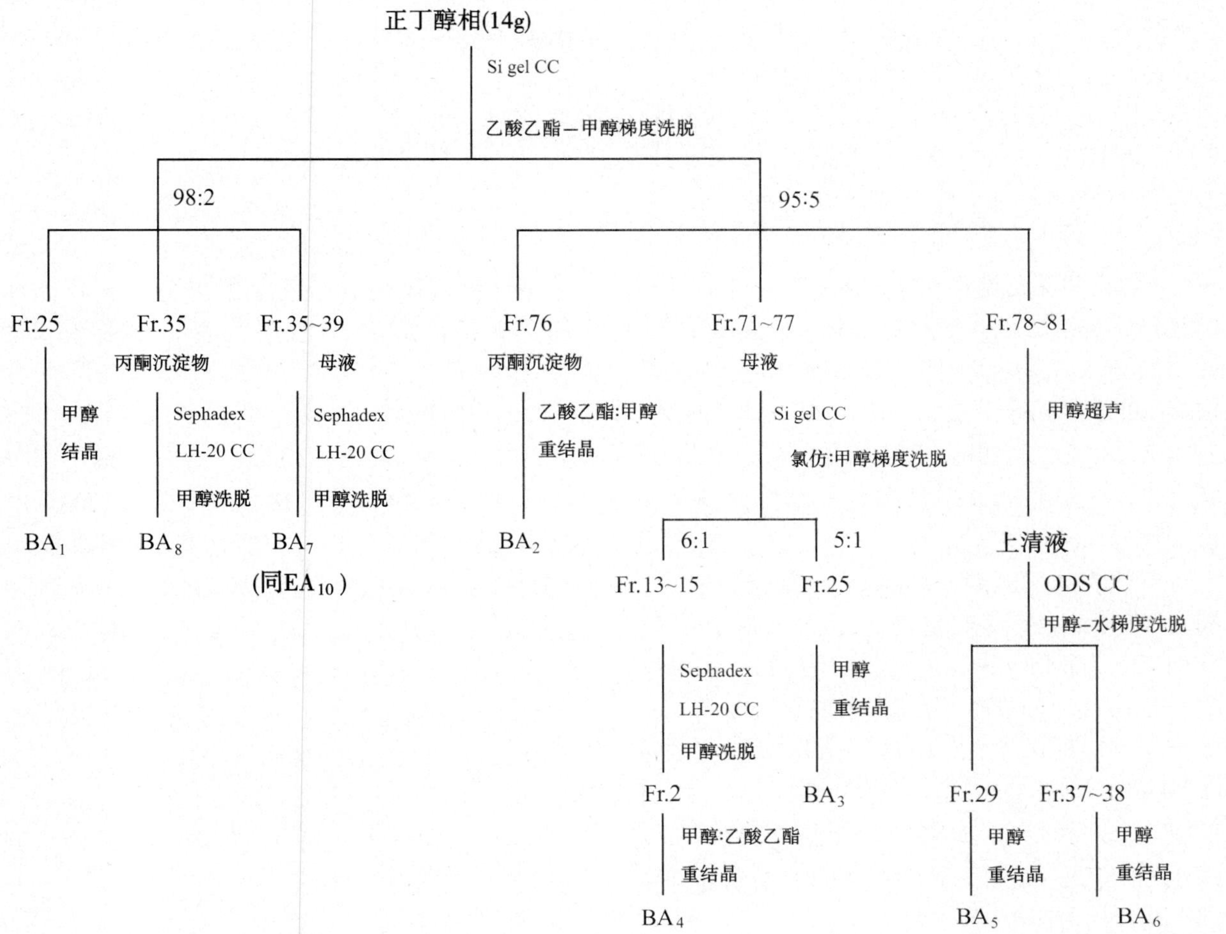

3. 矮大黄化学成分的实验数据

大黄酚（chrysophanol）：金黄色片状方晶（丙酮），熔点 184～185℃。Bornträger 反应呈红色，醋酸镁反应呈橙红色，示为蒽醌类物质，与大黄酚对照品共薄层 Rf 值一致。^{1}HNMR（$CDCl_3$）δ：11.09（1H，s，α-OH），11.98（1H，s，α-OH），7.79（1H，br.d，J＝7.2Hz，C_5-H），7.65（1H，br.d，J＝8.1Hz，C_7-H），7.64（1H，t，J＝8.1，7.2Hz，C_6-H），7.27（1H，br.s，C_4-H），7.07（1H，br.s，C_2-H），2.44（3H，s，Ar-CH_3）。

大黄素甲醚（physcion）：金黄色针状结晶（丙酮），熔点 195～196℃。Bornträger 反应呈红色，醋酸镁反应呈橙红色，示为蒽醌类物质。^{1}HNMR（$CDCl_3$）δ：12.24（1H，s，α-OH），12.04（1H，s，α-OH），7.55（1H，br.s，C_4-H），7.29（1H，d，J＝2.7Hz，C_5-H），7.01（1H，br.s，C_2-H），6.61（1H，d，J＝2.4Hz，C_7-H），3.86（3H，s，OCH_3），2.38（3H，s，Ar-CH_3）。与大黄素甲醚对照品共薄层 Rf 值一致。

正二十六烷酸（n-hexacosanic acid）：白色颗粒（丙酮），熔点 70～71℃，0.1%溴甲酚绿乙醇溶液显色呈黄色，IRν_{max}^{KBr} cm^{-1}：3 456（OH），1 708（C＝O），2 955，2 918，2 850（CH_3，CH_2），721［$(CH_2)_n$，n≥7］。EI-MS（m/z）：43，57，73，85，97，115，129，143，157，171，185，199，213，227，241，255，269，283，297，311，325，340，354，368，382，396。^{1}HNMR（$CDCl_3$）δ：0.86（3H，t，26-H），1.23（4～25-H），1.61（3-H），2.33（2H，t，2-H）。

β-谷甾醇（sitosterol）：白色针晶（石油醚），熔点 135～136℃，Liebermann 反应阳性。EI-MS（m/z）：414，396，381，367，354，329，303，289，273，255，231，213，199，178，159，145，133，121，107，95，81，69，55，43。与β-谷甾醇对照品共薄层 Rf 值一致。

大黄素（emodin）：橙黄色长针状结晶（丙酮），熔点 225℃（易升华）。Bornträger 反应呈红色，醋酸镁反应呈橙红色，示为蒽醌类物质，与大黄素标准品共薄层，Rf 值一致。^{1}HNMR（DMSO-d_6）δ：12.08（1H，s，α-OH），12.00（1H，s，α-OH），11.38（1H，s，β-OH），7.49（1H，br. s，C_4-H），7.16（1H，br. s，C_2-H），7.10（1H，d，J＝2.1Hz，C_5-H），6.58（1H，d，J＝2.1Hz，C_7-H），2.40（3H，s，Ar-CH_3）。

β-谷甾醇葡萄糖苷（daucosterol）：白色粉末（丙酮），熔点 270～271℃，Liebermann 反应阳性，Molish 反应阳性。EI-MS（m/z）：414（M^+-glc），396，381，367，354，329，303，275，255，213，199，161，147，95，81，69，57，43。与对照品 β-谷甾醇葡萄糖苷共薄层 Rf 值一致。

芦荟大黄素（aloe-emodin）：橙色颗粒（丙酮），Bornträger 反应呈红色示为蒽醌类物质。^{1}HNMR（DMSO-d_6）δ：12.01（1H，α-OH），12.05（1H，α-OH），7.81（1H，t，J＝7.5，8.1Hz，C_6-H），7.73（1H，br. d，J＝8.1Hz，C_5-H），7.70（1H，br. s，C_4-H），7.38（1H，br. d，J＝7.8Hz，C_7-H），7.29（1H，br. s，C_2-H），4.79（2H，s，CH_2OH）。与标准品芦荟大黄素共薄层 Rf 值一致。

ω-羟基大黄素（citreorosein）：橙色短针状簇晶（丙酮）。254℃升华。Bornträger 反应呈红色，醋酸镁反应呈橙黄色，示为蒽醌类物质。EI-MS（m/z）给出分子离子峰为 286。^{1}HNMR（DMSO-d_6）δ：12.10（1H，s，α-OH），12.06（1H，s，α-OH），11.40（1H，s，β-OH），7.64（1H，br. s，C_5-H），7.25（1H，br. s，C_7-H），7.13（1H，d，J＝2.4Hz，C_4-H），6.60（1H，d，J＝2.4Hz，C_2-H），5.58（1H，s，CH_2-OH），4.60（2H，s，CH_2OH）。^{13}CNMR（DMSO-d_6）δ：189.7（C-9），181.4（C-10），165.5（C-6），164.4（C-8），161.4（C-1），152.8（C-3），135.1（C-10a），132.9（C-4a），120.7（C-4），117.0（C-2），114.0（C-9a），109.0（C-5），108.7（C-8a），107.9（C-7），62.0（CH_2OH）。

白藜芦醇（resveratrol）：灰白色粉末（乙酸乙酯），熔点 237～238℃，紫外 365nm 呈紫色荧光，$FeCl_3$ 显色呈蓝黑色。EI-MS（m/z）：228（100%）。^{1}HNMR（Acetone-d_6）：8.45（1H，s，C_4-OH），8.18（2H，s，$C_{3',5'}$-OH），7.40（2H，d，J＝8.7Hz，$C_{2,6}$-H），7.00（1H，d，J＝16.2Hz，α-H），6.86（1H，d，J＝16.2Hz，β-H），6.81（2H，d，J＝8.7Hz，$C_{3,5}$-H），6.52（2H，d，J＝2.1Hz，$C_{2',6'}$-H），6.25（1H，t，J＝2.1Hz，$C_{4'}$-H）。

Gnetin C：淡黄色粉末（丙酮），熔点 146～147℃，紫外 365nm 下呈紫色荧光，$FeCl_3$ 显色呈紫红色，磷钼酸显色呈紫黑色，不溶于石油醚、氯仿，易溶于乙酸乙酯、丙酮和甲醇。IRν_{max}^{KBr} cm^{-1}：1 695，1 604，1 513，1 482，1 443，1 431，1 341，1 302，1 236，1 170，1 156，1 107，1 169，1 000，961，833。EI-MS（m/z）：454［M^+］，437，360，347，331，239，227，213，181，157，121，107，94，83，58（54%），43（100%）。^{1}HNMR（Acetone-d_6）δppm：7.43（2H，d，J＝8.5Hz，H-2a，6a），7.20（2H，d，J＝8.5Hz，H-2b，6b），7.10（1H，d，J＝16.5Hz，H-7b），6.97（1H，d，J＝16.5Hz，H-8b），6.84（4H，d，J＝8.5Hz，H-3a，5a，3b，5b），6.70（1H，br. s，H-10b），6.58（1H，br. s，H-14b），5.37（1H，d，J＝5.0Hz，H-7a），4.37（1H，d，J＝5.0Hz，H-8a）；^{13}CNMR（Acetone-d_6）δppm：134.0（C-1a），127.7（C-2a，6a），116.1（C-3a，5a），158.1（C-4a），93.6（C-7a），55.9（C-8a），146.2（C-9a），106.6（C-10a，14a），159.5（C-11a，13a），101.9（C-12a），129.9（C-1b），128.7（C-2b，6b），116.3（C-3b，5b），158.1（C-4b），129.1（C-7b），128.7（C-8b），141.2（C-9b），99.1（C-10b），163.1（C-11b），114.9（C-12b），155.4（C-13b），108.0（C-14b）。

Maesopsin：白色颗粒状结晶（氯仿-丙酮），紫外 365nm 下呈黄绿色荧光，$FeCl_3$ 显色呈紫色。熔点 184～185℃。EI-MS（m/z）：288，270，181，153，107（100%）。IRν_{max}^{KBr} cm^{-1}：3 400，1 673，1 628，1 614，1 516，1 461，1 387，1 251，1 261，1 162，1 133，1 092，999，836，647，592，570。^{1}HNMR（Acetone-d_6）δ：3.07（1H，d，J＝14.0Hz，2-CH_2），3.10（1H，d，J＝14.0Hz，2-CH_2），5.83（1H，d，J＝2.0Hz，C_7-H），5.86（1H，d，J＝2.0Hz，C_5-H），6.48（1H，s，2-OH），6.63

(2H, d, J＝8.5Hz, $C_{3',5'}$-H), 7.03 (2H, d, J＝8.5Hz, $C_{2',6'}$-H), 8.14 (1H, s, 4′-OH), 8.82 (1H, s, 6-OH), 9.60 (1H, s, 4-OH)。^{13}CNMR (Acetone-d_6) δ: 41.5 (2-CH_2), 91.3 (C-5), 96.6 (C-7), 102.6 (C-3a), 107.0 (C-2), 115.5 (C-3′, 5′), 125.4 (C-1′), 132.3 (C-2′, 6′), 156.9 (C-4′), 158.6 (C-7a), 169.5 (C-6), 172.4 (C-4), 195.4 (C-3)。

Chrysophanoside A 和 B：淡黄色粉末（丙酮），可见光下淡黄色，紫外 365nm 呈艳橙色，氨熏黄色。FAB-MS (m/z): 419 [M＋1]$^+$, 401 [M＋1－18]$^+$, 256 [M－162]$^+$。正离子 TOF-MS (m/z): 457 [M＋K]$^+$, 441 [M＋Na]$^+$ 和 419 [M＋H]$^+$。IRν_{max}^{KBr} cm^{-1}: 1 637, 1 606, 1 485, 1 452, 1 358, 1 286, 1 216, 1 166, 1 091, 1 044, 1 014, 754, 740, 423。Chrysophanoside A: ^{1}HNMR (Acetone-d_6) δ: 2.36 (3H, s, 3-CH_3), 2.86 ($C_{4'}$-H), 2.94 ($C_{5'}$-H), 3.05 ($C_{2'}$-H), 3.25 (1H, d, J＝9.5Hz, $C_{1'}$-H), 3.37 ($C_{3',6'}$-H), 3.51 ($C_{6'}$-H), 6.71 (1H, br. s, C_2-H), 7.31 (1H, br. s, C_4-H), 7.35 (1H, dd, J＝0.9, 7.8Hz, C_5-H), 7.55 (1H, t, J＝7.8, 7.8Hz, C_6-H), 6.88 (1H, dd, J＝1.2, 8.4Hz, C_7-H), 11.68 (1H, s, α-OH), 11.81 (1H, s, α-OH)。^{13}CNMR (Acetone-d_6) δ: 22.3 (3-CH_3), 63.0 (C-6′), 71.6 (C-4′), 72.8 (C-2′), 76.5 (C-10), 79.1 (C-3′), 81.0 (C-5′), 84.1 (C-1′), 114.8 (C-1a), 117.2 (C-8a), 118.5 (C-5), 117.4 (C-7), 117.6 (C-2), 118.7 (C-4), 136.0 (C-6), 146.4 (C-4a), 147.8 (C-5a), 148.7 (C-3), 162.2 (C-8), 162.4 (C-1), 194.1 (C-9)。Chrysophanoside B: ^{1}HNMR (Acetone-d_6) δ: 2.36 (3H, s, 3-CH_3), 2.86 ($C_{4'}$-H), 2.94 ($C_{5'}$-H), 3.05 ($C_{2'}$-H), 3.26 (1H, d, J＝9.5Hz, $C_{1'}$-H), 3.37 ($C_{3',6'}$-H), 3.51 ($C_{6'}$-H), 6.72 (1H, br. s, C_2-H), 7.22 (1H, br. s, C_4-H), 7.45 (1H, dd, J＝1.2, 7.8Hz, C_5-H), 7.55 (1H, t, J＝7.8, 7.8Hz, C_6-H), 6.86 (1H, dd, J＝1.2, 8.4Hz, C_7-H), 11.72 (1H, s, α-OH), 11.79 (1H, s, α-OH)。^{13}CNMR (Acetone-d_6) δ: 22.3 (3-CH_3), 63.0 (C-6′), 71.6 (C-4′), 72.8 (C-2′), 76.5 (C-10), 79.1 (C-3′), 81.1 (C-5′), 84.1 (C-1′), 114.8 (C-1a), 117.2 (C-8a), 117.4 (C-5, 7), 117.5 (C-2), 119.8 (C-4), 136.8 (C-6), 146.4 (C-4a), 147.8 (C-5a), 148.8 (C-3), 162.0 (C-8), 162.7 (C-1), 194.1 (C-9)。

Physcionoside：淡黄色粉末（丙酮），熔点 140℃，紫外 365nm 浅橙色。FAB-MS (m/z): 449 [M＋1]$^+$, 431 [M＋1－18]$^+$, 286 [M－162]$^+$。IRν_{max}^{KBr} cm^{-1}: 3 400, 1 639, 1 617, 1 488, 1 376, 1 305, 1 262, 1 217, 1 159, 1 133, 1 090, 1 035,1 020, 420。^{1}HNMR (Acetone-d_6) δ: 3.12 (1H, dd, J＝9.0, 9.0Hz, $C_{2'}$-H), 3.26 (1H, d, J＝9.5Hz, $C_{1'}$-H), 3.32～3.38 (2H, m, $C_{3',6'}$-H), 3.49 (1H, J＝11.5Hz, $C_{6'}$-H), 3.84～3.86 (2H, m, $C_{4',5'}$-H), 6.43 (1H, d, J＝2.0Hz, C_7-H), 6.71 (1H, br. s, C_2-H), 6.95 (1H, d, J＝2.0, C_5-H), 7.32 (1H, br. s, C_4-H), 11.89 (1H, s, α-OH), 12.18 (1H, s, α-OH)。^{13}CNMR (Acetone-d_6) δ: 22.2 (3-CH_3), 56.1 (6-OCH_3), 62.9 (C-6′), 71.5 (C-4′), 72.5 (C-2′), 76.7 (C-10), 79.0 (C-3′), 80.9 (C-5′), 84.3 (C-1′), 100.6 (C-7), 107.4 (C-5), 111.1 (C-8a), 114.1 (C-1a), 117.5 (C-2), 118.7 (C-4), 147.9 (C-5a), 148.4 (C-3), 161.8 (C-6), 165.4 (C-8), 166.3 (C-1), 192.5 (C-9)。

大黄酚-8-O-β-D-吡喃葡萄糖苷 (chrysophanol-8-O-β-D-glucopyranoside)：黄色针晶（甲醇），熔点 243℃，Bornträger 反应呈红色，示为蒽醌类物质。薄层酸水解显示其苷元为大黄酚。FAB-MS (m/z) 给出分子离子 416 [M]$^+$ 和脱去一分子糖形成的碎片离子 253 [M-163]$^+$，^{1}HNMR (DMSO-d_6) δ: 12.84 (1H, s, α-OH), 7.84 (2H, t, J＝7.2Hz, C_5-H, C_6-H), 7.69 (1H, br. d, J＝7.2Hz, C_7-H), 7.50 (1H, br. s, C_4-H), 7.19 (1H, br. s, C_2-H), 5.15 (1H, d, J＝7.8Hz, anomeric-H), 3.67～3.24 (sugar-H), 2.41 (3H, s, Ar-CH_3)。与化合物 E_2 共正向，反向薄层，三个系统薄层层析 Rf 值均一致，推定该化合物为大黄酚-8-O-β-D-葡萄糖苷 (chrysophanol-8-O-β-D-glucopyrnaoside)。

葡萄糖：白色簇晶（乙酸乙酯-甲醇），熔点 120

～121℃。Molisch 反应阳性。^{1}HNMR（CD_3OD）δ：5.08（1H，d，J＝3.6Hz，H-1），3.25-3.79（m，H-2～H-6）。^{13}CNMR（CD_3OD）δ：93.9（C-1），74.8（C-3），73.8（C-5），72.9（C-2），71.9（C-4），62.7（C-6）。与标准品葡萄糖三种条件：①乙酸乙酯：甲醇：乙酸：水（12：3：3：2）；②氯仿：甲醇：水：冰乙酸（16：9：2：3）；③正丁醇：丙酮：水：冰乙酸（4：5：1：1）共薄层，Rf 值均一致。

大黄素-龙胆二糖苷（emodin-gentiobioside）：橙红色粒状结晶，熔点 203℃。Bornträger 反应呈红色，示为蒽醌类物质。薄层酸水解显示其苷元为大黄素。FAB-MS（m/z）：595 $[M+1]^+$。^{1}HNMR（DMSO-d_6）δ：13.18（1H，s，α-OH），11.15（1H，s，β-OH），7.45（1H，br. s，C_4-H），7.26（1H，d，J＝2.4Hz，C_5-H），7.15（1H，br. s，C_2-H），7.09（1H，br. s，C_7-H），5.06（1H，d，J＝7.2Hz，$C_{1'}$-H），4.19（1H，d，J＝7.5Hz，$C_{1''}$-H），2.98～4.05（Sugar H），2.39（CH_3）。其氢谱的化学数据与文献报道的基本一致。结合文献对其碳谱进行了全归属，^{13}CNMR（DMSO-d_6）δ：186.4（C-9），182.1（C-10），164.1（C-6），161.7（C-8），160.9（C-1），146.9（C-3），136.5（C-5a），132.1（C-4a），124.2（C-2），119.3（C-4），114.4（C-1a），113.3（C-8a），108.4（C-5），108.3（C-7），103.5（C-1″），100.5（C-1′），76.5（C-3′），76.8（C-3″），76.3（C-5″），75.7（C-5′），73.6（C-2′），73.2（C-2″），69.5（C-4′），70.0（C-4″），68.4（C-6′），60.9（C-6″），21.4（3-CH_3）。

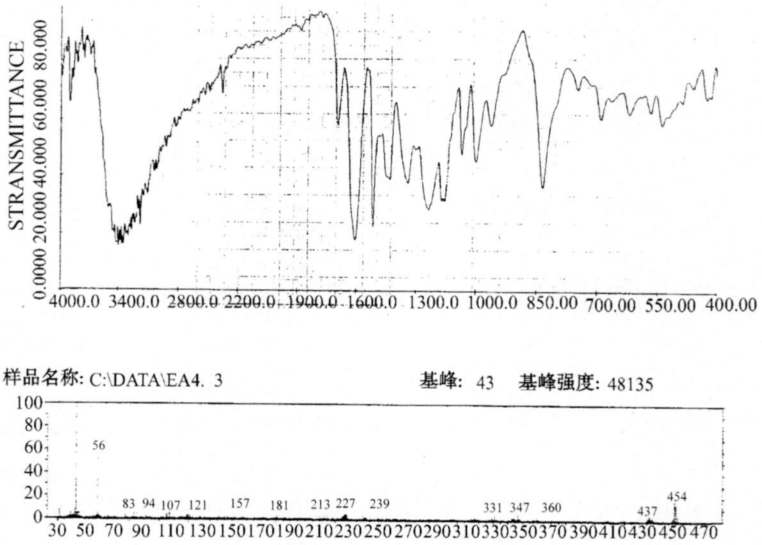

图 28-8 EA_4 的 IR 和 MS 谱

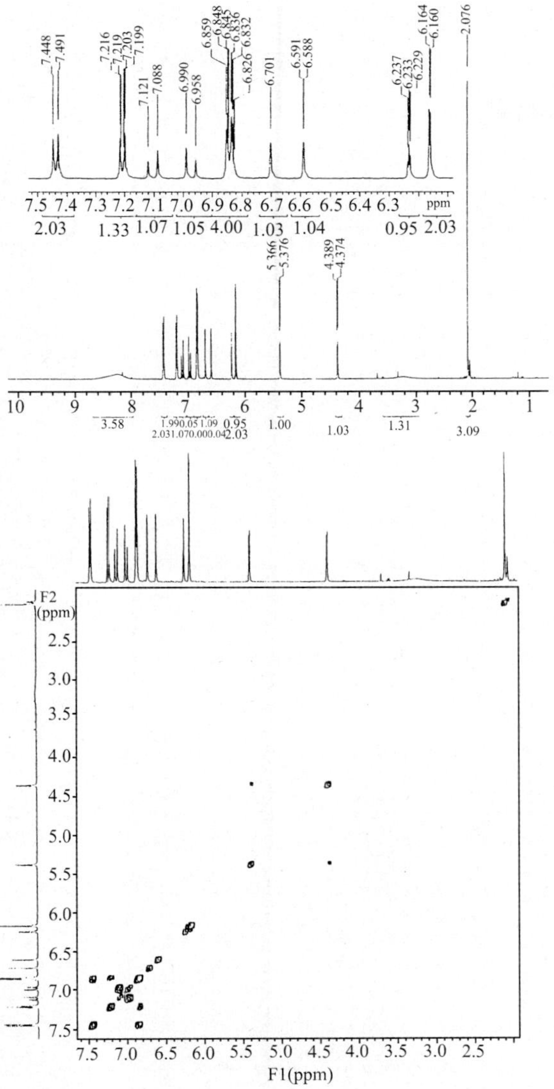

图 28-9　EA₄ 的¹HNMR 和¹H-¹HCOSY 谱

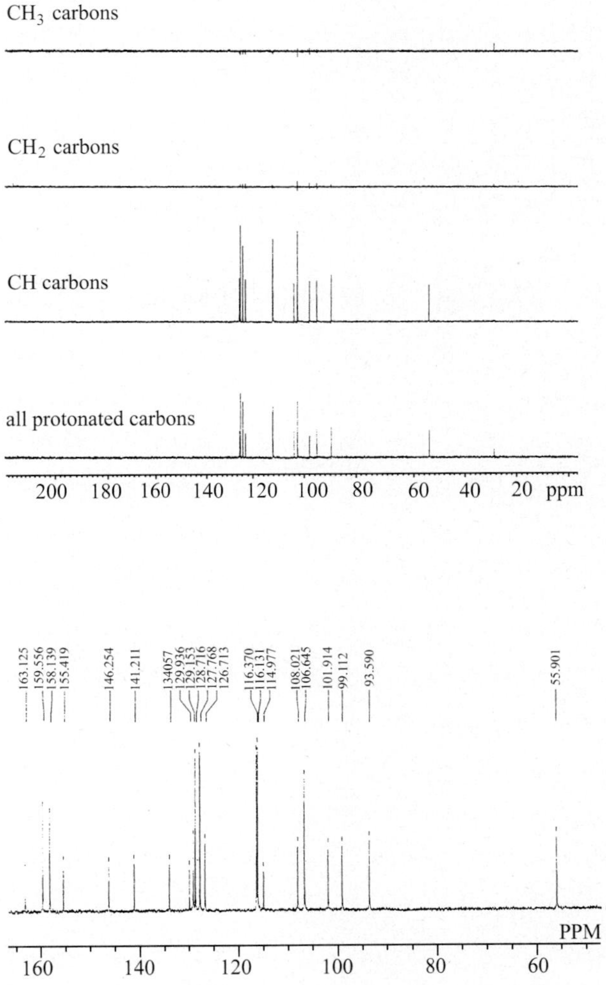

图 28-10　EA₄ 的¹³CNMR 和 DEPT 谱

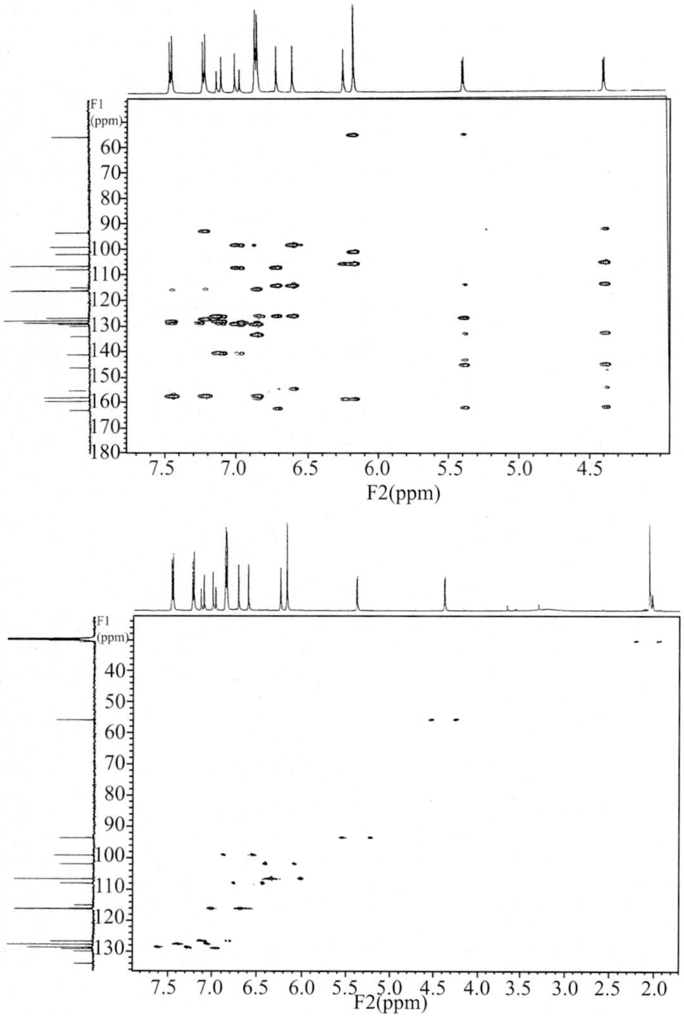

图 28-11 EA$_4$ 的 HMBC 和 HMQC 谱

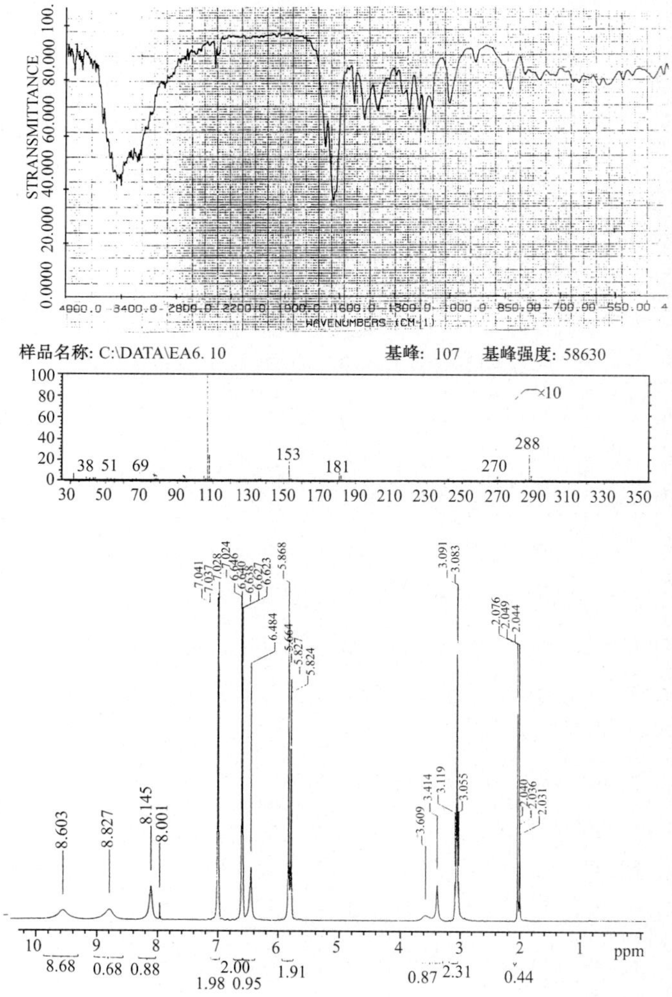

图 28-12 EA$_6$ 的 IR、MS 和^{1}HNMR 谱

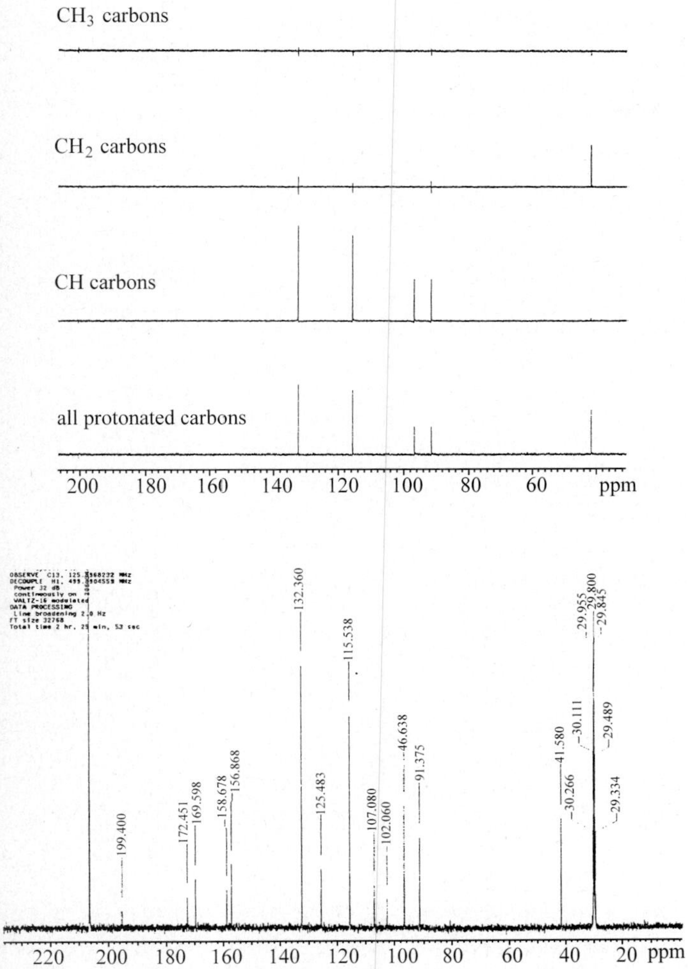

图 28-13　EA_6 的 $^{13}CNMR$ 和 DEPT 谱

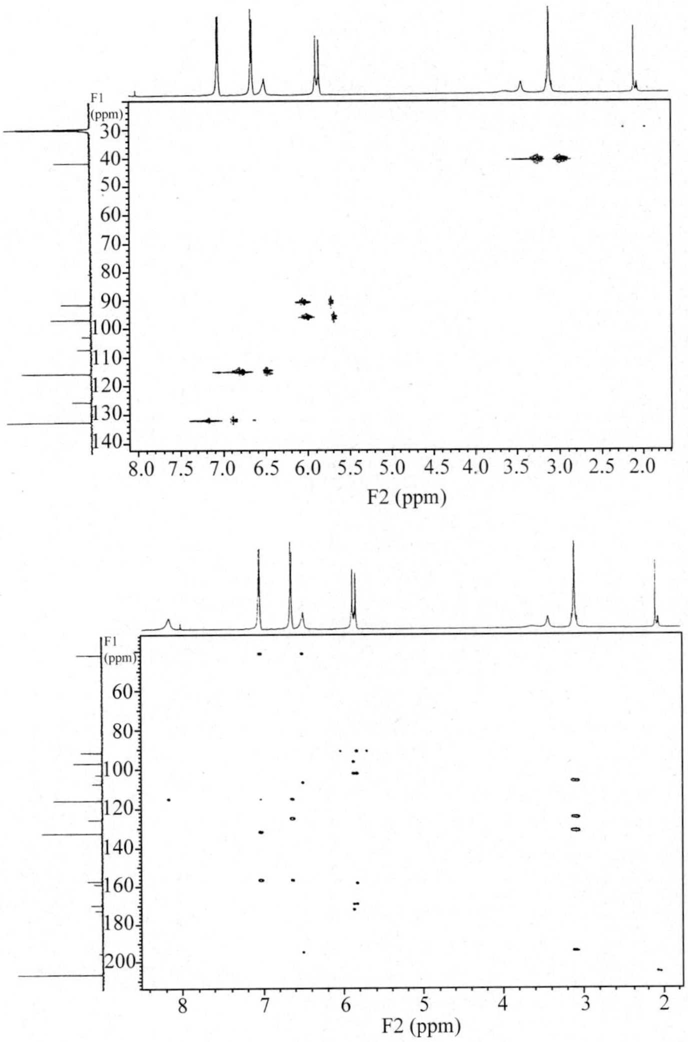

图 28-14　EA_6 的 HMQC 和 HMBC 谱

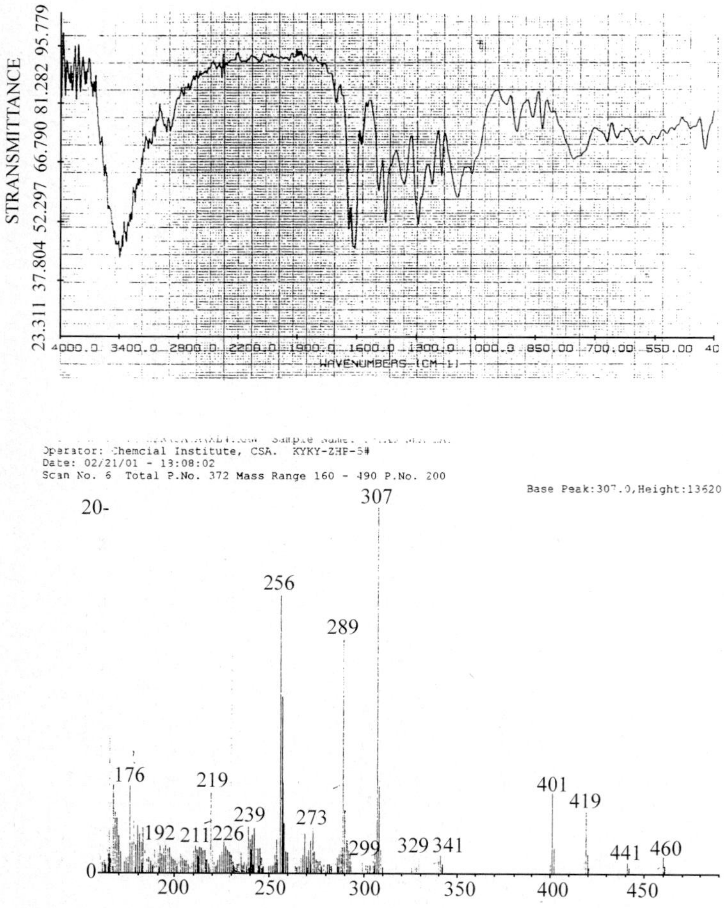

图 28-15　EA_8 的 IR 和 FAB-MS 谱

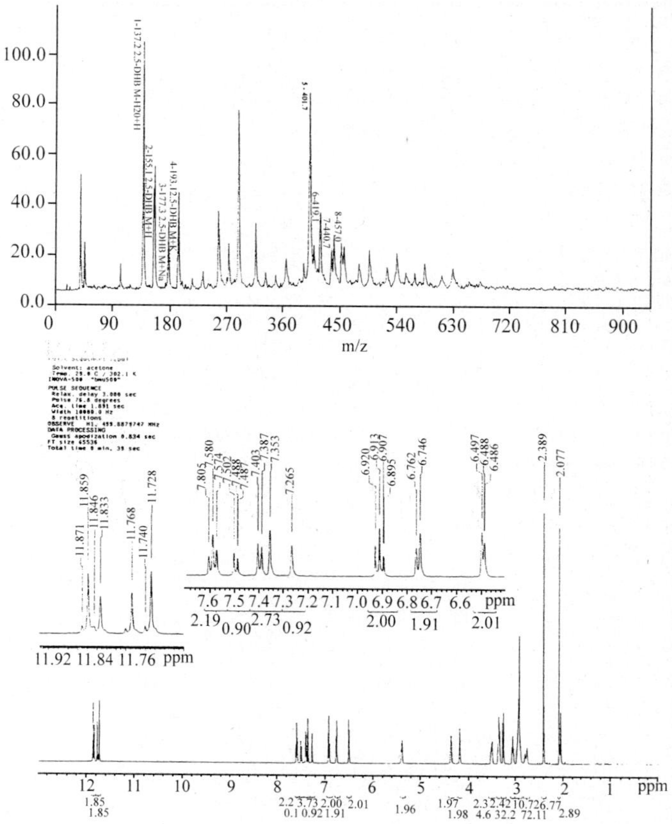

图 28-16　EA_8 的 TOF-MS 和 ^{1}HNMR 谱

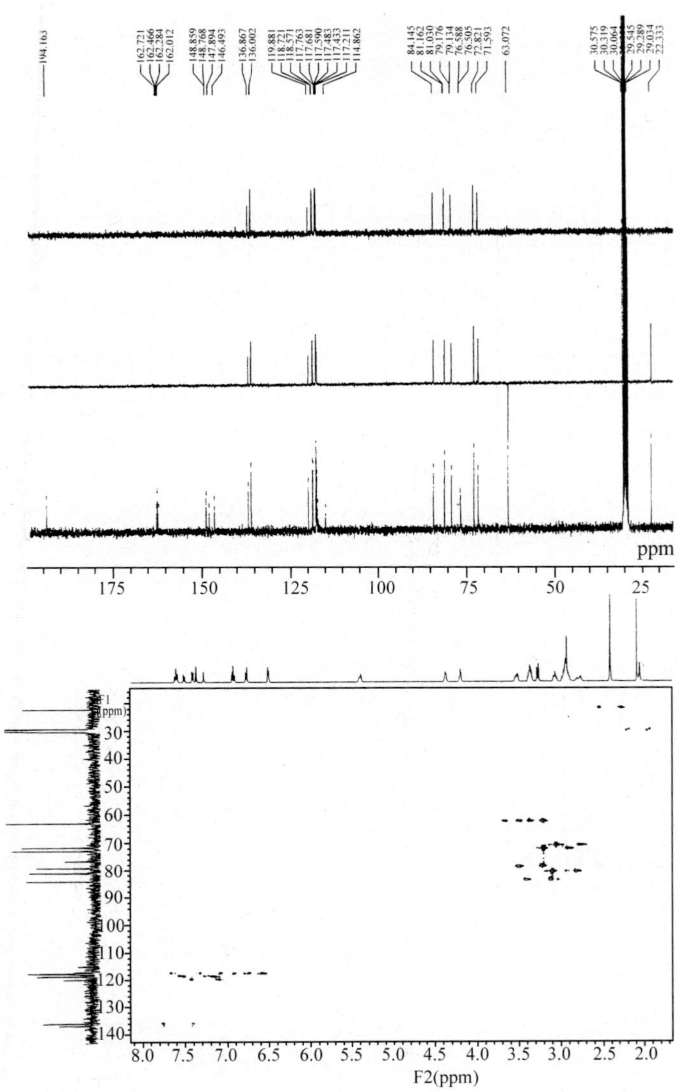

图 28-17　EA_8 的 ^{13}CNMR、DEPT 和 HMQC 谱

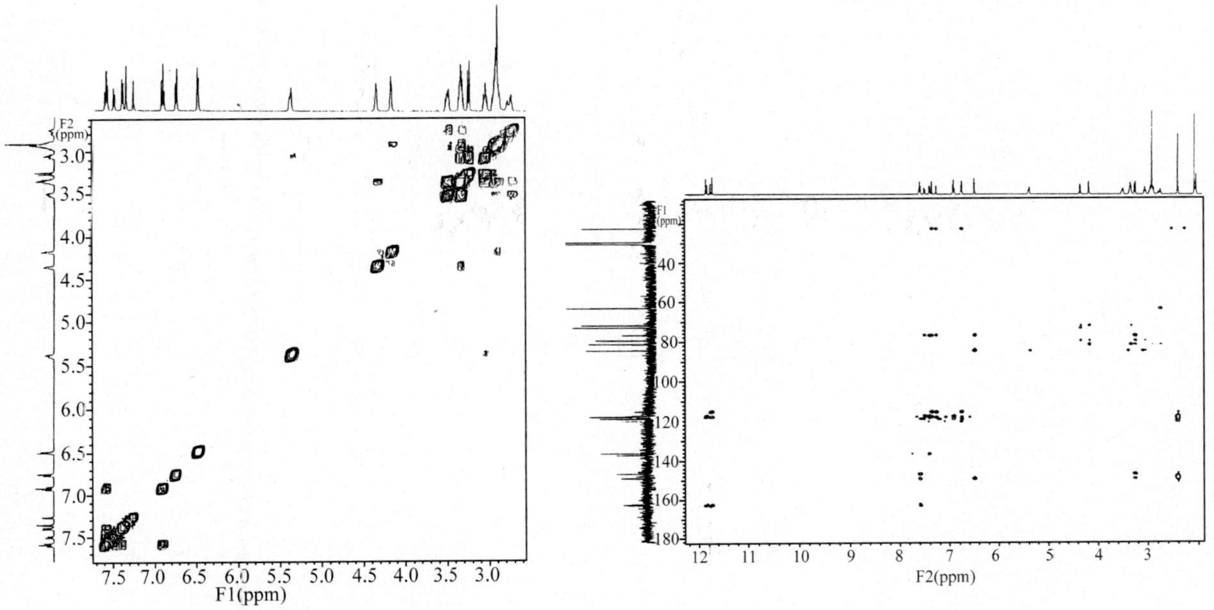

图 28-18　EA_8 的 ^{1}H-^{1}HCOSY 和 HMBC 谱

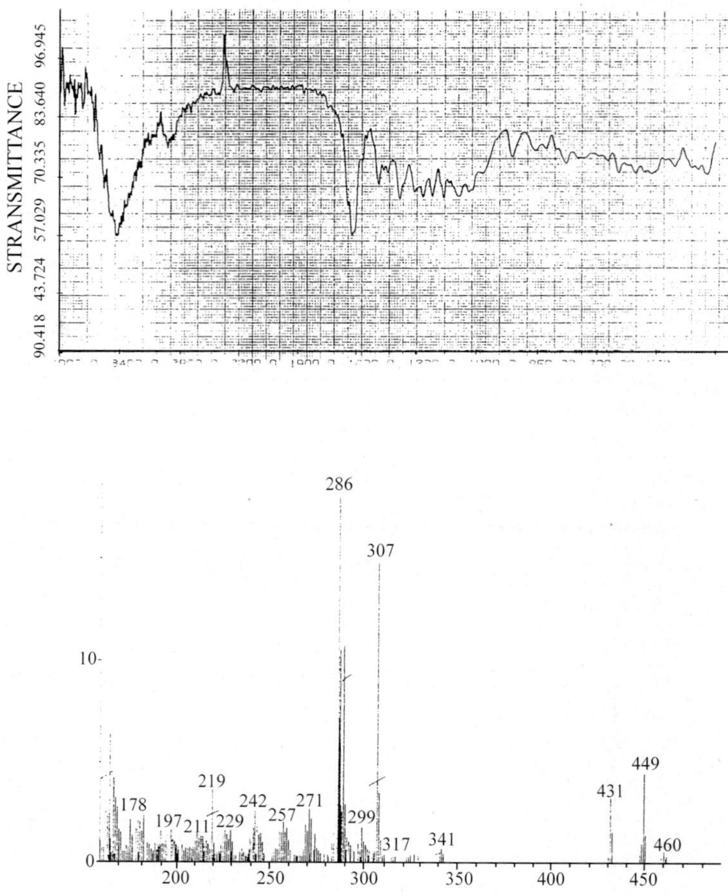

图 28-19 EA₉ 的 IR 和 FAB-MS 谱

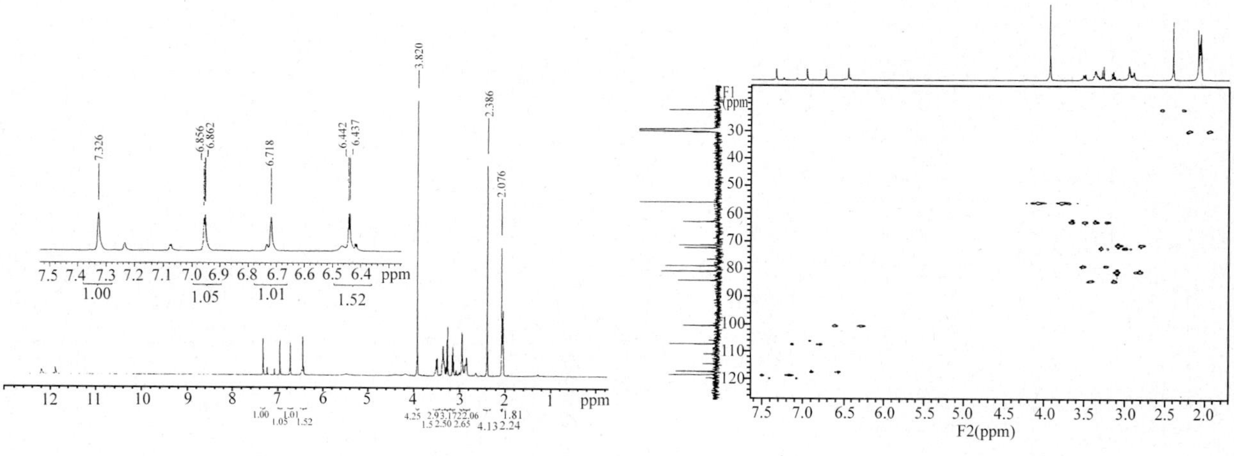

图 28-20 EA₉ 的¹HNMR 和 HMQC 谱

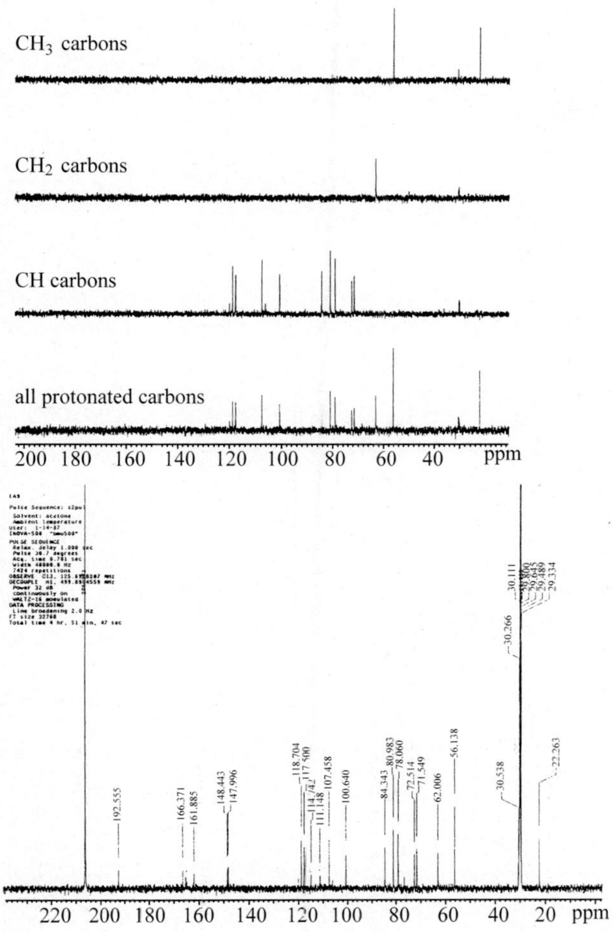

图 28-21　EA₉ 的 ¹³CNMR 和 DEPT 谱

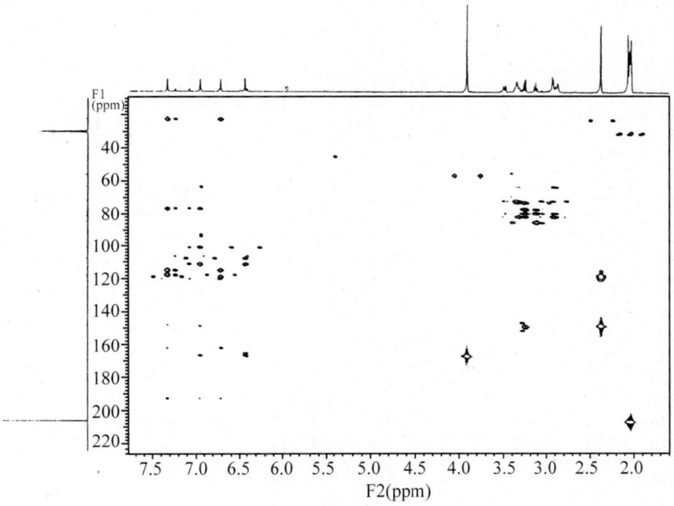

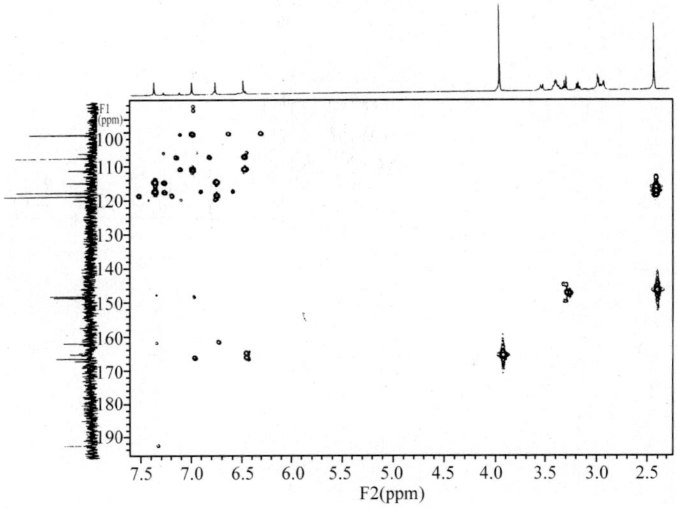

图 28-22　EA₉ 的 HMBC 谱

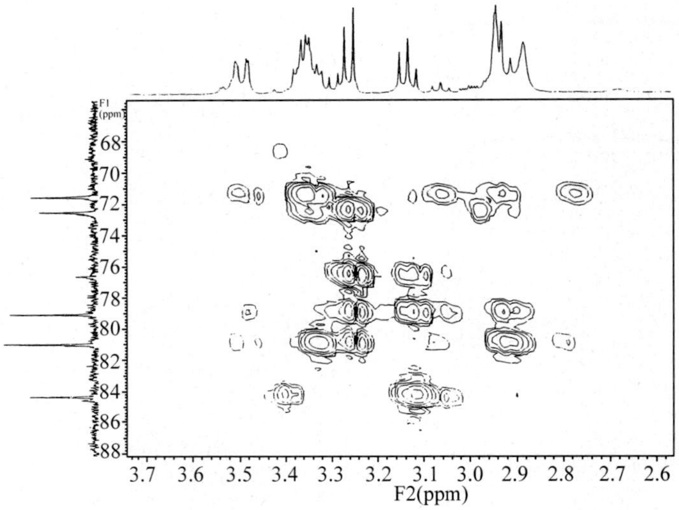

图 28-23　EA_9 的 HMBC 谱（局部放大）

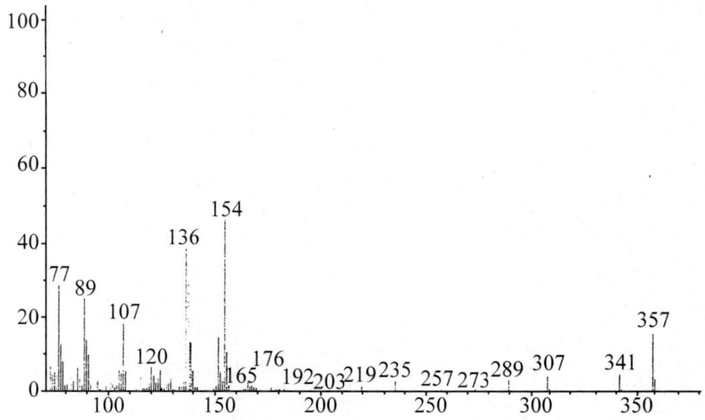

图 28-24　BA_1 的 FAB-MS 谱

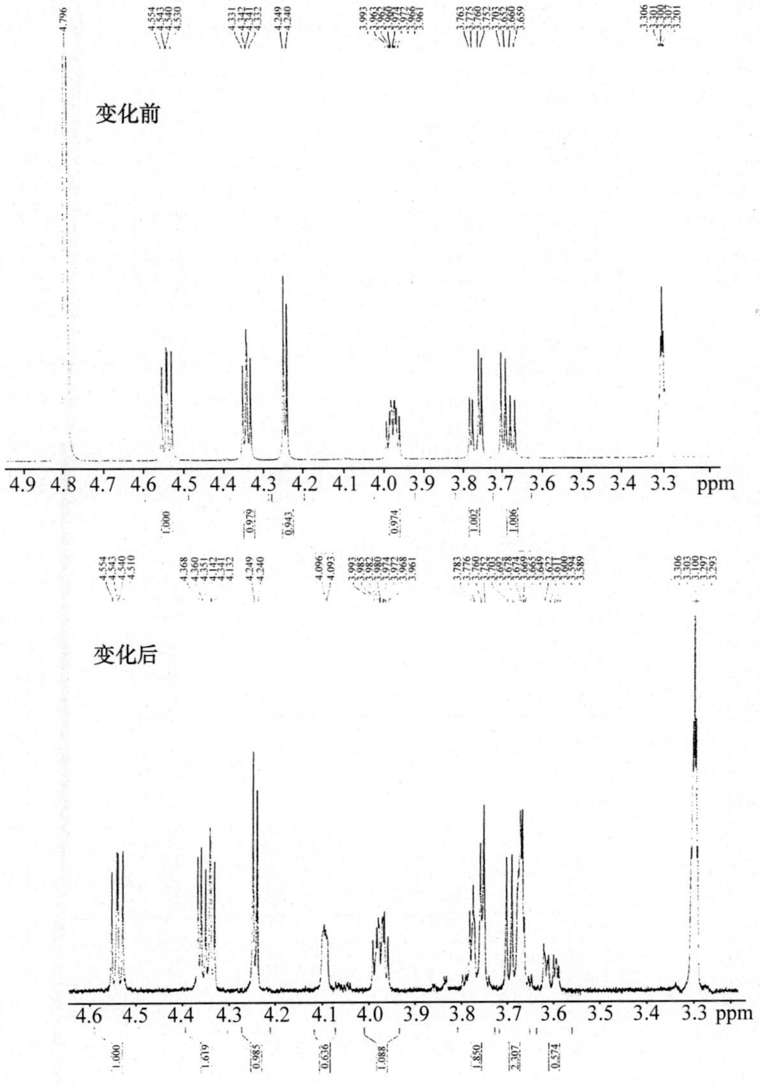

图 28-25　BA_1 变化前和变化后的氢谱

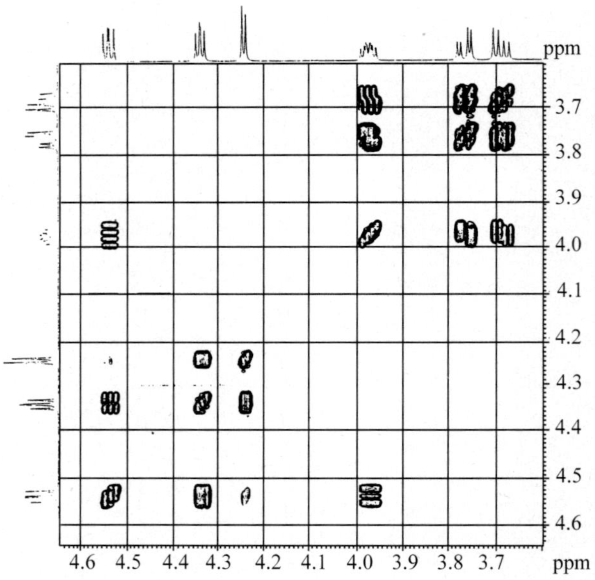

图 28-26 BA₁ 变化前的¹H-¹HCOSY 谱

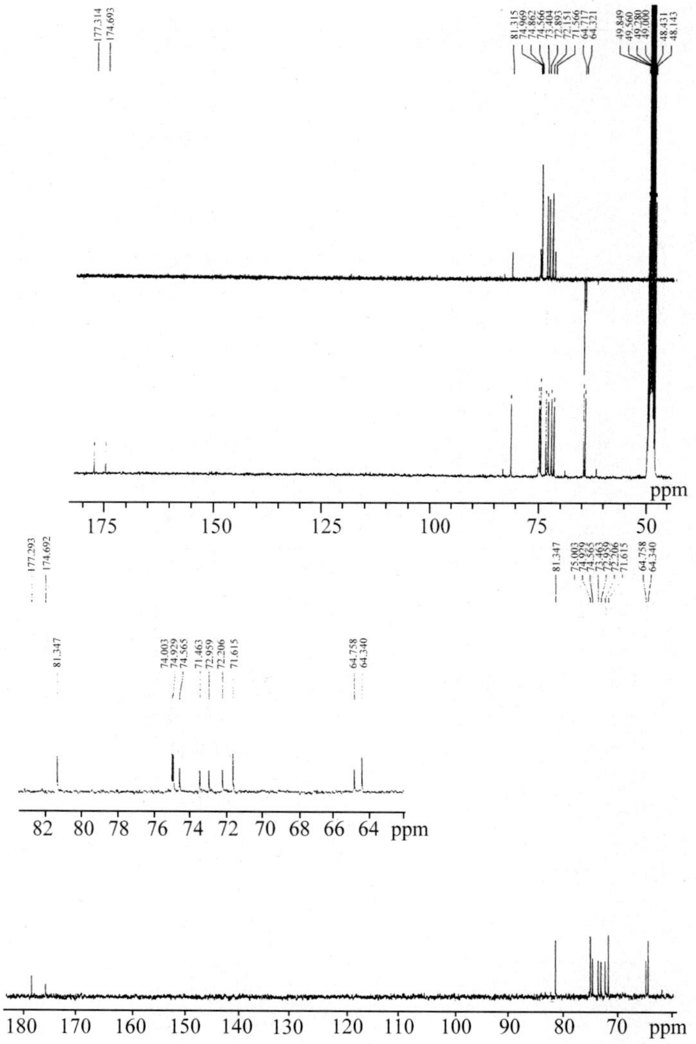

图 28-27 BA₁ 变化后的¹³CNMR 和 DEPT 谱

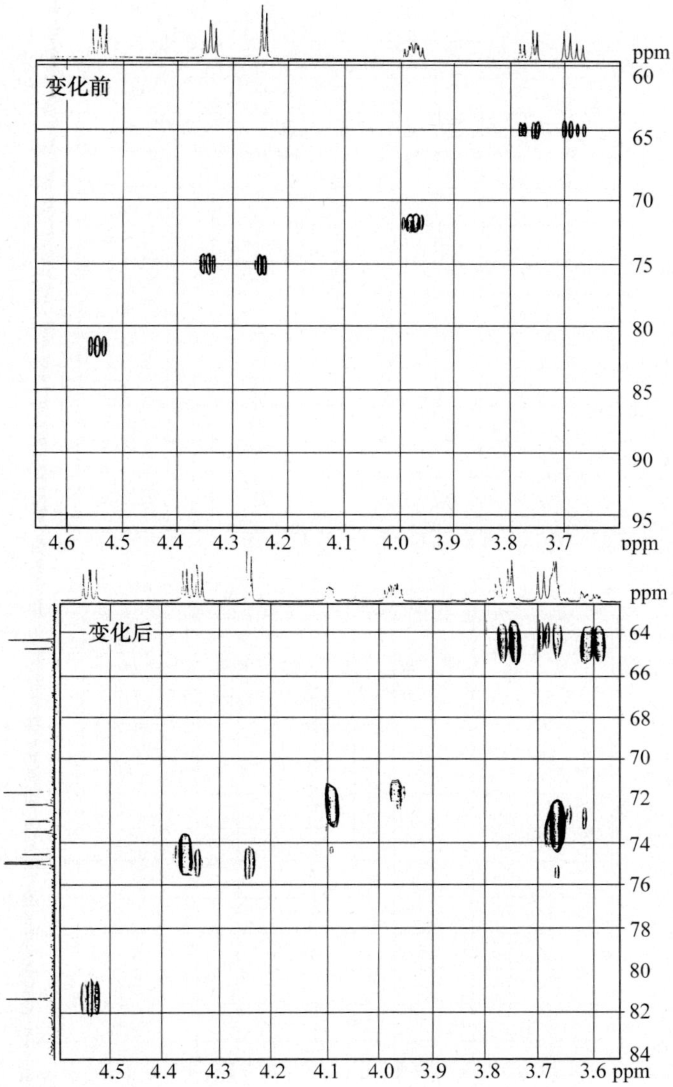

图 28-28　BA_1 变化前与变化后的 HMQC 谱

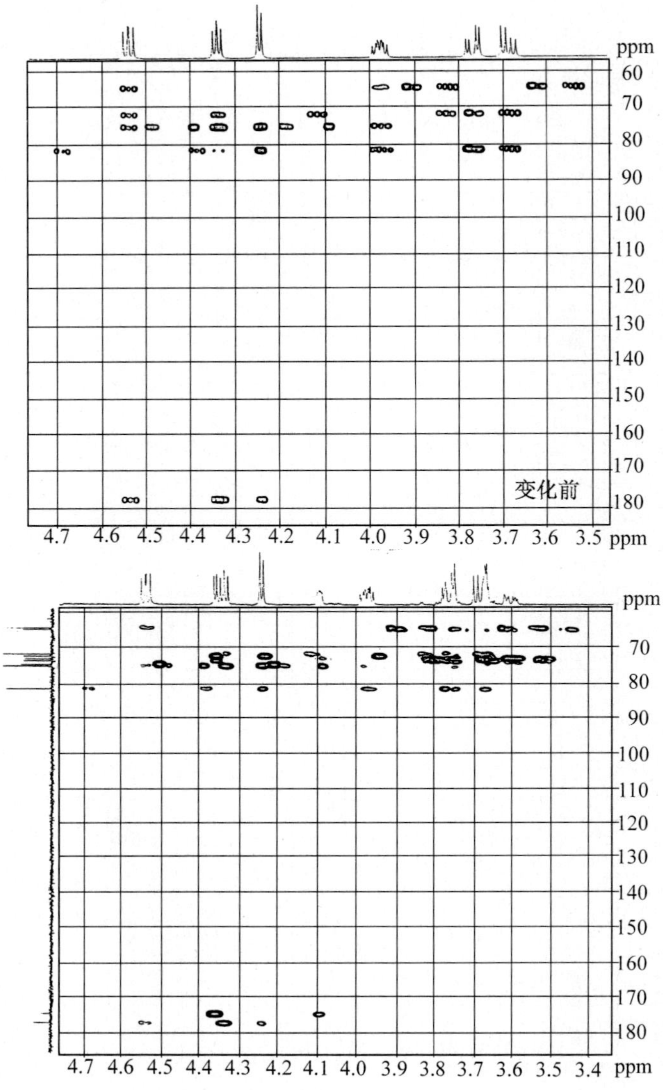

图 28-29 BA_1 变化前与变化后的 HMBC 谱

附：彩图 28-1、2

参考文献

［1］中国科学院中国植物志编辑委员会．中国植物志（第 25 卷，第一分册）．北京：科学出版社，1998.71

［2］沈世林．甘肃省大黄属植物民间用药状况调查研究．中草药，1998，29（10）：700-702

［3］沈传勇，鲁纯素，杨辉，等．中国大黄属植物 31 种生药清除超氧阴离子自由基活性的研究与比较．北京医科大学学报（增刊），1993，25（5）：29

［4］ Kurihara H,Kawabata J,Ichikawa S,et al. Oligostilbenes from Carex kobomugi. Phytochemistry,1991,30(2)：649-653

［5］Linns AP. Gnetins：resveratrol oligomers from Gnetum species. J Nat Prod，1982，45（6）：755-761

［6］彭军鹏，乔艳秋，张显志，等．西藏猫乳活性成分研究．中国药物化学杂志，1996，6（2）：114-116

［7］Okamura N，Hine N，Harada S，et al. Diastereomeric C-glucosylanthrones of Aloe vera Leaves. Phytochemistry，1997，45（7）：1519-1522

［8］敏德，徐丽萍，张治针，等．天山大黄的化学成分研究（Ⅰ）．中国中药杂志，1998，23（4）：416-418

［9］胡军，屠鹏飞，果德安．秦岭大黄化学成分研究．西北药学杂志．1997，12（4）：153-155

［10］杨秀伟，赵静，张雁，等．大黄的研究Ⅰ．秦岭大

黄中一个新的丙二酸单酰基蒽醌糖苷化合物．中草药，1998，29（5）：289-293

[11] Yang Xiuwei，Gu Zheming，Ma Chaomei，et al. A new indole derivative isolated from the root of tuber fleeceflower（Polygonum multiflorum）．中草药，1998，29（1）：5-11

[12] Powel RG，Bajaj R，Mclauchlin JL. Bioactive stilbenes of Scirpus maritimus. J Nat Prod，1987，50：293-296

[13] Nakajima K，Taguchi H，Endo T，et al. The constituents of Scirpus fluviatilis（Torr.）A. Gray，I. the structures of two new hydroxystilbene Dimers，Scirpusin A and B. Chem Pharm Bull，1978，26：3050-3057

[14] Demuth G，Hinzo H，Selligmann O，et al. Investigation on anthraquinonglycosides of Rhamnus species. V. Emodin-8-O-β-D-gentiobioside，a new O-glycoside from Rhamnus frangula. Planta Med，1978，33：53

[15] 于德泉，杨峻山．分析化学手册．第 2 版．第七分册：核磁共振波谱解析．北京：化学工业出版社，1999，10：904

（向　兰　康　辉　郑俊华
范国强　李青山）

第29章 大黄属植物化学分类初探

大黄是闻名世界的我国特产药材，优质大黄只产于中国。《中国药典》规定供药用的大黄为掌叶大黄、药用大黄和唐古特大黄的根和根茎，还有一些品种在各地区也分别作药用。大黄性寒、味苦，具有泻热通肠，凉血解毒及逐瘀通经等功效。现代药理实验表明：大黄除了具有显著的泻下作用，还具有广谱抗菌、抗病毒、利胆、保肝、降血脂、改善肾功能、利尿、降尿素氮、降温、止血活血、抑酶、抗肿瘤、提高免疫力等作用。迄今大黄的研究工作多集中在正品大黄少数品种，尤其是临床应用和药理的研究报道很多。本文就大黄属植物化学分类进行评述和探讨。

概 述

蓼科大黄属植物约60种，几乎全部分布在北半球的亚洲部分。属下分为9个组：波叶组（Sect. Rapontica）、掌叶组（Sect. Palmata）、砂生组（Sect. Deserticola）、穗序组（Sect. Spiciforma）、头序组（Sect. Globulosa）、心叶组（Sect. Acuminata）、塔黄组（Sect. Nobilia）、圆叶组（Sect. Orbicularia）和疣叶组（Sect. Ribesiformia）。模式种 Rheum rhaponticum L. 由林奈在1753年建立。我国为大黄分布中心，共有42种、4变种和1变型，分为八个组，主要分布在大兴安岭、太行山脉、秦岭、大巴山脉和云贵高原一线以西，以青藏高原为分布中心，在青藏高原及其以西广大地区大黄属植物分布呈现明显的纬向替代性，在北方经向替代性明显。大黄属植物垂直分布分化明显。

大黄属植物化学分类

直至1947年有关大黄属植物的化学成分与其分类及染色体数之间关系的研究才初见报道，T. C. Chin 和 H. W. Youngken 发现药用大黄、掌叶大黄、唐古特大黄和藏边大黄这些不含土大黄苷的大黄染色体数都是 n=22，而含土大黄苷的食用大黄、波叶大黄、密序大黄以及这些种的杂交种染色体数为 2n=44，似乎在化学成分和染色体数之间存在着一定联系。但也有例外，例如某些波叶大黄染色体数为 2n=22。1980年肖培根等人研究了大黄属27种植物的亲缘关系、化学成分与疗效之间的联系，在此基础上他们又以大黄的化学成分、形态特征和泻下作用的强弱等为参数，利用多元统计和数量分类的方法对大黄属植物的系统安排和分类做了深入研究，建立了Q分类树系图、R分类树系图和最小生成树，由Q分类树系图可以看出：①波叶组、掌叶组、穗序组及塔黄组内各个种的亲缘关系及相似程度均较接近，这个结果与大黄属植物的传统分类是一致的。而心叶组、砂生组及头序组内各种的归属呈现有部分交叉与混杂。②掌叶组植物在综合特征方面与大黄属其它植物之间有明显的差别，波叶组植物虽然在系统排列方面接近掌叶组，但从树系图上可以看出这两组植物在综合特征方面并无密切的联系。这个结果提示了商品土大黄（主要来源于河套大黄、华北大黄、藏边大黄及天山大黄），它们虽然在外形上与正品大黄有某些相似，但通过综合特征的比较，客观地反映了它们之间有许多质的差别，因而不能混用。③大黄属植物R分类树系图和最小生成树的结果表明，叶缘分裂程度与番泻苷和大黄酸的有无及泻下作用密切相关，即叶缘不同程度分裂的大黄属植物均含有番泻苷和大黄酸，而且具有明显的泻下作用。

之后高晓山等人又根据土大黄苷的有无将大黄属植物分成3个组，但随着现代分析技术的发展，某些正品大黄中也检出有土大黄苷的反应，所以以此作为分组的标准现在看还是不妥当的。1990年以来郑俊华等人对大黄属植物进行了比较深入的研究，为大黄属植物化学分类学提供了丰富的资料。利用薄层层析二次展开法（展开剂A：乙酸乙酯-甲醇-水=77∶13∶10；展开剂B：苯-乙酸乙酯-甲醇=70∶30∶10）对大黄属6个组30种植物的根和根茎的化学成分进行了比较研究，得到大黄属植物（30种）的薄层层析彩色图谱，其组间和种间的特征明显，可以加以区别。

郑俊华等人进一步用 HPLC 对大黄属 6 个组 30 种植物的 40 种化学成分进行了比较研究。近年来，向兰等人又做了补充。共测试了 7 个组 42 种（包括 4 个变种 1 个变型）的化学成分。种间的化学成分分布见表（表 29-1）。结合植物分类及定性定量的结果，可以初步得到以下结论。

1. 在掌叶组中，作为新种的秦岭大黄与掌叶大黄形态相似，而化学成分分析结果表明其二苯乙烯类化合物的总量悬殊很大，前者含 0.19mg/g，后者高达 8.97mg/g。掌叶大黄中未检出苯丁酮苷，而秦岭大黄却含有，这两个种在化学成分上有可能加以区别。

另外，在掌叶组中六盘山鸡爪大黄从前作为唐古特大黄的变种，后来改为新种处理。化学成分分析结果表明这两个种有显著差别。

2. 波叶组大黄组间的化学特征不是很显著。其中的短裂光茎大黄曾把它作为光茎大黄的变型看待，后又把它作为变种处理。从化学成分看，这两个种均不含苯丁酮苷，但差别也比较大：①光茎大黄含 9 种蒽醌及其单糖苷，大黄酸葡萄糖苷 A 等，而短裂光茎大黄却不含大黄酚、大黄素甲醚、大黄酚-8-葡萄糖苷及大黄酸葡萄糖苷 A；②最显著特征是短裂光茎大黄鞣质含量（223mg/g）远远高于光茎大黄（30mg/g），其中短裂光茎大黄含前矢车菊素 B-3 高达 90.7mg/g，而光茎大黄根本没检出。由以上结果，我们认为把短裂光茎大黄作为光茎大黄的变种处理更为科学。

3. 心叶组大黄未检出大黄酸、异莲花掌苷两种二苯乙烯类成分及两种鞣质类化合物。种间的区别也十分显著。

4. 砂生组大黄均未检出大黄酸葡萄糖苷 A、土大黄苷、前矢车菊素 B-3 和 1-O 没食子酰-2-O 桂皮酰葡萄糖，似可作为砂生组的特征。种间差异比较显著，容易区别。在这组中小大黄较为独特，除了鞣质含量较高，其余大黄属植物所含的多数成分它都不含有或含量极少。总共只检出 11 种成分。

5. 圆叶组鞑靼大黄不含水溶性蒽苷类，其它各类成分检出数目也少，总共只检出 12 种成分。有别于其它各组。

6. 穗序组番泻苷 B、大黄酸葡萄糖苷 A、土大黄苷、3，5，3′-三羟基二苯乙烯-4′-O-（6″-O-没食子酰）-葡萄糖苷、4，3′，5′-三羟基二苯乙烯-4-O-（6″-O-没食子酰）-葡萄糖苷、（一）-表儿茶素-3-O-葡萄糖苷、前矢车菊素 B-1 等 10 种成分均未检出，似可作为组间的鉴别特征，从表中可见种间的特征区别较明显。

7. 头序组大黄因样品量太少未测。

8. 塔黄组两种大黄均未检出芦荟大黄素-ω-O-葡萄糖苷、大黄酸-8-O-葡萄糖苷、番泻苷 B、大黄酸葡萄糖苷 A、C、土大黄苷、3，5，3′-三羟基二苯乙烯 4′-O-（6″-O-没食子酰）-葡萄糖苷、4，3′，5′-三羟基二苯乙烯-4-（6″-O-没食子酰）-葡萄糖苷、3，4，3′，5′-四羟基二苯乙烯-3-O-葡萄糖苷、前矢车菊素 B-2、B-3 等 11 种成分可作为该组的特征。塔黄和水黄根据大黄酸、莲花掌苷、异莲花掌苷及前矢车菊素 B-2，3，3′-二没食子酰等 14 种成分的有无，可以区别。

讨　论

绿花唐古特大黄是吴家坤等人在 1992 年发现的唐古特大黄的新变种，诚静容等人认为绿花唐古特大黄的原描述和图所示其叶裂极细，花绿色似乎是条裂大黄，关于这两个种的化学成分需要深入研究。

前苏联分类学家 Losina-Losinskaya 把大黄属分成 7 组，其中之一是疣叶组（Ribesiformia A. Los.），其特征是无茎生叶，全部植株具疣状突起，果大具宽翅。据谢宗强对砂生组矮大黄的原植物描述，该种无茎生叶，而且叶表面具有疣，与大黄属其它植物的叶显著不同；与砂生组其它种相比，其化学成分显著区别是其二苯乙烯苷类的含量很高，其中它所含的二苯乙烯葡萄糖苷高达 12.34mg/g，而其它几种基本不含或含量很少（0.90mg/g），而且只有矮大黄和红脉大黄检出脱氧土大黄苷，其它均未检出。结合形态学特征和化学特征，是否可以把矮大黄从砂生组中分出去单独作为一组尚待研究。

由于植物材料采集有限，对大黄属少数几种还未进行化学分析，大黄属植物化学分类学的工作仍需深入进行，这对进一步阐明大黄属的自然系统分类以及系统发育的关系、大黄资源的利用特别是非正品大黄资源的利用都是有意义的。

表 29-1 大黄属植物化学成分分布表

No.	中文名称	原植物拉丁名	采集地点	采集时间	标本号	蒽醌及其单糖苷类									水溶性蒽苷类								苯丁酮苷类		二苯乙烯苷类							鞣质及其有关化合物													
一、波叶组(Sect. Rhapontica) 13 种+2 变种+1 变型						1	2	3	4	5	6	7	8	9	10	11	12	13	14	15	16	17	18	19	20	21	22	23	24	25	26	27	28	29	30	31	32	33	34	35	36	37	38	39	40
1a	波叶大黄	Rheum undulatum L.	宁夏隆德	1991. 7	9102-017-2	+	+		+		+				+	+	+	+		+	+	+	+			+	+		+	+	+	+	+	+	+		+		+	+			+		+
1b	长叶波叶大黄(变种)	R. undulatum L. var. longifolium C. Y. Cheng et Kao	内蒙古	1997. 8	97028	+		+	+	+		+	+	+	+					+		+				+		*	+	+	+	+		+	+		+				+				+
2a	华北大黄	R. franzenbachii Münt.	山西五台县	1985. 4	85404		+					+	+	+	+		+	+		+	+	+	+					+		+	+	+	+		+							+	+		+
2b	围场大黄(变种)	R. franzenbachii Münt. var. weichangense S. L. Hu	河北围场	1991. 7	91730			+		+	+		+		+		+				+	+				+				+			+	+	+		+				+	+			+
3	藏边大黄	R. australe D. Don	西藏加查	1990. 7	97012	+		+	+	+		+		+	+	+		+			+	+		+	+	+	+	*		+	+	+	+	+	+					+	+	+	+		+
4 *	喜马拉雅大黄	R. webbianum Royle	西藏药检所	1972. 10	02041																																								
5	河套大黄	R. hotaoense C. Y. Cheng et Kao	陕西扶风县	1983. 11	83018		+	+		+		+	+	+	+	+	+	+	+	+	+	+				+		+		+		+	+	+	+	+	+			+	+		+		+
6	天山大黄	R. wittrockii Lundstr.	新疆高峰	1995. 8	95080	+	+		+	+		+		+	+		+	+		+		+		+						+	+		+	+	+					+		+	+		+
7	阿尔泰大黄	R. altaicum A. Los.	新疆	1961. 6	91020			+	+	+	+		+	+					+	+	+				+	+			+	+	+	+		+	+	+	+				+				+
8	牛尾七	R. forrestii Diels	云南丽江	1990. 6	90009		+		+	+	+	+	+		+		+	+	+	+	+	+		+		+				+	+	+	+	+	+	+	+	+			+	+	+	+	+
9	丽江大黄	R. likiangense Sam	西藏江达县	1991. 7	91562		+	+	+	+	+	+			+				+	+	+	+			+	+		*		+		+		+	+		+				+				
10	拉萨大黄	R. lhasaense A. J. Li et P. K. Hsiao	拉萨西郊	1990. 7	90011			+		+	+		+	+			+			+		+		+			+	+	+	+	+	+	+	+	+	+				+	+	+	+		+
11	密序大黄	R. compactum L.	新疆	1961. 5	03494	+	+	+	+	+						+				+	+	+		+				*	+	+	+	+		+	+						+				+
12a	光茎大黄	R. glabricaule Sam.	甘肃卓尼	1991. 7	91019	+	+	+	+	+	+	+	+	+				+	+							+				+	+		+	+	+	+	+				+	+	+	+	+
12b	短裂光茎大黄(变型)	R. glabricaule Sam. f. brevilobatum. Sam.	甘肃卓尼	1991. 7	91019	+	+	+			+	+	+					+								+				+	+	+	+	+	+			+	+		+	+	+		+
13	卵叶大黄	R. ovatum C. Y. Cheng et Kao	青海玉树	1989. 8	89008		+		+			+	+		+	+		+		+	+	+			+		+			+	+	+	+	+	+	+	+	+	+	+	+	+	+		
二、掌叶组(Sect. Palmata) 5 种+2 变种																																													
14	药用大黄	R. officinale Baill.	四川万源	1984. 10	84024		+	+			+	+	+	+	+	+				+	+	+	+			+				+	+	+	+	+	+	+	+			+	+	+	+		+
15	掌叶大黄	R. palmatum L.	陕西陇县	1986. 10	86022	+	+	+		+	+		+	+			+	+			+	+			+			+		+	+	+	+	+	+	+	+			+	+	+	+		+
16a	唐古特大黄	R. tanguticum Maxim.	四川红源	1982. 7	82664		+		+				+	+	+	+		+	+	+	+	+	+			+	+		+	+		+	+	+	+	+		+		+	+	+	+		+
16b	六盘山鸡爪大黄(变种)	R. tanguticum Maxim. ex Regel var. liupanshanense C. Y. Cheng et Kao	甘肃卓尼	1991. 7	9016-3	+	+	+	+	+	+	+		+	+	+	+	+	+		+	+	+						+	+	+	+	+		+		+	+			+		+		+
16c	绿花唐古特大黄(变种)	R. tanguticum Maxim. ex Regel var. viridiflorum Y. K. Yang et D. K. Zhang	陕西太白	1997. 7	97071			+	+	+		+			+					+	+	+		+		+		*	+	+		+		+	+										
17	秦岭大黄	R. qinlingense Y. K.	陕西太白	1991. 7	91028		+						+	+	+	+	+	+		+	+		+			+				+	+		+	+	+	+			+		+	+			+
18	条裂大黄	R. laciniatum Prain	陕西太白	1991. 10	91010	+	+	+	+	+	+	+		+	+				+	+	+	+		+		+		*	+	+	+	+		+	+	+					+				+

＊未测

续表 29－1

						1	2	3	4	5	6	7	8	9	10	11	12	13	14	15	16	17	18	19	20	21	22	23	24	25	26	27	28	29	30	31	32	33	34	35	36	37	38	39	40
三、心叶组(Sect. Acuminata)5 种																																													
19	心叶大黄	R. acuminatum Hook. f. et Thoms.	定日卡达县	1977. 9	77093			+	+	+			+		+	+			+		+	+			+			*		+	+	+		+	+	+					+				+
20	斑茎大黄	R. maculatum C. Y. Cheng et Kao	四川茂县	1952. 8	12644			+	+					+								+			+	+		*								+									+
21 *	云南大黄	R. yunnanense Sam.	云南	1961. 12	61012																																								
22	疏枝大黄	R. kialense Franch.	四川雅江	1991. 8	91026	+		+	+	+		+	+	+	+		+	+		+	+	+	+					+		+	+	+	+	+	+		+			+	+	+	+	+	+
23	藏东大黄	R. orieni-xizangense Y. K. Yang, J. K. Wu et Gasang	西藏布久区	1996. 6	96069			+	+	+	+	+								+	+	+			+	+		*		+				+	+		+				+				+
四、砂生组(Sect. Deserticola) 9 种(包括:总状系 3 种、小黄系 3 种、矮黄系 3 种)																																													
24	总序大黄	R. racemiferum Maxim.	内蒙古阿左旗	1990. 9	90015		+	+		+	+			+	+	+		+				+								+	+	+			+	+			+	+		+	+		+
25	窄叶大黄	R. sublanceolatum C. Y. Cheng et Kao	甘肃夏河	1991. 7	91018	+	+				+	+	+	+	+					+	+	+					+				+	+	+	+	+		+		+	+		+	+		+
26	红脉大黄	R. inopinatum Prain	青海	1997. 7	97001			+	+		+			+						+	+					+		*		+	+	+		+	+		+				+				+
27	小大黄	R. pumilum Maxim.	青海互助县	1989. 8	89001		+								+					+		+	+								+		+		+					+			+		+
28	滇边大黄	R. delavayi Franch.	云南丽江	1990. 6	90010					+			+	+	+	+	+	+			+	+	+	+				+	+	+	+	+	+	+	+		+		+	+		+			+
29 *	垂枝大黄	R. subacaule Sam.	四川	1934. 8	12680																																								
30	单脉大黄	R. uninerve Maxim.	宁夏汝洪沟	1990. 9	90013				+	+	+		+	+	+	+		+		+	+	+		+				+		+	+	+	+		+		+		+	+		+	+		+
31	矮大黄	R. nanum Siev. et Pall.	宁夏汝洪沟	1990. 9	90014	+		+		+	+		+		+	+		+		+	+	+				+		+		+	+	+	+	+	+					+		+	+		+
32	西藏大黄	R. tibeticcum Maxim. ex Hook. f.	四川康定	1991. 7	91024		+	+	+	+	+		+	+	+		+				+	+								+	+	+	+	+	+		+		+			+	+		+
五、圆叶组(Sect. Orbicularia) 1 种																																													
33	鞑靼大黄	R. tataricum L. f.	新疆、宁夏	1990. 8	90817			+	+				+	+									+			+		*		+	+			+	+						+				+
六、穗序组(Scet. Spiciforma) 6 种																																													
34	穗序大黄	R. spiciforme Royle	青海门源县	1989. 8	89004	+	+	+	+		+	+	+	+	+		+	+		+	+	+	+	+		+				+	+	+	+	+				+		+	+				+
35 *	卵果大黄	R. moorcroftianum	西藏																																										
36	菱叶大黄	R. rhomboideum A. Los.	青海西藏交界，长江源岗加曲巴	1999. 6	99066			+	+											+		+	+					*		+	+			+							+				+
37	歧穗大黄	R. scaberrimum Lingelsh	青海互助县	1989. 8	89002	+	+	+	+	+		+	+	+	+		+	+		+		+	+	+		+				+	+		+	+			+	+	+	+	+		+		+
38	枝穗大黄	R. rhizostachyum Schrenk	新疆喀什	1988. 8	88088			+	+																			*													+				+
39	网脉大黄	R. reticulatum A. Los.	青海天峻县	1989. 8	89003	+	+	+	+			+		+	+		+	+		+	+		+	+		+				+	+	+	+	+			+	+		+	+		+		+
七、头序组(Sect. Globulosum) 1 种																																													
40 *	头序大黄	R. globulosum Gage	西藏																																										
八、塔黄组(Sect. Nobilia) 2 种																																													
41	塔黄	R. nobile Hook. f. et Thoms.	西藏林芝	1990. 7	90027	+	+	+	+		+			+	+		+	+		+		+	+			+		+		+		+	+	+	+	+			+	+	+	+	+	+	+
42	水黄(苞叶大黄)	R. alexandrae Batal.	四川康定	1991. 7	91023			+		+					+		+			+				+						+		+		+	+	+			+		+	+	+		+

* 未测

续表 29-1 大黄化学成分的名称

中文名称及英文名称	英文缩写
蒽醌及其单糖苷类	
1. 芦荟大黄素 Aloe-emodin	(A-E)
2. 大黄酸 Rhein	(Rhein)
3. 大黄素 Emodin	(Emodin)
4. 大黄酚 Chrysophanol	(Chry)
5. 大黄素甲醚 Physcion	(Phy)
6. 芦荟大黄素-8-O-葡萄糖苷 Aloe-emodin-8-O-glucoside	(A-8-Glc)
7. 芦荟大黄素-ω-O-葡萄糖苷 Aloe-emodin-ω-O-glucoside	(A-ω-Glc)
8. 大黄酸-8-O-葡萄糖苷 Rhein-8-O-glucoside	(R-8-Glc)
9. 大黄酚-8-O-葡萄糖苷 Chrysophanol-8-O—glucoside	(C-8-Glc)
水溶性蒽苷类	
10. 番泻苷 A Sennoside A	(SA)
11. 番泻苷 B Sennoside B	(SB)
12. 番泻苷 E Sennoside E	(SE)
13. 番泻苷 F Sennoside F	(SF)
14. 大黄酸葡萄糖苷 A Rheinoside A	(RA)
15. 大黄酸葡萄糖苷 B Rheinoside B	(RB)
16. 大黄酸葡萄糖苷 C Rheinoside C	(RC)
17. 大黄酸葡萄糖苷 D Rheinoside D	(RD)
苯丁酮苷类	
18. 莲花掌苷 Lindleyin	(Lind)
19. 异莲花掌苷 Isolindleyin	(Iso-lind)
二苯乙烯苷类	
20. 土大黄苷 Rhaponticin	(Rhap)
21. 脱氧土大黄苷 Desoxyrhaponticin	(Deoxyrhap)
22. 3，5，3′-三羟基二苯乙烯-4′-O-(6″-O-没食子酰）-葡萄糖苷 3，5，3′-trihydroxystilbene-4′-O-(6″-O-galloyl) -glucoside	(S-4′-Glc-G)
23. 二苯乙烯葡萄糖苷 Stilbene-glucoside	(Stil-Glc)
24. 4，3′，5′-三羟基二苯乙烯-4-O-(6″-O-没食子酰）-葡萄糖苷 4，3′，5′-trihydroxystilbene-4-O-(6″-O-galloyl) -glucoside	(S-1)
25. 4，3′，5′-三羟基二苯乙烯-4-O-葡萄糖苷 4，3′，5′-trihydroxystilbene-4-O-glucoside	(S-2)
26. 3，4，3′，5′-四羟基二苯乙烯-3-O-葡萄糖苷 3，4，3′，5′-tetrahydroxystilbene-3-O-glucoside	(S-3)
鞣质及其有关化合物	
27. （+）-儿茶素 （+）-catechin	〔（+）-Cate〕
28. （+）-儿茶素-5-O-葡萄糖苷 （+）-catechin-5-O-glucoside	〔（+）-Cate-Glc〕
29. （—）-表儿茶素 (-) -epicatechin	〔（—）-Epi〕
30. （—）-表儿茶素-3-O-葡萄糖苷 （—）-epicatechin-3-O-glucoside	〔（—）-Epi-Glc〕
31. 前矢车素 B-1 Procyanidin B-1	(B—1)
32. 前矢车素 B-2 Procyanidin B-2	(B—2)
33. 前矢车素 B-3 Procyanidin B-3	(B—3)
34. 前矢车素 B-1，3-没食子酰 Procyanidin B-1，3-O-gallate	(B-1，3-G)
35. 前矢车素 B-2，3，3′-二没食子酰 Procyanidin B-2，3，3′-di-O-gallate	(B-2，3，3′，-GG)
36. 1-O-没食子酰葡萄糖 1-O-galloyl-glucose	(1-O-GGlu)
37. 1，6-O-二没食子酰-2-O-桂皮酰葡萄糖 1，6-di-O-galloyl-2-O-cinnamoylglucose	(1，6-O-GG-2-C-Glu)
38. 1，2，6-tri-O-没食子酰葡萄糖 1，2，6-tri-O-galloyl-glucose	(1，2，6-O-G-Glu)
39. 1-O-没食子酰-2-O-桂皮酰葡萄糖 1-O-galloyl-2-O-cinnamoyl-glucose	(1-G-2-C-Glu)
40. 没食子酸 Gallic acid	(GA)

附：彩图 29-1～4

参考文献

[1] 中华人民共和国卫生部药典委员会编．《中国药典》(1990 版)．北京：人民卫生出版社，化学工业出版社，1990，16

[2] 殷卫，郑俊华．大黄的药理研究近况．北京医科大学学报（大黄专辑），1993，25（5）增刊：141-143

[3] 高作经，诚静容．中国大黄属植物简志．植物分类学报，1975，13（3）：69-82

[4] Лозина-Лозинская　A. C. Тр. Бот. Инст. Акад. Наук СССР，серия 1，вып. 3，1936，67-141

[5] 诚静容，高作经．中国大黄属植物．北京医科大学学报（大黄专辑），1993，25（5）增刊：9-10

[6] 吴家坤，张登科，杨永，等．国产大黄属的新分类群．西北植物学报，1992，12（4）：309-315

[7] 白振强，薛峰，郑俊华，等．中国大黄属植物资源调查．北京医科大学学报（大黄专辑），1993，25（5）增刊：132-134

[8] 谢宗强．北京医科大学博士后研究工作报告．1998 年 9 月，2-27

[9] Chin TC，Youngken HW. The cytotaxonomy of Rheum. Am J Bot，1947，34：401-407

[10] 肖培根，陈碧株，王立为，等．大黄属的植物亲缘关系、化学成分与疗效间联系性的初步研究．药学学报，15（1）：32-38

[11] 肖培根，徐克学，宋晓明．大黄属植物的外形、成分与泻下作用间联系性的多元分析．中西医结合杂志，1982，2（4）：231-234

[12] 高晓山，陈馥馨主编．大黄．北京：中国医药科技出版社，1998，29

[13] 安秀香，兰顺，杨宇新，等．中国大黄属植物 30 种生药的薄层层析鉴别．北京医科大学学报（大黄专辑），1993，25（5）增刊：32-33

[14] 王京霞，谢晓慧，史录文，等．大黄属掌叶组大黄 40 种主要成分的 HPLC 定量分析和比较．北京医科大学学报（大黄专辑），1993，25（5）增刊：116-117

[15] 刘凌，杨宇新，郑俊华，等．大黄属波叶组大黄 40 种主要成分的 HPLC 定量分析．北京医科大学学报（大黄专辑），1993，25（5）增刊：40-41

[16] 尚安明，王京霞，郑俊华，等．大黄属砂生组大黄 40 种主要化学成分的 HPLC 定量分析和比较．北京医科大学学报（大黄专辑），1993，25（5）增刊：122-124

[17] 王映芬，郑俊华，尚安明，等．大黄属穗序组大黄 40 种主要化学成分的 HPLC 定量分析．北京医科大学学报（大黄专辑），1993，25（5）增刊：126-129

[18] 王京霞，安根录，郑俊华，等．大黄属塔黄组大黄 40 种主要成分的 HPLC 定量分析和比较．北京医科大学学报（大黄专辑），1993，25（5）增刊：129-131

（向　兰　杨美华　范国强
秦　晨　段豫萍　郑俊华）

（本篇终审：向　兰）

第六篇　大黄的化学成分研究

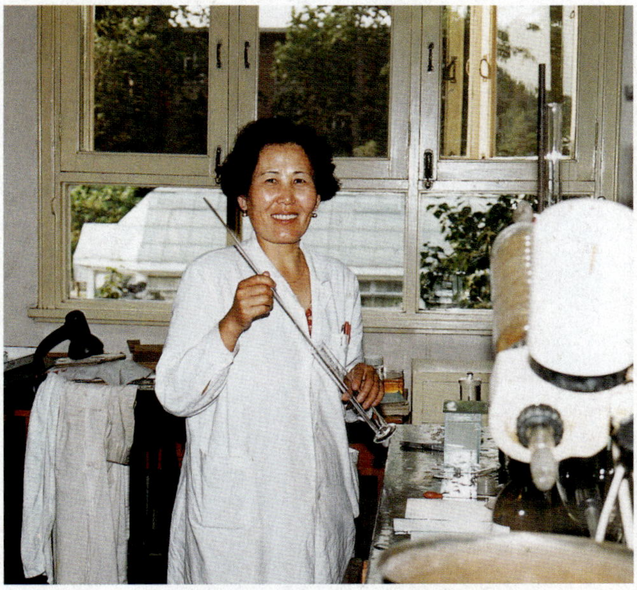

彩图26-1　研修员新疆维吾尔自治区药检所敏德在北医生药学生物技术研究室研究天山大黄的化学成分

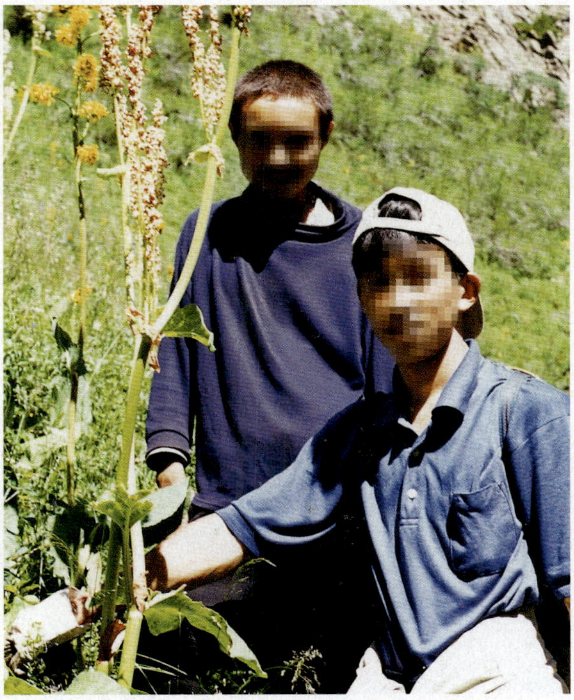

彩图 26-2　采集队在新疆采集天山大黄样品

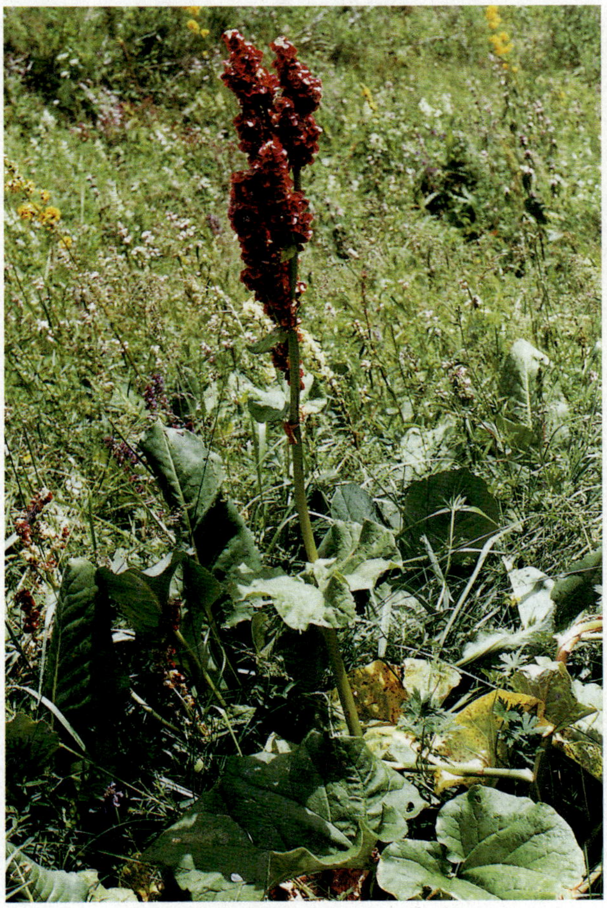

彩图 26-3　天山大黄植物的生境

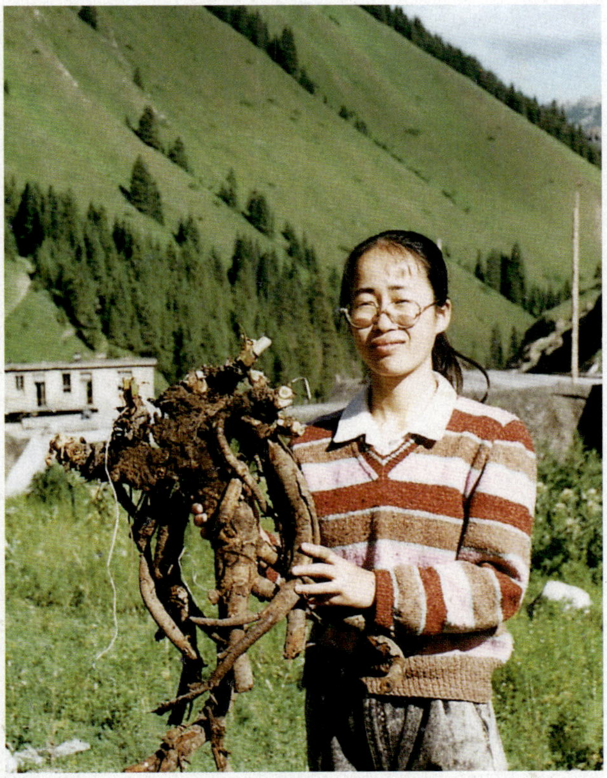

彩图 28-1　博士生向兰在新疆采集大黄样品

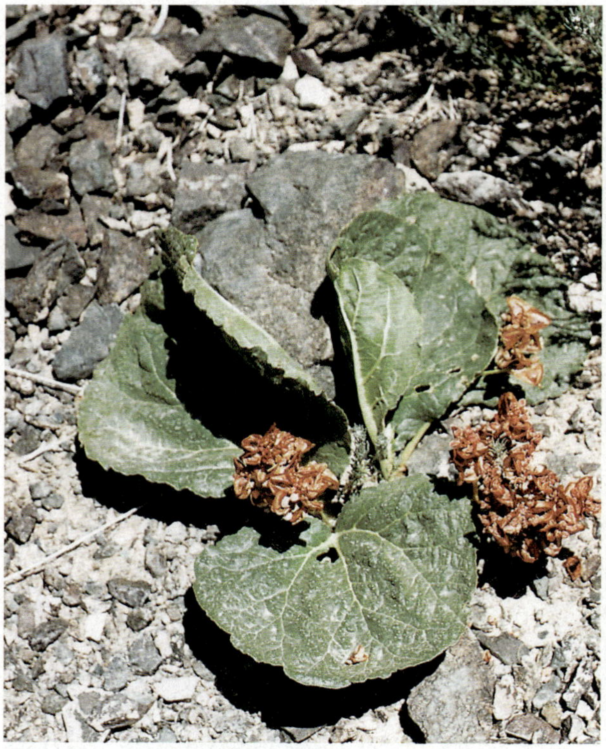

彩图 28-2　矮大黄植物的生境

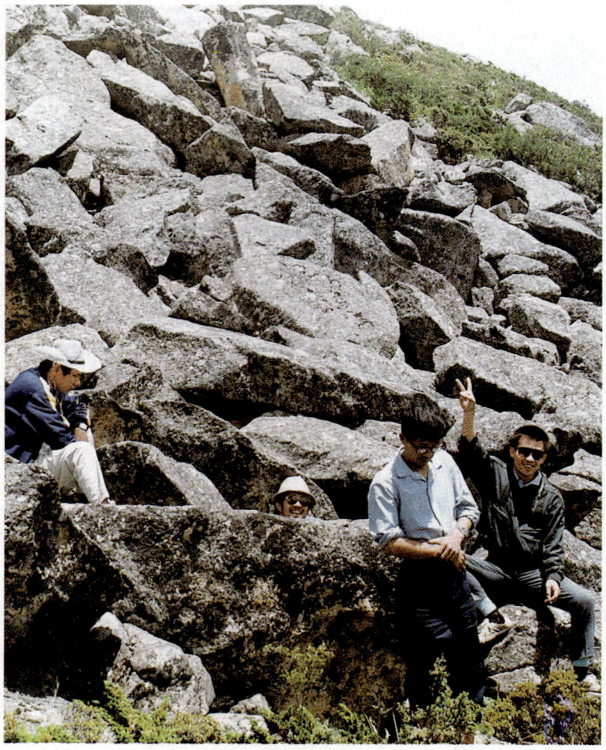

彩图 29-1　大黄采集队赴西藏等地区采集和资源调查

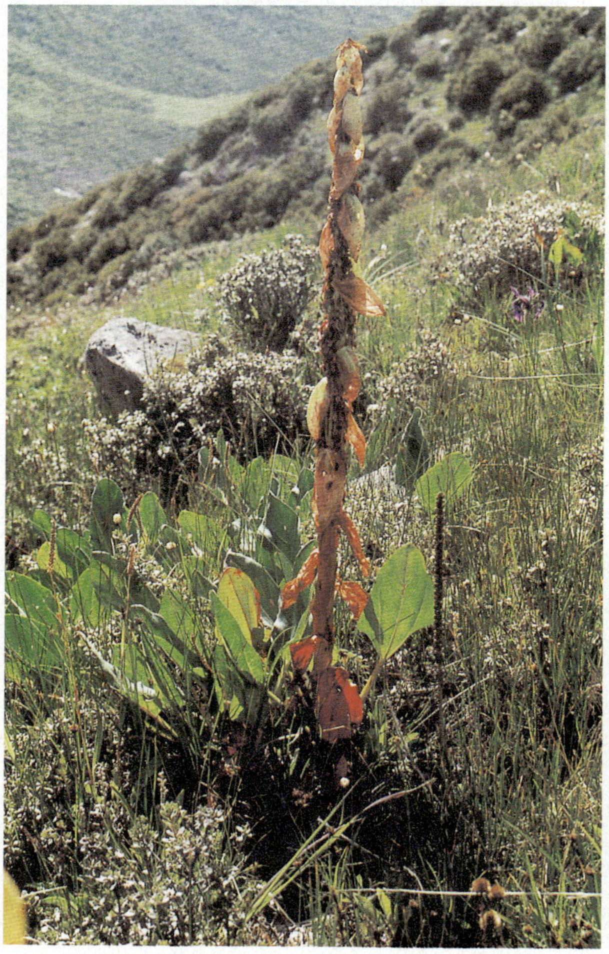

彩图29-2　宝鸡市医药总公司再次进西藏采到水黄，示水黄植物的生境

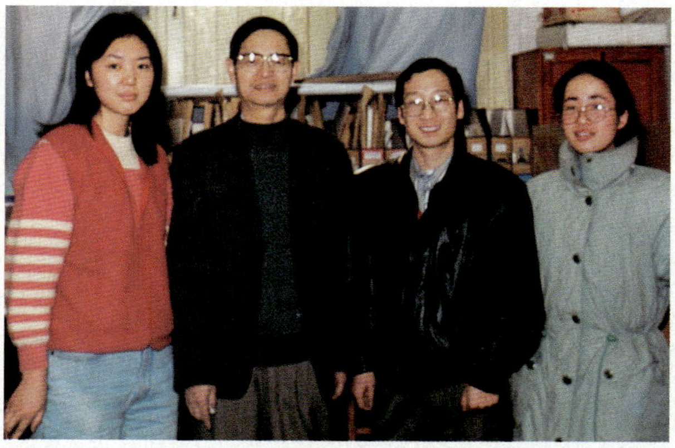

彩图 29-3　山西医科大学硕士研究生康辉（左 1）北医博士生向兰（右1）总结矮大黄和窄叶大黄化学成分研究工作后与导师郑俊华（左 2）、范国强（右 2）合影

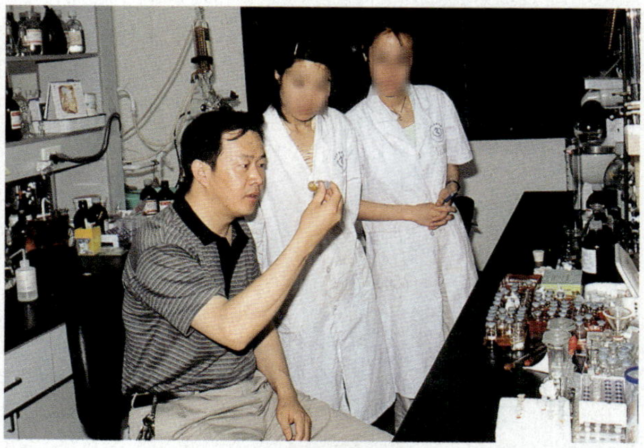

彩图29-4　果德安在指导研究生进行化学成分的分离工作

第七篇　大黄的品质评价

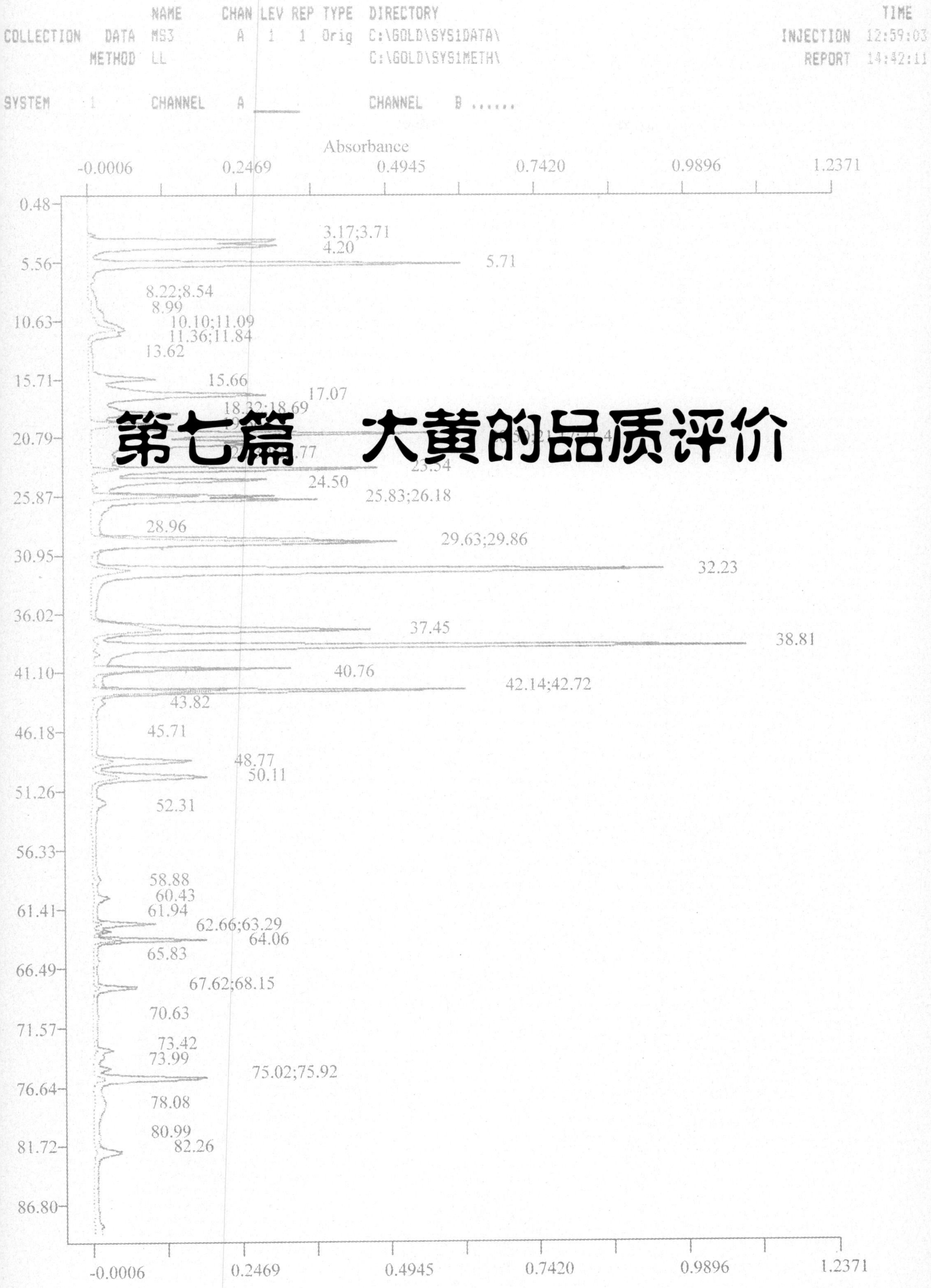

NAME CHAN LEV REP TYPE DIRECTORY TIME
COLLECTION DATA MS3 A 1 1 Orig C:\GOLD\SYS1DATA\ INJECTION 12:59:03
METHOD LL C:\GOLD\SYS1METH\ REPORT 14:42:11
SYSTEM 1 CHANNEL A CHANNEL B ......
Absorbance
-0.0006
0.2469
0.4945
0.7420
0.9896
1.2371

第 30 章　大黄属植物 45 种生药主要化学成分的定量分析

第一节　大黄中 40 种主要化学成分的 HPLC 定量分析方法的研究

迄今为止的研究结果表明大黄所含化学成分多达 180 种以上，其中化学结构清楚的有 120 多种，药理作用清楚或正在研究中的化学成分有 30 多种。因此测定大黄中的主要活性成分的含量，作为评价大黄品质的一种科学手段具有十分重要意义。

文献曾报道大黄中 6 种蒽苷的 HPLC 定量分析方法。本文采用十八烷基硅烷键合相为固定相，以甲醇/水为流动相，分别建立了 6 种蒽苷类成分、20 种和 40 种大黄化学成分的 HPLC 分析方法，为进一步分析大黄中更多的化学成分提供了科学基础，并为作者对大黄属各种大黄的定量分析提供了方法。

材料和方法

1. 仪器和试剂

仪器：高效液相色谱仪 Beckman Gold System，紫外检测器 System Gold Scanning Detector Modul 167，溶剂泵 System Gold Programmable Solvent module 126，主机 IBM AST premium 286，打印机 Epson LX-800，色谱柱 Ultrasphere ODS（4.6mm × 250mm，ID dp 5μm，part No 244533）；CQ-250 型超声波发生器。

溶剂：甲醇、丙酮、甲酸均为 AR 级，北京化工厂产品；双蒸馏水（自制）。

标准品：日本北海道卫生研究所山岸　喬博士、西泽　信博士，日本九州大学药学部西岡五夫教授，日本武田药品工业株式会社中央研究所贵志豐和博士等赠送。

2. 生药样品

商品大黄二等品，陕西陇县栽培，药材公司 1985 年收购品。原植物经鉴定为掌叶大黄 Rheum palmatum L.。

3. 实验条件

紫外检测波长为 280nm、350nm，柱温 29.5 ±1℃，流速 1.0ml/min，流动相：（A）$CH_3OH-H_2O-HCOOH$（10：90：1）；（B）$CH_3OH-H_2O-HCOOH$（80：20：1），进样量 20μl。

梯度程序 A　（时间 min：B 浓度%）：(0：5)→(4：30)→(12：60)→(23：100)→(26：5)→(28：STOP)。

梯度程序 B　（时间 min：B 浓度%），梯度曲线：(0～5)：(5)→(5～20)：(5～30)，线性→(20～40)：(30)→(40～45)：(30～60)，线性→(45～55)：(60)→(55～60)：(60～90)，线性→(60～82)：(90)→(82～90)：(5)→(90)：STOP。

梯度程序 C　（时间 min：B 浓度%），梯度曲线：(0～6.5)：(5)→(6.5～20)：(5～30)，线性→(20～32)：(30～60)，曲线 2→(32～50)：(60)→(50～75)：(60～100)，曲线 3→(75～80)：100%甲醇→(80)：STOP　DATA→(85)：STOP。

4. 标准品溶液的配制

单一标准品溶液的配制：精密称取标准品，各约 0.25mg，分置于 5ml 试管中，用 80%甲醇 2.5ml 溶解成约 0.1mg/ml 的标准溶液，密封后置冰箱中备用。

混合标准品溶液配制：精密称取标准品，各约 0.5mg，置于同一个 10ml 试管中，用 80%甲醇 5.00ml 溶解，用超声波发生器助溶 10 分钟，取此溶液 4 份，各 0.1ml 分别置于 10ml 试管中，分别用 80%甲醇稀释成 1：2、1：10、1：20、1：50的稀释液。密封后置冰箱中备用。

5. 生药样品的提取

精密称取商品大黄二等品 3 份，各 1.0g，在其中一份中加入五种一定量的标准品（表 30-1），按文献〔1〕提取，得 50%丙酮提取液，精密吸取此液 10.0ml，减压蒸干溶剂，用 50%甲醇溶解并洗出，置于 10.0ml 刻度管中，用 50%甲醇稀释至刻度。3 份提取液密封后置冰箱中供精密度实验和回收率实验用。

表 30-1 回收率实验

名　称	标准品加入量（mg）	二次平行对照组含量（mg）			实验组含量（mg）	回收量（mg）	回收率（%）
		1	2	二次平均			
大黄素	0.8579	0.6098	0.5668	0.5883	1.4471	0.8588	100.10
番泻苷 A	1.8507	8.3670	8.5143	8.4481	10.2399	1.7992	97.22
番泻苷 E	1.3300	1.7099	1.6597	1.6649	2.9915	1.3067	98.25
脱氧土大黄苷	7.0920	0.6390	0.6075	0.6233	7.8726	7.2493	102.22
没食子酸	5.4725	1.7264	1.8327	1.7795	7.2893	5.5098	100.68

6. 大黄标准品保留时间的确定及其 ID 表

取单一标准品溶液，各 20μl，按实验条件中三种梯度程序进行 HPLC 分析，分别得到不同条件下各标准品的保留时间（表 30-2），结果表明分离效果良好。通过单一标准品的 HPLC 定量分析，求出各标准品的 HPLC 准确含量，便于对标准混合溶液中各标准品浓度进行校正。

取上述配制的 5 个不同浓度标准品溶液，各 20μl，在流动相梯度程序 C 条件下，进行 HPLC 定量分析。以进样量（mg×10^{-3}）为纵坐标，峰面积为横坐标，微机自动处理得到各种标准品的回归曲线方程（表 30-3）。

表 30-2 大黄主要化学成分及其不同条件的保留时间

No.	化学成分	英文名称	不同梯度程序时保留时间 Rt(min)					
			280nm			350nm		
			A	B	C	A	B	C
1	芦荟大黄素	Aloe-emodin			61.42			61.42
2	大黄酸	Rhein			62.74			62.74
3	大黄素	Emodin			72.18			—
4	大黄酚	Chrysophanol			60.21			60.21
5	大黄素甲醚	Physcion			59.59			59.59
6	芦荟大黄素-8-O-葡萄糖苷	Aloe-emodlin-8-O-glucoside		46.50	37.17		46.52	37.17
7	芦荟大黄素-ω-O-葡萄糖苷	Aloe-emodin-ω-O-glucoside	61.40	50.63		61.49	50.63	
8	大黄酸-8-O-葡萄糖苷	Rhein-8-O-glucoside	20.66	50.62	41.69	20.66	50.55	41.69
9	大黄酚-8-O-葡萄糖苷	Chrysophanol-8-O-glucoside		62.10	53.88		60.05	53.88
10	番泻苷 A	Sennoside A	21.63	52.75	47.51	21.65	52.80	47.51
11	番泻苷 B	Sennoside B			42.10			42.10
12	番泻苷 E	Sennoside E			43.93			43.93
13	番泻苷 F	Sennoside F			58.92			58.92
14	大黄酸葡萄糖苷 A	Rheinoside A	9.81	16.51	11.84	9.81	16.53	11.85
15	大黄酸葡萄糖苷 B	Rheinoside B	13.66	25.46	20.13	13.70	25.46	20.13
16	大黄酸葡萄糖苷 C	Rheinoside C	12.93	24.22	21.24	12.97	24.20	21.24
17	大黄酸葡萄糖苷 D	Rheinoside D	17.34	35.65	29.27	17.33	35.63	29.27
18	莲花掌苷	Lindleyin		37.25	31.80		—	—
19	异莲花掌苷	Isolindleyin		34.10	28.20		—	—

续表 30-2

No.	化学成分	英文名称	不同梯度程序时保留时间 Rt(min) 280nm A	B	C	350nm A	B	C
20	土大黄苷	Rhaponticin		47.40	37.87		47.40	37.87
21	脱氧土大黄苷	Deoxyrhaponticin		54.75	45.29		—	—
22	3,5,3′-三羟基二苯乙烯 4′-O-(6″-O-没食子酰)-葡萄糖苷	3, 5, 3′-trihydroxystibene-4′-O-(6″-O-galloyl)-glucoside			43.41			—
23	二苯乙烯葡萄糖苷	Stilbene-glucoside			42.56			—
24	4,3′,5′-三羟基二苯乙烯-4-O-(6″-O-没食子酰)-葡萄糖苷	4, 3′, 5′-trihydroxystilbene-4-O-(6″-O-galloyl)-glucoside		49.30	40.28		—	—
25	4,3′,5′-三羟基二苯乙烯-4-O-葡萄糖苷	4,3′,5′ — trihydroxystilbene-4-O-glucoside		30.70	26.27		—	—
26	3,4,3′,5′-四羟基二苯乙烯-3-O-葡萄糖苷	3,4,3′,5′-tetrahydroxystilbene-3-O-glucoside		38.05	30.32		—	—
27	(+)-儿茶素	(+)-catechin		20.40	17.66		—	—
28	(+)-儿茶素-5-O-葡萄糖苷	(+)-catechin-5-O-glucoside			53.88			—
29	(—)-表儿茶素	(—)-epicatechin		26.45	23.48		—	—
30	(—)-表儿茶素-3-O-葡萄糖苷	(—)-epicatechin-3-O-glucoside		33.20	27.39		—	—
31	前矢车素 B-1	Procyanidin B-1			16.26			—
32	前矢车素 B-2	Procyanidin B-2			19.64			—
33	前矢车素 B-3	Procyanidin B-3			15.19			—
34	前矢车素 B-1,3-O-没食子酰	Procyanidin B-1,3-O-gallate			10.45			—
35	前矢车素 B-2,3,3′-二-O-没食子酰	Procyanidin B-2,3,3′-di-O-gallate			22.63			—
36	1-O-没食子酰-葡萄糖	1-O-galloyl-glucose			3.83			—
37	1,6-二-O-没食子酰-2-O-桂皮酰葡萄糖	1,6-di-O-galloyl-2-O-cinnamoyl-glucose			18.53			—
38	1,2,6-O-三没食子酰-葡萄糖	1,2,6-O-tri-galloyl-glucose			21.93			—
39	1-O-没食子酰-2-O-桂皮酰葡萄糖	1-O-galloyl-2-O-cinnamoyl-glucose			44.69			—
40	没食子酸	Gallic acid		6.85	5.51		—	—

除另有说明外，本书各表序号完全一致；　—：无吸收或吸收峰极小

表 30-3 40 种大黄标准品的 ID 表（280nm）

No.*	回归曲线方程			序号	回归曲线方程		
	斜率（$\times10^{-3}$）	截距（$\times10^{-3}$）	r		斜率（$\times10^{-3}$）	截距（$\times10^{-3}$）	r
1	0.0312	−0.0498	0.9991	21	0.0198	−0.0607	0.9995
2	0.0909	−0.0298	0.9982	22	0.0354	−0.0647	0.9977
3	0.0181	−0.0852	0.9990	23	0.0255	−0.0442	0.9988
4	0.3085	−0.2494	0.9919	24	0.0078	−0.0440	0.9986
5	0.0814	−0.0462	0.9985	25	0.0173	−0.0265	0.9992
6	0.1532	−0.0645	0.9961	26	0.0219	−0.0033	0.9999
7	0.0669	−0.0391	0.9994	27	0.0593	−0.0011	0.9999
8	0.0230	−0.1207	0.9977	28	0.2932	−0.0225	0.9999
9	0.0675	−0.1039	0.9993	29	0.0306	−0.0137	0.9986
10	0.2925	−0.1366	0.9998	30	0.0719	−0.0264	0.9958
11	0.3733	−0.0968	0.9702	31	0.7310	−0.0418	0.9999
12	0.1350	−0.1852	0.9953	32	0.2191	−0.0085	0.9900
13	0.4064	−0.2452	0.9918	33	4.6590	−0.0433	0.9993
14	0.2404	−0.1492	0.9911	34	0.2200	−0.0274	0.9990
15	0.0347	−0.0044	0.9988	35	0.0908	−0.0428	0.9987
16	0.1900	−0.0169	0.9999	36	0.0309	−0.0323	0.9999
17	0.0933	−0.0409	0.9987	37	0.0926	−0.0144	0.9968
18	0.0592	−0.0057	0.9988	38	0.1194	−0.0167	0.9904
19	0.0389	−0.0272	0.9999	39	0.0168	−0.0365	0.9995
20	0.0375	−0.1360	0.9901	40	0.0385	−0.0440	0.9989

*：序号名称见表 30-2

7. 精密度实验和样品回收实验

取上述三份生药样品提取液，各 20μl，按实验条件梯度程序 C 进行 HPLC 定量分析。计算其中 11 种主要成分的含量，求出标准差（SD）和变异系数（CV），结果见表 30-4。测定加入 5 种标准品的回收量，求出其回收率，结果见表 30-1。

表 30-4　精密度实验结果

No*	三次平行实验化合物含量（mg/g）			平均含量（mg/g）	SD（$\times10^{-2}$）	CV（%）
	1	2	3			
1	0.6218	0.6242	0.6084	0.6181	0.8514	0.377
2	0.4842	0.4397	0.4785	0.4675	2.4210	5.179
5	7.3000	7.3790	7.7148	7.4646	2.2030	2.951
24	3.3000	3.5321	3.5978	3.5543	3.7600	1.060
26	2.2374	2.1352	2.0837	2.1521	7.8230	3.635
27	1.3943	1.3930	1.3459	1.3777	2.7580	2.002
28	6.7279	7.5181	6.9491	7.0650	40.7600	5.769
30	2.9968	2.8837	2.9157	2.9321	5.8290	1.988
32	2.5427	2.5544	2.7051	2.6006	9.0570	3.484
35	3.4038	3.2983	3.3960	3.3660	5.8790	1.747
36	2.2308	2.2570	2.1950	2.2280	3.1100	1.396

*：序号名称见表 30-2

结　果

研究结果列于表 30-4。

讨　论

大黄标准品中，既有水溶性又有脂溶性化合物，但其分子量均不大，溶质的大小差别也不大，据文献选择了十八烷基硅烷键合相为固定相的反相柱。采用甲醇和水，并加入甲酸的混合流动相，增强了溶剂对分离的选择性，克服了影响大黄标准品的分离因素。经实验提高柱温有助于样品的分离，本实验中，作者只采用 29.5℃。双波长同步检测样品，有助于辨认标准品的峰位，确保定量分析的准确性。随着大黄标准数目增多，流动相梯度程序也越来越复杂，分离 6 种蒽苷类大黄成分采用梯度程序 A，分离 20 种和 40 种大黄化学成分分别采用梯度程序 B 和 C，在梯度程序 C 中还采用了复杂的梯度曲线 2 和 3，才能使具有相似性质的化合物分离。表 30-3 结果表明各标准品的曲线方程的相关系数在 0.99～0.9999 之间，线性关系良好。由于标准品溶液浓度范围大，基本上能包括生药大黄中这些成分的含量，所以测定生药大黄样品时用此 ID 表准确性较高。

表 30-4 结果表明：除 2 号大黄酸和 28 号（+）-儿茶素-5-O-葡萄糖苷的变异系数大于 5%外，其它 9 种成分的变异系数均小于 4%。大黄样品从提取到 HPLC 定量分析，全部实验过程的重现性良好。

表 30-4 结果表明 5 种标准品的加样回收率在 97.22%～102.22%之间，大黄样品中的化学成分提取完全。

综合上述 3 种大黄成分的 HPLC 定量分析方法发现，利用流动相梯度程序 B 和 C 可以对生药大黄样品中较多化学成分进行定量，但所需时间较长。程序 C 相对讲优点较多，40 种大黄化学成分均可分离。精密度实验和样品回收实验说明本文所述方法重现性良好，大黄样品中的化学成分提取完全，此方法可以准确定量分析大黄属各种大黄样品。

附：40 种混合标准品 HPLC 色谱分析图谱（图 30-1）。各峰位化学成分名称参见表 30-2。测试情况见彩图 30-40。

参考文献

[1] 郑俊华．陕西陇县商品大黄中六种蒽苷的 HPLC 定量分析．北京医科大学学报，1987，19：408
[2] 高潮译著．现代液相色谱法导论．第 2 版．北京：化学工业出版社，1988，717-727

（史录文　郑俊华）

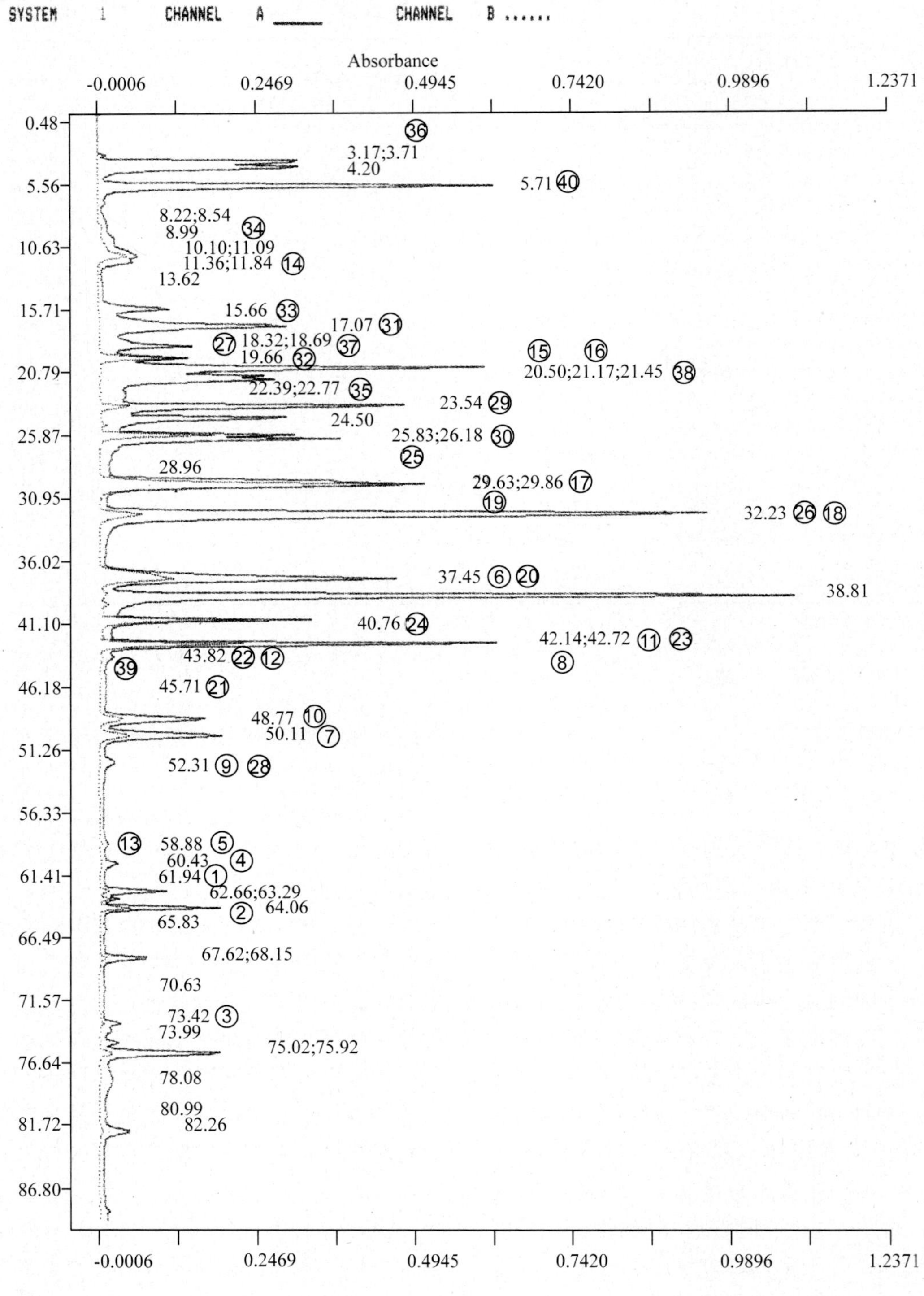

图 30-1 大黄化学成分 40 种混合标准品的 HPLC 色谱分析图谱（混标保留值供确定标准品峰位参考使用）

第二节　正品大黄中 34 种主要化学成分的 HPLC 含量测定

大黄为蓼科植物唐古特大黄 Rheum tanguticum Maxim. ex Balf.，掌叶大黄 R. palmatum L. 和药用大黄 R. officinale Baill. 的根和根茎，公元前 114 年传到欧洲，后为各国药典所收载，成为世界性的生药。大黄属（Rheum L.）植物全世界约有 60 种，殆分布于亚洲，中国占有 2/3，优质大黄只产于中国。1951 年，Lou，T.C.（楼之岑）和 Fairbairn 提出植物性泻药的生物测定法，并以此为指标，研究大黄的泻下成分；近年来，对大黄化学成分的研究有了很大进展，化学结构已经明确的化合物主要有蒽衍生物、二苯乙烯类、苯丁酮苷类、鞣质类、萘类等，此外，还含有多种无机成分，这些成分大多数具有不同方面的生物活性。大黄的这些化学成分的含量测定，有助于阐明大黄的药理作用及其临床疗效。

有关大黄化学成分的定量分析，已有许多报道，但应用高效液相色谱法对大黄进行多成分的含量测定报道很少，本文首次报道三种正品大黄中 34 种化学成分的含量测定。

实 验 部 分

1. 仪器与药品

仪器：HPLC Shmadzu LC-6 A 型，SPD-6AV，SCL-6A，C-R3A，C-RIA，日立 655 紫外检测器；色谱柱 Nuclesil 5C18（4mm×25cm），TSK-ODS-80 TM（4mm×25cm）

溶剂：乙腈为分析纯，重蒸。

药品：甲酸、磷酸二氢铵，均为分析纯。

2. 标准品　共 34 种，见表 30-5，6。

表 30-5　正品大黄中水溶性蒽苷的含量（mg/g）

样　品	SA	SB	R8G	RA	RB	RC	RD	总含量
唐古特大黄 Rheum tanguticum	5.35	2.76	9.32	0.15	0.14	0.13	0.16	18.01
掌叶大黄 R. palmatum	1.85	1.13	3.42	0.07	0.07	0.06	0.10	6.70
药用大黄 R. officinale	1.15	0.59	0.93	—	—	—	tr	2.67

注：—未检出；tr<0.05；SA：番泻苷 A（Sennoside A）；SB：番泻苷 B（Sennoside B）；R8G：大黄酸-8-葡萄糖苷（Rhein-8-glucoside）；RA：大黄酸苷 A（Rheinoside A）；RB：大黄酸苷 B（Rheinoside B）；RC：大黄酸苷 C（Rheinoside C）；RD：大黄酸苷 D（Rheinoside D）

表 30-6　正品大黄中脂溶性化学成分的含量（mg/g）

化学成分名称	唐古特大黄 Rheum tanguticum	掌叶大黄 Rheum palmatum	药用大黄 Rheum officinale
蒽醌及其单糖苷类总量	2.40	4.22	2.90
大黄素(Emodin)	tr	0.12	0.20
芦荟大黄素(Aloe-emodin)	0.08	tr	0.18
大黄酸(Rhein)	0.58	0.08	0.17
大黄酚(Chrysophanol)	0.17	0.22	0.78
大黄素甲醚(Physcion)	tr	0.09	0.15
大黄素-8-葡萄糖苷(Emodin-8-glucoside)	0.24	1.16	0.10
芦荟大黄素-8-葡萄糖苷(Aloe-emodin-8-glucoside)	0.46	0.42	0.31
芦荟大黄素-ω-葡萄糖苷(Aloe-emodin-ω-glucoside)	0.15	0.27	0.11
大黄酚-8-葡萄糖苷(Chrysophanol-8-glucoside)	0.52	1.08	0.64
大黄素甲醚-8-葡萄糖苷(Physcion-8-glucoside)	0.20	0.78	0.26
苯丁酮苷类总量	5.30	0.36	—
莲花掌苷(Lindleyin)	0.93	—	—
异莲花掌苷(Isolindleyin)	4.37	—	—
苯丁酮葡萄糖苷(Phenybutanone-glucoside)	—	0.36	—
二苯乙烯苷类总量	0.19	0.35	0.08
4,3′,5′-三羟基二苯乙烯-4-葡萄糖苷(4,3′,5′-trihydroxystibene-4-glucoside)	tr	0.15	0.08
3,4,3′,5′-四羟基二苯乙烯-3-葡萄糖苷(3,4,3′,5′-tetrahydroxystilbene-3-glucoside)	0.05	tr	—
4,3′,5′-三羟基二苯乙烯-4-(6″-没食子酰)-葡萄糖苷[4,3′,5′-trihydroxystilbene-4-(6″-galloyl)-glucoside]	0.14	0.20	—
土大黄苷(Rhaponticin)	—	—	—
脱氧土大黄苷(Desoxyrhaponticin)	—	—	—
萘酚苷类总量	1.07	0.58	0.18
酸模素-8-葡萄糖苷(Musizin-8-glucoside)	0.82	0.43	0.06
决明黄素-8-葡萄糖苷(Torachrysone-8-glucoside)	0.25	0.15	0.12
鞣质及有关化合物总量	10.06	7.10	2.94
1,6-二没食子酰-2-桂皮酰-葡萄糖(1,6-digalloyl-2-cinnamoyl-glucose)	0.08	0.30	0.07
1-没食子酰-2-桂皮酰-葡萄糖(1-galloyl-2-cinnamoyl-glucose)	0.08	1.48	0.63
2-桂皮酰葡萄糖(2-cinnamoylglucose)	tr	0.42	0.13
(+)-儿茶素[(+)-catechin]	0.21	0.07	0.79
(−)-表儿茶素[(−)-epicatechin]	6.33	2.78	0.98
表儿茶素(Epicatechin)	0.70	0.28	—
没食子酸(Gallic acid)	2.66	1.77	0.34
脂溶性化学成分总含量	19.02	12.61	6.10

注：tr<0.05，—未检出

3. 生药样品 唐古特大黄（林檪黄）Rheum tanguticum Maxim. ex Balf，1983 年秋，采挖于甘肃甘南，野生品；掌叶大黄 R. palmatum L，1982 年秋，采自陕西陇县，栽培品；药用大黄（马蹄大黄）R. officinale Baill，1983 年采自四川万源，栽培品（彩图 30-6～8）。

4. 样品的提取和测定 生药样品按文献方法提取，并进行高效液相分析，结果见表 30-5，6。

讨 论

1. 表 30-5 结果表明：①3 种大黄所含的水溶性成分总量，以唐古特大黄含量最高（18.01mg/g），其次为掌叶大黄（6.70mg/g），药用大黄中含量最少（2.67mg/g）；②各类水溶性成分，也以唐古特大黄含的最多，特别是番泻苷 A，较其它两种大黄多 3～4 倍；③药用大黄几乎不含大黄酸苷类。由于水溶性成分是大黄泻下的主要有效成分，因此，可以认为唐古特大黄有较强的泻下作用，质量较好，而药用大黄的泻下作用不及其它两种大黄，质量较差。

2. 表 30-6 结果表明：①3 种大黄所含的脂溶性化学成分总含量，唐古特大黄＞掌叶大黄＞药用大黄；②唐古特大黄还含有较多量的苯丁酮苷类（5.3mg/g），而药用大黄几乎不含此类成分。由于该类成分有很好的抗炎、解热、镇痛等作用，因此，唐古特大黄的这些作用较强，而药用大黄则较弱；③掌叶大黄所含的蒽醌及其单糖苷类、二苯乙烯类成分最多，所以，其抗菌、止血、解痉等作用，可能比其它两种大黄要强；④三种大黄均未检出土大黄苷和脱氧土大黄苷，该类成分在紫外灯下显亮蓝色荧光，非正品大黄往往含有多量的这类成分，因此，根据此亮蓝色荧光可以检查正品大黄中是否有非正品大黄掺入，此法已为许多国家药典所采用。

3. 测定结果：不仅有利于大黄的品质评价，而且还有助于商品大黄原植物品种的鉴定。

参考文献

[1] Lou TC，Fairbairn JW. The Biological Assay of Vegetable Purgatives，Part II. Rhubarb and its Preparations. J Pharm Pharmacol，1951，3：295

[2] 西岡五夫：大黄の化學，現代東洋医学，1983，4（4）：49（日文）

[3] 吴炳辅：大黄中微量元素的测定．中草药，1984，15（4）：12

[4] 北海道衛生部薬務課、北海道立衛生研究所：北海道産生藥の規格に關ある報告書（第 2 報），昭和 62 年；第 13 頁（日文）

（郑俊华 西泽 信 山岸 喬 西岡五夫 金子 光 三橋 博 楼之岑）

第三节 三种非正品大黄中 34 种主要化学成分的 HPLC 含量测定

中国药典收载的大黄为掌叶大黄 Rheum palmatum L.，唐古特大黄 R. tanguticum Maxim. ex Balf. 或药用大黄 R. officinale Ball. 的根茎和根，称为正品大黄。近年来，由于需要量不断增加，野生大黄日益减少，栽培大黄远远不能满足需要，各地出现了以同属它种植物的地下部分代替大黄使用，主要为藏边大黄 R. australe D. Don.，华北大黄 R. franzenbachii Münt. 和河套大黄 R. hotaoense C. Y. Cheng et T. C Kao 等的根茎和根，习称山大黄，统称为非正品大黄。

藏边大黄：主要分布在西藏、青海、四川及云南等地，均系野生，其根及根茎藏医称曲扎（Quza），用于治疗胃肠炎，外用止血、治疮、消炎、愈伤口，在大黄供应紧张时，也曾调往各省区作大黄使用。本品含总蒽醌 2.94%，其中结合性蒽醌类成分 1.5%，含大黄素、大黄酚及大黄素甲醚；不含大黄酸及芦荟大黄素，也不含土大黄苷。

华北大黄：主要分布在河北、内蒙古、山西、陕西等地，以栽培为主，其根茎及根商品习称山大黄、祁黄、台黄、裕黄、籽黄。本品含土大黄苷、大黄素、大黄酚、大黄素甲醚，通常不含大黄酸及芦荟大黄素，有抗菌、消炎、收敛、止血等作用，但泻下作用弱，内服后腹痛，多作外用洗药和兽药，并用于烟酒工业，主要供出口，作工业染料的原料。

河套大黄：主要分布于陕西、甘肃、青海等地，又称波叶大黄，由于该植物容易栽培，产量高，叶子又是猪的好饲料，有较高的经济效益，因此，发展较快，根及根茎在陕西充作大黄使用已有 20 多年历史，在正品大黄供不应求时，也调往其它省市作大黄使用，临床观察结果表明，泻下作用很弱，服后有腹痛的副作用，但仍具有其它药效。化学研究结果表明，本品含有土大黄苷、大黄酚、大黄素、芦荟大黄素、大黄素甲醚及微量大黄酸，总蒽醌含量约 3%，其中结合性蒽醌类成分约 1.3%。

作者曾报道了应用高效液相色谱法测定大黄中 34 种化学成分的含量。本文继续报道上述 3 种非正品大黄中 34 种化学成分的含量，为大黄的鉴定提供科学资料。

实 验 部 分

1. 生药样品

藏边大黄 Rheum australe D. Don，西藏加查，野生，1984 年秋采挖；华北大黄 R. franzenbachii Münt.，山西五台，栽培，1985 年秋采挖；河套大黄 R. hotaoense C. Y. Cheng et T. C. Kao，陕西陇县栽培品，1983 年秋采挖。分别于 55℃ 干燥，磨成细粉（100 目），备用（彩图 30-9～11）。

2. 方法及结果

按前报方法测定，结果见表 30-7、8。

表 30-7　非正品大黄中水溶性蒽苷类的含量（mg/g）

样　品	SA	SB	R8G	RA	RB	RC	RD	总含量
藏边大黄	—	—	1.54	tr	0.30	—	0.12	1.96
华北大黄	tr	3.02	—	—	0.06	—	—	3.08
河套大黄	tr	3.21	—	—	2.94	0.07	0.13	6.35

注：SA：Sennoside A（番泻苷 A）；SB：Sennoside B（番泻苷 B）；R8G：Rhein-8-O-β-D-glucoside（大黄酸-8-葡萄糖苷）；RA，RB，RC，RD：Rheinoside A，B，C，D（大黄酸苷 A，B，C，D）；tr：<0.05；—：未检出

讨　　论

1. 3 种非正品大黄水溶性化学成分的测定结果（表 30-7）表明：华北大黄和河套大黄只含有微量的番泻苷 A，却含有多量的番泻苷 B；而藏边大黄不含番泻苷 A 及 B。水溶性蒽苷等成分的总含量以河套大黄为最高（6.35mg/g），其次为华北大黄（3.08mg/g），藏边大黄最低（1.96mg/g），与正品大黄相比，均低于唐古特大黄 65%～89%，低于掌叶大黄 69%～70%。由于水溶性蒽苷代表着大黄的泻下效力，因此，非正品大黄的泻下作用很弱，比唐古特大黄和掌叶大黄差得多。根据水溶性蒽苷含量，3 种非正品大黄的泻下作用强度为：河套大黄>华北大黄>藏边大黄。

2. 非正品大黄中脂溶性化学成分的含量测定结果（表 30-8）表明：①3 种非正品大黄均不含苯丁酮苷类。由于该成分具有良好的抗炎、抗关节炎效果，其镇痛作用与阿司匹林和保泰松相同。因此，非正品大黄可能不具此种药理作用。②华北大黄与河套大黄含有较多量的二苯乙烯类，尤其是土大黄苷，藏边大黄不含土大黄苷和脱氧土大黄苷，只含有微量的二苯乙烯类，此类成分具有特殊的荧光，故可用以鉴定正品大黄中是否含有华北大黄和河套大黄。③藏边大黄含有较多量的游离蒽醌及单糖苷类，比正品大黄多 2～3 倍，尤其是含有较多的大黄素、大黄酚、大黄素甲醚及其单糖苷类，由于此类成分具有良好的解痉、抗菌、并能升高血小板而起止血作用，因而，藏边大黄可能具有上述作用。

表 30-8　非正品大黄中脂溶性化学成分的含量（mg/g）

化学成分名称	藏边大黄	华北大黄	河套大黄
蒽醌及其单糖苷类总量	9.15	2.09	1.43
大黄素(Emodin)	0.60	0.06	0.19
芦荟大黄素(Aloe-emodin)	tr	—	tr
大黄酸(Rhein)	tr	—	—
大黄酚(Chrysophanol)	0.81	0.36	0.79
大黄素甲醚(Physcion)	0.25	0.10	0.17
大黄素-8-葡萄糖苷(Emodin-8-glucoside)	2.12	0.13	tr
芦荟大黄素-8-葡萄糖苷(Aloe-emodin-8-glucoside)	tr	—	—
芦荟大黄素-ω-葡萄糖苷(Aloe-emodin-ω-glucoside)	0.54	0.15	tr
大黄酚-8-葡萄糖苷(Chrysophanol-8-glucoside)	2.62	0.87	0.19
大黄素甲醚-δ-葡萄糖苷(Physcion-δ-glucoside)	2.21	0.42	0.09
二苯乙烯苷类总量	0.08	9.18	5.41
4,3′,5′-三羟基二苯乙烯-4-葡萄糖苷(4,3′,5′-trihydroxystilbene-4-glucoside)	—	0.11	—
3,4,3′,5′-四羟基二苯乙烯-3-葡萄糖苷(3,4,3′,5′-tetrahydroxystibene-3-glucoside)	tr	1.04	tr
4,3′,5′-三羟基二苯乙烯-4-(6″-没食子酰)-葡萄糖苷[4,3′，5′-trihydroxystilbene-4-(6″-galloyl)-glucoside]	0.08	tr	—
土大黄苷(Rhaponticin)	—	5.37	3.78
萘酚苷类总量	1.48	0.43	—
酸模素-8-葡萄糖苷(Musizin-8-glucoside)	0.38	—	—
决明黄素-8-葡萄糖苷(Torachrysone-8-glucoside)	1.10	0.43	—
鞣质及有关化合物总量	0.14	0.09	2.50
1,6-二没食子酰-2-桂皮酰-葡萄糖（1,6-digalloyl-2-cinnamoylglucose)	—	0.09	2.32

续表 30-8

化学成分名称	藏边大黄	华北大黄	河套大黄
2-桂皮酰葡萄糖（2-cinnamoyl-glucose）	—	—	0.18
(+)-儿茶素[(+)-catechin]	0.07	—	—
(−)-表儿茶素[(−)-epicatechin]	0.07	—	—
没食子酸(Gallic acid)	—	—	tr
脂溶性化学成分总含量	10.85	11.79	9.34

注：tr：<0.05；—：未检出；三种非正品大黄均未检出脱氧土大黄苷、没食子酰桂皮酰葡萄糖及表儿茶素

参考文献

[1] 中国医学科学院药物研究所．中药志．人民卫生出版社，1979，34

[2] 王健．薄层层析法检查非正品大黄中的土大黄苷．药学通报，1985，20（6）：45

[3] 郑俊华．正品大黄中 34 种化学成分的高效液相色谱法定量分析．北京医科大学学报，1989，21（1）：54

（郑俊华 西泽信 山岸喬 西岡五夫 金子光 三橋博 楼之岑）

第四节 商品大黄中 34 种主要化学成分的 HPLC 含量测定

大黄是闻名中外的我国特产药材。由于原植物品种、产地、加工方法、出口或内销的商品规格各不相同，因此，大黄商品种类繁多，商品大黄的品质，一向根据药材的外部形态、颜色和质地进行评价，前报（北京医科大学学报 1989，21（1）：54）曾报道 3 种正品大黄，即唐古特大黄 Rheum tanguticum，掌叶大黄 R. palmatum 和药用大黄 R. officinale 中 34 种化学成分的含量，为大黄的品质评价提供了科学依据，本文报道 17 种商品大黄（包括日本市售商品大黄 11 种）的 34 种化学成分的含量，为商品大黄的品质评价和改进商品大黄的加工等提供科学资料。

材 料

17 种商品大黄的来源见表 30-9，彩图 30-12～25。

表 30-9 17 种商品大黄的来源

No.	名称	规格	药用部分	产地	备注
1	甘肃大黄	九成吉	根茎	甘肃礼县	均为 1983 年秋购自甘肃礼县
2	掌叶大黄	六成吉	根茎	甘肃礼县	
3	小小吉	小小吉	根茎	甘肃礼县	
4	水根	根	根	甘肃礼县	
5	雅黄	一等品	根茎	四川甘孜、阿坝	均为 1983 年秋购自四川
6	雅黄	二等品	根茎		
7	雅黄	二等品	根茎	四川	均为日本大阪市售品
8	雅黄	三等品	根茎	四川	
9	雅黄	统货	根及根茎	四川	
10～16	大黄	粗粉			均为日本大阪市售品
17	日本药局方大黄	粉末			

方法与结果

按文献（北京医科大学学报 1989，21（1）：54）方法进行测定。其结果见表 30-10～12。

讨 论

1. 表 30-10 结果表明：①4 种不同商品规格的甘肃大黄，其水溶性蒽苷成分总含量与商品等级没有平行关系，以六成吉最高（7.66），其次为小小吉（3.13）和九成吉（3.03），水根含量最低（1.71）；②5 种不同商品规格的雅黄（日本市售品 3 种），水溶性蒽苷总含量与商品等级也没有平行关系，二等品的含量（32.28）比一等品（26.2）的高；日本市售品统货雅黄的含量（33.5）比二等品（26.2）高，比三等品（15.42）更高；③从日本市售的其它 7 种商品大黄和日本药局方大黄的各种水溶性蒽苷测定结果，13 号样品的总含量最低（1.08），且不含番泻苷 A、B 和 4 种大黄酸苷，可能是非正品大黄。

2. 表 30-11、12 结果也表明：①商品雅黄等级的高低与其脂溶性成分的总含量没有平行关系，等级高的一等雅黄，其含量低于二等品近一半，而日本市售的雅黄统货，其含量高于二等品和三等品。②日本市售的 7 种大黄和局方大黄脂溶性成分测定结果，13 号样品含有土大黄苷，且不含有大黄酸、番泻苷和大黄酸苷，所以可以肯定是非正品大黄；而 10 号样品既含有多量的土大黄苷和脱氧土大黄苷，又含有一定量的番泻苷

和大黄酸苷，其植物来源目前尚难肯定。

3. 本研究结果，可提供商品大黄品质评价的科学资料。现行的大黄商品等级的划分，很有必要作适当改进，有关研究工作另作报道。

表 30-10 商品大黄水溶性蒽苷成分的含量（mg/g）

样品		SA	SB	R8G	RA	RB	RC	RD	总含量
甘肃大黄 Rheum palmatum	九成吉	0.50	0.46	2.07	—	tr	—	tr	3.03
	六成吉	2.09	1.47	3.96	tr	tr	tr	0.14	7.66
	小小吉	0.93	0.61	1.59	—	tr	tr	—	3.13
	水根	0.28	0.31	1.12	—	tr	—	tr	1.71
雅黄 R. tanguticum, R. palmatum	一等	12.08	4.67	8.66	0.29	0.17	0.16	0.17	26.20
	二等	9.61	4.77	16.01	0.40	0.48	0.32	0.69	32.28
日本市售品雅黄	二等	7.35	2.86	9.91	2.21	0.85	1.67	1.35	26.20
	三等	6.85	3.33	4.46	0.30	0.10	0.26	0.12	15.42
	统货	9.93	4.82	10.00	2.14	2.02	1.57	3.11	33.50
日本市售大黄	No. 10	2.55	3.41	2.23	0.27	0.54	0.28	0.15	9.41
	No. 11	1.72	0.78	2.54	—	0.08	—	tr	5.12
	No. 12	0.73	0.54	1.12	—	tr	—	tr	2.39
	No. 13	—	—	1.08	—	—	—	—	1.08
	No. 14	5.53	2.83	8.30	tr	0.14	tr	0.17	16.97
	No. 15	5.45	2.83	8.17	—	0.14	tr	0.19	16.78
	No. 16	5.36	2.48	7.06	0.14	0.17	0.14	0.19	15.54
	日本药局方大黄	5.37	2.08	6.47	0.22	0.12	0.16	0.16	14.94

注：SA：Sennoside A（番泻苷 A）；SB：Sennoside B（番泻苷 B）；R8G：Rhein-8-O-β-D-glucoside（大黄酸-8-葡萄糖苷）；RA、RB、RC、RD：Rheineside A、B、C、D（大黄酸苷 A、B、C、D）。tr：<0.05；—：未检出

表 30-11 不同商品规格大黄中脂溶性化学成分的含量（mg/g）

化学成分名称	甘肃大黄 R. palmatum				雅黄 R. palmatum，R. tanguticum				
	九成吉	六成吉	小小吉	水根	一等	二等	二等*	三等*	统货*
蒽醌及其单糖苷类总量	2.00	2.90	2.64	1.73	5.04	4.43	2.98	2.50	5.01
苯丁酮苷类总量	2.16	0.23	0.35	0.33	4.09	10.1	5.05	0.16	1.31
二苯乙烯苷类总量	0.26	0.22	0.16	0.10	tr	3.37	0.68	0.42	0.51
萘酚苷类总量	0.38	0.54	0.22	0.07	0.48	1.12	0.52	0.13	0.61
鞣质及有关化合物总量	4.84	5.43	3.26	3.24	6.62	12.73	2.13	0.56	9.75
脂溶性化学成分总含量	9.64	9.32	6.63	5.25	16.23	31.75	10.84	3.77	17.19

注：tr：<0.05；—：未检出；* 日本大阪市售大黄

表 30-12 日本市售商品大黄中脂溶性化学成分的含量（mg/g）

化学成分名称	日本药局方大黄	大阪市售大黄						
		10	11	12	13	14	15	16
蒽醌及其单糖苷类总量	3.42	4.61	5.34	2.46	5.54	2.77	2.62	3.19
大黄素（Emodin）	0.33	0.41	0.39	0.25	0.76	0.16	0.12	0.25
芦荟大黄素（Aloe-emodin）	0.15	tr*	0.24	0.15	—*	0.11	0.09	0.15
大黄酸（Rhein）	0.86	0.19	0.30	0.42	—	0.71	0.66	0.83
大黄酚（Chrysophanol）	0.26	0.80	0.64	0.48	0.61	0.22	0.18	0.27
大黄素甲醚（Physcion）	0.06	0.21	0.20	0.14	0.07	0.05	0.05	0.06
大黄素-8-葡萄糖苷（Emodin-8-glucoside）	0.44	0.47	0.49	0.34	1.10	0.37	0.35	0.46
芦荟大黄素-8-葡萄糖苷（Aloe-emodin-8-glucoside）	0.42	0.48	0.65	0.13	—	0.34	0.35	0.38
芦荟大黄素-ω-葡萄糖苷（Aloe-emodin-ω-glucoside）	0.24	0.39	0.18	0.06	0.41	0.17	0.17	0.18
大黄酚-8-葡萄糖苷（Chrysophsnol-8-glucoside）	0.29	1.27	1.45	0.30	2.15	0.39	0.39	0.35
大黄素甲醚-8-葡萄糖苷（Physcion-8-glucoside）	0.27	0.39	0.80	0.19	0.44	0.25	0.26	0.26
苯丁酮苷类总量	5.18	0.28	1.37	0.90	—	4.47	4.29	4.72
莲花掌苷（Lindleyin）	1.20	—	0.41	0.49	—	0.76	0.76	1.21
异莲花掌苷（Isolindleyin）	3.34	0.28	0.35	0.41	—	3.08	3.25	3.25
苯丁酮葡萄糖苷（Phenylbutanone）	0.64	—	0.61	—	—	0.63	0.28	0.26
二苯乙烯苷类总量	0.87	10.89	1.85	0.20	3.21	2.29	2.44	1.44
4，3′，5′-三羟基二苯乙烯-4-葡萄糖苷（4，3′，5′-trihydroxystilbene-4-glucoside）	0.39	0.10	1.51	0.15	0.05	0.80	0.88	0.27
3，4，3′，5′-四羟基二苯乙烯-3-葡萄糖苷（3，4，3′，5′-tetrahydroxystilbene-3-glucoside）	—	1.66	—	tr	tr	—	—	tr
4，3′，5′-三羟基二苯乙烯-4-（6″-没食子酰）-葡萄糖苷［4，3′，5′-trihydroxystilbene-4-（6″-galloyl）-glucoside］	0.48	0.17	0.34	0.05	—	1.49	1.56	1.17
土大黄苷（Rhaponticin）	—	7.76	—	—	3.16	—	—	—
脱氧土大黄苷（Desoxyrhaponticin）	—	1.20	—	—	—	—	—	—
萘酚苷类总量	0.28	0.67	0.67	0.42	0.20	0.45	0.55	0.32
酸模素-8-葡萄糖苷（Musizin-8-glucoside）	0.11	0.18	0.25	0.35	0.20	0.28	0.29	0.24
决明黄素-8-葡萄糖苷（Torachrysone-8-glucoside）	0.17	0.49	0.32	0.07	—	0.17	0.26	0.08
鞣质及有关化合物总量	2.66	1.35	3.20	4.30	0.58	5.51	6.34	5.56
1,6-二没食子酰-2-桂皮酰葡萄糖（1,6-digalloyl-2-cinnamoyl-glucose）	—	—	0.06	0.10	—	tr	0.07	tr
1-没食子酰-2-桂皮酰葡萄糖苷（1-galloyl-2-cinnamoylglucose）	—	—	0.14	1.33	—	—	0.21	0.11
2-桂皮酰葡萄糖（2-cinnamoylglucose）	—	0.12	0.06	0.28	—	—	—	—
没食子酸（Gallic acid）	1.35	0.32	0.10	tr	0.42	3.47	3.82	3.09
（＋）-儿茶素［（＋）-catechin］	0.08	0.46	1.36	2.11	0.08	0.27	0.29	0.26
（－）-表儿茶素［（－）-epicatechin］	0.08	0.07	tr	—	0.08	0.27	0.29	0.26
表儿茶素（Epicatechin）	1.15	0.38	1.48	0.48	—	1.50	1.66	1.84
脂溶性化学成分总含量	12.41	17.80	12.33	8.28	9.53	15.49	16.24	15.23

注：tr：<0.05，—：未检出

［注：本章第二～四节系中日双方合作的研究论文（彩图 30-1～5）］

（郑俊华　西泽信　山岸乔　西冈五夫

金子光　三桥博　楼之岑）

第五节　波叶组 11 种大黄 40 种主要化学成分的 HPLC 定量分析

大黄属波叶组（Sect. Rhapontica）大黄包括波叶大黄（Rheum undulatum）、华北大黄（R. franzenbachii）、围场大黄（R. franzenbachii var. weichangense）、藏边大黄（R. austrate）、河套大黄（R. hotaoense）、拉萨大黄（R. lhasaense）、天山大黄（R. wittrochii）、牛尾七（R. forrestii）、光茎大黄（R. glabricaule）、短裂光茎大黄（R. glabricaule f. brevilobatum）、卵叶大黄（R. ovatum）11 个品种。本文首次应用 HPLC 测定了波叶组 11 种大黄中 40 种主要化学成分的含量。

材料和方法

供研究用的生药样品，其来源及采收期见本书第 16 章表 16-1。

按本章第一节所述方法测定，其结果见表 30-13 及图 30-2～10。

结果和讨论

由表 30-13 可见，蒽醌及其单糖苷的总量：牛尾七>波叶大黄>藏边大黄>天山大黄>河套大黄>围场大黄>光茎大黄>华北大黄>短裂光茎大黄>拉萨大黄>卵叶大黄；水溶性蒽苷类的总量：藏边大黄>波叶大黄>华北大黄>河套大黄>牛尾七>天山大黄>卵叶大黄>围场大黄>拉萨大黄>光茎大黄>短裂光茎大黄；苯丁酮苷类的总量：波叶大黄>华北大黄>藏边大黄>拉萨大黄>天山大黄>牛尾七，河套大黄、卵叶大黄、光茎大黄、短裂光茎大黄中均未检出此类物质；二苯乙烯苷类的总量：河套大黄>天山大黄>光茎大黄>波叶大黄>华北大黄>藏边大黄>短裂光茎大黄>拉萨大黄>牛尾七>卵叶大黄>围场大黄；鞣质及其有关化合物的总量：短裂光茎大黄>藏边大黄>河套大黄>拉萨大黄>波叶大黄>卵叶大黄>天山大黄>牛尾七>光茎大黄>华北大黄>围场大黄。

根据上述各类有效成分含量的差别，其生物活性强弱可能也不相同，波叶组大黄中，短裂光茎大黄所含鞣质及其有关化合物的总量最高，其收敛止泻作用可能强于同组的其它品种。波叶大黄所含的苯丁酮苷类成分远高于同组的其它大黄，因此它所具有的镇痛消炎作用在本组中可能为最强。此外，波叶大黄含有较多的水溶性蒽苷类成分和蒽醌及其单糖苷，前者含量仅次于藏边大黄，后者含量仅次于牛尾七。因此从所含各类化合物的总量来评价波叶组大黄品质，可能以波叶大黄为最佳，其次为藏边大黄。这两种大黄在藏医中列为上品大黄（罗达尚等，青藏高原大黄属植物在藏药中的应用，中草药 1985；16（8）：31），其药效作用较强，药理研究也表明，其泻下和镇痛作用也较强。有关波叶组各种大黄的药用价值有待进一步研究。

表 30-13　大黄属波叶组大黄中 40 种主要化学成分的含量（mg/g）

化学成分	华北大黄	河套大黄	天山大黄	牛尾七	卵叶大黄	光茎大黄	短裂光茎大黄	藏边大黄	拉萨大黄	波叶大黄	围场大黄
蒽醌及其单糖苷的总量	3.06	9.85	14.15	52.50	1.34	3.32	2.56	14.93	2.28	35.75	7.20
1. 芦荟大黄素	—	—	0.07	—	—	0.10	0.17	0.35	—	0.18	—
2. 大黄酸	0.16	0.48	1.08	0.32	0.24	0.43	0.22	—	—	0.69	—
3. 大黄素	—	0.39	—	—	—	0.22	0.15	0.55	0.37	—	0.20
4. 大黄酚	—	—	8.37	0.20	0.51	0.76	—	9.83	—	9.51	—
5. 大黄素甲醚	—	3.62	2.26	0.18	—	0.58	—	1.57	0.41	—	2.05
6. 芦荟大黄素-8-葡萄糖苷	—	—	—	51.37	—	0.14	0.93	—	0.23	25.37	4.16
7. 芦荟大黄素-ω-葡萄糖苷	0.07	0.20	0.06	0.09	0.13	0.06	0.15	0.43	—	—	—
8. 大黄酸-8-葡萄糖苷	1.08	1.84	—	0.34	0.46	0.89	0.94	—	0.45	—	0.79
9. 大黄酚-8-葡萄糖苷	1.75	3.32	2.31	—	—	0.14	—	2.20	0.82	—	—

续表 30-13

化学成分	华北大黄	河套大黄	天山大黄	牛尾七	卵叶大黄	光茎大黄	短裂光茎大黄	藏边大黄	拉萨大黄	波叶大黄	围场大黄
水溶性蒽苷类的总量	53.40	49.61	11.87	38.31	8.78	2.14	0.15	141.7	6.77	64.87	8.74
10. 番泻苷A	20.10	2.11	10.19	28.46	1.12	—	—	76.39	—	18.88	2.25
11. 番泻苷B	—	—	—	—	3.12	—	—	3.86	—	1.26	—
12. 番泻苷E	4.31	3.99	1.21	2.16	—	—	—	—	4.05	20.18	2.98
13. 番泻苷F	2.35	8.87	2.93	4.39	2.76	1.81	0.15	36.82	—	4.00	—
14. 大黄酸葡萄糖苷A	—	—	—	0.27	—	0.33	—	—	—	—	—
15. 大黄酸葡萄糖苷B	0.73	0.54	1.01	0.13	0.10	—	—	—	2.65	1.17	—
16. 大黄酸葡萄糖苷C	3.73	3.02	—	2.69	1.40	—	—	22.35	—	9.52	1.15
17. 大黄酸葡萄糖苷D	22.18	31.09	2.53	0.48	0.28	—	—	2.30	0.07	9.86	2.36
苯丁酮苷类的总量	32.60	—	3.60	0.29	—	—	—	13.16	5.55	262.49	—
18. 莲花掌苷	32.60	—	—	—	—	—	—	—	—	262.49	—
19. 异莲花掌苷	—	—	3.60	0.29	—	—	—	13.16	5.55	—	—
二苯乙烯苷类的总量	17.46	29.56	27.30	1.61	0.65	25.33	9.15	14.89	7.32	19.19	0.24
20. 土大黄苷	—	—	—	—	0.06	—	—	0.86	—	—	—
21. 脱氧土大黄苷	—	0.06	—	0.24	—	0.05	0.99	0.09	—	0.27	0.01
22. 3，5，3′-三羟基二苯乙烯-4′-O-（6″-O-没食子酰）-葡萄糖苷	—	—	—	—	0.09	—	—	0.92	0.10	0.15	—
23. 二苯乙烯葡萄糖苷	10.63	28.43	—	—	—	—	—	—	3.14	—	—
24. 3′，5′-三羟基二苯乙烯-4-（6″-没食子酰）-葡萄糖苷	—	—	—	—	—	—	—	—	0.37	0.39	—
25. 4，3′，5′-三羟基二苯乙烯-4-葡萄糖苷	1.53	1.07	0.55	0.48	0.06	0.28	1.17	11.91	1.77	0.88	0.23
26. 3，4，3′，5′-四羟基二苯乙烯-3-葡萄糖苷	5.30	—	26.75	0.89	0.44	25.00	6.99	1.11	1.94	17.50	—
鞣质及有关化合物的总量	30.20	145.7	53.47	43.70	72.16	30.87	223.0	180.2	140.3	73.76	9.52
27. （＋）-儿茶素	0.82	1.12	—	0.91	0.51	—	1.47	2.87	10.83	1.87	—
28. （＋）-儿茶素葡萄糖苷	1.83	6.54	3.13	1.96	1.17	3.37	4.67	5.38	6.49	1.65	3.31
29. （－）-表儿茶素	—	2.04	1.68	2.49	0.21	0.60	11.48	5.72	4.59	6.74	0.28

续表 30-13

化学成分	华北大黄	河套大黄	天山大黄	牛尾七	卵叶大黄	光茎大黄	短裂光茎大黄	藏边大黄	拉萨大黄	波叶大黄	围场大黄
30. （一）-表儿茶素-3-O-葡萄糖苷	14.87	7.08	6.16	0.83	0.31	2.64	39.39	24.23	33.24	19.10	2.25
31. 前矢车素 B-1	—	6.23	—	6.69	5.41	4.80	—	—	0.97	—	—
32. 前矢车素 B-2	—	5.82	—	0.83	2.03	1.61	—	—	—	6.82	1.11
33. 前矢车素 B-3	—	—	—	11.43	58.22	—	90.70	—	—	—	—
34. 前矢车素 B-1 3-没食子酰	—	—	—	—	2.06	—	16.75	—	—	5.09	—
35. 前矢车素 B-2 3，3′-二没食子酰	—	107.7	35.18	—	0.66	—	—	103.5	28.95	25.93	—
36. 1-O-没食子酰葡萄糖	—	0.13	—	0.06	0.05	0.06	0.07	0.08	0.06	—	0.19
37. 1-6-二没食子酰-2-桂皮酰葡萄糖	0.95	—	3.56	3.68	1.28	2.36	24.82	29.69	29.59	—	1.95
38. 1,2,6-O-没食子酰葡萄糖	9.63	6.01	2.99	7.35	0.25	0.43	27.71	5.89	20.58	3.44	—
39. 1-没食子酰-2-桂皮酰葡萄糖	—	—	—	0.23	—	13.25	—	—	—	—	—
40. 没食子酸	2.10	2.95	0.71	7.23	—	1.76	5.93	2.84	5.01	3.12	0.43

（刘　凌　郑俊华　尚安明　薛　峰　白振强）

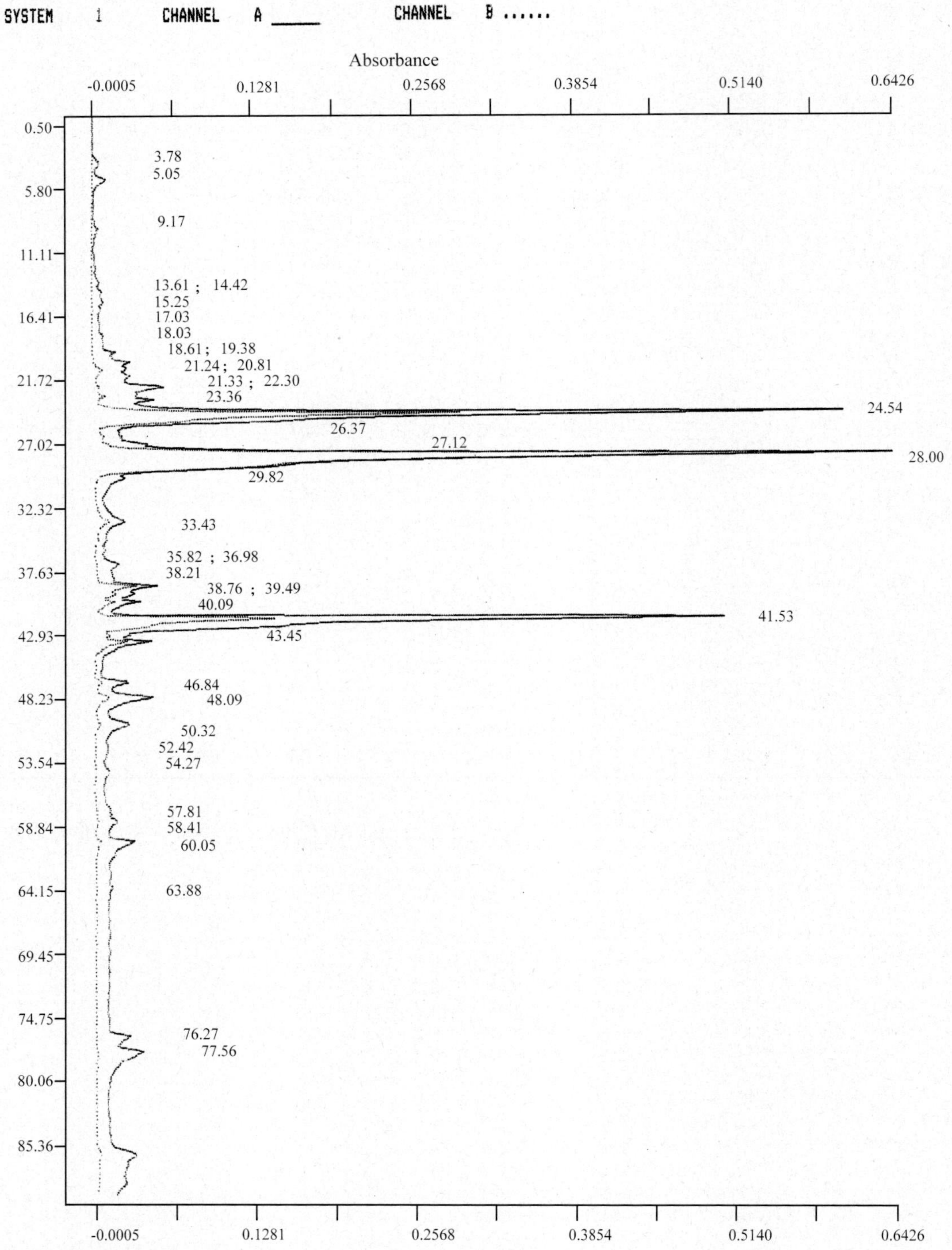

图 30-2 华北大黄 40 种主要化学成分的 HPLC 色谱分析图谱

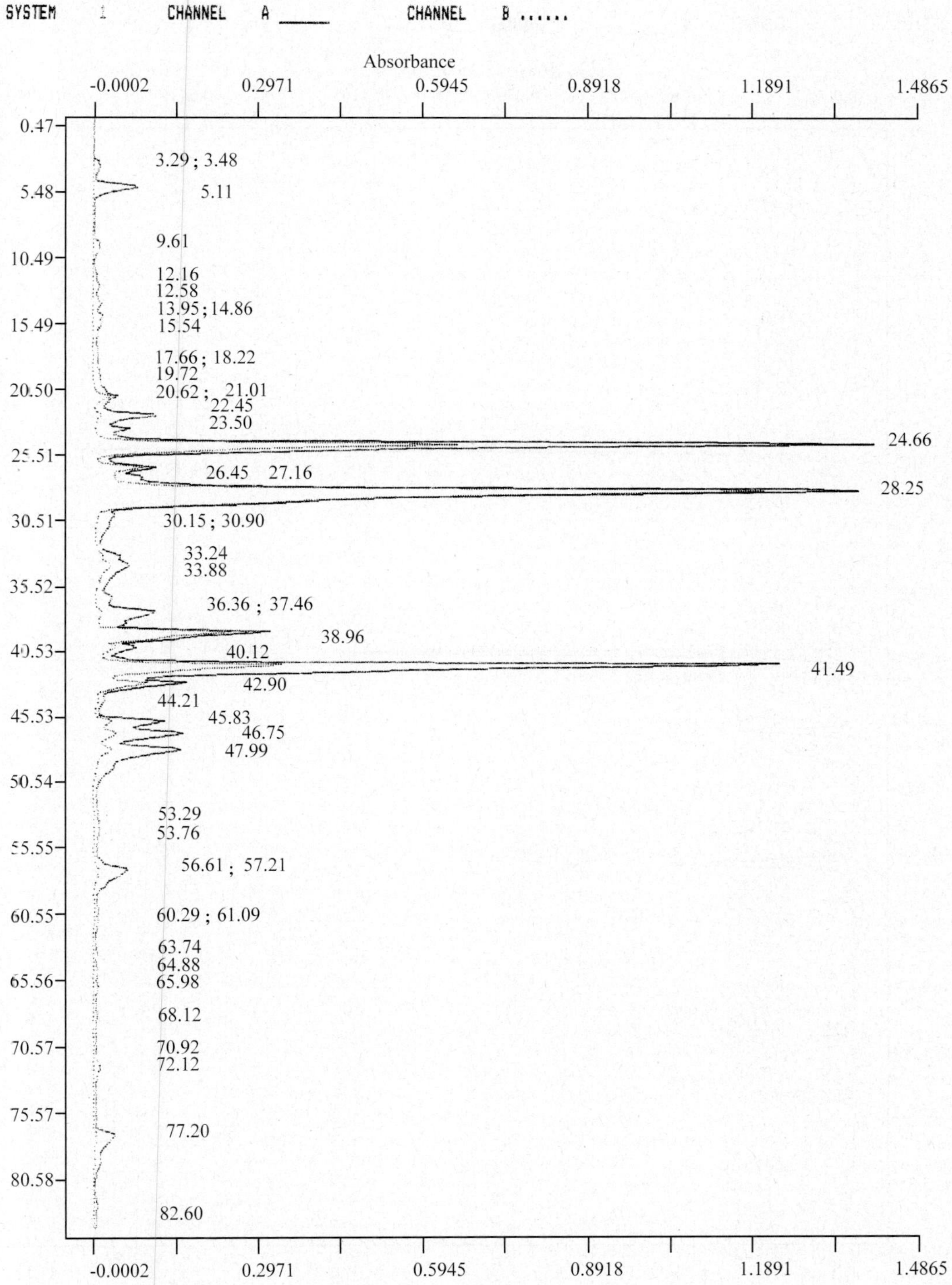

图 30-3　河套大黄 40 种主要化学成分的 HPLC 色谱分析图谱

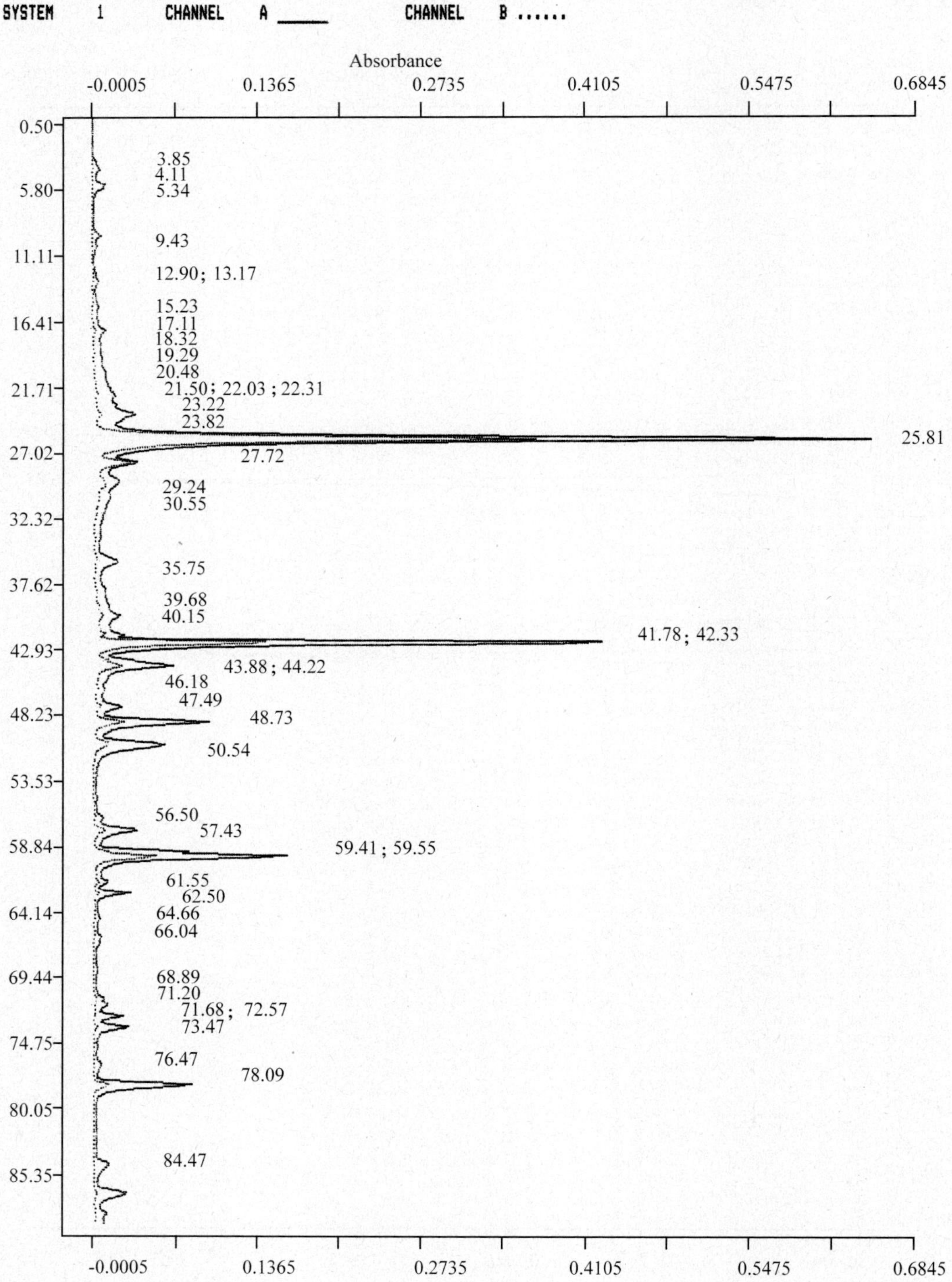

图 30-4 天山大黄 40 种主要化学成分的 HPLC 色谱分析图谱

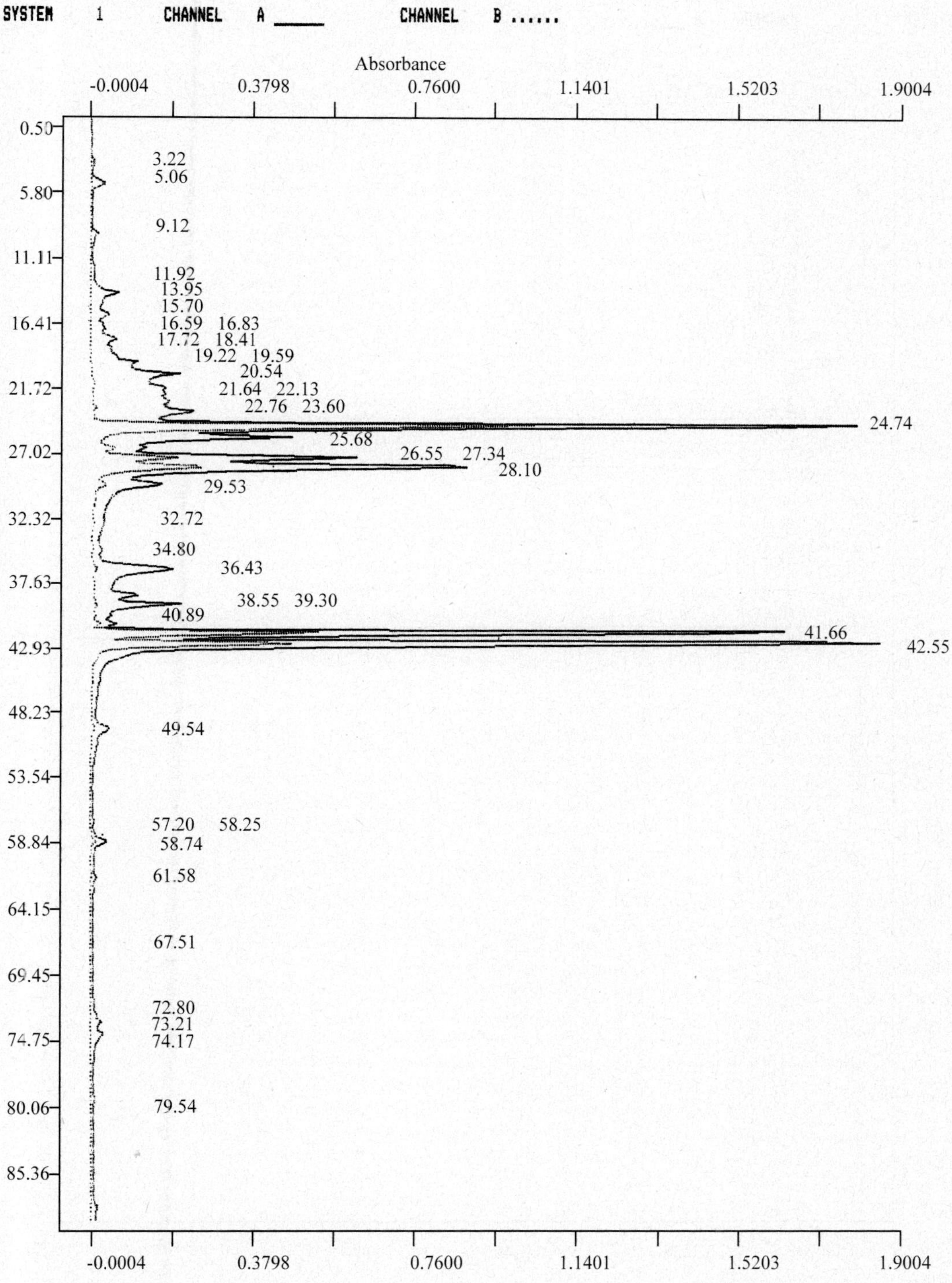

图 30-5 光茎大黄 40 种主要化学成分的 HPLC 色谱分析图谱

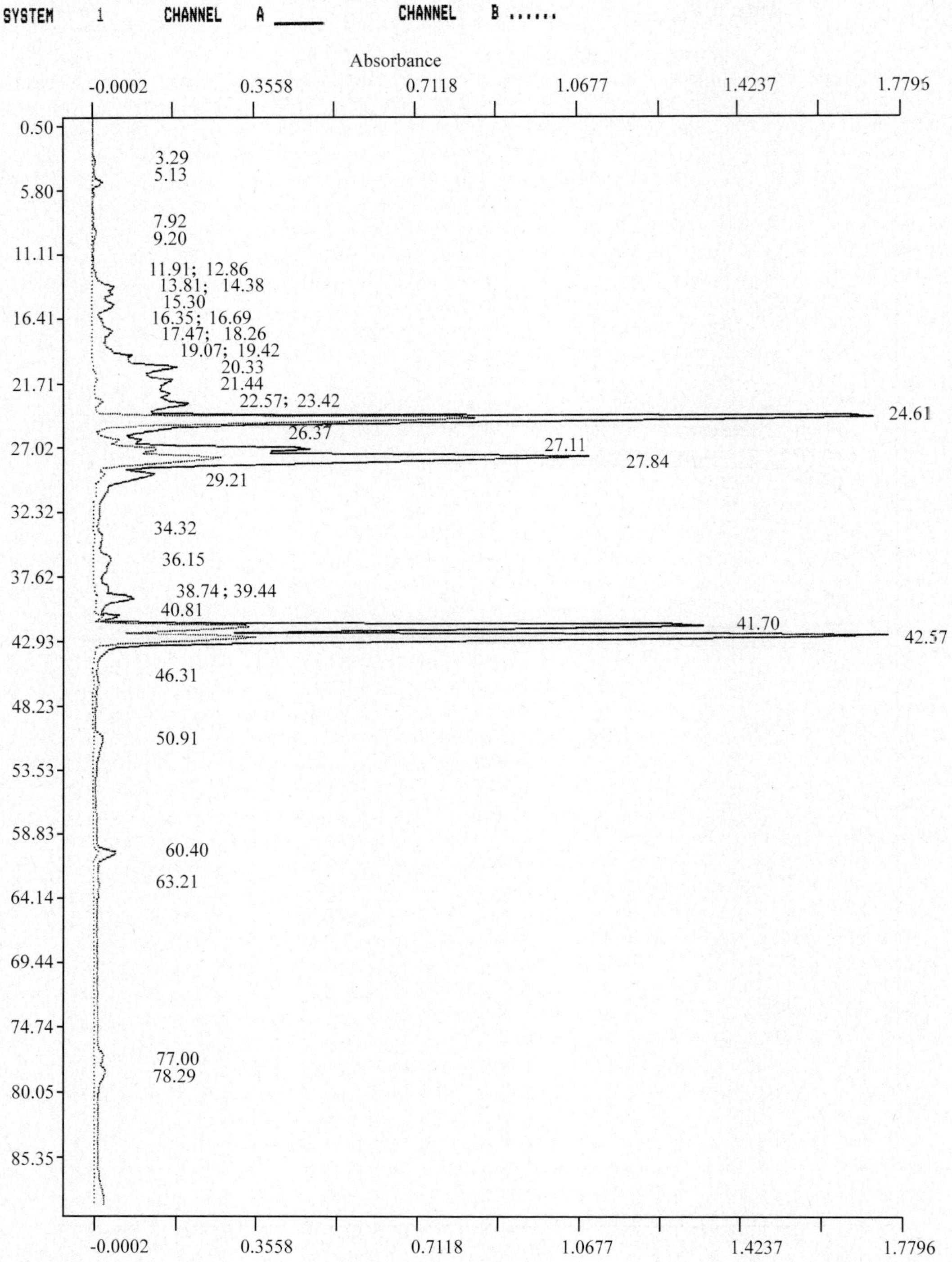

图 30-6 短裂光茎大黄 40 种主要化学成分的 HPLC 色谱分析图谱

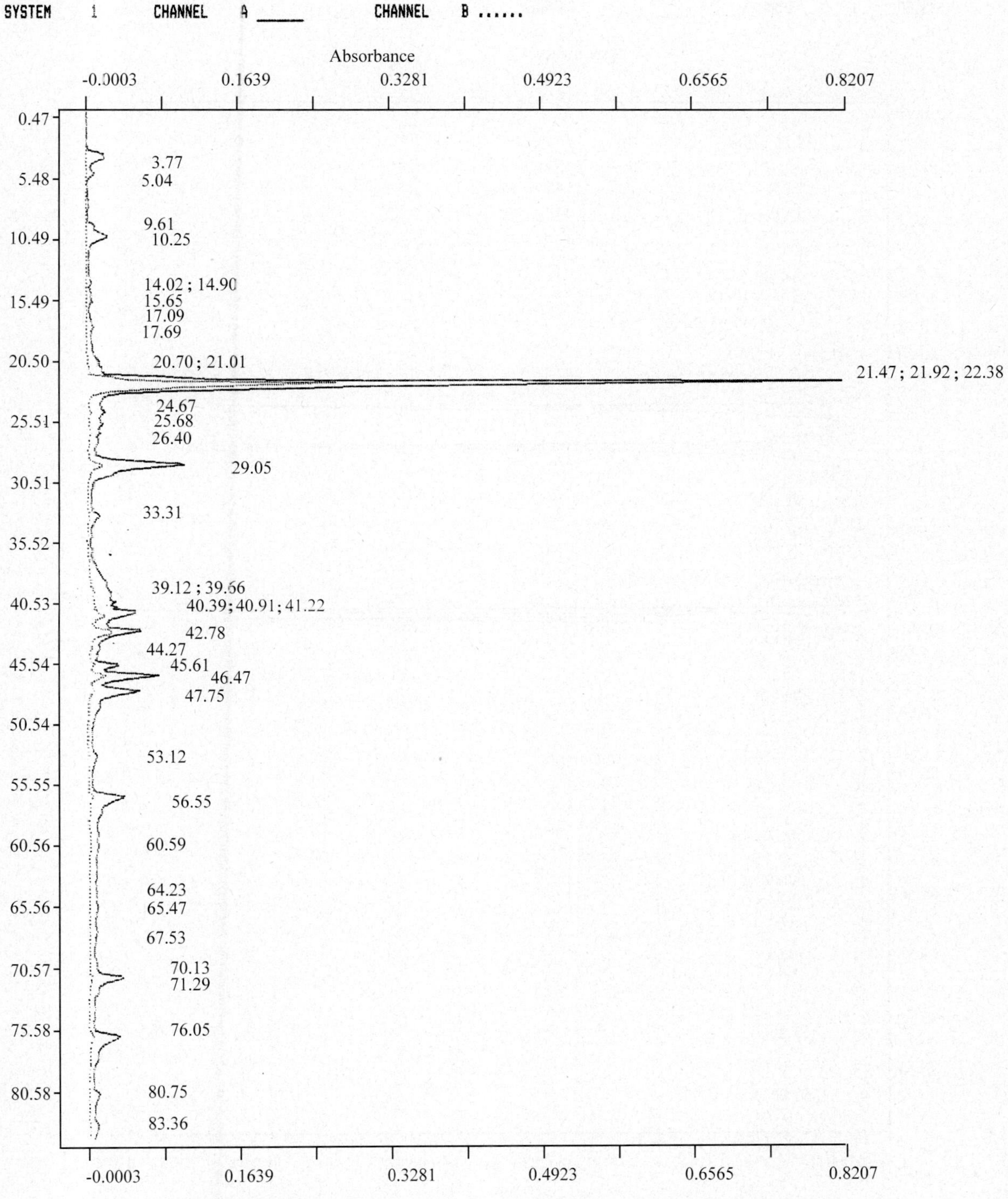

图 30-7　藏边大黄 40 种主要化学成分的 HPLC 色谱分析图谱

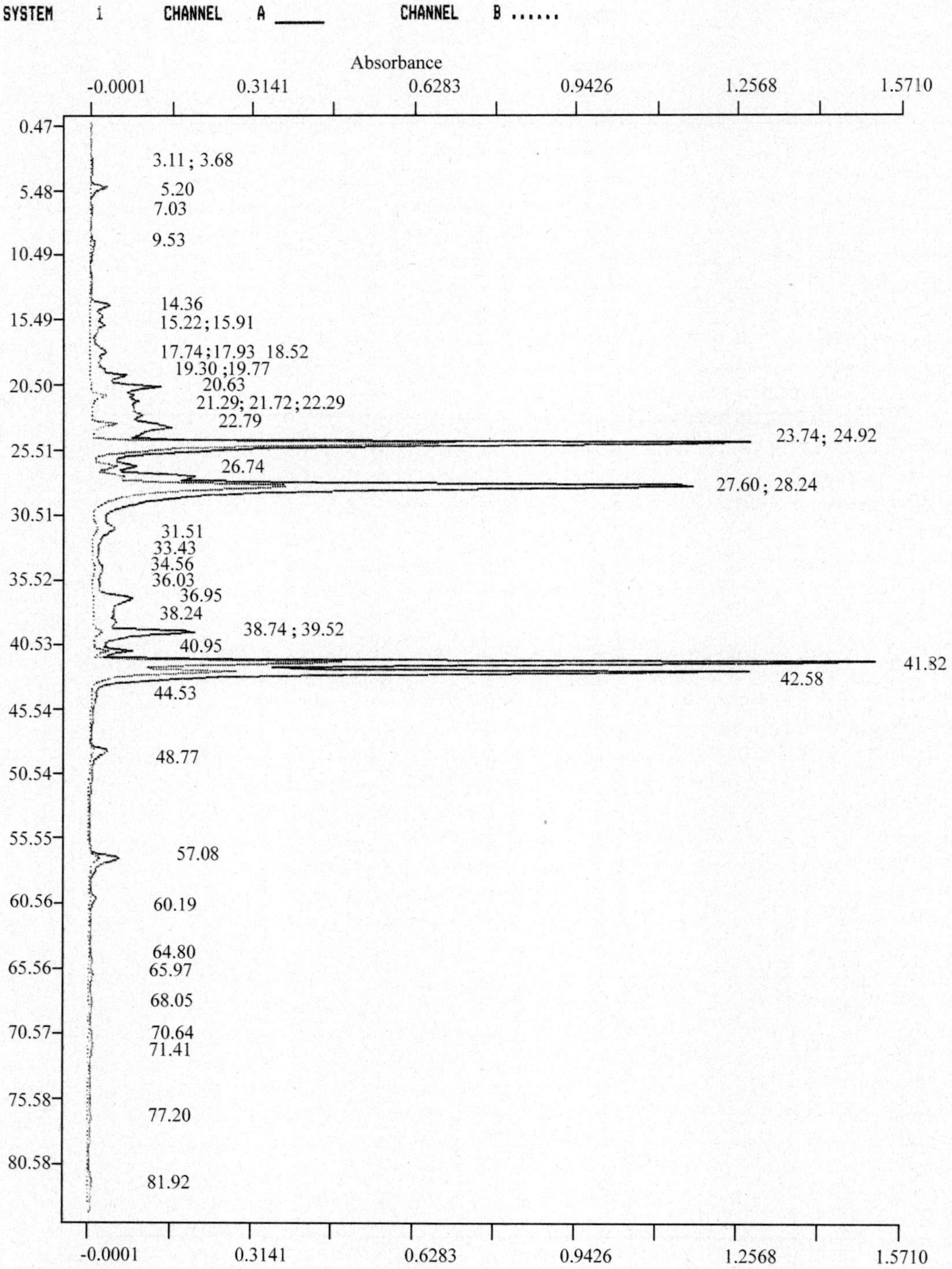

图 30-8 拉萨大黄 40 种主要化学成分的 HPLC 色谱分析图谱

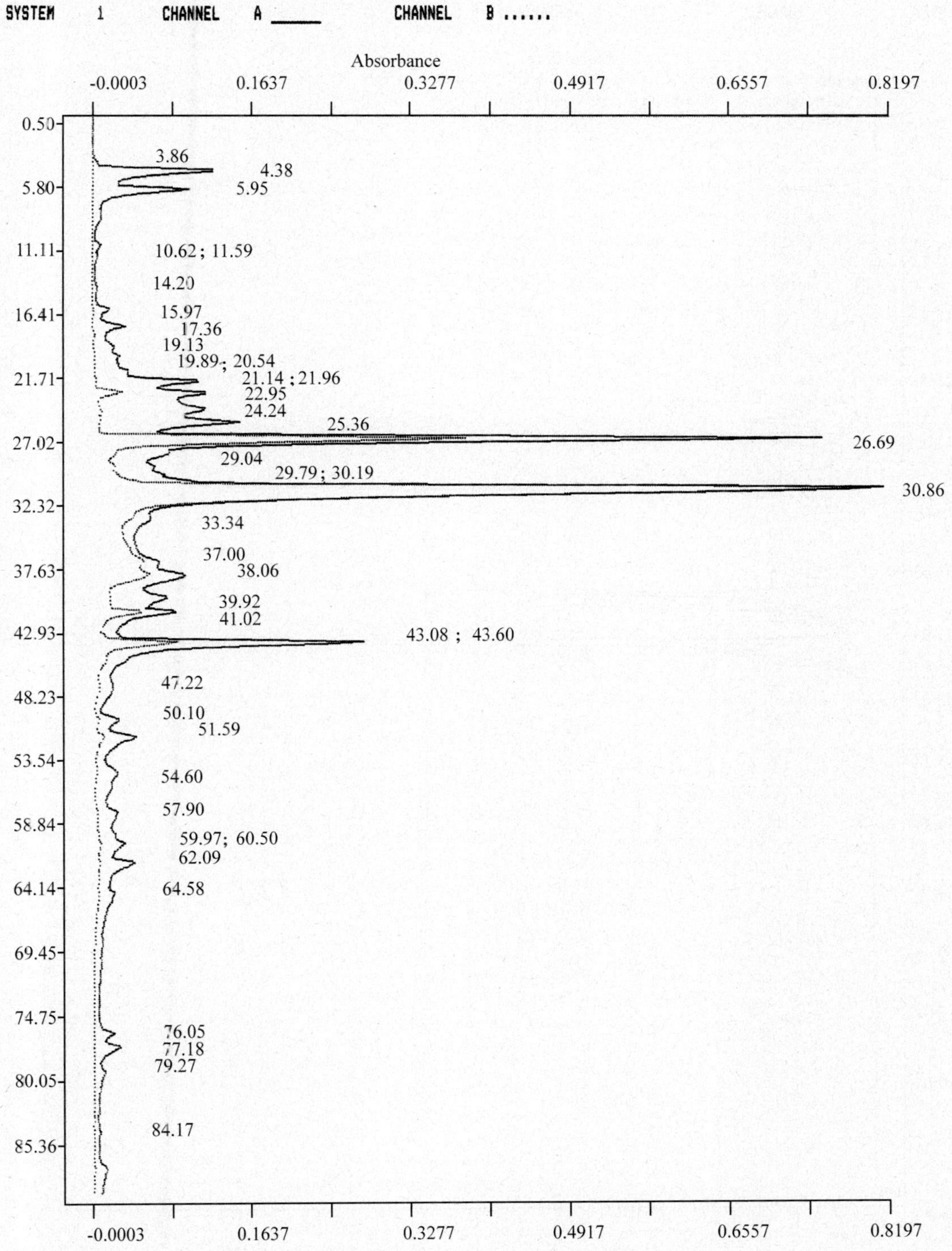

图 30-9　波叶大黄 40 种主要化学成分的 HPLC 色谱分析图谱

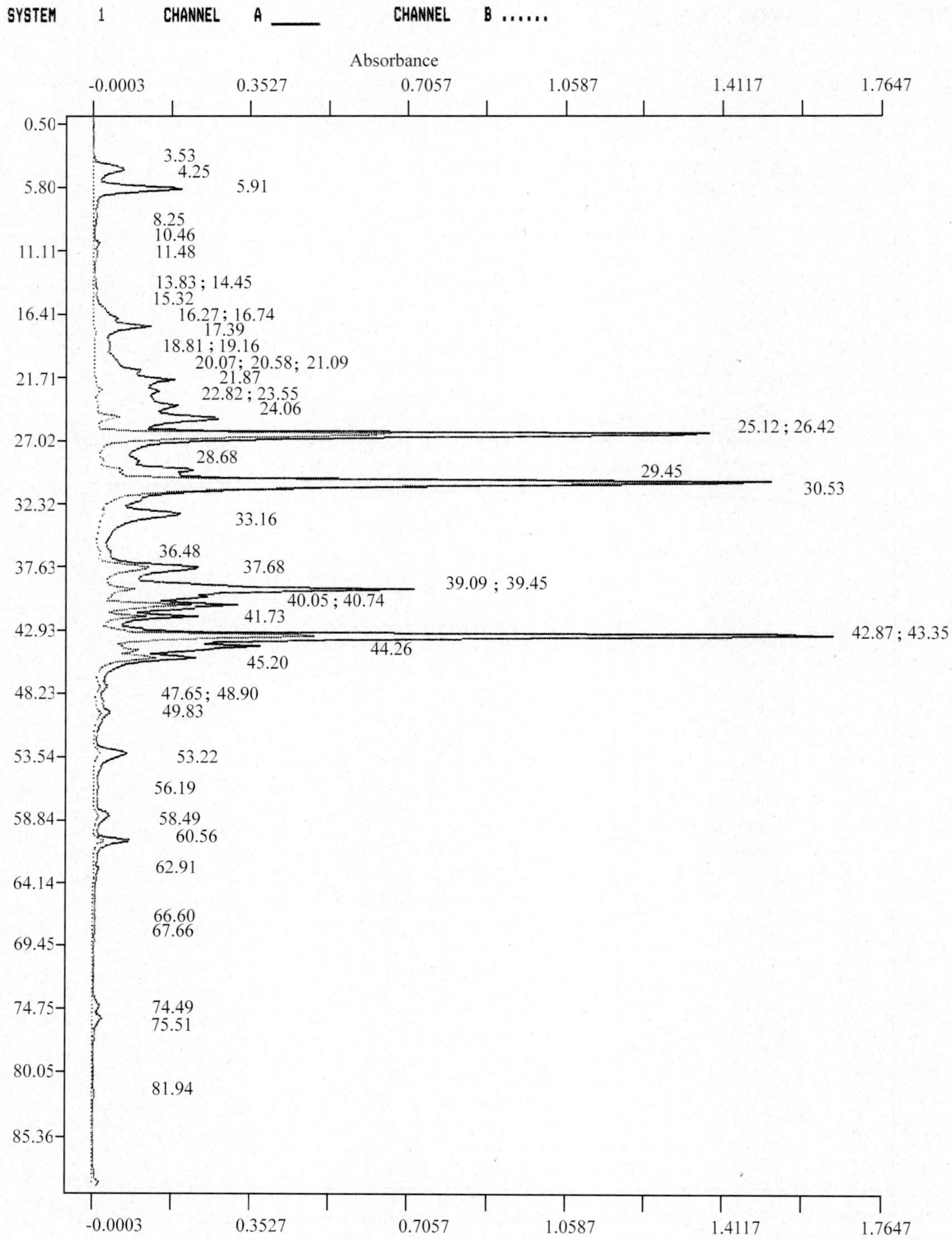

图 30-10 围场大黄 40 种主要化学成分的 HPLC 色谱分析图谱

第六节　掌叶组 6 种大黄 40 种主要化学成分的 HPLC 定量分析与比较

大黄属掌叶组（Sect. Palmata）大黄包括药用大黄（R. officinale Bail.）、掌叶大黄（R. palmatum L.）、唐古特大黄（R. tanguticum Maxim. ex Balf.）、六盘山鸡爪大黄（R. tanguticum var. liupanshang C. Y. Cheng et T. C. Kao.）、秦岭大黄（R. qinlingense. Y. K. Yang et al）、条裂大黄（R. laciniatum Prain）6 种，其中药用大黄、掌叶大黄、唐古特大黄是中国药典规定供药用的大黄品种。有关上述 3 种大黄化学成分的研究，已有许多报道。本文作者首次报道了掌叶组大黄除条裂大黄以外的其它大黄生药中 40 种主要化学成分的测定结果，以期对掌叶组大黄各品种的品质评价和品种鉴别提供更多的科学资料。

材料与方法

提供研究的生药样品：药用大黄（1987，四川万源），掌叶大黄（1986，陕西陇县），唐古特大黄（1984，青海民和），秦岭大黄（1991，陕西太白），六盘山鸡爪大黄（1991，甘肃卓尼）。按本章第一节所述方法进行测定。

结果与讨论

测定结果见表 30-14 及图 30-11～15，图中各峰位化学成分见表 30-2。蒽醌及其单糖苷的总量：六盘山鸡爪大黄（66.20mg/g）＞唐古特大黄（21.60mg/g）＞掌叶大黄（14.99mg/g）＞药用大黄（7.05mg/g）＞秦岭大黄（4.29mg/g）。水溶性蒽苷类的总量：唐古特大黄（71.5mg/g）＞六盘山鸡爪大黄（63.59mg/g）＞秦岭大黄（37.53mg/g）＞药用大黄（25.09mg/g）＞掌叶大黄（15.0mg/g）。苯丁酮苷类的总量：唐古特大黄（79.12mg/g）＞秦岭大黄（3.27mg/g），药用大黄、掌叶大黄和六盘山鸡爪大黄未能检出此类成分。二苯乙烯苷类的总量：六盘山鸡爪大黄（17.57mg/g）＞掌叶大黄（8.97mg/g）＞唐古特大黄（4.12mg/g）＞药用大黄（1.78mg/g）＞秦岭大黄（0.22mg/g）。鞣质及其有关化合物的总量：唐古特大黄（248.88mg/g）＞药用大黄（74.21mg/g）＞掌叶大黄（65.98mg/g）＞六盘山鸡爪大黄（43.34mg/g）＞秦岭大黄（28.22mg/g）。

表 30-14　大黄属掌叶组大黄中主要化学成分的含量（mg/g）

化学成分	英文缩写	药用大黄	掌叶大黄	唐古特大黄	秦岭大黄	六盘山鸡爪大黄
蒽醌及其单糖苷的总量		7.05	14.99	21.60	4.29	66.20
1. 芦荟大黄素	A-E	—	0.06	—	—	0.13
2. 大黄酸	Rhein	2.25	0.53	1.42	3.43	1.37
3. 大黄素	Emodin	0.20	0.35	—	—	0.09
4. 大黄酚	Chry	—	—	17.45	—	4.75
5. 大黄素甲醚	Phy	—	3.19	—	—	3.11
6. 芦荟大黄素-8-葡萄糖苷	A-8-Glc	0.14	1.94	—	—	54.08
7. 芦荟大黄素-ω-葡萄糖苷	A-ω-Glc	0.07	—	—	—	0.08
8. 大黄酸-8-葡萄糖苷	R-8-Glc	2.13	6.48	0.94	0.60	—
9. 大黄酚-8-葡萄糖苷	C-8-Glc	2.26	0.44	1.79	0.26	2.59
水溶性蒽苷类的总量		25.09	15.00	71.52	37.53	63.59
10. 番泻苷 A	SA	13.43	—	15.00	9.45	50.14
11. 番泻苷 B	SB	1.86	—	2.39	1.50	1.51
12. 番泻苷 E	SE	—	6.23	—	9.39	0.92
13. 番泻苷 F	SF	—	0.21	3.11	8.72	1.32
14. 大黄酸葡萄糖苷 A	RA	—	—	—	—	1.24
15. 大黄酸葡萄糖苷 B	RB	3.09	—	6.77	2.16	—
16. 大黄酸葡萄糖苷 C	RC	5.89	8.32	34.50	6.31	6.80
17. 大黄酸葡萄糖苷 D	RD	0.82	0.24	9.75	—	1.66

续表 30-14

化学成分	英文缩写	药用大黄	掌叶大黄	唐古特大黄	秦岭大黄	六盘山鸡爪大黄
苯丁酮苷类的总量		—	—	79.12	3.27	—
18. 莲花掌苷	Lind	—	—	79.12	3.27	—
19. 异莲花掌苷	Iso-lind	—	—	—	—	—
二苯乙烯苷类的总量		1.78	8.97	4.12	0.22	17.57
20. 土大黄苷	Rhap	—	0.39	—	—	—
21. 脱氧土大黄苷	Deoxyrhap	0.02	—	0.03	0.03	—
22. 3,5,3′-三羟基二苯乙烯-4′-O-(6″-O-没食子酰)-葡萄糖苷	S-4′-Glc-G	—	—	0.45	—	—
23. 二苯乙烯葡萄糖苷	Stil-Glc	—	6.17	—	—	—
24. 4,3′,5′-三羟基二苯乙烯-4-(6″-没食子酰)-葡萄糖苷	S-1	—	—	0.09	—	0.09
25. 4,3′,5′-三羟基二苯乙烯-4-葡萄糖苷	S-2	0.57	0.39	3.55	0.19	0.20
26. 3,4,3′,5′-四羟基二苯乙烯-3-葡萄糖苷	S-3	1.19	2.02	—	—	17.28
鞣质及其有关化合物的总量		74.21	65.98	248.88	28.22	43.34
27.(+)-儿茶素	(+)-Cate	17.21	26.93	33.19	—	—
28.(+)-儿茶素葡萄糖苷	(+)-Cate-Glc	3.06	8.20	4.94	2.34	1.91
29.(−)-表儿茶素	(−)-Epi	1.05	0.14	7.98	1.43	—
30.(−)-表儿茶素-3-O-葡萄糖苷	(−)-Epi-Glc	2.79	4.38	34.23	4.34	2.77
31. 前矢车素 B-1	B-1	0.93	6.59	6.98	1.51	—
32. 前矢车素 B-2	B-2	4.22	2.03	—	—	8.56
33. 前矢车素 B-3	B-3	—	—	7.59	—	27.01
34. 前矢车素 B-1,3 没食子酰	B-1,3G	—	—	—	1.16	—
35. 前矢车素 B-2,3,3′-二没食子酰	B-2,3,3′-GG	28.00	12.31	45.08	—	—
36. 1-O-没食子酰葡萄糖苷	1-O-G-Glu	0.08	0.07	0.06	0.03	0.07
37. 1-6-O-二没食子酰-2-桂皮酰葡萄糖苷	1,6-O-GG-2-C-Glu	10.38	2.33	58.50	13.84	—
38. 1,2,6-O-没食子酰葡萄糖苷	1,2,6-O-G-Glu	4.16	0.52	49.99	—	1.33
39. 1-没食子酰-2-桂皮酰葡萄糖苷	1-G-2-C-Glu	—	—	—	—	—
40. 没食子酸	GA	2.33	2.48	0.34	3.57	1.69

结果可见，唐古特大黄的各类化学成分含量最高，因此其药理作用也可能最高，药材的品质最佳，与前报道一致。

过去认为正品大黄不含土大黄苷等二苯乙烯类荧光性成分，并以此与非正品大黄区分，但研究结果发现，3 种正品大黄均含少量具有亮蓝色荧光的二苯乙烯苷类物质，因此有无荧光性物质能否作为区别正品大黄与非正品大黄的依据，尚需进一步探讨。

六盘山鸡爪大黄和秦岭大黄属非正品大黄，但其水溶性蒽苷类的含量仅次于唐古特大黄，且前者含蒽醌及其单糖苷和二苯乙烯苷类成分最多，研究结果为开发正品大黄新药源提供了科学资料。此外，5 种掌叶组大黄所含各种成分的有无和含量的多少，亦为品种鉴别提供了参考资料。

参考文献

[1] 郑俊华．正品大黄中 34 种化学成分的高效液相色谱法定量分析．北京医科大学学报，1989，21(1):54

[2] 郑俊华．三种非正品大黄 34 种化学成分的高效液相色谱法定量分析．北京医科大学学报，1989，21(4):315

[3] 郑俊华．商品大黄中 34 种化学成分的高压液相色谱法定量分析．北京医科大学学报，1989，21(6):499

（王京霞　谢晓慧　史录文
郑俊华　尚安明）

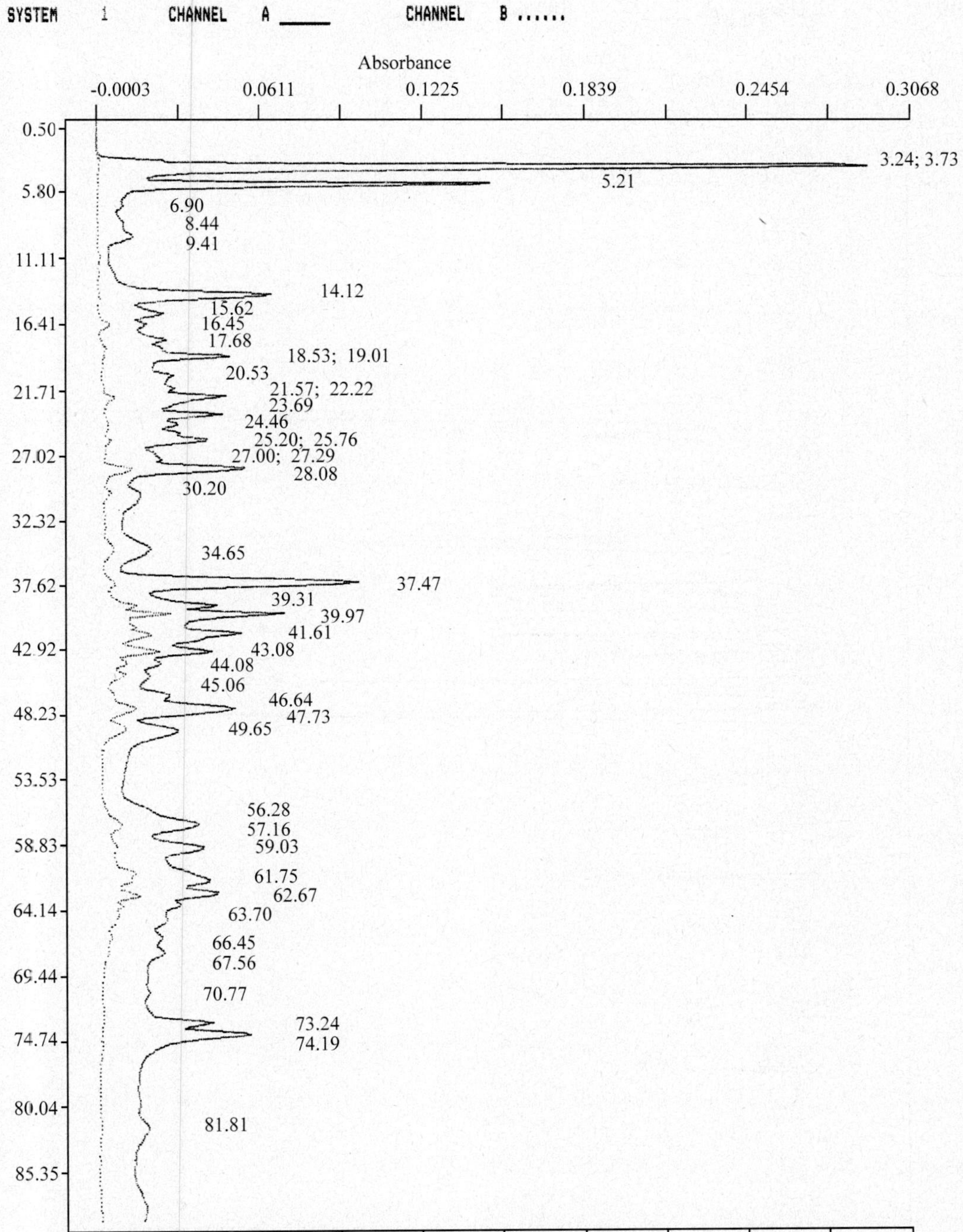

图 30-11　药用大黄 40 种主要化学成分的 HPLC 色谱分析图谱

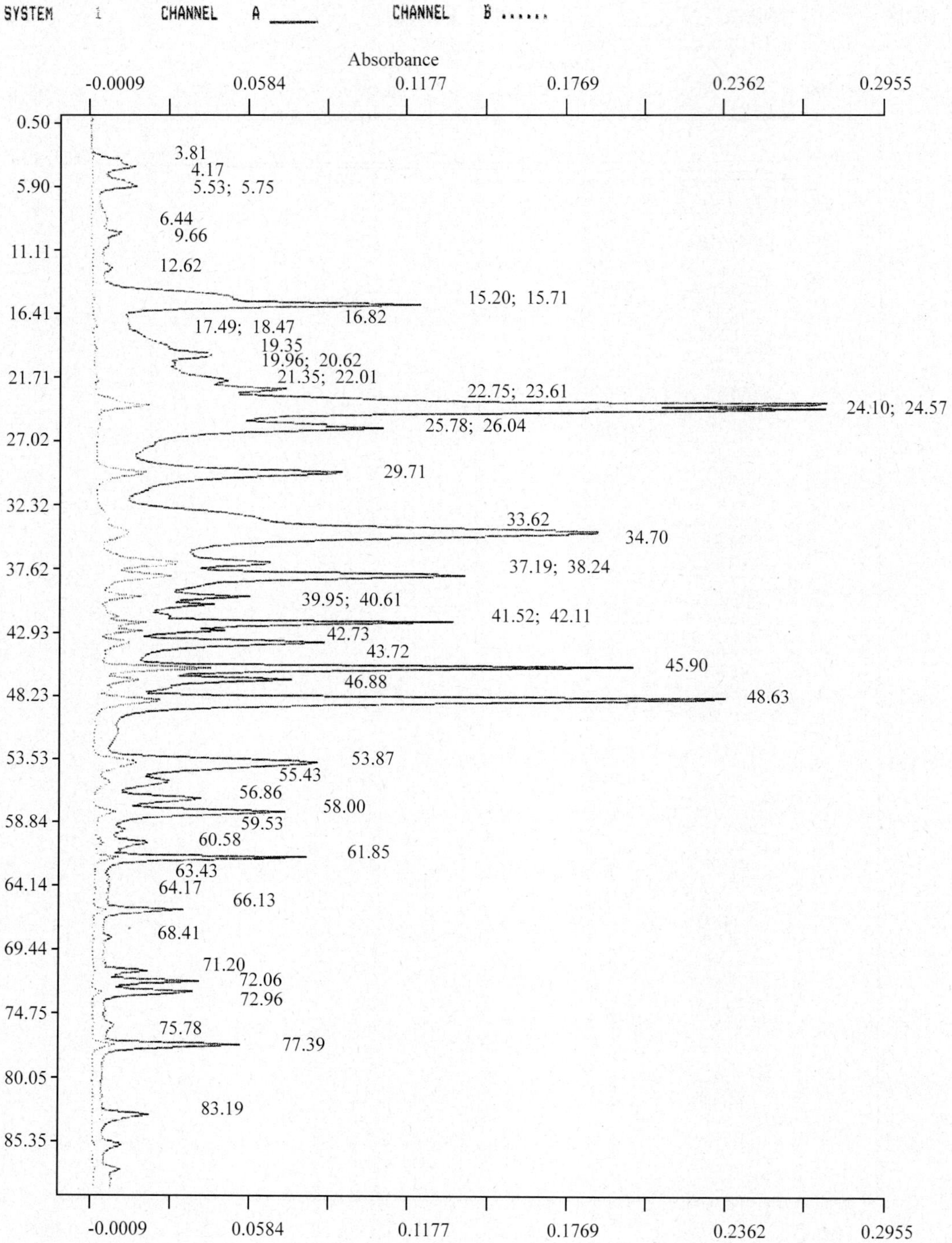

图 30-12 掌叶大黄 40 种主要化学成分的 HPLC 色谱分析图谱

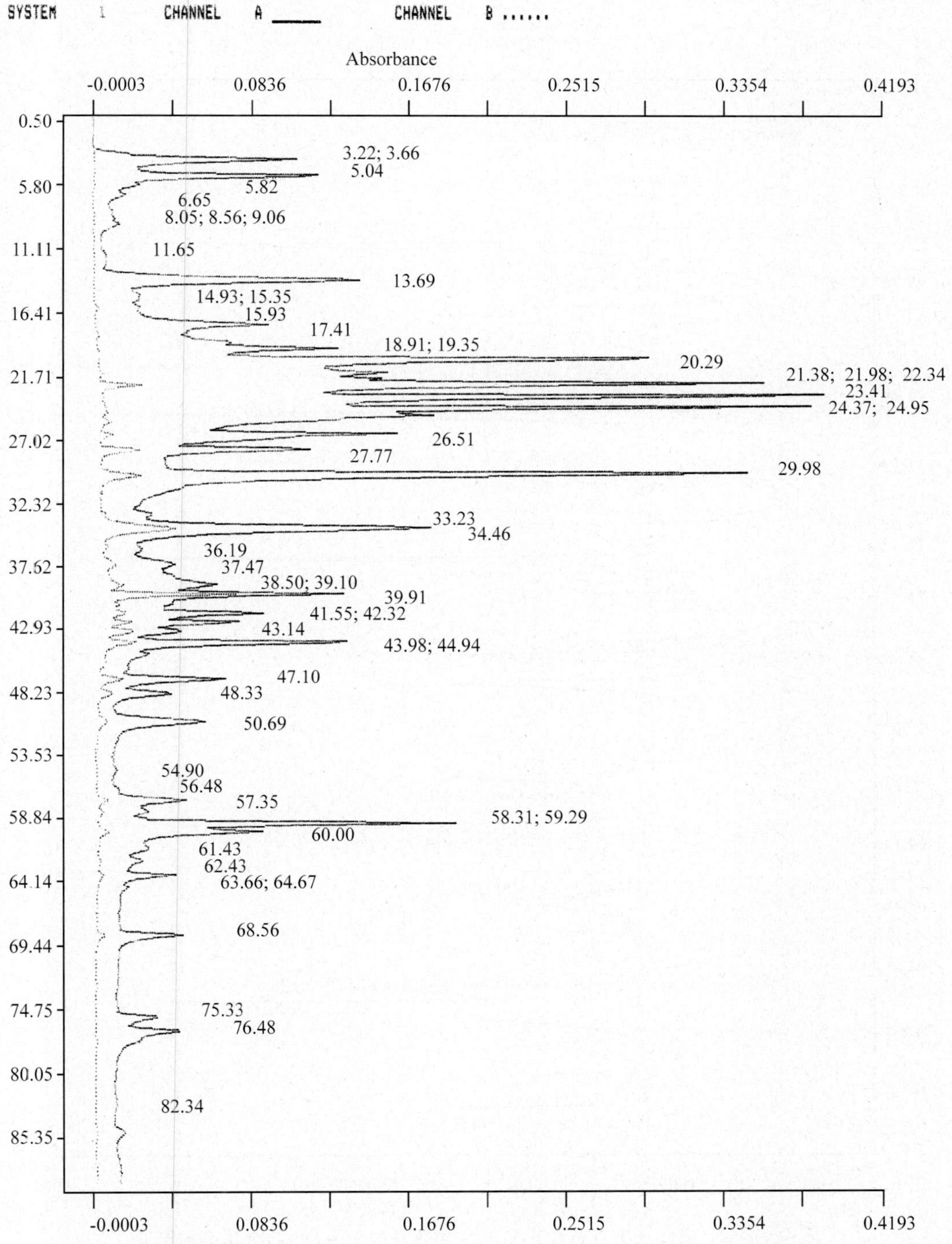

图 30-13　唐古特大黄 40 种主要化学成分的 HPLC 色谱分析图谱

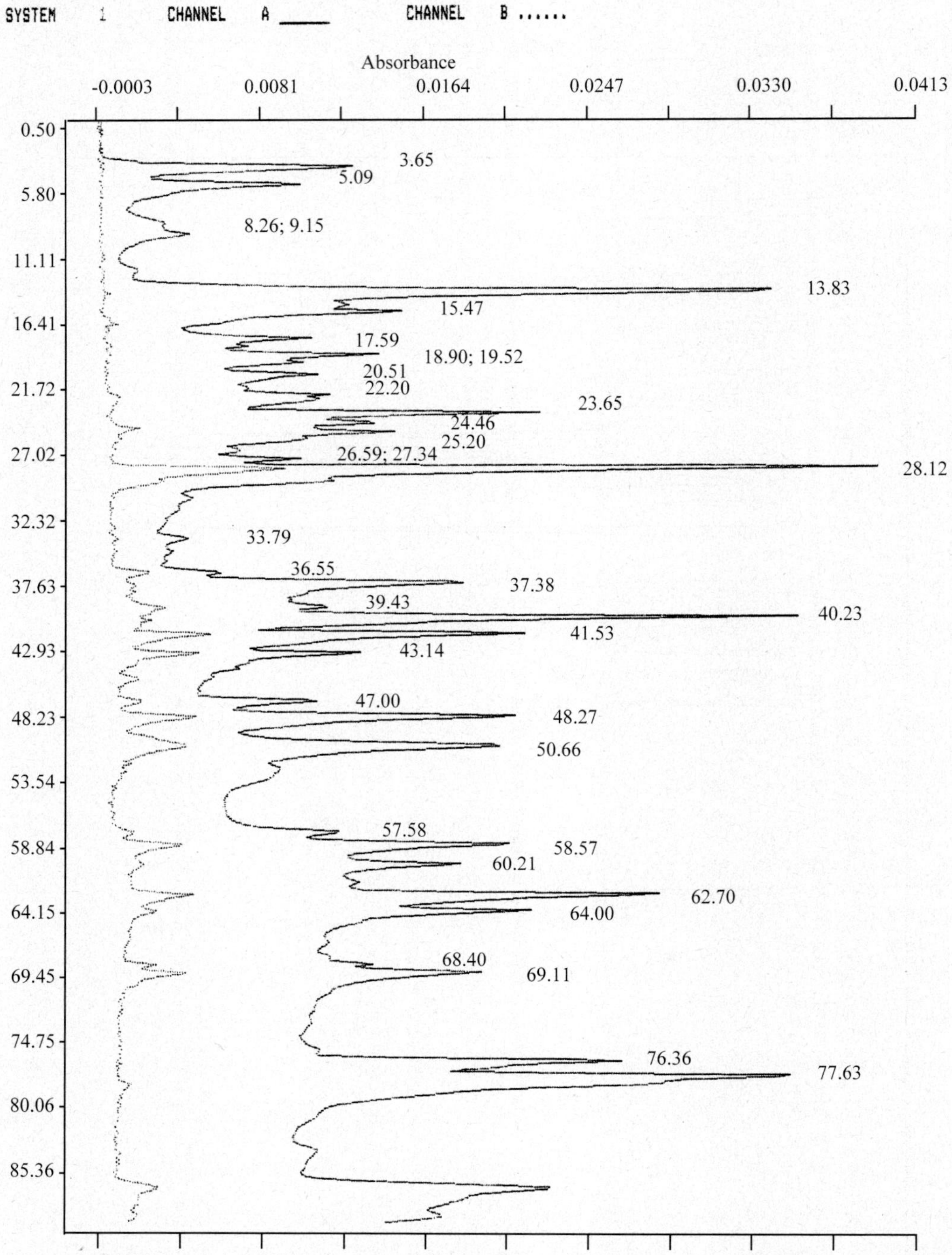

图 30-14 秦岭大黄（新种）40 种主要化学成分的 HPLC 色谱分析图谱

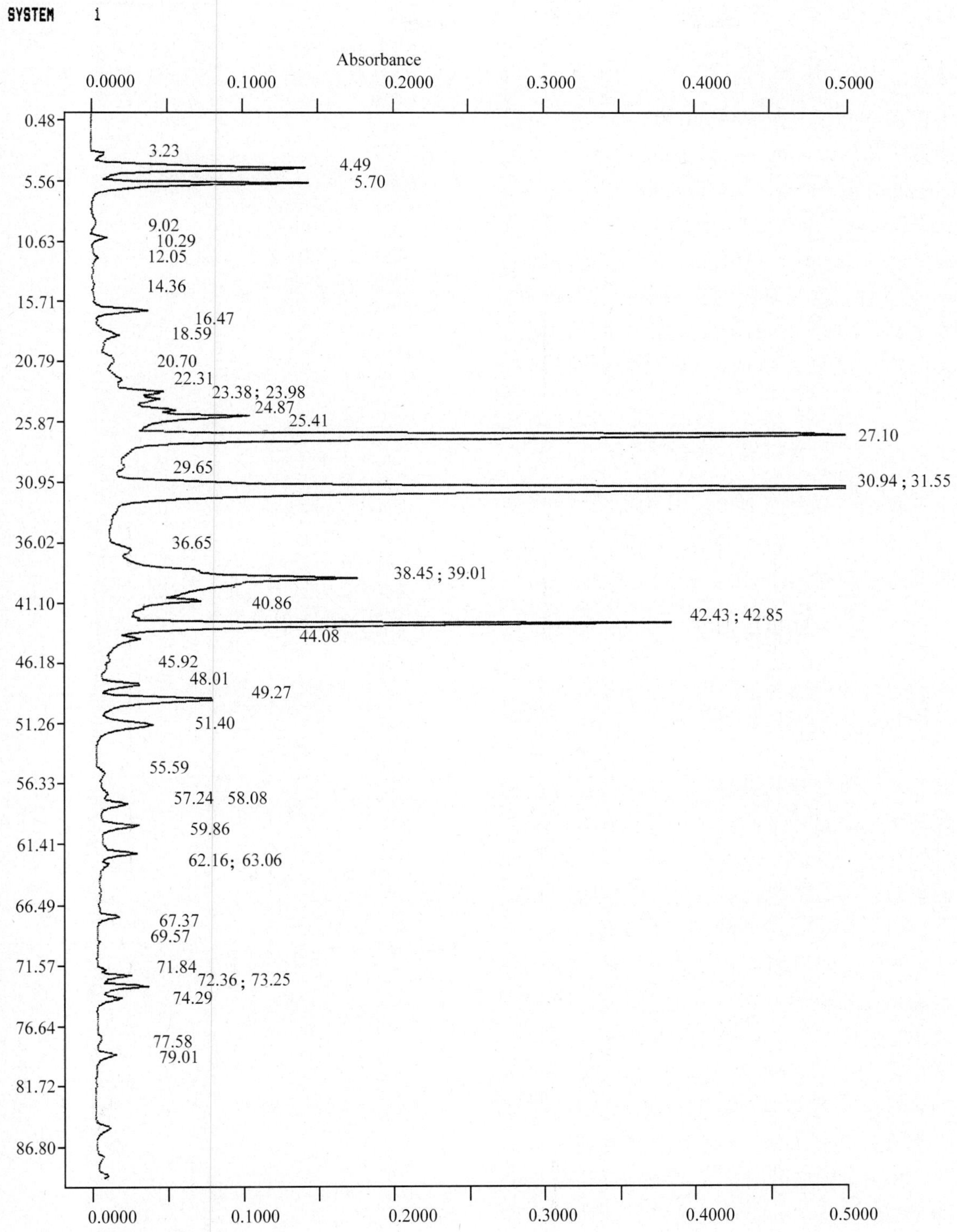

图 30-15　六盘山鸡爪大黄 40 种主要化学成分的 HPLC 色谱分析图谱

第七节 心叶组不同产地疏枝大黄40种主要化学成分含量的比较

大黄属心叶组（Sect. Acuminata）植物包括云南大黄（R. yunnanense G. Sam.）、心叶大黄（R. acuminatum Hook. f. et Thoms）、斑茎大黄（R. maculatum Cheng et Kao）、疏枝大黄（R. kialense Franch.）和垂枝大黄（R. subacaule G. Sam.）5种，现仅采集到3种疏枝大黄样品，作者测定其40种主要化学成分的含量，以期为评价不同产地疏枝大黄的品质提供部分科学资料。

材料与方法

生药样品：疏枝大黄 No. 1（1986，四川稻城），No. 2（1991，四川康定），No. 3（1991，四川雅江）。按本章第一节所述方法进行测定。

结果与讨论

测定结果见表30-15及图30-16～18。由表可见，3个样品所含各类化合物的总量按以下顺序减少：

蒽醌及其单糖苷的总量：3个样品相近；水溶性蒽苷类的总量：No. 3＞No. 1＞No. 2；苯丁酮苷类的总量：No. 1＞No. 3＞No. 2；二苯乙烯苷类的总量：No. 3＞No. 1＞No. 2；鞣质及其有关化合物的总量：No. 3＞No. 1＞No. 2。

结果表明：四川的稻城、康定、雅江所产的疏枝大黄均含较高的水溶性蒽苷类、苯丁酮类、鞣质及其有关化合物，其中雅江所产品种所含水溶性蒽苷类的总量明显高于其它地区所产的品种。与掌叶组大黄相比（见本章第六节），疏枝大黄所含的苯丁酮苷类、水溶性蒽苷类远高于正品大黄，其它各类成分与正品大黄相近。由此可见，这3个地区所产的疏枝大黄具有大黄的各种生物活性可能比较强，其中雅江所产品种的泻下作用可能为最强，其药用价值有待进一步研究。

表30-15 大黄属心叶组疏枝大黄中40种主要化学成分的含量（mg/g）

化学成分	No. 1	No. 2	No. 3
蒽醌及其单糖苷的总量	10.62	10.54	10.16
1. 芦荟大黄素	—	—	0.10
2. 大黄酸	—	—	—
3. 大黄素	0.23	0.10	0.20
4. 大黄酚	3.71	4.75	4.25
5. 大黄素甲醚	2.38	2.50	2.64
6. 芦荟大黄素-8-葡萄糖苷	—	—	—
7. 芦荟大黄素-ω-葡萄糖苷	0.10	0.06	0.06
8. 大黄酸-8-葡萄糖苷	1.05	1.02	0.67
9. 大黄酚-8-葡萄糖苷	3.15	2.11	2.24
水溶性蒽苷类的总量	69.82	57.81	127.55
10. 番泻苷 A	66.19	53.80	115.50
11. 番泻苷 B	—	—	—
12. 番泻苷 E	2.02	1.73	1.15
13. 番泻苷 F	0.73	1.88	6.66
14. 大黄酸葡萄糖苷 A	—	—	—
15. 大黄酸葡萄糖苷 B	0.14	0.40	0.72
16. 大黄酸葡萄糖苷 C	0.59	—	2.40
17. 大黄酸葡萄糖苷 D	0.15	—	1.12
苯丁酮苷类的总量	176.44	137.58	143.26
18. 莲花掌苷	176.44	137.58	143.26
19. 异莲花掌苷	—	—	—
二苯乙烯苷类的总量	2.31	1.69	5.90
20. 土大黄苷	—	—	—
21. 脱氧土黄苷	—	—	—
22. 3,5,3′-三羟基二苯乙烯-4′-O-(6″-O-没食子酰)-葡萄糖苷	—	—	—
23. 二苯乙烯葡萄糖苷	1.68	—	4.97
24. 4,3′,5′-三羟基二苯乙烯-4-(6″-没食子酰)-葡萄糖苷 S-1	—	—	—
25. 4,3′,5′-三羟基二苯乙烯-4-葡萄糖苷 S-2	0.42	0.61	0.17
26. 3,4,3′,5′-四羟基二苯乙烯-3-葡萄糖苷 S-3	0.21	1.08	0.76
鞣质及有关化合物总量	163.06	143.74	176.73
27. (+)-儿茶素	1.35	0.64	0.03
28. (+)-儿茶素葡萄糖苷	3.41	4.56	3.62
29. (−)-表儿茶素	0.05	0.81	0.75
30. (−)-表儿茶素-3-O-葡萄糖苷	—	2.66	0.72
31. 前矢车素 B-1	—	—	—
32. 前矢车素 B-2	—	—	1.20
33. 前矢车素 B-3	—	—	—
34. 前矢车素 B-1 3-没食子酰	—	—	—
35. 前矢车素 B-2 3,3′-二没食子酰	151.73	129.68	164.78
36. 1-O-没食子酰葡萄糖	0.06	—	0.07
37. 1-6-二没食子酰-2-桂皮酰葡萄糖	1.21	1.85	1.70
38. 1,2,6-O-没食子酰葡萄糖	0.22	1.09	1.08
39. 1-没食子酰-2-桂皮酰葡萄糖	—	—	2.18
40. 没食子酸	5.03	2.46	0.63

（谢晓慧 史录文 郑俊华 尚安明 薛 峰 白振强）

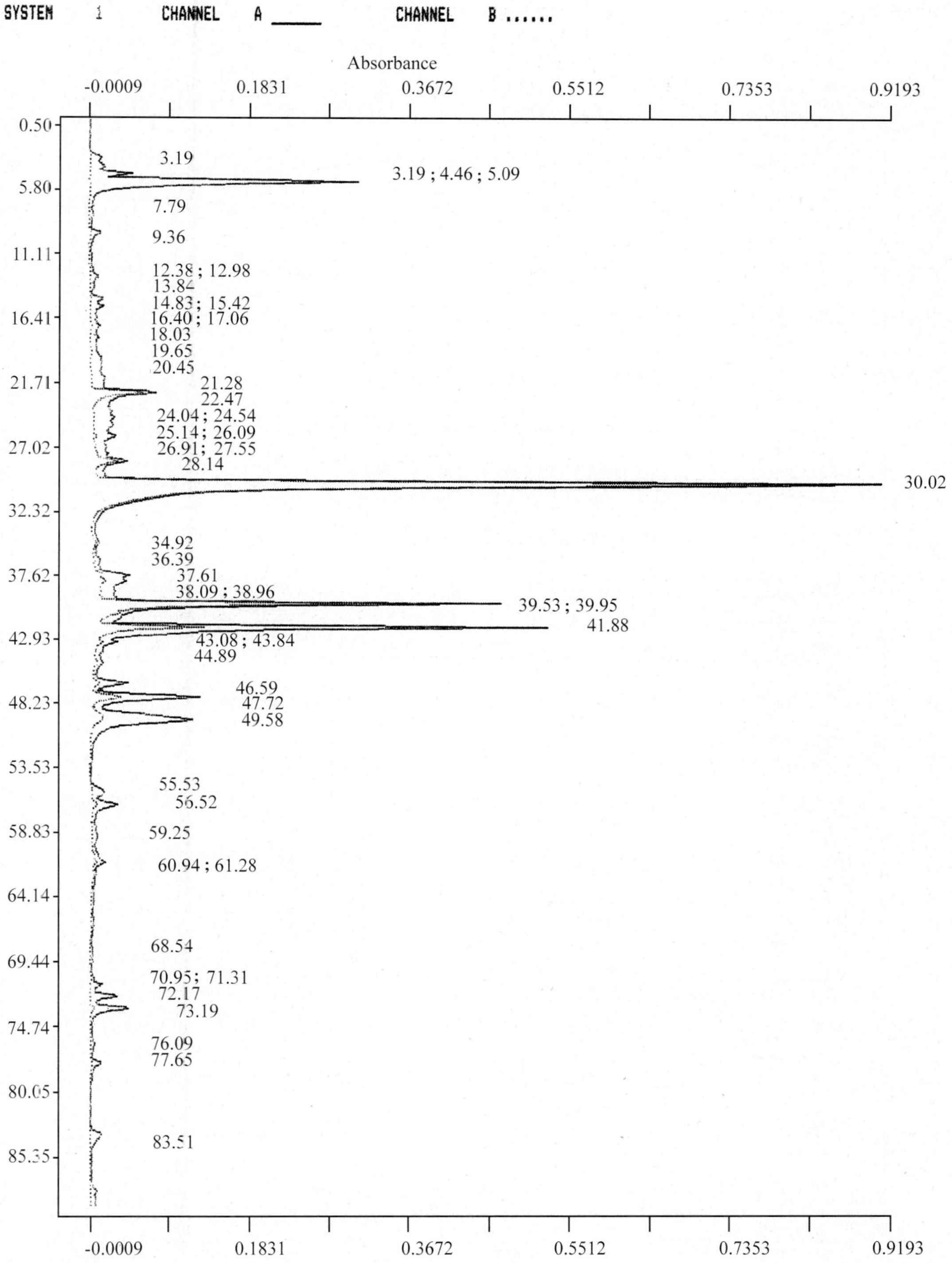

图 30-16　四川稻城疏枝大黄 40 种主要化学成分的 HPLC 色谱分析图谱

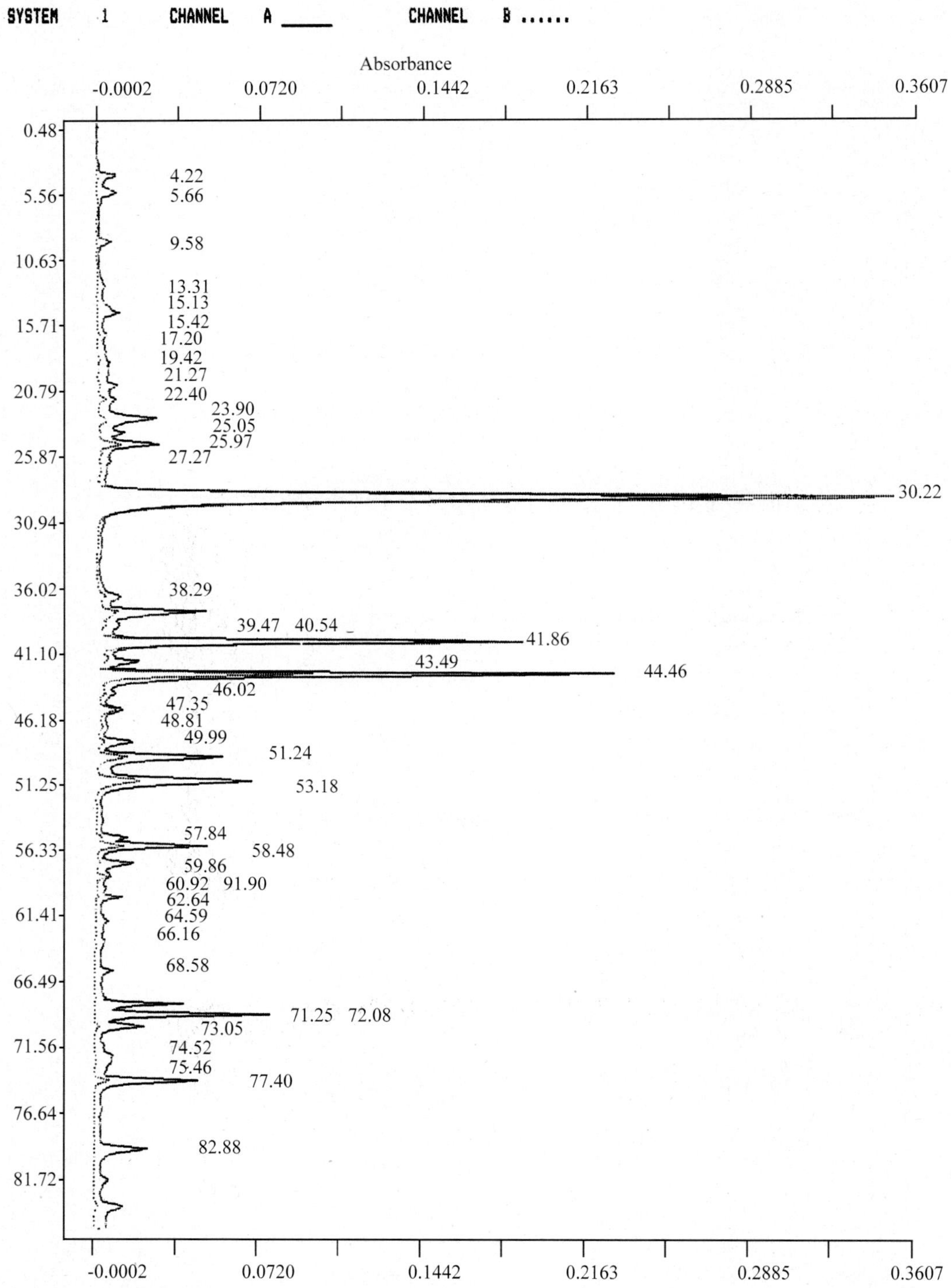

图 30-17 四川康定疏枝大黄 40 种主要化学成分的 HPLC 色谱分析图谱

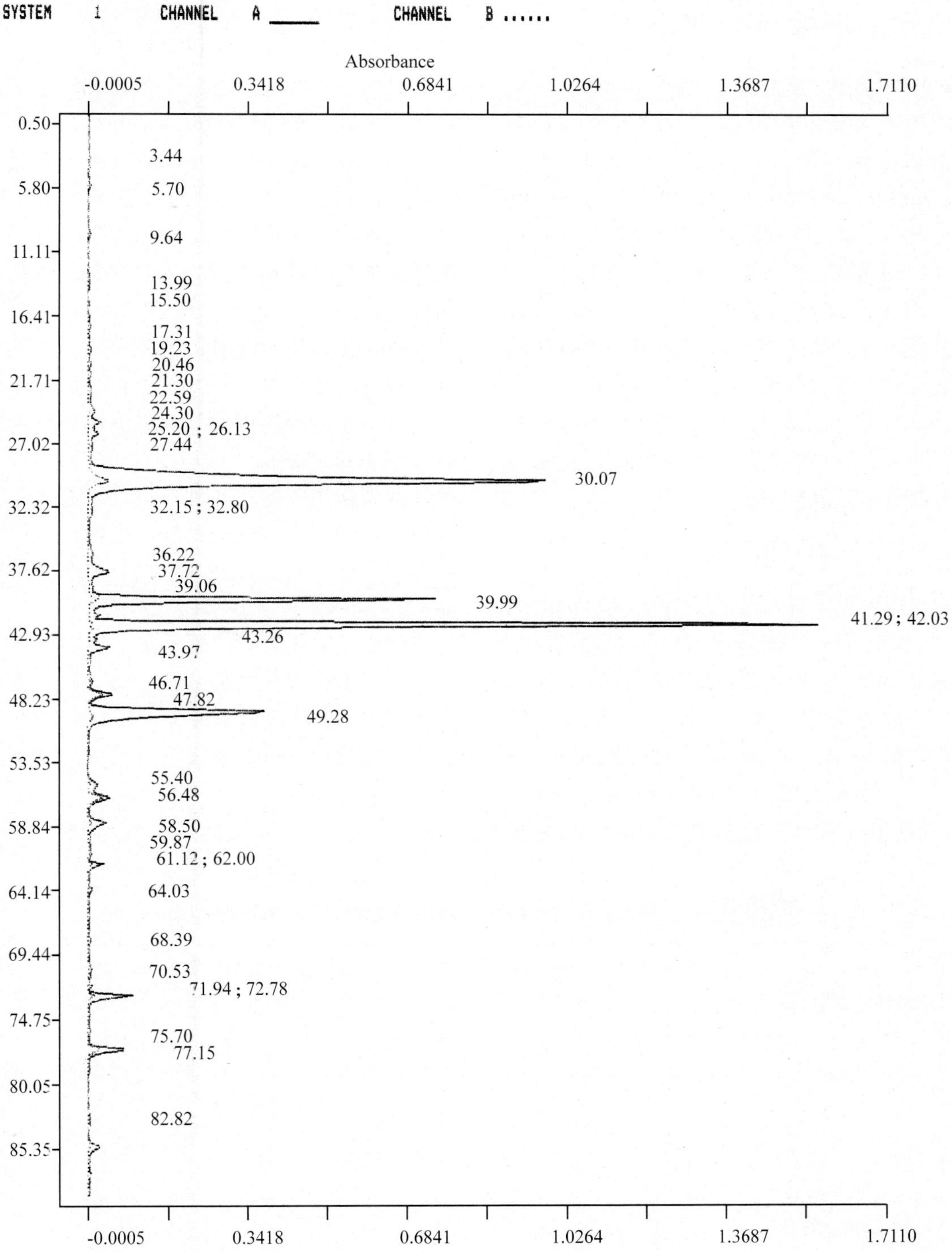

图 30-18　四川雅江疏枝大黄 40 种主要化学成分的 HPLC 色谱分析图谱

第八节 砂生组7种大黄40种主要化学成分的HPLC定量分析与比较

大黄属砂生组大黄包括总序大黄（R. racemiferum Maxim.）、窄叶大黄（R. sublanceolatum Cheng et Kao）、滇边大黄（R . delavayi Franch.）、小大黄（R. pumilum Maxim.）、矮大黄（R. nanum Siev. ex Pall.）、单脉大黄（R. uninerve Maxim.）、西藏大黄（R. tibeticum Maxim. ex Hook. f.）7种。其中多数品种均供药用，藏医将西藏大黄列为上品，小大黄列为下品（罗达尚等，青藏高原大黄属植物在藏药中的应用．中草药，1985；16（8）：31）。本文首次用HPLC对砂生组各种大黄40种主要化学成分进行定量分析，为大黄药用提供科学依据。

材料和方法

供研究用的生药样品有：总序大黄（内蒙阿左旗，1990.9采）、窄叶大黄（甘肃夏河，1991.7采）、滇边大黄（四川康定，1986.8采）、小大黄（青海互助县，1989.8采）、矮大黄（宁夏汝洪沟，1990.9采）、西藏大黄（四川康定，1991.7采）、单脉大黄（宁夏汝洪沟，1990.9采）。按本章第一节所述方法进行测定，结果见表30-16及图30-19～25。

结果与讨论

由表可见，蒽醌及其单糖苷的总量：西藏大黄>单脉大黄>总序大黄>矮大黄>滇边大黄>窄叶大黄>小大黄；水溶性蒽苷类的总量：西藏大黄>单脉大黄>矮大黄>窄叶大黄>总序大黄>滇边大黄>小大黄；苯丁酮苷类的总量：滇边大黄>单脉大黄>小大黄；总序大黄、窄叶大黄、矮大黄、西藏大黄未检出此类成分；二苯乙烯苷类的总量：矮大黄>滇边大黄>单脉大黄>西藏大黄>窄叶大黄>小大黄>总序大黄；鞣质及其有关化合物的总量：窄叶大黄>矮大黄>单脉大黄>总序大黄>小大黄>滇边大黄>西藏大黄。其中蒽醌及其单糖苷、水溶性蒽苷类的含量以西藏大黄为最高，而以小大黄为最低，因此，上述各类化学成分的药理作用，可能也是以西藏大黄为最强，小大黄为最弱，由此，可以部分地解释藏医把西藏大黄列为上品，而小大黄列为下品。

测定结果还表明，砂生组7种大黄均未检出芦荟大黄素、大黄酸葡萄糖苷A、土大黄苷、前矢车素B-2 1-O-没食子酰葡萄糖和1-没食子酰-2-桂皮酰葡萄糖，这对于大黄属组间的鉴别可能有参考价值。

表30-16 大黄属砂生组大黄中40种主要化学成分的含量（mg/g）

化学成分	英文缩写	总序大黄	窄叶大黄	滇边大黄	小大黄	矮大黄	西藏大黄	单脉大黄
蒽醌及其单糖苷的总量		7.35	3.03	3.36	0.11	5.92	24.86	13.76
1. 芦荟大黄素	A-E	—	—	—	—	—	—	—
2. 大黄酸	Rhein	0.36	0.48	—	0.11	—	1.33	—
3. 大黄素	Emodin	0.38	—	—	—	0.42	0.15	—
4. 大黄酚	Chry	—	—	—	—	—	0.06	8.01
5. 大黄素甲醚	Phy	3.40	—	2.90	—	2.60	1.14	1.30
6. 芦荟大黄素-8-葡萄糖苷	A-8-Glc	3.02	1.98	—	—	2.38	19.89	3.51
7. 芦荟大黄素-ω-葡萄糖苷	A-ω-Glc	—	0.07	—	—	—	—	—
8. 大黄酸-8-葡萄糖苷	R-8-Glc	—	0.17	0.17	—	0.52	1.16	0.48
9. 大黄酚-8-葡萄糖苷	C-8-Glc	0.19	0.33	0.29	—	—	1.13	0.26
水溶性蒽苷类的总量		8.60	23.61	7.54	2.20	26.99	43.23	34.60
10. 番泻苷A	SA	7.18	20.37	2.98	1.99	16.00	29.92	24.38
11. 番泻苷B	SB	0.63	—	0.54	—	1.11	—	1.03
12. 番泻苷E	SE	—	—	1.07	—	—	10.15	—
13. 番泻苷F	SF	0.61	—	0.25	—	1.75	—	0.49
14. 大黄酸葡萄糖苷A	RA	—	—	—	—	—	—	—
15. 大黄酸葡萄糖苷B	RB	—	0.12	—	0.08	2.22	—	1.79

续表 30-16

化学成分	英文缩写	总序大黄	窄叶大黄	滇边大黄	小大黄	矮大黄	西藏大黄	单脉大黄
16. 大黄酸葡萄糖苷 C	RC	—	1.45	2.38	—	4.85	0.36	5.42
17. 大黄酸葡萄糖苷 D	RD	0.18	1.67	0.32	0.13	1.06	2.80	1.49
苯丁酮苷类的总量		—	—	2.60	0.06	—	—	1.30
18. 莲花掌苷	Lind	—	—	2.37	0.06	—	—	—
19. 异莲花掌苷	Iso-lind	—	—	0.23	—	—	—	1.30
二苯乙烯苷类的总量		0.19	1.12	3.23	0.27	14.48	1.72	1.74
20. 土大黄苷	Phap	—	—	—	—	—	—	—
21. 脱氧土大黄苷	Deoxyrhap	—	—	—	—	0.15	—	—
22. 3,5,3′-三羟基二苯乙烯 4′-O-(6″-O-没食子酰)-葡萄糖苷	S-4′-Glc-G	—	0.05	—	—	—	—	0.42
23. 二苯乙烯葡萄糖苷	Stil-Glc	—	—	0.90	—	12.34	—	—
24. 4,3′,5′-三羟基二苯乙烯-4-(6″-没食子酰)-葡萄糖苷	S-1	—	—	0.05	—	—	—	—
25. 4,3′,5′-三羟基二苯乙烯-4-葡萄糖苷	S-2	0.06	—	0.05	—	0.16	0.51	0.73
26. 3,4,3′,5′-四羟基二苯乙烯-3-葡萄糖苷	S-3	0.13	1.07	2.23	0.27	1.83	1.21	0.59
鞣质及其有关化合物的总量		29.70	62.47	19.07	21.95	50.64	10.22	50.26
27. (+)-儿茶素	(+)-Cate	1.32	1.71	0.25	—	0.85	0.81	1.21
28. (+)-儿茶素葡萄糖苷	(+)-Cate-Glc	—	4.30	3.44	3.53	1.21	3.82	1.22
29. (−)-表儿茶素	(−)-Epi	—	0.12	0.39	—	0.78	0.76	—
30. (−)-表儿茶素-3-O-葡萄糖苷	(−)-Epi-Glc	0.68	0.31	5.23	0.51	1.57	1.04	0.80
31. 前矢车素 B-1	B-1	13.41	—	—	—	—	—	—
32. 前矢车素 B-2	B-2	—	1.20	0.72	—	—	0.36	7.35
33. 前矢车素 B-3	B-3	—	—	—	—	—	—	—
34. 前矢车素 B-1 3-没食子酰	B-1 3-G	2.35	0.68	1.71	—	—	1.44	10.12
35. 前矢车素 B-2 3,3′-二没食子酰	B-2 3,3′-GG	6.34	48.36	6.25	15.53	30.58	—	19.77
36. 1-O-没食子酰葡萄糖	1-O-G-Glu	—	—	—	—	—	—	—
37. 1,6-二没食子酰-2-桂皮酰葡萄糖	1,6-O-GG-2-Glu	1.50	1.82	0.56	—	2.54	1.20	3.60
38. 1,2,6-O-没食子酰葡萄糖	1,2,6-O-G-Glu	0.19	0.56	—	0.53	2.80	0.44	4.38
39. 1-没食子酰-2-桂皮酰葡萄糖	1-G-2-C-Glu	—	—	—	—	—	—	—
40. 没食子酸	GA	3.91	3.41	0.52	1.85	10.31	0.35	1.81

（刘 凌 王京霞 郑俊华 尚安明 薛 峰 白振强）

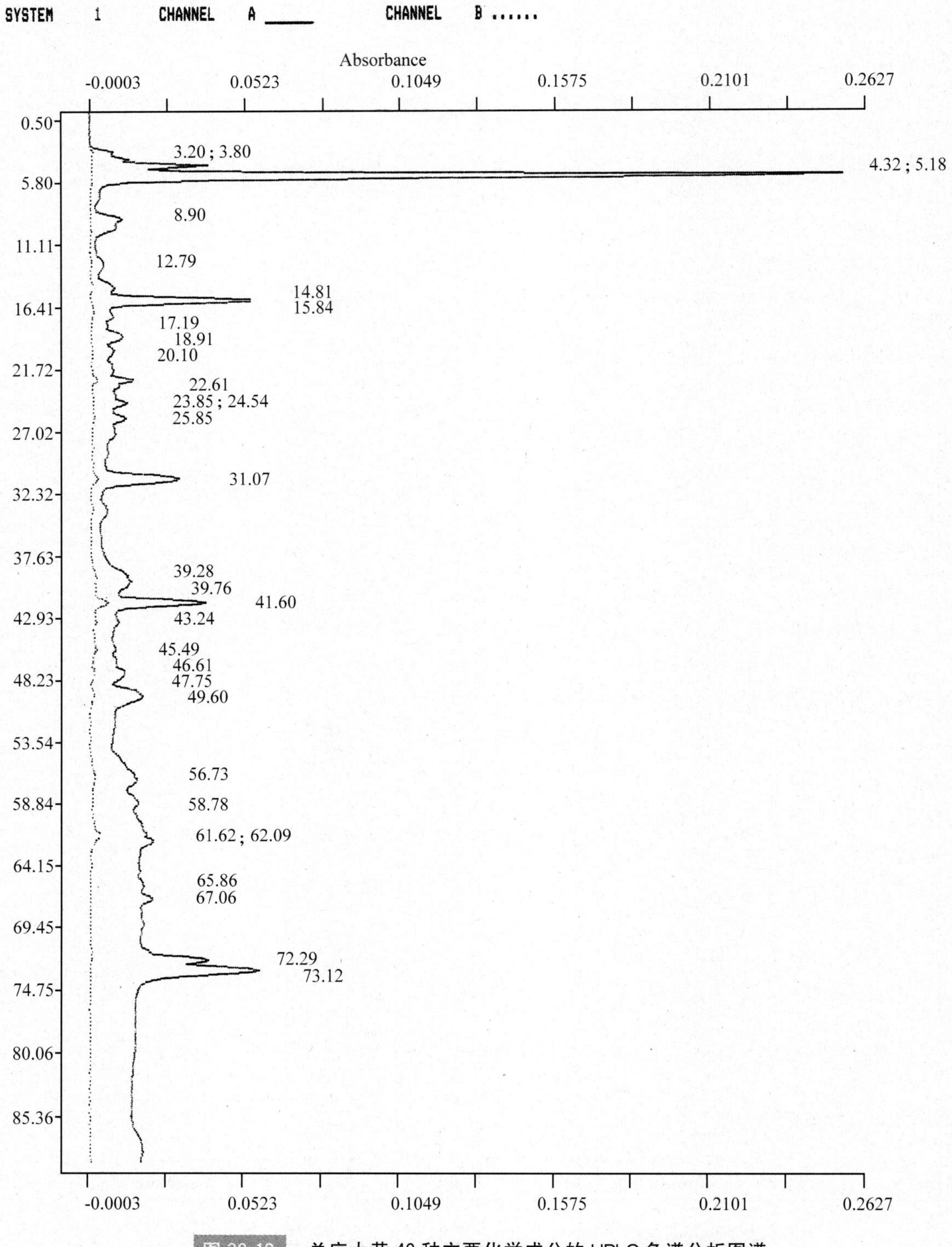

图 30-19 总序大黄 40 种主要化学成分的 HPLC 色谱分析图谱

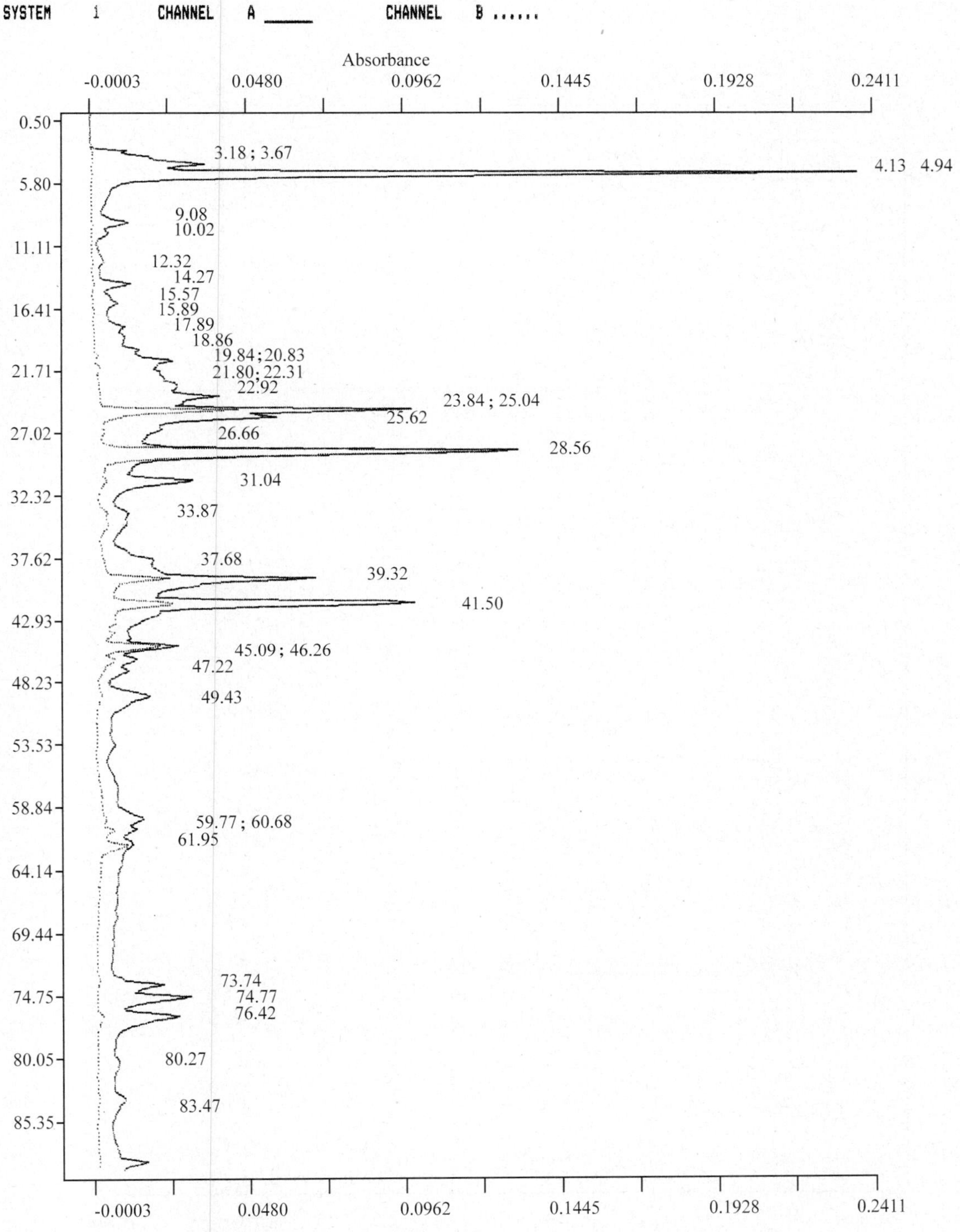

图 30-20　窄叶大黄 40 种主要化学成分的 HPLC 色谱分析图谱

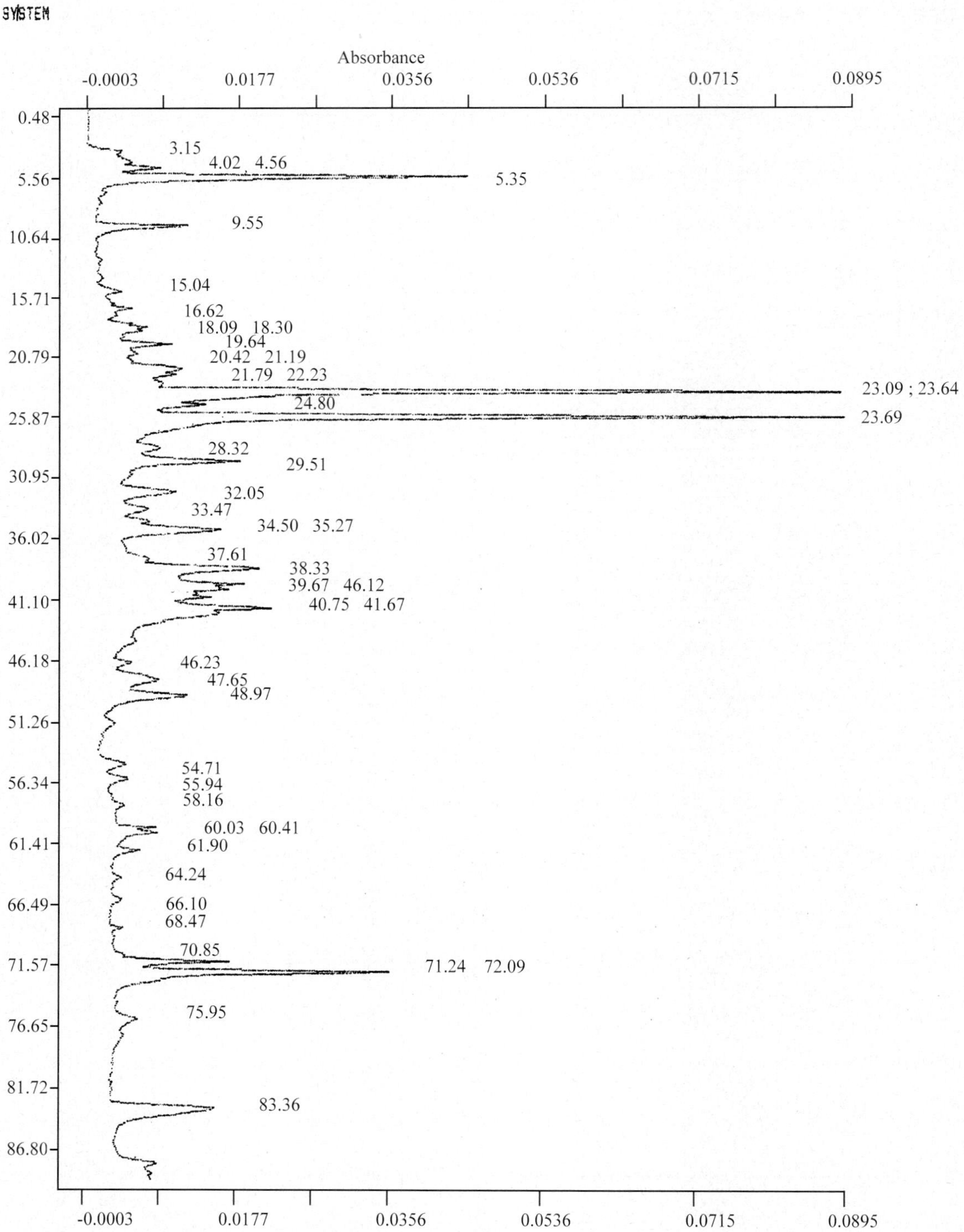

图 30-21 滇边大黄 40 种主要化学成分的 HPLC 色谱分析图谱

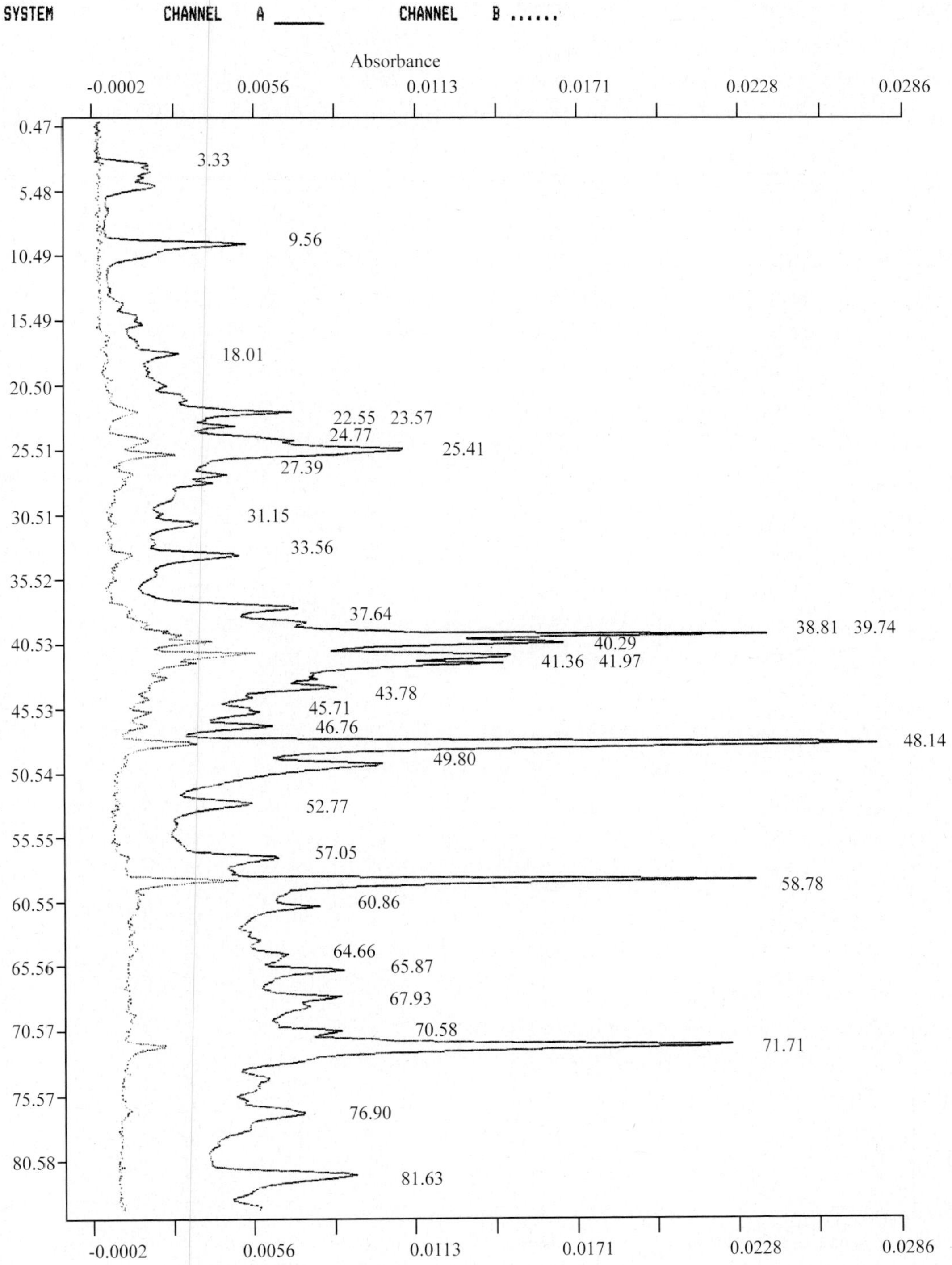

图 30-22　小大黄 40 种主要化学成分的 HPLC 色谱分析图谱

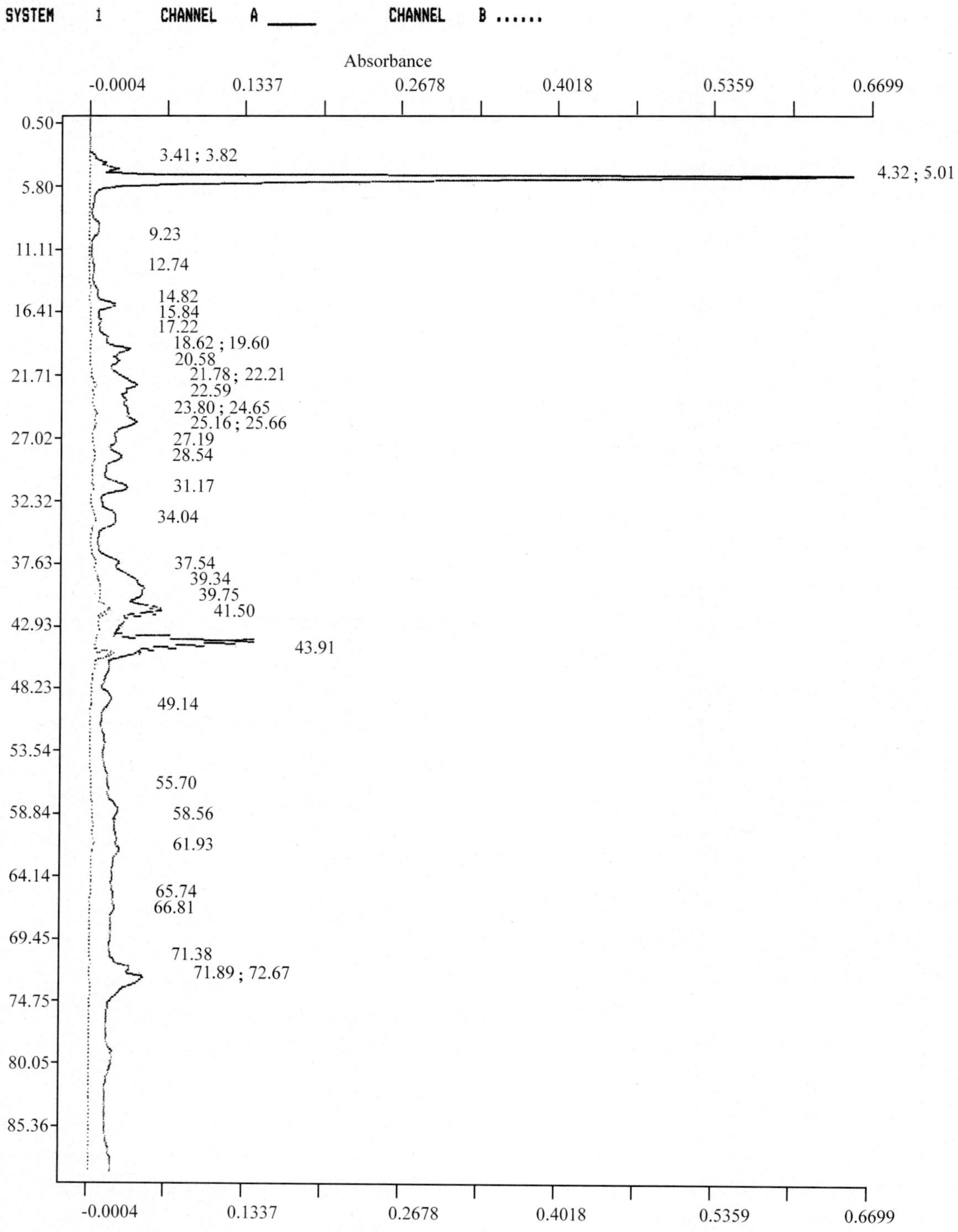

图 30-23 矮大黄 40 种主要化学成分的 HPLC 色谱分析图谱

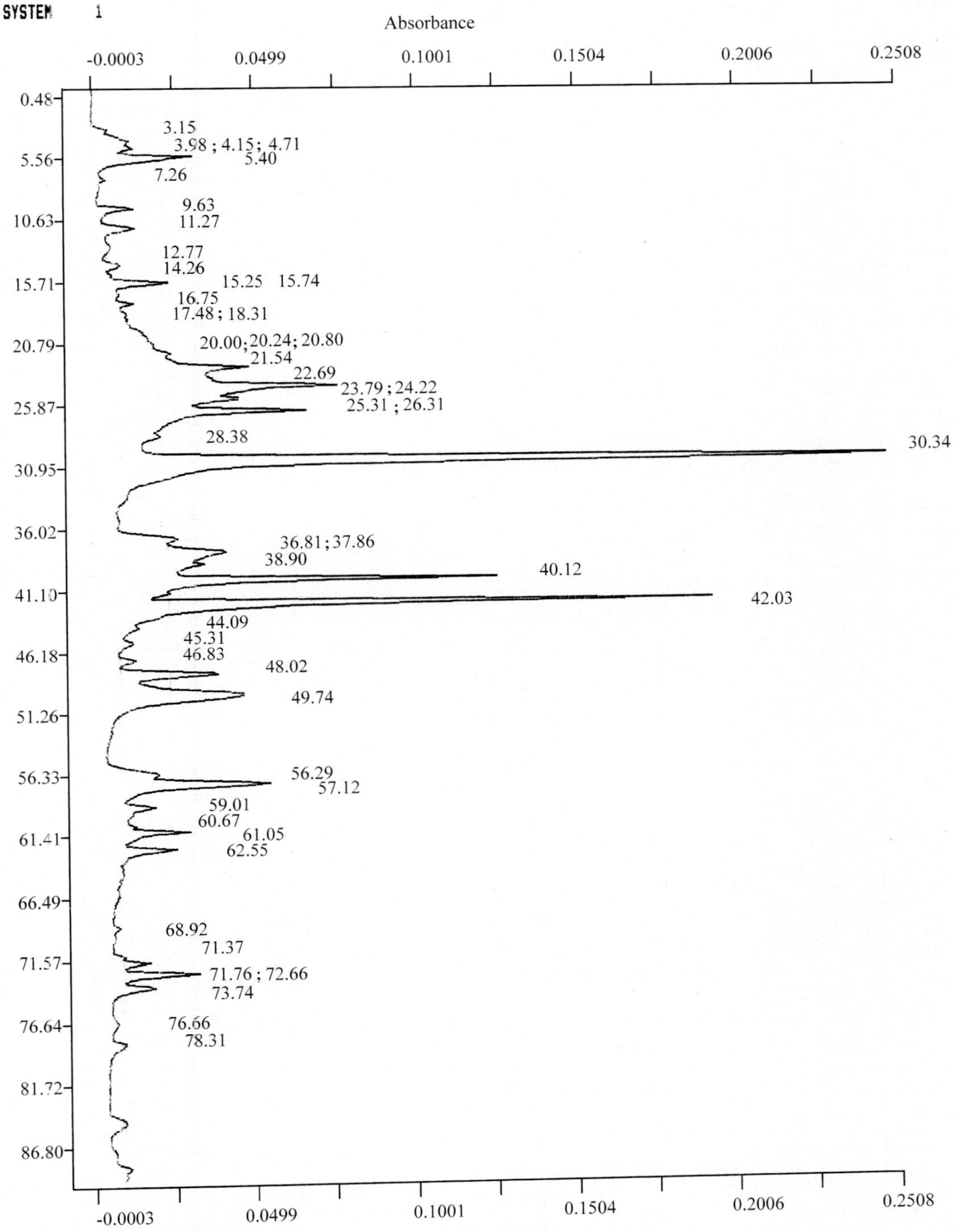

图 30-24　西藏大黄 40 种主要化学成分的 HPLC 色谱分析图谱

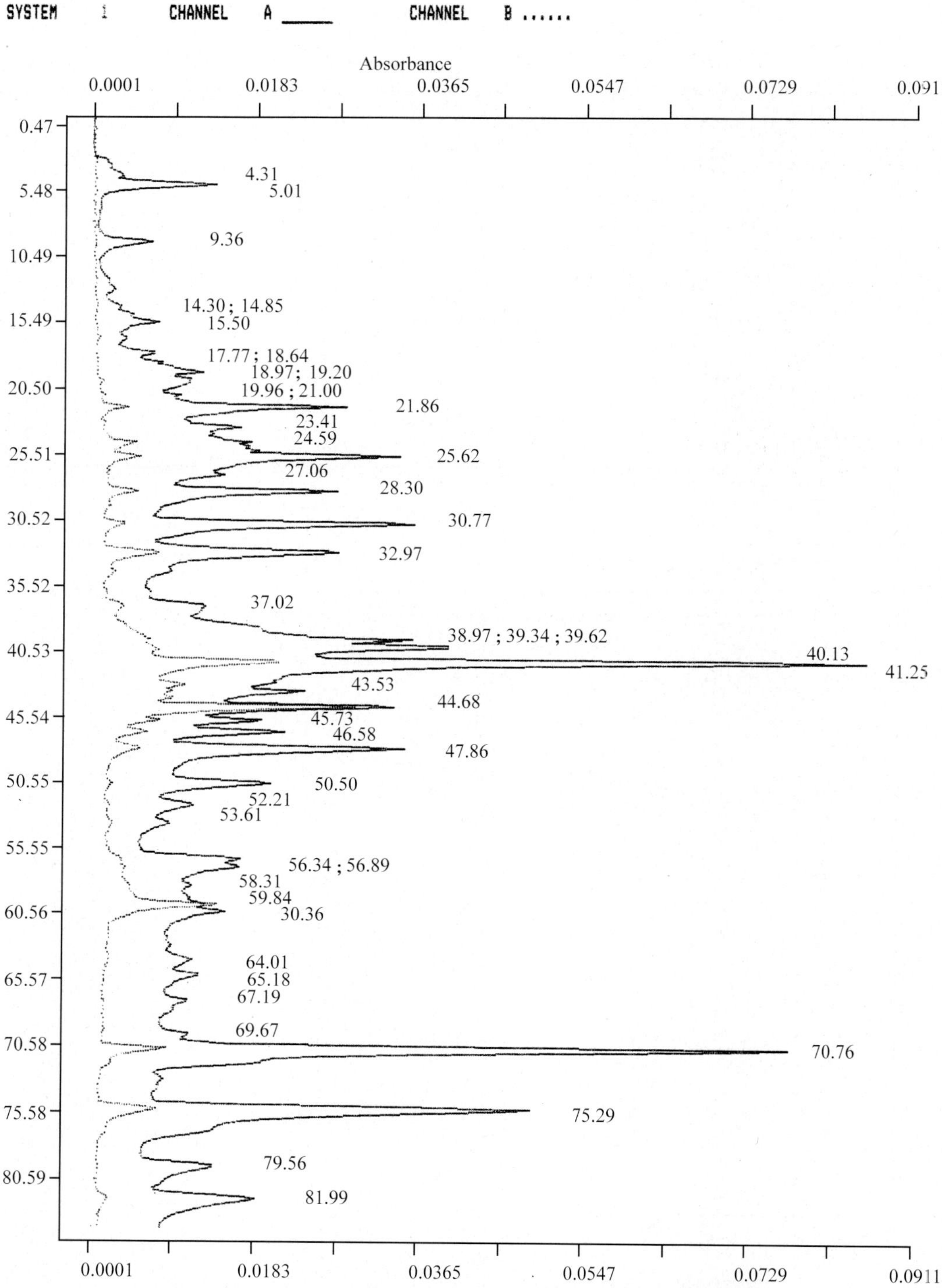

图 30-25 单脉大黄 40 种主要化学成分的 HPLC 色谱分析图谱

第九节　穗序组 4 种大黄 40 种主要化学成分的 HPLC 定量分析

正品大黄的研究报道很多。而对非正品大黄却很少研究。大黄属植物在我国有 40 多种，占世界同属植物 2/3，本文对穗序组 4 种非正品大黄：歧穗大黄（R. scaberrimum，No. 002），网脉大黄（R. reticulatum，No. 003），穗序大黄（R. spiciforme，No. 004A），穗序大黄（R. spiciforme，No. 007），应用高效液相色谱法对其中 40 种主要化学成分进行了含量测定和比较，为大黄质量评价以及藏医临床用药提供了科学资料。

材料与方法

1. 材料

歧穗大黄 002 号 R. scaberrimum Lingelish.，青海互助县 1989 年 8 月采集。网脉大黄 003 号 R. reticulatum A. Los. 青海海西蒙古族藏族自治州 1989 年 8 月采集。穗序大黄 004A 号，R. spiciforme royle，青海门源县 1989 年 8 月采集。穗序大黄 007 号，青海玛多县 1989 年 8 月采集。将上述植物的根和根茎洗净晒干，粉碎，过 100 目筛，备用。

2. 仪器与试剂

（1）仪器：黄金系列高效液相色谱仪（Beckman）。主机：AST Premium/286；紫外检测器：Scanning detector Module 167（Beckmam）；监控器：NEC MULTISYNC Ⅱ；打印机：EPSON LX-800；色谱柱：Ultrasphere ODS 4.6mm×250mm。

（2）试剂：丙酮、甲醇、甲酸均为 AR 级，北京化工厂产品。

3. 实验条件

紫外检测波长：280nm，350nm，双通道；流速：1ml/min；柱温：40.0℃；进样量：20μl。流动相：（A）$CH_3OH-H_2O-HCOOH$（10∶90∶1），（B）$CH_3OH-H_2O-HCOOH$（80∶20∶1）。梯度程序：（时间：min，浓度：B%）（0，5）→（6，5－20，5－30）→（20－32，30），（32－50，30－60）→（50－75，60－100）→（75－85，100）→（85，5）→（86，STOP）。

4. 标准品及其分离

（1）单一成分标准品溶液的 HPLC 分析，按文献进行。

（2）混合标准品溶液的 HPLC 分析，取混合标准品溶液按照实验条件进行 HPLC 分析，得混合标准品的分离图谱。

（3）混合标准品溶液中各成分标准曲线方程的测求，按文献及本章第一节进行，求得 ID 表。

5. 样品的测定

按本章第一节及上述 3 实验条件，进样 20μl，进行 HPLC 分析。

结　果

根据保留时间，峰面积及 ID 表，按公式 C（mg/g）=2.5（bA+a）计算原药材中各成分的含量。

式中 C：浓度（mg/g）原药材 1g 中所含成分 mg 数。b：斜率，A：峰面积，a：截距。测定结果见表 30-17，18 及图 30-26。

表 30-17　水溶性蒽苷的含量（mg/g）

名　称		歧穗大黄 002	网脉大黄 003	穗序大黄 004A	穗序大黄 007
10. 番泻苷 A	SA	0.3338	1.3132	0.3331	1.2346
11. 番泻苷 B	SB	—	—	—	—
12. 番泻苷 E	SE	0.1259	0.4852	0.0830	1.1027
13. 番泻苷 F	SF	2.2473	1.7696	0.5417	1.0408
14. 大黄酸葡萄糖苷 A	RA	—	—	—	—
15. 大黄酸葡萄糖苷 B	RB	0.5044	0.3264	0.3618	1.5045
16. 大黄酸葡萄糖苷 C	RC	—	3.1879	1.4315	1.8145
17. 大黄酸葡萄糖苷 D	RD	0.1743	—	0.0135	0.0634
水溶性蒽苷总量		3.3857	7.0823	2.7645	6.7604

表 30-18 脂溶性化学成分的含量（mg/g）

名　称		歧穗大黄 002	网脉大黄 003	穗序大黄 004A	穗序大黄 007
蒽醌及其单糖苷类总量		11.1148	5.3861	1.5195	6.6987
1. 芦荟大黄素	A-E	0.0152	0.0269	0.0202	0.0528
2. 大黄酸	Rhein	2.7425	1.7628	0.7429	0.5167
3. 大黄素	Emodin	0.1467	0.1363	0.0353	0.0566
4. 大黄酚	Chry	5.0301	1.7244	—	2.2014
5. 大黄素甲醚	Phy	0.8318	—	—	—
6. 芦荟大黄素-8-葡萄糖苷	AE-8-Glc	—	—	—	1.4512
7. 芦荟大黄素-ω-葡萄糖苷	AE-ω-Glc	0.0582	0.0348	0.0256	0.0836
8. 大黄酸-8-葡萄糖苷	R-8-Glc	0.1755	—	—	0.2764
9. 大黄酚-8-葡萄糖苷	C-8-Glc	2.1249	1.7010	0.6955	2.0598
苯丁酮苷类总量		0.2057	0.9847	0.3745	—
18. 莲花掌苷	Lind	0.2057	0.9847	0.3745	—
19. 异莲花掌苷	Iso-lind	—	—	—	—
二苯乙烯苷类总量		0.3147	0.4076	0.1252	0.3397
20. 土大黄苷	Rptc	—	—	—	—
21. 脱氧土大黄苷	Deoxyrhap	0.0171	0.0129	0.0075	0.0170
22. 3，5，3′-三羟基二苯乙烯-4′-O-(6″-O-没食子酰)-葡萄糖苷	Res-4′-Glc-G	—	—	—	—
23. 二苯乙烯葡萄糖苷	Stil-Glc	—	—	—	—
24. 4，3′，5′-三羟基二苯乙烯-4-(6″-没食子酰)葡萄糖苷	S-1	—	—	—	—
25. 4，3′，5′-三羟基二苯乙烯-4-葡萄糖苷	S-2	0.0541	0.0443	0.0388	0.0611
26. 3，4，3′，5′-四羟基二苯乙烯-3′-葡萄糖苷	S-3	0.2435	0.3503	0.0790	0.2616
鞣质及有关化合物总量		92.8941	33.2063	28.3380	82.3192
27. (+)-儿茶素	(+)-Cate	—	2.3191	2.4059	10.1158
28. (+)-儿茶素葡萄糖苷	(+)-Cate-Glc	1.7098	1.3242	1.3280	1.7877
29. (−)-表儿茶素	(−)-Epi	0.1502	0.1743	0.0175	0.2245
30. (−)-表儿茶素-3-O-没食子酰	(−)-Epi 3-O-G	—	—	—	—
31. 前矢车素 B-1	B-1	—	—	—	—
32. 前矢车素 B-2	B-2	10.1669	1.3609	—	—
33. 前矢车素 B-3	B-3	71.9560	24.8267	23.5536	65.2182
34. 前矢车素 B-1 3-没食子酰	B-1 3-G	5.7130	—	—	—
35. 前矢车素 B-2 3，3′-二没食子酰	B-2 3，3′-GG	2.1443	2.5277	0.6211	4.4097
36. 1-O-没食子酰葡萄糖	1-O-G-G-Glu	0.0323	0.0202	—	0.0228
37. 1,6-二没食子酰-2-桂皮酰葡萄糖	1,6-O-GG-C-Glu	—	—	—	—
38. 1,2,6-O-没食子酰葡萄糖	1,2,6-O-G-Glu	0.2470	0.1057	—	—
39. 1-没食子酰-2-桂皮酰葡萄糖	1-G-2-C-Glu	—	—	—	—
40. 没食子酸	GA	0.7746	0.5476	0.4120	0.5405
脂溶性化学成分总量		104.5292	39.9847	30.3571	89.3575

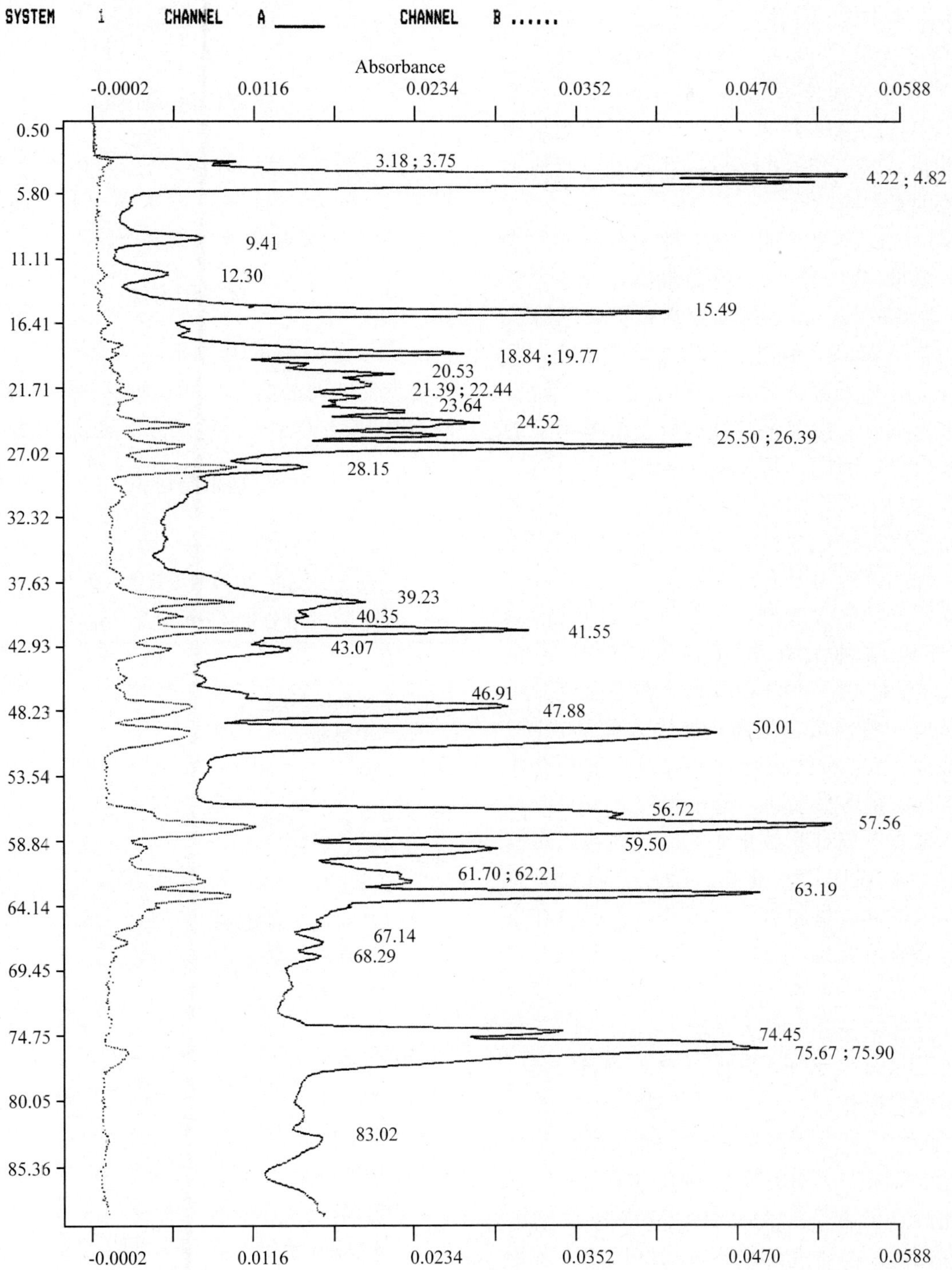

图 30-26　穗序大黄 40 种主要化学成分的 HPLC 色谱分析图谱

讨 论

1. 穗序组大黄中40种主要化学成分HPLC定量分析，水溶性和脂溶性成分共检出29种。

2. 穗序大黄（004A）产于青海门源县，含21种化学成分，其总量：33.122（mg/g），而产于青海玛多县的穗序大黄（007）含24种化学成分，其总量：96.118（mg/g），可能由于产地不同受环境因素影响所致。

3. 表30-17结果表明：①4种大黄所含的水溶性成分总量，以网脉大黄含量最高，穗序大黄（004A）含量最低；②各类水溶性成分，网脉大黄含番泻苷A最高，但仅为正品大黄唐古特大黄的1/4；③网脉大黄含大黄酸葡萄糖苷C最高，而歧穗大黄不含。由于水溶性成分是大黄泻下的主要有效成分，因此，与正品大黄相比较可以认为本组大黄的泻下作用较弱，测定结果为藏药大黄的分品原则提供部分科学依据，也与文献报道关于这几种大黄的泻下强度相吻合。

4. 表30-18结果表明：①4种大黄所含的脂溶性成分以歧穗大黄含量最高，穗序大黄（004A）含量最低；②脂溶性成分中蒽醌及其单糖苷类歧穗大黄含量也最高，穗序大黄（004A）含量也最低；③4种大黄所含鞣质及有关化合物总量，歧穗大黄含量最高，穗序大黄（004A）含量最低。鞣质不仅有收敛止血作用，而且还有其它生物活性，藏医用于止血、治疮、内服治胃炎；④本组均含微量脱氧土大黄苷，该成分在紫外灯下显亮蓝色荧光，此特性一般作为鉴别非正品大黄的依据；⑤本组中番泻苷B、大黄酸葡萄糖苷A、异莲花掌苷、土大黄苷、3，5，3′-三羟基二苯乙烯-4′-O-（6″-O-没食子酰）-葡萄糖苷、二苯乙烯葡萄糖苷、4′，3，5-三羟基二苯乙烯-4-（6″-没食子酰）-葡萄糖苷、（一）-表儿茶素-3-O-没食子酰、前矢车素B-1等11种化学成分均未能检出。此特点可否作为大黄属组间的鉴别特征，尚待深入探讨。本研究结果不仅为藏医用大黄提供了部分科学依据，也为大黄属植物化学分类积累资料。

参考文献

[1] 郑俊华．正品大黄中34种化学成分的高效液相色谱法定量分析．北京医科大学学报，1989，21（1）：54
[2] 罗达尚．中草药，1985，16（8）：31
[3] 刘兰．青藏高原大黄属植物11种生药泻下活性的比较．北京医科大学学报，1993，25（5）（增刊）：60

（王映芬　郑俊华　尚安明）

第十节　塔黄组2种大黄40种主要化学成分的HPLC定量分析与比较

本文首次应用HPLC对塔黄组的2种大黄：塔黄（Rheum nobile）和水黄（R. alexandrae）进行40种主要化学成分的定量分析。

材料和方法

供分析用塔黄组大黄样品有：塔黄（1991，购自西藏的商品塔黄）和水黄（1986，采自四川康定）。按本章第一节所述方法进行测定。

结果与讨论

测定结果见表30-19及图30-27，28。

表30-19　大黄属塔黄组大黄中40种主要化学成分的含量（mg/g）

化学成分	塔黄	水黄
蒽醌及其单糖苷类总量	8.72	1.20
1. 芦荟大黄素	0.24	—
2. 大黄酸	1.32	—
3. 大黄素	0.19	0.15
4. 大黄酚	4.31	—
5. 大黄素甲醚	—	1.05
6. 芦荟大黄素-8-葡萄糖苷	1.64	—
7. 芦荟大黄素-ω-葡萄糖苷	—	—
8. 大黄酸-8-葡萄糖苷	—	—
9. 大黄酚-8-葡萄糖苷	1.02	—
水溶性蒽苷类的总量	44.28	10.53
10. 番泻苷A	18.65	2.95
11. 番泻苷B	—	—
12. 番泻苷E	6.53	4.93
13. 番泻苷F	6.08	—
14. 大黄酸葡萄糖苷A	—	—
15. 大黄酸葡萄糖苷B	0.40	2.65
16. 大黄酸葡萄糖苷C	—	—
17. 大黄酸葡萄糖苷D	12.62	—
苯丁酮苷类总量	14.45	7.01
18. 莲花掌苷	14.45	—
19. 异莲花掌苷	—	7.01

续表 30-19

化学成分	塔黄	水黄
二苯乙烯苷类总量	5.77	3.21
20. 土大黄苷	—	—
21. 脱氧土大黄苷	0.08	—
22. 3,5,3′-三羟基二苯乙烯-4′-O-(6″-O-没食子酰)-葡萄糖苷	—	—
23. 二苯乙烯葡萄糖苷	4.81	—
24. 4,3′,5′-三羟基二苯乙烯-4-(6″-没食子酰)-葡萄糖苷	—	—
25. 4,3′,5′-三羟基二苯乙烯-4-葡萄糖苷	0.88	3.21
26. 3,4,3′,5′-四羟基二苯乙烯-3-葡萄糖苷	—	—
鞣质及有关化合物的总量	116.49	94.19
27. (+)-儿茶素	0.35	0.17
28. (+)-儿茶素葡萄糖苷	4.07	—
29. (−)-表儿茶素	2.78	2.26
30. (−)-表儿茶素-3-O-葡萄糖苷	4.69	12.95
31. 前矢车素 B-1	2.80	42.64
32. 前矢车素 B-2	—	—
33. 前矢车素 B-3	—	—
34. 前矢车素 B-1 3-没食子酰	25.23	12.32
35. 前矢车素 B-2 3,3′-二没食子酰	60.62	—
36. 1-O-没食子酰葡萄糖	0.03	0.04
37. 1,6-二没食子酰-2-桂皮酰葡萄糖	4.42	15.75
38. 1,2,6-O-没食子酰葡萄糖	3.46	3.51
39. 1-没食子酰-2-桂皮酰葡萄糖	7.31	—
40. 没食子酸	0.73	4.55

由表可见，蒽醌及其单糖苷、水溶性蒽苷类、苯丁酮苷类及二苯乙烯苷类总量，塔黄均高于水黄。而鞣质及其有关化合物总量，前者低于后者。由此可见，上述成分的药理作用塔黄可能较强。结果表明，塔黄的泻下、镇痛、抗菌作用均较强，藏医将其列为上品大黄是很有根据的。与正品大黄相比较，塔黄和水黄所含的鞣质及有关化合物较高，可能有较强的止泻、止血及收敛作用。

塔黄组两种大黄均未检出芦荟大黄素-ω-葡萄糖苷，大黄酸-8-葡萄糖苷，番泻苷 B，大黄酸葡萄糖苷 A、C，土大黄苷，3，5，3′-三羟基二苯乙烯-4′-O-(6″-O-没食子酰)-葡萄糖苷，4，3′，5′-三羟基二苯乙烯-4′-(6″-没食子酰)-葡萄糖苷，3，4，3′，5′-四羟基二苯乙烯-3-葡萄糖苷，前矢车素 B-2，B-3。此特点是否可作为该属的共同特征，有待进一步确证。此外，塔黄和水黄各类成分的有无和含量，可能利于种间的区别，尚需进一步研究。

参考文献

[1] 罗达尚．青藏高原大黄属植物在藏药中的应用．中草药，1985，16（8）：31

[2] 郑俊华．正品大黄中 34 种化学成分的高效液相色谱法定量分析．北京医科大学学报，1989，21（1）：54

（王京霞　左　珺　郑俊华　尚安明
薛　峰　白振强）

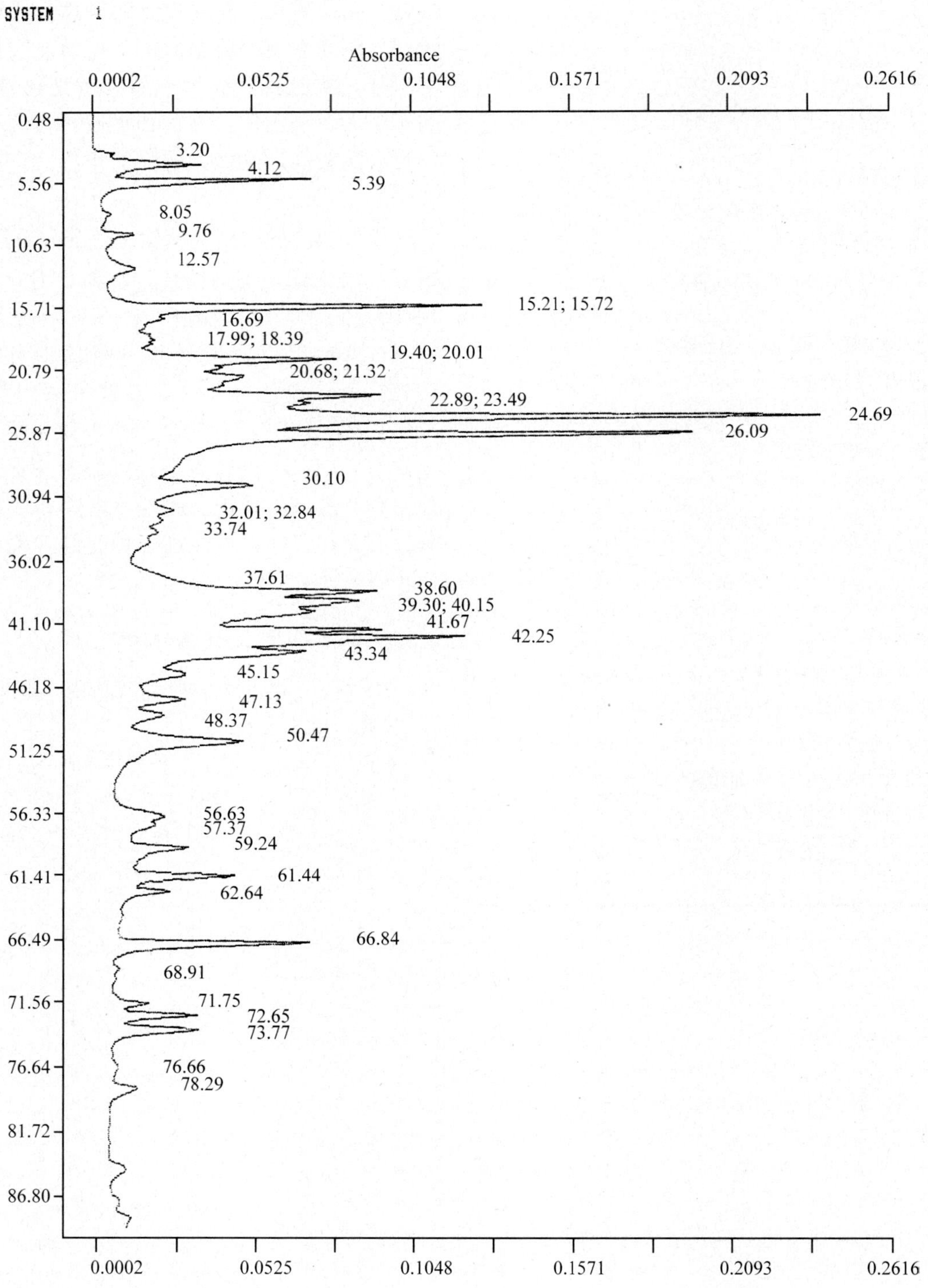

图 30-27 塔黄 40 种主要化学成分的 HPLC 色谱分析图谱

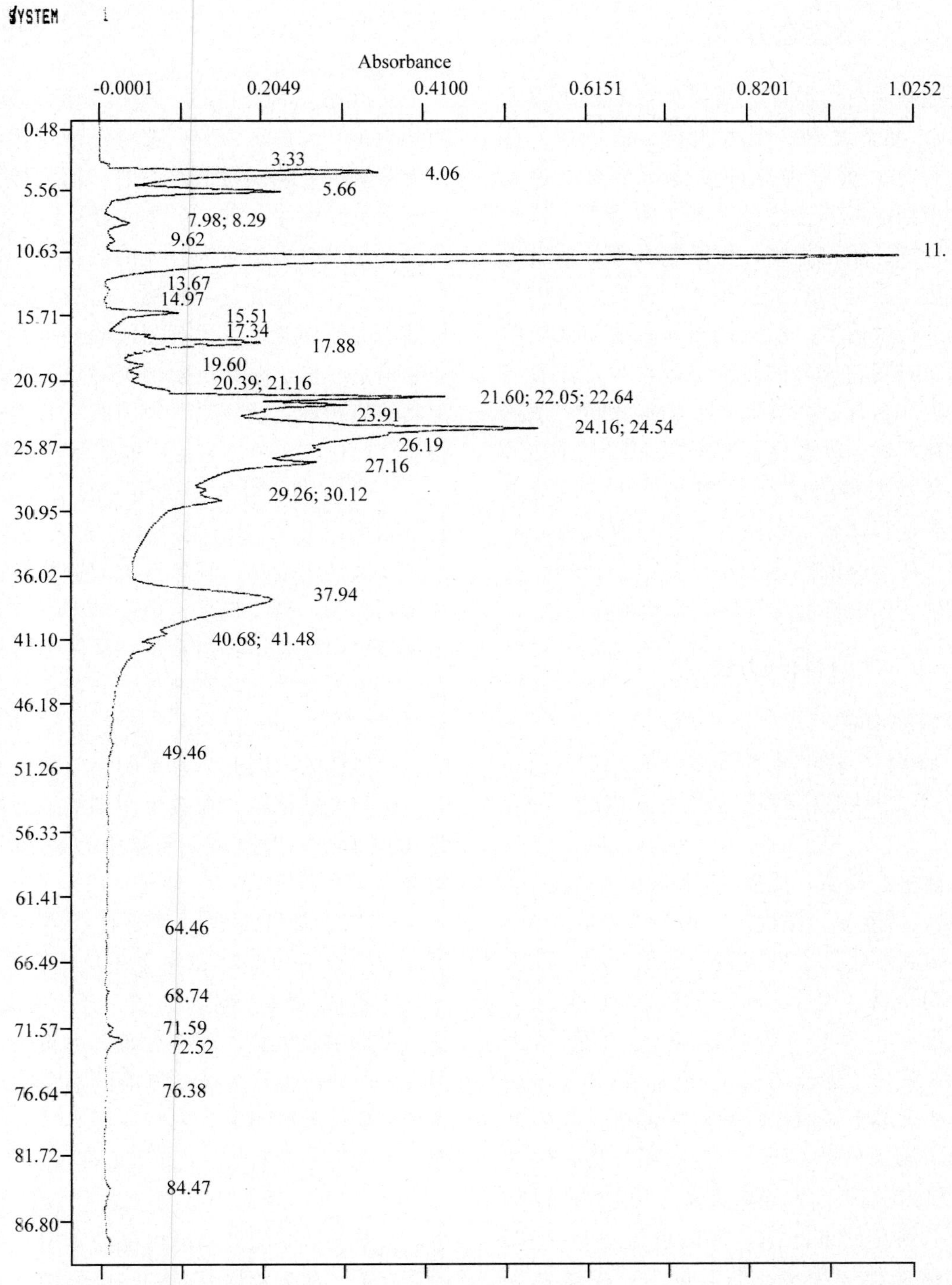

图 30-28　水黄 40 种主要化学成分的 HPLC 色谱分析图谱

第十一节 大黄炮制品40种主要化学成分的HPLC定量分析

大黄炮制品有：酒炒大黄、大黄炭、酒炖大黄（熟军）、醋炒大黄、醋煮大黄、清宁片、石灰炒大黄等。大黄中含有许多化学成分，主要有：蒽衍生物，二苯乙烯类、苯丁酮苷类、鞣质及有关化合物、萘衍生物、色原酮类等。经过炮制其中的化学成分必然会发生相应改变，国内学者曾对此进行过研究。但只局限在蒽醌与鞣质两类成分，而对其它成分的研究报道很少，作者亲自制备了生大黄片、酒炒大黄、醋炒大黄、蒸熟大黄、酒熟大黄、大黄炭，并采用HPLC对这6种炮制品及其大黄药材中40种主要化学成分进行了含量测定和比较，以研究炮制对有效成分的影响，为大黄炮制的临床应用提供科学依据，也为大黄炮制工艺的标准化提供科学资料。

材料与方法

1. 原料及炮制

（1）原料：掌叶大黄（Rheum palmatum L.）1992年2月购自陕西陇县大黄栽培场（一等品）。

（2）辅料：黄酒，酒度≥15%（V/V），pH＝4；米醋，酸度5°，浓度8°，pH＝3～4。

（3）炮制方法：①生大黄：取原药材，除去杂质，浸润至透，切成3mm厚片或1cm的立方小块，低温（＜70℃，下同）烘干；②酒炒大黄：取生大黄片，加黄酒（10∶1），拌匀，闷润至透，用文火炒干，取出放凉；③醋炒大黄：取生大黄片，洒入米醋（6∶1），闷润至透，用文火炒干，取出放凉；④蒸熟大黄：取生大黄块，置木甑内上锅蒸约6小时，取出低温烘至7～8成干，与蒸液拌匀吸尽，低温烘干；⑤酒熟大黄：取生大黄片，喷洒黄酒（3∶1），闷润至透，置木甑内上锅蒸至内外均呈黑色，取出低温烘干；⑥大黄炭：取生大黄片，放入锅内，用武火炒至表面焦黑，内部深褐，然后用水浇灭火星，晾干。

2. 测定方法

按本章第一节所述方法。进样20μl，进行HPLC分析。

结果与讨论

根据保留时间、峰面积及ID表计算样品中各成分的含量，其结果见表30-20和图30-29～35。

1. 由表30-20可见：酒炒大黄、蒸熟大黄、酒熟大黄、大黄炭中游离蒽醌含量变化不大，即使大黄炭损失也仅为10%左右，而酒炒大黄反而比生大黄片增量100%，这主要是因为大黄中有许多苷是以游离蒽醌为苷元的，在加工炮制过程中，这些苷分解成游离蒽醌，已知游离蒽醌具有抗菌消炎的功效，生大黄制成酒炒大黄后，游离蒽醌增量一倍，故其抗菌消炎功效可能增强，突出其清热解毒之功效，这与中医用其清上焦实热相符合，也与“酒制升提”的炮制理论相一致。

2. 蒽苷类成分为大黄泻下的主要有效成分，其中以番泻苷泻下作用最强，尤以番泻苷A为甚。大黄经过炮制，其蒽苷类成分均有减量，受热时间越长，温度越高，损失越多。这是因为蒽苷化学稳定性差，容易水解。从测定结果还可以看出，生大黄炮制成酒熟大黄（熟军）后，其蒽苷损失较多，尤其是SA，损失超过80%，是炮制品中最低的，因此，熟军的泻下效力必大为降低。这与文献记载“大黄生用则能速通肠胃，制熟用酒，则性味俱减，仅能缓以润肠”的经验相符。

3. 苯丁酮苷类成分主要具有消炎和镇痛作用，效果与阿司匹林和保泰松接近。结果表明，生大黄制成酒炒、醋炒大黄，苯丁酮苷损失较少，而炮制成蒸熟、酒熟大黄、大黄炭，则损失很多。由此可见，大黄炮制品的消炎镇痛作用以酒炒、醋炒大黄为强。中医应用酒炒大黄清热解毒，可能与其含有较多的苯丁酮苷有关。

4. 二苯乙烯苷类成分主要具有抗高血脂作用，大黄的活血化瘀功能可能与其所含的二苯乙烯苷有关。在大黄炮制品中，以醋炒大黄二苯乙烯苷含量最高，故其活血化瘀功效可能最强。这与中医“用醋制大黄，以突出其活血化瘀为主”相吻合，此外醋对其活血化瘀也起协同作用。

5. 生大黄炮制成酒炒、醋炒大黄后，鞣质损失较少，而制成蒸熟、酒熟大黄及大黄炭后，鞣质损失较多。鞣质具有广泛的生理活性，除了收敛、止泻、止血外，还可降低血清尿素氮，改善肾功能不全，因此，酒炒、醋炒大黄上述活性可能较强。

6. 人们已知大黄酚为大黄收敛止血的主要有效成分，没食子酸、（+）-儿茶素等也有止血活性。结果表明：酒炒大黄中大黄酚的含量比生大黄高 2.6 倍，没食子酸与（+）-儿茶素的含量与生大黄相近，3 种有效成分的含量远远高于其它炮制品，因此，应用酒炒大黄收敛止血，可能会收到较好的疗效。

7. 生大黄炮制成大黄炭，化学成分损失最严重，有些成分已检测不出。但其没食子酸含量却比生大黄增量近一半，大黄酚虽有减量，但仍保留约 1/3 的含量。由此可见，大黄炭的止血机理并非仅仅是其炭素的吸附作用，可能与其中的止血单体也有一定关系。此外，大黄炭仍会有一定量的蒽苷，因此，中医用其治疗“大肠有积滞的大便出血”是有道理的。

8. 比较生大黄与其炮制品中的没食子酸（GA）的含量，可知：生大黄经过炮制，GA 含量均有所增加，主要原因可能是大黄中许多鞣质以 GA 为母体，经过炮制，这些鞣质分解生成 GA。

9. 已知游离蒽醌与 GA 均为大黄抑菌的有效成分，结果表明：生大黄经过炮制，游离蒽醌与 GA 损失很少甚至有的含量升高，推测炮制对大黄的抑菌效力影响不大。

总之，大黄经过炮制，化学成分发生改变，其药理作用也会产生相应的变化，因此中医对不同的大黄炮制品有不同的应用。我们的研究结果为大黄炮制品的临床应用提供了一定的科学资料。目前我国大黄的炮制工艺非常混乱，至今尚无统一标准，因此，我们的研究结果也为大黄炮制工艺的规范化提供一定的科学依据。

表 30-20　大黄炮制品中 40 种主要化学成分的含量（mg/g）

化学成分名称	掌叶大黄	生大黄片	酒炒大黄	醋炒大黄	蒸熟大黄	酒熟大黄	大黄炭
游离蒽醌总量	8.454	6.852	13.62	6.674	6.505	7.117	6.128
1. A-E	0.1220	0.1383	0.1318	0.1127	0.05033	0.07228	0.04229
2. Rhein	0.7363	0.5107	0.5740	0.4242	0.2244	0.3762	0.1335
3. Emodin	0.3646	0.3703	0.4793	0.3511	0.3290	0.3998	0.3629
4. Chry	2.204	2.189	7.930	2.027	0.8174	1.150	0.7334
5. Phy	5.027	3.617	4.504	3.759	5.084	5.119	4.856
蒽醌单糖苷总量	3.077	3.938	2.770	3.242	1.790	2.489	0.4773
6. AE-8-Glu	2.061	2.846	1.995	2.275	1.006	1.615	—
7. AE-ω-Glu	0.04260	0.04997	0.04241	0.04723	0.04145	0.04499	0.02175
8. R-8-Glu	0.4355	0.4480	0.3536	0.4355	0.2632	0.3199	0.1685
9. C-8-Glu	0.5380	0.5943	0.3787	0.4831	0.4798	0.5173	0.2870
番泻苷类总量	12.05	12.52	10.15	11.73	5.144	4.702	4.394
10. SA	8.309	7.886	6.119	7.088	2.195	1.489	2.972
11. SB	1.699	2.331	2.003	2.197	1.170	1.043	1.104
12. SE	*	*	*	*	*	*	*
13. SF	2.037	2.303	2.023	2.449	1.779	2.170	0.3175
大黄酸葡萄糖类总量	21.55	10.88	10.63	11.07	3.593	4.009	0.9013
14. RA	4.493	1.137	0.7951	0.7198	0.3718	0.4606	—
15. RB	2.737	2.078	1.791	1.836	0.2571	0.2442	0.03787
16. RC	10.25	5.068	5.724	6.085	0.8100	1.017	0.4155
17. RD	4.065	2.594	2.319	2.401	2.159	2.287	0.4479

续表 30-20

化学成分名称	掌叶大黄	生大黄片	酒炒大黄	醋炒大黄	蒸熟大黄	酒熟大黄	大黄炭
苯丁酮苷类总量	22.76	24.45	19.78	22.00	8.281	7.751	1.159
18. Lind	4.061	7.081	5.568	6.673	2.140	2.825	0.1586
19. Iso-lind	18.70	17.37	14.21	15.33	6.141	4.926	0.9999
二苯乙烯苷类总量	10.72	13.64	9.686	11.07	5.662	5.896	1.525
20. Rhap	—	—	—	—	—	—	—
21. Deoxyrhap	—	—	—	—	—	—	—
22. S-4′-Glc-G	0.7994	0.5027	0.5012	0.5810	0.1523	0.1933	0.02489
23. Stil-Glc	—2.927	5.609	3.243	4.114	2.319	2.808	0.9418
24. S-1	—	—	—	—	—	—	—
25. S-2	0.3559	0.4407	0.3457	0.4090	0.01241	—	—
26. S-3	6.640	7.083	5.596	5.962	3.178	2.859	0.5587
鞣质及有关化合物总量	133.0	136.4	110.4	123.9	37.88	47.73	18.82
27. (+) -Cate	11.17	5.007	4.474	4.265	1.008	1.167	0.2690
28. (+) -Cate-Glc	3.412	2.468	1.245	1.848	0.4155	0.845	—
29. (—) -Epi	2.329	3.064	2.875	3.137	0.4178	0.2317	0.03535
30. (—) -Epi-3-O-Glc	4.217	4.095	3.262	3.807	痕量	痕量	痕量
31. B-1	7.336	13.69	6.614	8.682	5.176	5.318	—
32. B-2	3.365	2.380	2.131	2.354	0.2992	0.2417	0.2756
33. B-3	52.91	40.96	34.89	36.33	12.90	17.94	痕量
34. B-1 3-G	7.571	8.522	7.840	7.945	0.2512	0.4067	0.3253
35. B-2 3，3′-GG	17.86	29.69	22.94	27.13	10.18	14.81	9.755
36. 1-O-G-Glu	0.6770	0.2413	0.2195	0.2345	0.1023	0.09252	0.1470
37. 1,6-O-GG-2-C-Glu	4.086	7.378	6.114	6.381	—	0.3900	1.336
38. 1,2,6-O-G-Glu	4.080	5.607	4.390	5.087	痕量	痕量	痕量
39. 1-G-2-C-Glu	7.721	8.917	8.838	10.92	0.6248	0.3052	0.3071
40. GA	6.262	4.381	4.575	5.772	6.502	5.983	6.370

G：galloyl；　Glc：glucoside；　Glu：glucose. * SE 未测

参考文献

[1] 江文君．大黄炮制研究．中药通报，1986，(12)：3

[2] 苏怀德（主编）．药物研究史选讲．北京：北京医科大学、中国协和医科大学联合出版社，1992，83-92

[3] 中华人民共和国卫生部药政管理局编．全国中药炮制规范．北京：人民卫生出版社，1988，6

[4] 马兴民．新编中药炮制（增订本）．陕西科学技术出版社，1983，50-53

（耿鸿斌　郑俊华　薛　峰）

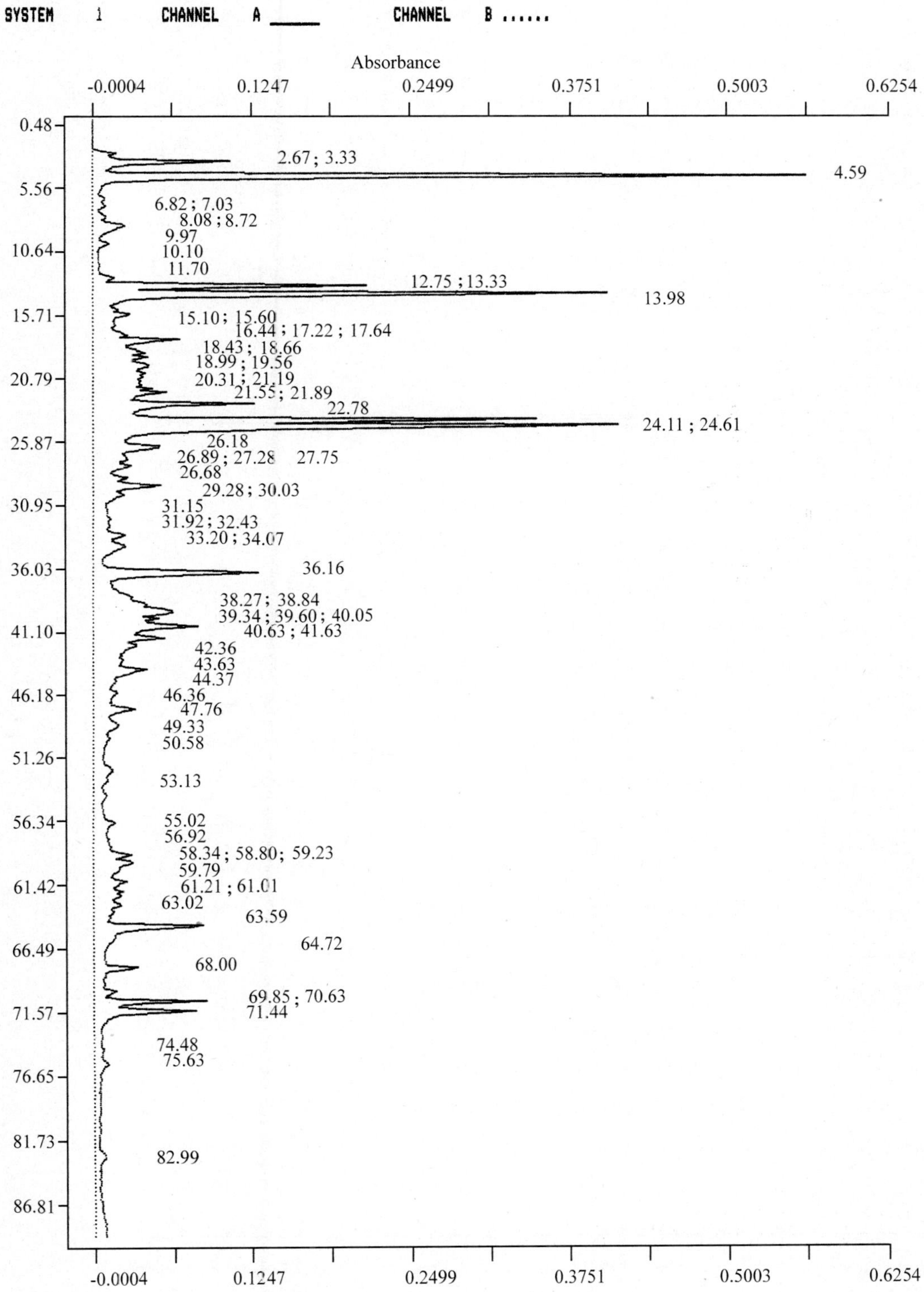

图 30-29 掌叶大黄 40 种主要化学成分的 HPLC 色谱分析图谱

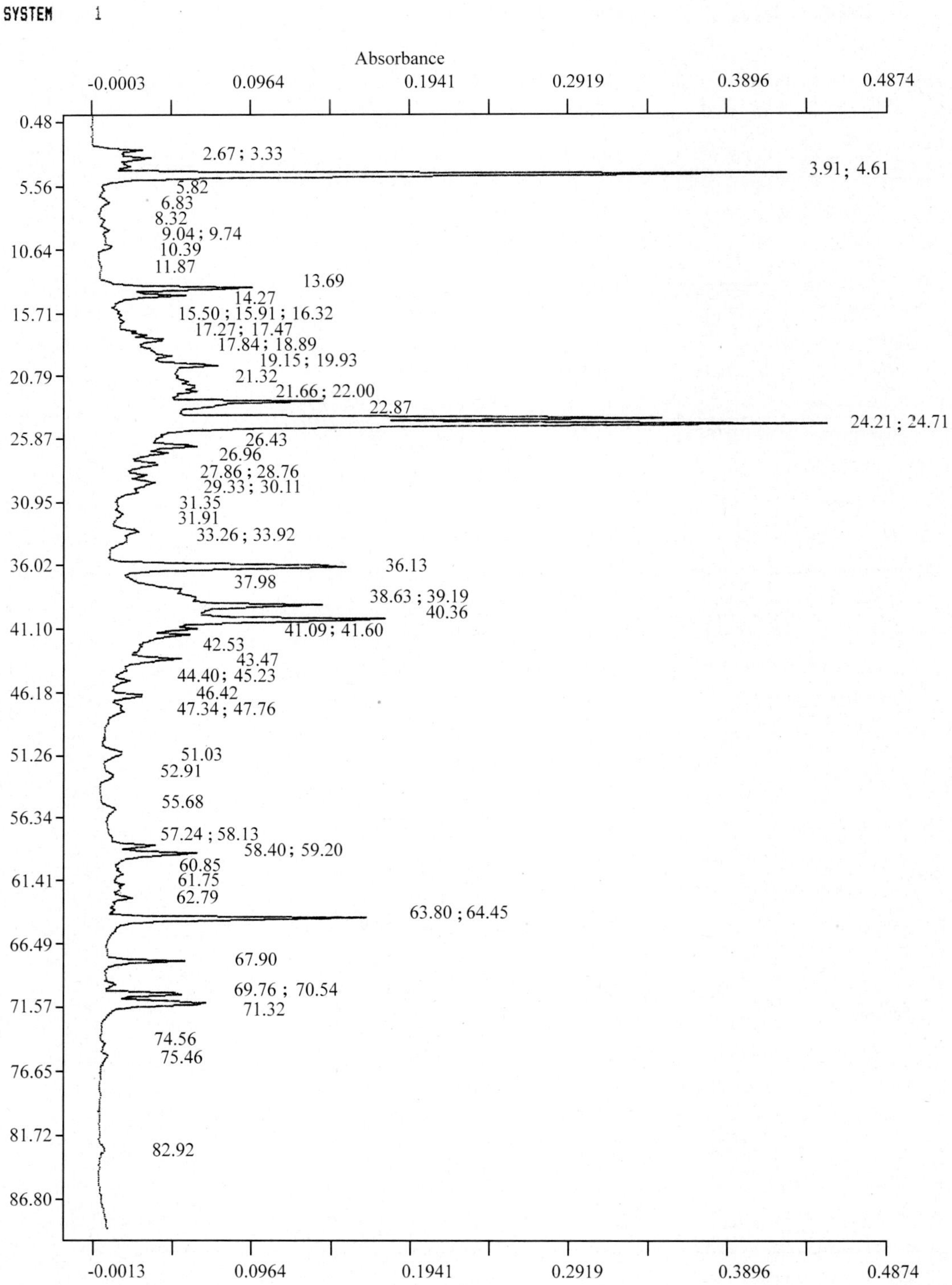

图 30-30 生大黄片 40 种主要化学成分的 HPLC 色谱分析图谱

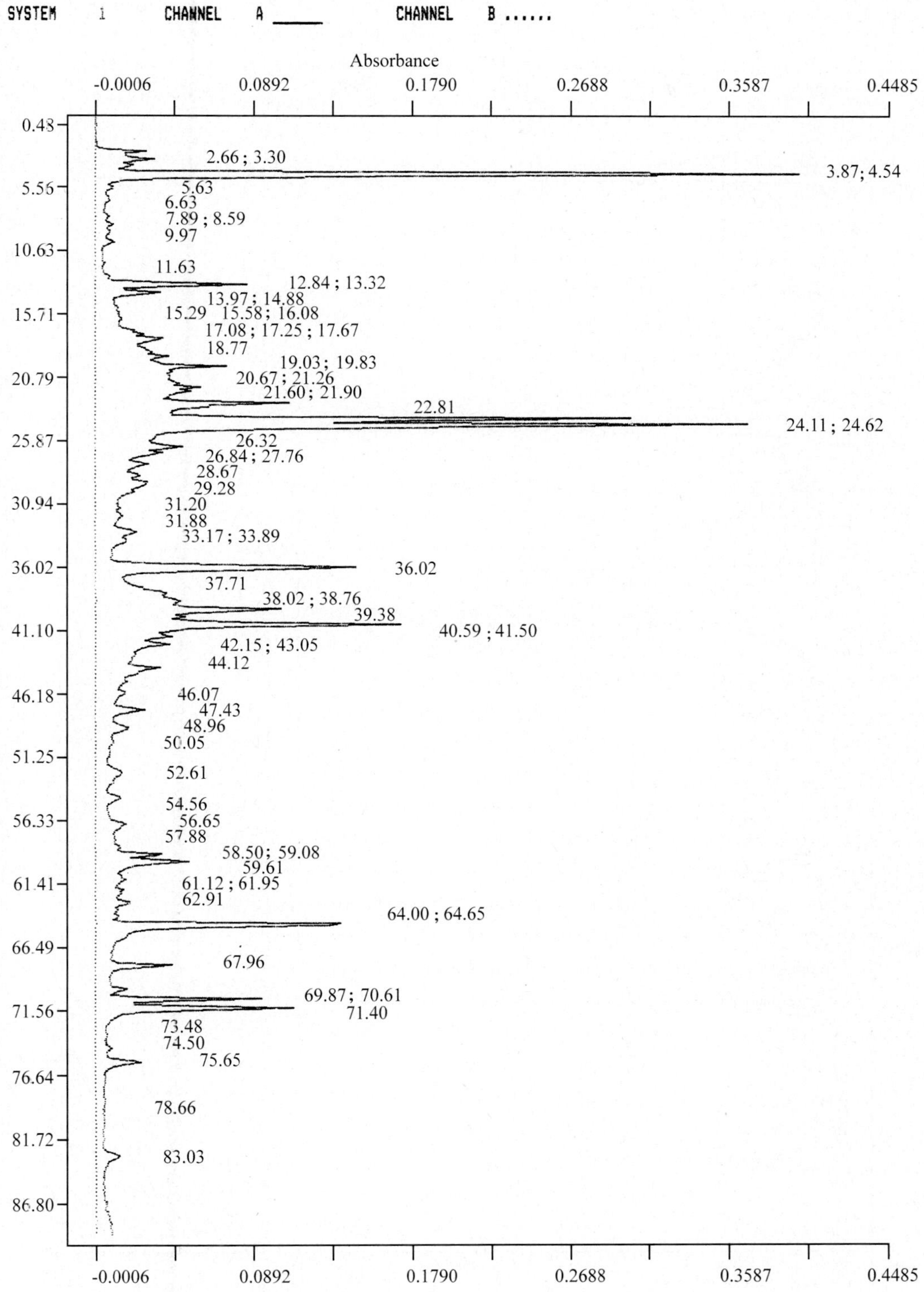

图 30-31　酒炒大黄 40 种主要化学成分的 HPLC 色谱分析图谱

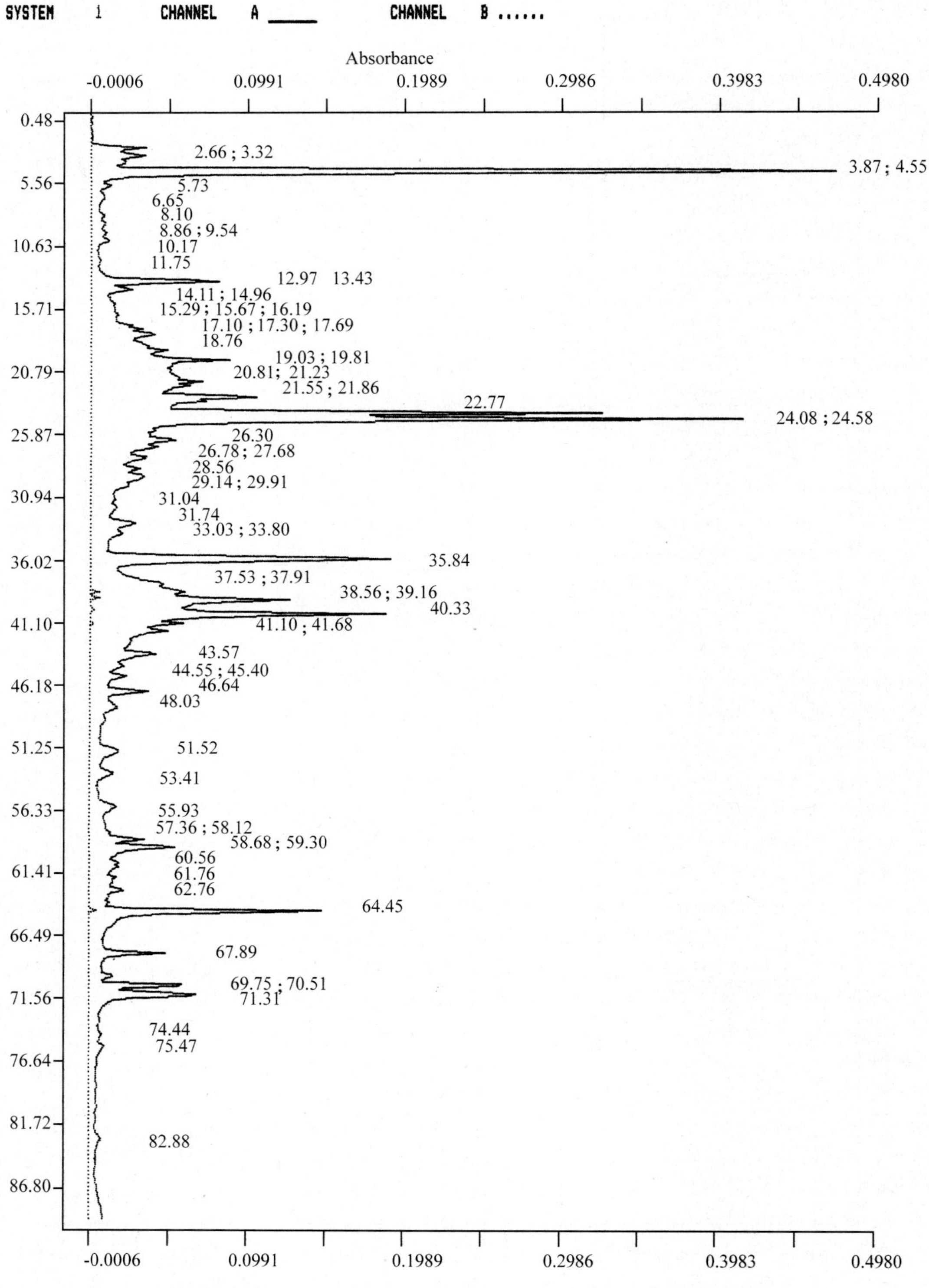

图 30-32 醋炒大黄 40 种主要化学成分的 HPLC 色谱分析图谱

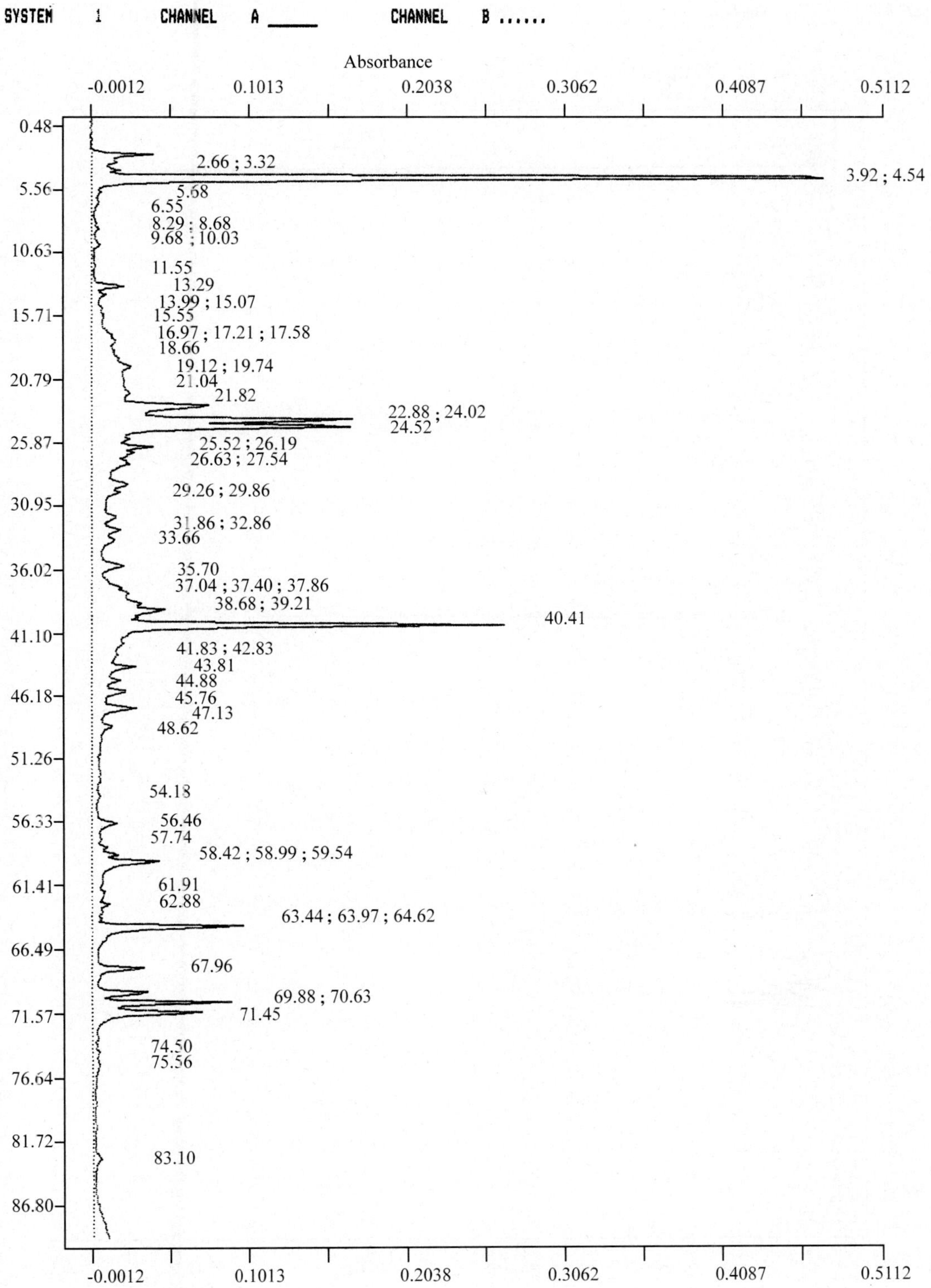

图 30-33　蒸熟大黄 40 种主要化学成分的 HPLC 色谱分析图谱

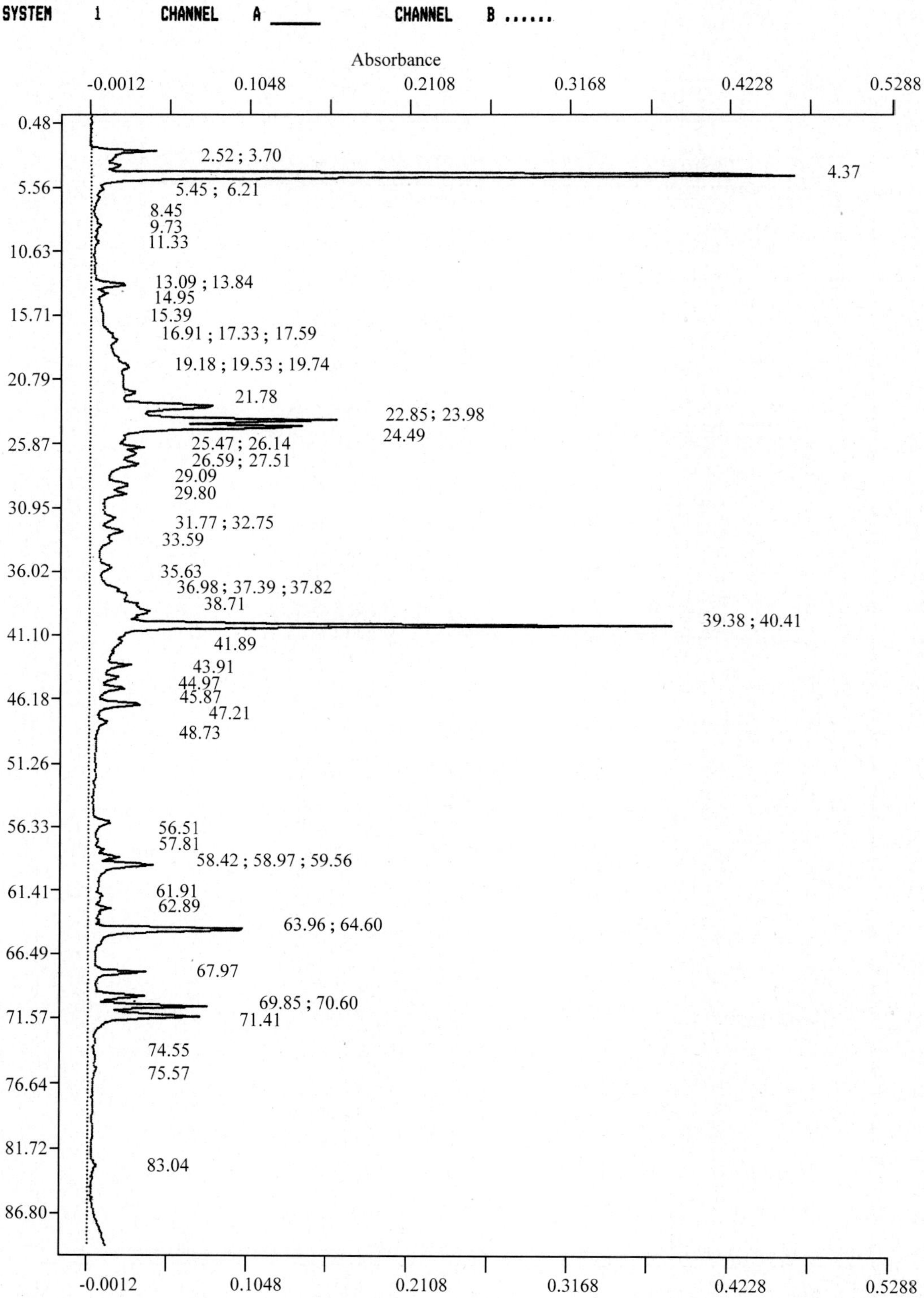

图 30-34 酒熟大黄 40 种主要化学成分的 HPLC 色谱分析图谱

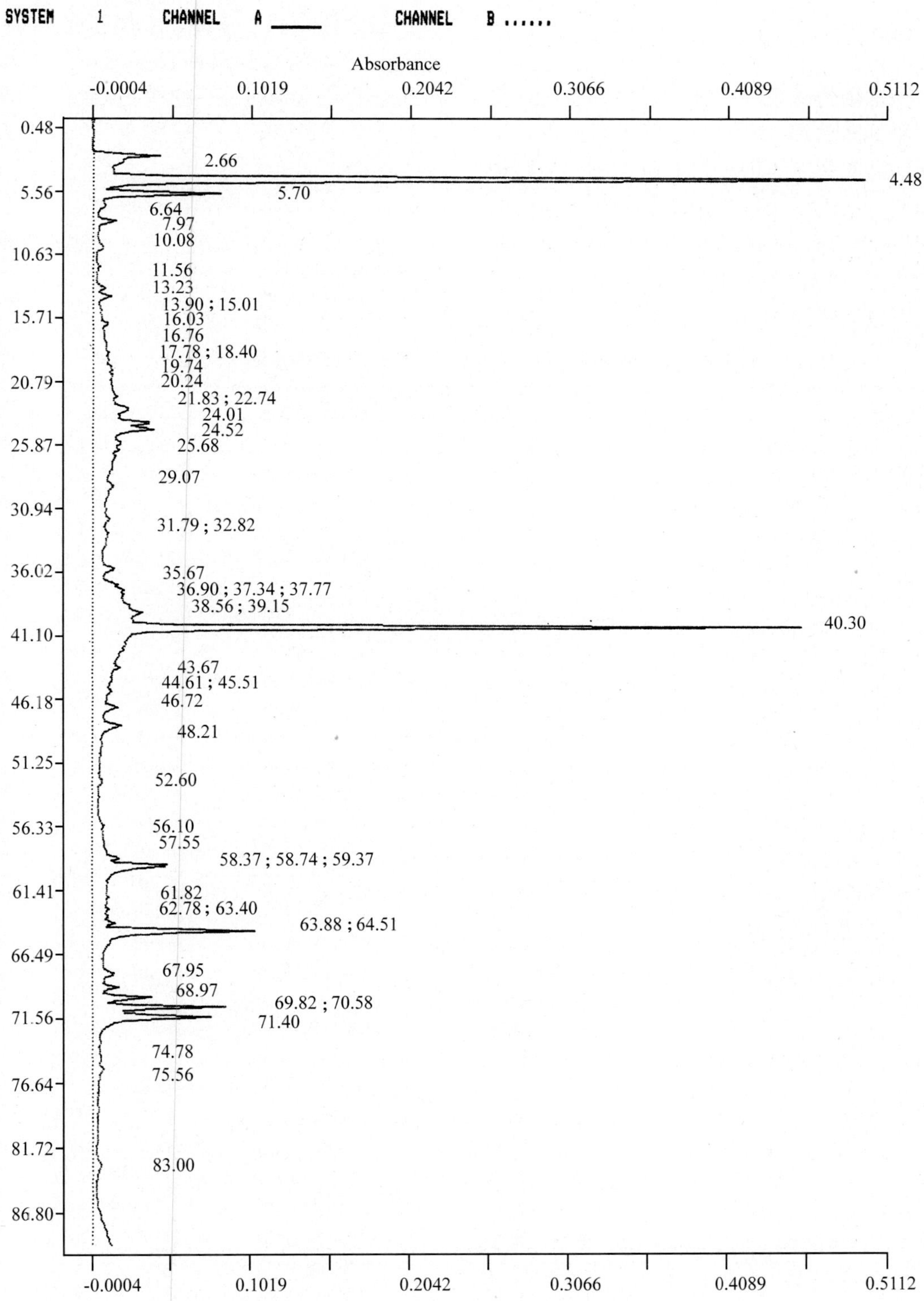

图 30-35　大黄炭 40 种主要化学成分的 HPLC 色谱分析图谱

第十二节 不同生长年限掌叶大黄中40种主要化学成分的HPLC定量分析与比较

大黄为常用药材之一，来自野生和栽培。野生大黄资源日渐枯竭，因此，必须大力发展人工栽培。栽培品有二三年即采挖，所含成分与野生品比较偏低。郑俊华等曾应用高压液相色谱法测定了1～5年生5种不同生长年限大黄中6种水溶性蒽苷的含量，现进一步测定40种主要化学成分的含量，以期更加全面确定大黄最佳栽培生长年限提供科学依据。

材　料

生药样品：1～5年生5种大黄样品，均系陕西陇县菜子滩大黄栽培场栽培，药材公司1985年专门提供合作研究。原植物经鉴定为掌叶大黄 Rheum palmatum L.（彩图30-26～30）。

方法和结果

按本章第一节所述方法进行测定。结果见表30-21，图30-36、37。

表30-21　不同生长年限大黄中40种化学成分的含量（mg/g）

化学成分名称*	生长期限（年）				
	1	2	3	4	5
蒽醌及其单糖苷的总量	3.05	3.27	2.29	2.40	2.42
1. AE	0.08	0.37	0.31	0.50	0.37
2. Rhein	0.66	0.76	—	—	—
3. Emodin	—	0.24	0.09	0.15	0.24
4. Chry	—	—	—	—	—
5. Phy	2.07	1.54	1.49	1.39	1.47
6. A-8-Glc	—	—	—	—	—
7. A-ω-Glc	0.02	0.04	0.07	0.09	0.04
8. R-8-Glc	0.22	0.32	0.33	0.27	0.22
9. C-8-Glc	—	—	—	—	0.08
水溶性蒽苷类的总量	25.36	28.36	47.98	45.72	26.77
10. SA	4.02	6.49	6.58	9.13	4.35
11. SB	0.73	0.91	1.44	1.17	0.83
12. SE	—	3.50	7.82	4.30	2.50
13. SF	1.90	—	—	—	—
14. RA	—	—	0.80	—	—
15. RB	1.29	1.30	2.64	3.06	1.74
16. RC	12.92	13.03	20.69	18.76	12.80
17. RD	4.50	3.13	8.01	9.30	4.55
二苯乙烯苷类的总量	1.55	10.11	19.04	10.54	5.53
18. Rhap	—	—	—	—	—
19. Deoxyrhap	—	0.02	—	—	—
20. S-4′-Glc-G	0.05	0.04	0.77	0.47	0.21
21. Stil-Glc	0.24	8.97	16.69	8.06	4.25

续表 30-21

化学成分名称*	生长期限（年）				
	1	2	3	4	5
22. S-1	—	—	—	—	—
23. S-2	0.49	0.21	0.34	0.35	0.21
24. S-3	0.77	0.87	1.24	1.66	0.86
苯丁酮苷类的总量	8.85	7.35	9.47	6.67	3.91
25. Lind	2.86	4.92	7.94	3.24	2.50
26. Iso-lind	5.99	2.43	1.53	3.43	1.41
鞣质及其有关化合物的总量	96.66	118.12	202.20	177.11	123.91
27. （+）-Cate	30.15	27.93	48.19	45.33	31.90
28. （+）-Cate-Glc	—	—	2.07	2.43	—
29. （—）-Epi	—	—	—	—	—
30. （—）-Epi-3-O-G	3.61	5.11	7.99	8.93	4.77
31. B-1	1.03	4.04	15.69	2.65	4.01
32. B-2	4.89	7.02	4.57	7.07	6.07
33. B-3	—	—	—	—	—
34. B-1,3G	10.87	9.97	16.07	15.53	6.97
35. B-2,3,3′-GG	—	—	—	—	—
36. 1-O-GGlu	0.50	0.51	0.60	0.49	0.42
37. 1,6-O-GG-2-C-Glu	4.25	4.70	6.09	10.33	13.50
38. 1,2,6-O-G-Glu	13.24	10.46	20.06	22.79	14.26
39. 1-G-2-C-Glu	25.21	46.44	79.30	61.43	41.29
40. GA	2.91	1.94	1.57	0.13	0.72

*：各化合物的中英文全称见本章第一节；—：未检出

由表 30-21 及图 30-36、37 中结果可见，样品中的各类化合物的总含量按以下顺序递减：

游离蒽醌及其单糖苷类：2 年生＞1 年生＞4、5 年生＞3 年生，且均不含大黄酚和芦荟大黄素-8-葡萄糖苷。

水溶性蒽苷类：3 年生＞4 年生＞2 年生＞5 年生＞1 年生，与文献报道基本一致。

二苯乙烯苷类：3 年生＞4 年生＞2 年生＞5 年生＞1 年生，且均不含土大黄苷和 4，3′，5′-三羟基二苯乙烯-4-（6″-没食子酰）-葡萄糖苷。

苯丁酮苷类：3 年生＞1 年生＞2 年生＞4 年生＞5 年生。

鞣质及其有关化合物：3 年生＞4 年生＞5 年生＞2 年生＞1 年生，且均不含（—）-表儿茶素、前矢车素 B-2 3，3′-二没食子酰和前矢车素 B-3。

讨　论

分析结果表明：除游离蒽醌类的总含量以 2 年生大黄最高外，其它各类成分：蒽醌单糖苷类、番泻苷类、大黄酸葡萄糖苷类、二苯乙烯苷类、苯丁酮苷类、鞣质及其有关化合物类等的总含量均以 3 年生大黄为最高。因此，栽培品大黄生长 3 年即可采挖，此时，有效成分含量高，质量好，栽培 3 年以后，有效成分含量逐渐降低，因而大黄质量下降。本研究结果为确定大黄合理采收年限提供了更加全面的科学依据。

参考文献

[1] 高晓山．大黄．北京：中国医药科技出版社，1987，35

[2] 郑俊华．正品大黄中 34 种化学成分的高效液相色谱法定量分析．北京医科大学学报，1989，21（1）：54
[3] 郑俊华．大黄中蒽苷类成分积累动态的研究．北京医科大学学报，1991，23（2）：139

（左 珺 郑俊华 张治国）

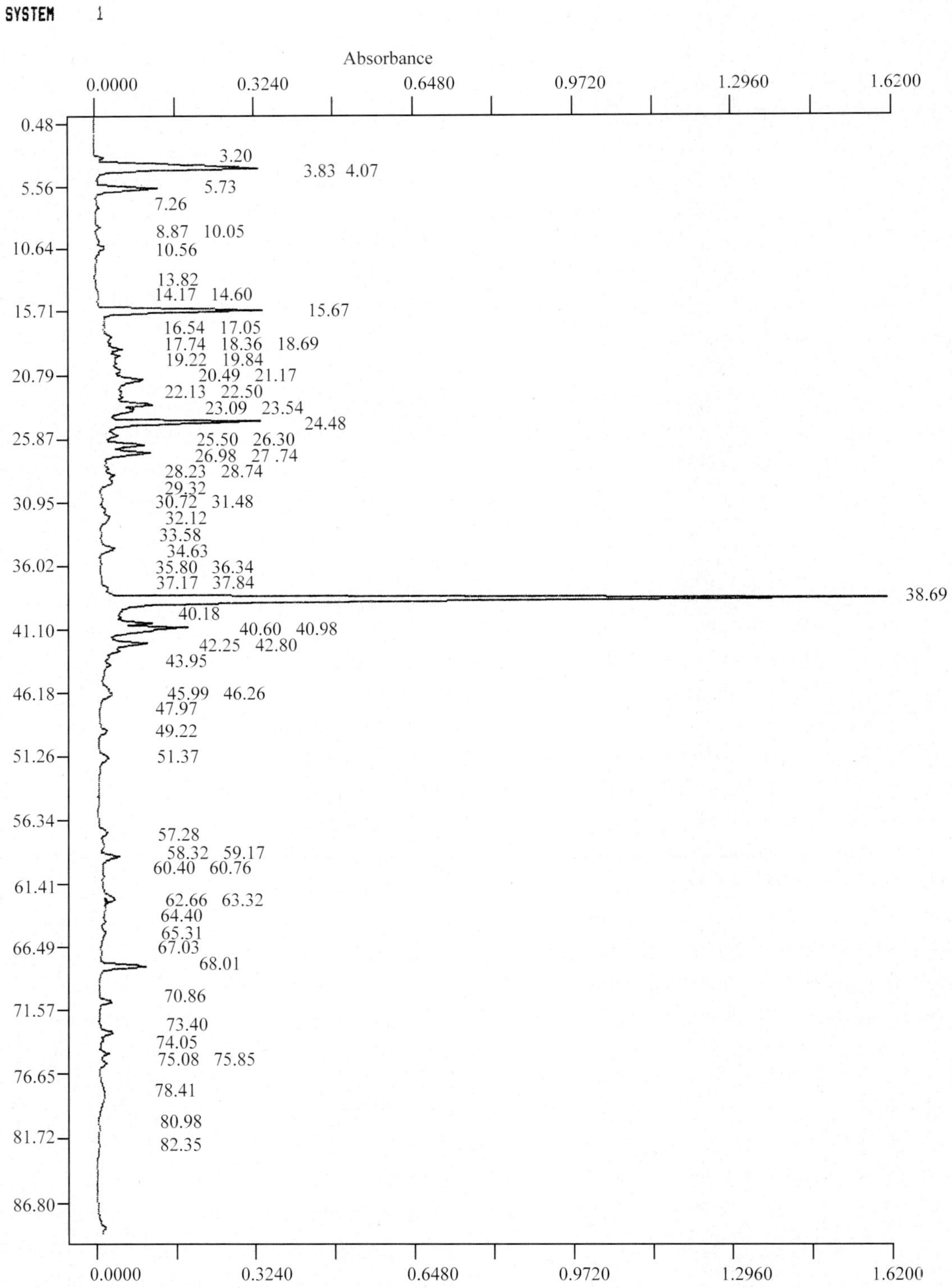

图 30-36 三年生掌叶大黄生药 40 种主要化学成分的 HPLC 色谱分析图谱

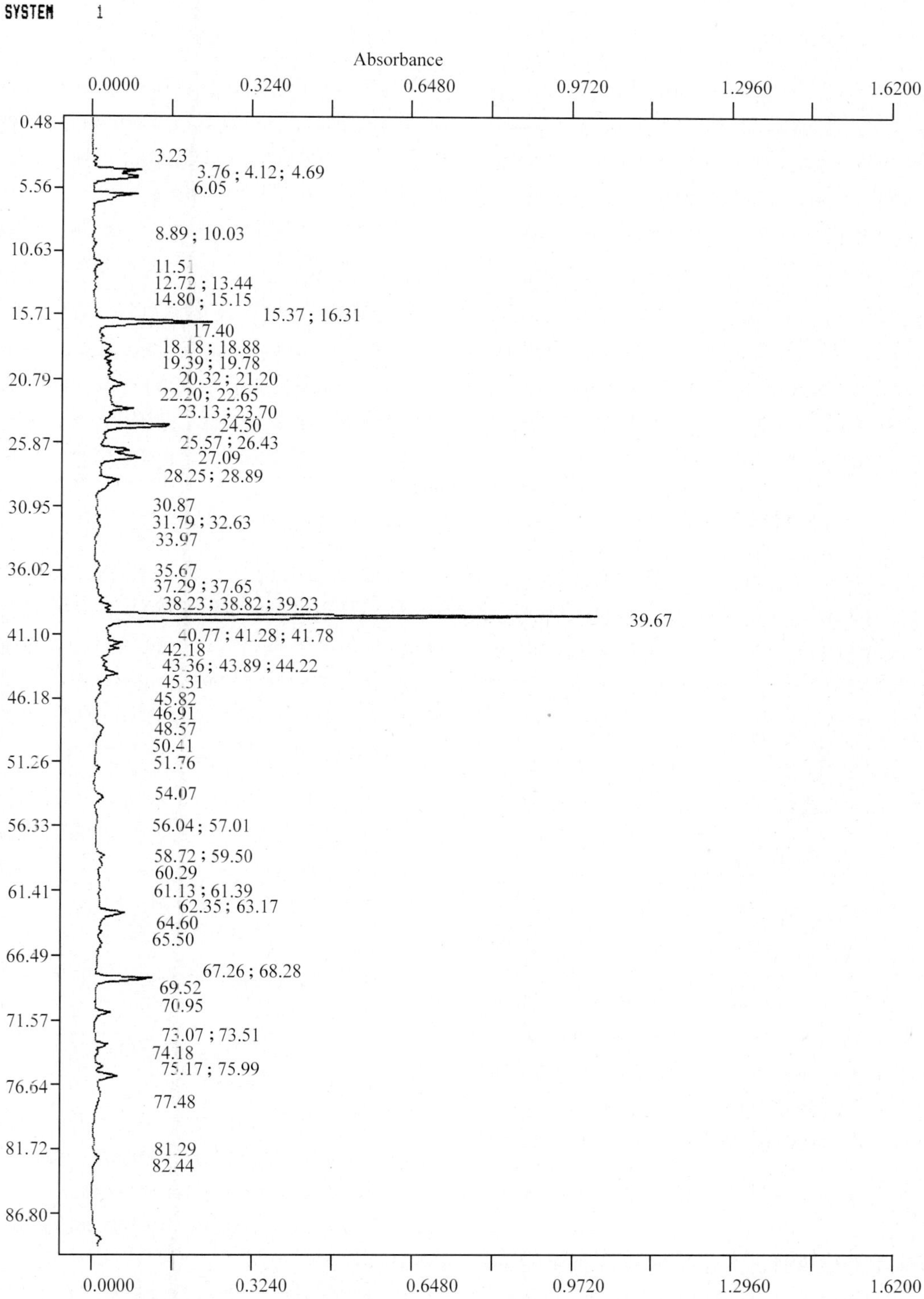

图 30-37　五年生掌叶大黄生药 40 种主要化学成分的 HPLC 色谱分析图谱

第十三节 掌叶大黄不同生长期40种主要化学成分的变化

我国古代本草对大黄的采收期早有记载。如《名医别录》载："二月八月采其根"均指农历。采收加工以传统经验为依据，秋末茎叶枯萎或次春植株发芽前采挖。除去地上部分及细根，刮去外皮，切瓣或段，干燥。近年，测定大黄有效成分含量作为评价品质优劣的研究工作取得了迅速进展。据报道大黄植物生长期中不同发育阶段蒽苷类成分有显著差别。为确切了解有效成分与不同发育期的关系，本实验应用HPLC较全面地研究掌叶大黄（R. palmatum L.）中不同生长期40种化学成分的变化，为研究大黄中有效成分的积累动态和充分利用资源提供科学依据。

材料与方法

1. 生药样品：发芽期、叶茂期、花盛期、果熟期和叶枯期的3年生大黄根茎（彩图30-31～35）。系陕西陇县栽培品，1987年采收。原植物经鉴定为掌叶大黄，分别取其新鲜材料切块，经50～60℃烘干，粉碎，过100目筛，备用。

2. 仪器、试剂、实验条件和分析方法均按本章第一节所述方法进行。

结果与讨论

根据保留时间、峰面积及ID表，按公式：C（mg/g）＝2.5（bA＋a）计算原药材中各成分的含量。式中C：浓度（mg/g）原药材1g中所含成分mg数，b：斜率，A：峰面积，a：截距。

1. 测定结果表明：大黄5个不同发育期检出有效成分为：发芽期35种、叶茂期34种、花盛期32种、果熟期和叶枯期均为33种。各期有效成分总量以发芽期最高，叶茂期次之，花盛期最低。

2. 蒽醌及其单糖苷的总量，叶茂期含量约为其它各期的2倍。其中，叶茂期含大黄酸为其它各期的3～4倍。大黄酸具有抗肿瘤作用，主要是抑制癌细胞的氧化和脱氢。叶茂期含游离大黄酚为叶枯期的3倍，大黄对内外出血有明显的止血作用，其主要成分为大黄酚。各期均不含游离大黄素。叶茂期结合大黄素含量最高，大黄素主要为解痉作用，比罂粟碱强约4倍。

3. 水溶性蒽苷类的总量，果熟期含量最高，叶茂期次之，发芽期最低。大黄的泻下作用以番泻苷A作用最强。其中花盛期含量最高，叶枯期次之，发芽期最低。

4. 苯丁酮苷类总量，叶茂期为其它各期的7～20倍，其中莲花掌苷，叶茂期含量最高，花盛期和叶枯期不含。该成分具有消炎镇痛作用，与阿司匹林、保泰松的效果类同。儿茶素，叶枯期含量最高，也具有消炎作用。

5. 二苯乙烯苷类总量，叶茂期含量最高，叶枯期次之。此类成分主要作用为抗高血脂作用。大黄的活血化瘀作用可能与含二苯乙烯苷有关。5个期均不含二苯乙烯葡萄糖苷。

6. 鞣质及有关化合物的总量，发芽期含量最高，叶枯期次之，果熟期最低，鞣质不但有收敛、止血止泻作用，而且还有许多其它生物活性。

7. 比较掌叶大黄不同发育期所含6种蒽苷（大黄酸-8-葡萄糖苷、番泻苷A、大黄酸葡萄糖苷A、B、C、D）成分的总量：果熟期70.72（mg/g），叶茂期58.16（mg/g），花盛期55.45（mg/g），叶枯期53.03（mg/g），发芽期23.88（mg/g）。由此可见大黄的泻下作用以果熟期采收，效果最好。与文献报道结果一致。

研究结果有助于了解大黄主要成分在植物生长发育过程中的变化情况，为大黄化学成分生物合成的研究积累科学资料。

参考文献

[1] 李时珍．本草纲目．卷十七．北京：人民卫生出版社，1992，1115

[2] 郑俊华．大黄中蒽苷类成分积累动态的研究．北京医科大学学报，1991，23（2）：139

[3] 郑俊华．大黄的古今纵横．见苏怀德．药物研究史选讲，第1版．北京：北京医科大学、中国协和医科大学联合出版社，1992，83-94

（王映芬 郑俊华 张治国）

第十四节 大黄植株不同部分40种主要化学成分的比较

我国西北地区少数民族将鲜大黄叶柄（品种未详）当作蔬菜食用，其茎视为水果，去皮食用，与苹果相媲美。在美国大黄叶柄作蔬菜出售，其品种为食用大黄（R. rhaponticum L.），河北围场市售大黄罐头系华北大黄变种围场大黄的叶柄。作者应用 HPLC 测定并比较了掌叶大黄（Rheum palmatum L.）、华北大黄（R. franzenbachii Münt.）和围场大黄（R. franzenbachii var. weichangense S. L. Su）植株的根、根茎和地上部分中 40 种主要化学成分的含量。为大黄资源开发利用和大黄中化学成分的积累动态提供资料。

材料与方法

1. 材料　掌叶大黄系陕西陇县菜子滩栽培品，1986 年 8 月采收；华北大黄为山西五台山栽培品，1991 年 8 月采收；围场大黄为野生植物，1991 年 8 月采自河北围场。分别将新鲜植物的根和根茎、茎、叶柄、叶片各部分晒干，粉碎，过 100 目筛，备用。

2. 仪器与试剂、实验条件及测定，按本章第一节所述方法进行 HPLC 分析。

结　果

测定结果见表 30-22。根据保留时间、峰面积及 ID 表，按公式 C（mg/g）＝2.5（bA＋a）计算各部位中各成分的含量。式中 C：浓度（mg/g）供试样品 1g 中所含成分的 mg 数，b：斜率，A：峰面积，a：截距。

讨　论

掌叶大黄、华北大黄和围场大黄地下、地上部分共 10 个生药样品，其有效成分所在部位、品种和含量差别甚大。掌叶大黄根和根茎共检出 34 种成分，总量为 493.2mg；华北大黄叶片共检出 25 种成分，总量为 604.8mg，根和根茎共检出 24 种成分，总量为 193.3mg；围场大黄叶柄共检出 30 种成分，总量为 692.5mg。其它各部分检出成分种类及其含量均较少。

1. 蒽醌及其单糖苷的总量，华北大黄根、根茎、叶片含量最高。其中以芦荟大黄素-8-葡萄糖苷最高，其作用可能与兽医用药和用作染料有关。围场大黄所含大黄酚仅在叶柄，而掌叶大黄在根、根茎，前者为后者的 2 倍，此类成分主要是收敛止血。华北大黄与围场大黄的各部分均不含 A-ω-Glc。

2. 水溶性蒽苷类的总量，华北大黄（叶片）＞围场大黄（叶柄）＞掌叶大黄（根、根茎）。其中番泻苷 A 为大黄泻下作用最强成分，掌叶大黄含量为华北大黄的 1/4，围场大黄为其 1/5。华北大黄与围场大黄的各部分均不含 RA。

3. 苯丁酮苷类总量，掌叶大黄（根，根茎）含量约为华北大黄的 6 倍，围场大黄各部分均不含。苯丁酮苷类主要作用消炎镇痛，因此掌叶大黄的根和根茎作用可能较强。

4. 二苯乙烯苷类的总量，掌叶大黄（根、根茎）含量为华北大黄（叶片）的 5 倍，为其它两种叶柄的 30 多倍。其中以二苯乙烯葡萄糖苷最高，而围场大黄各部分均不含。

5. 鞣质及其有关化合物总量，围场大黄（叶柄）＞华北大黄（叶片）＞掌叶大黄（根、根茎）。其中含前矢车素 B-2,3,3′-二没食子酰，围场大黄（叶柄）含量为其它两种的 9～11 倍。而前矢车素 B-3，掌叶大黄（根、根茎）含量为华北大黄（叶片）7 倍，围场大黄各部分不含。该类成分不但有收敛止泻止血作用，而且还有许多其它生物活性。

6. 比较 3 种大黄不同部位所含 6 种蒽苷（大黄酸-8-葡萄糖苷、番泻苷 A、大黄酸葡萄糖苷 A、B、C、D）成分的总量，掌叶大黄根和根茎 80.2mg，叶片 0.7mg；华北大黄根和根茎 18.1mg，叶柄 7.4mg，叶片 200.1mg；围场大黄根和根茎 6.6mg，叶柄 50.9mg，叶片 1.93mg。

上述各类成分含量的高低与其生物活性的强弱可能有一定相关性，有待今后研究。在被测的 3 种大黄中，围场大黄的叶柄所含各类成分除二苯乙烯苷类外都很高，因此在作食品开发时，应注意加工工艺和质量的监控。华北大黄叶片的蒽苷成分含量相当高。本研究结果为合理开发利用大黄地上部分提供资料。

表 30-22 大黄属植物各部分 40 种主要化学成分的比较（mg/g）

化学成分	掌叶大黄			华北大黄			围场大黄			
	根及根茎	茎	叶片	根及根茎	叶柄	叶片	根及根茎	茎	叶柄	叶片
蒽醌及其单糖苷的总量	20.3	3.13	3.36	94.85	2.32	133.05	7.20	3.51	46.42	2.42
1. 芦荟大黄素	0.14	—	0.01	—	—	—	—	—	0.24	—
2. 大黄酸	3.56	—	—	—	—	—	—	—	10.66	—
3. 大黄素	0.11	—	0.04	0.19	0.02	0.20	0.20	0.22	0.15	0.19
4. 大黄酚	6.42	—	—	1.18	0.84	0.99	—	—	14.15	—
5. 大黄素甲醚	2.74	3.11	3.31	2.16	—	1.92	2.05	2.18	1.76	1.81
6. 芦荟大黄素-8-葡萄糖苷	3.17	—	—	89.97	1.28	125.90	4.16	0.72	16.28	0.17
7. 芦荟大黄素-ω-葡萄糖苷	0.44	0.02	—	—	—	—	—	—	—	—
8. 大黄酸-8-葡萄糖苷	1.59	—	—	0.73	—	3.10	0.79	0.39	—	0.26
9. 大黄酚-8-葡萄糖苷	2.13	—	—	0.42	—	0.67	—	—	3.18	—
水溶性蒽苷类的总量	97.16	2.47	1.05	29.69	11.78	205.78	8.74	7.29	160.34	2.52
10. 番泻苷 A	51.92	1.34	0.68	6.90	4.61	191.44	2.25	2.77	40.75	—
11. 番泻苷 B	1.49	—	—	—	3.82	3.99	—	—	1.44	0.85
12. 番泻苷 E	4.17	0.72	—	12.33	—	4.79	2.98	2.17	21.49	—
13. 番泻苷 F	12.87	—	0.34	—	—	—	—	—	86.44	—
14. 大黄酸葡萄糖苷 A	1.02	—	—	—	—	—	—	—	—	—
15. 大黄酸葡萄糖苷 B	4.69	0.06	—	—	—	1.16	—	—	0.27	—
16. 大黄酸葡萄糖苷 C	7.06	0.30	—	9.14	—	—	1.15	0.49	9.21	—
17. 大黄酸葡萄糖苷 D	13.94	0.05	0.03	1.32	3.35	4.40	2.36	1.86	0.74	1.67
苯丁酮苷类的总量	39.15	0.03	—	5.51	—	—	—	—	—	—
18. 莲花掌苷	39.15	0.03	—	4.31	—	—	—	—	—	—
19. 异莲花掌苷	—	—	—	1.20	—	—	—	—	—	—
二苯乙烯苷类的总量	191.17	0.64	0.08	0.04	4.04	37.07	0.24	0.17	6.28	1.49
20. 土大黄苷	—	—	—	—	—	1.17	—	—	0.83	0.41
21. 脱氧土大黄苷	0.12	—	—	0.02	0.04	0.02	0.01	—	0.16	0.02
22. 3，5，3′-三羟基二苯乙烯-4′-O-（6″-O-没食子酰）-葡萄糖苷	—	—	—	—	0.22	—	—	—	—	—
23. 二苯乙烯葡萄糖苷	183.65	0.03	—	—	—	33.29	—	—	—	—
24. 4，3′，5′-三羟基二苯乙烯-4-O-（6″-没食子酰）-葡萄糖苷	0.25	—	—	0.02	—	0.89	—	—	3.79	—
25. 4，3′，5′-三羟基二苯乙烯-4-葡萄糖苷	1.39	0.02	—	0.36	0.23	1.70	0.23	0.17	0.16	—
26. 3，4，3′，5′-四羟基二苯乙烯-3-葡萄糖苷	5.76	0.59	0.08	—	3.55	—	—	—	1.34	1.06
鞣质及有关化合物总量	145.44	3.78	7.69	63.87	25.17	228.94	9.52	6.77	479.45	19.28
27. （+）-儿茶素	—	—	—	—	—	—	—	—	—	—
28.（+）-儿茶素葡萄糖苷	4.18	2.83	3.59	3.33	5.77	3.63	3.31	3.59	3.96	4.41
29.（−）-表儿茶素	3.48	0.03	—	0.31	—	5.49	0.28	—	1.32	0.92
30. （−）-表儿茶素-3-O-葡萄糖苷	21.00	—	—	2.22	3.83	10.82	2.25	1.55	3.00	3.87
31. 前矢车素 B-1	5.84	—	—	6.01	—	21.62	—	—	31.41	—
32. 前矢车素 B-2	—	—	—	—	—	—	1.11	0.72	1.39	0.32
33. 前矢车素 B-3	41.03	—	—	—	0.13	5.81	—	—	—	—
34. 前矢车素 B-1 3-没食子酰	—	0.32	—	—	—	—	—	—	4.36	1.15
35. 前矢车素 B-2 3，3′-二没食子酰	37.11	0.32	1.66	45.89	—	—	—	—	423.69	1.99
36. 1-O-没食子酰葡萄糖苷	0.04	0.08	0.06	0.16	0.19	0.07	0.19	0.29	0.09	0.27
37. 1,6-二没食子酰-2-桂皮酰葡萄糖	5.35	—	—	3.10	7.72	66.13	1.95	0.24	4.76	1.33

续表 30-22

化学成分	掌叶大黄			华北大黄			围场大黄			
	根及根茎	茎	叶片	根及根茎	叶柄	叶片	根及根茎	茎	叶柄	叶片
38. 1,2,6-O-没食子酰葡萄糖	5.97	—	—	1.69	1.67	5.12	—	—	4.75	1.54
39. 1-没食子酰-2-桂皮酰葡萄糖	20.46	—	—	—	5.58	—	—	—	—	—
40. 没食子酸	0.98	0.20	2.38	1.16	0.28	2.84	0.43	0.38	0.72	3.48
总　量	493.22	10.05	12.18	194.32	43.31	604.84	25.43	17.74	692.49	25.71

（王映芬　王京霞　郑俊华）

第十五节　掌叶大黄根茎 40 种主要化学成分的分布

大黄的加工方法各地不尽相同，如西宁出口的大黄，将大黄先刮去外表栓皮，现出锦纹，再在竹筐内与积石同“撞”，磨去棱角，干燥，然后分等包装。或把大黄置于里面带钉子的三角形桶内，转动约 1.5 小时，使大黄表面光洁，在此过程中约撞掉大黄重量的 15%，但是，也有些大黄既不去皮也不撞皮，如四川西北部的“雅黄”（出口日本）。为弄清大黄加工过程中去皮撞皮的必要性，本文在以往工作的基础上进一步测定了大黄 40 种主要化学成分在根茎中的横向分布，为改进大黄生产加工提供更全面的科学依据。

材　料

新鲜的 3 年生大黄根茎，系陕西陇县栽培品，1985 年 11 月采挖。原植物经鉴定为掌叶大黄（Rheum palmatum L.）。按文献（见北京医科大学学报 1988；20（1）：37）方法制备样品，共分为栓皮、维管组织、髓周、髓心 4 个部分，于 55℃烘干，粉碎，过 100 目筛，备用。

方法和结果

按本章第一节所述方法测定。其结果样品中各类化合物的总量按以下顺序减少：游离蒽醌及其单糖苷类：髓周＞维管组织＞栓皮＞髓心；水溶性蒽苷类：维管组织＞髓周＞栓皮＞髓心；苯丁酮苷类：维管组织＞栓皮＞髓心＞髓周；二苯乙烯苷类：栓皮＞维管组织＞髓周＞髓心；鞣质及有关化合物：维管组织＞栓皮＞髓周＞髓心。

讨　论

分析结果表明，大黄根茎横向不同部位中，各类成分含量差别较大，但大部分集中于维管组织和栓皮，占 1/2 以上，在加工过程中应尽量减少这部分损失。本文进一步确认，大黄的加工不应去皮，更不要撞去维管组织部分，以保证产品质量。

（左　珺　史录文　郑俊华）

第十六节　掌叶大黄根和根茎不同部分 40 种主要化学成分的 HPLC 定量分析与比较

大黄为常用中药。商品为蓼科掌叶组植物掌叶大黄 Rheum palmatum、唐古特大黄 R. tanguticum 和药用大黄 R. officinale 的根及根茎。通常选择生长 3 年以上的植物，于秋末茎叶枯萎或次春植株发芽前采挖，除去地上部分及细根，刮去外皮，干燥。郑俊华等曾应用高压液相色谱法测定了陕西陇县掌叶大黄根和根茎不同部分（图 30-38）：主根茎、支根茎、主根、支根、细根、芽及茎基中 6 种水溶性蒽苷的含量。本研究是测定样品中 40 种主要化学成分的含量，以期为大黄合理加工和充分利用资源提供更加全面的科学依据。

大黄样品系陕西陇县菜子滩大黄栽培场栽培，药材公司 1985 年专门提供合作研究（彩图 30-36～39）。原植物经鉴定为掌叶大黄 Rheum palmatum L. 按本章第一节所述方法测定。测定结果各类成分的总量按以下顺序递减：

蒽醌及其单糖苷类：细根＞支根茎＞芽及茎基＞主根＞支根＞主根茎，且均无芦荟大黄素；

水溶性蒽苷类：细根＞支根＞主根＞主根茎

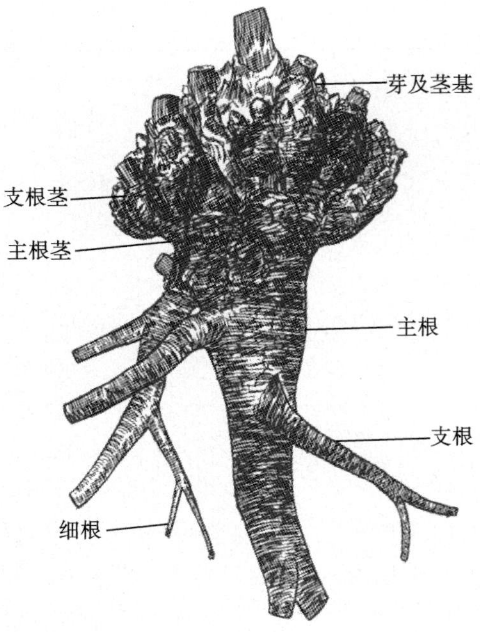

图 30-38 大黄根和根茎不同部分示意图

>支根茎>芽及茎基；

苯丁酮苷类：细根>主根茎>主根>支根茎>芽及茎基>支根；

二苯乙烯苷类：细根>支根>主根>主根茎>支根茎>芽及茎基，且均无 3，5，3′-三羟基二苯乙烯-4′-O-（6″-O-没食子酰）-葡萄糖苷和二苯乙烯葡萄糖苷；

鞣质及其有关化合物：细根>主根>支根茎>主根茎>支根>芽及茎基，且均无前矢车素 B-3、前矢车素 B-2,3,3′-二没食子酰。

分析结果表明：各类成分：蒽醌单糖苷类、番泻苷类、大黄酸葡萄糖苷类、二苯乙烯苷类、苯丁酮苷类、鞣质及其有关化合物等的总量均以细根为最高，主根和支根中含量次之，芽及茎基中含量最少。现在，大黄加工一般除去细根，但实验结果证明细根中各类成分的总量最高。本研究结果为大黄合理加工和充分利用资源提供了科学依据。

（左 珺 史录文 郑俊华）

第十七节 不同干燥方法对大黄化学成分的影响

鲜大黄含水分约为 60%，且根和根茎都很粗壮，干燥较困难。一般采用阴干、晒干、烘干或熏干法干燥。

郑俊华等曾对上述 4 种方法干燥的大黄样品，进行 6 种蒽苷的含量测定和比较。作者等为了更加全面地评价上述 4 种方法对大黄品质的影响，对原来 4 种样品进行 40 种化学成分的含量测定和比较。

材 料

四种不同干燥方法干燥的大黄样品，系陕西陇县菜子滩大黄栽培场 1985 年提供的样品，原植物经鉴定为掌叶大黄 Rheum palmatum L.

方法和结果

按本章第一节所述方法进行测定，结果见表 30-23。

由表中结果可以看出，样品中各类化学成分的总量按以下顺序减少：熏干>晒干>烘干>悬挂阴干。

讨 论

测定结果表明：

熏干法最好，各种化学成分含量最高，损失较少。可能是干燥时温度较温和，烟雾自下而上升起，带走大黄中的水分，且通风效果好。晒干法也较好，其化学成分损失较少。可能由于室外通风良好，温度适宜，时间较短。烘干时，温度稍高，通风不太好，样品的化学成分含量损失较多。悬挂阴干法费时最长，化学成分分解最多，可能是干燥时温度不够，水分挥散得慢，以至于发霉或糠心，从而影响药材质量。

综上所述，作者认为大黄的干燥方法以熏干法和晒干法比较适宜，悬挂阴干法虽然省事，节省燃料，但对大黄有效成分分解破坏较多，不宜采用。

表 30-23 不同干燥方法的大黄中 40 种化学成分的含量（mg/g）

化学成分名称*	晒干	烘干	熏烤干	悬挂阴干
蒽醌及其单糖苷类的总含量	9.80	7.62	18.57	9.05
1. AE	0.15	0.02	0.15	0.08
2. Rhein	2.33	4.06	12.09	4.20
3. Emodin	0.17	0.14	0.18	0.15
4. Chry	—	—	—	—
5. Phy	1.34	1.30	1.93	1.34
6. A-8-G	4.65	1.62	3.51	2.38
7. R-8-G	0.26	0.18	0.50	0.23
8. A-ω-G	0.03	0.02	0.07	0.02
9. C-8-G	0.87	0.28	0.14	0.65

续表 30-23

化学成分名称*	晒干	烘干	熏烤干	悬挂阴干
水溶性蒽苷类的总含量	45.89	36.467	51.72	34.92
10. SA	15.60	7.15	8.16	8.69
11. SB	2.44	2.34	2.17	2.01
12. SE	—	—	—	—
13. SF	5.78	1.73	4.16	4.78
14. RA	1.05	0.74	3.69	—
15. RB	1.16	1.40	2.45	1.46
16. RC	13.64	18.40	14.50	13.19
17. RD	6.22	4.91	16.59	4.79
苯丁酮苷类的总含量	2.04	1.67	6.75	0.95
18. Lind	—	—	—	—
19. Iso-lind	2.04	1.67	6.75	0.95
二苯乙烯苷类的总含量	2.68	2.90	8.24	3.50
20. Rhap	0.30	0.25	0.95	0.27
21. Deoxyrhap	0.01	0.01	0.04	0.01
22. S-1	—	—	—	—
23. S-2	0.24	0.35	0.81	0.65
24. S-3	2.14	2.29	6.44	2.57
25. S-4′-G-Glc	—	—	—	—
26. Stil-Glc	—	—	—	—
鞣质及其有关化合物的含量	74.57	58.48	214.71	55.50
27. (+)-Cate	34.21	24.62	80.13	25.14
28. (+)-Cate-Glc	6.24	1.61	16.05	0.89
29. (—) -Epi	4.60	3.73	12.22	5.24
30. (—)-Epi-Glc	4.25	5.48	15.67	5.67
31. B-2 3,3′-GG	—	—	—	—
32. B-1	3.00	6.91	30.03	4.35
33. B-2	4.91	3.70	12.12	3.39
34. B-3	—	—	—	—
35. 1,6-di-O-G-2-C-Glu	—	—	—	—
36. B-1 3-G	10.60	8.57	41.14	8.11
37. 1,2,6-tri-O-G-Glu	—	—	—	—
38. 1-G-2-C-Glu	5.03	0.77	3.19	2.43
39. 1-O-G-Glu	0.36	0.69	0.68	0.43
40. GA	1.37	2.40	3.48	0.01

*：各化合物的中、英文全称见本章第一节；—：未检出

（左　珺　史录文　郑俊华　安根录　张治国）

第十八节　陕西陇县商品大黄 40 种主要化学成分的 HPLC 定量分析

大黄是我国的特产药材，有“将军”之称。几千年来，一直用作泻下、祛瘀、解毒的主要药材。测定其有效成分的含量，作为评价大黄品质的一种科学手段。已有文献报道，不同商品规格的大黄，所含蒽类衍生物及致泻作用都有差别，但这种差别未必同商品的优、次等级呈平行趋势，其中糠心大黄、水根的游离蒽醌、结合蒽醌总量都超过大多数优等箱装大黄。郑俊华等曾报道过应用 HPLC 测定陕西陇县商品大黄样品中 6 种蒽苷的含量，发现其含量与商品等级没有平行关系。本文应用 HPLC 测定了陕西陇县商品大黄中 40 种主要化学成分的含量，为更全面评价商品大黄的质量提供科学依据。

材　料

生药样品：商品大黄一、二、三等品和水根，系陕西陇县栽培，药材公司 1985 年收购品。原植物经鉴定为掌叶大黄 Rheum palmatum L.。

方法和结果

按本章第一节所述方法进行测定。结果见表 30-24。

表 30-24　商品大黄 40 种化学成分的含量（mg/g）

化学成分名称*	一等品	二等品	三等品	水根
游离蒽醌及其单糖苷类的总含量	4.01	2.69	2.26	12.96
1. AE	0.02	0.32	0.06	0.92
2. Rhein	—	—	—	2.75
3. Emodin	0.15	0.54	0.61	0.34
4. Chry	—	—	—	—
5. Phy	2.12	1.54	1.59	1.51
6. A-8-Glc	1.44	—	—	—
7. R-8-Glc	0.28	0.29	—	2.68
8. A-ω-Glc	—	—	—	0.26
9. C-8-Glc	—	—	—	4.50
水溶性蒽苷类的总含量	26.08	34.41	41.58	85.46
10. SA	6.92	8.06	11.52	32.01
11. SB	0.94	1.04	1.43	2.53
12. SE	0.98	2.12	4.35	14.23
13. SF	0.62	1.76	3.22	2.77
14. RA	0.32	1.03	—	3.51
15. RB	1.40	2.10	1.95	3.77
16. RC	10.54	12.67	13.19	12.53
17. RD	4.36	4.63	5.92	14.11
苯丁酮苷类的总含量	4.39	5.08	6.72	29.30
18. Lind	3.31	3.77	4.68	21.19
19. Iso-lind	1.08	1.32	2.04	8.11

续表 30-24 商品大黄 40 种化学成分的含量（mg/g）

化学成分名称*	一等品	二等品	三等品	水根
二苯乙烯苷类的总含量	3.12	3.52	4.42	10.24
20. Rhap	0.14	0.21	0.30	1.35
21. Deoxyrhap	—	0.01	—	0.04
22. Res-4′Glc-G	—	—	—	—
23. Stil-Glc	—	—	—	—
24. S-1	—	—	—	—
25. S-2	0.44	0.49	0.53	1.04
26. S-3	2.54	2.81	3.59	7.81
鞣质及其有关化合物的总含量	33.18	74.29	50.59	157.91
27. （+）-Cate	12.22	18.97	26.71	64.37
28. （+）-Cate-Glc	—	0.98	—	5.11
29. （—）-Epi	—	1.90	—	—
30. (—)-Epi-3-O-G	4.83	4.36	10.34	14.37
31. B-1	1.93	4.39	—	15.80
32. B-2	5.21	31.44	—	6.98
33. B-3	—	—	—	—
34. B-1,3-G	4.87	8.08	8.35	42.49
35. B-2,3,3′-GG	—	—	—	—
36. 1-O-G-Glu	0.38	0.21	0.60	0.56
37. 1,6-di-O-GG-2-C-Glu	—	—	—	—
38. 1,2,6-tri-O-G-Glu	—	—	—	—
39. 1-G-2-C-Glu	1.28	1.53	2.43	4.05
40. GA	2.46	2.43	2.16	4.18

*：各化合物的中英文全称见本章第一节；—：未检出

由表 30-24 中结果可见，样品中各化合物的总量按以下顺序递减：游离蒽醌及其单糖苷类：水根>一等品>二等品>三等品，且均不含大黄酚；水溶性蒽苷类成分：水根>三等品>二等品>一等品；苯丁酮苷类：水根>三等品>二等品>一等品；二苯乙烯苷类：水根>三等品>二等品>一等品，且均不含 4，3′，5′-三羟基二苯乙烯-4-（6″-没食子酰）-葡萄糖苷；鞣质及其有关化合物：水根>二等品>三等品>一等品。

讨 论

1. 大黄中所含的游离蒽醌及其单糖苷类成分具有抗菌消炎作用。表中结果表明：大黄根（水根）中各种游离蒽醌及其单糖苷类成分的总含量相当于商品大黄的 3～5 倍，其中，一、二、三等品商品大黄中不含大黄酸、大黄酸-ω-葡萄糖苷、大黄酚-8-葡萄糖苷，由此可见，根的质量比一、二、三等品商品大黄要好，抗菌消炎作用可能也较强。

2. 蒽苷类成分为大黄泻下作用的主要有效成分，其中以番泻苷泻下作用最强，尤以番泻苷 A（SA）为甚。表中结果表明，水根中的蒽苷类成分总含量最高，比一、二、三等品商品大黄高出 1～2 倍，其中 SA 的含量高 3～5 倍，故水根的泻下作用可能比其它商品大黄强。

3. 苯丁酮苷类成分主要具有消炎和镇痛作用，效果与阿司匹林和保泰松接近，表中结果表明，水根中苯丁酮苷类成分的总含量相当于其它商品大黄的 4～6 倍，其消炎和镇痛作用可能比其它等级的商品大黄强。

4. 二苯乙烯苷类成分具有降高血脂作用，大黄的活血祛瘀功能可能与其所含的二苯乙烯苷类成分有关。表中结果表明，水根中二苯乙烯苷类成分的总含量相当于其它商品大黄的 2～3 倍，其降血脂和活血祛瘀的作用可能较强。

5. 鞣质具有广泛的生物活性，除了收敛、止泻、止血外，还可降低血清尿素氮，改善肾功能不全。表中结果表明，水根中的鞣质总含量相当于其它商品大黄的 2～5 倍，因此，水根的上述活性可能比其它商品大黄强。

由此可见，商品大黄的各类主要成分的含量与其商品等级没有平行关系，根的质量最佳。我国 1963 年版药典规定大黄的药用部分为根茎，1977 年以后各版药典则改为根和根茎，本研究结果为这一改动提供了更加全面的科学依据。

参考文献

[1] 郭济贤，沈桂庆．中成药研究，1989，(1)：5
[2] 赤堀昭．汉方研究，1978，(2)：53
[3] 郑俊华．北京医科大学学报，1987，19 (6)：408
[4] 陈琼华．新医药学杂志，1974，(5)：34

（左 珺 史录文 郑俊华）

第十九节 大黄属 14 种大黄的 40 种主要化学成分的 HPLC 定量分析

一、大黄属掌叶组及波叶组 6 种大黄主要化学成分的含量测定与比较

掌叶组 5 种大黄和波叶组 12 种大黄样品中 40 种主要化学成分的含量测定已有报道（见北京医科大学学报 1993，25（5）增刊）。但掌叶组的条裂大黄、绿花唐古特大黄，以及波叶组的长波叶大黄等 4 种大黄的化学成分含量测定未见报道。本文首次报道上述 6 种大黄 40 种化学成分

的含量测定，以便对该品种大黄品质评价提供参考资料。

材　　料

1. 生药样品　供化学分析用 6 种大黄样品列于表 30-25。

表 30-25　6 种大黄样品

No.	中文名称	植物学名	产地	采集时间
掌叶组大黄				
1	条裂大黄（裂叶大黄）	R. laciniatum Prain	陕西太白	1991.7
2	绿花唐古特大黄	R. tanguticum Maxim. ex Balf. var. viridiflorum Y. K. Yang et D. K. Zhang var. nov.	陕西太白	1991.7
波叶组大黄				
3	长叶波叶大黄	R. undulatum L. var. longifolium C. Y. Cheng et C. T. Kao	内蒙古	1997.8
4	丽江大黄	R. likiangense G. Sam.	青海玛多县	1999.8
5	密序大黄	R. compactum L.	新疆哈密地区	1999.8
6	阿尔泰大黄	R. altaicum A. Los.	新疆哈密地区	1999.7

2. 仪器、试剂、实验条件及测定方法

①仪器与试剂

仪器：日本岛津 LC-10A 型高效液相色谱仪，附二阶阵列检测器、自动进样器；CQ-250 型超声波清洗器。

试剂：甲醇为 GR 级，丙酮、甲酸为 AR 级，水为重蒸去离子水。

②实验条件

色谱柱：ZORBAX　SB-C18　4.6mm×150mm　3.5μm

流动相：（A）CH_3OH-H_2O-HCOOH　（10∶90∶1）；（B）CH_3OH-H_2O-HCOOH（80∶20∶1），梯度洗脱程序见表 30-26。

表 30-26　梯度洗脱程序

梯度时间（min）	流动相 A（%）	流动相 B（%）
5.5	95	5
20	70	30
32	40	60
50	40	60
75	0	100
80	0	100

③生药样品的提取

精密称取大黄样品 0.5g 置 50ml 具塞三角瓶中，加入 30ml 50%丙酮超声提取 30min，过滤，残渣加入丙酮提取 30min（25ml×2），过滤，滤液合并，回收溶剂，残渣加 50%甲醇溶解，并定容至 10ml 量瓶中，经微孔滤膜过滤后进入高效液相色谱仪分析。

结果与讨论

分析结果见表 30-27 及各种大黄高效液相色谱分析图谱，图 30-39～44。各峰位化学成分名称参见本章表 30-2 中大黄化学成分序号、化学成分、英文名称对照表。

2. 大黄酸	—	—	—	—
3. 大黄素	0.26	0.71	0.32	0.70

续表 30-29

化学成分名称	心叶大黄	疏枝大黄	斑茎大黄	藏东大黄
4. 大黄酚	1.09	0.96	0.78	1.75
5. 大黄素甲醚	7.76	8.35	—	8.37
6. 芦荟大黄素-8-O-葡萄糖苷	—	55.69	—	0.24
7. 芦荟大黄素-ω-葡萄糖苷	—	29.74	—	0.13
8. 大黄酸-8-O-葡萄糖苷	3.87	24.96	—	—
9. 大黄酚-8-O-葡萄糖苷	—	—	1.72	—
水溶性蒽苷类的总量	147.90	320.76	0.27	17.28
10. 番泻苷 A	10.18	278.84	—	—
11. 番泻苷 B	0.74	—	—	—
12. 番泻苷 E	—	—	—	—
13. 番泻苷 F	—	—	—	—
14. 大黄酸葡萄糖苷 A	2.00	—	—	—
15. 大黄酸葡萄糖苷 B	—	10.17	—	4.16
16. 大黄酸葡萄糖苷 C	3.69	1.62	—	1.22
17. 大黄酸葡萄糖苷 D	131.29	30.13	0.27	11.90
苯丁酮苷类的总量	—	—	—	—
18. 莲花掌苷	—	—	—	—
19. 异莲花掌苷	—	—	—	—
二苯乙烯苷类的总量	1.47	1.22	0.07	1.17
20. 土大黄苷	0.30	—	0.03	0.06
21. 脱氧土大黄苷	—	—	0.04	0.11
22. 3，5，3′-三羟基二苯乙酰-4′-O-（6″-O-没食子酸）-葡萄糖苷	—	—	—	—
23. 二苯乙烯葡萄糖苷	—	—	—	—
24. 4，3′，5′-三羟基二苯乙烯-4-（6″-没食子酰）-葡萄糖苷	—	0.45	—	—
25. 4，3′，5′-三羟基二苯乙烯-4-葡萄糖苷	1.12	0.76	—	1.00
26. 3，4，3′，5′-四羟基二苯乙烯-3-葡萄糖苷	0.05	0.01	—	—
鞣质及有关化合物总量	23.76	11.76	1.69	20.83
27. （+）-儿茶素	5.42	2.65	—	—
28. （+）-儿茶素葡萄糖苷	—	—	—	—
29. （—）-表儿茶素	8.47	3.05	—	5.92
30. （—）-表儿茶素-3-O-葡萄糖苷	5.35	1.38	—	1.86
31. 前矢车素 B-1	0.86	—	0.48	—
32. 前矢车素 B-2	—	—	—	11.86
33. 前矢车素 B-3	—	—	—	—
34. 前矢车素 B-1,3-没食子酰	—	—	—	—
35. 前矢车素 B-2,3,3′-二没食子酰	—	—	—	—
36. 1-O-没食子酰葡萄糖	2.77	3.14	—	0.70
37. 1,6-二没食子酰-2 桂皮酰葡萄糖	—	—	—	—
38. 1,2,6-O-没食子酰葡萄糖	—	—	—	—
39. 1-没食子酰-2-桂皮酰葡萄糖	—	—	—	—
40. 没食子酸	0.90	1.53	1.21	0.49

表 30-29 测定结果表明：

1. 蒽醌及其单糖苷的总量，疏枝大黄含量最高（120.41mg/g），藏东大黄、心叶大黄相差不大，含量最低的为斑茎大黄。

2. 水溶性蒽苷类的总量，疏枝大黄含量最高（320.76mg/g），心叶大黄次之，含量最低的为斑茎大黄。

3. 四种大黄均未检出苯丁酮苷类。

4. 二苯乙烯苷类的总量，四种大黄含量均较低，其中斑茎大黄最低。

5. 鞣质及有关化合物总量，心叶大黄、藏东大黄含量较高，斑茎大黄含量较低。

三、大黄属四种大黄主要化学成分的含量测定与比较

大黄属红脉大黄、枝穗大黄、菱叶大黄及圆叶大黄（鞑靼大黄）化学成分的 HPLC 含量测定未见详细报道。作者对上述 4 种大黄样品的 40 种化学成分进行 HPLC 含量测定，现报道测定结果，以对这些大黄的品质评价提供参考资料。

材　料

1. 生药样品　供测定用大黄属植物 4 种大黄样品列于表 30-30。

表 30-30　4 种大黄样品

No.	中文名称	植物学名	产地	采集时间
1	红脉大黄	R. inopinatum Prain	青海	1997.7
2	枝穗大黄	R. rhizostachyum Schrenk	青海互助县	1988.8
3	菱叶大黄	R. rhomboideum A. Los.	青海西藏交界加曲巴	1999.6
4	圆叶大黄	R. tataricum L.	新疆、宁夏	1990.8

2. 仪器、试剂、实验条件及测定方法　同本节一所述方法进行测定。

结果与讨论

测定结果见表 30-31 及各种大黄高效液相色谱分析图谱，图 30-49～52 各峰位化学成分名称见表 30-2。

表 30-31　大黄属 4 种大黄主要化学成分的含量（mg/g）

化学成分名称	红脉大黄	枝穗大黄	菱叶大黄	圆叶大黄
蒽醌及其单糖苷的总量	2.07	0.64	0.99	9.83
1. 芦荟大黄素	—	—	—	—
2. 大黄酸	—	—	—	—
3. 大黄素	0.33	0.11	0.33	0.08
4. 大黄酚	1.31	0.53	0.66	0.67
5. 大黄素甲醚	—	—	—	—
6. 芦荟大黄素-8-O-葡萄糖苷	0.15	—	—	—
7. 芦荟大黄素-ω-葡萄糖苷	—	—	—	—
8. 大黄酸-8-O-葡萄糖苷	—	—	—	8.51
9. 大黄酚-8-O-葡萄糖苷	0.27	—	—	0.58
水溶性蒽苷类的总量	1.58	—	0.37	—
10. 番泻苷 A	—	—	—	—
11. 番泻苷 B	—	—	—	—
12. 番泻苷 E	—	—	—	—
13. 番泻苷 F	—	—	—	—
14. 大黄酸葡萄糖苷 A	—	—	—	—
15. 大黄酸葡萄糖苷 B	0.64	—	0.16	—
16. 大黄酸葡萄糖苷 C	0.94	—	—	—
17. 大黄酸葡萄糖苷 D	—	—	0.21	—
苯丁酮苷类的总量	—	—	0.73	0.18
18. 莲花掌苷	—	—	0.73	0.18
19. 异莲花掌苷	—	—	—	—

续表 30-31

化学成分名称	红脉大黄	枝穗大黄	菱叶大黄	圆叶大黄
二苯乙烯苷类的总量	0.52	—	0.29	0.18
20. 土大黄苷	—	—	—	—
21. 脱氧土大黄苷	0.13	—	—	0.07
22. 3,5,3′-三羟基二苯乙烯-4′-O-(6″-没食子酰)-葡萄糖苷	—	—	—	—
23. 二苯乙烯葡萄糖苷	—	—	—	—
24. 4,3′,5′-三羟基二苯乙烯-4-(6″-没食子酰)-葡萄糖苷	—	—	—	—
25. 4,3′,5′-三羟基二苯乙烯-4-葡萄糖苷	0.21	—	0.11	0.09
26. 3,4,3′,5′-四羟基二苯乙烯-3-葡萄糖苷	0.18	—	0.18	0.02
鞣质及有关化合物总量	10.67	1.52	2.52	1.69
27. (+)-儿茶素	0.34	—	—	—
28. (+)-儿茶素葡萄糖苷	—	—	—	—
29. (−)-表儿茶素	0.04	—	0.54	0.23
30. (−)-表儿茶素-3-O-葡萄糖苷	0.65	—	—	0.45
31. 前矢车素 B-1	—	—	—	—
32. 前矢车素 B-2	4.11	—	—	—
33. 前矢车素 B-3	—	—	—	—
34. 前矢车素 B-1,3 没食子酰	—	—	—	—
35. 前矢车素 B-2,3,3′-二没食子酰	—	—	—	—
36. 1-O-没食子酰葡萄糖	4.58	0.60	1.43	0.47
37. 1,6-二没食子酰-2 桂皮酰葡萄糖	—	—	—	—
38. 1,2,6-O-没食子酰葡萄糖	—	—	—	—
39. 1-没食子酰-2 桂皮酰葡萄糖	—	—	—	—
40. 没食子酸	0.95	0.92	0.55	0.54

表 30-31 测定结果表明：

1. 蒽醌及其单糖苷的总量，圆叶大黄含量较高（9.83mg/g），其余三种含量较低，差别不大。但红脉大黄、圆叶大黄各含 4 种成分，而枝穗大黄、菱叶大黄只含 2 种成分。

2. 水溶性蒽苷类的总量，红脉大黄、菱叶大黄含量均较低，枝穗大黄、圆叶大黄水溶性蒽苷类未检出。

3. 红脉大黄、枝穗大黄均未检出苯丁酮苷类，菱叶大黄及圆叶大黄仅含少量莲花掌苷。

4. 红脉大黄、菱叶大黄、圆叶大黄仅含少量二苯乙烯苷类成分，枝穗大黄未检出二苯乙烯苷类成分。

5. 鞣质及有关化合物总量，红脉大黄含量较高，且含有 6 种鞣质及有关化合物，其余 3 种含量较少，仅含 2～4 种化合物。

（范国强 段豫萍 秦 晨 薛海晨）

附：意大利大黄酒 HPLC 分析图谱（图 30-53）

样品来源：意大利 ZUCCA 大黄酒厂赠（1990.8 第一届国际大黄学术讨论会·承德）

分析结果：本品含有大黄素甲醚、大黄酚、芦荟大黄素-ω-O-葡萄糖苷、大黄酸-8-O-葡萄糖苷、大黄酚-8-O-葡萄糖苷、番泻苷 A、4,3′,5′-三羟基二苯乙烯-4-O 葡萄糖苷、3,4,3′,5′-四羟基二苯乙烯-4-O-葡萄糖苷、前矢车素 B-2、（+）-儿茶素、大黄酸葡萄糖苷 A、前矢车素 B-1、没食子酸等 13 种化学成分。

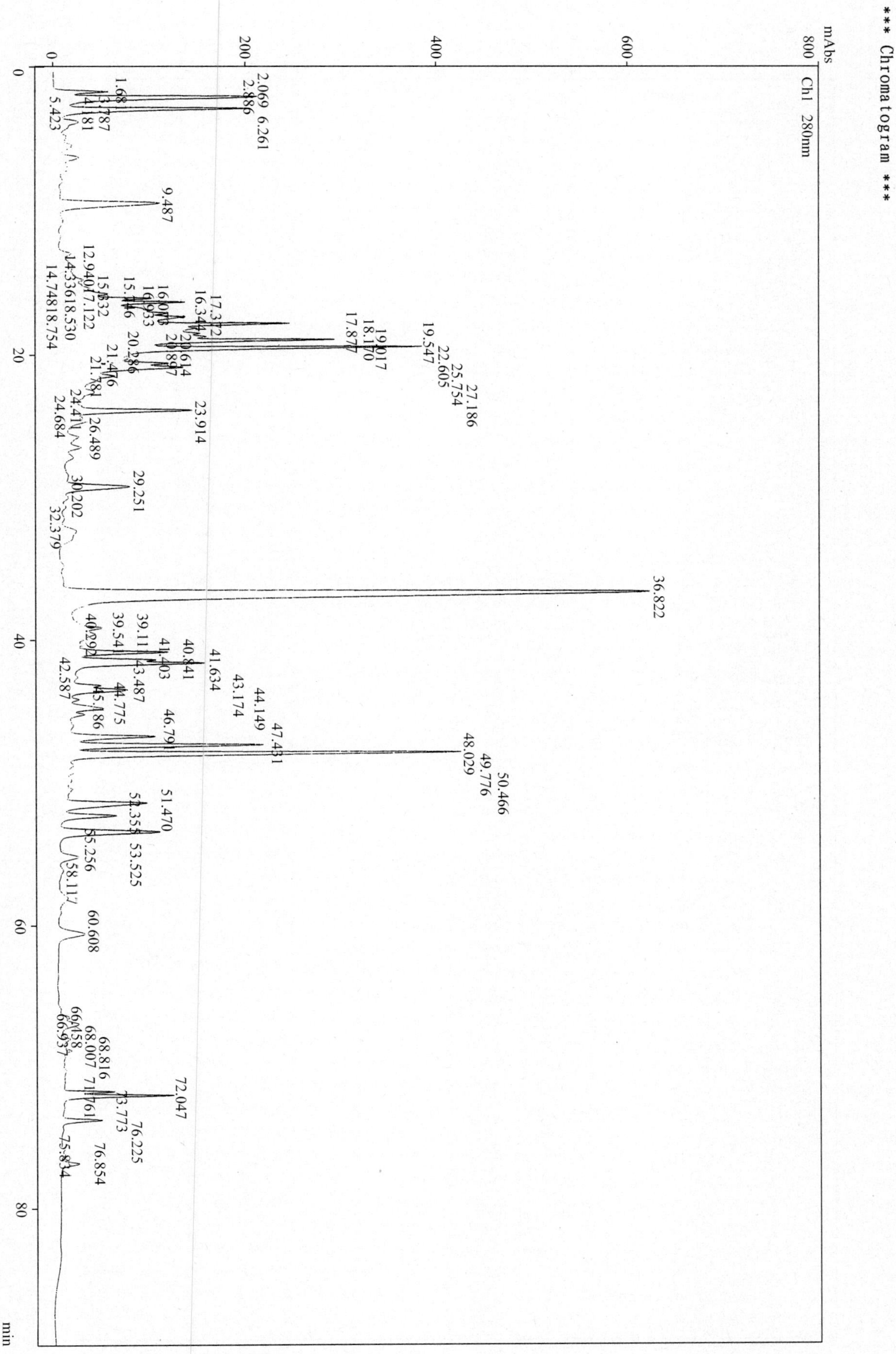

图 30-39　条裂大黄 40 种主要化学成分的 HPLC 色谱分析图谱

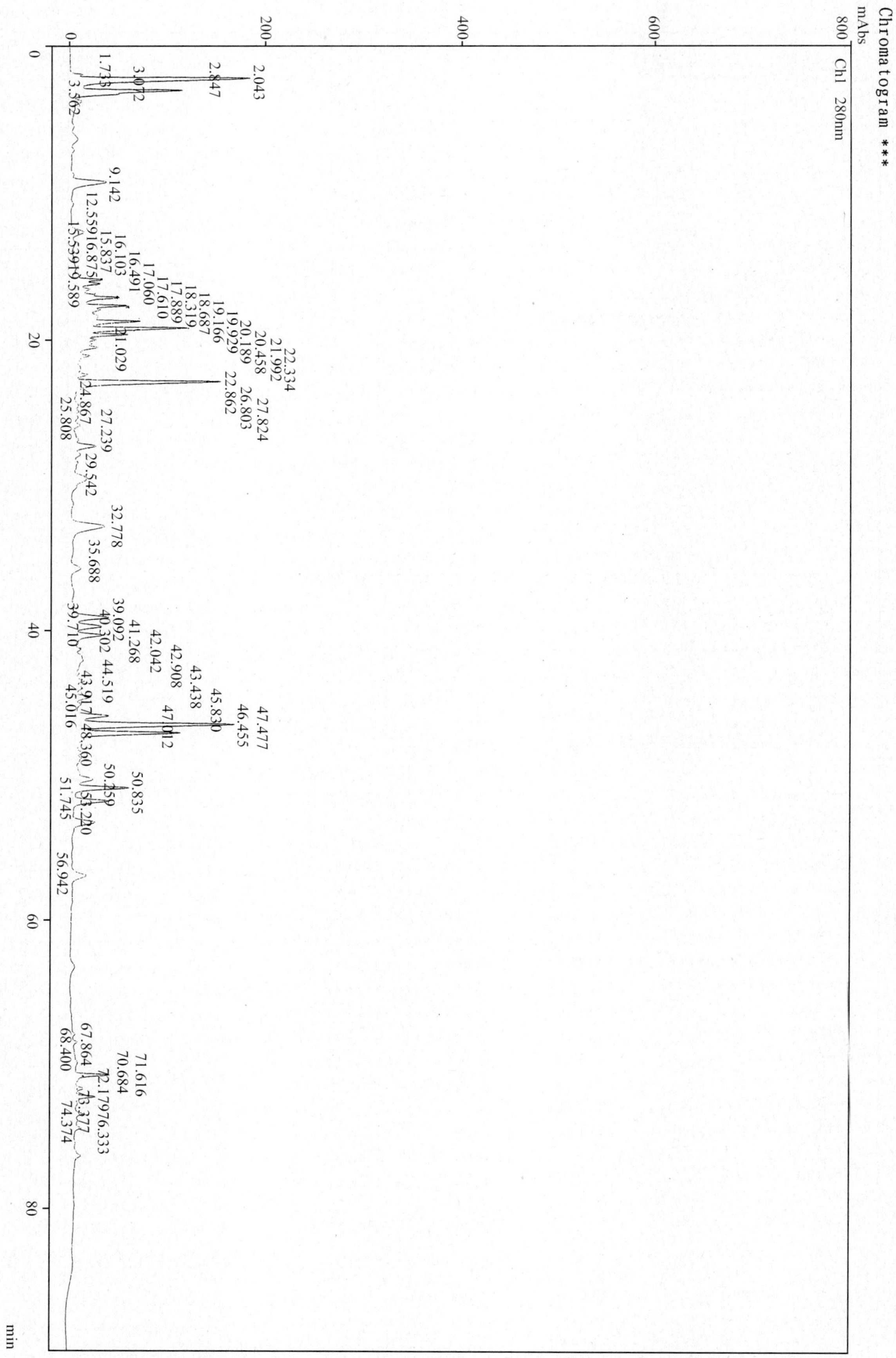

图 30-40 绿花唐古特大黄 40 种主要化学成分的 HPLC 色谱分析图谱

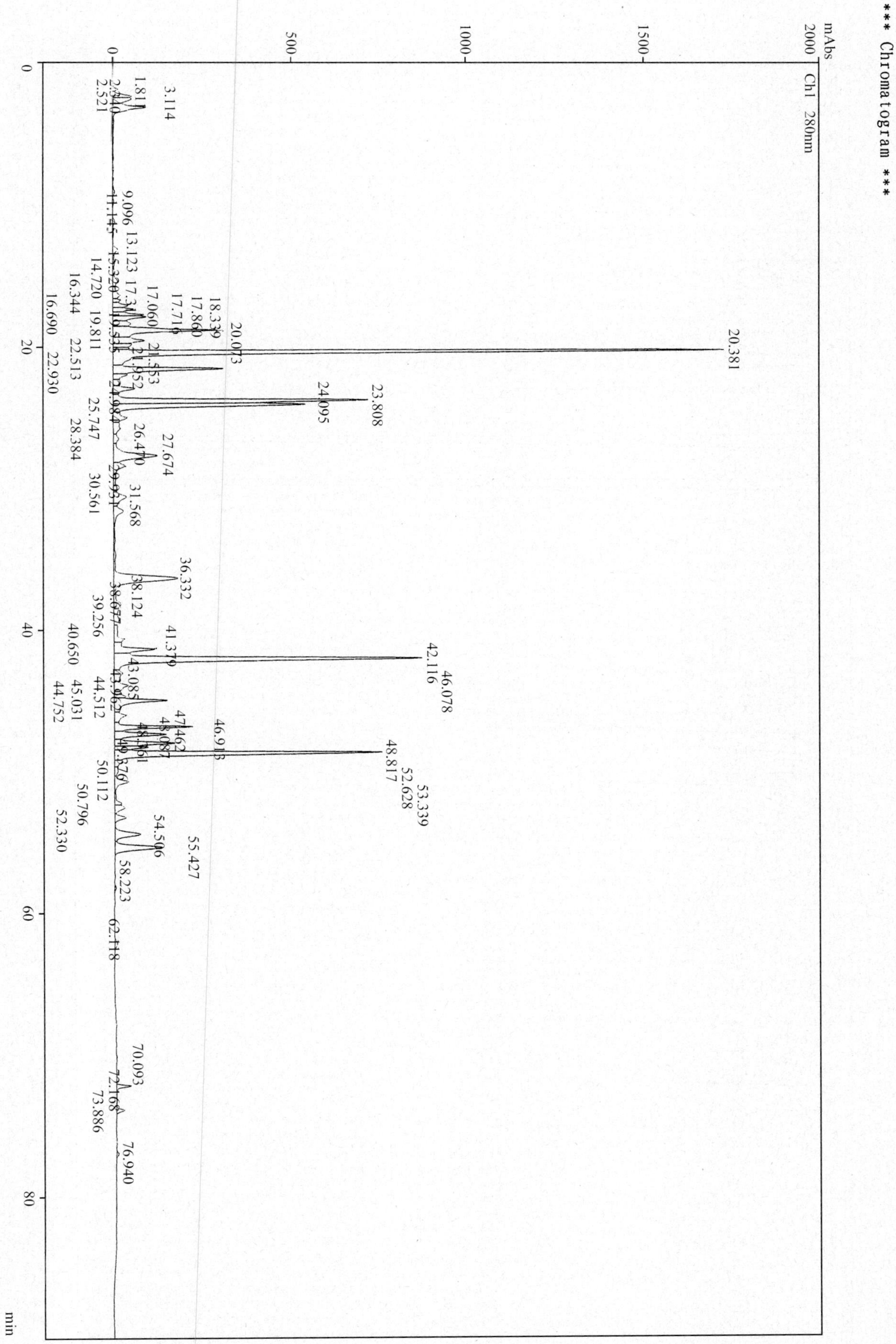

图 30-41　长叶波叶大黄 40 种主要化学成分的 HPLC 色谱分析图谱

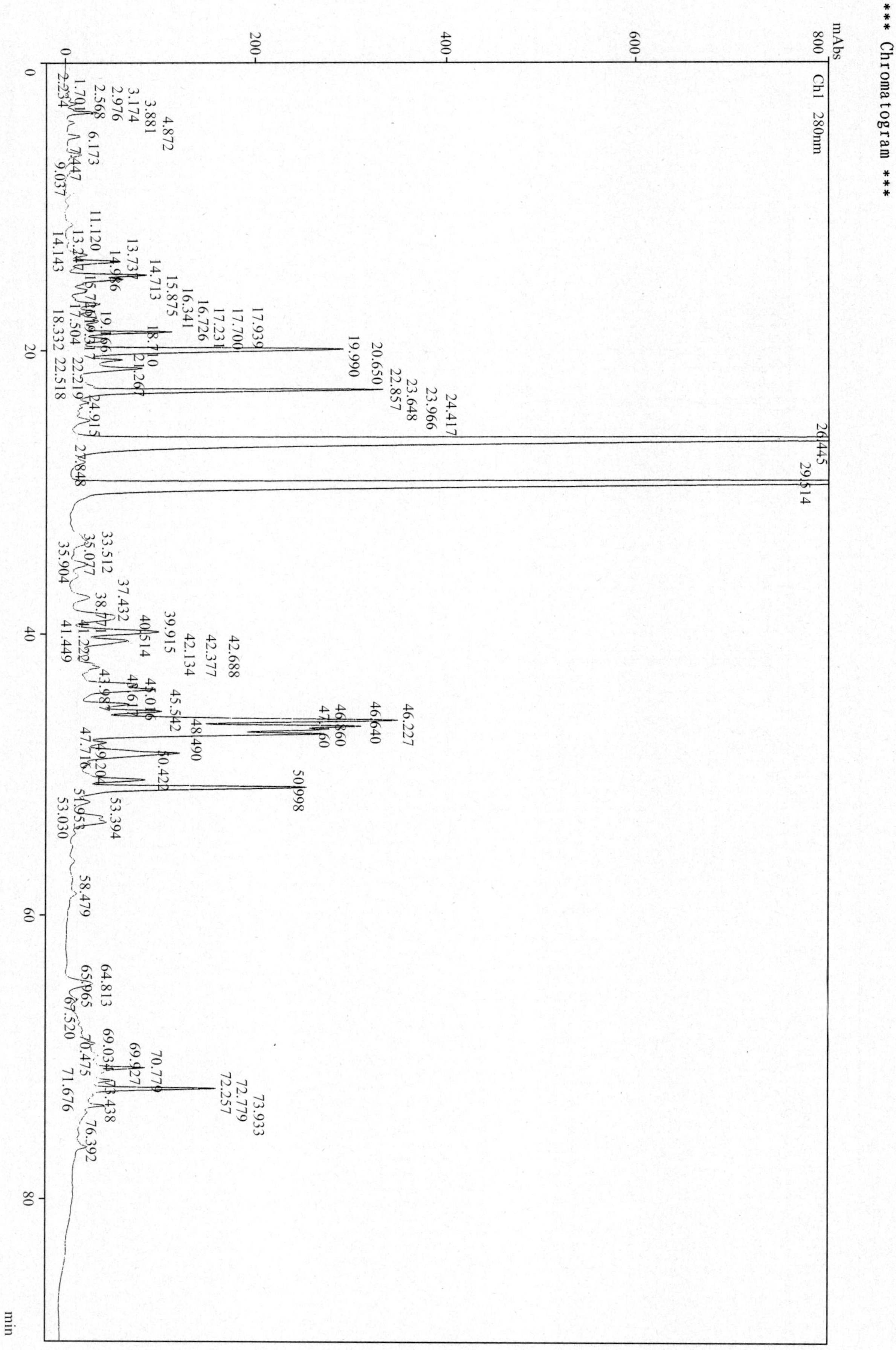

图 30-42　丽江大黄 40 种主要化学成分的 HPLC 色谱分析图谱

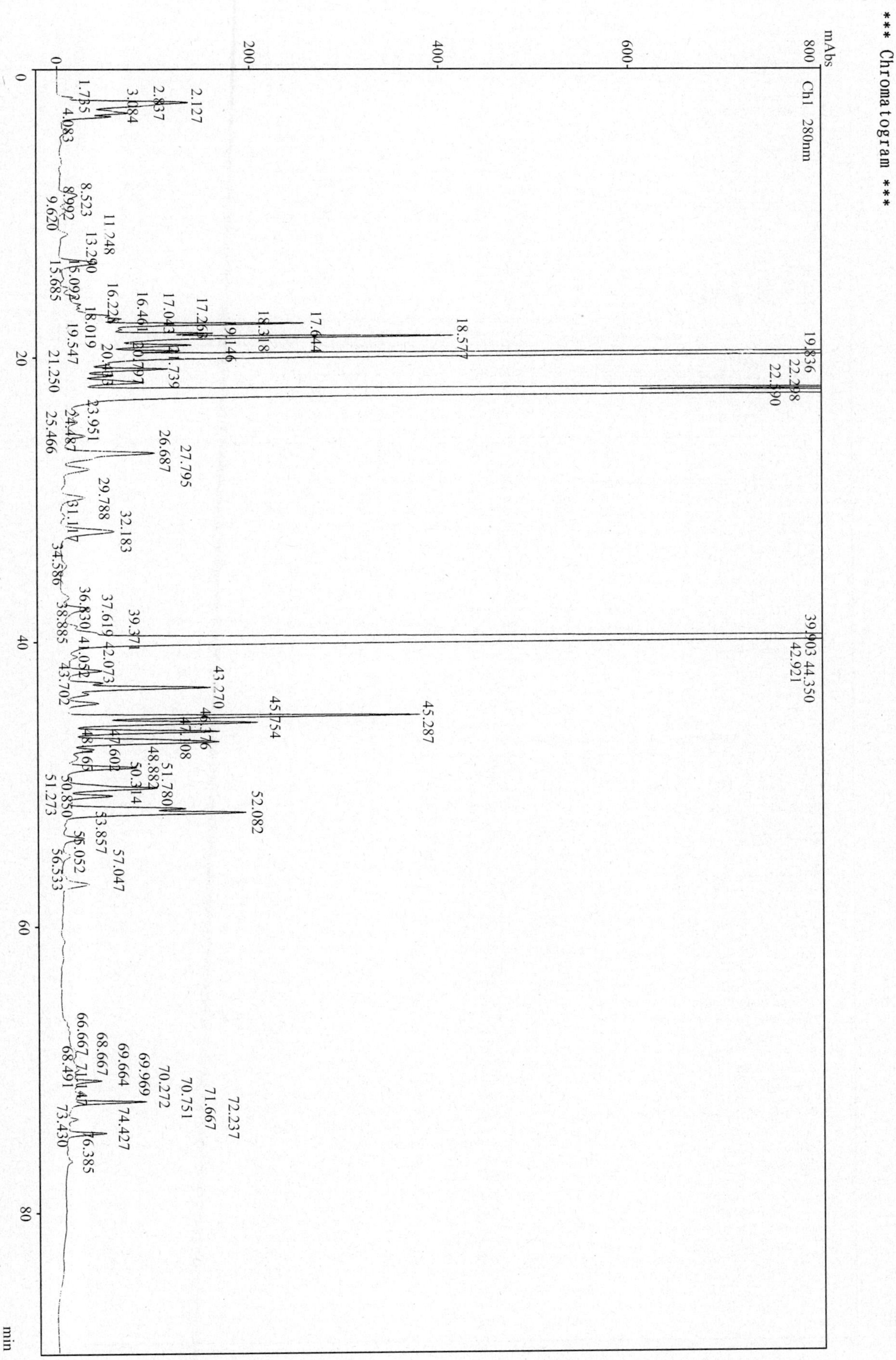

图 30-43　密序大黄 40 种主要化学成分的 HPLC 色谱分析图谱

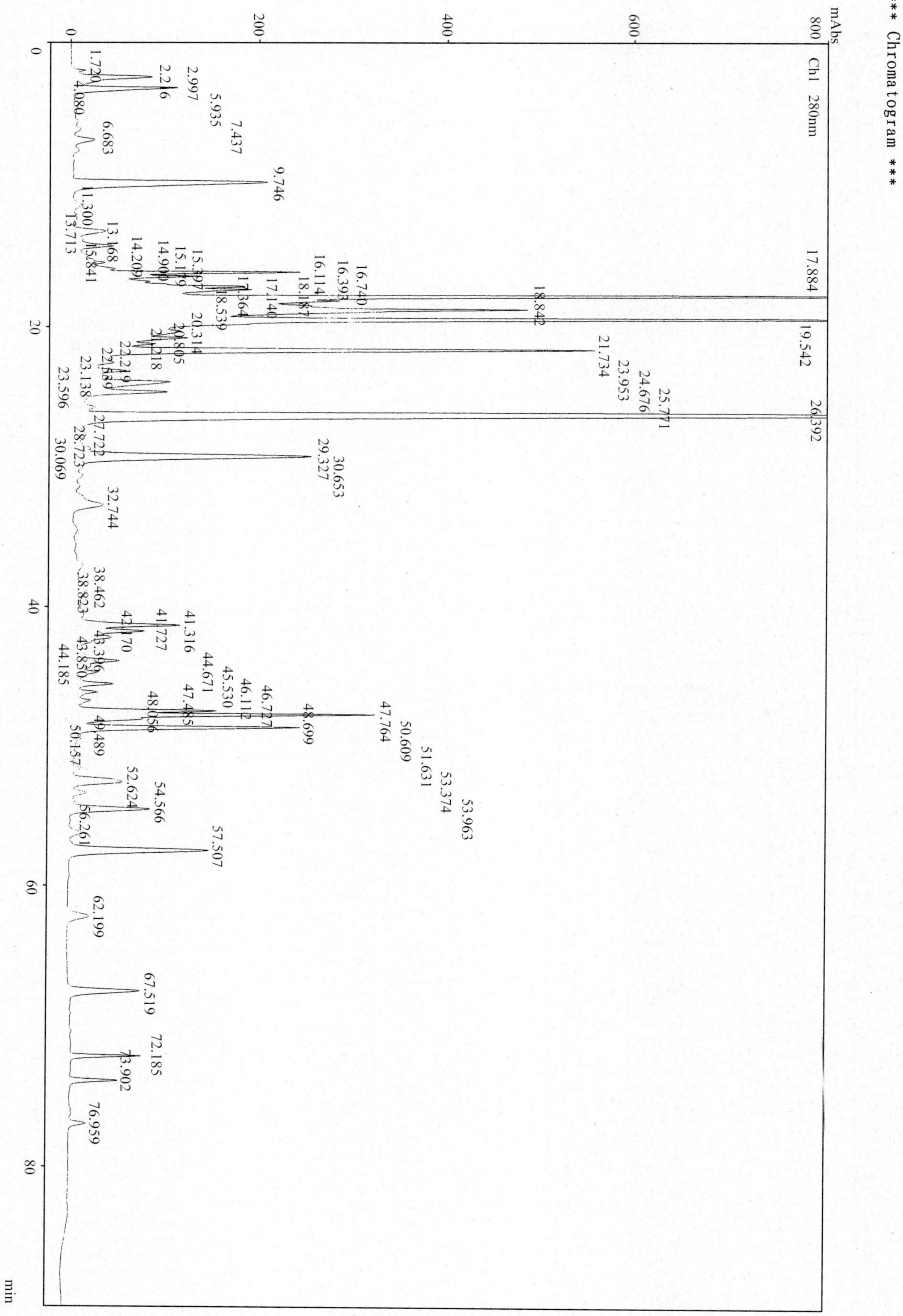

图 30-44 阿尔泰大黄 40 种主要化学成分的 HPLC 色谱分析图谱

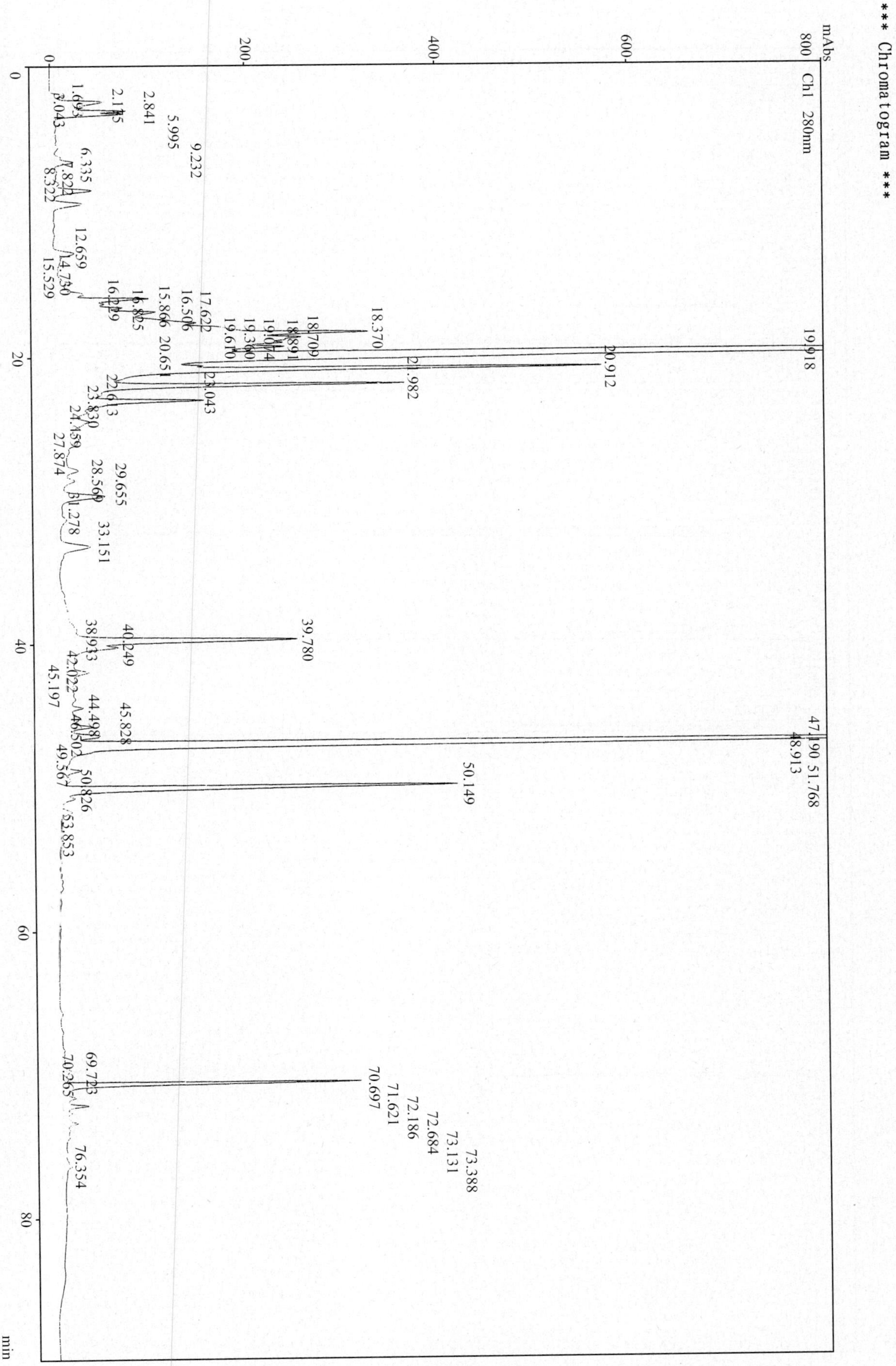

图 30-45　心叶大黄 40 种主要化学成分的 HPLC 色谱分析图谱

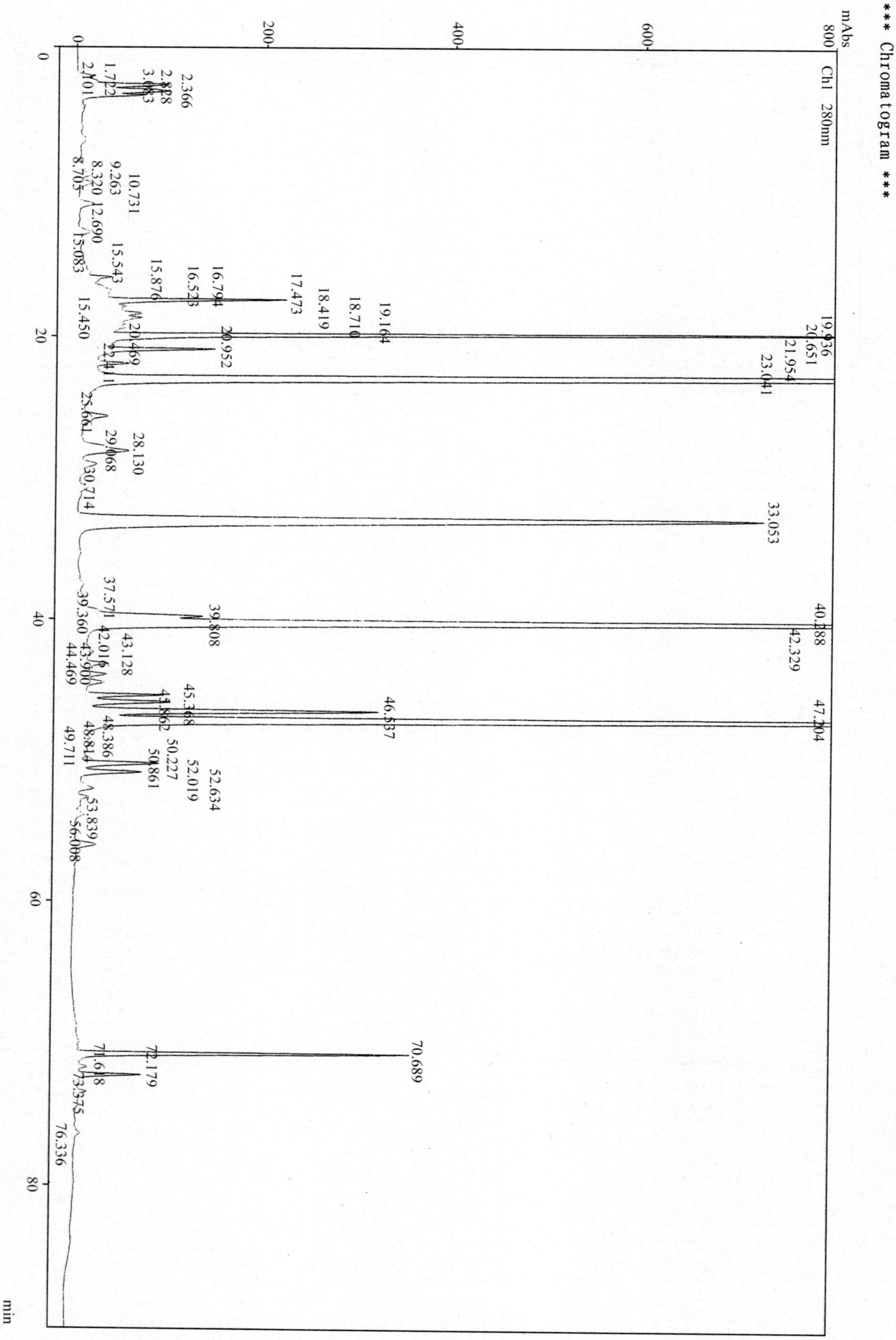

图 30-46 疏枝大黄 40 种主要化学成分的 HPLC 色谱分析图谱

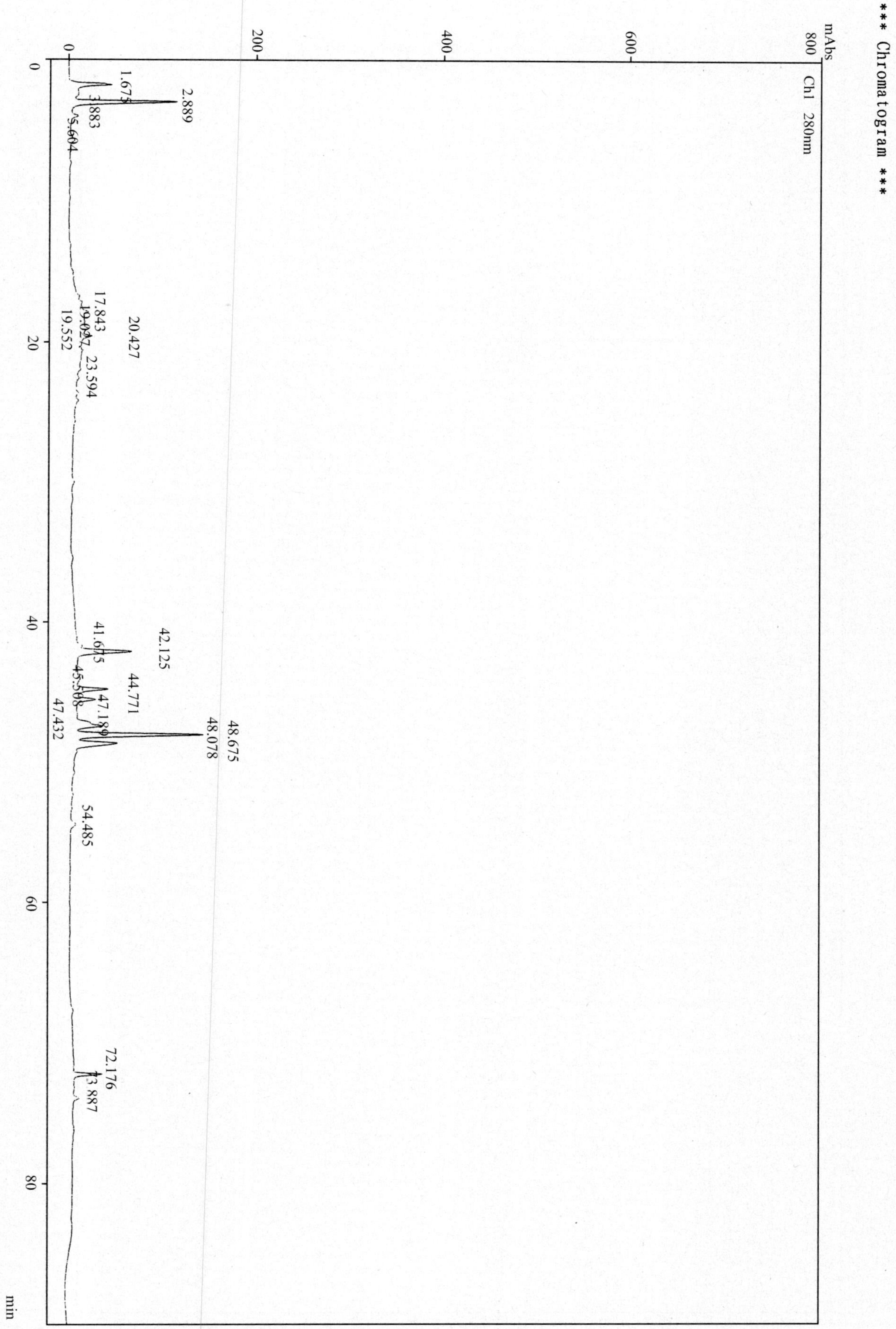

图 30-47　斑茎大黄 40 种主要化学成分的 HPLC 色谱分析图谱

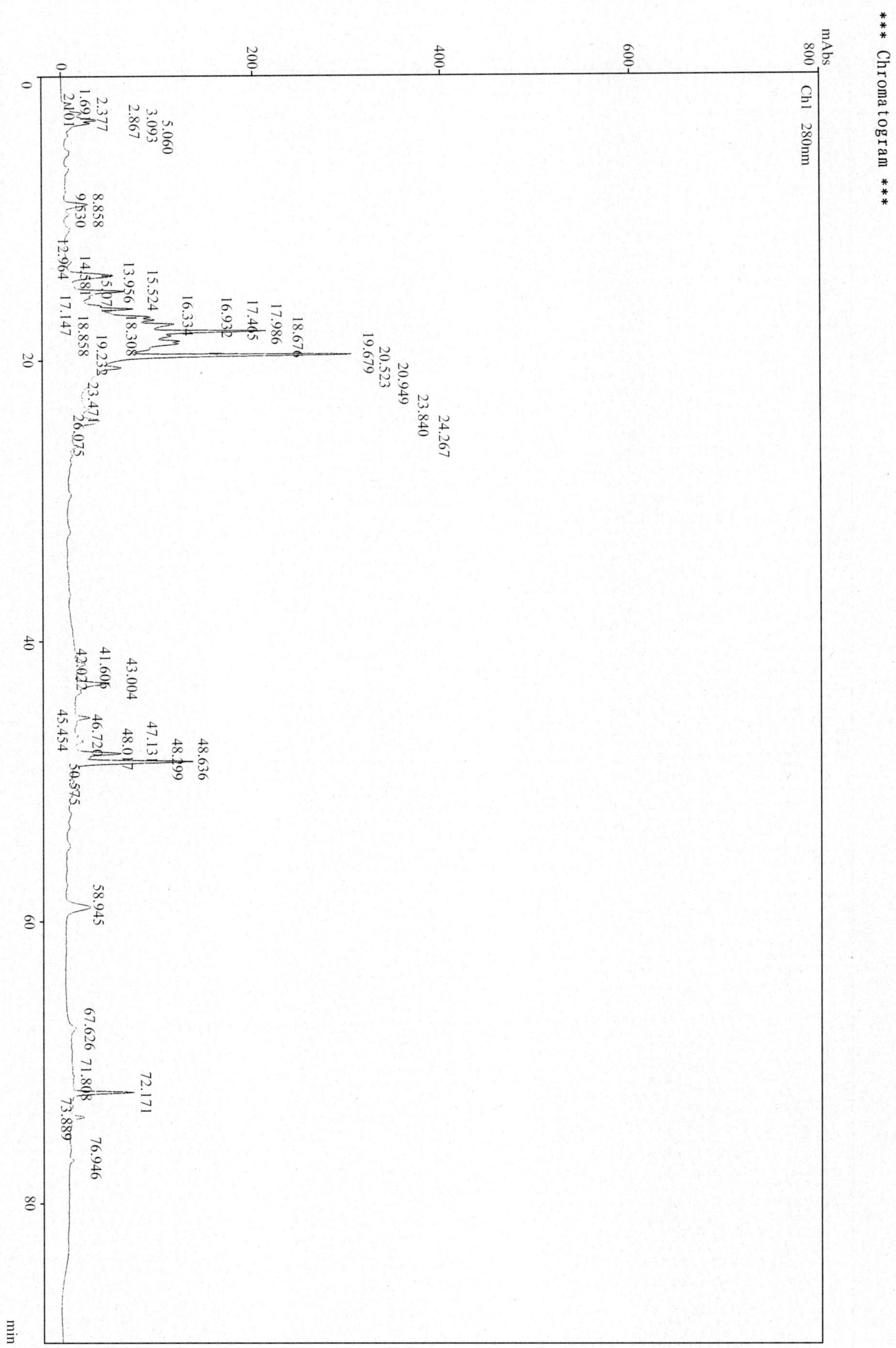

图 30-48 藏东大黄 40 种主要化学成分的 HPLC 色谱分析图谱

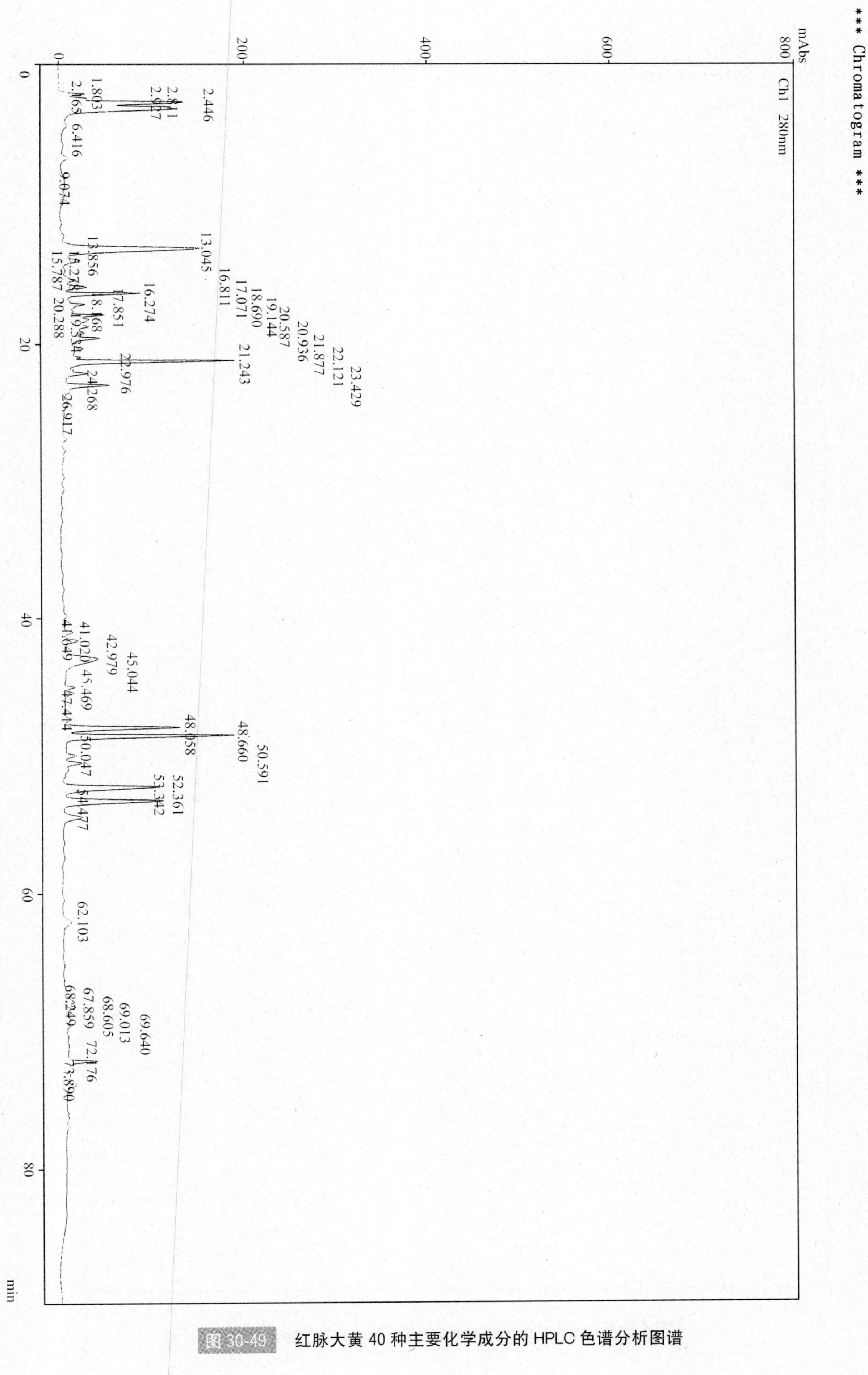

图 30-49　红脉大黄 40 种主要化学成分的 HPLC 色谱分析图谱

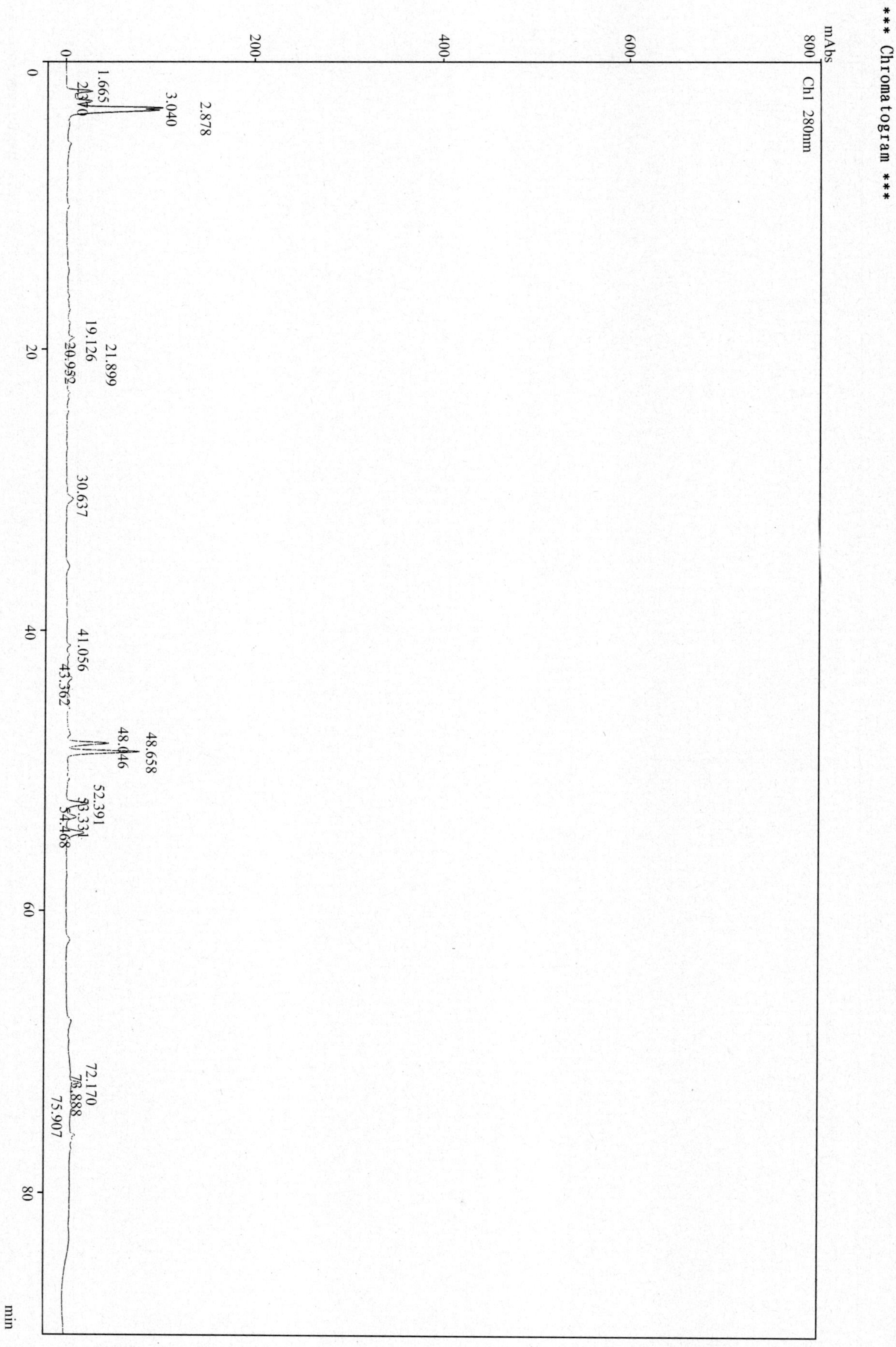

图 30-50 枝穗大黄 40 种主要化学成分的 HPLC 色谱分析图谱

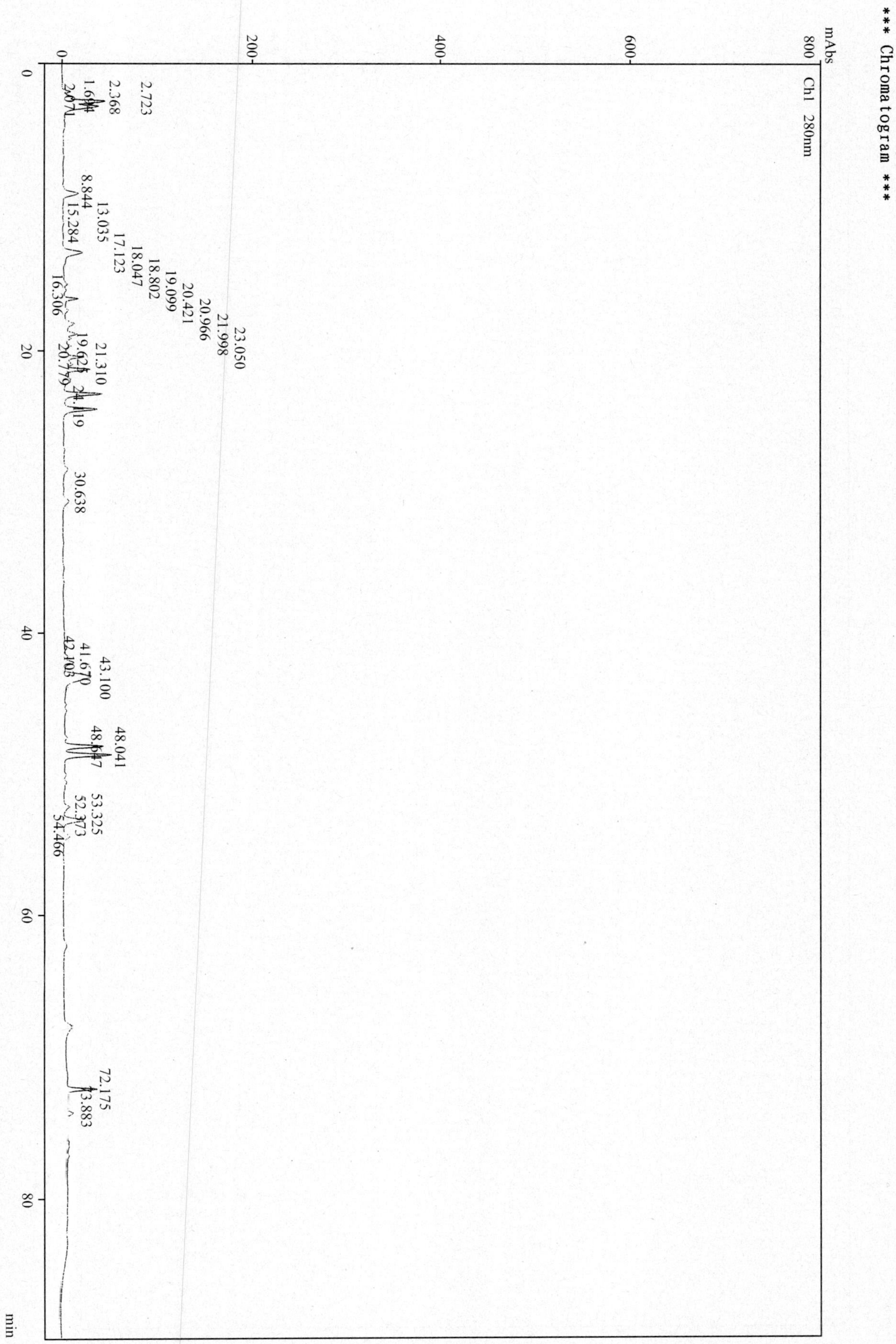

图 30-51　菱叶大黄 40 种主要化学成分的 HPLC 色谱分析图谱

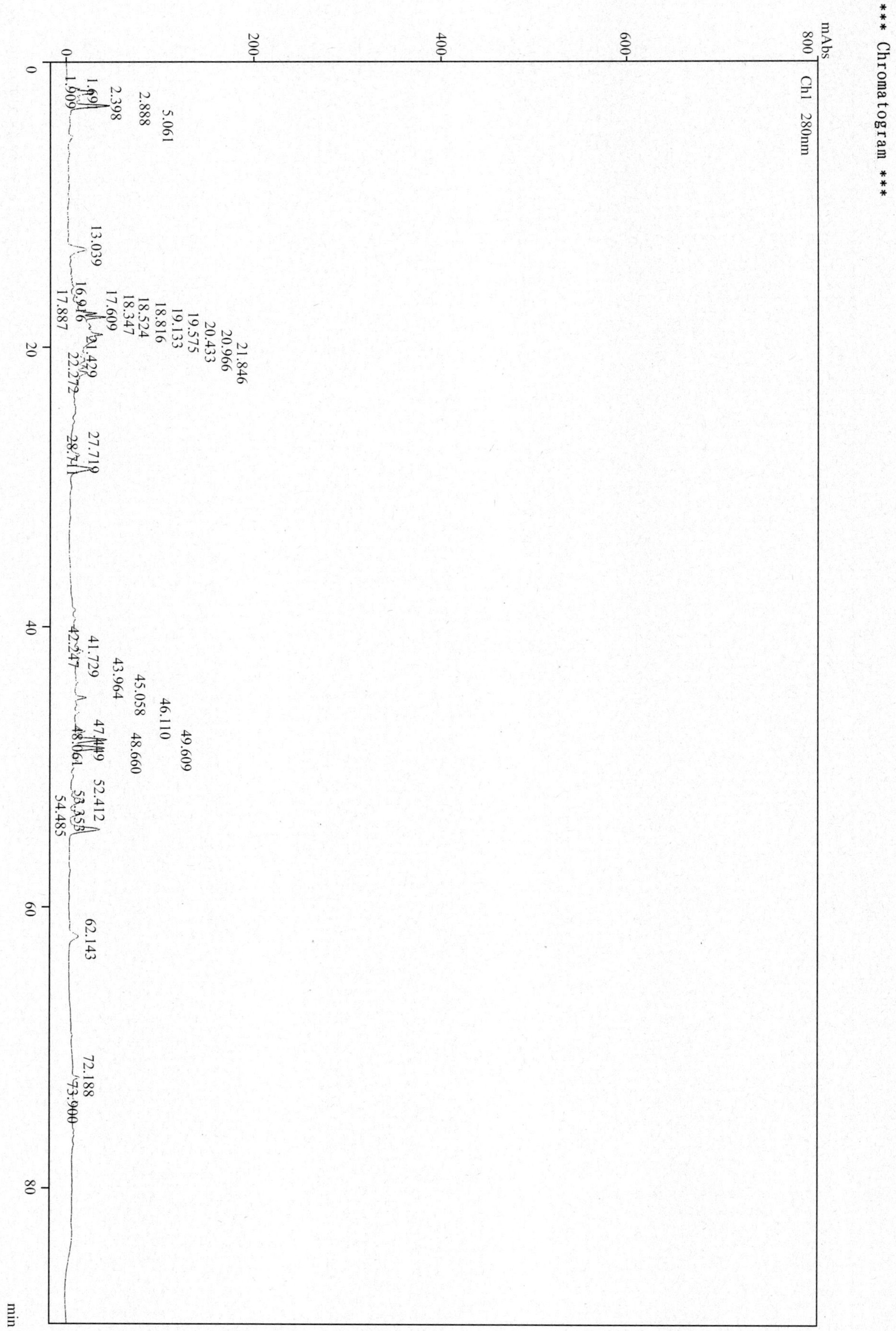

图 30-52 圆叶大黄 40 种主要化学成分的 HPLC 色谱分析图谱

图 30-53　意大利“Zucca 大黄酒”高效液相色谱分析图谱

第31章 大黄蒽醌类化学成分含量测定

第一节 大黄属掌叶组13种大黄蒽醌类成分含量的比较

蒽醌类化学成分为大黄主要的有效成分之一。药典收载的3种均为掌叶组大黄，肖培根等指出符合药用标准的大黄仅限制在掌叶组。为进一步保证大黄的质量，合理利用资源，探讨其化学成分和疗效之间的关系，本文采用分光光度法测定了掌叶组（Sect. Palmata）不同来源的13种大黄中蒽醌类化学成分的含量。

材料与方法

实验用掌叶组13种大黄样品的来源列于表31-1。分别取大黄样品粉碎，过100目筛，备用。

表31-1 大黄样品

No.	样品名称	采集时间	采集地点	备注
1	药用大黄 Rheum officinale	1983.11	四川万县	野生
2	掌叶大黄 R. palmatum	1985.11	陕西陇县	栽培
3	掌叶大黄 R. palmatum	1986.8	四川万县	野生
4	掌叶大黄 R. palmatum	1986.7	四川康定	野生
5	鸡爪大黄 R. tanguticum	1986.8	四川红源	野生
6	六盘山鸡爪大黄 R. tanguticum var. liupanshanense	1991.6	宁夏隆德	野生
7	六盘山鸡爪大黄 R. tanguticum var. liupanshanense	1991.7	宁夏隆德	野生
8	六盘山鸡爪大黄 R. tanguticum var. liupanshanense	1991.7	甘肃卓尼县	商品
9	唐古特大黄 R. tanguticum	1986	甘肃民和县	栽培
10	林棵黄 R. tanguticum	1983.10	甘肃甘南	栽培
11	雅黄 R. palmatum et R. tanguticum	1986.7	四川甘孜	一等品
12	秦岭大黄 R. palmatum var. qinlingense	1991.7	陕西太白	野生
13	秦岭大黄 R. palmatum var. qinlingense	1991.7	陕西太白	野生

1. 标准曲线

精密称取1，8-二羟基蒽醌5.67mg置100ml容量瓶中，加新鲜配制的1mol/L NaOH溶解，并定容至刻度，移取上述标准品溶液2、4、6、8、10ml分别于25ml容量瓶中，用1mol/L NaOH溶液稀释至刻度，在分光光度计500nm处测定其吸光度。以浓度为横坐标，吸光度为纵坐标绘制标准曲线，其回归方程为$Y=35.773X-0.001$，相关系数$r=0.9999$。

2. 样品测定

（1）游离蒽醌测定：精密称取大黄样品粉末约0.25g置烧杯中，加水5ml及1mol/L NaOH溶液2滴，混合，借助于15ml水，将内容物完全移入分液漏斗中。滴加1mol/L盐酸至pH 3。此混悬液用$CHCl_3$分次振摇提取至溶液无色（每次氯仿液均用少量盐酸酸化过的水洗涤），合并氯仿提取液，用5%$NaHCO_3$（CO_2饱和的）振摇提取至提出液无色（每次的提取液均用少量氯仿洗涤，氯仿液合并）。

将洗涤过的碱性提出液合并于一洁净分液漏斗中，加入乙醚约20ml，再缓缓注加10% H_2SO_4酸化至溶液变黄，用乙醚分次提尽，醚液用1mol/L NaOH完全提尽，并合并于适当的容量瓶中，在沸腾水浴中加热4分钟，在冷水龙头下冷却后，用1mol/L NaOH稀释至刻度，于分光光度计500nm处测定其吸光度，计算生药中游离酸性蒽醌的含量。

将用$NaHCO_3$提取后留下的氯仿液加1mol/L

NaOH 提取完全，提出液如前处理后，测其吸光度，计算生药样品中游离非酸性蒽醌的含量。

（2）总蒽醌的测定：精密称取大黄样品粉末约 0.15g，置 250ml 烧瓶中，加水 20ml 及 1mol/L NaOH 2 滴混合，放置片刻，加入 5mol/L 硫酸 10ml，在沸水浴上回流加热 15 分钟，再注加氯仿 100ml，继续加热 5 分钟，取下烧瓶冷却，内容物置分液漏斗中，分出氯仿层，并用少量 HCl 酸化的水洗涤，残余水层再用氯仿振摇提取至尽。合并氯仿液，加 5% $NaHCO_3$（CO_2 饱和的）振摇提尽其中所含酸性蒽醌，酸化后，用乙醚提出，再溶入 1mol/L NaOH 中。氯仿液中所残余非酸性蒽醌用 1mol/L NaOH 提出。每 10ml NaOH 溶液中加 3% H_2O_2 0.1ml，在沸水浴中加热 4 分钟，冷却后分别测定此二红色溶液的吸光度。

结果和讨论

从上述游离酸性蒽醌、非酸性蒽醌和总蒽醌各部分的吸光值，计算出其含量，由总蒽醌含量减去游离蒽醌的含量即求得结合蒽醌的含量，其结果列于表 31-2。

表 31-2　掌叶组 13 种大黄蒽醌类成分含量（%）

No.	样品名称	总蒽醌	游离蒽醌			结合蒽醌		
			酸性	非酸性	总量	酸性	非酸性	总量
1	药用大黄	1.5179	0.1985	0.3230	0.5215	0.0686	0.9278	0.9964
2	掌叶大黄	1.5726	0.1387	0.4465	0.5855	0.2678	0.7193	0.9871
3	掌叶大黄	2.5442	0.2235	0.7547	0.9782	0.8827	0.6833	1.5660
4	掌叶大黄	3.8378	0.2444	0.3539	0.5983	1.1314	2.1080	3.2395
5	鸡爪大黄	2.4667	0.2107	0.4610	0.6717	0.9489	0.8461	1.7950
6	六盘山鸡爪大黄	2.0037	0.0665	0.7976	0.8641	0.4889	0.6507	1.1396
7	六盘山鸡爪大黄	2.4684	0.1432	0.7866	0.9298	0.1076	1.4310	1.5386
8	六盘山鸡爪大黄	5.3454	0.3935	0.0741	1.4676	1.0481	2.8297	3.8778
9	唐古特大黄	2.1033	0.2255	0.3199	0.5454	0.6752	0.8827	1.5579
10	林棵黄	2.9197	0.2473	0.3600	0.6073	1.1958	1.1139	2.3124
11	雅黄	1.9287	0.1606	0.2685	0.4291	0.6050	0.8946	1.4996
12	秦岭大黄	1.6020	0.1794	0.3909	0.5703	0.1410	0.8907	1.0317
13	秦岭大黄	1.9210	0.1828	0.3159	0.4987	0.0905	1.3318	1.4223

1. 以上测定结果表明，13 种掌叶组大黄中总蒽醌含量，甘肃卓尼的六盘山鸡爪大黄最高（5.35%），四川万县的药用大黄最低（1.52%），二者相差 3.5 倍；结合蒽醌的含量，以甘肃卓尼的六盘山鸡爪大黄为最高（3.88%），四川康定掌叶大黄次之（3.24%），陕西陇县掌叶大黄最低（0.98%）。

2. 三种掌叶大黄总蒽醌含量高低顺序依次是：四川康定掌叶大黄（3.84%）＞四川红源掌叶大黄（2.54%）＞陕西陇县掌叶大黄（1.57%）；四种鸡爪大黄的总蒽醌含量高低顺序是：甘肃卓尼六盘山鸡爪大黄（No.8，5.35%）＞宁夏隆德六盘山鸡爪大黄（No.7，2.47%）≈四川红源鸡爪大黄（No.5，2.47%）＞宁夏隆德六盘山鸡爪大黄（No.6，2.00%）；总蒽醌含量，甘肃甘南林棵黄（2.92%）＞甘肃民和唐古特大黄（2.10%）＞四川甘孜雅黄（1.93%）。

3. 从结合蒽醌占总蒽醌含量的百分比来看，四川康定掌叶大黄最高，为 84.4%；甘肃甘南林棵黄次之，为 79.1%，宁夏隆德鸡爪大黄（No.6）最低，为 56.9%。

4. 13 种掌叶组大黄，结合蒽醌的含量均比同种的游离蒽醌的含量高，与文献报道一致。测定结果为质量评价提供资料。

5. 掌叶组大黄药典只收载其中的 3 种，其它品种尚未收载，值得进一步研究、开发、利用。

参考文献

[1] 陈琼华．大黄的实验研究和临床应用．新医药学杂志，1974，(5)：34

[2] 肖培根．大黄属的植物亲缘关系、化学成分与疗效间联系性的初步研究．药学学报，1980，15 (1)：33

（范国强　段豫萍　张　韬
周时来　郑俊华）

第二节 大黄属波叶组16种大黄蒽醌类成分的定量分析

中国药典收载的大黄为掌叶大黄 Rheum palmatum L.、唐古特大黄 R. tanguticum Maxim. ex Balf. 或药用大黄 R. officinale Baill. 的根和根茎，称为正品大黄，也为世界许多国家药典收载。近年来，由于野生大黄日益减少，栽培大黄远不能满足需要，各地区出现了以同属他种植物地下部分代替大黄使用，如藏边大黄 R. emodi Wall.、河套大黄 R. hotaoense C. Y. Cheng et T. C. Kao、华北大黄 R. franzenbachii Münt.、天山大黄 R. wittrochii Lundstr. 等的根和根茎，这些品种虽不是正品大黄，但在部分地区或民间称山大黄或土大黄使用。本文采用分光光度法对这些大黄的游离蒽醌及结合蒽醌含量进行了测定，对评价大黄品质及大黄属的植物化学分类学的研究提供科学资料。

材料与方法

供实验用波叶组各种大黄的来源及采集时间如表31-3。分别取其根及根茎粉碎，过100目筛，备用。按本章第一节方法进行测定（表31-3）。

结果与讨论

波叶组16种大黄蒽醌的含量测定结果如表31-4。

表31-3 波叶组大黄样品

No	样品名称		采集时间	采集地点
1	波叶大黄	Rhenm undulatum	1991.6	宁夏隆德
2	波叶大黄	R. undulatum	1991.7	宁夏隆德
3	华北大黄	R. franzenbachii	1991.9	山西五台山
4	华北大黄	R. franzenbachii	1991.9	山西五台山
5	华北大黄	R. franzenbachii	1985.4	山西五台山
6	围场大黄	R. franzenbachii. var. weichangense	1991.7	河北围场
7	藏边大黄	R. emodi	1990.7	拉萨西郊
8	藏边大黄	R. emodi	1984.7	西藏加渣
9	河套大黄	R. hotaoense	1983.8	西安医学院
10	天山大黄	R. wittrochii	1986.10	新疆药检所赠
11	牛尾七	R. forrestii	1990.6	云南丽江文海村
12	光茎大黄	R. glabricaule	1991.7	甘肃卓尼县
13	短裂光茎大黄	R. glabricaule f. brevilobatum	1991.7	甘肃卓尼县
14	卵叶大黄	R. ovatum	1989.8	青海玉树州
15	拉萨大黄	R. lhasaense	1986.8	四川红源
16	拉萨大黄	R. lhasaense	1990.7	拉萨西郊

表31-4 波叶组16种大黄中蒽醌的含量（%）

No.	样品名称	总蒽醌	游离蒽醌			结合蒽醌		
			酸性	非酸性	总量	酸性	非酸性	总量
1	波叶大黄	1.8856	0.0159	0.3117	0.3276	0.2540	1.3040	1.5580
2	波叶大黄	2.4688	0.0237	0.7893	0.8130	0.3728	1.2830	1.6558
3	华北大黄	0.8309	0.0208	0.3972	0.4180	0.0314	0.3815	0.4129
4	华北大黄	0.9235	0.0074	0.4163	0.4237	0.1093	0.3905	0.4998
5	华北大黄	1.5156	0.0826	0.2319	0.3145	0.2079	0.9932	1.2011
6	围场大黄	0.1281	0.0058	0.0122	0.0180	0.0272	0.0829	0.1101
7	藏边大黄	2.7401	0.1847	1.4280	1.6127	0.0503	1.0771	1.1274
8	藏边大黄	5.7351	0.3125	2.2612	2.5737	1.0329	2.1285	3.1614
9	河套大黄	1.0504	0.0776	0.3906	0.4682	0.0565	0.5257	0.5822
10	天山大黄	1.7557	0.1753	0.6228	0.7981	0.0699	0.8877	0.9576
11	牛尾七	1.9974	0.1112	0.8056	0.9168	0.0021	1.0785	1.0806

续表 31-4

No.	样品名称	总蒽醌	游离蒽醌			结合蒽醌		
			酸性	非酸性	总量	酸性	非酸性	总量
12	光茎大黄	—	—	—	—	—	—	—
13	短裂光茎大黄	—	—	—	—	—	—	—
14	卵叶大黄	1.3361	0.1530	0.3324	0.4855	0.0556	0.7950	0.8506
15	拉萨大黄	0.2004	0.0993	0.0179	0.1172	0.0702	0.0130	0.0832
16	拉萨大黄	—	—	—	—	—	—	—

—：未检出

大黄泻下作用有效成分为蒽醌衍生物，结合型蒽醌比游离蒽醌作用强，由实验结果看出：波叶组所有各种大黄，以西藏加渣地区的藏边大黄蒽醌衍生物含量最高，泻下作用可能最强；拉萨西郊的藏边大黄、宁夏隆德地区的两种波叶大黄、山西五台山地区的华北大黄（No. 5）以及新疆大黄的含量次之，亦可能有较强的泻下作用；甘肃卓尼县的光茎大黄、短裂光茎大黄和拉萨西郊采集的拉萨大黄用本法未能测得蒽醌含量，因此可能无泻下作用，药用时宜有所选择。

本研究结果，为波叶组大黄品质评价提供科学资料，也可为各地区开发、利用大黄资源提供依据。光茎大黄和短裂光茎大黄未检出蒽醌类成分，此在大黄属中实属罕见，在大黄属植物化学分类学中具有一定理论价值，值得深入研究。

参考文献

[1] 郑俊华．北京医科大学学报，1986，18（4）：296
[2] 任仁安主编．中药鉴定学．上海：上海科技出版社，47

（张　韬　白宏杰　范国强
段豫萍　周时来　郑俊华）

第三节　大黄属心叶组及砂生组 13 种大黄蒽醌类成分的含量测定

大黄属（Rheum Linn.）植物全世界约有 60 多种，我国为其分布中心，约有 40 种，占全部种数的 2/3。通过对大黄属植物的分类和系统学方面的研究，在属下又分成波叶组（Sect. Rhapontica）、掌叶组（Sect. Palmata）、心叶组（Sect. Acuminata）、砂生组（Sect. Deserticola）、穗序组（Sect. Spiciforma）、头序组（Sect. Globulosa）、塔黄组（Sect. Nobilia）、圆叶组（Sect. Orbicularia）和疣黄组（Sect. Ribesiformia）等 9 个组。本实验测定了心叶组、砂生组共 13 种大黄的蒽醌类化学成分的含量，为大黄属植物的化学分类学和资源利用以及大黄的质量鉴定提供科学资料。

材料与方法

实验材料列于表 31-5，按本章第一节方法进行测定。

表 31-5　生 药 样 品

组别	No.	样品名称	采集地点	采集时间
心	1	疏枝大黄 Rheum kialense	四川稻城	1986.8
叶	2	疏枝大黄 R. kialense	四川稻城	1986.8
组	3	疏枝大黄 R. kialense	四川康定	1991.7
	4	疏枝大黄 R. kialense	四川雅江	1991.8
砂	5	滇边大黄 R. delavayi	云南丽江	1990.6
生	6	滇边大黄 R. delavayi	四川康定	1986.7
组	7	滇边大黄 R. delavayi	四川康定	1986.7
	8	西藏大黄 R. tibeticum	四川康定	1991.7

续表 31-5

组别	No.	样品名称	采集地点	采集时间
砂	9	总序大黄 R. racemiferum	内蒙古阿左旗	1990.8
	10	单脉大黄 R. uninerve	宁夏汝洪沟	1990.8
生	11	窄叶大黄 R. sublanceolatum	甘肃夏河	1991.7
	12	矮大黄 R. nanum	宁夏汝洪沟	1990.8
组	13	小大黄 R. pumilum	青海互助县	1989.8

结　果

由测定的游离酸性蒽醌、非酸性蒽醌和总蒽醌各部分的吸光值，计算出其含量，由总蒽醌含量减去游离蒽醌的含量，即求得结合蒽醌的含量，其结果列于表 31-6。

表 31-6 心叶组、砂生组 13 种大黄蒽醌的含量（%）

组别	No	样品名称	总蒽醌	游离蒽醌			结合蒽醌		
				酸性	非酸性	总量	酸性	非酸性	总量
心叶组	1	疏枝大黄	2.0449	0.1676	0.7718	0.9394	0.1137	0.9918	1.1055
	2	疏枝大黄	1.7521	0.1206	0.6580	0.7786	0.1640	0.8095	0.9735
	3	疏枝大黄	1.2376	0.1463	0.4049	0.5512	0.0478	0.6386	0.6864
	4	疏枝大黄	2.3823	0.1996	0.8798	1.0794	0.1327	1.1702	1.3029
砂生组	5	滇边大黄	0.9615	0.0616	0.3800	0.4416	0.0472	0.4727	0.5199
	6	滇边大黄	0.2901	0.0178	0.0724	0.0902	0.0095	0.1904	0.1999
	7	滇边大黄	0.1619	0.0161	0.0508	0.0671	0.0304	0.0716	0.1020
	8	西藏大黄	0.9135	0.0826	0.2528	0.3354	0.0682	0.5099	0.5781
	9	总序大黄	0.9060	0.0817	0.5721	0.6538	0.0206	0.2316	0.2522
	10	单脉大黄	0.6693	0.0540	0.3796	0.4336	0.0432	0.1926	0.2358
	11	矮大黄	0.5184	0.0658	0.2158	0.2816	0.0586	0.1782	0.2368
	12	窄叶大黄	0.6349	0.0509	0.3052	0.3561	0.0362	0.2426	0.2788
	13	小大黄	0.1604	0.0066	0.0325	0.0391	0.0264	0.0949	0.1213

讨　论

1. 心叶组疏枝大黄总蒽醌的含量较高，为1%～3%，以四川雅江产的蒽醌类成分含量最高(2.38%)，四川稻城县产的次之（2.04%），四川康定产品相对较低（1.24%）。产地不同，其含量相差较大（近 2 倍）。砂生组大黄总蒽醌含量较低，均在 1%以下。

2. 砂生组大黄总蒽醌含量，以云南丽江文海村采集的滇边大黄、四川康定采集的西藏大黄、内蒙古阿左旗采集的总序大黄较高。3 种滇边大黄以云南丽江文海村所采集的含量较高(0.96%)，四川康定产的较低（0.17%）。进一步说明相同品种因产地不同，其含量发生变化。

3. 从测定结果看，大部分大黄中结合蒽醌的含量大于游离蒽醌的含量，但矮大黄（宁夏汝洪沟）、单脉大黄（宁夏汝洪沟）、总序大黄（内蒙古阿左旗）、窄叶大黄（甘肃夏河）的游离蒽醌含量比结合蒽醌含量高。

4. 心叶组疏枝大黄结合蒽醌、游离蒽醌含量均较高，其药用价值值得进一步研究。

研究结果为藏医、蒙医大黄的药用提供科学依据，也为开发、利用我国大黄属植物资源积累科学资料。

（段豫萍　范国强　张　韬
白宏杰　周时来　郑俊华）

第四节　大黄属穗序组及塔黄组13种大黄蒽醌类成分的含量测定

迄今为止，研究大黄的重点只局限于药用的少数品种和易于混淆的一些同类，而对该属的其它多数品种研究甚少，本课题是从一个属的植物进行较全面的研究，本文作者对穗序组、塔黄组等 13 个品种大黄中的蒽醌类含量进行测定，为评价这些大黄的品质及研究它们的生源生态关系提供一定的科学依据。

材料与方法

实验材料为穗序组、塔黄组等 13 种大黄生药，其来源列于表 31-7。按本章第一节方法进行测定，结果列于表 31-8。

讨　论

1. 西藏林芝地区舍吉拉山采的塔黄游离蒽醌及结合蒽醌含量同塔黄组乃至另外二组比较均为最高，因而泻下作用可能较强，且已有商品出售；塔黄组另外 3 种大黄产地都为四川康定，但含量明显偏低，因而泻下作用可能很弱。

2. 穗序组 4 种大黄均出自青海省，以青海玛多县蒽醌含量较高，其它 3 种相对偏低，所以药用玛多县产为好。

3. 待鉴定大黄组中，青海玉树藏族自治州和陕西太白县产的大黄，大黄蒽醌含量较高，其药用价值相对较高。

4. 本研究结果可为商品大黄品质评价及大黄的植物学和生药学研究提供科学资料。

表 31-7　13 种大黄样品的来源

No.	样品名称	采集时间	采集地点
1.	塔黄Rheum nobile	1990.12	西藏林芝舍吉拉山
2.	水黄R. alexandrae	1986.7	四川康定
3.	水黄　〃	1991.7	四川康定
4.	水黄　〃	1986.7	四川康定
5.	穗序大黄 R. spiciforme	1989.8	青海门源县
6.	穗序大黄　〃	1989.8	青海玛多县
7.	歧穗大黄R. scaberrimum	1989.8	青海互助县
8.	网脉大黄R. reticulatum	1989.8	青海天峻县
9.	大黄 R. sp	1989.8	青海玉树州
10.	大黄 R. sp	1991.7	陕西太白县
11.	大黄 R. sp	1986.8	四川红源
12.	大黄 R. sp	1986.8	四川红源
13.	贺兰山大黄 R. sp	1984.7	宁夏贺兰山

表 31-8　穗序组、塔黄组等 13 种大黄蒽醌含量（%）

组别	No.	样品名称	总蒽醌	游离蒽醌			结合蒽醌		
				酸性	非酸性	总量	酸性	非酸性	总量
塔黄组	1	塔黄	4.0976	0.2900	1.2380	1.5280	0.0268	2.5428	2.5696
	2	水黄	0.0237	0.0042	0.0181	0.0223	0.0003	0.0011	0.0014
	3	水黄	0.0038	0.0404	0.0087	0.0125	0.0063	0.0216	0.0279
	4	水黄	0.0264	0.0026	0.0212	0.0238	0.0007	0.0019	0.0026
穗序组	5	穗序大黄	0.8006	0.1015	0.2030	0.3045	0.1384	0.3577	0.4961
	6	穗序大黄	1.6746	0.3014	0.4486	0.7500	0.0304	0.8942	0.9246
	7	歧序大黄	1.2639	0.0585	1.0978	1.1563	0.0014	0.1062	0.1076
	8	网脉大黄	0.8678	0.0537	0.4056	0.4593	未检出	0.4085	0.4085
待鉴定品种	9	大黄	2.3764	0.4057	1.4561	1.8618	0.0648	0.4498	0.5146
	10	大黄	1.3670	0.0626	0.4530	0.5156	0.3175	0.5339	0.8514
	11	大黄	0.1268	0.0041	0.0231	0.0272	0.0178	0.0818	0.0996
	12	六黄	0.0847	0.0139	0.0500	0.0639	0.0049	0.0159	0.0208
	13	贺兰山大黄	0.6543	0.0809	0.3286	0.4095	0.0519	0.1929	0.2448

No. 9～13 品种待定

（张　韬　范国强　段豫萍　周时来　郑俊华）

第五节　大黄植株不同部分蒽醌类成分含量的比较

大黄为蓼科植物唐古特大黄 Rheum tanguticum、掌叶大黄 R. palmatum 和药用大黄 R. officinale 的根和根茎，是闻名世界的我国特产药材，具泻下、祛瘀、解毒之功效。少数民族地区常以嫩茎、芽及叶作蔬菜食用，同属他种植物的茎、叶在国外也作蔬菜出售，或当作食品使用，河北围场市售的一种蔬菜罐头，即为大黄的叶柄加工的。作者报道掌叶大黄 Rheum palmatum、华北大黄 R. franzenbachii、围场大黄 R. franzenbachii var. weichangense 及其地上部分中蒽醌类成分的含量和比较，为大黄的鉴定和药用评价以及资源的开发利用提供科学依据，也为该属植物化学分类积累资料。

结 果

本研究所用实验材料为：掌叶大黄根和根茎、掌叶大黄茎、叶，1985 年 11 月采集于陕西陇县；围场大黄根和根茎、围场大黄茎、叶柄、叶片，1991 年 8 月采集于河北围场；华北大黄根和根茎、叶柄、叶片系 1991 年 9 月采集于山西五台。将上述样品于 50℃以下烘干，粉碎，过 100 目筛，备用。按本章第一节方法测定，其结果见表 31-9。

表 31-9 大黄及其地上部分蒽醌类的含量（%）

No.	样 品	总蒽醌	游离蒽醌			结合蒽醌		
			酸性	非酸性	总量	酸性	非酸性	总量
1	掌叶大黄根及根茎	1.5726	0.2678	0.7193	0.9871	0.4468	0.1387	0.5855
2	掌叶大黄茎	0.0383	0.0060	0.0258	0.0318	0.0044	0.0021	0.0065
3	掌叶大黄叶	0.1336	0.0042	0.0414	0.0456	0.0732	0.0148	0.0880
4	华北大黄根及根茎	0.8309	0.0314	0.3815	0.4129	0.3972	0.0208	0.4180
5	华北大黄叶柄	0.0418	0.0004	0.0195	0.0199	0.0211	0.0008	0.0219
6	华北大黄叶片	0.0248	0.0024	0.0175	0.0199	0.0042	0.0007	0.0049
7	围场大黄根及根茎	0.1281	0.0272	0.0829	0.1101	0.0122	0.0058	0.0180
8	围场大黄茎	0.0161	0.0032	0.0048	0.0080	0.0066	0.0015	0.0081
9	围场大黄叶柄	0.0149	0.0023	0.0059	0.0082	0.0046	0.0021	0.0067
10	围场大黄叶片	0.0208	0.0048	0.0049	0.0097	0.0085	0.0026	0.0111

讨 论

1. 从以上测定结果可看出，根及根茎总蒽醌类成分含量的高低顺序依次为：掌叶大黄（1.57%）＞华北大黄（0.83%）＞围场大黄（0.13%）。

2. 掌叶大黄、华北大黄、围场大黄的地上部分蒽醌类化学成分的含量低于其根及根茎部分，排列顺序为：掌叶大黄根及根茎（1.57%）＞叶（0.13%）＞茎（0.04%）；华北大黄根及根茎（0.83%）＞叶柄（0.04%）＞叶片（0.024%）；围场大黄根及根茎（0.13%）＞叶片（0.021%）＞茎（0.016%）＞叶柄（0.015%）。

3. 掌叶大黄叶中游离蒽醌含量比结合蒽醌的含量高；华北大黄根及根茎、叶柄，围场大黄茎、叶柄中游离蒽醌和结合蒽醌的含量相差不大。

4. 正品大黄和非正品大黄的地上部分均含蒽醌类化学成分，但其含量均非常低。研究结果为开发利用大黄地上部分提供科学依据。

（范国强 段豫萍 周时来 郑俊华）

第六节 大黄蒽醌类成分 HPLC 定量分析方法的研究

大黄是一种世界著名的传统中药材，一直得到中外专家学者的重视。其化学成分的研究从 19 世纪就开始了，已经提出多种含量测定的方法，如比色法、薄层扫描法等，采用高效液相色谱法的报道也很多。实验证明，蒽苷类也就是结合蒽醌都具有不同程度的泻下作用，而游离蒽醌几乎无泻下作用，但有抑菌抗菌等其它作用，所以找到一种能快速简捷，而且能分别测定游离与结合蒽醌的含量的方法是非常必要的。本文作者在这方面做了一些尝试。

材料与方法

1. 仪器和试剂

仪器：高效液相色谱仪 HP1100System（Hewlett Packard，USA），包括 DAD 检测器，四元泵，自动进样器，在线真空脱气，柱恒温箱；色谱柱：HP ODS Hypersil（5μm，125mm

×4mm)；仪器操作及数据处理采用配套的 3-D 化学工作站。

试剂：甲醇、乙腈均为色谱纯，天津西华特种试剂厂；N，N-二甲基甲酰胺为分析纯，北京昌化精细化工厂；氯仿和硫酸为分析纯，北京化工厂；高氯酸为优级纯，天津市东方化工厂；无水硫酸钠为分析纯，天津市塘沽邓中化工厂；双蒸水（自制）。

标准品：5 种标准品皆由中国药品生物制品检定所购买，批号如下：芦荟大黄素（795-9301）；大黄酸（757-9301）；大黄素（756-9203）；大黄酚（796-9301）；大黄素甲醚（758-9301），均由郑俊华教授提供。

2. 生药样品

大黄样品购自陕西陇县药材公司，1995 年经郑俊华教授鉴定为掌叶大黄 Rheum palmatum L.，样品存放在药学院生物技术研究室。

3. 实验方法

色谱条件：流动相：甲醇：1% $HClO_4$ 水溶液（85∶15）；流速：1.0ml/min；检测波长：254nm；进样量：10μl。标准品溶液的配制法如下：精密称取芦荟大黄素、大黄酸、大黄素、大黄素甲醚和大黄酚标准品各 2.53、2.80、2.45、2.88、2.15mg，分别置于 10ml 容量瓶中，加乙腈定容，得标准品储备液，置冰箱备用。分别取各标准储备液 2、5、10、20、50、100、200、300、400μl 混合，除 400μl 贮备液的混合液外，其余用乙腈定容至 2ml，得到 9 种浓度水平的系列标准溶液，用以测定标准工作曲线。

图 31-1 为 5 种蒽醌的光谱图，可以看出在 254nm 时，5 种标准品都有较高的灵敏度，所以把检测波长选在 254nm 处。

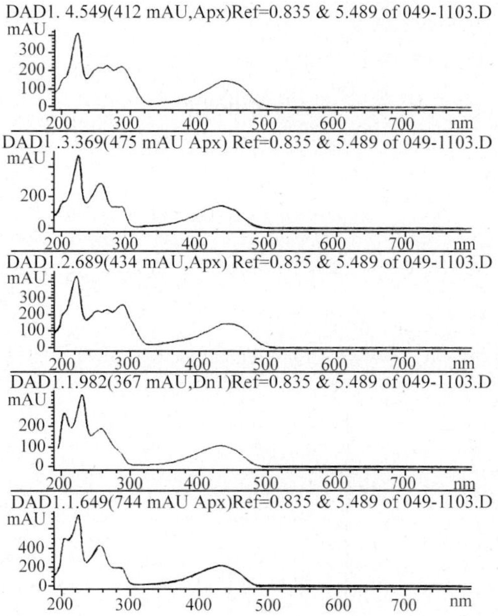

图 31-1　5 种蒽醌的光谱图

自上至下各自依次得自图 2 中右起的 5 个主峰

结　果

1. 标准物测得结果的线性

对各标准品分别求得以下标准工作曲线，其中 X 为标准品在溶液中的含量（μg/ml），Y 为峰面积；r 为相关系数。括号中列出的是各曲线的线性范围：

芦荟大黄素：Y = 31.37X − 1.41，r = 0.9996，(0.63～50.6μg/ml)；

大黄酸：Y = 23.96X − 27.97，r = 0.9987，(0.70～56.0μg/ml)；

大黄素：Y = 20.32X − 11.07，r = 0.9970，(0.25～49.0μg/ml)；

大黄酚：Y = 32.54X + 0.89，r = 0.9998，(0.22～43.0μg/ml)；

大黄素甲醚：Y = 22.71X + 2.76，r = 0.9998，(0.29～57.6μg/ml)。

2. 精密度

精密称取掌叶大黄约 0.15g，分别加氯仿 20ml 加热回流提取 3 次，合并提取液，回收溶媒，残渣以乙腈 2.00ml 定容，以微孔滤膜过滤溶液，对一个样品的提取液重复进行 HPLC 得到的测定结果精密度见表 31-10。

表 31-10　精密度实验结果（测定值表示为浓度，μg/ml）

No.	Aloe-emodin	Rhein	Emodin	Chrysophanol	Physcion
1	1.46	2.30	5.46	13.73	4.67
2	1.46	2.31	5.45	13.66	4.72
3	1.45	2.32	5.41	13.64	4.72
4	1.44	2.31	5.41	13.67	4.66
5	1.46	2.28	5.41	13.66	4.73
6	1.46	2.31	5.44	13.68	4.91
7	1.47	2.30	5.45	13.71	4.73
8	1.48	2.33	5.45	13.70	4.85
RSD%	0.8	0.6	0.4	0.2	1.8

3. 回收试验结果

在已知含量的掌叶大黄生药粉末中加入一定量的大黄酸，按前述方法处理，HPLC 测定，结果得到回收率为 95%。

4. 检测限

测得芦荟大黄素、大黄酸、大黄素、大黄酚和大黄素甲醚检测限（取信噪比为3）分别为0.18、0.75、0.38、0.22和0.43ng。

讨 论

本文建立了HPLC法快速分析大黄中蒽醌化合物的方法（图31-2）。

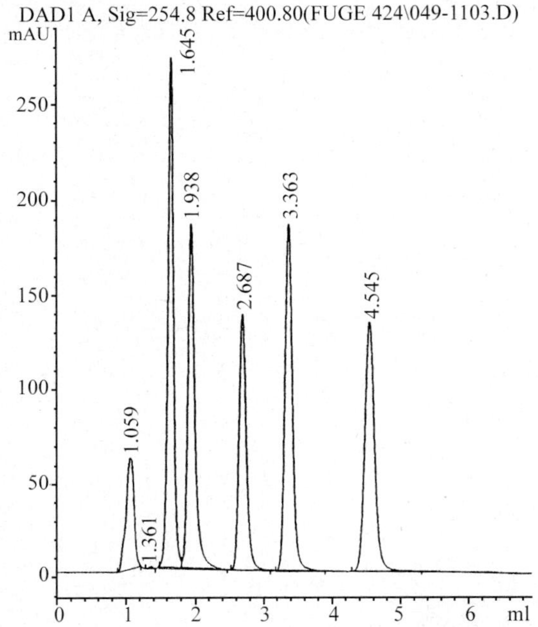

图31-2 5种蒽醌的HPLC图谱，左起第2至第6个主峰分别为芦荟大黄素、大黄酸、大黄素、大黄酚和大黄素甲醚

从图31-2可以看出，5种蒽醌在所选色谱条件下，对大黄的提取物5分钟即可完成分析，分离效果很好。这就大大地缩短了分析周期，为大量样品的分析提供了快捷的方法。方法线性很好，九个浓度点回归，相关系数在0.9970～0.9998之间，线性范围也较宽，最小检测量达10^{-10}g。5种蒽醌在所选的色谱条件下，分离得很好。这个快速简捷的分析方法为进一步测定各种大黄样品中蒽醌的含量提供了切实可行的分析手段。

在本工作中发现了大黄蒽醌在甲醇中的溶解度很小，在用甲醇或甲醇－水作为溶剂，来配制覆盖本工作中分析线性范围的标准溶液时，遇到了很大的困难。这个问题在前人的工作中未见提出。经实验发现乙腈（或二甲基甲酰胺）对大黄蒽醌的溶解度较好。本工作中选用乙腈作为标准溶液的溶剂。

参考文献

[1] 何丽一，罗淑荣．中草药中蒽醌衍生物分析方法的研究，Ⅰ．中国大黄属植物成分的分离及含量测定．药学学报，1980，15（9）：555

[2] 沙世炎，徐礼申，严敏如，等．中草药有效成分分析法．北京：人民卫生出版社，1982，21-29

[3] 郑俊华，徐扬，楼之岑．陕西陇县商品大黄中六种蒽苷的HPLC定量分析．北京医科大学学报，1987，19（6）：408-410

[4] 史录文，郑俊华．大黄中40种主要化学成分的HPLC定量分析法的研究．北京医科大学学报，1993，25（5）增刊：15-20

[5] 洪筱坤，王智华，李琴韵，等．含大黄的中药中蒽醌类化合物的多组分定性定量研究．中成药，1996，18（4）：38-39

（富戈 徐秉玖）

第七节 掌叶大黄中5种游离和结合蒽醌各自含量的HPLC定量分析

掌叶大黄是中国药典规定供药用的大黄品种之一，它的主要化学成分是结合与游离蒽醌，它们的含量对其药理作用起决定的影响。不同蒽醌的药理作用也不尽相同，所以研究大黄中蒽醌化合物的含量具有十分重要的意义。以往的研究报道，不论是比色法，薄层扫描法，还是高效液相色谱法，对于结合蒽醌的含量测定都是以总量减去游离量的方法［宗玉英，余满堂，朱自强，等。胶束毛细管电泳色谱法分离和测定几种大黄含量．药学学报，1995，30（8）：594-598］；而本文中则采用结合游离蒽醌分别测定的方法，即样品中结合与游离蒽醌的含量都是直接测得的，从而提高了结合蒽醌含量测定的准确性。

材料与方法

1. 仪器和试剂

2. 生药样品

以上两部分均可见本章第六节项下所述。

3. 实验方法

色谱条件：流动相：甲醇：1% $HClO_4$水溶液（85∶15）流速：1.0ml/min；检测波长：254nm；进样量：10μl。

生药样品的预处理：

（1）游离蒽醌的超声提取：精密称取掌叶大

黄约 0.2g，置 10ml 具塞试管中，每次加 10ml 氯仿，分别在超声下提取 80min，60min，30min，离心，合并上清液，回收溶媒，残渣以 5.00ml 乙腈定容，微孔滤膜过滤，HPLC 测定。

（2）游离蒽醌的回流提取：（1）项下超声提取 3 次后的残渣，每次加氯仿 50ml，回流提取 4 次，第 4 次提取液无色。合并提取液，回收溶媒，残渣以 2.00ml 乙腈定容，微孔滤膜过滤，HPLC 测定。

（3）水解后提取结合蒽醌：（2）项下回流提取后的残渣加 20% H_2SO_4 2.5ml，室温振摇 5min，加氯仿 50ml，电热套加热回流 1 小时。冷却，取氯仿层，残渣用氯仿洗至无色为止，合并氯仿液，加无水 Na_2SO_4 2.5g，回收溶媒，残渣以 5.00ml 乙腈定容，微孔滤膜过滤，稀释 10 倍后 HPLC 测定。

结果与讨论

掌叶大黄中游离与结合蒽醌含量测定数据见表 31-11，12。

表 31-11　掌叶大黄游离蒽醌含量测定数据

成分	浓度 1*	浓度 2**	总量（μg）	%
芦荟大黄素	4.62	3.54	30.2	0.0167
大黄酸	11.35	3.90	64.6	0.0357
大黄素	6.68	5.95	46.2	0.0256
大黄酚	11.21	9.01	74.1	0.0496
大黄素甲醚	3.85	2.41	24.1	0.0133

*：超声提取液中各蒽醌浓度；**：回流提取液中各蒽醌浓度，单位均为 μg/ml

表 31-12　掌叶大黄结合蒽醌含量测定结果

成分	浓度*	总量（μg）	%
芦荟大黄素	12.06	602.9	0.333
大黄酸	17.76	888.0	0.491
大黄素	18.48	924.1	0.511
大黄酚	42.04	2 101.8	1.162
大黄素甲醚	7.47	373.4	0.207

*：水解后提取液中各蒽醌浓度（μg/ml）

由测定数据可以计算出，样品中所含的游离蒽醌占 0.14%，结合蒽醌占 2.71%，总计 2.85%。

本工作中对超声提取的残渣又进行了回流提取，结果表明超声提取并不完全，提取量仅占游离蒽醌总量的 50%～75%。本工作中我们又进行了回流提取来测定游离蒽醌含量。

以往的文献中，测定大黄中结合与游离蒽醌都是测总量的方法，即把大黄先酸解，测总量，再减去未酸解游离的量，得到结合蒽醌的含量。本实验采用的是用同一份样品，先提取出游离蒽醌，再酸解，测结合蒽醌的含量，这样做应能提高结合蒽醌含量测定的准确度。

从测定结果可以看出，不论是结合还是游离的蒽醌，大黄酚的含量都高于其它成分。这提示我们，掌叶大黄可能对血小板凝集有促进作用，对局部止血及解除痉挛也可能有一定的作用。

（富　戈　徐秉玖）

第八节　唐古特大黄中 5 种游离和结合蒽醌各自含量的 HPLC 定量分析

唐古特大黄为正品大黄之一，研究它的游离与结合蒽醌含量具有十分重要的意义。我们采用游离与结合蒽醌分别测定的方法，测定了唐古特大黄中各蒽醌的含量，直观地体现了各组分的分布情况。

材料与方法

1. 仪器和试剂

见本章第六节大黄蒽醌类成分 HPLC 定量分析方法的研究中所述。

2. 生药样品

大黄样品购自青海省药材公司，1995 年经郑俊华教授鉴定为唐古特大黄 Rheum tanguticum Maxim. ex Balf. 样品存放在药学院生物技术研究室。

3. 实验方法

色谱条件：流动相：甲醇：1% $HClO_4$ 水溶液（85∶15）；流量：1.0ml/min；检测波长：

254nm；进样量：10μl。

游离蒽醌的测定［宗玉英，余满堂，朱志强等.胶束毛细管电泳色谱法分离和测定几种大黄含量.药学学报，1995，30（8）：594-598］：精密称取样品约0.2g，置250ml烧瓶中，加氯仿50ml，回流提取1小时，取上清液，残渣加氯仿反复提取至提取液无色，合并提取液，回收溶媒，残渣以2.00ml乙腈定容，微孔滤膜过滤，HPLC测定。

结合蒽醌的测定［宗玉英，余满堂，朱志强等.胶束毛细管电泳色谱法分离和测定几种大黄含量.药学学报，1995，30（8）：594-598］：上述回流提取后的残渣加20% H_2SO_4 2.5ml，室温振摇5min，加氯仿50ml，电热套加热回流1小时。冷却，取氯仿层，残渣用氯仿洗至无色为止，合并氯仿液，加无水 Na_2SO_4 2.5g，回收溶媒，残渣以5.00ml乙腈定容，微孔滤膜过滤，HPLC测定。

结果与讨论

唐古特大黄游离与结合蒽醌测定数据见表31-13。

由测定数据可以计算出，唐古特大黄中游离蒽醌占0.062%，结合蒽醌占1.018%，总计1.08%。

表31-13 唐古特大黄游离与结合蒽醌含量（%）

成分名称	游离蒽醌	结合蒽醌
芦荟大黄素	n. d. *	0.167
大黄酸	0.0272	0.247
大黄素	0.0184	0.217
大黄酚	0.0112	0.324
大黄素甲醚	0.0052	0.063

* n. d.：检测不出

样品中游离大黄酸含量最高，结合大黄酸含量也较高，这就提示我们唐古特大黄的泻下作用比较强，测定结果为大黄质量评价提供了科学依据。

（富 戈 徐秉玖）

第九节 精黄片中5种游离和结合蒽醌各自含量的HPLC定量分析

含有大黄成分药物制剂的含量分析对于药品质量的控制及临床用药都具有十分重要的意义。我们用高效液相色谱的方法，对大黄制剂精黄片进行了分析，同时也为其它大黄制剂的含量测定提供了可靠的方法。

材料与方法

1. 仪器和试剂

见本章第六节大黄蒽醌类成分HPLC定量分析方法的研究中所述。

2. 样品

精黄片（上海中药制药一厂生产）由台湾中国医药学院附设医院王煌辉大夫提供。

3. 实验方法

色谱条件：流动相：甲醇：1% $HClO_4$ 水溶液（85：15）；流量：1.0ml/min；检测波长：254nm；进样量：10μl。

样品预处理［宗玉英，余满堂，朱志强，等.胶束毛细管电泳色谱法分离和测定几种大黄含量.药学学报，1995，30（8）：594-598］：取精黄片，研碎，混匀，精密称取约0.2g，加氯仿回流提取至提取液无色为止。回收溶媒，残渣以2.00ml乙腈定容，微孔滤膜过滤，HPLC测定。

回流提取残渣加20% H_2SO_4 2.5ml，室温振摇5min，加氯仿50ml，电热套加热回流1小时。冷却，取氯仿层，残渣用氯仿洗至无色为止，合并氯仿液，加无水 Na_2SO_4 2.5g，回收溶媒，残渣以5.00ml乙腈定容，微孔滤膜过滤，HPLC测定。

结果与讨论

精黄片中游离与结合蒽醌含量测定数据如表31-14所示。

由测定数据可以计算出，游离蒽醌共占0.50%，结合蒽醌共占1.93%，游离和结合总计2.44%。

对精黄片中蒽醌类化合物所作的定量分析，为含大黄的制剂提供了一种切实可行的质量控制方法。对于精黄片来说，它的游离和结合大黄酚都远高于其它组分，提示我们精黄片对抗血小板凝集应有较强作用。

表 31-14　精黄片中游离与结合蒽醌含量（%）

成分名称	游离蒽醌	结合蒽醌
芦荟大黄素	0.034	0.211
大黄酸	n.d.	0.252
大黄素	0.021	0.349
大黄酚	0.376	0.897
大黄素甲醚	0.073	0.222

*　n.d：检测不出

（富　戈　徐秉玖　王煌辉　张永勋）

第十节　大黄胶囊 5 种游离和结合蒽醌各自含量的 HPLC 定量分析

作者对掌叶大黄的醇提物胶囊中的蒽醌进行了测定，以便为醇提取的程度提供信息，为掌叶大黄提取所选择的溶媒提供一定的依据，也为大黄制剂的质量研究提供更为准确的测定方法。

材料与方法

1. 仪器和试剂

见本章第六节大黄蒽醌类成分 HPLC 定量分析方法的研究中所述。

2. 样品

大黄抽出物胶囊系由台湾中国医药学院附设医院中药局张永勋教授提供。

3. 实验方法

色谱条件：流动相：甲醇：1% $HClO_4$ 水溶液（85∶15）；流量：1.0ml/min；检测波长：254nm；进样量：10μl。

样品的预处理［宗玉英，余满堂，朱志强等．胶束毛细管电泳色谱法分离和测定几种大黄含量．药学学报，1995，30（8）：594-598］：精密称取样品约 0.2g，加氯仿 20ml 回流提取 1 小时，冷却，取上清液，残渣加 20ml 氯仿再回流 1 小时，上清液已基本无色，再加氯仿 20ml 回流 20min，上清液无色，合并上清液，回收溶媒，残渣以 2.00ml 乙腈定容，微孔滤膜过滤，HPLC 测定。回流提取残渣加 20% H_2SO_4 2.5ml，室温振摇 5min，加氯仿 50ml，电热套加热回流 1 小时。冷却，取氯仿层，残渣用氯仿洗至无色为止，合并氯仿液，加无水 Na_2SO_4 2.5g，回收溶媒，残渣以 5.00ml 乙腈定容，微孔滤膜过滤，HPLC 测定。

结果与讨论

掌叶大黄醇提物中游离与结合蒽醌含量测定数据如表 31-15 所示。

表 31-15　大黄胶囊中游离与结合蒽醌含量（%）

成分名称	游离蒽醌	结合蒽酯
芦荟大黄素	0.0026	0.213
大黄酸	0.0117	0.225
大黄素	0.0066	0.386
大黄酚	0.0158	0.642
大黄素甲醚	0.0053	0.112

由测定数据可以计算出，游离蒽醌共占 0.042%，结合蒽醌共占 1.58%，游离结合总计 1.62%。

掌叶大黄醇提物中的蒽醌类化合物非常容易用氯仿提取干净，回流两次即可，说明醇已将大部分游离蒽醌从大黄中提取出去。但对比掌叶大黄的测定结果（见本章第七节）可以看出掌叶大黄中的游离与结合的蒽醌类化合物含量之比，与胶囊中同样的比值都较小（0.05、0.03），大黄素甲醚和大黄酸的该比率差得还不多，其它 3 个化学成分的比率差 2～4 倍，可见醇对结合蒽醌比对游离蒽醌的提取率高一些。因此，在生产中对提取所用的溶剂和工艺根据需要应做适当的调整。通过醇的提取，还可除去许多杂质，色谱图上出现的杂质峰也少。

（富　戈　徐秉玖　王煌辉　张永勋）

第十一节　大黄根茎不同部位中 6 种蒽苷含量的比较

大黄的加工方法各地不尽相同，如甘肃礼县的出口大黄，把收购的去皮（栓皮）毛货，再经过两次撞皮和干燥，然后分等包装。撞皮是把大黄置于里面带钉子的三角形铁桶内，转动约 1.5 小时，使大黄表面光洁，在此过程中，约撞掉大黄重量的 15%。但是，四川西北部生产的“雅黄”（出口日本），既不去皮也不撞皮。为了弄清大黄加工过程中去皮和撞皮的必要性，作者等测定了6种蒽苷在大黄根茎中的横向和纵向分布，为改进大黄生产加工提供科学依据。

实 验 材 料

新鲜的3年生大黄根茎，系陕西陇县栽培品，1985年11月采挖，原植物经鉴定为掌叶大黄（Rheum palmatum L.）。按下列方法制备样品。

1. 横向分部样品的制备　取新鲜的带皮大黄根茎，如图31-3横向分部，纵向剥离，分为栓皮，维管组织，髓周和髓心四个部分，并于55℃烘干，磨成细粉（100目）备用。

2. 纵向分部样品的制备　取新鲜的带皮大黄根茎，切取中部2cm厚的纵切片一片，按图31-4切成边长为2cm的立方形小块，共43块，于55℃烘干，磨成细粉（100目）备用。

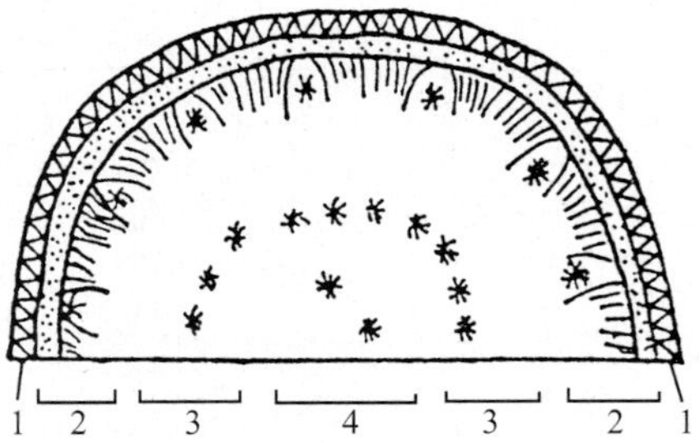

图31-3　大黄根茎横向分部示意图

1. 栓皮　2. 维管组织（韧皮部、形成层、木质部）　3. 髓周（星点密布）　4. 髓心（偶见星点）

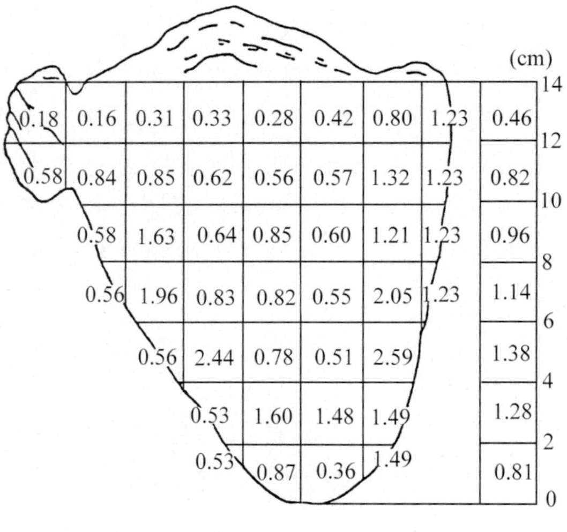

图31-4　大黄根茎纵向分部示意图（从左到右，自上到下，共分43块）

图中示每小块大黄中蒽苷的含量，右侧的数字为水平方向各小块大黄中蒽苷含量均值

测定方法及结果

按文献所述方法（北京医科大学学报 1987；19（6）：408.）测定，结果见表31-16及图31-4。

表31-16　大黄根茎不同部位中6种蒽苷的含量（mg/g）

成　　分	栓皮	维管组织	髓周	髓心
Rheinoside A（R-A）	0.15	0.07	0.07	0.07
Rheinoside B（R-B）	0.08	0.12	0.10	0.09
Rheinoside C（R-C）	0.00	0.00	0.00	0.00
Rheinoside D（R-D）	0.06	0.09	0.07	0.05
Rhein-8-Glu（R-8-G）	0.63	1.80	0.98	0.62
Sennoside A（S-A）	0.78	1.32	0.67	0.37
总含量	1.70	3.40	1.89	1.20

1. 大黄根茎中横向分部的不同部位中6种蒽苷的含量如表31-16所示。

由表31-16及表31-17可见，大黄根茎横向不同部位6种蒽苷的含量，依次为维管组织＞髓周＞栓皮＞髓心。

表31-17　大黄根茎不同部位中6种蒽苷含量的百分比（%）

	栓皮	维管组织	髓周	髓心
各部位干重（g）	33.50	193.50	224.00	33.50
各部位蒽苷的含量（mg）	56.95	657.90	423.36	40.20
蒽苷总量占全根茎的百分比（%）	4.80	55.83	35.93	3.41

2. 大黄根茎纵向不同部位6种蒽苷总量的分布情况如图31-4所示，右侧纵轴示同一水平高度各小块（$2cm^3$）内6种蒽苷总含量的平均值。从表31-17及图31-4可见，6种蒽苷在大黄根茎中的分布极不均衡，从根茎顶端到基部的纵向分布来看，其含量逐渐升高，其中以芽部含量最低，近根部含量较高；而从横向分布的情况来看，则以维管组织部位的含量最高。

讨　　论

1. 由表31-16，17可见，大黄根茎横向不同部位中，6种蒽苷成分的含量差异较大，大部分成分集中于维管组织，其含量约占整个大黄根茎中蒽苷总含量的55%，故在加工过程中，应尽量减少此部分的损失。作者认为：大黄的加工不应去皮，更不要撞去维管组织部分，以保证产品质量。但是，为了商品的外观，可撞去易脱落的粗糙栓皮部分。

2. 图31-4显示了6种蒽苷的总含量在大黄根茎中的整体分布情况。其中含量最低的部位（芽基部）6种蒽苷总含量为0.16mg/g，而含量最高的部位为 2.59mg/g。此块大黄根茎的 6 种蒽苷平均总含量为 0.98mg/g。可见，如果取样不当，即使在同一块大黄中分析结果也会有很大的差异。此外，图 31-4 还表明，根茎顶端的芽基部或茎基部的蒽苷含量最低。商品大黄中，有时可见带有芽基或茎基，系在采收加工时没有切除干净所致，因此直接影响了商品大黄的品质。

（郑俊华　徐　扬　楼之岑）

第十二节　不同干燥方法对大黄根茎中 6 种蒽苷含量的影响

大黄的根茎和根都很粗壮，且含有多量水分，一般约含 60%，根含 58%，所以干燥较困难。一般采用阴干法、晒干法、烘干法或熏干法。

1. 阴干法　将采后除去外面糙皮的大黄根茎，用绳穿成串，每一块之间有绳结隔开，以利通风，然后悬挂在屋檐下或阴棚内，直至干透，相互碰撞时能发出响声即可取下。此法需要时间很长，少则 3～4 个月，多则半年以上。稍不注意就会受冻以至糠心，有时还会发霉。青海大黄、甘肃甘南大黄常采用此法。

2. 晒干法　将大黄根茎切成厚片，置阳光下暴晒，白天摊开，晚间堆起，干燥时间大约一周；在湿度较大的地区，此法往往须结合烘干法才能完全干燥。四川万源大黄常采用晒干法。

3. 烘干法　甘肃生产出口大黄的地区，设立简单而有效的烘干室，室内地面有烟囱通过，利用烧煤或烧柴在室外加温，鼓风机送热风，抽风机抽走湿气，室内保持 60℃，干燥时间大约 10 天。此法省时省力，特别适合于大规模的加工生产。

4. 熏干法　将大黄铺于熏架上，架下用湿柴燃火生烟，日夜不停。直熏至外皮无粘性。此法约需时间 2～3 个月，较阴干法可缩短一半时间。干燥时必须控制温度，防止温度时高时低，以免因受热不均或温度变化太大而使大黄质地疏松或糟朽。

干燥过程中，四川某些地区也有采取半干时“发汗”2～3 次的步骤，即将半干的大黄装在木桶中或堆在屋角内，盖上稻草或粗麻布，保持一天，使根茎内部水分外渗，表面变软，再烘干，可使大黄表里干燥一致。

干燥方法不同，对大黄的质量影响很大。作者等就大黄产区经常使用的上述四种干燥法干燥的大黄样品，进行 6 种蒽苷的含量测定和比较，以期找到经济、快速、对有效成分破坏最小的大黄干燥方法。

实验材料

四种不同方法干燥的大黄样品，系由陕西陇县药材公司于 1985 年 11 月采挖，并按不同方法（晒干、烘干、熏干和悬挂阴干）加工干燥后提供。原植物均为掌叶大黄（Rheum palmatum L.）

测定方法及结果

按文献所述方法（北京医科大学学报 1987，19（6）：408.）进行测定。结果见表 31-18。

表 31-18　不同干燥方法的大黄中六种蒽苷的含量（mg/g）

成　分	晒干	烘干	熏干	悬挂阴干
Rheinoside A（R-A）	0.11	0.21	0.12	0.10
Rheinoside B（R-B）	0.08	0.08	0.07	0.05
Rheinoside C（R-C）	0.00	0.00	0.00	0.00
Rheinoside D（R-D）	0.05	0.07	0.06	0.03
Rhein-8-Glu（R-8-G）	3.68	2.31	1.48	1.22
Sennoside A（S-A）	3.21	2.07	0.76	0.36
总　量	7.13	4.74	2.49	1.76

从表可以看出，样品中六种蒽苷的含量依次为：晒干＞烘干＞熏干＞悬挂阴干，其差别很明显。

结论与讨论

对四种不同干燥方法干燥的大黄，进行 6 种蒽苷含量的测定和比较，结果表明：

1. 晒干法最好，其蒽苷类成分破坏最少。这可能是由于该法室外通风良好，阳光照射均匀，温度适宜，干燥比较一致，时间较短，因此，有效成分的分解较少，特别是番泻苷 A 和大黄酸-8-葡萄糖苷。

2. 烘干法也是一种好方法，其蒽苷类成分的含量虽不如晒干法高，但此法不受天气影响，可人工控制温度，连续干燥；由于目前在大黄产区所设立的干燥室比较简陋，干燥不均匀，在烟囱上方温度较高，两旁温度较低，干燥较慢，以致有效成分有些分解，特别是番泻苷 A 和大黄酸-8-葡萄糖苷。

3. 熏干法和阴干法，费时最长，有效成分分解最多，且常有发霉或糠心，而影响药材质量。

因此，作者认为在大黄产区对大黄的干燥，宜采用晒干或烘干法，或两种方法相结合，即先晒至半干，以除去大黄根茎的大部分水分，然后烘干。这样做，不仅可以减少有效成分的分解，而且也是比较经济的办法，建议推广采用。

（郑俊华 徐 扬 张治国 高双新 楼之岑）

第十三节 陕西陇县商品大黄中 6 种蒽苷的 HPLC 定量分析

大黄是闻名世界的我国特产药材。几千年来，一直用为泻下、祛瘀、解毒的主要药材，并且很早就传至国外，主要作为泻下药而广泛应用。1965 年 Zwaving 利用纸层析法，发现大黄中有泻下作用的成分番泻苷 A、B、C（sennosideA、B、C）的存在。1984 年西岡五夫等又在大黄中发现大黄酸苷 A、B、C、D（rheinoside A、B、C、D），也具有强的泻下活性；大黄酸-8-葡萄糖苷（rhein-8-O-β-D-glocoside）虽然泻下作用较弱，但由于含量较高，对大黄的泻下活性也起了一定的作用。因此，可以将测定以上蒽苷类泻下活性成分的含量，作为评价大黄品质的一种科学手段。

为了分别测定大黄中主要活性成分的各自含量，文献曾报道有纸层析-比色法，纸层析-光密度法，薄层层析-分光光度法，薄层层析-光密度法，薄层层析-双波长薄层扫描法，高压液相色谱法等。上述方法除高压液相色谱法外，其前处理都比较复杂，影响准确度的因素也较多，尤其是所能测定的成分种类比较少。鉴于高压液相色谱法对复合组分能同时进行分离与检测，且具有准确、灵敏、快速等优点。作者等采用以十八烷基硅烷键合相为固定相，以甲醇为流动相的反相高效液相色谱法（RP-HPLC）分析了陕西陇县商品大黄（掌叶大黄 Rheum palmatum L.）中 6 种蒽苷类泻下活性成分，即番泻苷 A（sennosideA），大黄酸-8-葡萄糖苷（rhein-8-O-β-D-glucoside），大黄酸苷（rheinoside）A、B、C、D 的含量，为商品大黄的质量评价提供科学资料。

实验部分

1. 实验材料

生药样品：商品大黄一等品、二等品、三等品和水根，系陕西陇县栽培，药材公司 1985 年收购品。原植物经鉴定为掌叶大黄（Rheum palmatum L.）。

2. 仪器和试剂

仪器：高压液相色谱仪 LC-4A，紫外检测器 SPD-2AS，恒温箱 CTO-2AS，微处理机 C-R2AX，层析柱 Nucleosil 5C18，4mm I.D.×250mm（均为日本岛津产品）。

溶剂：丙酮、甲醇、乙酸乙酯、甲酸，均为 AR 级，北京化工厂产品。

标准品：番泻苷 A（SA），大黄酸-8-葡萄糖苷（R8G），大黄酸苷 A（RA）、B（RB）、C（RC）、D（RD）。

3. 实验条件

紫外检测，波长 350nm；流速 1.0ml/min；柱温 40℃；衰减 2；进样量 10μl。

流动相：（A）$CH_3OH-H_2O-HCOOH$（10∶90∶1）；（B）$CH_3OH-H_2O-HCOOH$（80∶20∶1）。梯度程序：（时间 min：B 浓度%）；（0∶0）→（5∶20）→（10∶30）→（20∶40）→（30∶50）→（45∶100）→（55∶STOP）。氦脱气。

4. 标准品的分离

精密称取标准品各 1～1.5mg，分别置于 10ml 容量瓶中，用 80%甲醇溶解并稀释至刻度。制成 0.1～0.15mg/ml 的标准溶液，置冰箱中备用。

按上述实验条件行高压液相色谱法层析，结果 6 种蒽苷成分均能完全分开。整个洗脱过程可在 40 分钟内完成。分离情况见图 31-5。

5. 校正因子的测定

分别取两个不同体积的标准溶液进样，行高压液相色谱分析，由微处理机得到不同的峰面积，以进样量（mg×10^{-4}）C_1 和 C_2 为纵坐标，峰面积为横坐标，得到每种蒽苷的标准曲线，则此标准曲线的斜率为校正因子 F_1，截距为校正因子 F_2，得到鉴别表（ID 表），如表 31-19。

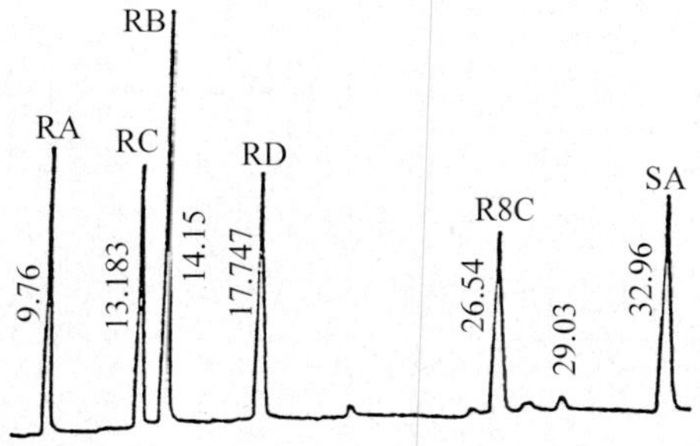

图 31-5　6 种蒽苷标准品的高压液相色谱

表 31-19　6 种蒽苷标准品的 ID 表

No	名称	保留时间 (min)	峰面积	进样量 ($mg/10^{-4}$)	校正因子 F_1/F_2
1	RA	9.7	20 800 12 155	1.5 0.9	6.84×10^{-5}/ 6.88×10^{-5}
2	RB	14.3	32 001 18 889	2.0 1.2	6.10×10^{-5}/ 4.7×10^{-2}
3	RC	13.1	18 811 11 182	1.31 0.79	6.88×10^{-5}/ 1.8×10^{-2}
4	RD	17.8	22 187 13 192	1.93 0.79	6.89×10^{-5}/ 2×10^{-2}
5	R8G	26.4	29 591 17 861	3.73 2.24	1.27×10^{-4}/ -3×10^{-2}
6	SA	34.0	38 963 23 515	2.42 1.45	2.26×10^{-5}/ -2×10^{-2}

6. 生药样品的提取和含量测定

精密称取干燥的大黄粉末（过 100 目筛）1g，置于 50ml 刻度带塞离心管中，加 50%丙酮 10.0ml，振荡提取 30 分钟后，离心，将上清液过滤，残渣重复上述操作提取一次，再用纯丙酮 5ml 重复提取两次，将所得滤液置于 50ml 容量瓶中，用 50%丙酮稀释到刻度，摇匀。精密吸取此液 10.0ml 置于 50ml 刻度带塞离心管中，加入乙酸乙酯 10.0ml，振荡提取，离心，吸出上层乙酸乙酯层，下层溶液用乙酸乙酯如前重复提取 3 次，乙酸乙酯溶液合并，留待以后供脂溶性成分测定用。最后将下层水溶液减压在 5℃以下蒸到近干，用 50%甲醇溶解并洗出，置于 10.0ml 刻度管中，用 50%甲醇稀释到刻度，摇匀，置冰箱中，供 6 种蒽苷的含量测定。

用微量注射器取样品溶液 10μl，进样并进行高压液相色谱分析。将样品重量输入微处理机，应用 Method 44（绝对校正曲线法），根据 ID 表，由微处理机直接计算出样品中各成分的含量 (mg/g)，见表 31-20。

表 31-20　商品大黄中 6 种蒽苷的含量 (mg/g)

成分	一等	二等	三等	水根
Rheinoside A	0.10	0.12	0.13	0.13
Rheinoside B	0.08	0.07	0.07	0.11
Rheinoside C	0.00	0.00	0.00	0.00
Rheinoside D	0.03	0.05	0.06	0.03
Rhein-8-Glu	1.09	0.92	1.08	2.64
Sennoside A	0.21	0.11	0.11	1.27
总含量	1.51	1.27	1.45	4.23

分析结果表明：陕西陇县一、二、三等商品大黄间 6 种蒽苷的含量没有显著差异，而商品水根（大黄的根）中 6 种蒽苷的总含量却为前类商品大黄的 3 倍以上。特别是水根中，番泻苷 A 和大黄酸-8-葡萄糖苷的含量比一、二、三等大黄（主要为根茎）中的含量分别高出 5 倍与 1 倍左右。番泻苷 A 的含量，水根＞一等品＞二等品、三等品。四种商品大黄中均未检出大黄酸苷 C。

讨　论

1. 含量测定结果表明：大黄根中的 6 种蒽苷的含量均高于根茎，质量最佳，一等品次之，二、三等品略差。由此可见，商品大黄的质量与其商品等级没有平行关系。我国 1963 年版药典规定大黄的药用部分为根茎，1977 年和 1985 年版则改为根和根茎，本研究结果为这一改动提供了科学依据。再则，目前利用的根部均为根的较粗部分，鲜根直径一般在 3cm 以上，较细的根是否也可药用，值得加以研究。

2. 陕西陇县掌叶大黄中均未检出大黄酸苷 C，此特点能否作为掌叶大黄的鉴定特征，有待进一步研究。

参考文献

[1] Zwaving JH. Trennung und Isolierung der Anthrachinonglykoside von Rheum Palmatum. Planta Med, 1965, 13 (4): 474

[2] 西岡五夫. 大黄の新泻下活性成分. 日本东洋医学杂志，1984，35 (3)：23

[3] 何丽一. 中草药中蒽醌衍生物分析方法的研究 I. 中国大黄属植物成分的分离及含量测定. 药学学报，1980，15 (9)：555

[4] 沙世炎. 中草药有效成分分析法. 北京：人民卫生出版社，1982：21-29

（郑俊华　徐　扬　楼之岑）

第十四节　四川盐源商品大黄中5种蒽苷的HPLC定量分析

用高效液相色谱法分离测定大黄中的蒽醌类化合物，已有报道。作者选用内加法应用高效液相色谱仪测定大黄中5种蒽苷的含量。以甲醇-水-甲酸作梯度洗脱，并利用样品中的一个峰作为参比，得到满意结果。

实验部分

1. 仪器与试剂　高效液相色谱仪 Waters840，490型，泵510型，进样器U6K，可编程序多波长检测器490型，数据处理系统及控制站840型，温度控制系统 Waters，色谱柱 μ-Bondapak C_{18}（10μm）3.9mm×30cm。

2. 生药样品　商品大黄均购自四川盐源药材公司（1986年），原植物主要为掌叶大黄 Rheum palmatum L.。

3. 标准品　大黄酸苷（Rheinoside）A、B、C、D，大黄酸-8-葡萄糖苷（Rhein-8-O-β-D-glucoside），番泻苷（Sennoside）A，系日本北海道立卫生研究所山岸　乔博士赠送。

4. 实验方法

（1）色谱条件：溶剂A和B，按文献（北京医科大学学报，1987，19（6）：426）方法梯度洗脱，程序：（时间 min：B浓度%）：（0：20）→（20：40）→（40：60）→（50：100）→（51：stop）。柱温40℃，检测波长350nm，流速1.0ml/min。

（2）供试液的制备：供试液Ⅰ的制备参见上述文献；供试液Ⅱ的制备：取供试液Ⅰ和标准品混合液各150μl，混匀即得。

（3）精密度的测定：取同一生药样品5份按（2）项下方法制备供试液。先取供试液15μl，用（1）项下色谱条件进样，求得各组分参比峰（这里用R-B）的面积比。再取供试液Ⅱ 10μl进样，求得各组分对同一参比峰的面积比。最后用下述公式求得样品中各组分的百分含量。

$$\frac{As}{As-Astr}\times\frac{Cs}{2Ws}\times100\%$$

式中As：供试液Ⅰ中各组分的峰面积与参比峰的面积比。Astr：供试液Ⅱ中各组分的峰面积与参比峰的面积比。Cs：标准品浓度mg/ml。Ws：样品重量g。计算组分R-A的变异系数（CV%）为1.50。

5. 样品测定结果　分别精密称取大黄粉末各1g，用（2）项下的方法进行提取，再按（3）项下法进行试验，由"先取供试液Ⅰ 5μl"开始至"……求得样品中各组分的百分含量"止。测定结果见表31-21。

表31-21　商品大黄中5种蒽苷的含量（mg/g）

	R-A	R-C	R-D	R-8-G	S-A	总量
一等品	0.0962	0.0753	0.0859	0.0520	1.1920	1.9690
二等品	0.0411	0.0484	0.0435	1.2360	1.4780	2.8470
三等品	0.0578	0.0387	0.0619	0.4180	0.5350	1.1110

表31-21结果表明，四川盐源商品大黄5种蒽苷的总含量以二等品为最高，其次为一等品，三等品含量最低，尤以大黄酸-8-葡萄糖苷及番泻苷最为显著，而大黄酸苷类的含量，则以一等品含量最高，二等品和三等品次之。

讨　论

1. 检测波长的选择　将5种标准品进行停留扫描，最大吸收波长R-A，R-C和R-D在298±2nm处，S-A和8-G在280nm处。当选用280nm和350nm作为检测波长时，灵敏度最高，但其它成分的吸收峰很多，干扰检测。当选用350nm检测时，虽然灵敏度稍低，但其它成分的吸收峰较少，故较为合适，其基线稳定。

2. 定量方法的选择　①若用标准曲线法，进样量必须准确，多次进样太费时间。如果仪器和操作条件不稳定，则对结果产生较大影响。②曾采用内标法，用1，8-二羟基蒽醌作内标物时，在本文的梯度条件下，其保留时间很长（t_R＝55.5min），且与杂质分不开，所以未选用。③内加法，既省时间又准确，此法对组分较多的样品的测定是可行的。

3. 由表可见，三批大黄中泻下成分的含量为：二等品＞一等品＞三等品，由此可见，大黄的质量与商品等级没有平行关系。

（邹安庆　郑俊华　阎爱春　邓雪娥）

第十五节　20 种商品大黄的初步分析

大黄为我国重要中药材之一，在世界上也颇负盛名，成为许多学者的研究对象，发表了数以千篇计的论文，包括了各个方面：植物形态、成分及其分析方法、药理及临床等等。为了增加大黄出口种类和数量，为了我国外贸信誉，有必要对各种商品大黄进行分析比较，以确定其品质优劣。

实验材料

所用样品均来自中国（天津）茶叶土产进出口公司。计有：①西宁大黄，②大、中、小片大黄，③中吉大黄，④蛋吉大黄，⑤小吉大黄，⑥西宁次品大黄，⑦玉树大黄，⑧玉树小黄块大黄，⑨玉树霉心大黄，⑨a 霉心部分，⑩玉树糠心大黄，⑩a 已糠部分，⑩b 未糠部分，⑪玉树全糠大黄，⑫玉树黑心大黄，⑫a 黑心部分，⑬水根大黄，⑭西藏大黄，⑮西藏土大黄，⑯宁夏大黄，⑰台黄，⑱祁黄，⑲峪黄，⑳籽黄，以上计 20 种商品大黄，今将其初步分析结果报告如下。

一、物理化学分析

（一）荧光分析

在紫外灯下，大黄因含蒽醌类化合物而呈棕黄色荧光，某些大黄因含有僧大黄苷（土大黄苷、Rhaponticin）而显蓝紫色荧光。因此，荧光的观察对大黄的分析具有重要意义。我国药典用蓝紫色荧光的有无区别正品大黄及非正品大黄。

实验方法：分别取完整生药、粉末及滴于滤纸上的 90%醇浸液，置紫外灯下观察，结果列入表 31-22 中。

表 31-22　20 种大黄荧光分析结果

No.	商品名称	荧光		
		完整生药	粉末	醇浸液
1	西宁大黄	黄棕色	黄棕色	黄棕色
2	蛋吉大黄	黄棕色	黄棕色	黄棕色
3	小吉大黄	黄棕色	黄棕色	黄棕色
4	中吉大黄	黄棕色	黄棕色	黄棕色
5	大中小片大黄	黄棕色	黄棕色	黄棕色
6	西宁次品大黄	黄棕色	黄棕色	黄棕色
7	玉树大黄	黄棕色	黄棕色	黄棕色
8	玉树小黄块	黄棕色	黄棕色	黄棕色
9	玉树全糠大黄	黄棕色	黄棕色	黄棕色
10	玉树糠心大黄	黄棕色	黄棕色	黄棕色
11	玉树黑心大黄	黄棕色	黄棕色	黄棕色
12	玉树霉心大黄	黄棕色	黄棕色	黄棕色
13	水根大黄	黄棕色	黄棕色	黄棕色
14	西藏大黄	黄棕色	黄棕色	黄棕色
15	西藏土大黄	蓝紫色	蓝紫色	蓝紫色
16	宁夏大黄	蓝紫色	蓝紫色	蓝紫色
17	籽黄	蓝紫色	蓝紫色	蓝紫色
18	峪黄	蓝紫色	蓝紫色	蓝紫色
19	祁黄	蓝紫色	蓝紫色	蓝紫色
20	台黄	蓝紫色	蓝紫色	蓝紫色

注：在紫外灯下观察完整生药的横切面，见蓝紫色荧光物质存在于近形成层处的木质部中，皮部与髓部仅见黄棕色荧光

分析结果表明：西藏土大黄、宁夏大黄、台黄、籽黄、祁黄、峪黄在紫外灯下能发出紫色荧光，为非正品大黄，其余 14 种皆可列入正品大黄之列。这项分析结果与中药志记载相符合。

（二）蒽醌衍生物的定性分析

为了分离并鉴定大黄中的各种蒽醌类衍生物，我们采用了纸层析法。Fairbairn 以甲苯为展开剂，按上行法层析，大黄酸，大黄素，芦荟大黄素清楚地分开：但不能分开大黄素甲醚与大黄酚。文献报道以戊烷或环己烷等为展开剂，可分开大黄酚，大黄素甲醚，但不能分开大黄素，芦荟大黄素+大黄酸，我们把 Fairbairn 及 Loth 的方法结合起来，即先用甲苯展开至中途，取出挥散甲苯，再以环己烷展开，结果形成五个点，自上而下分别为大黄酚、大黄素甲醚、芦荟大黄素、大黄素、大黄酸。我们用此法分析了多种大黄，并用标准品对照。结果证明各种大黄均含有上述五种蒽醌类衍生物，含量多寡不一，根据多种大黄层析谱上的斑点大小和深浅，可初步估计出各种蒽醌衍生物的含量，以±表示痕迹量，以+表示少量，++表示中等量，+++表示大量，今将定性分析结果列入表 31-23 中。

表 31-23 商品大黄蒽醌衍生物的定性分析

No.	商品名称	蒽醌衍生物				
		大黄酸	大黄素	芦荟大黄素	大黄素甲醚	大黄酚
1.	西宁大黄	+++	++	+	++	++
2.	大中小片大黄	++++	+++	+	++	+++
3.	中吉大黄	+++	+	+	++	++
4.	蛋吉大黄	+++	+	+	+	++
5.	小吉大黄	+++	+	+	+	++
6.	次品大黄	++	++	+	+	++
7.	玉树大黄	+++	+	+	+	++
8.	水根大黄	+++	++	++	++	++
9.	西藏大黄	+++	++	+	++	+
10.	西藏土大黄	±	++	±	++	++
11.	台黄	±	+	+	++	++
12.	祁黄	±	++	+	++	+
13.	籽黄	±	+	+	+	+
14.	峪黄	±	+	+	+	+
15.	宁夏大黄	±	++	+	++	++

注：±痕迹量，+少量 0.50%以下，++中等量 0.50%～1.00%，+++大量 1.00%～2.00%，++++特大量 2.00%以上

（三）蒽醌类化合物的含量测定

1. 蒽醌衍生物的分组定量

蒽醌类化合物的定量方法有很多种，其中以比色法研究较多，应用较广。Fairbairn 和楼氏对该类化合物的比色定量做了比较深入细致的研究，并把生物测定与化学分析结果巧妙地联系在一起。因此，我们采用该法分别测定了各种大黄的游离与结合的大黄酸类化合物，以及游离和结合的非大黄酸类化合物的含量，其结果列入表 31-24 中。

2. 各种蒽醌衍生物的分别定量

致泻作用是大黄的主要药理作用。据本草纲目记载，大黄能涤肠胃，主治下痢赤白，暴赤目痛，黄疸诸火疮等。证明大黄可能有抗菌消炎功效。近代研究已证明大黄确有抗菌之功效。陈琼华等报告，大黄的抗菌作用系由于蒽醌衍生物存在的结果，但各衍生物的抗菌效价各不相同。因此，为确知其抗菌作用的大小有必要对大黄中的蒽醌衍生物进行定量分析。分离蒽醌衍生物的方法目前主要有层析法，包括纸层、薄层、柱层、电泳法及酸碱分步提取法，我们采用纸层上升法分离，展开溶剂为单一的甲苯。展开后洗脱，用 5%NaOH 显色，进行比色定量。具体操作方法如下。

（1）提取：用了楼氏方法分别提取其游离蒽醌及酸水解后的总蒽醌。

（2）浓缩：$CHCl_3$ 提取液用酸性水洗涤 2 次，浓缩并回收 $CHCl_3$ 至体积约为 10ml，将其定量转移至刻度容器中，调整总体积为 20ml。

（3）点样：在国产新华滤纸（20cm×30cm）下端 3cm 处划一横线作为起始线。用经过校准的 1ml 注射器取上述 $CHCl_3$ 浓缩液 0.5～1ml，缓慢而连续地注射在起始线上。

（4）层析：将点样后的滤纸卷成圆筒状放入层析缸中，用上行法展开，30℃，40 分钟，溶剂上行长度为 12～15cm。层析后，将滤纸取出。阴干，见有 4 条黄色带，自上而下分别为：大黄酸+大黄素甲醚，芦荟大黄素，大黄素及大黄酸。

（5）洗脱：滤纸阴干后，分别剪取上述色带，剪成碎片，用乙醚提取 3～4 次，每次 3～5ml。

(6) 比色法：乙醚液以少量酸化水洗涤 1 次，再以蒸馏水洗两次后，加 5%NaOH 提取。提出液呈红色，利用分光光度计（Lange Ⅳ型）比色。比色时所用波长分别为：大黄酸，芦荟大黄素，大黄酚，大黄素甲醚 505nm，大黄素 520nm，根据标准曲线即可计算样品中蒽醌衍生物的含量。

各种商品大黄中的各种总蒽醌衍生物的测定结果列入表 31-25 中。

（四）鞣质含量测定

大黄除含蒽醌类化合物外，还含有鞣质，它具有收敛作用，与蒽醌类化合物的致泻作用相拮抗。其含量的多少直接影响大黄的致泻作用以及泻后的收敛作用。因此，有必要测定商品大黄中的鞣质含量。

鞣质的分析方法很多，有皮粉法、氧化还原法、络量法、比色法、明胶法以及血球凝集法等，从药用观点出发，血球凝集法较为适宜。此法测得的结果是生理上的“有效”鞣质量。楼教授在前人科研成果的基础上，设计了血球凝集法测定大黄中鞣质的一整套操作过程，并对美国市场上 8 种大黄的鞣质进行了收敛价的测定。本实验是按照楼氏的方法，以 U. S. P. XV Acid Tannic 为标准品（收敛价为 100），供试血细胞取自羊血。对 8 种大黄进行了分析，结果列入表 31-24。

二、生物测定

大黄自古供作泻药用，因此，其致泻强度的测定是大黄品质优良度的重要指标之一。

楼教授等进一步研究蒽醌类植物性泻药的有效成分，设计了一个简便而准确的生物测定法，并用该法测定了大黄、番泻叶、番泻实、波希鼠李皮及其制剂的泻价，效果颇佳。在本实验中，我们用楼氏方法测定了多种商品大黄及其变质品的泻价，结果列入表 31-24 中。

表 31-24　商品大黄的生物泻价及化学分析结果

No.　商品名称	泻价（以西宁大黄为100）	蒽醌类化合物含量（%）									收敛价（以 U. S. P. Acid Tannic 为100）
		游离			结合			总量			
		大黄酸类	非大黄酸类	总量	大黄酸类	非大黄酸类	总量	大黄酸类	非大黄酸类	总量	
1. 西宁大黄	100	0.13	0.32	0.45	1.33	1.67	3.00	1.46	1.99	3.45	0.3
2. 西宁大中小片大黄	215	0.09	0.22	0.31	2.93	3.30	6.23	3.02	3.52	6.54	—
3. 西宁中吉大黄	106	0.17	0.31	0.48	1.37	1.15	2.52	1.54	1.46	3.00	—
4. 西宁蛋吉大黄	90	0.12	0.17	0.29	1.21	1.39	2.60	1.33	1.56	2.90	—
5. 西宁小吉大黄	87	—	—	0.08	1.10	1.62	2.72	1.12	1.68	2.80	—
6. 西宁次品大黄	41	0.08	0.11	0.19	1.06	0.44	1.50	1.14	0.55	1.69	—
7. 玉树大黄	116	0.08	0.11	0.19	1.49	1.25	2.74	1.57	1.36	2.93	—
8. 玉树小黄块大黄	—	—	—	0.05	1.60	1.33	2.93	1.63	1.35	2.98	—
9. 玉树霉心大黄	107	0.08	0.31	0.39	2.00	1.13	3.13	2.08	1.44	3.52	—
9a. 霉心部分	—	0.37	1.67	2.04	2.63	1.09	3.72	3.00	2.76	5.76	—
10. 玉树糠心大黄											
10a. 已糠部分	—	0.94	0.94	1.88	1.13	0.40	1.53	2.07	1.34	3.43	—
10b. 未糠部分	—	0.02	0.02	0.04	1.80	1.15	2.95	1.82	1.17	2.99	—
11. 玉树全糠大黄	—	0.47	0.58	1.05	1.08	1.22	2.30	1.55	1.80	3.35	—
12. 玉树黑心大黄	—	0.07	0.14	0.21	1.28	1.05	2.33	1.35	1.19	2.54	—
12a. 黑心部分	—	0	0	0	—	—	0.47	—	—	0.47	—
13. 水根大黄	69	0.12	0.85	0.97	0.89	2.20	3.09	1.01	3.05	4.06	—
14. 西藏大黄	93	0.35	0.68	1.03	0.69	0.65	1.34	1.04	1.33	2.37	5.0
15. 西藏土大黄	3	痕迹量	1.29	1.29	痕迹量	1.96	1.96	痕迹量	3.25	3.25	3.6
16. 宁夏大黄	4	痕迹量	0.37	0.37	痕迹量	1.84	1.84	痕迹量	2.21	3.21	5.0
17. 台黄	6	痕迹量	0.61	0.61	痕迹量	1.96	1.96	痕迹量	2.57	2.57	3.6
18. 祁黄	5	痕迹量	0.93	0.93	痕迹量	1.28	1.28	痕迹量	2.21	2.21	4.2
19. 峪黄	2	痕迹量	0.20	0.20	痕迹量	0.88	0.88	痕迹量	1.08	1.08	5.0
20. 籽黄	3	痕迹量	0.21	0.21	痕迹量	0.84	0.84	痕迹量	1.05	1.05	5.0

注：一表示未测

表 31-25 不同品种的大黄中各种蒽醌衍生物的含量（%）

大黄名称	大黄酸			大黄素			芦荟大黄素			大黄酚＋大黄素甲醚			蒽醌总量
	游离	结合	总量	游离	结合	总量	游离	结合	总量	游离	结合	总量	
西宁大黄	0.05	1.44	1.49	0.01	0.52	0.53	0.01	0.36	0.37	0.03	1.05	1.08	3.30
大中小片大黄	0.08	3.19	3.27	0.07	0.97	1.04	0.04	0.45	0.49	0.11	1.77	1.88	6.68
西宁中吉大黄	0.13	1.39	1.52	0.02	0.28	0.30	0.01	0.24	0.25	0.07	0.86	0.93	3.00
西宁蛋吉大黄	0.12	1.19	1.31	0.02	0.38	0.40	0.02	0.26	0.28	0.04	0.70	0.74	2.73
西宁小吉大黄	0.02	1.08	1.10	0.02	0.42	0.44	0.01	0.31	0.32	0.04	0.87	0.91	2.77
西宁次品大黄	0.06	1.09	1.15	0.03	0.12	0.15	0.02	0.09	0.11	0.05	0.23	0.28	1.69
玉树大黄	0.07	1.48	1.55	0.02	0.26	0.28	0.01	0.22	0.23	0.06	0.78	0.84	2.90
水根大黄	0.10	0.90	1.00	0.15	0.63	0.78	0.10	0.47	0.57	0.45	1.15	1.60	3.95
西藏大黄	0.33	0.68	1.01	0.12	0.47	0.59	0.13	—	0.12	0.41	0.23	0.64	2.34
西藏土大黄	痕量	痕量	痕量	0.59	—	0.55	痕量	痕量	痕量	0.82	2.84	3.66	4.21
台黄	痕量	痕量	痕量	0.13	0.20	0.33	0.14	0.19	0.33	0.32	1.55	1.87	2.53
祁黄	痕量	痕量	痕量	0.35	0.34	0.69	0.13	0.17	0.30	0.42	0.78	1.20	2.19
籽黄	痕量	痕量	痕量	0.06	0.22	0.28	0.03	0.08	0.11	0.11	0.61	0.92	1.11
峪黄	痕量	痕量	痕量	0.03	0.14	0.17	0.03	0.10	0.13	0.13	0.60	0.73	1.03
宁夏大黄	痕量	痕量	痕量	0.20	0.48	0.68	0	0.31	0.31	0.11	1.08	1.19	2.18

结果与讨论

根据荧光分析，蒽醌衍生物的含量测定及生物泻价测定的结果，可以得出下列推论。

（一）各种大黄品质优良度的评价

1. 玉树大黄、西藏大黄及各种西宁大黄在紫外光下皆发出黄棕色荧光，总蒽醌及大黄酸类化合物的含量较高，致泻作用强，质量优异，均可列入正品大黄。

2. 西藏土大黄、宁夏大黄、台黄、祁黄、峪黄及籽黄具蓝紫色荧光，总蒽醌含量各不相同，仅含痕迹量的大黄酸类化合物，致泻作用甚微，质量较次，皆应列入非正品大黄，一般不宜作泻药用。

3. 各种以西宁冠名的商品大黄，其总蒽醌量、大黄酸类化合物及生物泻价均相近似，尤其是西宁大黄、西宁蛋吉大黄、西宁小吉大黄、西宁中吉大黄四者的品质更为接近。

值得注意的是：西宁大中小片大黄品质殊优，总蒽醌化合物高达 6.5%，泻价为西宁大黄的 2 倍以上，对此，不仅出口应适当注意售价而且应该组织人力深入产地进行调查，找出该商品优质的原因，以使推广。

西宁次品大黄的品质较次，总蒽醌含量及泻价还不及西宁大黄的一半。

4. 玉树大黄品质优于西宁大黄，尽管总蒽醌含量较低，但结合状大黄酸含量高，致泻作用强，应加强收购并组织出口。

5. 玉树糠心大黄水分含量高达 36.8%，应及时进行干燥处理，以避免生药发霉变质及有效成分的水解。风干后的玉树糠心大黄所含的蒽醌化合物总量与上述玉树好大黄相似，但因水解游离蒽醌类增加 4～8 倍，结合状大黄酸类化合物降低为玉树好大黄的 60%～80%，致泻作用也有相应的降低。

6. 玉树黑心大黄的黑心部分仅含微量蒽醌类，但由于此部分质轻，所占比重较小，因此对整个黑心大黄的品质影响较小：总蒽醌类仍达 2.54%，其中代表泻价的结合状大黄酸类含量为 1.28%，可以推测，仍具有相当强的致泻作用。

7. 西藏大黄的质量仅次于各种西宁大黄，但优于西宁次品大黄。

8. 西藏土大黄、祁黄、台黄、峪黄、籽黄的致泻作用甚微，仅为西宁大黄的 1/20 左右。笔者曾亲服台黄 2g，不显致泻作用（西宁大黄的剂量为 0.5～1.5g）。因此建议不宜以上述大黄作为泻药用，亦应了解畜牧兽医单位对“土大黄”的用法，经科学试验后确定它在兽医中的取舍。

据文献，上述各种“土”大黄由于含有多量的蒽醌类化合物，仍应具有抗菌作用，并可用为染料。

9. 霉心大黄覆有黄绿色的霉菌菌丝，生药的营养物质大量被霉菌所破坏，致使蒽醌化合物含量相对较高，但泻下作用都偏低，由于生霉变质，因此，我们认为它不宜出口，亦不宜以中药形式供药用，以做成制剂或提出总苷再供药用较为合适。

综上所述，依据各种大黄的总蒽醌含量，结合状大黄酸含量及泻价的高低，列出 20 种大黄的品质优劣顺序是：西宁大中小片大黄＞玉树大黄＞中吉大黄＞西宁大黄＞蛋吉大黄＞小吉大黄＞玉树小黄块大黄＞干燥的玉树糠心大黄＞玉树黑心大黄＞干燥的玉树全糠大黄＞西藏大黄＞水根大黄＞西宁次品大黄＞台黄＞祁黄＞宁夏大黄＞西藏土大黄＞峪黄＞籽黄＞玉树霉心大黄。

（二）大黄中蒽醌类化合物的含量与其致泻强度间的关系

大黄中致泻作用的物质究竟是什么？Tschirch 认为是羟基甲基蒽醌类（Oxy-methyl-anthraquinones）。Heinz（1924）则认为是蒽酚类物质。1911 年，Tutin 及 Clewer 在研究了大黄的成分之后，提出大黄中的主要致泻物质是树脂状结合的蒽醌衍生物。还有学者，像 Aiegrist（1932）认为大黄的致泻作用物质根本不是蒽醌类，而是另外的物质。1950 年，楼之岑教授细致地测定了多种大黄蒽醌类化合物的含量及生物泻价，将二者进行比较，得出大黄中的主要致泻物质是结合性大黄酸类的结论。总之，对于有效成分是什么这一问题的回答，确是百家不一，说法千状。到底真理在哪一边，是值得进一步探讨的。

我们将大量的化学测定与生物测定的结果进行了细致地比较，并以生物泻价为纵坐标，以蒽醌化合物的百分含量为横坐标，分别绘出 9 条关系曲线。

在总蒽醌含量与泻价关系曲线（图 31-6）中，我们可以看到：总蒽醌多的西藏土大黄（3.25%）其泻价反而低（3），而总蒽醌少的中吉大黄（3.00%）其泻价反较前者高出很多（106）。图中充分显示泻价与总蒽醌含量无关。

在非大黄酸类蒽醌化合物总量与泻价的关系曲线（图 31-7）中，同样可以看到：含非大黄酸类多的其效价可能高，例如：大中小片大黄含量为 3.52%，泻价为 215。但也可能低，例如：西藏土大黄，含量 3.25%，泻价仅为 3。相反的，含非大黄酸类少的其效价可能低也可能高，例如：籽黄含量低（1.05%），泻价也低（3），而玉树大黄却相反，含量低（1.36%），泻价却突

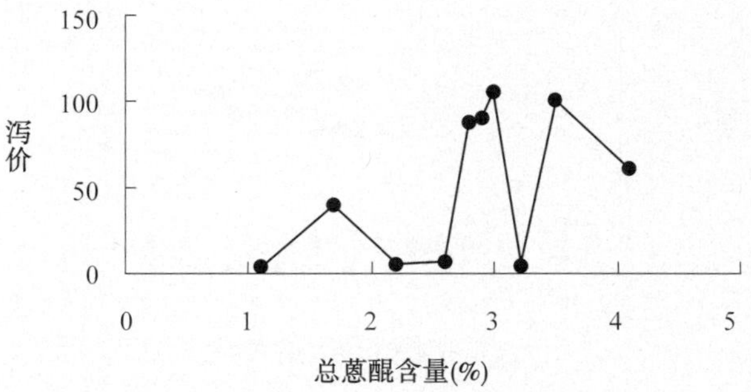

图 31-6　总蒽醌含量与泻价的关系曲线

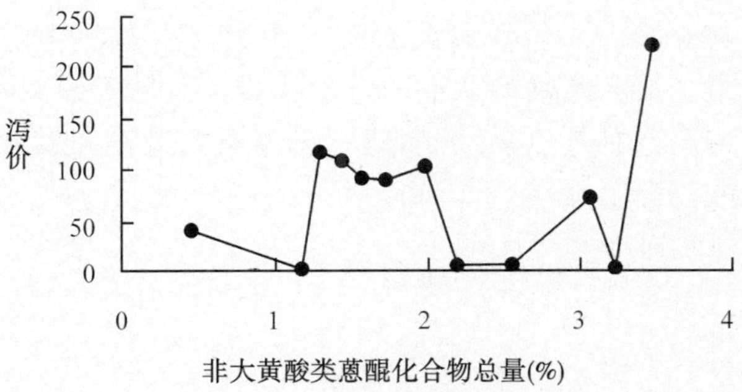

图 31-7　非大黄酸类蒽醌化合物与泻价的关系曲线

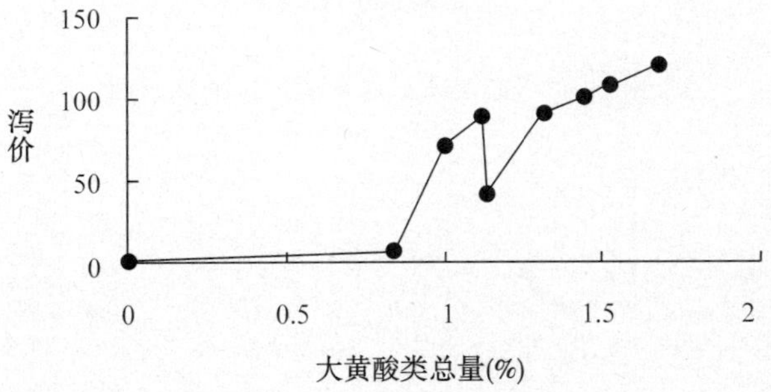

图 31-8　大黄酸类总量与泻价的关系曲线

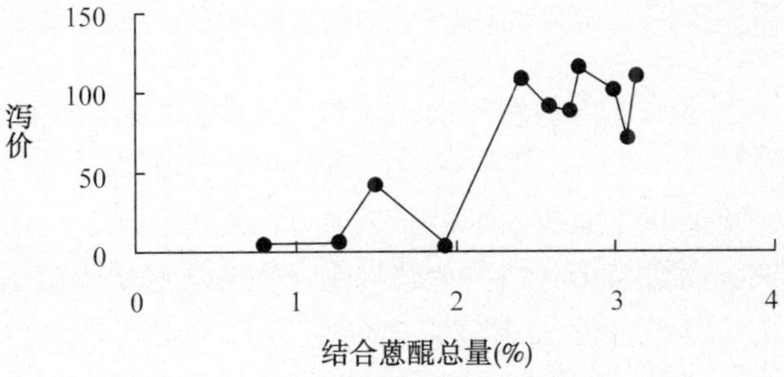

图 31-9　结合蒽醌总量与泻价的关系曲线

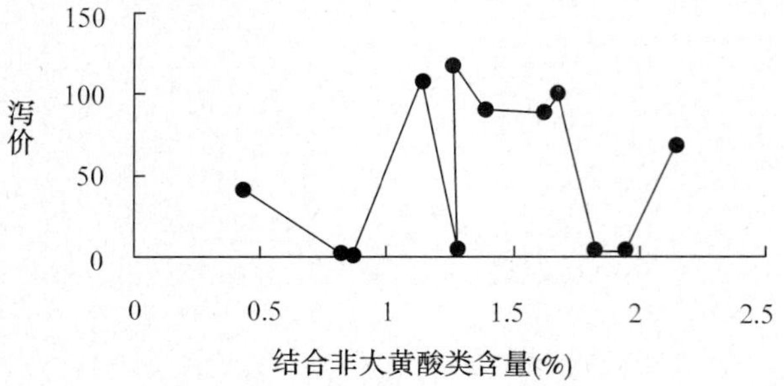

图 31-10 结合非大黄酸类化合物与泻价的关系曲线

出的高（116)。曲线充分表明非大黄酸总量与泻价无关。

同样，在图 31-8～13 的各个关系曲线中可以充分看出：各种大黄的致泻作用与大黄酸类总量、结合蒽醌类总量、结合状非大黄酸类总量、游离蒽醌类总量、游离非大黄酸类以及游离大黄酸类都无关。

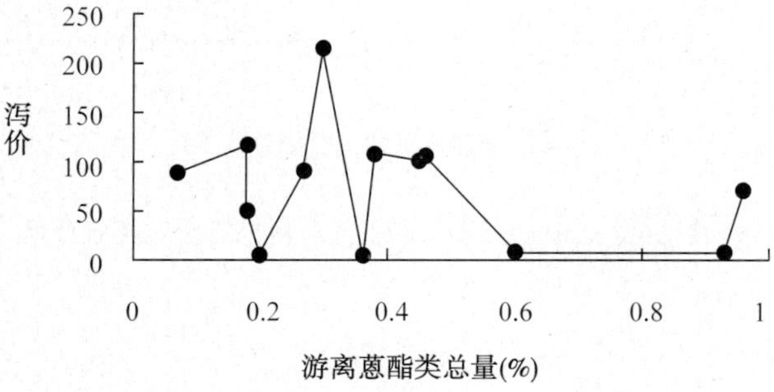

图 31-11 游离蒽醌总量与泻价的关系曲线

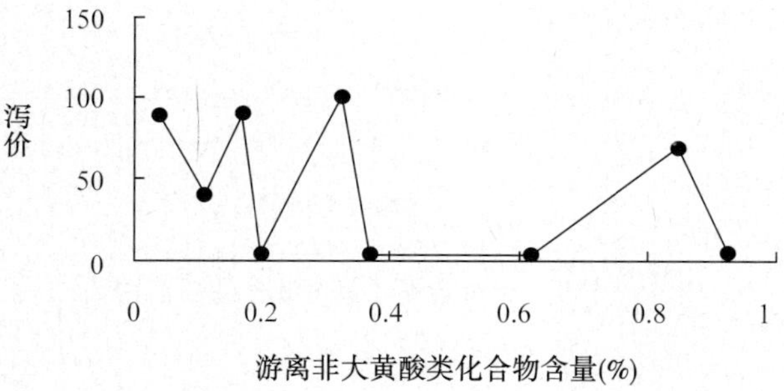

图 31-12 游离非大黄酸化合物含量与泻价的关系曲线

那么，大黄致泻的决定性成分到底是什么呢？在图 31-14 中，我们看到，结合性大黄酸的含量与泻价的相关曲线几乎是一条通过原点的直线。这说明：泻价与结合性大黄酸类化合物的含量是成正比的，含结合性大黄酸类化合物多的大黄其泻价也高，反之，则泻价低。这证明了大黄的致泻作用主要取决于结合性大黄酸的含量，也说明了楼之岑教授在 15 年前所做出的结论的正确性。

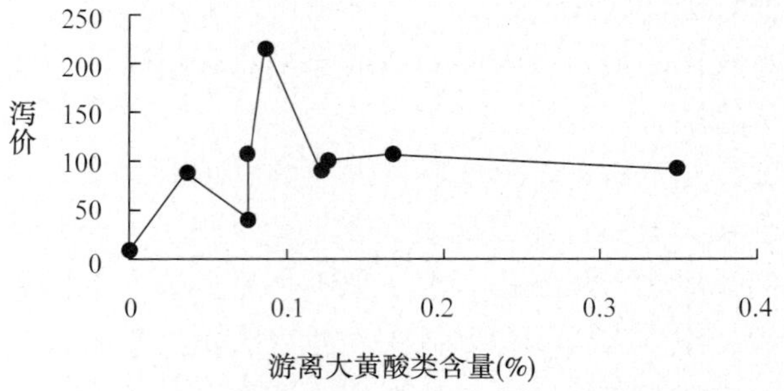

图 31-13 游离大黄酸类含量与泻价的关系曲线

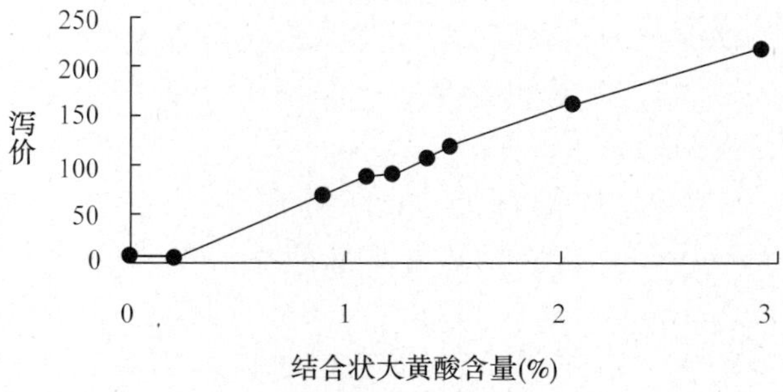

图 31-14 结合状大黄酸含量与泻价的关系曲线

该线并未通过原点，而是在近原点的上方通过，这是由于其它蒽醌类化合物如大黄酸苷类，也有微弱致泻作用的缘故。

正因为结合性大黄酸类是大黄的致泻决定性成分，所以一旦大黄酸的结合状态受到破坏，其效价要降低。因此在大黄的贮藏过程中要防止受潮和过高温度的影响。

同时，为了确保疗效，我们建议对各种商品大黄、大黄浸膏、大黄流浸膏、大黄散等进行以结合性大黄酸的含量为依据的质量监督。因为临床试验的结果与化学测定及生物泻价测定结果是一致的。大黄酸，尤其是结合性大黄酸类含量低的大黄及其制剂，在临床上用作泻药也一定是低效的。

关于西宁次品大黄及玉树霉心大黄泻下作用偏低的问题：

既然生物泻价正比于结合性大黄酸的含量，那么西宁次品大黄（含量 1.06%，效价应为 80，实测为 41)，玉树霉心大黄（含量 2.00%，效价应为 156，实测为 107）的泻价偏低应该做如何解释呢？

首先，我们比较了西宁次品大黄与一般西宁大黄的区别主要是在于前者有栓皮，后者则无。是否是由于栓皮中含有多量的鞣质，大大牵制了蒽醌类的药效呢？为此，我们做了一个小实验，将次品大黄栓皮及其下的一部分皮层剥下，结合性大黄酸类含量的测定结果为0.92%，泻价为5。这说明栓皮中确有抗泻物质的存在。由于我们数据太少，又未测栓皮中鞣质含量，目前还不能做定论，有待以后进一步研究。

关于玉树霉心大黄药效偏低的原因，目前还没有做什么工作。据文献报告，Sennoside原苷含有数十个糖，水解掉一部分糖分的次级苷Sennoside A及B，其泻效也降低，仅为原苷泻价的60%。我们考虑，玉树霉心大黄是否也有这样的原因。即，原苷水解成次级苷，泻价降低了，但大黄酸类仍保持结合状态。这一点考虑没有实验数据，这里只是提一下看法而已，有待用实验证明（彩图31-1）。

参考文献

[1] 国家药典委员会编．中华人民共和国药典，二〇〇〇年版，一部，18-19．北京：化学工业出版社
[2] 中国医学科学院药物研究所等编．中药志，第一册．北京：人民卫生出版社，1959，47-49
[3] Fairbairn JW，Lou ZC. Vegetable purgative containing Anthraquinone Derivatives，Part Ⅳ. The Active principles of Rhubarb. J Pharm Pharmacol，1951，3，65
[4] Lou ZC . Studies on certain Chinese drugs. Ph. D. Thesis，University of London，1950，114-118
[5] 楼之岑．药学学报，1953，1：49-70
[6] 陈琼华．中药大黄的综合研究Ⅰ．大黄中蒽醌衍生物抗菌效价的研究．药学学报，1965，9：757
[7] Tutin F，Clewer HWB. Constituents of Rhubarb. J Chem Soc，1911，99，946
[8] McClune Browne JC.，Vincent Edmunds，Fairbairn JW. Clinical and Library Assessment of Senna preparation. British Medical Journal，1959，I，436-439
[9] Fairbairn JW. Anthracene derivatives of natural occurrence. J Pharm，1963，3：271-274
[10] Fairbairn JW. J Pharm Pharmacol，1958，10：436-441
[11] Loth H. Arch Pharm，1962，11：847
[12] 明·李时珍著．《本草纲目》（上册）第十七卷．北京：人民卫生出版社，1996，1115-1122

（陈英杰* 韩 健 郑俊华 楼之岑）

* 沈阳药科大学，1965年北京医学院研究生

第32章 大黄生药活性鞣质化学成分的定量分析

第一节 27种大黄生药中活性鞣质的含量测定

近来从大黄中已分离出多种可水解型和缩合型鞣质，尤以拉丹宁（Rhatannin）鞣质对病态动物过高的血清尿素氮（BUN）有很强的降低作用，减少肝、肾组织中的尿素量，从而能很好地起到改善肾功能的作用，已引起重视。

我国大黄属植物有40余种，约占全世界大黄属植物总数的三分之二。药典收载的只有3种，对其余的几十种大黄属植物，其药用价值和质量如何，有待研究确定。

本文改进了罗文毓的干酪素法，并测定了中国大黄属27种生药中鞣质的含量，供评价大黄品质依据。

材料与方法

1. 仪器与试剂

751型紫外可见分光光度计、电动振荡器；干酪素（北京市海淀区微生物培养基制品厂）；鞣质（分析纯）；Folin试剂：钨酸钠100g，加85%磷酸80ml和蒸馏水750ml，混匀、加热回流3小时，冷后加水稀释至1 000ml，避光保存。生药样品：27种大黄属植物经鉴定列于表32-1，分别取其根和根茎粉碎，过100目筛，备用。

2. 测定方法

准确称取大黄样品粉末约0.2g，置100ml磨口瓶中，加30%甲醇70ml，摇匀，放置浸提过夜。抽滤，并以30%甲醇洗涤药渣，定量转移滤液和洗液于100ml容量瓶中，以30%甲醇稀释到刻度，摇匀。

准确吸取上述溶液10ml，准确加0.1mol/L醋酸-醋酸钠缓冲液（pH 5.0）10ml，混匀（溶液Ⅰ）。

准确吸取溶液Ⅰ 10ml，置已盛有250mg干酪素的50ml棕色瓶中，在振荡器上振荡1小时后，过滤，滤液摇匀（溶液Ⅱ）。

分别准确吸取溶液Ⅰ和Ⅱ各1ml，置10ml棕色容量瓶中，各加0.5ml Folin试剂，混匀。再加1.5%碳酸钠溶液至刻度，摇匀。于室温放置30分钟时，用1cm厚的比色杯，以蒸馏水做空白，在波长270nm处分别测定其吸收度，为A_1和A_2。依两吸收度之差（△A），计算大黄样品中鞣质的含量。

3. 标准曲线的绘制

准确称取80℃干燥2小时的鞣质对照品10mg于100ml容量瓶中，加30%甲醇溶解并稀释至刻度，摇匀（溶液Ⅲ）。

准确吸取溶液Ⅲ各1，2，3，4，5ml于5个10ml棕色容量瓶中，分别加30%甲醇至5.0ml，然后加pH 5.0的0.1mol/L醋酸-醋酸钠缓冲液至刻度，摇匀（溶液Ⅳ）。此5瓶标准溶液的浓度每ml分别为0.01，0.02，0.03，0.04，0.05mg鞣酸。

分别准确吸取溶液Ⅳ 1ml于5个10ml棕色容量瓶中，依2测定方法项下，自“各加0.5ml Folin试剂”起，至“……测定其吸收度”止，依法操作。

结　果

用本法测定了大黄属植物27种生药样品的鞣质含量，其结果见表32-1。测定结果表明：27种中国大黄属植物生药样品中鞣质含量以短裂光茎大黄含的最高（18.01%），其次是光茎大黄（14.59%），小大黄几乎不含鞣质。9种波叶组大黄鞣质平均含量为8.68%，掌叶组为7.24%，心叶组2.66%，砂生组1.32%，穗序组1.29%，塔黄组10.53%。

讨　论

1. 碳酸钠溶液浓度，按原文献方法，加5%碳酸钠溶液显色，几乎立即出沉淀，无法进行吸收度的测定，其原因是碳酸钠溶液浓度的问题。

原文献试过比 5%更浓的碳酸钠溶液，所以我们试用比 5%低的浓度，即 3%、2%、1%、0.5%等浓度的碳酸钠溶液，试验结果发现碱性强时易生沉淀，但生成物蓝色深，方法灵敏度高；反之碱性弱时不易生沉淀，但生成物蓝色浅，方法灵敏度低。最后选用了 1.5%的碳酸钠溶液，使本测定方法取得适当的灵敏度和准确度的满意结果。

2. 显色时间，加入 1.5%碳酸钠溶液后，吸收度 A 值迅速上升，25～120 分钟之间 A 值稳定，未见有沉淀析出，本法选用显色后室温放置 30 分钟时测定 A 值。

3. 做标准曲线用的鞣酸对照溶液，其吸收度值随放置时间长短稍有逐渐加大的变化趋势，由于本方法采用的是样品浸提过液，次日过滤后再进行测定，所以鞣酸对照溶液也采用第一天配制，第二天测定，绘制标准曲线的办法以减少测定误差。

4. 干酪素要研细，过 40 目筛，以保证一定量的干酪素，有一定的表面积，实验证明干酪素颗粒大小不匀，影响测定结果的精密度。

5. 本法绘制标准曲线，其浓度和吸收度的相关系数 $\gamma=0.9999$。

6. 本法的精密度，同一样品，不同时间测定 8 次，标准偏差为 0.9ppm，变异系数 CV 为 2.4%。

7. 回收率试验，在待测样品中加鞣酸标准品，依法测定，其 3 次结果平均回收率为 98.6%，方法可靠。

8. 大黄的鞣质是一类有效成分，从 27 种大黄属植物生药样品鞣质含量的测定结果表明，其含量高低可作为评价生药品质的参考资料。

9. 短裂光茎大黄和光茎大黄含鞣质最多，分别为 18.01%和 14.59%，目前未见有关其它化学成分和药理活性的报道，本研究为开发利用大黄属植物资源提供一部分科学资料。

表 32-1　27 种大黄属植物生药样品及其鞣质的含量（%）

No.	名称	原植物拉丁名	采集地点	采集时间	含量
	波叶组				
1.	波叶大黄	Rheum undulatum L.	宁夏隆德	1991.7	9.32
2.	华北大黄	R. franzenbachii Münt.	山西五台县	1985.4	8.42
3.	藏边大黄	R. australe D. Don.	西藏加查	1987.7	11.70
4.	河套大黄	R. hotaoense C. Y. Cheng et T. C. Kao	陕西扶风县	1983.11	6.93
5.	天山大黄	R. wittrochii LundstR.	新疆		1.23
6.	牛尾七	R. forrestii Diels	云南丽江	1990.6	6.42
7.	光茎大黄	R. glabricaule G. Sam.	甘肃卓尼	1991.7	14.59
8.	短裂光茎大黄	R. glabricaule f. brevilobatum G. Sam.	甘肃卓尼	1991.7	18.01
9.	卵叶大黄	R. ovatum C. Y. Cheng et T. C. Kao	青海玉树	1989.8	0.82
10.	拉萨大黄	R. lhasaense A. T. Li	拉萨西郊	1990.7	9.36
	掌叶组				
11.	药用大黄	R. officinale Baill.	四川万源	1984.10	2.97
12.	掌叶大黄	R. palmatum L.	陕西陇县	1986.10	5.21
13.	唐古特大黄	R. tanguticum Maxim. ex Balf.	四川红源	1986.8	10.89
14.	六盘山鸡爪大黄	R. tanguticum var. liupanshanense C. Y. Cheng et T. C. Kao	甘肃卓尼	1991.7	9.89
	心叶组				
15.	疏枝大黄	R. kialense Franch.	四川雅江	1991.8	2.66

续表 32-1

No.	名称	原植物拉丁名	采集地点	采集时间	含量
	砂生组				
16.	总序大黄	R. racemiferum Maxim.	内蒙古阿左旗	1990.9	1.45
17.	窄叶大黄	R. sublanceolatum C. Y. Cheng et T. C. Kao	甘肃夏河	1991.7	1.21
18.	滇边大黄	R. delavayi Franch.	云南丽江	1990.6	0.78
19.	小大黄	R. pumilum Maxim.	青海互助县	1989.8	0
20.	矮大黄	R. nanum Siev. ex Pall.	宁夏汝洪沟	1990.9	2.06
21.	单脉大黄	R. uninerve Maxim.	宁夏汝洪沟	1990.9	1.65
22.	西藏大黄	R. tibeticum Maxim. ex Hook. f.	四川康定	1991.7	2.09
	穗序组				
23.	网脉大黄	R. reticulatum A. Los.	青海天峻县	1989.8	1.51
24.	穗序大黄	R. spiciforme Royle	青海门源县	1989.8	0.63
25.	歧穗大黄	R. scaberrimum Lingelsh.	青海互助县	1989.8	1.73
	塔黄组				
26.	塔黄	R. nobile Hook. f. et Thoms.	西藏	1990.7	9.09
27.	水黄	R. alexandrac Batal.	西川康定	1991.7	11.96

参考文献

[1] 长泽哲郎.テツト血清成分た及ぱす汉方方剂の影响.药学杂志，1978，98：1642

[2] 郑平东.アデニン投与をよる实验的肾不全テツトに對する大黄ュキスの效果（第1报）.基础と临床，1983，17（10）：3103

[3] 大浦彦吉.大黄の新しい作用と临床应用,第一回和汉医药学会学术總会讲演要旨集,1984(富山)：1

[4] 罗文毓.大黄中鞣质测定方法的研究 1.干酪素法.药物分析杂志，1986，6（1）：15

（王紫薇　商继红　郑俊华　尚安明　晁长青　安根录　白振强）

第二节　不同生长年限的掌叶大黄中活性鞣质的含量测定

有关大黄化学成分在植株生长发育过程中的积累动态研究报道很少。1960 年苏联学者 Романова 等研究了 2～4 年生唐古特大黄 Rheum tanguticum Maxim. ex Balf. 生长发育过程中蒽醌衍生物的积累动态。1986 年郑俊华等报道了陕西陇县不同生长年限掌叶大黄 Rheum palmatum L. 的根和根茎中蒽醌类成分的积累动态，试验结果表明：其总蒽醌含量以 3 年生为最高。据报道，大黄中所含的鞣质也是一类重要的有效成分，它对上消化道出血有很好的疗效。涩谷等证明了大黄鞣质具有降低血尿氮的作用，并阐明了其作用机制，已试用于尿毒症和急性肾功能衰竭的患者。因此，研究大黄中鞣质的含量变化，对于阐明大黄的品质和疗效具有重要的意义。

有鉴于此，本文采用改进的干酪法对陕西陇县栽培的不同生长年限的掌叶大黄中的鞣质进行含量测定，以便为确定大黄最佳采收期提供科学依据，同时也为大黄的品质评价提供科学资料。

研究结果表明：掌叶大黄中鞣质的含量以 3 年生为最高（6.28%），以后逐年下降。据文献报道，大黄中总蒽醌含量也是以 3 年生为最高。这两类成分都是大黄的主要有效成分，因此，为了保证大黄的品质，其含量应是最高的。结果为大黄产区现行的采收期提供了科学依据，保证了药材品质。

测定结果还表明：一年生大黄的鞣质含量也很高（5.07%），仅次于 3 年生，但此时根及根茎很小，产量很低，仅及 3 年生的 10%。因此在确定大黄的采收期时，不仅要考虑到有效成分的含量，而且还应根据产量高低将二者结合起来考虑。

（吴卫中　王紫薇　郑俊华）

第 33 章　大黄生药中氨基酸的含量测定

氨基酸是构成蛋白质的基本单位，它是合成人体激素、酶以及抗体的原料。参与人体新陈代谢和各种生理活动，在生命活动过程中显示特殊作用。因此各种不同的氨基酸可以用来治疗各种不同的疾病。氨基酸在医药、保健方面的应用进展迅速，作为营养剂、代谢改善剂、抗溃疡、防辐射、抗菌、治癌、镇痛，以及为特殊患者配制人工合成膳食等应用越来越多，以氨基酸为原料的激素、抗生素、酶抑制剂、抗癌药等层出不穷。

由于氨基酸是组成蛋白质的基本单位，也是蛋白质在体内代谢的基本形式，各种氨基酸的代谢异常往往产生蛋白质代谢紊乱，可以用某些氨基酸治疗这些疾病。此外，由于胃肠消化系统功能障碍，烧伤、外伤、手术等大出血造成的蛋白质缺损或低蛋白症，用氨基酸复合制剂治疗，具有很好的效果；对一些特殊环境下工作人员的特殊营养亦需用专门的氨基酸制剂。供临床应用的单一氨基酸制剂已有 100 多种，复方制剂的品种就更多了。如治疗白细胞减少症的新药西斯汤生和潘尼定就是含胱氨酸的复方制剂。朋维通（赖氨酸-维生素滴剂）可促进儿童和婴儿生长发育；明诺芬-AL 是精氨酸和脱氧胆酸复合药剂；是主治各种梅毒、病毒、黄疸等症的有效药物；精氨酸、谷氨酸的制剂溶液则是肝昏迷的治疗剂。

氨基酸在临床上的应用：

1. 用于肝脏疾患的氨基酸

（1）用于肝昏迷治疗的氨基酸：精氨酸、谷氨酸、天冬氨酸。

（2）用于防治脂肪肝的氨基酸：蛋氨酸。

2. 用于消化道疾病的氨基酸

（1）治疗消化道溃疡的氨基酸：谷氨酰胺和组氨酸。

（2）调节胃液酸度的氨基酸：甘氨酸和谷氨酸。

3. 用于脑病的氨基酸：L-谷氨酸等。

4. 用于心血管病的氨基酸：L-天冬氨酸等。

5. 用于提高肌肉活力的氨基酸：甘氨酸、精氨酸、蛋氨酸。

6. 用于呼吸道疾患的氨基酸：半胱氨酸等。

7. 用于儿科营养的氨基酸：赖氨酸。

8. 具有其它治疗作用的氨基酸，如：

L-脯氨酸、羟基脯氨酸用于健肌和保护关节。

L-亮氨酸能加速皮肤、伤口、骨头的愈合。

L-异亮氨酸能治疗神经障碍、食欲减退和贫血。

L-色氨酸可预防和治疗糙皮病。

L-精氨酸及 L-赖氨酸的阿司匹林复合物具有比阿司匹林较强的镇痛作用。

由氨基酸合成的肽类药物在临床上也获得了应用。例如谷胱甘肽可改善角膜损伤防止白内障，对肝病、糖尿病、血液病、皮肤疾患、放射性防护等均有效。

某些中药如南瓜子、使君子所含的氨基酸是该药的有效成分。然而，大多数中药中所含的氨基酸在这些中药应用中能起什么作用尚少研究。大黄的化学成分已经研究很多，其中许多有效成分也很清楚。但其所含的氨基酸报道很少。本文将报道中国大黄属各种大黄的氨基酸分析研究结果。为各种大黄的药理和临床研究以及品质评价提供参考资料。

第一节　16 种波叶组大黄生药中氨基酸的定量分析

材料与方法

1. 实验材料

供测定用大黄生药样品列于表 33-1。

2. 实验方法

分别精密称取不同样品粉末，约 20mg 于安瓿中，加 6 mol/L HCl 1ml，充氮气后密封，置电热恒温箱中，110℃ ± 1℃ 保温水解 24 小时，冷却。切开管口，于真空干燥器内，将水分蒸干，备用。

3. 仪器与试剂

（1）仪器：835 型氨基酸自动分析仪（日本

日立）

（2）试剂：盐酸，无水醋酸钠，冰醋酸，茚三酮等，均为 AR 级。

（3）试剂配制：均按文献［周时来，尚安明，郑俊华等．北京医科大学学报，1993，25（5）（增刊）：46-49］进行。

（4）测定条件 分析柱 2.6mm×150mm 不锈钢柱；树脂为日立＃2619；柱温 53℃；流速 0.225ml/min；压力 80～130kg/cm^2；循环时间 70 分钟；茚三酮流速 0.3ml/min、压力 15～35kg/cm^2。分析变换 5；标准浓度 3nmol/50ml；氮气压力 0.28kg/cm^2；标准品由 Sigma 公司提供。

（5）测定：取蒸干的样品，加 0.02mol/L HCl 1ml，并稀释至合适浓度上机测定。

结 果

测定结果列于表 33-2，图 33-1～3。彩图33-1。

表 33-1 大黄属波叶组大黄生药样品

序号	中文名称	原植物拉丁名	采集地点	采集时间	标本号
1	波叶大黄	Rheum undulatum L.	宁夏隆德	1991.7	9102-017-2
2	长叶波叶大黄	R. undulatum vaR. longifolium	内蒙古	1997.8	97028
3	华北大黄	R. franzenbachii	山西五台县	1985.4	85404
4	围场大黄	R. franzenbachii vaR. Weichangense	河北围场	1991.7	91730
5	藏边大黄	R. australe	西藏加查	1990.7	97012
6	河套大黄	R. hotaoense	陕西扶风县	1983.11	83018
7	拉萨大黄	R. lhasaense	拉萨西郊	1990.7	90011
8	喜马拉雅大黄	R. webbianum	西藏药检所	1972.10	02041
9	牛尾七	R. forrestii	云南丽江	1990.6	90009
10	光茎大黄	R. glabricaule	甘肃卓尼	1991.7	91019
11	短裂光茎大内	R. blabricaule f. brevilobatum.	甘肃卓尼	1991.7	91020
12	卵叶大黄	R. ovatum	青海玉树	1989.8	89008
13	丽江大黄	R. likiangense	西藏江达县	1991.7	91562
14	阿尔泰大黄	R. altaicum	新疆	1961.6	91020
15	密序大黄	R. compactum	新疆	1961.5	03494
16	天山大黄根、茎、叶、果实	R. wittrockii	新疆高峰	1995.8	95080

表 33-2 波叶组大黄生药样品中氨基酸含量（mg/g） (n=3)

氨基酸名称	波叶大黄	长叶波叶大黄	华北大黄	围场大黄	藏边大黄	河套大黄	拉萨大黄	喜马拉雅大黄	牛尾七
天冬氨酸 ASP	3.61	2.58	3.19	2.92	1.04	3.56	2.16	3.19	2.09
苏氨酸 THR	1.74	1.21	1.74	1.33	0.66	1.75	0.93	1.39	1.08
丝氨酸 SER	1.97	0.99	1.64	1.19	0.62	1.96	0.84	1.49	1.13
谷氨酸 GLU	9.85	9.72	1.51	12.61	1.90	12.90	9.57	4.87	3.01
甘氨酸 GLY	2.15	1.49	1.58	1.86	0.67	2.08	1.28	2.43	1.56
丙氨酸 ALA	2.43	1.66	2.03	1.98	0.72	2.51	1.49	2.14	1.32
缬氨酸 VAL	2.14	1.79	1.89	1.89	0.80	2.55	1.54	2.24	1.30
蛋氨酸 MET	0.67	0.22	0.38	0.29	0.09	0.51	0.28	0.26	0.08

续表 33-2

氨基酸名称	波叶大黄	长叶波叶大　黄	华北大黄	围场大黄	藏边大黄	河套大黄	拉萨大黄	喜马拉雅大黄	牛尾七
异亮氨酸 ILE	1.73	0.88	1.31	0.97	0.06	1.76	0.71	1.08	1.03
亮氨酸 LEU	2.83	1.88	2.83	2.15	0.93	2.90	1.52	2.45	1.60
酪氨酸 TYR	1.71	0.73	1.13	0.82	0.46	1.33	0.79	1.06	0.85
苯丙氨酸 PHE	1.65	0.63	1.32	0.68	0.50	1.74	0.50	0.95	0.90
赖氨酸 LYS	2.98	1.72	2.72	2.72	0.80	2.59	1.64	2.13	1.26
组氨酸 HIS	1.35	0.78	1.04	0.92	0.27	1.19	0.92	1.09	0.67
精氨酸 ARG	6.77	2.22	7.09	3.62	0.63	8.97	7.65	1.89	1.43
脯氨酸 PRO	3.98	1.80	1.78	2.11	0.61	5.49	2.38	3.33	1.20
总含量（mg/g）	40.80	29.80	40.68	38.06	10.14	50.41	34.20	32.10	20.07

续表 33-2

氨基酸名称	光茎大黄	短裂光茎大黄	卵叶大黄	丽江大黄	阿尔泰大黄	密序大黄	天山大黄根	茎	叶	果实
天冬氨酸 ASP	1.06	1.41	1.98	1.64	1.16	3.17	3.11	4.60	16.96	13.73
苏氨酸 THR	0.56	0.77	0.95	0.81	0.49	0.87	1.52	2.33	8.20	6.79
丝氨酸 SER	0.60	0.76	1.04	0.76	0.56	0.80	1.69	2.53	9.59	8.32
谷氨酸 GLU	1.38	4.07	4.03	6.10	3.01	9.45	10.74	10.67	29.21	25.71
甘氨酸 GLY	0.70	0.83	1.11	1.02	0.69	1.19	2.15	2.58	9.64	8.46
丙氨酸 ALA	0.73	0.97	1.28	1.92	0.86	1.54	1.85	2.46	9.51	7.58
缬氨酸 VAL	0.72	0.91	1.21	1.09	0.82	1.48	1.94	3.12	9.65	8.25
蛋氨酸 MET	0.21	0.33	0.18	—	—	—	—	—	—	0.47
异亮氨酸 ILE	0.60	0.73	0.94	0.53	0.40	0.77	2.02	1.93	8.29	6.19
亮氨酸 LEU	0.96	1.18	1.42	1.22	0.85	1.61	2.27	3.02	13.68	11.78
酪氨酸 TYR	0.47	0.72	0.77	0.52	0.29	0.48	0.85	0.74	4.70	3.67
苯丙氨酸 PHE	0.50	0.60	0.90	0.44	0.25	0.46	1.43	2.70	10.10	6.80
赖氨酸 LYS	1.01	1.58	1.27	0.67	0.73	1.47	2.19	2.51	7.84	7.43
组氨酸 HIS	0.27	0.61	0.48	0.37	0.30	0.51	1.08	1.24	3.63	3.90
精氨酸 ARG	0.68	8.26	1.34	1.12	0.55	1.32	2.20	3.50	8.19	15.97
脯氨酸 PRO	0.89	1.38	1.55		0.75	1.08	3.44		7.35	4.68
总含量（mg/g）	10.15	20.52	20.07	18.21	11.71	25.20	41.80	39.10	177.62	142.09

1. 表 33-2 结果表明波叶组大黄含氨基酸总量按下列顺序递减：河套大黄（50.41）＞天山大黄（41.80）＞波叶大黄（40.80）＞华北大黄（40.68）＞围场大黄（38.06）＞拉萨大黄（34.20）＞喜马拉雅大黄（32.10）＞长叶波叶大黄（29.80）＞密序大黄（25.20）＞短裂光茎大黄（20.52）＞牛尾七（20.07）、卵叶大黄（20.07）＞丽江大黄（18.21）＞阿尔泰大黄（11.71）＞光茎大黄（10.15）＞藏边大黄（10.14）。

2. 波叶组各种大黄氨基酸总含量比较见图 33-1。

3. 天山大黄全株含氨基酸总量按下列顺序递减：叶（177.62mg/g）＞果实（142.09mg/g）＞根（41.80mg/g）＞茎（39.10mg/g）。含氨基酸种类比文献报道的多 2 种：牛磺酸和 γ-氨基丁酸。含 18 种氨基酸均以谷氨酸含量最高。根、茎中含少量牛磺酸，而叶子与果实则不含。叶中含 γ-氨基丁酸较其它部位多，而根、茎、果实中含量较少。天山大黄根、茎、叶中不含蛋氨酸，茎中不含脯氨酸。

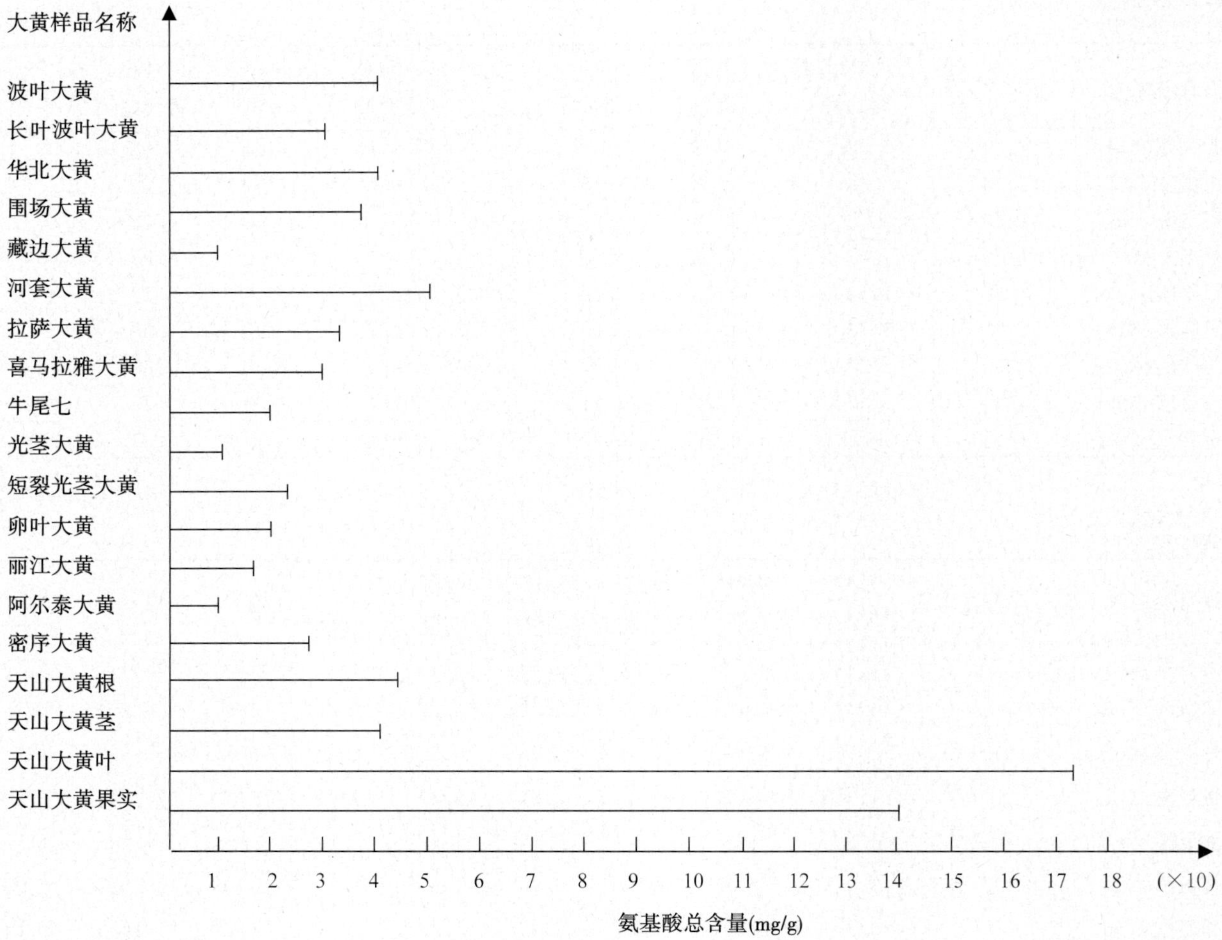

图 33-1　波叶组大黄样品中氨基酸总含量比较

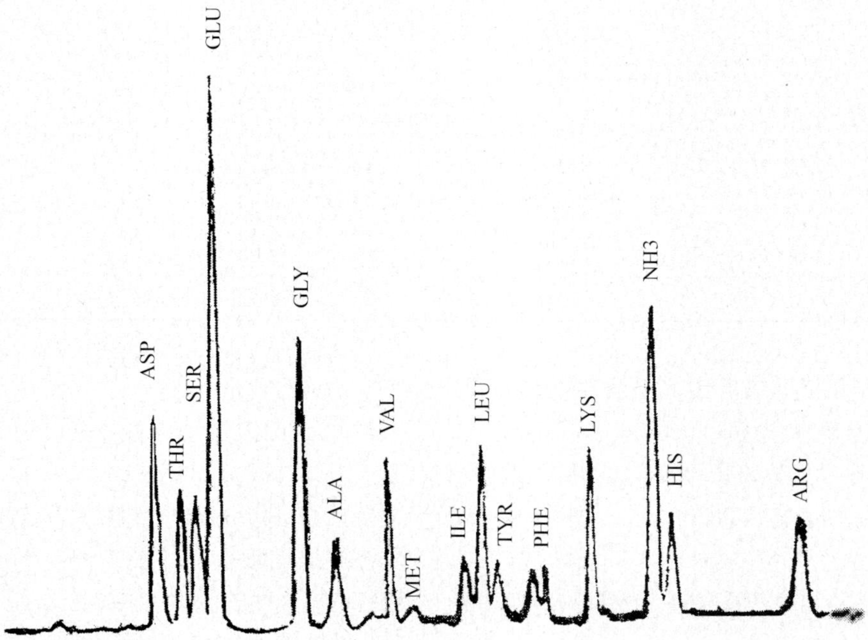

图 33-2　长叶波叶大黄　R. undulatum var. longifolium

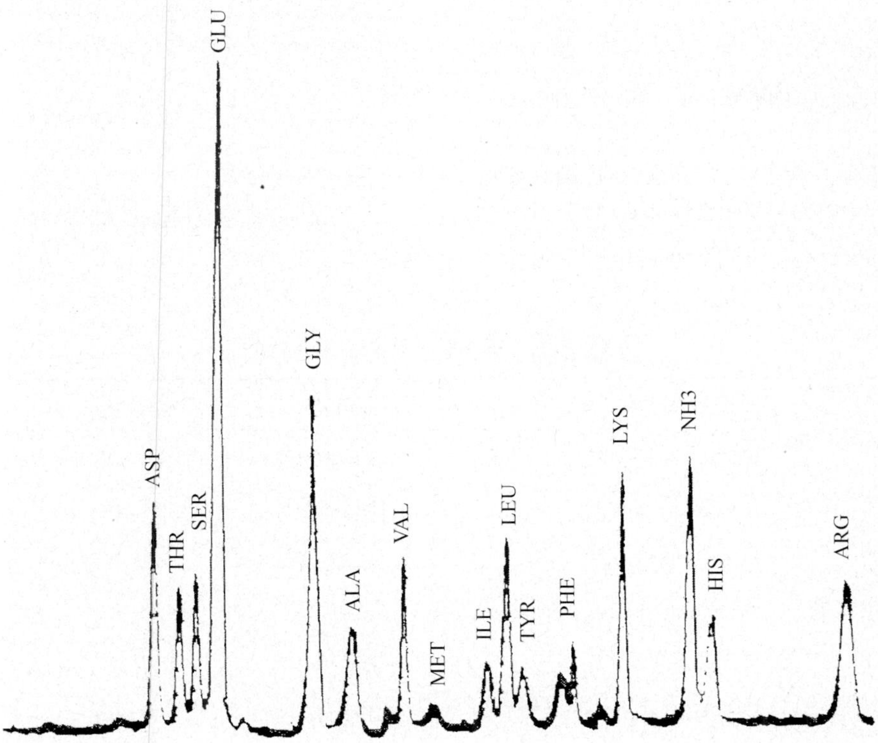

图 33-3　围场大黄　*R. franzenbachii* var. *weichangense*

讨　论

大黄含有 180 多种化学成分，构成大黄特有药性、功能、主治的物质基础可能不是哪一种或哪一类成分，而是多种成分作用的综合，究竟与氨基酸成分有何联系尚不清楚，但从氨基酸在临床上的应用情况和表 33-2 分析结果表明。

1. 谷氨酸、门冬氨酸和精氨酸等许多氨基酸临床上已用于肝昏迷的治疗，本分析结果波叶组 16 种大黄中多数品种上述 3 种氨基酸含量最多，这与大黄破肝瘀、下积血、清热燥湿、治湿热黄疸可能有一定联系，藏医也使用这类大黄清肝热、胆热等症。

2. 谷氨酸还用于治疗消化道溃疡，调节胃液酸度，与临床上使用大黄治疗消化道疾患，如胸腹胀满、腹痛腹泻、食积不化、胃功能紊乱等症，似有一定联系。

3. 波叶组大黄所含的 17 种氨基酸均有不同的生物活性，它们含量的高低可作为品质评价的一部分依据，其内在的联系尚待深入研究。

4. 波叶组每种大黄中各种氨基酸含量各不相同，不仅总含量有差异，以便评估其品质，而且个别氨基酸的含量也有很大不同，如表 33-2 中光茎大黄和短裂光茎大黄所含的精氨酸相差 10 倍以上，河套大黄的脯氨酸含量比藏边大黄要高出 9 倍，这些分析数据可为评价大黄品质和化学分类提供一部分科学资料。

5. 天山大黄特有的药性和功能不是一种成分，而是多种成分共同起着综合协同作用。研究结果表明，天山大黄的地上部分也含有氨基酸成分，应引起人们的重视，采收时不应弃之。

谷氨酸、天门冬氨酸和精氨酸等多种氨基酸临床上已用于肝昏迷的治疗，本实验结果表明天山大黄不同部位中谷氨酸的含量最高，这与其用于清热燥湿，治疗湿热黄疸、消化道溃疡等疾病是否有内在联系，有待进一步证实。

天山大黄所含 18 种氨基酸均有不同的生物活性，它们含量的高低很有可能作为品质评价的依据。

根据叶子与果实不含牛磺酸，根、茎、叶中不含蛋氨酸，茎中不含脯氨酸，这一特征，在分类学上可否作为鉴别指标，有待于深入进行比较研究。

天山大黄全株均含氨基酸，但含量各不相同，尤以叶子氨基酸总含量最高（177.62mg/g），当地民族常将嫩苗作为蔬菜水果食用不无道理。

（林　明　郑俊华）

第二节 7种掌叶组大黄生药中氨基酸的定量分析

掌叶组大黄有5种和2个变种，我国药典所收载的供药用的3种大黄均来自掌叶组。其它几种掌叶组大黄尚少研究。作者对掌叶组7种大黄进行氨基酸的含量测定和比较，以便为综合评价它们的质量，提供参考资料。

材料与方法

1. 生药样品

大黄属掌叶组植物及生药均经鉴定列于表33-3。

表33-3 掌叶组大黄7种生药样品

No.	中文名称	原植物拉丁名	采集地点	采集时间	标本号
1	药用大黄	Rheum officinale	四川万源	1984.10	84024
2	掌叶大黄	R. palmatum	陕西陇县	1986.10	86022
3	唐古特大黄	R. tanguticum	四川红源	1982.7	82664
4	六盘山鸡爪大黄	R. tanguticum var Iupanshanense	甘肃卓尼	1991.7	9016-3
5	秦岭大黄	R. qinlingense	陕西太白	1991.7	91028
6	条裂大黄	R. laciniatum	陕西太白	1991.10	91010
7	绿花唐古特大黄	R. tanguticum var viridiflorum	陕西太白	1997.7	97071

2. 仪器与试剂

(1) 仪器：835型氨基酸自动分析仪（日本日立）。

(2) 试剂：盐酸、无水醋酸钠、冰醋酸、水合茚三酮等，均为AR级。

1) 茚三酮试液：乙二醇2 100g、茚三酮60g、醋酸盐缓冲液900ml、三氯化钛溶液（15% V/V）7.5ml（乙二醇应为无色不含固形）配制方法：取乙二醇倾入清洁的茚三酮试液贮存瓶中，将高纯氮通入此溶液中约15分钟，加入茚三酮（仍通高纯氮），并用电磁搅拌器轻轻搅拌，直到茚三酮完全溶解，然后加醋酸盐缓冲液，通高纯氮至少15分钟，最后加三氮化钛溶液，轻轻混合，将茚三酮试液储存瓶中，装入氨基酸分析仪，半小时后即可使用。

2) 醋酸缓冲液（pH 5.51±0.03）：称取无水醋酸钠320g，加冰醋酸100ml，加蒸馏水至1 000ml，备用。

3) 标准氨基酸混合液：蛋白质水解分析所用的标准氨基酸混合液，系由下列氨基酸所组成，1ml含每种氨基酸2.5±0.004μmol/L。

L-Lys，L-His，L-Arg，L-Asp，L-Thr，L-Ser，L-Glu，L-Pro（5.00μmol/L）L-Gly，L-Ala，L-Cys，L-Val，L-Met，L-Ile，L-Leu，L-Tyr，L-Phe，购自日立公司。

本实验所用的标准氨基酸混合液系取上述氨基酸标准混合液1.20ml，用pH 2.2氨基酸缓冲液稀释到50ml制成，每50μl中各种氨基酸的含量除脯氨酸为6.00nmol/L外，其余均为3.00nmol/L。

4) 氨基酸缓冲液（pH 2.2）：称取枸橼酸钠19.7g，加浓盐酸16.5ml，正辛酸0.1ml，硫二甘醇20ml，BRIJ-35 4ml，蒸馏水400ml，混匀即得。

3. 实验条件

分析柱2.6mm×150mm不锈钢柱；树脂为日立2619F；柱温53℃；流速0.225ml/min；压力85kg/cm^2；缓冲液pH 3.3，3.2，4.3，4.9；分析时间52分钟，循环时间70分钟；检测波长570nm及440nm。

4. 样品溶液的制备

(1) 精密称取大黄样品粉末100～150mg于安瓿中，加5mol/L HCl 110.0ml，密封后，置于电热恒温箱中，110℃保温水解24小时，取出放置室温，定量转移至25ml容量瓶中，加蒸馏水至刻度，过滤。

(2) 取上述滤液0.1ml加0.9ml茚三酮试液，于沸水浴中加热3～5分钟显色，与以0.1ml

标准氨基酸混合液同法显色为标准进行比色，以确定样品稀释度，令其与标准显同样颜色。

(3) 定量取上述定容稀释度的样品溶液 1ml，水浴上蒸干，加 1ml pH 2.2 氨基酸缓冲液溶解、过滤，滤液供分析用。

结果与讨论

掌叶组 7 种大黄氨基酸的含量测定结果列于表 33-4，图 33-4～7。各种大黄氨基酸总量（mg/g）依下列顺序递减：掌叶大黄（78.79）＞药用大黄（75.75）＞唐古特大黄（74.18）＞条裂大黄（37.35）＞六盘山鸡爪大黄（36.46）＞秦岭大黄（34.57）＞绿花唐古特大黄（31.97）。

表 33-4　掌叶组大黄样品中氨基酸含量（mg/g）　n＝3

氨基酸名称	药用大黄	掌叶大黄	唐古特大黄	六盘山鸡爪大黄	秦岭大黄	条裂大黄	绿花唐古特大黄
天冬氨酸 ASP	6.10	6.41	6.07	3.83	3.11	3.90	3.32
苏氨酸 THR	2.62	2.86	2.67	1.64	1.21	1.64	1.38
丝氨酸 SER	2.75	3.05	2.67	1.76	1.28	1.84	1.49
谷氨酸 GLU	16.67	12.26	13.06	6.81	10.16	6.68	5.42
甘氨酸 GLY	3.98	4.62	5.09	2.57	1.78	2.52	2.32
丙氨酸 ALA	4.52	4.77	4.45	2.69	2.00	2.76	2.48
缬氨酸 VAL	4.17	4.48	4.19	2.51	1.92	2.57	2.24
蛋氨酸 MET	0.39	0.62	0.83	/	/	/	/
异亮氨酸 ILE	2.41	2.77	2.53	1.12	0.85	1.20	1.20
亮氨酸 LEU	5.06	5.38	5.11	2.96	2.14	2.97	2.64
酪氨酸 TYR	1.84	2.37	2.54	1.00	0.81	1.04	0.76
苯丙氨酸 PHE	2.13	2.39	2.26	1.19	0.81	1.11	0.98
赖氨酸 LYS	3.64	3.58	4.14	2.49	1.85	1.89	2.15
组氨酸 HIS	2.02	2.18	2.55	1.15	0.85	0.92	0.96
精氨酸 ARG	11.58	7.21	9.68	2.39	4.06	2.19	1.72
脯氨酸 PRO	5.87	13.84	6.34	2.35	1.74	4.12	2.91
总含量（mg/g）	75.75	78.79	74.18	36.46	34.57	37.35	31.97

测定结果表明

1. 掌叶组大黄中药用大黄 Rheum officinale、掌叶大黄 R. palmatum、唐古特大黄 R. tanguticum 为我国药典所收载，也为许多国家药典所收载，统称正品大黄，都含有蛋氨酸，分别为 0.39（mg/g）、0.62（mg/g）、0.83（mg/g），而掌叶组其它 4 种大黄均不含蛋氨酸。氨基酸种类的不同，对于鉴别大黄品种特别是正品大黄与非正品大黄可能有一定参考价值。

2. 从氨基酸总含量分析，3 种正品大黄均比其它 4 种非正品大黄高近两倍，其它主要氨基酸如谷氨酸、天冬氨酸、精氨酸等氨基酸含量也比其它 4 种大黄高，这对于全面评价大黄有一定意义，正品大黄品质优于非正品大黄。

（林　明　郑俊华）

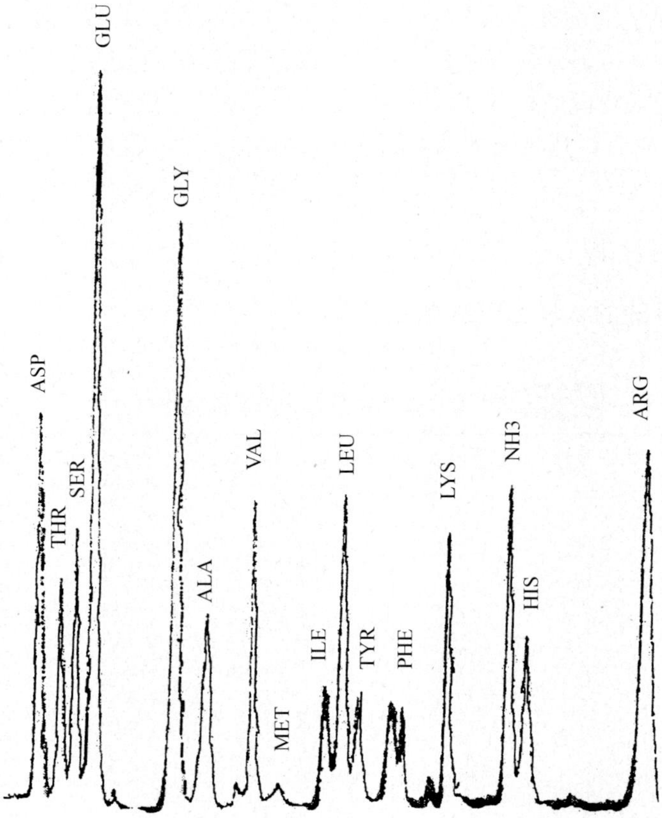

图 33-4 药用大黄 R. officinale

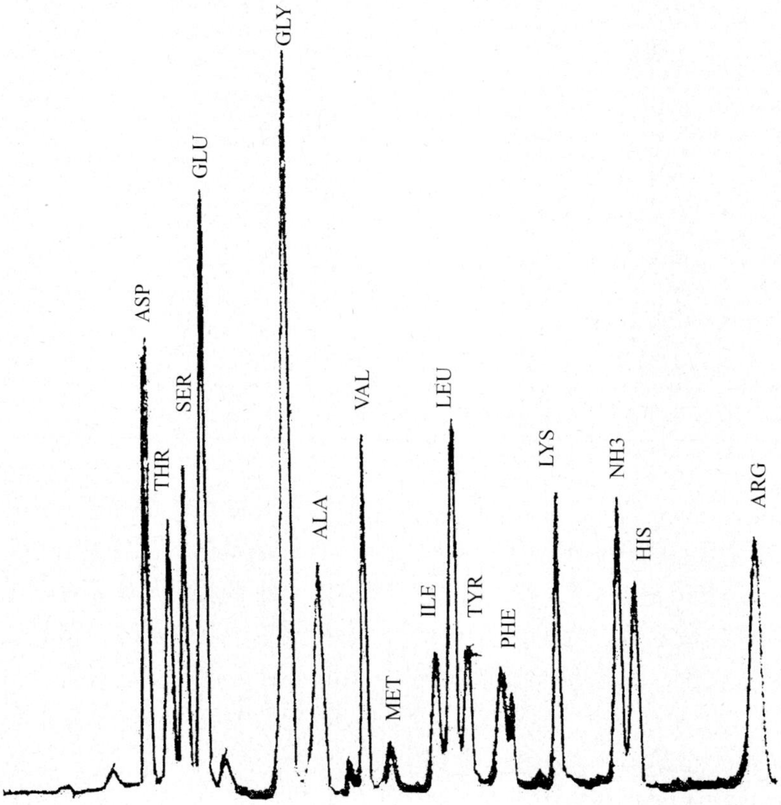

图 33-5 掌叶大黄 R. palmatum

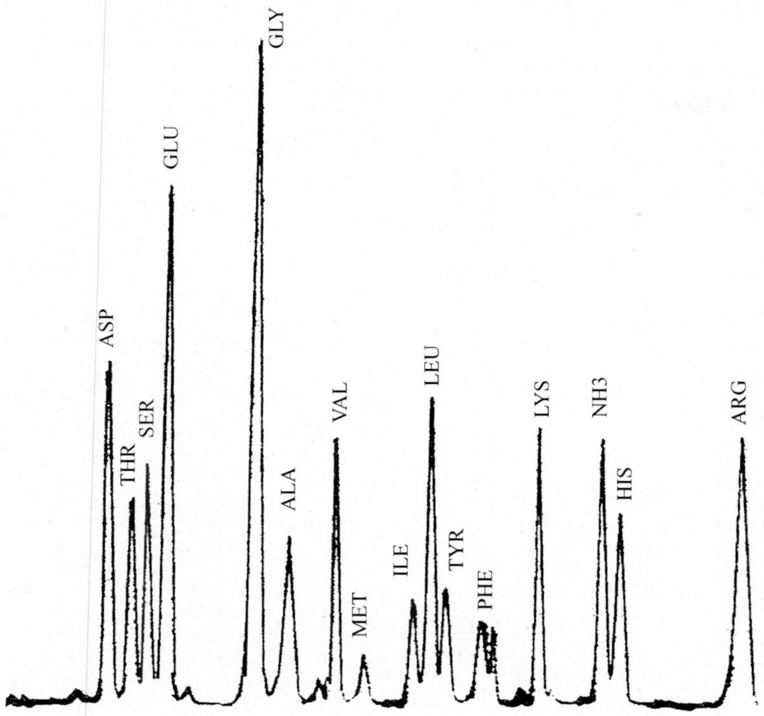

图 33-6　唐古特大黄　R. tanguticum

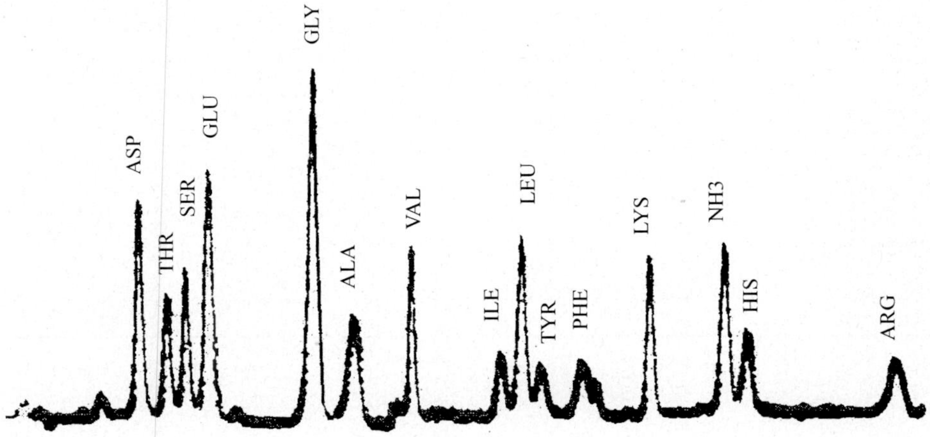

图 33-7　绿花唐古特大黄　R. tanguticum var viridiflorum

第三节　5 种心叶组大黄生药中氨基酸的含量测定

材料与方法

1. 实验材料

大黄属心叶组 5 种大黄按常规方法粉碎过筛后备用。生药样品列于表 33-5。

2. 仪器、试剂和方法均按本章第一节进行。

结果和讨论

测定结果列于表 33-6，图 33-8，9。

表 33-6 结果表明，心叶组大黄所含的 16 种氨基酸总量（mg/g）依下列顺序递减：云南大黄（80.04）＞心叶大黄（46.07）＞斑茎大黄（38.34）＞藏东大黄（36.41）＞疏枝大黄（17.55）。特别值得重视的是云南大黄含有的谷氨酸（25.43mg/g）是全属大黄中最高的，比正品大黄还高。它的药理作用和临床应用价值是应该引起重视。　（林　明　郑俊华）

表 33-5 大黄属心叶组大黄 5 种生药样品

No.	中文名称	原植物拉丁名	采集地点	采集时间	标本号
1	疏枝大黄	Rheum kialense	四川雅江	1991.8	91026
2	心叶大黄	R. acuminatum	省定日卡达县	1977.9	77093
3	藏东大黄	R. orienti-xizangense	西藏布久区	1996.6.	96069
4	云南大黄	R. yunnanense	云南	1961.12	61012
5	斑茎大黄	R. maculatum	四川茂县	1952.8	12644

表 33-6 心叶组大黄 5 种生药氨基酸含量（mg/g） n=3

氨基酸名称		疏枝大黄	心叶大黄	藏东大黄	云南大黄	斑茎大黄
牛磺酸	TAU					
天冬氨酸	ASP	1.75	4.83	2.98	5.73	3.69
苏氨酸	THR	0.83	2.55	1.53	3.31	1.75
丝氨酸	SER	0.91	2.43	1.42	3.10	2.01
谷氨酸	GLU	3.08	6.58	4.51	25.43	6.58
甘氨酸	GLY	1.33	6.26	2.33	5.00	3.04
丙氨酸	ALA	1.23	3.19	2.02	3.78	2.52
半胱氨酸	CYS	—	—	—	—	—
缬氨酸	VAL	1.19	3.26	2.25	5.39	2.34
蛋氨酸	MET	0.16	—	—	0.75	0.38
异亮氨酸	ILE	1.00	1.52	1.28	3.86	2.83
亮氨酸	LEU	1.34	2.63	2.71	5.51	3.27
酪氨酸	TYR	0.57	2.10	0.96	3.01	1.41
苯丙氨酸	PHE	0.56	1.63	1.52	3.01	1.34
γ-氨基丁酸	GABA	—	—	—	—	—
赖氨酸	LYS	0.83	2.23	1.83	2.44	1.46
氨	NH_3	—	—	—	—	—
组氨酸	HIS	0.53	2.15	1.11	1.83	1.06
色氨酸	TRP	—	—	—	—	—
精氨酸	ARG	1.25	2.27	1.72	5.47	2.84
羟脯氨酸	HYPRO	—	—	—	—	—
脯氨酸	PRO	0.99	2.44	8.24	2.42	1.84
氨基酸总含量（mg/g）		17.55	46.07	36.41	80.04	38.34

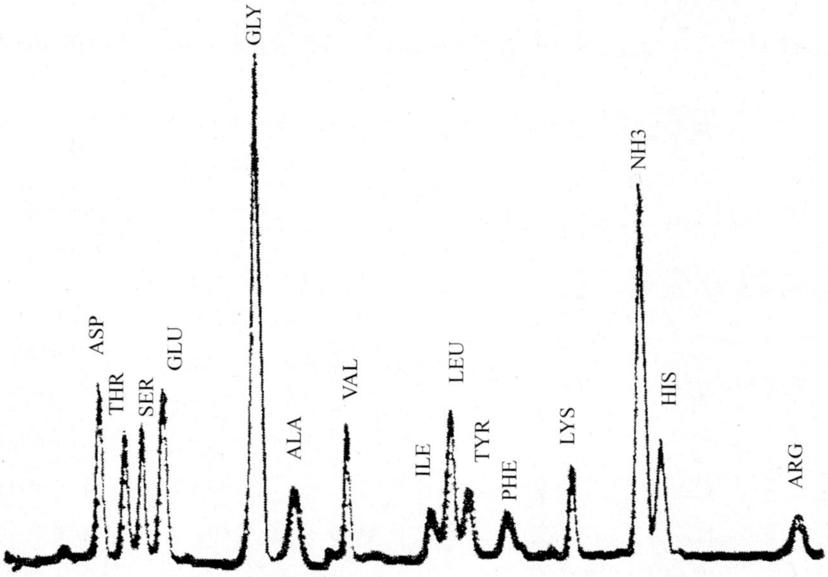

图 33-8 心叶大黄 R. acuminayum

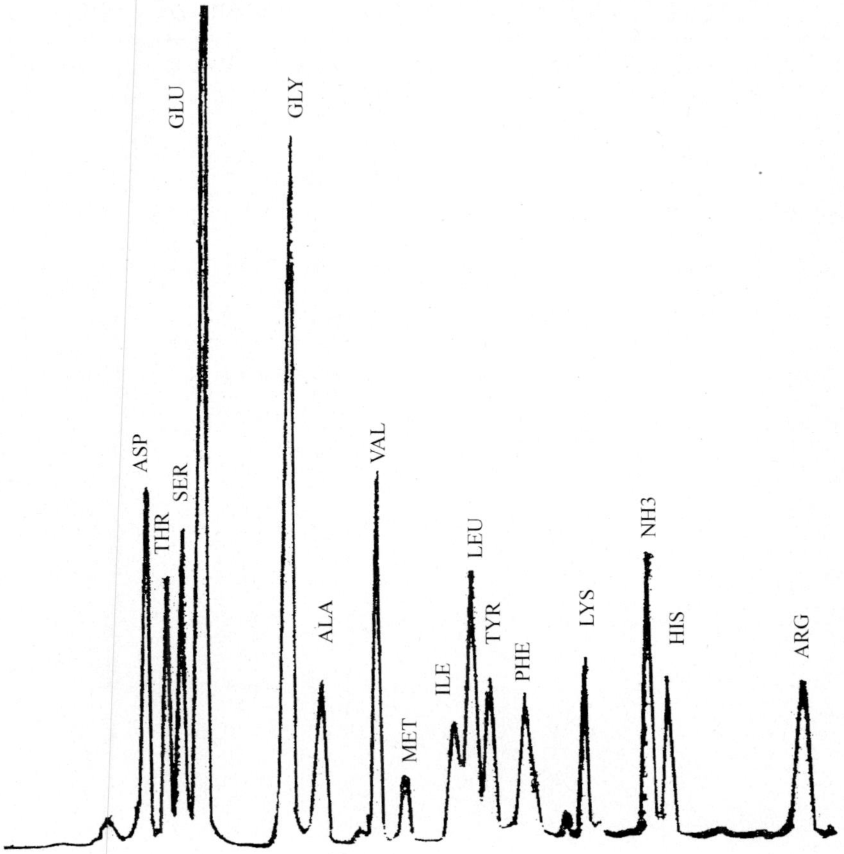

图 33-9　云南大黄　R. yunnanense

第四节　9 种砂生组大黄生药中氨基酸的含量测定

大黄属砂生组大黄有 4 个系，12 种，我国有 3 个系，9 种。总状系包括总序大黄、窄叶大黄和红脉大黄；小黄系包括：小大黄、滇边大黄和垂枝大黄；矮黄系包括单脉大黄、矮大黄和西藏大黄。有关它们蒽醌类等化学成分的分析已有报道，但对氨基酸成分的分析未见报道，作者对本组大黄进行了氨基酸的含量测定，为这些大黄的品质评价提供了科学资料。

材料与方法

1. 实验材料

供分析用的样品见表 33-7，均经过鉴定，标本存放于北京大学药学院。

2. 实验方法及仪器试剂均按文献［北京医科大学学报，1993，25（5）（增刊）：46-49］进行。

表 33-7　砂生组大黄 9 种生药样品

No.	中文名称	原植物拉丁学名	采集地点	采集时间	标本号
1	垂枝大黄	R. subacaule	四川	1934.8	12680
2	总序大黄	R. racemiferum Maxim	内蒙古阿左旗	1990.9	90015
3	窄叶大黄	R. sublanceolatum	甘肃夏河	1991.7	91018
4	滇边大黄	R. delavayi	云南丽江	1990.6	90010
5	小大黄	R. pumilum	青海互助县	1989.8	89001
6	矮大黄	R. nanum	宁夏汝洪沟	1990.9	90013
7	单脉大黄	R. uninerve	宁夏汝洪沟	1990.9	90014
8	西藏大黄	R. tibeticum	四川康定	1991.7	91024
9	红脉大黄	R. inopinatum	青海	1997.7	97001

表 33-8 大黄属砂生组 9 种大黄生药样品中氨基酸含量（mg/g） n=3

氨基酸名称	垂枝大黄	总序大黄	窄叶大黄	滇边大黄	小大黄	矮大黄	单脉大黄	西藏大黄	红脉大黄
牛磺酸	—	—	—	—	—	—	—	—	—
天冬氨酸	4.29	2.12	2.78	1.61	2.61	1.71	2.39	2.26	1.09
苏氨酸	2.09	9.33	1.07	0.74	1.05	1.22	1.09	0.99	0.52
丝氨酸	2.19	9.32	1.07	0.59	1.10	0.89	1.14	1.07	0.53
谷氨酸	8.83	4.09	14.11	14.40	6.02	3.65	3.79	3.67	1.96
甘氨酸	3.14	1.56	1.67	0.96	1.52	1.43	1.63	1.47	0.81
丙氨酸	2.96	1.38	1.85	1.22	2.12	1.65	1.58	1.53	0.73
半胱氨酸	—	—	—	—	—	—	—	—	—
缬氨酸	2.96	1.35	1.53	1.08	1.61	1.82	1.56	1.48	0.75
蛋氨酸	0.36	—	—	—	—	—	—	0.13	—
异亮氨酸	2.19	0.73	0.80	0.55	0.83	0.23	0.71	0.71	—
亮氨酸	4.04	1.60	1.79	1.11	1.81	0.78	1.86	1.83	0.82
酪氨酸	1.29	0.53	0.52	0.46	0.42	0.42	0.56	0.55	—
苯丙氨酸	1.53	0.80	0.74	0.48	0.64	0.69	0.79	0.75	0.42
γ-氨基丁酸	—	—	—	—	—	—	—	—	—
赖氨酸	1.46	1.06	1.32	0.92	1.49	1.15	0.11	1.36	0.79
氨	—	—	—	—	—	—	—	—	—
组氨酸	0.98	0.55	0.61	0.54	0.55	0.81	0.53	0.59	0.38
色氨酸	—	—	—	—	—	—	—	—	—
精氨酸	2.55	1.40	1.54	3.77	3.51	6.91	1.07	1.19	0.66
羟脯氨酸	—	—	—	—	—	—	—	—	—
脯氨酸	2.67	1.25	1.12	0.90	2.02	0.89	1.24	2.12	—
氨基酸总含量(mg/g)	43.53	37.07	32.52	29.33	27.30	25.63	20.05	21.70	9.46

结果与讨论

测定结果列于表 33-8，图 33-10～12。

从表 33-8 中可见：

1. 氨基酸总量（mg/g）依下列顺序递减：垂林大黄（43.33）＞总序大黄（37.07）＞窄叶大黄（32.52）＞滇边大黄（29.33）＞小大黄（27.30）＞矮大黄（25.63）＞西藏大黄（21.07）＞单脉大黄（20.05）＞红脉大黄（9.46）。

2. 除总序大黄、矮大黄外，其它 7 种大黄的谷氨酸含量较高；而总序大黄则含有较多的苏氨酸和丝氨酸；矮大黄则含有较多量的精氨酸。

3. 垂枝大黄、矮大黄和西藏大黄均含有蛋氨酸，而其它品种则未测出蛋氨酸。

4. 红脉大黄未检出异亮氨酸和脯氨酸。

5. 研究结果所提供的数据不仅对于上述 9 种大黄的品质评价有一定的参考价值，而且对于 9 种大黄的鉴别也有一定的帮助。

（林　明　郑俊华）

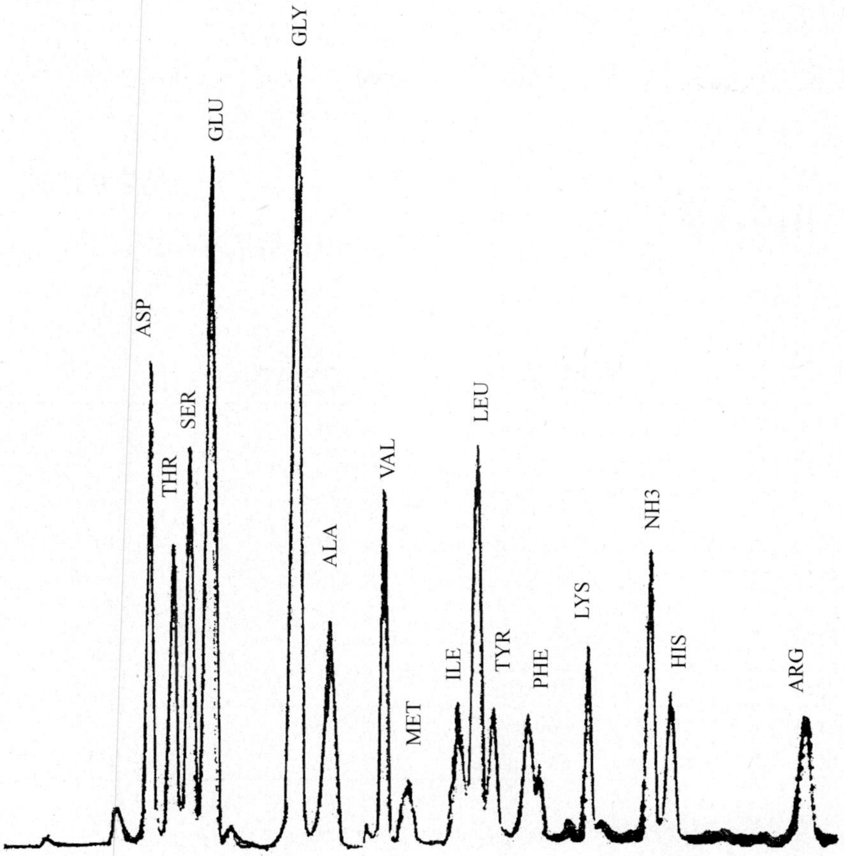

图 33-10 垂枝大黄 R. subacaule

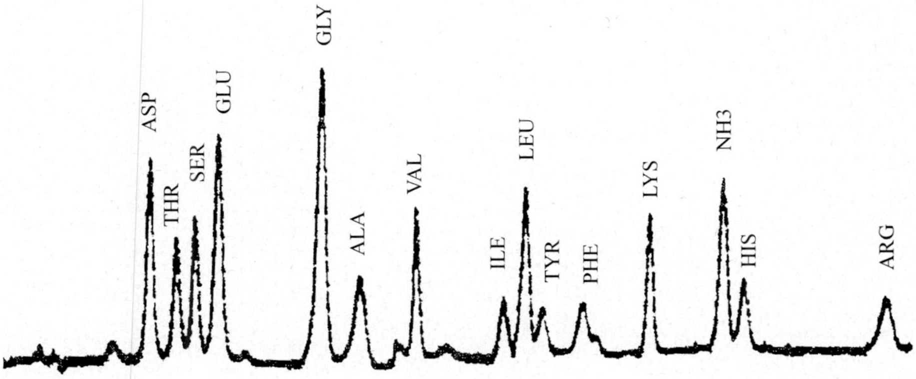

图 33-11 西藏大黄 R. tibeticum

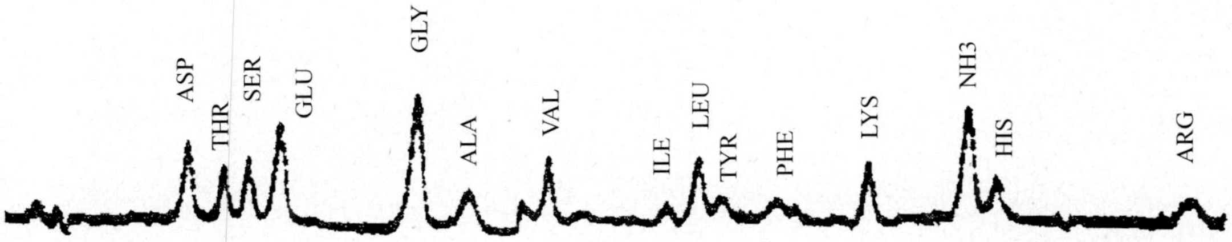

图 33-12 红脉大黄 R. inopinatum

第五节 8种穗序组、圆叶组及塔黄组大黄生药中氨基酸的含量测定

材料与方法

1. 实验材料

供测定用生药样品列于表33-9，按常规方法制备供测定用。

2. 仪器、试剂和方法均按本章第一节有关项目下所述进行。

结果和讨论

测定结果列于表33-10、11和图33-13～18。

表33-9 供测定用穗序组大黄样品

组别	中文名称	原植物拉丁学名	采集地点	采集时间	标本号
穗序组	网脉大黄	R. reticulatum	青海天峻县	1989.8	89003
	穗序大黄	R. spiciforme	青海门源县	1989.8	89004
	歧穗大黄	R. scaberrimum	青海互助县	1989.8	89002
	枝穗大黄	R. rhizostachyum	新疆喀什	1988.8	88088
	菱叶大黄	R. rhomboideum	青海西藏交界长江源岗加曲巴	1999.6	99066
圆叶组	鞑靼大黄	R. tataricum	新疆、宁夏	1990.8	90817
塔黄组	塔黄	R. nobile	西藏林芝	1990.7	90027
	水黄（苞叶大黄）	R. alexandrae	西川康定	1991.7	91023

表33-10 穗序组大黄5种生药氨基酸含量（mg/g） n=3

氨基酸名称	网脉大黄	穗序大黄	歧穗大黄	枝穗大黄	菱叶大黄
牛磺酸 TAU	—	—	—	—	—
天冬氨酸ASP	8.74	0.78	5.90	3.89	7.30
苏氨酸 THR	3.98	0.37	2.55	1.67	3.16
丝氨酸 SER	4.07	0.38	2.55	1.70	3.18
谷氨酸 GLU	21.64	1.24	19.36	17.84	15.62
甘氨酸 GLY	5.90	1.66	4.14	2.42	4.52
丙氨酸 ALA	6.18	1.54	4.16	2.94	5.09
缬氨酸 VAL	6.39	0.53	4.04	2.28	4.70
蛋氨酸 MET	1.09	—	0.34	0.30	0.47
异亮氨酸ILE	3.46	0.26	2.33	1.50	2.46
亮氨酸 LEU	7.15	0.58	4.70	2.97	5.76
酪氨酸 TYR	2.48	0.17	1.29	1.11	1.45
苯丙氨酸PHE	3.55	0.25	2.04	1.10	1.84
赖氨酸 LYS	5.19	0.39	3.47	1.82	4.22
组氨酸 HIS	2.58	0.15	1.67	0.97	1.56
精氨酸 ARG	6.99	0.33	4.05	2.70	3.33
羟脯氨酸HYPRO	—	—	—	—	—
脯氨酸 PRO	11.44	—	7.31	6.98	4.39
氨基酸总含量（mg/g）	100.83	8.63	69.90	52.19	69.05

表 33-11　圆叶组、塔黄组大黄氨基酸含量（mg/g）
n=3

氨基酸名称		鞑靼大黄	塔黄	水黄
牛磺酸	TAU	—	—	—
天冬氨酸	ASP	1.20	11.56	4.24
苏氨酸	THR	0.46	5.11	1.77
丝氨酸	SER	0.48	5.77	1.77
谷氨酸	GLU	2.04	19.31	6.11
甘氨酸	GLY	0.66	7.96	2.96
丙氨酸	ALA	0.80	7.81	2.43
半胱氨酸	CYS	—	—	—
缬氨酸	VAL	0.74	7.74	2.39
蛋氨酸	MET	—	1.11	—
异亮氨酸	ILE	0.38	4.69	1.16
亮氨酸	LEU	0.87	9.43	2.87
酪氨酸	TYR	0.21	2.96	1.18
苯丙氨酸	PHE	0.34	4.04	1.19
γ-氨基丁酸	A-ABA	—	—	—
赖氨酸	LYS	0.65	5.31	2.12
氨	NH_3	—	—	—
组氨酸	HIS	0.23	2.63	1.17
色氨酸	TRP	—	—	—
精氨酸	ARG	0.61	6.06	2.11
羟脯氨酸	HYPRO	—	—	—
脯氨酸	PRO	0.28	9.14	2.03
氨基酸总含量（mg/g）		9.95	110.63	35.50

1. 穗序组大黄各种大黄氨基酸总含量（mg/g）依下列顺序递减：网脉大黄（100.83）＞歧穗大黄（69.90）＞菱叶大黄（69.05）＞枝穗大黄（52.19）＞穗序大黄（8.63）。

穗序大黄在本组中不仅氨基酸总量最低，也是全属被测的 45 种大黄中最低的。而且未检出蛋氨酸和脯氨酸，其它 4 种大黄均含有此两种成分。

全属 45 种被测大黄中只有穗序大黄、红脉大黄和丽江大黄未检出脯氨酸。以上资料对大黄品种鉴别和质量评价，以及植物化学分类等无疑是有一定参考价值。

2. 圆叶大黄只有鞑靼大黄一种，氨基酸总含量（mg/g）很低（9.95），与红脉大黄（9.46）相近，且不含蛋氨酸。对于它的质量评价尚须根据是否含有其它化学成分及其含量的多少而定。

3. 塔黄组大黄只有 2 种，塔黄和水黄。塔黄中所含的氨基酸总量高达 110.63mg/g，是大黄属中被测的 45 种大黄中最高，其它主要成分如天冬氨酸、谷氨酸、亮氨酸和脯氨酸等也含的较多。塔黄的其它化学成分如蒽醌及其单糖苷类、水溶性蒽苷、苯丁酮苷类、二苯乙烯苷类和鞣质类等 40 种主要化学成分的 HPLC 测定结果各类化学成分含量也很高。综合评价，塔黄的品质较优，在藏药大黄中与三种正品大黄同列为上品大黄不无道理。为大黄属新资源的开发利用提供了更多更全面的科学依据。

（林　明　郑俊华）

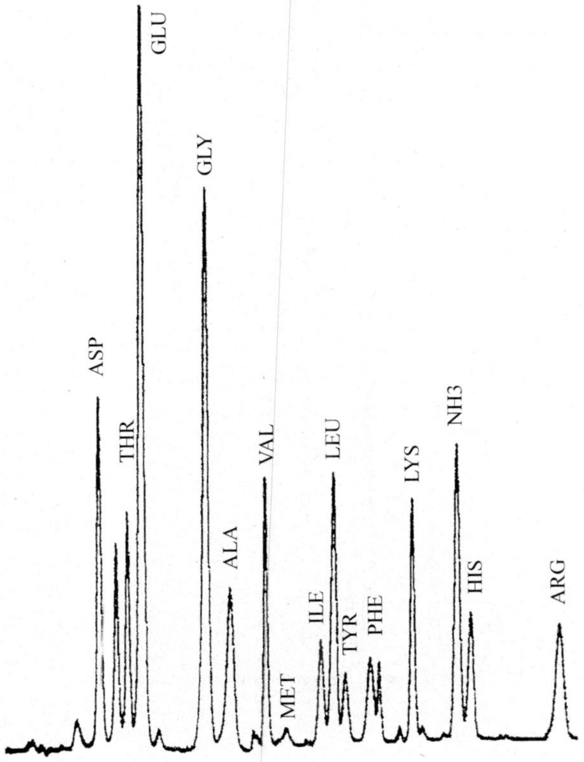

图 33-13　歧穗大黄　R. scaberrimum

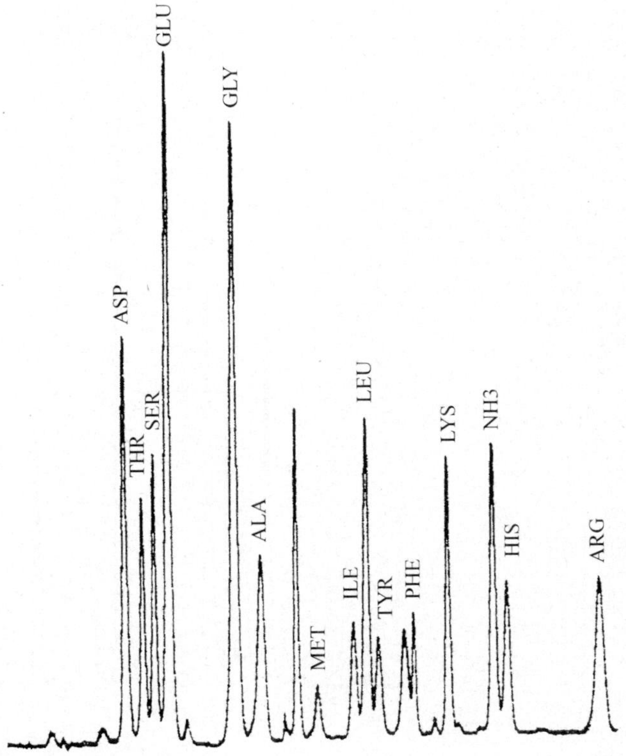

图 33-14　网脉大黄　R. reticulatum

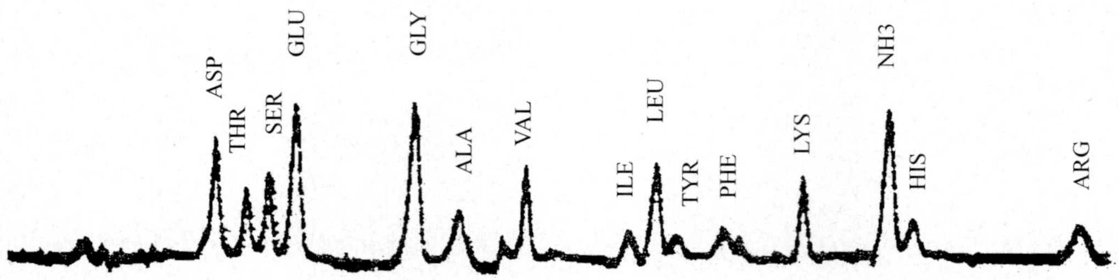

图 33-15 鞑靼大黄 R. tataricum

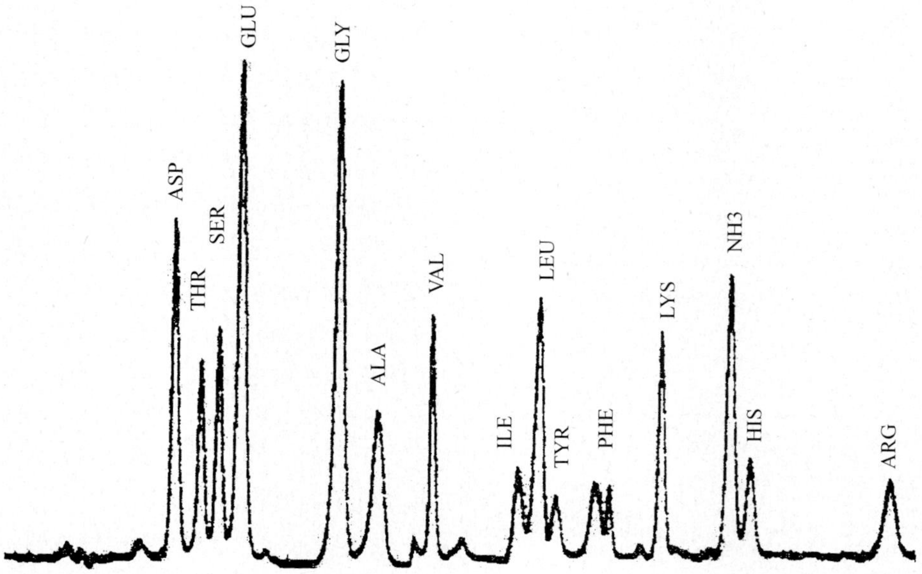

图 33-16 菱叶大黄 R. rhomboideum

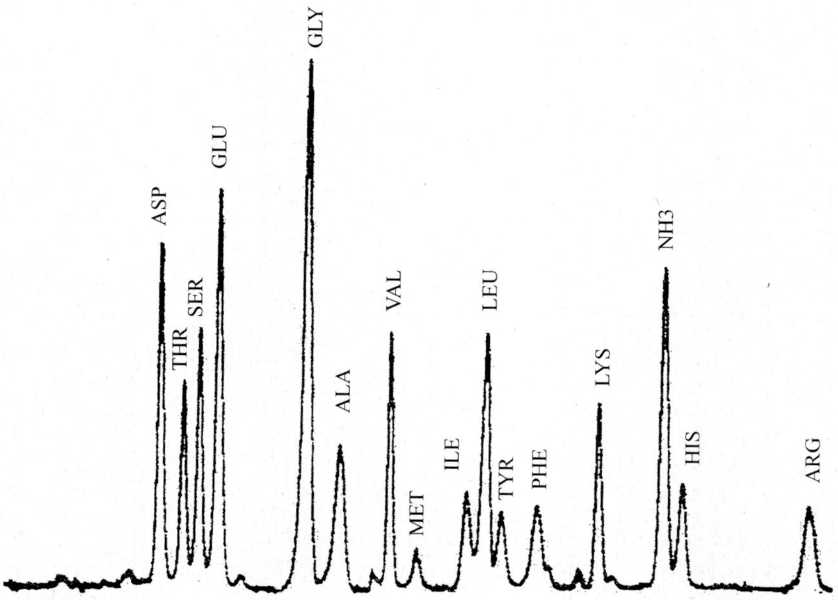

图 33-17 塔黄 R. nobie

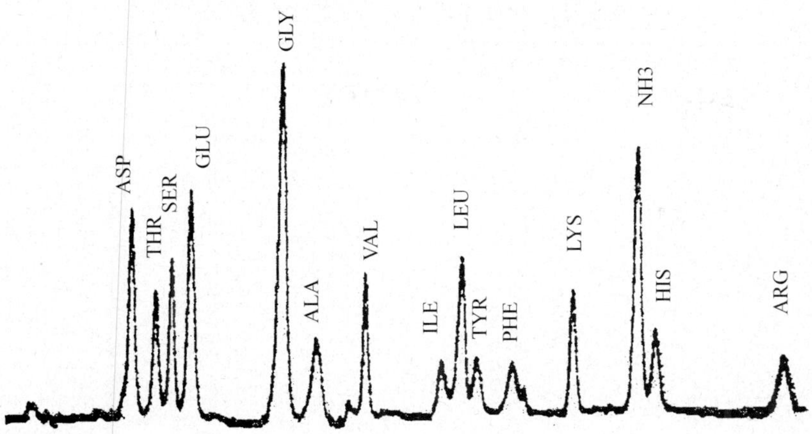

图 33-18　水黄　R. alexandrae

第六节　大黄不同炮制品氨基酸的含量测定

中药的炮制是根据临床用药的要求，对药材进行的一种特殊加工。大黄炮制品有：

酒炒大黄、大黄炭、酒炖大黄（熟军）、醋炒大黄、醋煮大黄、清宁片、石灰炒大黄等。大黄中含有许多化学成分，主要有：蒽衍生物、二苯乙烯类、苯丁酮苷类、鞣质及有关化合物、萘衍生物、色原酮类等。经过炮制其中的化学成分必然会发生相应改变，国内学者曾对此进行过研究。但只局限在蒽醌与鞣质两类成分，而对其它成分的研究报道很少，作者亲自制备了生大黄片、酒炒大黄、醋炒大黄、酒炖大黄、焦大黄，并采用醋煮大黄、835 型氨基酸自动分析仪（日立）对这 6 种炮制品中氨基酸化学成分进行了含量测定和比较，以研究炮制对化学成分的影响，为大黄炮制的临床应用提供科学依据，也为大黄炮制工艺的标准化提供科学资料。

材料与方法

1. 原料及炮制

（1）原料：掌叶大黄（Rheum palmatum L.）1992 年 2 月购自陕西陇县大黄栽培场（一等品）。

（2）辅料：黄酒，酒度≥15％（V/V），pH＝4；米醋，酸度 5°，浓度 8° pH＝3～4。

（3）炮制方法：①生大黄：取原药材，除去杂质浸润至透，切成 3mm 厚片或 1cm 的立方小块，低温（＜70℃，下同）烘干；②酒炒大黄：取生大黄片，洒入米醋（6∶1），兼收并蓄润至透，用文火炒干，取出放凉；③醋煮大黄：取生大黄块，约 6 小时米醋吸尽，取出低温烘干；④酒炖大黄：取生大黄片，喷洒黄酒（3∶1），兼收并蓄润至透，置木甑内上锅蒸至内外均呈黑色，取出低温烘干；⑤焦大黄：取生大黄片，放入锅内，用武火炒至表面焦黄，内部深黄，然后用水浇灭火星，晾干。

2. 测定方法及仪器试剂均按本章第一节项下进行。

结果与讨论

分析结果列于表 33-12，图 33-19、20。

1. 从表 2 测定结果各种炮制品所含氨基酸总量（mg/g）依下列顺序递减：醋煮大黄（65.45）＞生大黄片（59.00）＞焦大黄（45.37）＞酒炒大黄（44.11）＞醋炒大黄＞酒炖大黄（22.63）。这些变化可能与加入辅料种类以及加热温度与时间长短有一定关系，有待进一步研究。

2. 各种大黄炮制品所含的氨基酸中均以谷氨酸含量最多，其次为天冬氨酸和精氨酸，这 3 种氨基酸在临床上用于肝肾昏迷治疗，这与大黄破肝瘀、下积血、清热燥湿、治湿热黄疸可能有一定联系。谷氨酸还用于治疗消化道疾疡，调节胃液酸度，与临床上使用大黄治疗消化道疾患似有一定联系，都有待进一步研究。

（林　明　郑俊华）

表 33-12 大黄不同炮制品氨基酸含量（mg/g） n=3

氨基酸名称		醋煮大黄	醋炒大黄	焦大黄	酒炖大黄	酒炒大黄	生大黄片
牛磺酸	TAU	—	—	—	—	—	—
天冬氨酸	ASP	7.66	2.79	4.42	3.10	4.41	5.60
苏氨酸	THR	3.19	1.05	2.11	1.53	2.21	2.71
丝氨酸	SER	3.14	1.07	2.29	1.72	2.32	2.91
谷氨酸	GLU	11.99	6.41	8.23	6.33	8.46	10.34
甘氨酸	GLY	5.63	1.71	3.11	2.23	3.12	4.12
丙氨酸	ALA	3.79	1.53	2.55	2.11	2.92	3.91
半胱氨酸	CYS	—	—	—	—	—	—
缬氨酸	VAL	3.42	1.80	2.98	2.09	3.06	3.76
蛋氨酸	MET	0.80	0.09	0.40	0.39	0.46	0.69
异亮氨酸	ILE	3.73	0.88	2.51	1.45	2.16	2.88
亮氨酸	LEU	3.71	1.71	3.46	2.46	3.86	4.77
酪氨酸	TYR	1.91	0.81	1.61	1.19	1.54	1.66
苯丙氨酸	PHE	3.12	0.34	2.38	1.90	1.97	2.40
γ-氨基丁酸	A-ABA	—	—	—	—	—	—
赖氨酸	LYS	2.46	0.49	1.85	1.34	1.59	2.52
氨	NH_3	—	—	—	—	—	—
组氨酸	HIS	1.64	0.39	1.37	0.92	1.10	1.71
色氨酸	TRP	—	—	—	—	—	—
精氨酸	ARG	3.63	0.36	3.21	2.68	2.47	3.87
羟脯氨酸	HYPRO	—	—	—	—	—	—
脯氨酸	PRO	5.36	1.20	2.89	4.35	2.46	5.15
氨基酸总含量（mg/g）		65.45	22.63	45.37	35.79	44.11	59.00

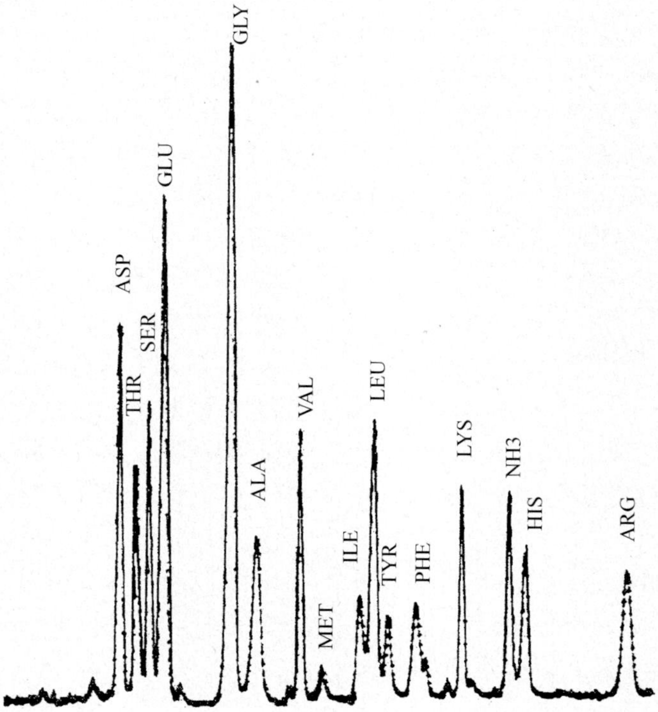

图 33-19 生大黄

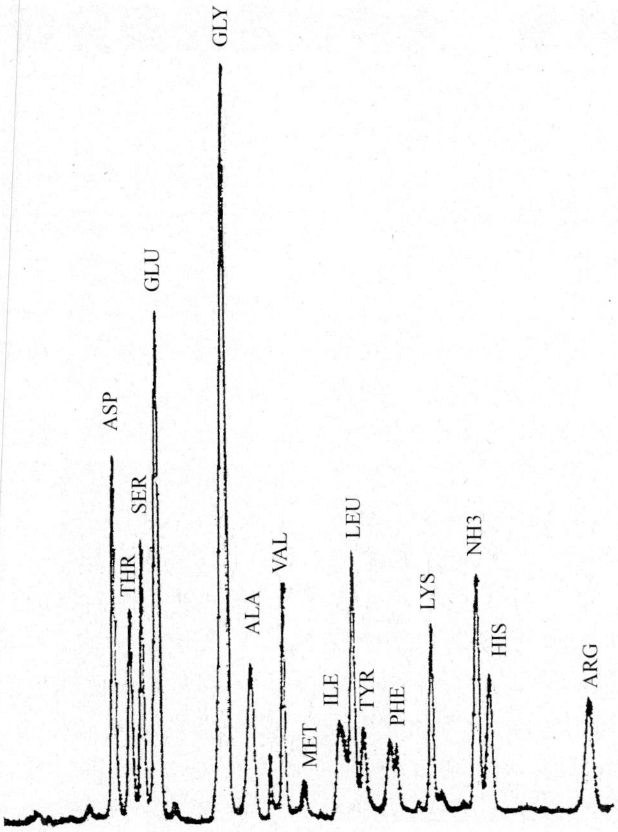

图 33-20　醋煮大黄

参考文献

[1] 江文君．大黄炮制研究．中药通报，1986，(12)：3

[2] 苏怀德（主编）．药物研究史选讲．北京：北京医科大学、中国协和医科大学联合出版社，1992，83-92

[3] 中华人民共和国卫生部药政管理局编．全国中药炮制规范．北京：人民卫生出版社，1988，6

[4] 马兴民编著．新编中药炮制（增订本），陕西科学技术出版社，1983，50-53

（林　明　郑俊华）

第34章 大黄微量元素分析研究

第一节 6种大黄微量元素的测定

大黄自古即知有“下肠胃积滞，泻血分实热，下瘀血，破症瘕，行水”等功用。近代药理实验证明有泻下、抗菌、抗肿瘤、消炎、镇痛、降低血清尿素氮等作用。有关大黄有机化学成分的报道很多，而对无机成分的研究却很少。系川秀治、松田胜彦、秦俊法等曾分别测定了市售商品大黄中的金属微量元素，为了全面探讨大黄有效成分与疗效的关系，同时也为了提供其品种鉴别上的新依据，我们收集了6种大黄（3种正品：掌叶大黄、唐古特大黄及药用大黄；3种非正品：华北大黄、河套大黄及藏边大黄）的45个样品，经核对鉴定后，采用原子吸收分光光度法进行铜、锌、锰、铁、铅、钴、镍7种元素的含量测定，包括青海掌叶大黄中7种元素在不同部位的分布情况。现将结果报告如下。

实验部分

1. 仪器与试剂

原子吸收分光光度计（WFX-1B火焰型）；铜、锌、锰、铁、铅、钴、镍空心阴极灯；去离子水：蒸馏水经离子交换制得；去离子双蒸水：蒸馏水经离子交换，电阻值达2mΩ后，再蒸馏两次；硝酸，高氯酸：高纯或优级纯。

铜、锌、锰、铁、铅、钴、镍标准贮备液：将光谱纯金属或金属氧化物溶于一定浓度的高纯硝酸或盐酸制得，除锰为1mg/ml外，其余均为2mg/ml。

铜、锌、锰、铁、铅、钴、镍标准溶液：将贮备液用去离子双蒸水稀释成20μg/ml即得。

2. 大黄样品

样品全部均依《中国药典（1977）》及《中药志》进行核对鉴定。结果见表34-1。

3. 测定方法

（1）标准曲线的绘制：分别准确量取下列体积的标准溶液（20μg/ml）：锌0.05、0.1、0.2、0.3、0.4ml；铜、锰0.125、0.25、0.50、0.75、1.0ml：铁 0.25、0.5、1.0、1.5、2.0ml；铅 0.15、0.25、0.50、1.0、1.5ml；钴 0.1、0.2、0.4、0.8、1.25ml；镍 0.05、0.15、0.25、0.75、1.0ml，分别置于10ml容量瓶中，用1%硝酸稀释至刻度，按下述仪器工作条件测定。同时作试剂空白。绘制标准曲线如图34-1。

（2）仪器工作条件：用正交设计法选择测定的最佳条件。

1）因素和水平的选择：见表34-2。

表34-1 分析用大黄样品

No.	名称（原植物拉丁学名）	药用部分	产地	样品来源	备注
1	青海大黄（唐古特大黄	根茎	青海西宁	天津进出口公司（1965）	
2	青海大黄 Rheum palmatum var.	根	青海西宁	天津进出口公司（1965）	
3	青海大黄 tanguticum）	根茎	黄丹州	天津进出口公司（1965）	
4	青海大黄	根茎	黄丹州	天津进出口公司（1965）	包黄
5	青海大黄	根茎	黄丹州	天津进出口公司（1965）	次包黄
6	青海大黄	根		上海进出口公司	坏包黄
7	青海大黄	根茎		上海进出口公司	家糠心
8	青海大黄	根茎	青海玉树	天津进出口公司	野黄康心
9	青海大黄	根茎	果洛	上海进出口公司	

续表 34-1

No.	名称（原植物拉丁学名）	药用部分	产地	样品来源	备注
10	青海大黄(R. palmatum var. R. tanguticum)	根茎	黄南	上海进出口公司	
11	青海大黄	根茎	青海西宁	上海进出口公司	
12	青海大黄	根茎		上海进出口公司	
13	青海大黄（掌叶大黄	根茎	青海	邯郸地区药检所（1983）	
14	青海大黄　R. palmatum）	根茎	青海	青海省药材公司（1987）	
15	青海大黄	根茎	青海西宁	青海省药材公司（1987）	去栓皮
16	玉树大黄	根茎	玉树	青海玉树药材公司（1983）	
17	陕西大黄	根茎	陕西陇县	陕西省药材仓库	
18	掌叶大黄	根茎	四川南川县	四川南川（1983）	
19	雅黄　（药用大黄	根茎	四川雅安	北京（1965）	
20	川大黄　R. officinale）	根茎	四川	北京通县药材公司（1983）	
21	南大黄	根茎	陕西天阵县	邯郸地区药检所（1983）	
22	药用大黄	根茎	四川南川县	（1983）	
23	藏边大黄（藏边大黄	根茎	西藏	北京市药材公司（1983）	有蓝色荧光
24	藏边大黄　R. australe）	根茎	西藏	北京市药材公司（1983）	
25	藏边大黄	根茎	西藏	陕西富平 6782 国库（1982）	
26	藏边大黄	根茎	西藏	天津进出口公司（1965）	
27	河套大黄（河套大黄	根茎	陕西扶风县	西安市药材仓库（1982）	
28	河套大黄　R. hotaoense）	根茎	青海	青海省药材公司（1983）	
29	华北大黄（华北大黄	根茎	北京	北京通县药材仓库（1983）	
30	华北大黄　R. franzenbachii）	根茎	河北大丁	北京通县药材仓库（1983）	
31	华北大黄	根茎	山西小五台山	天津进出口公司（1965）	
32	华北大黄	根茎	河北阜平	天津进出口公司（1965）	
33	华北大黄	根茎	内蒙古	天津进出口公司（1965）	
34	蛋片大黄（商品大黄	根茎	甘肃文县	北京通县药材公司（1983）	商品
35	宁夏大黄　R. spp.）	根茎	宁夏	生药标本室	商品
36	西宁大黄	根茎	西宁	天津进出口公司（1965）	商品
37	夏河大黄	根茎		生药标本室（1965）	商品
38	水黄	根茎	云南丽江	生药标本室（1965）	商品
39	大黄	根茎		福建永安药材公司（1983）	商品
40	青海大黄（掌叶大黄	根茎：栓皮皮层	青海西宁	青海省药材公司加工厂（1982）	新鲜大黄
41	青海大黄　R. palmatum）	及形成层区			完整根茎
42	青海大黄	髓部根：栓皮栓			切开分部
43	青海大黄	内层形成层区			
44	青海大黄	木质部			
45	青海大黄				

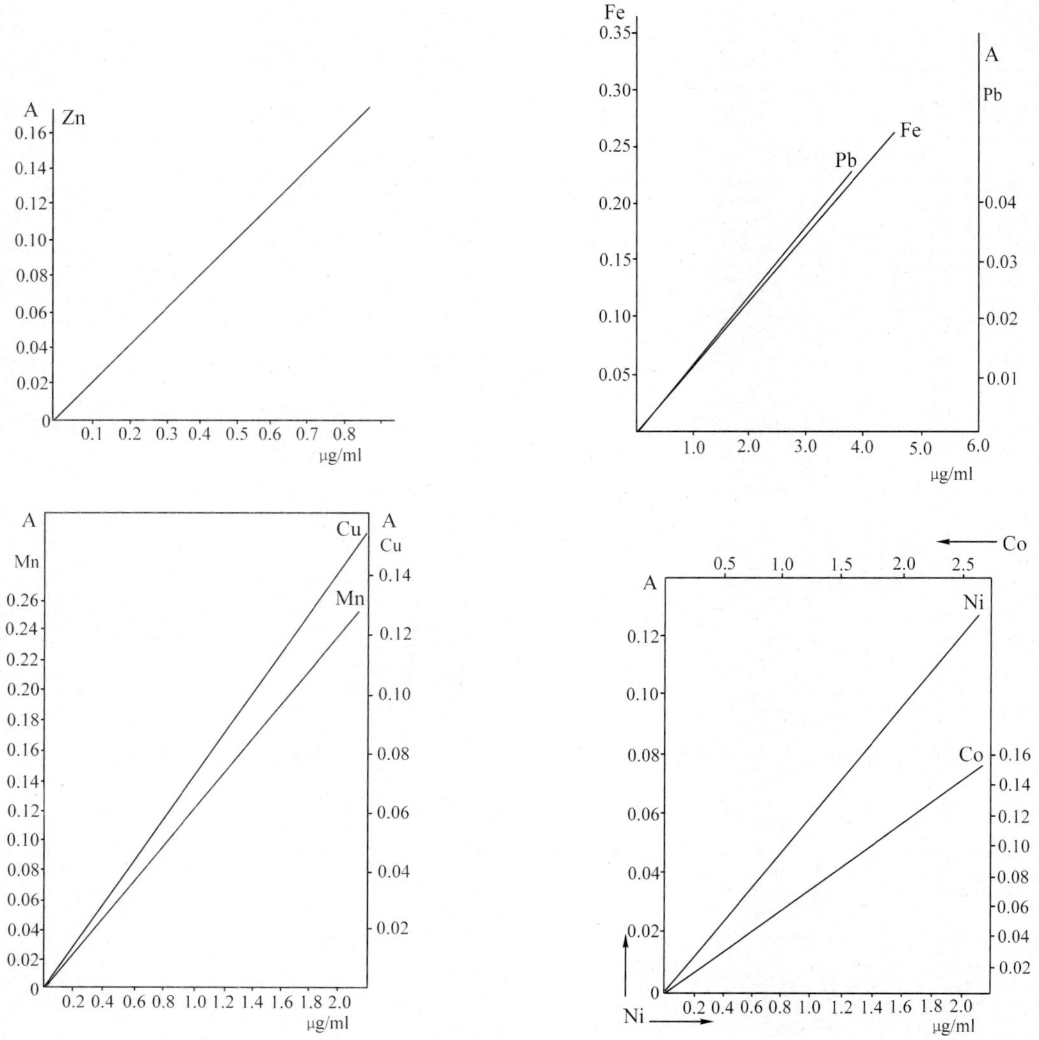

图 34-1 标准曲线

表 34-2 实验选择的因素和水平

因素	水平 1	水平 2	水平 3
灯电流 (mA)	a_1 (3)	a_2 (4)	a_3 (5)
燃烧器高度（mm）	b_1 (6)	b_2 (10)	b_3 (8)
乙炔流量（刻度/分）	c_1 (80)	c_2 (70)	c_3 (60)
狭缝宽度（mm）	d_1 (0.5)	d_2 (0.2)	d_3 (0.1)

注：（ ）内的数字为锰的水平值

2）实验设计与最佳条件确定：据上表的数值，列出 4 因素 3 水平的正交表（L_4^3 表）。按表列条件，用 0.4μg/ml 锰溶液，于波长 279.5nm 进行实验，选出锰测定时的最佳条件。同法选择铁、铅、钴、镍的最佳测定条件。结果见表34-3。

表 34-3 各元素测定之最佳条件*

元素	波长 (nm)	灯电流 (mA)	燃烧器位置 头高 (mm)	燃烧器位置 前后 (mm)	乙炔流量 (刻度/分)	狭缝 (mm)
Zn	213.8	8	10	4	70	0.2
Cu	324.7	8	10	4	70	0.2
Mn	279.5	8	8	4	80	0.1
Fe	248.3	4	6	4	100	0.1
Pb	283.2	8	7	4	70	0.2
Co	240.7	4	6	4	70	0.1
Ni	232.0	2	9	4	60	0.1

*除铜、锌外其它元素都是按正交法确定的最佳条件

（3）样品的前处理：将大黄样品先用清水再用去离子水淋洗。晾至近干，置烘箱中于 100～110℃烘 3 小时，在瓷乳钵中研磨成细粉（可过 20 目筛），装入洁净玻瓶备用。

（4）样品的湿法消化：取样品粉末约 2g，在烘箱内于 60～70℃烘 2 小时，置干燥器中冷却后，准确称量，将样品转移 100ml 高型烧杯中，

加入混合酸（硝酸，高氯酸 5∶1）20ml，盖上表玻璃，放置过夜后，在电热板上加热，直至溶液无色。待溶液蒸至近干时，用少量去离子双蒸水冲洗表玻璃及烧杯内壁，继续加热至近干以驱酸。如此重复操作两次。最后用热去离子双蒸水分次将烧杯内容物洗出，并滤至刻度试管中，稀释至 10ml，摇匀，供测定铜、铅、钴、镍 4 种元素。因锌、锰、铁含量较高，需再稀释 10 倍后测定。同时作试剂空白。

（5）数据的可靠性：

1）回收率试验：在样品消化前加入标准溶液，同法消化，测其吸光度，计算回收率。结果见表 34-4。

表 34-4　7 种元素回收率

元素	Cu	Zn	Mn	Fe	Pb	Co	Ni
回收率（%）	92.9	98.0	107.1	92.6	80.8	96.9	96.1

2）精密度试验：青海掌叶大黄不同部位样品及样品量较少之药用大黄（四川、南川），平行做 3 份，其余 37 种大黄之每个序号样品都平行做六份，据此六个测定值计算变异系数（%）。实验结果表明，样品测定变异系数除个别外，都在 5%以下，重现性好，结果可靠。

结果及分析

据质子一荧光法测定，大黄中含有钾、钙、镁、铝、铬、镧、铜、锌、锰、铁、铅、钴、镍、钛、铈、铂、汞、锗等元素。其中钾、钙、镁已属常量。我们选择了其中生物活性较明确的 7 种微量元素（铜、锌、锰、铁、钴、镍及铅）用原子吸收分光光度法进行含量测定。结果见表 34-5。

表 34-5　大黄微量元素含量（ppm）

No.*	元素							No.*	元素						
	Cu	Zn	Mn	Fe	Pb	Co	Ni		Cu	Zn	Mn	Fe	Pb	Co	Ni
1	1.389	14.06	11.14	11.78	5.115	3.461	3.823	21	3.706	68.64	12.85	552.22	5.188	3.520	5.252
2	3.376	16.91	46.42	316.0	2.388	1.562	2.315	22	2.509	15.86	11.03	62.67	5.202	2.707	2.438
3	1.365	10.03	70.11	22.98	5.379	3.519	5.173	23	2.109	10.34	52.42	70.63	4.087	2.954	6.098
4	2.314	12.79	65.56	81.19	2.718	1.579	5.731	24	1.981	8.195	47.68	51.74	4.669	3.420	7.201
5	1.241	11.83	40.77	9.927	3.308	2.121	5.159	25	1.948	8.863	38.96	35.30	1.256	0.532	3.775
6	4.621	23.25	16.07	44.58	4.719	2.796	6.055	26	0.765	9.400	33.37	113.2	4.362	3.070	3.848
7	1.612	15.85	41.32	25.67	3.972	3.288	4.371	27	3.171	16.54	8.728	170.3	4.954	3.133	4.407
8	1.583	9.672	33.90	16.55	5.286	4.134	6.245	28	2.185	12.43	7.793	67.53	4.332	3.200	3.931
9	2.820	14.58	62.04	21.55	4.455	2.959	4.531	29	3.835	11.57	14.17	147.9	3.133	1.664	3.298
10	1.501	13.93	95.63	17.29	5.556	3.901	4.834	30	1.978	14.13	17.88	152.0	4.957	3.174	4.393
11	2.304	13.15	41.49	18.59	5.343	2.866	4.272	31	2.139	12.09	9.510	215.2	3.519	2.030	2.568
12	4.412	19.13	45.68	19.89	5.276	4.110	5.530	32	1.371	12.14	17.56	56.52	4.869	3.500	4.991
13	2.005	13.15	6.025	73.47	4.238	3.019	4.624	33	2.335	9.180	7.065	44.04	3.728	2.294	3.328
14	3.909	16.18	11.31	64.21	4.019	2.122	2.815	34	4.020	19.34	16.93	68.16	6.448	3.334	5.097
15	1.022	9.089	20.58	16.36	5.086	3.126	4.545	35	1.008	14.76	13.47	107.2	5.341	2.692	5.262
16	2.690	12.05	9.580	125.3	10.37	1.182	1.457	36	1.804	10.99	96.76	14.79	6.686	3.988	5.208
17	3.025	13.25	19.29	195.2	3.642	2.500	3.511	37	1.746	11.55	32.31	92.45	5.134	2.361	3.872
18	3.326	7.920	3.710	42.85	3.550	1.197	2.091	38	2.063	11.22	83.63	412.6	3.555	2.398	6.249
19	1.882	9.800	44.82	133.5	2.670	2.005	3.269	39	1.242	6.453	11.66	81.47	3.979	1.553	9.810
20	1.506	13.26	62.87	91.20	5.774	3.692	5.649								

* 样品名称见表 34-1

上述测定结果表明：

1. 各种大黄中一般是铁、锰、锌的含量较高，而铜、铅、钴、镍的含量相对较低。其中，玉树大黄（No. 16）的铅含量尤高（10.37ppm）。经统计学 t 检验处理，与其它各种大黄相比均为极显著性（$t>t_{0.01}$；$P<0.01$）。这可能作为大黄产地鉴别的一种参考。

2. 大黄的质量不同，其微量元素含量也不同。例如，野黄糠心（No.7）的锰含量显著高于家糠心（No.6）（$t>t_{0.01}$；$P<0.01$）。家糠心的

铜、锌、铁、铅、镍含量与野黄糠心相比均有显著性差异（$t > t_{0.01}$；$P < 0.01$）。青海大黄（R. tanguticum Maxim.）中的包黄、次包黄、坏包黄中的锰含量依次降低，这对于评价生药质量优劣有一定参考价值。

3. 正品与非正品大黄之间微量元素含量上有差异。自6个品种的大黄中7种微量元素的含量可见：唐古特大黄（No. 1～12）的锰含量普遍较高；掌叶大黄（No. 13～18）、药用大黄（No. 19～22）、河套大黄（No. 27、28）以及华北大黄（No. 29～33）中铁含量普遍较高；而藏边大黄（No. 23～26）中的锰、铁含量都较高。同时，紫外灯下，唐古特大黄、掌叶大黄与药用大黄均无蓝色荧光，而河套大黄、藏边大黄则显蓝色荧光。

4. 同一品种不同产地大黄中微量元素含量不同。自表34-6可以看出，四川南大黄中铜、锌、锰、钴、镍含量都比陕西药用大黄的高，其中以锌最为突出。同品种不同产地的大黄，其微量元素含量上的不同，可能与土质、水源、肥料等栽培条件有关。

表34-6 不同产地大黄微量元素含量（ppm）

No.	名称	产地	Cu	Zn	Mn	Fe	Pb	Co	Ni
21	南大黄	四川	3.706	68.64	12.85	52.22	5.188	3.520	5.252
22	药用大黄	陕西	2.509	15.86	11.03	62.67	5.202	2.707	2.438

5. 同一产地不同品种大黄中微量元素含量不同。自表34-7可见：四川产药用大黄与掌叶大黄相比，锌、铁、铅、钴含量都高；青海产掌叶大黄中铜、锌、锰含量都高于河套大黄；陕西产掌叶大黄比河套大黄的锰、铁含量高，而锌、铅则相反。同一产地不同品种大黄微量元素含量上的不同，对生药品种的鉴别可能有一定的参考价值。

6. 同一品种不同部位之微量元素含量：为了研究生药不同部位微量元素含量的变化规律，将新鲜掌叶大黄分成几个部分，分别测定7种微量元素，结果见表34-8。

结果表明，根中的各种微量元素含量都比根茎高。各微量元素含量的最高值集中在根的栓部和木质部，而最低值在根茎的髓部。根的不同部位微量元素分布由栓皮→形成层→木质部，其铜、锌、铁含量依次降低，而锰含量则依次升高。

表34-7 不同品种大黄微量元素含量（ppm）

No.*	品种	产地	Cu	Zn	Mu	Fe	Pb	Co	Ni
22	药用大黄	四川	2.509	15.86	11.03	62.67	5.202	2.707	2.438
18	掌叶大黄		3.326	7.920	3.710	42.85	3.550	1.197	2.091
14	掌叶大黄	青海	3.909	16.18	11.31	64.21	4.019	2.122	2.815
28	河套大黄		2.185	12.43	7.793	67.53	4.332	3.200	3.931
17	掌叶大黄	陕西	3.025	13.25	13.29	195.2	3.642	2.500	3.511
27	河套大黄		3.171	16.54	8.728	170.3	4.954	3.133	4.407

*样品名称见表34-1

表34-8 大黄不同部位微量元素含量（ppm）

药用部分	No.*	部位	Cu	Zn	Mu	Fe	Pb	Co	Ni
根茎	40	栓皮	3.233	14.23	43.87	450.5	5.648	3.750	4.317
	41	皮层及形成层区	1.490	8.949	19.31	22.01	4.752	3.039	4.507
	42	髓部	0.889	7.408	16.83	16.74	4.673	2.863	4.022
根	43	栓皮	5.301	33.55	93.66	565.6	18.48	5.256	6.449
	44	栓内层及形成层区	1.892	18.77	105.4	87.10	7.925	5.026	5.932
	45	木质部	1.268	14.22	172.5	22.42	11.71	7.933	8.722

*：样品名称见表34-1

讨　论

中草药中无机与有机成分的协同作用，已引起人们关注。金属元素与有机物分子形成的金属络合物常有明显的药理活性。中草药中水溶性的有机物分子在一定条件下能与微量元素形成金属络合物，业经证实麻杏石甘汤即如此。

据报道，铂族金属的多种络合物具有程度不等的抗菌作用。3-羟基喹啉和铁各自都无抗菌活性，而它们的络合物却有明显的抗菌作用。镁、锰、钙和铁使四环素盐酸盐的抗菌活性增大。据本实验测定结果，大黄内含铜、镍、锰、铁等元素，其中铁、锰的含量又较高，因此，在探讨大黄的抗菌作用时铁、锰等无机成分与有机成分间的“协同作用”，似应引起注意。

另据报道，本无抗癌活性的 8-羟基喹啉当与 Cu^{2+} 共存时，对艾氏腹水瘤-180 显示抗癌活性。据系川秀治报道，姜科植物对小鼠肉瘤具有抗肿瘤活性，而姜科植物中锰含量都高，两者间可能有内在联系。据本实验测定，大黄中锰含量也较高，其抗癌活性是否也与高含量的锰有关，锰又是与哪几种有机成分配合而发挥作用的，此类问题的探讨，对阐明大黄抗癌活性成分的全面研究将是有意义的。

附：彩图 34-1

（吴炳辅　郑俊华　楼之岑　王耐芬　杨群智　田瑞泉　王小燕　王　旗　石　娟）

第二节　29 种大黄生药微量元素的等离子发射光谱法分析

微量元素在某些植物药中往往具有一定的生理活性，它们不仅影响着植物的生长、发育和繁殖，而且还会影响生药中的某些有效成分。在药材栽培中常可以通过施加富含某类无机元素的肥料，从而提高药材的产量和改善药材的质量。同时，从微量元素和人体健康的关系看，它们不仅对人体的正常生长发育关系非常密切，而且在人体的生命活动过程中起着很重要的作用。如 Fe、Cu、Zn、Co、Mo 在许多生物大分子，如核酸、蛋白质、酶、激素、维生素等，具有特异的生理功能，常作为人体新陈代谢的催化剂，为细胞正常新陈代谢所必需。这些元素过多或缺乏就会引起人体许多疾病，而这些疾病大体上也可以用微量元素的螯合剂或用某些微量元素的替代法加以治疗。因此，对于植物药中微量元素的测定已日益受到重视，国内外学者均有许多报道。但对同一属植物不同品种中微量元素的研究报道很少。本文采用等离子发射光谱首次分析了 29 种中国大黄属植物生药样品中的 29 种微量元素，为大黄品种鉴别提供部分科学依据。

材料与方法

1. 样品来源　29 种中国大黄属植物经鉴定列于表 34-9。

2. 仪器及主要工作条件　仪器型号：J-A 1160（ICP-AES）美国。主要工作条件：高频功率——输出功率 IKW，反射功率＜5W，氩气流量——冷却气流量 17 L/min；载气流量 0.41 L/min；载气压 30 ip/in；提升量 3 ml/min；观测高度 17mm；积分时间 6s。

3. 样品前处理及测定　按地矿部岩矿测试技术研究所常规测试方法进行，取样量 0.5g，结果见表 34-10。

表 34-9　大黄属植物生药样品

No.	名称	原植物拉丁名	采集地点	采集时间	标本号
波叶组(Sect. Rhapontica)					
1.	波叶大黄	Rheum undulatum L.	宁夏隆德	1991.7	9102-017-2
2.	华北大黄	R. franzenbachii Münt.	山西五台县	1985.4	85019
3.	围场大黄	R. franzenbachii vaR. weichangense S. L. Hu	河北围场	1991.8	91082
4.	藏边大黄	R. australe D. Don	西藏加查	1987.7	87020
5.	河套大黄	R. hotaoense C. Y. Cheng et T. C. Kao	陕西扶风县	1983.11	83018
6.	拉萨大黄	R. lhassense A. T. Li	拉萨西郊	1990.7	90011
7.	天山大黄	R. wittrochii LundstR.	新疆		
8.	牛尾七	R. forrestii Diels	云南丽江	1990.6	9009

续表 34-9

No.	名称	原植物拉丁名	采集地点	采集时间	标本号
9.	光茎大黄	R. glabricaule G. Sam.	甘肃卓尼	1991.7	91019
10.	短裂光茎大黄	R. glabricaule f. brevilobatum G. Sam.	甘肃卓尼	1991.7	91020
11.	卵叶大黄	R. ovatum C. Y. Cheng et T. C. Kao	青海玉树	1989.8	89008
掌叶组(Sect. Palmata)					
12.	药用大黄	R. officinale Baill.	四川万源	1984.10	84024
13.	掌叶大黄	R. palmatum L.	陕西陇县	1986.10	86022
14.	唐古特大黄	R. tanguticum Maxim. ex Balf.	四川红源	1986.8	86036
15.	六盘山鸡爪大黄	R. tanguticum var. liupanshanense C. Y. Cheng et T. C. Kao	甘肃卓尼	1991.7	9016-3
16.	秦岭大黄	R. qinlingense Y. K. Yang et al	陕西太白	1991.7	91028
17.	条裂大黄（未测）	R. laciniatum Prain	陕西太白	1991.10	91010
心叶组（Sect. Acuminata）					
18.	疏枝大黄	R. kialense Franch.	四川雅江	1991.8	91026
砂生组（Sect. Deserticola）					
19.	总序大黄	R. racemiferum Maxim.	内蒙古阿左旗	1990.9	90015
20.	窄叶大黄	R. sublanceolatum C. Y. Cheng et T. C. Kao	甘肃夏河	1991.7	91018
21.	滇边大黄	R. delavayi Franch.	云南丽江	1990.6	90010
22.	小大黄	R. pumilum Maxim.	青海互助县	1989.8	89001
23.	矮大黄	R. nanum Siev. ex Pall.	宁夏汝洪沟	1990.9	90013
24.	单脉大黄	R. uninerve Maxim.	宁夏汝洪沟	1990.9	90014
25.	西藏大黄	R. tibeticum Maxim. ex Hook. f.	四川康定	1991.7	91024
穗序组（Sect. Spiciforma）					
26.	网脉大黄	R. reticulatum A. Los.	青海天峻县	1989.8	89003
27.	穗序大黄	R. spiciforme Royle	青海门源县	1989.8	89004
28.	歧穗大黄	R. scaberrimum Lingelsh.	青海互助县	1989.8	89002
塔黄组（Sect. Nobilia）					
29.	塔黄	R. nobile Hook. f. et Thoms.	西藏	1990.7	90027
30.	水黄	R. alexandrae Batal.	四川康定	1991.7	91023

表 34-10 29 种大黄属植物生药样品中 29 种微量元素的含量（μg/g n=3）

元素	波叶大黄	拉萨大黄	华北大黄	围场大黄	藏边大黄	河套大黄	天山大黄	牛尾七	光茎大黄	短裂光茎大黄	卵叶大黄	药用大黄	掌叶大黄	六盘山大黄	唐古特大黄	秦岭大黄
Al	325	376	121	140	883	111	216	1070	585	494	211	426	217	487	124	574
Fe	343	337	113	130	1640	151	256	1690	922	626	471	504	206	614	114	837
Ca	40300	59700	37400	19400	32700	37200	76100	84600	51700	41600	48700	8690	2700	50400	19300	18600
Mg	1210	1160	1420	1020	1920	1720	2980	2870	948	1120	2300	1820	2620	1680	2060	2600
K	5240	4070	8790	5450	6200	7900	13500	5410	6280	5410	661000	14600	1320	6050	8200	8940
Na	407	318	431	410	169	833	271	162	250	276	669	169	167	531	577	472
Ti	13	18	9	9	51	10	15	152	15	16	28.9	15	11	18	8	30
Mn	14	25	11	13	31	7.2	88	44.9	52	40	15.6	23	17	31	5.6	39
P	1080	531	2240	951	623	1680	675	585	745	836	661	3630	1960	769	973	2200
Ba	57	106	72	65	68	40	259	77	327	368	300	52	132	252	22	48
Be	<0.5	<0.5	<0.5	<0.5	<0.5	<0.5	<0.5	<0.5	<0.5	<0.5	<0.5	<0.5	<0.5	<0.5	<0.5	<0.5
Co	<0.5	<0.5	<0.5	<0.5	<0.5	<0.5	0.5	1.2	0.7	<0.5	0.7	<0.5	<0.5	<0.5	<0.5	<0.5
Cr	2.8	3.5	<2	<2	12.6	2.9	<2	7.9	4.0	2.9	4.5	3.6	2.8	3.2	23	3.6
Cu	4.9	6.1	6.9	2.5	7.0	7.4	37	8.9	4.8	6.0	10.2	9.8	6.8	4.5	5.7	9.5
Ga	<2	<2	<2	<2	<2	<2	<2	<2	<2	<2	<2	<2	<2	<2	<2	<2
Li	1.8	1.5	1.3	1.6	2.5	1.6	0.5	1.8	2.7	2.6	1.6	1.8	1.7	2.4	1.4	2.7
Ni	<2	<2	2.8	<2	8.7	<2	<2	10	2.5	<2	5.6	<2	<2	14	<2	13
Pb	<5	<5	<5	<5	<5	<5	<5	<5	<5	<5	<5	<5	<5	<5	<5	<5

续表 34-10

元素	波叶大黄	拉萨大黄	华北大黄	围场大黄	藏边大黄	河套大黄	天山大黄	牛尾七	光茎大黄	短裂光茎大黄	卵叶大黄	药用大黄	掌叶大黄	六盘山大黄	唐古特大黄	秦岭大黄
Sr	102	182	84	106	125	231	166	227	261	206	159	45	131	244	107	59
Th	<1	<1	<1	<1	<1	<1	<1	<1	<1	<1	<1	<1	<1	<1	<1	<1
V	0.5	0.8	1.4	0.6	2.7	0.9	2.0	4.6	0.8	1.7	1.1	0.8	0.8	0.9	<0.5	2.6
Zn	11	6.9	15	15	9.3	14	39	9.1	11	16	12.2	17	15	12	9	72
La	<1	<1	<1	<1	<1	<1	<1	<1	<1	<1	1	<1	<1	<1	<1	<1
Ce	<5	<5	<5	<5	<5	<5	<5	<5	<5	<5	<5	<5	<5	<5	<5	<5
Y	0.3	0.5	0.4	0.3	1.5	0.4	0.4	0.7	0.6	0.6	0.2	0.2	0.4	0.6	0.2	0.5
Sc	0.2	0.3	0.3	0.4	0.3	0.3	0.2	0.4	0.3	0.3	0.2	0.2	0.5	0.4	0.1	0.4
Cd	<0.5	<0.5	<0.5	<0.5	<0.5	<0.5	<0.5	<0.5	<0.5	<0.5	<0.5	<0.5	<0.5	<0.5	<0.5	<0.5
Mo	<2	<2	<2	<2	7.5	<2	<2	<2	<2	<2	<2	<2	<2	<2	<2	<2
Zr	<1	<1	<1	<1	<1	<1	<1	<1	<1	<1	<1	<1	<1	<1	<1	<1

续表 34-10

元素	疏枝大黄	总序大黄	窄叶大黄	滇边大黄	小大黄	矮大黄	单脉大黄	西藏大黄	网脉大黄	穗序大黄	歧穗大黄	塔黄	水黄	标准样*
Al	971	779	424	981	677	1270	1640	872	494	497	1300	159	967	255.7
Fe	793	989	589	1680	743	1580	2280	703	622	705	1460	81	811	274.7
Ca	23400	58900	82100	160000	161000	34900	29600	70900	1270	51700	6280	1200	60900	18300
Mg	1480	2650	3390	1890	1600	2430	2500	2000	1660	2110	2820	2490	915	2170
K	8430	4960	3940	4740	6100	5740	4830	7020	6500	9070	8670	9320	5300	8040
Na	191	1140	3830	490	555	1250	1080	344	636	286	293	186	855	304
Ti	29	34	15	54	24.7	55	89	27	16.0	15.3	25.7	7	27	11.3
Mn	55	55	72	181	170	44	54	55	26.3	72.3	73.5	19	48	15.2
P	1000	329	426	444	590	435	555	811	450	1200	1110	1110	235	2100
Ba	113	215	90	216	542	72.9	70	372	62.2	64.2	105	69	54	68.6
Be	<0.5	<0.5	<0.5	<0.5	<0.5	<0.5	<0.5	<0.5	<0.5	<0.5	<0.5	<0.5	<0.5	<0.5
Co	<0.5	<0.5	<0.5	0.93	0.8	0.7	0.7	<0.5	<0.5	<0.5	0.6	<0.5	<0.5	<0.5
Cr	4.2	4.9	<2	3.0	2.8	10.7	15.0	5.6	3.1	3.5	7.2	2.7	5.8	9.8
Cu	3.5	7.6	7.9	12.2	10.2	10.9	10.7	2.0	15.8	9.9	11.9	4.4	5.0	7.4
Ga	<2	<2	<2	<2	<2	<2	<2	<2	<2	<2	<2	<2	<2	<2
Li	3.2	2.1	1.9	2.1	2.8	2.4	2.5	3.0	1.7	1.5	2.1	2.3	3.0	1.6
Ni	2.6	11	<2	3.3	<2	9.1	13	4.0	<2	3.2	5.3	5.5	2.9	<2
Pb	<5	<5	<5	<5	<5	<5	<5	<5	5.5	<5	<5	<5	<5	<5
Sr	118	244	485	519	567	135	106	329	376	387	236	57	328	94.3
Th	<1	<1	<1	<1	<1	<1	<1	<1	<1	<1	<1	<1	<1	<1
V	1.1	2.0	1.7	3.8	2.3	3.7	4.0	0.8	1.2	2.0	2.6	0.7	1.0	0.7
Zn	17	9.3	11	13	22.4	9.6	15	26	9.0	23.6	13.6	19	11	13.6
La	<1	<1	<1	<1	<1	<1	<1	<1	<1	<1	4	<1	<1	<1
Ce	<5	<5	<5	<5	<5	<5	<5	<5	<5	<5	<5	<5	<5	<5
Y	0.5	0.6	0.4	1.2	0.4	0.4	0.4	0.5	0.5	0.3	1.5	0.4	0.7	0.3
Sc	0.4	0.3	0.4	0.4	0.2	0.4	0.4	0.3	0.2	0.3	0.4	0.3	0.4	0.3
Cd	<0.5	<0.5	<0.5	<0.5	<0.5	<0.5	<0.5	<0.5	<0.5	<0.5	<0.5	<0.5	<0.5	<0.5
Mo	<2	<2	<2	<2	<2	<2	<2	<2	<2	<2	<2	<2	<2	<2
Zr	<1	<1	<1	<1	<1	<1	<1	<1	<1	<1	<1	<1	<1	<1

* 药典收载的 3 种大黄样品微量元素含量的平均值

结果与讨论

表 34-10 结果表明，虽大黄品种产地不同，微量元素的含量差异很大，但可提供各种元素的含量范围。含量从最高到最低的顺序排列是：K>Ca>Na>P>Mg>Fe>Al>Sr>Ba>Mn>Ti>Zn>Cu>Cr>Ni>Mo>Pb>V>La>Li>Y>Co>Sc；另有 6 种元素由于仪器本身对它们不够灵敏，只能测定出限度：Ga<2，Th、Zr<1，Be、Ce、Cd<0.5。研究结果为了解大黄属各种生药所含微量元素的状况提供了初步的科学资料。

以药典收载的 3 种正品大黄，取其微量元素含量的平均值为基准，与各种大黄进行比较，根据其大小倍数可编制出 29 种大黄微量元素检索表，为大黄品种鉴定提供一定的参考数据。

参考文献

[1] 邓爱珠．一些中药中金属元素的分析，见冯宗榴等．现代微量元素研究．北京：中国环境科学出版社，1987，382
[2] 系川秀治．生药学杂志，1980，34 (2)：155
[3] 玲木章．生药学杂志，1982，36 (3)：190
[4] 秦俊法．中药通报，1982，7 (8)：28

（陈寿芳　郑俊华　楼之岑
尚安明　薛　峰）

第三节　10 种大黄生药微量元素原子吸收分光光度法的测定

大黄属植物在我国约有 40 种，主要分布在青藏高原，约 28 种，占 3/4，有关大黄的有机化学成分报道很多，但对无机成分的研究却很少，且仅限于少数品种。为系统研究大黄的化学成分与疗效的关系，以提供临床应用的科学依据；同时也为了探讨大黄属化学分类法和品种鉴别提供基础资料，作者们对所收集到的 30 种大黄属植物的 119 个样品进行微量元素的研究。现报道 10 种大黄属植物的生药样品中 10 种重要微量元素的测定。

材料与方法

1. 仪器与试剂

(1) 仪器：日立 180-80 偏光塞曼原子吸收分光光度计；日立 SC-72 无声空气压缩机；锌、铜、锰、铁、镍、铬、铅、镉、钼、钴空心阴极灯。

(2) 试剂：硝酸（高纯）、高氯酸（优级纯）、去离子水（蒸馏水经离子交换，电阻值>1 $\times 10^7$ 欧）。

锌、铜、锰、铁、镍、铬、铅、镉、钼、钴标准贮备液，浓度均为 1mg/ml。锌、铜、锰、铁、镍、铬、铅、镉、钼、钴标准溶液：用 0.1mol/L HNO_3 分别将贮备液稀释成 20μg/ml，即得。

2. 大黄样品

大黄属植物经鉴定列于表 34-11。分别取其根及根茎按测定方法 4 项下进行处理。标本均存放在北京医科大学药学院生药学教研室标本馆。

3. 测定方法

元素锌、铜、锰、铁、镍用火焰原子吸收法。元素铬、铅、镉、钼、钴用石墨炉原子吸收法。两者均用塞曼效应扣除背景吸收。

(1) 标准曲线的绘制：用 0.1mol/L HNO_3 分别将 20μg/ml 的标准溶液配成以下浓度的标准系列：元素锌、铜、镍分别配成 0、0.2、0.4、0.8ppm；元素锰、铁分别配成 0、0.5、1.0、2.0ppm；元素铬、钴分别配成 0、0.1、0.2、0.4ppm；元素钼配成 0、0.3、0.6、1.2ppm；元素铅配成 0、20.0、40.0、80.0ppb；元素镉配成 0、1.0、2.0、4.0ppb。

按各元素的工作条件进行测定，绘出各元素的标准曲线，如图 34-2。

(2) 仪器工作条件：见表 34-12、13。

表 34-11　10 种大黄样品

No.	名称	植物拉丁学名	采集地点	采集时间	标本号
1	小大黄	Rheum pumilum	四川稻城	1986.8	86022
2	滇边大黄	R. delavayi	四川康定	1986.7	86013
3	疏枝大黄	R. kialense	四川康定	1986.7	86014
4	疏枝大黄	R. kialense	四川稻城	1986.8	86021
5	鸡爪大黄	R. tanguticum	四川红源	1986.8	86036
6	水黄	R. alexandrae	四川康定	1986.7	86015
7	大黄	R. sp.	四川红源	1986.8	86037C
8	拉萨大黄	R. lhasaense	四川红源	1986.8	86038
9	大黄	R. sp.	四川红源	1986.8	86037a
10	掌叶大黄	R. palmatum	四川红源	1986.8	86033

表 34-12　火焰原子吸收

元素	波长 (nm)	灯电流 (mA)	狭缝 (nm)	燃烧头高 (mm)	助燃气压力 (kg/cm^2)	乙炔气压力 (kg/cm^2)
Zn	213.8	10	1.3	7.5	1.6	0.2
Cu	324.8	7.5	1.3	7.5	1.6	0.3
Mn	279.5	7.5	0.4	5	1.6	0.3
Fe	248.3	10	0.2	5	1.6	0.3
Ni	232.0	10	0.2	5	1.6	0.3

表 34-13　石墨炉原子吸收

元素	波长 (nm)	灯电流 (mA)	狭缝 (nm)	石墨炉工作条件							
				干燥		灰化		原子化		清洗	
				℃	秒	℃	秒	℃	秒	℃	秒
Cr	359.3	7.5	1.3	80～120	30	700～700	30	2 700～2 700	7	2 800～2 800	3
Pb	283.3	7.5	1.3	80～120	30	400～400	30	2 000～2 000	7	2 100～2 100	3
Cd	228.8	7.5	1.3	80～120	30	400～400	30	1 800～1 800	7	2 300～2 300	3
Mo	313.3	15	1.3	80～120	30	1 000～1 000	30	2 700～2 700	7	2 800～2 800	3
Co	240.7	10	0.2	80～120	30	600～600	30	2 700～2 700	7	2 800～2 800	3

氩气流量 150ml/min，原子化停气

4. 准确度、精密度试验

对 10 种元素做了回收试验，即消化时加入一定量标准溶液，测定吸光值计算回收率（表 34-14）。同一样品平行称量 5 份，做精密度实验，火焰测定锌、铁，石墨炉测定镉。计算变异系数均小于 5%，重现性好，数据可靠。

表 34-14　10 种元素的回收率

元　素	Zn	Cu	Mn	Fe	Ni	Pb	Cd	Cr	Mo	Co
回收率（%）	95.0	106.8	113.3	101.3	97.3	82.5	92.7	88.5	92.2	92.8

5. 样品的前处理及消化

将大黄样品用尼龙刷轻轻刷洗，然后用去离子水冲洗，晾干，置红外烤箱中于 95～105℃干燥 4 小时，在乳钵中研细，置称量瓶中，放在干燥器内保存。

准确称量 2.000g 干燥样品，置 100ml 高脚烧杯中，加入 20ml 混酸（HNO_3 ∶ $HClO_4$ ＝5 ∶ 1）浸泡过夜，用装有调压变压器的电炉小火加热，至溶液呈透明淡黄色时，调大电炉电压，除酸至近干，杯底有少量白色沉淀物。用少许去离子水冲洗杯壁，继续加热至干。重复此项操作两次。用去离子水定量转移至 10ml 具塞刻度离心管中，定容至 10ml，供测定用。测定 Fe、Zn、Pb、Cd、Cr、Co 时样品再稀释 5 倍，其它元素用原液直接测定。

结　果

将已消化好的样品按各元素分析条件进行测定。用石墨炉测定的样品均进样 10μl。结果见表 34-15。

表 34-15 10 种大黄中 10 种微量元素的含量（μg/g）

No.	名称	Zn	Cu	Mn	Fe	Ni	Cr	Pb	Cd	Mo	Co
1	小大黄	5.34	0.89	36.0	4.777	1.34	3.22	0.89	0.029	11.94	0.69
2	滇边大黄	7.50	0.42	10.8	22.0	0.60	5.25	0.18	0.130	16.0	5.63
3	疏枝大黄	5.00	3.70	15.5	87.5	0.90	2.75	0.25	0.040	16.05	4.13
4	疏枝大黄	6.25	1.00	13.3	293.8	1.10	2.05	0.85	0.100	4.35	0.75
5	鸡爪大黄	6.75	1.15	5.75	62.5	2.80	1.00	0.10	0.066	3.15	0.50
6	水黄	11.5	0.90	65.0	127.5	0.65	1.00	0.35	0.040	3.45	1.20
7	大黄	9.25	1.80	6.75	42.5	1.70	1.20	0.18	0.021	9.25	1.20
8	拉萨大黄	8.50	1.10	12.0	51.3	2.25	0.80	0.23	0.024	3.00	0.88
9	大黄	7.75	0.90	8.50	47.5	0.70	1.35	0.13	0.021	5.00	1.20
10	掌叶大黄	7.50	1.35	4.75	28.3	1.40	1.05	0.10	0.044	3.45	1.55

从表 34-15 可见，被测的 10 种元素在 10 种大黄属植物中的含量差异很大。例如小大黄含 Fe 4 777.8μg/g，而滇边大黄中含 Fe 22.0μg/g，仅为前者的 0.46%，测定结果有助于品种鉴别。表 34-17 结果还表明：各种大黄所含的 10 种元素中，Fe 最多（22～4 777μg/g），Cd 最少（0.021～0.13μg/g），在多数品种中 Mn 和 Zn 也含得较多，Pb 含得较少，其它元素也有差异，其各元素排列顺序也有助于大黄品种的鉴别。

讨　论

有关植物性药材微量元素的测定方法，国内外均有报道。影响测定结果的因素很多，但就测定过程中对仪器的选择、样品的消化、扣除背景等应加以注意，我们认为：

1. 由于元素铅、镉、钴含量低，钼、铬火焰原子吸收的灵敏度较低，故此 5 种元素用石墨炉原子吸收测定。其余锌、铜、锰、铁、镍用火焰原子吸收测定。

2. 样品消化后有少许白色沉淀物，放置数日后得透明结晶，估计是草酸盐。此沉淀物对某些元素有吸附（例如在测定元素镉时，上清液吸光值为 0.0516，摇匀后吸光值为 0.2216，0.2177），故样品应定量转移，摇匀进样，否则某些元素可能被吸附，测定结果将会偏低。

3. 一些元素测定时背景较高，故仪器必须有背景扣除装置。本仪器用塞曼效应扣除背景。测定元素钴时，用原液进样，背景吸收值超过 1.5（超过仪器扣除背景最大范围），而稀释 5 倍后测定，结果较满意。

4. 本文选择 10 种与健康有密切关系的微量元素，采用本文方法测定 10 种大黄属植物中 10 种微量元素的含量，其结果有利于鉴别不同品种的大黄，也为大黄属植物化学分类学提供一部分科学资料。

参考文献

[1] 系川秀治．生药学杂志，1980，34（2）：155

[2] 松田胜彦．生药学杂志，1980，34（4）：321

[3] 秦俊法．中药通报，1982，7（3）：28

[4] 吴炳辅．中草药，1984，15（7）：12

[5] 孔祥瑞．必需微量元素的营养、生理及临床意义．安徽：安徽科技出版社，1982，339-352

[6] 冯宗榴．现代微量元素研究．北京：中国环境出版社，1987，161-167

（陈寿芳　郑俊华　尚安明）

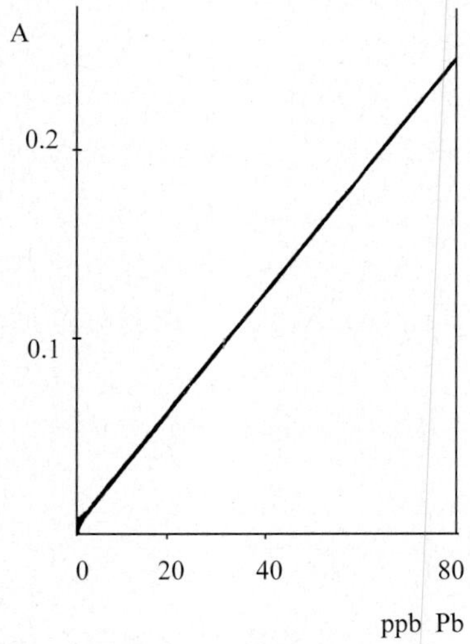

铅元素的标准曲线

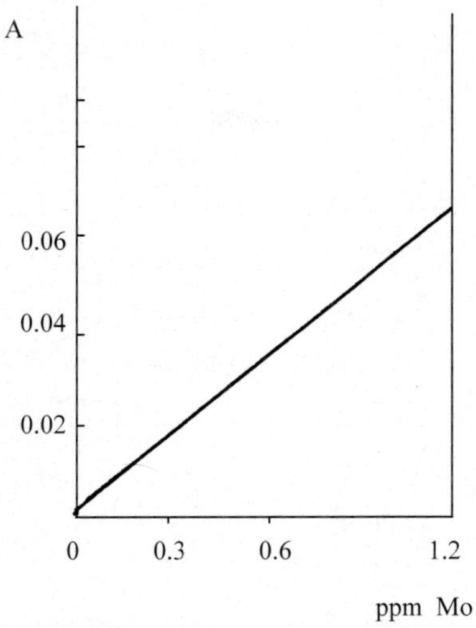

钼元素的标准曲线

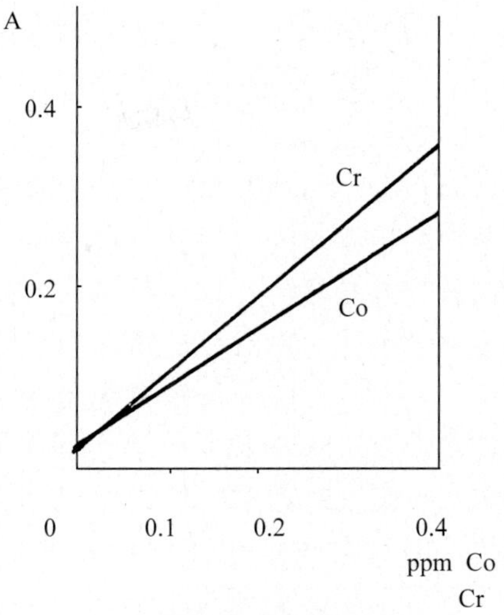

钴和铬元素的标准曲线

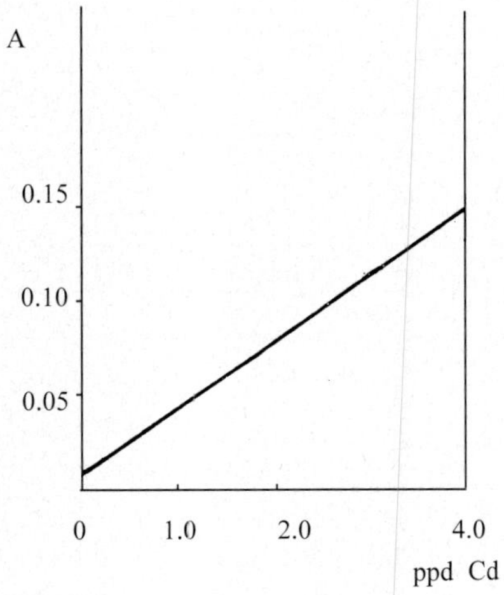

镉元素的标准曲线

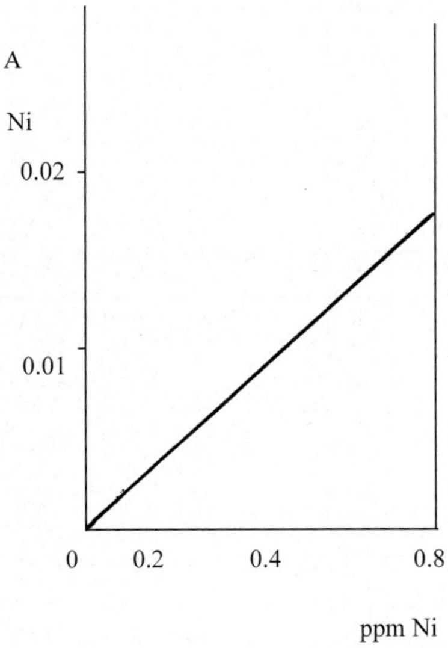

镍元素的标准曲线

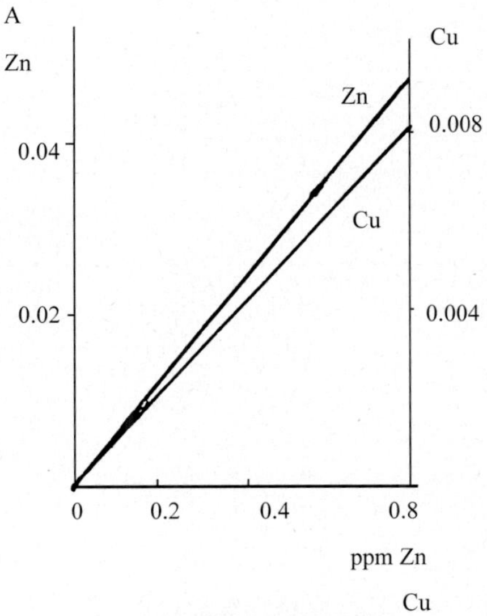

锌和铜元素的标准曲线

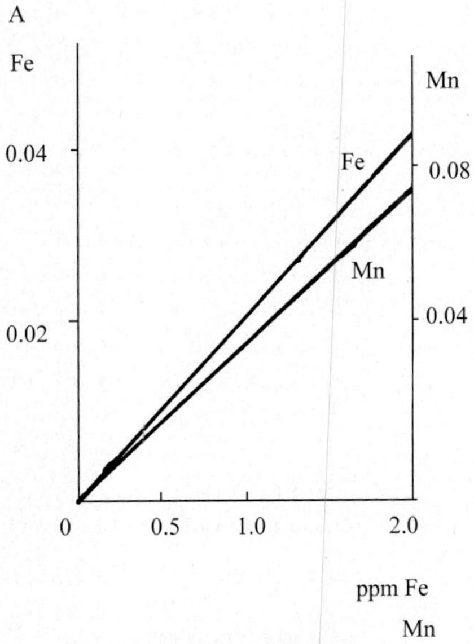

铁和锰元素的标准曲线

图 34-2　10 种元素的标准曲线

第四节 大黄炮制品微量元素的含量测定

早在20世纪80年代初，秦俊法、吴炳辅等对中药微量元素的研究进行过综述，在此基础上黄绍铨等对植物性中药中微量元素的研究概况进一步作了评述，除对分析测试的仪器和方法加以评论外，对于不同药材中微量元素含量的研究提出许多看法，并汇集了许多分析数据加以评论。有关大黄炮制过程中有机化学成分的变化，已有报道，但对大黄炮制品微量元素的研究报道很少，作者采用等离子发射光谱法，对10种市售大黄炮制品的18个样品进行29种元素的测试，为大黄炮制品的品质评价和制定质量标准提供部分科学资料。

材料与方法

1. 样品来源

供研究用市售10种大黄炮制品的18个样品包括北京的生大黄片（No.77、83、86、90）、熟大黄（No.84、89）、焦大黄片（No.87）、大黄炭（No.85、92）、酒制大黄（No.88、91）和新清宁片（No.94），西安的焦大黄片（No.78）、酒炒大黄（No.81）、酒煮大黄（No.82）、醋炒大黄（No.79）、醋煮大黄（No.80）和成都的酒制大黄（No.93）。

2. 仪器及主要工作条件，样品前处理均按本章第二节进行。

结 果

10种大黄炮制品的18个样品29种微量元素测定结果见表34-16。

表 34-16 大黄炮制品29种微量元素的含量（μg/g）

名称	生大黄片				熟大黄		焦大黄片		大黄炭		醋炒、醋煮		酒炒、酒煮		酒制大黄			新清宁片
No.	77	83	86	90	84	89	78	87	85	92	79	80	81	82	93	88	91	94
Al	225	145	145	152	318	348	248	225	275	298	217	223	206	294	257	169	316	354
Fe	201	133	149	147	366	593	266	239	341	423	171	266	179	402	341	183	434	364
Ca（$\times 10^3$）	37.7	26.5	23.2	21.3	25.5	25.6	36.9	33.2	33.5	27.9	36.1	3.52	25.4	35.2	14.5	21.0	33.7	28.9
Mg（$\times 10^3$）	2.98	2.54	2.53	2.62	3.2	2.94	2.8	3.62	3.82	2.9	3.2	3.52	3.26	3.62	2.42	2.72	2.42	4.1
K（$\times 10^3$）	15.0	6.7	7.36	7.28	15.7	7.84	13.8	11.1	11.2	9.1	15.9	16.6	16.1	16.2	10.5	6.63	6.56	8.75
Na	259	356	444	321	432	440	369	509	523	578	258	413	244	478	252	455	434	480
Ti	11	8	10	9	10	12	13	11	13	12	11	10	9	13	12	9	15	18
Mn	23	51	57	31	34	64	15	73	71	52	33	43	30	53	39	47	30	67
P（$\times 10^3$）	2.37	0.972	0.925	1.03	3.24	1.2	2.08	1.53	1.57	1.39	2.63	3.54	3.08	3.43	1.42	0.979	0.806	1.18
Ba	137	76	79	50	100	78	94	111	109	171	162	151	107	130	103	35	73	104
Be	<0.5	<0.5	<0.5	<0.5	<0.5	<0.5	<0.5	<0.5	<0.5	<0.5	<0.5	<0.5	<0.5	<0.5	<0.5	<0.5	<0.5	<0.5
Co	<0.5	<0.5	<0.5	<0.5	1.1	<0.5	<0.5	0.6	0.8	<0.5	<0.5	0.6	<0.5	0.7	<0.5	0.5	<0.5	<0.5
Cr	<2	<2	<2	42	<2	8.2	<2	<2	<2	6.0	<2	<2	<2	2.1	<2	<2	4.2	4.8
Cu	4.6	4.2	3.8	4.3	10	7.5	4.8	5.5	5.3	3.0	5.6	4.8	9.7	11	7.1	5.8	2.8	12
Ga	<2	<2	<2	<2	<2	<2	<2	<2	<2	<2	<2	<2	<2	<2	<2	<2	<2	<2
Li	0.5	0.4	0.5	0.6	0.5	1.0	0.6	0.7	1.0	1.0	0.6	0.9	0.4	1.0	0.9	0.6	1.0	1.1
Ni	2.9	<2	<2	3.0	<2	7.6	5.6	2.3	2.8	6.0	2.4	3.0	2.8	3.9	2.6	2.1	4.4	5.0
Pb	<5	<5	<5	<5	<5	<5	<5	<5	<5	<5	<5	<5	<5	<5	<5	<5	<5	<5
Sr	177	122	119	98	110	121	143	165	166	123	178	170	136	166	56	108	151	134
Th	<1	<1	<1	<1	<1	<1	<1	<1	<1	<1	<1	<1	<1	<1	<1	<1	<1	<1
V	<0.5	<0.5	0.6	0.7	1.8	1.2	1.0	0.8	1.5	0.9	1.8	1.7	<0.5	1.4	0.9	0.7	<0.5	0.6
Zn	14	16	17	12	24	25	14	17	22	14	18	26	18	34	14	17	13	21
La	<1	<1	<1	<1	<1	<1	<1	<1	<1	<1	<1	<1	<1	<1	<1	<1	<1	<1
Ce	<5	<5	<5	<5	<5	<5	<5	<5	<5	<5	<5	<5	<5	<5	<5	<5	<5	<5
Y	0.3	0.2	0.3	0.5	0.2	0.5	0.3	0.4	0.4	0.4	0.5	0.3	0.3	0.4	0.4	0.3	0.5	0.5
Sc	<0.1	<0.1	0.1	0.1	<0.1	0.2	<0.1	<0.1	<0.1	0.2	<0.1	0.1	<0.1	<0.1	0.2	<0.1	0.2	0.3
Cd	<0.5	<0.5	<0.5	<0.5	<0.5	<0.5	<0.5	<0.5	<0.5	<0.5	<0.5	<0.5	<0.5	<0.5	<0.5	<0.5	<0.5	<0.5
Mo	<2	<2	<2	<2	<2	<2	<2	<2	<2	<2	<2	<2	<2	<2	<2	<2	<2	<2
Zr	<1	<1	<1	<1	<1	<1	<1	<1	<1	<1	<1	<1	<1	<1	<1	<1	<1	<1

讨　论

1. 从表中的测定结果，把 10 种市售大黄炮制品的 18 个样品按 29 种微量元素的含量进行比较。①生大黄片含 Ca、Cr、Sr、Y 4 种元素较高，而含 Al、Fe、K、Ti、Li、V、Zn 较低；②熟大黄含 Fe、Co、Li、Ni、V、Y 较高，而含 Mn、Co、Cr、Ni、Y、Sc 较低；③焦大黄片含 Ca、Mn 较高，而含 Co、Cr、Sc 较低；④大黄炭含 Na、Ba、Li 较高，而含 Co、Cr、Sc 较低；⑤醋炒大黄含 K、Sr、V 较高，而含 Co、Cr、Sc 较低；⑥醋煮大黄含 K、P 较高，而含 Ca、Co、Cr、Sc 较低；⑦酒炒大黄含 K 较高，而含 Na、Co、Cr、Li、V、Sc 较低；⑧酒煮大黄含 K、P、Li、Zn 较高，而含 Co、Cr、Sc 较低；⑨酒制大黄含 Li、Y 较高，而含 Mg、K、P、Ba、Co、Cr、Cu、Sr、V、Zn、Sc 较低；⑩新清宁片含 Al、Mg、Ti、Cu、Li、Y、Sc 较高，而含 Co、Cr 较低。

但同一种大黄炮制品不同来源或不同批号的样品其测定结果也有很大差异，例如焦大黄片 No. 87 样品含 Mn 最高（73μg/g），而 No. 78 样品则含的最低（15μg/g）。此外，熟大黄中的 Ni、Y 和生大黄片的 Y 也有类似的情况。

2. 如果从表 34-16 中的测定结果，将各种不同大黄炮制品及其在不同来源之间进行比较。

（1）同一个地区，同一时期从不同药房购买（可能为同一批号）的同一种炮制品生大黄片（例如 No. 83 北京西苑，No. 86 北医三院），所测的 29 种微量元素，其含量基本相同，一般偏差 <15%；在 2 种熟大黄（No. 84、No. 89）中，除 Fe、K、Mn、P、Co、Cr、Li、Ni、Y 和 Sc 10 种元素偏差较大外，其它 19 种元素含量一般偏差也是小于 15%。

（2）不同来源的同一种炮制品焦大黄（No. 78 西安、No. 87 北京）除 Mn、Co、Ni 外，其它元素的含量也基本相同，偏差 <15%。

（3）不同时间购买的同一种炮制品大黄炭（如 No. 85　1992 年 2 月、No. 92　1987 年 10 月），除 Mn、Ba、Co、Cr、Cu、Ni、Zn、Sc 8 种元素外，其它元素含量的偏差为 15%。

（4）同一来源，同一时间购买的不同炮制品大黄，如醋炒、醋煮大黄和酒炒、酒煮大黄（No. 79～82），煮的大黄比炒的大黄样品中有 8 种元素（Al、Fe、Mn、Co、Cu、Li、Ni、Zn）含量均提高。而醋炒和酒炒、醋煮和酒煮的大黄除少数元素外，其微量元素的含量基本相同。

（5）不同炮制品与生大黄片相比，其微量元素含量均有不同程度提高。其中熟大黄中有（Al、Fe、Mg、K、P、Co、Li、Ni、V、Zn、Y）12 种元素，大黄炭中有 17 种元素（Al、Fe、Ca、Mg、K、Na、Ti、Mn、P、Ba、Co、Li、Ni、Sr、V、Zn、Y），焦大黄中有 14 种元素，醋炒、醋煮大黄有 13 种元素，酒炒有 9 种元素，酒煮有 17 种元素，3 种酒制大黄（No. 88、91、93）只有少数几种元素，而新清宁片（No. 94）却有 18 种元素的含量均有不同程度的提高。大黄经炮制后，微量元素含量的这种变化，究竟与药理作用和临床疗效有何关系尚有待深入研究。

参考文献

[1] 秦俊法．国外药学（植物药分册），1981，2（3）：1

[2] 吴炳辅．中草药，1986，17（4）：38

[3] 黄绍铨．植物性中药中的微量元素研究概况．见冯宗榴．现代微量元素研究．北京：中国环境科学出版社，1987，394-398

[4] 陈寿芳．中国大黄属植物 29 种生药样品中微量元素的分析．北京医科大学学报，1993，25（5）（增刊）：21

（陈寿芳　郑俊华　楼之岑）

第五节　掌叶大黄不同生长年限微量元素的含量测定

近年来，有关大黄蒽苷类化学成分在植株生长发育过程中积累动态研究报道很多。有关中药微量元素的研究也越来越受重视，国内外已有许多报道。秦俊法、吴炳辅等专门报道了有关大黄的微量元素，但对大黄不同生长年限微量元素含量的研究未见报道。本文使用原子吸收分光光度计，采用上报的方法测定 1～5 年生掌叶大黄根和根茎中 10 种微量元素的含量，以了解大黄质量在生长发育过程中与微量元素之间的关系，为全面评价大黄的品质确定合理的采收年限提供科学资料。

材料与方法

1. 生药样品

1～5 年生大黄根及根茎，系陕西陇县菜子滩栽培品，1987 年秋采收，原植物经鉴定为掌叶大黄 *Rheum palmatum* L.，分别取新鲜材料切块，经50～60℃烘干，粉碎，过100目筛，备用。

2. 仪器、试剂、测定方法均按本章第二节进行。

将已消化好的样品按各元素分析条件进行测定。结果见表34-17。

表34-17 不同生长年限掌叶大黄中10种微量元素的含量（μg/g）

生长期（年）	Zn	Cu	Fe	Mn	Ni	Cr	Pb	Cd	Mo	Co
1	12.5	3.80	27.8	11.8	0.95	6.50	0.410	0.108	2.15	0.91
2	11.9	2.60	26.3	6.50	0.55	8.00	0.095	0.024	1.65	0.30
3	13.9	4.00	23.8	9.75	1.05	10.0	0.090	0.060	1.50	0.45
4	11.3	2.15	40.0	9.30	0.80	11.0	0.078	0.037	1.35	0.15
5	7.38	2.05	42.5	11.0	0.95	5.00	0.095	0.071	2.40	0.60

结果表明：（1）Mn、Pb、Cd、Co以1年生大黄中的含量最高；（2）2年生大黄10种微量元素除Cr外，含量均比一年生的低；（3）3年生大黄除Fe、Pb、Mo外，有7种元素Zn、Cu、Mn、Ni、Cr、Cd、Co的含量比2年生高；（4）在各年生大黄中Zn、Cu、Ni以3年生的含量最高；（5）四年生的Cr、5年生的Fe、Mo含量最高。

讨 论

从不同生长年限掌叶大黄10种微量元素含量测定的结果表明，各种元素含量变化差异很大。

1. 1年生大黄中除Cr外，其余9种元素均比2年生高，这可能与大黄移栽有很大关系。大黄播种萌发生长，从土壤中吸取养料十分旺盛，同时也吸取较多的微量元素。因而含量较高。第二年开始移苗，改变了正常生长环境，影响根系吸收，致使各种微量元素含量降低。

2. 3年生大黄，即移栽后第二年，根系发育恢复正常，生长旺盛，吸收养料和水分的能力大大加强，除Fe、Mo、Pb 3种元素外，其余7种微量元素的含量都比二年生高，且Zn、Cu、Ni，3种元素比4年生和5年生也都高。

3. 大黄生长到第三年以后，开始抽花茎，且地上植株生长茂盛，叶大、茎粗，开花结果；根茎也开始分生枝根茎。到第四年，地下部分特别是主根茎常糠心、腐烂发黑。此时微量元素测定结果表明，除Cr的含量较高外，其余9种微量元素含量均比第三年有所下降。5年生大黄Mo的含量略高于其它各年生大黄，Fe的含量高于1～3年生的近一倍，而与4年生相差不多，5年生大黄的Zn、Cu、Cr含的最少。这些情况可能与大黄不同生长发育阶段对微量元素的需求量不同有关，也与微量元素在植株各部分的分布有很大关系，据研究，叶中的含量远高于茎和根茎中的含量。植物在其生长发育过程中对微量元素有一定的需求，过多或不足都有可能影响其生长发育，致使产量和质量下降，严重时，甚至可能造成植物枯萎死亡。因此，研究大黄不同生长年限中微量元素的含量，对于改进大黄的生产栽培和提高药材质量均有一定意义。

参考文献

[1] 刘铁城．苏联的大黄栽培法．中药通报，1956，2（1）：5
[2] 郑俊华．大黄中蒽苷类积累动态的研究．北京医科大学学报，1991，23（2）：139
[3] 秦俊法．中药通报，1982，7（3）：28
[4] 吴炳辅．中草药，1984，15（7）：12
[5] 陈寿芳．大黄属植物10种生药的微量元素测定．北京医科大学学报，1993，25（5）（增刊）：34

（陈寿芳　马佩云　郑俊华　楼之岑）

第六节　大黄植株不同部位微量元素的含量测定

植物药有区分部位使用。不同部位药理作用和临床应用的差异，既与有机成分有关，也可能与微量元素有关。张志明等曾测定过人参、当归等中药各部位的微量元素含量。本文作者采用等离子发射光谱法测定了大黄的根、根茎、茎、叶柄、叶片、削下皮部的根及其皮部等12个样品的微量元素含量。以便为大黄的综合利用提供数据，从而提高大黄的药用价值，同时也有利于资源的开发和利用。

材料与方法

1. 样品来源

4 种不同来源的大黄经鉴定为：掌叶大黄 Rheum palmatum，甘肃华亭（1984，11）、陕西陇县（1984，8）、华北大黄 R. frazenbachii，山西五台（1991，8）和围场大黄 R. franzenbachii var. weichangense，河北围场（1991，8）。茎、叶柄、叶片均取自鲜材，皮及去皮根系用新鲜材料削下外皮，然后分别于 55℃干燥备用。

2. 仪器及主要工作条件　与本章第二节相同。

3. 样品前处理及测定　按地矿部岩矿测试技术研究所常规测试方法进行，各种样品取用量均为 0.5g。测定结果见表 34-18。

表 34-18　大黄植物不同部位微量元素的含量（μg/g）

名称	掌叶大黄（甘肃）			掌叶大黄（陕西）			华北大黄（山西）			围场大黄（河北）		
	去皮根	根皮	根茎	茎	叶	根	叶柄	叶片	根	茎	叶柄	叶片
Al	195	3600	217	242	1670	121	238	1130	140	94	297	996
Fe	170	4000	206	425	2080	113	207	621	130	127	312	717
Ca	14700	31500	27000	11400	56200	37400	61500	32000	19400	5990	62000	208000
Mg	3080	4350	2620	1730	4570	1420	3050	12100	1020	2280	4500	1040
K	17500	14500	1320	1940	20500	8790	53200	43300	5450	27800	49700	38100
Na	163	460	167	190	220	431	510	231	410	522	539	257
Ti	10	108	11	19	107	9	14	22	9	8	12	19
Mn	8	86	17	28	262	11	133	1230	13	23	112	504
P	2500	1820	1960	1090	1840	2240	1580	2020	951	2250	1740	2920
Ba	83	210	132	52	146	72	244	45	65	17	134	18
Be	<0.5	<0.5	<0.5	<0.5	<0.5	<0.5	<0.5	<0.5	<0.5	<0.5	<0.5	<0.5
Co	<0.5	1.8	<0.5	<0.5	1.7	<0.5	0.8	2.4	<0.5	<0.5	<0.5	1.0
Cr	<2	9.4	2.8	<2	2.6	<2	<2	<2	<2	<2	<2	<2
Cu	5.9	9.7	6.8	8.9	6.7	6.9	2.2	5.0	2.5	4.1	10	8.7
Ga	<2	<2	<2	<2	<2	<2	<2	<2	<2	<2	<2	<2
Li	0.4	5.4	1.7	1.5	4.2	1.3	3.7	3.9	1.6	1.4	2.7	3.0
Ni	<2	7.7	<2	<2	2.4	2.8	2.6	3.0	<2	<2	<2	2.6
Pb	<5	<5	<5	<5	<5	<5	<5	<5	<5	<5	<5	<5
Sr	64	147	131	61	172	84	149	53	106	32	206	39
Th	<1	1.8	<1	<1	<1	<1	<1	<1	<1	<1	<1	<1
V	<0.5	6.5	0.8	1.3	6.0	1.4	1.5	7.8	0.6	0.5	1.6	4.5
Zn	11	21	15	14	15	15	18	33	15	10	21	51
La	<1	3	<1	<1	<1	<1	<1	<1	<1	<1	<1	<1
Ce	<5	<5	<5	<5	<5	<5	<5	<5	<5	<5	<5	<5
Y	<0.1	0.4	0.4	0.2	1.0	0.4	0.4	1.0	0.3	0.2	0.4	2.6
Sc	<0.1	0.4	0.5	0.4	0.4	0.3	0.3	0.3	0.4	0.4	0.3	0.3
Cd	<0.5	<0.5	<0.5	<0.5	<0.5	<0.5	<0.5	<0.5	<0.5	<0.5	<0.5	<0.5
Mo	<2	<2	<2	<2	<2	<2	<2	<2	<2	<2	<2	<2
Zr	<1	3	<1	<1	<1	<1	<1	<1	<1	<1	<1	<1

结果与讨论

1. 表 34-18 中结果表明：29 种元素中除 Be<0.5、Ga<2、Pb<5、Ce<5、Cd<0.5、Mo<2、Zr<1 等 7 种元素未能准确测定其含量外，其它 22 种元素均可测定。

2. 根皮中 K 和 P 的含量略低于根，另外 20 种元素的含量均高于根，有 9 种元素高达 80%以上，尤以 Fe 的含量最高，占全根的 95.9%。据报道大黄中 6 种蒽苷类成分大部分集中于皮部，其含量约占整个根茎中蒽苷含量的 55%，最近又报道了大黄根皮和根中鞣质的含量，其结果是皮部含量高。从这两类主要有效成分的含量测定结果可以看出大黄皮部是重要的药用部分。然而某些大黄产区在加工大黄时削去皮部、只留髓部，这虽然增加了美观，但却损失了相当大一部分有效成分。从微量元素的测定结果来看，皮部也确实应该保留，加工时不宜削去，以便充分利用药材发挥药效。

3. 大黄的根茎、茎、叶柄、叶片等各部分测定结果表明其微量元素的含量按下列顺序降低：叶→叶柄→茎→根茎。华北大黄的叶片（No. 8）有 Al、Fe、Mg、Ti、Mn、Co、Li、Ni、V、Zn、Y 等 11 种元素含量较高；叶柄（No. 7）次之，有 Ca、K、Na、Ba、Sr 等 5 种微量元素含量较高；根部（No. 6）只有 P、Cu，2 种元素含量较高；围场产的华北大黄叶片有 12 种元素、叶柄有 6 种元素含量较高，而茎、根茎中各种微量元素的含量均很低。

掌叶大黄的情况与上述基本一致，叶片有 15 种元素含量较高，茎中只有 Cu 的含量较高，根茎中 P 和 Sc 含的较多。

4. 近据报道：大黄地上各部分 17 种氨基酸含量的测定结果表明，叶的含量最高。另据报道：大黄地上各部分只含少量的蒽苷类成分。据悉在美国尚有市售鲜大黄叶柄当蔬菜食用，其品种主要为食用大黄（Rheum rhaponticum）。我国西北地区也有将大黄的嫩茎、叶当蔬菜食用，河北省围场有市售大黄蔬菜罐头（叶柄）。上述研究结果为开发利用大黄提供了科学资料。

参考文献

[1] 张志明．全国第三届微量元素与健康学术会议论文集．杭州，1986

[2] 陈寿芳．中国大黄属植物 29 种生药样品中微量元素的分析．北京医科大学学报，1993，25（5）（增刊）：21

[3] 郑俊华．大黄根茎不同部位中六种蒽苷含量的比较．北京医科大学学报，1988，20（1）：37

[4] 周时来．大黄植株不同部分氨基酸含量的比较．北京医科大学学报，1993，25（5）（增刊）：56

[5] 郑俊华．大黄中蒽苷类成分积累动态的研究．北京医科大学学报，1991，23（2）：139

（陈寿芳 郑俊华 秦玉香 楼之岑）

第七节 大黄产地土壤中微量元素的含量测定

据流行病学研究结果表明，我国长寿地区土壤中含锰高铜低，河南省食管癌高发地区的土壤缺钼。又如土壤缺锌果树减产，缺锰时可导致粮棉作物生长不良以至减产。因此，研究土壤中无机元素，不仅对农业的生产有指导作用，而且对环境医学也有重要的参考价值。吴定尧详尽地研究和论述了 B、Fe、Mn、Cu、Zu、Mo 等主要微量元素在 14 种果树中的生理作用。梁端逢等在矿泉益寿茶的保健作用一文中论述了 30 多种常量和微量元素对于人体保健的重要意义。有关植物药中微量元素的研究报道也很多，秦俊法等报道过大黄中微量元素的含量。但有关大黄中微量元素与栽培地土壤中微量元素含量的比较研究未见报道。本文应用等离子发射光谱测定了 10 种大黄栽培地土壤中 29 种微量元素的含量，同时还测定了相关的大黄样品中微量元素的含量以资比较，测定结果可为进一步研究大黄的栽培生产与微量元素的关系提供参考数据。

材料与方法

1. 样品来源

大黄栽培地的土壤样品均取自大黄植株距根茎约 10cm 周围的土壤；而野生大黄的土壤样品系取自其根茎表面粘附的土壤。收集土壤样品时均同时采集该地生长的大黄样品，样品来源列于表 34-19。

2. 仪器及主要工作条件 与本章第二节相同。

3. 样品前处理及测定

按地矿部岩矿测试技术研究所常规测试方法进行，土壤取样量均为 0.1g，大黄样品取样量均为 0.5g。测定结果见表 34-20。

表 34-19　供测定用大黄及其产地土壤样品

No.	名　称	植物拉丁名	采集地点	采集时间
1	河套大黄	Rheum hotaoense	西安医学院（栽培）	1983.8
2	河套大黄土壤			
3	药用大黄	R. officinale	四川万源（栽培）	1987.10
4	药用大黄土壤			
5	掌叶大黄	R. palmatum	陕西陇县（栽培）	1988.8
6	掌叶大黄土壤			
7	唐古特大黄	R. tanguticum	青海民和县（野生）	1984.7
8	唐古特大黄土壤			
9	唐古特大黄	R. tanguticum	甘肃甘南自治州（野生）	1984.7
10	唐古特大黄土壤			
11	疏枝大黄	R. kialense	四川雅江（野生）	1991.8
12	疏枝大黄土壤			
13	总序大黄	R. racemiferum	内蒙古阿左旗（野生）	1990.9
14	总序大黄土壤			
15	矮大黄	R. nanum	宁夏汝洪沟（野生）	1990.9
16	矮大黄土壤			
17	单脉大黄	R. uninerve	宁夏汝洪沟（野生）	1990.9
18	单脉大黄土壤			
19	穗序大黄	R. spiciforme	青海门源县（野生）	1989.8
20	穗序大黄土壤			

讨　论

1. 表 34-20 测定结果表明：在土壤样品中有 26 种元素的含量比大黄样品中高数倍至数百倍，说明土壤中的微量元素能满足大黄生长的需求。但有 3 种元素：Ca、P、Sr 在某些大黄品种中的含量明显高于土壤中的含量。这种现象可能与植物品种本身的生理特性有关，据组织学研究，大黄细胞中含有大量的草酸钙，由于钙盐的积累导致 Ca 的含量大大增加，以致超过土壤中 Ca 的含量。P 和 Sr 的情况如何，尚有待研究，可能与该种植物的代谢有关。

2. 同一地区大黄产地的土壤，其微量元素含量差异不大，如宁夏汝洪沟采集的矮大黄、单脉大黄及它们的土壤样品。

3. 不同地区大黄产地的土壤及其大黄样品其微量元素含量有一定差异（表 34-20），但土壤中的微量元素差异不大，而不同品种大黄的微量元素则有很大不同，例如河套大黄、唐古特大黄其土壤中 P 的含量（分别为 849 及 842μg/g）相近，而大黄样品中 P 的含量（分别为 1 680 及 973μg/g）却差别较大。Ba 的含量（土壤中分别为 464 及 459μg/g，大黄中分别为 40 及 22μg/g）也有类似情况。这可能正是提供品质鉴别的科学依据。

土壤中微量元素的研究从环境医学的角度不仅对人类的健康具有很重要意义，而且对药用植物的栽培生产也有很大价值，今后应当加强这方面的研究工作，以不断提高药用植物的产量和质量，满足医药卫生事业的需要。

表 34-20 大黄及其产地土壤中微量元素含量（μg/g）

名称	河套大黄		药用大黄		掌叶大黄		唐古特大黄			
No. *	1	2	3	4	5	6	7	8	9	10
Al	111	60700	426	57500	217	54300	124	57100	207	50500
Fe	151	31400	504	42500	206	37400	114	28300	523	30100
Ca	37200	44300	8690	10100	27000	2410	19300	64600	54600	105000
Mg	1720	11400	1820	8800	2620	24300	2060	12900	2760	11000
K	7900	21400	14600	29500	1320	21100	8200	20500	93800	16900
Na	833	12400	169	3000	167	10600	577	12200	493	9900
Ti	10	3633	15	3792	11	4296	8	3029	9	2626
Mn	7.2	586	23	896	17	701	5.6	546	110	640
P	1680	849	3630	507	1960	790	973	842	685	809
Ba	40	464	52	2000	132	445	22	459	252	498
Be	<0.5	3.8	<0.5	4.8	<0.5	3.3	<0.5	2.9	<0.5	3.0
Co	<0.5	11.0	<0.5	17	<0.5	13.6	<0.5	9.1	<0.5	8.22
Cr	2.9	54.2	3.6	72.3	2.8	65.5	23	50.8	<2	40.8
Cu	7.4	28.2	9.8	39.8	6.8	44	5.7	25.7	6.0	25.4
Ga	<2	15.2	<2	15.4	<2	10.9	<2	12.5	<2	6.3
Li	1.6	40.6	1.8	48.6	1.7	42.3	1.4	37.8	0.5	35.8
Ni	<2	28.3	<2	41.0	<2	31.7	<2	26.2	4.7	21.7
Pb	<5	28.9	<5	29.9	<5	15	<5	20.8	<5	110
Sr	231	163	45	64.5	131	123	107	201	270	362
Th	<1	10.1	<1	8.0	<1	7.8	<1	7.4	<1	7.5
V	0.9	87	0.8	150	0.8	108	<0.5	77	0.7	69
Zn	14	71	17	107	15	84	9	67	20	77
La	<1	31	<1	31	<1	28.9	<1	28	<1	25
Ce	<5	67	<5	73	<5	73	<5	59	<5	47
Y	0.4	17.9	0.2	15.9	0.4	16.9	0.2	16.3	0.3	14.3
Sc	0.3	6.7	0.2	7.0	0.5	7.3	0.1	5.9	0.2	5.4
Cd	<0.5	1.6	<0.5	1.6	<0.5	1.7	<0.5	1.6	<0.5	1.8
Mo	<2	<4	<2	6.5	<2	<4	<2	<4	<2	<4
Zr	<1	63	<1	99	<1	50	<1	53	<1	50

续表 34-20

名称	疏枝大黄		总序大黄		矮大黄		单脉大黄		穗序大黄	
No. *	11	12	13	14	15	16	17	18	19	20
Al	1030	56900	779	39300	1270	50000	1640	45600	669	37800
Fe	1460	33900	989	18700	1580	24000	2280	23400	698	17300
Ca	27100	5500	58900	76600	34900	38800	29600	30900	94000	46900
Mg	2120	7700	2650	8900	2430	7800	2500	8000	2070	5300
K	7800	22200	49600	14100	5740	18000	4830	17800	5570	11600
Na	245	5600	1140	8800	1250	10900	1080	10500	536	9300
Ti	12	3470	34	2156	55	2873	89	2807	10.9	2047
Mn	100	618	55	399	44	380	54	370	30.3	210
P	1550	1131	329	568	435	607	555	594	473	346
Ba	128	467	215	505	72.9	523	70	494	229	374
Be	<0.5	4.1	<0.5	2.1	<0.5	2.1	<0.5	2.1	<0.5	2.3
Co	0.7	10.4	<0.5	6.7	0.7	7.0	0.7	7.2	<0.5	5.3
Cr	8.9	62.2	4.9	37.6	10.7	40.8	15.0	39.2	3.9	29.5
Cu	4.2	26	7.6	19.8	10.9	18.9	10.7	20.9	11.9	18.1
Ga	<2	15.3	<2	5.0	<2	11.7	<2	7.6	<2	6.8
Li	3.6	48.7	2.1	21.5	2.4	22.6	2.5	21.5	2.4	26.6
Ni	19	105	9.3	49	9.6	71	15	98	6.5	73
Pb	<1	44	<1	27	<1	26	<1	25	<1	22
Sr	<5	92	<5	67	<5	65	<5	49	<5	53
Th	6.7	28.4	11	18.1	9.1	17.9	13	16.4	<2	12.4
V	212	978	<5	19.2	<5	19.2	<5	20.4	<5	21.2
Zn	100	45.6	244	303	135	230	106	200	397	21.8
La	<1	10.2	<1	8.6	<1	8.2	<1	9.6	<1	6.6
Ce	1.1	104	2.0	51	3.7	62	4.0	58	0.6	43
Y	0.8	11.6	0.6	12.4	1.0	14.3	1.2	13.9	0.7	9.0
Sc	0.7	6.1	0.3	4.1	0.4	5.0	0.4	5.0	0.3	3.4
Cd	<0.5	1.7	<0.5	1.6	<0.5	1.6	<0.5	<1	<0.5	1.9
Mo	<2	<4	<2	<4	<2	<4	<2	<4	<2	<4
Zr	<1	80	<1	40	<1	54	<1	45	<1	48

* No. 单数为大黄样品，双数为其土壤样品

附：彩图 34-2

参考文献

[1] 李增禧．广州地区土壤中无机元素背景值的初步探讨．见冯宗榴．现代微量元素研究．北京：中国环境科学出版社，1987，339-342

[2] 吴定尧．微量元素与亚热带果树，见冯宗榴．现代微量元素研究．北京：中国环境科学出版社，1987，517-526

[3] 梁端逢．矿泉益寿茶的保健作用，见冯宗榴．现代微量元素研究．北京：中国环境科学出版社，1987，442-446

[4] 黄绍铨．植性中药中的微量元素研究概况，见冯宗榴．现代微量元素研究．北京：中国环境科学出版社，1987，394-398

[5] 秦俊法．中药通报，1982，7（3）：28

[6] 陈寿芳．中国大黄属植物 29 种生药样品中微量元素的分析．北京医科大学学报，1993，25（5）增刊：21

（陈寿芳　马佩云　楼之岑　尚安明　郑俊华）

第八节　天山大黄微量元素分析

天山大黄 Rheum wittrochii Lundstr. 为非正品大黄，主产于新疆天山各地。临床用其根制成浸膏片治疗高脂血症，有较好的降低血清胆固醇的作用。作者应用等离子质谱仪对其根、茎、叶、果实的微量元素进行分析研究，为开发利用天山大黄天然资源提供科学资料。

材料与方法

1. 实验材料　1995 年 8 月采自新疆高峰牧场；标本号：95080，标本包括根、茎、叶和果实 4 个部分。经鉴定为天山大黄 Rheum wittrochii Lundstr.

2. 仪器及主要工作条件　等离子体质谱仪（ICP-MS）。仪器型号：EIAN5000 型，美国 Perkin-Elmer 公司。工作条件：射频功率 1050W。氩气流量—冷却气 15 L/min；载气 0.84 L/min；辅助气 0.8L/min；提升量 1 ml/min；采样锥子孔径 1.1mm；截取锥子孔径 0.89 mm；分析室真空 1.15×10^{-5} Pa；CEM 电位 −3.9kV；仪器分辨率（10%峰高）0.8μm。

3. 实验方法　样品前处理及测定：按常规测试方法进行，取样量 0.2g，消化完后，转移并定容至 5ml，待测。

结果与讨论

天山大黄根、茎、叶和果实各部分的 72 种微量元素（表 34-21）。其含量差别很大。有 18 种微量元素在检测限下而未能检出。叶检出 49 种，根检出 47 种，果实检出 43 种，茎检出 39 种。

表 34-21　天山大黄不同部位微量元素的含量 (ppm，n=3)

元素名称	根	茎	叶	果实
Li	—**	—	—	8.92
Be	0.14	0.086	0.016	0.035
B	—	—	—	22.45
Na	>11.64	>11.66	>11.64	>11.66
Mg	1327.13	337.59	>336.91	>337.59
Al	352.39	>353.09	352.39	65.75
Si	0.65	—	1.47	1.74
P	67.82	115.26	>476.85	>447.80
S	234.13	221.00	1327.94	491.00
K	>113.79	>114.00	113.79	>114.01
Ca	16948.10	8248.0	2263.47	692.20
Sc	0.015	0.013	0.028	0.0042
Ti	2.22	5.88	5.53	0.68
V	0.21	—	0.030	—
Cr	0.30	0.49	0.79	1.05
Mn	56.04	78.55	62.74	19.71
Fe	154.97	121.20	379.50	54.34
Co	0.35	0.36	0.61	0.17
Ni	1.60	—	11.38	4.56
Cu	22.83	20.92	>429.48	165.28
Zn	18.16	26.62	580.38	127.88
Ga	0.086	0.095	0.29	0.092
Ge	0.01	—	0.025	0.013
As	8.20	—	9.66	1.26
Se	—	—	0.90	—
Br	—	—	—	0.82
Rb	4.79	27.99	34.02	54.67
Sr	79.59	68.27	16.78	2.68
Y	0.66	0.20	0.25	0.028
Zr	0.0050	0.0018	0.22	0.0058
Nb	0.0052	0.012	0.0045	—
Mo	0.0077	0.047	0.058	0.13
Rh	0.005	0.0042	0.016	0.0044
Ag	—	—	6.82	—

续表 34-21

元素名称	根	茎	叶	果实
Cd	0.11	1.15	0.16	0.17
In	—	—	0.014	0.0038
Sn	0.19	0.19	7.52	0.61
Sb	0.0057	0.031	1.01	0.27
Cs	0.047	0.080	0.18	0.13
Ba	68.74	46.56	8.78	2.12
La	0.78	0.30	0.48	0.077
Ce	1.18	0.47	0.93	0.14
Pr	0.14	0.058	0.11	0.013
Nd	0.47	0.20	0.33	0.038
Sm	0.047	0.0046	0.019	—
Eu	0.027	0.0052	0.0036	—
Gd	0.11	0.040	0.052	—
Tb	0.016	0.0059	0.0084	—
Dy	0.058	—	0.0085	—
Ho	0.013	0.0043	0.0059	—
Er	—	—	—	—
Tm	0.00013	—	—	—
Pt	0.062	—	—	0.0039
Pb	2.42	3.09	74.44	26.15
Bi	—	—	0.48	0.15

* *："—"在检出限下：Ru，Pd，Te，I，Yb，Lu，Hf，Ta，W，Re，Os，Ir，Hu，Hg，Tl，Th，U，Er 18 种元素未列在表中，也均在检出限下

果实含 Li，B，Br，而根、茎和叶未能检出；有 10 种微量元素 Mg，Al，P，S，K，Ca，Fe，Cu，Zn，Rb 的含量在 50ppm 以上。叶含 Se，Ag，而果实、茎和根却未能检出，有 Mg，Al，P，S，K，Ca，Mn，Fe，Cu，Zn，Pb 等 11 种微量元素含量均在 50ppm 以上。茎中检出 Mg，Al，P，S，K，Ca，Mn，Fe，Sr 等 9 种微量元素，但却未能检出 Si，Ni，Ge，As，而根、叶和果实却都能检出此 4 种微量元素。根中检出 Mg，Al，P，S，K，Ca，Mn，Fe，Sr，Ba 等 10 种微量元素，含量均在 50 ppm 以上。对于植物药中微量元素的测定已日益受到重视，国内外学者均有许多报道（冯宗榴．现代微量元素研究．北京：中国环境科学出版社，1987，382）。但对天山大黄植物各个部分微量元素的分析尚属首次，为鉴定和资源的开发利用提供了一些有意义的科学数据。

（陈寿芳 敏 德 郑 旭 郑俊华）

第九节 3 种法定大黄 72 种微量元素的分析

我国药典收载的大黄（习称法定大黄或正品大黄）来源于蓼科 3 种掌叶组大黄，即掌叶大黄 *Rheum palmatum* L.、药用大黄 *R. officinale* Baill. 和唐古特大黄（又称鸡爪大黄）*R. tanguticum* Maxim. ex Balf. 的干燥根和根茎。大黄是闻名世界的我国特产药材，使用历史悠久，应用极其广泛，与人参、熟地、附子一起被称为临床中药的"四大金刚"，力峻功奇而著称［殷卫，郑俊华．北京医科大学学报，1993，25（5）增刊：141-143］。临床使用以药材为主，也有少数应用其提取物，有关有机成分的研究报道很多，然而他们的微量元素分析的报道则不多见。本文对其所含的微量元素做一全面分析，以进一步完善大黄化学成分的系统研究，也为药理研究和临床应用提供科学资料。

材料与方法

1. 材料　药用大黄 1984 年采自四川万源，标本号 84024；掌叶大黄 1986 年采自陕西陇县，标本号 86022；唐古特大黄 1986 年采自四川红源，标本号 86036。

2. 方法　见本章第八节"天山大黄微量元素分析"有关项下。

结　果

分析结果见表 34-22。

表 34-22　法定大黄的微量元素含量（ppm）

元素名称	药用大黄	掌叶大黄	唐古特大黄	元素名称	药用大黄	掌叶大黄	唐古特大黄
Li	7.3	4.86	4.75	Zr	—	0.0004	—
Be	0.12	0.15	—*	Nb	0.0029	0.006	0.003
B	11.21	13.54	18.38	Mo	0.19	0.23	0.004
Na	>11.64	>11.66	>11.66	Ru	—	0.013	—
Mg	>336.91	>337.59	>337.59	Rh	0.014	—	0.014
Al	241.21	>353.09	>353.09	Pd	—	—	0.0081
Si	—	0.016	0.218	Cd	0.41	0.119	1.74
P	>476.84	>477.8	>477.8	In	0.0052	0.0018	0.003
S	638.12	526.0	614.6	Sn	0.019	0.012	0.40
K	>113.78	>114.01	>114.01	Sb	—	0.0025	0.0005
Ca	7500.97	17360	13830.0	Cs	0.033	0.043	0.045
Sc	0.01	0.012	0.013	Ba	32.77	147.48	115.84
Ti	0.83	6.9	5.96	La	0.079	0.25	0.59
V	5.55	—	—	Ce	0.12	0.42	0.40
Cr	0.9	0.84	0.55	Pr	0.021	0.061	0.04
Mn	16.0	55.87	52.95	Nd	0.053	0.16	0.15
Fe	57.87	187.66	130.30	Sm	—	0.023	0.02
Co	0.12	0.28	0.25	Eu	0.005	0.044	0.052
Ni	1.4	3.02	3.13	Gd	0.005	0.025	0.039
Cu	2.86	4.33	3.608	Tb	0.0045	0.006	0.0047
Zn	21.28	19.44	20.1	Zn	21.28	19.44	20.1
Ga	0.11	0.14	0.18	Dy	—	0.016	0.0028
Ge	0.025	0.0178	0.027	Ho	—	0.0033	0.0062
As	8.20	0.38	7.41	Ta	0.0047	0.0036	0.0026
Se	0.081	—	0.26	W	—	0.23	—
Br	1.11	0.71	0.64	Pt	0.044	0.0101	0.017
Rb	16.55	6.05	6.13	Tl	0.11	0.0057	—
Sr	212.06	196.05	153.87	Pb	2.92	3.41	5.90
Y	0.045	0.22	0.210	Bi	—	2.56	0.43

* 在检测限下未能检出

讨　论

分析结果表明：在分析的 3 种大黄 72 种微量元素中，有 15 种元素：Ag、Te、I、Er、Tm、Tb、Lu、Hf、Re、Os、Ir、Au、Hg、Th、U 均在检测限下而未检出。药用大黄检出 47 种微量元素，掌叶大黄检出 53 种，唐古特大黄检出 51 种。

药用大黄未检出 Si、Sb、Sm、Dy、Ho、Bi 等 6 种微量元素，而在掌叶大黄、唐古特大黄却都能检出；药用大黄中能检出 V，而其它 2 种大黄中却未能检出。

在掌叶大黄中未能检出 Se、Rh，而其它 2 种大黄却都能检出；掌叶大黄中含有 Ru、W，而其它 2 种大黄都未能检出。

在唐古特大黄中未检出 Be、Tl，其它 2 种大黄却含有此 2 种微量元素。

所含的微量元素有 16 种其含量较接近：Li、Na、Mg、P、S、K、Sc、Cr、Cu、Zn、Ga、Ge、In、Cs、Tb、Ta。

以上这些结果与掌叶组大黄种间和大黄属组间有什么联系，有待进一步探讨。

参考文献

[1] 中华人民共和国卫生部药典委员会编．中华人民共和国药典（1995 年版，一部）．广州：广东科技出版社，1995，16-17

[2] 殷卫，郑俊华．大黄的药理研究近况．北京医科大学学报，1993，25（5）增刊：141-143

（陈寿芳　敏　德　郑俊华）

第十节　心叶大黄微量元素分析

微量元素与人体的健康和疾病有着极密切的关系，特别是生命必需的微量元素（例如 Fe、Cu、Zn、Co、Mo、Cr 等）在许多生物大分子——核酸、蛋白质、酶、激素及维生素中具有特异的生理功能，为细胞正常的新陈代谢所必需。许多研究证明：人体内缺乏或过多这些微量元素，就会引起许多疾病。中药的有效成分包括有机化学成分和无机化学成分（微量元素），因此，研究中药中微量元素与药效的关系具有十分重要的意义。心叶大黄是藏医常用的藏药大黄的中品，具有清热解毒、泻疫疠的功效，治热性病、疮疖痈肿。有关其微量元素的分析尚未见报道。作者采用 ICP-MS 分析心叶大黄根及根茎中 72 种微量元素，对阐明心叶大黄的活性成分具有一定的意义。

材料与方法

心叶大黄系西藏药检所格桑索朗所长提供。微量元素分析方法见本章第八节“天山大黄微量元素分析”项下。

结　果

分析结果见表 34-23。

表 34-23　心叶大黄微量元素分析结果（μg/g）

元素名称	含量	元素名称	含量	元素名称	含量
Be	0.10	Cu	4.78	Ce	0.13
B	0.35	Zn	41.86	Pr	0.015
Na	>11.64	Ga	0.046	Nd	0.041
Mg	>336.91	Ge	0.099	Eu	0.019
Al	>352.39	Rb	31.53	Gd	0.0033
P	82.18	Sr	64.32	Tb	0.0007
S	176.65	Y	0.075	Ho	0.001
K	>113.79	Nb	0.0018	W	0.018
Ca	5 988.02	Mo	0.20	Pt	0.016
Sc	0.0027	Rh	0.0032	Hg	0.22
Ti	3.82	Cd	0.22	Tl	0.002
Cr	0.16	In	0.0009	Pb	3.01
Mn	>284.86	Sn	0.039	Bi	0.46
Fe	139.70	Cs	0.58		
Co	0.19	Ba	94.05		
Ni	2.04	La	0.11		

讨　论

1. 检出和未检出的元素　分析的 72 种微量元素，心叶大黄中检出 45 种元素（表 34-23）；有 27 种元素在检测限以下，未能检出，计有 Li、Si、V、As、Se、Br、Zr、Ru、Pd、Ag、Sb、Te、I、Sm、Dy、Er、Tm、Yb、Lu、Hf、Ta、Re、Os、Ir、Au、Th、U。

2. 人体一般必需的元素　在人体中一般所必需的一定量的元素有 27 种：11 种常量元素 H、C、N、O、Na、Mg、P、S、Cl、K、Ca 及 16 种微量元素 F、B、Si、V、Cr、Mo、Co、Ni、Fe、Cu、Zn、As、Se、Mn、Sn、I 。在心叶大黄中共检出 16 种元素：Na、Mg、P、S、K、Ca、B、Cr、Mo、Co、Ni、Fe、Cu、Zn、Mn、Sn。有 4 种元素 H、C、N、O 未测。

3. 一般有毒或有害元素　有 6 种：Pb、Cd、Hg、Be、Bi、Sb，在心叶大黄中除 Sb 均被检出。值得提出的是微量元素过多或不足对健康都是有害的，即便是人体所必需的微量元素，如果超过一定量也是有害的。以上的研究结果为了解大黄属各种大黄所含微量元素的状况提供了初步的科学资料。

参考文献

[1] 罗达尚，夏光成，刘丽，等．青藏高原大黄属植物在藏药中的应用．中草药，1985，16（8）：31-33

[2] 宫尾一英著．周形海，杜元洪，李文华，译．微量元素与疾病．第一版．北京：人民军医出版社，1987，2-3

[3] 孔祥瑞编．必需微量元素的营养、生理及临床意义．合肥：安徽科学技术出版社，1982，3

（陈寿芳　郑　谦　格桑索朗　郑俊华）

第 35 章　大黄挥发油化学成分的分析

第一节　秦岭大黄挥发油化学成分的分析

1992 年张丙生等报道了掌叶大黄挥发油化学成分的研究，从商品大黄中分离出的 100 个峰中鉴定了其中 68 个化合物。据报道所含的棕榈酸具有抗炎作用，亚油酸能降血脂。我们在对秦岭大黄进行化学成分提取分离过程中，发现乙醇提取液在回收乙醇时，蒸出的乙醇中含有一些黄色的挥发性化学物质。因此我们用气相色谱－质谱－计算机联用仪鉴定出秦岭大黄挥发性成分 27 个。

实验部分

1. 实验材料

秦岭大黄根和根茎系 1992 年 8 月采自陕西太白县太白山，原植物学名经鉴定为 Rheum qinlingense Y. K. Yang，D. K. zhang et J. K. Wu，凭证标本存放在北京大学药学院生药学教研室。

2. 挥发性物质的提取

干燥的根（1.4kg）和根茎（3.3kg）粉碎过 20 目筛，得粗粉 4.5kg，用 95%乙醇渗漉，减压回收，在回收的乙醇中，经分馏塔分馏得到约 200ml 秦岭大黄挥发性物质的乙醇溶液，相当于 4.44%用于挥发性成分的分析。

3. 挥发性成分的气质联用分析条件

（1）惠普公司 5890A 气相色谱仪带有毛细管柱接口。

条件：石英毛细管柱 SE-30，（5m × 0.32mm），检测器 FID，气化室温度 275℃，柱温 $80℃ \xrightarrow{2℃/min} 110℃ \xrightarrow{4℃/min} 250℃$（恒温 10～15min），分流比 1∶20，载气 N_2（1ml/min）。

（2）惠普质谱仪 5970B，GC-MS-COMP 联用系统。电离方式 EI，电子能量 70eV。

化合物的鉴定

用气－质联用分析法，从秦岭大黄挥发性成分中分离出 88 个峰。将各分离组分通过计算机谱库进行检索，然后再查阅标准质谱图及有关文献核对鉴定了其中的 27 个化合物，以面积归一化法计算各组分的相对含量，结果见表 35-1。

表 35-1　秦岭大黄挥发性化学成分

峰号	保留时间(min)	化合物名称	相对含量(%)
2	12.101	1,2-苯并吡喃	0.47
4	17.942	N-(3-甲基 5-异噁唑基)甲酰胺	0.05
8	20.713	2-苯基硬脂酸	0.10
11	24.232	2-戊基-辛醛	0.10
18	27.535	十五烷	1.07
21	28.585	邻苯二甲酸-(2-甲代)丙烯酯	2.20
24	30.313	2,4,6-三甲基癸酸甲酯	0.71
25	30.334	4,6,10,14-四甲基十五酸甲酯	1.17
26	30.859	十六烷	1.42
27	32.103	十七烷	2.60
28	32.167	1-碘十三烷	2.60
29	32.630	4-甲基十七烷	0.00
35	33.558	1-氯十八烷	0.14
36	33.986	2,6,10,14-四甲基十六烷	0.14
40	35.179	十八烷	4.79
47	36.968	2,21-二甲基二十二烷	7.14
53	38.059	N-苯基-1-萘胺	8.07
58	39.814	2,6,10,15-四甲基十七烷	2.76
63	40.824	2-甲基二十三烷	0.09
65	42.596	二十四烷	10.26
68	45.249	二十五烷	13.40
70	47.775	7-己基二十烷	12.38
72	49.271	1-二十六烯	0.71
73	50.241	9-辛基十七烷	9.50
76	52.605	8,8-二戊基十七烷	7.04
80	54.883	2,6,10,15,19,23-六甲基二十四烷	2.61
83	57.075	二十七烷	1.44

参考文献

[1] 张丙生．大黄挥发油化学成分的研究．中草药，1992，23（3）：165

[2] Cumulative Indexes to EPA/NIH Mass Spectral Data Base，1980

（胡 军 屠鹏飞 果德安 郑俊华）

第二节 天山大黄挥发油化学成分的分析

天山大黄系蓼科大黄属植物天山大黄 Rheum wittrochii Lundstr. 的干燥根。分布于新疆天山南北各地，资源丰富，虽有药用记载，但其不属药典收载的大黄，只限于当地少数民族地区使用，在临床上用于治疗高脂血症，获得较好疗效［洪秀芳，郑明星，汪师贞，等．新疆医学院学报，1981，4（1）：13］。由于其应用的局限性，国内外对其研究甚少；对药典收载的正品大黄的挥发油分析曾有报道，但对天山大黄挥发油的研究，迄今尚未见报道。为了充分利用和开发资源，评价大黄的品质，为制定临床用药的质量标准提供科学依据，作者对其根进行了系统的化学研究，现仅报道挥发油的分析结果。作者采用GC/MS 联用技术，首次分离鉴定出 18 个化合物。

材料与方法

天山大黄 1995 年 8 月采自新疆高峰牧场，为野生品种，原植物经鉴定为 Rheum wittrochii Lundstr，标本存放在北京医科大学药学院生药学生物技术研究室。本品与正品大黄相比香气特异。

挥发油的提取：取经粉碎后的粗粉 500g，加水浸润 24 小时，用水蒸气蒸馏法提取至馏液无色为止，收集的馏液呈淡黄色，用乙醚萃取，加无水硫酸钠脱水，滤过，室温挥发乙醚后，得棕黄色油状物 15ml，密封，置冰箱内备用。

仪器与条件：Pye-204 气相色谱仪，SE-54 石英毛细管色谱柱（30m×0.32mm），柱温 50～220℃，4℃/min，气化室温度 240℃；载气为氦气，柱前压 78.4kPa，进样量：0.4～0.6μl。VG MM70-70H 质谱仪，分辨率 500，电离方式 EI，电子能量 70eV，离子源温度 200℃，加速电压 4kV，扫描速度 1s/dec。KT-GC/MS-DS2 型数据处理系统。

结 果

挥发油各组分的定性是根据 GC-MS-COMP 体系得到的质谱图，查对质谱图谱，鉴定出化合物。并采用数据处理机峰面积归一化法计算出各化学成分的相对百分含量，结果见表 35-2。

表 35-2 天山大黄挥发油化学成分的分析结果

峰号	化合物名称	保留时间 (min)	相对含量 (%)
1	乙醇	3.48	33.10
2	乙酸乙酯	5.16	3.57
3	乙基-n-丁基醚	6.91	0.48
4	1,1-二乙氧基乙烷	7.37	0.24
5	1-乙氧基戊烷	8.36	0.48
6	己醛	8.70	0.24
7	4-甲基戊醇-1	10.20	0.24
8	乙苯	11.18	0.48
9	1-己醇	11.36	0.24
10	4-甲基己醇-1	13.27	2.38
11	正十二烷	14.58	1.19
12	辛酸	15.15	0.48
13	壬酸	18.71	0.24
14	十四烷酸	51.81	0.48
15	邻苯二甲酸二丁酯	59.19	2.62
16	十六(烷)酸(棕榈酸)	59.75	2.86
17	9,12-十八碳酸二烯(亚油酸)	72.93	0.17
18	9-十八(碳)烯酸	75.86	1.69

讨 论

从野生天山大黄根的挥发油中分离出 29 个峰，将得到的质谱图经计算机检索并与质谱标准图谱核对，解析鉴定出 18 种化学成分，按面积归一化法计算各成分的相对含量。所得挥发油化学成分与正品大黄相比较，差异甚大［王雪峰，陈清云，郑俊华．中国药学杂志，1995，30（12）：719；张丙生，王树槐，宋根萍，等．中草药，1992，23（3）：165］。

天山大黄挥发油的化学成分极为复杂，在其提取过程中未见油滴，香气特异，溶液内伴有少量淡黄色絮状物，容器壁无色，但用乙醚冲洗时黄色加深。

高沸点长链脂肪酸及其酯类化合物中棕榈酸与亚油酸含量甚少，正品大黄则相当高，而天山大黄挥发油中以乙醇含量最高（33.10%）。为鉴别天山大黄与正品大黄提供了一定的依据。

（敏　德　黄　丹　果德安　郑俊华）

第三节　唐古特大黄挥发油化学成分的分析

唐古特大黄（Rheum tanguticum Maxim. ex Balf.）系大黄属植物。具有泻热通肠，凉血解毒，逐瘀通经之功效。主治实热积滞，瘀血经闭，痈肿疔疮，水火烫伤等症。有关唐古特大黄挥发油的研究，至今未见报道。本实验采用毛细管气相色谱－质谱联用法对其挥发油成分进行了研究，现将鉴定结果报道如下。

仪器与材料

美国 HP 5890-5988A 气相色谱-质谱联用机，59970 化学工作站，NBS 检索库。唐古特大黄购自青海西宁，由北京医科大学生药学教研室郑俊华教授鉴定。乙醚、无水硫酸钠均为分析纯。

实 验 方 法

1. 取唐古特大黄 100g，粉碎，按 1990 年版中国药典附录挥发油测定法提取挥发油，得黄色挥发油 0.03g，得油率 0.03%。用乙醚溶解，无水 Na_2SO_4 干燥，备用。

2. 气相色谱-质谱联用条件：载气为高纯氦；电离方式 EI，离子源温度 250℃，电子能量 70eV，扫描质量范围（m/z）35～450 AMU；气相色谱使用 HP-1 交联石英毛细管柱 12m × Ø0.2mm，柱温从 70℃（保持 3 分钟）程序升温至 220℃（保持 5 分钟），3℃/min；分流比 20∶1；进样量 1μl。

结果与讨论

1. 唐古特大黄挥发油经 GC/MS 分离出 60 个峰；通过 NBS 库检索，人工谱图解析，并与标准品及标准谱图对照，分析鉴定了其中的 38 个成分（表 35-3）。本品挥发油仅含少量的萜类及其衍生物成分，占总油量的 4.99%；高沸点长链脂肪酸及其酯类化合物含量主成分为棕榈酸，分别占总油量的 79.93%和 49.31%。

2. 从唐古特大黄中检出一蒽醌类化合物，其 MS（m/z）：254（M^+），239，226，198，197，152，115 等特征碎片峰，与大黄酚标准品的 MS 图一致，确定为大黄酚。大黄酚熔点较高，不易气化，1984 年 Van Eijk 和 Roeijmans 用 GC/MS 分离和鉴定了其硅醚化衍生物，大黄酚直接用 GC/MS 鉴定，尚属首次。实验中大黄酚有升华现象，易随溶剂蒸出，在提取大黄酚、浓缩溶剂过程中，蒸馏时间不宜过长，否则大黄酚含量明显降低。

表 35-3　唐古特大黄挥发油成分及百分含量

No.	化合物名称	分子量	相对含量(%)
1	1-庚醇	116	0.09
2	2-莰烯	136	0.48
3	戊基环丙烷	112	0.24
4	(E)-6-甲基-3,5-庚二烯-2-酮	124	
5	壬醛	142	0.12
6*1	樟脑	152	0.32
7	(－)-乙酸冰片酯	196	0.10
8	己基甲基-1,3,5-环壬三烯	204	0.78
9	2,5,5-三甲基-1,3,6-庚三烯	136	0.77
10	β-檀香烯	204	0.12
11	顺-牻牛儿基丙酮	194	0.55
12	1,1-二甲基壬基苯	232	0.10
13	姜黄烯	204	0.39
14	乙酸里哪酯	196	1.34
15	樟烯酮	220	0.14
16	5-甲基-5-苯基-2-己酮	190	0.70
17	十二酸	200	1.35
18	10-十一碳烯-1-醇	170	0.08
19	菲	178	0.14
20*2	driminol	222	0.81
21	(Z)-乙酸-11-十四碳烯-1-酯	254	1.04
22	十四酸	228	1.40
23	邻苯二甲酸丁酯辛酯	334	0.20
24	6,10,14-三甲基-2-十五碳酮	268	0.18
25	11-十八碳烯酸甲酯	296	2.67
26	十五酸	242	3.75
27	11-丁基-二十二烷	366	
28	邻苯二甲酸癸酯辛酯	418	0.45
29*1	棕榈酸	256	49.31

续表 35-3

No.	化合物名称	分子量	相对含量(%)
30	(Z)-15-二十四碳烯酸甲酯	380	1.07
31	十七酸	270	0.33
32	2-甲基-1-十六碳醇	256	0.24
33	(Z,Z)-亚油酸甲酯	294	3.93
34	(E,E)-亚油酸甲酯	294	3.80
35	(Z,Z)-亚油酸	280	11.95
36	9-十六碳烯酸	254	3.92
37	十八酸	284	0.68
38*1	大黄酚	254	0.73

*1为与标准品对照鉴别得到的化合物；*2为查不到中文名称的化合物

3. 将唐古特大黄挥发性成分与文献报道的甘肃天水的掌叶大黄挥发油成分进行比较，它们均含有相同的主成分棕榈酸、亚油酸、十五酸等。但掌叶大黄中未曾报道有（Z，Z）和（E，E）-亚油酸甲酯。大黄是常用的中草药，本文采用GC/MS对其品种成分的分析鉴定，对开发大黄资源具有一定意义。

注：本篇研究结果，曾在国际学术会议上作过交流，见彩图 35-1～3。

参考文献

[1] 王浴生，薛春生，邓文龙，等．中药药理与应用．北京：人民卫生出版社，1983，67-76

[2] 庞俊忠．临床中药学．北京：中国医药科技出版社，1989，175-178

[3] Mclaffertv Fred W，Stauffer Douglas B. The Wiley INMB Registry of Mass Spectral Data. Vol. 2. ed1，New York：A wiley-Interscience Publication，1989，1435-1484

[4] Van Eijk GW，Roeijmans HJ. Separation and identification of naturally occurring anthraquinones by capillary gas chromatography and gas chromatography-mass spectrometry. J Chromatogr，1984，295（2）：497

[5] 张丙生，王树槐，宋根萍，等．大黄挥发油化学成分的研究．中草药，1992，15（9）：35

（王雪峰　陈青云　郑俊华）

（本篇终审：韩　健　范国强）

第七篇　大黄的品质评价

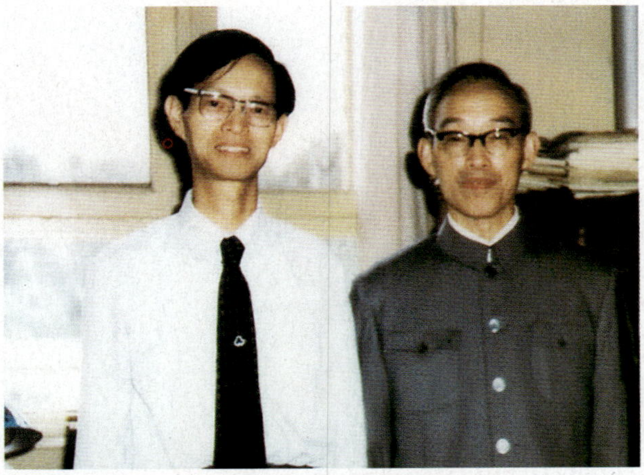

彩图 30-1　1985 年应日本生药学会邀请，经卫生部批准，决定中日双方合作研究大黄化学成分分析。楼之岑（右）、郑俊华（左）共同商讨合作研究计划后合影

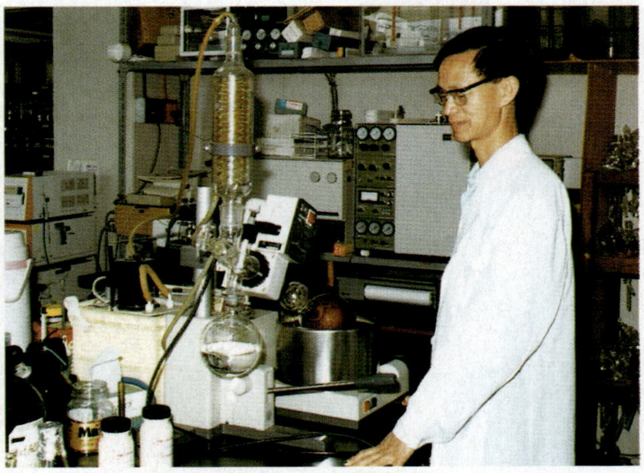

彩图30-2　中日双方合作研究大黄在日本北海道道立卫生研究所进行，郑俊华在该所化学分析室提取分离大黄化学成分

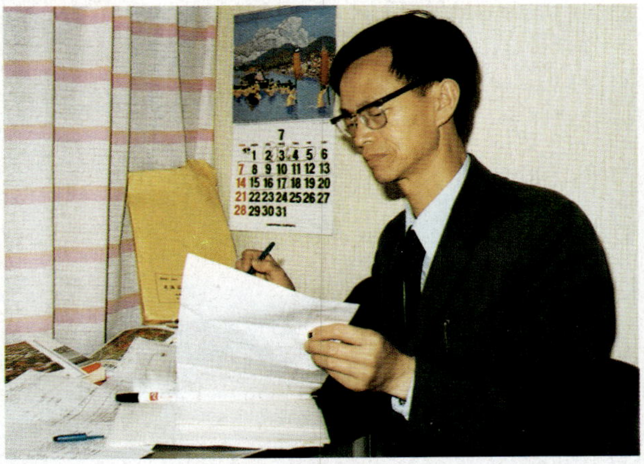

彩图30-3　郑俊华在整理总结大黄研究资料。参加日本第32回北海道药学大会，并作“中国大黄”的学术报告，对大黄品质提出了科学的评价，受到同行的高度赞扬。

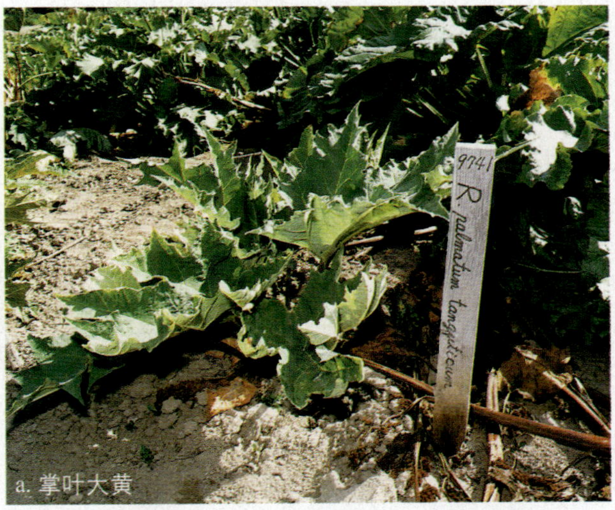

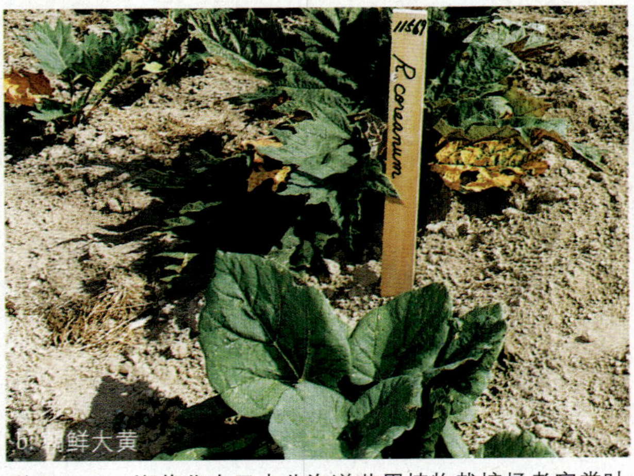

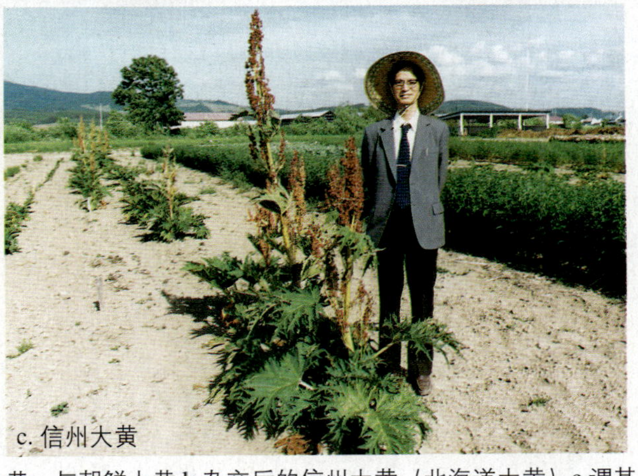

彩图 30-4　郑俊华在日本北海道药用植物栽培场考察掌叶大黄 a 与朝鲜大黄 b 杂交后的信州大黄（北海道大黄）c 谓其番泻苷含量提高 1 ~ 2 倍

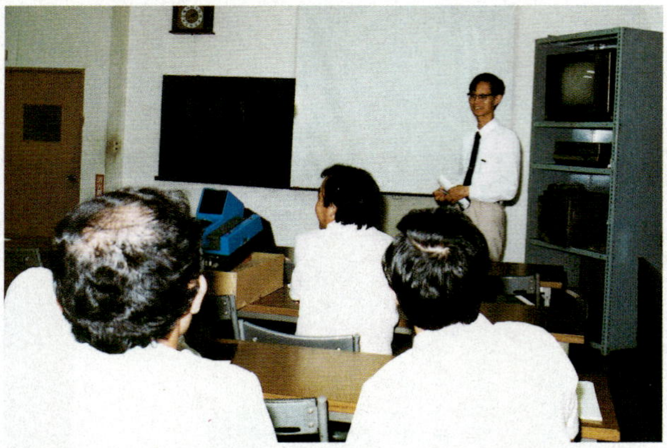

彩图30-5 郑俊华在九州大学药学部作大黄研究学术报告

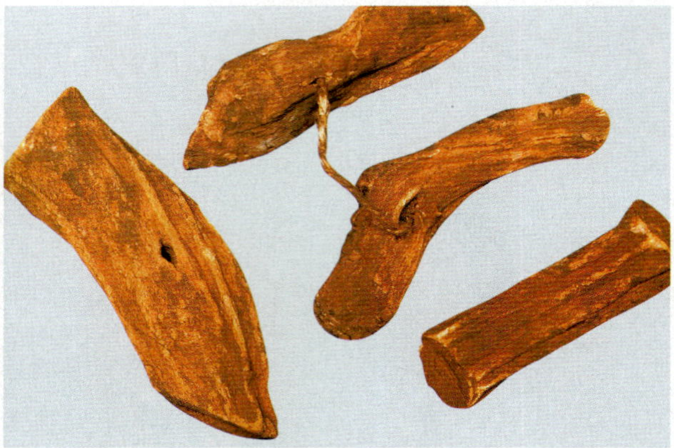

彩图 30-6 唐古特大黄（供研究用药材）

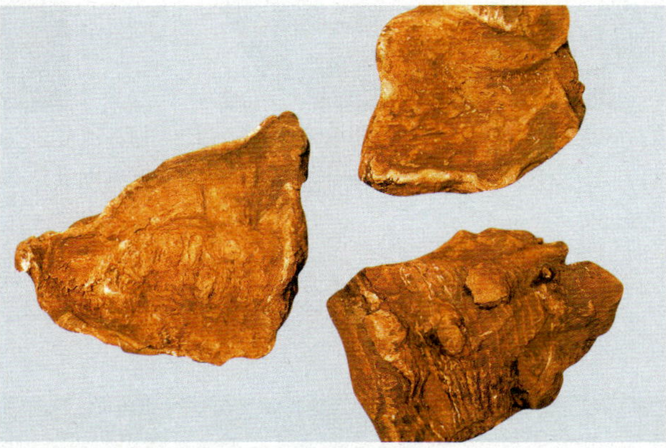

彩图 30-7 掌叶大黄（供研究用药材）

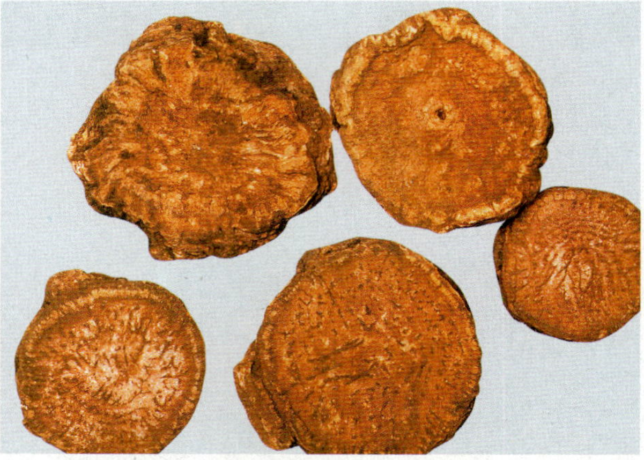

彩图 30-8 药用大黄（供研究用药材）

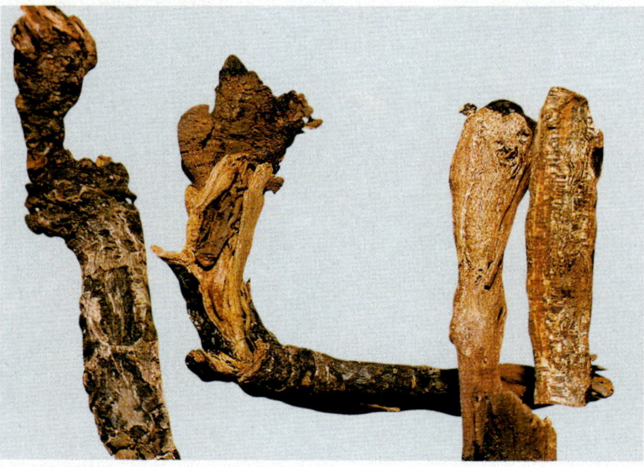

彩图 30-9 藏边大黄（供研究用药材）

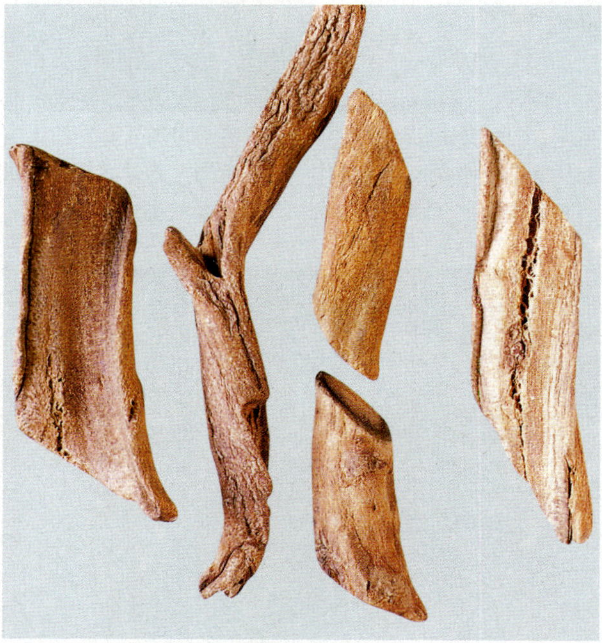

彩图 30-11 河套大黄（供研究用药材）

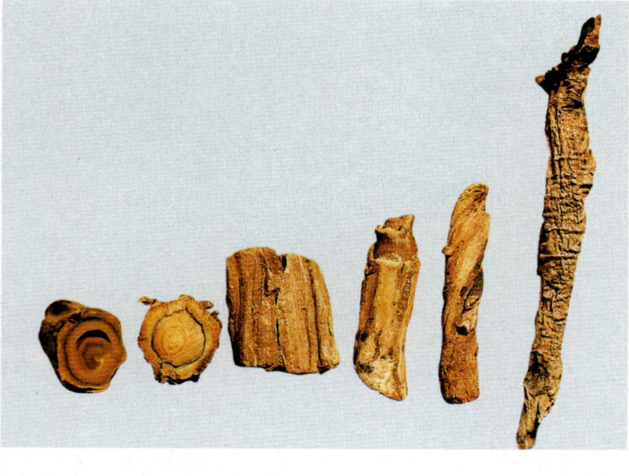

彩图 30-10 华北大黄（供研究用药材）

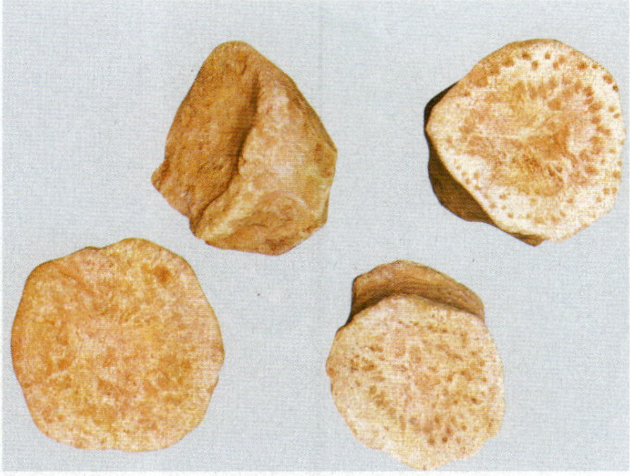

彩图 30-12　商品大黄九成吉

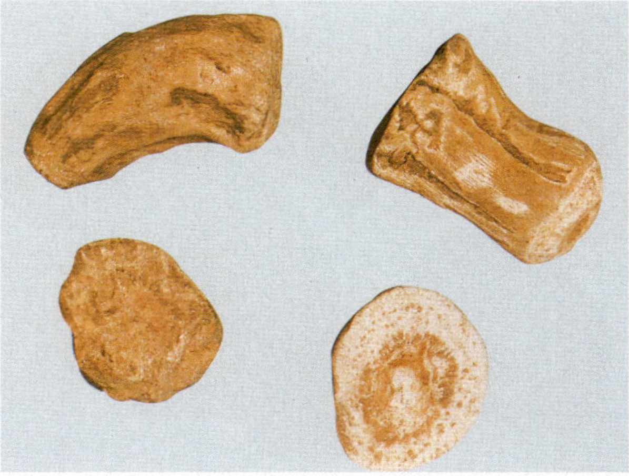

彩图 30-13　商品大黄六成吉

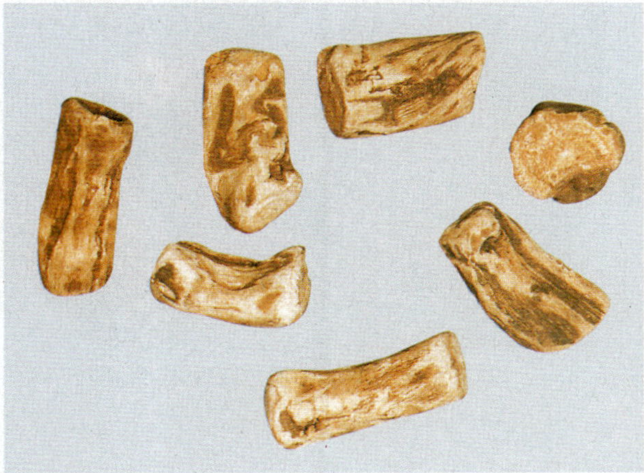

彩图 30-14　商品大黄小小吉

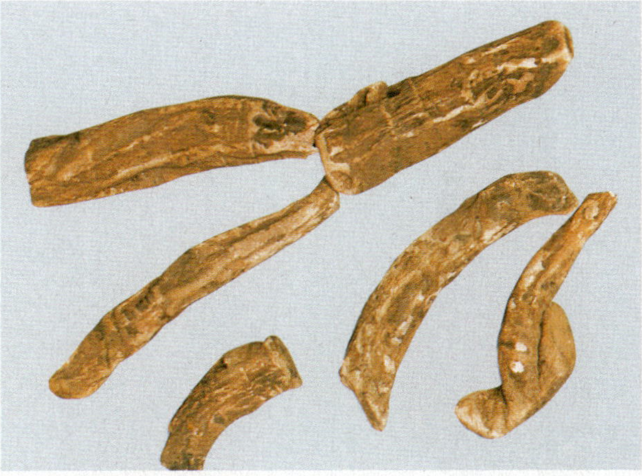

彩图 30-15　商品大黄水根

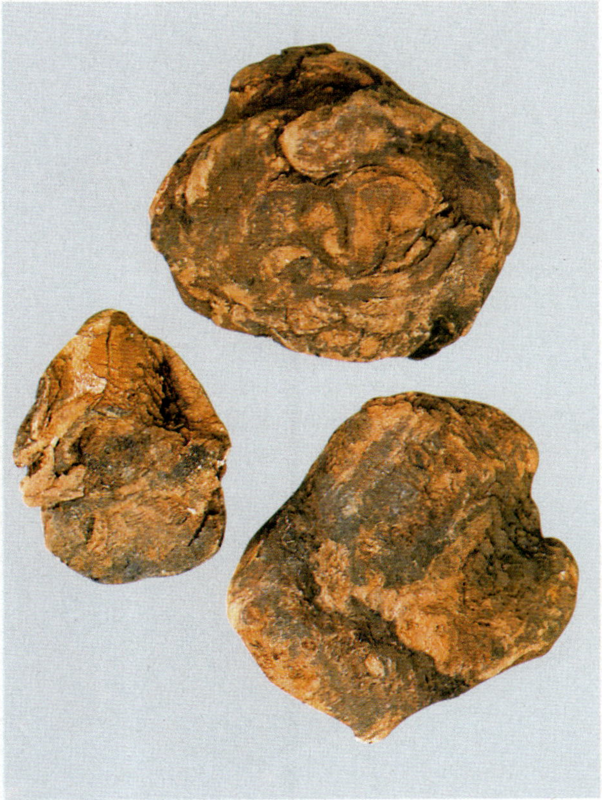

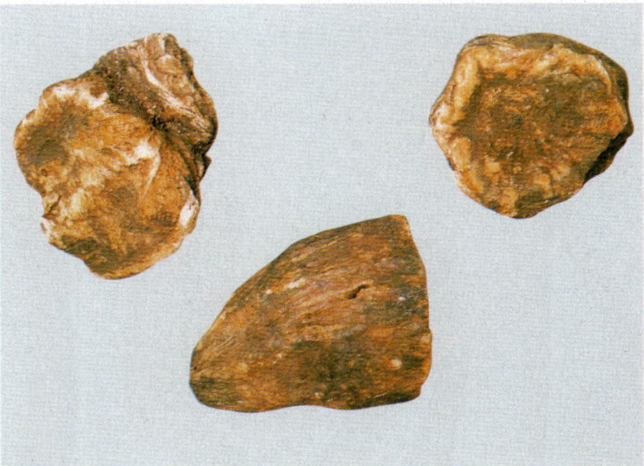

彩图 30-17　商品大黄雅黄（二等）

彩图 30-16　商品大黄雅黄（一等）

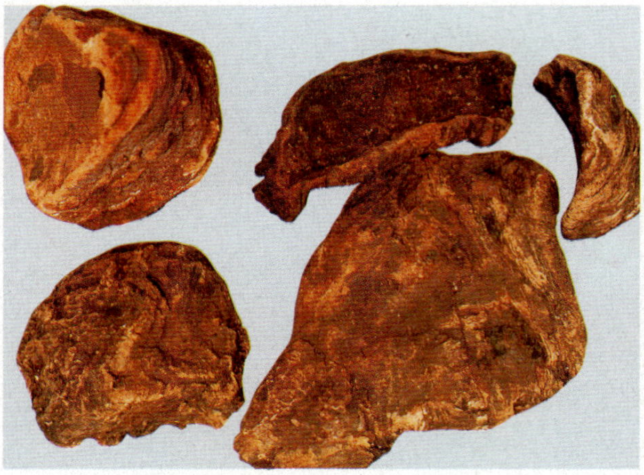

彩图 30-18　商品大黄雅黄（二等）（日本市售品）

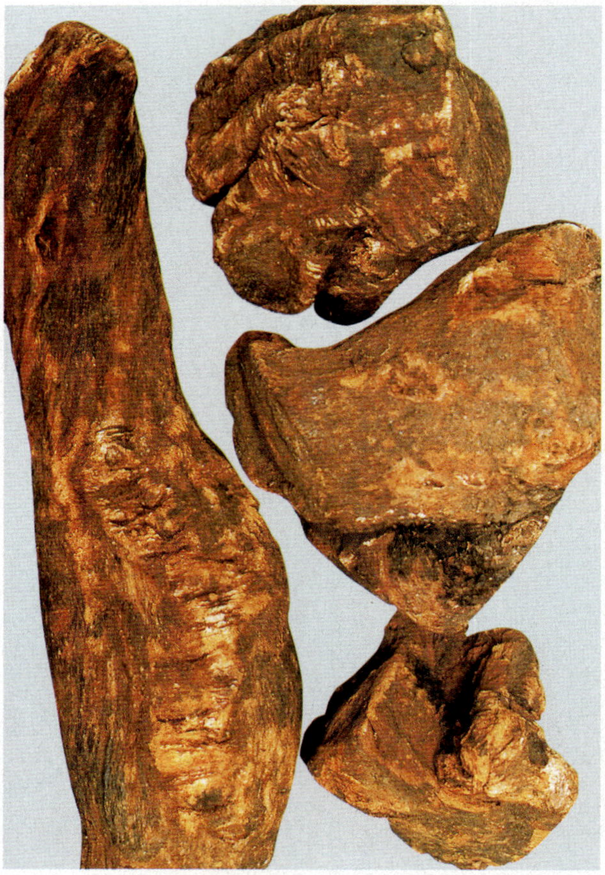

彩图 30-19　商品大黄雅黄（三等）（日本市售品）

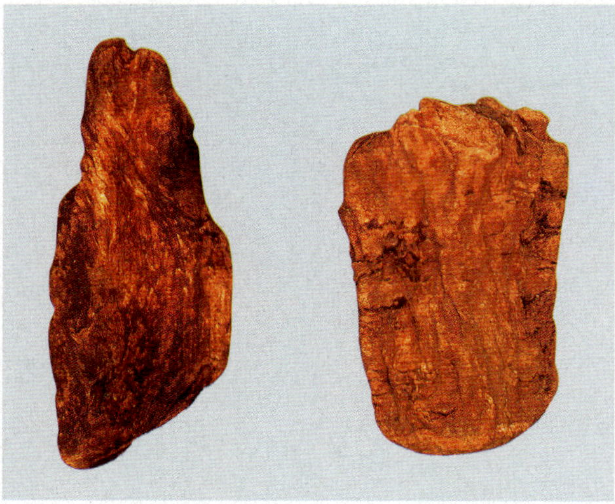

彩图 30-20　商品大黄雅黄（统货）（日本市售品）

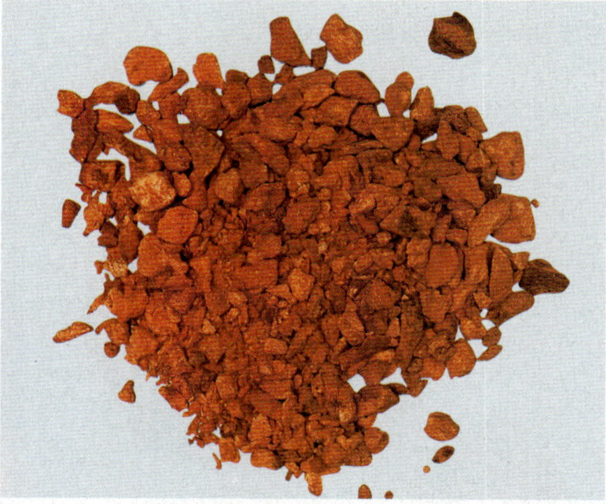

彩图 30-22　商品大黄（日本市售品）

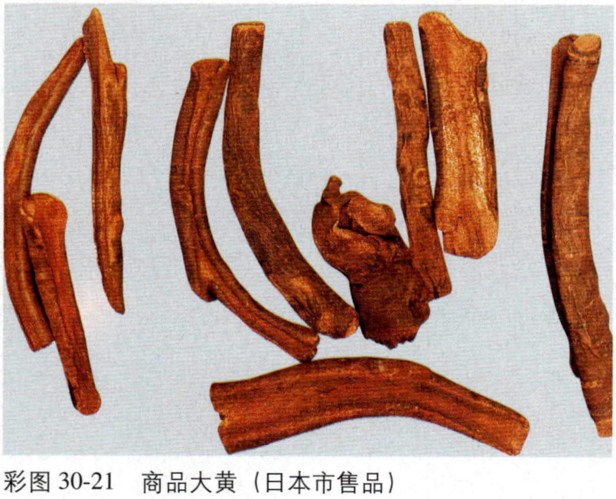

彩图 30-21　商品大黄（日本市售品）

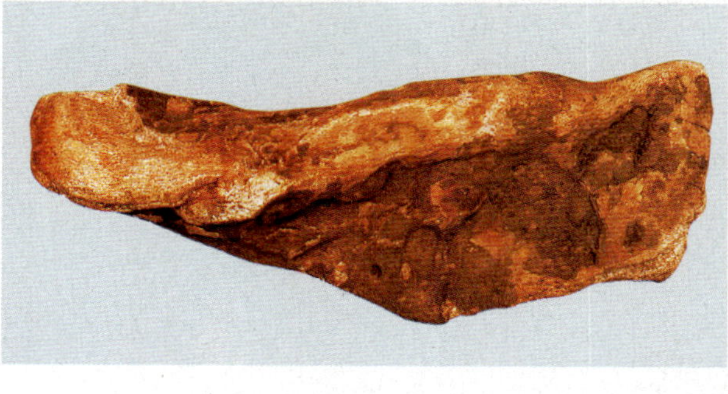

彩图 30-23　商品大黄（日本市售品）

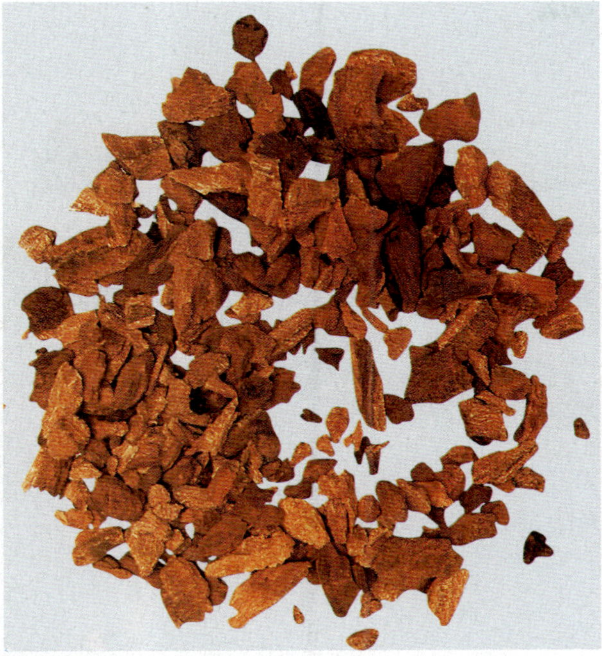

彩图 30-24　商品大黄（日本市售品）

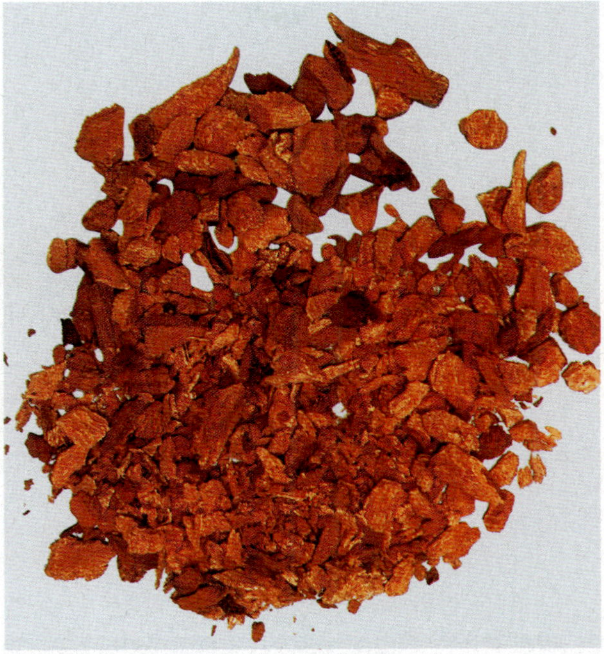

彩图 30-25　商品大黄（日本市售品）

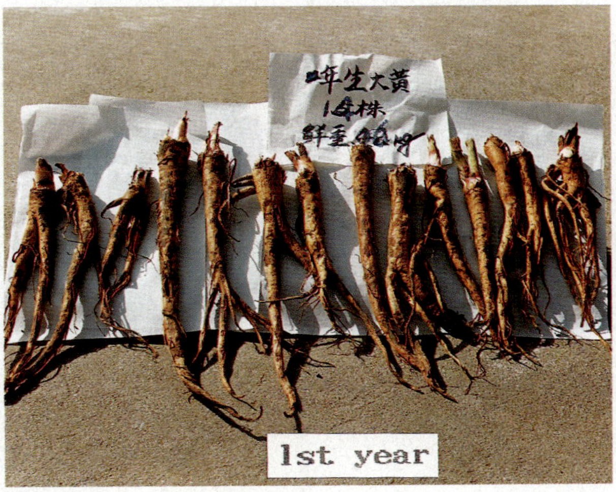

彩图 30-26　一年生掌叶大黄

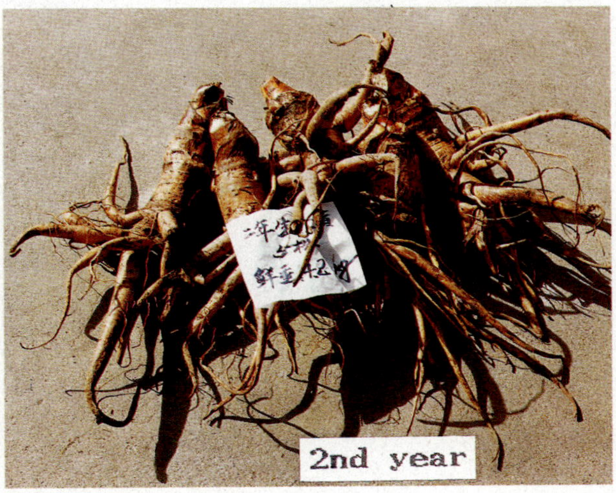

彩图 30-27　二年生掌叶大黄

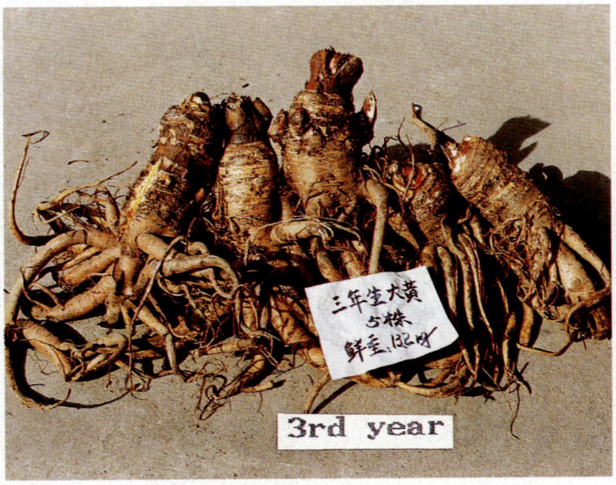

彩图 30-28　三年生掌叶大黄

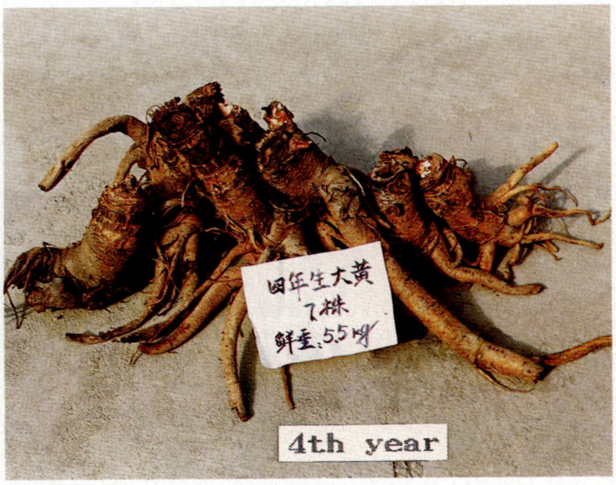

彩图 30-29　四年生掌叶大黄

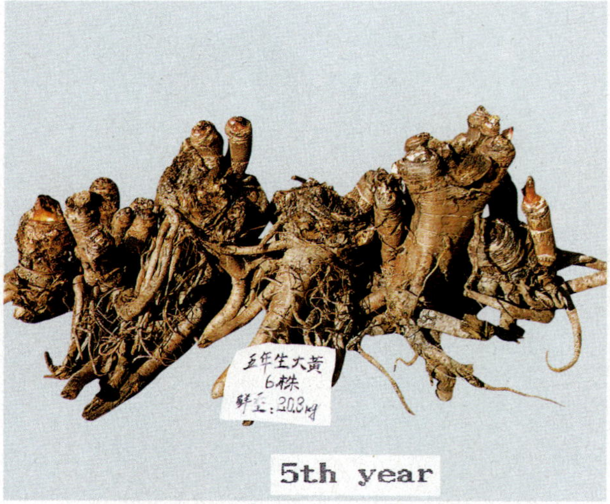

彩图 30-30 五年生掌叶大黄

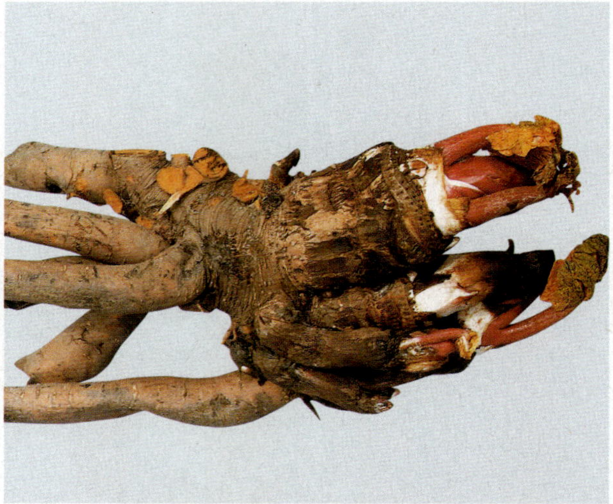

彩图 30-31 掌叶大黄发芽期

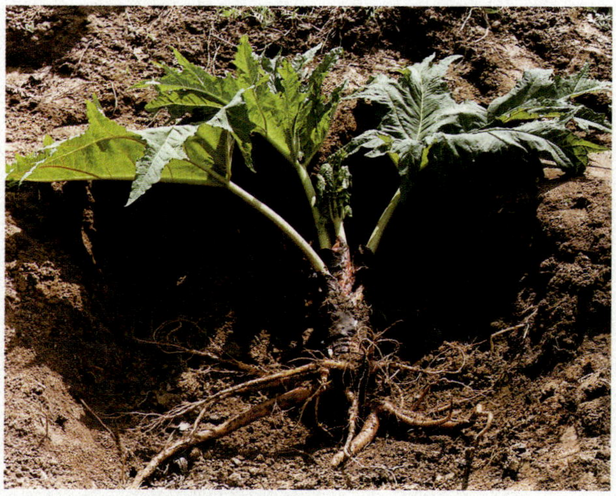

彩图 30-32 掌叶大黄叶茂期

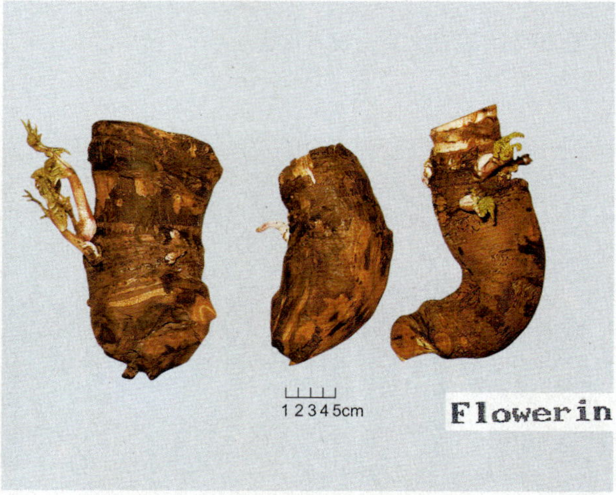

彩图 30-33 掌叶大黄花盛期

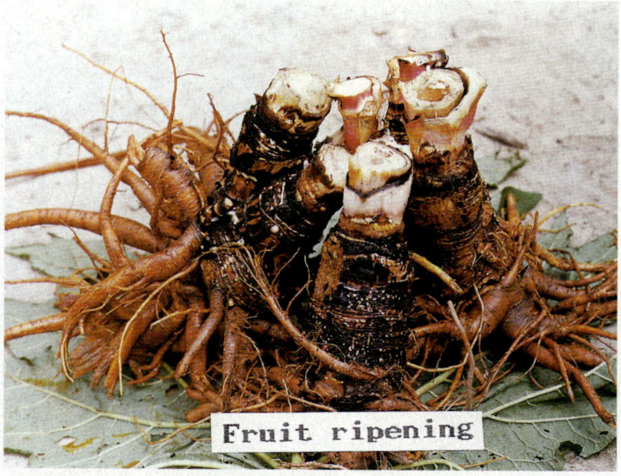

彩图 30-34 掌叶大黄果熟期

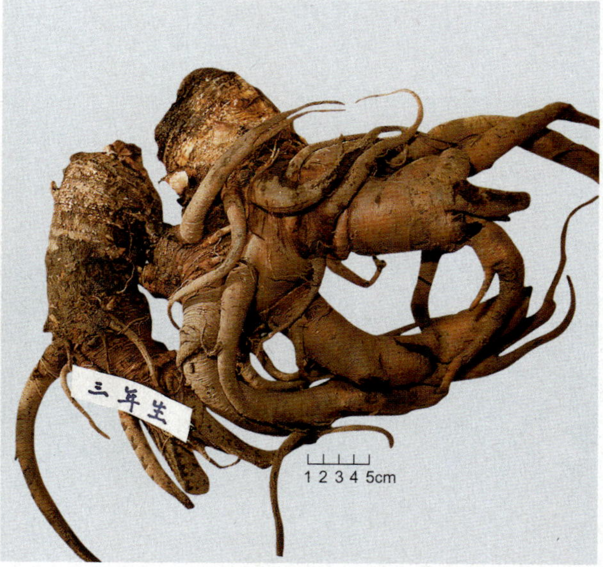

彩图 30-35 掌叶大黄叶枯期

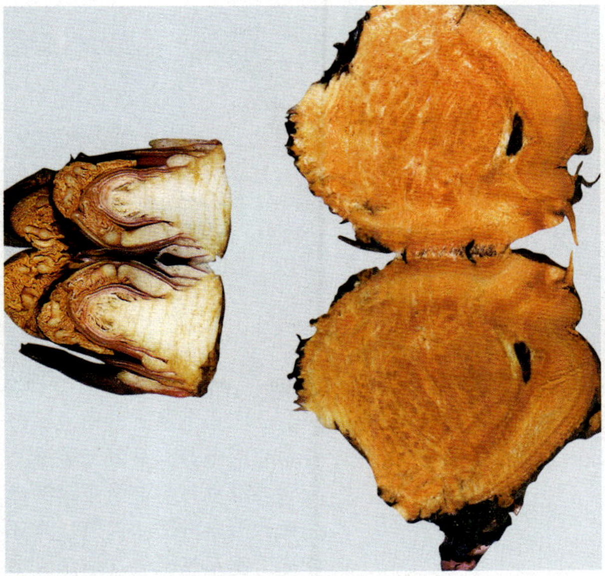

彩图 30-36　掌叶大黄芽（左）及茎基和根茎（右）

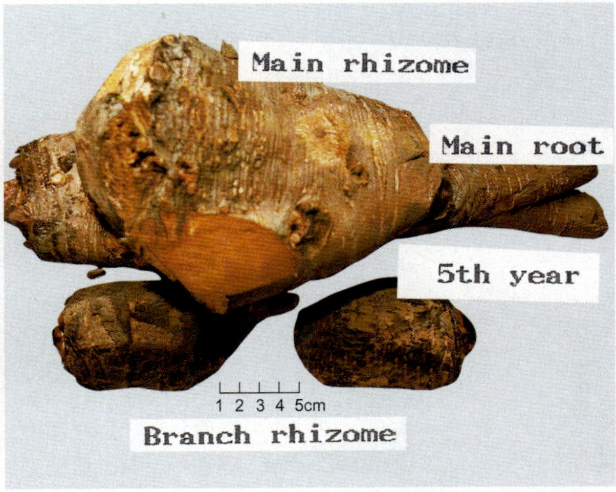

彩图30-37　掌叶大黄主根茎（上）支根茎（下）主根（右）

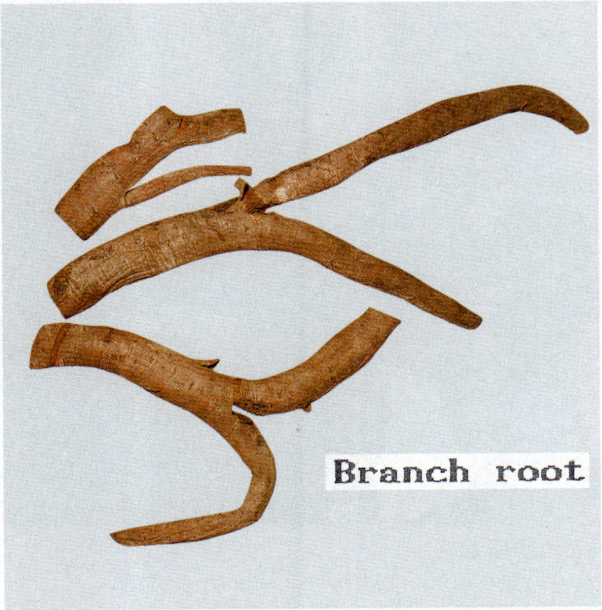

彩图 30-38　掌叶大黄支根

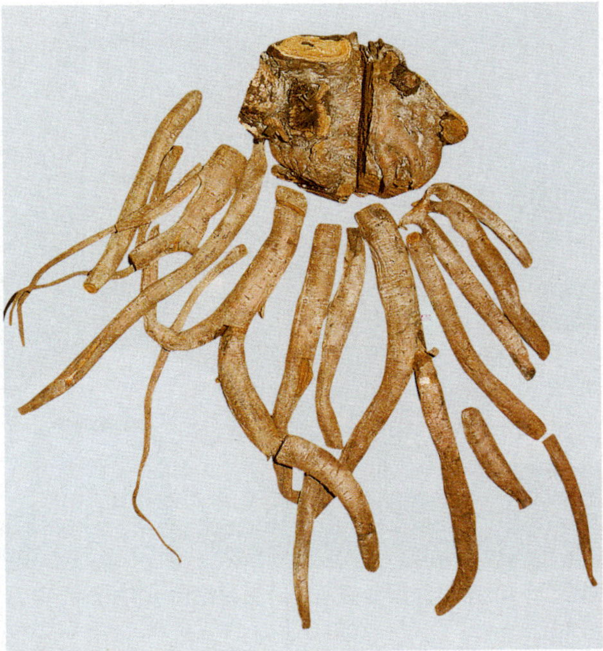

彩图 30-39　掌叶大黄细根（下）

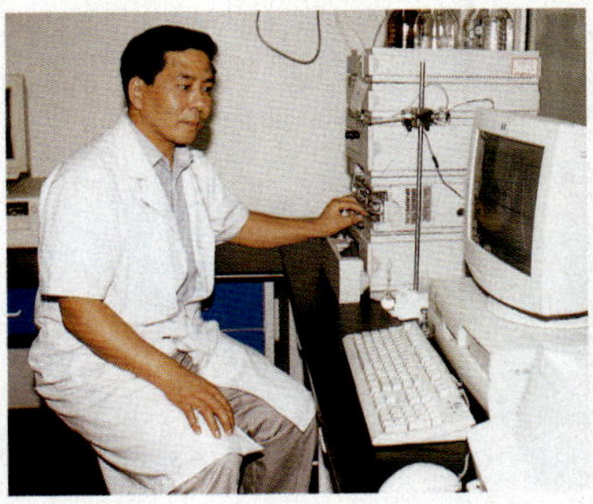

彩图 30-40　北医药学院史录文在进行大黄的 HPLC 测试

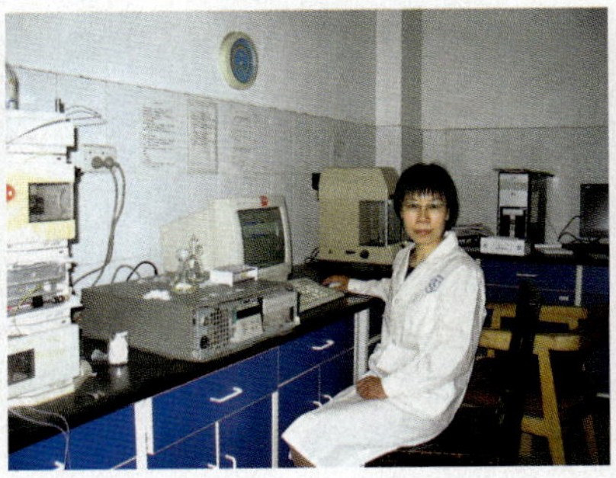

彩图 30-41　北医药学院谢晓慧正在进行大黄化学成分的测定

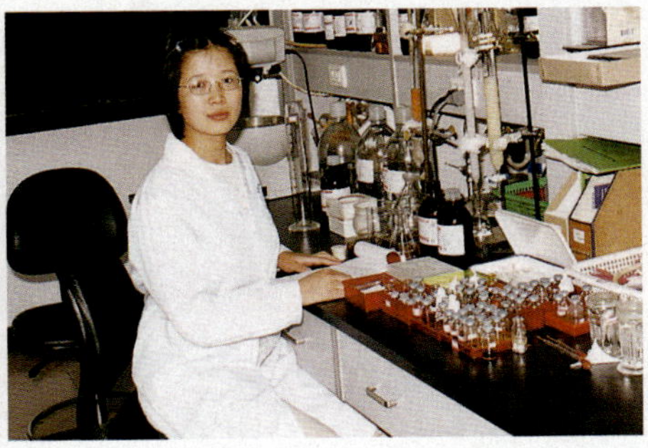

彩图31-1　北医药学院生药学生物技术研究室韩健正在进行大黄化学品质评价的研究

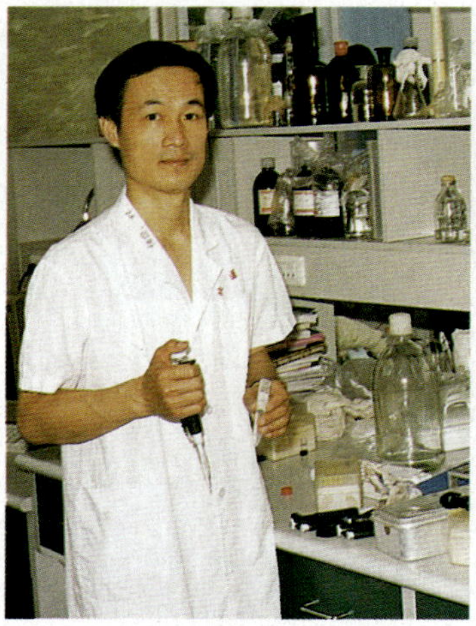

彩图 33-1　北大医学部研究人员林明与药学院合作，进行大黄氨基酸的分析测定研究，建立分析方法，并用以测定大黄属药材及其炮制品的氨基酸含量

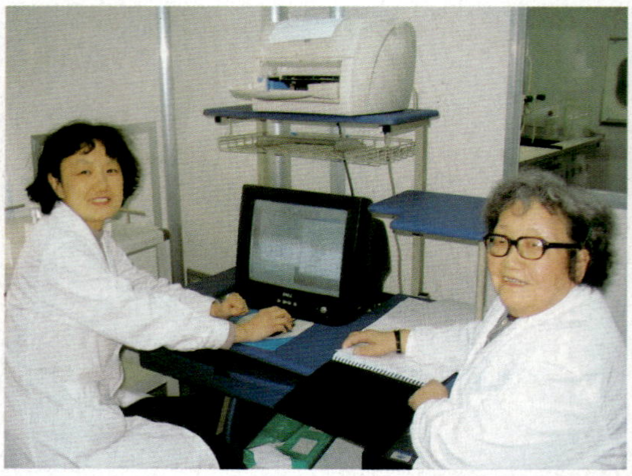

彩图34-1　北大公共卫生学院王耐芬教授指导王小燕进行大黄微量元素的测定

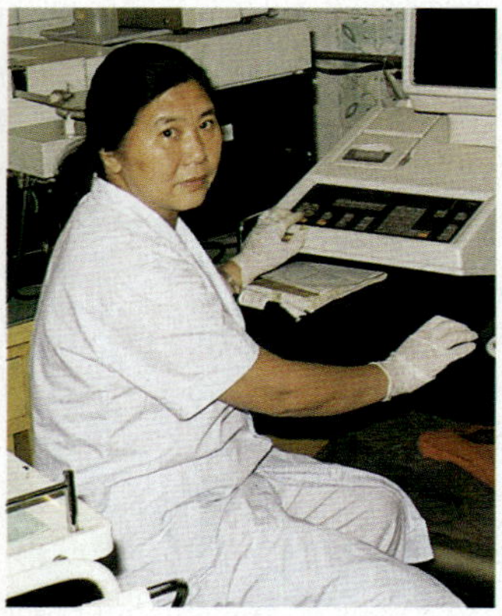

彩图 34-2　北医三院职业病研究中心陈寿芳、马佩云等建立大黄属植物、生药及土壤微量元素的测定方法，并测试全部样品。图示马佩云在测定大黄土壤中的微量元素

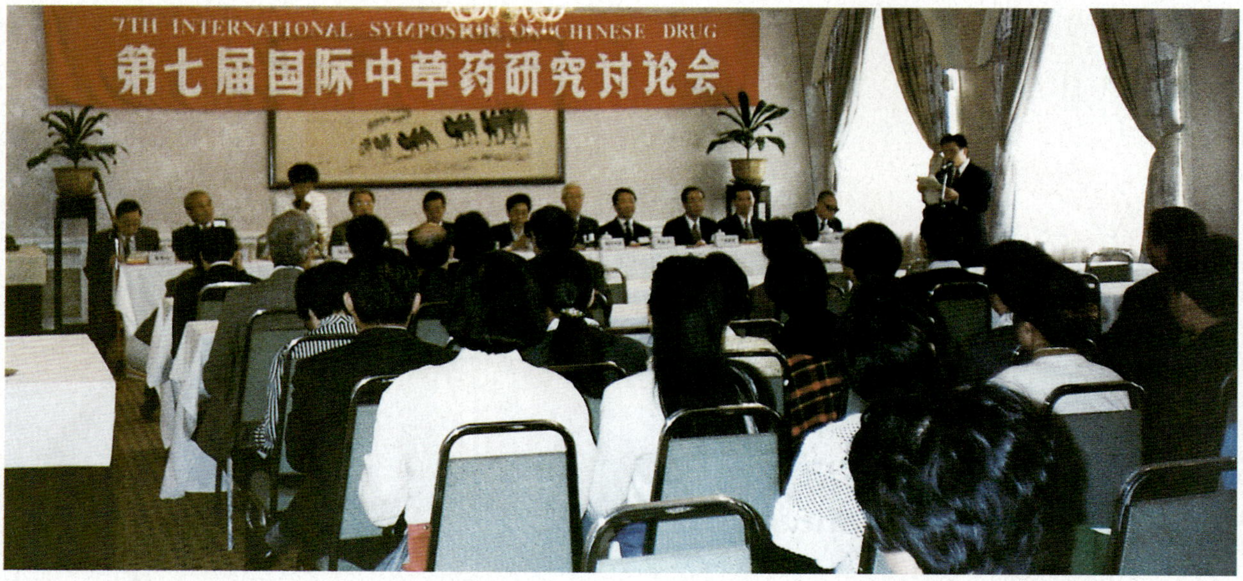

彩图 35-1　第七届国际中草药研究讨论会于 1993 年 10 月 5 日在北京召开

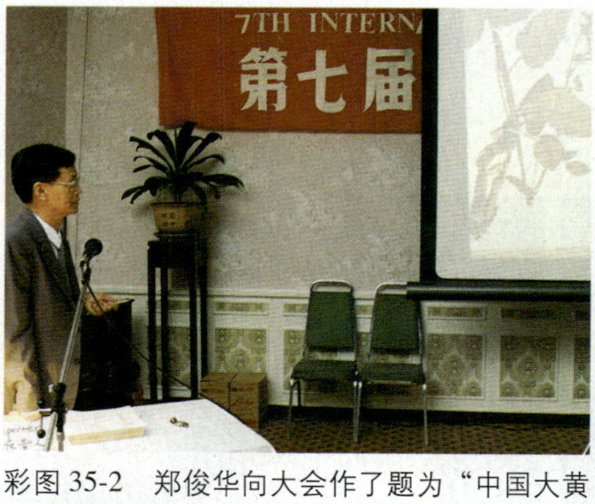

彩图 35-2　郑俊华向大会作了题为“中国大黄属化学成分分析”的学术报告

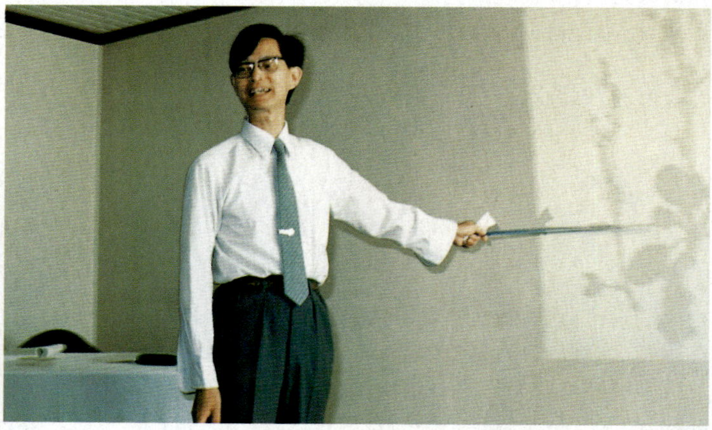

彩图35-3　第一届国际大黄学术讨论会于1990年8月在承德市召开，郑俊华代表大黄研究课题组作“大黄植物不同部分，不同生长年限，不同采收期化学成分的积累动态”的学术报告

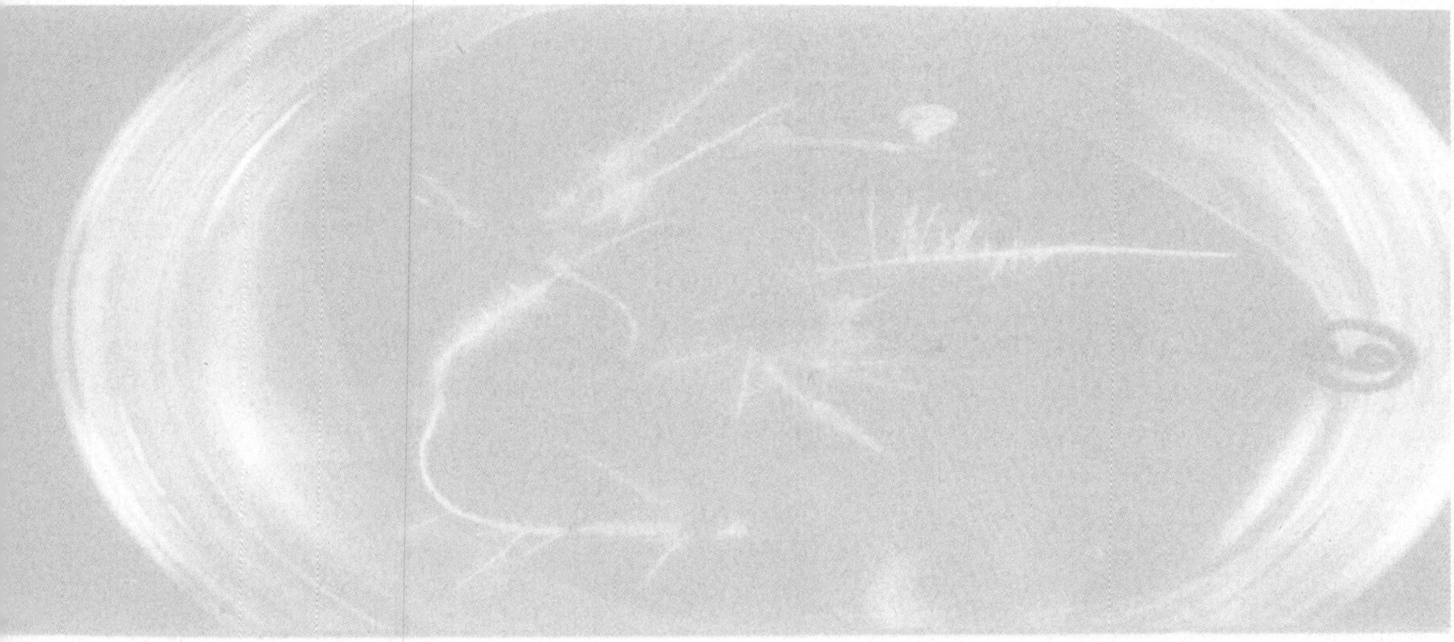

第八篇　生物技术在大黄研究中的应用

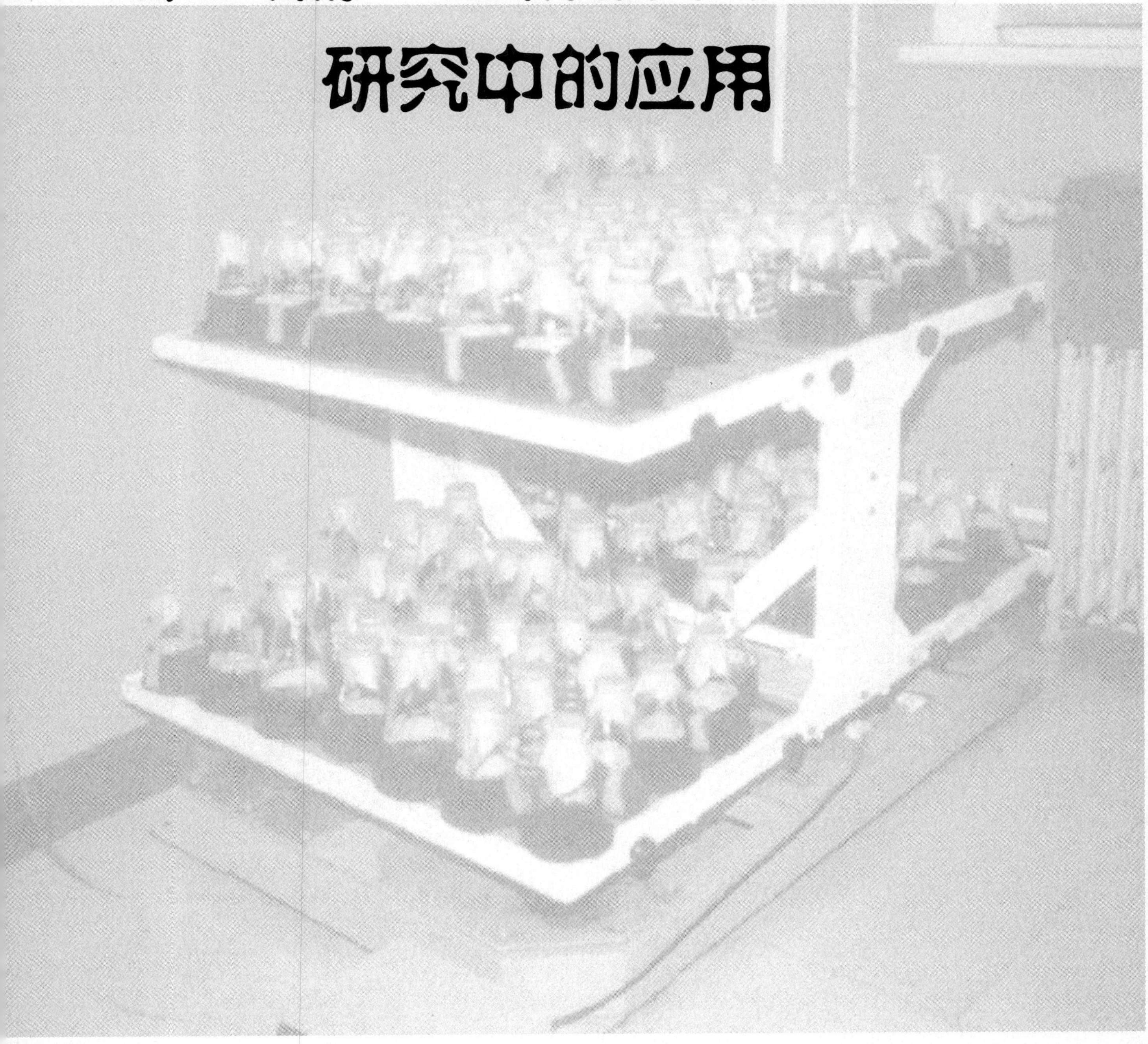

第 36 章　Ri 质粒转化系统在植物组织培养生产次生代谢产物中的应用

20 世纪 70 年代末 80 年代初兴起的植物基因工程与农杆菌的研究密切相关。农杆菌质粒介导的基因转移系统主要是通过致病农杆菌（包括根癌农杆菌 Agrobacterium tumefaciens 和发根农杆菌 Agrobacterium rhizogenes）进行植物基因组的直接操作，即转化。发根农杆菌是一种革兰阴性菌，通过把所含 Ri 质粒（root-inducing plasmid）中的转移 DNA（Transferred DNA，T-DNA）转移并整合到植物基因组中，从而引起植物形态上和代谢上的变化。在形态方面：Ri 质粒诱导快速生长的、非向地性、高度分支的发根（hairy root）的形成；在代谢方面：Ri 质粒转化根能合成与原植物相同或相似的次生代谢物，并且发根合成次生代谢物具有遗传稳定性。这些次生代谢物有的可作为药物，有的可作为药物赋形剂，具有较高的经济价值。美国、日本、德国、韩国、加拿大等国竞相开展这方面的研究。人参皂苷等已通过发根培养法得以工业化生产。

第一节　Ri 质粒转化植物诱导发根

一、发根农杆菌与 Ri 质粒的分类及转化植物机制

在天然状态下，发根农杆菌可作为毛根病的病原菌在某些植物伤口处诱生发根（hairy root）。这一事实最初由 Richer（1930）、立石（1939）在苹果树毛根病研究中证实。

发根农杆菌宿主范围因菌株不同而异。一般局限于双子叶植物；也有一些裸子植物诱导出了发根；Tempe J.（1986）用发根农杆菌 15 834 菌株从玉米幼苗上诱导出了发根，实现了发根农杆菌感染单子叶植物的零的突破。目前已经诱导出发根的植物多数集中在茄科、菊科、十字花科、旋花科、伞形科、豆科、石竹科、蓼科，主要是草本植物，而木本植物较少有成功报道。

发根农杆菌能从植物伤口处诱导出发根，原因在于它含有 Ri 质粒——发根诱导质粒。Ri 质粒是发根农杆菌染色体外的一个大质粒，带有冠瘿碱（Opine）合成酶基因，该基因在真核的植物细胞中表达能产生特异氨基酸衍生物——冠瘿碱。根据合成冠瘿碱的差异，Ri 质粒大体可划分为：Agropine-type（农杆碱型）、Mannopine-type（甘露碱型）、Cucumopine-type（黄瓜碱型）和 Mikiopine-type（表 36-1）。不同类型 Ri 质粒的致根特性也有差异，含农杆碱型 Ri 质粒的农杆菌通常比含甘露碱型、黄瓜碱型或 Mikiopine 型的农杆菌的宿主范围大得多。

表 36-1　Ri 质粒分类表

Ri plasmid type	Opine
Agropine-type	Agropine Agropinic acid Mannopine Mannopinic acid Agrocinopine A
Mannopine-type	Mannopine Mannopinic acid Agropinic acid Agrocinopine C
Cucumopine-type	Cucumopine
Mikiopine-type	Mikiopine

Ri 质粒通过 T-DNA 和 Vir 区（致病区）来转化植物。甘露碱型、黄瓜碱型 Ri 质粒都只有一个 T-DNA 区，其上有冠瘿碱合成酶基因，T-DNA 表达即合成冠瘿碱；农杆碱型 Ri 质粒 T-DNA 呈 T_L-DNA、T_R-DNA 分离的两段，如图 36-1 中的 pRiA$_4$b 质粒，T_L-DNA 带有甘露碱型、黄瓜碱型 Ri 质粒 T-DNA 同源片段，但 T_L-DNA 单独表达时并不合成冠瘿碱，T_L-DNA 上另有 rolA、rolB、rolC、rolD 四个与根的形态发生有关的基因。White 发现 T_L-DNA 单独表达便可产生发根。T_R-DNA 带有编码生长素及农杆碱合成酶的基因。一般认为，T_L-DNA 在转化中的作用比 T_R-DNA 大。Mikiopine 型 Ri 质粒 T-DNA 的

分析研究报道尚少。Tanaka 等（1994）研究结果证明：Mikiopine 型 Ri 质粒 pRi1724 的 9.5kb 区段带有结构、功能与农杆碱型 Ri 质粒 $pRiA_4b$ 的 rolA、rolB、rolC 基因等价的基因，能从匍匐筋骨草（Ajuga reptans）和烟草的叶盘上诱导出发根。

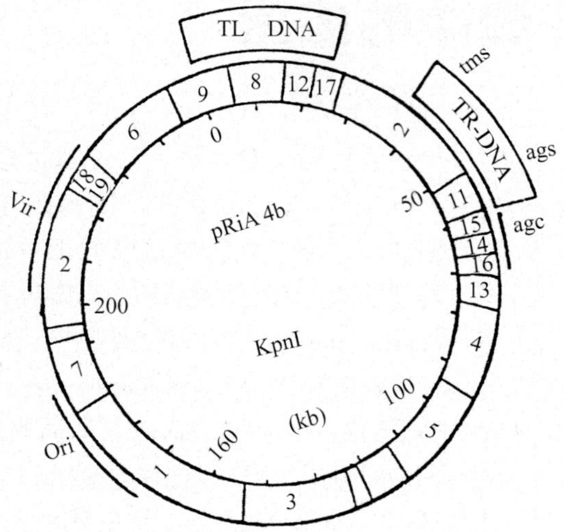

图 36-1 $pRiA_4b$ Kpn Ⅰ 酶切图谱

Vir 区位于 Ri 质粒复制起点与 T-DNA 区之间。Vir 区基因并不发生转移，但它对 T-DNA 的转移十分重要。Vir 区的 7 个操纵子 VirA、B、C、D、E、F、G，除 VirA 外，均处于沉默状态，植物伤口产生的低分子酚类化合物（乙酰丁香酮、羟基乙酰丁香酮等）能以 VirA 的表达产物为媒介激活其它 Vir 基因联合群，从而使 T-DNA 转移并完成对植物的转化。这些酚类化合物可以用来提高发根农杆菌感染某些植物的转化率，从裸子植物花旗松中分离到的松柏素（coniferin）也可提高某些裸子植物的转化率。

发根农杆菌转化植物时，把自身 Ri 质粒的 T-DNA 上的基因转移并整合入植物基因组，这些基因表达后即产生发根。也可以对 Ri 质粒进行遗传操作，构建载体，把外源基因通过中间载体或二元载体导入发根农杆菌，然后感染植物外植体，外源基因及 Ri 质粒 T-DNA 部分基因便在诱导出的发根或再生植株中得到表达。野生型发根农杆菌可直接用作受体，构建中间载体，又叫共整合载体（cointegrating vector）。二元载体（binary vector）法是把 Vir 区，T-DNA 区分别构建成相互独立的复制子，通过 Vir 区作用，致使 Ri 质粒 T-DNA 发生转移。目前，通过插入抗生素抗性基因或报告基因高效筛选转化细胞系的载体也已开发出来。发根农杆菌已成为把外源基因插入植物基因组的强有力的工具。同时，质粒 DNA 的随机插入有可能诱导宿主植物基因组发生突变，已有报道：质粒 DNA 的插入改变了母体植物对特殊生物合成途径的控制。

在转化细胞中，一方面，T-DNA 的插入长度与发根农杆菌的类型有关。农杆碱型 Ri 质粒 T_L-DNA 或黄瓜碱型 Ri 质粒 T-DNA 插入长度相当稳定，而农杆碱型 Ri 质粒 T_R-DNA 或甘露碱型 Ri 质粒 T-DNA 插入长度则很不稳定。但例外的是，农杆碱型 Ri 质粒 T_L-DNA 在转化烟草中总比在其它转化植物中短。另一方面，转化细胞基因组中插入 T-DNA 的数目也与发根农杆菌类型有关，许多菌株的转化细胞基因组中有多个 DNA 插入。插入的 DNA 在大多数情况下相互独立，也有连在一起的情况出现。多个 DNA 插入一个转化细胞基因组中的原因可能有：两个或多个发根农杆菌侵染并整合进同一个植物细胞；或是单个发根农杆菌的两个或多个 T-DNA 整合进一个植物细胞。后者是插入 T-DNA 数目变化的主要原因。

Ri 质粒转化细胞再生的植株具有叶皱缩、叶缘卷曲、节间缩短、顶端优势较弱等特征。但某些发根的再生植株表型完全正常。对发根再生植株有性后代 T-DNA 插入的遗传分析表明：分离类型只与母体植物的一个克隆组成一致。虽然此类分析工作尚少，但结果一致证明：一条发根起源于一个细胞。发根这一特性可用于筛选高产发根细胞系。

二、发根农杆菌转化植物的方法及转化过程

发根农杆菌感染植物使用最多的是叶圆片法，原生质体和农杆菌共培养法、整株感染法则使用较少。

叶圆片法（leaf disc）最初由 Horsch 等转化植物时使用。发根农杆菌感染植物的程序如图 36-2 所示。有人在感染之前将外植体预培养 1～2 天取得了理想的转化效果。白永延等（1990）发现撕去叶的下表皮再感染，可以明显提高转化率。实际工作中，外植体也可以是子叶、子叶柄、叶柄、茎或悬浮培养细胞、萌发种子等。

一般认为，农杆菌的转化过程类似于细菌接合作用，农杆菌的单链 DNA 与特殊的膜蛋白结合后被传入机械损伤的植物细胞中。镰田博（1987）把转化过程归结如下：

（1）受体植物于伤口处产生乙酰丁香酮（acetosyringone）等作为受伤信号刺激发根农杆菌。

（2）Ri 质粒致毒区域（Vir-region）基因活化表达，表达产物作用于质粒 T-DNA。

（3）T-DNA 两端重复序列（保守区域，一般 25bp）产生缺刻，复制合成单链线性分子。

（4）T-DNA 连接成环。

（5）环状 T-DNA 转移，重组进植物核基因组，表达结果导致发根的形成。

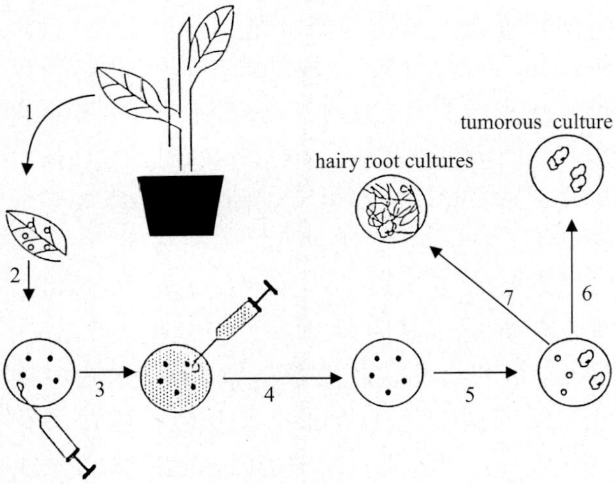

图 36-2　**发根农杆菌转化植物流程图**

1. 叶子切离植物并表面灭菌　2. 从灭过菌的叶片上打叶圆片　3. 接种发根农杆菌　4. 在含抗生素的培养基上培养　5. 在不含植物激素的培养基上培养　6. 在 Gambourg B_5 培养基上培养　7. 在无机盐浓度减半的 Gambourg B_5 培养基上培养

三、Ri 质粒发根的产生与鉴定

植物在感染发根农杆菌后，病症发生及其形态与植物基因组、生理状态、感染方式、接种后植物外植体的环境条件均有直接关系。发根农杆菌宿主范围以外的植物自然不能被转化。Hemstad（1985）用发根农杆菌感染葡萄时只出现冠瘿瘤，而不出现发根。本文作者曾用发根农杆菌感染葫芦巴子叶，产生了大量的冠瘿瘤，有的子叶在冠瘿瘤表面形成很短的根状突起，却不能继续伸长为典型发根。完整植株能合成抗菌物质，一般不易转化。镰田博等（1985）认为，感染整株旺盛发育的药用植物，一般不会产生发根；Kamada（1980）实验表明：干燥条件下一般不出现发根，在高湿度条件下出现典型发根。Kamada 还提出：有的植物即使有 T-DNA 插入，也有可能不表现出病症（产生发根）。

Ri 质粒 T-DNA 带有合成生长激素的基因和冠瘿碱合成酶基因，转化的植物细胞可以产生冠瘿碱并能在不含植物生长激素的培养基上生长。可以根据冠瘿碱的有无和激素自主生长特性筛选发根，使转化细胞带有合适的选择标记，如新霉素磷酸转移酶（NPT-Ⅱ）基因，氯霉素乙酰转移酶（cat）基因等抗生素抗性基因可以有效选择转化细胞，β-葡萄糖苷酸酶（GUS）基因，荧光素酶基因等报告基因的应用，能直接检测外源基因的表达，对于鉴别转化子十分重要。经过上述方法的筛选、鉴别，在抗性克隆及其再生植株中，仍会存在一定比例的假阳性，需进一步做点杂交、Sonthern blotting 杂交分析，才能最终确定外源基因是否整合到受体细胞染色体组中。

第二节　利用发根培养物生产次生代谢产物

一、发根培养物的特点

发根培养物在合成次生代谢物方面具有许多优点。

1. 生长迅速

发根本质上是一种恶性增殖的激素自主型的器官，生长速度很高，可用于大量培养。Flores 等（1987）培养的天仙子发根在一个培养周期鲜重增加 2 500 倍。张荫麟（1992）液体培养金荞麦发根，在 25 天的培养期中，发根增殖 1 861 倍，而作对照的细胞培养物只增殖 26.7 倍。

2. 合成能力高且稳定

Hamill 等（1986）的实验表明：在研究过的大多数植物中，次生代谢物的积累与植物生长都大致呈正相关，即单位生物量中次生代谢物含量

基本恒定。发根生长速度快，次生代谢物合成和积累速度也快。而激素依赖的未经转化的根培养物合成和积累次生代谢物都很困难。另外，发根是细胞分化而来的根组织，具有遗传稳定性，不仅染色体数目和亲本一致，而且合成能力、合成模型及生长速度也很稳定。Maldonado-Mendoza 等（1993）实验数据说明：无刺曼陀罗（Datura stramonium）发根培养物合成天仙子胺和在莨菪碱的能力比母体植物高两个数量级，继代培养 5 年以上的发根仍保持合成托品烷生物碱的稳定性。

3. 生物转化

发根培养物可用于生物转化，川口基一郎（1990）用人参发根转化洋地黄毒苷，产生了强心苷；Muranaka（1994）用含 parAt-GUS 融合基因的烟草发根、颠茄发根、拟南芥发根分别转化 4-甲基伞形酮-β-D-葡糖苷酸，均产生了 4-甲基伞形酮。

4. 向培养基中释放代谢物

有些植物的发根把一部分次生代谢物释放到培养基中。黄花烟草（Nicotiana rustica）发根培养物在 16 天生长期内，质量增加 35 倍，向培养基中分泌的尼古丁高达 10mg/ml（Hamill，1986）。Parr 等（1987）用烟草属其它植物也得到了相似的结果。发根的这一特性有利于分离提取次生代谢物。

5. 繁殖能力强

发根具有高度的繁殖潜能，可以制成人工种子（artificial seed）长期保存。Uozumi 等（1992）研究表明：带有顶端分生组织或分支的辣根（Armoracia rusticana）发根切段能再生出整个植株。他们用海藻酸钠凝胶包裹发根切段制成了人工种子。Repunte 等（1995）用辣根发根起源的细胞团制成的人工种子，25℃贮藏 60 天后仍保持再生根的潜能。

二、影响发根生长和次生代谢物合成的因素

光因子、基本培养基种类、培养基组成、pH、激素等许多理化因子对发根生长和次生代谢物合成均有影响。

1. 光因子的影响

光能使一些在原植物叶中大量表达的产物在绿色发根中得到表达，或是光激活了合成途径中的某些酶，从而促进了次生代谢物的合成。有些植物的发根暴露在光下一段时间之后便开始变绿，生长速度和终产量都比暗培养高。Maldonado-Mendoza（1995）用光照诱使无刺曼陀罗（Datra stramonium）的发根变绿，并用于生产莨菪烷生物碱。有些植物只有在光培养下才合成次生代谢物，如青蒿（Artemisia annua L.）发根中青蒿素的合成便依赖于光。而 Hook（1994）观察到在缺光的条件下培养高山火绒草（Leontopodium alpinum Cass）发根，能够增加发根挥发油的得率。Saitou 等（1993）实验表明：近紫外光（350～400nm）、蓝光（400～460nm）、红光（600～680nm）对辣根发根上不定芽形成的诱导效果最好；而远红光（730nm）则抑制这三种光的促进作用。

2. 培养基种类、组成的影响

基本培养基的种类、组成、碳源等因素对发根及次生代谢物的产生均有影响。Vanhala 等（1995）用不同致病性的农杆菌感染钝天仙子（Hyoscyamus muticus）的实验，在 LBo 培养基上得到的发根比 B_5 培养基上的多。江洪如（1995）的研究说明：Nitch、SH 培养基对龙胆（Gentiana manshurica Kitag）发根生长优于 MS 培养基，而 White、HE 不利于龙胆发根生长。20～30g/L 蔗糖作碳源时龙胆发根生长最好，高于 60g/L 时，不利于发根生长。可溶性淀粉与蔗糖类似，而葡萄糖对龙胆发根生长不利。Shimomura 等（1991）发现紫草发根在 MS 固体培养基上培养时，不能产生任何色素，然而在用专门的培养根（root culture）的固体或液体培养基上培养时，却产生大量的色素并释放到培养基中。Uozumi 等（1991）研究表明：在补料分批培养（feed-batch culture）中，果糖作碳源可以大量提高反应器中胡萝卜发根的密度。Kino-Oka 等（1994）观察到：在果糖和硝酸盐作唯一碳源和氮源的 MS 改良培养基上培养西洋茜草（Rubia tinctorum L.）发根能极大增强发根的生长和色素形成；而浓度为 60mmol/L 的氮及用蔗糖作碳源对人参发根培养物的生长和花色素苷的产生显示显著的影响（Ko 等，1994）。Taya 等（1994）发现，磷是甜菜发根中色素积累的关键营养元素。磷浓度较低（0～2.5mol/m^3）时，发根中色素的含量较高。在不含磷的培养基上批量培养 18 天，生成的色素总量是正常 MS 培养基（1.25mol/m^3 磷）上产生色素的 4.8 倍。

3. pH 的影响

培养基起始 pH 对发根生长和代谢均有影响，原因在于 pH 对在发根生长和代谢中起关键作用的酶的活性有影响。蔡国琴等（1995）培养青蒿发根时观察到，偏酸性（pH 小于 6.0）有利发根生长和次生代谢物的合成，70%的青蒿素释放到培养基中，pH 大于 6.0 时，生长受抑制，青蒿素只能在培养基中检测到，在发根中检测不到。Hò 等（1992）用起始 pH 分别为 4.2、5.7、6.5、7.3 的液体 1/2Gambourg B_5 培养基培养长春花发根，在 pH6.5 的情况下，发根得以最大量生长；pH 为 4.2 和 7.3 的情况下，发根生长速率最低。

4. 激素的影响

生长素和细胞分裂素常用来调控发根的生长和次生产物合成，但它们对不同植物发根的作用不同。Repunte 等（1993）的实验证明：1.0mg/dm^3 NAA 与 0.5mg/dm^3 BAP 配合使用引起辣根从发根到细胞团的巨大变化；单独加入 NAA，在从细胞团再生发根的过程中，发根形成和生长都增强。Saitou 等（1992）发现 NAA 和 5，6-Cl_2-IAA 等生长素（IAA 例外）在光照下抑制辣根发根产生不定芽；BA、Kin、i^6Ade、i^6Ado 等细胞分裂素在暗处诱导发根芽的形成，在光照下增加发根上芽形成的数量。Arroo 等（1995）用同位素［^{35}S］掺入实验证明：在培养万寿菊（Tagetes patula）发根时加入 IAA，发根产生了大量侧根，噻吩的合成受到抑制；不加 IAA 时，发根分枝与噻吩积累之间却没有表现出太大的相关性。

除了上述影响因素外，Yu 等（1994）研究了颠茄发根对氧气的需要；Kato 等（1987）观察了不同磁场强度对胡萝卜和颠茄发根生长速度的影响。Jung 等（1994）研究了无机盐成分对长春花（Catharanthus roseus）发根生长与长春花碱积累的影响。他们根据作用不同把无机盐成分分成四组：第一组，硝酸盐，对发根生长和catharanthine 生成均有利；第二组，铵和磷酸盐，则产生相反的作用；第三组，硼酸盐和钼酸盐，对发根生长和 catharanthine 生成均有抑制作用；第四组，碘化钾、硫酸盐和铁盐，没有太大的影响。至于用来引发次生代谢物分泌的有机或无机化学物质对发根培养物的影响，将在下文加以论述。

第三节　发根培养技术

发根可以用一般的组织培养方式在固体或液体培养基上培养。商业价值昂贵的化合物还可以用生物反应器批量培养。采用下列培养技术，能够提高次生代谢物的得率：（1）二步培养法；（2）有机或无机的引发子的运用；（3）加入前体化合物。

1. 生物反应器（bioreactor）培养发根

发根是生长迅速，高度分支的器官，培养容器中发根的密度往往很高，因此保持低的流体压力和高的容量氧气转移系数十分必要，开发这种特性的生物反应器很有意义（Kim，1993）。Ko 等（1992）用气升式（air-lift type）反应器培养胡萝卜发根，发根快速生长，25 天后发根终产量比起始质量高 11 倍。Nuutila 等（1994）比较了三种类型的生物反应器，在喷气式（air-sparged）反应器中，长春花发根生长和吲哚生物碱合成均最好，在搅拌（stirred）反应器和基质环流（medium circulation）反应器中，发根则不能生长。Uozumi 等（1991）的研究表明：用单糖作碳源能极大提高反应器中胡萝卜发根的密度，同时可以避免用蔗糖作碳源时果糖和葡萄糖在培养基中的大量积累。从以上研究可以看出，通气性能良好的气升式或喷气式反应器是培养发根的理想装置。单糖作碳源适合批量培养发根的反应器的具体情况，可以避免反应器中糖的积累。

2. 二步培养法（two-stage culture process）

发根起初在可获得最大生长速率的生长培养基上培养，然后转移到可诱导产生目的次生代谢物的生产培养基上培养。这种培养基通常是改良的 MS 或 B_5 培养基。其中蔗糖和磷酸盐水平已做了调整。Jung 等（1994）通过优化无机盐建立的两阶段培养法使长春花发根培养中 catharanthine 的得率高达 60.5mg/L，比原先的 SH 培养基一步培养法的得率高 5.4 倍。

3. 引发子（elicitor）的应用

当发根接触到范围从金属离子到除草剂的某种化学物质时，便引发发根次生代谢物的分泌。绝大部分报道的引发技术应用了从酵母或真菌中提取的蛋白或多糖物质。Penicillium spp.、Verticillium dahlia 和 Fusarium moniliforme，Aspergillus niger、Pythium aphanidermatum 的细胞壁粗提物，以及一些特殊的化合物，如杆菌肽、粘菌素以及多粘菌素 B，都可作引发子运用。

4. 前体（precursor）追加法

通过饲喂目的次生代谢物的前体，对发根代谢途径进行调节，进而提高次生代谢产物的合成。Arroo 等（1995）根据饲喂［^{35}S］标记中间物的实验结果，提出了存在于万寿菊（Tagetes patula）中的一个改良联噻吩生物合成途径，通过加入前体 2-(but-3-en-1-ynyl)-5-(penta-1，3-diynyl)-thiophene(一种单噻吩)，生成了联噻吩 5′(3-buten-1-ynyl)-2,2′-bithienyl，后者能转化成许多其它联噻吩（bithiengls）。

上面讨论了发根培养物的特点，影响因素和常用的培养技术。实际研究工作中，根据具体植物发根培养物的特点和影响因素，优化组合运用这些培养技术，必将取得良好的效果。

第四节 发根培养物的次生代谢产物

鉴于发根在合成次生代谢物上的特点，近年来有关发根培养物的研究越来越多。迄今为止已有 160 多种植物得到了发根培养物。随着发根培养技术的逐步完善，许多有开发价值的次生代谢物已从不同植物的发根培养物中提取出来（表 36-2），有的化合物已通过发根培养法得以工业化生产或中试生产。其中药用价值较高的是有生物活性的喹啉生物碱、吲哚生物碱、托品烷生物碱、喹嗪烷生物碱等，此外，噻吩、多炔、蒽醌、糖苷等次生代谢物也是重要的活性化合物。

1. 生物碱类次生代谢物

奎宁、奎尼定等喹啉生物碱，毒扁豆碱、阿吗碱、利血平、长春新碱、长春花碱等吲哚生物碱，莨菪胺、天仙子胺、阿托品、柯卡因等托品烷类生物碱、金雀花碱、安吉娜碱等喹嗪烷类生物碱，以及尼古丁等生物碱，都是重要的活性化合物。以提高组织培养系统中次生代谢物产量为目的，研究人员利用发根培养技术进行了广泛的研究。Hamill 研究小组（1989）发现，Cinchona ledgeriana 发根培养物产生的甲氧基喹啉、奎宁和奎尼定的含量是他们早期工作中得到的最高产的深绿色冠瘿瘤细胞中生物碱含量的 2～3 倍。Parr 等（1988）转化长春花（Catharanthus roseus）得到的发根培养物在 28 天的生长期内，发根质量增加了 20 倍，并合成了高产量的吲哚生物碱，包括阿吗碱、catharanthine、长春花朵宁。Christen 等（1989）报道：白花曼陀罗（Datura candida）的发根培养物在一个月的生长期内细胞质量增加 20 倍，生物碱含量达到细胞干重的 0.68%。Wink 和 Witte（1987）用鹰爪豆（Spartium junceum）的发根培养物产生了在正常情况下由茎和叶组织合成的喹嗪烷类生物碱，含量与完整植株茎组织中相当甚至更高，每克鲜重发根含数微克喹嗪烷类生物碱。

2. 其它次生代谢物

多炔和噻吩等非生物碱类次生代谢物，可以用作真菌、细菌和线虫的抗生素，已能在发根组织中诱导出来。Flore 等（1987）发现万寿菊属（Tagetes）和鬼针属（Bidens）的发根培养物产生了在完整植物根中合成的相同类型的多炔类和噻吩类。甜菊苷在亚洲许多地方作为甜味剂，有巨大的商业价值。甜叶菊（Stevia rebaudiana）的发根培养物能合成甜菊苷的前体化合物 steviobioside，从而可以生产甜菊苷（Yamazaki 等，1989）。人参是深受欢迎的滋补品，但人参根的平均收获年龄是 5～7 年。人参发根培养物比未转化的根培养物生长快 2～3 倍，经过 3 周培养，干重即可增高 2.4 倍（Yoshikawa 等，1987）。大批量培养人参发根，进而生产人参皂苷，可以获得很高的利润。

以上集中讨论了用发根培养物生产次生代谢物的技术及其应用。除了培养发根生产天然次生代谢物外，用 Ri 质粒作为载体通过发根农杆菌向植物基因组插入外源基因，可以生产外源基因产品。这方面的工作正在开展，Stougaard 等将嵌合大豆血红蛋白基因通过 Ri 质粒中间载体法导入牛角花植物中，外源基因在牛角花中得到了表达。此外，Ri 质粒 T-DNA 随机插入植物基因组，可能引起宿主基因组发生突变，从而导致新化合物的产生，这对于发现新的活性化合物很有意义。

综上所述，Ri 质粒转化系统为利用植物组织培养生产次生代谢物带来了新的契机。Ri 质粒转化系统在植物组织培养上的应用将会在通过生物技术手段工业化生产植物次生代谢物方面发挥出越来越大的作用。

表 36-2 发根培养物及其次生代谢产物

原植物	次生代谢产物	文 献
Lycoperisicon esculentum	cystnematode	Ashikawa et al，1991
Hyoscyamus albus	piperidone alkaloid	Sauerwein et al，1991
H. albus	tropane alkaloids	Doerk et al，1991
H. albus	tropane alkaloids	Shimomura et al，1991
Stevia rebaudiana	steviol glucosides	Yamazaki et al，1991
Ajuga reptans var. atropurpurea	phytoecdysteroids	Matsumoto et al，1991
Rubia tinctorum	anthraquinone	Sato et al，1991
Tagetes patula	thiophene	Buitelaar et al，1991
Amsonia elliptica	indole alkaloids	Sauerwein et al，1991
Daucus carota	flavor compound	Chamberlain et al，1991
Tagetes patula	thiophene	Mukundan et al，1991
Lippia dulcis	hernandulcin	Sauerwein et al，1991
Astragalum membranaceus	r-aminobutyric acid	Asamizu et al，1990
Catharanthus roseus	indole alkaloid	Toivonen et al，1991
Geranium thunbergii	tannin	Ishimaru et al，1991
Digitalis lanata	cardenolides	Yoshimatsu et al，1990
Tagetes patula	nematocidal compounds	Kyo et al，1990
Swertia japonica	phenyl glucosides	Ishimaru et al，1990
Lobelia inflata	lebeline	Yonemitsu et al，1990
Catharanthus roseus	catharanthine，ajmalicine	Jung et al，1992；Sim et al，1994；Vazqnez-Flota et al，1994
Nicotiana spp.	putrescine	Mengoli et al，1992
Hyoscyamus albus	alkaloid	Sauerwein et al，1992
Valeriana of ficinalis var. sambucifolia	valepotriates	Gramcher et al，1992
Raphanus sativus var. chungpihongsim	anthoyanin	Ahn et al，1992
Nicotana tobacum	protein，amino acid，polyamine	Mengoli et al，1992
Lobelia inflata	polyacetylene gentiobioside	Ishimaru et al，1992
Peganum harmala	β-carboline alkaloids，serotonin	Berlin et al，1992
Panax ginseng	saponin，anthoayanin，glycosides	Hwang et al，1991，Ko et al，1994；Yoshi Kawa et al，1993
Beta vulgaris L. cv. Detriot dark red	pigments	Taya et al，1992；1994
Tagetes patula	thiophene	Buitelaar et al，1992
Lupinus polyphyllus	isoflavone glycoside	Berlin et al，1991
L. hartwegii	isoflavone glycoside	Berlin et al，1991
Hyoscyamus muticus	sesquiterpene	Dunlop et al，1991

续表 36-2

原植物	次生代谢产物	文　献
H. albus	alkaloid	Sauerwein et al，1991
Lithospermum erythrorhizom	shikonin	shimomura et al，1991
Niwtiana tabacum	nicotine	Larsen et al，1993
Sesamum indicum	naphthoquinone	Ogasawara et al，1993
Tagetes patula	thiophene	Buitelaar et al，1993
Peganum harmala	serotonin，β-car-boline alkaloids	Berlin et al，1993
Datura stramonium	tropane alkaloid	Maldonado-Mendoza et al，1993
Linum flavum	lignan	Oostdam et al，1993
Ambrosia trifida	sesquiterpenes thiarubrines	Lu et al，1993
Bupleurum falcatum	saponin	Ann et al，1993
Rubia tinctorum	anthraquinones	Hermans-Lokkerbol et al，1993
Daucus carota	carotenoid	Ko et al，1992
Hyoscyamus muticus	polyamine	Biondi et al，1993
H. albus	tropane alkaloid	Sauerwein et al，1993
Lithospermum erythrorhizon	shikonin	Sim et al，1993
Salvia miltiorrhiza	diterpenoid	Hu et al，1993
Catharanthus roseus	indole alkaloids	Bhadra et al，1993
Solanum tuberosum	11-hydroperoxyeicosatetraenoic acid	Reddy et al，1992
Fagopyrum cymosum	dimeric procyanidin	Zhang et al，1992
Nicotiana glauca	anabasine	Fecker et al，1992
Hyoscyamus albus	tropane alkaloid	Christen et al，1992
Lobelia inflata	lobeline	Ishimaru et al，1992
Duboisia leichardtii	scopolamine	Muranaka et al，1992
Ajuga reptans var. atropurpurea	ecdysteroid	Nagakari et al，1994
Daucus carota	superoxide dismutase	Kim et al，1994
Hyoscyamus niger	scopolamine	Kanegae et al，1994
Astragalus membranaceus	astragalosides	Hirotani et al，1994
Trichosanthus kirilowii var. japonica	bryonolic acid	Takeda et al，1994
Lotus corniculatus	tannin	Carron et al，1994
Hyoscyamus albus	tropane alkaloids	Doerk-Schmitz et al，1994
Hyoscyamus muticus	lubimin，solavetivone	Reddy et al，1993
Beta vulgaris L. cv. Detrot dark red	pigment	Taya et al，1994
Hyoscyamus muticus	lubimin，solavetivone	Reddy et al，1993
Rubia tinctorum	anthraquinone	Kino-Oka et al，1994
Catharanthus roseus	catharanthine	Jung et al，1994
Lobelia sessilifolia	polyacetylene	Ishimaru et al，1994

续表 36-2

原植物	次生代谢产物	文　献
Ajuga reptans var. atropurpurea	20-hydroxyecdysone	Tanaka et al, 1993
Gynostemma pentaphyllum	saponin	Fei et al 1993
Scopolia parviflora	tropane alkaloids	Ahn et al, 1993
Bidens sulphureus	polyacetylene	Mckinley et al, 1993
Duboisia leichhardtii	scopolamine	Muranaka et al, 1993
Nicotiana tabacum	cadaverine, anabasine	Fecker et al, 1993
Duboisia leichhardtii	scopolamine	Muranaka et al, 1993
Tagetes patula	thiophene	Arroo et al, 1995
Datura stramonium	scopolamine	Maldonado-Mendoza et al, 1995
Serratula tinctoria	ecdysteroid	Delbecque et al, 1995
FV aleriana officinalis var. sambucifolia	iridoid diester	Granicher et al, 1995
Centranthus ruber	valepothate	Granicher et al, 1995
Tagetes patula	thiophenes	Arroo et al, 1995
Cassia spp.	polyketide pigments	Ko et al, 1995
Artemisia annua	artemisinin	Jaziri et al, 1995
Platycodon grandiflorum	polyacetylenes	Tada et al, 1995
Solanum aviculare	steroidal alkaloids	Subroto et al, 1994
Leontopodium alpinum	anthocyania, chlorogenic acid, essential oil	Hook et al, 1994
Daucus carota	anthocyania	Kim et al, 1994
Astragalus membranaceus	agroastragaloside Ⅱ	Hirotani et al, 1994
Valeriates officinalis var. sambucifolia	valepotriates	Granicher et al, 1994
Nicotiana tabacum	sesquiterpenoid	Wibberley et al, 1994

参考文献

[1] 何玉科．西北植物学报，1990，10（1）：61-66

[2] 镰田博．Nippon Nogeikagaku kaishi，1987，61（3）：372-377

[3] Tanaka N. Annals of the Phytopathological Society of Japan. 1994，60（1）：45-52

[4] Huffman GA. J Bacteriol，1984，157：269-276

[5] Combad A. Plasmid，1987，17：137-148

[6] Filetici P. Plant Mol Biol，1987，9：19-26

[7] White FF. J Bacteriol，1985，164：33-44

[8] Jouanin L. Plasmid，1984，12：91-102

[9] Strobel GA. J Gen Microbiol，1985，13：1245-1249

[10] 王善平．植物学报，1990，32：172

[11] Sheikoleslam SR，Weeks OP. Plant Mol Biol，1987，8：291

[12] Morris JW，Morris RO. PNAS，1990，87：3614

[13] O'keefe B，Beecher C，Wm W. The use of nonclassical techniques in the production of secondary metabolites by plant tissue cultures. in：Biotechnology and Pharmacy. J. M. Pezzuto，M. E. Johnson，and H. R. Manasse，eds. New York London：Chapman and Hall，1993

[14] Birot AM. Plant Physiol Biochem，1987，25：323-335

[15] David C. Plant Cell Rep，1988，7：88-95

[16] Byrne MC. J Mol Appl Genet，1983，2：201-209

[17] Jouanin L. Mol Gen Genet，1990，206：387-392

[18] Durnad-Tardif M. J Mol Biol，186：557-564

[19] Depicker A. Mol Gen Genet，1985，201：477-484

[20] Ooms G. Theor Appl Genet，1985，71：325-329

[21] Taylor BH. Mol Gen Genet，1985，201：554-557

[22] Petil A. Mol Gen Genet，1986，202：288-293

[23] David C. Biotechnology，1984，2：73-76

[24] Mcknight TD. Plant Mol Biol，1987，8：439-445

[25] Horsch RB. Science，1985，227：1229

[26] 费厚满．植物学报，1993，35（8）：626-631

[27] 白永延．中国科学院上海植物生理研究所分子遗传

国家重点实验室年报，(1988-1989)，1990，23
[28] Stachel SE. Nature，1986，322：706-712
[29] 镰田博．组织培养，1987，13（6）：184-192
[30] 镰田博．Riフ“テスミナ”ヒ毛发根（植物遗传子操作技术)，1986，26-87
[31] 镰田博．Agrobacterium rhizogene. 毛根病组织培养，1985，11（2）：53-57
[32] Kamada H. Plant Cell Rep，1986，5：239-242
[33] 傅少荣主编．植物遗传转化技术手册．中国科学技术出版社，1994，144-151
[34] 张荫麟．中草药，1990，21（12）：23-26
[35] Maldonado-Mendoza IET. Plant Cell，Organ and Tissue Culture，1993，33（3）：321-329
[36] Muranaka T. Appl Microbiol Biotechnol ，1994，40（6）：841-845
[37] Flores HE. Plant Physiol Biochem，1994， （4）：511-519
[38] Yoshikawa T. Appl Microbiol Biotechnol，1993，39（4-5）：460-464
[39] Asada Y. Phytochemistry，1993，34（4）：1049-1052
[40] Larsen WA. Biotechnol Tech，1993，7（8）：557-562
[41] Hu ZB，Alfermann AW. Phytochemistry，1993，32（3）：699-703
[42] Muranaka T. Biosci Biotech Biochem，1993，57（8）：1398-1399
[43] Parr AJ. Phytochemistry，1987，26：3214-3245
[44] Repunte VP. J Ferment Bioeng，1990，79（1）：83-86
[45] Uozumi N. J Ferment Bioeng，1992，74（1）：21-26
[46] Sauerwein M. Plant Cell Rep，1990，9：579-589
[47] Sauerwein M. J Plant Physiol，1992，140：147-152
[48] Maldonado-Mendoza IE. Plant Cell，Tissue and Organ Culture，1995，40（3）：197-208
[49] 蔡国琴．生物工程学报，1995，11（4）：315-320
[50] Hook I. Plant Cell，Tissue and Organ Culture，1994，38（2-3）：321-326
[51] Saitou T. Planta（Heidelb)，1993，189（4）：590-592
[52] Vanhala L. Plant Cell Rep，1995，14（4）：236-240
[53] 江洪如．细胞生物学杂志增刊，1995，1，60
[54] Shimomura K. Plant Cell Rep，1991，10（6/7）：282-285
[55] Uozumi N. J Ferment Bioeng，1991，72（6）：457-460
[56] Kino-Oka M. J Ferment Bioeng，1994，77（1）：103-106
[57] Ko KM. J Plant Biology，1994，37（1）：85-91
[58] Taya M. J Ferment Bioeng，1994，77（2）：215-217
[59] Ho CH. Biotechnol Lett，1992，14（10）：959-964
[60] Repunte VP. J Ferment Bioeng，1993，75（4）：271-275
[61] Saitou T. Plant Sci，1992，86（2）：161-166
[62] Arroo RR. J Physiologia Phantarum，1995，93（2）：233-240
[63] Yu SX. Biotechnology and Bioengineering，1994，44（8）：881-887
[64] Jung KH. J Ferment Bioeng，1994，77（1）：57-61
[65] Kim YH. Biotech Tech，1993，7（17）：859-862
[66] Ko KM. Korean J Bot，1992，35（4）：365-370
[67] Nuutila AM. Biotech Tech，1994，8（1）：61-66
[68] Sim SJ. J Ferment Bioeng，1994，78（3）：229-234
[69] Kim CH. Agric Chem Biotech，1994，37（4）：237-242
[70] Buitelaar RM，Casario MT，Tramper J. Enzyme Microb Technol. 1992，14（1）：2-7
[71] Buitelaar RM，Leenen EJTM，Geurtsen G，et al. Enzyme Microb Technol. 1993，15（8）：670-676
[72] Mckinley T. Plant Physiol Biochem，1993，31（6）：835-843
[73] Arroo RR. Phytochemistry，1995，38（5）：1193-1197
[74] Hamill JD. Planta Med，1989，55：354-357
[75] Parr AJ. Plant Cell Rep，1988，7：309-312
[76] Christen P. Plant Cell Rep，1989，8：309-312
[77] Wink M，Witte L. Z Naturforsch，1987，42C：69-72
[78] Flores HE. Trends Biotech，1987，5：64-69
[79] Yamazaki T. Plant Physiol，1989，89：10
[80] Yoshikawa T. Plant Cell Rep，1987，6：449-453
[81] Stougaard JJ. Mol Genet，1987，207：251-255

（常振战 郑俊华 王沙生 沈 昕）

第 37 章　天山大黄、掌叶大黄 Ri 质粒发根离体培养

大黄，雅号“将军”，是我国特产的世界著名传统中药，历代本草均有记载，始载于《神农本草经》，“味苦寒，有毒。主下瘀血、血闭、寒热，破征瘕积聚、留饮宿食，荡涤肠胃，推陈致新，通利水谷，调中化食，安和五脏，生山谷。”陶弘景释其名：“大黄，其色也。将军之号，当取其骏快也。”

大黄是中医临床至为常用的重要药物，其药用历史已有数千年，对中华民族的生息繁衍起到了巨大作用。优质大黄只产于我国以青海为中心的甘肃、陕西、四川、西藏一带，但世界上不少国家的药典都载有大黄，早在公元前 114 年，大黄已由商队从陕西辗转俄国运销欧洲。鸦片战争之后，大黄开始直接从中国口岸大量倾销欧洲，“中国大黄”驰名海外，广为应用。中药大黄对世界人民的医疗卫生保健事业作出过巨大贡献。

中国药典（1995 年版）规定大黄为蓼科植物掌叶大黄 Rheum palmatum L.，唐古特大黄 R. tanguticum Maxim. ex Balf. 或药用大黄 R. officinale Baill. 的干燥根及根茎。天山大黄 Rheum wittrochii Lundstr.，别名新疆大黄，在新疆少数民族地区供药用，维吾尔族称之为“热万”，中国药典未曾收载。

掌叶大黄组织培养研究起步较晚，20 世纪 80 年代方有报道。金子光等报道了诱导掌叶大黄再生苗的方法；Desek 等研究了 MS 培养基成分（KH_2PO_4，KNO_3 等）对掌叶大黄组培不定根中蒽糖苷含量的影响；石丸干二等考察了不同浓度外源植物激素（2，4-D，IAA，NAA，6-BA）对掌叶大黄愈伤组织的诱导效应。Mugnier（1988）作为遗传转化方法学的探索，曾用发根农杆菌 A_4 菌株从掌叶大黄叶片外植体上诱导出发根，至于发根（Ri 质粒转化根）的离体培养及化学成分研究，国内外尚未见报道。有关天山大黄组织培养、遗传转化及发根的离体培养研究、发根化学成分研究，国内外均未见报道。

作者用发根农杆菌 A. rhizogenes 9402 菌株对天山大黄、掌叶大黄进行遗传转化，对其 Ri 质粒发根进行离体培养研究，检测了天山大黄 Ri 质粒发根中冠瘿碱的存在，用 DNA 分子杂交（Southern blotting）鉴定掌叶大黄 Ri 质粒发根，用 HPLC 法测定了发根中游离蒽醌化合物的含量。

实 验 部 分

1. 实验材料

掌叶大黄果实、掌叶大黄 1～3 年生植株由作者于 1995 年 3 月购自陕西陇县咸宜关村，掌叶大黄生药购自陕西宝鸡市医药公司。上述材料经北京医科大学生药学生物技术研究室郑俊华教授鉴定为 Rheum palmatum L. 果实置 4℃冰箱内存放，1～3 年生苗栽培在苗圃备用。

天山大黄果实、根及根茎由中国医学科学院药用植物研究所研究生李君山于 1995 年 8 月采自新疆巩乃斯林场，经北京医科大学郑俊华教授鉴定为天山大黄 Rheum wittrochii Lundstr.。

野生型发根农杆菌 A. rhizogenes 9402，带有 NPT-Ⅱ基因的 A. rhizogenes 9402 均由中国科学院遗传研究所刘新文同学提供。发根农杆菌用 YMB 培养基培养。YMB 培养基配方：1%甘露醇，0.04%酵母提取粉，0.02%$MgSO_4 \cdot 7H_2O$，0.01%NaCl，0.05%K_2HPO_4，用 HCl 或 NaOH 调 pH5.5。YMB 固体培养基每升加 15g 琼脂。

2. 仪器和药品

仪器：LRH-250-G 光照培养箱（广东省医疗器械厂），HZQ-F 全温振荡培养箱（哈尔滨东联电子技术开发公司）。

药品：头孢霉素（Cephalosporin）

卡那霉素（Kanamycin）

3. 实验方法与结果

本实验中各种理化因子的处理除特别注明外，均在继代培养的第 1 天开始，至少重复 1 次。

（1）无菌植物材料的准备

挑选粒大饱满的果实，撕去果翅，用自来水洗

净，在10%次氯酸钠溶液中浸20分钟，用灭菌水洗3次，75%卫生酒精浸2分钟，0.1%$HgCl_2$浸15分钟，用灭菌水洗3次，用灭菌滤纸吸干表面水分，置于MSo琼脂培养基，每瓶10粒左右，光照培养。

即使经过严格的表面灭菌，大黄果实仍然会在萌发过程中出现真菌污染，掌叶大黄果实出现的菌落为白色，天山大黄果实出现的菌落为雪白色。这是寄生在果皮上的内生真菌引起的，要及时将未污染的果实转入新的培养基中。为减轻真菌污染，培养温度要控制在20℃以下，使果实能萌发而真菌不能生长。果实伸出胚根后要及时除去果皮与种皮，将胚转移到新培养基上，室温培养，每天日光灯照射16小时。1周后子叶张开，之后真叶陆续长出。

天山大黄种子萌芽率极低，约为1/100。作者改用剥胚培养的方法，待果实在MSo培养基上膨胀后用解剖刀剥出完整胚，置于MSo琼脂培养基上，室温培养，每天日光灯照射16小时，10天后子叶张开，18天后真叶陆续长出。

栽培掌叶大黄叶子的灭菌：叶片用自来水洗净，蒸馏水冲洗，在75%卫生酒精中浸20秒，灭菌水冲3次，在3%次氯酸钠溶液中浸20分钟，灭菌水冲3次，用灭菌滤纸吸干叶表面水珠，备用。

转化前，连柄剪下厚实的子叶，子叶一切为二，子叶柄切成0.5cm长作外植体；或取生长良好的真叶、叶柄或栽培植物的叶片，叶片切成小条或方块，叶柄切成0.5cm长作外植体。

（2）发根农杆菌的活化准备

1）取保存于20%甘油（－20℃冰箱内存放）中的A. rhizogenes 9402菌株，在YMB琼脂培养基上划线培养（带有NPT-Ⅱ基因的A. rhizogenes 9402在划线培养基中附加50mg/L卡那霉素）；

2）挑取单菌落接种于YMB液体培养基，25℃，160rpm振荡培养，过夜；

3）吸取100μl菌液加至10mlYMB液体培养基中，25℃，160rpm振荡培养以活化细菌。活化3～4次，对数生长期的菌液可用于转化植物。

（3）天山大黄Ri质粒发根的诱导及除菌

1）将外植体置于MSo琼脂培养基上，25℃，每天日光灯照射16小时，预培养1～2天后，挑选饱满的外植体用于转化；

2）向灭过菌的100mm培养皿中加入对数生长期的发根农杆菌3～4ml，用MSo液体培养基稀释10倍；

3）将外植体在菌液中浸20～30分钟，用灭过菌的滤纸吸去外植体表面上的菌液，置于MSo琼脂培养基上，25℃漫射光下培养；

4）共培养3～4天后，转移到附加200mg/L头孢霉素的MS琼脂培养基上除农杆菌。也可以连续共培养，直至外植体上有不定根长出后再除农杆菌。

除上述叶圆片转化法外，也可用灭过菌的注射器针头沾上发根农杆菌、刺破外植体表面并注射菌液而完成接种。

一般在接种10天后，外植体上便有不定根长出，见彩图37-1。待根长到1.5cm以上时，从母体上剪下，移到附加200mg/L头孢霉素的MS琼脂培养基上培养，每2周继代一次，直至完全除菌。

（4）发根农杆菌对天山大黄不同外植体的诱导效应

作者用天山大黄叶片、叶柄、子叶片、子叶柄作外植体研究了带NPT-Ⅱ基因的A. rhizogenes 9402菌株接种3周后在不同培养条件下的诱导效应，结果见表37-1。

表37-1 同种菌株对不同外植体的诱导效应

外植体	数量	培养基	生根的外植体数	生根率（%）
叶　片	31	MSo琼脂培养基	16	51.5
子叶片	51	MSo琼脂培养基	0	0
子叶柄	8	MSo琼脂培养基	5	62.5
叶　片	15	MS＋Cph200琼脂培养基	0	0
叶　柄	36	MS＋Cph200琼脂培养基	0	0
子叶片	49	MS＋Cph200琼脂培养基	1	2
子叶柄	10	MS＋Cph200琼脂培养基	0	0

注：MS＋Cph200培养基指附加200mg/L头孢霉素的MS培养基

从表 37-1 看出：叶片、子叶柄感染发根农杆菌后生根效果较好，而子叶片、叶柄生根情况较差；感染发根农杆菌后外植体在 MSo 琼脂培养基上培养比在 MSo＋Cph200 琼脂培养基上生根情况好，这说明头孢霉素不仅可以除农杆菌，对植物材料的生长发育也有一定的抑制作用。所以外植体用头孢霉素除农杆菌时，头孢霉素的浓度应控制在较低而又除菌效果良好的水平上，200mg/L 头孢霉素即可达到这一效果。

（5）天山大黄 Ri 质粒发根的筛选与鉴别

作者观察了感染发根农杆菌 A. rhizogenes 9402（带有 NPT-Ⅱ基因）的天山大黄外植体和对照外植体（未接种发根农杆菌）在 MSo 琼脂培养基及 MS＋Kn50＋Cph200 琼脂培养基上培养 2 周和 4 周后的变化情况，如表 37-2。

从 37-2 可以看出：外植体在不含卡那霉素培养基上培养时长出的不定根未必就是发根，作对照（未感染发根农杆菌）的外植体在 MSo 培养基上培养一段时间（约 10 天）后也有可能伸出不定根，这类根多数是从外植体的分生组织区，如叶片的叶脉附近长出，在离体培养条件下不能自主生长。因此有必要对不定根进行处理以筛选转化根。可以将不定根切下置于抗性培养基（MS＋Kn50＋Cph200）上筛选，也可以将不定根切下置于不含激素的琼脂培养基上，根据发根的激素自主生长特性加以识别。

发根的筛选可以在共培养 3～4 天后将外植体置于含卡那霉素的培养基上进行。从表 37-2 中叶片、子叶柄的情况分析，50mg/L 卡那霉素用于筛选天山大黄转化根显得浓度太高，不利于转化根的诱导与生长，作者在转化决明的实验中也遇到类似情况。经比较发现，卡那霉素浓度为 25mg/L 对筛选发根较为合适。

表 37-2　天山大黄发根的筛选

处　理	外植体	数量	接种情况	2 周时生根外植体数	4 周时生根外植体数
MSo 琼脂培养基	叶　片	12	未接种农杆菌	1	1
	子叶片	18		0	0
	子叶柄	9		0	0
	叶　片	31	接种农杆菌	4	16
	子叶片	30		0	0
	子叶柄	8		1	5
MS＋Kn50＋Cph200 琼脂培养基	叶　片	16	未接种农杆菌	0	0
	子叶片	21		0	0
	子叶柄	17		0	0
	叶　片	13	接种农杆菌	0	0
	子叶片	26		0	0
	子叶柄	11		1	1

注：MS＋Kn50＋Cph200 琼脂培养基为附加 50mg/L 卡那霉素，200mg/L 头孢霉素的 MS 琼脂培养基

至于野生型 A. rhizogenes 9402 菌株转化植物的情况，因农杆菌 Ri 质粒不含选择标记（NPT-Ⅱ基因）发根的筛选只能根据其激素自主生长特性进行。

（6）天山大黄 Ri 质粒发根的离体培养

从天山大黄叶片外植体上诱导出来的发根为白色，无向地性，暴露于空气中的部分有侧生绒毛着生，伸进培养基中的发根细长，生有侧根，将发根自外植体上切下置于含 200mg/L 头孢霉素的琼脂培养基上除菌，发根生长良好。随着培养时间的增长，发根颜色开始变黄，逐渐接近大黄生药的颜色，见彩图 37-2。天山大黄发根细长，质脆，易折断，很难从固体培养基中完整取出。于是作者实验了液体培养天山大黄发根的方法。将天山大黄单根发根自外植体上切下，直接浸入含有 200mg/L 头孢霉素的 MS 液体培养基中振荡培养。完全除菌之后将发根转入 MSo 液体培养基，25℃，120rpm 悬浮培养。培养 3 个月后的发根细长且生有许多侧根，发根除根尖呈嫩白色外，其余部分呈褐黄色。提示天山大黄发根

中积累了一定量的蒽醌类化合物。

（7）天山大黄发根中游离蒽醌化合物含量测定

作者用高效液相色谱法（HPLC）测定了天山大黄发根中芦荟大黄素、大黄酸、大黄酚-8-甲醚、大黄素、大黄素甲醚等游离蒽醌化合物的含量，并和天山大黄生药样品做了比较。测定方法见第39章，测定结果见图37-1、2及表37-3。

表37-3　天山大黄发根及生药中游离蒽醌化合物的含量

样品	游离蒽醌化合物含量（μg/g）						
	芦荟大黄素	大黄酸	大黄酚-8-甲醚	大黄素	大黄酚	大黄素甲醚	总量
发根	27.27	42.12	20.18	26.99	163.41	75.08	355.04
生药	11.69	19.42	10.49	19.23	3 269.91	1 305.24	4 635.98

从图37-1、2及表37-3看出：在天山大黄发根中含有多种游离蒽醌化合物，其中大黄酸、芦荟大黄素、大黄素、大黄酚-8-甲醚含量均高于天山大黄生药样品，而大黄酚、大黄素甲醚的含量则明显低于生药样品。发根中游离蒽醌化合物总量也明显低于生药样品。

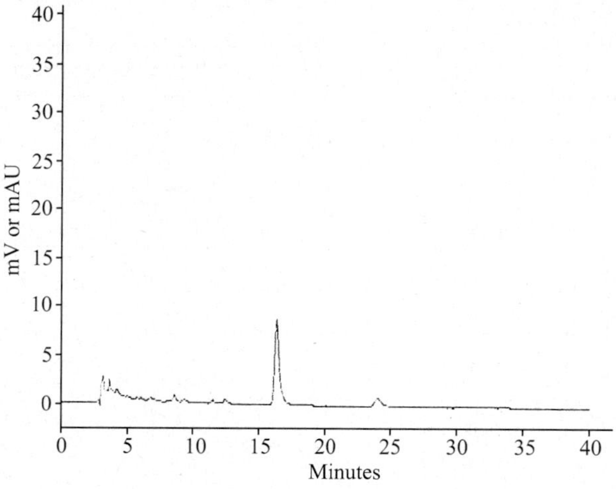

图37-1　天山大黄发根的HPLC分析图谱

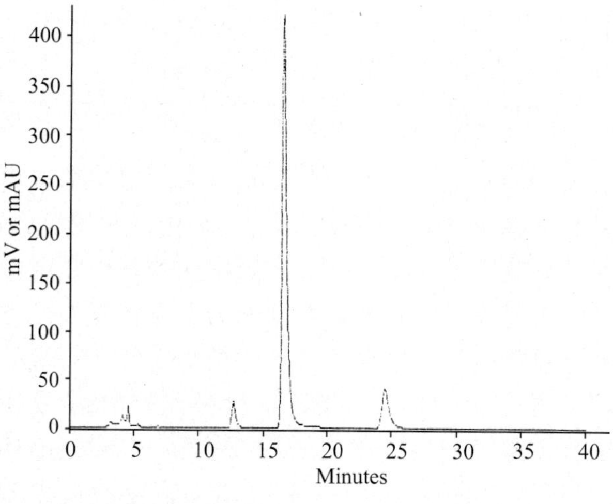

图37-2　天山大黄生药的HPLC分析图谱

（8）同种菌株对掌叶大黄不同外植体的诱导效应

作者研究了带有NPT-Ⅱ基因的A. rhizogenes 9402菌株对掌叶大黄叶片、叶柄、子叶片等外植体接种3周后的诱导效应，结果见表37-4。

表37-4　同种菌株对掌叶大黄不同外植体的诱导效应

外植体	数量	培养基	生根的外植体数	生根率（%）
叶　片	17	MSo	2	11.8
叶　柄	12	MSo	0	0
子叶片	25	MSo	3	12

从表37-4看出：带有NPT-Ⅱ基因A. rhizogenes 9402对掌叶大黄外植体上发根的诱导率均不很高，对叶片、子叶片的诱导率比较接近，都在12%左右。

作者还用野生型A. rhizogenes 9402菌株从掌叶大黄子叶、子叶柄等外植体上诱导发根，发现从子叶叶柄外植体上较易诱导成功。（彩图37-3）

（9）不同培养基及pH对掌叶大黄发根生长的影响

为了筛选最佳培养条件，作者观察了不同pH（5.0、5.5、5.8　6.0、6.5）的不同培养基（B_5、N_6、White、MS、$\frac{1}{10}$MS）上掌叶大黄发根生长的差异。分别切取在MSo琼脂培养基上继代培养发根约1cm长的根尖，置于上述琼脂培养基上，20℃，漫射光下培养。2周后掌叶大黄发根生长情况见表37-5。

掌叶大黄发根在接种2周时只是伸长，没有长出太多侧根。5周后，掌叶大黄发根在不同培养基上的生长量存在明显差别，结果见表37-6。

从表37-5和表37-6看出：在培养初期，掌叶大黄发根主要是伸长生长，继而发根开始产生侧根，pH5.5～5.8的MS琼脂培养基对掌叶大黄发根生长最合适。发根在 pH5.8～6.0 的 B_5 培养基、pH5.5～5.8 的 White 培养基上也能较好生长。掌叶大黄发根在 MS 琼脂培养基上的生长情况见彩图 37-4。

表 37-5 不同培养基与 pH 对掌叶大黄发根生长影响

培养基 \ pH	5.0	5.5	5.8	6.0	6.5
B_5	+++	+++	+++	++	+++
N_6	−	−	+	−	−
White	−	+	++	++	++
MS	−	+++	++	+	+++
$\frac{1}{10}$MS	−	+	−	−	−

注：+++：生长很快；++：生长快；+：生长慢；−：不生长

表 37-6 不同培养基及 pH 对掌叶大黄发根的影响

培养基 \ pH	5.0	5.5	5.8	6.0	6.5
B_5	−	+	++	++	−
N_6	−	−	−	−	−
White	+	++	++	+	−
MS	−	+++	+++	+	++
$\frac{1}{10}$MS	−	−	−	−	−

注：+++：生物量多，侧根也多；++：生物量多或侧根多；+：生物量少，侧根也少；−：生物量很少，无侧根

作者继续考察了掌叶大黄发根在不同液体培养基上的生长情况。取在 MSo 琼脂培养基上继代培养的掌叶大黄发根（由带 NPT-Ⅱ 基因的 A. rhizogenes 9402 诱导）分别接种到 pH5.8 的 MS、$\frac{1}{5}$MS、White、67-V、B_5、N_6、SH 培养基上，25℃，120rpm，连续光照培养，4 个月后收获发根，干燥后称重，结果 37-7。

表 37-7 不同液体培养基对掌叶大黄发根生长的影响

培养基	MS	$\frac{1}{5}$MS	White	67-V	B_5	N_6	SH
接种量（g/瓶鲜重）	8.00	8.00	8.00	8.00	8.00	8.00	8.00
收获量（g/瓶干重）	2.19	0.15	0.54	0.28	0.86	1.44	1.36

从表 37-7 看出：掌叶大黄发根在 B_5、N_6、SH 液体培养基上也能生长，但不如在 MS 液体培养基中生物量高，MS 是培养掌叶大黄发根的适宜培养基。

（10）不同菌株诱导的掌叶大黄发根生长的差异

在固体培养基上培养的掌叶大黄发根质脆，容易断裂，由于发根上有大量绒毛着生，发根很难从琼脂培养基中完整取出。将发根转入液体培养基中培养，发根韧性增加，给收获发根带来了方便。作者观察了发根农杆菌不同菌株诱导的发根在 67-V 液体培养基上的生长情况。将在 MSo 上继代培养的掌叶大黄发根（分别由野生型 A. rhizogenes 9402 和带有 NPT-Ⅱ 基因的 A. rhizogenes 9402 诱导）各取 3.00g（鲜重）分别接入 67-V 液体培养基中，25℃，120rpm 暗培养。1 个月后观察，由野生型 A. rhiogenes 9402 诱导的掌叶大黄发根较嫩，生长旺盛，没有发生褐化（老化）现象，而由带 NPT-Ⅱ 基因 A. rhizogenes 9402 诱导的掌叶大黄发根根梢部分较嫩，发根块的中央部分褐化。6 个月后观察，由野生型 A. rhizogenes 9402 诱导的掌叶大黄发根仍旺盛生长，发根细长，根梢发白，根上有大量侧根，发根柔韧，上有侧生的细绒毛，培养基呈浅黄色；而由带 NPT-Ⅱ 基因 A. rhizogenes 9402 诱导的发根也产生大量侧根，根上也有侧生细绒毛，但发根较粗，较硬，培养基颜色浅黄色。由野生型 A. rhizogenes 9402 诱导的掌叶大黄发根收获量（鲜重 41.71g）是带 NPT-Ⅱ 基因 A. rhizogenes 9402 诱导发根收获量（鲜重 9.46g）的 4.4 倍。掌叶大黄发根的悬浮培养见彩图 37-5、6。

（11）生长素 IAA 对掌叶大黄发根生长和游离蒽醌化合物合成的影响

切离母体的掌叶大黄发根在 MSo 培养基上能以激素自主方式生长，但生长不快，侧根不多，培养时间过长时容易产生愈伤组织。据张萌麟等报道：低浓度的植物激素处理能促进发根的生长。作者研究了生长素 IAA 对掌叶大黄发根生长以及游离蒽醌化合物合成的影响。

将在 MSo 琼脂培养基上继代培养的掌叶大黄发根剪下约 1cm 长的根尖，接种到附加 0.1mg/L IAA 的 MS 琼脂培养基上，并在 MSo 琼脂培养基上接种发根作对照，20℃，漫射光下培养。3 天后将发根转入 MSo 琼脂培养基上继续培养。15 天后观察发现，经过激素处理的发根长出大量生长旺盛的侧根，而对照发根没有产生侧根，生长也不显著，且在一些发根上产生愈伤组织。分别收集在 MSo 琼脂培养中培养半年以上

的对照发根和经过激素处理的发根，用 HPLC 分析其中游离蒽醌化合物的含量，结果见表 37-8 及图 37-3、4。

表 37-8 IAA 对掌叶大黄发根游离蒽醌化合物含量的影响

处理	游离蒽醌化合物含量（μg/g）						
	芦荟大黄素	大黄酸	大黄酚-8-甲醚	大黄素	大黄酚	大黄素甲醚	总量
MS+$IAA_{0.1}$	1.88	4.82	2.51	2.70	7.12	6.60	25.64
MSo	16.53	20.25	3.44	4.10	11.46	3.97	59.75

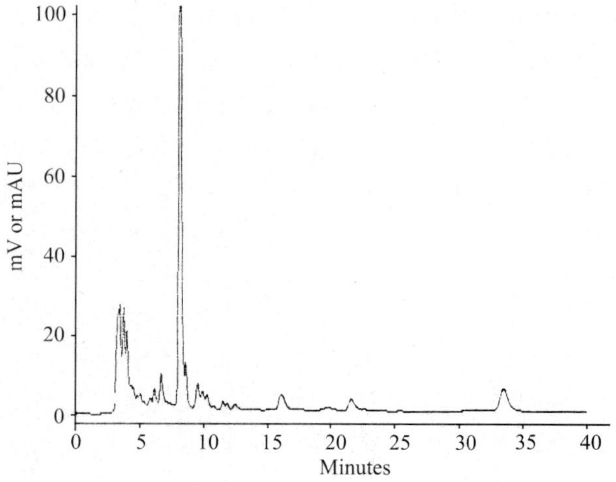

图 37-3 MS 琼脂培养基培养的掌叶大黄发根 HPLC 分析图谱

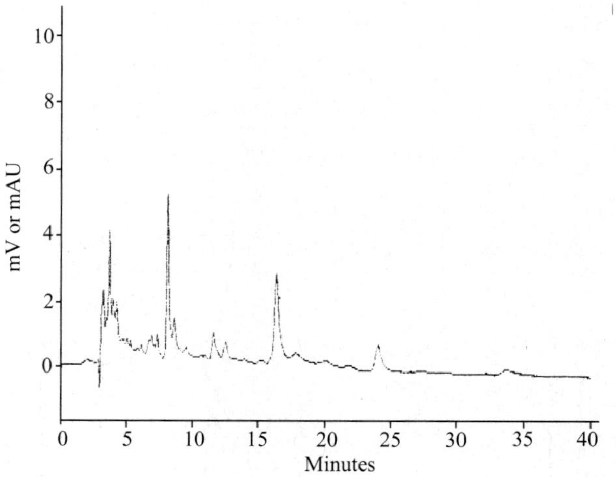

图 37-4 MS＋$IAA_{0.1}$ 琼脂培养基培养的掌叶大黄发根 HPLC 分析图谱

从图 37-3 和 37-4 及表 37-8 看出：经 0.1mg/L IAA 处理的掌叶大黄发根中 6 种游离蒽醌化合物，除大黄素甲醚含量高于对照 MSo 外，其它 5 种游离蒽醌化合物含量均低于对照 MSo；经过激素处理的发根中六种游离蒽醌化合物总量还不到对照 MSo 的一半。由此可见，虽然 IAA 能在一定程度上促进掌叶大黄发根的生长和产生侧根，但却抑制发根中游离蒽醌化合物的合成。

（12）光因子对掌叶大黄发根生长的影响

在自然状态下，光是影响植物生长的最主要的生态因子之一。有些植物的发根暴露在光下一定时间之后，生长速度和终产量均比暗培养高。作者考察了光因子对单根掌叶大黄发根生长的影响。取在 B_5 琼脂培养基上继代培养的掌叶大黄单根发根，用 B_5 液体培养基，光培养处理用日光灯连续照射发根，暗培养处理用黑纸包裹锥形瓶，25℃，120rpm 振荡培养。3 周后发现，暗培养的掌叶大黄发根比光培养的掌叶大黄发根产生更多侧根，生长更快。4 周后称量发根重量，结果见表 37-9。

表 37-9 光因子对掌叶大黄单根发根生长的影响

处理	接种量（mg/瓶鲜重）	收获量（mg/瓶鲜重）	增殖倍数
光照培养	21.1	1 269.5	60.16
暗 培 养	48.7	3 044.3	62.51

从表 37-9 中看出：暗培养的掌叶大黄发根比光照培养生长略快。掌叶大黄发根长期在黑暗状态下振荡培养后变细，根梢部分为白色，并能长期保持旺盛生长。

（13）掌叶大黄发根及其液体培养基中游离蒽醌化合物含量测定

掌叶大黄发根在培养一段时间后，向培养基中释放一定量的蒽醌化合物，使培养基颜色呈浅黄色。作者用 HPLC 法测定了掌叶大黄发根及其 MS 液体培养基中芦荟大黄素等 6 种游离蒽醌化合物含量，测定方法见本书第 39 章，测定结果见表 37-10。

表 37-10　**掌叶大黄发根及其培养基中游离蒽醌化合物含量**

游离蒽醌化合物	发根（μg）	液体培养基（μg）
芦荟大黄素	8.06	10.92
大黄酸	微量	3.96
大黄酚-8-甲醚	5.02	2.28
大黄素	6.75	微量
大黄酚	25.54	3.68
大黄素甲醚	8.43	微量
合　计	53.81	20.84

从表 37-10 看出：以所测 6 种游离蒽醌化合物计算，约有占总量 28%的游离蒽醌化合物释放到 MS 液体培养基中，液体培养基中芦荟大黄素、大黄酸的量高于掌叶大黄发根中的量。

讨　论

1. 用带 NPT-Ⅱ基因的 A. rhizogenes 9402 菌株从天山大黄子叶、叶片、子叶柄外植体上诱导出了 Ri 质粒发根，考察了同种菌株对天山大黄不同外植体的诱导效应，研究了发根的培养方法。

2. 研究了用液体培养基离体培养天山大黄发根的方法。天山大黄发根在液体培养基中生长良好，发根韧性增加，不易折断，给收获发根带来了方便。

3. 测定了天山大黄发根及生药中游离蒽醌化合物的含量，发根中芦荟大黄素、大黄酸、大黄酚-8-甲醚含量均比生药中高，发根中 6 种游离蒽醌化合物总量则明显低于生药。

4. 用野生型 A. rhizogenes 9402 从掌叶大黄子叶柄上诱导出了 Ri 质粒发根，用带 NPT-Ⅱ基因的 A. rhizogenes 9402 从掌叶大黄叶片、子叶片上诱导出了 Ri 质粒发根，考察了不同 pH、不同种类琼脂培养基对掌叶大黄发根生长的影响，发现 pH5.5～5.8 的 MS 琼脂培养基对掌叶大黄发根生长较为合适。

5. 研究了液体悬浮培养中不同菌株诱导的掌叶大黄发根生长的差异。和带 NPT-Ⅱ基因的 A. rhizogenes 9402 菌株诱导的发根相比，由野生型 A. rhizogenes 9402 诱导的掌叶大黄发根生长更快，收获发根也更多。

6. 研究了生长素 IAA 对掌叶大黄发根生长及其游离蒽醌化合物含量的影响。发现 IAA 虽然能促进掌叶大黄发根生长，但却抑制发根中游离蒽醌化合物的合成。

7. 观察了光因子对单根掌叶大黄发根生长的影响，发现暗培养的发根生长更快。

8. 测定了掌叶大黄发根及其液体培养基中游离蒽醌化合物的含量。发现约占总量 28%的游离蒽醌化合物释放到 MS 液体培养基中，液体培养基中芦荟大黄素、大黄酸的量高于发根中的量。

附：彩图 37-7～10

（常振战　郑俊华　王沙生　沈　昕）

第38章 决明*发根的生物反应器大量培养法

发根的生长需要摄取营养元素（大量元素、微量元素、有机成分等），同时还需要有充足的氧气供应。液体悬浮培养初期，发根密度不大，此时不用振荡培养基，发根也能吸收到足够的营养元素和氧气，强烈振荡产生的剪切力反而会对发根的生长产生不良的影响。发根迅速生长，密度不断增大，此时必须不断振荡培养基才能保障有充足的氧气供应。气升式生物反应器（air-lift type bioreactor）既能保障培养物氧气的供给，又有效地避免了剧烈振荡对培养物的剪切伤害，为大规模培养发根提供了一条理想的途径。

作者采用容量为5L的BIOFLO Ⅲ型生物反应器培养决明发根，观测了培养过程中培养基pH的变化，并跟踪监测培养基中游离蒽醌化合物的含量，为实现工业化生产游离蒽醌化合物提供了科学资料。

实验部分

1. 实验材料

用在MSo液体培养基中继代培养的决明发根作为大量培养的材料。

2. 仪器设备与药品

设备：BIOFLO Ⅲ是一种多功能生物反应器，容量为5L，由美国新泽西州NBS公司生产，在一个装置紧凑的单元中，提供一套完备的发酵系统，可用于间歇或连续培养，并可由微机控制温度、DO（溶解氧）、搅拌、pH、营养液添加和泡沫控制等参数。

仪器：721分光光度计

药品：1，8-二羟基蒽醌标准品

3. 实验方法和结果

（1）用生物反应器培养决明发根

1）将生物反应器的玻璃培养室连同底板卸下，与空气过滤器、pH玻璃电极一道用高压灭菌锅灭菌；

2）在玻璃培养室中倒入适量的液体培养基，高压蒸汽灭菌锅灭菌（培养过程中补加液体培养基时需单独将培养基灭菌，用营养液添加泵流加）；

3）在超净台下接种适量的决明发根；

4）将玻璃培养室及底板固定安装好；

5）将消毒的温度传感器插入液体培养基中，接好pH电极、DO电极、温度传感器的导线，接好空气过滤器及废气浓缩器的管道；

6）接好循环水夹套的导管，通水；

7）打开电阻温控器热源的开关，打开通气泵开关通气；

8）设定温度25℃，调节充气量使DO值读数稳定在20；

9）用台式日光灯照射反应器中的发根；

10）从PID控制器观察记录液体培养基的pH。分析游离蒽醌化合物含量的液体培养基从取样口取出；

11）在培养结束时，关闭控制（热、气）系统的开关，关闭供水开关，将电极导线、导管取下，倒出玻璃培养室中的液体培养基，把玻璃培养室与底板分开，取出决明发根，控水后称量。

作者用上述方法培养决明发根，共进行了4次实验，前3次实验均出现不同程度的真菌污染，第4次培养获得成功。作者测定了第4次实验中液体培养基pH的变化曲线。用生物反应器培养决明发根的情况参见表38-1～3及图38-1。

从表38-2看出：在用生物反应器培养决明发根的4次实验中，前3次用67-V培养基或流加67-V培养基，都出现真菌污染，第4次用MS培养基没有出现污染。这与悬浮培养时情形一致，主要是67-V培养基含有水解酪蛋白，容易被真菌利用导致污染。67-V培养基可以经过改良，不加水解酪蛋白，这样既减小了发生污染的概率，又能获得较高的发根生长速度。从表38-3看出：

* 因大黄、决明均含蒽醌类成分，在Ri质粒发根研究中同时进行。

与悬浮培养相比，生物反应器培养的决明发根在36天的生长期内增殖了42倍，而悬浮培养的决明发根在较长的培养期内却最多只能增殖5倍多。接种量小、培养期短（36天）的生物反应器收获发根干重达46g，是接种量大、培养期为50天的锥形瓶培养发根收获量的10倍多，培养期为74天的锥形瓶振荡培养发根的6倍多。可见，用生物反应器培养决明发根比用悬浮培养法优越。

从图38-1和表38-1看出：用生物反应器培养决明发根的实验中，在培养初期2～4天，pH急剧下降，一般降到pH3.5～4之间，发根在这一pH下大量生长，并能较长时期维持这一pH范围。在流加液体培养基（pH为5.8）后，pH又有所上升。在培养末期，发根接近成熟，向培养基中释放较多的代谢产物，pH又逐渐上升并超过初始pH。这与作者在测定决明发根生长曲线的实验中观察到的情况一致。培养基pH的变化反映出决明发根的生理状态的变化，与发根的生长及次生代谢物的合成、释放有一定关系。这种关系有待深入研究。

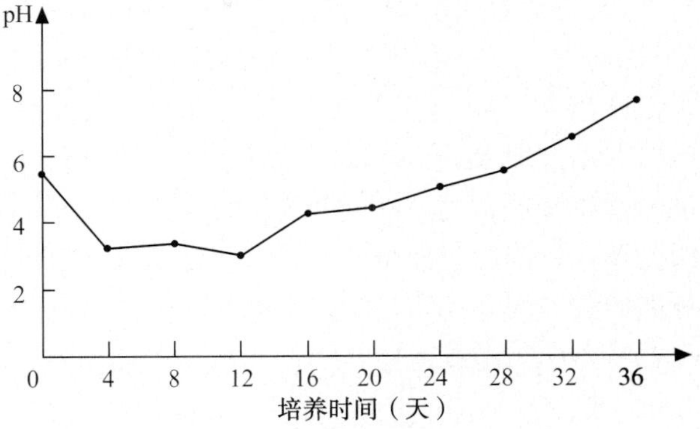

图 38-1　生物反应器液体培养基 pH 变化曲线

表 38-1　第 4 次生物反应器实验 pH

培养时间（天）	0	4	8	12	16	20	24	28	32	36
pH	5.45	3.68	3.69	3.62	4.22	4.56	5.01	5.40	6.35	7.82

表 38-2　生物反应培养决明发根情况

No.	接种量（g）	初始培养基	流加培养基	培养温度（℃）	培养期（天）	收获量（鲜重，g）	增殖倍数	收获量（干重，g）	备注
1	30.00	3 000ml 67V		25	5	41.70	1.4	3.62	培养基变浓，黄色出现真菌污染
2	18.42	2 500ml 67V		25	12	70.00	3.8	6.25	培养基产生泡沫出现真菌污染
3	30.00	3 000ml MS	500ml 67V	25	10	184.00	6.1		产生泡沫，发根包裹温度传感器，出现真菌污染
4	18.00	3 000ml MS	250ml×4 500ml×1 67V	26	36	761.00	42.3	46.13	产生泡沫，未污染

表 38-3　悬浮振荡培养与发酵培养决明发根的比较

培养方法	接种量（g）	培养基	培养温度（℃）	培养期（天）	收获量（鲜重，g）	增殖倍数	收获量（干重，g）
1L 锥形瓶悬浮培养	23.39	500ml MS	25	50	118.39	5.1	4.26
1L 锥形瓶悬浮培养	29.59	500ml MS	25	74	128.24	4.3	7.53
5L 生物反应器培养	18.00	初始 3 000ml MS 流加 1 500ml MS	25	36	761.00	42.3	46.13

（2）液体培养基中的游离蒽醌化合物的测定（分光光度法）：决明发根的液体培养基随着培养

时间的增长，颜色由无色、淡黄到深褐，逐渐加深，提示发根向液体培养基中释放一定量的蒽醌类化合物。作者用分光光度计跟踪测定了生物反应器培养的决明发根培养基中游离蒽醌化合物的含量，为适时收获决明发根提供依据。

1）标准曲线：精密称取 1，8-二羟基蒽醌 5.67mg 置 100ml 容量瓶中，加新配制的 1mol/L NaOH 溶解，定容至刻度，摇匀量取 2，4，6，8，10ml 分别置于 25ml 容量瓶中，用 1mol/L NaOH 稀释至刻度，在分光光度计 500nm 处测定吸光度，以浓度为横坐标，吸光度为纵坐标绘制标准曲线（图 38-2），回归方程为 Y＝0.0361X－0.0195，相关系数 r＝0.9984。

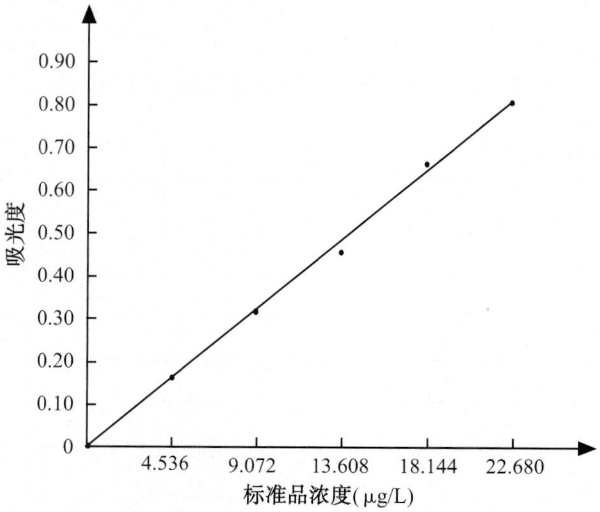

图 38-2　标准曲线

2）样品测定

取 20ml 液体培养基，用 20ml 乙醚萃取 3 次，回收乙醚，残渣加少量乙醚溶解，移入 5ml 容量瓶中，挥发乙醚，加 1mol/L NaOH 至刻度，测其吸光度。

作者测定了第 4 次生物反应器实验中不同培养阶段液体培养基的吸光度。根据回归方程计算液体培养基中游离蒽醌化合物的含量，见表 38-4。以日期为横坐标，以游离蒽醌化合物含量为纵坐标，绘制液体培养基中游离蒽醌化合物含量的变化曲线，见图 38-3。

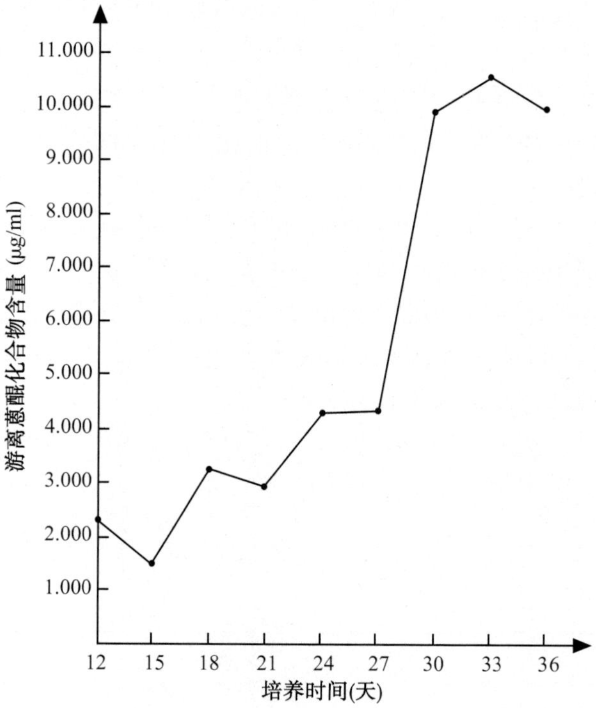

图 38-3　生物反应器实验游离蒽醌化合物含量变化曲线

将图 38-3 中游离蒽醌化合物含量变化曲线与液体培养基 pH 变化曲线（图 38-1）对照，发现二者存在一定程度的相似性。这说明液体培养基 pH 的变化主要是由释放到其中的游离蒽醌化合物引起。pH 的高低在一定范围内与游离蒽醌化合物的含量成正相关。因此，对液体培养基 pH 的跟踪监测便可掌握生物反应器中液体培养基以及决明发根中游离蒽醌化合物的含量高低，并由此确定决明发根的收获时间，这对工业化生产游离蒽醌化合物十分有利。

表 38-4　第 4 次生物反应器实验培养基游离蒽醌化合物含量

培养时间（天）	12	15	18	21	24	27	30	33	36
吸光度	0.076	0.046	0.102	0.094	0.145	0.149	0.344	0.344	0.372
含量（μg/ml）	2.64	1.81	3.37	3.14	4.56	4.67	10.07	10.07	10.84

讨　论

1. 用生物反应器培养决明发根比悬浮培养决明发根优越，可以在较短的培养期内获得较大的生物量。

2. 生物反应器中液体培养基 pH 的变化反映了游离蒽醌化合物含量的变化。通过对液体培养基 pH 的跟踪监测，了解生物反应器中游离蒽醌化合物的合成情况，为工业化生产游离蒽醌化合物提供方便、快捷的监控手段（彩图 38-1）。

（常振战　郑俊华　王沙生　沈　昕
金明善　谢梅英）

第39章 发根及其培养基中游离蒽醌化合物的HPLC定性定量分析研究

在离体培养天山大黄发根、掌叶大黄发根和决明发根的过程中，作者发现不但不同植物的发根颜色深浅不同，不同培养条件下培养的同种植物发根颜色深浅也有差异，有的发根呈深褐色，有的呈浅黄色，液体培养基与其中的发根呈类似的颜色，即发根颜色越深，培养基的颜色也越深，发根颜色越浅，培养基颜色也越淡。这种现象提示不同植物的发根、不同方式培养的发根中蒽醌类化合物的含量不同，发根向培养基中释放了一定量的蒽醌类化合物。

作者用TLC检测天山大黄发根、掌叶大黄发根、决明发根及其液体培养基中化学成分时发现：发根能合成与原植物中种类相似的游离蒽醌化合物，即都含有大黄酸、大黄素、大黄酚、大黄素甲醚、芦荟大黄素等活性成分。作者在分离决明的化学成分时，分得一含量较高的游离蒽醌化合物单体——大黄酚-8-甲醚。因此作者采用高效液相色谱法，以大黄酸、大黄素、大黄酚、芦荟大黄素、大黄素甲醚、大黄酚-8-甲醚作标准品，参考有关文献的色谱条件，建立应用HPLC法对天山大黄发根、掌叶大黄发根、决明发根及其液体培养基中6种游离蒽醌化合物进行多成分定性定量分析的研究方法，测定发根及培养基共34个样品中游离蒽醌化合物的含量。

实验部分

1. 实验材料

实验材料见表39-1，样品在40℃烘箱烘干，粉碎后过40目筛，备用。发根材料未经特别说明均由带NPT-Ⅱ基因的A. rhizogenes 9402诱导。

表39-1 样品及其来源

No.	样　品	来　源
1	天山大黄生药	1995，7采自新疆巩乃斯林场
2	天山大黄发根	MS琼脂培养基
3	掌叶大黄生药	1995，3购自陕西宝鸡药材公司
4	掌叶大黄愈伤组织	在MS＋2，4-$D_{1.5}$＋$TDZ_{0.01}$琼脂培养基上培养4个月（TDZ：Thidiazuron，植物激素）
5	掌叶大黄悬浮培养细胞	在改良MS液体培养基（V_{B1}、V_{B2}增高10倍，肌醇增高5倍，不含甘氨酸）中培养1个月
6	掌叶大黄发根	MS琼脂培养基上培养1个月
7	掌叶大黄发根	MS+$IAA_{0.1}$琼脂培养基上培养1个月
8	掌叶大黄发根	MS液体培养基中培养3个月
9	掌叶大黄发根MS液体培养基	样品No. 8的培养基
10	决明生药（种子）	1994. 7采自河南省郑州市
11	决明愈伤组织	在MS+2，4-$D_{1.5}$＋$TDZ_{0.01}$琼脂培养基上培养4个月
12	决明发根	野生型A. rhzogenes 9402诱导，MS琼脂培养基上培养1个月
13	决明发根	MS液体培养基，连续光照振荡培养40天
14	决明发根	MS液体培养基，振荡暗培养40天

续表 39-1

No.	样　品	来　源
15	决明发根	稀土元素对照，MSo 液体培养基
16	决明发根	MS+Eu^{3+} 0.001mg/L 液体培养基
17	决明发根	MS+Eu^{3+} 0.01mg/L 液体培养基
18	决明发根	MS+Eu^{3+} 0.1mg/L 液体培养基
19	决明发根	MS+Eu^{3+} 1mg/L 液体培养基
20	决明发根	MS+Eu^{3+} 10mg/L 液体培养基
21	决明发根	培养基对照，MS 液体培养基
22	决明发根	$\frac{1}{5}$MS 液体培养基
23	决明发根	67-V 液体培养基
24	决明发根	SH 液体培养基
25	决明发根	1%蔗糖 MS 液体培养基（碳源影响）
26	决明发根	3%蔗糖 MS 液体培养基（碳源影响）
27	决明发根	6%蔗糖 MS 液体培养基（碳源影响）
28	决明发根	8%蔗糖 MS 液体培养基（碳源影响）
29	决明发根	3%葡萄糖（其它同 MS）液体培养基（碳源影响）
30	决明发根	不含 KH_2PO_4 MS 液体培养基（磷酸盐影响）
31	决明发根	KH_2PO_4 为 340mg/LMS 液体培养基（磷酸盐影响）
32	决明发根	生物反应器培养，MS 液体培养基培养 36 天
33	决明发根 MS 液体培养基	样品 No.21 培养基石油醚萃取部分
34	决明发根 MS 液体培养基	样品 No.21 培养基乙酸乙酯萃取部分

注：No.15～No.20、No.21～No.24 培养期均为 1 个月，No.25～No.29、No.30～No.31 培养期均长于 3 个月

2. 仪器、药品与试剂

仪器：美国 TSP 公司 P4000 系统 HPLC，AS3000 自动进样器，FOCUS 检测器，OS/2 操作系统色谱工作站，Prodigy ODS C_{18} 分析柱（250mm×4.6mm）。

超声波清洗器。

标准品：芦荟大黄素、大黄酸、大黄素、大黄酚、大黄素甲醚均购自中国药品生物制品检定所。大黄酚-8-甲醚由作者从决明发根中分离得到，红外、核磁共振谱数据与文献报道相吻合，在所使用的高效液相条件下显示单一纯峰，纯度接近 100%。

试剂：甲醇（优级纯，北京化工厂生产），高氯酸（分析纯，北京化工厂生产），水为重蒸去离子水。

3. 实验方法

(1) 高效液相色谱条件（250mm×4.6mm）

色谱柱：Prodigy ODS C_{18}分析柱

流动相：甲醇-1%高氯酸水溶液=85∶15

检测波长：254nm

柱温：室温

流速：0.80ml/min

(2) 标准品溶液的配制：精密称取芦荟大黄素、大黄酸、大黄酚-8-甲醚、大黄素、大黄酚、大黄素甲醚，分别为 2.99mg、4.12mg、4.00mg、3.64mg、6.04mg、4.03mg，置于 10ml 容量瓶，加甲醇至刻度，摇匀；各取 20μl 进样，记录各自保留时间。6 种标准品出峰的先后顺序是：芦荟大黄素、大黄酸、大黄酚-8-甲醚、大黄素、大黄酚、大黄素甲醚。分别取各标准品溶液 1.0ml 于 25ml 容量瓶中混合，加甲醇至刻度，摇匀，得混合标准品溶液，其中化合物浓度为：芦荟大黄素 1.196×10^{-2} μg/μl，大黄酸 1.648×10^{-2} μg/μl，大黄酚-8-甲醚 1.600×10^{-2} μg/μl，大黄素 1.456×10^{-2} μg/μl，大黄酚 2.416×10^{-2} μg/μl，大黄素甲醚 1.612×10^{-2} μg/μl。

（3）精密度实验：取一定浓度的混合标准品溶液，重复进样 10 次（进样量 7μl），测定各个标准品的峰面积，根据测定结果计算精密度，见表 39-2。

表 39-2 6 种游离蒽醌化合物精密度实验

次数	峰面积					
	芦荟大黄素	大黄酸	大黄酚-8-甲醚	大黄素	大黄酚	大黄素甲醚
1	639 510	556 470	1 106 342	714 178	1 236 531	297 573
2	640 937	565 556	1 107 763	718 110	1 252 279	302 701
3	640 432	558 118	1 109 430	717 033	1 258 958	298 976
4	662 838	570 697	1 101 269	718 270	1 238 641	296 348
5	639 974	572 678	1 122 181	730 189	1 255 000	298 529
6	663 025	572 805	1 103 466	722 488	1 251 570	295 780
7	644 659	556 592	1 103 651	705 348	1 278 286	308 143
8	640 568	548 873	1 102 918	710 228	1 268 076	343 180
9	646 105	577 249	1 108 416	721 591	1 269 880	320 468
10	652 153	594 921	1 110 428	729 027	1 285 229	333 705
RSD	1.43%	2.34%	0.54%	1.07%	1.27%	5.52%

（4）6 种标准品的分离：取混合标准品溶液 20μl 进样，按前述色谱条件分离，如图 39-1，6 种游离蒽醌化合物达到基线分离，保留时间分别为：芦荟大黄素 6.75 分钟，大黄酸 8.46 分钟，大黄酚-8-甲醚 11.55 分钟，大黄素 12.43 分钟，大黄酚 16.32 分钟，大黄素甲醚 23.98 分钟。

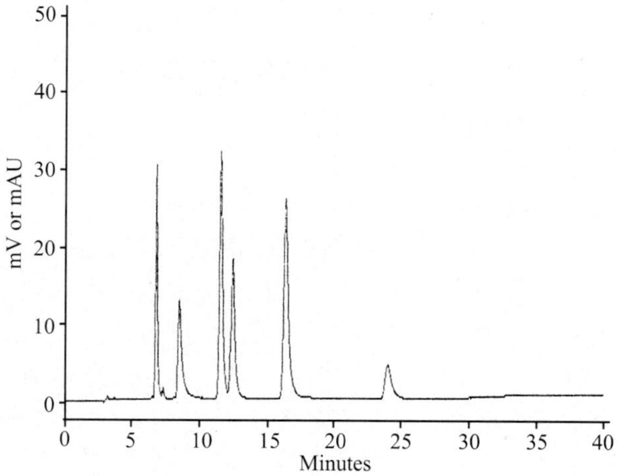

图 39-1 游离蒽醌标准品 HPLC 分离图谱

（5）标准曲线的绘制：精密吸取标准品混合溶液 1、2、3、7、11、15、20μl 进样，按前述条件测定峰面积，以进样量为横坐标，峰面积为纵坐标，绘制标准曲线，并计算回归方程。

芦荟大黄素回归方程为 Y＝103 390.21X－55 733.41，相关系数 0.9992，线性范围 0.0120～0.2392μg

大黄酸回归方程为 Y＝96 498.59X－78 207.53，相关系数 0.9993，线性范围 0.0165～0.3296μg

大黄酚-8-甲醚回归方程为 Y＝174 396.42X－78 952.34，相关系数 0.9998，线性范围 0.0160～0.3200μg

大黄素回归方程为 Y＝117 332.64X－69 653.58，相关系数 0.9995，线性范围 0.0146～0.2912μg

大黄酚回归方程为 Y＝199 652.10X－100 796.70，相关系数 0.9997，线性范围 0.0242～0.4832μg

大黄素甲醚回归方程为 Y＝48 648.86X－1 797.93，相关系数 0.9998，线性范围 0.0161～0.3224μg

上述 6 种标准品 HPLC 标准曲线见图 39-2～7。

4. 游离蒽醌含量测定

（1）样品处理：准确称取干燥样品粉末 1.0g，置 10ml 具塞试管中，每次加入 10ml 氯仿，置超声波清洗器中超声提取 3 次，分别提取 80 分钟、60 分钟、30 分钟，过滤，合并 3 次滤液，回收溶剂，用甲醇溶解残渣，在 25ml 容量瓶中定容，用脂溶性微孔滤膜过滤，备用。

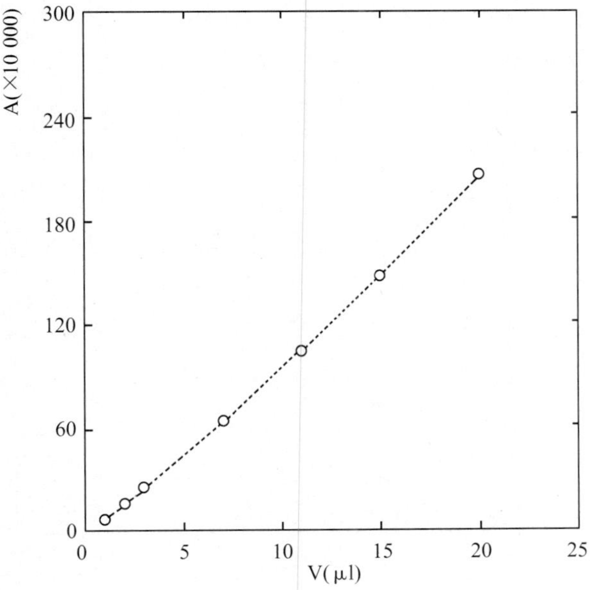

图 39-2　芦荟大黄素 HPLC 标准曲线

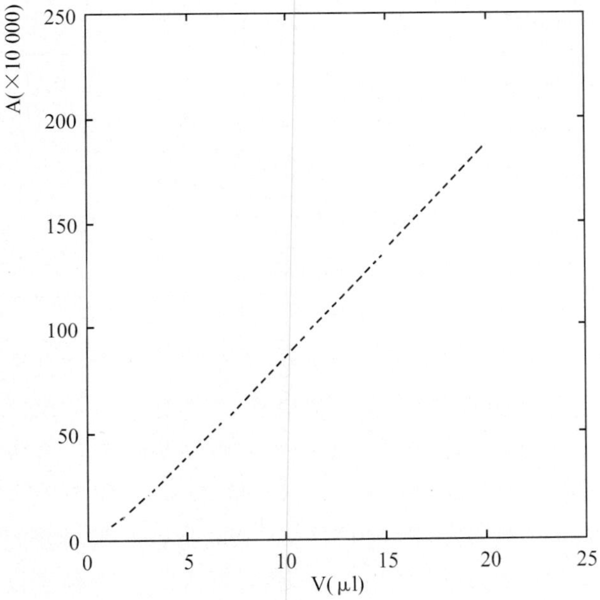

图 39-3　大黄酸 HPLC 标准曲线

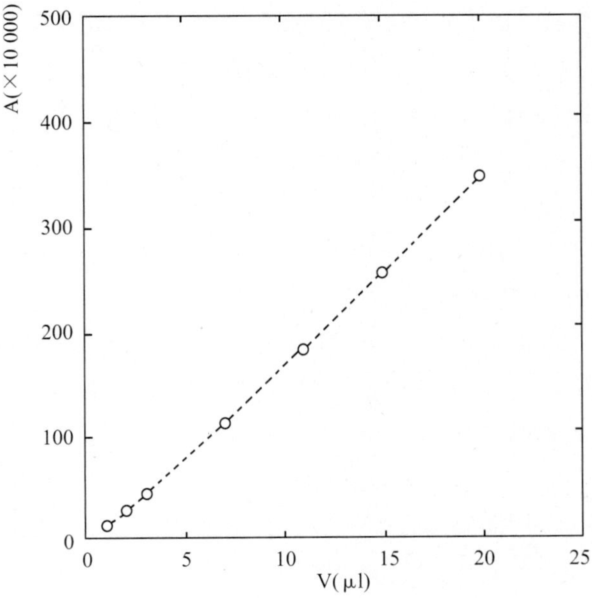

图 39-4　大黄酚-8-甲醚 HPLC 标准曲线

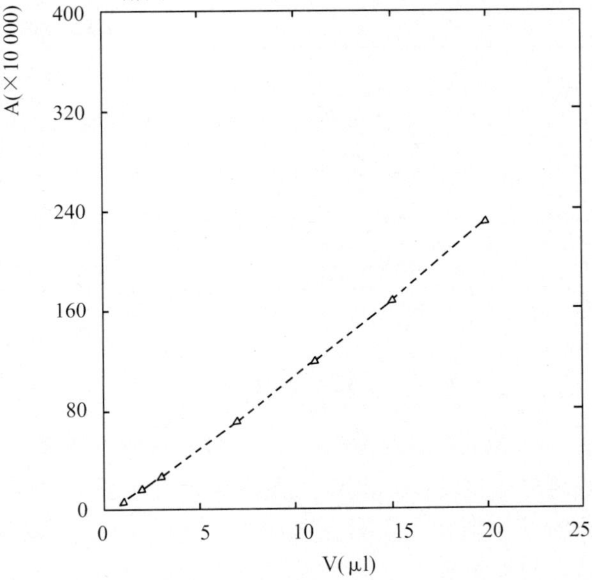

图 39-5　大黄素 HPLC 标准曲线

有少数样品及液体培养基的前处理方法有所不同。其中 No. 2（天山大黄发根），取粉末量为 0. 10g，提取物定容 5ml；No. 6（MS 琼脂培养基上培养掌叶大黄发根），取粉末为 0. 98g，提取物定容 5ml；掌叶大黄其它样品材料提取物均定容 5ml；No. 25（决明发根，1％蔗糖 MS 培养基培养），取粉末 0. 85g，提取物定容 25ml；No. 9（掌叶大黄发根 MS 液体培养基），用等体积氯仿萃取 3 次，提取物定容 5ml；No. 33（决明发根 MS 液体培养基），用等体积石油醚萃取 3 次，提取物定容 5ml；No. 34（决明发根 MS 液体培养基），用等体积石油醚萃取 3 次后，用等体积乙酸乙酯萃取 3 次，提取物定容 5ml。

（2）HPLC 分析：在上述色谱条件下测定各样品中芦荟大黄素、大黄酸、大黄酚-8-甲醚、大黄素、大黄酚、大黄素甲醚的峰面积，进样量均为 20μl。根据回归方程计算游离蒽醌化合物的含量，测定结果见表 39-3、4。

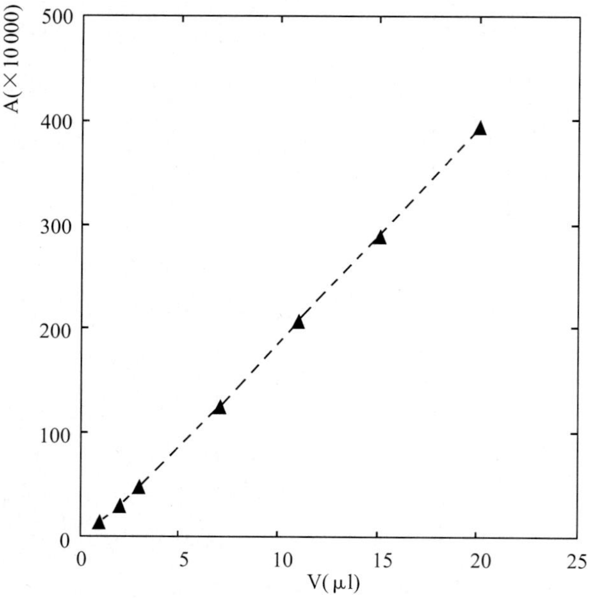

图 39-6 大黄酚 HPLC 标准曲线

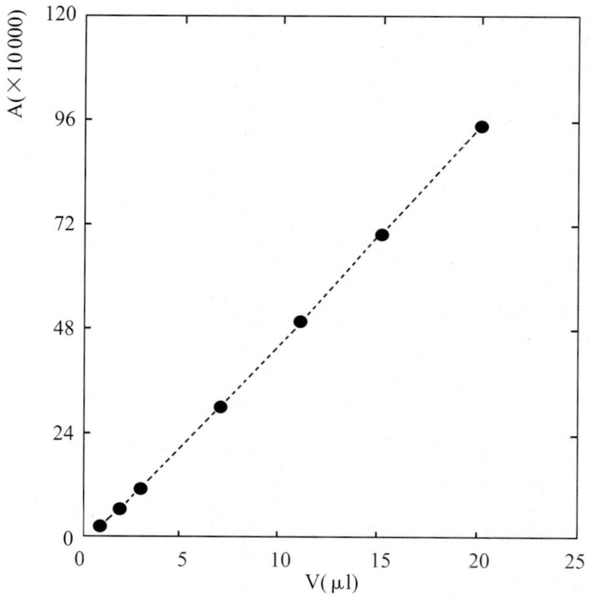

图 39-7 大黄素甲醚 HPLC 标准曲线

表 39-3 HPLC 测定结果

No.	游离蒽醌化合物含量（μg/g）						
	芦荟大黄素	大黄酸	大黄酚-8-甲醚	大黄素	大黄酚	大黄素甲醚	总量
9	10.92	3.96	2.28	微量	3.68	微量	20.84
33	6.55	6.20	63.19	6.34	17.05	46.97	146.30
34	63.51	49.38	82.15	47.36	19.84	37.48	299.70

讨 论

1. 测定结果表明 天山大黄发根中含有多种游离蒽醌化合物，其中大黄酸、芦荟大黄素、大黄酚-8-甲醚、大黄素含量均高于天山大黄生药样品，而大黄酚、大黄素甲醚含量则明显低于生药样品（表 39-4）。天山大黄发根中 6 种游离蒽醌化合物总量远远高于掌叶大黄发根，并高于在 MSo 液体培养基上培养的决明发根（No. 15，No. 21，No. 26）的平均值（328.33μg/g）。

2. 掌叶大黄发根中也含有多种游离蒽醌化合物，但含量普遍低于掌叶大黄生药，见图 39-3 及图 39-8、9。比较掌叶大黄发根（No. 6）、愈伤组织（No. 4）、悬浮培养细胞（No. 5）中游离蒽醌化合物的含量，以悬浮培养细胞最高，发根次之，愈伤组织最低，发根中 6 种游离蒽醌化合物总量是愈伤组织的 2.6 倍。从表 39-3 和表 39-4 看出，附加 0.10mg/L IAA 的琼脂培养基培养的掌叶大黄发根（No. 7），游离蒽醌化合物含量仅为 MSo 琼脂培养基培养发根（No. 6）的 34.89%。MS 液体培养基培养的掌叶大黄发根向培养基中释放了占总量 45.89%的游离蒽醌化合物，但发根合成的游离蒽醌化合物的总量只能接近 MSo 琼脂培养基培养的掌叶大黄发根的水平，可见液体悬浮培养不能有效提高掌叶大黄发根中游离蒽醌化合物的含量。

表 39-4　HPLC 测定结果

No.	游离蒽醌化合物含量 μg/g						
	芦荟大黄素	大黄酸	大黄酚-8-甲醚	大黄素	大黄酚	大黄素甲醚	总量
1	11.69	19.42	10.49	19.24	3 269.91	1 305.24	4 635.98
2	27.26	42.12	20.18	26.99	163.41	75.08	355.04
3	56.64	39.60	11.24	116.54	636.92	278.84	1 139.79
4	微量	7.21	2.90	3.50	5.92	3.29	22.82
5	20.07	1 617.45	4.17	15.69	126.02	5.67	1 789.06
6	16.53	20.25	3.44	4.10	11.46	3.94	59.72
7	1.88	4.82	2.51	2.70	7.12	6.60	25.64
8	3.68	微量	2.29	3.08	11.66	3.85	24.57
9	10.92	3.96	2.28	微量	3.68	微量	20.84
10	14.48	76.20	21.88	42.92	138.18	199.69	493.35
11	14.98	26.70	12.24	24.36	118.24	90.13	286.64
12	12.37	63.46	43.52	21.06	74.98	98.30	313.69
13	20.18	32.67	53.59	21.66	30.05	44.58	202.74
14	28.99	58.34	150.76	35.04	57.82	98.46	429.40
15	28.25	33.66	55.14	58.34	62.95	66.37	304.71
16	32.39	44.06	29.69	48.65	34.58	77.47	266.84
17	36.32	46.18	53.45	31.78	30.04	50.01	247.79
18	22.56	28.89	34.52	33.56	55.59	40.34	215.47
19	31.84	40.25	25.07	27.79	29.08	41.26	195.28
20	22.93	19.92	82.09	45.20	165.07	49.56	384.76
21	33.34	45.26	91.63	62.04	50.81	130.87	413.95
22	58.55	微量	627.00	80.57	688.75	148.72	1 603.58
23	13.91	29.71	58.02	18.47	25.29	34.90	180.30
24	42.82	20.61	61.33	87.67	216.47	238.91	667.81
25	19.47	25.75	149.66	24.15	60.24	48.37	327.64
26	18.30	22.04	66.99	微量	89.22	71.75	268.29
27	28.01	32.58	17.94	17.07	35.53	55.77	186.90
28	88.02	76.44	48.33	59.05	131.30	162.50	565.64
29	16.02	19.08	56.91	15.27	47.94	32.60	187.81
30	91.10	133.04	341.09	128.94	205.78	162.88	1 062.83
31	15.52	19.76	51.31	16.42	59.16	51.22	213.40
32	14.93	微量	65.47	21.71	63.54	61.29	226.94

3. 第 37 章及本章实验结果表明，天山大黄发根、掌叶大黄发根的生长速度均较低，且游离蒽醌化合物的含量又远低于对应生药。通过筛选基本培养基，调节理化因子（pH、光、生长素

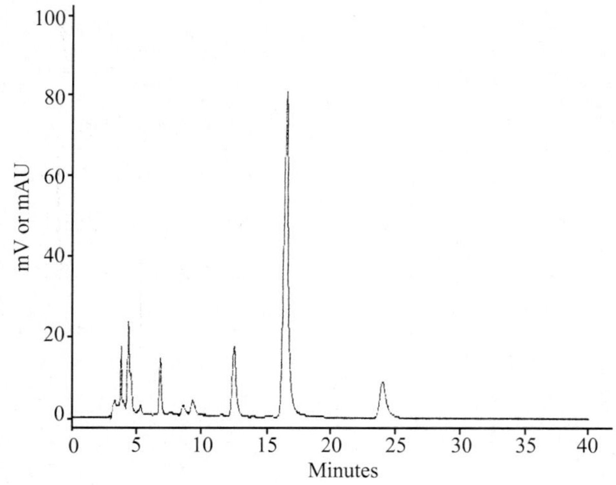

图 39-8 掌叶大黄生药 HPLC 分析图谱

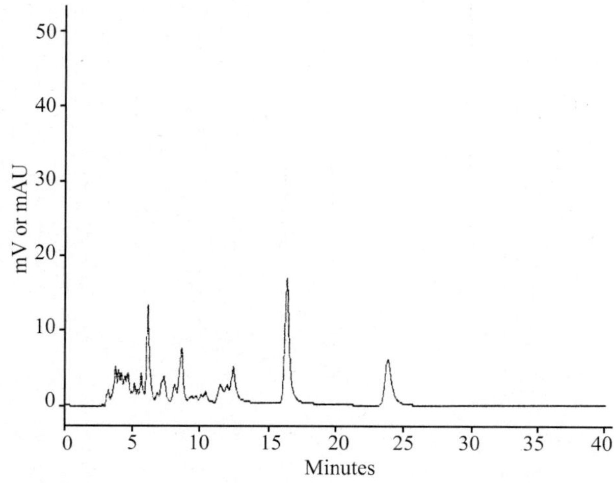

图 39-9 决明生药 HPLC 分析图谱

等）也难以大幅度提高发根的生长速度及游离蒽醌化合物含量。因此，用天山大黄、掌叶大黄的离体发根培养物来生产游离蒽醌化合物难以收到理想的效果。

4. 决明发根（MSo 液体培养基中培养，No. 15，No. 21，No. 26）中游离蒽醌化合物含量比决明生药中低得多（图 39-9，10）但比决明愈伤组织中含量高。通过筛选培养基、优化培养基以及在培养基中添加适宜浓度的稀土元素，选择合适的理化因子及其水平，可以有效地提高决明发根中游离蒽醌化合物的含量，使发根中游离蒽醌化合物含量超过决明生药。例如，将液体培养基中大量元素含量减至 MS 培养基的$\frac{1}{5}$（其它同 MS 培养基）（No. 22）可使发根中游离蒽醌化合物含量达到决明生药的 3.25 倍，其中大黄酚-8-甲醚、大黄酚的含量分别达到决明生药的 28.65 倍、4.98 倍；液体培养基中不加磷酸盐（其它同 MS 培养基）（No. 30）可使发根中游离蒽醌化合物含量达到决明生药的 2.15 倍，其中芦荟大黄素、大黄酚-8-甲醚分别达到决明生药的 6.29 倍、15.59 倍；将液体培养基中蔗糖含量提高到 8%（其它同 MS 培养基）（No. 28）可使发根中游离蒽醌化合物含量超过生药 14.61%；选择 SH 液体培养基，也可使发根中游离蒽醌化合物含量超过生药 35.36%；在液体培养基中添加 10mg/L 的稀土元素 Eu^{3+}（其它同 MS 培养基）（No. 20），可使决明发根中游离蒽醌化合物含量比对照（MSo 液体培养基培养发根，No. 15）提高 26.27%。

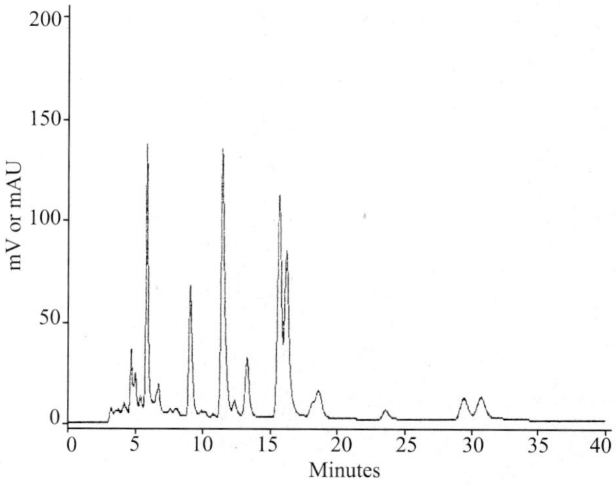

图 39-10 $\frac{1}{5}$MS 液体培养基培养决明发根 HPLC 分析图谱

5. 从表 39-3 和表 39-4 可以推算出：MS 液体培养基培养的决明发根还向培养基中释放约占总量 34.34%的游离蒽醌化合物。通过优化培养基，不仅能提高决明发根的生长速度，而且能提高决明发根中游离蒽醌化合物的含量以及液体培养基中游离蒽醌化合物的含量，从而提高决明发根游离蒽醌化合物的总产量。各种有利培养方法之间相互并不矛盾，如将培养基中大量元素减少到 MS 培养基的$\frac{1}{5}$与在 MS 培养基中去掉磷酸盐成分两种培养方法便是如此。磷酸盐是大量元素之一，去掉磷酸盐成分同时降低了大量元素，大量元素比例降低也同时降低了磷酸盐含量。两种培养方法分别使决明发根中游离蒽醌化合物含量提高到生药的 3.25 倍和 2.15 倍。第 37 章实验结果表明，初始 pH3.0～4.0 的培养基最适合决明发根生长。据此，作者对 MS 培养基加以改良，得到适合培养决明发根的培养基配方（mg/L）。

NH_4NO_3	330
KNO_3	380
$CaCl_2 \cdot 2H_2O$	88
$MgCl_2 \cdot 7H_2O$	74

微量元素、有机附加成分与 MS 培养基相同，pH3.0～4.0。

6. 由野生型 A. rhizogenes 9402 诱导的决明发根（No.12）也含有较高水平的游离蒽醌化合物，与带 NPT-Ⅱ基因的 A. rhizogenes 9402 诱导的决明发根中游离蒽醌化合物的总量基本相当（图 39-11，12）；但由于野生型 A. rhizogenes 9402 菌株不含选择标记，菌种容易退化，而且其 Ri 质粒转化根的筛选比较困难，因此在本实验中应用较少。

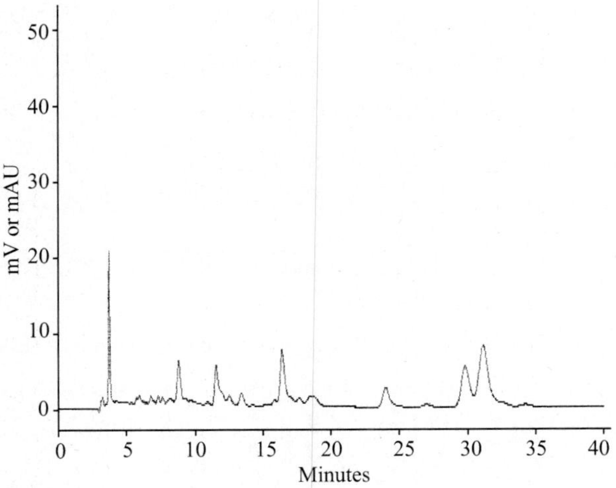

图 39-11　野生型 A. rhizogenes 9402 诱导决明发根 HPLC 分析图谱

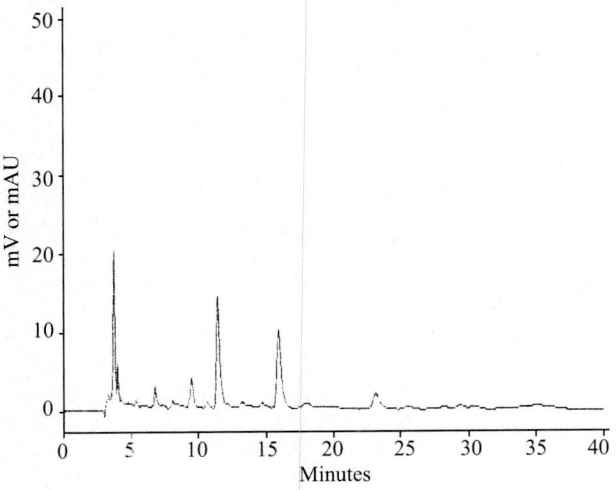

图 39-12　3%蔗糖作碳源液体培养决明发根 HPLC 分析图谱

7. 用生物反应器培养决明发根不仅生长速度高，在较短的培养期内能获得较大的生物量，而且发根中含有较高水平的游离蒽醌化合物，并向液体培养基中释放一定比例的游离蒽醌化合物，这些特点对工业化大规模生产游离蒽醌化合物十分有利。

参考文献

[1] 何玉科 . 西北植物学报，1990，10（1）：61-66
[2] 镰田博 . Nippon Nogeikagaku kaishi，1987，61（3）：372-377
[3] Tanaka N. Annals of the Phytopathological Society of Japan，1994，60（1）：45-52
[4] Huffman GA. J Bacteriol，1984，157：269-276
[5] Combad A. Plasmid，1987，17：137-148
[6] Fileticі P. Plant Mol Biol，1987，9：19-26
[7] White FF. J Bacteriol，1985，164：33-44
[8] Jouanin L. Plasmid，1984，12：91-102
[9] Strobel GA. J Gen Microbiol，1985，13：1245-1249
[10] 王善平 . 植物学报，1990，32：172
[11] Sheikoleslam SR，Weeks OP. Plant Mol Biol，1987，8：291
[12] Morris JW，Morris RO. Plant Cell Rep，1992，5：239-242
[13] O'keefe B，Beecher C，Wm W. The use of nonclassical techniques in the production of secondary metabolites by plant tissue cultures. in：Biotechnology and Pharmacy. J. M. Pezzuto，M. E. Johnson，and H. R. Manasse，eds. New York London：Chapman and Hall，1993.
[14] Birot AM. Plant Physiol Biochem，1987，25：323-335
[15] David C. Plant Cell Rep，1988，7：88-95
[16] Byrne MC. J Mol Appl Genet，1983，2：201-209
[17] Jouanin L. Mol Gen Genet，1984，206：387-392
[18] Durnad-Tardif M. J Mol Biol，1984，186：557-564
[19] Depicker A. Mol Gen Genet，1985，201：477-484
[20] Ooms G. Theor Appl Genet，1985，71：325-329
[21] Taylor BH. Mol Gen Genet，1985，201：554-557
[22] Petil A. Mol Gen Genet，1986，202：288-293
[23] David C. Biotechnology，1984，2：73-76
[24] Mcknight TD. Plant Mol Biol，1987，8：439-445
[25] Horsch RB. Science，1985，227：1229
[26] 费厚满 . 植物学报，1993.35（8）：626-631
[27] 白永延 . 中国科学院上海植物生理研究所分子遗传国家重点实验室年报（1988-1989），1990，23
[28] Stachel SE. Nature，1986，322.706-712
[29] 镰田博 . 组织培养，1987，13（6）：184-192
[30] 镰田博 . Ri フ "テスミナ" ヒ毛状根（植物遗传子操作技术），1986，26-87
[31] 镰田博 . *Agrobacterium rhizogene*. 毛根病组织培

养，1985，11（2）：53-57
[32] Kamada H. Plant Cell Rep，1986，5：239-242
[33] 傅少荣主编．植物遗传转化技术手册，1994，北京：中国科学技术出版社，144-151
[34] 张荫麟．中草药，1990，21（12）：23-26
[35] Maldonado-Mendoza IET. Plant Cell Tissue Cult，1993，33（3）：321-329
[36] Muranaka T. Appl Microbiol Biotech，1994，40（6）：841-845
[37] Flores HE. Plant Physiol Biochem，1994，（Montrouge 32）（4）：511-519
[38] Yoshikawa T. Appl Microbiol Biotechnol，1993，39（4—5）：460-464
[39] Asada Y. Phytochemistry，1993，34（4）：1049-1052
[40] Larsen WA. Biotechnol Tech，1993，7（8）：557-562
[41] Hu ZB，Alfermann AW. Phytochemistry，1993，32（3）：699-703
[42] Muranaka T. Biosci Biotech Biochem，1993，57（8）：1398-1399
[43] Parr AJ. Phytochemistry，1987，26：3214-3245
[44] Repunte VP. J Ferment Bioeng，1990，79（1）：83-86
[45] Uozumi N. J Ferment Bioeng，1992，74（1）：21-26
[46] Sauerwein M. Plant Cell Rep，1990，9：579-589
[47] Sauerwein M. J Plant Physiol，1992，140：147-152
[48] Maldonado-Mendoza IE. Plant Cell，Tissue and Organ Culture，1995，40（3）：197-208
[49] 蔡国琴．生物工程学报，1995，11（4）：315-320
[50] Hook I. Plant Cell，Tissue and Organ Culture，1994，38（2-3）：321-326
[51] Saitou T. Planta（Heidelb），1993，189（4）：590-592
[52] Vanhala L. Plant Cell Rep，1995，14（4）：236-240
[53] 江洪如．细胞生物学杂志增刊，1995，1，60
[54] Shimomura K. Plant Cell Rep，1991，10（6/7）：282-285
[55] Uozumi N. J Ferment Bioeng，1991，72（6）：457-460
[56] Kino-Oka M. J Ferment Bioeng，1994，77（1）：103-106
[57] Ko KM. J Plant Biology，1994，37（1）：85-91
[58] Taya M. J Ferment Bioeng，1994，77（2）：215-217
[59] Ho CH. Biotechnol Lett，1992，14（10）：959-964
[60] Repunte VP. J Ferment Bioeng，1993，75（4）：271-275
[61] Saitou T. Plant Sci，1992，86（2）：161-166
[62] Arroo RR. J Physiologia Phantarum，1995，93（2）：233-240
[63] Yu SX. Biotechnology and Bioengineering，1994，44（8）：881-887
[64] Jung KH. J Ferment Bioeng，1994，77（1）：57-61
[65] Kim YH. Biotech Tech，1993，7（17）：859-862
[66] Ko KM. Korean J Bot，1992，35（4）：365-370
[67] Nuutila AM. Biotech Tech，1994，8（1）：61-66
[68] Sim SJ. J Ferment Bioeng，1994，78（3）：229-234
[69] Kim CH. Agric Chem Biotech，1994，37（4）：237-242
[70] Buitelaar RM，Casario MT，Tramper J. Enzyme Microb Technol. 1992，14（1）：2-7
[71] Buitelaar RM，Leenen EJTM，Geurtsen G，et al. Enzyme Microb Technol. 1993，15（8）：670-676
[72] Mckinley T. Plant Physiol Biochem，1993，31（6）：835-843
[73] Arroo RR. Phytochemistry，1995，38（5）：1193-1197
[74] Hamill JD. Planta Med，1989，55：354-357
[75] Parr AJ. Plant Cell Rep，1988，7：309-312
[76] Christen P. Plant Cell Rep，1989，8：309-312
[77] Wink M，Witte L. Z Naturforsch，1987，42C：69-72
[78] Flores HE. Trends Biotech，1987，5：64-69
[79] Yamazaki T. Plant Physiol，1989，89：10
[80] Yoshikawa T. Plant Cell Rep，1987，6：449-453
[81] Stougaard JJ. Mol Genet，1987，207：251-255
[82] 中国药典．一部．人民卫生出版社，1995，16-17
[83] 新疆中草药．人民卫生出版社，1995，352
[84] 中药志（第二版）．人民卫生出版社，1982，34
[85] 金子光．生药学杂志，1986，40（4）：401
[86] Desek J. Cesk Farm，1989，35（5）：210
[87] 石丸干二．植物组织培养，1990，7（3）：159
[88] 洪筱坤．中成药，1996，18（4）：38-39
[89] 曹爱民．中国中药杂志，1997，22（2）：107-108

（常振战 郑俊华 王沙生
沈 昕 柳 林）

第 40 章　药用植物发根的诱导和次生代谢产物的调控

第一节　掌叶大黄发根的诱导及其蒽醌类化合物产生的研究

发根农杆菌（Agrobacterium rhizogenes）感染植物后能引起植物产生发根。由于发根培养具有生长迅速且不需添加外源激素，拥有亲本植株的次级代谢途径，遗传的稳定性，处于分化状态等特点，引起了人们的浓厚兴趣。用发根农杆菌诱导药用植物产生发根，寻求建立适合生产次生代谢产物的培养系统，已成为药用植物组织培养系统的一个研究热点。

大黄是我国特产的传统中药，始载于《神农本草经》，“味苦寒，有毒。主下瘀血、血闭、寒热，破征瘕积聚，留饮宿食，荡涤肠胃，推陈出新，通利水谷，调中化食，安和五脏”。优质大黄只产于我国以青海为中心的甘肃、陕西、四川、西藏一带。中国药典（1995 年版）规定大黄为蓼科植物掌叶大黄 Rheum palmatum L.，唐古特大黄 R. tanguticum Maxim. ex Balf 或药用大黄 R. officinale Baill 的干燥根及根茎。

常振战等用野生型发根农杆菌 A. rhizogenes 9402 菌株对掌叶大黄进行了发根诱导，但产生的发根生长速度缓慢。建立生长迅速的发根培养系统是研究次生代谢产物的前提条件。本工作选用发根农杆菌 LBA9402 和 R1601 两种菌株诱导掌叶大黄产生发根，并比较了掌叶大黄受不同菌株感染后发根的产生时间、诱导频率、生长趋势及各自蒽醌含量特点，为进一步筛选适宜大黄发根培养系统并调控其次生代谢产物的研究奠定了基础。

材料和方法

1. 发根农杆菌菌株及其培养

发根农杆菌 R1601（带 NPTII 基因，即抗卡那霉素基因）。发根农杆菌 LBA9402 具有 pRi1855 质粒，带有抗利福平（rifampicin）基因。两种菌株由中国科学院遗传所馈赠。

在含 50mg/L 利福平的 YMB（yeast mannitiol broth）琼脂培养基上划板培养发根农杆菌 LBA9402。同样，在含 50mg/L 卡那霉素（kanamycin）的 YMB 琼脂培养基上划板培养发根农杆菌 R1601。培养 3～4 天后，长出一些肉眼可见的菌落。用接种环分别挑取两种菌株的单菌落接种于 YMB 液体培养基中，100rpm 振荡培养 12～24 小时，观察培养基微变混浊时即可用于发根的诱导。培养均为暗培养，温度 25℃。

2. 掌叶大黄无菌苗的培养

掌叶大黄果实由常振战博士于 1995 年 3 月购自陕西陇县咸宜关村，经北京医科大学生药学教研室郑俊华教授鉴定为 Rheum palmatum L.。

挑选粒大饱满的掌叶大黄果实，撕去果翅，在 15% H_2O_2 中超声振荡 5 分钟后，静止浸泡灭菌 2 小时。用灭菌水洗 3 次后，置于灭菌滤纸上吸干表面水分，接种于不含激素的 MS 琼脂培养基上，培养箱温度 22℃，光照周期 12h/d，光照强度 1 500～2 000 lx。15 天后种子开始萌发，18 天子叶张开，21 天后真叶陆续长出。（彩图 40-1，2）。

3. 掌叶大黄发根的诱导

取生长良好的无菌苗的真叶、叶柄、下胚轴作外植体，叶柄切成 0.5cm 长，叶片用手术刀横向划出伤口，置于无激素的 MS（Murashige and Shoog，1962，以下称 MSo）琼脂培养基上预培养 3 天。

分取上述两种培养好的发根农杆菌液 5ml 于 100ml 三角瓶中，再各加入 MSo 培养基 20ml，摇匀。将外植体在菌液中浸 8～10 分钟，取出后用灭菌滤纸吸取外植体表面上残留的菌液，置于覆盖有滤纸的 MSo 琼脂培养基上避光共培养一周，培养箱控温 22℃。然后转入含有 250mg/L 头孢霉素的 MSo 琼脂培养基（杀菌培养基）中继续培养。观察两种菌株感染外植体产生发根的情况。待根长到 2～3cm 以上时，每个根分别转接到 50ml 内含 5ml 的 1/2MSo（培养基中无机盐浓度为正常 MSo 的一半）液体培养基的三角瓶中振荡培养。对每个根进行编号，观察其生长速度（彩图 40-3～6）。

取同样的外植体，以 MS 培养基代替菌液，重复上述操作，作为对照。

4. 掌叶大黄非转化根的培养

切取无菌苗的须根，继代于 1/2MSo 液体培养基中振荡培养。

5. 发根的鉴定参照文献方法进行。

6. 发根及非转化根生物量的测定

从两种农杆菌诱导出的发根中各选取生长速度最快（目测观察）的 1～2 个单克隆发根，每 10 天取样一次，称量鲜重，以非转化根为对照绘制培养 60 天的生长曲线。培养温度 22℃，摇床转速为 80rpm/min。

7. 蒽醌含量的 HPLC 测定

TSP P100 高效液相色谱仪，TSP UV100 紫外检测器 HPLC 定量分析蒽醌类化合物，色谱柱型号 Phenomenex ODS-3，流动相为甲醇：1%高氯酸＝85∶15，流速 1ml/min，检测波长为 254nm。

标准溶液配制：分别称取芦荟大黄素 2.5mg，大黄酸 4.9mg，大黄素 2.4mg，大黄酚 4.1mg，大黄素甲醚 2.9mg，将它们共同溶于丙酮-甲醇（1∶1）的溶液中，用容量瓶定容成 25ml 作为标准储备液，取 1ml 该储备液定容于 25ml 容量瓶中作为测试标准溶液。

蒽醌类化合物的提取：将称好干重的发根，用研钵研成粉末，分别装入 5ml 试管中，每个试管中加入 2ml 甲醇丙酮（1∶1）混合液，超声振荡 5 分钟后置于 4℃冰箱中过夜。用注射器吸出每管中上清液，通过滤膜滤于 1.5Eppendolf 管中，通风橱中挥干溶剂后准确加入 1ml 甲醇，液相色谱测试。

线性范围：测试标准溶液进样 1、5、10、15、20、30 和 40μl，以峰面积对进样浓度作标准曲线，其回归方程和相关系数如下：

芦荟大黄素：$Y=2.38e^{-5}\times X-3.64$
$r=0.9994$

大　黄　酸：$Y=2.35e^{-5}\times X+1.52$
$r=0.9945$

大　黄　素：$Y=2.64e^{-5}\times X-7.23$
$r=0.9932$

大　黄　酚：$Y=1.94e^{-5}\times X-3.26$
$r=0.9887$

大黄素甲醚：$Y=2.56e^{-5}\times X+4.34$
$r=0.9889$

结果与讨论

1. 发根的诱导

发根农杆菌 R1601 和 LBA9402 感染外植体 14 天后相继在伤口处生根，两菌株诱导特点见表 40-1。

表 40-1　两种菌株诱导掌叶大黄发根的比较

菌　株	根出现时间（天）	20 天生根数量	生根部位	根形态
LBA9402	15	87	叶片，下胚轴，叶柄	有时先形成愈伤。根呈白色，略粗，有绒毛，黑色生长节点
R1601	17	19	叶柄，下胚轴	白色，细长，有绒毛，黑色生长节点
对　照		0	叶片、叶柄、下胚轴	

两种菌株比较，LBA9402 对掌叶大黄表现出相对强的感染能力，发根出现比 R1601 早，产生的发根数量多。与感染过的外植体相比，未用农杆菌感染的对照外植体自始至终无根出现，初步说明本实验条件下产生的根是由农杆菌感染所致。

2. 发根的鉴定（见本章第二节）

挑选 3 种生长速度快的农杆菌诱导出的根并以非转化根为对照测定冠瘿碱，结果见图 40-1。图 40-3a 中，在本实验条件下，与甘露碱标准品比较，掌叶大黄非转化根中未检出甘露碱。图 40-3b、c 表明，由发根农杆菌 LBA9402 诱导的两种单克隆发根 DH5c、DH5a 中含有甘露碱，说明农杆菌中 Ri 质粒的 T-DNA 冠瘿碱合成基因在该系统中得到了表达，T-DNA 已经整合到了掌叶大黄核基因组中，证实 DH5a 和 DH5c 为转化根。图 40-3d 可见，在发根农杆菌 R1601 诱导的单克隆发根 DH7a 中虽未检出甘露碱，但参照文献［9］可证实含有农杆碱，因此，DH7a 也为转化根。

3.3 种单克隆发根与非转化根的生长曲线

选取的 3 种单克隆发根和非转化根在 30 天内的生长趋势见图 40-1。3 种发根接种后 10～20 天期间生长最快。由发根农杆菌诱导出的 3 种单克隆发根在无激素培养基中生长速度均高于非转化根。其中，由 R1601 诱导的单克隆发根 7a 生长速度最快，高于由 LBA9402 诱导的两种单克隆发根 5a 和 5c。5a 和 5c 生长曲线相似，5a 略快于 5c。3 种发根生长速度均高于非转化根。（彩图 40-7）

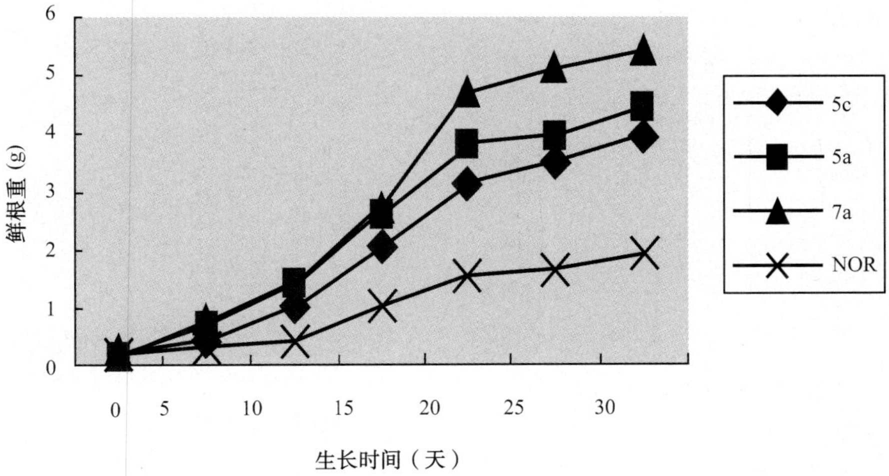

图 40-1　3 种单克隆发根与非转化根的生长曲线

注：（1）DH5a、DH5c 由 LBA9402 诱导
（2）7a 由 R1601 诱导
（3）NOR 非转化根

4. 4 种根中 5 种蒽醌次生代谢产物

检测发现，4 种根中均有蒽醌产生。对 4 种根中 5 种蒽醌的产量值进行比较发现，4 种根中 5 种蒽醌产量各不相同，5a 中大黄素（emodin）为主，而同一菌株诱导的 5c 则以大黄素甲醚（physcion）产量最高，非转化根中大黄酚（chrysophanol）最高，R1601 诱导的 7a 中 5 种蒽醌产量相近；从上面的比较可以看出，不同菌株诱导的发根以及同种菌株诱导的不同克隆发根间次生代谢产物的种类、含量差别很大，针对某些次生代谢产物筛选合适的单克隆发根将具有非常重要的应用价值（图 40-2）。

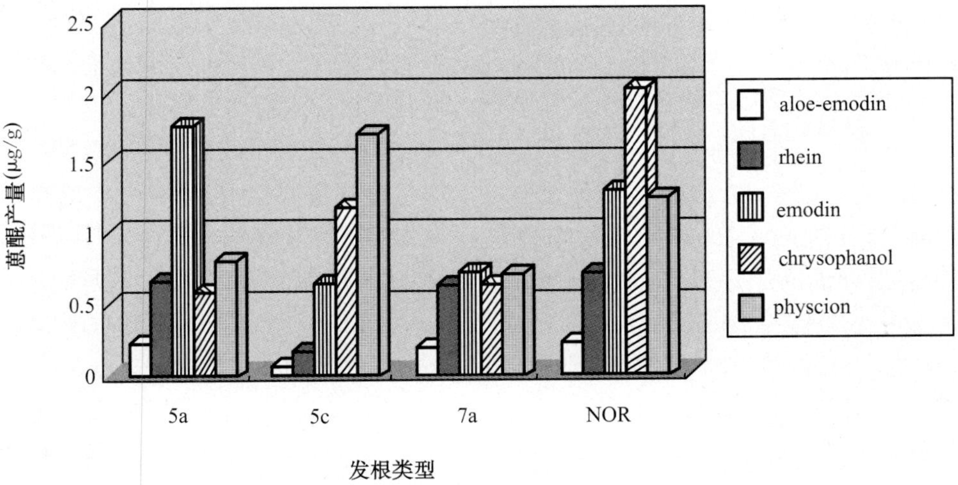

图 40-2　4 种根中 5 种蒽醌成分的比较

参考文献

[1] 刘本叶．植物学通报，1998，15（4）：1-7
[2] 刘涤．生物工程进展，1997，17（1）：37-40
[3] 周立刚．天然产物研究与开发，1998，11（3）：104-111
[4]《中华人民共和国药典》（1995 年版）
[5] 常振战．大黄、决明 Ri 质粒转化根离体培养及其活性成分的研究（博士生研究论文）．北京：北京医科大学，1997
[6] Murashige T，Skoog F. Physiol Plant，1962，15:473-497
[7] Morgan AJ. Plant Science，1987，49，37-49
[8] 富戈．北京医科大学学报，1998，30（6）（Suppl）：16-17
[9] 秦明波．植物学报，1994，36（Suppl）：165-167

第二节　高压纸电泳法鉴定掌叶大黄发根

发根农杆菌感染双子叶植物伤口后，伤口部位生长出发根。这个过程与根癌农杆菌诱导植物产生冠瘿瘤的过程是相似的。农杆菌中 Ri-或 Ti-质粒的一段 DNA 整合到植物基因组中。这段称作转移 DNA 或 T-DNA 的使植物产生发根或冠瘿瘤。不论是 Ri 质粒的 T-DNA 还是 Ti 质粒的 T-DNA 都有一个共同特点，二者都含有一段冠瘿碱（opine）合成基因，被农杆菌转化的植物细胞中这段基因能得到表达，有冠瘿碱产生。因此从 Ri 质粒转化根中能检测到冠瘿碱（opine）的存在。本研究采用高压纸电泳，硝酸银试剂染色，检测掌叶大黄 Ri 质粒转化根中甘露碱和农杆碱，以证明 Ri 质粒 T-DNA 转移到植物基因组中。

材料和方法

1. 实验材料

发根农杆菌 A. rhizogene R1601（质粒不详，含 NPTII 基因）诱导出的代号为 7a 的掌叶大黄单克隆发根和发根农杆菌 A. rhizogene LBA9402（含 pRi1855 质粒）诱导出的掌叶大黄两种单克隆发根（代号为 5a 和 5c）甘露碱。掌叶大黄无菌苗切下的正常根为阴性对照。

2. 仪器和药品

仪器：DYY-Ⅲ30A 型电泳仪

药品：甘露碱标准品（美国 Sigma 公司）

新华Ⅰ号滤纸

3. 实验方法

（1）试剂的配制

电泳缓冲液，按甲酸-乙酸-水＝5：15：80 比例配制。

硝酸银溶液：准确称取 0.625g $AgNO_3$，溶于 0.25ml 蒸馏水，加丙酮 50ml，滴加蒸馏水至沉淀完全溶解。

20％NaOH 溶液。

5％$Na_2S_2O_4$ 溶液。

（2）高压纸电泳

1）称取掌叶大黄发根及正常根培养物各 500mg，在冷冻过的研钵中加入 400μl 0.1mol/L HCl 盐酸低温研磨，匀浆后 12 000rpm 离心 5 分钟；

2）准确称取 0.5mg 甘露碱，加 1ml 蒸馏水；

3）分别取 10 μl 离心上清液，10μl 甘露碱溶液，在新华滤纸上点样；

4）滤纸点样端放正极，400V 电泳 80 分钟；

5）滤纸干燥 1 小时后浸入硝酸银溶液中染色 3～7 分钟，将滤纸在空气中干燥 2C 分钟；

6）取 10ml 20％NaOH，90ml 甲醇溶液，混合，将干燥后的滤纸浸入混合液中显色；

7）将滤纸在空气中干燥 30 分钟后，浸入 5％Na_2SO_4 溶液中定影；

8）用蒸馏水漂洗滤纸，2～3 小时。

注：第 5、6、7 步骤在暗室中操作。

结果与讨论

1. 结果

（1）图 40-3（照片）及（模式图）a 中，在本实验条件下，与甘露碱标准品比较，掌叶大黄非转化根中未检出甘露碱。

（2）图 40-3（照片）及（模式图）b、c 表明，由发根农杆菌 LBA9402 诱导的两种单克隆发根中含有甘露碱，说明农杆菌中 Ri 质粒的 T-DNA 冠瘿碱合成基因在该系统中得到了表达，T-DNA 已经整合到了掌叶大黄核基因组中，证实 5b 和 5c 为转化根。

（3）从图 40-3（照片）及（模式图）d 可见，在发根农杆菌 R1601 诱导的单克隆发根中未检出甘露碱。

2. 讨论

（1）由于没有农杆碱标准品，由文献推断，5a、5c 和 7a 中存在农杆碱。因此，7a 也为转化根。

（2）7a 是由发根农杆菌 R1601 诱导产生的，检出农杆碱而未检出甘露碱与文献一致。但与施和平等报道用发根农杆菌 R1601（含 $pRiA_4b$ 质粒）诱导的黄瓜发根中检出了农杆碱和甘露碱不一致，可能是含有质粒不同。

参考文献

[1] Morgan，AJ，Plant Sci. 1987，49：37-49

[2] Luciana de Olivera R. Machada，Plant Cell Reports. 1997，16：299-303

[3] 施和平 . 植物学报 . 1998，40（5）：470-473

[4] 常振战 . 大黄、决明 R 质粒转化根离体培养及其活性成分研究. 北京医科大学博士学位论文，1997 年 5 月

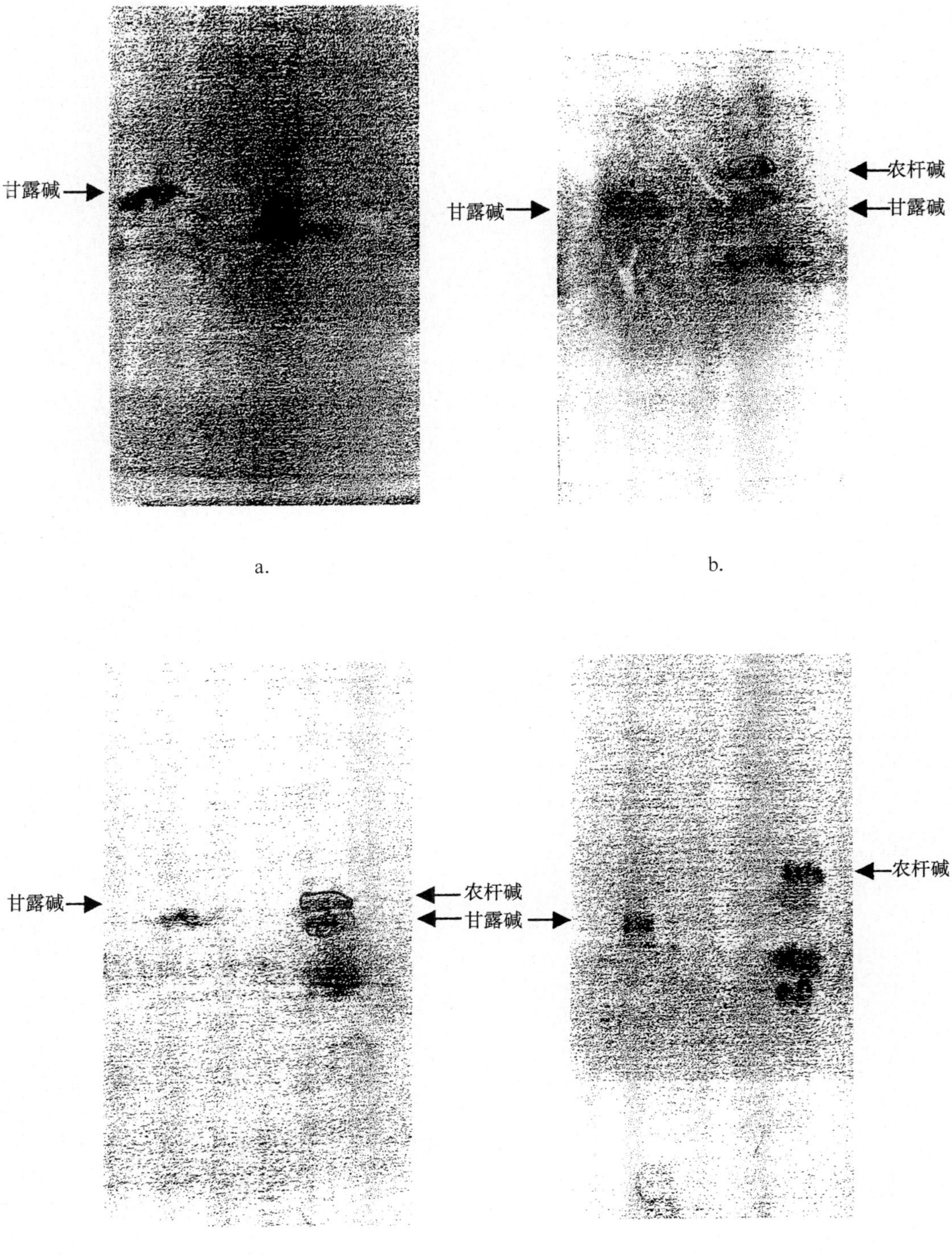

图 40-3 照片　纸电泳法鉴定掌叶大黄发根中冠瘿碱

a. 非转化根检测照片　b. 单克隆发根 5a 检测照片　c. 单克隆发根 5c 检测照片　d. 单克隆发根 7a 检测照片

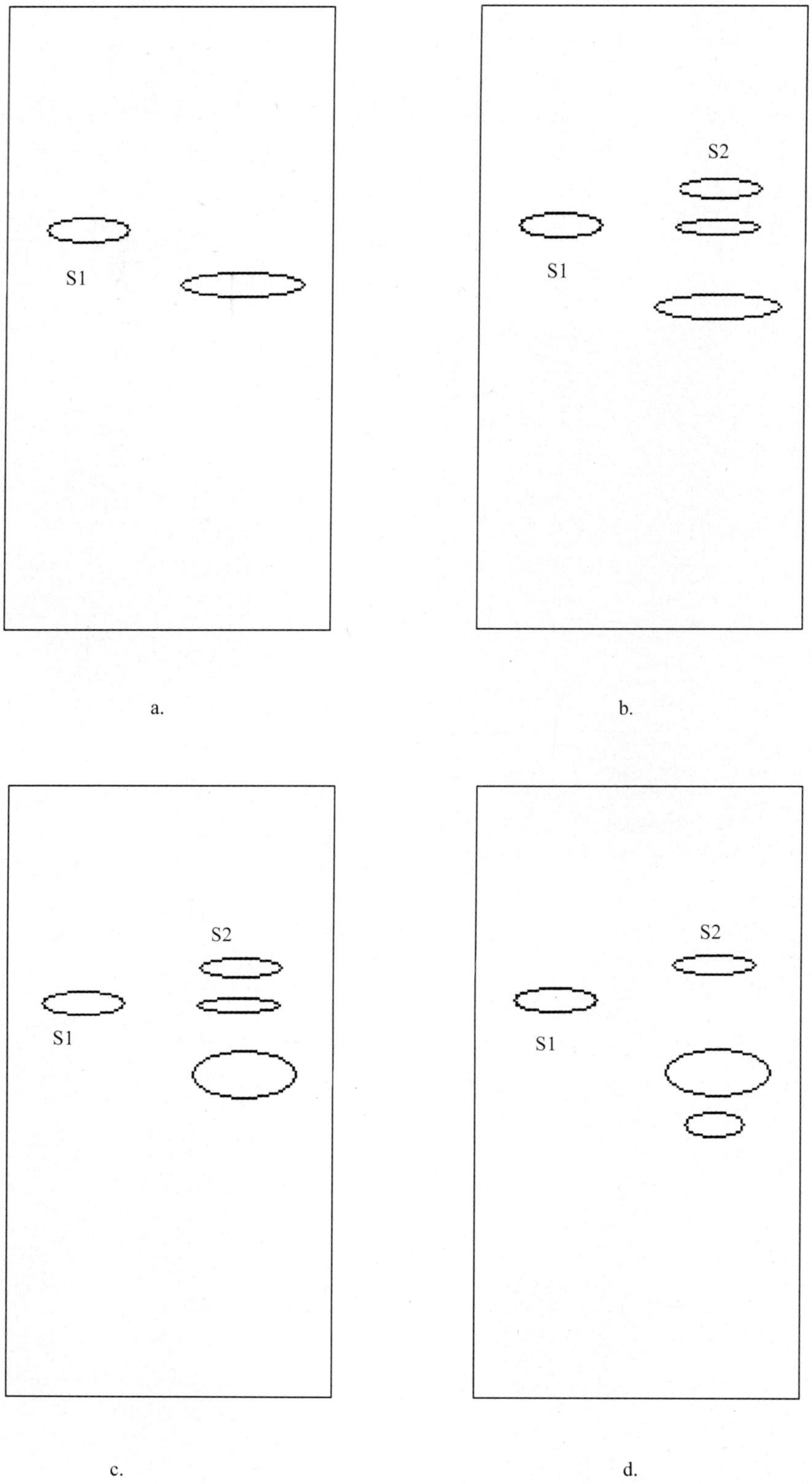

图 40-3 模式图 纸电泳法鉴定掌叶大黄发根中冠瘿碱

a. 非转化根 b. 单克隆发根 5a c. 单克隆发根 5c d. 单克隆发根 7a

S1. 甘露碱 S2. 农杆碱

第三节　优化培养基和发根克隆系提高掌叶大黄发根生物量和蒽醌产量的研究

与植物细胞悬浮培养系统相比，植物发根具生长迅速，合成次生代谢产物能力和强遗传稳定等优点。发根农杆菌中 T-DNA 转移并整合到植物基因组后会产生遗传变异的根，发根的生长及次生代谢产物的产量主要是由发根的遗传特性和培养条件决定，故筛选高产单克隆品系和优化培养条件在利用药用植物发根生产次生代谢产物的过程中显得很重要。已有许多学者研究了影响植物发根培养系统生长和次生代谢产物合成的因素。但在实际研究过程中，利用生物统计学方法对发根单克隆品系和培养条件进行优化选择却少见报道。

大黄（掌叶大黄 Rheum palmatum L，唐古特大黄 Rheum tangutiam Maxim ex Balf. 或药用大黄 Rheum officinale Bail.）始载于《神农本草经》。其主要功效为泻下攻积，清热泻水，止血，解毒，活血祛瘀。主要有效成分为蒽醌类化合物。利用发根农杆菌诱导掌叶大黄发根以及发根中蒽醌类化合物的含量测定已有报道。本实验选取了由两种发根农杆菌诱导出的 4 个单克隆的掌叶大黄发根和其非发根，系统地比较研究了四种基本培养基对 4 个单克隆的掌叶大黄发根和其非发根的生物量和 5 种蒽醌化合物产量的影响。

材料与方法

1. 单克隆掌叶大黄发根培养

4 种单克隆发根，编号分别为 DH5a、DH5c、DH5d 和 DH7a，其中前 3 种由发根农杆菌 LBA9402 诱导产生，后一种（即 DH7a）由发根农杆菌 R1601 菌诱导产生（另文报道）。每种发根切取 4 根 2cm 长根尖（25mg），分别接种于含 100ml 液体培养基的 250ml 三角瓶中。所用培养基为无机盐浓度均为 1/2 的无激素 WP、N_6、MS、B_5 四种培养基。每种发根均设一组重复，置于转速为 100rpm 的摇床上振荡培养，培养温度为 25℃。

2. 掌叶大黄发根生物量的测定

培养 40 天后，收获 4 种单克隆掌叶大黄发根。先用镊子取出发根，挤净根中所含培养基，用分析天平称鲜重。用蒸馏水漂洗一分钟，80℃烘干，称干重。

3. 蒽醌类化合物含量的测定

（1）仪器及检测条件：TSP P100 高效液相色谱仪，TSP UV100 紫外检测器，Phenomenex ODS-3（250×4.6mm）色谱柱，流动相为甲醇—1%高氯酸（85∶15），流速 1ml/min，检测波长为 254mm。

（2）标准溶液配制：分别称取芦荟大黄素 2.5mg、大黄酸 4.9mg、大黄素 2.4mg、大黄酚 4.1mg、大黄素甲醚 2.9mg，将它们共同溶于丙酮—甲醇（1∶1）的溶液中，用容量瓶定容 25ml 作为标准储备液，取 1ml 该储备液定容于 25ml 容量瓶中作为测试标准溶液。

（3）蒽醌类化合物的提取：取干燥后的发根，用研钵研成粉末，精密称量，分别装入 5ml 试管中，每个试管中加入 2ml 甲醇丙酮（1∶1）混合液，超声振荡 5 分钟后置于 4℃冰箱中过夜。用注射器吸出每管中上清液，通过滤膜滤于 1.5Eppendolf 管中，通风橱中挥干溶剂后准确加入 1ml 甲醇，液相色谱测试。

（4）线性范围：测试标准溶液进样 1、5、10、15、20、30 和 40μl，以峰面积对进样浓度作标准曲线，其回归方程和相关系数如下：

芦荟大黄素：$Y=2.38e^{-5}\times X-3.64$
$r=0.9994$

大　黄　酸：$Y=2.35e^{-5}\times X+1.52$
$r=0.9945$

大　黄　素：$Y=2.64e^{-5}\times X-7.23$
$r=0.9932$

大　黄　酚：$Y=1.94e^{-5}\times X-3.26$
$r=0.9887$

大黄素甲醚：$Y=2.56e^{-5}\times X+4.34$
$r=0.9889$

结果和讨论

1. 单克隆发根生物量分析

在培养过程中观察发现，4 种单克隆大黄发根在 4 种培养基里生物量积累明显不同，如在 WP 培养基里多数发根生长较快，根粗并呈白色。而在 B5 培养基生长发根生长较慢，根细并为暗黄色（彩图 40-8）。4 种单克隆大黄发根生物量结果见表 40-2。

表 40-2 不同培养基单克隆大黄发根生物量 鲜重（干重）(g/瓶)

Root	MS	B_5	N_6	WP
DH5a	5.0830 (0.1466)	2.7174 (0.0811)	2.5222 (0.0548)	5.8134 (0.1593)
DH5c	3.8360 (0.0984)	1.2522 (0.0287)	1.1604 (0.0264)	6.1927 (0.1430)
DH5d	4.2107 (0.1164)	1.5689 (0.0592)	4.0231 (0.0846)	5.5951 (0.1560)
DH7a	4.9942 (0.1171)	3.5546 (0.0760)	4.6134 (0.0899)	7.4656 (0.2302)

对不同单克隆大黄发根在 4 种培养基里生物量积累进行方差分析（表 40-3），发现不同克隆大黄发根生物量积累存在显著差异，不同培养基对大黄发根生物量积累存在极显著差异，对其进一步比较分析结果（图 40-4，5）。

表 40-3 大黄发根生物量鲜重方差分析表

变异来源	DF	SS	MS	F	$F_{0.05}$	$F_{0.01}$
克隆	3	8.5928	2.866	4.935*	3.86	6.99
培养基	3	36.9703	12.323	21.22**	3.86	6.99
误差	9	5.2260	0.5807			
总变异	15	50.7891				

* $P<0.05$；** $P<0.01$

不同克隆大黄发根生物量存在显著差异，以克隆 DH7a 最高，显著高于 DH5c，但与 DH5a、DH5d 差异不显著（a=0.05，图 40-4）。从图 40-5 中可以清楚地看到，培养基之间对大黄发根生物量的积累影响非常大，WP 对大黄根生物量积累量最高，极显著地高于 MS、N_6、B_5 培养基，所以，可以认为 WP 培养基最有利于大黄发根的生长。

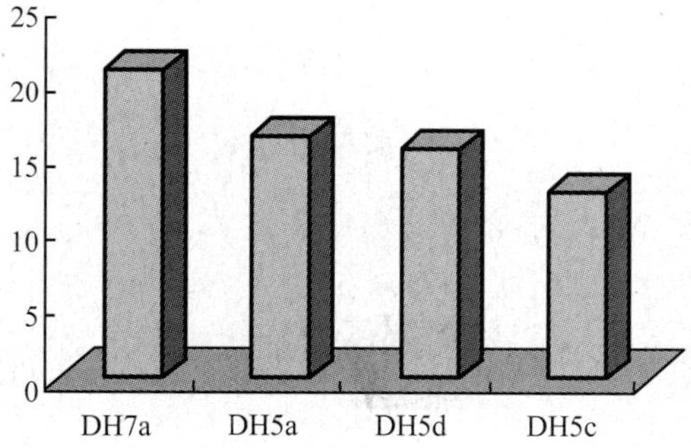

图 40-4 不同克隆大黄发根鲜重（g）比较

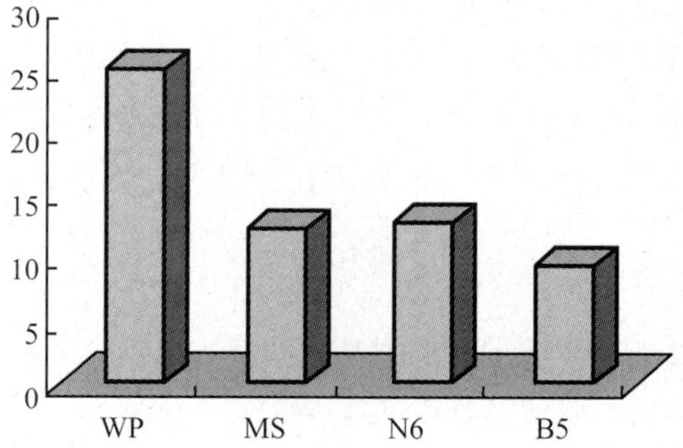

图 40-5 培养基对大黄发根生物量影响

除此之外，对不同克隆大黄发根在 4 种培养基里生物量干重也进行了分析，结果与上相似。

2. 单克隆掌叶大黄发根中蒽醌类化合物产量的分析

用 HPLC 对各种处理的发根中 5 种游离蒽醌测定结果列于表 40-4 中。

表 40-4　单克隆大黄发根中 5 种游离蒽醌类化合物产量（μg/瓶）

样品	培养基	芦荟大黄素 Aloe-emodin	大黄酸 Rhein	大黄素 Emodin	大黄酚 Chrysophanol	大黄素甲醚 Physcion
DH5a	MS	2.25	6.60	11.75	5.88	7.97
	B_5	0.24	0.76	5.71	11.97	19.12
	N_6	0.99	3.98	6.95	7.45	6.20
	WP	4.04	16.06	22.32	22.14	17.58
DH5c	MS	0.59	1.77	6.50	11.81	17.13
	B_5	0.18	0.18	2.48	1.13	2.30
	N_6	0.74	1.51	5.39	5.13	6.16
	WP	1.78	3.07	9.18	11.30	15.10
DH5d	MS	1.53	1.02	0.89	2.06	1.54
	B_5	0.73	2.36	14.38	7.34	16.78
	N_6	0.22	0.29	2.93	13.21	11.61
	WP	1.96	3.92	7.46	6.53	7.24
DH7a	MS	2.01	6.37	7.34	3.27	2.89
	B_5	0.71	0	10.72	42.22	36.89
	N_6	2.76	0	7.55	22.51	18.79
	WP	0.99	0.48	5.02	6.85	5.58

同样对 5 种游离醌产量也进行方差分析，结果见表 40-5。

表 40-5　大黄根蒽醌类化合物产量方差分析

变异来源	DF	SS	MS	F	$F_{0.05}$	$F_{0.01}$
蒽醌种类	4	1 479.25	369.81	11.774**	2.52	3.65
克隆	3	302.30	100.77	32.08*	2.76	4.13
培养基	3	192.54	64.18	2.043	2.76	4.13
蒽醌种类 X 克隆	12	319.27	26.61	0.847		
蒽醌种类 X 培养基	12	423.04	35.25	1.122		
克隆 X 培养基	9	1 137.14	126.35	4.023**	2.04	2.78
误差	36	1 130.75	31.41			
总变异	79	49 862				

* $P<0.05$；　** $P<0.01$

由表 40-5 得知大黄发根的蒽醌种类、不同单克隆以及培养基与克隆之间蒽醌产量存在极显著差异。而值得注意的是培养基之间却无明显的差异，说明对大黄蒽醌类化合物产量而言，培养基的影响不大。我们对表 40-4 中差异显著的各项进一步分析（图 40-6～8）。

从图 40-6 中可以清楚地看到大黄根中的 5 种游离醌产量以大黄素甲醚为最高，极显著地高于大黄素、大黄酸及芦荟大黄素；以芦荟大黄素最低，仅是大黄素甲醚的 1/10，与大黄酚差异不显著。不同克隆之间 5 种游离醌总量也存在显著差异（图 40-7），DH7a、DH5a 显著地高于 DH5c、DH5d。如果从蒽醌产量高低的角度来讲，应选择克隆 DH7a、DH5a 来生产，可获得较好的效果。

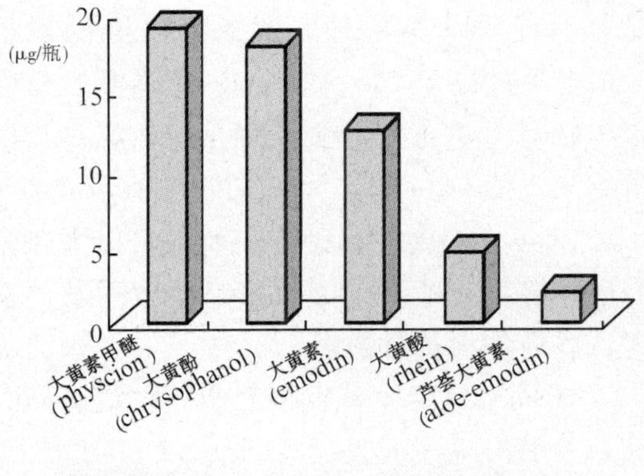

图 40-6　大黄根中 5 种蒽醌产量分析

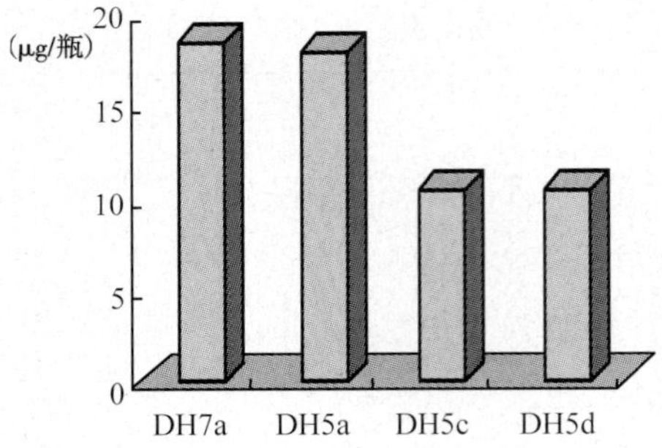

图 40-7 4 种单克隆发根蒽醌产量分析

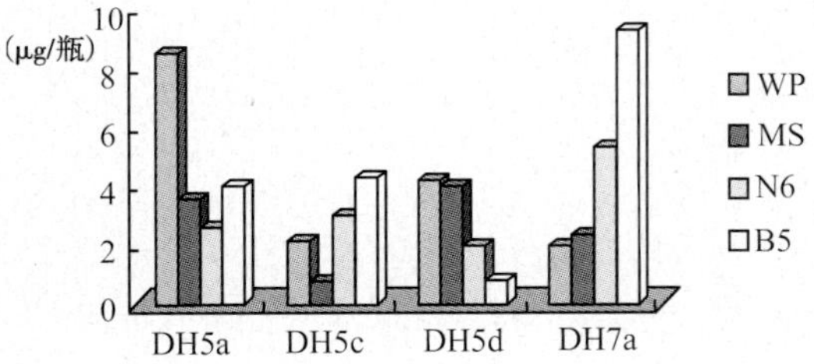

图 40-8 不同培养基蒽醌产量

由于克隆与培养基之间存在着相互作用，对其进一步分析结果表明（图 40-8），4 种单克隆大黄发根在不同培养基上蒽醌产量差异显著。以 DH7a 在 B_5 培养基上蒽醌产量最高，DH5a 在 WP 培养基上次之，以 DH5d 在 B_5 培养基表现最低。这进一步说明选择克隆 DH7a、DH5a 获取高蒽醌产量时，还应注意选择适宜的培养基才能达到理想的效果。

结　论

1. 对大黄发根生物量鲜重方差分析及多重比较结果表明：不同克隆大黄根生物量鲜重存在显著差异，以 DH7a 最高，显著高于 DH5a、DH5c；不同培养基对大黄发根生物量积累存在极显著差异，以 WP 对大黄根生物量积累量最高，极显著地高于 MS、N_6、B_5 培养基。对大黄发根生物量干重方差分析及多重比较结果与鲜重分析结果类似。

2. 大黄发根中的 5 种游离醌产量以大黄素甲醚为最，极显著地高于大黄素、大黄酸及芦荟大黄素；以芦荟大黄素最低；

3. 不同单克隆大黄发根之间 5 种游离醌总量 DH7a、DH5a 显著地高于 DH5c、DH5d。

4. DH7a 在 B_5 培养基上蒽醌产量最高，DH5a 在 WP 培养基上次之，以 DH5d 在 B_5 培养基表现最低。

参考文献

[1] Toshio Aoki，Hideki Matsumoto，et al. Plant Cell Reports，1997，16：282-286
[2] 史录文，郑俊华．大黄中 40 种主要化学成分的 HPLC 定量分析方法的研究．北京医科大学学报，1993，25（5）：15-20
[3] 郑志仁，刘涤，宋纯清．黄二苯乙烯发根化学成分和免疫功能活性的研究．生物工程学报，1998，14（2）：153
[4] 赵德修，汪沂，赵敬芳．不同理化因子对雪莲培养细胞中黄酮类形成的影响．生物工程学报，1998；14（3）：259
[5] Murashige T，Skoog F. Physiol Plant，1962，15：473-497
[6] Gamborg OL，Miller RA，Ojimak. Exp Cell Res，1968，50：151-158
[7] Lloydg，McCown B. In：Intnl Plant Propay. Soc Combd Proc for 1980，Vo130，pp427

（刘晓峰　果德安　郑俊华）

第四节　不同糖作为碳源对掌叶大黄发根生物量和蒽醌产量的影响

由发根农杆菌诱导药用植物产生发根比悬浮培养细胞具有生长速度快、无需激素和遗传稳定等特点，利用发根生产有价值的次生代谢产物显示出了巨大的潜力。选择优良的单克隆发根和优化培养条件是建立生长快速、次生代谢物高产的发根培养系统的切实可行的途径。

已经发现蔗糖和葡萄糖有利于悬浮培养的植物细胞快速生长和生物量的积累。对于发根来说，蔗糖是发根培养最常见的碳源。然而，Uozumi 等却发现在胡萝卜发根培养时果糖能促进发根生长，产生高密度的发根培养物。K. H. Jung 等发现蔗糖有利于长春花发根的快速生长，而果糖却使长春花碱增产两倍。前面研究了利用发根农杆菌诱导掌叶大黄发根以及培养基类型对发根的生物量和蒽醌产量的影响，迄今为止，还未见有研究多种碳源对掌叶大黄发根生长和其蒽醌类有效成分积累的影响的报道。本实验选取了由两种发根农杆菌诱导出的 3 个克隆系的掌叶大黄发根和其非转化根培养系统，利用统计学方法系统地比较研究了选择 7 种糖做碳源对 3 个克隆的掌叶大黄发根和其非转化根的生物量和 5 种蒽醌化合物产量的影响。

材料与方法

（一）单克隆掌叶大黄发根培养

三种单克隆发根，编号分别为 DH5a、DH5c 和 DH7a，其中前二种由发根农杆菌 LBA9402 诱导产生，后一种（即 DH7a）由发根农杆菌 R1601 菌诱导产生。3 种发根以 0.5g 的接种量分别接种于分别以 7 种糖作碳源的 100ml 液体培养基中（含糖 3%）。培养基为无机盐浓度均为 1/2 的无激素 Woody Plant（WP）液体培养基。置于转速为 100rpm 的摇床上振荡培养，室温为 25℃；非转化根的接种量为 1g，其余与发根同。

（二）掌叶大黄发根和非转化根生物量的测定

培养 45 天后，收获 4 种掌叶大黄根培养物。先用镊子取出根，挤净根中所含培养基，用分析天平称鲜重。用蒸馏水漂洗 1 分钟，80℃烘干，称重。

（三）蒽醌类化合物含量的测定

1. 仪器及检测条件

TSP P100 高效液相色谱仪，TSP UV100 紫外检测器，Phenomenex ODS-3（250mm × 4.6mm）色谱柱，流动相为甲醇-1%高氯酸=85∶15，流速 1ml/min，检测波长为 254nm。

2. 标准溶液配制

分别称取芦荟大黄素 2.5mg，大黄酸 4.9mg，大黄素 2.4mg，大黄酚 4.1mg，大黄素甲醚 2.9mg，将它们共同溶于丙酮∶甲醇=1∶1 的溶液中，用容量瓶定容 25ml 作为标准储备液，取 1ml 该储备液定容于 25ml 容量瓶中作为测试标准溶液。

3. 蒽醌类化合物的提取

将称好干重的发根，用研钵研成粉末，分别装入 5ml 试管中，每个试管中加入 2ml 甲醇丙酮（1∶1）混合液，超声振荡 5 分钟后置于 4℃冰箱中过夜。用注射器吸出每管中上清液，通过滤膜滤于 1.5 Eppendolf 管中，通风橱中挥干溶剂后准确加入 1ml 甲醇，液相色谱测定。

4. 线性范围

测试标准溶液进样 1、5、10、15、20、30 和 40μl，以峰面积对进样浓度作标准曲线，其回归方程和相关系数如下：

芦荟大黄素：$Y=2.38e^{-5}\times X-3.64$　$r=0.9994$

大　黄　酸：$Y=2.35e^{-5}\times X+1.52$　$r=0.9945$

大　黄　素：$Y=2.64e^{-5}\times X-7.23$　$r=0.9932$

大　黄　酚：$Y=1.94e^{-5}\times X-3.26$　$r=0.9887$

大黄素甲醚：$Y=2.56e^{-5}\times X+4.34$　$r=0.9889$

（四）用 SPSS 8.0 软件进行数据处理和统计分析

结 果 分 析

（一）不同大黄根及不同糖分对大黄根生物量积累的影响

在前面培养基选择实验中，发现 WP 培养基最有利于大黄发根的生长，故本实验选择 WP 为发根生长的基本培养基。表 40-6 列出以 WP 为基本培养基，分别以 7 种糖作为培养基的碳源时大黄根生物量积累的测定结果。

表 40-6　不同糖分培养基里大黄单克隆发根的生物量（鲜重 g/瓶）

根类型	麦芽糖 (Maltose)	葡萄糖 (Glucose)	果糖 (Fructose)	蔗糖 (Sucrose)	半乳糖 (Galactose)	甘露糖 (Mannose)	乳糖 (Lactose)
DH5a	5.66	2.8644	19.414	13.8028	0.49955	0.4902	0.8796
DH5c	9.3150	2.9299	16.0272	16.0662	1.2473	1.8465	2.0135
DH7a	13.8941	7.6949	28.6926	16.3255	1.0222	0.928	3.8027
NOR	2.1139	0.9857	5.0194	9.3026	0.48205	0.4148	0.6709

注：DH5a～DH7a 为大黄发根；NOR 为非转化根

对表 40-6 中的数据进行方差分析结果列于表 40-7，发现糖种类和根的种类对生物量积累有极显著的差异，说明培养基中不同的糖分及不同的根生物积累量差异极大。进一步分析结果见图 40-9 和图 40-10。

表 40-7 不同糖分培养基里大黄单克隆发根生物量方差分析

变异来源	DF	SS	MS	F	$F_{0.05}$	$F_{0.01}$
根类型	3	203.017	67.672	5.659**	3.16	5.09
糖	6	1 054.514	175.752	14.697**	2.58	3.85
误差	18	215.247	11.958			
总变异	27	1 472.778				

注：** $P<0.01$

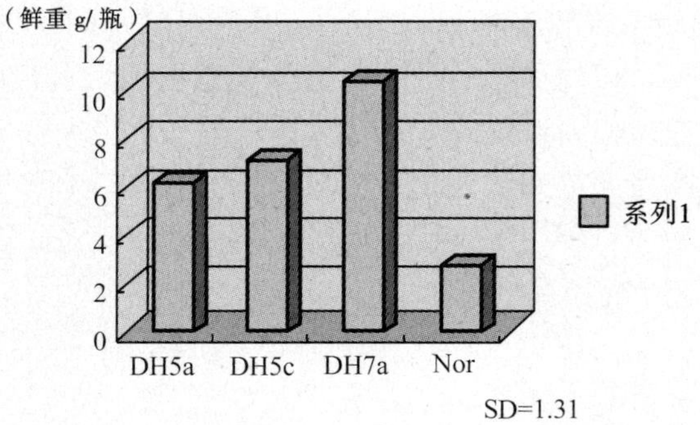

图 40-9 不同大黄根对生物量积累的影响

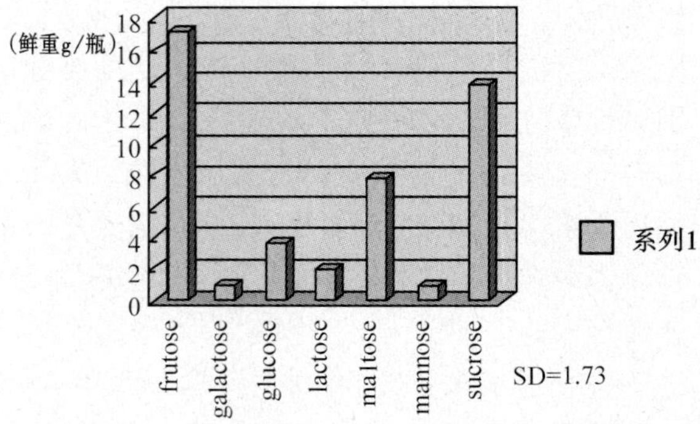

图 40-10 不同糖作碳源对大黄根生物量积累的影响

从图 40-9 中可以清楚地看到大黄根的生物量积累以 DH7a 为最，显著高于 DH5a、Nor，与 DH5c 差异不显著，这与培养基实验结果相近。进一步验证了大黄不同克隆根的产量是有很大差异的，且经过多次继代后其各自生长速度快慢顺序依然不变。

生长在含果糖培养基里的大黄根生物积累量最高（图 40-10），显著地高于蔗糖培养基，以半乳糖和甘露糖最低。说明果糖最有利于大黄根生物量的增加。

（二）不同单克隆根及糖对大黄根蒽醌产量的影响

不同单克隆根及糖分对大黄根蒽醌产量的影响。

对收获的每种大黄发根进行蒽醌化合物的 HPLC 测定，结果列于表 40-8。方差分析结果见表 40-9。

表 40-8 不同单克隆发根及糖分对大黄发根蒽醌产量的影响

处理		蒽醌产量（μg/瓶）				
根类型	糖分	芦荟大黄素 Aloe-emodin	大黄酸 Rhein	大黄素 Emodin	大黄酚 Chrysophanol	大黄素甲醚 Physcion
DH5a	fructose	2.45	8.4864	20.52	21.11	34.24
	galactose	0.00	0.68	1.00	0.24	0.33
	glucose	1.00	1.18	2.64	1.74	3.01
	lactose	0.31	1.32	2.10	1.35	1.85
	maltose	1.72	3.34	8.43	8.19	12.93
	mannose	0.27	0.34	2.81	1.66	2.51
	sucrose	7.99	12.59	21.57	20.16	26.18
DH5c	fructose	2.39	6.32	16.04	13.23	19.39
	galactose	0.29	1.80	1.93	0.77	1.20
	glucose	0.07	1.77	5.11	2.80	4.29
	lactose	0.26	0.66	1.92	0.62	1.04
	maltose	1.23	4.24	10.26	10.56	17.12
	mannose	0.44	0.98	1.28	3.96	8.18
	sucrose	1.32	5.42	14.63	15.03	23.40

续表 40-8

处理		蒽醌产量（μg/瓶）				
根类型	糖分	芦荟大黄素 Aloe-emodin	大黄酸 Rhein	大黄素 Emodin	大黄酚 Chrysophanol	大黄素甲醚 Physcion
DH7a	fructose	3.19	4.58	19.25	24.01	19.09
	galactose	0.68	1.91	3.26	2.70	2.87
	glucose	5.48	5.82	10.24	14.40	10.88
	lactose	0.76	2.08	4.25	6.18	5.68
	maltose	3.70	15.64	28.72	40.61	31.73
	mannose	0.00	0.65	0.99	3.18	3.27
	sucrose	4.12	9.18	23.60	36.32	27.20
Nor	fructose	0.73	1.22	3.52	3.98	3.67
	galactose	0.11	0.51	2.03	0.99	1.19
	glucose	0.38	1.03	1.61	1.16	1.06
	lactose	0.21	0.61	1.39	0.66	0.74
	maltose	0.14	0.84	4.36	2.60	2.97
	mannose	0.00	1.04	3.27	0.83	0.86
	sucrose	5.00	5.99	11.98	16.85	18.49

表 40-9　不同类型根及糖种类对大黄发根蒽醌产量方差分析

变异来源	DF	SS	MS	F
蒽醌	4	1 578.06	394.52	48.45**
糖	6	3 952.82	658.80	80.90**
根类型	3	1 105.82	368.61	45.27**
蒽醌 X 糖种类	24	1 162.84	48.45	5.95**
蒽醌 X 根类型	12	474.07	39.51	4.85**
根类型 X 糖	18	1 365.51	75.86	9.32**
误差	72	1 130.75		
总变异	139	49 862		

注：** 为差异显著

表 40-9 中的各项均存在极显著的差异，说明蒽醌种类、糖分、大黄根以及它们之间的相互作用显著地影响蒽醌产量。因此，有必要进一步分析，找出那些有明显影响蒽醌产量的因素。

从图 40-11 中看到，不同糖分对大黄蒽醌产量有极显著的影响。与生物量积累结果不同的是，生长在含蔗糖（sucrose）培养基里的大黄发根蒽醌产量最高，极显著高于其它糖分。果糖（fructose）及麦芽糖（maltose）居中，但显著低于蔗糖。以半乳糖（galactose）、乳糖（lactose）及甘露糖（mannose）为低。因此从蒽醌产量角度，蔗糖最有利于大黄发根蒽醌类的积累。

从图 40-12 中可看到，大黄素甲醚、大黄酚和大黄素占蒽醌总产量的 90%以上，而芦荟大黄素和大黄酸含量要小的多，这与培养基实验结果吻合。另外，在此实验中 DH7a 大黄单克隆发根蒽醌产量显著高于其它 3 种（图 40-13）。

从 5 种蒽醌化合物在 7 种糖分培养基上比较分析来看（图 40-14），不论从蒽醌总体水平上，还是每种蒽醌单个水平都是以在含有蔗糖培养基积累量最高，显著高于果糖，极显著高于其它 5 种糖分，以半乳糖最低。再一次说明蔗糖最有利于蒽醌量的积累。

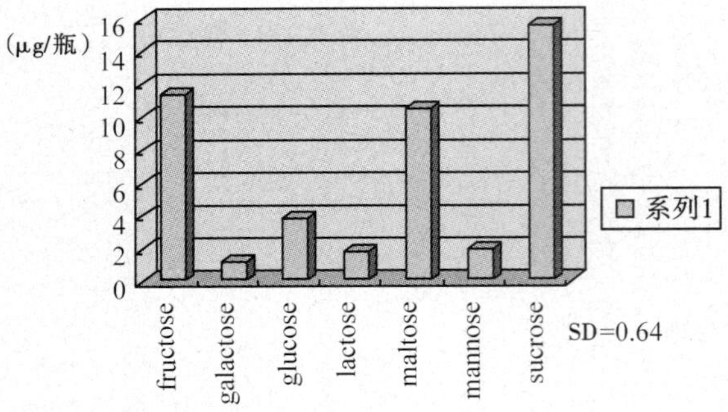

图 40-11 糖种类对大黄发根生物量积累的影响

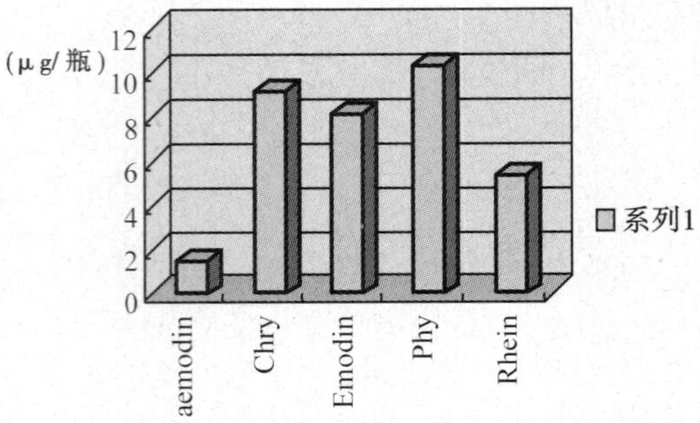

图 40-12 5 种蒽醌化合物产量的比较

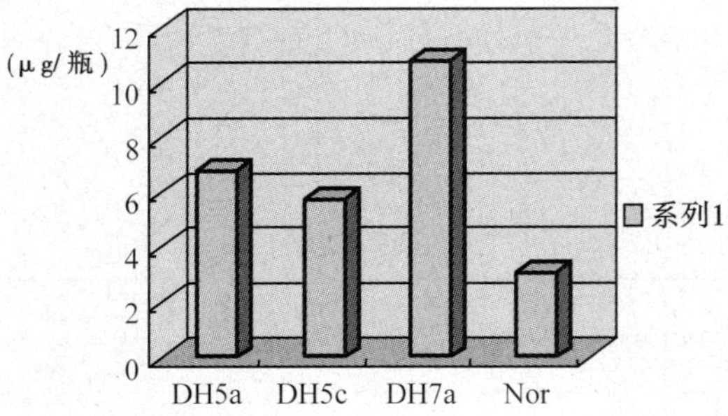

图 40-13 不同大黄根对蒽醌产量的影响

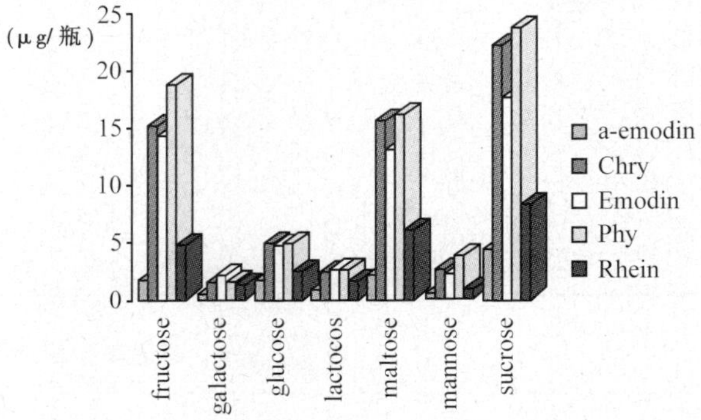

图 40-14 5 种蒽醌在 7 种不同糖分培养基上的比较分析

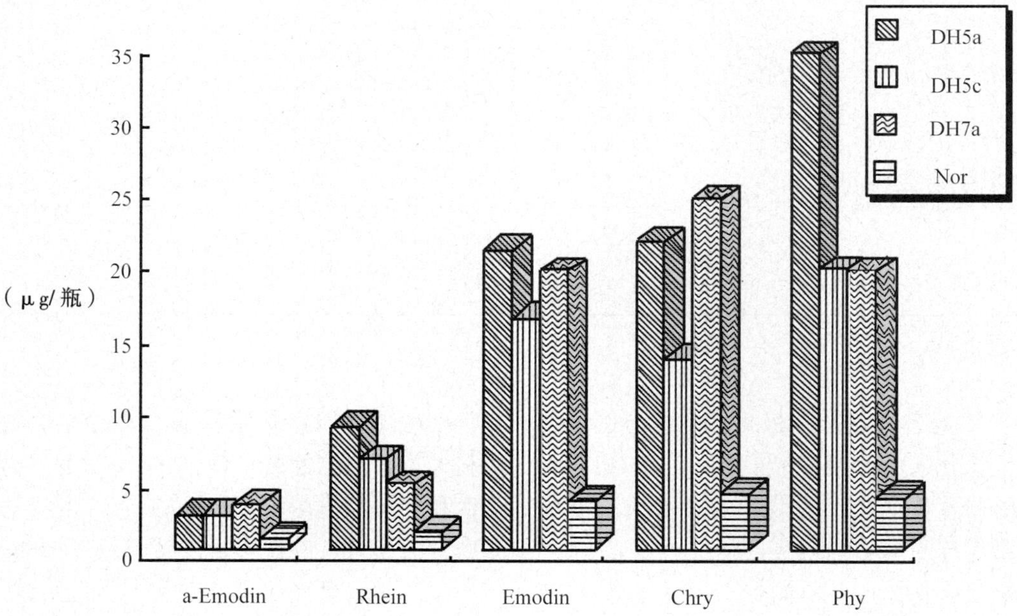

图 40-15 5 种蒽醌在不同根中产量的比较

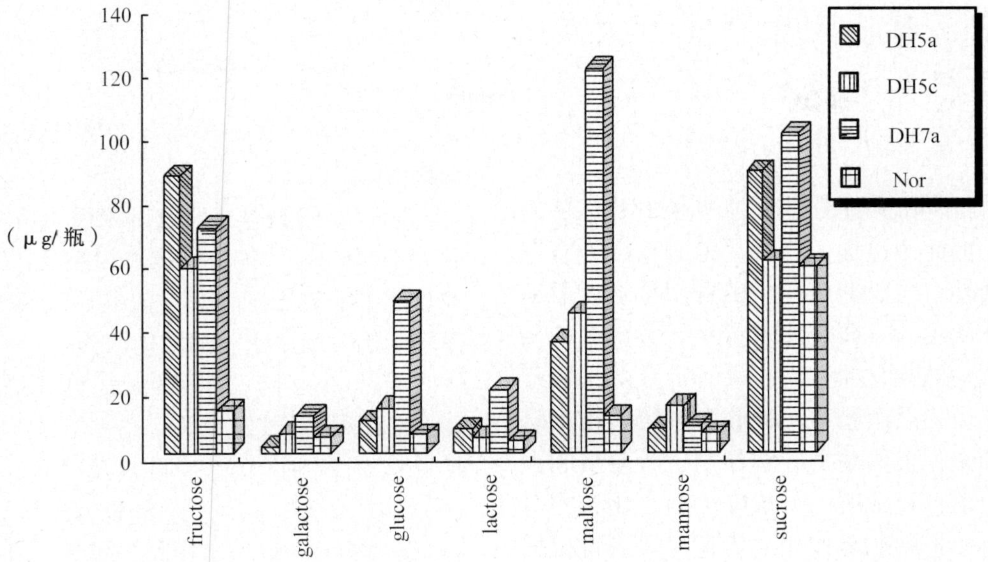

图 40-16　4 种根在不同糖中蒽醌产量的比较

从 4 种大黄根对 5 种蒽醌积累量分析来看（图 40-15），各根的不同蒽醌产量不尽相同。如前所述，DH7a 5 种蒽醌总量最高，但针对每种蒽醌产量而言，差异很大。如 DH7a 大黄酚产量最高，显著高于大黄素甲醚、大黄素产量；而 DH5a 中大黄素甲醚最高，显著高于大黄素和大黄酚；非转化根 5 种蒽醌产量都处于较低水平。

尽管前面已经提到，蔗糖最有利大黄根蒽醌量的积累，但是针对每种根而言，在不同的培养基里的差异很大。以蒽醌产量最高的 DH7a 为例（图 40-16），在含麦芽糖的培养基里蒽醌产量显著高于蔗糖培养基，因此，可以说用 DH7a 生产大黄蒽醌类化合物应选择麦芽糖为发根生长的主要碳源。DH5a、DH5c 在蔗糖及果糖培养基中的蒽醌总量相近，极显著地高于其它糖分。非转化根在蔗糖培养基的含量极显著地高于其它 6 种糖分，说明非转化根生长最适宜的碳源是蔗糖。

结　论

1. 大黄发根 DH7a 生物积累量显著地高于 DH5a、Nor，与 DH5c 差异不显著；Nor 生物量积累最低。生长在含果糖培养基里的大黄根生物积累量最高，显著地高于蔗糖培养基，以半乳糖、甘露糖最低。

2. 总的说来，生长在含蔗糖（sucrose）培养基里的大黄根蒽醌产量最高，极显著高于其它糖分，以半乳糖（galactose）、乳糖（lactose）及甘露糖（mannose）为低。

3. 大黄素甲醚、大黄酚、大黄素占 5 种蒽醌总产量的 90%以上。

4. DH7a 大黄单克隆发根蒽醌产量显著高于其它 3 种。其中，大黄酚产量最高，显著高于大黄素和大黄素甲醚等蒽醌产量；DH5a 中大黄素甲醚最高，显著高于大黄素和大黄酚；非转化根 5 种蒽醌产量都处于较低水平。

5. DH7a 在含麦芽糖的培养基里蒽醌产量要显著地高于蔗糖培养基，DH5a、DH5c 在蔗糖及果糖培养基中的蒽醌总量相近，极显著地高于其它糖分。

参考文献

[1] Fowler MW，Stepan-Sarkissian GI. Primary and secondary metabolism of plant cell cultures. Neumann (eds). Berlin：Springer-Verlag，1985，66-73

[2] Toivonen L，Balselvich J，Kurz WGW. Plant cell，Tissue and Organ culture，1989，18：79-93

[3] Uozumi N，Kohketsu K，Kondo O，et al. J Ferment Bioeng，1991，72：457-460

[4] Jung KH，Kwak SS，Kim SW，Lee H，Choi CY，Liu JR. Biotech Lett，1992，14 (8) 695-700

第五节 稀土元素对掌叶大黄发根和非发根生长及蒽醌产量的影响

稀土元素具有独特的电子结构和多种优良的理化性质，因此用途极为广泛。稀土化合物有多种生物学活性，在医药研究中的应用很早就引起了人们的广泛关注。研究发现稀土元素具有抗凝血作用和抗动脉硬化作用，也具有治疗烧伤的疗效，作为抗炎、杀菌药物，目前已进行了很多研究工作。稀土化合物的抗肿瘤作用也日益引起人们的重视。现已经证明，低浓度的稀土化合物对植物生长有一定的刺激作用。鲁宽科等发现低浓度的铕（Eu^{3+}）能促进大黄愈伤组织的生长。卢萍等发现黄连愈伤组织培养中添加低浓度的稀土元素 Yb^{3+} 和 Eu^{3+} 有促进愈伤组织生长的作用。我们以掌叶大黄发根和非发根为材料，研究了铕（Eu^{3+}）和镧（La^{3+}）元素对3种根的生物量和蒽醌产量的影响。

材料与方法

（一）稀土溶液的配制及掌叶大黄发根和非发根的培养

Eu_2O_3 和 La_2O_3 购自国家稀土研究中心，纯度大于99.9%。各自称取适量溶于0.1mol/L的稀盐酸中加热溶解，挥干盐酸后去离子水定容后用于配制含稀土离子的液体培养基。

两种单克隆发根，编号分别为DH5c和DH7a（诱导及鉴定见前）。3种发根以0.5g的接种量分别接种于含不同浓度 Eu^{3+} 和 La^{3+} 的100ml液体培养基中。培养基为无机盐浓度均为1/2的无激素Woody Plant（WP）液体培养基，3%的蔗糖作为碳源。每种发根均设一组重复，置于转速为100rpm的摇床上振荡培养，室温为25℃。非发根（Nor）的接种量为1g，其余与发根同。

表40-10 接种大黄发根的培养基中稀土离子的浓度（mg/L）

根类型	浓度1	浓度2	浓度3	浓度4	浓度5	浓度6
DH7a	0	0.01	0.05	0.10	1.00	10.00
DH5c	0	0.01	0.05	0.10	1.00	10.00
Nor	0	0.01	0.05	0.10	1.00	10.00

（二）掌叶大黄发根和非发根生物量的测定

培养45天后，收获4种掌叶大黄根培养物。先用镊子取出根，挤净根中所含培养基，用分析天平称鲜重。用蒸馏水漂洗1分钟，80℃烘干，称重。

（三）蒽醌类化合物的含量测定

1. 仪器及检测条件

TSP P100高效液相色谱仪，TSP UV100紫外检测器，Phenomenex ODS-3（250×4.6mm）色谱柱，流动相为甲醇：1%高氯酸（85：15），流速1ml/min，检测波长为254nm。

2. 标准溶液配制

分别取芦荟大黄素2.5mg，大黄酸4.9mg，大黄素2.4mg，大黄酚4.1mg，大黄素甲醚2.9mg，精密称量，置于25ml容量瓶中，加入丙酮：甲醇（1：1）的溶液至刻度，取1ml该储备液定容于25ml容量瓶中作为供测试用的对照品溶液。

3. 蒽醌类化合物的提取

取干燥后的发根样品，用研钵研成粉末后称重，分别装入5ml试管中，每个试管中加入2ml丙酮：甲醇（1：1）混合液，超声振荡5分钟后置于4℃冰箱中过夜。用注射器吸出每管中上清液，通过滤膜滤于1.5 Eppendolf管中，通风橱中挥干溶剂后准确加入1ml甲醇，液相色谱测定。

4. 标准曲线的制备

分别取对照品溶液1、5、10、15、20、30和40μl，注入高效液相色谱柱，以峰面积对进样浓度作标准曲线，其回归方程和相关系数如下：

芦荟大黄素：$Y=2.38e^{-5}\times X-3.64$

$r=0.9994$

大　黄　酸：$Y=2.35e^{-5}\times X+1.52$
$r=0.9945$

大　黄　素：$Y=2.64e^{-5}\times X-7.23$
$r=0.9932$

大　黄　酚：$Y=1.94e^{-5}\times X-3.26$
$r=0.9887$

大黄素甲醚：$Y=2.56e^{-5}\times X+4.34$
$r=0.9889$

（四）统计分析

用 SPSS 8.0 软件进行数据处理和分析。

实验结果

（一）La^{3+} 对大黄发根生物量及蒽醌产量积累的影响

1. La^{3+} 对大黄发根生物量积累的影响

La^{3+} 对大黄发根生物量积累结果见表 40-11，对其进行方差分析结果见表 40-12。

表 40-11　3 种大黄发根在含不同 La^{3+} 浓度培养基中培养 40 天时生物量（鲜重，g/瓶）

La^{3+} 浓度（mg/L）	DH5c	DH7a	NOR
10	9.28	9.03	5.76
1	12.34	14.56	8.50
0.1	11.17	16.11	8.34
0.05	12.76	14.21	12.79
0.01	12.61	15.02	8.66
0	11.79	15.87	7.77

表 40-12　La^{3+} 对大黄发根生物量积累方差分析

变异来源	DF	SS	MS	F
根类型	2	91.02	45.51	21.32**
La^{3+} 浓度	5	47.46	9.49	4.45*
误差	10	21.35	2.14	
总变异	17	159.83		

从表 40-12 中可以看到，在所使用的 La^{3+} 浓度范围内，大黄发根生物量的积累（鲜重）存在显著的差异，此外，不同大黄发根对鲜重的积累影响很大，它们之间存在显著差异，进一步分析结果见表 40-13、14。

表 40-13　不同大黄发根鲜重平均数的比较

根	鲜重平均数*	显著水平	
		0.05%	0.01%
7a	14.14	a	A
5c	11.66	ab	AB
Nor	8.64	b	B

*：示 SD=0.596

7a 鲜重积累量最高（表 40-13），显著高于非发根，但与 5c 差异不显著。

La^{3+} 浓度在 0～1.0mg/L 范围内，对大黄发根鲜重积累量差异不大，它们之间没有显著差异（表 40-14）。但是，当 La^{3+} 浓度提高至 10mg/L 时，显著降低大黄发根生物量的积累，说明高浓度的 La^{3+} 对大黄发根生长有抑制作用。

表 40-14　La^{3+} 浓度对大黄发根鲜重比较结果

La^{3+} 浓度（mg/L）	鲜重（g）	显著水平	
		0.05%	0.01%
0.05	13.25	a	A
0.01	12.10	a	AB
0.10	11.87	a	AB
0.00	11.81	a	AB
1.00	11.80	a	AB
10.00	8.03	b	B

SD：0.844

2. La^{3+} 对大黄发根蒽醌积累量的影响

大黄发根在培养 40 天后收获，用 HPLC 测定 5 种蒽醌产量，结果列于表 40-15 中。对表中数据进行方差分析，分析结果见表 40-16。

表 40-15 大黄发根在含有不同 La^{3+} 浓度培养基中培养 40 天时蒽醌产量

根类型	La^{3+} 浓度	A-emodin	Rhein	Emodin	Chrysophanol	Physcion
DH5c	10.00	6.25	1.48	3.49	2.83	4.00
	1.00	8.32	1.93	3.31	4.70	5.43
	0.10	7.53	2.10	3.01	4.26	4.73
	0.05	4.52	1.49	3.73	2.44	2.71
	0.01	2.69	0.82	4.71	1.56	2.08
	0.00	0.86	1.53	0.92	5.67	7.55
DH7a	10.00	6.82	7.30	1.65	2.72	2.08
	1.00	1.21	20.98	5.85	9.72	5.10
	0.10	7.47	15.83	5.07	10.52	4.29
	0.05	9.45	11.25	2.64	5.55	3.03
	0.01	8.82	17.11	2.30	5.48	2.84
	0.00	5.94	4.14	1.56	1.43	1.18
Nor	10.00	5.315	6.48	2.46	0.95	1.10
	1.00	9.53	14.00	5.81	8.56	5.20
	0.10	12.10	15.92	4.18	5.93	4.57
	0.05	2.87	4.41	3.15	3.80	3.08
	0.01	6.60	7.02	4.21	4.87	4.23
	0.00	7.96	9.25	1.24	0.97	2.24

表 40-16 La^{3+} 对大黄发根蒽醌积累量方差分析结果

变异来源	DF	SS	MS	F
La^{3+} 浓度	5	27.30	5.46	12.15
蒽醌	4	30.40	7.61	16.93
根种类	2	15.30	7.64	16.99
La^{3+} 浓度×蒽醌	20	6.90	3.44E-01	0.77
La^{3+} 浓度×根种类	10	10.50	1.05	2.33
蒽醌×根种类	8	13655.10	3.9	8.73
误差	40	18.00	4.50E-01	
总变异	89	139.70		

从表 40-16 中可以看到，除 La^{3+} 浓度×蒽醌项对蒽醌产量没有显著影响外，其余各项蒽醌产量均有显著差异。为找出起显著作用的因素，需对差异显著的各项进一步分析。

当培养基含 La^{3+} 浓度为 1.0mg/L 时，蒽醌产量最高（表 40-17），显著高于 0.01、0.05、10、0，以培养基里没有 La^{3+} 蒽醌产量最低，预示着适量的 La^{3-} 更有利于大黄发根蒽醌产量的提高。

表 40-17 La^{3+} 浓度对蒽醌产量影响比较分析

La^{3+} 浓度 (mg/L)	蒽醌产量（g）	显著水平	
		0.05%	0.01%
1.00	8.04	a	A
0.10	7.20	a	AB
0.01	5.00	b	ABC
0.05	4.30	b	BC
10.00	3.70	b	C
0	3.50	b	C

SD：0.55

表 40-18　蒽醌种类对蒽醌产量影响比较分析

蒽醌种类	蒽醌总产量（mg/瓶）	显著水平	
		0.05%	0.01%
Rhein	7.91	a	A
A-emodin	6.95	a	AB
Chrysophanol	4.55	b	BC
Emodin	3.29	b	C
Physcion	3.63	b	C

SD：0.50

由表 40-18 知，在含有 La^{3+} 的培养基中，蒽醌种类对蒽醌产量有显著的影响，大黄酸、芦荟大黄素显著高于大黄酚、大黄素和大黄素甲醚，这与培养基及糖实验不同，说明 La^{3+} 更有利于大黄酸和芦荟大黄素的积累。

图 40-17 展示了 3 种大黄发根在 6 种氧化镧浓度下蒽醌产量比较，可以看到 3 种大黄发根在 La^{3+} 浓度为 1.0mg/L 蒽醌产量都高。DH7a 蒽醌产量最高。

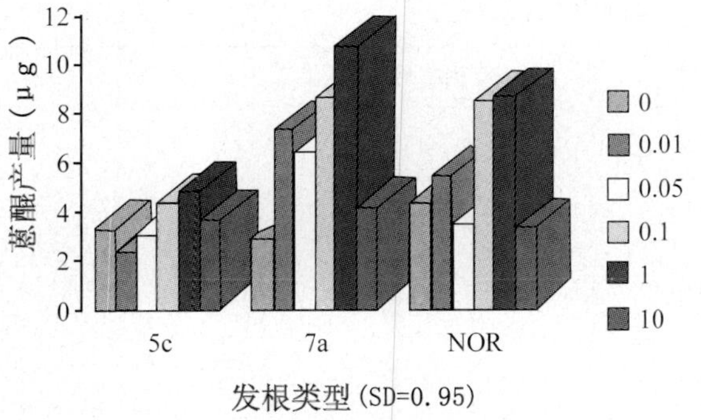

图 40-17　不同 La^{3+} 浓度中 3 种大黄发根蒽醌产量比较

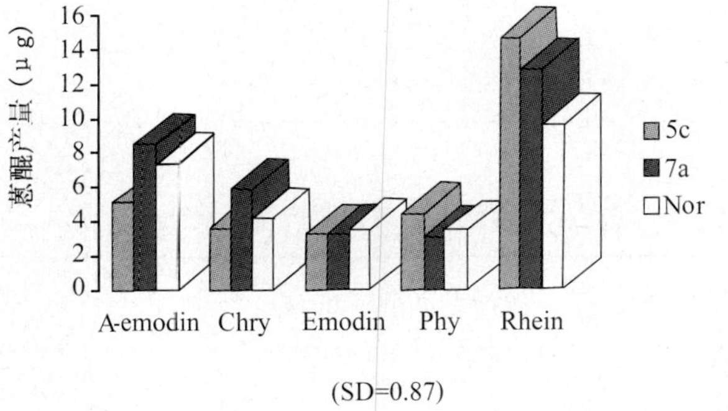

图 40-18　5 种蒽醌化合物在 3 种大黄发根中的比较

图 40-18 异展示了 3 种大黄发根中 5 种蒽醌产量比较结果，表明大黄发根在本实验处理条件下，蒽醌化合物以大黄酸和芦荟大黄素为主。

（二）Eu^{3+} 对大黄发根生物量及蒽醌产量积累的影响

1. Eu^{3+} 对大黄发根生物量积累的影响

表 40-19 列出了 Eu^{3+} 对大黄根生物量积累的数据，并对其进行方差分析（表 40-19）。

表 40-19　3 种大黄发根在含不同 Eu^{3+} 浓度培养基中培养 40 天时生物量（鲜重，g/瓶）

Eu^{3+} 浓度	DH5c	DH7a	Nor
10	8.60	9.02	6.79
1	11.09	7.46	8.40
0.1	8.79	11.62	9.8
0.05	10.51	11.76	7.76
0.01	10.73	12.11	7.15
0	8.25	12.73	8.12

表 40-20　Eu^{3+} 对大黄发根生物量积累的方差分析

变异来源	DF	SS	MS	F
Eu^{3+} 浓度	5	18.05	3.61	2.72
根种类	2	29.56	14.78	11.13
误差	10	13.28	1.33	
总变异	17	60.89		

由表 40-20 知，在实验所用 Eu^{3+} 浓度范围内，Eu^{3+} 浓度对大黄发根生物量积累没有显著影响。和前面分析结果类似，大黄发根类型是影响根鲜重的主要因素，不同大黄发根类型鲜重存在极显著差异，对 3 种根的鲜重平均值分析结果表明（表 40-21）发根 7a、5c 鲜重显著高于非发根。

表 40-21　不同大黄发根类型对根鲜重积累比较分析

根类型	根鲜重（mg/瓶）	显著水平	
		0.05%	0.01%
7a	10.78	a	A
5c	10.40	a	A
Nor	7.89	b	A

SD：0.471

2. Eu^{3+} 对大黄发根蒽醌产量影响

表 40-22 中列出了 3 种大黄发根在含不同浓度 Eu^{3+} 的 WP 培养基中生长 40 天，每瓶根培养物蒽醌化合物的产量。

表 40-22 大黄发根在含有不同 Eu^{3+} 浓度培养基中培养 40 天时蒽醌和量（μg/瓶）

根类型	Eu^{3+} 浓度	A-emodin	Rhein	Emodin	Chrysopha	Physcion
DH5c	10.00	5.85	3.87	1.64	0.86	0.95
	1.00	6.20	4.24	0.38	1.09	1.42
	0.10	5.93	2.74	3.64	3.15	2.63
	0.05	3.99	0.75	1.08	2.28	1.71
	0.01	4.38	2.21	0.57	1.42	1.38
	0	0.86	1.53	0.92	5.67	7.55
DH7a	10.00	4.05	2.71	2.16	1.88	1.58
	1.00	4.30	3.64	2.23	2.49	1.61
	0.10	11.26	16.52	0.89	6.55	3.18
	0.05	8.16	10.58	5.99	8.86	3.95
	0.01	1.58	1.83	1.86	2.04	0.90
	0	5.94	4.14	1.56	1.43	1.18
Nor	10.00	1.69	2.52	2.02	1.95	1.68
	1.00	5.36	5.63	4.05	3.53	2.84
	0.10	2.73	4.35	2.26	3.52	2.12
	0.05	1.14	2.26	1.98	2.39	1.48
	0.01	5.22	7.82	1.82	5.06	3.28
	0	7.96	9.25	1.24	0.97	2.25

对表 40-22 进行方差分析，结果列于表 40-23。

表 40-23 Eu^{3+} 对大黄发根蒽醌产量影响方差分析

变异来源	DF	SS	MS	F
Eu^{3+} 浓度	5	2.90	5.798E-01	1.219
蒽醌	4	12.9	3.2	3.44*
根种类	2	3.3	1.6	3.44*
Eu^{3+} 浓度×蒽醌	20	5.0	2.502E-01	0.53
Eu^{3+} 浓度×根种类	10	20.2	2.0	4.25*
蒽醌×根种类	8	4.0	5.048E-01	1.06
误差	40	19.0	4.754E-01	
总变异	89	67.38		

从表 40-23 看出蒽醌种类，根的种类以及 Eu^{3+} 与根种类之间的相互作用显著影响根的蒽醌产量，而 Eu^{3+} 浓度以及 Eu^{3+} 与蒽醌种类之间，蒽醌种类与大黄发根类型之间对蒽醌产量影响不大。

对上述有显著影响的各项进行分析结果分列于表 40-24，25 及图 40-19 中。

表 40-24 蒽醌种类对蒽醌产量影响比较分析

蒽醌种类	蒽醌总产量（mg/瓶）	显著水平	
		0.05%	0.01%
A-emodin	4.81	a	A
Rhein	4.81	a	A
Chry	3.06	b	AB
Phy	2.32	b	B
Emodin	2.02	b	B

SD：0.51

由表 40-24 知，A-emodin，Rhein 显著高于其它 3 种蒽醌，emodin 最低。这与 La^{3+} 对大黄发根影响的分析结果相同。

表 40-25　大黄发根类型对蒽醌产量比较分析

蒽醌种类	蒽醌总产量（mg/瓶）	显著水平 0.05%	显著水平 0.01%
7a	4.17	a	A
Nor	3.35	a	A
5c	2.70	b	B

SD：0.4

同样，大黄发根 7a 蒽醌产量最高，显著地高于 5c，非发根次之，发根 5c 最低。

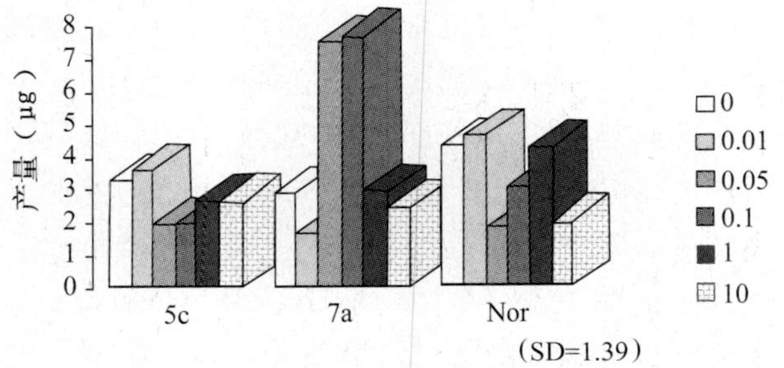

图 40-19　3 种大黄发根在不同 Eu^{3+} 浓度培养基上蒽醌产量的比较

此外，从图 40-19 中可以清楚地看到，大黄发根 7a 在 Eu^{3+} 浓度为 0.1，0.05 时蒽醌产量最高，显著地高于其它 Eu^{3+} 浓度组合以及其它 2 种根的类型。说明选择优良克隆根以及适当加入 Eu^{3+} 可以显著提高蒽醌产量。

（三）不同浓度 La^{3+} 和 Eu^{3+} 对蒽醌产量的影响比较

对不同浓度的 La^{3+} 和 Eu^{3+} 对蒽醌产量的影响进行比较发现，总体水平上，La^{3+} 处理的大黄发根蒽醌产量显著高于 Eu^{3+} 处理的大黄发根的蒽醌产量。对它们在不同浓度下对蒽醌产量进行比较结果（图 40-20），La^{3+} 在 1.0mg/L 时蒽醌产量最高，0.1mg/L 次之，它们都显著高于相同浓度下 Eu^{3+} 的蒽醌产量。

结　论

1. 在本实验浓度范围内，La^{3+} 浓度对 3 种掌叶大黄发根生物量积累有显著影响。La^{3+} 浓度提高到 10mg/L 时，对大黄发根生长表现出明显的抑制作用；Eu^{3+} 浓度对掌叶大黄发根生长无显著

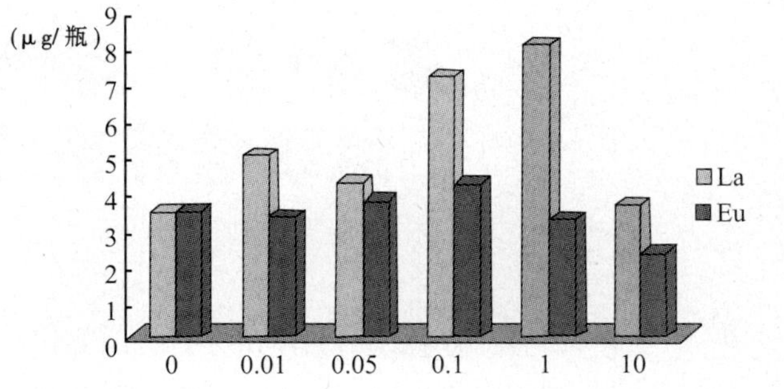

图 40-20　不同浓度的 La^{3+} 和 Eu^{3+} 对蒽醌产量的影响比较

影响。

2. La^{3+} 浓度对 3 种掌叶大黄发根的蒽醌产量有极显著影响，当培养基中 La^{3+} 浓度为 1.0mg/L 时，蒽醌产量最高；Eu^{3+} 浓度对大黄蒽醌产量无显著影响，但 Eu^{3+} 浓度与根类型之间有明显的相互作用。

3. 经两种稀土离子处理的 3 种大黄发根中芦荟大黄素和大黄酸显著高于大黄素、大黄酚和大黄素甲醚。

4. 总体比较，La^{3+} 离子处理的大黄发根蒽醌产量显著高于 Eu^{3+} 浓度处理的大黄发根，La^{3+} 对大黄发根蒽醌增产作用比 Eu^{3+} 明显。

附：彩图 40-9、10

参考文献

[1] 马娴贤，吴任贵，郑汝温，等. 稀土樟脑磺酸、邻菲咯啉二元及三元配合物及药敏作用的研究. 科学通报，1990，35：38

[2] 纪云晶，肖白，张丽帼，等. 稀土化合物杀伤癌细胞分子机理初探. 卫生毒理学杂志，1994，8（3）：223

[3] 倪嘉缵主编．稀土生物无机化学．北京：科学出版社，1995，13-18

[4] 李振宏，伍宏．我国稀土应用的现状与前景. 稀土，1996，17（6）：48

[5] Veliky IA，Martin SM. A fermenter for plant cell suspension cultures. Can J Microbiol，1970，16：223

[6] 鲁宽科，常振战，陈保卫，等. 稀土元素对植物的激素样作用. 北京医科大学学报，1997，29(4)：289

[7] 卢萍，郭洪祝，鲁宽科，等. 稀土对黄连愈伤组织生长及生物碱含量的影响. 中国药学杂志，1999，34（3），153-154

（刘晓峰　果德安　郑俊华　郭洪祝）

第41章 活性成分在掌叶大黄组织培养系统中的生物转化

第一节 植物组织培养系统转化活性化合物的研究与应用概述

生物转化是利用活性的生物酶体系对加入的底物进行结构转化的一种方法。国外有许多专著对生物转化方法做了较全面和系统的综述。作为化学法修饰的一个重要补充，生物转化方法在化合物的结构优化方面，有着相当独特的魅力。活性化合物受作用于生物系统中的一些酶体系中，其化学结构有可能被改变。我们可以利用生物转化的这种独特的确定性和不确定性，对那些有意义的、资源丰富却又未得到充分利用的天然化合物和部分人工合成的活性化合物进行生物转化，从中找到有新药开发价值的、新的活性先导化合物及其可能的生产方法。

目前已经发现植物培养系统具有诸如酯化、氧化、乙酰化、还原、甲基化、羟基化和糖基化等在内的多种反应类型。在植物组织培养系统中发生的生物转化反应，是利用植物细胞的酶系统，使加入到反应系统中的有机底物结构发生改变的生理生化过程。利用植物组织培养系统进行转化某些活性化合物的研究已成为植物生物技术的一个研究领域。

植物悬浮细胞是进行生物转化研究最常用的一种系统，表41-1列举了部分利用植物细胞悬浮系统进行生物转化的实例。表中某些植物细胞培养系统中的酶能够催化化学合成很难进行的立体专一和区域专一的反应。例如 Fujimoto Y 发现 Oryza sativa 组织培养系统能立体专一地还原24-乙基链甾醇的C-24和C-25的双键。Kim Su 等把 Methyl artemisinate 加入到 Mentha piperita 的细胞悬浮系统中，48小时后，55%的 Methyl artemisinate 转化成为 methyl 3-oxoartemisinate，Mentha piperita 细胞对丙烯基C-3表现出明显的氧化活性。Iwasa K 等研究了罂粟科的几种植物的细胞培养物生物转化，发现外消旋（±）-salsolinol 转化生成了光学活性的O-或N-甲基衍生物，这在动植物培养系统中是首次发现。

表41-1 利用植物细胞培养系统进行有用成分的生物转化

植物名称 Name of plant	底物 Substrate	产物 Product	反应类型 Reaction type	参考文献 Document
Phaseolus vulgaris	Tryptophan	Harman， Norharman		9
Catharanthus roseus Apocynum cannabinum	Aniline， Coumarin， Anisole	Acetanilide， 7-hydroxyl Coumarin， O-demethyl anisole	羟基化 Hydroxlation 去甲基化 Demethylation	10
Lycopersicon esculentum	Progesterone	5α-pregnane-3α-ol-20-one， δ4-pregnene-20α-ol-3-one， δ4-pregnene-14α-ol-3，20-dione， δ4-pregnene-7β，14alpha-diol-3，20-dione， δ4-pregnene-6β，1 lalpha-diol-3，20-dione	还原 Reduction 羟基化 Hydroxylation	11

续表 41-1

植物名称 Name of plant	底物 Substrate	产物 Product	反应类型 Reaction type	参考文献 Document
Papaveraceae plants	(+/−)-Salsolinol	O-and N-Methylated derivatives	甲基化 Methylated	12
Mentha piperita	Methyl artemisinate	Methyl，3-oxoartemisinate	氧化 Oxidation	13
Oryza sativa	24-Ethyldesmosterol	Pro-S-methyl on C-25 of sitosterol	还原 Reduction	14
Digitalis purpurea	β-digitoxin	metildigoxin	羟基化 Hyoxylation	15
Datura innoxia	Hydroquinone	Arbutin	糖基化 Glucosylation	21

近年来，随着根培养及发根诱导和培养技术的日益成熟，利用根培养和发根培养物进行生物转化的报道逐渐增多。植物发根是整株植物或其某一器官、组织（包括愈伤组织）、单个细胞甚至原生质体受发根农杆菌（Agrobacterium rhizogenes）的感染所形成的多分枝的、生长迅速的不定根。感染过程中，发根农杆菌 Ri 质粒 T-DNA 转移并整合到植物基因组中。在不添加外源激素的条件下，其不仅生长迅速，分枝多，更重要的是发根具有器官化的特征，遗传性、生理生化特征稳定，与悬浮细胞相比，具有更强的次生代谢物合成能力，且次生代谢产物含量高。基于以上特点，植物根培养物和发根培养系统转化活性物质受到了关注。Masashi Ushiyama 发现人参根培养系统有强的转化芳基羧酸使之形成相应的葡萄糖酯和葡萄糖苷的能力后，又研究了对酚类化合物的转化，结果表明，该系统能转化 3,5-dimethoxyphenol 等 4 种酚类物质。Kawaguchi K 等利用人参发根转化毛地黄毒苷（digitoxigenin）生成了 8 种化合物，有 5 种新化合物，主要发生了酯化和配糖化反应。18β-glycyrrhetinic acid 在人参发根系统中转化生成了 6 种化合物，其中有 3 种是新化合物。可见，与悬浮细胞培养系统相比，利用根或发根培养系统进行生物转化，产物可能更丰富，这主要是因为根和发根培养系统中进行的都是器官水平的转化，酶的种类和活性与细胞分化程度是紧密相关的。这为通过生物转化寻找活性先导化合物的科研工作者展现出极为广阔的研究空间。表 41-2 列出了部分利用植物根培养和发根培养系统研究活性物质生物转化的例子。

表 41-2　**用植物根培养和发根进行有用成分的生物转化**

培养物名称 Name of cultures	底物 Substrate	产物 Product	反应类型 Reaction type	参考文献 Document
人参发根	Digitoxigenin	Digitoxigenin Laurate Digitoxigenin Myristate Digitoxigenin Palmitate Digitoxigenin Stearate Digitoxigenin β-D-glucoside Digitoxigenin β-D-sphoroside	酯化 Esterification 酯化 Esterification 酯化 Esterification 酯化 Esterification 配糖化 Glycosylation 配糖化 Glycosylation	16
人参发根	(RS) -2-Phenylpropioni cacid 2-(3-benzoylphenyl)-propionic acid	(RS) -2-Phenylpropionic-β-D-glucoside 2-(3-benzoylphenyl) -propionyl-glucoside	酯化 Esterification 酯化 Esterification	17

续表 41-2

培养物名称 Name of cultures	底物 Substrate	产物 Product	反应类型 Reaction type	参考文献 Document
鬼针草发根	Butylated hydroxytoluene	Dimeric stibenequinone	氧化 Oxidation	18
颠茄发根	Hyoscyamine	6 β-hydroxyoscyamine Scopolamine	羟基化 Hydroxylation 环氧化 Epoxidation	19
人参发根	18 β-glycyrrhetinic acid	30-o- [β-D-glucopyranosyl- (1 → 2) -β-D-glucopyranosyl] -18-β-glycyrrhetinic acid, 30-O- (6-O-malonyl-β-D-glucopyranosyl) -18- β-glycyrrhetinic acid, 3-O- [6-O-malonyl-β-D-glucopyranosyl- (1→2) -β-D-glucopyranosyl] 18 β-glycyrrhetinic acid,	糖基化 Glycosylation 丙二酰基化 Malonylation	20
人参根培养	Taxicatigenin	Taxicatin Premeveroside Gentiobioside	配糖化 Glycosylation	22
	Methyl salicylate	Methyl salicylate glucoside Methyl salicylate gentiobioside	配糖化 Glycosylation	
	Phydroxyacetophenone	Phydroxyacetophenone glucoside	配糖化 Glycosylation	
	Coniferyl alcohol	Dihydroconiferin [3- (3-methoxy-4-O-β-D-glucopyranosylphe nyl) propan-1-ol]	配糖化 Glycosylation 还原 Reduction	

尽管利用植物组织培养系统研究活性物质生物转化能够达到工业化和商业化的例子还不多见，科学家们的辛勤工作仍使人们看到了曙光。Alfermann 和 Reinhard 利用洋地黄培养细胞特定的羟基化能力将 β-洋地黄毒苷转化为临床上使用的强心苷 β-甲基地戈新，使用 200L 发酵罐可以获得 600～700mg/L 的产量，德国 Boehinger Mannhein 公司已经进行商业化生产和评估。利用毛曼陀萝、长春花或蛇根木的培养细胞进行的生物转化取得了成功，其产量分别达到 3 天 7.1g/L，4 天 9.2g/L 和 7 天 18g/L，已经达到化学合成的产量，有希望成为商品化生产的产品。Van Uden 等进行的鬼臼毒素的糖苷化也获得成功，产量为每天 294mg/L。Toshiyuki Suzuki 利用 Datura innoxia 细胞悬浮培养转化 Hydroquinone，能使 arbutin 产量达 4.2g/L，这表明，利用这个系统大规模进行生物转化生产有用的配糖体是完全可能的。同时，由于发根培养技术是在基因水平上对某些酶和特定次生代谢过程进行调控，可将外源基因导入植物中，使某些生物转化的关键酶在培养系统中得到高效或强化表达，这些方面的不断进展将极大地推动生物转化的研究。总之，利用植物组织培养系统进行生物转化是极有开发前景的研究领域。

参考文献

[1] Rosazza JP (ed). Microbiol Transformation of Bioactive Compounds. Vol. 1 and 2, CRC Press, Boca Raton, 1982
[2] Davies HG, Green RH, Kelly DR, Roberts SM. Biotransformations in Preparative Organic Chemistry: The Use of Isolated Enzymes and Whole cell Systems. London: Academic Press, 1989
[3] Gerhartz W. Enzymes in Industry. Weinheim: VCH, 1990
[4] Poppe L, Novak L. Selective Biocatalysis. Weinheim: VCH, 1992
[5] Faber K. Biotransformations in Organic Chemistry. Berlin: Springer, 1992
[6] Roberts SM (ed.). Preparative Biotransformations: Whole Cell and Isolated Enzymes in Organic Synthesis. New York: Wiley, 1993
[7] Wong CH, Whitessides GM. Enzymes in Synthesis Organic Chemistry. Pergamon, 1994
[8] Drauz K, Waldmann H. Enzyme Catalysis in Organic Synthesis: A comprehensive handbook. Weinheim: VCH, 1995
[9] Lloydia. Mar-Apr, 1975, 38 (2): 125-30
[10] Lloydia. Mar-Jun, 1976, 39 (2—3): 147-9
[11] Appl Environ Microbiol. Aug, 1978, 36 (2): 213-6
[12] J Nat Prod, 1992, 55 (4): 491-5
[13] Planta Med, 1996, 62 (4): 359-60
[14] Bioorg Med Chem Lett, 1998, 8 (3): 205-8
[15] Alfermann AW, Reinhard E. "plant cell Biotechnol." Salome M (eds), Berlin: Springer, 1988, 275-283
[16] Kawaguchi K. Phytochemistry, 1990, 29: 837-843
[17] Furuya T. Phytochemistry, 1989, 28: 483
[18] Flores HE. Plant Physiol Biochem, 1994, 32: 511-519
[19] Ahkam M S. Biotech Bioeng, 1996, 49: 481-494
[20] Yoshihisa A. Phytochemistry, 1993, 34 (4): 1049-1052
[21] Toshiyuki S. Plant Cell Rep, 1987, 6: 275-278
[22] Masashi U, Tsutomu F. Phytochemistry, 1989, 28, (11): 3009-3013
[23] 周立刚. 天然产物研究与开发, 1997, 10 (3): 87-95
[24] 周立刚. 天然产物研究与开发, 1998, (11), (3): 104-112
[25] 刘涤. 生物工程进展, 1997, 17 (1): 37-41
[26] Masashi U. Phytochemistry, 1989, 28 (11): 3009-3013
[27] Anne SM. Science, 1995, 268: 658-660
[28] John DH. Biotechnology, 1989, 5: 800-804

第二节 11 种活性物质在掌叶大黄组织培养系统中的生物转化

生物转化即利用生物酶体系对加入的底物进行结构改造的一种方法。国外有许多专著就生物转化进行了较全面和系统的综述。作为通过化学法对一些化合物进行修饰的一个重要补充，生物转化方法在化合物的结构优化方面，有着自身独特的特点。我们可以利用生物转化的这种独特的确定性和不确定性，对较有意义的资源丰富、含量较高却又未得到充分利用的天然化合物和部分人工合成的活性化合物进行生物转化，从中找到有新药开发价值的新的活性先导化合物及其可能的生产方法。

为此，我们在前期工作的基础上，利用掌叶大黄的细胞悬浮系统、离体根培养系统和发根系统对 11 种活性化合物的生物转化进行了初步试验。

材料与方法

(一) 11 种活性化合物

选取了 11 种活性物质作为生物转化实验的底物，这 11 种活性物质的有关信息见表 41-3。

表 41-3 实验选取的 11 种活性化合物有关信息

No of chemicals	Name	Purity
1	Podophyllotoxin	Solid>98%(HPLC)
2	β-peltatin	Solid>96%(HPLC)
3	VP-16	Liquid,5ml/100mg
4	α-terthie-nyl	Solid>90%(HPLC)
5	Ecdysterone	Solid>95%(HPLC)
6	Rhapontisterone	Solid>95%(HPLC)
7	β-sitosterol	Solid>95%(HPLC)
8	Sterol-I	Solid mixture
9	Lansoprazol	Solid>90%(HPLC)
10	β-amyrin	Solid>95%(HPLC)
11	Blinin	Solid>95%(HPLC)

（二）掌叶大黄细胞悬浮系统、离体根培养系统和单克隆发根的建立

1. 掌叶大黄细胞悬浮系统

取掌叶大黄无菌苗下胚轴、子叶和真叶作为外植体，接种于 MS＋0.5mg/L 6-BA＋0.5mg/L NAA＋0.5mg/L 2,4-D 固体培养基上置光照培养箱中诱导愈伤组织；培养温度为 25℃±1℃，光照周期为 12h/d，20 天后形成可继代的愈伤组织。每 20 天继代一次，连续 5 代后转入 MS＋0.5mg/L 6-BA＋0.5mg/L NAA＋0.5mg/L 2,4-D 液体培养基中振荡培养；培养温度 25℃，摇床速度为 80 rpm。第一次接种 20g 松软愈伤组织于 30ml 培养基中，每 20～25 天继代一次，第二次继代培养基为 50ml，第三次继代于 100ml 培养基中培养 5 天后即可用于生物转化试验。

2. 掌叶大黄发根单克隆培养系统

选取 DH5c 和 DH7a 2 种单克隆发根，分别由发根农杆菌 LBA9402 和 R1601 诱导产生。每种发根切取 4 根 2cm 长根尖（约 25mg），接种于盛装 5ml 不含激素的 1/2WP 液体培养基的 50ml 三角瓶中振荡培养，培养温度 25℃，光照周期 12h/d，摇床转速为 80 rpm。10 天后继代于 20ml 同样的培养基中，以后每 20 天继代一次，第五次继代于 100ml 同样的培养基中培养 5～10 天即可用于生物转化试验。

3. 掌叶大黄离体根培养系统

切取光照培养箱中生长的掌叶大黄无菌苗的根须 8 根约（0.5g）继代于 5ml 的 1/2WP 0.1mg/L NAA＋0.1mg/L 6-BA＋0.1mg/L 2,4-D 培养基中培养，培养条件和试验过程与发根同。

（三）11 种活性化合物的生物转化

除 VP-16 外，适量称取其它 10 种化合物分别溶于 0.5～1.0ml 无水乙醇中，使其完全溶解。经微孔滤膜过滤除菌，加入到不同的掌叶大黄培养系统中进行生物转化，VP-16 注射液直接加入发根培养系统中。以未加入活性化合物的相同培养系统作空白对照。培养系统经一段时间后收获培养基，对应空白对照培养系统的培养基同时收获。收获后的培养基用乙酸乙酯萃取后减压浓缩，用 HPLC 法并结合 TLC 检验加入系统中底物的变化情况。各底物采用的转化系统、转化时间和检测条件详见表 41-4。

表 41-4 11 种活性化合物在各种大黄培养系统中的生物转化

化合物序号	底物加入量	转化系统	转化时间（天）	检测方法
1	100mg/L	离体根培养系统	14	色谱柱：phenomenex prodigy 5μm ODS（3）100A 250mm×4.60mm 流动相：60%甲醇水 流速：1ml/min 检测波长：254nm HPTLC（Merck 公司，HPTLC-Alufolien Kieselgel 60F254 薄层板） 展开剂：石油醚－乙酸乙酯（4.5∶15.5） 显色剂：10% H_2SO_4＋磷钼酸
1	100mg/L	发根单克隆培养系统（7a）	14	色谱柱：phenomenex prodigy 5μm ODS（3）100A 250mm×4.60mm 流动相：60%甲醇水 流速：1ml/min 检测波长：254nm HPTLC（同上）
1	100mg/L	细胞悬浮系统	20	色谱柱柱：phenomenex prodigy 5μm ODS（3）100A 250mm×4.60mm 流动相：60%甲醇水 流速：1ml/min. 检测波长：254nm HPTLC（同上）

续表 41-4

化合物序号	底物加入量	转化系统	转化时间（天）	检测方法
2	100mg/L	发根单克隆培养系统（5c）	20	色谱柱：phenomenex prodigy 5μm ODS（3）100A 250mm×4.60mm 流动相：60%甲醇水 流速：1ml/min 检测波长：254nm
2	100mg/L	发根单克隆培养系统（7a）	20	色谱柱：phenomenex prodigy 5μm ODS（3）100A 250mm×4.60mm 流动相：55%甲醇水 流速：1ml/min 检测波长：254nm
3	250mg/L	发根单克隆	30	色谱柱：ZORBAX ODS 9.4mm Id×25cm 流动相：60%甲醇水 流速：1.5ml/min 检测波长：254nm
4	80mg/L	发根单克隆培养系统（5c）	14	HPTLC（薄层板同 No.1） 展开剂：石油醚（60～90℃） 365nm 下观察荧光
5	79mg/L	发根单克隆培养系统（5c）	14	色谱柱：phenomenex prodigy 5μm ODS（3）100A 250mm×4.60mm 流动相：50%甲醇水 流速：1ml/min 检测波长：254nm
6	45mg/L	发根单克隆培养系统（5c）	14	色谱柱：phenomenex prodigy 5μm ODS（3）100A 250mm×4.60mm 流动相：40%甲醇水 流速：1ml/min 检测波长：254nm
7	100mg/L	发根单克隆培养系统（7a）	14	色谱柱：phenomenex prodigy 5μm ODS（3）100A 250mm×4.60mm 流动相：100%甲醇 流速：1ml/min 检测波长：210nm
8	110mg/L	发根单克隆培养系统（5c）	14	色谱柱：phenomenex prodigy 5μm ODS（3）100A 250mm×4.60mm 流动相：100%甲醇 流速：1ml/min 检测波长：210nm
9	60mg/L	发根单克隆培养系统（7a）	14	色谱柱：Waters puresil C 18 120A 4.5×150mm 流动相： water∶acetonitrile∶heptylamine（310∶160∶0.5，pH=7） 流速：1ml/min 检测波长：285m
10	40mg/L	发根单克隆培养系统（7a）	14	色谱柱：phenomenex prodigy 5μm ODS（3）100A 250mm×4.60mm 流动相：100%甲醇 流速：1ml/min 检测波长：210nm
11	50mg/L	发根单克隆培养系统（7a）	14	HPTLC（薄层板同 No.1） 展开剂：氯仿-甲醇（15∶1） 显色剂：磷钼酸

结 果

经 HPLC 并结合 HPTLC 检测发现，本实验条件下，部分底物发生了变化。

（一）鬼臼毒素

鬼臼毒素 HPLC 检测情况见图 41-1 和图 41-2 及 HPTLC 图谱（图 41-3）。与对照品和培养系统空白（收获时加入对照品，其后处理同处理组）比较，在本实验的色谱条件下，根培养转化系统中有至少 9 个新色谱峰出现。悬浮细胞系统中有一个明显的新峰。初步证明鬼臼毒素在该系统中发生了转化。

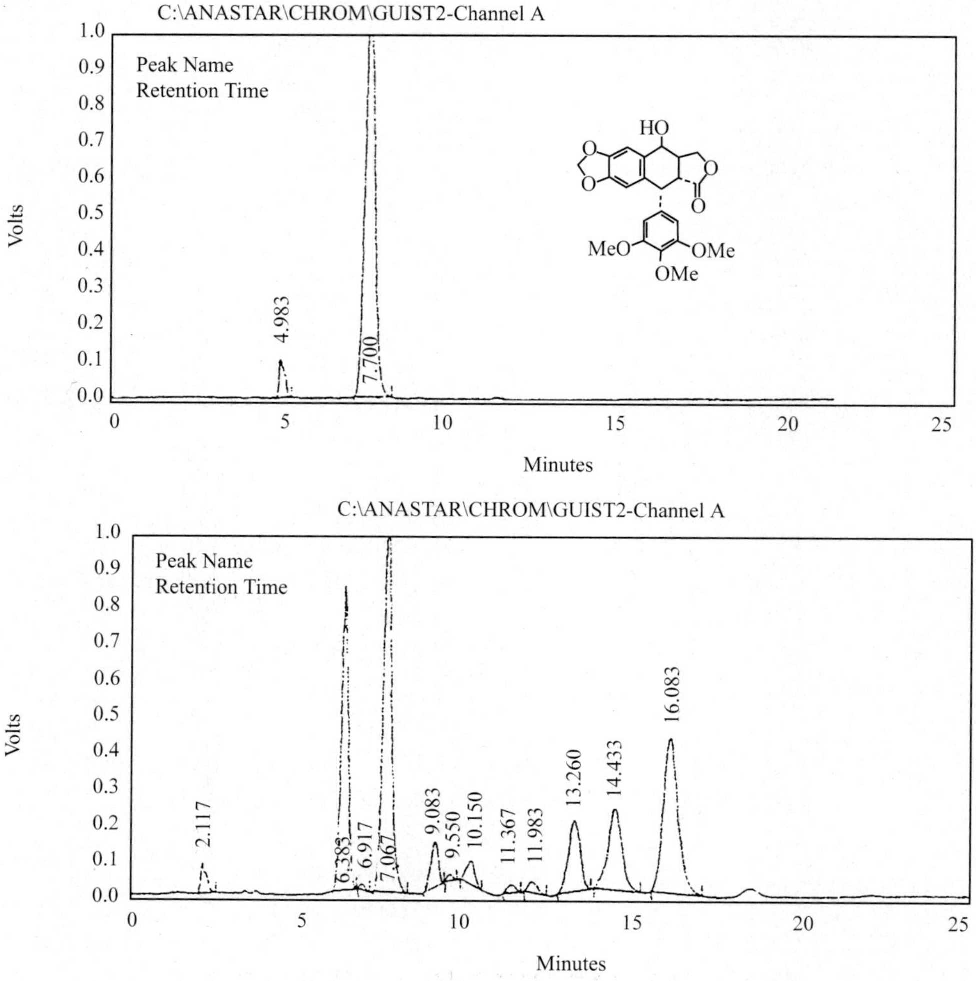

图 41-1 Podophyllotoxin 在大黄根培养系统中转化情况 HPLC 检测图谱

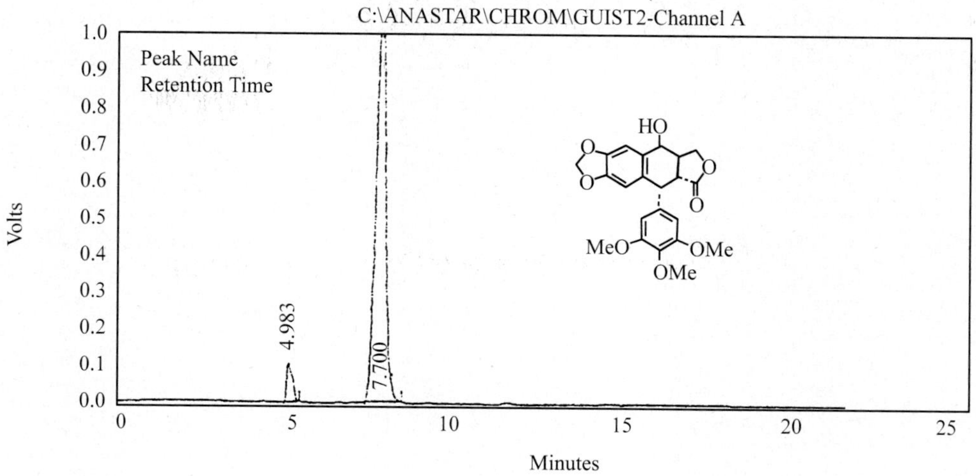

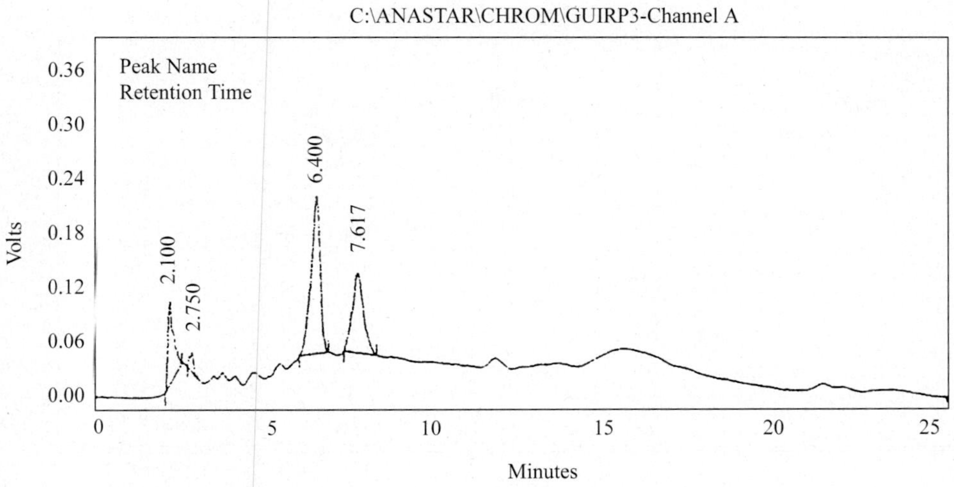

图 41-2 Podophyllotoxin 在大黄细胞培养系统中转化情况 HPLC 检测图谱

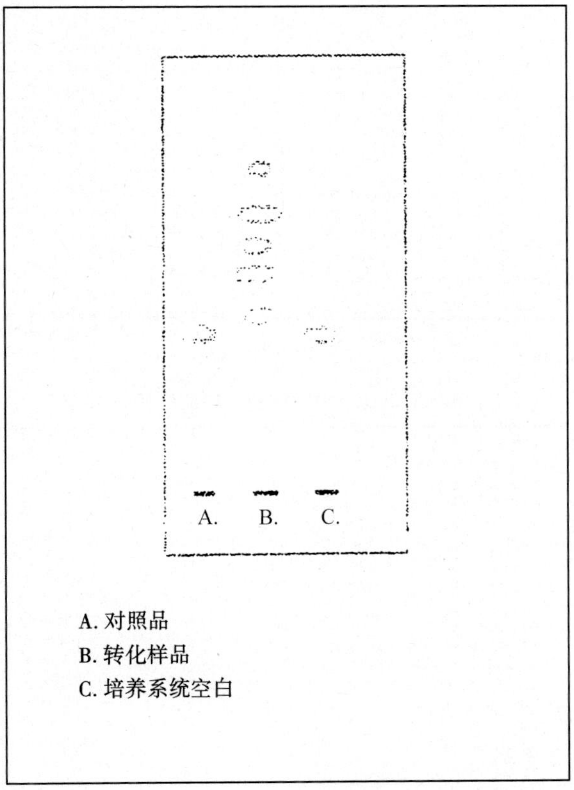

图 41-3 鬼臼毒素生物转化的 HPTLC 检测图谱

（二）β-足叶草素

β-足叶草素 HPLC 检测情况见图 41-4 和图 41-5 与对照品和培养系统空白比较，在掌叶大黄发根 5c 和 7a 两个转化系统中，都有至少一个新色谱峰出现。

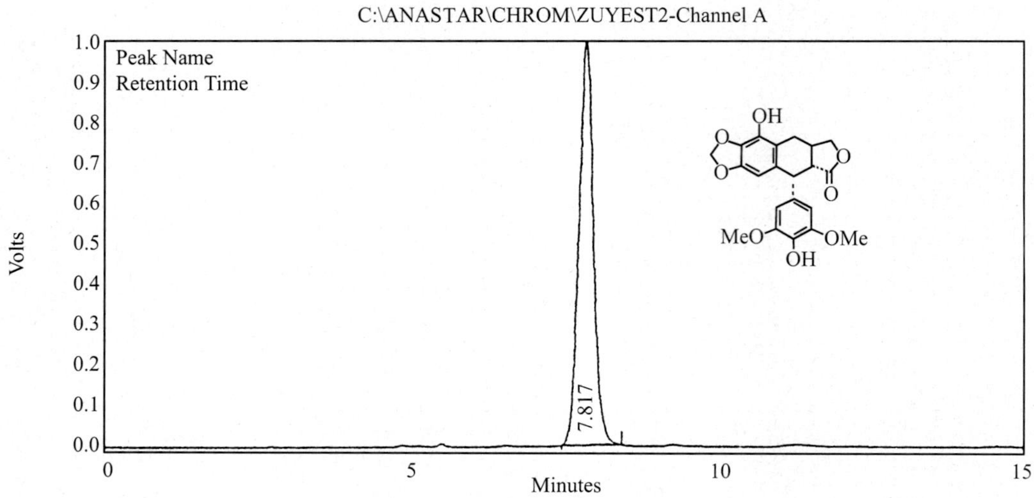

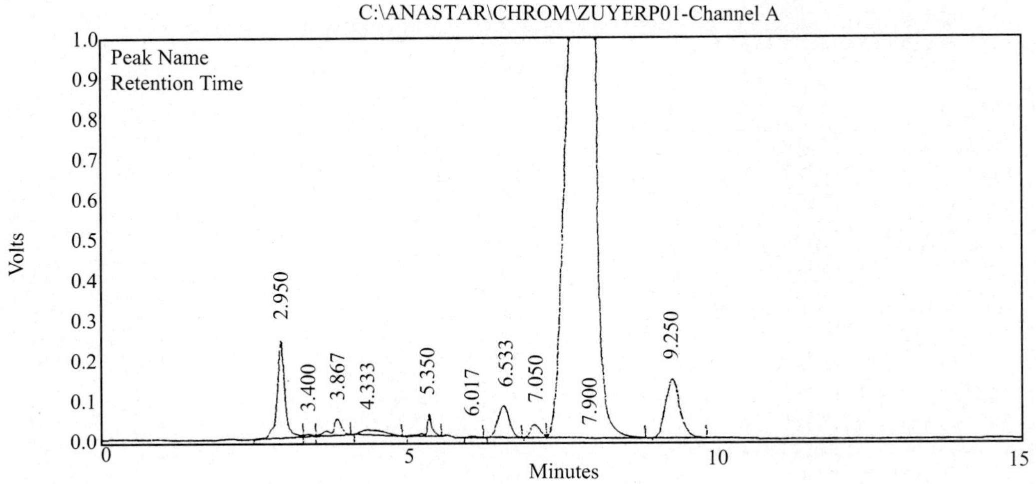

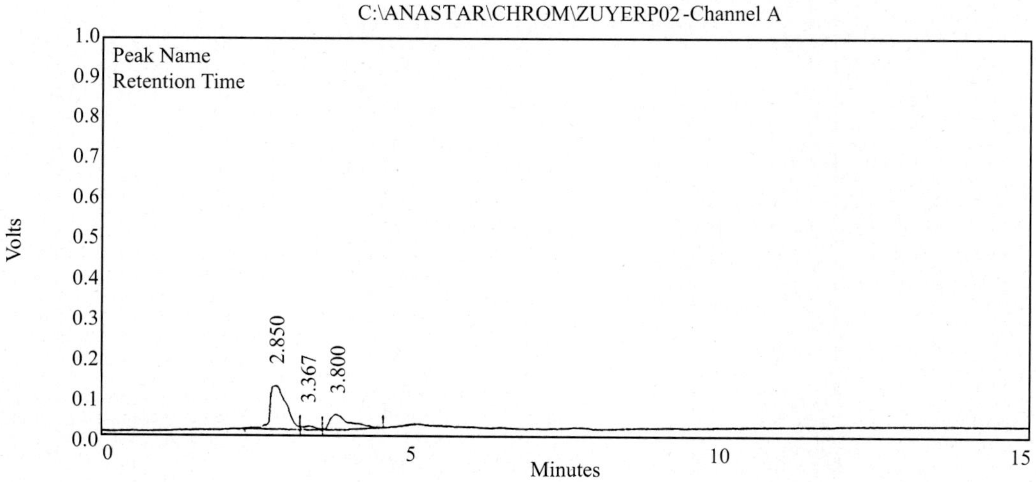

图 41-4 β-peltatin 在大黄单克隆发根培养系统（5c）中转化 HPLC 检测图谱

上：β-peltatin 对照品

中：β-peltatin 在大黄单克隆发根培养系统（5c）中转化

下：大黄单克隆发根培养系统（5c）培养基

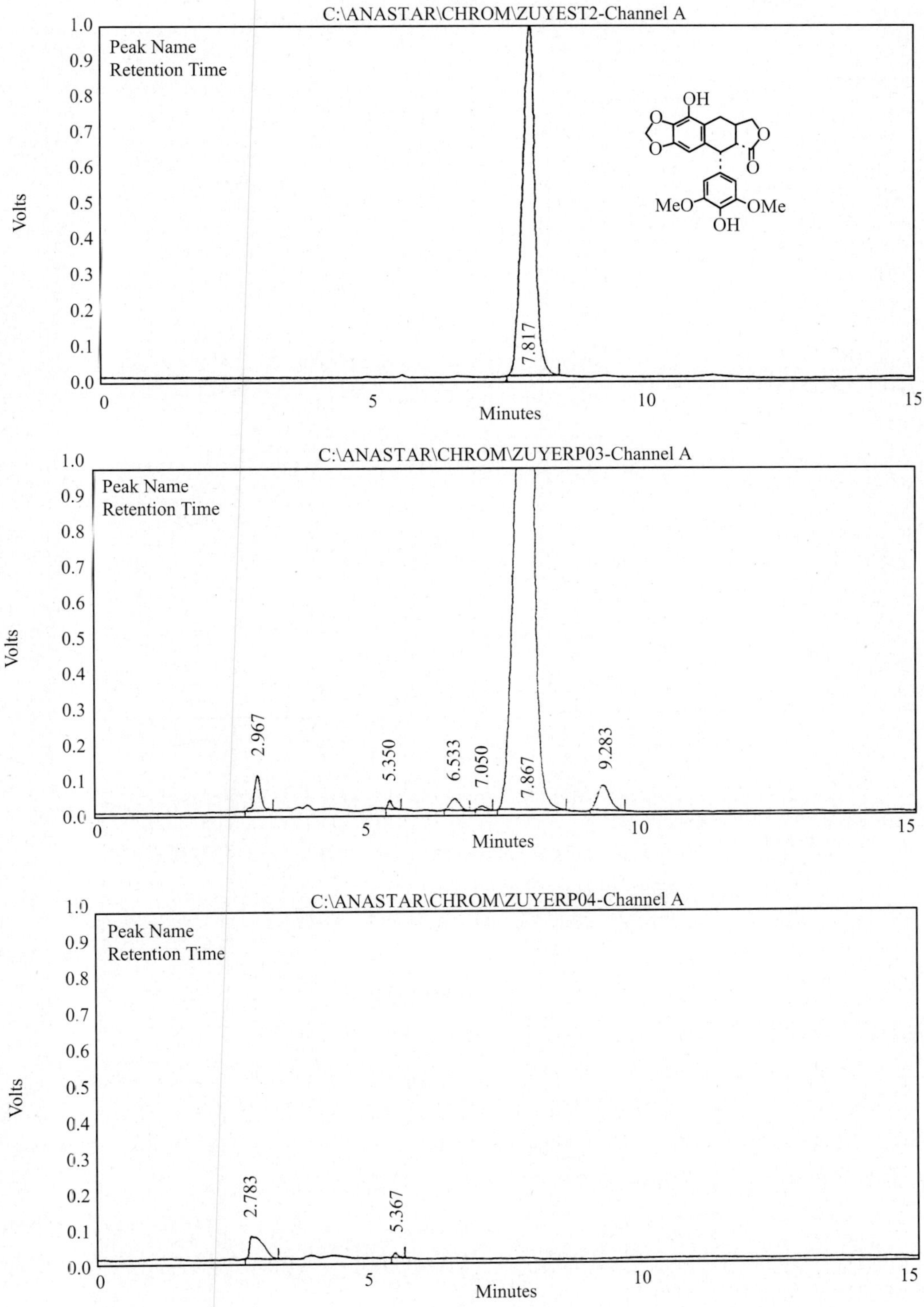

图 41-5　β-peltatin 在大黄单克隆发根培养系统（7a）中转化 HPLC 检测图谱

上：β-peltatin 对照品

中：β-peltatin 在大黄单克隆发根培养系统（7a）中转化

下：大黄单克隆发根培养系统（7a）培养基

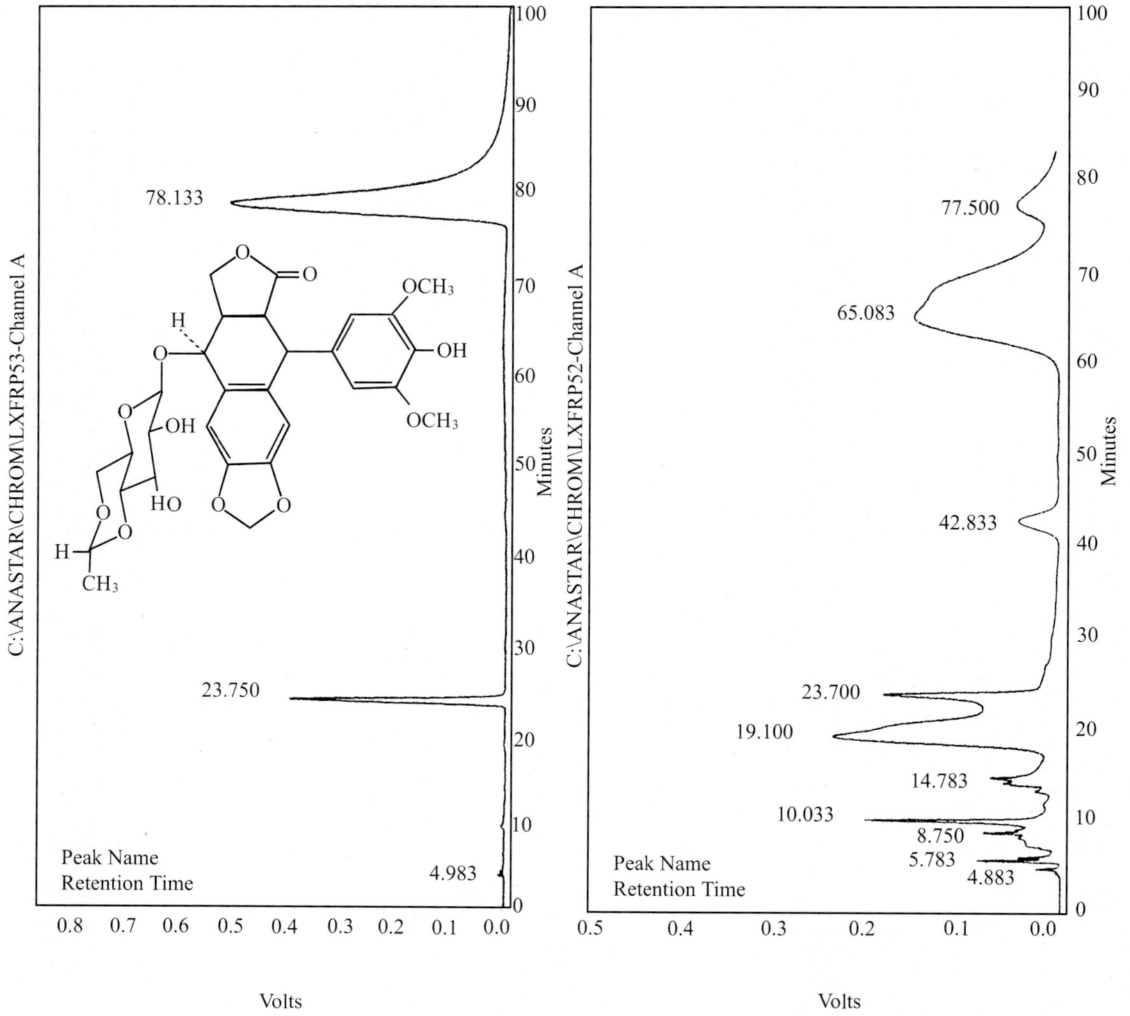

图 41-6 VP-16 在大黄单克隆发根培养系统（5c）中转化 HPLC 检测图谱

左：VP-16 对照品

右：VP-16 在大黄单克隆发根培养系统（5c）中转化

（三）VP-16

VP-16 的 HPLC 检测情况见图 41-6。与对照（该实验采用对照品加入空白立即萃取，萃取物做对照）相比，掌叶大黄发根转化系统的 HPLC 图谱有明显差别。转化系统中 VP-16 峰明显减小，系统中有多个新色谱峰出现。这初步证明在本实验条件下，VP-16 在该系统中能被转化。

（四）蜕皮甾酮

蜕皮甾酮的 HPLC 检测情况见图 41-7。与对照和掌叶大黄单克隆发根 5c 空白比较，转化系统的 HPLC 谱图发生了明显变化。蜕皮甾酮的色谱峰减小，保留时间相近处有大的新色谱峰出现，初步证明在本实验条件下，所选用大黄培养系统能转化蜕皮甾酮。

（五）蓝索拉唑

蓝索拉唑的 HPLC 检测情况见图 41-8。与对照和掌叶大黄单克隆发根 5c 空白比较，转化系统的 HPLC 谱图有明显变化。在转化系统中蓝索拉唑色谱峰消失（保留时间 7.75 分钟处），在保留时间 20.15 分钟处有大的新峰出现。这证明在本实验条件下，所用大黄培养系统能转化蓝索拉唑。

（六）其它活性化合物

其它几种物质经过 TLC 或 HPLC 检测未见发生变化。

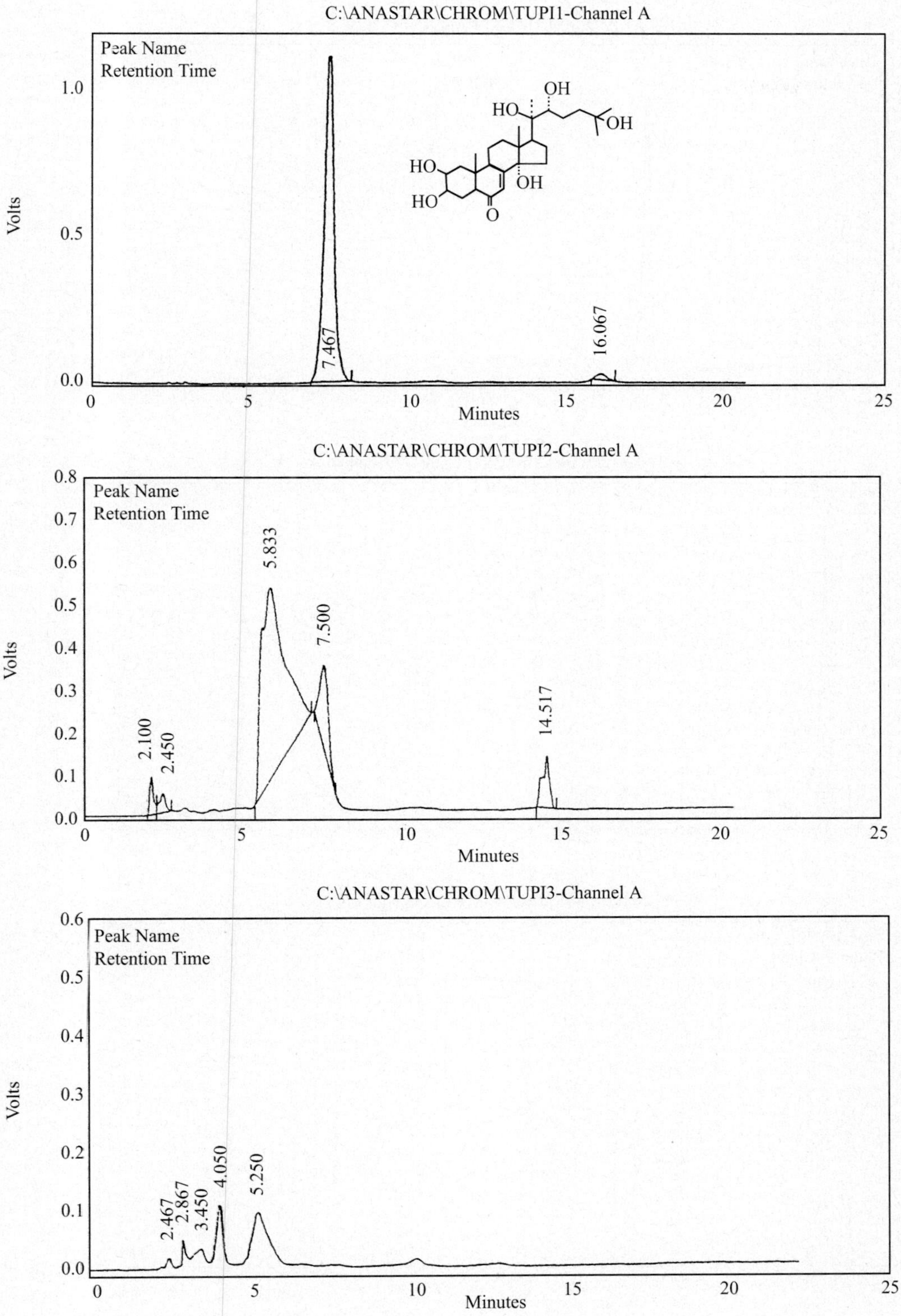

图 41-7 Ecdysterone 在大黄单克隆发根培养系统（5c）中转化 HPLC 检测图谱

上：Ecdysterone 对照品

中：Ecdysterone 在大黄单克隆发根培养系统（5c）中转化

下：大黄单克隆发根培养系统（5c）培养基

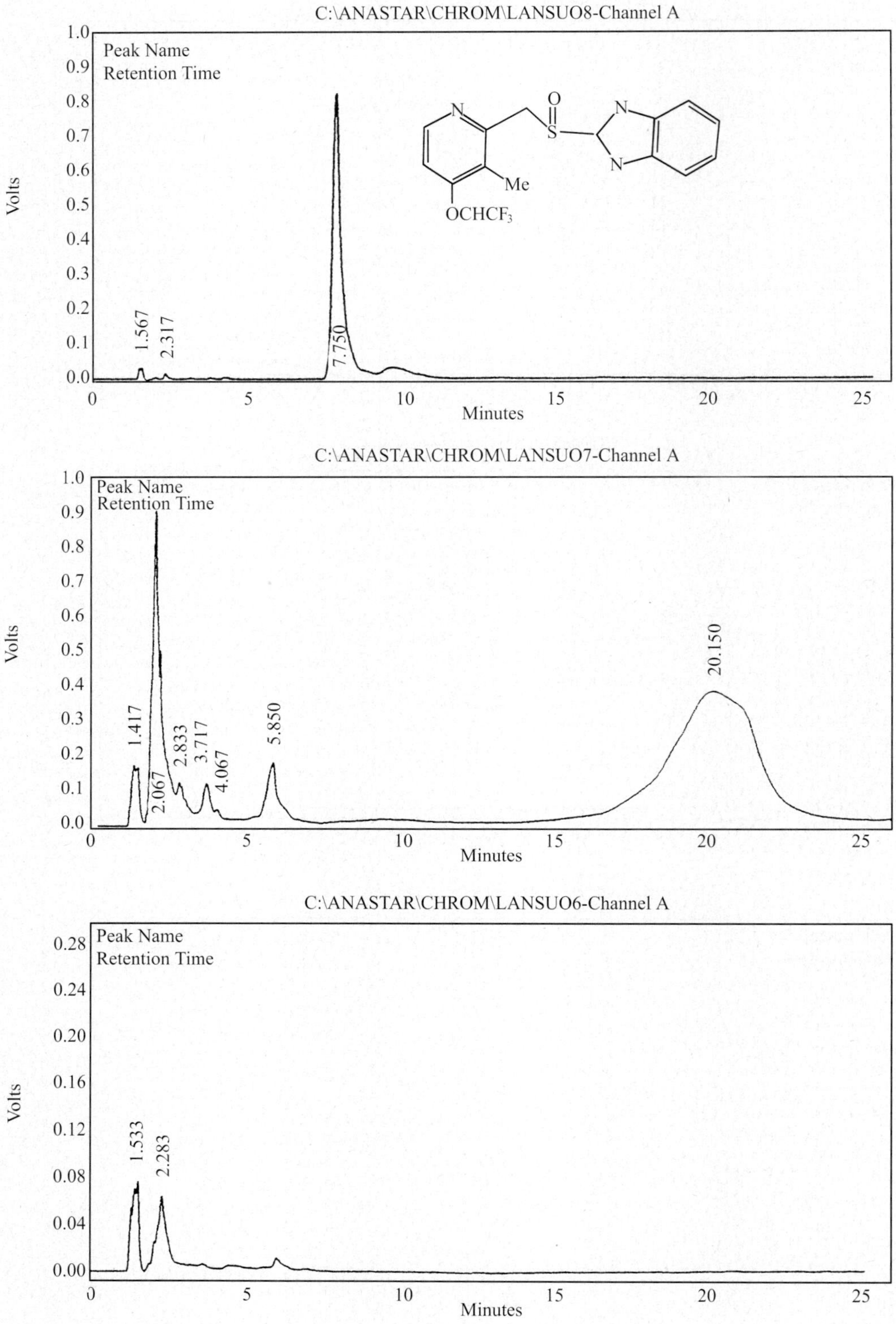

图 41-8 lansoprazol 在大黄单克隆发根培养系统（5c）中转化 HPLC 检测图谱

上：lansoprazol 对照品

中：lansoprazol 在大黄单克隆发根培养系统（5c）中转化

下：大黄单克隆发根培养系统（5c）培养基

讨　论

实验中检测到发生变化的 5 个活性化合物中，目前只能证明 4 个的确发生了生物转化。因为有新色谱峰出现的同时，3 个化合物的色谱峰明显减小；鬼臼毒素经结合 HPTLC 检测，发现离体根培养系统提取物中，底物斑点消失，伴随着出现了至少 4 个新点。

HPLC 和 TLC 法检测到的新色谱峰或斑点，在未分离鉴定结构之前还无法确定其是否为转化产物。因为，在向各种大黄培养系统中加入底物时，底物可能对整个系统的生长和代谢发生影响，这样系统本身也可能产生出新的物质而被检出。本实验中 β-足叶草素即属此种情况。经结构鉴定后若发现其结构与底物有明显相关的才能确定为转化产物。否则，需加入用同位素标记过的底物进行实验研究。

利用植物或微生物对一些有活性或结构新颖的化合物进行生物转化，其实质是某个酶或多酶体系参与的生理生化反应，与传统的有机合成比较，它有着其独特的优势，由于酶本身的特性，因此生物转化可以定向、定量地进行。

参考文献

[1] Rosazza JP (ed). Microbiol Transformation of Bioactive Compounds. Vol. 1 and 2, CRC Press, Boca Raton, 1982

[2] Davies HG, Green RH, Kelly DR, Roberts SM. Biotransformations in Preparative Organic Chemistry: The Use of Isolated Enzymes and Whole cell Systems. London: Academic Press, 1989

[3] Gerhartz W. Enzymes in Industry. Weinheim: VCH, 1990

[4] Poppe L, Novak L. Selective Biocatalysis. Weinheim: VCH, 1992

[5] Faber K. Biotransformations in Organic Chemistry. Berlin: Springer, 1992

[6] Roberts SM (ed.). Preparative Biotransformations: Whole Cell and Isolated Enzymes in Organic Synthesis. New York: Wiley, 1993

[7] Wong CH, Whitessides GM. Enzymes in Synthesis Organic Chemistry. Pergamon, 1994

[8] Drauz K, Waldmann H. Enzyme Catalysis in Organic Synthesis: A comprehensive handbook. Weinheim: VCH, 1995

第三节　掌叶大黄细胞悬浮系统和根培养系统对鬼臼毒素生物转化的比较研究

鬼臼毒素（podophyllotoxin）及相关木脂素是一类具有显著细胞毒性的天然活性物质，这类物质主要来自鬼臼属植物，统称为鬼臼类木脂素（podophyllum lignans）。其化学结构皆具有 2，3-丁内酯-4 芳基四氢萘的母核。40 年代证实鬼臼毒素具有抗癌活性，但由于其毒副作用大，限制了临床的直接应用。多年以来，为获得高活、低毒的鬼臼衍生物，科研工作者对鬼臼类木脂素的结构改造做了大量工作。除化学法外，生物转化法也被用来研究这类化合物的结构改造。Kazuhiko Kondo 用一种青霉菌（Penicillium）把去氧鬼臼毒素（deoxypodophyllotoxin）100％地转化成表鬼臼毒素（epipodophyllotoxin）；A. Jane Broomhead 等报道了 Forsythia intermedia 细胞悬浮系统能快速氧化鬼臼木质素类的产生鬼臼酮，向系统中加入乙酰基鬼臼毒素（acetylpodophyllotoxin）和鬼臼毒素 4-O-葡萄糖苷（podophyllotoxin 4-O-glucoside）同样转化成鬼臼酮，证明了这个系统中酯化酶（esterase）和 β-D-葡萄糖苷酶（β-D-glucosidase）的活性。Wim Van Uden 等向 Linum flavum 细胞悬浮系统中加入环糊精包合的去氧鬼臼毒素，7 天后有 5-甲氧基鬼臼毒素（5-methoxypodophyllotoxin）形成，14 天转化率达 52.3％。把同样底物加入 Podophyllum hexandrum 细胞悬浮系统中，有鬼臼毒素和鬼臼毒素-β-D-葡萄糖苷产生，9 天后转化率达 33.2％。

本实验利用已经建立的掌叶大黄细胞悬浮系统、根培养系统对鬼臼毒素和进行了生物转化研究，试图确定其转化情况及其相关转化产物，为鬼臼类结构修饰探索新途径，同时对掌叶大黄不同培养系统的生物转化能力和特点进行比较研究，为寻找可能的可用于生物转化的酶系统做基础性探索。

实验材料和方法

（一）鬼臼毒素

鬼臼毒素由北京医科大学药学院生物技术室研究人员从鬼臼中分离得到，经液相色谱检测，纯度>98%，^{1}HNMR 和 MS 与文献同。

（二）掌叶大黄细胞悬浮系统、根培养系统和单克隆发根的预培养

1. 掌叶大黄细胞悬浮系统

取掌叶大黄无菌苗下胚轴、子叶和真叶作为外植体，在无菌条件下接种于 MS 琼脂培养基（含 0.5mg/L 6-BA+0.5mg/L NAA+0.5mg/L 2，4-D）诱导愈伤组织。培养条件：pH 为 5.8，光照培养箱温度设定 25℃±1℃，日光灯光照 12 小时/天，20 天后愈伤组织形成。在同样培养基每 20 天继代一次。连续继代 5 次后转入 MS 液体培养基中振荡培养，培养温度 25℃，摇床速度为 80rpm。第一次接种 20g 松软愈伤组织于 30ml 培养基中，每 20～25 天继代一次。第二次继代培养基为 50ml，第 3 次继代于 100ml 培养基中培养 5 天后即可用于生物转化的研究。

2. 掌叶大黄根培养系统

切取光照培养箱中生长的掌叶大黄无菌苗的根须 0.5g 继代于 5ml 的 1/2WP（含激素 0.1mg/L NAA+0.1mg/L 6-BA+0.1mg/L 2，4-D，无机盐浓度为正常值一半）培养基中，pH=5.8，经四次继代后，第五次继代于 100ml 同样的培养基中，用于生物转化的研究。

（三）鬼臼毒素的生物转化和转化产物的分离鉴定

1. 鬼臼毒素的生物转化

称取鬼臼毒素 10mg 溶于 0.5ml 无水乙醇中，使其完全溶解。经膜过滤除菌后，在无菌条件下加入到不同的掌叶大黄培养系统中进行生物转化。其中，掌叶大黄根培养系统中根鲜重约 20g，培养于 250ml 三角瓶中的 100ml 培养基中。掌叶大黄细胞悬浮系统中细胞鲜重 30g，培养基同样是 100ml。以未加入活性化合物的相同培养系统作空白。

2. 转化系统 pH 的测定

大黄根培养系统经 14 天后收获培养基，细胞悬浮系统 20 天后收获，收获后的培养基先测定 pH。

3. 转化产物的分离鉴定

收获后的培养基用乙酸乙酯萃取，50℃减压浓缩，用 HPLC 法检验加入系统中底物的变化情况，对应的空白培养系统的培养基同时收获，并加入同样量的鬼臼毒素后随收获的转化培养基一同处理，作空白对照。

将乙酸乙酯提取物经硅胶柱层析，用乙酸乙酯洗脱，以去除乙酸乙酯难以洗脱部分。洗脱液浓缩后用于液相色谱分析和制备。

色谱条件：Spetra Series P100 高效液相色谱仪，Spectra Series UV100 紫外检测器，检测波长 254nm，Phenomenex prodigy 5μm ODS（3）100A，250mm×4.60mm 色谱柱，60%甲醇水作流动相。

结果分析

（一）细胞悬浮系统和根培养系统的 pH

转化前两培养基的 pH 都为 5.8。细胞悬浮系统经 20 天后 pH 变为 5.1，空白的培养基培 pH 为 5.2，根培养系统 14 天后 pH 为 5.4，空白同样为 5.4。这说明加入鬼臼毒素对系统 pH 无明显影响。

（二）细胞悬浮系统和根培养系统转化现象的液相色谱检测

两种培养系统液相色谱检测情况见图 41-1 和图 41-2。在大黄细胞悬浮系统中，与空白对照比较，经 20 天培养，鬼臼毒素色谱峰（保留时间 Rt=7.617 分钟）明显减小，在保留时间 6.4 分钟处出现一新峰。而在根培养系统中，鬼臼毒素色谱峰减小，而在 6.383 分钟、9.083 分钟、9.550 分钟、10.150 分钟、11.367 分钟、11.983 分钟、13.250 分钟、14.433 分钟、16.083 分钟处出现了 9 个较明显的新色谱峰。可初步说明鬼臼毒素在这两个系统中发生了转化，并且两个系统对鬼臼毒素的转化有明显差异。

细胞悬浮系统与根培养系统对鬼臼毒素的转化存在差异的原因可能是悬浮细胞与根所处的分化状态不同，它们的生理状态也不同；也就是说它们的相关基因是否表达及表达活性强弱不同，因此两个系统中相关酶的种类及数量的多少存在着差异，所以对同一底物的识别及所起的作用不同。细胞悬浮系统是高度脱分化体系，系统中酶种类和数量要低于器官水平的根培养系统，因此，导致掌叶大黄根培养系统对鬼臼毒素的转化产物比细胞培养系统复杂。

根据色谱定量分析结果，在本实验条件下，细胞悬浮系统使 73.8%的鬼臼毒素发生了转化，根培养系统中使 56.3%的鬼臼毒素发生了转化。

（三）转化产物的分离鉴定

利用 HPLC 从细胞悬浮系统中分离得到两个单体 gui02 和 gui03。从根培养系统中分离到 8 个

单体化合物，LXF6、LXF8、LXF11、LXF13、LXF14、LXF15、LXF16、LXF17。根据保留时间并结合质谱，gui02 和 LXF8 确定为底物——鬼臼毒素。另外初步鉴定了 gui03、LXF6、LXF11 3 个转化产物。其它化合物仍在鉴定中。

1. 化合物 gui03　白色粉末（甲醇）。EI-MS m/z（100%）：414（M^+，100），396（M-H_2O，18），383（18），369（8），355（10），329（12），299（12），201（10），181（10），168（14）。^{1}HNMR（500MHz，$CDCl_3$）δppm：2.74（1H，m，H-3），3.24（1H，dd，J_1＝5.00，J_2＝10Hz，H-2），3.82（6H，s，3′，5′-OMe），3.86（3H，s，4′-OMe），4.11（1H，d，J＝5.0Hz，H-1），4.45（1H，dd，J_1＝6.5，J_2＝10Hz，H-11 β），4.52（2H，m，H-4，H-11α），5.96（2H，d，J＝11Hz，－OCH_2O－），6.38（1H，s，H-8），6.45（1H，s，H-2′，6′），7.04（1H，s，H-5）

质谱给出分子离子峰为 414［M^+］，是基峰，一系列的碎片离子 396，383，369，355，329，181，168 等符合 4-苯基四氢萘类木脂素的裂解规律，其中荷质比为 396 的离子峰相对丰度比较高，表明结构构型有利于脱水反应，提示该化合物的结构可能为鬼臼苦素，结合氢谱，与文献数据基本一致，由此确定该化合物的结构为鬼臼苦素。

2. 化合物 LXF6　无色粉末（甲醇）。EI-MSm/z（100%）：414（M^+，100），396（M-H_2O，4），369（4），355（2），329（2），299（2），246（8），181（12），168（10）。^{1}HNMR（500MHz，CD_3OD）δppm：2.86（1H，m，H-3），3.34（1H，d，J＝11.5，H-1），3.696（6H，s，3′，5′-OMe），3.70（3H，s，4′-OMe），4.30（1H，dd，J1＝8.0，J2＝8.5，H-11β），4.37（1H，dd，J1＝8.0，J2＝8.5，H-11α），4.60（1H，d，J＝5.2，H-1），4.83（1H，J＝3.5，H-4），5.94（2H，d，J＝3.0，—OCH_2O—），6.33（2H，s，H-2′，H-6′），6.49（1H，s，H-8），6.92（1H，s，H-5）。^{13}CNMR（125MHz，CD_3OD）δppm：40.19（C-3），41.75（C-2），45.19（C-1），56.51（3′，5′-OMe），61.04（4′-OMe），67.11（C-4），69.45（C-11），102.78（—OCH_2O—），109.41（C-2′，6′），109.41（C-5），110.77（C-8），133.01（C-9）。133.01（C-10），133.95（C-1′），137.40（C-4′），148.65（C-7），149.6（C-6），153.77（C-3′，5′），177.67（C-13）。

质谱给出分子离子峰为 414［M^+］，而且有一系列的碎片离子峰，如 396，369，355，246，181，168 等，符合 4-苯基四氢萘的质谱裂解规律，与鬼臼毒素的质谱比较，发现该化合物 246 碎片离子的相对丰度明显高于鬼臼毒素，表明结构中存在有适合脱去取代苯环的构型，结合氢谱，可以看出，鬼臼毒素的—OH，—OMe 取代数量无明显变化。提示 4 位的—OH 取代构型发生改变，由 α 型改为 β 型，由此推测该化合物为表鬼臼毒素，氢谱、碳谱的数据也证实了这个推断，核磁共振数据与文献报道基本一致。

3. 化合物 LXF11　EI-MS m/z（100%）：396（M^+，100），379（M-OH），357（10），337（8），321（10），229（12），185（17），168（90）。^{1}HNMR（500MHz，CD_3OD）δppm：3.70（3H，s，4′-OMe），3.75（3H，s，3′，5′-OMe），5.89（2H，d，J＝11Hz，-OCH_2-），6.44（2H，s，H-2′，6′），6.61（1H，s，H-8），6.78（1H，s，H-5）

质谱给出分子离子峰 396［M^+］，为基峰，在一系列的碎片离子中，缺乏与内酯环裂解有关的离子峰，而脱羟基及取代苯基的相关碎片离子依然存在，与鬼臼毒素的质谱比较，分子离子峰少了 18 个质量数，表明该化合物有可能是鬼臼毒素脱水形成的。同时，氢谱的数据显示，母环中的取代苯基的氢信号及 5，8 二位的氢信号、三个甲氧基信号基本不变，但 4，3 位的氢消失，由此初步推断该化合物可能是 apopicropodophyllin。

结　论

加入鬼臼毒素对掌叶大黄细胞悬浮系统和根培养系统的 pH 无明显影响；两种掌叶大黄组培养系统均能转化鬼臼毒素。在本实验条件下，细胞悬浮系统使 73.8%的鬼臼毒素发生了转化，根培养系统中使 56.3%的鬼臼毒素发生了转化。两种系统对鬼臼毒素的转化产物不同。前者只转化生成鬼臼苦素，后者转化生成表鬼臼毒素等多种化合物。

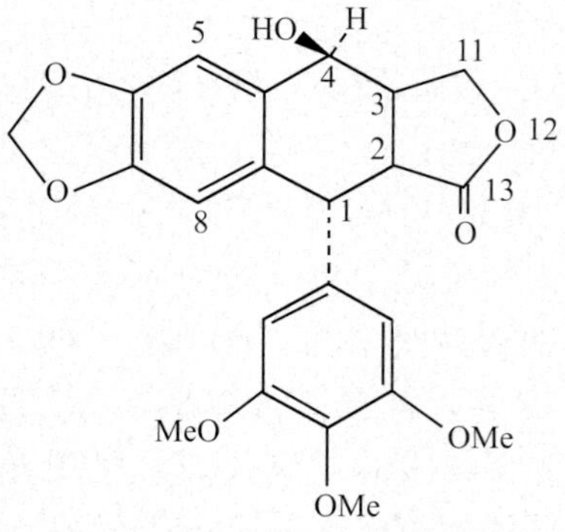

epipodophyllotoxin

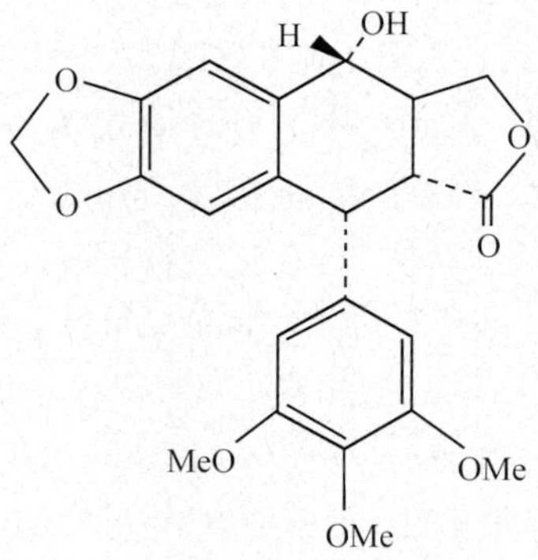

podophyllotoxin

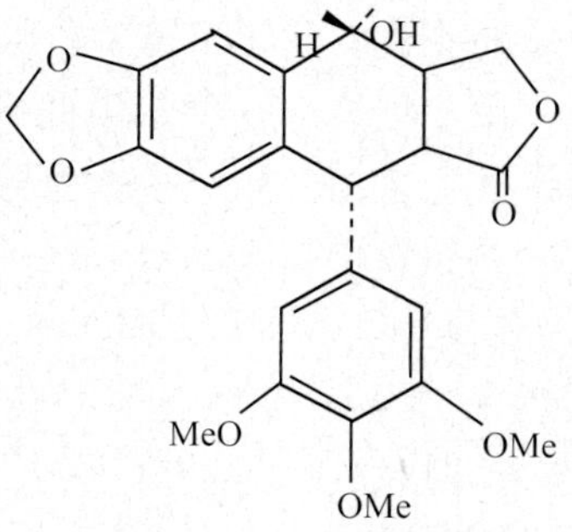

picropodophyllotoxin

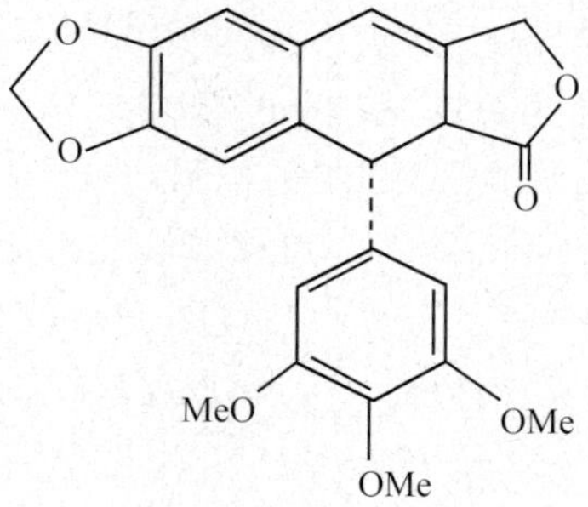

apopodophyllotoxin

参考文献

[1] 刘长军，侯嵩．抗癌活性物质鬼臼类木质素的研究进展．天然产物研究与开发，1997，9（3）：81-87

[2] Kazuhiko K，Masaru O. Conversion of Deoxypodophyllotoxin to Podophyllotoxin-related Compounds by Microbes. Agric Biol Chem，1989，53（3），777-782

[3] Kazuhiko K，Masaru O. The Conversion of Deoxypodophyllotoxin to Epipodophyllotoxin by *Penicillium* F-0543. Agric Biol Chem，1988，52（10），2673-2674

[4] Broomhead AJ，Paul MD. Biotransformation of Podophyllum Lignans in cell Suspension Cultures of Forsythia Intermedia. Phytochemistry，1991，30（5），1511-1517

[5] Wim VU，Aart SB. The production of podophyllotoxin and its 5-methoxy derivative through bioconversion of cyclodextrin-complexed desoxypodophyllotoxin by plant cell cultures. Plant cell，tissue and organ culture，1995，42（1），73-79

[6] Brewer CF，John DL. Conformational Analysis of Podophyllotoxin and its longeners. Structure-Activity Relationship in Microtubule Assembly. J Med Chem，1979，22（3），209-221

[7] 丛浦珠编．《质谱学在天然有机化学中的应用》．北京：科学出版社，1987，820-823

[8] Ayres DC，Harris JA. Lignans and Related Phenols，Part XII，Application of Nuclear Magnetic Double Resonance to Aryltetrahydronaphthalene Class. J Chem Soc，Perkin 1，1972，1343-1350

（刘晓峰 果德安 郑俊华 郭洪祝）

第 42 章　稀土离子对大黄愈伤组织生长、次生代谢及超微结构的影响

由植物的次生代谢产生的中间产物和最终产物叫次生代谢物质。自然界丰富的植物资源为我们提供数目巨大的次生代谢物质，为了开发利用这些宝贵物质资源，除了直接从植物材料提取和进行化学合成外，利用植物组织和细胞培养技术生产有价值的次生物质是当今各国科学家非常感兴趣的研究课题之一，况且，植物组织和细胞培养技术经过 80 多年的发展，已成为一门精细的实验技术，与整体植物的栽培比较，用组织细胞培养方法生产次生物质有以下优点。

1. 次生物质的生产是在可控制的条件下进行的，因此，可通过改变培养条件和筛选新的细胞系提高次生物质产率。

2. 生产在人工条件下，不受季节、气候、病虫害的影响。

3. 生长周期短、繁殖率高。

4. 可以工厂化生产，节省土地。

自从 1956 年 Routien 和 Nickeu 提出第一个由植物组织和细胞培养技术生产次生物质的专利以来，由细胞培养方法生产有价值的物质已经取得很大的进展，在日本，从人参细胞培养生产人参皂苷，也已实现工业化生产（2 000L 发酵罐），在德国，利用毛地黄细胞培养生产医药地高辛（digoxin）已达 4 000L 的规模，目前，利用细胞培养生产抗癌药物紫杉醇是热门研究课题之一。

但是，利用植物组织和细胞培养生产药物，还存在一些问题。

1. 植物细胞的增殖速度为比微生物慢，微生物的增殖周期一般只有几小时，而植物一般却在 20 天以上。

2. 植物细胞容易污染，生产周期长，不利于大规模生产。

3. 大多数植物培养物的药用成分含量较原植物低，细胞株又容易变异等等。

因此，提高植物细胞的增殖速度和有效成分的含量，是细胞培养走向商品化需要研究的课题之一。

稀土作为一项增产措施已在农业、林业、畜牧业、养殖业被广泛推广应用，稀土在农业上的增产幅度为 8%～9%，增产概率为 90%，自从 1990 年稀土微肥在全国推广应用以来，收到了非常可观的经济效益，并显示出良好的应用前景。另外，稀土作为饲料添加剂，也显示出良好的应用前景。预计不远的未来我国将有一亿亩土地使用稀土微肥，将有一亿头家畜食用含稀土的饲料，既含稀土的饲料将达到一百万吨。但是，稀土农用至今还有许多问题没有解释清楚，例如，过去的研究只说明微量稀土可对植物的生理过程产生影响，但稀土对植物的作用机制并不清楚，随着稀土微肥在全国范围内的逐渐推广，人们需要确切地知道稀土到底有没有毒性？稀土对植物促进作用的机制是什么？稀土能否进入细胞？会不会经过食物链的形式在人体中积累等等，这些都是迫切需要我们回答的问题。

本文以大黄的愈伤组织为材料，探讨稀土在植物细胞培养方面的应用，稀土对植物生长的促进作用的机制，以及稀土离子能否进入植物细胞内等问题。

材料和方法

1. 仪器和材料

LKB250 型高效液相色谱仪（LKB 公司生产），CS-100 型液相色谱柱（46mm × 250mm）（北京潮声公司生产），JEM-100CX 型透射电镜仪（日本电子公司生产），LKB-2088 型切片机（LKB 公司生产），EDAX9100/60 型 X 光能谱仪。大黄种子购于陕西省陇县药材公司，原植物由北大药学院天然药物学系生物技术研究室郑俊华教授鉴定为掌叶大黄（Rheum palmatum L.）。稀土元素氧化物为英国 KOM-Light 公司产品（纯度为 99.9%），溶在 0.1ml/L 的稀盐酸中。标准品大黄素、大黄酚、芦荟大黄素、大黄素甲醚、大黄酸是本校天然药物学系生物技术研究室从生药大黄中分离得到，琼脂粉为北京原平生物技术有限公司产品，其它试剂均用分析纯，培养基除特别说明，

均在培养基中附加蔗糖 3%，琼脂粉 0.7%、BAP1.0mg/L，NAA1.0mg/L，以及 2，4-D 1.0mg/L。

2. 大黄无菌苗的培养

掌叶大黄种子经自来水漂洗一夜后，用 0.1% $HgCl_2$ 溶液表面灭菌 10 分钟，无菌水洗涤 5～6次，放置过夜，再用 0.1% $HgCl_2$ 溶液表面灭菌 10min，无菌水洗涤 5～6 次后，接种于不含任何激素的 MS 培养基上（121℃灭菌 20 分钟），室温下培养至无菌幼菌。

3. 不同培养基及 pH 对大黄愈伤组织诱导及生长的影响

将大黄的外植体（0.5cm 长的切段或切片）或愈伤组织接种于不同 pH 的各种培养基上，每瓶接种量约为 0.4g，在室温下培养 25 天取出，称重。比较不同的培养基及不同的 pH 对愈伤组织的诱导及生长的影响。

4. 稀土浓度——愈伤组织生长之间关系的测定

将大黄外植体（0.5cm 长的切段和切片）接种于附加不同浓度稀土的 MS 培养基上，每瓶接种量约为 0.1g，重复 6 次，在室温下（20～30℃）培养 25 天取出，称重。

5. 愈伤组织鲜重与时间关系的测定

将大黄外植体（0.5cm 长的切段和切片）接种于附加不同浓度稀土的 MS 培养基上，每瓶接种量约为 0.1g，重复 6 次，在室温下（20～30℃）培养，每隔一段时间在无菌条件下取出，称重后又放回原培养基中。

6. 大黄愈伤组织中游离蒽醌的分析

（1）样品溶液及标准品溶液的制备

取大黄愈伤组织（第四代）于 60℃下烘干，研碎称重，加入适量氯仿、超声波提取 3 次，提取液浓缩，加甲醇离心，取上清液，沉淀用同样方法提取 2 次，合并 3 次甲醇提取液，并定容于 2ml 容量瓶中。在十万分之一天平上称取一定量的大黄素、大黄酚、大黄素甲醚、芦荟大黄素、大黄酸，用甲醇定容于适当的容量瓶中，使其浓度为 5.0×10^{-3}mg/ml 的甲醇标准溶液。

（2）硅胶薄层层析分析

常规方法铺制硅胶 G-CMC-Na 板，自然晾干，烘箱中活化 1 小时，用石油醚（30～60℃）：甲酰乙酯：甲酸＝15：5：1（上层液）展开剂展开，氨熏显色。

（3）高压液相色谱分析

色谱柱：ODS 反相色谱柱（46mm × 250mm）

流动相：甲醇：水：甲酸（85：15：0.75）（水为新鲜双蒸水）

流速：0.8ml/min

检测器波长：290nm

测定：

按上述色谱条件，分别进样，每次进样 25μl，由样品与标准品的色谱峰面积的比值，计算样品中各标准点的含量。

7. 大黄愈伤组织超微结构的透射电镀观察

大黄愈伤组织经继代培养 40 天后取出，在 3%（W/V）锇酸——磷酸缓冲液固定 4 小时，水洗，丙酮逐渐脱水，然后渗透，包埋、切片、染色，在透射电镀下进行处理（培养基中加稀土）和对照（培养基不加稀土）观察。选细胞膜内有沉淀部分做 X-射线能谱分析。

8. 大黄愈伤组织电子能谱检测

用一定的电子束斑（直径 10nm）轰击样品，使之产生 X 光子，收集 X 光进行分析。加速电压 1kV，电子束流 50μA，工作距离 20mm。

结　果

（一）大黄愈伤组织的诱导及培养条件的优选

影响愈伤组织的产生和生长的因素很多，尤其是以培养基为重点，我们着重考察了不同的培养基对大黄愈伤组织的诱导和生长。由表 42-1 和表 42-2，可以看出，无论是诱导愈伤组织，还是愈伤组织生长，都是 MS 培养基最好（pH＝5.8 左右）。

表 42-1 不同的培养基对大黄愈伤组织的诱导的影响（20 天）

	MS	WH	B_5	N_6	6，7-V	SH
茎	＋＋＋＋	＋＋	＋＋＋	＋＋＋＋	＋＋＋＋	＋＋＋＋
叶	＋＋＋	－	－	＋	＋＋	＋＋

注：①各培养基中激素均为 2，4-D（1.0mg/L）＋NAA（1.0mg/L）＋BAP（1.0mg/L），pH 均为 5.8

②“－”表示无愈伤组织产生

③“＋”表示有愈伤组织产生，但诱导率低于 20%

“＋＋”表示诱导率在 20%～50%

“＋＋＋”表示诱导率在 50%～80%

“＋＋＋＋”表示诱导率在 80%～100%

表 42-2　不同的培养基在不同的 pH 下对大黄愈伤组织生长的影响

pH	MS	WH	N_6	B_5
5.0	1.90	0.9	0.95	1.06
5.5	1.97	0.94	0.85	1.01
5.8	2.74	0.86	0.76	1.05
6.0	1.41	0.71	0.60	1.52
6.5	—	0.75	0.66	0.99

（二）稀土对大黄愈伤组织生长的影响

由图 42-1 可以看出，低浓度稀土（0.001～1ppm）大都明显地刺激大黄外植体脱分化形成愈伤组织，细胞增殖加快；而高浓度稀土则明显地抑制愈伤组织生长。其作用效果与植物激素有相似之处，其中，当 Eu^{3+} 浓度为 1mg/L，Yb^{3+} 离子浓度 1.0mg/L，Tb^{3+} 离子浓度为 0.001ppm，La^{3+} 浓度为 0.01mg/L 时，它们对愈伤组织的促进作用达到最强。彩图 42-1、2。

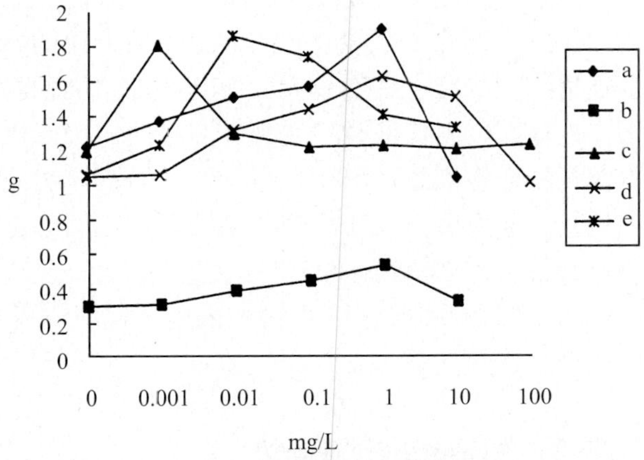

图 42-1　稀土对大黄愈伤组织生长的影响

a：Eu^{3+}—大黄愈伤组织鲜重
b：Eu^{3+}—大黄愈伤组织干重
c：La^{3+}—大黄愈伤组织鲜重
d：Yb^{3+}—大黄愈伤组织鲜重
e：Tb^{3+}—大黄愈伤组织鲜重

所有样品都平行做 6 次，上面数据是 6 次平均的结果。当 Eu^{3+} 和 Tb^{3+} 的浓度为 100mg/L 时，所有外植体全部死亡

（三）愈伤组织鲜重——时间关系

加入稀土，能明显地刺激大黄外植体脱分化形成愈伤组织，进入对数生长期也比对照组早（图 42-2）。然而稀土组愈伤组织出现褐化也比对照组早，具有“早生早衰”的现象。

（四）稀土促进愈伤组织生长对钙调蛋白的作用

钙调蛋白 CaM 是 Ca^{2+} 的受体蛋白，有 20 种以上的酶受其调控，影响细胞的生理功能，尤其是对细胞增殖调节最引人注目；某些药物能与

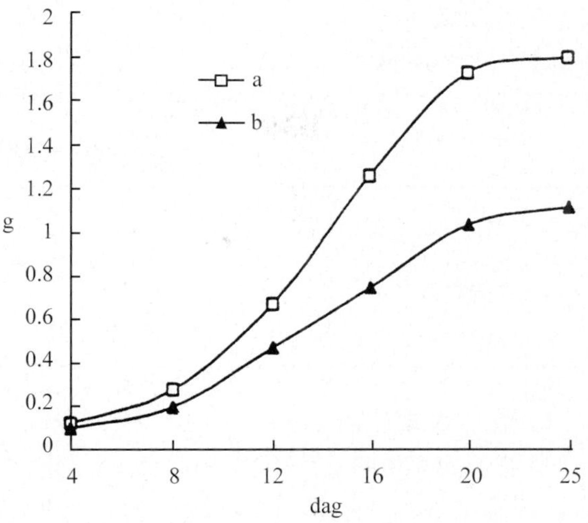

图 42-2　愈伤组织鲜重—时间关系

a：培养基中含 1.0mg/L Eu^{3+}，b：培养基中含 0mg/L Eu^{3+} 为对照组

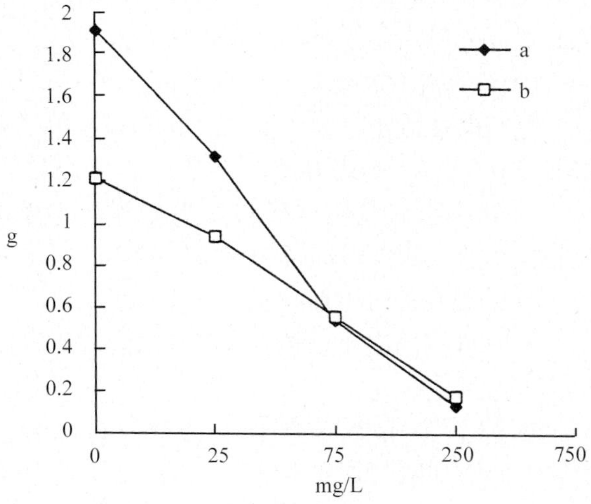

图 42-3　CaM 拮抗剂氯丙嗪（CPZ）对愈伤组织生长的影响

a:培养基中含 1.0mg/L Eu^{3+}
b:培养基中含0 mg/L Eu^{3+} 为对照组

CaM 以高亲和力相结合，从而抑制 CaM 对酶的活化作用，这类药物叫 CaM 拮抗剂；用 CaM 拮抗剂是研究钙调蛋白体内功能的主要方法之一，图 42-3 说明，稀土的促进作用明显被 CaM 拮抗剂氯丙嗪（CPZ）抑制。

（五）当培养基中不附加激素时稀土的作用

当培养若不附加激素，只附加稀土(0.001～100mg/L)，培养时间延长至 60 天时，仍未见有愈伤组织生长，只比对照组（也未附加激素）出现更多的不定根，与稀土促进植物枝条扦插生根作用一致。

（六）大黄愈伤组织中游离蒽醌的分析

1. 薄层色谱分析

以石油醚（30～60℃）：甲酸乙酯：甲酸＝15：5：1（上层液）为展开剂，对大黄愈伤组织进行薄层层析，氨熏显色，出现与大黄素，大黄酚对应的红色斑点，且Rf值相同，但未出现大黄素甲醚，芦荟大黄素和大黄酸对应的红色斑点。

表 42-3 不同样本中游离蒽醌的相对含量

	保留时间 min	生药 mg/g	愈伤组织 (1.0mg/LEu^{3+}) mg/g	愈伤组织（CK） mg/g
大黄素	9.53	0.2	0.0085	0.00075
大黄酚	11.17	3.3	0.037	0.00029

2. 高压液相色谱分析

其它游离蒽醌在愈伤组织中均未检测到。由表42-3可以看出，加稀土的愈伤组织中的大黄素、大黄酚的含量没有在生药中的含量高。但分别是对照（未加稀土）愈伤组织中大黄素、大黄酚的含量的10倍、130倍，可见，适当浓度的稀土不仅能促进愈伤组织生长，而且能够提高大黄的有效成分——大黄素、大黄酚的含量。

（七）大黄愈伤组织的电镜观察

我们观察到处理组（加 Eu^{3+}）和对照组（未加 Eu^{3+}）有以下显著差异：

1. 处理组的线粒体形状发生变异，有杯状（图42-4～6）和电话听筒状（图42-4）；

2. 处理组的质体形状也有变化（图42-5）；

3. 在处理组中还见到众多的环状内质网（图42-4）；

4. 在处理组中不仅有壁旁体（paramaral ledies），还有胞间连丝（图42-7）。在对照组中未观察到线粒体、质体、内质网等变异，也未观察到胞间连丝（图42-11）；

5. 处理组的细胞壁、细胞膜上有物质沉淀（图42-8），靠近细胞壁的液泡膜上也有物质沉淀，而在远离细胞壁的液泡膜上无物质沉积。（图42-9），两边都靠近细胞壁的液泡膜上也有物质沉淀（图42-10）。

（八）X射线能谱分析

聚焦于细胞膜上沉淀物处，对其进行扫描，当扫描时间达到300秒时，仍未出现稀土铕的特征能谱线。我们在细胞膜内又找到两处“沉积物多”的地方，当扫描时间达到310秒时，仍未出现铕的特征能谱线，相反，在其特征能谱应出现的地方，放大后，该处呈微微的凹形，表明细胞内没有稀土元素铕的存在。

图42-12，加稀土培养的大黄愈伤组织X-射线能谱分析图。

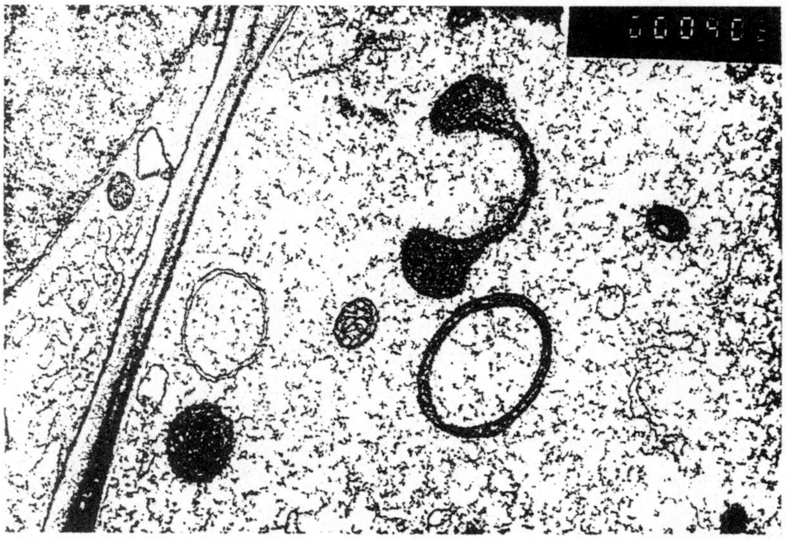

图 42-4 加稀土后线粒体形状发生变异（×10K）

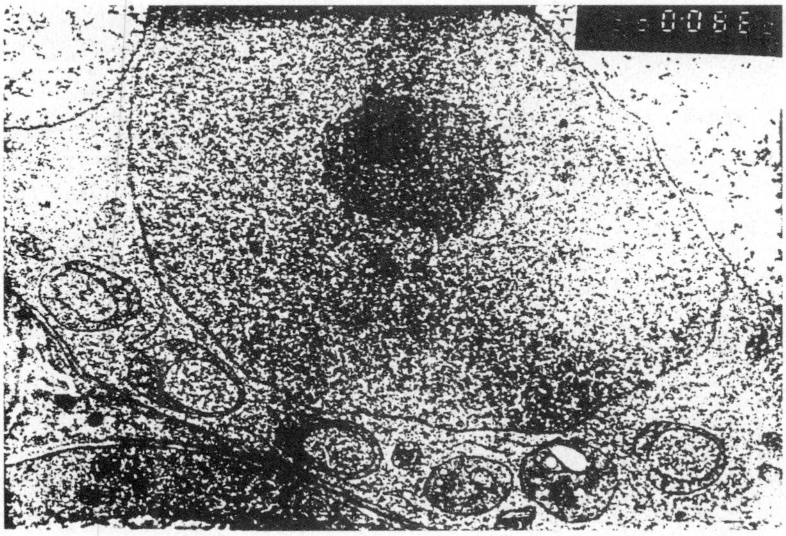

图 42-5　加稀土后质体形状发生变异（×6.6K）

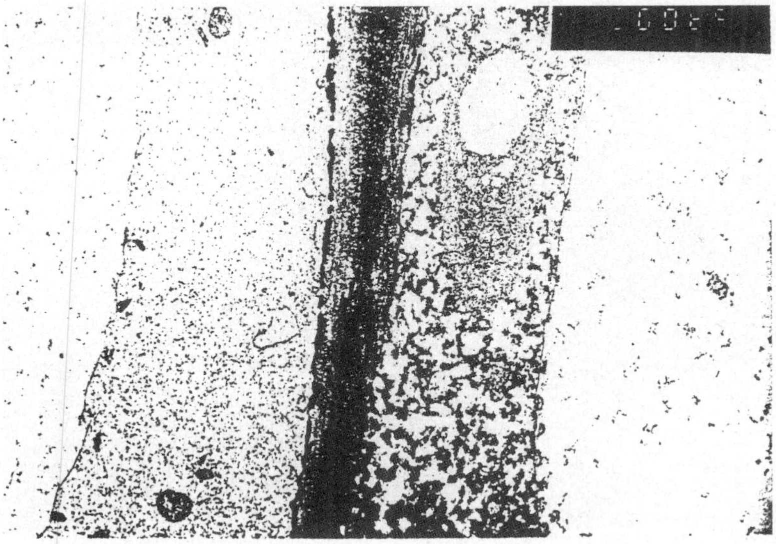

图 42-6　加稀土后线粒体形状发生变异（×10K）

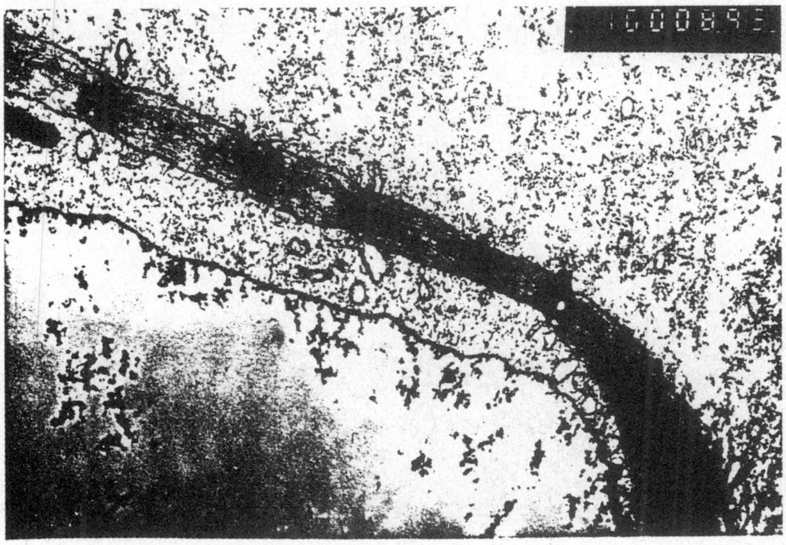

图 42-7　加稀土后出现胞间连丝、壁旁体（×10K）

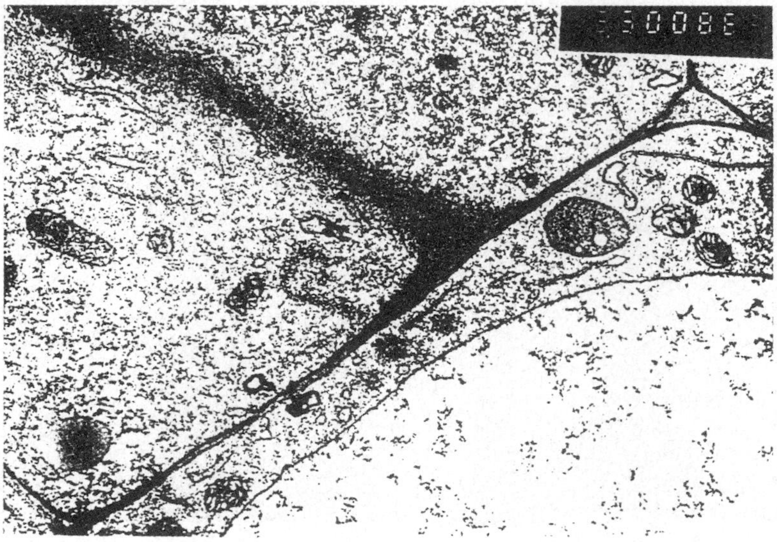

图 42-8　加稀土后细胞壁、细胞膜上出现沉淀（×10K）

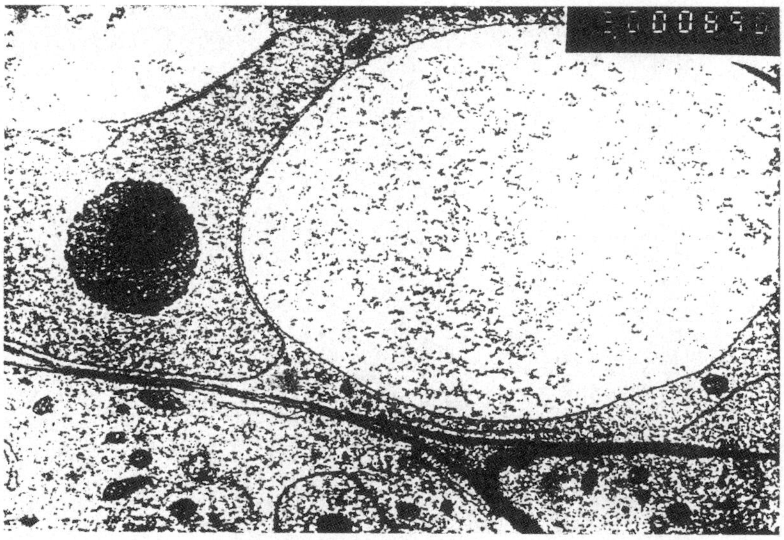

图 42-9　加稀土后细胞壁、细胞膜上出现沉淀，而远离细胞壁的液泡膜上无沉淀（×5K）

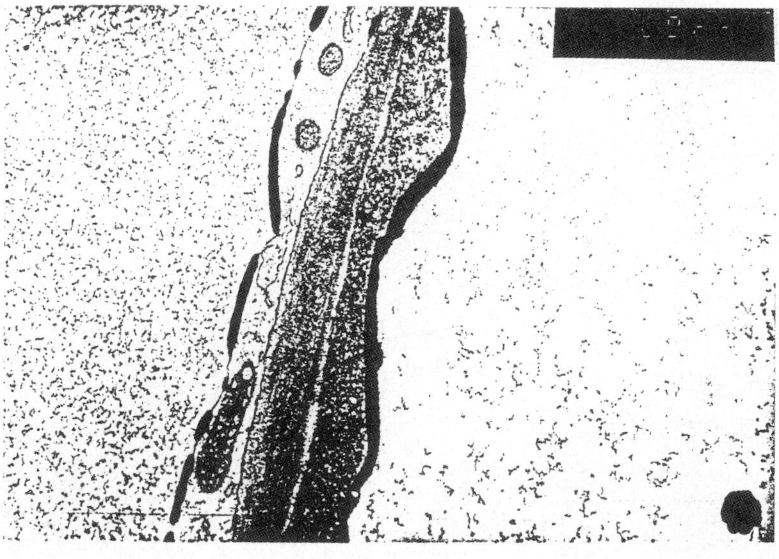

图 42-10　加稀土后细胞膜上出现沉淀（×10K）

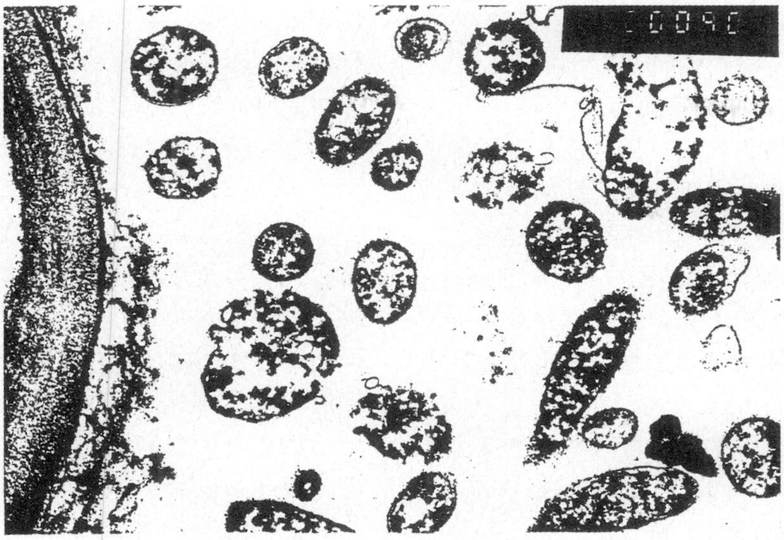

图 42-11　对照（×10K）

X-EDAS Analysis Result					
Element	Weight%	Atomic%	Net inten	F Corr	Xpt
Eu			0:00		
Pb			0.00		
Os			0.00		

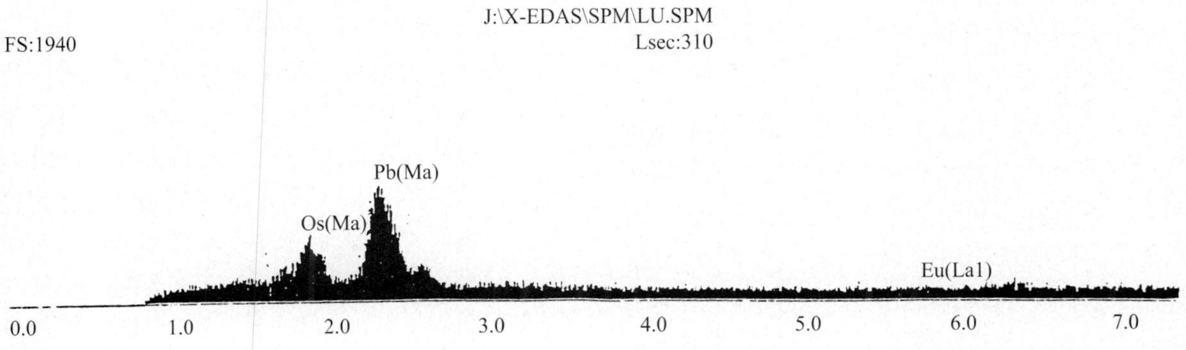

图 42-12　加稀土培养的大黄愈伤组织 X-射线能谱分析图

讨 论

（一）稀土在生物工程方面的应用

同稀土的其它生物效应一样，低浓度的稀土对大黄愈伤组织表现为促进作用，高浓度则表现为抑制作用，其作用与植物激素有相似之处，但是当培养基中不附加植物激素时，仅附加稀土，则观察不到愈伤组织的形成，只观察到加稀土组比对照组（即未加稀土也未加激素）出现更多的不定根。

刺激大黄愈伤组织生长最快时，培养基中稀土元素的浓度是不同的，La^{3+} 为 0.01mg/L，Tb^{3+} 为 0.001mg/L，Eu^{3+} 和 Yb^{3+} 均为 1mg/L（图 42-1），可见，稀土元素在生物效应上还是存在显著差异的。虽然稀土明显地促进大黄愈伤组织生长，但加稀土组出现褐化比对照组早，具有“早生早衰”的特点。

在研究微量放射性稀土元素对大豆生长的影响，发现它们缩短了大豆的生长期并增加了作物产量，保加利亚的科学家研究了氯化钸对小麦、甜菜、大豆等农作物的影响，发现小剂量氯化钸促进生长，而大剂量抑制生长。吴兆明等应用 La、Nb，Eu 和 Y 等的氯化物处理植物枝条，发现稀土有促进植物生根的作用。这些和我们的实验结果基本一致。

由表 42-3 我们看出稀土不仅能促进大黄愈伤组织生长，还能提高大黄有效成分的含量，这和稀土能提高谷类作物的千粒重，人参中总皂苷的含量和糖类作物的含糖量的结果是基本一致的。提示稀土在植物细胞工程中有良好的应用前景。

（二）稀土对植物细胞作用

稀土对细胞作用的研究很多，其中，稀土能否进入细胞是一个颇有争议的问题。

在动物方面，人们发现稀土元素对动物细胞的作用与剂量有关，5mmol/L 为致死量；随着剂量减小，其毒性作用也逐渐减弱，直到消失，低剂量稀土对动物细胞内的 DNA 复制及 RNA 合成均无不良影响，但对细胞分裂活性有促进作用。聂敏秀等应用扫描电镜观察培养动物细胞表面结构，发现 1mmol/L 稀土可导致细胞表现结构——微绒毛、丝足等紊乱，细胞的表面变平坦。邹仲之等应用 X 射线微区分析技术发现：多次大剂量（总计量为 200～500mg/kg 体重）给小鼠注射稀土化合物，镨、铈、钐、铕、铽均可进入肝脏细胞和枯否细胞。孙洪业等研究了稀土和柠檬酸的络阴离子配合物和人红细胞的作用，发现稀土也能进入红细胞，并认为稀土是以阴离子的形式通过红细胞膜上的阴离子通道而进入红细胞内的。

在植物方面，杨俊林等利用透射电镜观察了稀土元素对黄瓜叶绿体的影响：生长在含 $CeCl_3$ 营养液中的黄瓜，其叶绿体的基粒堆明显减少，间质膜的比例增加，并含有较大的淀粉粒。吴兆明等研究了稀土对黄瓜根系吸收的影响，应用 X-射线能谱分析电子显微镜观测稀土在根系细胞中的分布，当供给根系 0.001mmol/L 的 $LaCl_3$，5 小时后，用 X-射线能谱分析检测细胞膜壁、质膜和细胞器，结果均未检测出镧的存在。当供给 0.1mmol/L 的 $LaCl_3$，20 小时后则发现在根分生细胞的细胞壁和质膜外侧之间有 La 的沉淀。周世恭等研究了镧对绿豆根、小麦的生理影响，他们发现，镧不能穿过根细胞质膜而沉积在细胞壁和细胞间隙中，随着镧处理浓度增加，细胞器受破坏程度增加，再增加镧处理浓度，便可观察到镧进入植物细胞中，而此时植物已受到伤害。

我们利用透射电镜和电子能谱仪观察了 10mg/L 的 Eu^{3+} 对大黄愈伤组织细胞的作用，发现 10mg/L 的 Eu^{3+} 可使大黄愈伤组织细胞的细胞器形态发生变异，但在细胞内未检测到稀土 Eu^{3+} 的存在，Eu^{3+} 已表现出抑制大黄愈伤组织的生长。

根据以上结果，我们认为：在植物正常生理活动下，稀土元素不大可能进入植物细胞，稀土可能在质膜外起作用，那么，稀土是如何在质膜外对植物生长起作用呢？

（三）稀土元素的作用机制

植物生长最直接调控的物质是植物体内的激素，张淑媛等用 RE（NO_3）・nH_2O 处理玉米种子，发现稀土在促进茎叶生长的同时，体内 IAA 和 IAA 的前体——色氨酸含量的增加，吴兆明发现稀土镧促进 IAA 向植物生长旺盛的幼嫩部位运输，同时，也证明稀土与植物激素配合使用对生根和根和生长有加和效应，已有人认为植物激素的促进作用和 Ca^{2+}-CaM 系统有密切关系。

表 42-4 Ca^{2+}－CaM 系统调节植物生理、生化过程

植物激素的作用	过氧化物酶的分泌
IAA 的极性运输	膜的结构与功能
生长素诱导的豌豆下胚轴切段伸长	膜的超微结构的改变
	膜的损伤与泄漏
生长素的束缚	膜磷脂的降解与合成
生长素诱导的 H^+ 分泌	向重力性
细胞分裂素诱导的芽形成	细胞质环流
CTK 对叶圆片的扩展效应	细胞分裂
CTK 对叶圆片衰老的延迟效应	细胞分化渗透调节
赤霉素诱导的 α-淀粉酶的形成	马铃薯的块茎的形成
	愈伤组织的形成
GA 诱导的莴苣下胚轴伸长	甜菜花青素的合成
ABA 诱导的气孔关闭	蛋白质磷酸化
光调节的过程	酶的活化与调节
需光孢子的萌发	阳离子运输
蓝光诱导的衣藻的趋光反应	钙离子的主动运输
光周期的成花诱导	创伤诱导的核移动
光合作用	叶的昼夜节奏运动
光形态发生	原生质体的融合
极性生长	成熟、衰老和脱落
花粉管极性生长	冷害
根毛极性生长	生理紊乱与病害的发生
受精卵极性的形成与生长	
分泌过程	
细胞壁物质的分泌	
多糖的分泌	

表 42-5 稀土对植物生理、生化过程的作用

IAA 向幼嫩部位运输	生根和根的生长
膜的结构和功能	愈伤组织生长
膜的损伤和泄漏	经济作物的含糖量
细胞的超微结构	果品花青素的含量
酶的活性	病害和对不良环境的适应能力
茎叶的生长	叶子中叶绿素含量和光合作用

孙大业等发现，同在动物体内一样，植物的 CaM 不仅存在于细胞内，而且存在于细胞外，并且在胞外可影响细胞的生长和增殖。加入外源 CaM 对细胞增殖有促进作用，而这种促进作用可被 CaM 拮抗剂 W_7 抑制，而 W_7 是不能通过细胞膜的。同时，他们还证明在细胞外壁区存在钙调蛋白的结合蛋白，因此，他们设想：壁区的钙调蛋白可能作为胞外 Ca^{2+} 的胞外受体，通过胞外钙调蛋白结合蛋白及其它跨越细胞壁、质膜与胞内细胞骨架联系的大分子传递外界信号，从而调节细胞生长和发育。

众所周知，稀土离子和钙离子具有相近的离子半径和相似的化学性质，稀土离子促进植物细胞生长可以被 CaM 拮抗剂抑制；同时，已有人发现低浓度稀土能激活依赖于 CaM 的各种酶的活性，高浓度抑制这些酶的活性；而对不依赖于 CaM 的酶只表现为抑制作用，Gonzalo P 等发现稀土对依赖于 CaM 的酶的作用与体系中钙和 CaM 的浓度有关，当体系中无钙或低浓度钙时，稀土对酶表现为低浓度刺激，高浓度抑制；当体系中存在高浓度钙时，稀土对酶表现为抑制作用；当体系中无 CaM 时，稀土对酶表现为抑制作用；当体系中有较高浓度 CaM 时，稀土对酶表现为低浓度刺激，高浓度抑制。

综上所述，我们认为，稀土对植物的促进作用，可能与胞外 CaM 有关。

“一母生九子，九子各不同”，尽管稀土离子在离子半径上的相近和化学性质上的相似，但是它们在生物效应上却表现出较大的差异。例如，我们观察到稀土元素在促进大黄愈伤组织生长最快时的浓度差异很大，Jeanne M 等研究了稀土元素和 CaM 结合情况时发现，稀土元素在和 CaM 结合时并没有相同的结合顺序，CaM 有四个结合位点，不同的稀土元素有不同的高亲和位点，稀土元素基本上有三种结合类型：

①Lu^{3+} 和 Er^{3+} 的行为类似于 Ca^{2+}，即它们的高亲位点是 CaM 的 C 端Ⅲ、Ⅳ位。

②Eu^{3+} 和 Tb^{3+} 的行为正好和 Ca^{2+} 相反，它们优先结和的是钙调蛋白的 1、2 位。

③La^{3+} 和 Nd^{3+} 的行为介于 Ca^{2+} 和 Tb^{3+} 之间。

我们观察到稀土元素在促进大黄愈伤组织生长最快时的浓度差异很大，可能是稀土元素对亲和位点和亲和能力差异所造成的。

附：彩图 42-1、2

参考文献

[1] 焦瑞身等主编．细胞工程．北京：化学工业出版社，1992
[2] Routien JB，Nickell LG. U. S Patent 2，7473，334
[3] 郑光植．植物生理学通讯，1987，2：76-80
[4] Cheung WY. Sciene，1980，207：19
[5] 倪嘉瓒主编．稀土生物无机化学．北京：科学出版社，13
[6] Heins M. Phytochemistry，1978，17（1）：95-97
[7] 吴兆明．园艺学报，1988，15（1）：69
[8] 聂敏秀．中国稀土学报，1988，6（4）：49

[9] 邹仲之．白求恩医科大学学报，1993，19（3）:224
[10] 邹仲之．解剖学报，1994，25(1):48
[11] 邹仲之．科学通报，1991，1：140
[12] 邹仲之．中国组织化学和细胞化学杂志，1992，10（1）:209
[13] 杨俊林，李汉杰，阎宏涛．中国稀土学报，1992，10（10）：86
[14] 吴兆明，中国稀土学报，1988，6（1）：67
[15] 周世恭，刘敏．植物学通报，1996，131：（专辑）100-101
[16] 周世恭．植物学报，1995，37（11）：889-894
[17] 张淑媛，刘秀英，杨家朴．山西农业大学学报，稀土农用专刊，1989，30
[18] 汤锡珂，贾志旺，吴兆明．全国稀土在农林牧和养殖业中的应用研究论文〔摘要〕集，1993，22
[19] 龚明，李英．植物学通报，1990，7（8）：19
[20] Elliott DC. Inhibition of Cytokinin Regulated Responsed by Calmodulin binding compounds. Plant Physiol，1983，72：215-218
[21] Elliott DC，Susan M，Rachel A，et al. Calmodulin binding drugs Affect Responsed to Cytokinin，Axin，and Gillerellic acid. Plant Physiol，1983，72：219-224
[22] Raghothama KG，Mirrahi Y，Poovalah BW. Effect of Calmokulin inhibitors on Auxin Induced Elongation. Plant Physiol，1983，72：(supl)：144
[23] Saunders MS，Heples PK. Calcium Ionphore A_{23187} Stimulates Cytokinin like Mitosis in Funaria. Science，1982，217：943-945
[24] 孙大业，唐军，李红军．科学通报，1995，40（13）：1153
[25] Sun DY，Li HB，Heng G. Plant Sci，1994，99：128
[26] Sun DY，Bian YQ，Zhao BH. Plant Cell Physiol，1995，36（1）：133
[27] Gonzalo J，Qi DF，Randall CS，et al. Life Sci，1983，33：119-129
[28] Jeanne MB，Donald JS. Biochem Biophys Res Commun，1986，138(3):1243-1249

（鲁宽科 王 夔 郑俊华）

第 43 章　大黄愈伤组织大量培养及其化学成分分离、鉴定

大黄是我国特产中药，以泻下、健胃而著称于世，具有“将军”之称，《神农本草经》称大黄“主下瘀血、血闭、寒热、破微瘕积聚、留饮、宿食、荡涤肠胃、通利水谷、调中化食、安和五藏”。大黄是我国重要的出口商品，美国学者诺尔曼·泰勒在他的《改变世界的植物》专著中，将大黄列为具有全球影响的十几种传统药物之一，可见，大黄已成为世界性药物。

一、大黄的药理作用

随着对大黄的药理作用不断地深入研究，已有不少的有关这方面的专著和综述，大黄的药理作用主要有以下几个方面：①泻下作用；②抗微生物和抗病毒作用；③抗精神病作用；④抗癌、抗致突变作用；⑤保肝利胆作用；⑥肾功能改善作用；⑦活血与止血作用；⑧降血脂作用；⑨镇痛与消炎作用；⑩自由基清除作用；⑪抑酶作用；⑫调节免疫功能作用等。

二、大黄化学成分

对大黄的化学成分研究，始于 19 世纪中叶，但直至 20 世纪才有了突飞猛进的发展，据统计，从大黄中分离出的有机化合物已不下 150 种（不计挥发油），主要有七大类。

1. 蒽类衍生物（anthrencene derivatives）

蒽类衍生物可分为三类。

（1）蒽醌类（anthraquinones）

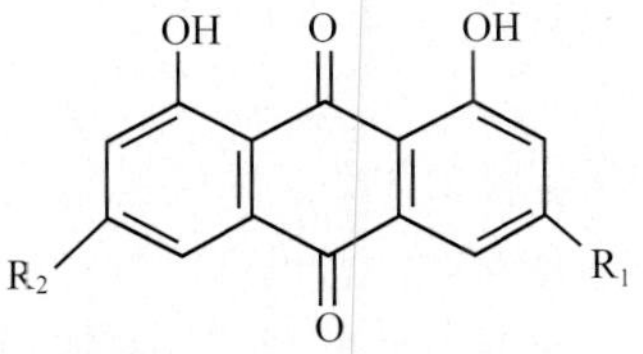

（2）双蒽酮类（dianthrenes）

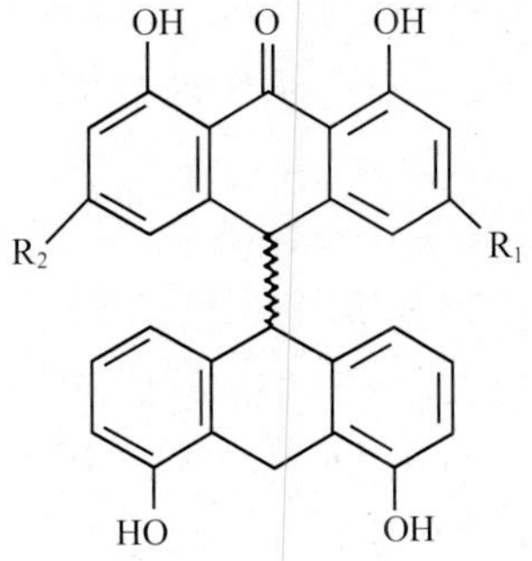

（3）大黄酸苷类（rheinosides）

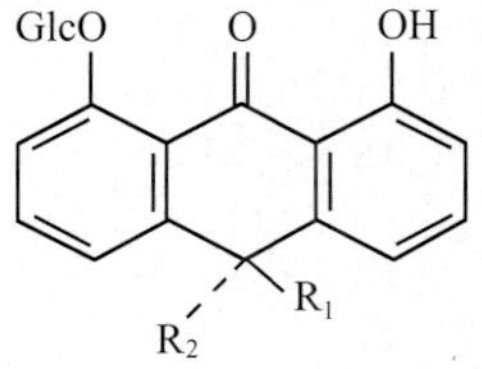

2. 二苯乙烯类（stilbenes）

（1）cis-stilbenes

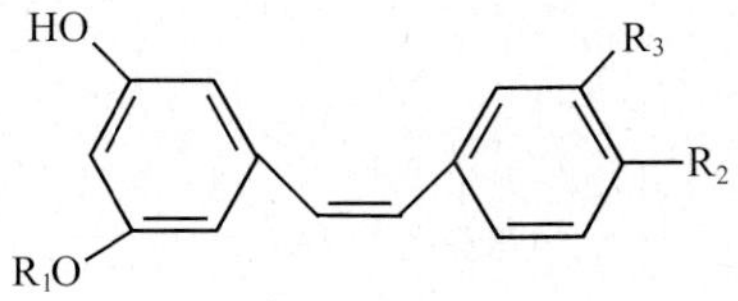

（2）trans-stilbenes

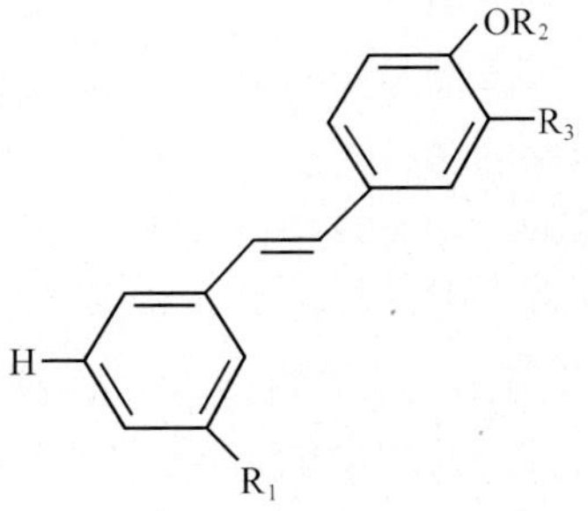

3. 苯丁酮苷类（phenylbutanones）

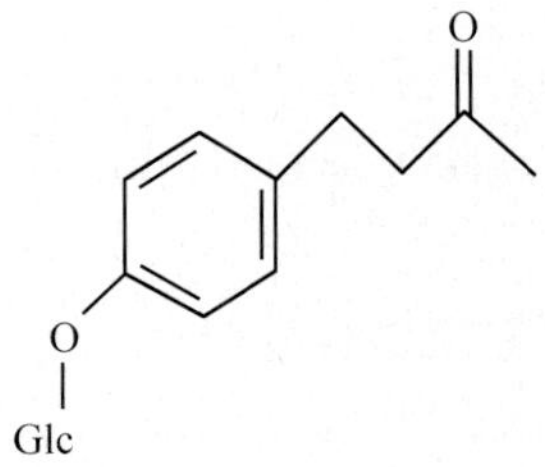

4. 鞣质及其有关化合物（tannin and related compounds）

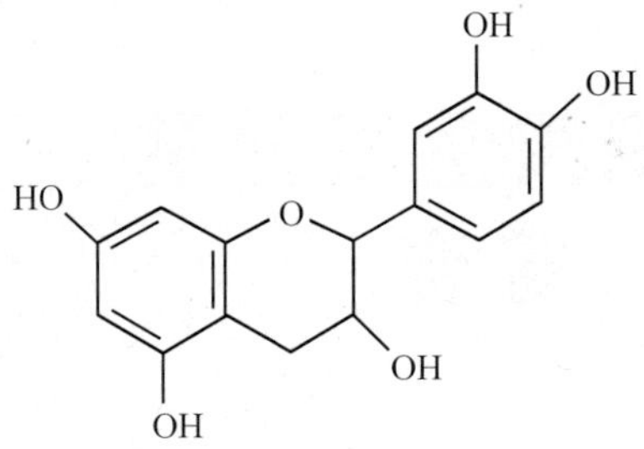

5. 色原酮类（chromone derivatives）

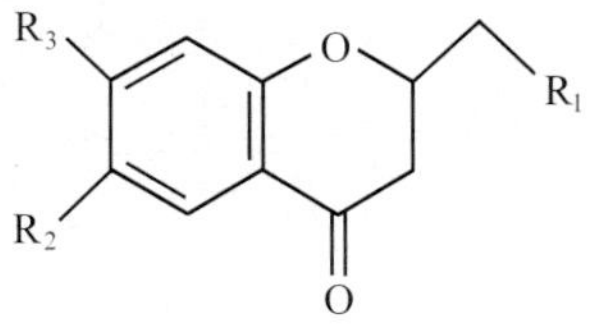

6. 萘类（naphthalene derivatives）

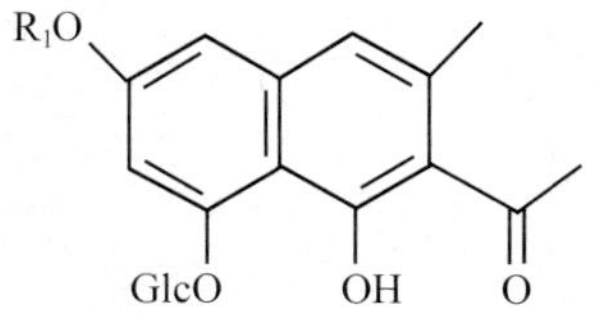

7. 其它类（有机酸、糖、蛋白质、甾醇等）

三、大黄中化学成分的药理作用

蒽醌类衍生物具有泻下作用，其中以蒽酮苷类作用最强，游离蒽酮较弱，游离蒽醌更弱，但游离蒽醌具有抗菌、抗肿瘤活性，以芦荟大黄素的抗菌效果最好；大黄中的鞣质，特别是 d-儿茶素，具有收敛止泻作用；苯丁酮苷类化合物具有消炎、镇痛作用，与阿司匹林、保泰松的镇痛、消炎效果相当；大黄中的二苯乙烯苷类化合物能调节肝脏过氧化脂质值和血清中的 GQT、GPT、GDH。大黄的活血祛瘀可能与其所含二苯乙烯类有关。

总之，随着人们对大黄的化学成分分离及其药理作用不断地深入研究，大黄在临床上的应用范围将不断扩大。

四、大黄的组织培养研究

同其它药用植物相比，在大黄的组织培养方面的研究不多，且大都集中于各种因素（培养基成分、激素、光照等）对大黄愈伤组织中蒽醌类化合物含量的影响。例如：Tsutomu 等在附加 IAA（1mg/L）、kinetin（0.1mg/L）的 MS 培养基（不含甘氨酸）上，由掌叶大黄的叶柄诱导出大黄的愈伤组织，得到了 32.3g 愈伤组织（干重），通过薄层色谱，检测到大黄素（emodin）和大黄酚（chrysophanol），并从大黄愈伤组织中分离得到大黄酚（0.3mg）。Yukio Ohshima 等对掌叶大黄和 R. coreanum 的杂交种，在 MS 培养上进行了愈伤组织的诱导，并研究激素、糖、光照等因素对愈伤组织生长及番泻苷 A、B 的含量的影响，他们发现，当给 MS 培养基中的附加麦芽糖（20g/L）、IAA（1mg/L）和 4PU-30（1mg/L）时，番泻苷 A、番泻苷 B 的含量最高。

随着药用植物资源及全世界范围内可耕种土地面积的日益减少，随着生物技术的迅猛发展，探索利用生物技术工厂化生产药物的思路越来越被人们所接受。另外，由生物技术生产药物，相对于自然界条件来说，存在生长周期短，生长条件和自然相差较远的特点，次生代谢途径和步骤就可能和自然界不一致，次生代谢产物就有可能和自然界不相同，因此，利用生物技术培养也就成为一个寻找新的药物的方法。

实验研究

我们在稀土离子存在下，在 MS 培养基上，对掌叶大黄的愈伤组织进行了大规模培养，得到了 323.85g 愈伤组织干重，从中分离到 12 个化合物，鉴定了其中 7 个化合物。它们是 β-谷甾醇、大黄酚、大黄素甲醚、大黄素、芦荟大黄素、d-儿茶素、3′，4′，5′-三羟基苯甲酰基葡萄糖。

实验部分

1. 仪器和试剂

熔点在 X-4 型熔点仪上（北京电光科学仪器厂生产）上测定（温度计未校正）。^{1}HNMR、^{13}CNMR在 Burker ARX400 型核磁共振仪上测定，TMS 为内标。质谱在 V6-mm-70H 型质谱仪上测定，红外光谱在 Perkin-Elmer98 型红外光谱仪上测定。

柱层析用硅胶（200～300 目），薄层层析用硅胶 G、H 均为青岛海洋化工厂产品，柱层析用聚酰胺为江苏无锡生化制品厂产品，聚酰胺薄膜为浙江黄岩四青生化材料厂产品，Sephadex LH-20 是德国 Pharmacia 公司产品。所有有机溶剂均为国产分析纯。

2. 大黄愈伤组织的培养

培养基为 MS 培养其中附加 NAA（1.0mg/L）、2，4-D（1.0mg/L）和 BAG（1.0mg/L）、蔗糖 3%、琼脂粉 0.65%（W/W）。pH＝5.8。每瓶装培养基 25ml（用前在 121℃ 下，灭菌 15 分

钟)，其组成如下。

成　分	mg/L
HN_4NO_3	1 650.0
KNO_3	1 900.0
$CaCl_2 \cdot 2H_2O$	440.0
$MgSO_4 \cdot 7H_2O$	370.0
KI	0.83
H_3BO_3	6.2
$MnSO_4 \cdot 4H_2O$	22.3
$ZnSO_4 \cdot 4H_2O$	8.6
$Na_2MnO_4 \cdot 2H_2O$	0.25
$CuSO_4 \cdot 5H_2O$	0.025
$CoCl_2 \cdot 6H_2O$	0.025
$FeSO_4 \cdot 7H_2O$	27.8
$Na_2 \cdot EDTA \cdot 2H_2O$	37.3
肌醇	100.0
烟酸	0.5
盐酸吡哆醇	0.5
盐酸硫胺素	0.1
甘氨酸	2.0
2，4-D	1.0
IAA	1.0
BAP	1.0
Eu^{3+}	1.0

选择那些色白，松软的大黄愈伤组织，在上述培养基条件下培养 2 个月大部分大黄愈伤组织生长基本停止，外观颜色已经变成褐色时收获，在室温下风吹晾干，共得 323.85g 愈伤组织干重。

3. 提取分离

大黄愈伤组织粉碎后，用甲醇回流提取至甲醇提取液近无色为止。蒸去甲醇得甲醇浸膏 107.8g，将甲醇浸膏悬浮于 900ml 的热水中，依次用石油醚（60～90℃）、乙醚、乙酸乙酯和正丁醇萃取。蒸去萃取溶剂得到石油醚萃取物 6.4g，乙醚萃取物 2.6g，乙酸乙酯萃取物 3.7g 和正丁醇萃取物 10.2g。

提取分离流程

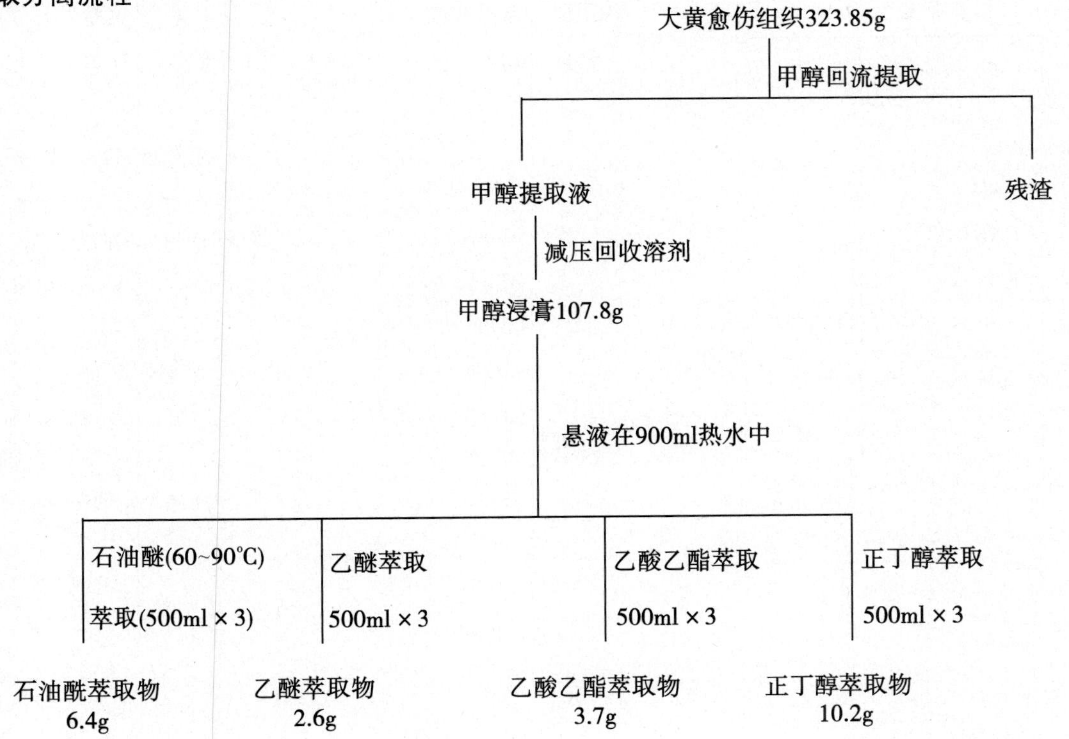

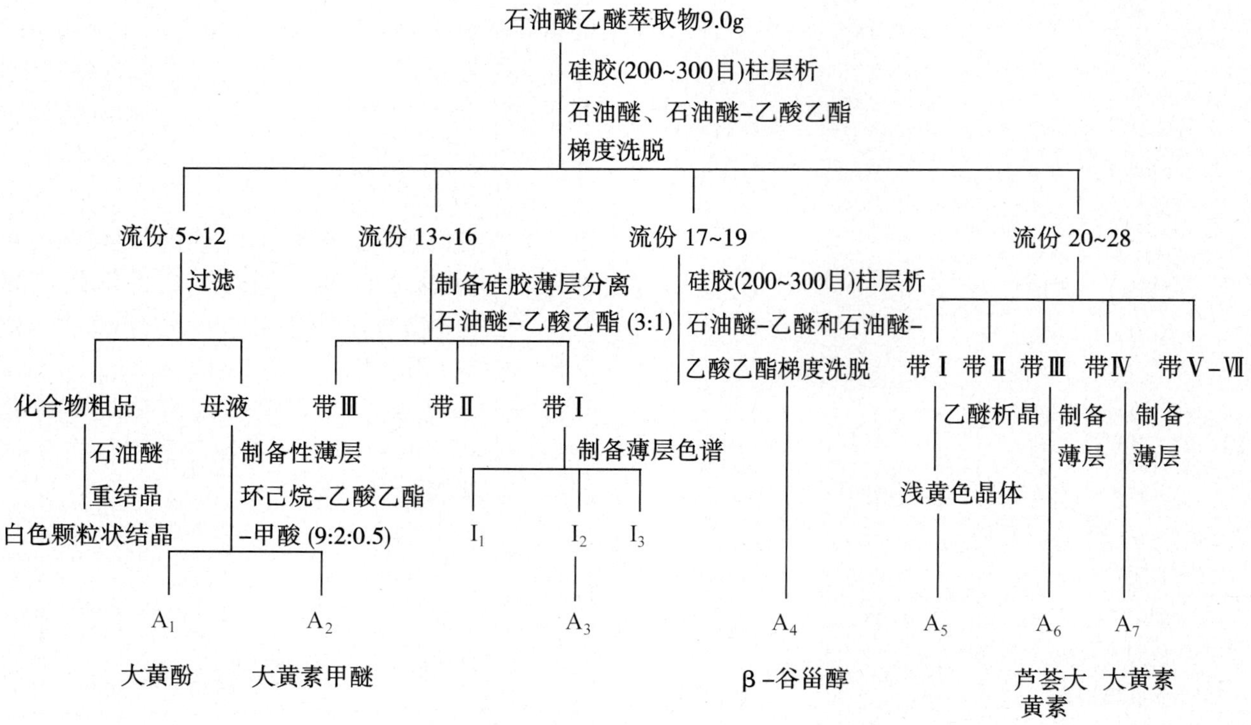
石油醚乙醚萃取物9.0g
硅胶(200~300目)柱层析
石油醚、石油醚-乙酸乙酯
梯度洗脱
流份 5~12
过滤
化合物粗品
石油醚
重结晶
白色颗粒状结晶
母液
制备性薄层
环己烷-乙酸乙酯
-甲酸 (9:2:0.5)
A1
A2
大黄酚
大黄素甲醚
流份 13~16
制备硅胶薄层分离
石油醚-乙酸乙酯 (3:1)
带Ⅲ
带Ⅱ
带Ⅰ
制备薄层色谱
I1
I2
I3
A3
流份 17~19
硅胶(200~300目)柱层析
石油醚-乙醚和石油醚-
乙酸乙酯梯度洗脱
A4
β-谷甾醇
流份 20~28
带Ⅰ
带Ⅱ
带Ⅲ
带Ⅳ
带Ⅴ-Ⅶ
乙醚析晶
浅黄色晶体
制备
薄层
制备
薄层
A5
A6
A7
芦荟大黄素
大黄素

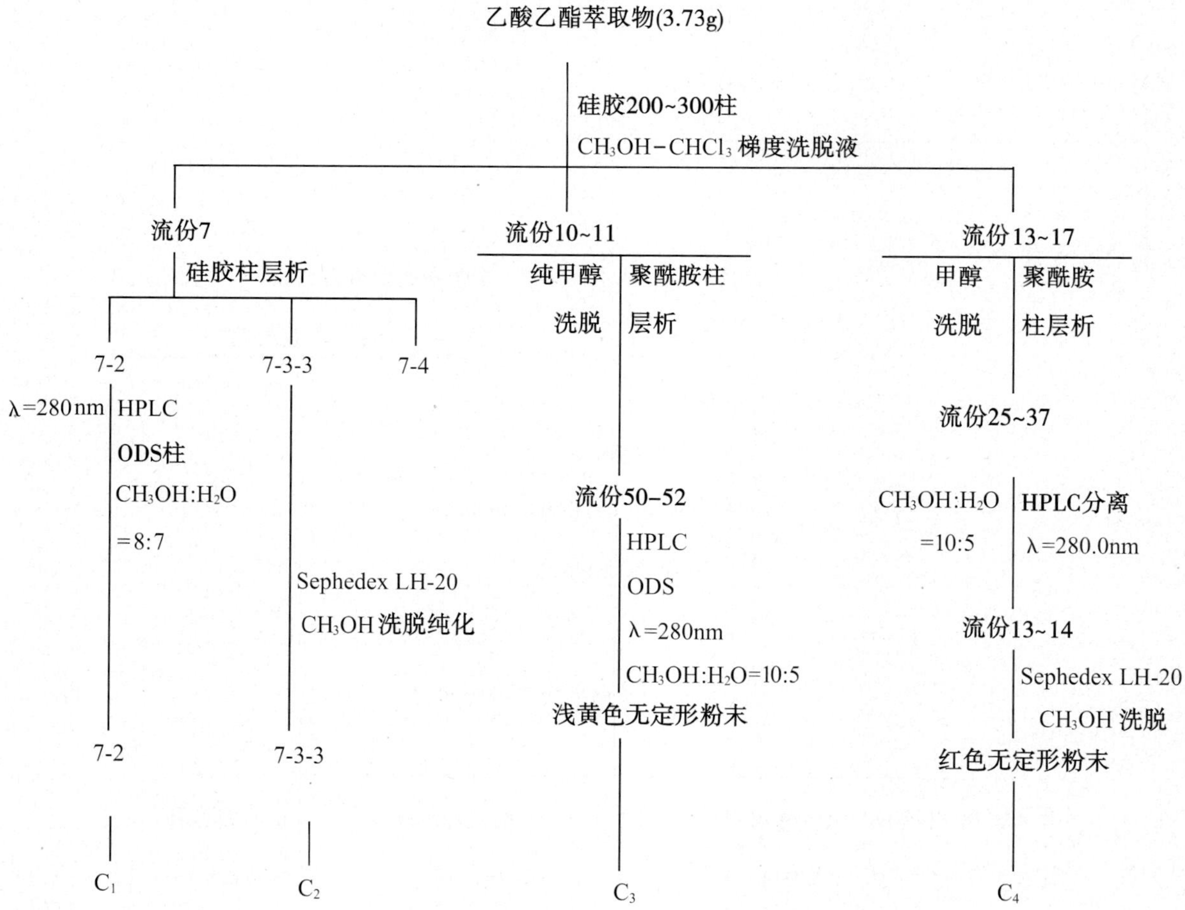
乙酸乙酯萃取物(3.73g)
硅胶200~300柱
CH3OH-CHCl3 梯度洗脱液
流份7
硅胶柱层析
7-2
7-3-3
7-4
λ=280nm
HPLC
ODS柱
CH3OH:H2O
=8:7
Sephedex LH-20
CH3OH 洗脱纯化
7-2
7-3-3
C1
C2
流份10~11
纯甲醇
洗脱
聚酰胺柱
层析
流份50-52
HPLC
ODS
λ=280nm
CH3OH:H2O=10:5
浅黄色无定形粉末
C3
流份13~17
甲醇
洗脱
聚酰胺
柱层析
流份25~37
CH3OH:H2O
=10:5
HPLC分离
λ=280.0nm
流份13~14
Sephedex LH-20
CH3OH 洗脱
红色无定形粉末
C4

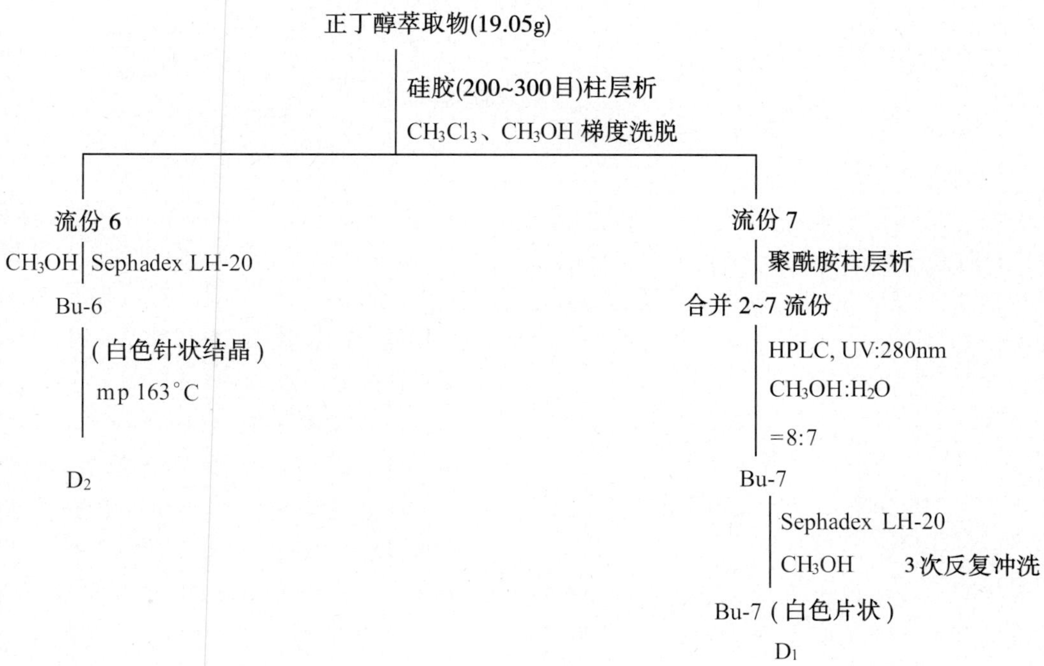

4. 化合物鉴定

化合物 A_1　黄色针状结晶（乙酸乙酯），mp 197℃，硅胶薄层上，经几种不同展开剂：①石油醚（60～90℃）：乙酸乙酯：甲酸＝9：2：0.5；②石油醚(30～60℃)：甲酸乙酯：甲酸＝15：5：1(上层液)；③环己烷：乙酸乙酯：甲醇：甲醇：水＝3：1：2：0.1：2（上层液）展开均为一个斑点，在自然光下呈黄色，氨气熏变红。且 Rf 与大黄酚标准品一致。与标准品大黄酚混合，熔点不下降。且^{1}HNMR、IR 谱与文献报道一致。因此，确定为大黄酚。

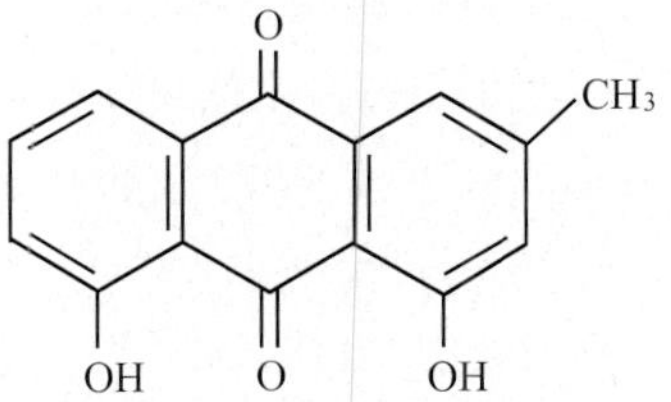

化合物 A_2　黄色针状结晶（乙酸乙酯），mp 206～208℃，经几种不同展开剂：①石油醚（60～90℃）：乙酸乙酯：甲酸＝9：2：0.5；②石油醚（30～60℃）：甲酸乙酯：甲酸＝15：5：1（上层液）；③环己烷：乙酸乙酯：甲醇：甲醇：水＝3：1：2：0.1：2（上层液）展开均为一个斑点。在自然光下呈黄色，氨气熏变红。且 Rf 与大黄素甲醚标准品一致。与标准品大黄素甲醚混合，熔点不下降。且^{1}HNMR、IR 谱与文献报道一致。因此，确定为大黄素甲醚。

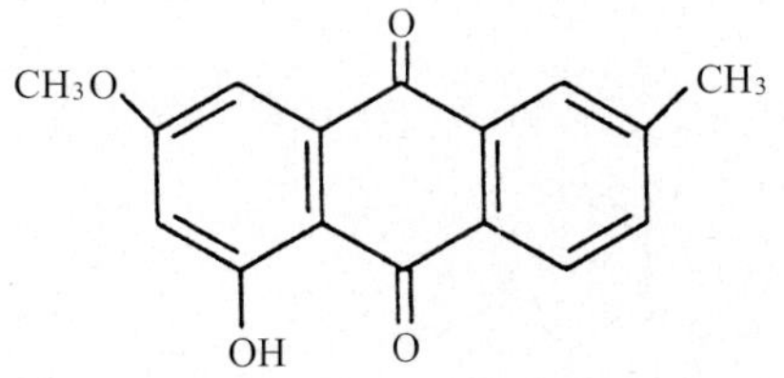

化合物 A_4　无色针状晶体，mp 136～138℃，经两种不同展开剂：①石油醚（60～90℃）：乙酸乙酯：甲酸＝9：2：0.5；②石油醚（30～60℃）：甲酸乙酯：甲酸＝15：5：1（上层液）展开，均为一个单一斑点，且与标准β-谷甾醇 Rf 一致。与标准品β-谷甾醇混合，熔点不下降。经 HPLC 分析，保留时间与β-谷甾醇一致。因此，E_4 确定为β-谷甾醇。

化合物 A_6　橙黄色针状晶体（乙酸乙酯），mp 224～225℃，经两种不同极性展开剂：①石油醚（60～90℃）：乙酸乙酯：甲酸＝9：2：0.5；②石油醚（30～60℃）：甲酸乙酯：甲酸＝15：5：1（上层液）展开均为单一的一个斑点，均与标准品芦荟大黄素的 Rf 一致。与标准品芦荟大黄素混合，熔点不下降。EIMS 给出分子离子峰为 270。经 HPLC 分析，保留时间和标准品芦荟大黄素一致。故 E_6 确定为芦荟大黄素。

化合物 A_7　黄色针状结晶（乙酸乙酯）。mp 255～256℃，经两种不同展开剂：①石油醚（60～90℃）：乙酸乙酯＝9：2：0.5；②石油醚（30～60℃）：甲酸乙酯：甲酸＝15：5：1（上

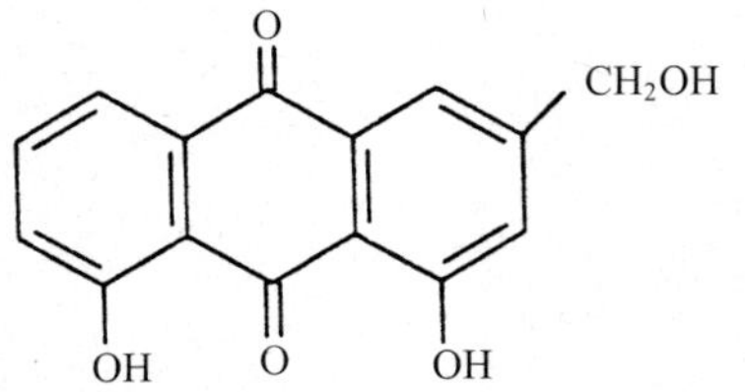

层液）展开，均为单一斑点，且 Rf 与标准品大黄一致。HPLC 分析，保留时间和标准品大黄素一致。与标准大黄素混合，熔点不下降。故 A_7 确定为大黄素。

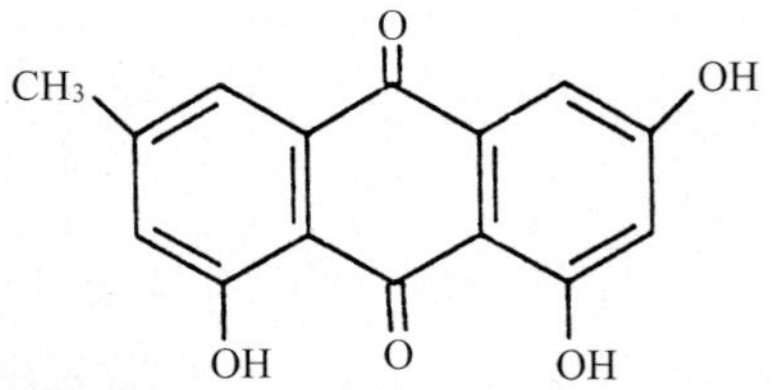

化合物 C_3　$FeCl_3$ 反应呈深蓝色，香草醛一盐酸反应呈红色，示为酚类化合物，^{1}HNMR 谱给出两组芳质子且耦合清楚，示为 1，3，4-三取代及 1，2，3，5-四取代。其^{1}HNMR 与文献报道完全一致。因此 C_3 确定为儿茶素。

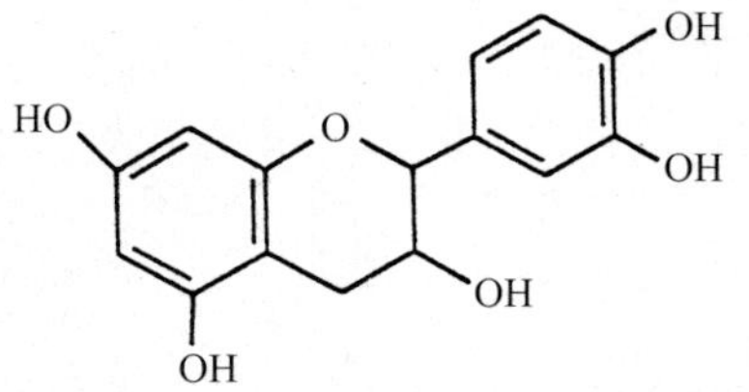

化合物 D_1　$FeCl_3$ 反应为深蓝色，示为酚类化合物，IR. 3 434，1 712，1 621.0，1 547.0，1 447.0 示此化学物含有羟基、羰基和苯环。^{1}HNMR、δ4.61（s，3H）示此化合物含有 3 个酚羟基，δ7.12（s，2H）示此化合物含有 2 个芳香氢，且其化学位移相同。δ 5.65（1H，dd，J_1＝2.48，J_2＝5.56），3.86～3.42（6H，m）示此化合物含有一个葡萄糖，其取代为 6-O-取代。结合^{13}CNMR 及其 DEPT 135°谱，δ 166.9 示有羰基，δ146.3（季碳），140.2（季碳），120.6（季碳），110.38（CH）示此化合物含有一个 1，3，4，5-四取代苯，δ 95.76（CH），78.61（CH），77.98（CH），73.92（CH），70.89（CH），62.13（CH_2）示此化合物含有一个六碳糖。由以上推断，我们确定 D_1 为 6-O-3′，4′，5′-三羟基苯甲酰基葡萄糖。经与其文献^{13}CNMR、^{1}HNMR对照，化学位移一致。

结　论

1. 大黄酚（chrysophanol），浅黄色针状结

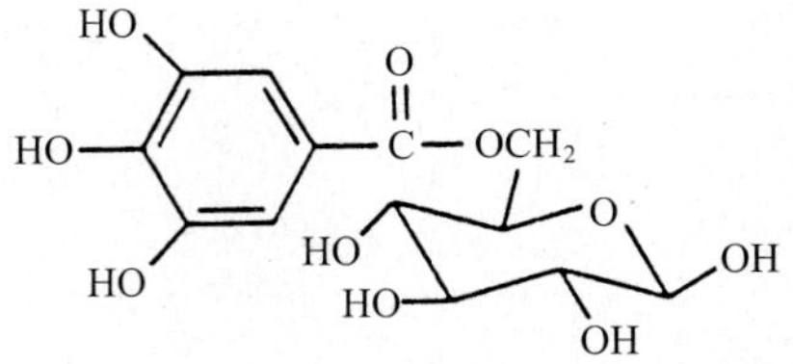

晶（乙酸乙酯，m p 196℃，硅胶薄层上，自然光下呈黄色、氨重变化，经与大黄酚标准品对照、混合溶点不下降。经 TLC 和 HPLC 分析，其 Rf 值和 Rt 值均与标准品一致，^{1}HNMR. IR 谱与文献报道一致。

2. 大黄素甲醚（physcion），黄色针状晶体，mp 206～208℃，在薄层硅胶上，自然光下呈黄色，氨重变红。经与大黄素甲醚标准样品对照，其薄层层析 Rf 值，高效液相色谱分析 Rt 值均与标准品一致。^{1}HNMR. IR 谱与文献报道一致。

3. β-谷甾醇（β-sitostrerol），mp 136～138℃，经与 β-谷甾醇标准品对照，混合熔点不下降，薄层层析 Rf 值 GS Rt 值均与标准品一致。高效液相色谱分析 Rt 值一致。

4. 大黄素（emodin），黄色针状晶体，mp 254～256℃，自然光下呈黄色，氨熏变红。经与大黄素标准品对照，混合熔点不下降，薄层层析 Rf 值，高效液相色谱分析 Rt 值均与标准品一致。

5. 芦荟大黄素（aloe-emodin），橙色橙色针状晶体（乙酸乙酯），mp 225～226℃，自然光下呈黄色，氨熏变红。经与芦荟大黄素标准品对照，混合熔点不下降，EIMS：270（M^+）薄层层析 Rf 值，HPLC 分析，Rt 值均与标准品一致。

6. d-儿茶素（d-catechin）无定形粉末，$FeCl_3$ 反应呈绿色，香草醛一盐酸反应呈红色，^{1}HNMR（400MHz，CD_3OD ppm），7.89（d，J＝1.9Hz，H-2），6.79（1H，d，J＝8.1 Hz，H-5），6.75（1H，dd，J_1＝1.9Hz，J_2＝8.1Hz，H-6），6.03（1H，J＝2.27Hz，H-8），4.56（1H，d，J＝7.8Hz，H-2），3.98（1H，H-3），2.90（1H，dd，J_1＝5.5Hz，J_2＝16.08Hz，H-4），2.52（dd，J_1＝8.5Hz，J_2＝16.08Hz，H-4），^{1}HNMR 数据与文献完全一致。

7. 6-O-3′，4′，5′-三羟基苯酰基 β-D-葡萄糖（6-O-galloyl-β-D-glucose），^{1}HMNR（CD_3OD ppm），7.11（2H，s，H-2′，H-6），5.65（1H，d-d，J_1＝2.48，J_2＝5.56Hz，H-1），4.60（s，b，3H，3′，4′，5′-OH），3.86～3.42（6H，H-2，H-3，H-4，H-5，H-6）。^{13}CNMR（CD_3OD

ppm)，166.90（羰基），146.32（季碳），140.18（$C_{3'}$，$C_{5'}$），120.55（季碳），110.38（CH，$C_{2'}$，$C_{6'}$），95.77（CH，C_1），78.62（CH，C_5），78.00（CH，C_3），73.93（CH，C_2），70.91（CH，C_4），62.15（CH_2，C_6）。IR（KBr），3 434，2 925.0，2 546.0，1 712（羰基），1 621.0，1 547.0，1 447.0，^{1}HNMR 和 ^{13}CNMR 数据与文献报道一致。

参考文献

[1] 高晓山．大黄．北京：中国医药科技出版社，1988

[2] 阴健．中药现代研究与临床应用。北京：学苑出版社，1993，46

[3] 黄泰康．常用中药成分与药理手册。北京：中国医药科技出版社，1994，p253

[4] 殷卫．大黄的药理研究近况。北京医科大学学报，1993，25（增刊）：141

[5] 苏怀德，主编．药物研究史选讲。北京医科大学，中国协和医科大学联合出版社，94

[6] Furuya T，Shinichio A，Kazuhide N. Phytochemistry，1975，14：1457

[7] Ohshima Y，Takahashi K，Shibata S. Plant Med，1988，54（1）：20

[8] Karosaki F，Nagase H，Nishi A. Phytochemistry，1992，31（8）：2735-2738

[9] 徐任生，主编．天然药物化学．科学出版社

[10] Nonaka G. Chem Pharm Bull，1977，25（9）：2300-2305

[11] Nonaka G. Chem Pharm Bull，1983，31（5）：1652-1658

（鲁宽科　王　夔　郑俊华）

〔附〕北京大学药学院生药学科生物技术研究室简介

生药学生物技术研究室于 1997 年 1 月成立，是用现代生命科学的理论和技术研究生药学理论，是全国唯一最早的国家级生药学重点学科及博士后流动站的一部分。该室现有正式编制 5 人，其中教授 2 人，副教授 1 人，讲师 1 人，技术员 1 人。果德安教授任研究室主任，郑俊华教授和果德安教授为博士生导师，他们均为国家食品药品监督管理局药品审评专家，果德安教授还是国家药典委员会委员和国家 863 海洋生物技术主题专家组专家。现有在站博士后 5 人，博士学位研究生 18 人，已出站博士后 8 人，毕业博士生 15 人，毕业硕士生 6 人。承担国家自然科学基金、国家、卫生部、教育部、博士点和自选等多项攻关、研究课题，获得国家级和部委级奖励 20 余项，编、著、译 29 部著作（册），国内外发表论文 400 余篇。为研究生开设中药药理学、药用植物化学分类学、生药理化鉴定、药学生物技术、专业英语等课程；为本科生开设生药学、生药文献课等课程。

本室主要研究方向：生药（中药）的品种鉴定与质量评价；活性成分的提取分离与结构鉴定；寻找天然来源的活性先导化合物；天然药物的细胞工程、生物合成及生物转化研究；中药新药的研制与开发等。在生物技术研究方面，应用现代组织培养技术探索大量生产生药中活性强但自然资源匮乏的化学成分的生物技术生产方法；应用同位素示踪、酶分析、基因工程等生物技术研究生药化学成分的体内生物合成途径，探索它们的发生、发展及生物合成规律，以期达到生物调节和控制活性成分的产生，为工业化生产奠定基础；此外，还应用 DNA 分子鉴定技术研究生药的品种鉴定等。

本室研究力量强，素质高，仪器设备先进，愿与国内外致力于新药研究和开发的制药集团公司广泛开展合作研究或共建联合实验室，为中国的中药及天然药物的研究与开发作出贡献。

（果德安　郑俊华）

〔Annexe〕Brief introduction to Division of Biotechnology for Pharmacognosy，School of Pharmaceutical Sciences，Peking University

Division of Biotechnology for Pharmacognosy in Department of Natural Medicines，School of Pharmaceutical Sciences，Peking University is a newly established division in January 1997. Applying the modern theory and techniques of life sciences in the research of traditional Chinese drugs is defined as its principal objective.

Currently the division has five faculty and staff members including two professors, one associate professor, one instructor and one assistants. Professor Dr. Dean Guo is the director of the division, Professor Zheng Jun-hua and prof. Guo are Ph. D. Graduate Supervisors of the division. Currently there are five postdoctoral research associates, eighteen Ph. D. graduate students in school. In addition, eight postdoctors, fifteen Ph. D. students and six master students received their degree in the group. The division undertakes research projects funded by various agencies including China National Foundation of Natural Sciences, Ministry of Education, Ministry of Public Health, Ministry of Science and Technology. etc. The division has achieved 20 scientific awards either at national level or ministral level, published or translated 29 books or monographs, and over 400 papers have been published in abroad or domestic journals. International collaborations on the research of traditional Chinese drugs is also defined as its one important aspect. Except for research tasks, the division also offers courses for graduate and undergraduate students such as Pharmacology of Traditional Chinese Drugs, Chemotaxonomy of Medicinal Plants, The Application of Biotechnology in Pharmaceutical Sciences, Professional English, Pharmacognostical Literature etc.

The major research interest of the division was focused on the cell engineering and biosynthesis of bioactive compounds from crude drugs. Tissue, organ, cell and hairy root culture techniques will be applied to study the manufacturing methods of natural compounds which are highly active but short in natural resources. The biological techniques such as isotope labelling, enzyme assay and gene engineering etc. will be used to approach the biosynthetic pathways of bioactive secondary metabolites in order to achieve the goal of bioregulating their synthesis and production. Biotransformation of bioactive compounds such as podophyllotoxin-related compounds, Rhubarb anthraquinones, Siegesbeckia diterpenoids etc. by microbial organisms or plant cell cultures is also an important research goal of the division.

Collaboration and cooperation. are welcome for joint exploitation of resources of traditional Chinese drugs.

(De-an Guo, Junhua Zheng)

(本篇终审：郭洪祝)

第八篇　生物技术在大黄研究中的应用

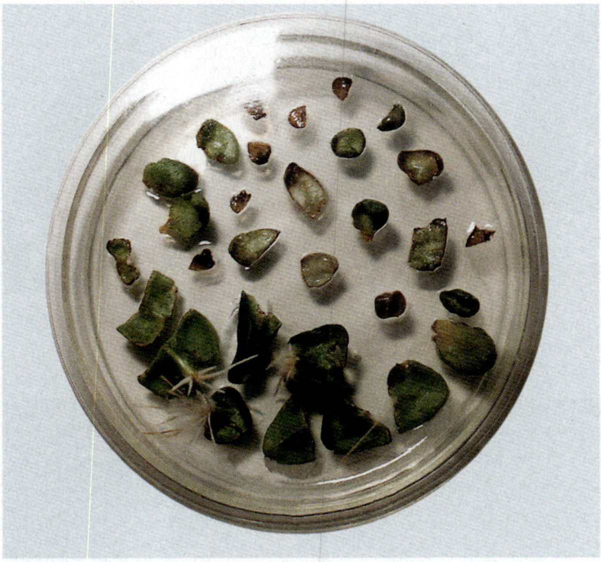

彩图 37-1　天山大黄叶片外植体上产生的发根

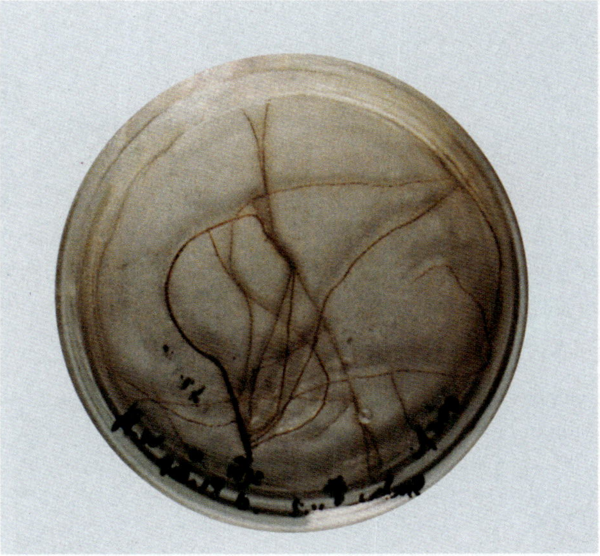

彩图 37-2　MS 固体培养基上培养的天山大黄发根

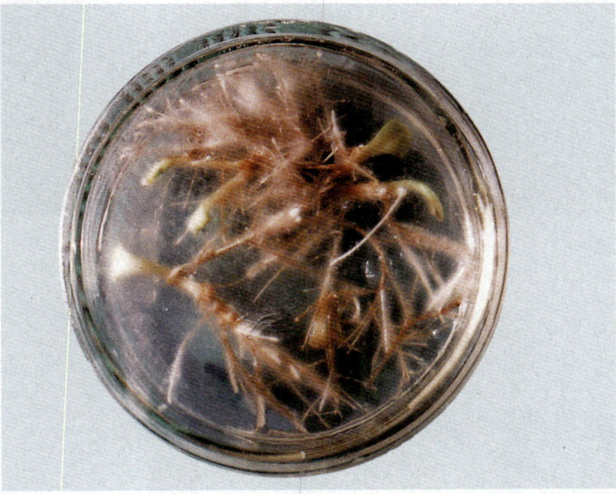

彩图 37-3　野生型 A. rhizogenes 9402 从掌叶大黄子叶叶柄上诱导的发根

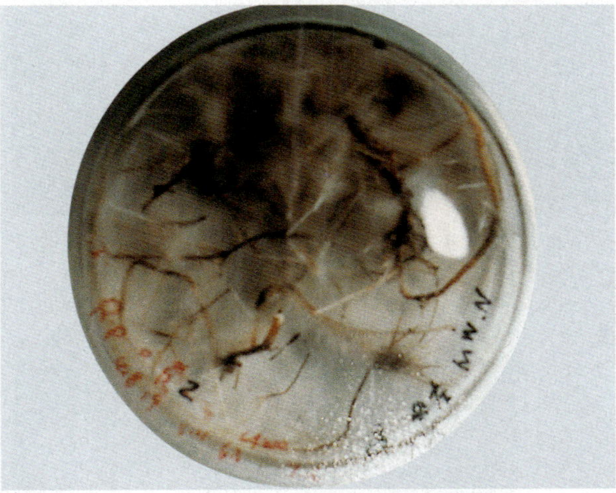

彩图 37-4　MS 固体培养基上培养的掌叶大黄发根

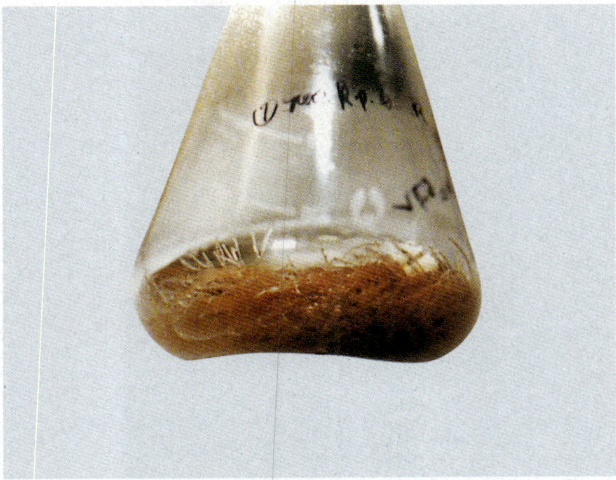

彩图 37-5　野生型 A. rhizogenes 9402 诱导的掌叶大黄发根的悬浮培养

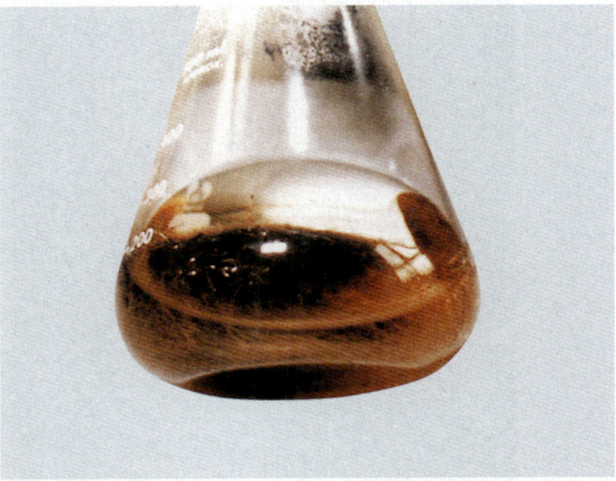

彩图 37-6　带 NPT- Ⅱ基因的 A. rhizogenes 9402 诱导的掌叶大黄发根的悬浮培养

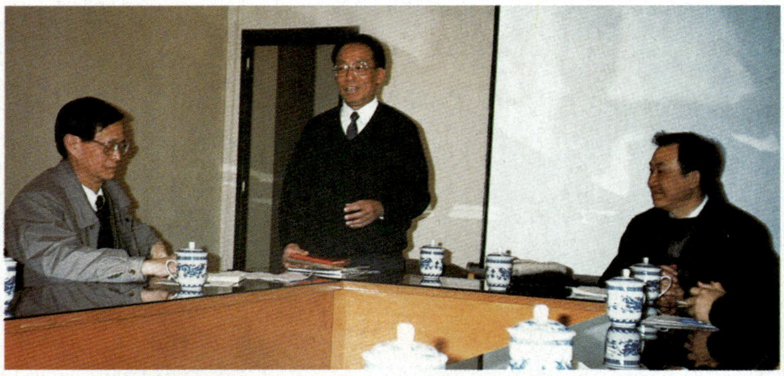

彩图 37-7 聘请著名林业科学家、树木生理学和生物技术专家、北京林业大学王沙生(中)为北医兼职教授、博士生副导师。图为原药学院张礼和院长(右)和郑俊华(左)参加聘任仪式

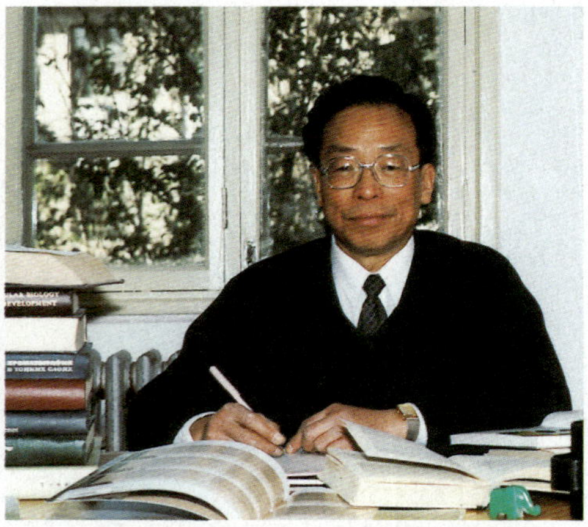

彩图 37-8 王沙生在修订大黄发根培养计划

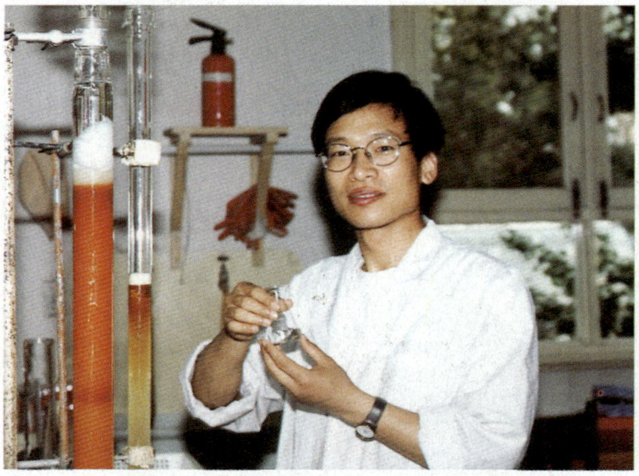

彩图 37-9 博士生常振战在进行大黄发根化学成分的提取分离

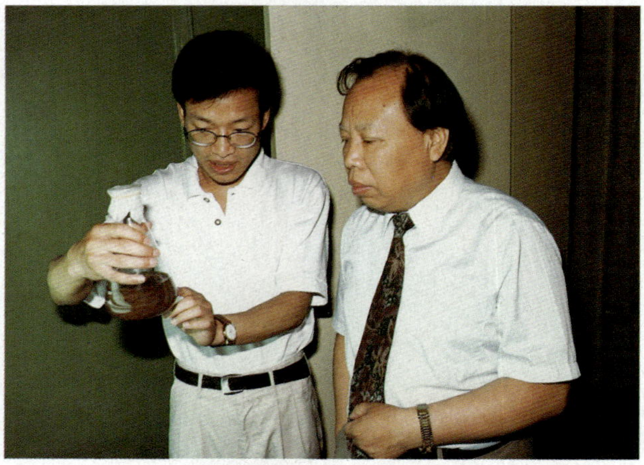

彩图 37-10 常振战向王德炳校长介绍大黄发根克隆技术

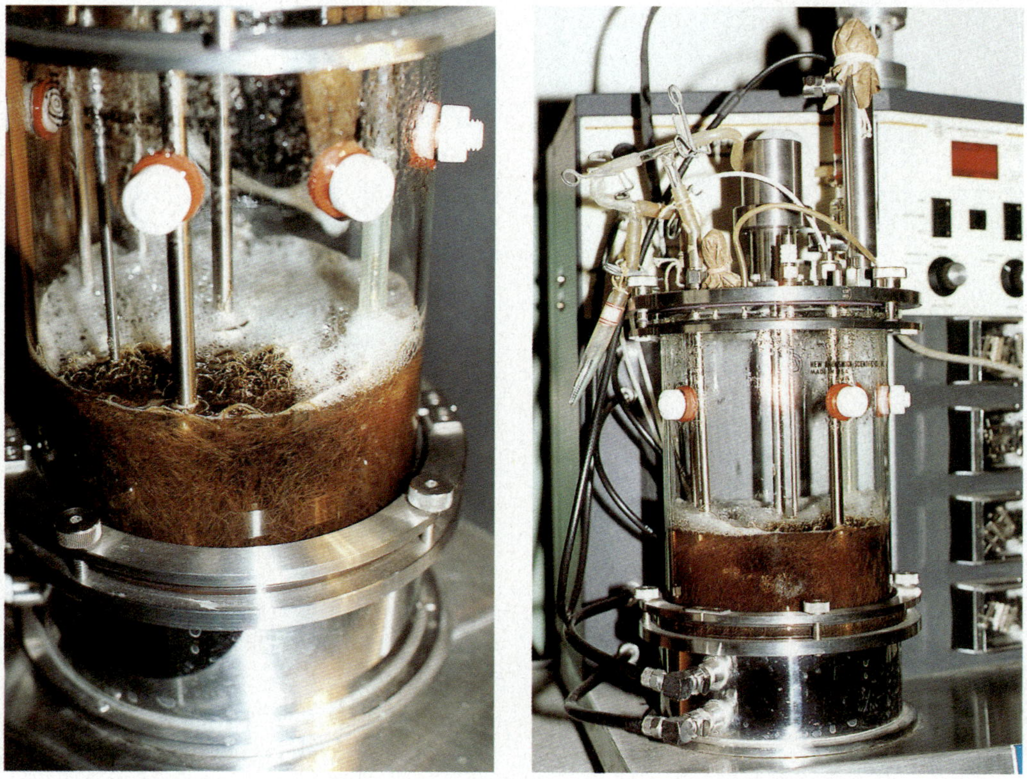

彩图 38-1 BIOFLO Ⅲ型生物反应器及其培养的发根

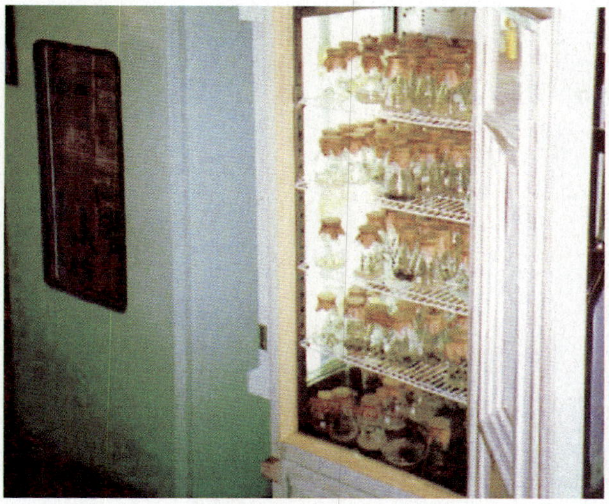

彩图 40-1　恒温培养箱中的掌叶大黄无菌苗

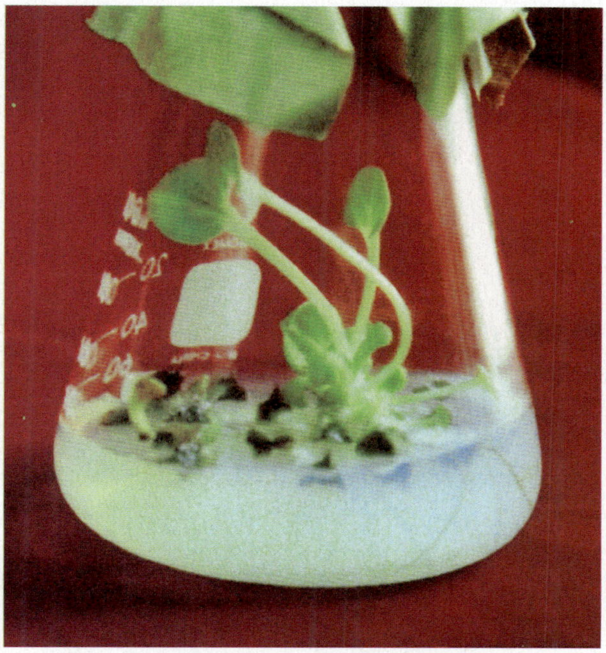

彩图 40-2　MS 固体培养基中的掌叶大黄无菌苗

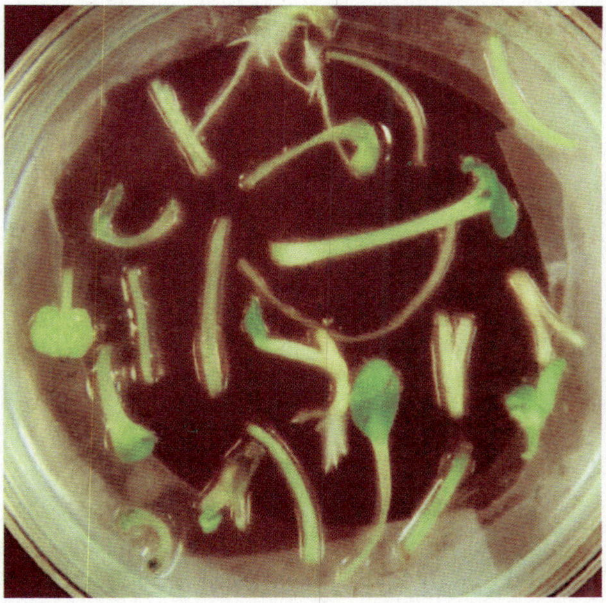

彩图 40-3　发根农杆菌侵染后 15 天的掌叶大黄外植体

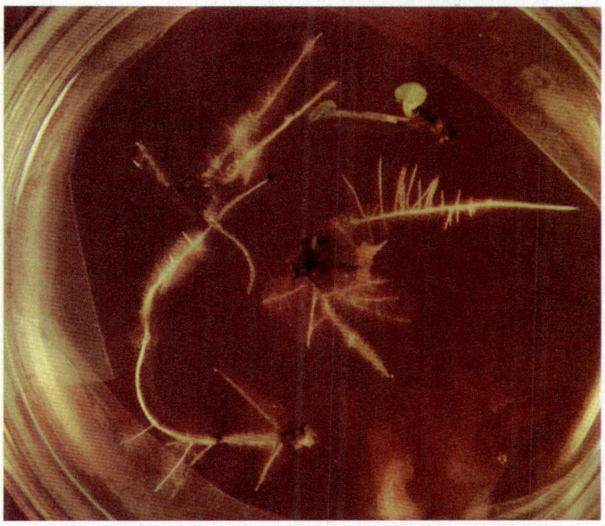

彩图 40-4　外植体上发根切下后在含头孢菌素培养基中除菌培养

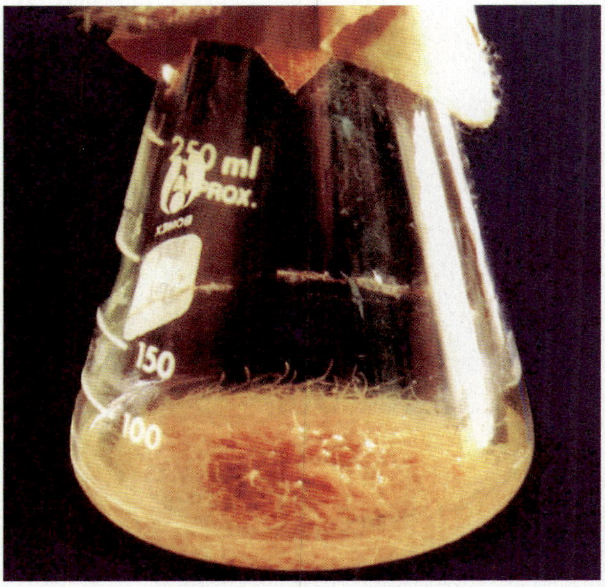

彩图 40-5　液体培养基中生长的掌叶大黄单克隆发根 (DH5c)

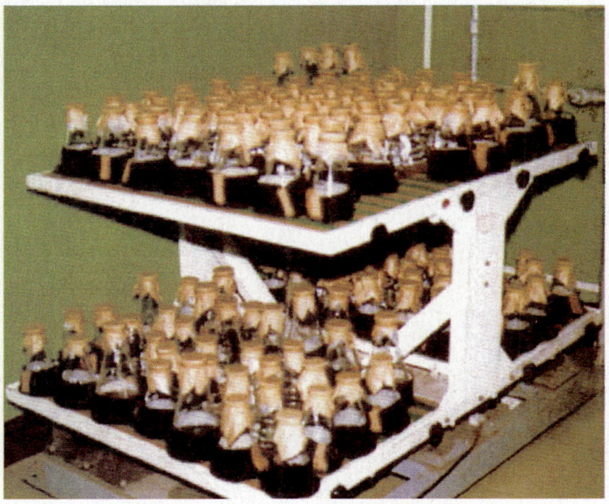

彩图 40-6　掌叶大黄发根在摇床上振荡培养

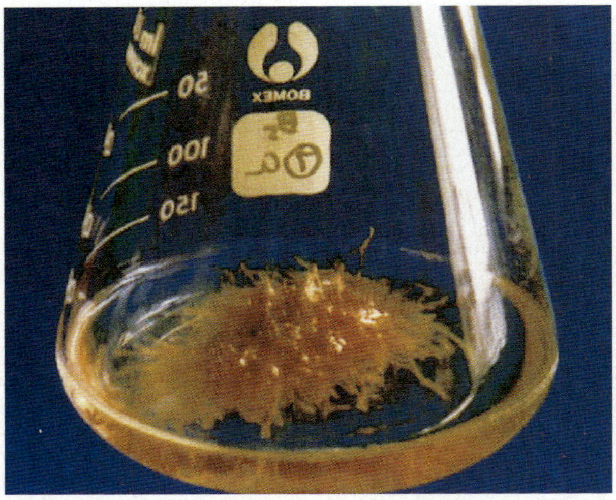

彩图 40-7　掌叶大黄单克隆发根 7a 在 B5 培养基中的生长情况

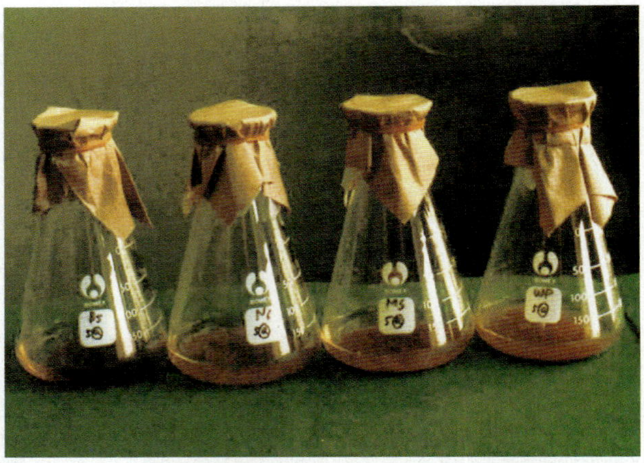

彩图40-8　掌叶大黄单克隆发根5a在四种培养基中的生长情况

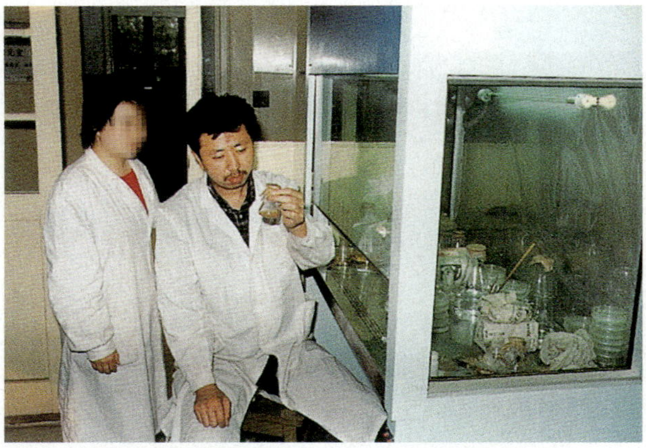

彩图40-9　北医博士后刘晓峰（右）指导本科专题学生在进行掌叶大黄活性成分次生代谢的调控及生物转化研究

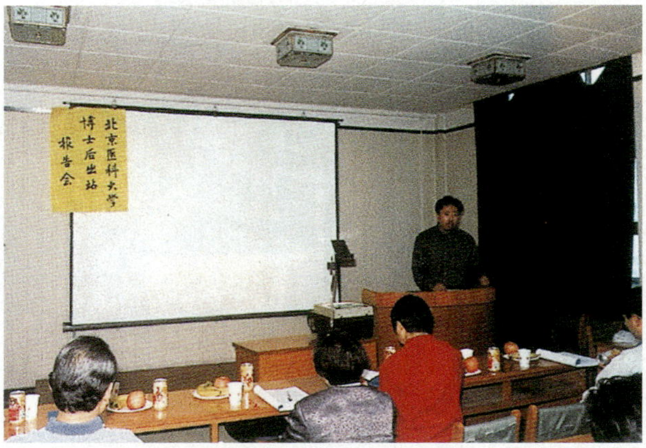

彩图40-10　博士后刘晓峰作出站学术报告，题为：“掌叶大黄发根诱导及蒽醌类活性成分次生代谢的调控，11种活性成分在掌叶大黄组织培养系统中的生物转化”

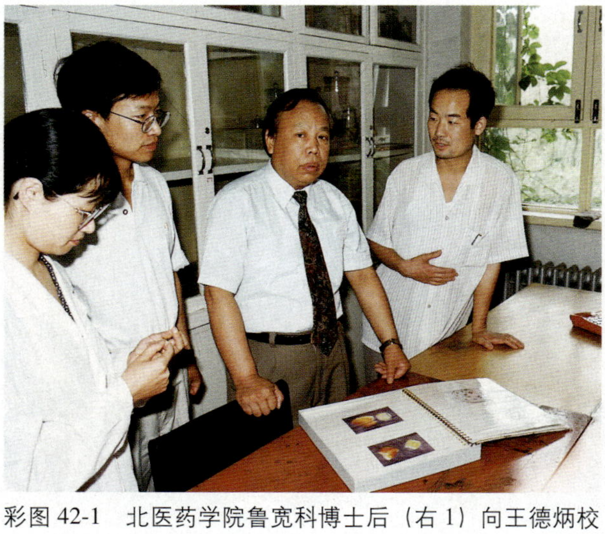

彩图 42-1　北医药学院鲁宽科博士后（右 1）向王德炳校长（右 2）介绍稀土元素对大黄组织培养的影响

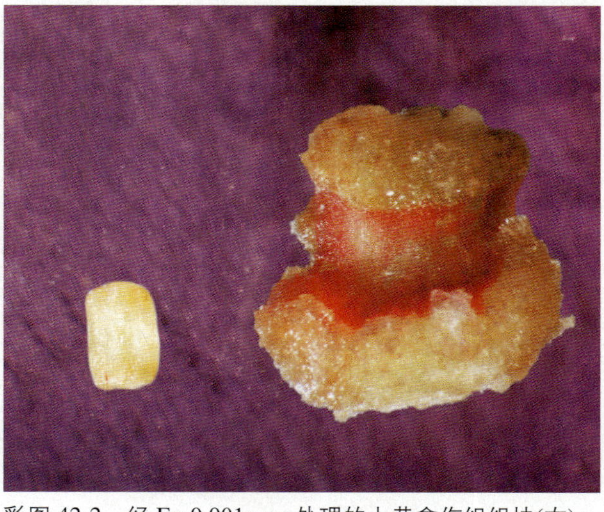

彩图 42-2　经 Eu 0.001ppm 处理的大黄愈伤组织块(右)，对照组织块(左)

第九篇　大黄的药理作用及生物活性

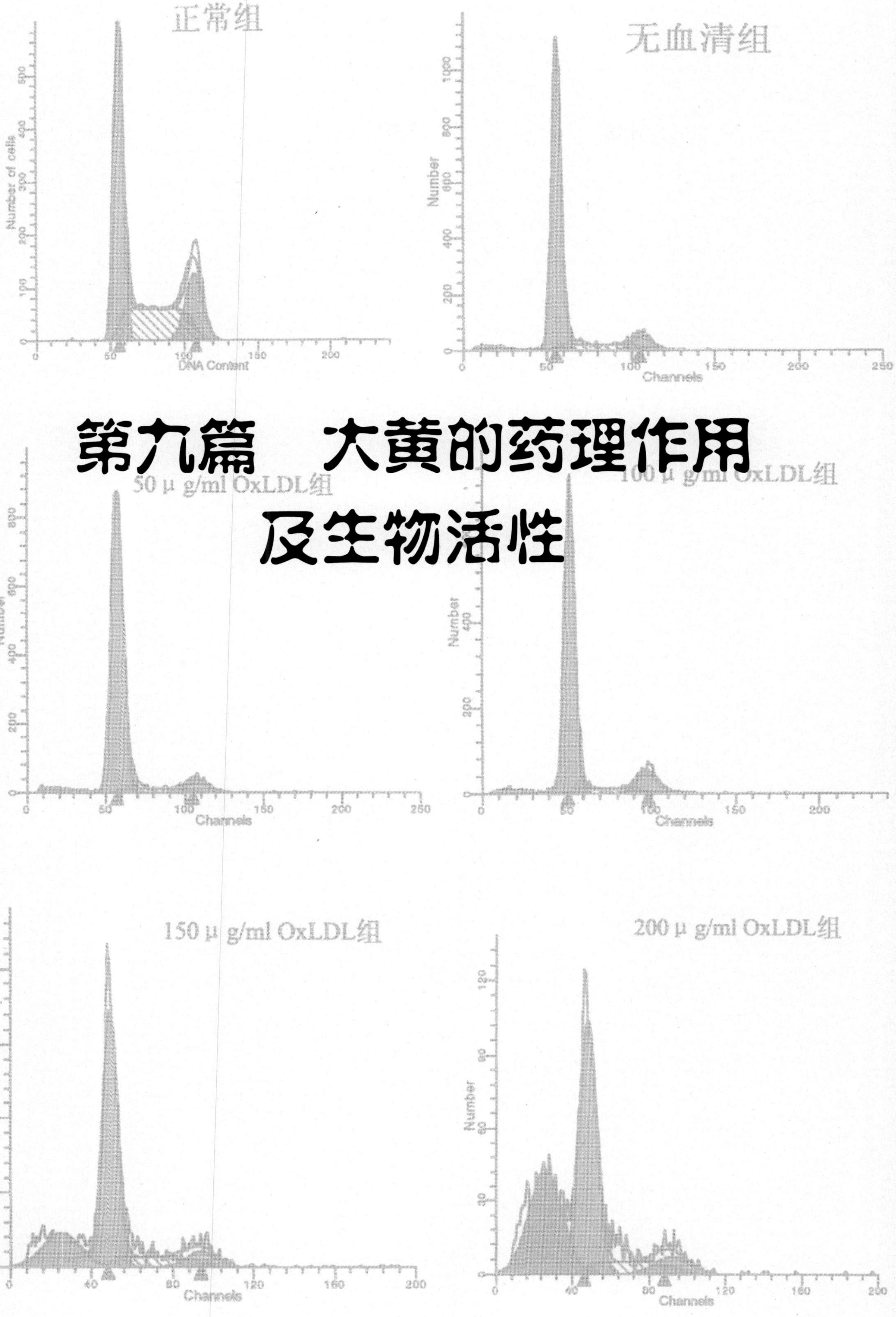

第 44 章 大黄主要化学成分活性研究

第一节 大黄主要化学成分活性研究概况

有关大黄的药理作用研究，已出版了许多综述与专著。药理研究表明，大黄除泻下作用之外还具有广谱抗菌、保肝利胆、抗肿瘤、降血脂、改善肾功能、利尿、降尿素氮、止血活血、镇痛消炎、抑酶、提高免疫力等多方面作用。大黄的诸多药理作用是大黄中所含多类化学成分多靶点协同作用的结果，针对大黄属植物的特征性化学成分蒽类衍生物、二苯乙烯类、苯丁酮类和鞣质，本文对其活性做一简要概述。

一、蒽类衍生物

1. 抑菌作用　大黄酚、大黄素甲醚、大黄素、芦荟大黄素、大黄酸对痢疾杆菌、伤寒杆菌、霍乱杆菌有抗菌活性，以芦荟大黄素的效果最好，主要通过阻碍细胞核酸和蛋白质的合成而发挥作用。大黄酸对人体肠内的脆弱拟杆菌有抑制作用。大黄素、大黄酸、大黄酚、芦荟大黄素可抑制幽门螺杆菌，最低抑菌浓度分别为 0.40、0.78、0.60、0.85μg/ml。

2. 抗肿瘤作用　大黄素甲醚对人体宫颈癌（Hela）细胞有较强的抑制作用；大黄酸和大黄素对小鼠黑色素肿瘤、艾氏腹水癌细胞有抑制作用，大黄素对小鼠乳腺癌、P388 白血病等移植性肿瘤抑制有效，可抑制人肺癌 A549 细胞的分裂并对细胞有杀伤作用，与抗癌药物合用对癌基因 HER-2/neu过度表达的人肺癌细胞有协同杀伤作用；大黄素可逆转肿瘤细胞多药抗药性；是酪蛋白激酶Ⅱ的强抑制剂；可促进核苷剪切修复因紫外和 Cisplatin 诱导的纤维细胞 DNA 损伤。芦荟大黄素具有选择性抑制神经外胚层肿瘤的活性，为一新型抗癌剂。

3. 泻下作用　大黄的主要泻下活性成分是番泻苷类成分和大黄酸蒽酮类成分，除此之外大黄素甲醚单葡萄糖苷和双葡萄糖苷具有缓泻作用，芦荟大黄素等游离蒽醌可协同大黄酸蒽酮发挥泻下作用。

4. 利尿作用　大黄素、大黄酸和芦荟大黄素对兔肾髓质 Na^{+}-K^{+}-ATP 酶活性有较强的竞争性抑制作用，同时增加排 Na^{+} 和排尿量，从而达到利尿作用。

5. 止血作用　大黄酚及大黄素甲醚可明显促进血凝固。

6. 抗炎作用　大黄素可显著抑制角叉菜胶致小鼠足跖肿胀；抑制醋酸引起的小鼠毛细血管通透性的增加；显著抑制角叉菜胶引起的大鼠急性胸膜炎的渗出与白细胞游走。

7. 抗精神病作用　钙拮抗剂有抗精神病作用，番泻苷对脑细胞有钙阻滞作用，大黄多糖可使 $CaCl_2$、KCl 诱导的 Ca^{2+} 水平呈剂量依赖性降低，这可能是大黄抗精神病作用的机制之一。

8. 抗氧化作用　芦荟大黄素、大黄酸、大黄素、大黄酚和大黄素甲醚具有清除超氧阴离子自由基的活性。构效关系表明结构中酚羟基间位的取代基吸电子能力越强，其抗氧化作用越强。

9. 其它　大黄素可抑制血管平滑肌细胞增殖；大黄素和芦荟大黄素对破骨细胞性骨吸收有抑制作用。大黄素和大黄酸对角朊细胞（Colo-16）凋亡有促进作用。大黄素-8-O-β-D-葡萄糖苷能提高正常小鼠学习记忆功能，对东莨菪碱所致学习记忆障碍具防护作用，初步认为其作用机制是对胆碱酯酶可逆性的抑制。

二、二苯乙烯类

1. 降血脂作用　土大黄苷能显著降低血清中总脂、总胆固醇、甘油三酯，对治疗和预防动脉粥样硬化具有一定的作用。

2. 抗血栓作用　反式白藜芦醇-3-O-β-D-葡萄糖苷和土大黄苷可抗血小板凝聚，延长凝血时间。

3. 抑酶作用　白藜芦醇等六种羟基芪化物及 3 种芪类低聚物对蛋白激酶 C（PKC）具有不同程度的非竞争性抑制作用，当酚羟基全甲基化或全乙基化后抑制作用几乎消失。白藜芦醇（resveratrol）具有抑制 $P56^{lck}$ PTKS（酪氨酸蛋白激酶）的作用，抗白血病成分 Piceatannol 对 P40、P56^{lck}PTKs、线粒体 F0F1-ATP 酶活性具有抑制作用。Resveratrol-4′-O-β-D-（6″-O-galloyl）-glucopyranoside 和 resveratrol-4′-O-β-D-(2″-O-galloyl)-glucopyranoside 可竞争性地抑制酪氨酸酶和黑色素的生物合成，就抑制酪氨酸酶活性而言，其作用与曲酸相当，就抑制黑色素的生物合成而言，其作用强于曲酸，可能是治疗色素沉着过度症的有效药物。4′-OCH_3 云杉新苷和土大黄苷对 α-糖苷酶有中等强度的抑制作用。Piceatannol 对胃肠道 H^+-K^+-ATP 酶有剂量依赖性抑制作用，并能抑制胃酸分泌，可能对胃溃疡的治疗起作用。

4. 抗氧化活性 Piceatannlol-3-O-β-D-glucopyranoside，resveratrol-4′-O-β-D-glucopyranoside 可抑制 Cu^{2+} 诱导的人低密度脂蛋白脂质过氧化。

5. 抗肿瘤作用 白藜芦醇为癌症的化学防护剂，其对肿瘤细胞的起始、促进、发展 3 个阶段均有抑制作用，与其抗氧化、抗突变、抑制环氧化酶 COX-1 以及对癌细胞的分化诱导等作用有关。

6. 其它 白藜芦醇为雌激素受体激活剂，在浓度 3～10μmol/L 时能竞争性抑制雌二醇与受体的结合，白藜芦醇在抗心血管方面的作用可能与此有关。

三、苯丁酮类

Lindleyin 抗炎作用及抗关节炎作用与阿司匹林相当，其镇痛作用则与阿司匹林和保泰松相当。

四、鞣质前体及鞣质

1. 止血作用 没食子酸与 d-儿茶素能使血小板的聚集性及黏附力增高，促进血小板的黏附和聚集功能，有利于血小板血栓的形成，并能使抗凝血酶Ⅲ的活力降低而促进血液凝固，同时没食子酸还能增高 α_2-MG（α_2-巨球蛋白）的含量，进而降低纤溶活性，促进血液凝固。

2. 抗凝血作用 d-儿茶素具有抑制血液凝固的作用。

3. 促进氮代谢作用 大黄根的提取物具有降低血清尿素氮（BUN）的作用，有效成分是其中的综合鞣质 Rhatannin，它能使 BUN 显著下降，而使谷酰胺合成酶显著升高，能抑制绝食大鼠蛋白质的分解，可望成为治疗 Duchenne 型肌营养障碍的有效药物。

4. 改善肾功能作用 大黄提取物能改善肾功能，显著降低肾衰小鼠 BUN 和肌酸酐浓度，肝及肾脏中的尿素氮浓度，且能抑制肾重量增加，减少 2，8-二羟基腺嘌呤的积蓄。大黄提取物口服给药可使血清中钙的浓度升高，而磷酸物质浓度下降，同时脒基牛磺酸、胍基琥珀酸 GSA 和甲基胍 MG 浓度的下降幅度与给药剂量呈相关性。肝脏中甲基胍的浓度也大幅度下降。上述结果表明，大黄提取物可以用作尿毒症保守治疗用药。对大黄提取物进一步追踪分离，得到其有效部位 Fr. II-3，其中主要含有原花青素的低聚体的混合物。鞣质单体（一）-表儿茶素-3-O-蓓酸酯（ECG）可使 BUN、MG、GSA 水平大幅度下降，显著改善尿毒症症状。ECG 还可使 Ade 所致 CRF 大鼠肾小球滤过率、肾血浆流量以及肾血流量均有大幅度增加。

5. 抑制血管紧张素转换酶（ACE）作用 Rhatannin对 ACE 呈特异性抑制作用，半数抑制率为 3.7μg/ml。提示 Rhatannin 有希望成为有效的降压药物。

6. 治疗精神病作用 大黄在我国用于治疗精神疾病已有 20 余年，其临床疗效较好，1985 年 Ueki 等从大黄中得到了原花青素 V，并证明它是大黄治疗精神疾病的有效成分。

7. 抗病毒作用 没食子酰表没食子儿茶素（EGCG）和没食子酰表儿茶素（ECG）是 HIV-RT 的强抑制剂，IC_{50} 分别为 0.0066 及 0.084μmol/L，EGCG 的抑制作用比治疗 AIDS 首选药物 AZT 的三磷酸化合物叠氮胸苷三磷酸（AZTTP）还要强；一些水解型鞣质的抗 HIV 活性和其聚合程度有关，即单体＜二聚体＜三聚体＜四聚体。鞣质分子的存在可能直接参与阻止 HIV-gp120 的结合位点。

总结：大黄属植物化学成分研究以及诸多药理活性的发现为我国植化和药物研究提供了有益的启迪。我国大黄属植物资源丰富，除了正品大黄，大黄属的其它植物在不同地方及民间也作药用，加强大黄属植物各活性成分的开发力度，从中挖掘具有中国特色的各类新药，将会产生较好的社会和经济效益。国内已有厂家将波叶组大黄中降血脂有效成分土大黄苷（rhaponticin）开发成产品投放市场，这一成功经验足以使我们相信，大黄的药用潜力和前景是令人乐观的。

参考文献

[1] 大浦彦吉．大黄的药理药效．国外医学中医中药分册，1992，14（3）：17

[2] 荀奎斌，孙丽华，娄卫宁，等．大黄中四种蒽醌化合物抑幽门杆菌效果比较．中国药学杂志，1997，32（5）：278-280

[3] 孙阳，陈琼华．中药大黄的生化学研究：大黄素甲醚动物体内代谢产物的分离和鉴定．药学学报，1986,21(10):748-752

[4] 刘庆增译．大黄的化学成分及药理作用．中草药，1987，18（1）：41

[5] 路铭、陈琼华．中药大黄的生化学研究 XXIX，蒽醌衍生物对小鼠 P388 白血病的抑制作用．中国药科大学学报，1989，20：155

[6] 陈家坤，吴中亮，杨晖，等．大黄素对人肺癌 A549 细胞杀伤作用的研究．中草药，1991，22：543

[7] Zhang L，Hung MC. Sensitization of HER-2/neu-over expressing non-small cell lung cancer cells to chemotherapeutic drugs by tyrosine kinase inhibitor-emodin. Oncogene，1996，12：571

[8] 姜晓峰，甄永苏．大黄素逆转肿瘤细胞多药抗药性的研究．药学学报，1999，34（3）：164-167

[9] Yim H，Lee YH，Lee CH，et al. Emodin，an anthraquinone derivative isolated from the rhizomes of *Rheum palmatum*，selectively inhibits the activity of casein kinase Ⅱ as a competitive inhibitor. Planta Med，1999，65：9-13

[10] Chang LC，Sheu HM，Huang YS. A novel function of emodin，enhancement of the nucleotide excision repair of UV-and Cisplatin-induced DNA damage in human cells. Biochem Pharmacol，1999，58：49-57

[11] Pecere T，Gazzola MV，Mucignat C，et al. Aloe-emodin is a new type of anticancer agent with selective activity against neuroectodermal tumors. Cancer Res，2000，60：2800-2804

[12] Chirikdijian JJ，Kopp B，Beran H. über die laxatire Wikungeines neuen Anthrachinonglykosides aus Radix Rhei. Planta Med，1983，48：34-37

[13] Yagi T，Yamauchi K. Synergistic effects of anthraquinones on the purgative activity of rhein anthrone in mice. J Pharm Pharmacol，1999，51:93-95

[14] 周晓明，陈琼华．中药大黄的生化学研究 XXII：蒽醌衍生物对兔肾髓质 Na^+-K^+-ATP 酶活性的抑制和利尿作用．药学学报，1988，23（1）：17-20

[15] 焦东海．单味大黄活血止血作用的实验研究．中成药研究，1983，(4)：30

[16] 祁红．大黄素的抗炎作用．中草药，1999,30（7）：522-524

[17] 林秀珍，靳珠华．番泻苷、大黄多糖和大黄素对脑细胞内游离钙浓度的影响．药学学报，1995，30（4）：307-310

[18] 沈传勇，鲁纯素，郑俊华．5 种大黄蒽醌化合物抗氧化活性的研究．北京医科大学学报（增刊），1993，25（5）：85-86

[19] 郭丹杰，徐成斌，陈源源．血管平滑肌细胞增殖影响的实验研究．中华内科杂志，1996，35（3）：157-159

[20] 张苹，徐军，庞淑珍，等．大黄蒽醌衍生物对破骨细胞性骨吸收作用的研究．北京医科大学学报，1998，30（6）(增刊)：25-28

[21] 徐丽敏，陈学荣，殷金珠，等．大黄蒽醌衍生物对角朊细胞凋亡的影响．北京医科大学学报，1998，30（6）(增刊)：2

[22] 陈万生，徐江平，李力，等．大黄素-8-O-β-D-葡萄糖苷的促智活性及其机制．中草药，2001,32(1)：39-41

[23] 李成林，叶于薇．波叶大黄中 rhapontin 对血清脂质和脂蛋白含量的影响．药学学报，1981,16(9)：699-702

[24] Aburijai TA. Anti-platelet stilbenes from aerial parts of Rheum palaestinum. Phytochemistry，2000，55：407-410

[25] 徐光，张礼萍，陈力芳，等．二苯乙烯类化合物对蛋白激酶 C 的抑制作用．药学学报，1994，29（11）：818-821

[26] Gamini SJ，Jayasuriga H，Lee ES，et al. Kinase inhibitors from polygonum cuspidatum. J Nat Prod，1993，56（10）：1805-1810

[27] Gealhlen RL，Mclaughlin JL. Piceatannol（3，4，3′，5′-tetrahydroxy-trans-stilbene）is a naturally occurring protein-tyrosine kinase inhibitor. Biochem Biophys Res Commun，1989，165（1）：241-245

[28] Zheng JB，Ramirez VD. Piceatannol，a stilbene phytochemical，inhibits mitochondrial F0F1-ATPase activity by targeting the F1 complex. Biochem Biophy Res Commu，1999，261：499-503

[29] Iida K. 从大黄中得到的酪氨酸酶和黑色素生成物合成的强抑制剂．国外医药植物药分册，1996，11（1）：30

[30] Kubo I，Murai Y. Efficient isolation of glycoside inhibitory stilbene glycosides from Rheum palmatum. J Nat Prod，1991，54（4）：1115-1118

[31] Murakami S，Arai I，Muramatsu M，et al. Effect of stilbene derivatives on gastric H^+，K^+-ATPase. Biochem Pharmacol，1992,44(10)：1947-1951

[32] Teguo PF，Fauconneau B，Deffieux G，et al. Isolation，identification and antioxidant activity of three

stilbene glucosides newly extracted from vitis vinirera cell culture. J Nat Prod，1998，655-657
[33] Jang M，Cai L，Udeani GO. Cancer chemopreventive activity of resveratrol，a natural product derived from grapes. Science，1997，275：218-230
[34] Gehm BD，Mcandrews JM，Chien PY. Resveratrol，a polyphenolic compound found in grapes and wine，is an agonist for the estrogen receptor. Proc Natl Acad Sci USA，1997，94：14138-14143
[35] 西岡五夫．大黄的新的生物活性．国外医学药学分册，1984，11（1）：28-29
[36] 黄浩，巢启荣．大黄鞣质及其相关物的研究概况．中草药，1998，29（3）：199-202
[37] 杜上鉴，戴克逊，李东园，等．大黄止血有效成分的研究．中成药研究，1983，5（7）：29-30
[38] 焦东海，朱长民，张国华，等．大黄止血的历史沿革与现状．中成药研究，1984，6（7）：30
[39] Kosuge T，Ishida H. Studies on active substances in the herbs used for Oketsu（"stagnant Blood"）in Chinese Medicine. IV. On the anticoagulative principle in Rhei Rhizoma. Chem Pharm Bull，1985，33（4）：1503-1506
[40] Nagasawa T. Yakugaku Zasshi，1979，99（1）：71
[41] Yokozawa T，Zheng PD，Oura H，et al. Effect of extract from rhei rhizoma on adenine-induced renal failure in Rats. Chem Pharm Bull，1983，31（8）：2762-2768
[42] Yozosawa T，Suzuki N，Zheng PD，et al. Effect of orally administered rhubard extract in rats with chronic renal failure. Chem Pharm Bull，1984，32（11）：4506-4513
[43] Yokozawa T，Suzaki N，Oura H. Effect of extracts obtained from rhubarb in rats with chronic renal failure. Chem Pharm Bull，1986，34（11）：4718-4723
[44] Yokozawa T. Nephron，1991，58：155
[45] Yokozawa T. Jpn J Nephrol，1993，35（1）：13
[46] Inokuchi J，Okabe H，Yamauchi T. Inhibitors of angiotensin converting enzyme in crude drugs. Ⅱ. Chem Pharm Bull，1985，33（1）：264-269
[47] 周长发．大黄在治疗精神疾病中的应用．中国中药杂志，1993，18（7）：441
[48] Ueki S. J Med Pharm Soc. Wakan-Yaku，1985，2：502
[49] 陶佩珍，章天，周萍，等．儿茶素衍生物对人免疫缺陷病毒逆转录酶及DNA聚合酶的抑制作用．中国医学科学院学报，1992，10（5）：336-338
[50] Okuda T. Antiviral Res，1992，18：91
[51] Weaver JH，Pine PS，Aszalos A，et al. Prevention of binding of rgp120 by anti-HIV active tannins. Biochem Pharmacol，1992，43（11）：2479-2480

（向 兰 郑俊华 范国强）

第二节 大黄的化学和药理研究进展

大黄是我国的传统中药，正品大黄有三种，为蓼科植物掌叶大黄（Rheum palmatum L.）、唐古特大黄（R. tanguticum Maxim. et Ball.）和药用大黄（R. officinale Baill.）的干燥根及根茎，除了正品大黄以外还有大黄属的其它种也作大黄药用。本文就近两年大黄的化学成分、提取分离、定性定量方法、药理研究进行综述。

（一）化学成分及提取分离

1. 化学成分

大黄的化学成分，主要有蒽类、芪类、苯丁酮甙、鞣质、氨基酸、挥发油、多糖等。天山大黄，又称新疆大黄（R. wittrochii Lundstr.）的根和根茎，敏德等人对其化学成分进行了研究，分离和鉴定了12个化合物，均为首次从该植物中得到。

胡军等人首次从秦岭大黄（R. qinlingense Y. K. Yang，D. K. Zhang et. J. K. Wu）根和根茎的乙醇提取物中分离和鉴定了6个化合物，利用GS-MS-DS对其挥发性成分进行了分析，鉴定出27个化合物。

2. 提取分离

从大黄中分离有效成分方法很多，汪显阳报道一种能有效提高从大黄中提取大黄素收率的方法，首先用氯仿：酸回流4～5小时提取大黄蒽醌，再用pH8.0和9.0缓冲液提取分离大黄素，其纯品收率达0.52％。

王溶溶等人研究了四季三黄胶囊中君药大黄的煎煮时间对大黄蒽醌提取率的影响，结果表明，沸水煮1小时大黄蒽醌的提取率最高。

（二）定性定量方法

1. 定性方法

随着大黄应用的发展，研制含有大量的药物制剂越来越多。为了控制质量，对大黄进行定性定量成为药物制剂中质量标准的一个重点。袁珊琴等人研制的抗感宁冲剂质量标准中，对大黄中的大黄酸用硅胶-G薄层板进行TLC定性鉴别，展开系统为石油醚（30～60℃）：甲酸乙酯：甲酸（15：5：1）的上层溶液，紫外灯（365 nm）

下检测，供试品与标准品对照显相同的色斑。

2. 含量测定

双波长薄层扫描法　测定大黄素的含量。扫描条件：双波长反射锯齿扫描，$\lambda_S=440$ nm，$\lambda_R=600$ nm，Sx=3，狭缝 1.2 mm×1.2mm，样品回收率为 99.56%，RSD=1.38%（n=3），稳定性实验表示 2 小时内斑点峰面积、积分值基本稳定。RSD=1.10%。

HPLC 法　袁蔼芝等人采用反相 HPLC 法测定小儿泄泻停中大黄酸含量。方法简便快速、灵敏度高、重现性好。平均加样回收率 98.53%，RSD 1.5%，可作为制剂质量控制指标。

单扫示波极谱法　自 80 年代初报道了脉冲极谱法测定大黄素的含量之后，未见进一步的报道。邹洪等研究建立大黄素的极谱行为及电极反应机制，拟定了单扫示波极谱法，直接测定中药大黄的大黄素，此法操作简便、快速、灵敏选择性好。大黄素浓度在 $1.42\times10^{-7}\sim5.7\times10^{-6}$ mol/L 和 $7.1\times10^{-6}\sim7.1\times10^{-5}$ mol/L 范围与峰电流有良好的线性关系（$\gamma=0.9980$，0.9990），检测限为 0.7×10^{-7} mol/L，干扰实验说明大黄中的其它成分不干扰大黄素的测定，人体中常见的金属离子、无机阴离子及 VB_1、VB_2、VC、VB_6、烟酰胺也不影响测定，但叶酸使大黄素和大黄酸的峰高降低，可能是叶酸与它们之间存在相互作用所致。

其它方法　伍莉萍等人应用 TLC-光学发光法测定大黄素、大黄酚的含量，优化了化学发光淬灭系统，确定了测定大黄素和大黄酚的最佳测定条件和操作步骤。测得大黄素的线性范围为 $10^{-4}\sim10^{-8}$ g/ml（$\gamma=0.9965$），检出限为 1.57×10^{-9} g/ml；测定 10^{-7} g/ml 大黄酚可以得到同样满意的结果，此方法精密度和灵敏度高，结果与分光光度法一致。白小红等人利用高灵敏度的气溶胶 OT/环己烷/水反相胶束增加室温荧光法，研究了中草药有效成分大黄素的荧光性质。并在最佳条件下将该法应用于血浆中大黄素的含量测定。此法线性范围为 3.0～30 mg/L；检测限为 0.12mg/L；RDS 0.5%。

（三）药理研究进展

1. 抗病原微生物作用

黄正明等人试验了大黄等 5 种中药粗提物对鸭乙型肝炎病毒逆转酶（DHBV-RT）和 DNA 聚合酶（DHBV-DNAP）的抑制作用，结果表明，大黄等对上述 2 种酶有不同程度抑制作用。提示大黄等 5 种中药有抗乙肝病毒作用。

苟奎斌等对 4 种大黄蒽醌化合物抑制幽门螺杆菌（Hp）进行了实验研究，用试管稀释法和纸片扩散法观察其对 Hp 的抑制效果，实验表明 4 种大黄蒽醌类化合物有较强抑制 Hp 生长作用。

Liu S. Y. 等人报道，掌叶大黄（R. palmatum）热水提取物具有灭软体动物活性，可对抗血吸虫介导的钉螺属、扁卷螺属和泡螺属的小螺，其中大黄素和大黄酚活性最强（给以 0.03%水溶液 2 天后小螺死亡超过 50%）。

2. 抗溃疡作用

徐萍等人研究了大黄（R. palmatum）对大鼠实验性胃溃疡的作用，结果表明：大黄高、低剂量均对大鼠实验性胃溃疡明显疗效（$P<0.001$），大黄给药组与雷尼替丁组比较，对溃疡的愈合作用疗效相似（$P>0.05$）；大黄对大鼠幽门结扎型胃溃疡有显著疗效，较空白组和雷尼替丁组有较显著差异（$P<0.05$）。

刘海鹏等人研究了制大黄等中药及其配伍对实验性大鼠胃溃疡的作用。结果显示大黄等及其配伍均不同程度降低了三种模型的溃疡指数，不同程度地增加了胃壁黏液分泌量和胃黏膜血流量。影响胃壁黏液分泌和胃黏膜血流量可能是其抗溃疡作用的原因之一。

李永渝等以胃肠平滑肌肌电活动及血浆胃动素水平为指标，就大黄等 5 种具 CCB 活性的中药对大鼠胃肠运动功能的影响进行了探讨，结果表明大黄等 CCB 中药调节和促进胃肠运动功能的机制在于不改变胃肠平滑肌频率前提下增强其峰电活动和/或促胃动素释放以提高血浆胃动素水平。

陈德昌等人研究了大黄对胃肠动力学和对肠黏膜、肠血管通透性的影响，用内毒素性休克大鼠动物模型进行实验，实验显示，大黄可提高内毒素休克大鼠肠道跨膜电位（59.34±0.87）mV，减轻肠壁水肿，明显降低低血容性休克大鼠肠黏膜通透性，抑制肠道内毒素吸收。

3. 对肾脏的作用

魏建冬通过用中药大黄（R. palmatum）对大鼠系膜增殖性肾炎的治疗实验，用计算机图像分析及 ELISA 法观察了大黄对抗 Thy-1 肾炎大鼠系膜区细胞外基质的影响，并检测了肾小球培养上清液中的细胞介素-1（IL-1）活性。结果表明：大黄减少了肾炎大鼠基质的堆积，还能降低肾小球培养上清液中的纤维连接蛋白（FN）浓度和IL-活性。

Yokozawa在研究大黄治疗急性肾功能衰竭中，观察了肌注甘油所致造模组的尿素氮（BUN）和排钠率（FENa）与大黄（2 mg/kg）组BUN、FENa和尿量等，大黄组分别较造模组降低，但对肌酐（Cr）和肌酐清降率（Ccr）及尿渗透压无明显变化，表明大黄可改善肾小管和肾小球的功能。邱阳等人为了进一步探明大黄素延缓慢性肾功能衰竭（CRF）进展的机制，观察大黄素对肿瘤坏死因子产生的影响，采用L929细胞生物活性测定方法，观察了大黄素和地塞米松对27例CRF患者外周血单核细胞（PBMC）产生肿瘤坏死因子（TNF）的影响，结果表明，大黄素可显著抑制CRF患者的PBMC产生TNF，呈量效相关关系。

祖国医学认为肾开窍于耳，有司听力之功能，现代医学对肾与耳相关的研究发现，肾与左耳在解剖、生理、药理、免疫均有关联。叶丹等人对大黄灵脾汤减轻慢性肾功能不全所致听力障碍进行研究，结果表明，大黄灵脾汤能改善肾功能，能对抗慢性肾功能不全所致听觉功能的损害。

4. 对胰腺的作用

吴建新等人研究了大黄对重症胰腺炎（AHNP）二十碳烯酸的异常代谢和胰缺血的影响，结果表明，大黄素可改善AHNP初期胰缺血、调整TXB_2、PGE_2和6-keto-PGF_{12}的异常代谢，增强细胞的保护作用。电镜超微结构观察显示给药组胰腺细胞坏死现象减轻。中医将大黄治疗胰腺炎的功效归为清热利胆，现代医学研究证实大黄具有改善微循环、抗凝、抗血栓、抑酶、抑菌、导泻、解痉作用，本实验证明大黄可对抗胰腺炎的异常代谢，从理论上解释了大黄治疗急性胰腺炎的机制。

侯以岸等人对中药治疗急性出血性坏死性胰腺炎的病理与血液流变学改变进行了研究，以大黄等中药进行腹腔灌注，取血做血液流变学检查，结果表明，大黄等中药腹腔灌注组24小时及48小时全血还原黏度，血小板聚集性降低，所以早期应用大黄等活血化瘀中药可纠正血液流变学的异常改变，疏通胰腺微循环的血液瘀滞，阻止了AHNP的恶性循环发展。

5. 抗氧化作用

Yuan. Z. 对大黄中蒽醌类化合物的抗氧化活性研究表明，大黄素与其它化合物相比，显示出对超氧化物自由基有潜在抑制作用（$IC_{50}=29\mu m$）。大黄酚、大黄素、芦荟大黄素、大黄酸的速率常数大大高于熟知的强力自由基清除剂——甘露醇的速率常数。

6. 抑酶、抗肿瘤及免疫影响

Martel Pelletier J 等人对二乙酰大黄酸和大黄酸对白介素-Ⅰ和肿瘤坏死因子α系统的体外效应进行了研究，结果表明，二乙酰大黄酸和大黄酸可有效抑制人骨性关节炎滑膜中IL-1β的合成，以及通过减少软骨细胞IL-1受体的数量，抑制此软骨水平的细胞素作用。

Zhang L 等对酪氨酸激酶抑制剂对大黄素及其衍生物进行了抑制HER-2/neu诱导的细胞转移及转移相关性质的研究，并分析了大黄素及其9个衍生物的构效关系。发现其中一个衍生物10-(4-乙酰胺亚苄基)-9-蒽酮（DK-V-47）在抑制P185神经细胞的酪氨酸激酶及在抑制HER-2/neu过度表达的人乳腺癌细胞的增生方面比大黄素更好。

赵继坤等人运用3H-TdR肝细胞掺入法对大鼠外周血自然杀伤细胞对肝细胞的细胞毒作用进行观察，证实自然杀伤细胞对肝细胞具细胞毒作用（$P<0.001$），大黄在100μg/ml浓度水平能抑制此自然杀伤细胞的细胞毒作用（$P<0.05$），这一研究提示大黄对肝脏细胞有保护作用。张丙生等人发现大黄挥发油具有显著的免疫增强作用，以其乳剂灌胃或直接鼻嗅挥发油均能显著增强2，4-二硝基氯苯所致小鼠迟发型皮肤超敏反应及植物血凝素诱导的小鼠淋巴细胞转化反应，并能提高小鼠尾静脉注射碳粒廓清的速率和腹腔巨噬细胞吞噬功能。鼻嗅给药尚能促进小鼠SRBC溶血素生成。

苗戎等人研究了大黄对体外内毒素（LPS）诱生的肺泡巨噬细胞分泌功能的影响，结果表明，大黄能明显抑制LPS诱生的肺泡巨噬细胞分泌TNF-α、IL-1和IL-6，与对照相比（$P<0.01$），从而减轻了这些因子的过度分泌，保护了肺。

7. 降血脂、降血糖作用

天山大黄有降血脂作用，其根制成浸膏片用于治疗高血压脂症，有较好的降低血清胆固醇作用。李军林等从藏边大黄（R. emodi Wall）中离析得到一种二苯乙烯甙 E，量极大，以 E 和藏边大黄 95%乙醇提取物进行降血糖实验，显示其降血糖作用，为波叶组大黄资源利用奠定了基础。

8. 其它

李茯梅等人对中药“巴豆、大黄相恶”进行了药理研究，通过大黄、巴豆，巴豆加大黄液对家兔肠容量影响发现，大黄能使家兔肠容量显著增加致泻；巴豆对家兔肠容量无影响；但大黄与巴豆合用后，其肠容量明显减少而泻下作用降低，说明大黄恶巴豆，二者之间存在相恶的配伍关系。

（四）其它

预测药用植物资源现存量对合理开发药用植物有很重要的指导意义，淮虎银等利用数学模拟法对单脉大黄（R. uninerve）的块茎、根茎、叶生物量进行预测，由于大黄属植物在形态上存在很大相似。结果表明单脉大黄的块根、根茎及叶生物量与根茎的长度（H）和根茎基部直径（G）平方的乘积（D_2H）之间存在较大的相关性（$P<0.005$）。

（五）展望

大黄属植物分布广，全属近 60 种，我国多达 40 余种，除 2～3 种外均有药用价值，随着大黄研究的深入和以上所述大黄中大黄素具有多种药理活性，而大黄素除了分布大黄属植物中还广泛分布于蓼科其它属植物中以及豆科、鼠李科、百合科、姜科等。随着目前研究水平的发展，现已由动物实验阶段深入到细胞和分子水平，研究结果表明大黄素将会成为用途广泛，疗效高的临床新药，祖国医学理论也将为现代医学研究方法所证实，从而更加完善中医理论。

（胡迎庆　韩宏星　严贵吾　向　兰
杨美华　苏艳芳　郑俊华）

第三节　大黄降脂药研究现状

大黄是古今中外临床应用最多的中药之一，其药理作用及临床应用范围极广，现选择与降脂作用有关的研究概述如下。

一、大黄降脂机制的研究

目前认为大黄的降脂机制主要是由于其含有蒽醌苷，能加强肠蠕动、促进胆固醇（CH）排泄、抑制 CH 吸收。此外，大黄的保肝、利胆对降脂作用也有一定的协同作用。大黄素、大黄酸能促进胆红素和胆汁酸含量增加，导致奥狄氏括约肌扩张，加强胆囊收缩，使胆汁排出增加、血压下降、血清 TC 下降。

钱尚统等认为大黄降脂作用是通过多种途径，如抑制血清 TC 沉积、降低毛细血管通透性、增强内质致密性、限制有害脂质进入、促进胆汁排出、使粪类固醇排出体外、减少 CH 在体内积累等。

姚文兵等药理实验表明，波叶大黄多糖有明显的降血脂、抗过氧化脂质与抗凝血作用。

二、临床应用

1. 单味大黄

（1）大黄糖浆：焦东海等用大黄糖浆治疗高脂血症，7 天后对 TC 有显著降低作用，服药后 6 周仍有显著作用，而对 β-Lp 在服药 6 周后才开始出现明显降低作用。与对照组（烟酸肌醇酯）比，降 TC 有效率相似（54%～56%）。

（2）新清宁片：服用 1 个月者 17 例，降 TC、β-Lp、TG 总有效率分别是 52.94%、76.47%、70.59%；服用≥2 个月者 6 例，总有效率分别为 66.67%、83.34%、100%。肝肾功能未见异常。

（3）大黄冲剂：治疗 55 例高脂血症，降 TC、TG、β-Lp 总有效率分别为 87%、71%、60%。认为其有效成分之一是大黄多糖。

（4）大黄醇提片：吕兴年等治疗高 TC 血症 64 例，3 周后有效率 75%；高 β-Lp 者 62 例，有效率 45%（4 例降至正常）；24 例高 TG 者有效率 92%，83%降至正常水平。而任忠萱等用大黄醇提片治疗高脂血症 50 例。连续服药 1 个月，49 例高 TC 者，显效率 57.1%，总有效率 67.4%；38 例高 TG 者显效率 23.7%，总有效率 60.5%。

由大黄单味药临床疗效看来，虽然大黄有明显的降血脂作用，但仍需进行重复性论证以确定大黄的降血脂作用是以降 TC 还是降 TG 为主。

2. 大黄复方制剂

（1）大槐合剂：由大黄醇提物与槐耳浸膏组成，降实验性高 TC 血症大鼠血清 TC、VLDL-C 和 LDL-C 水平，以及促进胆汁酸的排泌作用均强于单独应用大黄醇提物。大槐合剂降 TC 最大特点是升高血清 HDL-C 水平，而大黄醇提物无此作用。经刘凯等进一步药理研究，提示大槐合剂降血浆 LDL-C 水平的作用在于促进血浆 LDL

自受体与非受体途径的清除。

（2）脂可清：方由葶苈子、山楂、茵陈蒿、黄芩、泽泻、大黄、木香组成。姜秀莲等实验结果表明：脂可清不但能有效降低 TG，且能明显降 TC，同时升高血清 HDL-C 水平。其降 TG 与 TC 作用与安妥明类似。

（3）血脂平片：方由灵芝、郁金、大黄等组成。344 例高脂血症临床分析，有效率：降 TC 94.48%，降 TG89.74%，降 β-Lp 90.41%，同时尚有升高人体保护因子 HDL-C 的作用，显示出双向调节人体脂质代谢的作用。

（4）降脂灵：大黄、人参皂苷研末装胶囊。治疗 30 例高脂血症，30 天后总有效率优于对照组（安妥明）。无明显毒副作用。

（5）乌芝降脂片：方由何首乌、灵芝、大黄、姜黄、泽泻、白矾组成。治疗高脂血症 67 例，1 个月后 TG、全血比黏度治疗前后对比 $P<0.01$，血浆比黏度前后对比 $P<0.05$。

（6）消补减肥片：方由黄芪、蛇床子、白术、大黄、姜黄、香附等组成，治疗 31 例虚实夹杂型高脂血症，结果提示本方在明显改善虚实夹杂的同时具有降血 TC、LDL-C、apoB 的水平及 TC/HDL-C 和 apoA/apoB 比值的作用。

（7）轻身饮：方由茵陈 40g，首乌、丹参、葛根各 20g，金樱子、黄精各 30g，生山楂、泽泻各 15g，大黄 10g，三七粉 5g 组成。对高 TC 与高 TG 血症疗效均显著，且二者疗效无显著差异，分别为 94.4%与 91.1%；不同的是降 TC 疗效随 TC 升高程度加重而增加，而降 TG 则反之。

（8）降脂汤①：方由山楂、草决明各 30g，丹参 25g，茯苓、旱莲各 10g，淫羊藿、草乌、玄胡 15g，大黄 5g 等 9 味药组成。治疗高脂血症 130 例，显效 62 例（47.6%），改善 30 例（23%），无效 38 例（29.4%），总有效率 70.6%。与对照组安妥明类似。

（9）降脂汤②：方由制首乌、生山楂、草决明、姜黄、茵陈、大黄、泽泻、制没药、黄连、黄柏组成，治疗高脂血症 50 例，结果表明对血清 TC、TG、β-Lp、HDL、血浆纤维蛋白原均有降低作用（$P<0.01$，$P<0.001$）；同时能改善临床症状，有降压作用。

（10）降脂汤③：方由生山楂、制首乌各 30g，杭菊花、女贞子各 20g，生大黄（后下）组成。治疗 60 例高脂血症，TC 平均降低率 39.23%，TG 平均降低率 22.5%。

（11）健脾降脂汤：方由党参、茯苓、茵陈各 12g，白术、苍术、僵蚕、虎仗各 10g，生山楂 24g，大黄 6g 组成。32 例高 TG 者，平均下降值 68.72±14.62mg/dl，平均降低率 28%；16 例高 TC 者，平均下降值 30.27±6.27mg/dl，平均降低率 11.6%；32 例的 HDL 平均升高值 10.91±2.11mg/dl，平均升高率 25.8%。

综上所述，大黄具有明确的降血脂作用，但其确切降脂机制与降脂有效活性成分却有待于进一步研究；单味大黄作用没有复方好，且复方可减轻或抵消大黄的副作用。临床常见大黄的副作用有：腹痛、腹泻、恶心、呕吐等，药理研究表明大剂量大黄可致小鼠脾虚。这些副作用一般可通过辨证用药、酌情选用不同炮制品、合用其它中药等方法加以避免。临床实践表明副作用的产生大小和个体差异有很大关系，如对大黄的敏感性、体质强弱、年龄大小等。这些副作用需加以重视和深入研究才能扩大大黄的临床应用范围，保障大黄充分地发挥作用。

高脂血症总的来说是由脏气虚衰、饮食不节、七情劳倦所伤而形成的正虚邪留的本虚标实之证。中医临床辨证可分为：湿热郁结、脾虚痰浊、胃热腑实、肝郁化火、脾肾两虚、气滞血淤。大黄为苦寒药，具悍利之性，拥将军之称，有推陈致新之能，通闭解结、清热解毒、泻中有补、通调二便、逐瘀而不留瘀。最妙的在于大黄具有攻补兼治、双向调节的作用。攻可泄泻，开启脾胃升降之枢；补可补其不足，又可改善脏腑功能，有治有补，利于机体相互统一平衡。大黄功效以“通”见长，凡“实”证即可用大黄，而其“通”并非局限于荡涤积滞、攻下里实的狭义范畴，而是通过“通”排泄和消除病理产物，使浊降而清升，使人体阴阳协调、升降复常、出入自然、气体和顺、血行归经，而达到疗效。故大黄治疗高脂血症甚切合病机，能改善高脂血症引起的多种临床症状，且其又有延缓衰老与补益的作用，有望开发成为一种可长期服用的降脂药。

临床应用大黄时必须根据病情、病因和体质来确定用量、用法及选用不同的炮制品。大黄大量泻下，小量止泻；大量活血，小量止血。且因为个体差异，患者对同一剂量的大黄反应亦不可一概而论。不同的炮制品作用也不相同。酒军增强了大黄的活血之功而缓其泻下之力，苦寒之性明显减弱，腹痛等副作用的发生减少。大黄炒炭，增强了止血止泻的作用，几无泻下活性，用于出血症、血痢、泻泄可提高疗效。大黄的用法对疗效亦很有关系，少煎后下则泻下力大；多煎则入血分。另外，不同产地、品种的大黄所含化学成分有差别，其药效也不相同。总之，临床应用大黄的伸缩幅度较大，只有准确掌握大黄的用量，且根据高脂血症患者的不同病情、病机、体质、年龄等个体差异辨证用药，才能充分地发挥大黄的药效，获得满意的治疗效果。

（罗　青　郑俊华）

第四节　大黄等含蒽醌类成分中药的降脂作用

近年来中西医结合治疗急腹症取得了多方面的成就，作者对急腹症的用药处方进行分析时，发现不少方剂中都使用了大黄。这就提示我们急腹症的治疗可能与大黄中蒽醌类成分的泻下、抗菌、抗炎的近代研究结果有其相关性。有趣的是我们对中药降脂方剂进行统计分析时，同样发现大黄等含蒽醌类中药与降血脂也有相关性。

1. 常用降脂中药有：大黄、何首乌、草决明（望江南）、番泻叶、山楂、泽泻、蒲黄等近 20 味中药，其中尤以大黄、何首乌使用频率最高。大黄、何首乌、草决明、番泻叶作降脂药使用时，都是用缓泻或微泻剂量，例如大黄，日用量一般为 3～4g。为证实大黄等含蒽醌中药的临床使用情况，我们对老年患者调查时，发现兼有高血脂和大便困难患者，常服大黄（生）苏打片，或用番泻叶作茶饮。以上使我们有一定根据推论：大黄等含蒽醌中药与降脂作用相关。当然蒽醌成分（例如大黄素等）是降脂成分之一，但不是唯一成分，如山楂、泽泻、蒲黄就没有发现这类成分。

2. 大黄、草决明、何首乌、番泻叶等含有蒽醌类成分是众所周知的。由此推论，芦荟、欧鼠李也含这类成分，也可能在低剂量有降脂作用。但是能否推论有致泻作用的中药如巴豆、芒硝等都能用于降脂？我们认为不能。巴豆、芒硝是强泻药，用于降脂则害多益少，不用为好，作用机制也与大黄、何首乌不同。在诸多植物成分中蒽醌类成分相对而言稳定性稍差，故用于降脂的大黄、何首乌等中药不宜炮制。实验也证明：生大黄、生首乌致泻降脂都优于制大黄、制何首乌。

3. 大黄等含蒽醌类成分的降脂作用机制是值得进一步研究的问题。生大黄和制大黄都含蒽醌类成分（二者在结构上和存在形式上都有一些变化），前者作用很强，后者作用很弱。因此似乎不是或不完全是蒽醌类成分机械性刺激肠蠕动使含胆固醇等物质迅速由粪便排出这一作用机制所能解释。部分药理试验表明：大黄的蒽醌甙类与结肠平滑肌 Ca^{2+} 内流和血管性肠肽（VIP）相关。大黄的抗炎作用与抑制白三烯 B_4（LTB_4）相关。大黄抗菌作用亦有不少报告，由此提示大黄蒽醌成分的降脂作用机制值得进一步研究。

4. 中医药理论的阐明：大黄、何首乌、草决明、番泻叶作降脂中药应用时，如果分别按中药的性味归经解释，则有一定困难，如果按脏腑理论的“通法”或“泻法”就可能有统一的解释。有几位著名中医建议用六腑“以通为补”阐明大黄等药的降脂作用，当然，由于有专业局限，我们不可能做进一步讨论。

5. 以小剂量大黄、何首乌与补益药合用，我们认为可试用于减肥，或许比饥饿疗法减肥更易为患者接受。

（周　俊）

第45章 大黄的泻下、镇痛和抗菌作用

第一节 16种大黄泻下作用的比较*

实验材料

动物：小白鼠，雄性，体重18～25g。实验后，休息一周，可重复使用。

生药材料：不同产地、多种规格的商品大黄和自采并加工干燥的大黄根茎和根，共计16种，如表45-1所示。

表45-1 生物测定用实验材料

No.	名称	规格	原植物	药用部分	产地	采收时间
1	礼县大黄	出口九成吉	Rheum palmatum	根茎	甘肃礼县	1983秋
2	礼县大黄	出口六成吉	R. palmatum	根茎	甘肃礼县	1983秋
3	礼县大黄	出口小小吉	R. palmatum	根茎	甘肃礼县	1983秋
4	礼县大黄	出口水根	R. palmatum	小根	甘肃礼县	1983秋
5	陇县大黄	统货	R. palmatum	根茎	陕西陇县	1982秋
6	陇县大黄	自采品	R. palmatum	根茎、粗根	陕西陇县	1983 7
7	甘南大黄	林棵黄	R. tanguticum	根茎、粗根	甘肃甘南藏族自治州	1983秋
8	甘南大黄	自采品	R. tanguticum	根茎、粗根	甘肃甘南藏族自治州	1984 7
9	雅黄	一等品	R. palmatum; R. tanguticum	根茎(带短段根)	四川西北部	1983秋
10	雅黄	二等品	R. palmatum; R. tanguticum	根茎、粗根	四川西北部	1983秋
11	万源大黄	统货	R. officinale	根茎	四川万源	1983秋
12	万源大黄	自采品	R. officinale	根茎、粗根	四川万源	1984 8
13	台黄	统货	R. franzenbachii	以根为主	山西五台	1984秋
14	河套大黄	统货	R. hotaoense	以根为主	陕西榆林	1982秋
15	河套大黄	自采品	R. hotaoense	根、根茎	陕西西安	1983 7
16	藏边大黄	自采品	R. emodi	根、根茎	西藏加查	1984 8

实验方法和结果

药材取样：商品药材选取具代表性的样品数块，每个样品共重至少300g，若商品每个毛块在20g以上，则将其纵剖为2～8块，各取其一块。自采品数量较少，去除顶芽，截取根茎，并加入少许粗根部分。每个样品约70g。

试样制备：将样品分别研细，过140目筛，置棕色瓶中，50℃干燥4小时，备用。用前称取样品粉末适量，加入适量蒸馏水研匀，制成所需浓度的混悬液。正品大黄用3个浓度，即每ml含生药粉末40，80，160mg，每鼠给药0.5ml；非正品大黄泻下作用弱，配制成160mg/ml的混悬液，每鼠给药0.5ml或1ml。

* 本章第一节为1985年完成的硕士研究生论文的一部分。

测定方法：采用湿粪计数法，但做了一些改动**。实验前小鼠禁食 2 小时，此时间内如发现有排泄湿粪的，则弃去不用。实验时以 1 号样品作为标准品，可同时测定两个以上样品。测两个样品时，将小鼠按体重平均分为 9 组，每组 10 只，放在特制的鼠笼内，每室 2 只。标准品和样品各有 3 个剂量。灌胃给药。测定正品大黄时，3 个剂量组分别为每对 40mg、80mg 和 160mg/ml。测定非正品的波叶组大黄（样品 13～16 号）时，由于泻下作用很弱，改用 2 个剂量组，即 160mg/对和 320mg/对。给药后给予食物及饮水，自由取用。从给药后第 3 小时开始记录结果，以后每隔 1.5 小时记录一次。泻下作用以湿粪为指标，湿粪包括稀便和软便。稀便不成形，并在滤纸上留有棕色痕迹。软便膨胀，或近圆形或不规则形，极柔软。给药后至少观察 6 小时，如仍有湿粪排出，可增加至 12 小时，次日早晨做最终统计。

相对效价计算采用原文献［楼之岑，植物性泻药的生物测定法，药学学报 1953，1（1）：49］第二法。本实验用三剂量 6 点测定法：中剂量和高剂量分别为低剂量的 2 倍和 4 倍。采用样品 1 号（礼县大黄九成吉）为对照标准品（R_1），以其泻下效价为 1，计算其它样品的相对效价。方法如下：

R_1 剂量增加 4 倍时，反应增加 N_1/对（最大剂量组与最小剂量组的湿粪数差值），

R_x（样品）剂量增加 4 倍时，反应增加 N_x/对，

剂量增加 4 倍的平均影响 $\bar{N}=\frac{N_1+N_x}{2}$

R_1 的三个剂量的平均影响为 m_1

R_x 的三个剂量的平均影响为 m_x

R_1 和 R_x 各剂量平均影响的差为 m_1-m_2

设 r＝同样剂量 R_1 与 R_x 的效价比率，

则 $\frac{\bar{N}}{m_1-m_x}=\frac{\lg 4}{\lg r}$

由此求出 r 值，而 1/r 即为以 R_1 为 1 的 R_x 相对效价。

实验结果列于表 45-2。

表 45-2　十六种大黄泻下作用的生物测定

原植物	样品号	名称	剂量组湿粪数				r	$\bar{r}$	相对效价	极差%	P 值
			40	80	160	320					
掌叶大黄 Rheum palmatum	1	礼县大黄九成吉					1.00	1.00	1.00		标准品
	2	礼县大黄六成吉	21	43	52		1.00	1.04±0.04	0.96±0.08	6.7	<0.4
			17	35	53		1.07				
	3	礼县大黄小小吉	28	53	80		1.10	1.10±0.01	0.91±0.01	0.5	>0.5
			26	55	62		1.09				
	4	礼县大黄水根	42	60	89		0.96	0.95±0.02	1.05±0.02	3.3	<0.4
			50	51	94		0.93				
	5	陇县大黄统货	11	29	36		0.99	0.99±0.00	1.01±0.00	0.4	<0.4
			12	25	45		0.99				
	6	陇县大黄自采品	28	43	69		1.13	1.10±0.04	0.91±0.03	6.4	<0.5
			13	43	59		1.06				
唐古特大黄 Rheum tanguticum	7	甘南大黄林棵黄	16	28	31		0.99	0.99±0.01	1.01±0.01	2.0	>0.5
			15	25	39		0.98				
	8	甘南大黄自采品	67	92	119		0.83	0.81±0.03	1.24±0.05	6.2	<0.4
			66	85	109		0.78				
掌叶大黄 ＋ 唐古特大黄	9	雅黄一等品	55	67	97		0.84	0.85±0.01	1.18±0.01	2.4	<0.2
			49	66	75		0.86				
	10	雅黄二等品	53	73	95		0.83	0.81±0.11	1.24±0.15	9.7	<0.01
			78	83	101		0.70				
			43	95	113		0.84				

** 最初在实验中给小鼠糊状食物，不另给饮水，但发现小鼠很少进食，影响泻下效果。因此改为给予食料块和自由给水，同样剂量样品，出现的湿粪数明显增加，有利于测定。

续表 45-2

原植物	样品号	名　称	剂量组湿粪数				r	$\bar{r}$	相对效价	极差%	*P* 值
			40	80	160	320					
药用大黄 Rheum officinale	11	万源大黄统货	73	78	88		0.87	0.87±0.01	1.15±0.01	1.1	<0.02
			43	55	95		0.86				
	12	万源大黄自采品	68	80	83		0.78	0.75±0.04	1.33±0.07	9.3	<0.4
			71	90	100		0.71				
华北大黄 Rheum franzenbachii	13	五台大黄统货			1	13					<0.001
					3	13					
河套大黄 Rheum hotaoense	14	河套大黄统货			9	12					<0.001
					3	5					
	15	河套大黄自采品			11	16					<0.001
					8	20					
藏边大黄 Rheum australe	16	藏边大黄自采品			8	4					<0.001
					17	11					

结论与讨论

根据表中所列数据可以得出下列结论：

1. 来源于掌叶组掌叶大黄 Rheum palmatum、唐古特大黄 R. tanguticum 和药用大黄 R. officinale 的各种大黄药材均具有近似的泻下活性，而来源于波叶组河套大黄 R. hotaoense、华北大黄 R. franzenbachii 和藏边大黄 R. australe 的各种大黄药材则仅有很小的泻下活性（不到正品大黄的八分之一）。因此，波叶组的各种大黄均不宜作为泻下药应用。此项结果与前人报道是一致的。

2. 来源于掌叶组的各种商品大黄间泻下作用虽相近似，但雅黄（尤其是二等品）的效价较高，经统计处理，与 1 号样品相比有明显差异。考虑到雅黄来源于掌叶大黄和唐古特大黄，而礼县、陇县和甘南所产的这两种大黄泻下效价并无显著差异。所以雅黄的效价较高，可能是产地不同所引起。这个问题还有待进一步研究。

3. 来源于掌叶大黄的礼县大黄商品共有 12 种等级规格，这次选取其中差别较大的 4 种进行实验，结果表明这 4 种商品的泻下效价均无显著差异，这就意味着礼县大黄的商品规格高低与泻下作用强弱并没有平行关系。

4. 据雅黄的测定结果来看，二等品的泻下效价比一等品为高。鉴于一等品中以根茎部为主，而二等品中则以根部为主，故有可能根部的泻下作用较根茎为强，这也是一个值得进一步研究的问题。

参考文献

[1] 楼之岑．植物性泻药的生物测定法．药学学报，1953，1（1）：49

[2] 李九丹，张继．大黄商品基源调查与质量考察．药物分析杂志，1983，3：333

（《中药材同名异物品种的系统研究——大黄类》研究小组：北京医科大学、陕西省药材公司科研室）

（王　璇　楼之岑）

第二节　青藏高原 11 种大黄泻下活性的比较

本文以中国药典法定的掌叶大黄、唐古特大黄和药用大黄为标准品，对照比较青藏高原大黄属植物的塔黄、藏边大黄、波叶大黄、卵叶大黄、网脉大黄、歧穗大黄、穗序大黄和小大黄的泻下活性，为藏医临床应用提供理论依据，并论证以泻下强度的高低来判断藏药中大黄的等级。

材料与方法

1. 材料

动物：健康昆明小白鼠，雌雄兼用，体重 18～24g。生药样品为 11 种大黄属植物经鉴定列于表 45-3。取其根和根茎捣碎呈粗颗粒状（粒度直径 2～4mm）备用（标本存放于北京医科大学药学院生药学教研室标本馆）。

生药制剂：分别称取 11 种大黄碎块各 5g，加蒸馏水 50ml，浸渍 24 小时，过滤，再加入蒸馏水 30ml，浸渍 24 小时，过滤，合并二次滤液，置恒温水浴上（45℃）浓缩至 10ml，即每毫升药液含生药 0.5g，即得 11 种大黄样品的冷浸液，备用。

2. 方法

将健康昆明小白鼠 120 只随机分成 12 组，每组 10 只，1～11 组为大黄样品组，第 12 组为蒸馏水空白对照组。实验前将小白鼠禁食 12 小时，采用口服灌胃法给药，每组剂量相同，均为 10g/kg，每毫升含生药 0.5g，灌胃量为 0.4ml/只。给药后准确记录 1、2、3、4、5、6 小时的泻下作用。以湿粪为指标，湿粪包括软便和稀便，软便为成形便，软且膨胀；稀便则为不成形便、糊状物，粘附在纸上或鼠笼底部。实验过程中，小白鼠进块食和给水，增加泻下效果，有利于测定。

表 45-3　供泻下活性研究用生药样品

名　称	原植物拉丁名	采集地点	采集时间
掌叶大黄	Rheum palmatum	陕西陇县	1985.10
唐古特大黄	R. tanguticum	青海民和县	1984.8
药用大黄	R. officinale	四川万源	1984.8
塔黄	R. nobile	西藏林芝	1990.12
卵叶大黄	R. ovatum	青海玉树	1989.8
歧穗大黄	R. scaberrimum	青海互助县	1989.8
网脉大黄	R. reticulatum	青海天峻县	1989.3
穗序大黄	R. spiciforme	青海门源县	1989.8
波叶大黄	R. undulatum	宁夏隆德县	1991.7
藏边大黄	R. australe	西藏加查	1984.7
小大黄	R. pumilum	青海互助县	1989.8

结　果

实验结果如表 45-4 所示。

表 45-4　11 种大黄冷浸液对小白鼠的泻下作用

组别	泻下次数 n	$\bar{X}\pm S$	P
唐古特大黄	224		
药用大黄	200	24.31±1.41	>0.05
掌叶大黄	281		
塔黄	252	25.20±1.73	>0.05
卵叶大黄	254	25.40±3.19	>0.05
歧穗大黄	211	21.10±1.88	>0.05
网脉大黄	206	20.60±1.73	>0.05
穗序大黄	178	17.80±0.91	<0.01
波叶大黄	169	16.90±1.65	<0.01
藏边大黄	165	16.50±1.61	<0.01
小大黄	54	5.40±1.93	0.0001
对照组蒸馏水	0	—	—

n=10；剂量=10g/kg：P 值与标准品比较

讨　论

1. 按湿粪计数法，测定了 11 种青藏高原大黄属植物的泻下活性，实验结果表明唐古特大黄、药用大黄、掌叶大黄和塔黄的泻下作用最强，泻下的峰值时间为 1～3 小时，4 小时后泻下作用明显减弱。此结果与罗达尚的结论相类同，上述 4 种大黄为上品药材。

2. 将中国药典法定的唐古特大黄、药用大黄和掌叶大黄作为标准品，取三者粪便总数的平均值进行统计学处理求出 P 值，与其它 8 种大黄做相关的比较。塔黄与标准品的 P 值均大于 0.05，无显著差异，为上品药材。

3. 卵叶大黄、歧穗大黄和网脉大黄的泻下活性稍低于标准品，P 值仍大于 0.05。而穗序大黄、波叶大黄和藏边大黄泻下活性次之，P 值小于 0.01，从统计学角度分析有一定的差异，但这证实它们的泻下作用低于标准品，恰好符合藏药中临床应用的实践，卵叶大黄、歧穗大黄、网脉大黄、穗序大黄、波叶大黄和藏边大黄 6 种为中品药材。

4. 小大黄泻下作用极弱，实验过程中排便时间出现较晚，峰值时间大约在 4 小时，且只有软便而无稀便，排便次数仅有 54 次，与标准品比较 $P<0.0001$ 有明显差异。为了提高小大黄的泻下活性，我们加倍剂量（20g/kg，即每毫升药液含生药 1 克）依据同样方法重复实验，排便总数

略增，共为 59 次，仍不理想，且剂量过大是否会引起毒理学上的变化有待进一步探讨。因此，我们认为小大黄不宜作泻下药。

5. 藏医将大黄分为上、中、下三品，在各品项下均记有功效治病内容，虽各异同，但在临床应用上，其功效、主治基本相同。不同的是在临床用药时根据患者的病情轻重，体质好坏，选用其品级。病情严重者选用上品，病情一般选用中品，病情轻微选用下品。本研究结果为藏医临床使用大黄类药材提供科学依据。

6. 本实验选用大黄冷浸液，是因为大黄的有效成分遇热（50℃以上）被破坏，明显降低泻下活性。在预实验中曾试用过大黄粉（过 160 目筛），加水稀释为 125mg/kg 剂量灌胃，由于药液过于黏稠不宜操作，故未采用。也曾依据文献制备大黄乙醇提取液进行泻下活性实验，制成每毫升含 0.5 克生药的大黄醇提取液，灌胃后泻下活性明显减弱。为此我们选用大黄冷浸液进行实验。

参考文献

[1] 刘娴芳．不同方法制备的大黄提取液对药理作用的影响．中草药，1982，13（7）：33

[2] 陈琼华．大黄的实验研究和临床应用．新医药杂志，1974，（5）：34

[3] 藤村一．大黄の药理．现代东洋の医学，1983，4(4)：44

[4] 徐水孙．大黄总苷导泻作用的实验与临床观察．江西医学院学报，1986，26（4）：77

[5] 罗达尚．青藏高原大黄属植物在藏药中的应用．中草药，1985，16（8）：31

[6] 江文君．近年来日本对大黄研究简况．中药通报，1985，（10）：4

（刘　兰　张景艳　薛　峰
尚安明　郑俊华）

第三节　青藏高原 12 种大黄镇痛作用的比较

文献报道，大黄（指法定的 3 种）还具有一定的镇痛作用，但其它品种的镇痛作用强度如何，有无临床应用价值，值得关注。本实验采用小鼠扭体法，观察青藏高原 12 种大黄属植物的镇痛作用，并以阿司匹林为对照组，比较它们的镇痛作用强度。

材料和方法

1. 动物　健康昆明小白鼠，雌雄不限，体重为 18～24g。

2. 生药样品　12 种大黄属植物拉丁名见本书 4 页。分别取其根和根茎捣碎呈粗颗粒状（粒度直径 2～4mm），备用。

3. 药物制剂

（1）大黄水煎剂：分别称取上述大黄样品各 8g，加蒸馏水 100ml，煮沸 30 分钟后过滤，残渣再加蒸馏水 100ml，煮沸 30 分钟后过滤，合并两次滤液，加热浓缩至 8ml，制成每毫升含生药 1g 的水煎剂，备用。

（2）4%阿司匹林混悬液：取阿司匹林（分析纯，美国新泽西州 Baker 化学公司产品），配制成 4%混悬液。

（3）0.8%醋酸溶液。

4. 方法　将实验动物随机分成 14 组，对 12 个实验组的小白鼠分别灌服大黄制剂、剂量为 0.2ml/10g 鼠。对照组（1）灌服等量蒸馏水。1.5 小时后分别腹腔注射 0.8%醋酸溶液 0.1ml/10g 鼠，记录给药后 15 分钟内的扭体次数。对照组（2）灌服 4%阿司匹林混悬液，剂量仍为 0.2ml/10g 鼠，30 分钟后腹腔注射 0.8%醋酸溶液 0.1mg/10g 鼠，记录给药后 15 分钟内的扭体次数（表 45-5）。

结　果

由表 45-5 可见，灌服大黄后再给予醋酸的小白鼠的平均扭体次数明显少于灌服蒸馏水的对照组。提示 12 种大黄均有明显的镇痛作用。①灌服藏边大黄 1 号的小白鼠，平均扭体次数明显少于阿司匹林组（$P<0.05$），提示藏边大黄 1 号的镇痛作用强于阿司匹林。②灌服网脉大黄和小大黄的两组小白鼠的平均扭体次数明显多于阿司匹林组（$P<0.05$），提示网脉大黄和小大黄的镇痛作用弱于阿司匹林。③灌服其它大黄的实验组与阿司匹林组相比，虽在 15 分钟内的平均扭体次数上有所不同，但统计学显示，它们的镇痛作用强度无显著差异。

表 45-5　12 种大黄属植物镇痛效应

组别	动物数（只）	扭体次数（$X\pm SD$）	P 值
蒸馏水	15	50.9±15.9	——
藏边大黄 1 号	12	14.5±11.2	$P<0.001$
波叶大黄	15	19.8±13.1	$P<0.001$
卵叶大黄	15	20.7±10.9	$P<0.001$
塔　黄	15	22.2±12.0	$P<0.001$
唐古特大黄	14	26.3±7.8	$P<0.001$
藏边大黄 2 号	14	27.1±6.8	$P<0.001$
掌叶大黄	15	27.7±9.6	$P<0.001$
歧穗大黄	15	27.8±11.9	$P<0.001$
穗序大黄	15	28.5±10.2	$P<0.001$
药用大黄	15	28.7±10.9	$P<0.001$
小大黄	13	31.9±9.1	$P<0.001$
网脉大黄	14	32.4±12.6	$P<0.002$
阿司匹林	14	18.1±10.8	$P<0.001$

讨　论

研究结果表明，本实验所观察的青藏高原 12 种大黄属植物均有一定的镇痛作用。但镇痛作用强度不等。其中藏边大黄 1 号的镇痛作用最强，网脉大黄和小大黄的镇痛作用最弱，其它 9 种大黄的镇痛作用与阿司匹林近似。这与藏医将藏药大黄分为上、中、下三品的情况基本相符。另外，大黄在临床上被广泛用于治疗胆囊炎、胰腺炎等疾病。在这方面，除利用大黄的抗菌、消炎、利胆、解痉等作用外，很明显，镇痛作用亦是其重要的药理学基础之一。

又据文献报道，在大黄的有效成分中，起镇痛效应的是莲花掌苷（Lindleyin），其镇痛作用强度与阿司匹林和保泰松相似。此外，Lindleyin 还具有抗炎作用，毒性很低，可望发展为较好的消炎镇痛药。

综上所述，青藏高原 12 种大黄属植物的镇痛作用不容忽视，其镇痛作用的临床意义如何，有待进一步研究。

参考文献

[1] 章允沛．药理学实验．北京：人民卫生出版社，1985，32

[2] 罗达尚．青藏高原大黄属植物在藏药中的应用．中草药，1985，16（8）：31

[3] 西岡五夫．大黄の生物活性とその作用物质．日本东洋医学杂志，1985，35（3）：7

（张景艳　刘兰　薛峰
宋建民　郑俊华）

第四节　青藏高原 11 种大黄抗菌活性的比较

作者采用微生物学体外抑杀菌方法比较了青藏高原 11 种大黄的抗菌活性。实验结果恰与藏药中大黄的等级相吻合，即上品大黄的塔黄、掌叶大黄、唐古特大黄、药用大黄和藏边大黄抗菌活性强，且对细菌比真菌敏感，为藏医用药提供部分依据。

材料与方法

菌株：由北京微生物研究所提供的标准菌株；金黄色葡萄球菌、绿脓杆菌、大肠杆菌、白色念珠菌。

培养基：①肉汤培养基：蛋白胨 10g、氯化钠 5g、牛肉膏 3g、蒸馏水 1 000ml，热溶，调 pH7.4～7.6，分装试管 2.5ml，备用。②琼脂培养基：称取琼脂 37g，加入蒸馏水 1 000ml，加热溶解后，15 分钟高压灭菌。

麦氏比浊管 0.5 号（MC Farland 0.5）：取 0.5ml 1.175%W/V（0.048M）的 $BaSO_4\cdot 2H_2O$，加入 99.5ml 的 1%W/V（0.36N）的 H_2SO_4，混匀。

菌株的活化与纯化：将标准菌株接种于肉汤培养基中，37℃孵育 10 小时，在细菌对数生长期时转入琼脂培养基，37℃再孵育 18～24 小时。取出 1～2 个白金耳转种于肉汤培养基中，37℃卵育 10 小时，与麦氏比浊管 0.5 号进行对比，使其混浊度基本相同，即得到 CFU＝1.5 亿/ml 浓度的细菌数，再用灭菌的 0.9%生理盐水稀释至 1∶1 000，即得 1.5 万/ml 的菌液，放置 37℃孵育 24 小时备用。

生药样品：11 种大黄属植物来源见本书页，取其根和根茎捣碎呈粗颗粒状（粒度直径 2～4mm），备用。

生药制剂：30%大黄煎剂，分别称取 11 种大黄碎块各 4.5g，加蒸馏水 100ml，煎煮 30 分钟，过滤，再加蒸馏水 50ml，煎煮 30 分钟，过滤，合并两次滤液，浓缩至 15ml，即得。50%及

10%大黄煎剂，制备方法同上。

方法：取灭菌试管4支，每支加入2.5ml灭菌肉汤培养液，第1管加入30%大黄煎剂3.75ml，混匀，吸取1.25ml弃去，再吸取2.5ml加入第2管中，混匀，吸取2.5ml加入第3管，依此类推再加入第4管，从第4管中弃去2.5ml。最终使试管内所含生药制剂和肉汤培养液的体积相同，均为2.5ml，而稀释后的浓度梯度分别为18%、9%、4.5%和2.25%。相当于每管内每ml含有的生药量为：180mg、90mg、45mg和22.5mg。

在上述4支试管中加入已活化的标准菌株0.5ml，即CFU＝1.5万/ml，混匀，置37℃孵育24小时。由于中药制剂呈棕黄色混浊液，不易观察最小抑菌浓度（MIC），故再用白金耳取1环混浊液转接种于4个琼脂培养基中，37℃孵育24小时后，观察最小杀菌浓度（MBC）。一种浓度对一个菌株选用4支试管，11种大黄对同一菌株应用44支试管，另加1支为阳性对照，1支为阴性对照，故一组实验选用46支试管。本实验共分四组进行。其它浓度的大黄制剂方法类同。

结果和讨论

1. 青藏高原11种大黄属植物在30%浓度的实验组中，CFU＝1.5万/ml时，对金黄色葡萄球菌抗菌活性最强，小大黄在18%浓度时亦可呈现作用；采用同样实验条件对绿脓杆菌进行抗菌活性的监测，其结果仅有塔黄、藏边大黄、唐古特大黄、掌叶大黄、药用大黄和波叶大黄在高浓度18%时呈现明显的抗菌作用，塔黄和掌叶大黄在浓度为9%时仍有效。其它5种大黄：穗序大黄、网脉大黄、卵叶大黄、歧穗大黄和小大黄对绿脓杆菌无效。

2. 对大肠杆菌的抗菌活性实验结果表明，30%的大黄煎剂均无效。当浓度增至50%时，塔黄、藏边大黄、唐古特大黄、掌叶大黄、药用大黄和波叶大黄抗菌活性较强，更为突出的是藏边大黄和波叶大黄，在低浓度时仍有抗菌活力。

3. 10%大黄煎剂对白色念珠菌的抗菌活性，仅波叶大黄和卵叶大黄有抗菌作用。但从其它文献报道，白色念珠菌对低浓度的大黄煎剂（5%）高敏。但作者经多次重复实验，并将大黄煎剂的浓度增至30%仍无效，有待今后重新探索。

4. 大黄生药中内含有机酸，是否会对最小杀菌浓度（MBC）有干扰？作者曾多次进行实验比较：将30%大黄煎剂用0.1mol/LNaOH调节pH为7.0～7.2；另取30%大黄煎剂（内含有机酸），依照同样方法加入菌株。实验结果MBC的效应相似，证明不受有机酸的影响，故本研究的大黄煎剂没有中和有机酸。

5. 抗菌机制　文献报道：大黄制剂主要抑制细菌糖及糖代谢中间产物的氧化与脱氢，抑制氨氮的同化及氨基酸的氧化、脱氢、转氨，并且抑制蛋白质和核酸的合成，所以大黄在临床上呈现明显的抗菌作用。

附：彩图45-1～3

参考文献

[1] 罗达尚．青藏高原大黄属植物在藏药中的应用．中药志，1985，16（8）：31

[2] 陈琼华．大黄的实验研究和临床应用．新医药杂志，1974，（5）：34

[3] 大浦彦吉．大黄的药理药效．现代东洋医学，1991，12（2）：87

（刘　兰　张景艳　赵　冬　白淑珍）

第 46 章　大黄等 57 种中草药甲醇提取物体外抗致突变作用的筛选

近年来，癌症的化学预防取得了较大的进展，抗致突变物筛选已成为开发抗致癌物的重要手段，而且，越来越重视从天然食品和植物中寻找高效、广谱、低毒的抗致突变物和抗致癌物。本文报告利用鼠伤寒沙门菌致突变试验对 57 种中草药甲醇提取物抗致突变作用的筛选结果。

材料和方法

1. 中草药甲醇粗提取物的制备　中草药均经鉴定，粉碎后甲醇两次浸泡过夜，合并提取液，60℃减压挥发甲醇。残留物溶于 DMSO，4℃备用。

2. 鼠伤寒沙门菌致突变试验　鼠伤寒沙门菌致突变试验参照 Maron 和 Ames 的方法，稍有改动。TA100 菌株鉴定合格，以 Aroclor1254 诱导的雄性 Wistar 大鼠肝 S_9 作为活化酶的来源。以 N-甲基-N′-硝基-N-亚硝基胍（MNNG）和苯并（a）芘（BaP）作为模型致突变物。在灭菌试管内依次加入中草药提取物（受试物）、模型致突变物，加或不加 S_9 混合液，混匀。室温放置 10 分钟后，加入试验菌株肉汤培养物，再加入 45℃融化顶层，混匀后平铺到最低葡萄糖平皿。平皿于 37℃培养 48 小时后计数回变菌落数及观察背景菌苔的生长情况。结果判定为：

$$致突变性抑制率\% = \frac{M-MS}{M-NC} \times 100$$

式中 M 为模型致突变物每皿回变菌落数，MS 为模型致突变物和受试物联合每皿回变菌落数，NC 为阴性（溶剂）对照每皿回变菌落数。抑制剂≤24%为无抑制（－），25～49%为弱抑制（＋），50%～74%为中度抑制（++），≥75%为强抑制（+++）。

结果和讨论

本研究选用直接致突变物 MNNG 和间接致突物 BaP 作为模型致突变物，来筛选致突变物（desmutagen）。MNNG 可自发水解生成亲电子剂 CH_3^+ ·，而 BaP 经代谢活化后产生亲电子性终致突变物，引起试验菌株的回复突变。因此，用 MNNG 可检测受试物与亲电子剂 CH_3^+ ·的反应，而且 BaP 可检测受试物对代谢活化及与 BaP 亲电子性终致突变物的双重影响。

实验结果表明，57 种中草药甲醇提取物，在对试验菌株无致突变性和无显著毒性的剂量有 52 种对 MNNG 具有中度以上的抗致突变活性，有 24 种对 BaP 具有中度以上的抗致突变活性。对 MNNG 和 BaP 致突变性均有强抑制作用的有白芷、苦参、诃子和 5 个大黄样品（雅黄、曲扎、礼县水根、唐古特大黄、陇县水根）及青风藤（表 46-1）。

表 46-1　57 种中草药甲醇提取物的抗致突变活性*

中药名	原植物	抗致突变活性	
		MNNG	BaP
远志	Polygala tenucfolia Willd	+	+
麦冬	Ophiopogon japonicus Ker-Gaw	++	+
防风	Saposhnikovia divaricata (Turcz). Schischk	+++	++
怀牛膝	Achyranthes bidentata Bl	+++	−
青风藤	Sinomenium acutum (Thunb.) Rehd. et wils	+++	+++
苦参	Sophora flavescens Ait	+++	+++
合欢皮	Albizzia julibrissin Durazz	++	+
泽泻	Alisma plantago-aquatica L. var. orientale Sam	++	+
板蓝根	Isatis tinctoria L	++	++

续表 46-1

中 药 名	原 植 物	抗致突变活性	
		MNNG	BaP
马 尾 莲	Thalictrum foliolosum DC.	++	+
关 木 通	Aristolochia mandshuriensis Kom.	+++	++
柴 胡	Bupleurum chiness DC.	++	+
诃 子	Terminalia chebula Retz.	+++	+++
峪 黄	**Rheum franzenbachii Münt.**	++	+++
桑 葚	Morus alba L.	++	—
曲 扎	**Rheum australe D. Don.**	+++	+++
河套大黄	**Rheum hotaoense C. Y. Cheng et C. T. Kao**	++	+++
甘 草	Glycyrrhiza uralensis Fisch.	+++	+
当 归	Angelica sinensis Oliv. Diels.	++	+
肉 桂	Cinnamomum cassia Presl.	++	—
青 皮	Cirrus reticulata Blanco	+++	++
土 茯 苓	Smilax glabra Roxb.	+++	+
金 钱 草	Lysimachia christinae Hance	+	+
五 加 皮	Acanthopanax gracilistylus W. W. Smith	++	—
五 味 子	Schisandra chinensis Turcz. Baill.	+++	+
白 芍	Paeonia lactiflora Pall.	++	+
枸 杞 子	Lycium barbarum L.	—	+
金 银 花	Lonicera japonica Thunb.	—	++
知 母	Anemarrhena asphodeloides Bge.	++	—
黄 精	Polygonatum ricum Red.	++	++
猪 苓	Polyporus umbellatum Fries	+++	++
茯 苓	Poria cocos (Schw.) Woff	+++	—
北 沙 参	Glehnia ligtoralis F. Schmidt	++	—
郁 金	Curruma aromatica Salisb.	+++	+
浙 贝 母	Fritillaria verticillata var thunbergii Baker.	+++	—
北 山 楂	Crataegud cuneata Sieb. et Zucc.	++	+
白 芷	Angelica dahurica Benth. et Hook.	+++	+++
白 头 翁	Pulsatilla vhinensis (Bge.) Regel	++	++
何 首 乌	Polygonum mutiflorum Thunb.	++	+
半 夏	Pinellia ternata (Fhunb.) Breit.	+++	+
天 南 星	Arisaema consanguineum Schott.	+++	+
天 花 粉	Trichosanthes kirilowii Maxim.	++	+
唐古特大黄	**Rheum tanguticum Maxim. et Regel**	+++	+++
掌叶大黄	**Rheum palmatum L.**	++	+++
药用大黄	**Rheum officinale Baill.**	++	+++
麻 黄	Ephedra sinica Stapf.	++	+++
秦 艽	Gentiana macrophylla Pall.	++	—
龙 胆	Gentiana scabra Bge.	++	—
胡芦巴子	Trigonella foenum-graecum L.	+++	—
葶 苈 子	Lepidium apetalum Willd.	++	—
礼县水根	**Rheum palmatum L.**	+++	+++
陇县水根	**Rheum palmatum L.**	+++	+++
雅 黄	**Rheum palmatum et tanguticum**	+++	+++
灵 芝	Ganoderma lucidum (Leyss ex Fr.) Karst.	++	++
党 参	Codonopsis pilosula (Frach.) Nannf.	+++	+
丹 参	Salvia miltiorrhizo Bge，Z.	—	—
紫 草	Lithospermum erythrorhizon S. et Z.	++	+++

* MNNG 1μg+受试物 0.5mg/皿；BaP 10μg+S_9 混合液+受试物 2mg/皿；TA_{109} 菌株

不同中草药提取物对两种模型致突变物的抗致突变活性有差异。提示中草药成分的复杂性及以不同的作用方式干扰致突变过程。如，浙贝母、怀牛膝提取物在 0.5mg/皿对 MNNG 有显著的抗致突变作用，而 2mg/皿对 BaP 仍无抗致突变作用；银花提取物在 0.5mg/皿对 MNNG 无抗致突变作用，增加剂量即显示毒性，而 2mg/皿对 BaP 具有较显著的抗致突变作用。剂量-反应关系研究（图 46-1）发现，掌叶大黄和诃子提取物对 MNNG 抗致突变作用强于对 BaP，而白芷提取物对 BaP 抗致突变作用强于对 MNNG。另一方面，本研究中的中草药有一部分经 Morimoto 等试验，发现龙胆、掌叶大黄及青风藤的提取物对鼠伤寒沙门菌具有致突变性。而本研究所用的提取条件与 Morimoto 等不同，所用中草药甲醇提取物的剂量对鼠伤寒沙门菌试验菌株无致突变性。看来，某些中草药可能含有致突变及抗致突变成分。对中草药抗致突变性的筛选、抗致突变有效成分的鉴定及结构改造将有助于发展癌症的化学预防及中草药宝库的开发。

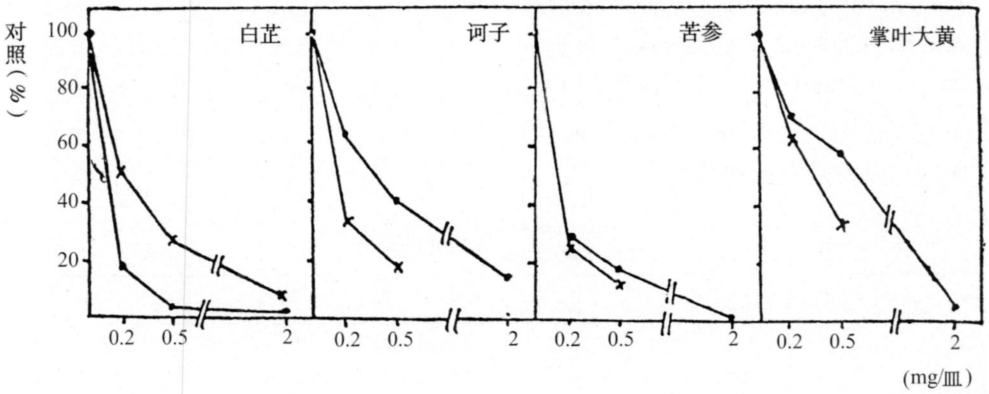

图 46-1　中草药甲醇粗提取物的抗致突变作用剂量反应关系（●——●BaP，x——x MNNG）

参考文献

[1] 肖秀兰. 中国环境科学，1987，7：36

[2] Maron D M，Ames B N. Mutation Res，1983，113：173

[3] Morimoto I. Mutation Res，1982，97：81

（周宗灿　傅娟玲　郑俊华）

第47章 大黄体外抗致突变作用的研究

近几十年来，癌症的诊断和治疗有了很大的进展，癌症的预防已引起普遍的关注。基于癌症的体细胞突变学说，致癌作用的引发阶段与致突变作用在机制上具有相似性，抗致突变物可能具有防癌作用。关于大黄的致突变性和抗致突变性研究不多，Morimoto 等曾报告掌叶大黄水提取物高剂量时对鼠伤寒沙门菌 TA98 菌株有致突变性。我们曾研究了 57 种中草药甲醇提取物的体外抗致突变作用。本文是对大黄类生药体外抗致突变作用及其有效成分研究的初步报告。

材料和方法

1. 大黄提取物的制备

大黄类生药：掌叶大黄、波叶大黄、药用大黄、唐古特大黄、河套大黄、礼县水根、陇县水根、雅黄和峪黄，均经鉴定。粉碎后，以甲醇、乙酸乙酯及苯等提取，提取液减压挥发，残留物溶于 DMSO 或水中备用。生药样品来源列于表 47-1。

表 47-1 生药样品来源

No. 名称	植物拉丁学名	来　源	备　注	
1. 掌叶大黄	Rheum palmatum	陕西陇县药材公司	1986.10	购，根茎
2. 波叶大黄	R. undulatum	青海省药材公司	1982.9	购，根及根茎
3. 药用大黄	R. officinale	四川省万源药材公司	1987.10	购，根茎
4. 唐古特大黄	R. tanguticum	青海民和县药材公司	1984.8	购，根茎
5. 礼县水根	R. palmatum	甘肃礼县药材公司	1986.7	购，根
6. 陇县水根	R. palmatum	陕西陇县药材公司	1986.7	购，根
7. 雅　黄	R. palmatum	四川甘孜外贸公司	1986.7	购，根茎
8. 峪　黄	R. franzenbachii	山西五台外贸公司	1985.4	购，根及根茎
9. 河套大黄	R. hotaoense	陕西扶风县	1983.11	购，根及根茎

2. 试剂

N-甲基-N′-硝基-N-亚硝基胍（MNNG）、苯并（a）芘（BaP）购自 Aldrich；丝裂霉素 C（MMC）购自 Kyowa Hakko Kogyo 公司，^{3}H-BaP 购自 New England Nuclear，其余试剂均为分析纯或化学纯。

3. 鼠伤寒沙门菌致突变试验

试验菌株 TA100 鉴定合格，以 Aroclor1254 诱导的雄性 Wistar 大鼠肝 S9 作活化酶的来源，以 N-甲基-N′-硝基-N-亚硝基胍（MNNG）及苯并（a）芘（BaP）作为模型致突变物。利用标准平皿掺入试验。结果以下式表示：

$$致突变性抑制率\% = \frac{M-MS}{M-NC} \times 100$$

式中 M 为模型致突变物每皿回变菌落数，MS 为模型致突变物和受试物联合每皿回变菌落数，NC 为阴性对照每皿回变菌落数。

4. 大肠杆菌 SOS 诱导试验

大肠杆菌 PQ35 菌株鉴定合格，以丝裂霉素 C（MMC）为模型化合物，SOS 诱导试验方法按 Quillardet 等的报告。结果表示为

$$SOS诱导抑制率\% = \left(1-\frac{MS}{M}\right) \times 100$$

式中 M 为模型致突变物 SOS 诱导指数，MS 为模型致突变物和受试物联合 SOS 诱导指数。

5. 苯并（a）芘芳烃羟化酶活性测定

以 3-甲基胆蒽诱导的 Wistar 大鼠肝微粒体作为酶来源，^{3}H-BaP 作为底物，反应后，加入碱性 DMSO，并以环己烷提取未代谢的 BaP。离心后，液闪法测定水相中 BaP 总代谢产物的放射活性。

结　果

本研究利用鼠伤寒沙门菌致突变试验和大肠

杆菌 SOS 显色法来研究大黄提取物的抗致突变活性。此两种试验均是以细菌为指示生物的体外遗传毒理学短期试验，遗传学终点分别为基因突变和 SOS 反应诱导。SOS 反应诱导是 DNA 易误修复，与基因突变有密切关系。本研究所用的模型致突变物是 MNNG、MMC 和 BaP。MNNG 和 MMC 是直接作用的烷化剂，而 BaP 是需代谢活化的间接致突变物，故可检测受试物对代谢活化及对亲电性终致突变物活性的影响。结果列于表 47-2 和表 47-3。

表 47-2　大黄甲醇提取物在沙门菌致突变试验的抗致突变活性

受试物	剂量/皿 (mg)	抗致突变活性（%）	
		MNNG	BaP
掌叶大黄	2.0	T	78.3
	0.5	59.7	24.2
	0.2	52.8	12.2
波叶大黄	2.0	T	82.2
	0.5	66.7	41.3
	0.2	41.8	8.0
药用大黄	2.0	T	85.2
	0.5	60.5	28.4
	0.2	54.9	21.8
唐古特大黄	2.0	T	69.4
	0.5	69.2	41.6
	0.2	23.8	30.8
礼县水根	2.0	T	80.0
	0.5	77.4	53.0
	0.2	66.5	29.5
陇县水根	2.0	T	81.0
	0.5	65.1	59.6
	0.2	47.2	38.9
雅　黄	2.0	T	80.7
	0.5	71.5	57.2
	0.2	56.1	36.5
峪　黄	2.0	T	80.3
	0.5	87.4	14.3
	0.2	61.0	4.0

*　TA100 菌株，MNNG 1μg/皿，BaP 10μg/皿＋S9 混合液，T 为有细菌毒性

表 47-3　雅黄和河套大黄不同组分的抗致突变性和抗 SOS 诱导作用*

受试物	剂量** (mg)	抗致突变性 (MNNG,%)	抗 SOS 诱导 (MMC,%)
雅黄水提取物	1.0	94.7	59.0
	0.3	41.4	94.5
雅黄鞣质提取物	1.0	87.5	70.7
	0.3	44.7	21.5
雅黄乙酸乙酯提取物	1.0	84.6	50.5
	0.3	70.3	34.0
河套大黄水提取物	1.0	81.8	54.8
	0.3	76.2	(—)
河套大黄乙酸乙酯提取物	1.0	94.9	60.0
	0.3	69.2	(—)
河套大黄苯提取物	1.0	97.6	54.0
	0.3	56.3	7.7

*抗致突变性：MNNG　1μg/皿，TA100 菌株

抗 SOS 诱导：MMC　1.5μg/ml，PQ35 菌株

**为 mg/皿或 mg/ml

讨　论

8 种大黄的甲醇提取物，在对鼠伤寒沙门菌 TA100 菌株无致突变性和细菌毒性的剂量，对 MNNG 及 BaP 的致突变性均有中等抑制至强抑制作用（表 47-2），对 MNNG 的抑制作用强于对 BaP，8 种大黄提取物对 MNNG 及 BaP 的抗致突变作用的剂量效应关系具有相似的趋势，提示这些大黄提取物可能具有相似的抗致突变活性成分。

雅黄和河套大黄的不同溶剂提取组分的抗致突变作用不同（表 47-3）。雅黄提取物抗 MNNG 致突变活性：水提取物＞鞣质＞乙酸乙酯提取物；而河套大黄提取物抗致突变活性：苯提取物＞乙酸乙酯提取物＞水提取物。抗 MMC 的 SOS 诱导效应的强弱次序略有不同。

大黄抗致突变作用的有效成分不清楚，以极性不同的溶剂提取物均有一定的抑制活性，提示可能有多种抗致突变成分直接灭活亲电子剂和抑制间接致突变物的代谢活化。我们初步研究了 3 种大黄蒽醌即大黄酚、芦荟大黄素和四羟基蒽醌对大鼠肝微粒体对苯并（a）芘芳烃羟化酶（AHH）活性影响，AHH 是苯并（a）芘代谢活化的关键酶。此 3 种蒽醌在 100μmol/L 浓度时，分别抑制 AHH 活性为对照的 46.4%，34.9%和 49.3%（对照 AHH 活性为 1.87±0.17nmol/mg 蛋白/分）。大黄各种其它成分的抗致突变活性有

待于进一步研究。

附：彩图 47-1

参考文献

[1] Morimoto I. Mut Res，1982，97：81

[2] 周宗灿．卫生毒理学杂志，1989，3：212-214

[3] Maron DM，Ames BN. Mut Res，1983，113：173

[4] 周宗灿．畜牧兽医学报，1990，20：275-279

[5] Quillardet P. Mut Res，1985，147：65-78

[6] Wang ZY. in：Polynuclear Aromatic Hydrocarbons：mechanisms，methods and metabolism. Cooke EM and Dennis AJ. Battelle Press. Columbus，Richland. 1984：1385-1394

（周宗灿 郑俊华 傅娟玲
安秀香 张京莉）

第 48 章　大黄抗癌作用的实验研究

第一节　大黄酸对人肝癌细胞与小鼠腹水肝癌细胞线粒体、微丝的影响

大黄的有效成分蒽醌衍生物之一大黄酸，有文献报道对移植性肿瘤有抑制作用。还有人认为大黄酸可以抑制艾氏腹水癌细胞呼吸和酵解。但在大黄酸作用下对悬浮型和贴附型培养细胞，进行细胞学观察和含量测定等方面工作，国内外报道甚少。为进一步探讨蒽醌衍生物的抗癌作用机制，我们研究了大黄酸对体外培养的人肝癌细胞与小鼠腹水型肝癌细胞线粒体的影响，并观察了人肝癌细胞肌动蛋白微丝的分布。

材料和方法

材料：蒽醌衍生物——大黄酸从大黄生药提取，3 次重结晶，经层析及光谱鉴定为纯品，临用时用 0.5%二甲基亚砜溶解后，1640 培养液配成所需的工作液。罗达明 6G 购自美国 Sigma 公司；罗达明-鬼笔环肽（Rhodamine-Phalloidin）美国分子探针公司；RPMI 1640 培养基由美国进口。其它试剂均由北京化工厂生产；MPV-Ⅱ型显微细胞荧光光度计（德国 Lizes 厂）。昆明种小鼠腹水肝癌细胞（HeP-A）由本校生物化学教研室馈赠；动物购于本校动物部，在本实验室接种；人肝癌细胞（BEL-7402）由北京医科大学第二临床医院提供。

方法：

1. 大黄酸对小鼠腹水肝癌细胞的作用：取接种第 6 天的小鼠腹水肝癌细胞，用 0.01mol/L PBS（pH7.4）冲洗两次（800r/min 2 分钟），试验使用 95%以上活细胞。RPMI1640 培养液（含 10%小牛血清和双抗）将细胞悬液稀释至 1×10⁶/ml，接种至培养瓶内，加入稀释的药液，最终浓度 10μg/ml。对照组加同等剂量培养液。经 37℃二氧化碳培养箱内培养 12，18，24 小时后，细胞经无血清培养液离心（800r/min 2 分钟）洗涤 3 次，弃上清液后加入 10μg/ml 的罗达明 6G 标记活细胞线粒体，取 1 滴封片后在 MPV-Ⅱ型显微细胞荧光光度计下对每个癌细胞线粒体进行观察，并定量测定。每组测定 2～3 片，随机测定 200 个细胞，线粒体含量以相对单位表示，统计学处理。

2. 人肝癌细胞培养：癌细胞在 RP-MI1640 培养基（含 10%小牛血清和双抗）37℃二氧化碳培养箱单层培养；以 2mmol/L EDTA 液消化分散细胞，分离下来的细胞经无血清培养基洗涤 1 次（800r/min，2 分钟），用台盘蓝检查使用 95%以上活细胞稀释为 1×10^6/ml。

3. 大黄酸对人肝癌细胞的作用：癌细胞悬液分别接种到有盖玻片的小瓶内，加入最终浓度 10μg/ml 大黄酸，对照加培养液，培养 24 小时和 48 小时。盖玻片上细胞已长成稀疏单层，弃生长液，用冷 PBS（pH7.4）冲洗两次，取出盖玻片用 10μg/ml 罗达明 6G 标记活细胞后，立即在显微细胞荧光光度计测量每个癌细胞相对线粒体含量，每组测定 2 片，随机测定 100 个细胞，统计学处理。荧光激发滤片 505nm，发射滤片 534nm。

4. 罗达明—鬼笔环肽标记癌细胞微丝：按上述方法培养癌细胞，大黄酸作用 24 小时和 48 小时后，取出盖玻片，按照 Kersken 等人的方法标记癌细胞微丝，室温干燥后，用 4%多聚甲醛固定 15 分钟，双蒸水冲洗 2 次，用罗达明—鬼笔环肽（10μg/ml）分别标记微丝 45 分钟，水洗 3 次，1∶1 甘油∶PBS 封片。荧光镜下观察肝癌细胞微丝在给药前后分布，荧光激发滤片 546nm，发射滤片 560nm。

结　果

1. 大黄酸对人肝癌细胞和小鼠腹水型肝癌细胞线粒体分布的影响：在荧光镜下观察贴附型与悬浮型肝癌细胞分布在质膜内的线粒体大量致密的颗粒浓集在胞质的一侧，胞体大。大

黄酸作用后，胞质内聚集一侧的线粒体致密颗粒减少，胞体变小，并随作用时间延长，两种不同类型的癌细胞发光逐渐减弱（图 48-1～3）。癌细胞线粒体含量随作用时间而明显减少。结果见表 48-1、2。

2. 大黄酸对人肝癌细胞内微丝分布的影响：对照组人肝癌细胞在质膜下肌动蛋白微丝呈细网状分布：在大黄酸作用 24 小时后纤维分布减少，随药物作用 48 小时后，微丝呈点状，纤维减少明显（图 48-4～6）。

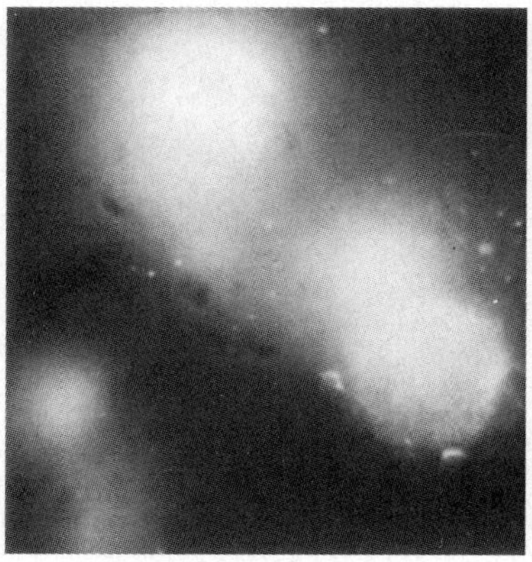
(1)

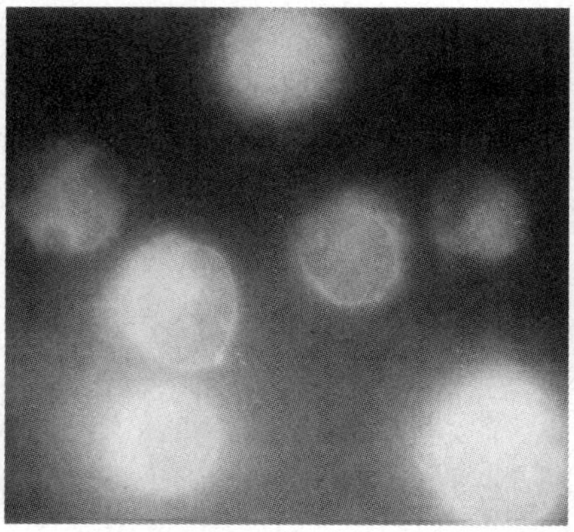
(2)

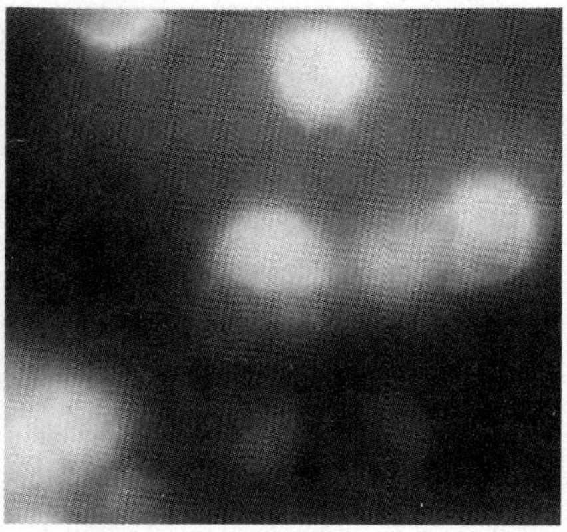
(3)

图 48-1　小鼠腹水肝癌细胞线粒体（线粒体在胞质内均匀分布）×620

图 48-2　大黄酸作用 12 小时后，小鼠腹水肝癌细胞线粒体分布（线粒体减少，胞体变小）×620

图 48-3　大黄酸作用 24 小时后，小鼠腹水肝癌细胞线粒体分布（线粒体减少，胞体变小明显）×620

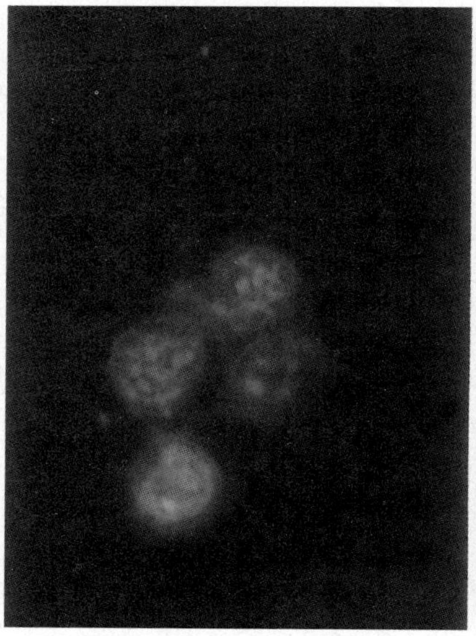
(4)

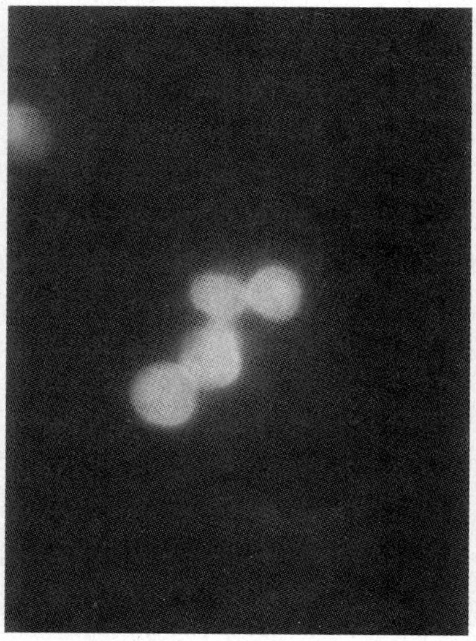
(5)

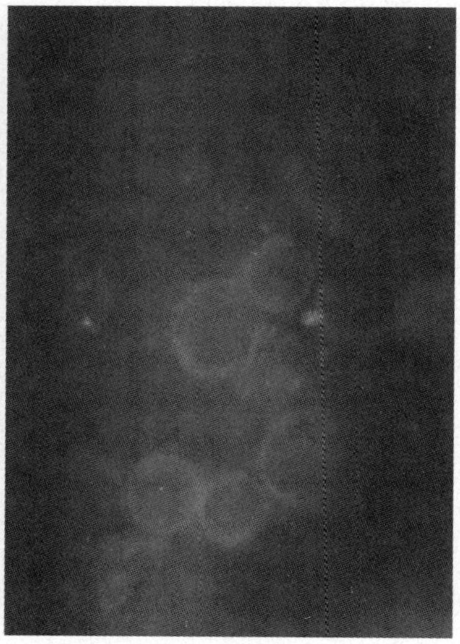
(6)

图 48-4　人肝癌细胞微丝，微丝均匀地分布在质膜下×492

图 48-5　大黄酸作用 24 小时后，肝癌细胞微丝分布（微丝成点状并减少）×492

图 48-6　大黄酸作用 48 小时后，肝癌细胞微丝分布（质膜下微丝减少明显，发光减弱）×492

表 48-1　大黄酸作用后小鼠腹水肝癌细胞内线粒体的相对含量（$\bar{X}\pm S$）（n=200）

药物作用时间（h）	细胞线粒体相对含量	
	对照组	大黄酸组*
12	13.42±1.71	6.73±0.31
18	9.43±0.63	4.49±0.15
24	8.42±0.61	3.36±0.15

与对照组相比 * P 均<0.001

表 48-2　大黄酸作用后人肝癌细胞内线粒体的相对含量（$\bar{X}\pm S$）（n=100）

药物作用时间（h）	细胞线粒体相对含量	
	对照组	大黄酸组*
24	17.50±4.47	6.27±1.20
48	8.45±1.69	3.00±0.99

与对照组相比 * P 均<0.001

讨　论

研究大黄酸对肿瘤细胞的作用，我们报道了其对细胞增殖动力学和杀伤动力学的影响。为了进一步观察大黄酸对癌细胞供能的影响，使癌细胞的信息传递受阻，从而达到控制癌细胞的分裂、增殖和运动等目的。本实验选用了贴附型人肝癌细胞与悬浮型小鼠腹水肝癌细胞为实验对象，就其大黄酸对两种不同类型的癌细胞线粒体变化进行了探讨。结果发现，大黄酸对活体状态下的癌细胞线粒体具有明显的影响，线粒体致密颗粒减少，含量降低，细胞体积变小，这种结构特征的变化表明，线粒体是细胞有氧呼吸的基地和供能的场所，在大黄酸的作用下改变了癌细胞的内外环境，引起线粒体结构和功能发生变化，使癌细胞生命活动所需能源供应受到影响，以达到抗癌的目的。同时在大黄酸的作用下，癌细胞内肌动蛋白微丝减少，表明大黄酸改变了膜电荷的分布，不仅影响细胞的形态，癌细胞的信息传递受阻，细胞的运动受到抑制，而且改变了癌细胞生物学的特性，有利于癌细胞的逆转，大黄酸是一种有效的抗癌药物。

参考文献

[1] 陈琼华．中药大黄的综合研究，Ⅸ．大黄酸和大黄素对小鼠移植性肿瘤的影响．药学学报，1966；13（5）：363

[2] 陈琼华．中药大黄的综合研究，Ⅻ．蒽醌衍生物对艾氏腹水癌细胞呼吸和酵解的影响．药学学报，1980，15（2）：65

[3] Kersken J. F-actinin paramecium cells: Mapping by phalloidin affinity labeling in vivo and vitro. J Histochem Cytochem，1986，34（4）：437

（肖军军　万　峰　崔景荣　郑俊华）

第二节　大黄蒽醌衍生物对人肝癌细胞和小鼠腹水肝癌细胞的杀伤作用

大黄的有效成分蒽醌衍生物具有较强的抗菌和抗癌活性。有文献报道，大黄素、大黄酸对小鼠移植性肿瘤有抑制作用，其作用认为抑制了肿瘤细胞 DNA 模板，从而干扰 DNA 模板的功能。近年来，有人认为，大黄素对人肺癌细胞的分裂有明显抑制作用，DNA 含量降低。但关于蒽醌衍生物之间（大黄素、大黄酸、芦荟大黄素）对贴附型和悬浮型癌细胞抑制作用程度的比较，目前尚未见到报道。本文通过体外细胞培养的方法，观察了大黄 3 种蒽醌对人肝癌细胞与小鼠腹水型肝癌细胞的增殖及对细胞核 DNA 含量的影响。

材料与方法

材料：蒽醌衍生物——大黄素、大黄酸、芦荟大黄素均从大黄生药提取，3 次重结晶，经层析及光谱鉴定为纯品，临用时用 0.5%二甲基亚砜（DMSO）溶解后，1640 培养液配成所需的工作液。吖啶橙（Acridine Orange）购自 GFRSE SMerck 公司，RPMI1640 培养基由美国进口，其它试剂购于北京化工厂，MPV Ⅱ型显微分光光度计（Microspectrophotometer），德国 Lizes 厂。

悬浮型（suspend type）小鼠腹水肝癌（Hep-A）细胞，由本校生物化学教研室馈赠；接种于昆明种小鼠腹腔，动物购于本校动物部，贴附型（attach type）人肝癌细胞（BEL-7402），由北京医科大学第二临床医学院提供。

方法：1. 蒽醌衍生物对小鼠腹水肝癌细胞增殖的影响：取接种第 6 天的小鼠腹水肝癌细胞，用 0.01mol/L PBS（pH7.4）液洗涤两次（800r/min 2 分钟），台盘蓝检查使用 95%以上活细胞，RPMI1640 培养液（含 10%小牛血清和双抗）将细胞悬液稀释至 1×10^5/ml，接种到小培养瓶中，加入已稀释的大黄素、大黄酸与芦荟大黄素药液，最终浓度为 10μg/ml。对照组加同等剂量培养液，分别培养 24 小时和 48 小时后，离心去掉上清液，0.1%结晶紫作活细胞着色剂，计数活细胞，做药物浓度与细胞增殖抑制的比较并进行统计学处理。

细胞增殖抑制率

$$=\frac{\text{对照组活细胞数}-\text{实验组活细胞数}}{\text{对照组活细胞数}}\times 100\%$$

2. 蒽醌衍生物对人肝癌细胞增殖的影响：癌细胞在 RPMI1640 培养基（含 10%小牛血清和双抗）37℃ 二氧化碳培养箱进行单层培养；以 2mmol/L EDTA 液消化 4 分钟分散细胞。分离下来的细胞经无血清培养基洗涤（800r/min，2 分钟），台盘蓝检查后使用 95%以上活细胞稀释成 1×10^5/ml，接种到培养瓶内，加入稀释的大黄素、大黄酸、芦荟大黄素药液，最终浓度为 10μg/ml，对照组加同等剂量的培养液。培养 24 小时和 48 小时后去掉上清液，0.1%结晶紫作活细胞着色剂，活细胞计数与腹水肝癌细胞统计法相一致。

3. 蒽醌衍生物对小鼠腹水肝癌和人肝癌细胞的作用：将腹水肝癌细胞悬液稀释至 1×10^6/ml。接种到培养瓶内，加入稀释的大黄素、大黄酸和芦荟大黄素药液，最终浓度为 10μg/ml，对照组加同等剂量的培养液。培养 24 小时后，细胞经无血清培养液洗涤（800r/min，2 分钟）后，0.001%吖啶橙标记染色 5 分钟，20%乙醇生理盐水分化 5 秒，离心洗涤 3 次，取 1 滴封片后，在 MPV-Ⅱ型显微分光光度计测定每个癌细胞核相对 DNA 含量，正常小鼠血细胞作为 DNA 含量的标准，每组测定 2～3 片，随机测定 100 个细胞，核 DNA 含量以随意单位表示，统计学处理。

人肝癌细胞悬液稀释成 1×10^6/ml，接种到有盖玻片的培养瓶内，分别加入最终浓度为 10μg/ml 大黄素、大黄酸、芦荟大黄素。对照组加培养液。培养 24 小时和 48 小时，盖玻片上细胞已长有稀疏的单层细胞，弃上清液，用冷 PBS（pH7.4）冲洗两次，取出盖玻片后，在暗环境中用 0.001%吖啶橙标记染色 5～10 分钟，20%乙醇生理盐水分化 10 秒，冲洗后，1∶1 甘油—PBS 封片。立即在 MPV-Ⅱ型显微分光光度计下测定每个癌细胞相对 DNA 含量。正常小鼠血细胞作为 DNA 含量标准。每组测定 2～3 片，随机测定 100 个细胞，细胞核相对 DNA 含量以随意单位表示，统计学进行处理。高压氙灯为激发光源，放大倍数 6.3×1.25×1.25×63。激发波长 470nm，发射波长 490nm。

结　果

大黄蒽醌衍生物对小鼠腹水肝癌细胞和人肝癌细胞增殖的影响（表 48-3、4）及其对细胞核 DNA 的影响。

表 48-3 蒽醌衍生物对小鼠腹水肝癌细胞增殖的影响（n=3）

药物 (10μg/ml)	0h 细胞数 (10×10^4)	24h 细胞数 (10×10^4) ($\bar{X}\pm S$)	抑制率 (%)	48h 细胞数 (10×10^4) ($\bar{X}\pm S$)	抑制率 (%)
对照	10	45.38±1.63		63.88±3.89	
大黄素	10	32.87±1.12**	27.6	28.88±2.38**	54.8
大黄酸	10	29.63±2.62**	34.7	26.13±4.87**	59.1
芦荟大黄素	10	35.38±3.62*	22.6	34.65±2.43**	45.8

与对照相比 * $P<0.05$，** $P<0.01$

表 48-4 蒽醌衍生物对人肝癌细胞增殖的影响（n=4）

药物 (10μg/ml)	0h 细胞数 (10×10^4)	24h 细胞数 (10×10^4) ($\bar{X}\pm S$)	抑制率 (%)	48h 细胞数 (10×10^4) ($\bar{X}\pm S$)	抑制率 (%)
对照	10	23.35±3.53		43.83±2.50	
大黄素	10	12.59±0.95**	46.1	21.16±3.17**	51.7
大黄酸	10	16.53±1.19*	29.2	27.22±3.83**	37.8
芦荟大黄素	10	17.06±2.03*	26.9	30.65±2.29**	30.0

与对照组相比 * $P<0.05$，** $P<0.01$

结果表明，蒽醌衍生物可以抑制小鼠腹水肝癌细胞的生长，并随作用时间的延长其抑制作用增强。大黄有效成分比较中，大黄酸对悬浮型的腹水肝癌细胞抑制作用较强于大黄素。芦荟大黄素抑制作用较前两种药差。

结果还可看出，蒽酯衍生物在抑制人肝癌细胞增殖作用中，大黄素抑制贴附型癌细胞的作用强于大黄酸，芦荟大黄素抑制癌细胞增殖作用较弱。

荧光显微镜下观察癌细胞核呈蓝绿色，胞质呈绿色；经蒽醌衍生物作用后，两种癌细胞核发光减弱，癌细胞核 DNA 含量随作用时间延长含量明显减少（表 48-5）。

表 48-5　蒽醌衍生物对小鼠腹水肝癌和人肝癌细胞增殖的影响（$\bar{X}\pm S$）（n=100）

细胞	药物（10μg/ml）	细胞核相对 DNA 含量	
		24h	48h
腹水肝癌细胞	对照	53.90±11.90	—
	大黄素	41.20±7.90*	
	大黄酸	22.50±13.00*	
	芦荟大黄素	46.70±14.10*	
人肝癌细胞	对照	36.90±12.30	32.70±10.50
	大黄素	22.90±10.20*	15.60±10.50*
	大黄酸	22.70±10.50*	20.90±6.23*
	芦荟大黄素	28.70±7.11*	17.20±5.39*

与对照组相比 * $P<0.001$，“—”：未测

讨　论

肿瘤细胞是正常生长失去了控制、异常增生的真核细胞，其可能直接因素是 DNA 复制或转录失控，DNA 主要分布在核内，抗癌药物在杀伤肿瘤细胞过程中阻滞癌细胞的增殖，从而控制癌的生长，达到抗癌的目的。我们观察到中药大黄的有效成分蒽醌衍生物对贴附型和悬浮型癌细胞的增殖有明显抑制作用，结果发现大黄酸抑制悬浮型癌细胞作用较强；大黄素抑制贴附型癌细胞作用较强；大黄素抑制贴附型癌细胞的作用比大黄酸抑制能力强。芦荟大黄素抑制肿瘤细胞的增殖比前两者弱。研究结果蒽醌衍生物影响癌细胞增殖，有利于癌细胞逆转，这对于开发祖国医药对恶性肿瘤的治疗具有非常重要的意义。

参考文献

[1] 陈春麟．中药大黄的生化学研究，XIX．蒽醌衍生物对线粒体呼吸链的抑制部位．药学学报，1987，22：12

[2] 王淑如．中药大黄的综合研究，XIII．大黄蒽醌衍生物对 DNA 的作用．生物化学与生物理学报，1977，9（1）：95

[3] 陈家堃．大黄素对人肺癌 A-549 细胞杀伤作用的研究．中草药，1991，22（12）：543

（肖军军　万　峰　崔景荣　郑俊华）

第三节　9 种大黄提取物对人肝癌细胞增殖的抑制作用

据报道，大黄已在临床用于治疗癌症，药理工作者亦对其抗癌活性及机制进行了较多的研究和探讨，目前，一些研究结果表明其对动物移植性肿瘤细胞有明显抑制作用，但关于其对人肝癌细胞抑制作用的报道甚少。本实验就 9 种大黄的提取物分别对人肝癌细胞增殖的影响进行了研究，为开发利用大黄属植物资源，探讨其抗癌活性提供依据。

材料和方法

1. 材料

（1）生药样品：供研究用的生药样品的来源见表 45-3。

（2）RPMI1640 培养基：由美国 GIBCO 公司出品，其它无机试剂均由北京化工厂出品。

（3）试样制备：分别将表 1 生药粉碎，用丙酮提取，浓缩干燥后，粉碎为粉末状。临用时，用 0.5%DMSO 溶解后，用 1640 培养液配成所需工作液。

（4）仪器设备：Mark Ⅱ CO_2 气体孵育箱（CO_2GAS INCOBATOR）Model J-6H～I～RA～SA～WA 日本平泽制作所，倒置显微镜（OLYMPUS 日本产）。

（5）细胞：贴附型 BEL-7402 型人肝癌细胞株由本校人民医院提供。

2. 方法

癌细胞在 RPMI1640 培养液 37℃ CO_2 孵育箱中进行单层培养，以 2mmol/L 的 EDTA 消化 4 分钟，分散细胞。经台盘蓝检查后，使用 95% 以上活细胞稀释成 1×10^5/ml 的细胞悬液，接种于 24 孔板的孔中，分别加入稀释的 9 种大黄供试液，使最终浓度为 10μg/ml，对照组加同等剂量的培养液，37℃ CO_2 孵育箱中培养，48 小时后，弃去上清液，0.1%结晶紫染色，计数活细胞数。

结 果

按下列公式：

细胞增殖抑制率％

$$=\frac{\text{对照组活细胞数}-\text{实验组活细胞数}}{\text{对照组活细胞数}}\times 100$$

做药物浓度与细胞增殖抑制的比较，统计学处理，结果见表 48-6。

表 48-6 9 种大黄及其对人肝癌细胞的影响（n=3）

供试样品（10μg/ml）	细胞数（$\times 10^5$）（$\bar{X}\pm S$）	抑制率（％）
空白对照	4.21±0.38	
唐古特大黄	3.16±0.57	24.9
藏边大黄	3.40±0.22	19.2
网脉大黄	3.42±0.16	18.7
塔 黄	3.47±0.47	17.5
掌叶大黄	3.54±0.25	15.8
小 大 黄	3.58±0.47	15.1
波叶大黄	3.59±0.33	14.6
药用大黄	3.74±0.44	11.1
歧穗大黄	3.71±0.29	11.9

讨 论

实验结果表明，9 种大黄生药提取物对人肝癌细胞的增殖均有抑制作用，其中，唐古特大黄、藏边大黄、网脉大黄抑制作用较明显。但多种大黄的抑制程度有所不一，其强度顺序为：唐古特大黄＞藏边大黄、网脉大黄、塔黄＞掌叶大黄、小大黄、波叶大黄＞药用大黄、歧穗大黄，这可能与提取物中抗癌有效成分的含量不同有关。据文献报道，大黄的抗癌成分为蒽醌类成分，但 9 种大黄的蒽醌类成分，其含量高低的顺序为：藏边大黄＞塔黄＞掌叶大黄＞波叶大黄＞唐古特大黄＞歧穗大黄＞药用大黄＞网脉大黄＞小大黄，结果表明，其抗癌活性强弱与蒽醌类成分含量高低二者没有平行关系，提示其抗癌活性成分除蒽醌类以外尚有其它某些成分，有待继续深入研究。

附：彩图 48-1、2。

参考文献

[1] 周岱翰．大黄在治疗消化系统癌瘤中的应用．新中医，1983，(5)：19

[2] 陈琼华，赵永荃．中药大黄的综合研究Ⅸ大黄酸和大黄素对小鼠移植性肿瘤的影响．药学学报，1966，13 (5)：5

（万 峰 肖军军 郑俊华）

第 49 章　藏边大黄药理作用的研究

藏边大黄系蓼科大黄属波叶组植物 Rheum australe D. Don. 的根与根茎，主产于西藏。《藏药志》称：藏边大黄，味酸、苦，性寒，能排出毒热，腑热和培根病。藏医用以治疗胃肠炎症；外用止血、治疮、消炎、愈合伤口。

中国药典载 3 种大黄均来源于蓼科大黄属掌叶组，波叶组大黄则被视为伪品。从资源情况看，国产掌叶组大黄 6 种，波叶组大黄 13 种；从资源利用上看，资源丰富的波叶组大黄中，仅河套大黄载于甘肃省地方标准，用以提取土大黄苷作为降血脂药原料。可见波叶组大黄资源亟待开发利用。鉴于藏边大黄资源丰富和藏医的临床应用基础，我们对藏边大黄进行了深入、系统地研究，从中离析到 21 种成分，并就量大的二苯乙烯苷 E 和藏边大黄 95%乙醇提取物进行了降血脂和降血糖的初步研究。

一、降血脂作用的研究

1. 材料和方法

（1）动物及分组：Wistar 大鼠 60 只，雄性，体重 200±20g（购于中国医学科学院动物中心），随机分为四组。第 1 组为正常对照组，每日喂服基础饲料，其余三组均喂服高脂饲料造模。在造模的同时，第 2 组灌服饮用水 2ml/100g，第 3 组灌服 0.1%二苯乙烯苷 E 2ml/100g，第 4 组灌服 21%藏边大黄乙醇提取物 2ml/100g。连续造模给药 14 天，于第 15 天门静脉取血，抗凝，测血清总胆固醇及甘油三酯含量。

（2）器材、药品及试剂：754-紫外可见分光光度计（上海第三分析仪器厂）、电热恒温水浴锅（北京医疗设备厂）、MLW T_{23} 离心机（德国产）；高脂饲料（2%Ch、10%猪油、0.2%甲基硫氧嘧啶、88%基础饲料），藏边大黄（西藏自治区药品检验所提供，中国药品生物制品检定所李九丹主任药师鉴定）95%乙醇提取物和二苯乙烯苷 E，总胆固醇试剂盒及甘油三酯试剂盒（北京中生生物工程高技术公司产品）。

（3）总胆固醇、甘油三酯测定：静脉取血、抗凝，离心分离血清，取 0.02ml 血清测甘油三酯含量；取 10μl 测总胆固醇含量，测定方法均由试剂盒提供。

结　果

各组血清总胆固醇含量与甘油三酯含量比较列于表 49-1。

表 49-1　各组血清总胆固醇含量与甘油三酯含量比较

组　别	样本数 n（只）	总胆固醇含量 (μmol/L)	甘油三酯含量 (μmol/L)
正常组	15	1.321±0.169	0.596±0.265
模型组	15	4.454±1.981*	1.033±0.344*
苷 E 组	15	1.728±0.225**	0.450±0.199**
醇提物组	15	1.714±0.309**	0.238±0.079**

与正常组比较 * $P<0.01$；与模型组比较 ** $P<0.01$

实验结果表明，造模后动物血清总胆固醇、甘油三酯含量均明显升高，而给药组与模型组比较血清总胆固醇、甘油三酯含量明显降低，说明药物有明显的降血脂作用，尤其降甘油三酯的作用更为明显，给药组甘油三酯含量比正常组还低。

讨　论

1. 动脉粥样硬化及其主要并发症——冠心病是中老年常见疾患，死亡率高。血脂体内的蓄积是动脉粥样硬化的重要发病因素之一。由于目前降血脂西药副作用大，故寻找新的有效的天然降血脂药即成为一个重要课题。

2. 波叶组大黄均含有土大黄苷（rhapontin），从河套大黄中获取土大黄苷作为降血脂原料药已载入甘肃省地方标准。我们对藏边大黄的系统化学研究，未获得土大黄苷，但获得其类似物，类似物中以二苯乙烯苷 E 量较大，为了确证其利用价值，我们进行了降血脂的初步研究，研究结果展示了藏边大黄的开发利用价值，也为其它波叶组大黄的利用奠定了基础。

3. 波叶组大黄因不含或微含番泻苷而被视为

泻下药大黄的伪品。实验中，我们观察到灌服藏边大黄95%醇提物的大鼠，在给药3天后则排出软便，说明其所含的多种蒽醌单糖苷具有缓泻作用，藏边大黄的缓泻作用和明显的降血脂作用，示其更适于老年体弱者的医疗和保健。

4. 常用中药何首乌、虎杖、大黄、决明子均具有降血脂作用，文献称其降血脂成分为蒽醌类。蒽醌类通过促进肠道蠕动，抑制胆固醇和甘油三酯在肠道的吸收，从而降低血脂。然而，何首乌、虎杖、大黄与藏边大黄，成分上均主含蒽醌类和二苯乙烯类成分，唯量有差异。在降血脂活性上，两类成分分别均有作用，但合用是否起协同作用，尚有待进一步研究。

5. 实验中给以二苯乙烯苷E少量，在大鼠体内即可起到明显降血脂作用，尤对甘油三酯的降低更显著，说明苷E效价较高。但苷E降血脂的浓度依赖性及二苯乙烯类成分降血脂作用机制尚需深入探讨。

二、降血糖作用的研究

从藏边大黄中离析得到一种二苯乙烯苷E，量极大。以苷E和藏边大黄95%乙醇提取物进行降血糖作用的实验研究，结果展示了藏边大黄的应用价值。同时，该研究为波叶组大黄资源利用奠定了基础。

材料与方法

1. 动物与分组 昆明小鼠40只，雄性，体重20±2g（购于中国医学科学院动物中心），随机分为四组。第1组为正常对照组，其余三组禁食12小时后，腹腔注射200mg/kg四氧嘧啶造模，24小时后开始给药。第2组灌服饮用水0.3ml/10g，第3组灌服0.1%二苯乙烯苷E 0.3ml/10g，第4组灌服21%醇提物0.3ml/10g。连续给药10天，于第11天取血，测血糖浓度。

2. 器材、药品及试剂 754-紫外可见分光光度计（上海第三分析仪器厂）；藏边大黄由西藏自治区药品检验所提供，由中国药品生物制品检验所李九丹主任药师鉴定，其95%乙醇提取物和二苯乙烯苷E；四氧嘧啶（中国医药总公司北京采购供应站）；血糖试剂盒（北京中生生物工程高技术公司产品）。

3. 血糖测定法 GOD-PAP法（由试剂盒提供）

实验结果

列于表49-2。

表49-2 各组小鼠血糖浓度的比较

组别	样本数 n（只）	血糖浓度 (mg/dL)
对照组	10	150.75±10.96
模型组	10	336.23±108.51[a]
苷E组	10	167.18±28.67[b,c]
醇提物组	10	219.58±27.71[b]

a. 与对照组比较 $P<0.01$

b. 与模型组比较 $P<0.01$

c. 与醇提物组比较 $P<0.01$

讨论与小结

1. 大黄为公认泻下药，常以泻下成分番泻苷的存在与否及含量来确定其真伪、优劣。波叶组大黄则因其不含或微含番泻苷而富含二苯乙烯类成分一直被视为大黄伪品。日本学者在20世纪80年代报道了对大黄的研究，从来源于掌叶组的正品大黄中分离得到了多种二苯乙烯成分，唯含量较低。这些成分与大黄泻下作用之外的其它医疗作用的相关性研究，报道较少，开展这一方面的研究将是很有意义的。

2. 糖尿病为临床常见病。临床上治疗糖尿病的方剂中，常可见到大黄的应用，而大黄降血糖作用与含量较少的二苯乙烯类成分相关性研究尚未见报道。本研究从波叶组藏边大黄入手来阐明这一问题，结果呈正相关性。

3. 从表中结果统计看，模型组与正常组血糖浓度对比，具有显著性差异（$P<0.01$），说明用四氧嘧啶造模成功。造模后给苷E组和醇提物组，血糖浓度均明显低于模型组（$P<0.01$），说明苷E和醇提物有确切的降血糖作用。在实验给药的浓度下，苷E的降血糖作用优于醇提物。

4. 临床上，大黄的应用范围极广，疗效确切。近年来，商品大黄供求矛盾日渐明显，开展在泻下作用之外的其它医疗作用上大黄的代用品研究，是缓解矛盾的一条途径。根据植物亲缘关系与所含成分的相关性，首先选定资源丰富的波叶组大黄研究是合理的。波叶组藏边大黄久为藏医应用，产量较大。作者开展藏边大黄研究，一方面为其它波叶组大黄的研究创造良好的开端，另一方面为西藏自治区脱贫致富做一点实在的工作。

5. 藏边大黄成分研究表明，主含两大类成分。其一为蒽醌类（游离及苷），其二为二苯乙烯类（游离及苷）。蒽醌类在降血糖作用上是否起协同作用，尚有待于进一步研究。

6. 二苯乙烯类活性的阐明，展示了波叶组大黄利用的广阔前景。藏边大黄含苷 E 约 3%～4%，是开发利用的良好原料。

参考文献

[1] 徐叔云．药理实验方法学．北京：人民卫生出版社，1991，1047
[2] 吴征镒主编．新华本草纲要，第三册．上海：上海科学技术出版社，1990，28
[3] 谢宗万．中药材品种论述（中册）．上海：上海科学技术出版社，1994，429
[4] 徐叔云．药理实验方法学．北京：人民卫生出版社，1991，1274

（李军林　李家实）

第 50 章 10 种大黄提取物对淋巴细胞增殖作用的影响

据报道，大黄可以保护骨髓血细胞免受免疫抑制剂的破坏，证实了大黄对骨髓血细胞具有保护作用。但关于其对淋巴细胞功能的作用未见报道。本实验初步探讨了 10 种大黄提取物对淋巴细胞增殖作用的影响。

材料和方法

1. 10 种大黄的来源见本书表 34-9，通过适当的溶剂提取和精制而得的提取物供研究用。

2. 淋巴细胞对有丝分裂素的反应性及自然增殖率的测定按常规方法进行。

结　果

见表 50-1 和表 50-2。

表 50-1　大黄提取物对淋巴细胞有丝分裂素作用的影响

大黄提取物		刺激指数（SI）		大黄提取物		刺激指数（SI）	
名称	浓度（ng/ml）	ConA	Lps	名称	浓度（ng/ml）	ConA	Lps
小大黄	1 000	0.46	0.95	唐古特大黄	1 000	1.20	0.80
	100	0.80	0.92		100	1.38	0.91
	10	0.82	0.93		10	1.28	0.78
	1	0.99	1.00		1	1.21	0.88
歧穗大黄	1 000	1.05	0.96	药用大黄	1 000	1.20	0.95
	100	1.07	1.08		100	1.15	0.81
	10	1.07	0.96		10	1.08	0.78
	1	1.16	0.97		1	0.94	0.98
网脉大黄	1 000	1.10	0.98	波叶大黄	1 000	1.17	0.77
	100	1.08	1.05		100	1.12	0.97
	10	1.31	1.10		10	1.09	0.95
	1	1.21	1.14		1	1.02	1.18
藏边大黄	1 000	1.11	0.91	塔黄	1 000	1.28	0.99
	100	1.10	0.81		100	1.30	0.87
	10	1.16	0.86		10	1.31	0.96
	1	1.05	1.05		1	1.34	1.06
掌叶大黄	1 000	1.14	0.96	秦岭大黄	1 000	0.98	0.85
	100	1.10	0.84		100	1.00	1.10
	10	0.89	0.86		10	0.96	0.83
	1	0.87	0.97		1	1.23	0.93

表 50-2　大黄提取物对淋巴细胞的增殖效应

样品	刺激指数（ng/ml）			
名称	1 000	100	10	1
小大黄	1.16	1.65	1.40	1.13
歧穗大黄	1.49	0.73	1.46	1.36
网脉大黄	1.38	1.64	1.10	1.36
藏边大黄	1.30	1.53	1.27	1.30
掌叶大黄	1.05	1.64	1.50	1.34

续表 50-2

样品	刺激指数（ng/ml）			
名称	1000	100	10	1
唐古特大黄	1.53	1.69	1.34	1.77
药用大黄	1.63	1.74	1.65	1.73
波叶大黄	1.63	1.53	1.75	1.67
塔黄	2.06	1.67	1.86	1.07
秦岭大黄	2.06	1.76	1.77	1.80

讨　论

1. 大黄提取物对 Lps 引起的淋巴细胞增殖作用无明显影响。部分大黄提取物（唐古特大黄、药用大黄、波叶大黄、塔黄）对 ConA 引起的增殖反应有轻度刺激作用，其中塔黄随剂量减少，其刺激作用逐渐增强。

2. 部分大黄提取物可直接刺激细胞增殖。小大黄、网脉大黄、藏边大黄、掌叶大黄、唐古特大黄、药用大黄、波叶大黄、塔黄、秦岭大黄浓度为 100ng/ml 时，刺激指数＞1.5，塔黄、秦岭大黄浓度为 1000ng/ml，其刺激指数＞2，其作用比正品大黄强。

（胡　军　段丹霞　殷金珠等）

第 51 章 窄叶大黄及矮大黄活性筛选

一、抗肿瘤活性筛选

方 法

MTT 还原测试 取细胞悬液接种在 96 孔培养板中，0.18ml/孔。在 37℃含 5%二氧化碳培养箱中培养 18 小时。加入已稀释好的未知药物，0.02ml/孔，再培养 24 小时或 48 小时。加入四氮唑蓝（MTT），0.02ml/孔，培养 4 小时后，吸去孔中的培养液，用 PBS 液洗涤两次。培养板自然干燥后，加入异丙醇（酸化）0.2ml/孔，放置 15～20 分钟。用自动酶标检测仪在 570nm 处检测 96 孔的光吸收值（OD）值，每一测试含平行 4 孔，重复 2～3 次，以（用药组的平均 OD－空白培养基的平均 OD 值）/（对照组的平均 OD 值－空白培养基的平均 OD 值）×100%计算细胞的存活率，用（1－存活率）×100%计算细胞的抑制率。

SRB 法：在 96 孔板中的每孔中接种 2×10^4 个细胞，在含 5%血清的 RPMI1640 培养基中培养 24 小时，加入阿霉素和样品后，继续培养癌细胞 48 小时，再加入 50%三氯乙酸（TCA）在 4℃固定 2 小时，之后用蒸馏水冲洗 96 孔板 3 次，干燥。用硫代罗丹明（SRB）染色 30 分钟后，用 1%醋酸冲洗剩余的染料，干燥。在每孔中加入 100μl 的 Tris 溶液（10mmol/L，pH10.5）。用自动酶标检测仪在 540nm 处检测 96 孔的光吸收值（OD）值，每一测试含平行 4 孔，重复 2～3 次，以（用药组的平均 OD－空白培养基的平均 OD 值）/（对照组的平均 OD 值－空白培养基的平均 OD 值）×100%计算细胞的存活率，用（1－存活率）×100%计算细胞的抑制率。

结 果

窄叶大黄、矮大黄 95%乙醇提取物及各萃取部位（100μg/ml）对人肝癌细胞（Bel-7402）、人宫颈癌细胞（Hela）、人鼻咽癌细胞（KB）和人白血病细胞（HL-60）均有较强的抑制作用，从窄 叶大黄中分离得到的单体化合物均无活性。从矮大黄中分离得到的化合物 EA4（gnetin C）（100μg/ml）对人白血病细胞（HL-60）具有一定的抑制作用，见表 51-1。

表 51-1 窄叶大黄和矮大黄的抗肿瘤活性筛选

样 品	测试模型（细胞株）	抑制率（%）	浓度（μg/ml）	结 果
窄叶大黄 95%乙醇提取物	SRB 法（Bel-7402 人肝癌）	－4.68	1	
		－4.49	10	＋
		77.78	100	
	SRB 法（Hela 人宫颈癌）	－5.09	1	
		1.09	10	＋
		83.12	100	
窄叶大黄 石油醚相	SRB 法（KB 人鼻咽癌）	－1.98	1	
		4.98	10	＋
		58.95	100	
窄叶大黄 氯仿相	MTT 法（HL-60 人白血病）	－18.65	1	
		－10.91	10	＋
		64.67	100	
	MTT 法（小鼠脾 B 淋巴细胞）	11.77	1	
		11.72	10	＋
		50.72	100	
	SRB 法（Bel-7402 人肝癌）	10.13	1	
		20.61	10	＋
		88.84	100	

续表 51-1

样　品	测试模型（细胞株）	抑制率（%）	浓度（μg/ml）	结　果
	SRB 法（Hela 人宫颈癌）	2.31	1	
		4.27	10	+
		87.98	100	
窄叶大黄 乙酸乙酯相	SRB 法（Bel-7402 人肝癌）	4.73	1	
		7.65	10	+
		91.50	100	
	SRB 法（Hela 人宫颈癌）	6.98	1	
		−7.66	10	+
		86.80	100	
窄叶大黄 正丁醇相	SRB 法（Bel-7402 人肝癌）	13.11	1	
		46.18	10	+
		65.36	100	
	SRB 法（KB 人鼻咽癌）	13.97	1	
		65.22	10	++
		86.45	100	
	SRB 法（Hela 人宫颈癌）	−10.93	1	
		36.74	10	+
		77.43	100	
窄叶大黄 水相	SRB 法（Bel-7402 人肝癌）	−1.13	1	
		−8.81	10	+
		55.90	100	
	SRB 法（KB 人鼻咽癌）	3.37	1	
		27.74	10	+
		71.17	100	
矮大黄 95%乙醇提取物	MTT 法（HL-60 人白血病）	0.32	1	
		−4.39	10	+
		74.69	100	
	SRB 法（Bel-7402 人肝癌）	−12.01	1	
		−17.42	10	+
		55.75	100	
	SRB 法（Hela 人宫颈癌）	−3.40	1	
		9.58	10	+
		56.95	100	
矮大黄 石油醚和氯仿相	SRB 法（Bel-7402 人肝癌）	−11.90	1	
		−8.36	10	+
		66.21	100	
	SRB 法（Hela 人宫颈癌）	−1.45	1	
		15.53	10	+
		61.01	100	
矮大黄 乙酸乙酯相	SRB 法（Bel-7402 人肝癌）	−9.36	1	
		−10.39	10	+
		75.41	100	
	SRB 法（Bel-7402 人肝癌）	−9.36	1	
		−10.39	10	+
		75.41	100	
	SRB 法（Hela 人宫颈癌）	−3.77	1	
		11.32	10	+
		78.25	100	
矮大黄 水相	SRB 法（KB 人鼻咽癌）	16.28	1	
		18.00	10	+
		72.03	100	
EA4	MTT 法（HL-60 人白血病）	19.52	1	
		19.28	10	+
		59.17	100	

二、窄叶大黄和矮大黄清除超氧自由基作用的 ESR 研究

材料和方法

自旋捕捉剂二甲基吡咯啉氮酮（5，5-dimethyl-l-pyrroline-l-oxide，DMPO）购自美国 Sigma 公司，使用前经活性炭纯化。其余试剂均为国产 AR 级。

自旋捕捉超氧阴离子自由基 $O_2^{-\cdot}$：于 0.35mmol/L 黄嘌呤中加入 100μmol/L 黄嘌令氧化酶（利用酶促反应产生超氧阴离子自由基）和 0.1mol/L DMPO 混匀后立即装入石英毛细管内，然后外加样品保护测试管，一并放入 ESR 波谱仪的谐振腔内，3 分钟内测完。该体系对应的自旋浓度为 7.8269×10^{11} spin。上面各样品均用 pH7.4 磷酸缓冲液配置。

1. ESR 测量　测量在 Bruker ESP 300 型电子自旋共振波谱仪上完成。测试用 $T\text{-}E_{102}$ 矩形谐振腔。工作频率 9.74GHz，微波功率 10MW，调制频率 100kHz，调制幅度 0.1mT，扫场速度 3.3mT/min。时间常数 0.36 秒。室温下测量。

2. 实验步骤　取 5μl 对照品（缓冲液）或样品（1mg/ml）加入前述活性氧自由基发生体系，用顺磁仪进行检测，比较时选用波谱中第一组峰高 h 来表示信号的强弱。清除率＝（$h_{对}-h_{样}$）/$h_{对}\times100\%$。

3. 结果　窄叶大黄、矮大黄 95%乙醇提取物及各萃取部位对超氧阴离子均有不同程度的清除作用，从窄叶大黄中分离得到的化合物 E8，E9，E10，E12 对超氧阴离子的清除作用很强，见表 51-2～4。

表 51-2　粗提物对超氧阴离子自由基的清除率

样品 (1mg/ml)	窄叶大黄	矮大黄
	清除率（%）	
医用酒精总提物	59.78	20.65
石油醚相	56.52	6.52
氯仿相	47.83	
乙酸乙酯相	54.34	5.43
正丁醇相	51.09	33.69
水相	16.31	6.52

表 51-3　单体化合物对超氧阴离子自由基的清除率

样品 (1mg/ml)	E2	E3	E7	E8	E9	E10	E12
清除率(%)	4.34	2.17	0	90.22	89.13	75.00	86.95

表 51-4　不同浓度 E8，E12 对超氧阴离子自由基的清除率

样品 浓度（mg/ml）	E8	E12
	清除率（%）	
1.0	91.67	68.33
0.5	81.67	41.66
0.25	28.33	24.16
0.125	27.50	25.00
0.0625	16.67	16.66

三、窄叶大黄和矮大黄抗白色念珠菌活性研究

材料与方法

1. 试验材料

白色念珠菌（Candida albicans）（中国科学院微生物研究所），蛋白胨（DIFCO 公司）。葡萄糖（汕头市光华化学厂），琼脂（北京原平生物技术有限公司），二甲基亚砜（天津市化学试剂六厂分厂）。

2. 仪器

超净工作台（北京半导体厂），血细胞记数板（江苏省丹阳市延陵医疗器械厂），移液器（北京青云航空仪表公司），HZQ-Q 全温振荡器（哈尔滨东联电子技术开发公司）。

3. 实验方法

（1）样品制备：将窄叶大黄和矮大黄各部位（医用酒精总提物、石油醚相、氯仿相、乙酸乙酯相、正丁醇相和水相）及从窄叶大黄中提取得到的化合物 E1、E2、E3、E5、E7、E8、E9、E10、E12 配成浓度为 4mg/ml（含 2% DMSO）的待测样品。

（2）抗真菌活性测定：96 孔板微量稀释法测定样品的 MIC：取 100μl 的待测样品（4mg/ml）加入到 96 孔板 100μl 改良沙氏培养基（1%蛋白胨，2%葡萄糖）中，使其终浓度为 2mg/ml，依次倍比稀释为 10 个梯度浓度。取对数生长期的细胞（血细胞计数板计数菌浓度，终浓度为 2×10^3 细胞/ml）接种于 96 孔培养板，于 37℃温箱中培养，48 小时后观察，目测并以无菌生长的药物浓度为最低抑菌浓度。

结　　果

窄叶大黄、矮大黄 95%乙醇提取物及各萃取部位和从窄叶大黄中分离得到的化合物 E1，E2，E3，E5，E7，E8，E10，E12 对白色念珠菌均无抑制作用，只有 E9 二苯乙烯类化合物 piceatannol 在浓度 250～400μg/ml 时可完全抑制白色念珠菌的生长。

（向　兰　康　辉　范国强　郑俊华）

第52章 中药大黄对平滑肌细胞增殖及细胞增殖核抗原影响的实验研究*

第一节 药物抑制平滑肌细胞增殖预防冠状动脉介入性治疗后再狭窄（综述）

1977年Gruentzig首次为一例冠状动脉左前降支患者成功地实施了经皮冠状动脉成形术（PTCA），使冠心病内科介入性治疗进入了一个崭新阶段。此后的近几十年，随着导管及导丝系统的不断改进，PTCA各种并发症及死亡率明显下降，适应症不断拓宽，从原来的单支、孤立、近端，局限性病变，扩展到单支多处、多支血管、血管分叉处及冠状动脉桥的狭窄病变。由治疗稳定型心绞痛发展到治疗不稳定型心绞痛、急性心肌梗死。目前，美国每年有30万人接受这种治疗，成功率达90%。但术后六个月内有25%～35%病变在原治疗部位出现再狭窄，成为影响远期疗效的重要问题。为此，国内外学者开展了大量临床与实验室研究，探讨再狭窄发生机制及相关因素，寻找某些药物或治疗手段，预防再狭窄，但均未获得满意结论。

一、再狭窄（restenosis）的定义、诊断标准及影响因素

由于临床判断再狭窄的敏感性及特异性均较低，所以目前多根据冠脉造影结果判断。美国国立卫生研究院心肺血液研究所（NHLBI）对再狭窄定义为：（1）冠脉原扩张部位狭窄增加至少30%。（2）管腔狭窄从PTCA结束时的＜50%，增加至＞70%。（3）PTCA所获得的管腔直径至少丧失50%。（4）随访造影时狭窄至少增加到扩张前的10%。1988年Reiber也提出诊断标准：冠脉随访造影时，原扩张部位最小管腔直径减少＞0.72mm诊断为再狭窄。但目前采用较多的为Leimgruber提出的标准：即扩张后狭窄＜50%，随访造影时狭窄程度＞50%。不同的再狭窄标准可直接影响再狭窄率。另外，患者选择、随访造影率、造影时间、冠脉造影技术及分析方法等均影响再狭窄率，使其范围波动在20%～49%。再狭窄发生的高峰在术后4～6个月，6个月内占53%，一年后仅3.4%。

1990年，一个再狭窄研究协作组对722例PTCA患者进行随访平均6±2个月，其中71%重复造影，发现性别、年龄、糖尿病及心绞痛、有否心肌梗死史与再狭窄无关。而另一研究发现，以下六方面临床因素为影响再狭窄率的独立因素：即成形术前血管最小内径、成形术中所获得的血管内径、病变长度、糖尿病、心绞痛时程及成形术后是否有血栓形成，并认为单独控制这六个独立因素之一均不能降低再狭窄率。

二、再狭窄发生的细胞生物学机制

PTCA术后6个月内再狭窄主要发生机制为球囊损伤后早期血小板聚集、脱颗粒，血栓形成及晚期血管平滑肌细胞（SMC）迁移，增殖，合成细胞外基质，即：

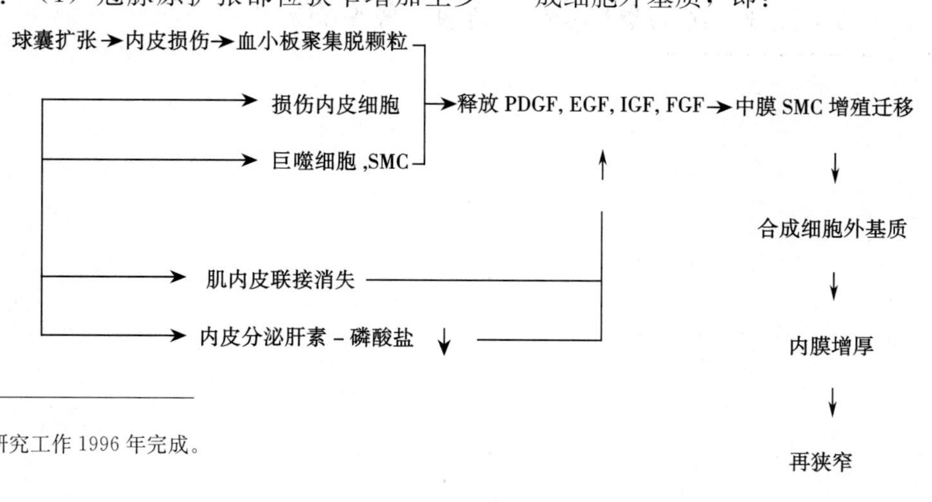

* 本研究工作1996年完成。

Schwartz 通过犬的模型研究，将再狭窄新内膜形成分为三个阶段：

（1）血栓形成（thrombosis）血栓成分包括血小板、纤维蛋白、红细胞

（2）细胞聚集（cellular recruitment）

（3）细胞增殖（cellular proliferation）

他们通过免疫组化方法发现 SMC 增殖最初是由内膜面开始，而不是来源于中膜，并提出血栓形成在再狭窄发生中占有一定作用，因为血栓内成分为 SMC 增殖提供了大量有丝分裂因子。

目前发现与再狭窄相关的有丝分裂因子主要有血小板衍化生长因子（PDGF）纤维母细胞生长因子（FGF）、表皮生长因子（EGF）、转移生长因子（TGF）、胰岛素样生长因子（IGF）等几种。

PDGF 为两个多链组成的蛋白，分子量为 28 000～32 000Da，它为单核细胞及内皮细胞 sis 癌基因的表达产物。在球囊损伤后，血小板聚集脱颗粒时，它从 α 颗粒中释放出来。另外，球囊损伤动脉 SMC 培养发现，SMC 分泌 PDGF 样物质增加。PDGF 的靶细胞为中胚层起源细胞，例如 SMC、3T3 细胞、成纤维细胞。PDGF 在血中的半衰期较短仅 2 分钟。PDGF 具有特殊受体，其受体具酪氨酸蛋白酶活性。PDGF 与细胞结合后数秒钟即导致大量膜蛋白（包括 PDGF 受体）和胞浆蛋白磷酸化，此磷酸化发生于酪氨酸与丝氨酸残基上，对细胞增殖起重要作用。目前认为球囊损伤后，PDGF 使细胞由 G_0 期向 G_1 期转化进入细胞周期，然后再通过一组前进因子（progression）包括 EGF、IGF-Ⅰ使细胞由 G_1 期进入 S 期，合成 DNA，完成细胞分裂。PDGF 为 SMC 迁移及增殖的强有力的刺激因子。

FGF 包括 aFGF 及 bFGF 两种。前者来源于 VSMC，后者来源于内皮细胞，其主要作用为促进内皮细胞及纤维母细胞增生。

EGF 可促进间质细胞 DNA、RNA 及蛋白质合成，它是通过受体发挥生物学效应的，EGF 在细胞表面与肝素相互竞争同一位点，已证实肝素可抑制间质细胞增生，但它却刺激 SMC 糖蛋白合成。

TGF 在大多数条件下可促进细胞外基质的合成。Orlidge 通过内皮细胞与平滑肌细胞融合培养发现，TGF 可抑制内皮细胞增殖。推测其机制为两种细胞相互作用后激活 TGF 所致。IGF 主要有 IGF－Ⅰ及 IGF－Ⅱ两种。培养的内皮细胞及平滑肌细胞均有 IGF-Ⅰ表达。IGF-Ⅰ具有短期胰岛素代谢效应及长期细胞分裂效应，可促进 SMC 增殖及细胞外基质合成。PDGF 可诱导 VSMC 中 IGF-Ⅰ基因表达，最近发现球囊损伤至新内膜形成过程中，IGF-Ⅰ水平增高。

目前各种生长因子在再狭窄中相互作用尚不清楚，但它们的共同作用为促进间质细胞，特别是 SMC 迁移、增殖及合成细胞外基质。从再狭窄的发生机制中不难看出，SMC 增殖占有主要作用。大量动物试验及人体病理已证实，再狭窄的主要病理改变为 SMC 增殖。因此，明确 SMC 增殖调控因素及寻找各种药物及治疗手段抑制 SMC 增殖，为预防再狭窄发生的主要措施。

三、平滑肌细胞的增殖调控

（一）正常动脉壁 SMC 的增殖调控

正常动脉壁 SMC 有两种表型状态，即收缩表型及合成表型。在幼年动脉中 SMC 增殖能力强，具有合成胶原、弹力纤维、蛋白聚糖（proteoglycan）的作用（合成型）。成年动脉中 SMC 的功能为调节管壁张力（收缩型）。收缩表型与合成表型 SMC 超微结构不同。合成表型细胞胞内富含粗面内质网、游离核糖体及线粒体成分，而收缩表型胞内富含肌丝，粗面内质网及游离核糖体较少，对各种有丝分裂原不起有效反应。许多刺激因素可刺激 SMC 由收缩状态向合成状态转变。有实验表明，幼年兔主动脉经消化法处理，培养成单层生长，SMC 是处于收缩表型，胞浆内有大量肌丝，对机械及电刺激可引起收缩。如果接种稀疏，它们将自发进入合成表型，肌丝变少，合成细胞外基质增多，从而失去收缩力。正常状态下，动脉壁内皮结构完整，融合生长的内皮通过以下途径控制 SMC 表型转换及增殖。

1. 分泌类肝素样物质抑制 SMC 表型转换。融合生长的内皮细胞可分泌糖胺多糖（glycosamincoglycan），一种类肝素物质抑制 SMC 表型转换，使其处于收缩表型。体外 SMC 培养时，若加入一层融合生长内皮，则 SMC 向合成表型转换即被抑制。

2. 正常动脉壁内皮细胞融合生长，构成血液与动脉壁的屏障，阻止 LDL 进入内膜。因为 SMC 可通过特异 LDL 受体及非特异胞饮途径摄入 LDL，LDL 可促进 SMC 增殖。融合内皮一方面阻止 LDL 进入 SMC，另一方面可修饰 LDL 使之理化性质及生物活性有所改变，最终抑制 SMC

增殖。

3. 内皮细胞与平滑肌细胞形成异类细胞间的肌内皮连接（myo-endothelia junction）抑制SMC增殖。在内皮细胞结构功能完整的动脉，通过内弹力膜窗孔，SMC胞浆突起与内皮细胞构成直径30Å，厚约150Å的间隙连接，使SMC能有效地接受由内皮细胞产生的第二信息，对SMC维持于收缩型起重要作用。如果内皮损伤，肌内皮连接消失，则SMC失去抑制而活跃增殖。

（二）动脉粥样硬化及球囊损伤后动脉壁SMC的增殖调控

动脉粥样硬化被认为是内膜对损伤的一种免疫炎症反应，斑块中脂质及结缔组织基质为主要成分，富含脂质的泡沫细胞来源于血循环中进入内膜的单核/巨噬细胞，基质蛋白主要由平滑肌细胞合成。动脉粥样硬化的形成是血浆中脂质，特别是低密度脂蛋白（LDL）进入内膜引起的。氧化及改变构型的LDL趋化单核细胞，使其迁移，并引起炎症反应。单核细胞通过受体摄入更多的LDL，其摄入量不因胞内脂质聚集而减少，这样最终单核细胞变为泡沫细胞。

有实验报道脂质过氧化发生于动脉粥样硬化内，而且这种反应可修饰动脉壁内天然LDL。氧化的LDL较天然的LDL相比更易加速动脉粥样硬化形成，有以下几个原因：①氧化的LDL较天然LDL更易被巨噬细胞的清除受体结合，使巨噬细胞成为泡沫细胞；②修饰的LDL通过单核细胞，使细胞更易侵入内皮下空间；③修饰的LDL产生细胞毒性，使内皮损伤、细胞坏死。这样，血循环中的促生长因子可直接作用于平滑肌细胞，使其迁移及增殖。

有学者认为，球囊损伤后，新内膜的形成与动脉硬化（AS）发生相同，且再狭窄为AS的加速过程。Fuster将动脉损伤分为三型，即Ⅰ型：内皮细胞仅有功能上的改变而无超微结构的变化，包括长期高胆固醇血症及病毒引起的感染。Ⅱ型：损伤导致内皮暴露及内膜破坏，但无内弹力板及中膜损伤，多发生于粥样斑块形成早期，球囊损伤、高胱氨酸血症及一些免疫机制所致损伤。Ⅲ型：不仅损伤内膜，而且损伤内弹力板及中膜。主要为球囊损伤旋切及支架等介入性治疗损伤所致，发生于时间较长的复杂的斑块。从上述三型损伤看，RS与AS发生似乎无明显界限，但为什么RS在短短几个月内发生，而AS发生过程较长呢？对再狭窄病变进行组织化学研究发现，RS中肌细胞成分较多，而无明显脂质沉积。这明显不同于AS的斑块。另有实验表明球囊成形术中伴有明显内弹力板及中膜损伤者再狭窄发生率高。由此可见，RS发生不同于AS，除了内皮细胞破坏，血小板、巨噬细胞及平滑肌细胞释放各种生长因子对平滑肌细胞增殖起一定作用外，中膜平滑肌细胞受较强烈的机械牵拉，对平滑肌细胞迁移及增殖，形成再狭窄起有重要作用。这也解释了为什么RS中脂质成分少而肌细胞成分较多的原因。对AS及RS病变中平滑肌细胞进行培养发现，前者细胞倍增时间为71小时，而后者仅为52小时，同时，有人在体外培养发现，RS中SMC合成细胞外基质，sulphatedglycoaminoglycan（S-GAGs）活力高于一般AS中SMC。

有关再狭窄发生的进程，国外已做了大量研究。兔腹主动脉球囊损伤模型，应用免疫组化染色法观察发现，球囊损伤后2天无内膜增厚，损伤带附近有少许新生内膜，几乎所有细胞都处于分化状态，这些细胞包括SMC、T淋巴细胞及巨噬细胞。10天时新内膜有5～7层SMC，在最初7天内，许多细胞都处于分化状态，30天时新内膜为多层SMC。鼠颈动脉球囊损伤后，中膜30%的SMC参与即刻的增殖反应，48小时达高峰，此时细胞全部处于分化状态。这种增殖反应持续3周。SMC在损伤后的第4天由中膜迁至内膜，增殖在第7天时达高峰，内膜增厚持续8周，后期主要为合成细胞外基质。用H^3-TdR参入法观察发现，迁移至内膜的SMC中有50%继续分化增殖，它们占内膜总细胞的10%。为什么有些细胞仅迁移而不增殖？有两方面原因：①每个细胞有不同的增殖能力；②有些因子只促进迁移而对增殖无影响。

影响球囊损伤后SMC迁移及增殖的因素有以下几种。

1. PDGF　PDGF为促进SMC迁移及增殖的因子。最近有人证明，动脉球囊损伤后SMC的JE mRNA迅速增高，JE mRNA为PDGF介导的早期反应，此基因在促进单核细胞聚集参与炎症反应起一定作用。JE基因与PDGF密切相关，JE mRNA增高提示PDGF在血管内膜损伤后迅速增高，促进JE mRNA升高引起SMC增殖。Reidy发现，PDGF对SMC由中膜迁移至内膜起作用，而对增殖无影响。

2. FGF 球囊扩张引起中膜损伤，导致内源性有丝分裂因子 FGF 释放。因为 FGF 不仅由 SMC 及内皮细胞合成，而且也储存于内皮下基质。细胞损伤后释放 FGF 可促进 SMC 增殖。也有报道，bFGF 为球囊损伤后死细胞所释放，在鼠模型中，球囊损伤后输入 bFGF 抗体，中膜 SMC 增殖将明显降低。

3. EGF、IGF、TGF 等。EGF、IGF 可促进 SMC 增殖。IGF、mRNA 在损伤后 24 小时内即存在，此时 SMC 尚未复制。可见，IGF 在 SMC 增殖中占有一定作用。IGF、TGF 促使细胞外基质合成。

4. SMC 受损伤后可释放 PDGF、IGF 调控自身增殖。

5. Ag-Ⅱ及 IL-Ⅰ等均可刺激 SMC 增殖。球囊损伤后 SMC 迁移及增殖中各因子的作用不是孤立的。有人认为 PDGF 与 FGF 具有协同作用，PDGF 与 FGF 使静止期细胞活跃，EGF、IGF 为其促进因子，这些因子共同作用使 SMC 进入细胞分裂周期。可见 SMC 的增殖受多种因素调控。明确其调控机制，将为药物干预其增殖提供理论依据。

四、细胞增殖周期及测定方法

（一）细胞增殖周期

所有细胞或处于分裂期（M 期）或间期阶段。细胞经过一个间期和一个 M 期叫细胞生活周期或细胞周期。细胞周期是细胞的增殖过程，间期和 M 期是细胞周期统一过程中的两个不同阶段。在间期，细胞完成生长过程，主要是遗传物质脱氧核糖核酸 DNA 复制，即 DNA 合成。没有 DNA 合成，细胞不能进入 M 期。M 期所完成的主要是遗传物质的分配。DNA 合成为一种肉眼观察不到的分子水平变化，应用放射性同位素标记法证明，DNA 合成仅占间期中的一段时间，称 DNA 合成期（S 期）。在 S 期前后，分别有两个间隙阶段，称为 DNA 合成前期（G_1 期）和 DNA 合成后期（G_2 期），因此，间期＝G_1 期＋S 期＋G_2 期。细胞周期＝间期＋M 期。

G_1 期：发生于上一次 M 期后，故称为细胞分裂后期。在 G_1 期主要发生 DNA 合成前有关的生化变化，如：DNA 聚合酶和 RNA 的合成等。G_1 期持续时间差别很大，短则 4～5 小时，长则时间不定，增殖旺盛的细胞 G_1 期持续时间短，衰老细胞持续时间长。一般情况下，凡细胞无增殖活动时，又称为 G_0 期，皆滞于 G_1 期。长期停滞于 G_1 的细胞在一定条件下，G_0 期细胞可再重新进入 DNA 合成期。

S 期：本期主要进行 DNA 合成。各种细胞持续时间都比较恒定，平均 6～8 小时。除应用 5-氟尿嘧啶等抑制 DNA 合成的药物外，DNA 合成一经开始，大多能持续进行，对外界干扰有一定耐受能力。

G_2 期：发生于本次分裂之前，故也称细胞分裂前期。细胞进入 G_2 期后 DNA 量加倍，在 G_2 期主要的变化为 RNA 的合成及染色体螺旋化。本期持续时间较短，平均 2～5 小时，对外界环境变化敏感，易受影响，使细胞不能进入 M 期，但恢复较快。

（二）细胞增殖核抗原及抗体

1. 细胞增殖核抗原（PCNA）　通常所讲的细胞增殖核抗原是指 proliferating cell nuclear antigen 即 PCNA，它是一种酸性蛋白，分子量 36kD，其 cDNA 已克隆，启动子已明确，它是在 DNA 复制时 DNA 聚合酶的辅助物，当细胞进入增殖周期时，此蛋白即出现，但它不与 DNA 聚合酶紧密连接，因此，可被去垢剂所提取。如果标本在处理过程中不加去垢剂，则此蛋白出现于 G_1，S，G_2 及 M 期，是进入增殖周期细胞的标记物。进入 S 期，此蛋白与 DNA 聚合酶形成紧密连接的复合物，而不被去垢剂所提取，因此它是 S 期细胞的一个标记物。PCNA 为细胞周期 S 期开始在核中出现，而在 S 期结束后消失的与细胞周期转化有关的蛋白质，它的动态变化可以反映细胞由 G_1 期向 S 期的转化速率，因此为 S 期细胞的一个标志物，通常用于检测 S 期细胞。

2. Ki-67 抗体与抗原

（1）Ki-67 抗体：Ki-67 抗体是 IgG 类鼠单克隆抗体，在研究特异性抗霍奇金细胞及 R-S 细胞核抗原的单克隆抗体时，由抗霍奇金病的序列 L428 一种粗制的核片段中提取，以产地德国 Kiel 命名。由于产生抗体的克隆在组织培养盘的第 67 号上生长，故命名为 Ki67、Ki-67 只与增殖细胞的核抗原反应。

（2）Ki-67 抗原与细胞周期的关系：有实验表明，当细胞受刺激而进入细胞增殖周期时，Ki-67 抗体可识别存在于增殖细胞核内的 Ki-67 抗原，当细胞重新进入静止状态时，此抗原随即消失。Gerdes 等通过单克隆抗体免疫组化染色方法证实，Ki-67 抗体可识别进入细胞周期即 G_1，S，G_2 及 M 期细胞核内的细胞增殖核抗原，而在 G_0 期时，此抗原不存在，即 Ki-67 核抗原在增殖周期细胞中表达，而静止期细胞不表达。Sasaki 等发现，Ki-67 抗原在 S 期后扩增，在 G_2、M 期达高峰。由此可见，已增殖细胞核抗原为标志，应用 Ki-67 单克隆抗体免疫组化染色方法可检测出进入增殖周期的细胞。

（3）Ki-67 抗原的结构、位置及分布：Gerdes 等用免疫杂交分析的方法证实 Ki-67 抗原是一个非组蛋白，由多肽链组成，双链分子量分别为 395kD 及 345kD。Verheijen 等用同焦点激光扫描显微镜及免疫电镜显示在细胞分裂间期 Ki-67 抗原位于核仁皮质及致密纤维成分上。他们还发现用原位分馏法把 DNA 移出细胞后，Ki-67 核抗原仍可测出，提示这种抗原与一种称为核基质中间丝骨架的物质有关。Ki-67 核抗原的分布与细胞循环有关。Braacn 等研究了同步化的人胚胎肺细胞序列 Ki-67 抗原的分布，发现在细胞分裂间期及分裂期此抗原分布不同。G_1 晚期 Ki-67 分布于核仁周区，S 期在核浆中，G_2 期在核浆及核仁周区，呈细颗粒状，点状分布。在分裂期除了分裂前期核浆染色，中期胞浆染色外，分裂前期，中期还可见染色体周围的深染区，在分裂后期末这种深染迅速消退。

（4）Ki-67 核抗原的作用及与其它增殖指标的相关性：Falini 等证实 Ki-67 核抗原在人、动物的正常及肿瘤标本中都存在，认为它的分布如此广泛，可能会在细胞增殖中占有重要作用。然而 Ki-67 核抗原并不是细胞增殖所必需的。Schock 等报道在一些细胞杂交株的增殖过程中缺乏 Ki-67 核抗原。Verheijen 等用流式细胞学方法亦证实了 Ki-67 核抗原染色阳性的细胞处于细胞周期中。

目前有许多单克隆抗体可用以识别多种化学物质及酶，作为观察细胞增殖的指标。如：DNA ropoisomerase Ⅱ，抗 PCNA 核抗原，抗 DNA 多聚酶等，Verheijen 等观察到 Ki-67 核抗原与 DNA ropoisome Ⅱ有一些相似之处，其它单克隆抗体与 Ki-67 核抗原的关系尚不清楚。

（三）细胞增殖周期的测定方法

1. DNA 含量测定　检测细胞增殖最古老的方法为 H^3-TdR 掺入法，它可准确检测 S 期细胞。但其缺点需要同位素标记以及若应用放射自显影观察时间较长。另一检测 DNA 含量的方法为溴化脱氧尿嘧啶（Brdu）掺入法，因 Brdu 为细胞 DNA 合成必需物质，因此，通过抗溴化脱氧尿嘧啶（Brdu）单克隆抗体来检测 Brdu 掺入量，可反映细胞增殖情况。上述两种方法为检测细胞周期中 S 期敏感方法。且两种方法因需掺入嘧啶类物质，因此为间接反映细胞增殖情况。

2. 单克隆抗体免疫组化及流式细胞学技术　前面提到的细胞增殖核蛋白单克隆抗体观察细胞增殖方法因不需掺入外界物质，可直接反映细胞增殖情况。Ki-67 单克隆抗体可检测 G_1，S，G_2，M 期细胞。PCNA 抗体可检测 S 期细胞。单克隆抗体技术可因检测过程中标记物不同分为免疫组化（酶标法）及流式细胞计数（荧光标记）。免疫组化法费用较低，但样本制备及计数所需时间长。而流式细胞计数仪在短时间内可取得大量细胞计数。单克隆抗体技术因敏感特异、准确而优于 H^3-TdR 法。因此正在逐步取代后者而广泛应用于临床与科研。

五、药物抑制平滑肌细胞增殖，预防冠脉介入性治疗后再狭窄研究现状

目前针对再狭窄发生机制中 SMC 增殖占主要作用这一发生机制，国外开展了大量药物试验，抑制 SMC 增殖并探讨其作用机制，以预防临床再狭窄发生。

（一）抗凝治疗

肝素可与抗凝血酶Ⅲ形成复合物使凝血酶失活，从而抑制纤维蛋白原转化为纤维蛋白，减少血栓形成，并可抑制 SMC 增殖。有试验发现，SMC 暴露于有丝分裂因子之前应用肝素，肝素抑制其增殖作用更强。推测肝素作用机制为抑制血液中有丝分裂因子对 SMC 的刺激反应。低分子量肝素碎片较肝素作用缓和、持久和安全，在动物试验中应用可减少新内膜生成。

血栓素受体阻滞剂（TXAB）阻断 TXA_2 对血小板聚集，并抑制 SMC 增殖。应用 TXAB 制剂 GR3219B 80mg/d 于 PTCA 后连续服 6 个月，与安慰剂比较，再狭窄率分别为 21% 及 19%，无显著差异。

前列环素（PGI_2）由内皮细胞产生，为血小板聚集抑制剂及血管扩张剂。内皮损伤后 PGI_2 在 48 小时后逐步恢复，数周内恢复至正常水平。Knudtson 证实，在 PTCA 术中冠脉注入 PGI_2

0.05～7.0ng/kg·min，共 15 分钟，术后静滴 80ng/kg·min 共 48 小时，治疗组与对照组再狭窄率分别为 27%与 32%，无显著差异。可能与用药时间短，未长期使用有关。

（二）血管紧张素转换酶抑制剂（ACEI）

肾素血管紧张素醛固酮系统（RAAS）在高血压、冠心病的发病中占有很重要地位。经原位杂交及免疫组织化学方法发现，在血管壁上有肾素、血管紧张素原及血管紧张素转换酶 mRNA 的表达，这种表达在血管损伤时增高，并发现 SMC 上有特异性 ACE 受体，提示局部 RAS 在血管损伤、SMC 增殖及再狭窄发生中起一定作用。Powell 等的一项研究表明，ACEI 制剂 Cilazapril 10mg/kg·d 于球囊损伤前 6 天至损伤后 14 天应用，内膜增生可明显被抑制，若与肝素（0.3g/kg/h）合用，内膜抑制率达 90%，并提出与肝素直接抑制 SMC 增殖作用不同，Cilazapril 是通过抑制转换酶活力而发生作用的。在 porain 模型中，群多普利 10mg，卡托普利 200mg 于损伤前 6 天至损伤后 28 天口服给药，与对照组相比，群多普利只有中度抑制内膜增生作用，而卡托普利无作用。Bilazarian 在研究 ACEI 制剂 Cilazapril 作用时发现，在球囊损伤前给药抑制内膜增生作用更明显，但也有大量报道 ACEI 制剂不能有效地预防临床再狭窄。因此，有学者提出 ACEI 是否可抑制动脉损伤后内膜增生，依赖于 RAS 状态。在 2klc（two-kidney，one clip）鼠 RAS 被刺激，血浆肾素水平升高，SHR 鼠血浆肾素水平正常或稍低。Cilazapril 可抑制这两种模型鼠颈动脉球囊损伤后内膜增生。但是对另一个实验组-DOCA（deoxycorticosterone）组，血浆肾素水平低，Cilazapril 不能抑制其内膜形成。以上实验结果可以解释为什么多数 ACEI 在动物实验中可抑制 SMC 增殖，影响新内膜形成。而大量临床研究不能降低再狭窄发生。也许动物同人类的 RAS 状态不同为其药理作用存在差异的原因之一。ACEI 究竟通过什么机制抑制 SMC 增殖，新内膜形成尚不清楚。有报道指出是通过抑制血管紧张素Ⅱ的生成。也有实验证实是抑制了 ACE 使缓激肽降解减少，从而抑制 SMC 增殖。Topol 在鼠的主动脉球囊损伤模型中推测，ACEI 通过阻断动脉壁 SMC 血管紧张素Ⅱ介导的 PDGF-A 基因表达，而抑制新内膜形成。

（三）生长因子抑制剂

PDGF 对间质的结缔组织有促进有丝分裂的作用，它与细胞的增殖和损伤恢复有关。因此，直接或间接拮抗 PDGF 的作用，可抑制 PTCA 损伤后 SMC 增殖。动物实验发现球囊扩张髂总动脉后服用 Trapidil 4 周后造影，与对照组相比，管腔狭窄程度明显降低。组织学检查，用药组内膜增厚明显减少。另外，静脉注射 FGF 的抗体可抑制平滑肌细胞增殖。

（四）有关鱼油的研究

鱼油富含 n－3 不饱和脂肪酸、二十碳五烯酸、二十碳六烯酸等低胆固醇、低甘油三酯物质。n-3 脂肪酸具有抗癌、降低血小板聚集作用，并通过抑制内皮源性生长因子而抑制球囊损伤部位平滑肌细胞增生，可显著降低再狭窄率。而 Bomles 等发现在成功的球囊扩张后 24 小时应用而十五碳五烯酸不能降低再狭窄率。

（五）钙离子拮抗剂

钙离子拮抗剂除了扩血管作用外，在平滑肌细胞的迁移及增殖中亦起重要作用。钙离子拮抗剂的作用大致如下：（1）降低细胞内及血管壁钙离子的聚集；（2）干扰脂质代谢；（3）降低内膜对脂质的聚合力；（4）抗氧化作用；（5）抑制胶原合成及平滑肌细胞增殖；（6）抑制血小板聚集；（7）降血压。已有大量动物实验表明，Nefedipine 可抑制 SMC 增殖，减低动脉损伤后内膜增厚。而 Nisoldipine 无抑制作用。但临床方面研究认为，这些钙离子拮抗剂不能降低 RS 率。Yong 等通过人的冠脉左前降支动脉 SMC 培养研究发现，异搏定可抑制 PDGF 介导的 SMC 增殖，而对节律性伸展所致 SMC 增殖无抑制作用。这也可以部分解释为什么钙离子拮抗剂在体外培养中可抑制 SMC 增殖，而在整体水平无明显抑制作用的原因。有报道钙离子拮抗剂与抗血小板药合用，可明显降低再狭窄率。

（六）降血脂药

在动脉模型中发现，降低胆固醇药物可减少内膜增厚。在有关再狭窄方面研究，对照组与用药组再狭窄率分别为 47%和 14%，但因此项研究重复造影率仅 50%，尚不能说明该药物是否具预防 RS 作用。另一项研究发现，冠脉介入性治疗后，应用舒降之组，90%重复造影，再狭窄率为 34%。

（七）免疫抑制因子

有学者将内皮损伤后形成再狭窄过程认为是一种免疫炎症反应，包括单核、巨噬细胞及淋巴细胞聚集，释放生长因子，刺激 SMC 迁移及增殖。有报道应用皮质激素可抑制再狭窄发生。Wengrovitz 等在兔球囊损伤模型中证实，Cyclosporin 可抑制内膜增厚，但因 Cyclosporin 价格昂贵，未应用于临床。

（八）内分泌因子

垂体切除术能抑制内皮损伤后新内膜形成，表明内分泌因子涉及斑块形成。现已证实垂体生长激素抑制剂一血管肽可抑制球囊损伤后 SMC 增殖，临床降低 RS 率有待进一步观察。

（九）细胞毒素

Barath 等将放线菌素和长春新碱合用，破坏球囊损伤后 VSMC 增殖效果较好，但因有明显毒副作用，尚未在临床应用。

（十）作用于细胞增殖共同通道的药物

目前研究结果表明寻找某种可抑制 SMC 迁移及增殖共同通道的药物比单一抑制某一生长因子可能会更有效地预防再狭窄。Mitsuka 等认为，球囊损伤后钠离子-氢离子交换体被激活这一细胞最早期变化之一，与 SMC 进入细胞周期密切相关。他们应用钠离子-氢离子交换剂的抑制剂 amiloride 和 ethyl isopropyl amil（EIPA）可显著抑制鼠颈动脉球囊损伤后 SMC 增殖及迁移，减轻内膜增厚。另外，蛋白激酶在细胞生长及迁移中起一定作用，蛋白激酶可使癌基因 *c-myc*、*c-fos* 表达增高。应用蛋白激酶抑制剂可抑制 SMC 增殖，但因缺乏特异性，而未广泛应用。

（十一）基因治疗

癌基因主要参与细胞生长、分化及细胞内信息传递。癌基因表达为生长依赖性，静止期细胞癌基因如 *c-myb* 表达水平较低，G_1 期后达高峰。另有实验证实，合成状态 SMC、myc、fos 癌基因表达增高。收缩状态时，myc、fos 表达较少，若加入胎牛血清培养，myc、fos 表达都增加，随后，细胞 DNA 合成增加，提示癌基因激活为 SMC 增殖的始动因素。Bansters 等发现，c-myb 和 NM myosion 对细胞增殖起主要作用。反义硫解磷酸 Oligo 可阻止这一过程，使 mRNA 水平下降。将反义 NMHC 和 c-myb 硫解磷酸制成制剂应用可降低血管成形术后 RS。Simoms 等在兔的球囊损伤模型中，第一次在整体应用修饰的 c-myb antisense 200μg，两周后可明显抑制 SMC 增殖及迁移，抑制作用可长达 2 个月。同样，有实验通过对人类大隐静脉 SMC 培养发现：SMC 增殖伴随 c-myc mRNA 表达增高。应用 c-myc antisense oligomers 可降低 c-myc mRNA 表达，从而明显抑制 SMC 增殖。可见，癌基因激活为 SMC 增殖的共同通道，基因治疗抑制 SMC 增殖，可望有效地预防再狭窄的发生。

除药物预防再狭窄外，近些年开展了一些较新的介入性治疗技术。如：准分子激光血管成形术（excimer laser angioplasty）、斑块旋切术（atherectomy）及血管内支架（stent），这些技术可与 PTCA 共用，相互弥补各自之不足，但能否降低再狭窄率有待进一步探讨。

综上所述，冠脉介入性治疗后再狭窄主要发生机制为中膜血管平滑肌细胞迁移及增殖。平滑肌细胞的增殖受多种因素的调控。抑制平滑肌细胞迁移及增殖已成为治疗再狭窄的关键。但目前尚缺乏更有效的治疗药物及手段。因此，寻找安全、有效的某种新药抑制平滑肌细胞迁移、增殖，将为进一步降低再狭窄，提高球囊扩张术的远期疗效，为冠心病介入性治疗开拓更广阔前景。

第二节　大黄酸、大黄素抑制平滑肌细胞增殖及细胞增殖核抗原影响的实验研究

经皮冠状动脉球囊成形术（PTCA）为冠心病的治疗开拓了更广阔的领域。近些年，随着导管及导丝的不断改进，操作者技术日臻成熟，适应证不断拓宽，PTCA 已成为冠心病内科治疗的重要手段。近期成功率可达 90%，但术后 6 个月内有 25%～35%的患者在原治疗部位出现再狭窄为影响其远期疗效的重要问题。如何采取更为有效的措施预防及治疗再狭窄为目前所亟待解决的问题。

再狭窄的发生机制为球囊扩张导致血管内皮损伤，血小板、巨噬细胞、损伤的内皮细胞及平滑肌细胞分泌 PDGF 等有丝分裂因子，促进中膜平滑肌细胞由中膜迁移至内膜并增殖、合成细胞外基质，形成再狭窄。目前研究已表明：血管平滑肌细胞的迁移及增殖为再狭窄的主要病理改变。球囊扩张后血管平滑肌细胞的增殖受多种因素调控。（1）球囊扩张使内皮细胞剥脱，肌内皮接触抑制消失，内皮细胞丧失了对平滑肌细胞增殖的抑制作用。（2）激活的血小板、巨噬细胞及损伤的内皮细胞、平滑肌细胞分泌 PDGF 等有丝分裂因子。这些因素均使球囊损伤后动脉壁平滑

肌细胞迅速完成表型转换，即由收缩型变为合成型，随后完成迁移及增殖。目前，国外已开展了一些实验寻找各种药物或治疗手段抑制平滑肌细胞增殖，以降低或预防动脉介入性治疗后再狭窄，这些实验主要有以下几个方面：①抗凝治疗。主要包括肝素、低分子量肝素及前列环素。②血管紧张素转换酶抑制剂，包括 Captopril，Cilazapril。③生长因子拮抗剂。因为 PDGF 及 PGF 两种生长因子与 SMC 迁移及增殖关系更为密切。因此，主要应用 PDGF 拮抗剂及 FGF 抗体。④钙离子拮抗剂。应用较多的为 Nefedipine 及异搏定。⑤免疫抑制剂，如：环孢霉素等。⑥抑制细胞增殖共同通道的药物。例：氢离子-钠离子交换抑制剂——Amiloride 在体外 SMC 培养及动物模型整体应用，取得良好效果。⑦基因治疗。即应用原癌基因的反义寡核苷酸抑制原癌基因 mRNA 的合成，从而抑制平滑肌细胞增殖。上述这些药物实验有些在体外平滑肌细胞培养时可抑制平滑肌细胞增殖，而在体实验时为阴性结果。如：钙离子拮抗剂异搏定等。而一些抗凝实验等在动物实验有效，而在人体应用时不能降低再狭窄率，且肝素因存在出血等副作用，而不能长期应用；生长因子拮抗剂、免疫抑制剂及基因治疗因价格昂贵，不易广泛应用于临床。因此，寻找可抑制平滑肌细胞增殖、能尽快应用于临床降低及预防再狭窄发生的新药为目前冠脉介入性治疗中所亟待解决的问题。

中医中药为我国传统医学宝库。中药大黄为主要的中药材之一。临床应用已多年，其药理作用明确，主要为抗炎、抗肿瘤、利尿等。其抗菌作用被认为是与药物抑制细胞核酸及蛋白质合成有关。且该药物无明显毒副作用。大黄成分比较复杂，有效成分达 200 多种，其中蒽醌类衍生物为主要成分，我们从大黄中经过三次重结晶等方法提纯出蒽醌类衍生物中的两种成分——大黄酸和大黄素，经层析及光谱鉴定为纯品，它们均具备明确分子式。用这两种纯品进行实验，探讨其对动脉粥样硬化及动脉硬化并球囊损伤后培养的血管平滑肌细胞增殖及 Ki-67 核抗原的影响。这两种中药在心血管领域应用，国内外均无报道。我们试图通过本实验明确它们对平滑肌细胞的作用及机制，为临床应用该药预防冠脉介入性治疗后再狭窄提供理论依据。这两种中药纯品口服、静脉及肌内注射途径均易被吸收，无明显毒副作用。已有报道，大黄素可抑制肾小球系膜细胞增殖，若能通过此实验明确其对血管平滑肌细胞增殖的影响，该中药可望成为抑制平滑肌细胞增殖，预防再狭窄的新药。自然还有待进一步探讨。

材料与方法

材料

动物：大耳白兔 30 只，体重 2.5～3.0kg，雌雄不限，购自协和医科大学动物所。

试剂：60%泛影葡胺注射液，戊二醛（分析纯）上海

RPMI 1640，胰蛋白酶为美国 Sigma 公司产品。胎牛血清购自天津生化制品厂。

H^3-TdR 为上海原子能所产品。

免疫组化单克隆抗体及显色剂购自 DACO 中山公司。

其余试剂购自北京生化试剂商店。

药品：胆固醇（分析纯）为荷兰进口分装品，实验所用药为北京医科大学生药研究室提供的纯品。

仪器：德国西门子公司血管造影仪

ϕ2.5/3.0mm 球囊导管、造影导管

二氧化碳培养箱

超净工作台

Olympus 倒置显微镜

多头细胞收集器

液体闪烁计数器

方法

1. 家兔髂动脉动脉粥样硬化（AS）模型

家兔喂普通饲料加胆固醇 1g/d，一周后行髂动脉内膜剥脱术：20%乌拉坦（5mg/kg）耳缘静脉注入，无菌条件下，沿股动脉走行切开皮肤、皮下分离出股动脉，逆行插入球囊直径为 2.5mm/3.0mm 球囊导管至腹主动脉（约 20mm），球囊内注入生理盐水至 3.5 大气压，缓慢拉回导管，反复 3 次。术后第二天起喂普通饲料加胆固醇 2g/d，猪油 100g/d，持续 8 周。

2. 髂动脉造影及球囊扩张术（PTA）

内皮剥脱术后 8 周行造影及 PTA：家兔麻醉后，打开腹腔，无菌条件下分离出腹主动脉、穿刺并插入造影导管，经导管快速注入 60%泛影葡胺 5ml，造影并摄片。

根据造影结果分别选用直径为 2.5mm/3.0mm 球囊导管，在 X 线监视下至狭窄处，球

囊充液至3,5atm。根据狭窄程度决定扩张时间及次数，最终造影显示扩张结果。

3. 组织形态学检查

分别取正常兔、AS兔及PTA即刻兔各两只，经4%戊二醛生理压（80～100mmHg）原位灌注固定并截取髂动脉标本进行形态学观察。

光镜标本制备：取下动脉条，0.1mol/L磷酸缓冲液冲洗，常规脱水、浸蜡、包埋、石蜡切片并分别进行HE、Pollock、弹力纤维、网织四种染色，镜下观察并摄片。

4. 髂动脉平滑肌细胞（SMC）培养方法

（1）原代培养及传代：无菌条件下取出髂动脉，在洁净工作台内用Hanks液洗3次，纵行切开管腔刮去内膜，分离出中层组织，并剪成$1mm^2$的组织块，用弯头吸管接种于培养瓶内，放置37℃ CO_2培养箱中贴壁两小时后，加入培养液，继续培养。一周后组织块周围有一些梭形细胞爬出，两周左右细胞长至满瓶后，用0.25%胰酶消化并传代。实验采用3～9代细胞。

（2）平滑肌细胞鉴定：

1）按Masson染色法。染兔髂动脉条中层SMC为红色，外层纤维细胞为黑色。

2）取培养的细胞固定、脱水、Masson染色，观察细胞着色，以鉴定是否为中层SMC。

（3）H^3-TdR掺入方法：取3～9代SMC以2×10^5g/ml接种于96孔培养板内，每孔200μl 37℃培养箱贴壁两天后换成含0.5%FCS的完全1 640培养液，并加入不同浓度的各药物孵育24小时，加入H^3-TdR终浓度为0.5μci/ml，16小时后（或不同间隔时间后）用细胞吸滤器收集至0.45μm的微孔滤膜上，用5ml PBS洗孔及膜3次，再用4ml 10%三氯乙酸洗膜，滤纸膜于80℃烘箱内烘干，依次置入闪烁瓶内，每瓶含闪烁液6ml（0.5%ppo，0.03% popop二甲苯为溶剂），避光过夜后，在液体闪烁仪上测定放射性强度。

（4）细胞生长曲线：SMC以2×10^5g/ml接种于96孔板，每孔200μl。两天后换成含0.5% FCS的培养液24小时后换成含15%FCS培养液分别于8，12，24，36，48，60，72小时，4，6，8，10天用胰酶消化后进行细胞计数（每组取8孔取平均值）。以时间为横坐标，以细胞数为纵坐标，绘制细胞生长曲线。并计算细胞数增加一倍所需时间，即细胞倍增时间。

（5）Ki-67免疫组织化学染色：

1）取出盖玻片，甲醛/丙酮固定30分钟。(L/L)

2）Tris-HCl液洗片3次，每次5分钟。

3）滴加1/50稀释的Ki-67抗体，湿盒内37℃30分钟。

4）Tris-HCl洗3次，每次5分钟。

5）滴加1/400稀释的Ⅱ抗，37℃ 30分钟。

6）Tris-HCl洗3次，每次5分钟。

7）滴加卵白素-生物素-酶复合物，湿盒内37℃ 30分钟。

8）Tris-HCl洗3次，每次5分钟。

9）0.05% H_2O_2DAB显色，室温下5分钟，同时光镜下观察。

10）冲洗，封片。

11）光镜下观察1 000个细胞，并计出每100个细胞中染为褐色的细胞数。

阳性对照：第3步不加Ki-67抗体而加入Tris-HCl。

DAB配制	0.05M Tris-HCl	50ml
	DAB	25mg
	3%H_2O_2	0.15ml

按此比例，临用前将DAB溶于缓冲液中，再加H_2O_2摇匀过滤后使用。

结 果

（一）动脉粥样硬化模型及球囊扩张（AS+PTA）

30只兔髂动脉形成动脉粥样硬化后，全部用造影导管行髂动脉血管造影术并摄片观察。髂动脉血管狭窄程度判断方法：以狭窄远端非狭窄区管腔直径为100%。

$$狭窄程度(\%)=1-\frac{狭窄段血管直径}{远端非狭窄段血管直径}\times100\%$$

30只模型兔（2只术中死亡，余28只）髂动脉造影，狭窄范围45%～100%，平均82.3%，其中8只髂动脉100%阻塞，阻塞远端，无造影剂显影（彩图52-1）。

造影后针对狭窄血管行球囊扩张术（PTA）。术中除1例死亡外，其余髂动脉全部扩张成功，最大扩张压力为3.5大气压，最长扩张时间为2.5分钟，最多扩张次数为5次。扩张成功标准为扩张后血管残余狭窄<50%（彩图52-2）。

（二）兔髂动脉病理标本

肉眼观兔AS髂动脉管腔受阻、僵硬，管壁增厚。内膜面可见粟粒样黄色结晶，造影示100%阻塞动脉管腔完全阻塞。一例PTA即刻标本见管腔扩大，内有一血栓。

光镜标本示：

正常兔髂动脉内膜完整，内皮细胞排列整齐，中膜层无增厚（彩图 52-3）。

动脉硬化兔髂动脉内膜不完整，中膜增厚（彩图 52-4）。

PTA 即刻兔髂动脉内皮剥脱，中膜弹力板断裂，管腔内附有血栓（彩图 52-5）。

肉眼及光镜标本证实，此动物模型髂动脉形成了动脉硬化，球囊扩张即刻弹力板断裂，即球囊扩张成功、有效。以上肉眼及光镜改变与血管扩张前后造影结果相符。

（三）平滑肌细胞鉴定（Masson 细胞化学染色法）

血管平滑肌细胞原代培养并传代后，取 3～9 代细胞进行实验，倒置显微镜下观察，细胞呈梭形或多边形，峰谷交错。

为进一步鉴定培养的细胞为平滑肌细胞，将兔髂动脉及培养的细胞按 Masson 染色。

取髂动脉行 Masson 染色，外层纤维细胞被染为黑色，中层平滑肌细胞层染色为红色（彩图 52-6）。与文献报道染色相同。

将培养的细胞固定后 Masson 染色，所有细胞均染为红色，与动脉壁中层平滑肌细胞着色相同，由此证实所培养的细胞为中膜层平滑肌细胞（彩图 52-7）。

（四）平滑肌细胞生长曲线

1. 动脉硬化组 SMC、AS＋PTA 及 AS＋PTA＋大黄素（10^{-5} g/ml）　三组 SMC 细胞数比较（＊1 000 个/ml）

表 52-1　三组 SMC 细胞数比较表

分组 \ 时间 / 细胞数	8h	12h	24h	36h	48h	60h	72h	4d	6d	8d	10d
AS	2.02	2.12	2.18	2.26	2.32	2.46	3.12	4.25	4.50	4.80	5.00
AS+PTA	2.38	2.80	3.30	3.60	3.90	5.03	5.40	6.00	6.46	6.70	6.90
AS+PTA+Drug	2.08	2.59	3.18	3.25	3.30	3.82	4.50	5.00	5.40	5.80	6.20

2. 三组平滑肌细胞生长曲线（图 52-1）

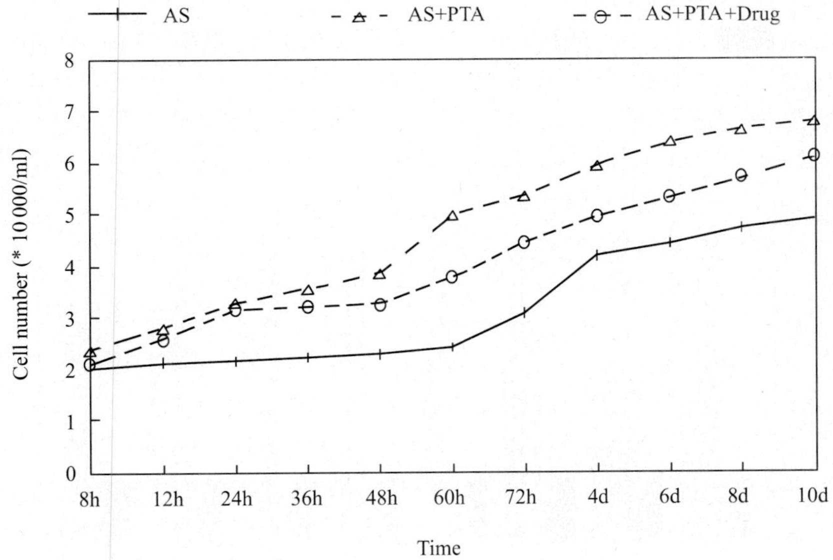

图 52-1　三组 SMC 生长曲线

3. 三组平滑肌细胞倍增时间比较

动脉硬化组细胞倍增时间为 84 小时，AS＋PTA 组细胞倍增时间为 54 小时，较 AS 组缩短 30 小时（36％）；AS＋PTA＋大黄素（10^{-5} g/ml）组细胞倍增时间为 66 小时与 AS 组比较缩短 18 小时（21％），与 AS＋PTA 组比较延长 12 小时（22%）。

（五）中药大黄对正常动脉壁 SMC（正常组）及 AS 并球囊扩张后（AS＋PTA 组）培养的 SMC DNA 合成的影响

1. 不同浓度大黄酸对两组 SMC DNA 合成的影响

$$抑制率=\frac{对照组\ cpm-实验组\ cpm}{对照组\ cpm}\times 100\%$$

直方图见图 52-2。

表 52-2 不同浓度大黄酸对两组 SMC DNA 合成的比较

药物浓度 10^{-8}g/ml	cpm 值 正常组	cpm 值 AS+PTA 组	抑制率 正常组	抑制率 AS+PTA 组
−5	394.3±26.9**	1 247.6±221.6**	34.8%	56.2%
−6	438.7±38.4**	1 607.8±84.49**	27.6%	44.2%
−7	421.3±38.6**	1 800.8±155.7**	30.4%	36.8%
−8	444.6±37.3**	1 817.6±25.36**	30.0%	36.2%
−9	449.8±29.8**	1 976.3±202.6**	25.7%	30.6%
−10	463.2±42.1**	2 038.5±259.6**	23.0%	28.5%
−11	557.2±38.4*	2 193.8±176.9**	7.9%	23.3%
−12	583.6±46.3 NS	2 642.6±145.2*	3.6%	7.2%
对照	605.8±29.4	2 849.6±130.2		

与对照组比较 * $P<0.05$ ** $P<0.01$ NS 差异无显著性

2. 不同浓度大黄素对两组平滑肌细胞 DNA 合成影响

（六）大黄素（10^{-5}g/ml）对动脉硬化并球囊扩张后培养的平滑肌细胞增殖抑制作用的动态观察

比较两种药物对平滑肌细胞抑制作用，大黄素抑制作用更明显，我们进一步观察了大黄素（10^{-5}g/ml）对动脉硬化并球囊损伤后平滑肌细胞增殖的影响。

表 52-3 不同浓度大黄素对两组平滑肌细胞 DNA 合成的比较

药物浓度 10^{-8}g/ml	cpm 值 正常 SMC	cpm 值 AS+PTA SMC	抑制率 正常 SMC	抑制率 AS+PTA SMC
−5	378.2±44.8**	1 299.6±128.2**	37.5%	56.9%
−6	412.6±37.8**	1 269.2±223.4**	31.9%	55.5%
−7	436.6±37.8**	1 673.2±96.8**	30.0%	41.2%
−8	445.8±38.7**	1 939.2±84.5**	26.3%	31.9%
−9	449.9±29.6**	2 058.2±239.6**	20.8%	27.7%
−10	437.2±27.2**	2 100.8±173.6**	27.7%	26.2%
−11	477.4±26.5**	2 291.2±186.5**	21.1%	19.5%
−12	576.3±79.3NS	2 396.2±175.6*	7.9%	8.8%
对照	605.8±29.4	2 849.6±130.2		

* $P<0.05$ ** $P<0.01$ NS 差异无显著性

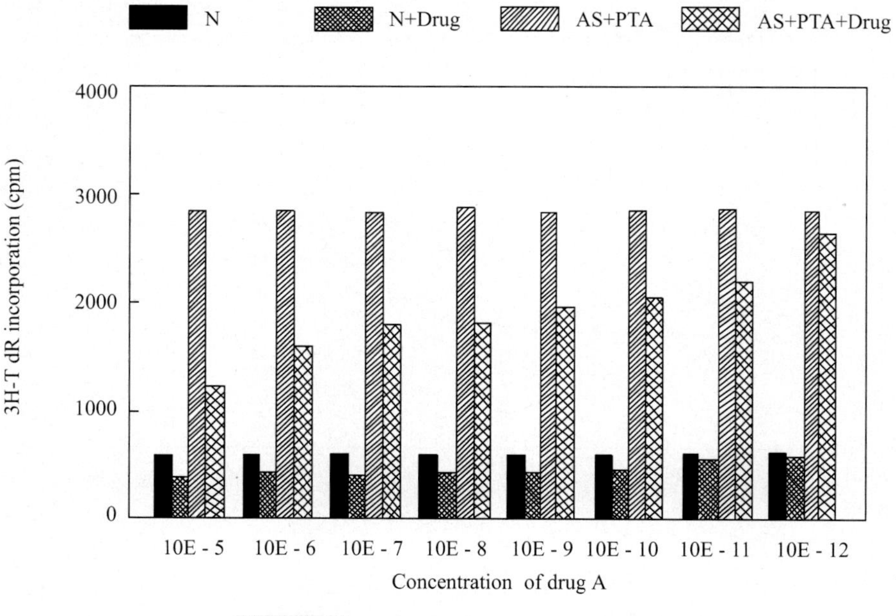

图 52-2 大黄酸对 SMC DNA 合成的影响

表 52-4　大黄素（10^{-5}g/ml）对动脉硬化并球囊损伤后平滑肌细胞增殖的影响

时间（h）	AS+PTA 组 SMC cpm 值	AS+PTA+大黄素组 cpm 值
8	242.6±46.5	200.2±34.8
12	921.8±121.8	503.1±42.9*
24	1 270.2±129.1	878.6±89.5*
36	1 875.2±151.1	1 681.8±290.7
48	2 350.0±220.7	2 142.6±251.1
60	2 805.2±242.9	2 705.2±287.6
72	4 014.6±279.6	3 907.7±376.8

与对照组比较 * $P<0.05$

（七）大黄素（10^{-5} g/ml）对动脉硬化并球囊损伤后平滑肌细胞 Ki-67 核蛋白的影响

染色玻片封片后，在显微镜下计数，每片记录 1 000 个细胞计算每 100 个细胞中细胞核染为褐色的细胞数。（彩照 52-8，9）

表 52-5　大黄素（10^{-5}g/ml）对动脉硬化并球囊损伤后平滑肌细胞 Ki-t 核蛋白的影响

时间（h）	AS+PTA 组	AS+PTA+大黄素组	P 值
8	5.1±1.28	0.2±0.42	<0.01
12	10.9±2.32	7.6±1.51	<0.01
24	12.4±1.26	10.1±2.30	<0.05
36	33.3±2.41	28.6±2.53	<0.05
48	39.6±3.52	36.2±2.92	<0.05
60	43.5±2.55	40.5±3.10	NS
72	45.2±5.80	43.6±4.80	NS

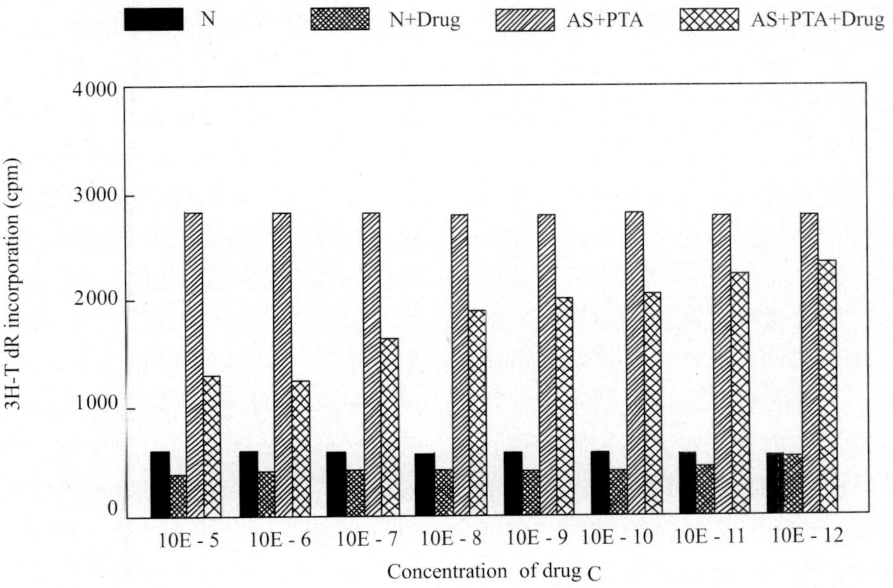

图 52-3　大黄素对 SMC DNA 合成的影响

讨　论

（一）再狭窄发生机制及血管平滑肌细胞增殖

血管平滑肌细胞的迁移、增殖、合成细胞外基质为动脉粥样硬化及 PTCA 后再狭窄发生的主要病理过程。最近有研究表明：在动脉粥样硬化形成过程中，平滑肌细胞合成细胞外基质在斑块形成中起一定作用，而在再狭窄发生中，平滑肌细胞增殖占主要地位。尽管 O'Barien 等从动脉硬化及 PTCA 后再狭窄旋切标本做免疫组织化学染色，观察细胞增殖率仅小于 1%，对再狭窄发生中平滑肌细胞增殖为主要改变提出疑问，Raiens 则认为其观察不能否认平滑肌细胞增殖为主要病理改变的根据。因为：（1）人类冠脉造影证实动脉硬化斑块在几年内均无明显改变，其增殖率<1%并不奇怪。（2）所有细胞并不是在同一时间内同时增殖。（3）再狭窄发生中，平滑肌细胞由中膜至内膜迁移也起一定作用，而这种变化免疫组化染色方法不能检测。所以，尽管目前对再狭窄发生存有争议，但大多数文献认为，血管平滑肌细胞的迁移及增殖为再狭窄的主要病理改变。我们的实验发现：动脉粥样硬化组及动脉粥样硬化并球囊损伤组平滑肌细胞增殖速度是不同的，前者细胞倍增时间为 84 小时，后者细胞倍增时间为 54 小时，两者相差 30 小时。可见球囊损伤组细胞增殖速度更快，这些结果也支持了上述

SMC增殖为再狭窄主要病理改变的观点。那么两组平滑肌细胞体外培养条件均相同，为什么增殖速度有所不同呢？分析其原因与两组细胞取材进行培养时所处的状态不同有关。球囊损伤组由于中膜平滑肌细胞受到较强的机械牵拉，对其后的增殖起一定作用，因而增殖速度快于动脉硬化组。这也与一些学者的看法相符，即：再狭窄的发生不同于动脉硬化，球囊扩张除了内皮破坏，血小板等释放各种生长因子外，中膜平滑肌细胞受到较强烈的机械牵拉，对平滑肌细胞迁移、增殖、最终形成再狭窄起一定作用。

（二）动物模型选择

平滑肌细胞增殖为再狭窄的主要病理改变，何以有些抑制平滑肌细胞增殖的药物不能有效地预防再狭窄，有些药物在动物实验时有效，而在人体应用却为阴性结果呢？究其原因可能与动物模型的选择有关。因人的冠状动脉平滑肌细胞取材要通过尸解或冠脉旋切法获得，取材较难且量少，因此，大多数实验需借助动物模型。目前多数模型选用鼠或兔的颈总动脉或髂动脉，这些动脉均属于弹性动脉，其结构与肌性动脉——冠状动脉的结构不同。另外，有些动物试验对正常动脉进行球囊扩张探讨再狭窄机制或预防措施，而人类PTCA是在漫长时间形成的粥样斑块基础上进行的球囊扩张。两者的病理基础显然不同。本实验取兔髂粥样动脉经内膜剥脱及高胆固醇饮食(2g/d)，两个月后形成动脉粥样硬化，经血管造影术管腔狭窄45%～100%，平均84.2%。病理结果证实：动脉管腔变窄，内膜增厚，中膜平滑肌细胞增生，并有胆固醇结晶。这些改变与人类动脉粥样硬化改变类似。在此基础上对狭窄病变进行扩张，扩张后血管造影示残余狭窄＜50%，扩张成功。病理结果提示：内膜剥脱，弹力板断裂。上述结果均证实：本实验选择兔动脉硬化及球囊扩张模型可行，此模型制作过程与以往文献相似，其特点为模拟了人类动脉硬化及球囊扩张的过程，因而具有科学性及说服力。但因前面已提及，髂动脉为弹性动脉，与冠状动脉在结构上还存在差异，因而此模型仍有一定缺陷，还有待进一步改进。

（三）体外平滑肌细胞培养及鉴定

体外平滑肌细胞培养为探讨细胞增殖，观察药物疗效，作用机制的重要实验手段，为心血管领域细胞生物学及分子生物学研究提供了方便。因培养液中含有一定比例的胎牛血清，此血清具有血循环中PDGF，EGF，IGF，FGF等各种生长因子，培养条件严格模拟了SMC在动脉壁的生长环境，因此，通过体外SMC培养进行药物试验比较，前者更为精确地反映药物对SMC作用。而去除了其它细胞因素对SMC的影响，因而更精确、特异，这也是选择细胞培养作为此实验手段的理由。由于血管壁中层平滑肌细胞与外膜层纤维细胞显微镜下观察均为梭形或多边形。那么，就要求对培养的细胞是否为中膜平滑肌细胞进行鉴定。目前国内有关SMC培养方面研究，对培养的细胞进行鉴定者较少。国外多采用以下两种方法鉴定：(1) α-肌动蛋白（α-smooth muscle actin）单克隆抗体免疫组化染色法。此肌动蛋白为平滑肌细胞所特有，应用特异性单克隆抗体染色阳性者即为平滑肌细胞。(2) 电镜方法平滑肌细胞胞质富含肌丝且肌丝横穿整个胞质，借此可与外膜纤维细胞区别。比较上述两种鉴定方法：单克隆抗体法应用较多，但在某些动物实验中，因缺乏针对这些动物的特异性抗体，而不能进行鉴定。电镜法需具备完善的技术设备，且制作标本花费时间较长，给研究工作带来不便。本实验在严格取材的条件下，应用简便易行的染色方法——Masson染色法对培养的细胞进行鉴定。Masson染色法为一经典的化学染色法，可明显区分出动脉壁的三层结构，即：内膜染色为灰棕色，中膜平滑肌细胞胞质染为红色，细胞之间有蓝绿色胶原纤维，外膜纤维细胞染色为黑色。我们取兔髂动脉进行Masson染色，结果与文献一致，即：中膜平滑肌细胞层染为红色，外膜层染为黑色，随后，我们将培养的细胞固定后按同样方法染色，全部细胞均被染为红色，与动脉壁中层细胞染色一致。因此证实，培养的细胞为中膜层平滑肌细胞而不是外膜层纤维细胞。此方法即对动脉条及培养的细胞同时进行Masson染色，方法简便，操作过程仅需48分钟。用这种方法鉴定培养的平滑肌细胞目前尚未有报道。

（四）中药大黄抑制血管平滑肌细胞增殖及作用机制探讨

中医中药为我国传统医学宝库之精华，此方面研究应领先于世界，且具有广泛应用前景。大黄为重要的中药之一。其成分复杂，主要成分为：蒽醌类衍生物，包括：大黄酸、大黄素、芦荟大黄素等。目前研究表明，大黄的药理作用主要为抗菌、抗肿瘤、利尿等。其抗菌作用被认为是与药物抑制细胞核酸和蛋白质合成有关。大黄蒽醌类衍生物易吸收，人及动物口服两小时后血中浓度即达高峰，6～8 小时尿中浓度也达高峰。大黄无明显毒副作用，服用过量可至恶心、呕吐、头晕。本实验用药为大黄成分中的蒽醌类衍生物——大黄酸、大黄素，它们是从中药大黄中提取，3 次重结晶后经层析及光谱鉴定的纯品。大黄酸结构为 1，1，8，8-四羟基，10，10-去氧蒽酮，3，3-羧酸。大黄素的结构为 1，6，8-三羟基-3-甲基蒽醌。目前已有报道大黄素对体外培养的肾小球系膜细胞增殖有抑制作用，并可抑制肾小球系膜细胞 *c-myc* 原癌基因表达。大黄应用于心血管领域，探讨对血管平滑肌细胞的作用，国内外均无报道。

我们应用球囊损伤后培养的兔髂动脉平滑肌细胞通过同位素 H^3-TdR 掺入法探讨大黄酸、大黄素对平滑肌细胞增殖的影响。实验结果发现：大黄酸、大黄素可抑制平滑肌细胞的增殖，同等浓度下大黄素抑制作用大于大黄酸，抑制作用呈剂量依赖性，即药物浓度愈高抑制率愈高，抑制率为（对照组 cpm 值－实验组 cpm 值）/对照组 cpm 值。当大黄素浓度为 10^{-5} g/ml 时，抑制率达 56.9%。其作用主要为抑制 SMC 由 G_0 期向 S 期转化。动脉粥样硬化并球囊损伤组 SMC、对照组 SMC 通过血清饥饿，细胞同步进入 G_0 期后，12 小时 cpm 为 921.8±221.8，而大黄素组 cpm 值为 503.0±92.9（$P<0.01$），提示大黄素可抑制细胞 $G_0 \to S$ 期 DNA 合成。本实验还发现：大黄素在相同浓度下对动脉粥样硬化并球囊损伤组 SMC 抑制作用大于对正常细胞作用，例：细胞以 2×10^{-5} g/ml 接种，大黄素浓度为 10^{-5} g/ml 时，对球囊损伤细胞抑制率为 56.9%，而对正常细胞抑制率仅为 37.5%。究其原因：（1）正常细胞本身增殖速度低，药物对其抑制作用也不明显。（2）此药物抑制细胞增殖或许是通过抑制 SMC 癌基因表达而发挥作用的。因为目前已有报道 SMC 受到有丝分裂因子刺激或表型转换过程中，*c-fos*，*c-myb*，*c-myc* 癌基因表达增高，*c-fos* 癌基因可使细胞由 $G_0 \to G_1$ 期，而 *c-myc* 在细胞由 G_1 期向 S 期转化时表达增高。正常动脉壁 SMC 癌基因表达无明显增高，而球囊扩张后动脉壁因受到血液中及血管壁细胞分泌的各种有丝分裂因子刺激，癌基因表达增高。大黄素若是通过抑制癌基因表达而抑制 SMC 增殖，则其对球囊扩张后的 SMC 抑制作用必将明显高于对正常细胞的作用。有关大黄素对 SMC 抑制作用的确切机制及分子生物学方面研究，有待我们进一步探讨。

（五）大黄素对体外培养平滑肌细胞 Ki-67 核抗原的影响

1. Ki-67 抗原及抗体在细胞周期中的地位

任何细胞可根据其增殖能力分为三大类别：（1）进入细胞周期的增殖细胞包括：G_1，S，G_2 及 M 期；（2）暂时未进入细胞周期但在某种特定时期又开始进入增殖周期的细胞 G_0 期；（3）静止的永不再进入增殖周期的细胞，这主要是已衰老的细胞，它们逐渐进入死亡。Ki-67 抗体为在研究特异性抗霍奇金细胞及 R-S 细胞核抗原的单克隆抗体时，由抗霍奇金病的序列 L 428 中提取的。Ki-67 抗体只与增殖细胞的核抗原反应。研究发现，当细胞受到某些刺激而进入增殖周期时，Ki-67 核抗原存在于增殖细胞核内，而当细胞重新进入静止状态时，此抗原消失。Gerdes 等也通过单克隆抗体免疫组化染色法发现：Ki-67 核抗原存在于 G_1，S，G_2 及 M 期（增殖周期）细胞的细胞核中，而处于 G_0 期（静止期）细胞不表达此抗原。由此可见，Ki-67 核抗原与细胞周期密切相关，可作为细胞进入增殖周期的一个标志。

2. 大黄素抑制平滑肌细胞 Ki-67 核抗原表达

研究大黄素对 Ki-67 核抗原表达的影响源于前一部分工作，即大黄素对血管平滑肌细胞增殖具抑制作用。因为，任何细胞生长、增殖都受两方面因素调控：一方面为外源性，即各种生长因子及其它外界因素。另一方面为内源性，包括细胞癌基因调控。蛋白为癌基因的表达产物。我们试图从细胞生物学水平探讨大黄素对癌基因表达产物——细胞增殖核抗原的影响，从而进一步阐述大黄素抑制平滑肌细胞作用机制，为进一步的分子生物学研究，即大黄素对癌基因表达影响的研究奠定基础。另外，Ki-67 核抗原为细胞进入增殖周期的标志之一。通过此抗原表达，可观察细胞的增殖状态及药物对细胞增殖周期的影响。本实验结果表明：细胞通过血清饥饿同步进入 G_0 期后，对照组与实验组相比，此抗原出现的时间分别为 G_0 期后的 8 小时及 12 小时，实验组晚于对照组 4 小时，提示大黄素可能抑制 SMC 由 $G_0 \to G_1$ 期转化。在细胞增殖周期中，G_0 期后 12 小时抑制作用更明显，此时对照组与实验组相比，

Ki-67 阳性细胞数分别为 10.9±2.3 与 7.6±1.5（$P<0.01$）。由此提示，大黄素可抑制球囊损伤后动脉壁 SMC Ki-67 核蛋白抗原表达。对细胞周期的影响为抑制 SMC 由 $G_0 \rightarrow G_1$ 期转化，从而抑制细胞进入细胞周期；在细胞增殖周期中（G_1，S，G_2，M 期）同样有抑制作用，以 G_0 期后 12 小时抑制作用更明显（$P<0.01$）。

（六）有关抑制平滑肌细胞增殖药物实验中一些问题的探讨

目前许多研究证实，有些药物在体外实验中可抑制平滑肌细胞增殖，而在体研究都为阴性结果。分析其原因可能有以下两点。

1. 与体外与在体实验药物剂量不同有关。有些药物体外实验时，可根据结果调整药物剂量或浓度，以达到满意结论。而在体实验中，存在药物吸收、代谢、分布等问题，导致整体应用对药物剂量绝对或相对不足。因此，若能进一步明确离体与在体实验两者药物剂量相关性，明确药物在体内的药物代谢过程，将更为恰当的剂量应用于整体，也许会取得令人满意的结果。

2. SMC 的增殖受动脉壁及血循环中多种细胞分泌的有丝分裂因子及多种因素的控制。单一针对某一因子或某一因素的药物或许不能抑制其增殖及预防再狭窄发生。是否应联合用药或应用抑制平滑肌细胞增殖共同通道的药物为目前亟待解决的问题。

本实验通过体外平滑肌细胞培养方法观察了大黄中两种有效成分即大黄酸、大黄素纯品对动脉硬化并球囊损伤后平滑肌细胞增殖、细胞增殖核抗原-Ki-67 核抗原的影响，大黄酸、大黄素可抑制体外培养的平滑肌细胞增殖及核抗原表达。那么这两种药物是否可在整体模型中抑制动脉壁平滑肌细胞增殖？能否尽快应用于临床预防冠脉介入性治疗后再狭窄，是进一步研究的关键问题。

大黄为重要的中药材，在临床已应用多年。药理作用明确，无明显毒副作用。口服、静脉及肌内注射等方式均易吸收，短时间内血浓度即可达高峰。我们相信若应用适当药物剂量，通过更为合理的给药途径，大黄酸、大黄素这两种新药将在预防冠脉介入性治疗后再狭窄方面，可能具有广泛应用前景。

结　论

1. 动脉粥样硬化并球囊扩张组平滑肌细胞增殖速度明显高于动脉粥样硬化组。两者倍增时间分别为 54 小时及 84 小时。

2. 大黄酸、大黄素可抑制体外培养平滑肌细胞增殖且对动脉粥样硬化并球囊损伤组平滑肌细胞抑制作用大于对正常平滑肌细胞作用，大黄素浓度为 10^{-5} g/ml 时对正常平滑肌细胞组及对动脉粥样硬化并球囊损伤组平滑肌细胞抑制率分别为 37.5%及 56.9%。

3. 大黄素抑制平滑肌细胞增殖主要作用于 $G_0 \rightarrow S$ 期，以 G_0 期后 12 小时、48 小时作用更明显。

4. 大黄素可抑制动脉硬化并球囊损伤组平滑肌细胞 Ki-67 核蛋白抗原表达以 G_0 期后 8 小时、12 小时作用更明显。

结论证实，大黄酸、大黄素可抑制体外培养平滑肌细胞增殖及 Ki-67 核抗原表达。因大黄药理作用明确，无明显毒副作用，因此，可望应用于临床，成为预防冠脉介入性治疗后再狭窄的新药，自然还有待进一步探讨。

附：彩图 52-10、11。

参考文献

[1] Gruentzing AR, Senning A, Siegenthaler WE: Non-operation of coronary artery stenosis: percutaneous transluminal coronary angioplasty. N Engl J Med, 1979, 301: 61

[2] Cliff RM, Fortin DF, Frid DJ, et al. Restenosis after coronary angioplasty.. An overview. JACC, 1991, 17: 2B

[3] Mcbrid W, Lange RA, Hillis LD. Restenosis after coronary angioplasty. The New J Med, 1988, 30: 1734

[4] Hirshfeld JW, Schwartz JS, Jugo R, et al. Restenosis after coronary angioplasty. JACC, 1991, 18: 647

[5] Fanelli C, Robert Aronoff: Restenosis follow coronary angioplasty. Am Heart J, 1990, 119: 357

[6] Holmes DR, Vliestra RE, Smith HC. Restenosis after PTCA: a report from the PTCA registry of the national heart lung and blood institute. Am J Cradiol, 1984, 53: 77c

[7] Reiber JH, Serruys PA, Kooijman CJ. Assessment of short, medium and long-term variations in arterial dimension from computer-assisted quantitation of coronary cineangiograms. Circulation, 1985, 71: 280

[8] Leimgruber PP, Roubin GS, Hollmam J. Restenosis after successful coronary angioplasty in patients with single vessel disease. Circulation, 1986, 73: 710

[9] Borassa MG, Alderman EL, Bertrand M, et al. Report of the joint ISFC/WHO task force on coronary angioplasty. Circulation, 1988, 78: 780

[10] King SB, Talley JD. Coronary arteriography and percutaneous transluminal coronary angioplasty. Circulation, 1989, 79: I-19

[11] Macdonald RG, Henderson MA, Hirsheld JW, et al. Patient-related variables and restenosis after PTCA: a report from the M-Heart group. Am J Cardiol, 1990, 66:926

[12] Rensing BJ, Walte RM, Herman JS, et al. Luminal narrow after percutaneous transluminal coronary angioplasty. Circulation, 1993, 88: 978

[13] Liu MW, Roubin GS, King SB. Restenosis after coronary angioplasty. Circulation, 1989, 70: 1374

[14] Schwartz RS, Holmes DR, Topol DJ. The restenosis paradigm revisited: An alternative proposal for cellular mechanisms. JACC, 1992, 20: 1284

[15] Majesky MW, Reidy MA, Bowen-pope DF. PDGF ligand and receptor gene expression during repair of arterial injury. J Cell Biol, 1990, 111: 2140

[16] Harker LA. Role of platelet and thrombosis in mechanisms of acute occlusion and restenosis after angioplasty. Am J Cardiol, 1987, 60: 20B

[17] Ross R, Raines EW, Bowen-pope DF. The biology of platelet-derived growth factor. Cell, 1986, 46: 155

[18] Waerfild MD. Epidernal growth factor and related molceules. Lancet, 1989, 1: 1243

[19] Gospodarowicz D, Neufeld G, Schweigerer L. Fibroblast growth factor: structural and biological properties. J Cell Physiol, 1987, supl 5: 15

[20] Gruentzig AR, King SB, Maria S, et al. Long-term follow-up after PTCA. New Engl J, 1987, 316: 1127

[21] Berk BC, Gordon JB, Alexander KW. Pharmacologic roles of heparin and glucocorticoids to prevent restenosis after coronary angioplasty. JACC, 1991, 17: 111B

[22] Brown GL, Nanney LB, Griffen J, et al. Enhancement of wound healing by topical treatment with epidermal growth factor. N Engl J Med, 1989, 321: 76

[23] Antonelli-Orlidge A, Saunders KB, Smith SR, et al. An activated form of transforming growth factor is produced by cocultures of endothelial cell and pericytes. Proc Natl Acad Sci USA, 1989, 86: 4544

[24] Forrester JS, Fishbein M, Helfant R, et al. A paradigm for restenosis based on cell biology: clues for the development of new preventive . JACC, 1991, 17: 758

[25] Nobuyoshi M, Takeshi K, Hiroto O, et al. Restenosis after percutaneous transluminal coronary angioplasty: pathologic observation in 20 patients. JACC, 1991, 17: 433

[26] O'Hara T, Nanto S, Asada S, et al. Ultrastrural study of proliferating and migrating smooth muscle cell at the site of PTCA as an explanation of testenosis. Circulation, 1988, 72: Ⅱ-290

[27] Farb A, Virmani R, Atkinson JB, et al. Plaque morphology and pathologic changes in arteries from patients dying after PTCA, JACC, 1990, 16: 1421

[28] Badimon JJ, Fuster V, Chesebro JH, et al. Coronary atherosclerosis: a multifactorial disease. Circulation, 1993, 87 (3s): Ⅱ3

[29] Tang J, Zhou AR. Proto-oncogenes and cardiovascular disease. BMU 1990

[30] Thyberg J, Hedin U, Sjoplund M, et al. Regulation of differentiated properties and proliferation of arterial smooth muscle cell. Atherosclerosis, 1990, 10: 966

[31] Clpwes AW, Clowes MM. Inhibition of smooth muscle cell proliferation by heparin molecules. Transport Proc, 1989, 21: 3700

[32] Shin-ichi U, Saburo H, Ryuichi S, et al. Effect of low density lipoprotein on DNA synthesis of culture human arterial smooth muscle cell. Atherosclerosis, 1987, 64: 7

[33] Cushing SD, Berliner JA, Valente AJ, et al. Minimally modified low density lipoprotein induces monocytes chemotactic protein 1 in human endothelial cell and smooth muscle cell. Proc Natl Acad Sci USA, 1990, 87:5134

[34] Schwartz SM, Campbell GR, Campbell JH. Replication of smooth muscle cells in vascular disease. Cir Res, 1986, 58: 427

[35] Davies MJ, Woolf N. Atherosclerosis: what is it and why does it occur? Br Heart J, 1993, 69: S

[36] Habeland ME, Fond D, Clemy L. Malondialdehyde-altered protein occurs in atheroma of Watanbe Heritabe hyperlipidemic rabbit. Science, 1988, 241: 215

[37] Palinsky W, Resenfeld ME, Yal-herttuala, et al. LDL undergoes oxidative modification in vivo. Proc Natl Acad Sci USA, 1989, 86: 1372

[38] David W, Muller M, Ellis SG, Topol EJ. Experimental model of coronary artery restenosis. JACC, 1992, 19: 418

[39] Fuster IP, Badimon L, Badimon J, et al. Syndromes of accelerated atherosclerosis: role of vascu-

lar injury and smooth muscle cell proliferation. JACC, 1990, 15: 1667

[40] Jonson DE, Robertson G, Simpson JB. Coronary arterectomy: light microscopic and immunochemical study of excise tissue. Circulation, 1988, 78: Ⅱ-82

[41] Johnson DE, Selmon MR, Simpson JB, et al. Primary stenosis and restenosis excised by peripheral atherctomy: a histologic study. JACC, 1988, 1: 173A

[42] Macleod DC, Vmans VA, M de Jong, et al. Coronary smooth muscle cell in culture after directional atherectomy. Br Heart J, 1993, 69: S5

[43] Macleod DC, M de Jong, Vmans VA, et al. Extracellular matrix synthesis of human vascular smooth muscle cell in culture. Br Heart J, 1993, 69: S13

[44] Hiroguke Tanuka, Sukhova GR, Swanson SJ. Substained activation of vascular cell and leukocytes in the rabbit aorta after ballon injury. Circulation, 1993, 88:1778

[45] Fuster V, Badimon JJ. Clinical pathological correlation of coronary disease progression and regression. Atherosclerosis, 1989, 9: 289

[46] Fuster V, Badmion JJ, Badmion L. Clinical pathological correlation of coronry disease procession and regression. Circulation, 1992, 86: Ⅲ-1

[47] Arkadiusz J, Bowen-pope DF, Volkhard L, et al. Platelet-derived growth factor promotes smooth muscle cell migration and intimal thickin in a rat model of ballon angioplasty. J Clin Invest, 1992, 89: 1507

[48] Taubman MB, Rollins BJ, Poon M, et al. JE mRNA accumulates rapidly in aortic injury and in PDGF-stimulated vascular smooth cells. Circ Res, 1992, 70: 314

[49] Reldy MA, Fingerle J, Linder V. Factors cotrolling the development of arterial lesion after injury. Circulation, 1992, 86: Ⅲ-43

[50] Reidy MA, Lindner V. Basic FGF and growth of arterial cells. Ann NY Acad Sci, 1991, 638: 290

[51] Edelman ER, Njugent MA, Smith LJ, et al. Basic fibroblast growth factor enhances the coupling of intimal hyperplasia and proliferation of vasa vasorum in injuried rat arteries. J Clin Invest, 1992, 89: 465

[52] Lindner V, Lappi DA, Baird A, et al. Role of basic fibroblst growth factor in vascular lesion formation. Circ Res, 1991, 68: 106

[53] Schwartz SM, Liaw L. Growth control and morphogenesis in the development and pathology of arteries. J Vasc pharmaclo, 1993, 21: S31

[54] Ferns GA, Raines EW, Sprugel KH, et al. Inhibition of neointimal smooth muscle accumulation after angioplasty by an antibody to PDGF. Science, 1991, 253: 1129

[55] Cereck B, Fishbein MC, Forrester JS, et al. Induction of insulin-like growth factor messenger RNA in rat aorta after ballon denudation. Circ Res, 1990, 66: 1775

[56] Daenen MJAP, Lombardi DM, Bosman FT, et al. Angiotensin Ⅱ reduces smooth muscle cell proliferation in the normal and injured arterial wall. Circ Res, 1991, 68: 450

[57] Van Kleef EM, Smits JF, De May JGR, et al. Alpha-1-adrenoreceptor blockade reduces the angiotensin Ⅱ induced vascular SMC DNA synthesis in the rat thoracic aorta and carotid artery. Circ Res, 1992, 70: 1122

[58] Kurki P. Expression of proliferating cell nuclear antigen cyclin during the cell cycle. Exp Cell Res, 1986, 166:209

[59] Gerdes J, Schwab V, Lenke H, et al. Production of a mouse monoclonal antibody reactive with a human nuclear antigen associated with cell proliferation. Int J Cancer, 1983, 31: 13

[60] Gerdes J, Lenke H, Baisch H, et al. Cell cycle analysis of a cell proliferation associated human nuclear antigen defined by the monoclonal antibody Ki-67. J Immun, 1984, 133: 1710

[61] Sasaki K, Murakami T, Kawasaki M, et al. The cell cycle associated changes of the Ki-67 reactive nuclear antigen expression. J Cell Physiol, 1987, 133: 579

[62] Gerdes J, Li L, Schlueter C. Immunobiochemical and molecularbiogic characterization of the cell proliferation associated nuclear antigen that is defined by monoclonal antibody Ki-67. Am J Pathol, 1991, 138: 867

[63] Verheijen R, Kuijpers HJH. Ki-67 detects a nuclear marker associated proliferation related antigen. J Cell Science, 1989, 92: 123

[64] Braun N, Papdo PT. Cell cycle dependent distribution of the proliferation-associated Ki-67 antigen in human embryonic lung cell. Virchows Arch B cell Pathol Incl Mol Pathol, 1988, 56 (1): 25

[65] Falini B, Flenghil L, Fayioli M, et al. Evolutionery conservation in various mammalian species of the human proliferation associated epitope recognized by the Ki-67 monoclonal antibody. J Histochemcytochem,

1989，37：1471

[66] Schonk DM. Assignment of the genes involved in the expression of the proliferation related Ki-67 antigen to human chromosome 10. Hum Genet，1989，83：297

[67] Heck MMS，Earnshow WC. Topoisome ase Ⅱ：a specific marker for cell proliferation. J Cell Biol，1986，103:2569

[68] Namikaua R，Vecla R，Suchi T，et al. Double immunoenzymatic defection of surface phenotype of proliferating lymphocytes in situ with monoclonal antibodies against DNA polymerase and lymphocyte membran antigen. Am J Clin Pathol，1987，87：725

[69] Magaud JP，Sargent I，Clarke PJ，et al. Double immunocytcchemical labeling of cell and tissue samples with monoclonal anti-bromodeoxyuridine. J Histochem Cytochem，1989，37：1517

[70] Berk BC，Cordon JB，Alexander RW. Pharmacologic role of heparin and glucocorticoid to prevent restenosis after coronary angioplasty. JACC，1991，17：111B

[71] Buchwald AB，Christina U，Klaus N. Lowmoleculareweight heparin reduce neointimal proliferation after stent implantation in hypercholester limic minipigs. Circulation，1992，86：531

[72] Currier JW，Pow TR，Haude CC. Low molecular weight heparin reduce restenosis after angioplasty in hypercholesteolemic rabbit. JACC，1991，17：118B

[73] Serruys PW. Prevent of restenosis after PTCA with thrombcxane receptor blackade. Circulation，1991，84:1568

[74] Knudtson ML，Flintoft VF，Roth Dl，et al. Effect of short term prostacyclin administration on restenosis after PTCA. JACC，1990，15：691

[75] Naotaka Shiota，Mizuo Miyazake，Hideki Okunishi. Increase of angiotensin converting enzyme geng expression in the hypertensive aorta. Hypertension，1992，20:168

[76] Powell JS，Muller RKM，Baumgarner HR. Suppression of vascular response to injury：the role of angiotension converting enzyme inhibitors. JACC，1991，17:137B

[77] Huber KC，Schwartz RS，Edward WD，et al. Effect of angiotension converting enzyme inhibition on neointima proliferation in a procine coronary injury model. Am Heart J，1993，125；695

[78] Bilazarian SD，Currier JW，Handenschild CL，et al. Angiotensin converting enzyme inhibitor reduce restenosis in experiment angioplasty. JACC，1991，17：268A

[79] The Mercator Study Group. Does the new ACEI calazapril prevent restenosis after PTCA? Circulaion，1992，86：100

[80] Clozel JP，Rita KM，Sebastien R，et al. Influence of the status of the renin-angiotensin system on the effect of cilazapril on neointima formation after injury in rats. Circulation，1993，88：1222

[81] Osterrdeer W，Muller RKM，Powell JS. Role of angiotensin Ⅱ in injury induced neointima formation in rats. Hypertension，1991，18：Ⅱ-60

[82] Farhy RD，Carretero OA，Scicli AG. Mediate the antiproliferative effect of ramipril in rat carotid artey. Biochem Biophys Res，1992，182：283

[83] Topol RJ，Faxon DP. Symposium on Restenosis：from basic studies to clinical trials. JACC，1991，17：2B

[84] Liu MW，Roubin GS，Robinson KA，et al. Trapdil in preventing restenosis after ballon angioplasty in the atherosclerotic rabbits. Circulation，1990，81：1089

[85] Lider V，Reidy MA. SMC proliferation after vascular injury is inhibited by antibody against bFGF. J. Cell Biochem，1991，(suppl 15c)：118

[86] Klein LW，Rosenblum J. Restenosis after successful percutaneous transluminal coronary angioplasty. Pro Cardiovasc Dis，1990，32：365

[87] Harrison DG. Endothelial modulation of vascular tone：relevance to coronary angioplasty and restenosis. JACC，1991，17：71B

[88] Dehmer GJ. Reduction in the rate of early restenosis after PTCA by a diet supplent with n-3 fatty acid. N Engl J Med，1988，319：733

[89] Bowle MH，Klonis D. EPA in prevention of restenosis psot PTCA. Angiology，1991，42：187

[90] Nomoto A，Hirosumi J，Sekigucli C，et al. Antiatherogenic activity of nilvadipine：effect on cuff-induced intimal thickening of rabbit carotid artery. Atherosclerosis，1987，64：255

[91] Cleland JG，Krikler DM. Modification of atherosclerosis by angents that do not lower cholesterol. Br Heart J，1993，69：S54

[92] Jackson CL，Baush RC，Bowyer DE. Inhibition effect of calcium antagonists on ballon catheter-induced arterial smooth muscle cell proliferation and lesion size. Atheosclrosis，1988，69：115

[93] Reis GJ，Pomerantz RM，Paisternak RC. Failure of nisoldipine to prevent restenosis after angioplasty in atherosclerotic rabbits. Circulation，1990，82：Ⅲ-672

[94] Lichtlen PK，Huagenholty P，Rafflenbeal W，et al. Retardation of angioraphic progression of coronary

artery disease by nifedipine. Lancet, 1990, 335: 1109

[95] Yang ZH, Georg Noll, Luscher TF. Calcium antagonists differently inhibit proliferation of human coronary SMC response pulsatile stretch and PDGF. Circulation, 1993, 88: 832

[96] Kitazum H. Compired use of aspirin tidopoidine and nicorandil prevent restenosis after coronary angioplasty. Circulation, 1988, 78 (suppl Ⅱ) Ⅱ-633

[97] Gellman J. The influence of Lovastin on intimal proliferation after angioplasty in hypercholestemia rabbit. JACC, 1991, 17: 251

[98] Sabhi R. Prevention of restenosis by lovastatin. Circulation, 1988, 80: Ⅱ-65

[99] Holiamn J. Lipid lowering for the prevention of recurrent stenosis following coronary angioplasty. Circulation, 1989, 80: Ⅱ-65

[100] Carl JP, Hirshfeld TW, Nacdonld RG, et al. A controlled trail of corticosteroids to prevent restenosis after coronary angioplasty. Circulation, 1990, 81: 1753

[101] Wengrovitz M, Selassie LG, Gifford RRM. Cyclosporine inhibits the development of medial thicking after experimental arterial thicking. J Vasc Surg, 1990, 12: 1

[102] Foegh ML, Khirabadi BS, Chambers E, et al. Inhibition of coronary artery transplants atherosclerosis in rabbit with angiopetin: an octapetide. Atherosclerosis, 1989, 78: 229

[103] Lundergam CF, Foegh ML, Ramwell PW. Peptide inhibition of myointimal proliferation by angiopeptin, a somatostatin analogue. JACC, 1991, 17: 1342B

[104] Barath P. Low dose of antitumor agents prevents SMC proliferation after endothelial injury. JACC, 1989, 13: 252A

[105] Masayuki Mitsuka, Mieko Nagae, Berk BC. Na (+) -H (+) exchange inhibitors decrease neointimal formation after carotid injury. Circ Res, 1993, 73: 269

[106] Kranzhofer R, Schirmer J, Schomig A, et al. Suppression of neointimal thicking and smooth muscle cell proliferation after arterial injury in the rat by inhibitors of Na-H exchange. Circ Res, 1993, 73: 264

[107] March RI, Wilensky RI, Roeske RW. Effect of thiol protease inhibitors on cell in culture. Circ Res, 1993, 72: 413

[108] Simons M, Rosenbery RD. Antisense nonmuscle myosin heave chain and c-myb oligcnucleotide suppress smooth muscle cell proliferation in vivo. Cir Res, 1992, 70: 835

[109] Bauters C, Groote Po, Adamantidis M, et al. Proto-oncogene expression in rabbit aorta after wall injury first marker of the celluler process leading to restenosis after angioplasty? Eur Heart J, 1992, 70: 835

[110] Simons M, Edelman ER, Jean-Lue Dekyser, et al. antisense c-myb oligonucleotide inhibit intimal arterial smooth muscle cell accumulation in vivo. Nature, 1992, 359: 67

[111] Shir Y, Hutchinson HG, Hall DJ, et al. Down-regulation of c-myc expression by antisense oligonucleotides inhibits proliferation of human smooth muscle cell. Circulation, 1993, 88: 1190

[112] Himoara T. Restenosis following directional coronary atherectory of native coronary artery. (abstra). JACC, 1990, 15: 196A

[113] Schatz RA, Scheldon Goldberg, Martin Leon, et al. Clinical experience with the palmaz-schatz coronary stents. JACC, 1991, 17: 155B

[114] Hanke H, Haase KK, Sybille Hanke, et al. Morphological changes and smooth muscle cell proliferation after experimental excimer laser treatment. Circulation, 1991, 83: 1380

[115] Margolis JR, Sameer Mehta. Excimer coronary angioplasy. Am J Cardiol, 1992, 69: 37

[116] Ross R. The smooth muscle cell Ⅱ: Growth of smooth muscle in culture and formation of elastic fiber. J Cell Biol, 1971, 55: 172

[117] Goodfellow BS, Mikat EM. A stain for the simultaneous demonstration of collagen, muscle and elastic elements in mammalian tissue. Lab Med, 1988, 19: 243

[118] Castellot JJ, Wright TC, Karnovsky MJ. Regulation of vascular SMC growth by heparan sulfates. Seminars in thrombosis and Hemostasis, 1987, 13: 489

[119] Gerdes J, Lemke H, Baisch H, et al. Cell cycle analysis of a cell proliferation-associated nuclear antigen defined by the monoclonal antibody Ki-67. J Immunol, 1984, 133: 1710

[120] Ross R, Wight TN, Strandness E, et al. Human atherosclerosis: Cell constitution and characteristics of advanced lesions of the superficial femoral artery. Am J Pathol, 1984, 114: 79

[121] Macleod DC, Strauss BH, Macel de Jony, et al. Proliferation and extracellular matrix synthesis of smooth muscle cell cultured from human coro-

nary atherosclerosis and restenosic lesions. JACC, 1994, 2: 59

[122] O'Barien ER, Alpers CE, Stewart DK, et al: Proliferation in primary and restenosic coronary atherectomy tissue. Cir Res, 1993, 73: 223

[123] Casscells W. Migration of smooth muscle and endothlial cells in restenosis. Circulation, 1992, 86: 723

[124] Bosman FT, Cramer-Knijnenburg, Van Bergen-Henegouw J. Efficiency and sensitivity of indirect immunoperoxidase methods. Histochemistry, 1983, 77: 185

[125] Thyberg J, Hedin V, Sjolund M, et al. Regulation of differentiated properties and proliferation of arterial SMC. Atherosclerosis, 1990, 10: 96

[126] 西岡五夫．大黄的生物活性及有效成分．国外医学中医中药分册，1986，8：27

[127] 陈琼华．大黄的实验研究和临床应用．新医药学杂志，1974，5：34

[128] 蒋工伟，陈香美，黎磊石．大黄对体外肾小球系膜细胞生长的影响．中华肾脏病杂志，1990，6：133

[129] Miano JM, Tota RR, Vlasic N, et al. Early proto-oncogene expression in rat aortic smooth muscle cells following endothelial removal. Am J pathol, 1990, 137:761

[130] Brown KE, Kindy MS, Sonenshein GE, et al. Expression of the c-myb proto-oncogene in bovine vascular smooth muscle cells. J Biol Chem, 1992, 2667: 4625

[131] Royers C, Karnosky MJ, Edelman ER. Inhibition of experimental neointimal hyperplasia and thrombosis depends on the type of vascular injury and the site of drug administration. Circulation, 1993, 88: 1215

（郭丹杰　陈源源　徐成斌）

第53章 大黄蒽醌衍生物对角质形成细胞的药理作用

大黄是传统中药，历代本草记载了大黄有泻热通便、清热泻火、凉血解毒、行瘀破积、活血通经等多种功效。现代药理学研究表明，大黄对消化系统、心血管系统、血液系统、泌尿系统，以及免疫系统均有不同的作用。角质形成细胞是皮肤免疫的重要组成部分，研究大黄蒽醌衍生物对角质形成细胞生理活动的影响，有利于全面了解大黄的药理作用，拓宽大黄的临床应用范围，挖掘并发展祖国医药宝库。

第一节 角质形成细胞的免疫学特性

角质形成细胞（keratinocyte，KC）起源于外胚叶，由发育不同阶段的上皮细胞组成，又称上皮细胞，此细胞并非经典的免疫细胞。该细胞位于皮肤最外层，占表皮细胞的90%以上。根据细胞的特点将KC分四层。最外面的称角质层，直接接触外环境，是无核的扁平细胞，含有较多的脂质，对水、微生物有屏障作用。角质层向内是颗粒层、棘细胞层和基底层，它们都有完整的细胞结构。基底层细胞通过基底膜与真皮进行物质交换。在角质形成细胞各细胞层的间隙中，有大量细胞间液和免疫细胞。KC的表面分子及其分泌的细胞因子是组成皮肤免疫微环境的关键，它们调控局部免疫细胞的功能和发育。KC分泌的可溶性物质，通过基底膜的半透膜影响真皮细胞的功能。

一、角质形成细胞的膜表面分子

角质形成细胞的膜表面分子包括：抗原呈递分子、粘附分子、各种受体及多种CD分子（白细胞分化抗原）等，它们是KC生理活动的分子基础。

1. 抗原呈递分子　包括HLA分子（人类主要组织相容性抗原）和CDI分子。HLA-Ⅰ类分子和HLA-Ⅱ类分子都是经典的抗原呈递分子。正常的人类KC仅表达HLA-Ⅰ类分子。不少皮肤病患者的KC表达HLA-Ⅱ类分子（HLA-DR，HLA-DP或HLA-DQ）。IFNγ激活的KC也表达HLA-Ⅱ类分子。CD1分子结构类似HLA-Ⅰ类分子，主要呈递脂类或糖脂类抗原。KC表达CD1a。

2. 粘附分子　正常KC表达CD58、VLA-β2、CD11α/CD18及CD44等粘附分子。接触性皮炎、荨麻疹、多形红斑等皮肤病的KC还表达CD54。上述粘附分子通过与表达在淋巴细胞等多种免疫细胞及内皮细胞表面的配体结合，介导KC与其它细胞，特别是免疫细胞及基质之间相互作用。

3. Fas（CD95）和CD95L　这是一对特殊的膜分子。CD95属于TNF受体家族，CD95L（CD95配体）属于TNF超家族。CD95L与CD95结合，可诱导高表达CD95的细胞凋亡。正常KC表达低水平的CD95。炎症或在某些细胞因子作用下，KC不仅表达高水平CD95，也可表达CD95L诱导$CD95^+$ T细胞凋亡从而减轻皮肤免疫损伤。

4. Fc受体　KC表达IgG Fc受体（FcγRI，FcγRⅢ），有助于IgG及IgG免疫复合物在局部聚集或清除。

5. KC在不同刺激物作用下，可表达新的膜分子，例如：CD80，CD86这些分子协同HLA分子，在抗原诱导的T细胞活化中起重要作用。

二、角质形成细胞的免疫功能

角质形成细胞可分泌多种细胞因子，通过分泌的细胞因子和表达的膜分子调控免疫细胞的功能，在机体免疫防御和免疫自稳中发挥重要作用。

1. 分泌细胞因子　人类KC自发分泌IL-1α、IL-1β及少量GM-CSF、IL-6、SCF、IL-7，同时表达IL-1受体。每个KC带有3 000～6 000个IL-1受体。KC在IL-1自泌作用下，合成并分泌G-CSF、M-CSF、胸腺细胞生成素、TGFβ、TGFα和IL-8。感染和紫外线照射，可刺激KC分泌更多的IL-1并合成新细胞因子，包括：IL-3、IL-8、IL-6、IL-10、IL-16、INFα等。银屑病、接触性皮炎等疾病，KC 都有异常分泌。目前发现 KC 能合成并分泌的细胞因子达 20 种以上，它们大致被分成三类。（1）炎症性细胞因子：IL-1、IL-6、IL-8、TNFα 等促进炎症细胞在表皮聚集，活化，也可渗入真皮诱导皮肤微血管单位（dermal microvascular unit）的免疫细胞活化。细胞因子尚可进入血流刺激中枢神经系统引起发热。在一定条件下，还促进皮肤损伤的修复。（2）促进造血：包括 GM-CSF、G-CSF、M-CSF、IL-3、SCF、IL-7 及胸腺细胞生成素等。（3）免疫调节作用：包括 IFNγ、TGFβ、IL-10、IL-12 等。IFNγ 除诱导许多细胞表达 MHC 分子和粘附分子外，可活化 NK、CTL，增强局部免疫细胞的功能。IFNγ 还有抗病毒活性，对皮肤免疫防御十分重要。TGF β 可减轻免疫炎症，促进伤口愈合。IL-10 抑制 Th1 细胞增殖及细胞因子合成。TGFβ 和 IL-10 在维持皮肤免疫自稳中起重要作用。此外，KC 还分泌血管内皮生长因子（VEGF），促进真皮内新血管生成；分泌神经生长因子（NGF）、内皮素等促进表皮增殖分化。

表 53-1　人类角质形成细胞分泌的细胞因子

细胞因子种类	
白细胞介素	IL-1α、IL-1β、IL-6、IL-7、IL-8、IL-10、IL-12、IL-15、IL-18
集落刺激因子	IL-3、GM-CSF、G-CSF、M-CSF、SCF
干扰素	IFNα、IFNβ、IFNγ
转化生长因子	TGFα、TGFβ
肿瘤坏死因子	TNFα
其它生长因子	PDGF、FGF、KTGF（keratinocyte-derived T cell growth factor）、thymopoietin

2. 角质形成细胞与 T 细胞活化　抗原诱导的 T 细胞活化是机体产生特异性免疫应答的关键。KC 具有吞噬功能并分泌 IL-1 等细胞因子，在一定条件下可表达 HLA-Ⅱ类分子和 CD80（B7-1，B7-3）。上述特性提示 KC 可能具有呈递抗原的功能。实验证明 KC 既可诱导抗原特异性 Th1 活化，也可诱导免疫耐受。

3. 角质形成细胞与 T 细胞发育　胸腺是 T 细胞发育的主要场所，但并非是 T 细胞发育的唯一场所。目前已证明肠上皮是胸腺外 T 细胞发育的重要部位。表皮的微环境与肠上皮有很多相似之处。表皮 KC 表达多种粘附分子，分泌 T 细胞发育所需的细胞因子：IL-3、IL-7、SCF、胸腺细胞生成素、KTGF 等。这些分子与 KC 间基质、朗格汉斯细胞、肥大细胞等共同组成的微环境为 T 细胞发育提供了有利条件。在此 KC 是关键成分。

第二节　大黄蒽醌衍生物对角质形成细胞生理活动的调节作用

大黄蒽醌衍生物是大黄最主要的成分之一，纯化的大黄蒽醌衍生物或者与其它成分的结合物对机体都有许多重要而明显的药理作用。大黄是中医治疗皮肤病最常用的药物之一。基于角质形成细胞的免疫活性在皮肤生理和病理中的重要作用，作者探讨了大黄蒽醌衍生物对角质形成细胞生理活动的调节，以便阐明大黄治疗某些皮肤病的机制，为大黄在皮肤科的进一步应用提供科学依据。

一、大黄素对角质形成细胞的增殖抑制作用

细胞增殖是细胞生命活动最基本的特征。细胞增殖过程中，细胞的新陈代谢十分活跃，DNA 含量倍增，RNA 及蛋白质持续合成。实验室中通常用 H^3-TdR 掺入法测定细胞 DNA 含量倍增情况，评价细胞增殖特性。大黄素（1，6，8-三羟基-3-甲基蒽醌）是一种大黄蒽醌衍生物。将人类角质形成细胞株（Colo-16）与大黄素共育，结果显示大黄素抑制 Colo-16 的增殖和 DNA 合成。电镜下，可见 Colo-16 受大黄素作用后，细胞膜断裂，线粒体、内质网崩解、细胞骨架塌陷（彩图 53-2）。

表 53-2　大黄素对角质形成细胞的增殖抑制效应

大黄素	细胞数（%对照组）			^{3}H-TdR 掺入（cpm 值）（%对照组）		
(μg/ml)	24h	48h	96h	24h	48h	96h
1	89±2.9	89±2.5	82±3.1*	98±16	86±11	83±13
5	82±3.3*	78±7.0*	71±2.9	86±12	88±14	67±13*
10	70±2.2	63±5.0	59±2.8	78±12	75±12	73±16
20	54±2.1	41±2.9	36±4.5	56±13*	59±18*	51±17
40	43±3.1	28±2.1	23±4.1	38±5	30±14	22±10
0（对照）	100±4.2	100±7.4	100±3.4	100±9	100±2	100±8.5

* 与对照相比 $P<0.05$

二、大黄素对角质形成细胞分泌活性的影响

角质形成细胞除了合成角蛋白以外，还分泌多种细胞因子。细胞因子是细胞分泌的具有"激素样"作用的小分子多肽，它们主要通过自泌和旁泌作用支持自身细胞及邻近细胞包括免疫细胞的生长发育并调节它们的功能。KC分泌细胞因子的功能受到大黄素抑制。Colo-16细胞与大黄素共育一定时间，洗去药液后继续孵育12小时，收集细胞培养上清液测定IL-6或TNFα的含量。结果显示，20μg/ml大黄素作用于Colo-16细胞仅4小时，即可抑制其分泌IL-6及TNFα。应用免疫组化（ABC）法证实，大黄素尚可抑制Colo-16细胞表达角蛋白（彩图53-3）。

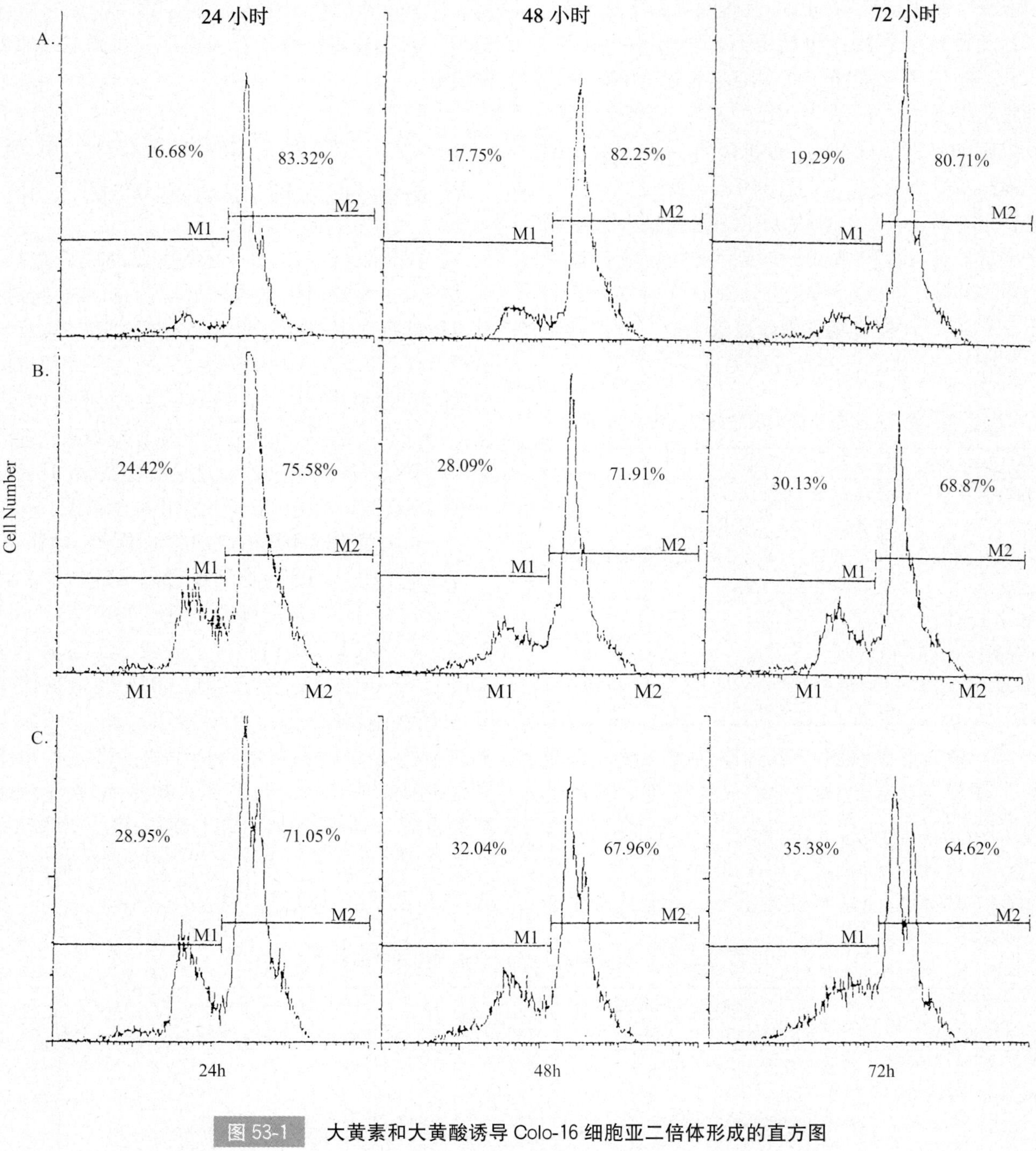

图 53-1 大黄素和大黄酸诱导Colo-16细胞亚二倍体形成的直方图

A. 对照 B. 大黄素 C. 大黄酸

表 53-3 大黄素对角质形成细胞分泌活性的影响

大黄(20μg/ml)作用(时)	细胞因子分泌活性(X̄±S)			
	TNFα(OD)		IL-6(cpm)	
	实验组	对照组	实验组	对照组
4	0.692±0.03*	0.529±0.05	8 084±1 652*	13 355±1 888
8	0.700±0.02	0.626±0.06	9 352±2 122*	12 119±1 351
12	0.811±0.05*	0.717±0.02	7 729±1 180	10 727±2 015
24	0.856±0.004	0.746±0.02	1 823±787*	4 027±847

* 与对照组相比 $P<0.05$

三、大黄素促进角质形成细胞凋亡

细胞死亡是其生命周期的必然归宿。细胞凋亡是生物体内无用的、衰老的或某些条件下受损的细胞在基因控制下的自动消亡，是细胞死亡形式之一。细胞凋亡表现为染色体凝集、DNA 断裂、核碎片被膜包裹形成凋亡小体，然后被吞噬细胞清除，不形成炎症反应，不伤害周围组织，因此有人称其“生理性死亡”。近年来，应用药物调控细胞凋亡，防治疾病备受关注。为探讨大黄治疗银屑病的机制，我们研究了大黄素和大黄酸在诱导角质形成细胞凋亡中的作用。

1. 流式细胞计分析凋亡细胞

流式细胞计是通过分析细胞中 DNA 减少的亚二倍体细胞的 DNA 峰值确定凋亡细胞。实验发现其中大黄酸优于大黄素。在检测亚二倍体细胞的 DNA 峰值的同时，又分析了 KC 细胞周期变化，发现大黄素和大黄酸均能抑制细胞进入 G_1 期。但在 S 期及 G_2＋M 则不同。大黄素抑制 G_2＋M 期，使 S 期不能进入 G_1 生长繁殖，细胞出现早熟的凝集染色体呈碎片状，并进入 sub-G_1 期，导致细胞凋亡。大黄酸通过缩短 S 期使细胞迅速转入 G_2＋M 而出现早熟并进入 sub-G_1 期，导致细胞凋亡。大黄酸不抑制 Colo-16 细胞增殖。

2. 二苯胺法检测细胞片断化 DNA 的含量

片断化 DNA 的增多是细胞凋亡的重要参数，Colo-16 细胞与大黄素或大黄酸共育，然后用二苯胺法检测细胞片断化 DNA 的含量，结果证实大黄素和大黄酸都使 Colo-16 细胞的片断化 DNA 增多，大黄酸的作用强于大黄素，此结果与流式细胞计分析是一致的。结果提示，中药大黄诱导细胞凋亡，可能是其治疗银屑病的机制之一。

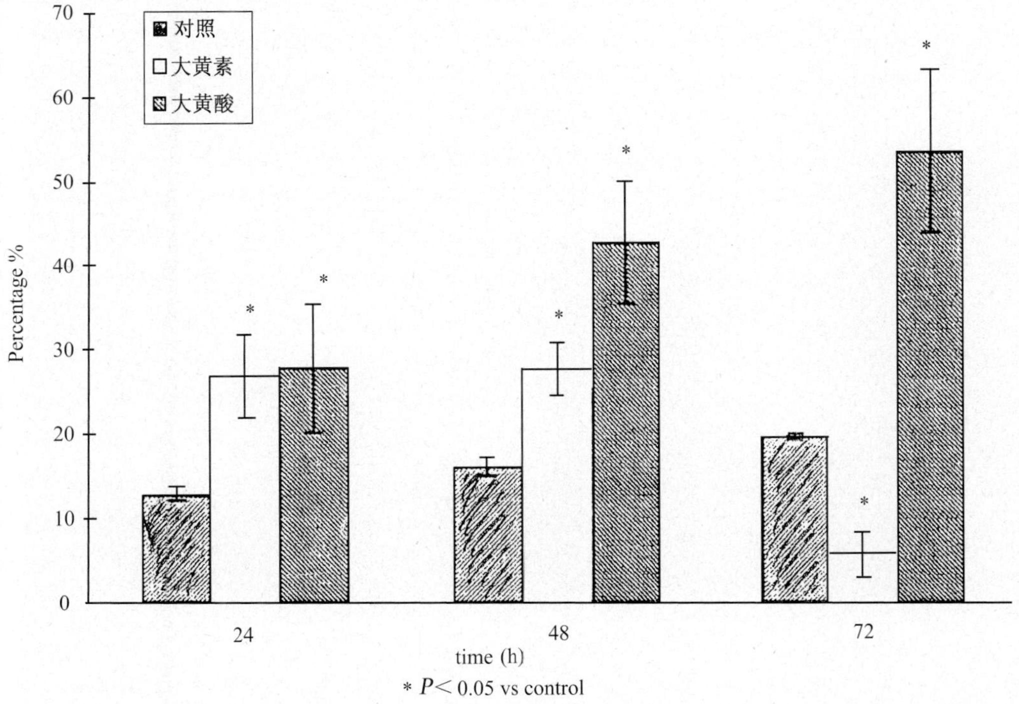

图 53-2 大黄素和大黄酸引起 Colo-16 细胞 DNA 片断化

附：彩图 53-1、4、5

参考文献

[1] 王光超主编．皮肤病及性病学．科学出版社，2002
[2] 方文贤，宋崇顺，周立孝主编．医用中药药理学．人民卫生出版社，1998
[3] Bos JD，Kapsenberg ML. The skin Immune System: progress in cutaneous biology. Immunology Today，1993，14：75
[4] Hunyadi J，Simon MJ，Dobozy A. Immune associated surface markers of human keratinocytes. Immunology Letters，1992，31：209
[5] Kutsch CL，Norris DA，Arend WP. Tumor Necrosis Factor-α induces interleukin-1α and interleukin-1 receptor antagonist production by cultured human keratinocytes. J invest Dermatol，1993，101：79
[6] 余从年，胡继鹰主编．医学细胞生物学．科学出版社，2000

（殷金珠　魏志平　徐丽敏　陈学荣　沈　力）

第 54 章　大黄蒽醌衍生物对破骨细胞性骨吸收作用的研究

口腔及全身骨丧失的基本病理表现为破骨细胞性骨吸收，对于骨吸收的机制研究一直为国内外的研究热点，1982 年 Chambers 首次建立了破骨细胞的体外分离培养方法，作者病理实验室于 1988 年成功地引进、改良和建立了兔破骨细胞的分离培养方法，为深入研究骨吸收的机制及防治提供了研究手段和方法。本研究采用体外破骨细胞分离培养技术，观察中药大黄的有效成分蒽醌衍生物芦荟大黄素和大黄素对破骨细胞的作用，为临床防治骨吸收奠定基础。

材料与方法

1. 分离破骨细胞

出生 24 小时内的日本大耳白兔 10 只（中国兽药监察所动物室提供）在无菌条件下，分离出股骨、胫骨和肱骨，去净附着在骨表面的软组织及软骨骺，在 α-MEM 培养液（内含 25mmol/L HEPES，15% 胎牛血清，100μg/ml 青霉素，100μg/ml 链霉素）中，将骨干及干骺端纵行剖开，用手术刀轻刮骨的内表面，并用尖吸管吸取上述培养液反复冲洗骨髓腔的内表面，直至发白。最后用吸管吸吹振荡细胞悬液 2 分钟，再静置 1 分钟，使碎骨片沉降，细胞悬液备用于实验。

2. 骨磨片的制备与处理

取新鲜牛股骨的皮质骨，用金刚砂片分切成约 3 cm×1 cm，厚约 1 mm 的小片，再用粗细不同的金刚砂石及天然细磨石将其磨成厚约 10～20 μm 的骨磨片，将其剪成 0.6cm×0.6cm 大小的骨片。使用前置超声波清洗器内清洗 3 次，每次 5 分钟。再用含 1000 μg/ml 青霉素和 1 mg/ml 链霉素的 α-MEM 培养液浸泡，换 3 次培养液，每次 30 分钟，以达到消毒灭菌的作用。

3. 分离的破骨细胞与骨磨片共同培养

取无菌 24 孔板 2 个，每孔加入 1 ml α-MEM 培养液，再加入 1 个处理过的骨磨片，置二氧化碳孵育箱（37℃，5%）中 1 小时。取出，加入上述破骨细胞悬液，每孔 1 ml，继续置二氧化碳孵育箱中培养。隔夜（约 16 小时），取出，用吸管吸取 α-MEM 培养液，冲掉每个骨片上的未附着细胞。再取无菌 24 孔培养板 2 个，每孔加入 2 ml α-MEM 培养液，再加一个冲洗掉未附着细胞的骨片，置二氧化碳孵育箱中培养约 24 小时。

4. 大黄标准品的添加

取出上述培养约 24 小时的 24 孔培养板，分别加入芦荟大黄素（分子量为 265.20）、大黄素（分子量为 266.21）以及溶剂（DMSO 及 α-MEM 培养液），分为六组：①空白对照组，②溶剂对照组，③低浓度芦荟大黄素组（终浓度为 0.8×10^{-5} mol/L），④高浓度芦荟大黄素组（终浓度为 1.6×10^{-5} mol/L），⑤低浓度大黄素组（终浓度为 0.8×10^{-5} mol/L），⑥高浓度大黄素组（终浓度为 1.6×10^{-5} mol/L）。

5. 吸收陷窝的动态观察及计数

采用 OLYMPUS 倒置光相差显微镜，每天观察分离的破骨细胞在骨片上形成的吸收陷窝的动态改变，并选择有代表性的数个视野进行显微摄影，培养 1 周，分别于第 3 天及第 7 天计数每个骨片上的吸收陷窝数。采用 SPSS 软件包进行统计学分析。

结　果

1. 分离的破骨细胞形成的骨吸收陷窝的形态学动态变化

分离的破骨细胞与骨磨片共同培养 20 小时后，骨片上开始出现少量吸收陷窝，多为圆形或椭圆形，随着培养时间的增加，对照组骨片上的吸收陷窝均有不同程度的增加（图 54-1、2），逐渐形成串珠样或不规则形，而加入芦荟大黄素及大黄素组骨吸收陷窝少量增加或不增加（图 54-2、3）。

2. 骨吸收陷窝数统计学分析

在相差显微镜下计数培养第 3 天及第 7 天各组骨磨片上的骨吸收陷窝数见表 54-1，统计学结果见表 54-2。

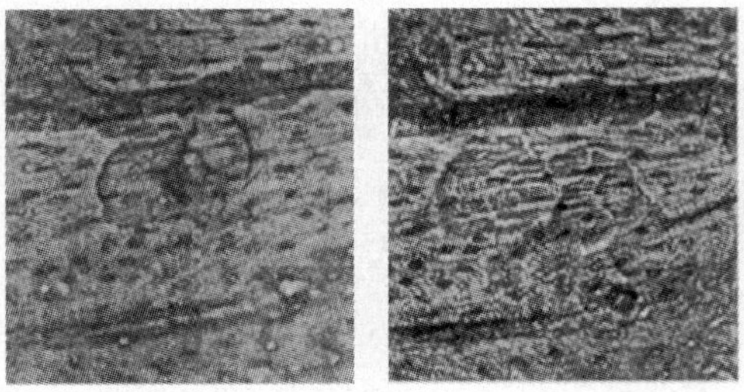

图 54-1　（左）空白对照组 3 天形成的骨吸收陷窝。（右）同一部位第 7 天骨吸收陷窝明显增多。倒置相差显微镜 ×192

经 SPSS 软件进行统计学分析：（1）空白对照组与溶剂对照组在培养 3 天及 7 天骨吸收陷窝数无显著性差异；（2）第 7 天高浓度芦荟大黄素（1.6×10^{-5} mol/L）、高浓度大黄素（1.6×10^{-5} mol/L）与溶剂对照组相比差异有显著性（$P<0.01$）；（3）第 7 天低浓度大黄素（0.8×10^{-5} mol/L）与溶剂对照组相比差异有高度显著性（$P<0.001$）；（4）第 7 天低浓度芦荟大黄素（0.8×10^{-5} mol/L）与溶剂对照组相比无显著性差异（$P>0.05$）；（5）第 7 天芦荟大黄素高浓度组与低浓度组相比差异有高度显著性 $P<0.001$）；（6）第 7 天大黄素高浓度组与低浓度组相比差异有显著性（$P<0.05$）。

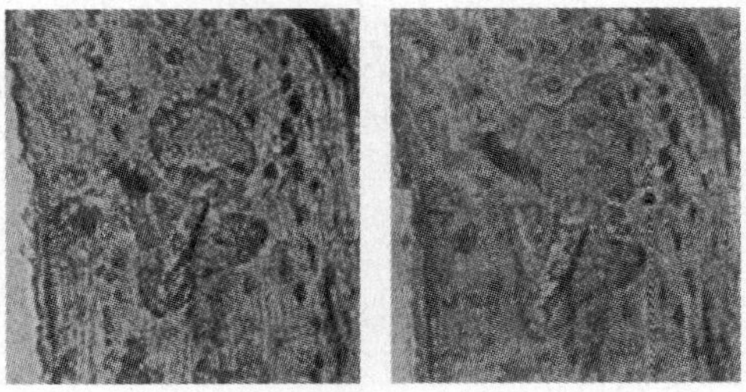

图 54-2　（左）溶剂对照组 3 天形成的骨吸收陷窝。（右）同一部位第 7 天骨吸收陷窝明显增大。倒置相差显微镜 ×192

表 54-1　第 3、7 天各组骨片上骨吸收陷窝数（个/片，$\bar{X}\pm S$，n=10）

	对照		芦荟大黄素		大黄素	
	空白对照	溶剂对照	0.8×10^{-5}	1.6×10^{-5}	0.8×10^{-5}	1.6×10^{-5}
第 3 天	54±33	50±28	50±24	39±13	49±21	34±11
第 7 天	251±105	238±88	145±55	72±33	101±54	48±13

表 54-2　第 3、7 天各组骨片上骨吸收陷窝数统计学 *T* 值和 *P* 值

	a-b	b-c	b-d	b-e	b-f	c-d	e-f
T_{day3}	0.24	0.05	1.13	0.19	2.18	1.68	2.26
P_{day3}	0.820	0.962	0.297	0.858	0.066	0.106	0.058
T_{day7}	0.27	2.07	5.32	3.71	6.47	5.05	2.89
P_{day7}	0.792	0.078	0.001**	0.008**	0.000***	0.001**	0.023*

注：* $P<0.05$，** $P<0.01$，*** $P<0.001$，其余为 $P>0.05$

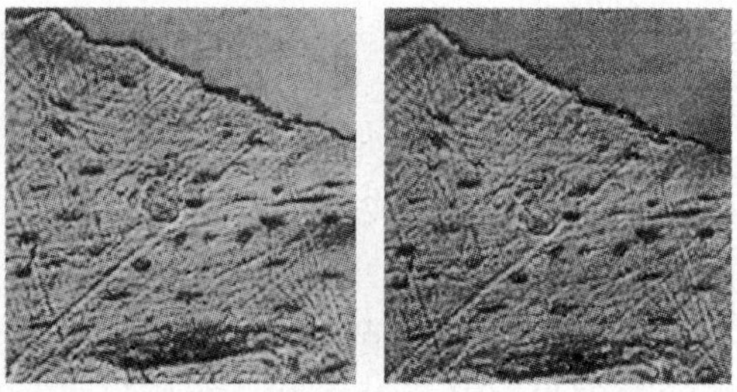

图 54-3　（左）骨片与破骨细胞共同培养 24 小时后加入芦荟大黄素（1.6×10^{-5} mol/L），第 3 天可见 3 个骨吸收陷窝。（右）同一部位第 7 天骨吸收陷窝没有变化。倒置相差显微镜 ×192

结果表明：①空白溶剂（DMSO 和 α-MEM 培养液）对破骨细胞的骨吸收无明显影响；②高浓度芦荟大黄素（1.6×10^{-5} mol/L）；③高浓度大黄素（1.6×10^{-5} mol/L）及低浓度大黄素（0.8×10^{-5} mol/L）可抑制破骨细胞性骨吸收；④低浓度芦荟大黄素（0.8×10^{-5} mol/L）对破骨细胞性骨吸收的作用不显著；⑤其抑制作用与浓度相关。

讨　论

口腔骨丢失（包括：牙周炎牙槽骨吸收、剩余牙槽嵴骨吸收、颌骨骨质疏松等）及骨质疏松症等系统性骨丢失的主要病理变化是骨吸收，而破骨细胞是骨吸收的效应细胞，虽然破骨细胞性骨吸收的机制尚不十分清楚，但迄今为止国内外学者经过大量研究认为，破骨细胞骨吸收主要包括两方面，即（1）分泌酸脱矿；（2）水解酶降

解骨基质。许多激素及细胞因子可作用于破骨细胞，促进或抑制骨吸收，如甲状旁腺激素、1,25 $(OH)_2D_3$、白细胞介素（IL-1，IL-2，IL-6）、前列腺素、肿瘤坏死因子等可促进骨吸收，降钙素、雌激素、前列腺素等在体外可抑制骨吸收。

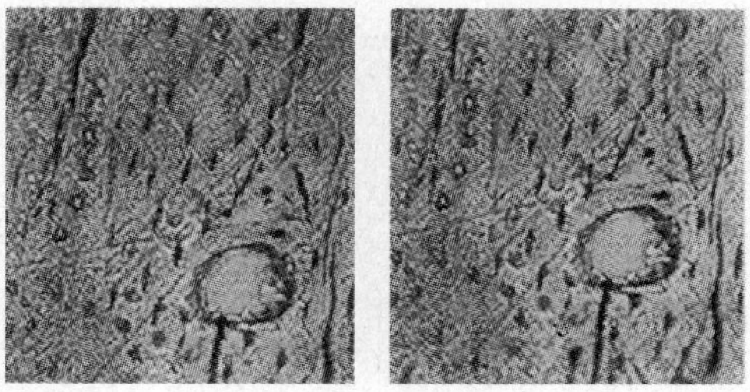

图 54-4 （左）骨片与破骨细胞共同培养 24 小时后加入大黄素（0.8×10^{-5}mol/L），第 3 天出现 2 个骨吸收陷窝。（右）同一部位第 7 天骨吸收陷窝没有变化。倒置相差显微镜 ×192

大黄是我国特产的世界著名传统中药，它在我国的医药应用已有几千年的历史，从最早的《神农本草经》到《名医别录》、《本草纲目》直至当今的《中国药典》，对大黄的多种功用均有记载。大黄具有泻火解毒、攻积化瘀、散结止血的功效，有导泻、抗病原微生物、利胆、保肝、降血脂、止血、活血、抗肿瘤、调节免疫等多重作用。本研究采用大黄的有效成分蒽醌衍生物芦荟大黄素和大黄素，观察其对体外分离的破骨细胞骨吸收的影响，结果表明高浓度芦荟大黄素及大黄素和低浓度大黄素可明显抑制破骨细胞性骨吸收，且大黄素的作用随剂量的增加而加强，而低浓度芦荟大黄素虽可部分抑制破骨细胞的功能，但与对照组相比无统计学上的显著性差异。推测其机制可能有以下几方面：（1）大黄素和芦荟大黄素对腺激肽释放酶有强抑制作用，大黄素对胰蛋白酶和胰脂肪酶、芦荟大黄素对胰弹性蛋白酶均有明显抑制作用，推测其可能抑制破骨细胞分泌水解酶而部分抑制骨吸收；（2）张英华等研究表明大黄抑制 Na^+，K^+-ATP 酶活性；袁振铎等观察到大黄液在体外对人红细胞钠泵活性有抑制作用，可抑制 Na^+、K^+ 的主动转运；而破骨细胞的细胞膜上富含质膜转运系统如钠泵（即 Na^+，K^+-ATP 酶）和 HCO_3^-、Cl^- 交换系统，提供了破骨细胞折皱缘与骨基质接触区的酸性微环境，在骨脱矿中起关键作用，由此推测大黄对破骨细胞骨吸收的抑制作用可能是通过对破骨细胞膜上的质子泵的抑制作用，从而抑制了破骨细胞分泌酸以抑制骨的吸收；（3）郭昌燕等发现大黄可影响兔脊髓中花生四烯酸代谢产物前列腺素 F_2、血栓素 B_2、前列腺素 E_2、前列腺素 C_2、前列腺素 A_2 的生物合成，且抑制作用呈现很好的量效关系。而前列腺素是骨吸收的刺激因子，分析其可能通过抑制前列腺素的合成抑制骨吸收。（4）大黄具有广谱抗菌、抗病毒和抑制细胞内毒素的作用，抑菌成分为蒽醌衍生物，大黄酸、大黄素、芦荟大黄素对临床常见的 100 株厌氧菌有很强的抑制作用，因而大黄应用于与炎症介质相关的骨吸收可能效果更好。

大黄的成分复杂多样，目前已知的化学结构已有一百余种，而其生物活性仍需进一步研究与开发，本研究证实了大黄蒽醌衍生物大黄素及芦荟大黄素对体外分离破骨细胞性骨吸收的抑制作用，为今后大黄在治疗全身及局部骨吸收方面奠定了基础。

参考文献

[1] Chambers TJ, Magnus CJ. Calcitonin alters behavior of isolated osteoclasts. J Pathol, 1982, 136: 27

[2] 史风芹，于世凤．体外破骨细胞分离培养方法的建立．中华骨科杂志，1994，14：43

[3] 楼之岑．大黄研究的回顾与前瞻．北京医科大学学报，1993，25（5）增刊：1-3

[4] 高晓山，陈馥馨．为了全人类健康用好大黄一首届国际学术讨论会论文述要．中西医结合杂志，1990，10（12）：754

[5] 张英华，刘菊福．大黄对 Na^+、K^+-ATP 酶和氧化磷酸化的影响．中西医结合杂志，1990，10(5):300

[6] 袁振铎．人红细胞钠泵及大黄对其影响的研究．首都医学院学报，1989，10（1）：32

[7] Shibutanni T, Heersche JNM. Effect of medium pH on osteoclast activity and osteoclast formation in cultures of dispersed rabbit osteoclasts. J Bone Miner Res, 1993, 8: 331

[8] 郭昌燕．大黄对兔脊髓质中花生四烯酸代谢的影响．中西医结合杂志，1989，9(3):161

[9] 刘兴祥．大黄的药理作用及其临床应用．中国中西医结合杂志，1992，12(9):571

[10] 殷卫，郑俊华．大黄的药理研究近况．北京医科大学学报，1993，25（5）增刊：141

（张 萍 庞淑珍 徐 军）

第55章 大黄对小鼠肠道缺血——再灌注损伤的防治作用及机制探讨

第一节 SMA缺血—再灌注对肠道、肝和肺组织的影响及大黄煎剂疗效观察

自1973年Tilney首次提出器官衰竭这一概念以来，MODS就一直是临床上重症患者死亡的主要原因之一，其主要原因在于尚未阐明其发病机制。虽然严重感染是MODS的重要原因，但是难以解释大多数MODS患者不能发现明显感染灶的原因。随着免疫学、分子生物学技术的进展，人们越来越清楚地认识到非感染性因素在MODS发病机制中起着重要的作用，考虑到肠道以及缺血-再灌注损伤在MODS发病机制中具有的特殊作用，我们选择小鼠作为实验动物，采用肠系膜上动脉（superior mesenteric artery，SMA）夹闭—复流术，建立研究缺血-再灌注损伤的动物模型，模拟临床上严重创伤、大面积烧伤、重症胰腺炎和失血性休克等情况下患者肠道的功能状态，在参阅大量有关单味大黄或以大黄为主药的方剂治疗重症胰腺炎和失血性休克等有良好疗效的基础上，以SDD作为治疗对照、生理盐水作为空白对照，研究大黄煎剂和大黄醇提液对小鼠SMA缺血-再灌注损伤的防治作用。

材料与方法

一、SMA缺血-再灌注损伤模型的建立

雄性NIH小鼠45只，7～10周龄，体重20～25g（解放军总医院实验动物中心提供），随机分为三组，每组15只，手术前禁食，自由饮水。

乙醚吸入麻醉，腹部剪毛，酒精消毒，腹部正中长2.5～3cm切口，经腹白线进腹，暴露并钝性分离肠系膜上动脉，在其根部用小动脉夹（上海医疗器械厂生产）夹闭，腹内容物还纳腹腔，用生理盐水纱布覆盖切口，分别于夹闭后30、45和60分钟松开动脉夹，恢复肠血液灌注，分两层用1号丝线关闭腹腔，各组均皮内注射0.6ml生理盐水/只。

另取同质NIH小鼠30只作为SHAM对照，分为三组，术前处理及手术方法、术后处理均与实验组相同，只是术中不夹闭SMA，但仍对SMA进行常规分离，分别于腹内容物还纳腹腔后30、45、60分钟关闭腹腔。各组动物手术后每6小时观察一次并记录其死亡情况，96小时后采用颈椎离断法处死。

另取NIH小鼠24只分别制备30、45和60分钟的SMA缺血模型，于致伤后12小时采用颈椎离断法处死，取其小肠、肝和肺组织各少许，10%中性福尔马林固定后，石蜡包埋、切片，HE染色行常规病理学检察。

二、大黄煎剂的疗效观察

1. 动物分组 雄性NIH小鼠214只，7～10周龄，体重20～25g（解放军总医院实验动物中心提供），随机分为4组（模型制备方法同上）：（1）大黄煎剂组54只：术后大黄煎剂灌胃，剂量为9.1g生药/kg体重，2次/日。（2）大黄醇提液组56只：术后大黄醇提取液灌胃，剂量为25g生药/kg体重，1次/日。（3）SDD组52只：术后SDD液（每毫升SDD液含妥布霉素0.6mg、多粘菌素B 0.75mg、两性霉素B 3.75mg）灌胃，2次/日。（4）对照组52只：术后等量生理盐水灌胃，2次/日。

2. 制剂制备

大黄煎剂的制备：准确称取大黄（购自北京同仁堂药店）10g，并将其研成米粒状，在200ml的锥形瓶内放入100ml蒸馏水，在电炉上将水烧开后放入预先准备好的大黄颗粒，煮沸2分钟后冷却并过滤得大黄煎剂约40ml，每毫升含有生大黄约0.25g（每次用药前制备）。

大黄醇提液的制备：准确称取大黄（购自北京同仁堂药店）100g，并将其研成米粒状，放入1 000ml的烧瓶内，加入75%的乙醇500ml，室温下放置30分钟后收集上清液。上述操作重复3次，合并3次所得的提取液，在回旋蒸发仪上将

其浓缩为 100ml，每毫升含有生大黄约 1g。

3. 指标观察

生理活动　观察范围包括动物的活动度、有无颤抖、立毛、进食和饮水以及排便（肛门周围明显污迹）等指标，观察期限为 6 小时一次并记录。

病理观察　在术后 12 小时每组随机抽取 8 只小鼠采用脱颈法处死动物，取小肠、肺，10%中性福尔马林固定后，石蜡包埋、切片，HE 染色行常规病理学检察。

生存率　术后 72 小时所有存活的实验动物全部采用脱颈法处死，以 72 小时的存活动物数/实验动物总数表示动物的生存率。

三、统计学方法

采用 Long-Rank 检验进行显著性分析，以 $P<0.05$ 作为统计学差异显著。

实 验 结 果

模型的建立　SMA 缺血时间为 30 分钟的一组 15 只小鼠中，一只因麻醉过量而死亡，另有一只因术中分离 SMA 时引起大出血而死亡，均可除外，共有 13 只小鼠完成实验，96 小时观察时间内总体死亡率为 30.8%。SMA 缺血时间为 45 分钟的一组的 15 只小鼠中，一只因麻醉过量而死亡，可除外，共有 14 只小鼠完成实验，观察时间内的小鼠总体死亡率为 70.8%。SMA 缺血时间为 60 分钟的一组的 15 只小鼠全部完成实验，其观察时间内的总体死亡率为 93.3%。

不同时间区间内各组小鼠的死亡情况及死亡率见表 55-1 和图 55-1，各组小鼠致伤后的死亡高峰均发生在术后 12～24 小时内，其中 SMA 缺血 60 分钟组小鼠在致伤后 24 小时内的死亡率即高达 73.3%，而 SMA 缺血 30 分钟组小鼠在致伤后 24 小时内的死亡率为最低，只有 23.1%。从下表中还可以看出 SMA 缺血 30 分钟组小鼠的死亡率在致伤后 48 小时即达到恒定，而 SMA 缺血 45 和 60 分钟组小鼠的死亡率延迟到致伤后 72 小时才达到恒定状态，所有致伤组小鼠在 72～96 小时内无一死亡。

SHAM 组小鼠在手术后 96 小时内无一死亡。

肠道的病理按 Chiu 分级及评分标准（表 55-2），结果见表 55-3（彩图 55-1～3）。肺病理改变见彩图 55-4，肝病理变化见彩图 55-5、6。

表 55-1　SMA 缺血 30、45 和 60 分钟的小鼠死亡情况

分组与死亡 / 时间区间（h）	SMA 缺血 30 分钟	SMA 缺血 40 分钟	SMA 缺血 60 分钟
0～6	0	0	0
6～12	0	1	3
12～24	3	5	8
24～48	1	3	2
48～72	0	1	1
72～96	0	0	0

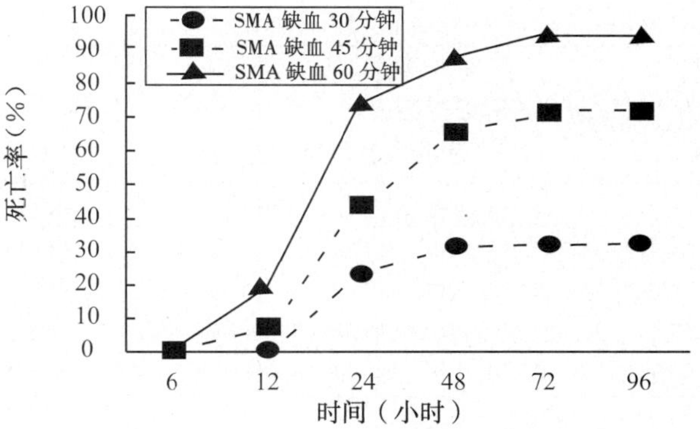

图 55-1　SMA 缺血 30、45 和 60 分钟的小鼠死亡率

大黄煎剂的疗效观察　致伤后 6、12 和 24 小时小鼠的生理活动观察结果见表 55-4～6；小肠的病理镜检结果见表 55-7 和彩图 55-9，肺的病理变化镜检结果见彩图 55-7；存活率研究结果如彩图 55-8 所示，对照组致伤后 72 小时的总体存活率最低仅为 38.46%，而大黄煎剂组的 72 小时总体存活率以 66.67%，居各组首位，并且大黄煎剂组的小鼠死亡数在 48 小时即达到稳定状态，比其它组早 24 小时。与对照组相比，在观察期限内虽然大黄醇提液及 SDD 治疗均可以不同程度地提高致伤后小鼠的 72 小时存活率（分别为 57.14%和 53.85%，$P>0.05$），但是无统计学意义，只有大黄煎剂可以显著提高缺血-再灌注小鼠的存活率（$P<0.025$）。

表 55-2　肠道黏膜病理变化的 Chiu 分级

评分	级别	肠黏膜病理改变
1	0 级	正常肠绒毛
2	1 级	绒毛顶端黏膜下间隙出现，毛细血管充血
3	2 级	黏膜下间隙扩大，肠黏膜与黏膜下间隙分离
4	3 级	黏膜与黏膜下间隙分离延伸到肠绒膜两侧
5	4 级	绒毛变钝，固有层及其血管暴露，炎性细胞浸润
6	5 级	固有层消化崩解，出血或形成溃疡

表 55-3 SMA 缺血-再灌注后 12 小时肠道黏膜的病理变化

	0 级	1 级	2 级	3 级	4 级	5 级
缺血 30 分钟	2/8	4/8	2/8	0/8	0/8	0/8
缺血 45 分钟	0/8	1/8	3/8	4/8	0/8	0/8
缺血 60 分钟	0/8	0/8	1/8	5/8	1/8	1/8

表 55-4 不同处理因素致伤后 6 小时小鼠生理活动观察指标的影响

	活动度	立毛	颤抖	饮水	排便
大黄煎剂	12/54	54/54	54/54	0/54	14/54
大黄醇提液	6/56	56/56	56/56	0/56	8/56
SDD	4/52	52/52	52/52	0/52	2/52
对照组	5/52	52/52	52/52	0/52	1/52

表 55-5 不同处理因素致伤后 12 小时小鼠生理活动观察指标的影响

	活动度	立毛	颤抖	饮水	排便
大黄煎剂	36/44	5/44	4/44	47/44	42/44
大黄醇提液	35/42	11/42	12/42	38/42	32/42
SDD	31/39	13/39	12/39	30/39	5/39
对照组	27/37	14/37	14/37	26/37	3/37

表 55-6 不同处理因素致伤后 24 小时小鼠生理活动观察指标的影响

	活动度	立毛	颤抖	饮水	排便
大黄煎剂	35/39	2/39	2/39	39/39	37/39
大黄醇提液	32/40	12/40	11/40	28/40	29/40
SDD	23/36	14/36	14/36	30/36	6/36
对照组	21/36	16/36	16/36	24/36	5/36

表 55-7 不同处理因素 SMA 缺血-再灌注后 12 小时肠道黏膜的病理变化

	0 级	1 级	2 级	3 级	4 级	5 级
大黄煎剂	0/8	6/8	2/8	0/8	0/8	0/8
大黄醇提液	0/8	4/8	4/8	0/8	0/8	0/8
SDD	0/8	4/8	2/8	2/8	0/8	0/8
对照组	8	1/8	2/8	3/8	1/8	1/8

讨 论

大鼠 SMA 夹闭-复流术简单易行，通过调节 SMA 夹闭的时间可以控制肠道损伤的严重程度和实验动物的死亡率，是研究肠道缺血-再灌注损伤病理生理变化的常用动物模型，而有关肠道局部免疫系统的构成、功能以及在病理情况下的改变等研究均采用小鼠作为实验研究对象，尤其在 MODS 的研究过程中，更是大量采用小鼠的 CLP 模型作为研究对象，其本质实际上是一个腹腔的化脓性感染或脓毒症模型。随着免疫学、分子生物学技术的进展，人们越来越清楚地认识到非感染性因素在 MODS 发病机制中起着重要的作用。基于上述认识，我们拟采用 NIH 小鼠作为研究对象，制备 SMA 缺血-再灌注损伤模型。由于以前无应用小鼠制备 SMA 缺血-再灌注损伤模型的报道，因此我们采用与大鼠 SMA 缺血-再灌注模型制作相似的方法，用小动脉夹夹闭 SMA 代替结扎，在一定时间后松开夹闭、恢复肠道血供并关腹，并对模型不同 SMA 缺血时间的在恢复血供后的死亡率进行了观察。由于实验动物的饲养条件、施术者操作的熟练程度、术后给药等多种因素均可影响实验动物的生存率，为了确保实验结果的可靠性，本实验所用动物均饲养在室温 25℃、自然采光的环境中，并且所有动物的手术及术后给药均由同一熟练医师完成。

实验结果显示致伤后 72 小时的死亡率与 SMA 缺血时间的长短有直接关系，随着 SMA 缺血的时间由 30 分钟上升到 45 分钟和 60 分钟，致伤后 72 小时小鼠的死亡率也由 30.8%增加到 70.8%和 93.3%，两者之间呈明确的线性关系，证明采用 SMA 夹闭-复流术制备缺血-再灌注损伤模型具有一定的可重复性。致伤后 12 小时的病理研究结果表明：随着致伤时间的延长，致伤局部肠道的病理变化也呈进行性加重趋势，肠道的病理改变在 SMA 缺血 30 分钟组主要为 1～2 级(6/8)，在 45 分钟组主要为 2～3 级改变（7/8)，而在 60 分钟组基本上全部表现为 3～5 级病理变化，同时远离肠道的器官——肺和肝也呈现一定的病理损害。提示 SMA 缺血-再灌注过程中产生的氧自由基进入血液循环或者肠道屏障损害所致的细菌和内毒素移位进入体内，激发了远离器官的病理损害，表明肠道缺血-再灌注损伤可以模拟临床危重患者的病理生理改变，因此适合作为临床 MODS 研究的动物模型。考虑到 SMA 缺血 45 分钟小鼠 72 小时的总体死亡率（73.3%）比较适中，因此我们在以后的治疗干预研究中采用 SMA 缺血 45 分钟作为制备动物模型的标准。

大黄是我国特产世界著名的传统中药，含有蒽醌类、二苯乙烯类、苯丁酮苷类、鞣质、氨基酸、多糖和挥发油等多种具有不同生物活性成分的化学物质，具有促进肠蠕动、抑菌、灭活内毒素、解热镇痛、双向免疫调节、改善微循环、对抗氧自由基等多种药理作用，临床应用已有数千年历史。近年来临床研究发现单味大黄和以大黄为主的中药制剂对急性胰腺炎、烧伤等原因引起的MODS有较好的治疗作用，动物实验研究结果则证实大黄对MODS的治疗作用与其调节微循环、维持肠道黏膜屏障的完整性有关，为了进一步证实大黄对临床危重病的治疗作用，我们拟以小鼠SMA缺血-再灌注损伤模型为治疗对象，以生理盐水和SDD为治疗对照，研究大黄经肠道途径用药治疗缺血-再灌注损伤的疗效。由于不同的炮制方法所获得的大黄制剂的有效成分也不同，例如大黄煎剂具有降低血液黏度、红细胞压积和抑制血小板聚集等活血作用，而大黄醇提取液增加红细胞聚集、升高血液黏度等作用，所以我们在实验中采用了大黄煎剂和大黄醇提液两种不同的制剂类型。

我们的研究结果表明大黄煎剂治疗可以显著提高实验动物的72小时总体生存率，并且该组动物在致伤后48小时即达到了相对稳定的状态，表现为小鼠的活动增加、无立毛现象、进食良好和48小时后无死亡。SDD治疗虽然也能改善实验动物的72小时的总体生存率，但是与对照组相比无统计学意义，其它有关SDD治疗MODS的大量研究也证明了这一点。令人感到意外的是采用现代技术——乙醇回流法所制备的大黄高纯度制剂——大黄醇提液对小鼠SMA缺血-再灌注损伤的生存率改善情况反而不如采用传统的煎剂法制备的制剂（72小时总体生存率分别为66.67%和57.14%）。虽然可以用不同炮制方法所获得的大黄制剂的有效成分也不尽相同这一理论来解释这种现象，但是总给人以牵强附会的感觉，然而在实验过程中我们也确实观察到大黄煎剂治疗组的小鼠生理活动情况（致伤后活动度、立毛、颤抖、进食或饮水以及排便情况）好于大黄醇提液治疗组，提示大黄煎剂比大黄醇提液含有更多的促进肠道功能恢复的生物活性成分，可更好地促进肠内淤滞细菌和内毒素向体外排泄，使致伤后小鼠的生理情况得到明显改善。这种推论与采用现代方法对大黄的不同炮制方法对其有效成分影响的研究结果相似——酒蒸大黄不含或很少含有促进肠道泻下的有效成分——番泻苷类。经过上述的推理分析很容易得出以下结论：大黄煎剂对NIH小鼠缺血-再灌注损伤的治疗作用与其促进肠道蠕动、增加肠道内容物排出有关。在实验过程中，我们对致伤小鼠进行解剖时确实发现除大黄煎剂治疗组外，其它各组小鼠的肠道均呈明显的扩张状态，肠蠕动明显减慢、肠内容物淤滞，肠道浆膜面失去正常光泽，并呈污秽色，进一步证明大黄煎剂的治疗效果与其促进肠道蠕动、增加肠道内容物排出有关。

结　论

1. 小鼠SMA缺血-再灌注损伤模型的制备简单易行，重复性好，不仅造成肠道组织本身的病理损害，还可以导致远离肠道的肺和肝等多脏器发生病理改变，而且SMA缺血45分钟再灌注后72小时的总体死亡率比较适中，因此适合作为临床MODS治疗研究的动物实验模型。

2. 与大黄醇提液及SDD治疗组相比，大黄煎剂治疗可以显著改善SMA缺血-再灌注损伤小鼠的72小时生存率，其治疗作用可能与促进肠道蠕动、增加肠道内容物排出有关。

参考文献

[1] Tilney NL, Bailey GL, Morgan AP. Sequential system failure after rupture of abdominal aortic aneurysms: an unsolved problem in postoperative care. Ann Surg, 1973, 178: 117-122

[2] Deitch EA. Multiple organ failure: Pathophysiology and basic concepts of therapy. New York: Thieme, 1990

[3] Faist E, Baue AE, Dettmer H, et al. Multiple organ failure in polytrauma patients. J Trauma , 1983, 17: 389-393

[4] Roger C, Bone MD. Immunologic dissonance: a continuing evolution in our understanding of the systemic inflammatory response syndrome (SIRS) and multiple organ dysfunction syndrome (MODS) . Annals Int Med, 1996, 125 (8): 680-691

[5] 王宝恩，赵淑颖．急性出血坏死性胰腺炎的中西医结合治疗．中华内科杂志，1988，27 (1)：25-27

[6] 焦东海，张启元．单味大黄治疗急性胰腺炎的临床与实验研究．上海中医药杂志，1990，7：1-3

[7] 陈德昌，景炳文．大黄对出血性休克大鼠肠黏膜通透性的影响．中国中医急症，1994，3 (3)：131-132

[8] 高晓山．常用中药现代研究丛书．大黄，北京：中国医药科技出版社，1988，84

[9] John J, Reidy MB. Clinical trials of selective decontamination of digestive tract: Review Crit Care Med, 1990, 18: 1449-1556

[10] Yao YM, Tian HM, et al. Inhibitory effects of low-dose polymyxin B on hemorrhage-induced endotoxin/

bacterial translocation and cytokine formation in rats. J trauma，1995，38：824-830
[11] Stephen M，Megison MD. A new model for intestinal ischemia in the rat. J Surg Res，1990，49：168-173
[12] 殷 卫，郑俊华．大黄的药理研究近况．北京医科大学学报增刊，1993，25（5）：141-143
[13] 蒋孟良．提取方法对大黄总蒽醌含量的影响．现代应用药学，1993，10（2）；33

第二节 大黄煎剂对缺血一再灌注损伤小鼠肠道机械性屏障的保护作用机制

大黄是我国著名的传统中草药，其作为泻下药物应用于临床已有数千年历史，现代药理研究发现大黄还具有抑菌、改善微循环、双向免疫调节和清除氧自由基等作用。临床研究也发现单味大黄和以大黄为主的中药制剂对急性胰腺炎、烧伤等原因引起的MODS有较好的治疗作用。作者应用药用大黄煎剂对缺血-再灌注损伤小鼠进行了干预治疗，发现大黄煎剂可以显著提高致伤小鼠72小时的总体生存率。虽然已有实验研究提示大黄对重症胰腺炎、出血性休克等原因引起的MODS的疗效与其肠道屏障的保护作用有关，但是未能阐明其具体的作用环节及机制。细胞凋亡是生命活动中的重要现象，对于维持细胞增殖和细胞死亡之间的平衡以及肿瘤的发生有重要的意义。虽然肠道细胞凋亡的增加与肠道损伤的发生机制有密切关系，但是有关肠道黏膜上皮细胞凋亡与肠道屏障功能失常之间的关系则研究较少。本研究复制小鼠SMA缺血-再灌注损伤模型，观察大黄煎剂对致伤后不同时间点小鼠血浆TAC、内毒素（endotoxin）和局部小肠组织含水量水平的变化，探讨肠黏膜上皮细胞（epithelial cell，EC）凋亡情况及其与IL-1β转换酶（ICE）基因和bcl-2基因mRNA表达的关系，在从整体、细胞和基因转录等不同水平阐明大黄煎剂肠黏膜保护作用机制。

材料与方法

一、动物模型

雄性NIH小鼠36只，7～10周龄，体重20～25g（解放军总医院实验动物中心提供），随机分为两组，18只/每组，大黄煎剂组和对照组，各组又按缺血后再灌注的时间不同分为6、12、24小时三个亚组，6只/每组。具体操作过程如下。

大黄煎剂组：NIH小鼠18，按术后再灌注时间不同随机分为三组，6只/每组，按研究方法制作模型（SMA缺血时间为45分钟），模型完成后皮内注射0.6ml生理盐水/只，同时大黄煎剂（每次实验前制备）灌胃，剂量为9.1g生药/kg体重，2次/日。

对照组：NIH小鼠18，按SMA缺血时间不同随机分为三组，6只/每组，所有操作与大黄煎剂组相同，给药采用等量生理盐水替代。

二、实验所需试剂及实验仪器

1. 试剂

血浆指标检测所需试剂

血浆总抗氧化能力检测试剂盒（南京生物工程研究所）

内毒素检测试剂盒（上海医用化学研究所）

细胞分离试剂

磷酸盐缓冲液（PBS）

生理盐水

RPMI 1640细胞培养基（GIBCO公司）

无Ca^{2+}、Mg^{2+} Hanks平衡盐溶液（GIBCO公司）

含5%小牛血清的RPMI 1640细胞培养基（Clontech公司）

含0.145mg/ml二硫代苏糖醇（DTT）、0.37mg/ml乙二酸四乙胺（EDTA）的1640细胞培养液

0.5mg/ml的Ⅰ型胶原酶（Sigma）

DNA提取试剂

细胞裂解液

100mmol/L NaCl

10mmol/L Tris碱

8mmol/L EDTA

9%SDS

10mg/ml蛋白酶K（Merk公司）

核糖核酸酶（RNAseA购于Promega公司）

Tris-饱和酚（北方同正）

氯仿

异丙醇

RNA提取试剂

RNA分离缓冲液

异硫氰酸胍25g

0.75mol/L柠檬酸三钠（pH7.0）1.76ml

10%十二烷基磺酸钠2.64ml

0.1%焦碳酸二乙酯（DEPC）水 29.3ml
2M 醋酸钠（pH4.0）
预冷的水饱和酚（鼎国生物）
氯仿
异丙醇
0.1%DEPC 水
75%乙醇

RNA 逆转录合成 cDNA 所用试剂

5×逆转录酶缓冲液
0.25mmol/LTris-HCl pH8.3
0.375mmol/L KCl
15mmol/L $MgCl_2$
50mmol/L DTT
Oligo〔dT〕$_{15}$（Promega）
核糖核酸酶抑制剂（华美生物工程公司）
10mmol/L dNTP（鼎国生物）
AMV-RT（Promega）

PCR 扩增及 PCR 产物电泳所用试剂

10×Taq DNA 聚合酶缓冲液
25mmol/L $MgCl_2$
2.5mmol/L dNTP
20μmol/L 内对照基因（β-actin）及目的基因上、下游引物
Taq DNA 聚合酶（Promega）
无菌石蜡油
溴化乙啶（Sigma）
琼脂糖
0.5×TBE 电泳缓冲液
DNA 上样缓冲液
PCR Marker（日本宝生物）

TUNEL 法检测凋亡所用试剂

蛋白酶 K（Proteinase K MERK 公司）
2%的 H_2O_2
TdT（Terminal deoxynucleotidyl Transferase）缓冲液（Promega 公司）
TB 缓冲液
NaCl 17.4g
柠檬酸钠 8.82g
蒸馏水 1 000ml
20g/L 的牛血清白蛋白（BSA）
TdT 酶/生物素-dUTP 混合液
TdT 酶缓冲液 220μl
TdT 酶（Promega，20U/μl）3μl
生物素-21-dUTP（CLONTECH）2μl
链亲和素-过氧化物酶
TBS 缓冲液
Tris-HCl 缓冲液（0.5mol/L pH7.6）100ml
NaCl　8.5～9g（0.15mol/L）
双蒸馏水至 1 000ml
DAB 工作液

2. 主要实验器材

高速台式离心机（上海医疗器械六厂）
低温离心机（湘西仪器仪表总厂机械仪器厂）
PCR 仪（军事医学科学院实验仪器厂）
紫外、可见分光光度计（BECKMAN）
DYY-4 型稳压电泳仪（北京市五金工具工业公司）
紫外线反射透射分析仪（北京市六一仪器厂）
凝胶扫描分析系统
手术显微镜（杭州医用光学仪器厂）

三、实验方法

1. β-actin 基因及目的基因引物设计

根据引物合成原则，结合文献报道，采用计算机软件辅助设计引物，引物均由北京 Cybersyn 生物工程公司合成，基因引物序列如下：

β-actin：478bp

Sense 5′－AGG GAA ATC GTG CGT GAC ATC AAA－3′

Antisense 5′－ACT CAT CGT ACT CCT GCT TGC TGA－3′

bcl-2：334bp

Sense 5′－GGG AAA CAC CAG AAT CAA GT－3′

Antisense 5′－AGC CAG GAG AAA TCA AAC AG－3′

ICE：687bp

Sense 5′-CAG AGA TTT ATC CAA TAA TG-3′

Antisense 5′－TCA AATGAAAATCGA ACC TT－3′

2. 肠黏膜上皮细胞悬液的制备

小鼠致伤后 6、12 和 24 小时，颈椎离断法处死，剖腹分离完整的小肠和脾脏分别放入 25ml 预冷的 RPMI 1640 细胞培养液中，分离并制备单细胞悬液的具体操作过程如下。

取所制模型的全部小肠，用预冷的 PBS 彻底冲洗肠内容物，去除所有肉眼可见的 Peyer 结节、血管、脂肪组织和腹膜并纵向剖开，剪成 0.5～1.0cm 的小片段，放入含有 50ml 无 Ca^{2+}、Mg^{2+}

Hank 平衡盐溶液的烧瓶内冲洗，吸出上清后加入含 0.145mg/ml 二硫代苏糖醇（DTT）、0.37mg/ml 乙二酸四乙胺（EDTA）的 1640 细胞培养液 25ml，室温下静置 20 分钟。

吸出上清，加入含有 0.03mmol/L EDTA 无 Ca^{2+}、Mg^{2+} Hank 平衡盐溶液 25ml，剧烈振荡或快速搅拌 5 分钟。

吸出上清，4℃，600g 离心 10 分钟，细胞沉淀用 RPMI 1640 液冲洗两次后，200 目尼龙网过滤后即为肠上皮细胞悬液，冰上放置备用。

3. 血浆内毒素和总抗氧化能力检测

内毒素检测采用改良过氯酸预处理、血浆基质显色法鲎实验定量测定，结果以（EU/ml）计；TAC 采用铁还原法测定，结果以 U/ml 计。

4. 小肠组织相对含水量检测

取一段长约 10cm 的小肠，用 PBS 冲洗去除肠内容物，滤纸吸去水分，精确称重后，置于 80℃烤箱烘干至恒重时再次称重，以肠道的相对含水量（肠道湿重 肠道干重/肠道干重）来表示肠道的水肿情况。

5. 细胞凋亡的检测

DNA 琼脂糖凝胶电泳：

取上述单细胞悬液 1ml 加入 1.5ml 的 Ependoff 管，用台式离心机 5 000 转/分，室温下离心 5 分钟，弃上清，细胞沉淀用 500μl DNA 细胞裂解液彻底破碎细胞后，加入蛋白酶 K 100μg，37℃孵育 24 小时。

加入 250μl Tris 饱和酚和 250μl 氯仿混匀后，室温下静置 10 分钟，台式离心机 13 000 转/分离心 10 分钟。

吸出上清转入另外的 1.5ml Ependoff 管，加入两倍体积的预冷的异丙醇，－20℃放置 24 小时后，室温下 13 000 转/分离心 15 分钟，沉淀即为 DNA，弃上清后室温下自然干燥。

用 50μl 无 DNA 酶的水溶解所提的 DNA，同时加入 10mg/ml RNase A 10μl，37℃静置 30 分钟，吸出少许 DNA 稀释后在紫外分光光度计上定量。

取 10μgDNA 溶液加入 2μl 电泳上样缓冲液，在 0.8%琼脂糖凝胶中电泳，EB 染色，凝胶扫描仪扫描并打印。

细胞凋亡的原位末端标记法检测：

常规石蜡切片二甲苯脱蜡，逐级乙醇至复水化。将组织切片置于蛋白酶 K 溶液中，室温下 15 分钟，蒸馏水洗后，2% H_2O_2 中 6 分钟，蒸馏水、TdT 缓冲液洗，室温下 15 分钟，置 TdT 酶/生物素-dUTP 混合液中，37℃保温 90 分钟，切片转移至 TB 缓冲液中室温下 15 分钟，终止反应，蒸馏水洗后置浓度为 20g/L BSA 中室温封闭 10 分钟，再用 PBS 洗，链亲和素-过氧化物酶，37℃下 10 分钟，蒸馏水、PBS 洗后置 DAB 工作液中，室温下反应 5 分钟，蒸馏水洗后苏木素复染 5 分钟，蒸馏水洗后脱水、透明和封片，光镜下观察并以凋亡指数表示凋亡细胞的相对量。

6. RT-Q-PCR 检测凋亡相关基因及细胞因子基因表达

细胞总 RNA 的提取：

取上述单细胞悬液 1ml 入 1.5ml 的 Ependoff 管，用台式离心机 5 000rpm，室温下离心 5 分钟，弃上清，细胞沉淀用 500μl RNA 分离缓冲液彻底破碎细胞后，依次加入 2mol/L 醋酸钠（pH4.0）50μl、水饱和酚 500μl 和氯仿 100μl 并充分混匀。

冰浴 20 分钟，12 000rpm 离心 15 分钟，转移上清至另一 Ependoff 管加入等体积预冷的异丙醇，－20℃静置 12 小时。

室温下 12 000rpm 离心 15 分钟，弃上清，沉淀用 75%乙醇缓慢冲洗两遍，倒置离心管，室温下自然干燥。

用 20μl DEPC 水溶解所提取的 RNA：

取 4.5μl RNA 溶液加 RNA 样品 15.5μl，65℃变性 15 分钟，冷却后 1.5%甲醛凝胶电泳检测 RNA 的质量。

取 2μl RNA 溶液，用 DEPC 水稀释处理液 300 倍，在紫外分光光度计定量：

$OD_{260}=1$，RNA 量为 40μg/ml

$OD_{260}/OD_{230}>2.0$ 示盐分去除干净

$OD_{260}/OD_{230}>2.0$ 示蛋白去除干净

细胞总 RNA 经质、量鉴定后用于下一步实验。

RNA 逆转录合成 cDNA

取 1μgRNA 在逆转录酶的作用下合成 cDNA，逆转录的反应体系为 20μl。具体构成如下：

5×逆转录酶缓冲液………………………… 4μl
Oligo〔dT〕$_{15}$ ………………………… 1μl
RNasin ………………………… 1μl
AMV-RT ………………………… 1.6μl
10mmol/L dNTP ………………………… 2μl
RNA 模板………………………… 1μl
DEPC 水 ………………………… 补足 20μl

混匀后 42℃反应 1 小时，取逆转录产物 1μl，在 1%的琼脂糖凝胶上点板定量后－20℃保存备用。

PCR 扩增目的基因

PCR 反应在 0.5ml 的 Ependoff 管内进行，取 1μl cDNA 混合物，在水浴中依次加入下列试剂，使反应体系为 25μl：

10×Taq 聚合酶缓冲液 ………… 2.5μl
25mmol/L $MgCl_2$ ………… 1.5μl
2.5mmol/L dNTP ………… 2μl
20μmol/L β-actin 引物
Sense ………… 0.8μl
Antisense ………… 0.8μl
20μmol/L 目的基因引物
Sense ………… 0.8μl
Antisense ………… 0.8μl
逆转录混合物 ………… 1μl
DEPC 水 ………… 14.6μl

混匀后，98℃变性 8 分钟，冷却后加入 Taq 聚合酶 0.2μl，覆盖以石蜡油，放入 PCR 反应仪中按下列条件扩增 30 循环：

变性：　94℃　30 秒
退火：　55℃　30 秒
延伸：　72℃　90 秒

PCR 产物定量

取 PCR 产物 10μl 加入 2μl 电泳上样缓冲液，1%琼脂糖凝胶电泳，用日本宝生物的 PCR Marker 作为分子量标准以判断 PCR 产物片段的大小，紫外灯下观察，凝胶扫描仪扫描并打印，照片在密度扫描仪上扫描定量，以目的基因扩增量/β-actin 基因扩增量表示所检测基因表达的相对值。

四、统计分析

所有可定量指标均以均数±标准差（$\bar{X}\pm S$）表示，用 χ^2、t 检验进行统计学分析，以 $P<0.05$ 为统计学差异显著。

结　果

1. 肠上皮细胞纯度和存活率

所分离肠上皮细胞单细胞悬液用 4%胎盘蓝拒染法染色，显微镜下测定细胞纯度及存活率。结果显示如下表 55-8 所示细胞纯度和存活率约在 85%以上，可以用于下一步研究。

表 55-8　肠上皮细胞纯度和存活率（$\bar{X}\pm S$）

	致伤后 6 小时		致伤后 12 小时		致伤后 24 小时	
	细胞纯度%	细胞存活率%	细胞纯度%	细胞存活率%	细胞纯度%	细胞存活率%
对照组	93.57±2.12	87.56±2.25	95.36±1.17	91.37±3.95	97.62±4.13	85.65±1.17
治疗组	95.36±1.87	89.65±2.36	93.33±2.23	87.66±1.55	91.12±1.06	88.24±3.11

2. 血浆内毒素

与对照组相比，大黄煎剂组致伤后各时间点的血浆内毒素水平均显著降低（图 55-2）。

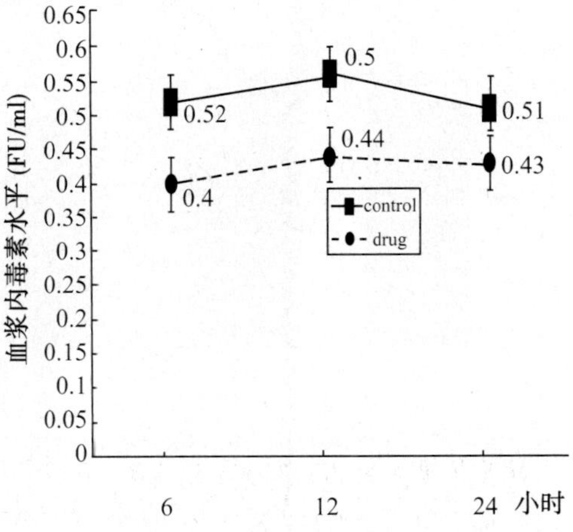

图 55-2　致伤后小鼠血浆内毒素水平

3. 小肠组织相对含水量

致伤后 6 小时和 12 小时，大黄煎剂组小肠组织相对含水量与对照组相当，但是在致伤后 24 小时，治疗组则显著下降（$P<0.01$，图 55-3）。

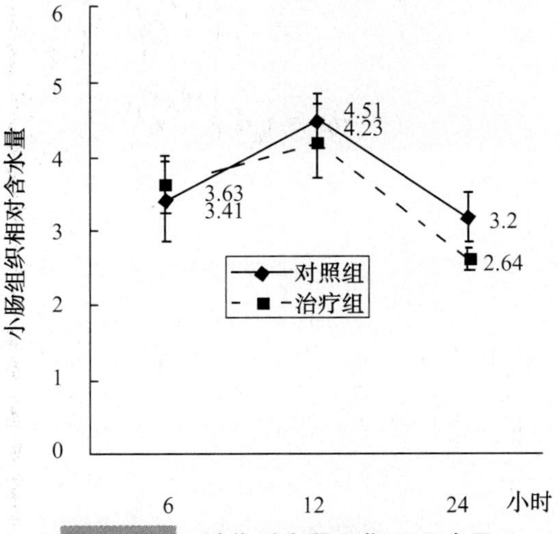

图 55-3　致伤后小鼠血浆 TAC 水平

4. 血浆总体抗氧化能力

对照组小鼠 TAC 在致伤后各观察时间点呈进行性下降趋势，而大黄煎剂组的血浆 TAC 则保持相对稳定，并且与对照组相应各时间点比较均有显著性意义（图 55-4）。

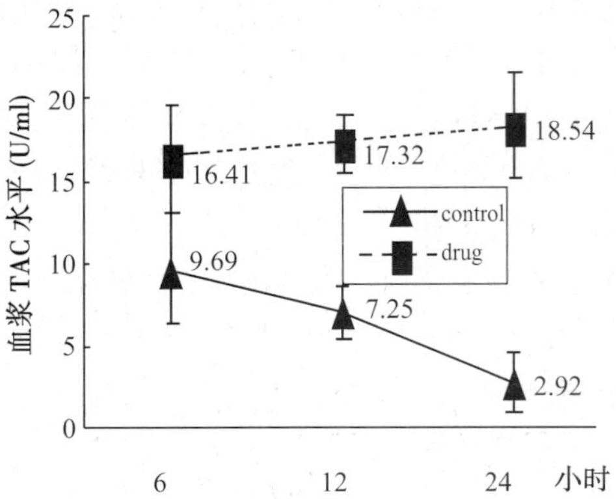

图 55-4 致伤后小鼠血浆 TAC 检测结果（C）

5. 细胞凋亡

DNA 琼脂糖凝胶电泳：

尽管两组动物肠上皮细胞 DNA 琼脂糖凝胶电泳在所观察的各时间点均出现比较明显的梯状条带，但是治疗组梯状条带亮度明显低于对照组（图 55-5）。

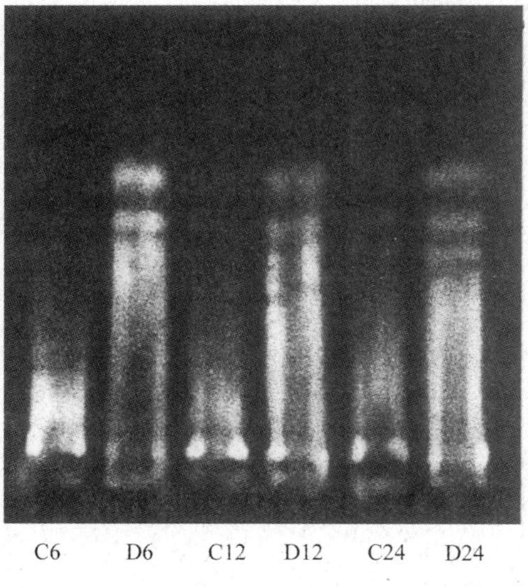

图 55-5 肠上皮细胞 DNA 琼脂糖凝胶电泳图（C 对照组，D 治疗组）

原位末端标记法（TUNEL 法）检测结果：

肠上皮细胞凋亡检测结果显示所观察的各时间点治疗组凋亡细胞数/10 个高倍视野明显低于对照组（图 55-6 和彩图 55-9）。

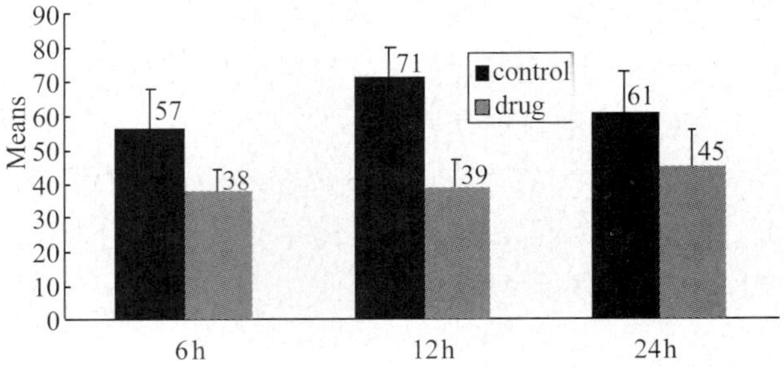

图 55-6 TUNEL 法肠上皮细胞凋亡分析，凋亡细胞数/10 个高倍视野（×400）的计数结果

6. 凋亡相关基因 ICE 和 bcl-2 基因 RNA 表达的 RT-Q-PCR 测定

bcl-2 基因：无论治疗组或是对照组，肠上皮细胞的 bcl-2 基因 mRNA 表达水平均十分低下，而且任何组内或组间比较均无显著性差异（图 55-7、8）。

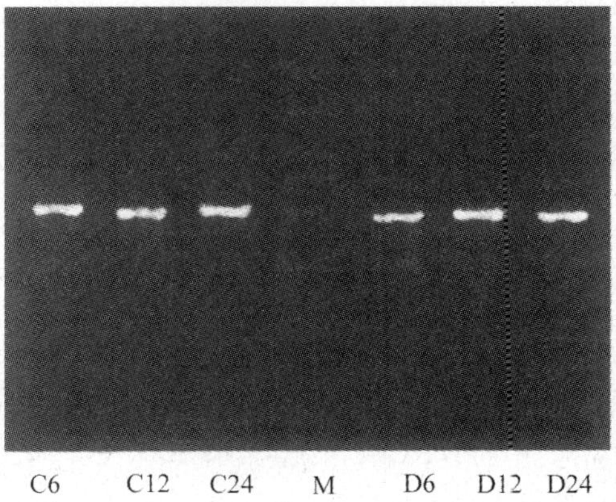

图 55-7 EC Bcl-2 基因表达凝胶电泳结果

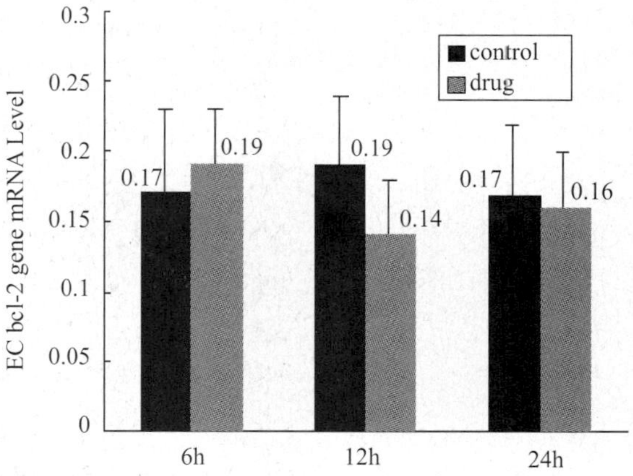

图 55-8 EC Bcl-2 基因 mRNA 表达结果

ICE 基因：致伤后肠上皮细胞 ICE 基因表达结果在两组均呈下降趋势，但是治疗组的 ICE 基因表达水平显著低于对照组（图 55-9、10）。

7. 肠上皮细胞凋亡数/10 个高倍视野与血浆

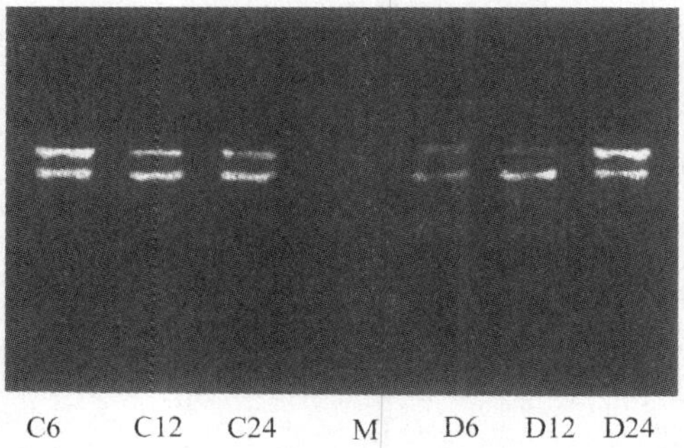

图 55-9　EC ICE 基因表达凝胶电泳结果

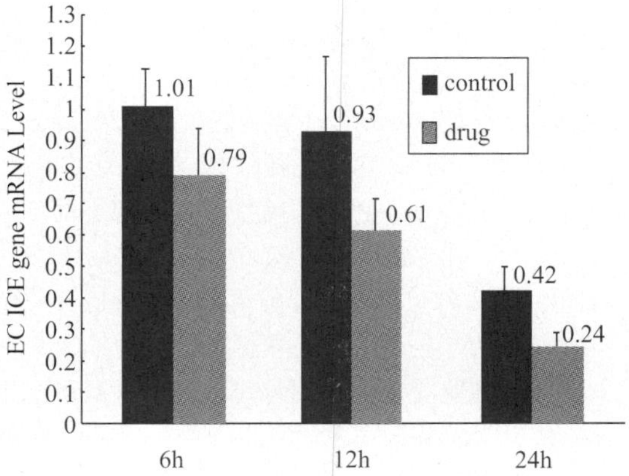

图 55-10　EC ICE 基因 mRNA 表达结果

内毒素水平变化趋势的相关性分析

研究结果显示：无论在治疗组还是对照组，致伤后 6、12 和 24 小时肠上皮细胞凋亡数/10 个高倍视野的变化趋势与血浆内毒素的变化趋势呈明确的正相关，其相关系数分别为 0.97 和 0.94。

讨　论

一、大黄煎剂对血浆 TAC、内毒素水平和肠道相对含水量的作用

以往的研究表明危重患者和 MODS 的实验动物模型均可发生血浆 TAC 水平下降，并且抗氧化治疗可以改善脓毒症大鼠的末端器官氧利用、减轻中性粒细胞介导的肺损伤并全面提高其生存状况。在实验中我们观察到与对照组相比，大黄煎剂可以保持致伤后小鼠的血浆 TAC 水平相对恒定，表明大黄煎剂含有的蒽醌类和二苯乙烯类等抗氧化作用组分可以补充缺血-再灌注损伤过程中内源性小分子抗氧化物质的损耗，维持或恢复氧化-抗氧化作用之间的平衡，避免或减轻组织发生氧化损伤的程度。在肠道局部发挥作用的结果应该可以减轻受累肠道致伤后的水肿程度，改善肠道的通透性，减少细菌和内毒素移位的发生，我们对致伤后小鼠血浆内毒素水平和小肠组织相对含水量的研究结果也确实证明了这一点。为了进一步阐述大黄煎剂的肠黏膜保护作用机制，我们研究了致伤后肠道黏膜上皮细胞凋亡情况与凋亡相关基因 ICE 和 bcl-2 的表达水平的关系。

二、大黄煎剂对缺血-再灌注损伤时肠道屏障相关细胞凋亡及凋亡相关基因的作用

1. 大黄煎剂对肠上皮细胞凋亡的影响与肠道机械屏障的保护

肠道的机械屏障-小肠的细胞屏障由单层柱状上皮细胞间以杯细胞、淋巴细胞和 M 细胞构成。正常情况下肠上皮细胞以凋亡的形式被周围组织细胞吞噬、隐窝内的干细胞分化成熟后加以补充或更新是保持小肠细胞屏障完整性的物质基础。柱状上皮细胞之间的桥粒和紧密连接是肠道机械屏障的结构基础，正常情况下，它允许小分子物质通过而阻止大分子物质和细菌通过。研究表明缺血-再灌注损伤过程中肠上皮细胞大量发生的异常凋亡是其主要的死亡方式，并且异常凋亡的发生可导致肠道黏膜屏障功能损害，致使肠道通透性增加。本实验结果发现：致伤后治疗组各时间点的肠上皮细胞的梯状电泳条带（DNA ladder）在强度上要远远弱于对照组，TUNEL 检测结果也证明了这一点，并且致伤后肠上皮细胞凋亡数与血浆内毒素变化趋势的相关性分析提示，肠上皮细胞凋亡的严重程度与血浆内毒素水平的高低呈正相关关系。由于凋亡受自身细胞内的基因调控，所以我们检测了与细胞凋亡密切相关的两个基因在肠上皮细胞的表达情况-诱导细胞凋亡的 ICE 基因和抑制凋亡的 bcl-2 基因。致伤后两组肠上皮细胞 ICE 基因 mRNA 表达呈下降趋势，但是致伤后各时间点治疗组的表达水平均显著低于对照（$P<0.05$）；无论治疗组或是对照组，肠上皮细胞的 bcl-2 基因 mRNA 表达水平均十分低下，而且组内或组间比较均无显著性差异（$P>0.05$）。bcl-2 基因在肠上皮细胞的低水平表达，一方面与肠道上皮更新较快的特点相适应，使衰老的上皮细胞快速地以凋亡的形式被周围组织细胞所清除，而不引起机体的炎症反应；另一方面是由于缺血-再灌注损伤时可以产生氧自由基、促炎性细胞因子等大量促进凋亡的因素使抑制凋亡的因素减弱，导致肠上皮细胞出现大量异常凋亡，与国外学者 Que 等的研究结果相似。上述结果表明致伤后 ICE 基因的高水平表达是缺血-再灌注损伤肠上皮细胞发生异常凋亡的主要原因之

一，采用大黄煎剂进行干预可以下调致伤后ICE基因表达，缓解肠上皮细胞异常凋亡的发生，对于维护肠道机械屏障的完整性，阻止细菌及内毒素移位，诱发或加重全身炎症反应有重要的作用。

2. 肠上皮细胞凋亡在肠道黏膜屏障功能失常发生机制中的作用

缺血性损伤使组织的氧供和营养成分供应减少，造成组织损伤，并且缺血组织的再灌注可以加重这种损伤。目前的研究表明包括活性氧、炎性白细胞在内的多种因素可以介导缺血-再灌注损伤，由于肠道对缺血-再灌注高度敏感，因此是缺血-再灌注损伤的好发部位之一。缺血-再灌注损伤诱导细胞凋亡的发生机制以及控制缺血-再灌注时相转换的因素目前尚不清楚，虽然有研究显示氧自由基可以诱导细胞凋亡的发生，并且再灌注过程中氧自由基的浓度与凋亡的发生程度一致，但是也有研究显示氧自由基的产生与异常凋亡的发生无明显关系。这说明肠道细胞的增殖分化与死亡的调节是一个非常复杂的过程，可能受多种因素作用。最新的研究表明肠上皮细胞凋亡是缺血-再灌注损伤时肠道屏障相关细胞死亡的主要方式，并且肠上皮细胞异常凋亡的发生与肠道屏障完整性的破坏有关，本实验的结果显示致伤后治疗组各时间点的肠上皮细胞的梯状电泳条带（DNA ladder）在强度上要远远弱于对照组，TUNEL检测结果也为前述的结果提供了佐证。并且致伤后肠上皮细胞凋亡数与血浆内毒素变化趋势的相关性分析提示，肠上皮细胞凋亡的严重程度与血浆内毒素水平的高低呈正相关关系，这意味着细胞凋亡的严重程度与肠道通透性的变化密切相关。进一步的研究表明肠上皮细胞的异常凋亡发生与ICE基因的高水平表达有关，采用有效的治疗措施（大黄煎剂）可以下调致伤后各时间点的ICE基因表达并延迟肠上皮细胞凋亡的发生，使血浆内毒素水平明显下降。因此我们有理由认为肠上皮细胞异常凋亡的发生是缺血-再灌注损伤肠道机械性屏障损伤的机制之一，其直接后果是肠道屏障的通透性上升，内毒素移位。

结　论

1. 大黄煎剂可以改善小肠组织的水肿情况，显著提高致伤后小鼠的血浆TAC水平，同时使血浆中的内毒素水平显著降低。

2. 肠上皮细胞凋亡发生的严重程度与肠道的通透性密切相关，大黄煎剂治疗可以下调促凋亡的ICE基因表达，减轻肠上皮细胞的凋亡程度，有效地维持了肠道黏膜机械性屏障的完整性，有助于防止细菌和内毒素的移位，诱发全身性的炎症反应。

3. 缺血-再灌注损伤过程中肠上皮细胞异常凋亡的出现与ICE基因的高水平表达明确相关，是缺血-再灌注损伤时肠道机械性屏障功能失常的机制之一。

参考文献

[1] 高晓山．常用中药现代研究丛书．大黄．北京：中国医药科技出版社，1988，84

[2] 王宝恩，赵淑颖．急性出血坏死性胰腺炎的中西医结合治疗．中华内科杂志，1988，27（1）：25-27

[3] 焦东海，张启元．单味大黄治疗急性胰腺炎的临床与实验研究．上海中医药杂志，1990，7：1-3

[4] 陈德昌，景炳文．大黄对出血性休克大鼠肠黏膜通透性的影响．中国中医急症，1994，3（3）：131-132

[5] Tokunaga K，Taniguchi H，Yoda K，et al：Nucleotide sequence of a full-length cDNA for mouse cytosheletal β-actin mRNA. Nucl Acid Res，1986，14：2829-2834

[6] Moore NC，Anderson G，Williams GT，et al. Developemental regulation of bcl-2 expression in the thymus. Immunology，1994，81：115-119

[7] Neff MA，Cerretti DP，Berson DR，et al. Molecular cloning of the murine IL 1 β converting enzyme cDNA. J Immnnol，1992，149：3254-3259

[8] Cowley HC，Bacon PJ. Plasma antioxidant potential in severe sepsis：A comparison of survivors and nonsurvivors. Crit Care Med，1996，24：1179-1183

[9] Rojas C，Cadenas S. Endotoxin depletes ascorbate in the guinea pig heart. Protective effects of vitamin C and E against oxidative stress. Life Sci，1996，59：649-657

[10] Krysztopik RJ，Bentley FR. Free radical scavenging by lazaroids improves renal blood flood during sepsis. Surgery，1996，120：657-662

[11] Blackwell TS，Blackwell TR. In vivc antioxidant treatment suppresses nuclear factor-kappa-B activation and neutrophilic lung inflammation. J Immunol，1996，157：1630-1637

[12] Potten CS. The significance of spontaneous and induced apoptosis in the gastrointestinal tract of mice. Cancer Metast Rev，1992，11：179-184

[13] Mardara JC. Pathobiology of the intestinal epithelial

barrier. *Am. J Pathol*, 1990, 137: 1273-1279

[14] Ikeda H, Suzuki Y, Koike M, et al. Apoptosis is a major mode of cell death caused by ischaemia and ischaemia/reperfusion injury to the rat intestinal epithelium. Gut, 1998, 42: 530-537

[15] Que FG, Goris GJ. Cell death by apoptosis: basic concepts and disease relevance for the gastroenterologist. Gastroenterology, 1996, 110: 1238-1243

[16] Granger DN, Korthuis RJ. Physiologic mechanisms of postischaemia tissue injury. Annu Rev Physiol, 57, 311-332

[17] Kurtel H, Fujimoto K, Zimmerman BJ, et al. Ischaemiareperfusion-induced mucosal dysfunction: role of neutrophils. Am J Physiol, 1991, 261: G490-496

[18] Buttke TM, Sandstrom PA. Oxidative stress as a mediator of apoptosis. Immunol Today, 1994, 15: 1-4

[19] Rutan R, Baraban JM. Apoptotic death in an in vitro model of neuronal oxidative stress. Clin Exp Pharmacol Physiol, 1995, 22:309-310

[20] Sun Z, Wang R, Wallen X, et al. The influence of apoptosis on intestinal barrier integrity in rats. Scand J Gastroenterol, 1998, 33: 415-422

[21] Takahiro N, Ryuichi I, Kazuma F, et al. Programmed cell death induced by ischaemia-reperfusion in rat intestinal mucosa. Am J Physiol, 1998, 274: G270-276

[22] Muschul RJ, Bernhard EJ, Garza L, et al. Induction of apoptosis at different oxygen tensions: evidence that oxygen radicals do not mediate apoptotic signaling. Cancer Res, 1995, 55: 995-998

[23] Johnson LR, McCormake SA. Regulation of gastroentestinal mucosa growth. In: Physiology of the gastrointestinal tract (3rd ed), edited by Johnson LR. New York: Raven, 1994, P. 611-641

第三节　大黄煎剂对缺血-再灌注损伤小鼠肠道免疫学屏障的保护作用机制

肠道是机体最大的免疫器官，其免疫系统或 GALT 的组分间质淋巴细胞（intraepithelial lymphocytes, IEL）、固有层淋巴细胞（lamina propria lymphocytes, LPL）、淋巴滤泡、Peyer 结节和肠系膜淋巴结构成了肠道的免疫学屏障，其主要功能是阻止细菌黏附和细菌移位的发生。Chiu 早在 20 世纪 70 年代就证实肠道缺血可以引起肠黏膜损伤，造成肠道的通透性上升，并且这种损伤在血液再灌注恢复时明显加重。肠道功能失常与 MOF、SIRS 的发生有关，并且在临床上肠道功能失常的患者经常表现为免疫抑制综合征，其发生机制仍不明确，但是我们确实知道细菌移位和再灌注损伤的某些成分可以刺激肠道局部免疫系统增加炎性介质的释放，造成炎症反应的失控，同时过度释放的炎性介质又可以诱导肠道相关淋巴细胞发生异常凋亡。本实验的目的是为了阐明细胞凋亡在肠道相关淋巴组织功能失常和全身免疫抑制状态的机制中所起的作用，并且应用大黄煎剂进行干预治疗，观察肠道 LPL、PPL 和脾细胞凋亡的情况及其与凋亡相关基因 ICE 和 bcl-2 表达的关系，促炎性细胞因子（TNF-α、IL-6）和抗炎性细胞因子（IL-4）基因 mRNA 表达变化的改变，阐明大黄煎剂对肠道局部免疫系统以及全身免疫功能调节作用的机制。

材料与方法

（一）动物模型制作与分组　与第二节相同。

（二）细胞分离试剂及实验仪器　与第二节相同。

（三）实验方法

1.（β-actin）基因及目的基因引物设计

根据引物合成原则，结合文献报道，采用计算机软件辅助设计引物，引物均由北京 Cybersyn 生物工程公司合成，基因引物序列如下：

β-actin：478bp

Sense 5′—AGG GAA ATC GTG CGT GAC ATC AAA—3′

Antisense 5′—ACT CAT CGT ACT CCT GCT TGC TGA—3′

IL—4：181bp

Sense 5′—CGA AGA ACA CCA CAG AGA GTG AGC T—3′

Antisense 5′—GAC TCA TTC ATG GTG CAG CTT ATC G—3′

IL—6：156bp

Sense 5′—TGG AGT CAC AGA AGG AGT GGC TAA G—3′

Antisense 5′—TCT GAC CAC AGT GAG GAA TGT CCA C—3′

IL—α：349bp

Sense 5′—TTC TGT CCC TTT CAC TCA CTG G—3′

Antisense 5′—TTG GTG GTT TGC TAC

GAC GTG G—3′

bcl—2：334bp

Sense 5′—GGG AAA CAC CAG AAT CAA GT—3′

Antisense 5′—AGC CAG GAG AAA TCA AAC AG—3′

ICE：687bp

Sense 5′—CAG AGA TTT ATC CAA TAA TG—3′

Antisense 5′—TCA AATGAAAATCGA ACC TT—3′

2. LPL、PPL、脾巨噬细胞和淋巴细胞分离

小鼠致伤后6、12和24小时，颈椎离断法处死，剖腹分离完整的小肠和脾脏分别放入25ml预冷的1640细胞培养液中，分离并制备单细胞悬液的具体操作过程如下。

LPL单细胞悬液的制备

取所制模型的全部小肠，用预冷的PBS彻底冲洗肠内容物，去除所有肉眼可见的Peyer结节、血管、脂肪组织和腹膜并纵向剖开，剪成0.5～1.0cm的小片段，放入含有50ml无Ca^{2+}、Mg^{2+} Hank平衡盐溶液的烧瓶内冲洗，吸出上清后加入含0.145mg/ml二硫代苏糖醇（DTT）、0.37mg/ml乙二酸四乙胺（EDTA）的1640细胞培养液25ml，室温下静置20分钟。

吸出上清，加入含有0.03mmol/L EDTA无Ca^{2+}、Mg^{2+} Hank平衡盐溶液25ml，剧烈振荡或快速搅拌5分钟。

弃上清，组织残渣用25ml的无Ca^{2+}、Mg^{2+} Hank平衡盐溶液轻洗两次，吸出上清后，加入25ml RPMI 1640细胞培养液（含有5%的FCS、20mmol/L的Hepes和75Mandle U/ml胶原酶）温育并剧烈振荡80分钟。

100目不锈钢滤网过滤，弃残渣并保留上清，用消毒的玻璃棉柱加压过滤，制成单细胞悬液。

用25ml的无Ca^{2+}、Mg^{2+} Hank平衡盐溶液轻洗两次后，细胞沉淀用6ml预冷的RPMI 1640细胞培养液重悬，并调为10^6个/ml，冰上放置备用。

PPL单细胞悬液制备

切除的小肠组织，用冷的PBS彻底冲洗肠腔，去除肠内容物及黏液，干净的小肠组织放在用RPMI 1640细胞培养基浸湿过的纱布上，分离肠壁上所有的Peyer结节。

分离的Peyer结节放入含5ml RPMI 1640细胞培养液的玻璃平皿中，剪碎并用玻璃棒轻轻研磨，200目筛网过滤两次，制成单细胞悬液。

用PBS冲洗所分离细胞，细胞沉淀用8ml RPMI 1640细胞培养液重悬，然后加入到含有5ml 67%Percoll细胞分离液的离心管内。

4℃、600g离心20分钟，收集界面的细胞，用冷的PBS冲洗两次后，细胞沉淀用6ml预冷的RPMI 1640细胞培养液重悬，冰上放置备用。

脾脏淋巴细胞和巨噬细胞单细胞悬液的制备

取实验小鼠的整个脾脏，放入预冷的PBS缓冲液中，冰浴上将脾脏彻底研碎，200目尼龙网过滤并弃残渣。

将过滤所得液体（含有巨噬细胞、淋巴细胞和大量红细胞）2 000rpm离心沉淀，4ml三蒸水重悬约1分钟，加入1ml 5×PBS缓冲液调整位等渗液。

2 000rpm离心沉淀5分钟，弃上清，细胞沉淀用RMPI 1640培养液重悬并去除残渣（漂浮物）后，接种于细胞培养皿中。

2小时后镜下观察，巨噬细胞附壁，收集RMPI 1640细胞培养液至一个离心管，附壁细胞至另一离心管，同时离心一重悬并调整为10^6个/ml。

以上三种细胞单细胞悬液用胎盘蓝拒染法鉴定细胞纯度和细胞存活率。

3. 细胞凋亡及凋亡相关基因和细胞因子基因表达的检测方法均与研究二相同。

（四）统计分析

所有可定量指标均以均数±标准差（$\overline{X}\pm S$）表示，用X^2、t检验进行统计学分析，以$P<0.05$为统计学差异显著。

结　果

一、所分离细胞的纯度与存活率

所分离的四种细胞单细胞悬液用4%的胎盘蓝拒染法，显微镜下测定细胞纯度及存活率，结果表明所分离细胞的纯度均在85%以上，存活率在90%以上可以用于下一步研究（表55-9）。

表 55-9　LPL、PPL、MC 和 LC 细胞纯度和存活率

	致伤后 6 小时		致伤后 12 小时		致伤后 24 小时	
	细胞纯度%	细胞存活率%	细胞纯度%	细胞存活率%	细胞纯度%	细胞存活率%
C_{LPL}	93.17±1.68	97.54±1.65	91.23±2.14	98.56±3.21	92.25±2.69	97.08±1.59
C_{PPL}	98.26±2.15	98.36±2.36	97.85±1.36	99.58±1.05	95.52±1.96	98.28±1.36
C_{MC}	87.59±3.65	97.57±2.14	89.38±4.51	98.54±1.28	91.27±5.21	96.64±3.25
C_{LC}	89.56±3.63	92.54±1.56	88.84±2.87	98.25±2.22	90.23±2.25	95.66±2.33
D_{LPL}	94.24±2.27	98.33±1.23	92.47±2.22	98.55±1.27	90.47±2.19	96.66±2.28
D_{PPL}	98.64±1.45	95.14±2.85	90.78±3.52	97.46±3.25	91.13±3.32	98.25±1.58
D_{MC}	90.05±4.32	98.88±1.09	88.63±3.32	97.25±1.08	88.11±2.69	96.33±2.65
D_{LC}	90.56±2.58	98.55±1.05	89.29±3.31	98.66±1.08	91.25±2.27	98.27±1.21

二、细胞凋亡的检测结果

1. DNA 琼脂糖凝胶电泳结果

LPL 和 PPL：对照组致伤后 6、12、24 小时 LPL 和 PPL 均可见明显的 DNA 梯状条带，而治疗组仅在致伤后 12 小时可见（图 55-11、12）。

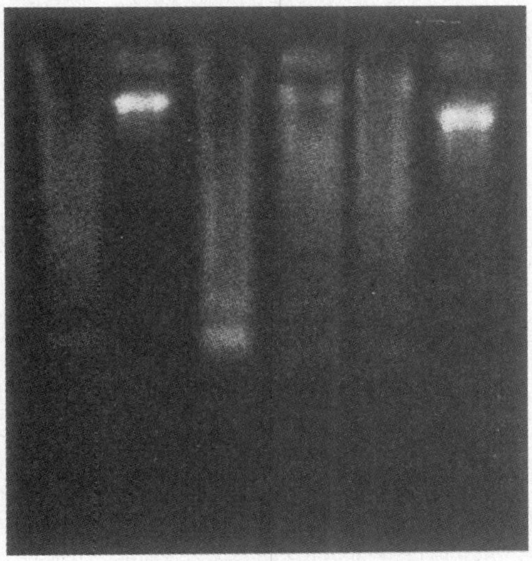

图 55-11　LPL 琼脂糖凝胶电泳结果

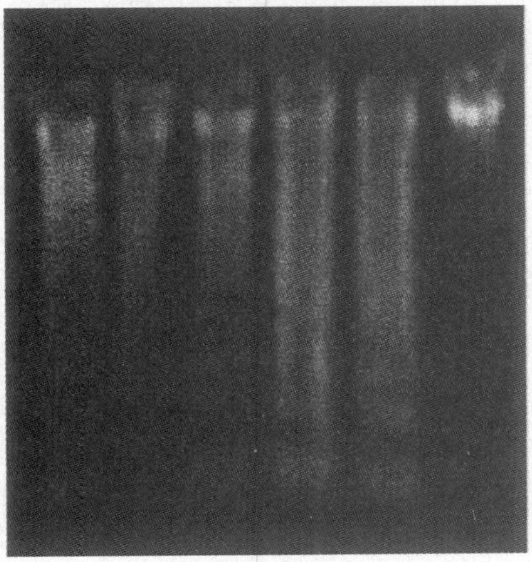

图 55-12　PPL 琼脂糖凝胶电泳结果

脾脏巨噬细胞（MC）和淋巴细胞（LC）：脾脏两种细胞的凋亡情况基本相似，即对照组在致伤后 24 小时可见明显的 DNA 梯状条带，治疗组在致伤后任何观察时间点均不可见（图 55-13、14）。

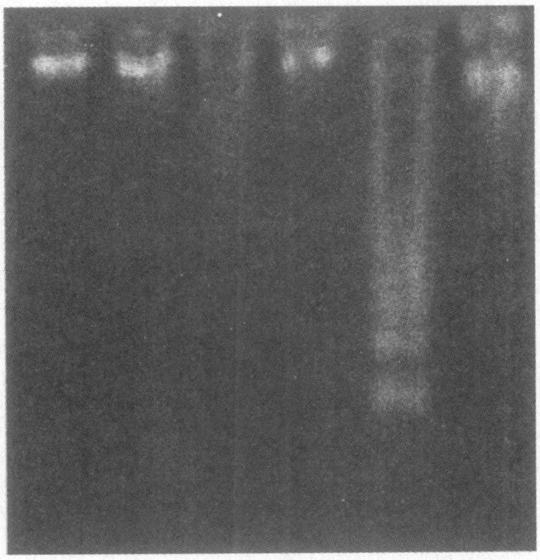

图 55-13　MC 琼脂糖凝胶电泳结果

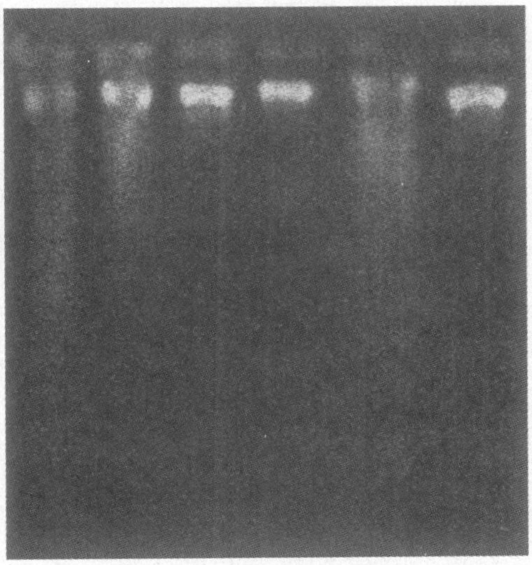

图 55-14　LC 琼脂糖凝胶电泳结果

2. 细胞凋亡的 TUNEL 法检测结果

TUNEL 法染色切片在显微镜下观察并计数 10 高倍视野的凋亡细胞数，统计结果见图 55-15、16，PPL 染色结果分别见彩图 55-10；脾细胞凋亡的情况见图 55-17 及彩图 55-11。

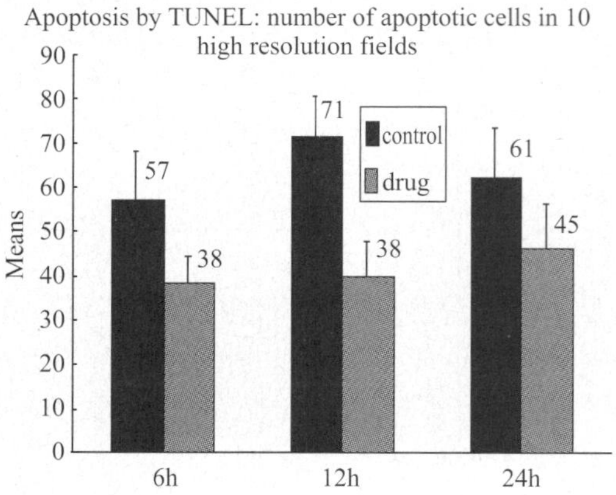

图 55-15 致伤后各时间点 LPL 的凋亡情况

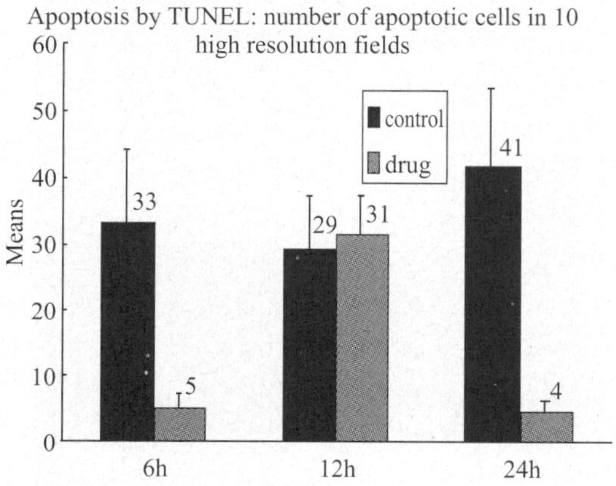

图 55-16 致伤后各时间点 PPL 的凋亡情况

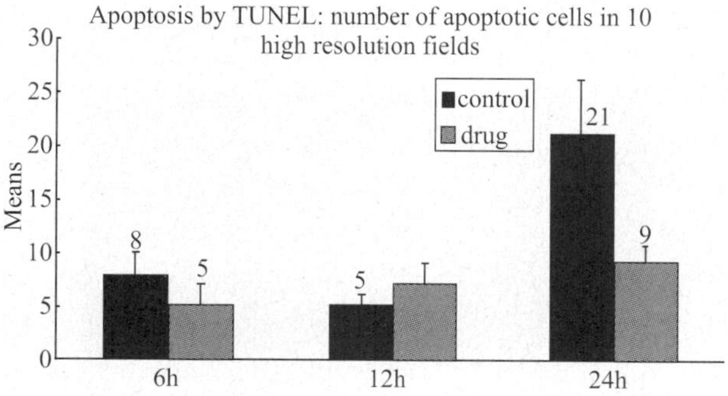

图 55-17 致伤后各时间点脾细胞凋亡情况的计数结果

三、凋亡相关基因 ICE 和 bcl-2 表达的 RT-Q-PCR 检测结果

ICE 基因：致伤后 6 小时 LPL 和 PPL 表达无显著差异，12 小时和 24 小时治疗组的表达与相应时间点的对照组相比显著下降（$P<0.05$）；

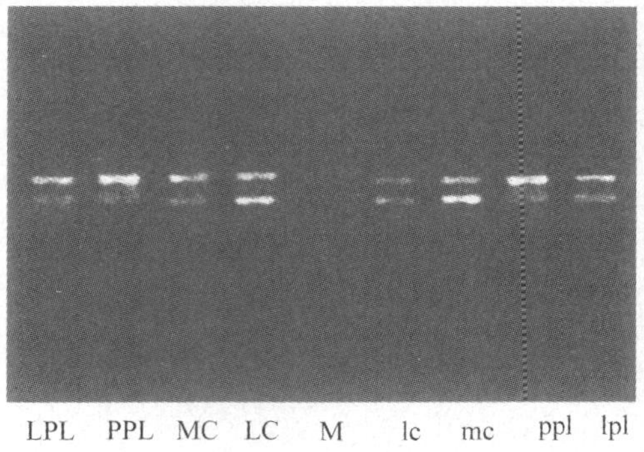

图 55-18 致伤 6 小时 ICE 基因表达电泳结果

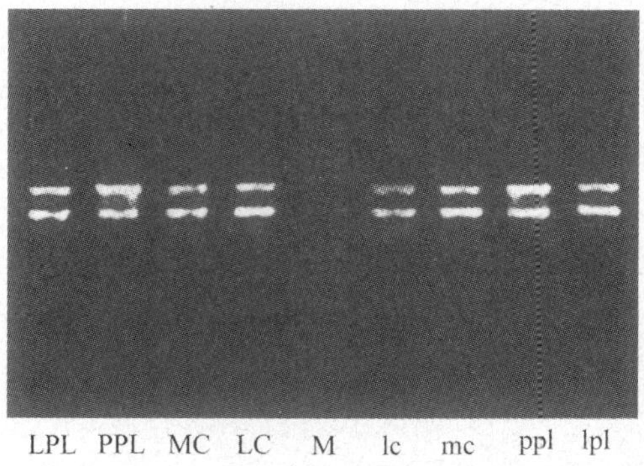

图 55-19 致伤后 12 小时 ICE 基因表达电泳结果

大写字母代表对照组，小写字母代表治疗组，以下相同

两组脾脏 LC 和 MC 的 ICE 基因表达水平致伤后 6 小时较低且无显著性差异，致伤后 12 和 24 小时两组均有一定程度上升，但是治疗组的表达水平显著低于对照组（$P<0.05$）图 55-18～24。

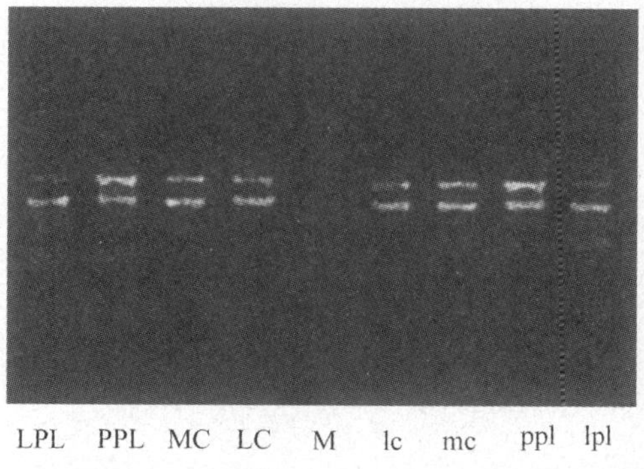

图 55-20 致伤 24 小时 ICE 基因表达电泳结果

bcl-2 基因：与对照组相比，治疗组致伤后 6、12 小时 LPL 和 PPL bcl-2 基因 mRNA 表达水平显著提高（$P<0.05$），24 小时两组无显著差异；脾脏淋巴细胞和巨噬细胞 bcl-2 基因表达的变化趋势基本一致，致伤后 6 小时治疗组和对照组的表达水平均较高，12、24 小时对照组的表达水平下降，两组差异具有显著性意义（图 55-25～31）。

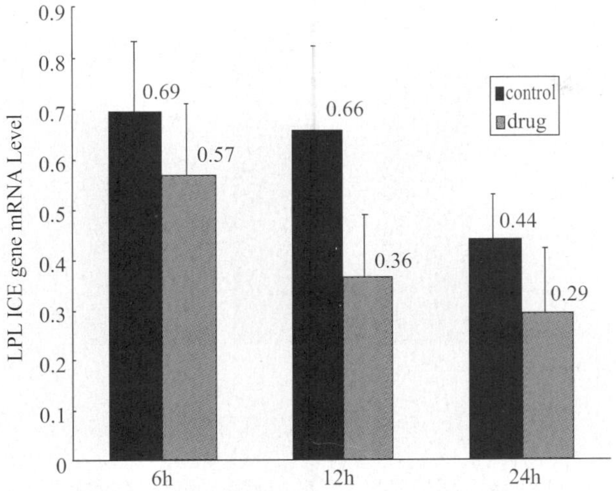

图 55-21　致伤后 LPL ICE 基因表达电泳结果

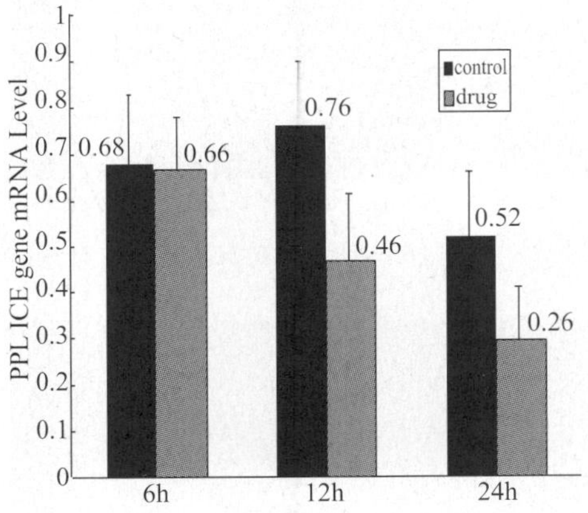

图 55-22　致伤后 PPL ICE 基因表达电泳结果

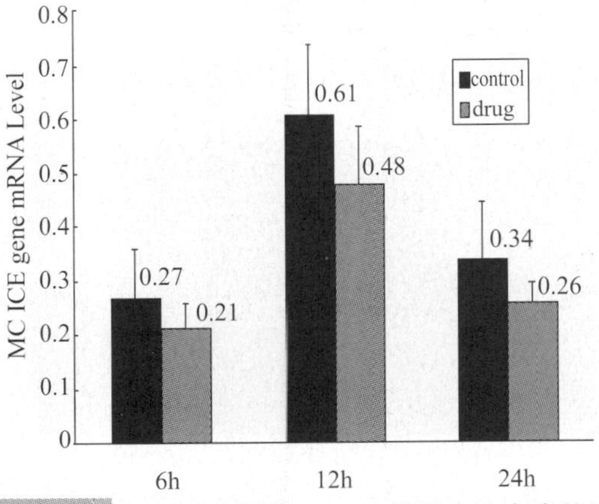

图 55-23　致伤后脾脏 MC ICE 基因表达电泳结果

四、INF-α、IL-4 和 IL-6 基因表达的 RT-Q-PCR 检测结果

TNF-α 基因：致伤后 6 小时和 12 小时治疗组 LPL 和 PPL 的 TNF-α mRNA 的表达水平均显著低于对照组（$P<0.05$），24 小时两组的表达水平均处于较低水平，且无显著性差异；治疗组脾脏 MC 致伤后 12 小时显著低于对照组（$P<0.05$），6 和 12 小时两组的表达水平均较低，且无显著性差异；无论对照组或是治疗组，脾脏 LC 的表达水平在各观察时间点均处于较低水平，

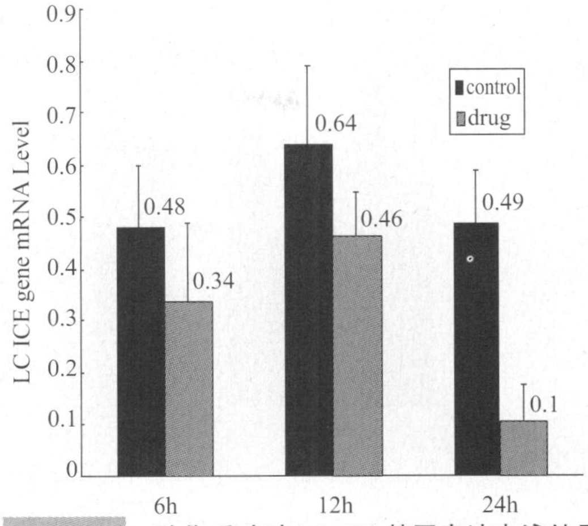

图 55-24　致伤后脾脏 LC ICE 基因表达电泳结果

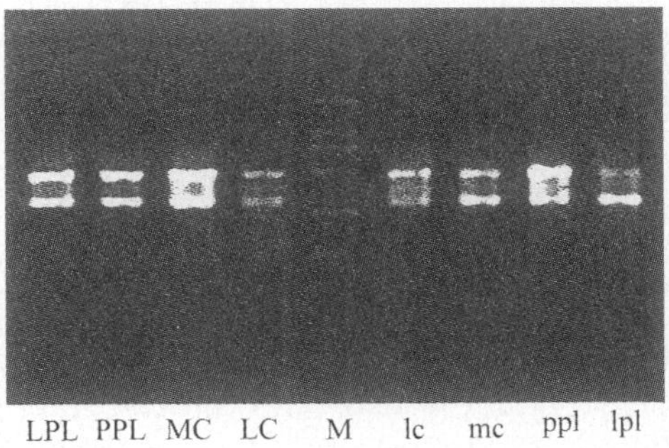

图 55-25　致伤后 6 小时 bcl-2 基因表达电泳结果

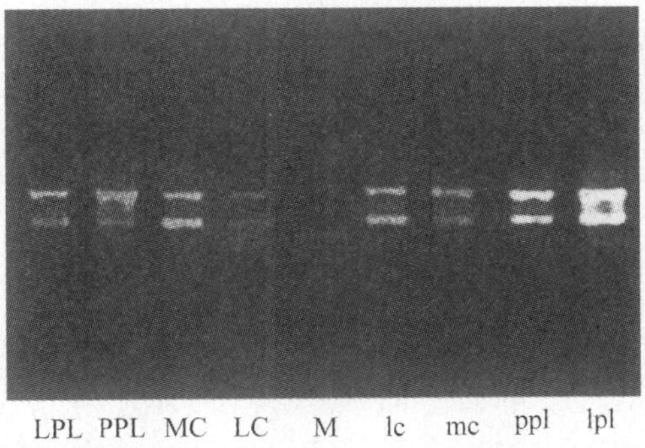

图 55-26　致伤 12 小时 bcl-2 基因表达电泳结果

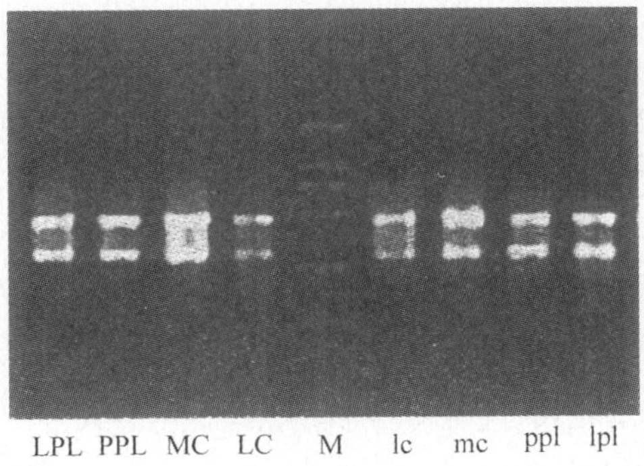

图 55-27　致伤后 24 小时 bcl-2 基因表达电泳结果

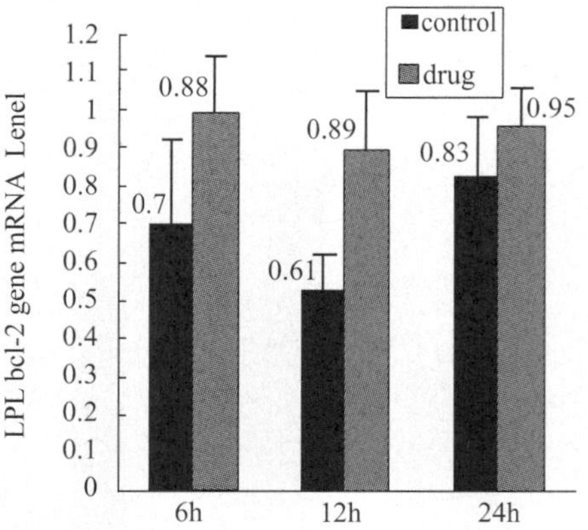

图 55-28 致伤后 LPL bcl-2 基因表达电泳结果

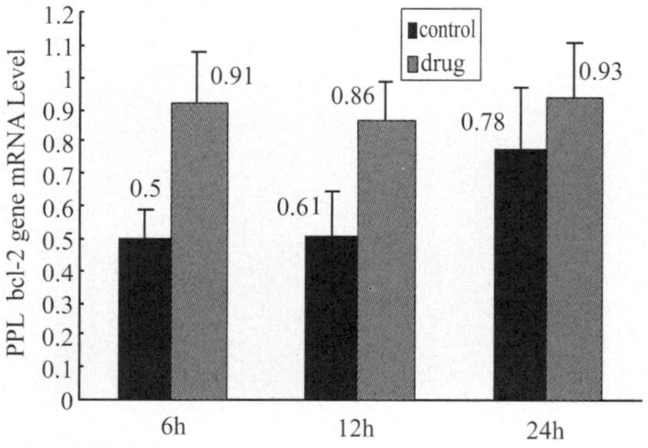

图 55-29 致伤后 PPL bcl-2 基因表达电泳结果

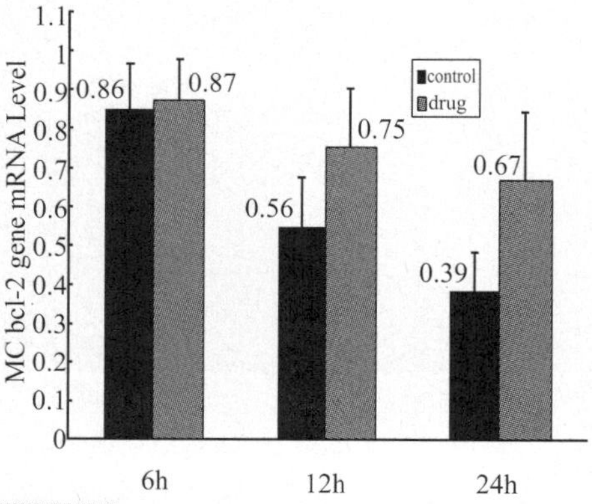

图 55-30 致伤后脾脏 MC 基因表达电泳结果

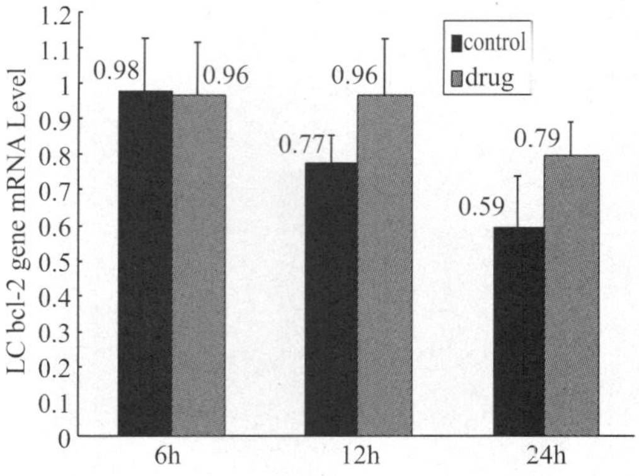

图 55-31 致伤后脾脏 LC 基因表达电泳结果

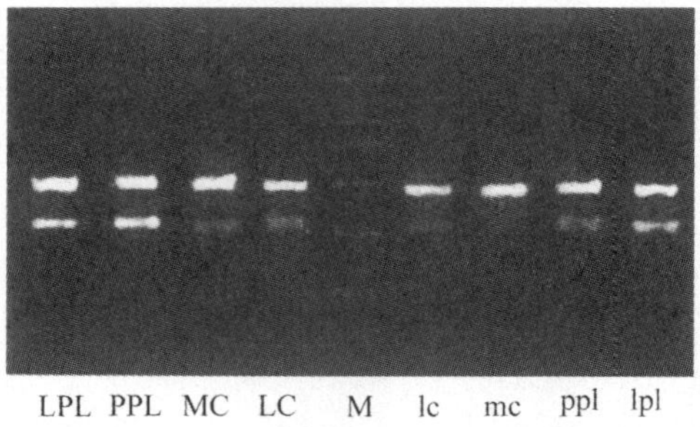

图 55-32 致伤 6 小时 TNF-α 基因表达电泳结果

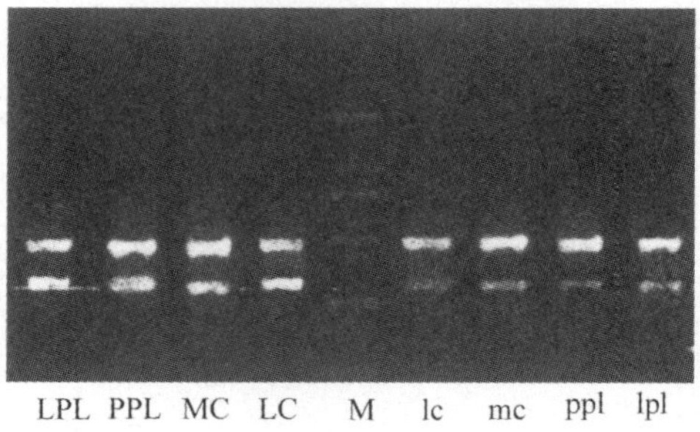

图 55-33 致伤后 12 小时 TNFα 基因表达电泳结果

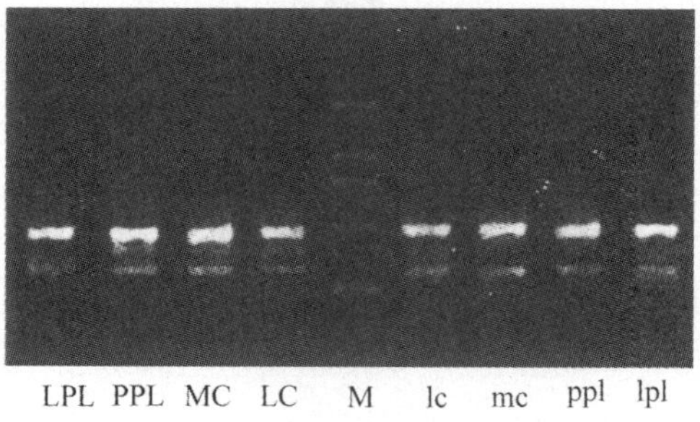

图 55-34 致伤 24 小时 TNFα 基因表达电泳结果

并且组内或组间比较均无显著性差异（图 55-32～38）。

IL-4 基因：致伤后 6 小时治疗组和对照组均呈高水平表达，随后的两个观察时间点治疗组的表达情况相对稳定而对照组则明显下降（$P<0.05$）；脾脏巨噬细胞表达水平均较低，脾脏淋巴细胞致伤后早期（6 和 12 小时）呈高水平表达而且两组之间无任何差异，而致伤后 24 小时治疗组的表达水平显著高于对照组（$P<0.05$）（图 55-39～45）。

IL-6 基因：致伤后 6 小时 LPL 和 PPL 的表达水平在两组间无任何差异，但 12 和 24 小时对照组的表达水平显著高于治疗组（$P<0.05$）；脾脏巨噬细胞的 IL-6 的表达情况与 IL-4 的表达相似，脾脏淋巴细胞在致伤后 24 小时治疗组的表达水平显著低于对照组（$P<0.05$）图 55-46～51。

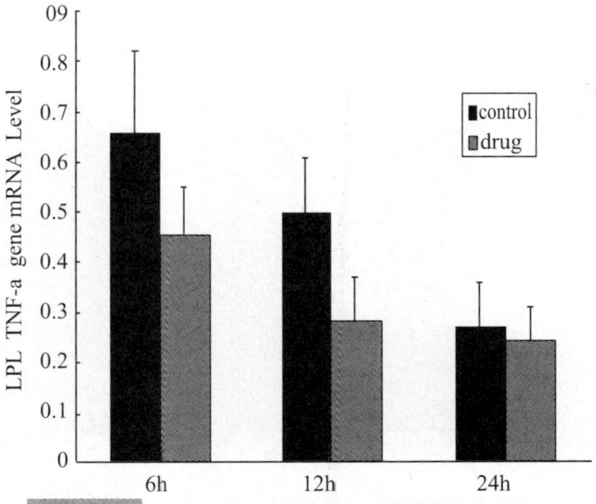

图 55-35　致伤后 LPL TNFα 基因表达电泳结果

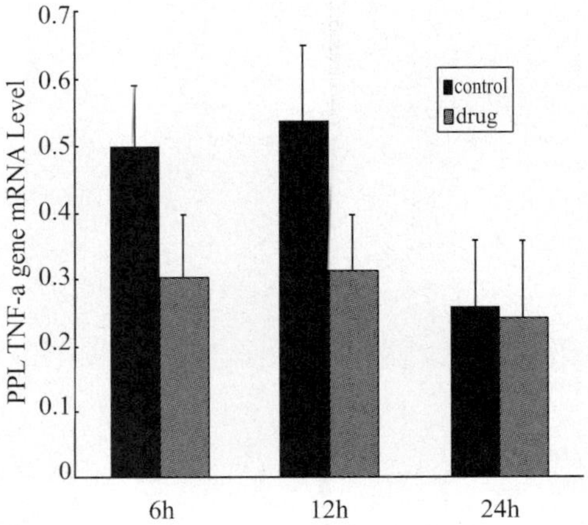

图 55-36　致伤后 PPL TNF α 基因表达电泳结果

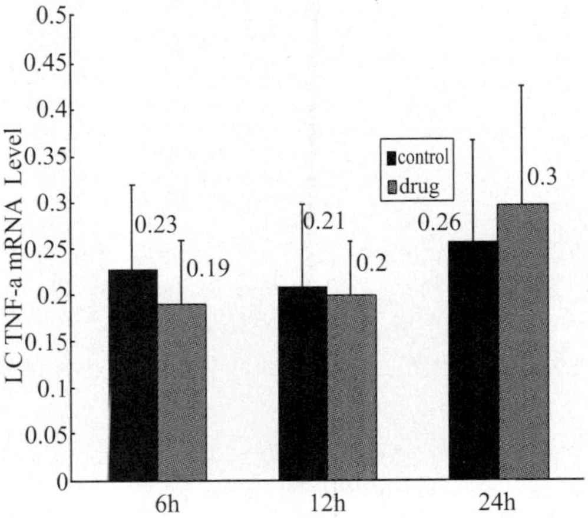

图 55-37　致伤后脾脏 LC TNF α 基因表达电泳结果

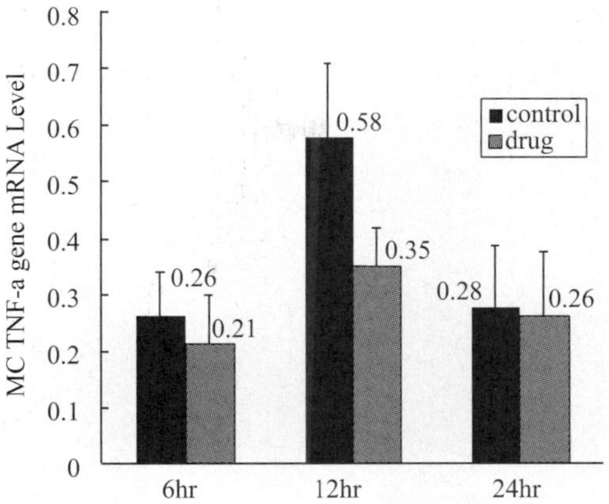

图 55-38　致伤后脾脏 MC TNF α 基因表达电泳结果

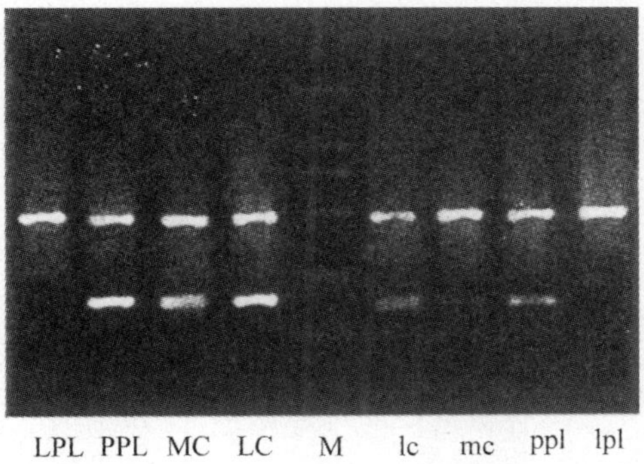

图 55-39　致伤 6 小时 IL-4 基因表达电泳结果

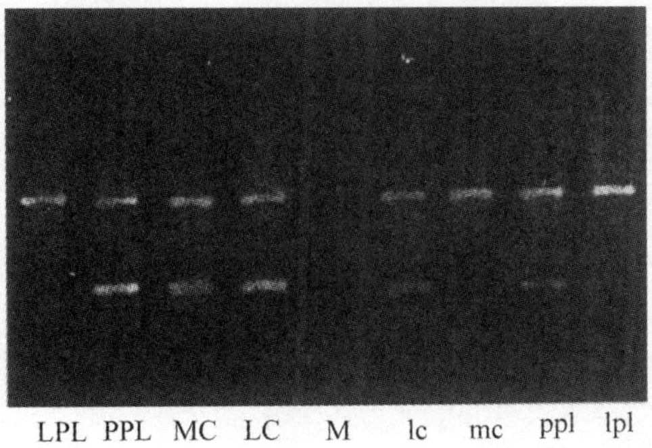

图 55-40　致伤 12 小时 IL-4 基因表达电泳结果

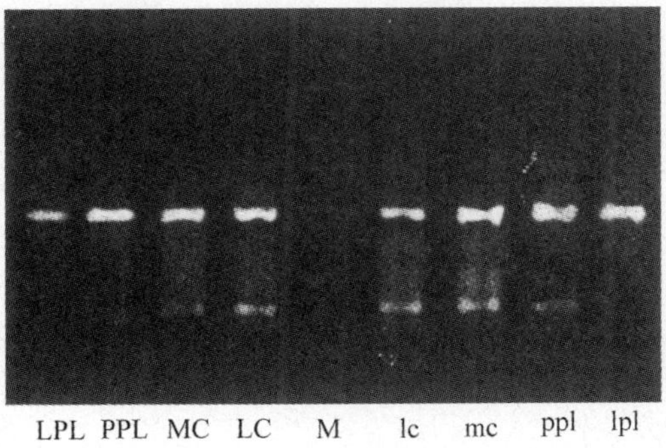

图 55-41　致伤后 24 小时 IL-4 基因表达电泳结果

讨　论

在正常情况下，胃肠道的血流量占人体心输出量的 20%，并且受到神经及体液因素的双重调节，而当机体遭受创伤（例如，失血性休克和心源性休克）时，机体为保证心和脑等重要脏器的血液供应而牺牲内脏血供，因此肠道是机体在受到严重的外来打击时被首先主动“放弃”的器

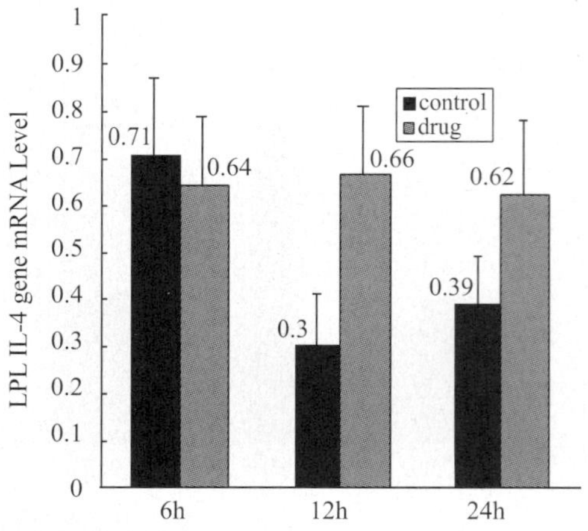

图 55-42 致伤后 LPL IL-4 基因表达电泳结果

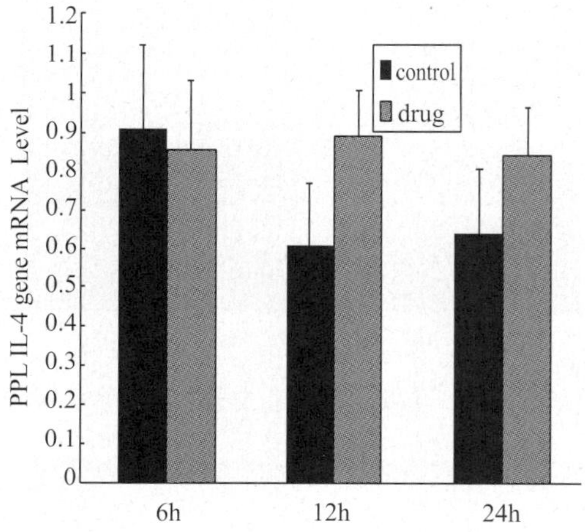

图 55-43 致伤后 PPL IL-4 基因表达电泳结果

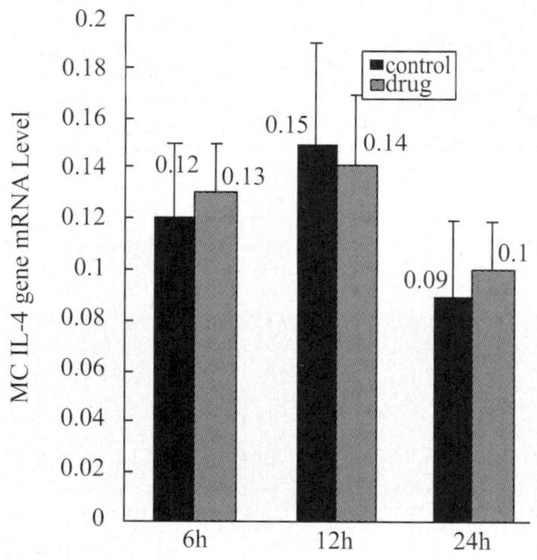

图 55-44 致伤后脾脏 MC IL-4 基因表达电泳结果

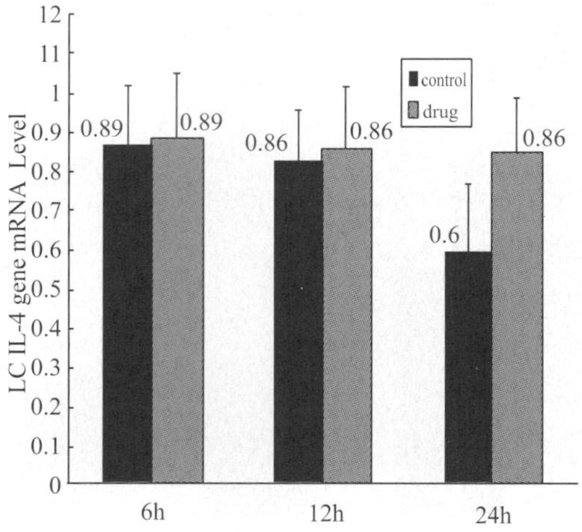

图 55-45 致伤后脾脏 LC IL-4 基因表达电泳结果

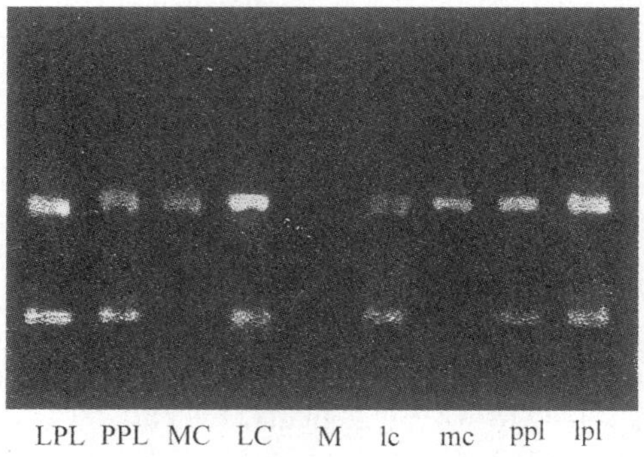

图 55-46 致伤后 6 小时 IL-6 基因表达电泳结果

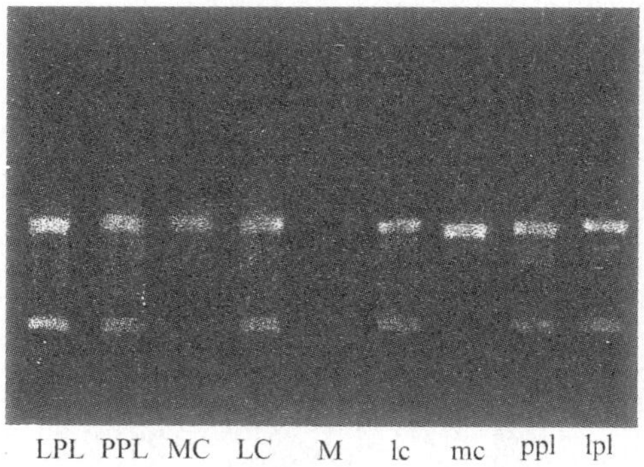

图 55-47 致伤后 12 小时 IL-6 基因表达电泳结果

官，其直接结果是肠黏膜上皮细胞出现大量的异常凋亡，导致肠黏膜机械性屏障受损，通透性增加、细菌和内毒素发生移位，进一步加重机体的炎症反应。现代研究表明在 MODS 的发生过程中，肠道不仅仅是一个被动的受损器官，而且是一个炎症反应的主动参与者，主要表现在以下两个方面：（1）在无明显内毒素移位发生的情况下，肠道缺血和炎症反应既可以诱导肠道相关淋巴组织（gut associated lymphoid tissue，GALT）产生或释放大量的细胞因子和其它的免疫炎性介质，这已为大量的实验研究和临床研究所证实；（2）日益增多的证据表明当中性粒细胞通过“缺血或发炎”的肠道时，自身被激活，当这些激活的中性粒细胞迁移到远处器官的微循环并释放其毒性产物时即造成远隔器官的损伤。因此应急的

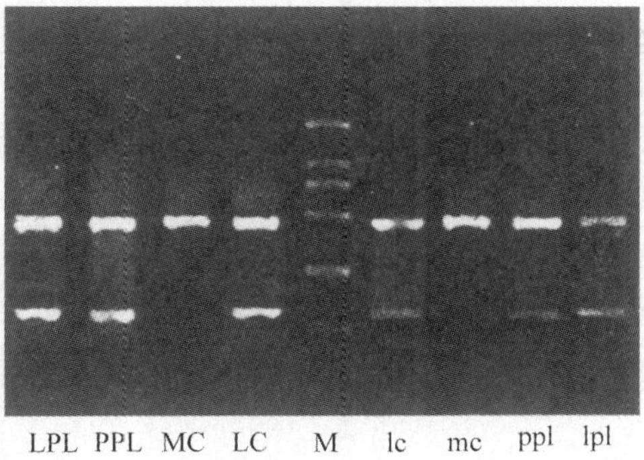

图 55-48　致伤 24 小时 IL-6 基因表达电泳结果

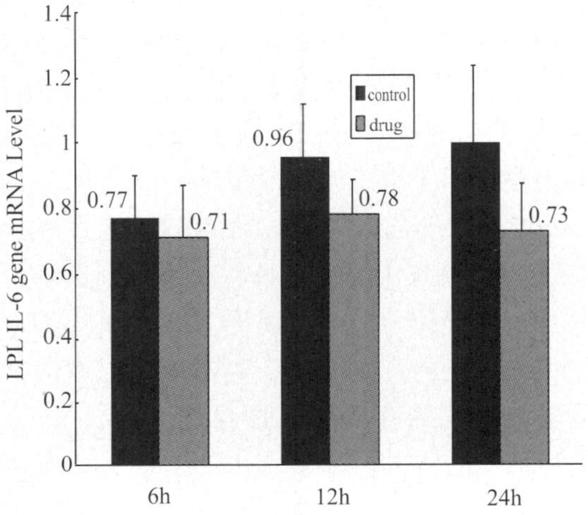

图 55-49　致伤后 LPL IL-6 基因表达电泳结果

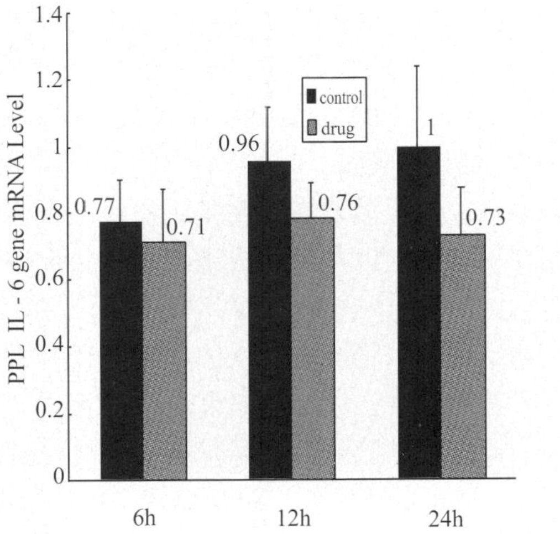

图 55-50　致伤 PPL IL-6 基因表达电泳结果

肠道（stressed gut）即可以通过细胞因子的释放，又可以通过细菌和内毒素移位促使 MODS 的发生。

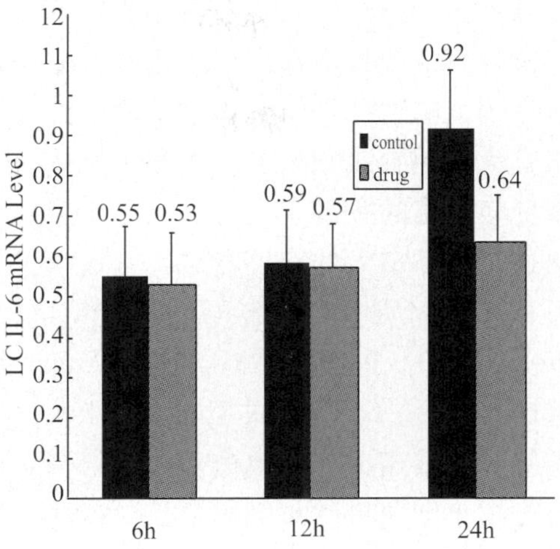

图 55-51　致伤后脾脏 LC IL-6 基因表达电泳结果

一、肠道局部淋巴组织细胞异常凋亡是缺血一再灌注损伤诱导肠道功能失常的发病机制之一

肠道的缺血-再灌注损伤是休克、血管手术和肠系膜缺血后的常见伴随状态，除了缺血本身引起的损害以外，再灌注后产生的大量氧自由基引起更多的损伤，缺血-再灌注损伤后的细菌和其毒性产物移位可能是肠道屏障完整性丧失、通透性增加和肠道免疫功能损害的直接后果。在第二节中我们已经论述了肠上皮细胞发生异常凋亡对肠道屏障完整性的影响，本节主要探讨缺血-再灌注损伤过程中肠道相关淋巴细胞凋亡在肠道免疫屏障功能失常发病机制中的作用。

细胞凋亡或程序化细胞死亡是受基因调节的主动的细胞死亡，可以发生于不同的生理和病理情况，有实验显示肠道局部免疫功能正常对防止细菌移位和细菌播散到其它组织起着非常重要的作用，因此提出局部或全身性的防御机制伤失可以导致细菌的全身播散的假设。我们的研究结果基本上支持上述假设，并进一步提出肠道缺血-再灌注损伤后的某些脓毒症并发症是由于损伤局部或全身性的免疫细胞凋亡的结果，即肠道局部淋巴组织细胞凋亡不仅仅是机体对于创伤的生理性反应，更重要的是作为一种病理机制参与了 MODS 发病的过程。我们的实验结果显示：对照组致伤后肠道 LPL 和 PPL 出现大量的异常凋亡细胞，而有效的治疗措施可以延迟或下调肠道相关淋巴细胞凋亡的发生，另外我们对脾脏的研究也得出了与上述情况相一致得结果。因此，我们认为肠道相关淋巴细胞在损伤过程中出现异常细胞凋亡是 MODS 发生的重要机制之一，它可以通过肠道相关淋巴组织内细胞凋亡的诱导造成肠道局部免疫抑制状态，导致针对细菌移位的防御机制的危害。其次脾细胞在致伤后出现明显的凋亡可以进一步证明这种创伤后的免疫抑制状态。

二、大黄煎剂对 LPL 和 PPL 凋亡的影响及其与肠道免疫屏障的关系

肠道是机体最大的免疫器官，其免疫系统或 GALT 的组分间质淋巴细胞（intraepithelial lymphocytes，IEL）、固有层淋巴细胞（lamina propria lymphocytes，LPL）、淋巴滤泡、Peyer 结节和肠系膜淋巴结构成了肠道的免疫学屏障，其主要功能是阻止细菌黏附和细菌移位的发生。在正常情况下，肠黏膜表面的 sIgA（secretory IgA）主要由位于肠道 LPL 中的成熟浆细胞分泌，它可以和细菌细胞壁表面的抗原决定簇相结合而阻止细菌对肠细胞的黏附，由于其二聚体结构使抗体的 Fc 段被隐藏，所以不具有激活免疫系统的作用，因此阻止了黏膜损伤性的炎症反应。实验证明 sIgA 是构成肠道免疫屏障的最重要组分并且其合成与分泌量的下降与细菌对肠黏膜的黏附有直接关系。而 Peyer 结节作为 T、B 细胞分化和成熟的中心，其功能正常是维持肠道免疫屏障完整的必要条件。徐迎新等研究表明创伤出血性休克小鼠 Peyer 结节的 B 细胞株可因出现大量异常凋亡而显著减少，使肠道的局部免疫功能遭到破坏，因此合理的肠道免疫屏障维持应能够延迟或减轻肠道 LPL 和 PPL 的凋亡程度。我们采用大黄煎剂对缺血-再灌注损伤小鼠进行治疗干预的结果显示：致伤后 6、12、24 小时对照组 LPL 和 PPL 均可见明显的 DNA 梯状条带，而治疗组仅在致伤后 12 小时可以观察到明显的 DNA 梯状条带而且与同时间点的对照组相比强度有所减弱，TUNEL 法的研究结果与此类似。致伤后 6、12 小时治疗组 LPL 和 PPL bcl-2 基因 mRNA 表达水平与对照组相比有显著提高（$P<0.05$），而 LPL 和 PPL 的 ICE 基因 mRNA 表达则在致伤后 6 小时无显著差异，12、24 小时治疗组的表达水平与相应时间点的对照组相比显著下降（$P<0.05$）。由此结果可见大黄煎剂治疗不仅可以提高 LPL 和 PPL 抑制凋亡发生的 bcl-2 基因的表达水平，而且还可以下调促凋亡发生的 ICE 基因的表达水平，总的结果是 LPL 和 PPL 凋亡程度明显减轻，避免或减轻了缺血-再灌注损伤对肠道的免疫屏障的损害，对防止细菌黏附肠细胞有重要的作用。

三、大黄煎剂治疗对缺血-再灌注损伤时肠源性细胞因子影响

1. 创伤时肠源性细胞因子的释放及其与炎性组织损伤的关系

据研究表明肠道黏膜的淋巴类组织构成的巨大细胞集群约占机体免疫细胞总数的 70%，因此肠道是机体最大的免疫器官。实验证明伴有内毒素血症或不伴有内毒素血症的肠道缺血-再灌注损伤均可诱导肠道淋巴细胞释放促炎性细胞因子 INF-α 和 IL-6，同时其肠道相关淋巴组织的 TNF-α 和 IL-6 基因的 mRNA 表达水平也显著升高，进一步的研究表明缺血-再灌注损伤诱导的肠道淋巴细胞 IL-6 释放或表达受 TNF-α 的调控，因此 TNF-α 可能是激活促炎性细胞因子级联效应的主要介质。当机体遭受细菌、内毒素或 ROS（reactive oxygen species，ROS）的攻击时，TNF-α 在血循环中出现较早并很快达到高峰，尽管其半衰期很短，但足以诱导 IL-1、IL-6 等“次级”细胞因子的产生，IL-1 同时也可以由内毒素诱导释放，它的存在可以加强组织对 TNF-α 致伤效应的敏感性并诱导 IL-6 释放，这种细胞因子间的相互作用形成了许多正反馈，导致了所谓的“炎症瀑布效应”，即 SIRS（systemic inflammatory response syndrome，SIRS），加重了组织损伤的程度。目前的研究认为机体在启动针对创伤的炎症反应的同时启动了被称为 CARS（compensatory anti-inflammatory response syndrome，CARS）的抗炎反应，以 IL-4、IL-10 等抗炎性细胞因子释放为代表，其作用是将机体的炎症反应限制在一定程度以避免造成组织损伤，促进创伤的愈合。当 SIRS 占优势时，机体处于高代谢状态、多种组织细胞出现大量的异常凋亡并最终导致器官功能失常；反之，如果 CARS 占优，则机体处于免疫抑制状态，感染扩散，最终也可形成 MODS；两者平衡则创伤组织修复，机体康复。

2. 大黄煎剂对细胞因子（TNF-α、IL-4 和 IL-6）基因表达的影响

为进一步明确大黄煎剂对肠道局部淋巴组织的免疫调节机制，我们检测了大黄煎剂治疗后的细胞因子（TNF-α、IL-4 和 IL-6）基因表达水平的变化情况。结果显示：致伤后 6 小时和 12 小时治疗组 LPL 和 PPL 的 TNF-α mRNA 的表达水平均显著低于对照组（$P<0.05$），24 小时两组的表达水平均处于较低水平且无显著性差异；致

伤后 6 小时治疗组和对照组 LPL 和 PPL IL-4 mRNA的表达水平较高，随后（12、24 小时）治疗组的表达情况相对稳定而对照组则明显下降（$P<0.05$）；致伤后 6 小时 LPL 和 PPL 的 IL-6 mRNA 表达水平在两组间无任何差异，但 12 和 24 小时对照组的表达水平显著高于治疗组（$P<0.01$）。由此实验结果我们可以看出，大黄煎剂治疗可以显著下调肠道相关淋巴组织内促炎性细胞因子 TNF-α 和 IL-6 基因的 mRNA 表达水平，提高抗炎性细胞因子 IL-4 基因 mRNA 的表达水平，因此有助于恢复机体 SIRS 和 CARS 之间的平衡，促进创伤组织的修复。

四、大黄煎剂治疗对脾脏免疫功能的调节作用

脾脏是机体重要的免疫器官，是全身炎症反应时细胞因子的主要来源地之一，已有实验表明在实验性盲肠结扎穿孔小鼠的脾脏细胞可以出现异常凋亡。但是有关脾脏在缺血-再灌注损伤时其免疫活性细胞是否出现异常凋亡、凋亡相关基因和细胞因子表达的变化以及这种变化与肠道淋巴细胞的改变有无差异则目前知之甚少，为了明确这一点我们在实验时同时分离了脾脏的巨噬细胞和淋巴细胞并对其凋亡情况、凋亡相关基因和细胞因子基因表达的变化进行了研究，观察到大黄煎剂治疗组小鼠脾脏巨噬细胞和淋巴细胞在各时间点无显著的 DNA 条带，而对照组致伤后 24 小时均可出现典型的梯状 DNA 条带，并且与对照组相比大黄煎剂治疗可以显著下调致伤后 12、24 小时的 ICE 基因表达水平，同时提高其抗凋亡的 bcl-2 基因的表达量；细胞因子基因表达的研究结果显示 IL-4 和 IL-6 在脾脏巨噬细胞表达水平极低或不表达，在脾淋巴细胞的表达情况与肠道 LPL 相似，对照组致伤后 12 小时脾脏巨噬细胞 TNF-α 基因表达水平显著升高（$P<0.01$），其余各时间点相比无明显变化。由上述结果我们可以看出脾脏的淋巴细胞和巨噬细胞对缺血-再灌注损伤的反应不存在异质性，两者表现了一定的时间上的序惯性，这可能与血循环中的免疫活性细胞在经过“应急”状态下的肠道而被激活并最终定位于脾脏有关，这些定位在脾脏的免疫活性细胞可以进一步激活脾脏的巨噬细胞和淋巴细胞，释放大量的细胞因子造成炎症反应的失控。因此，大黄煎剂对脾脏巨噬细胞和淋巴细胞凋亡和细胞因子表达的影响有可能与大黄煎剂直接改善致伤后肠道屏障的功能有关，即大黄煎剂可以通过对致伤肠道屏障的调节作用而减轻致伤后的全身炎症反应。

结　论

1. 细胞凋亡是肠道初次损伤后 MODS 发生的重要机制之一，它可以通过肠道相关淋巴组织内细胞凋亡的诱导造成肠道局部免疫抑制状态，导致针对细菌移位的防御机制的损害。

2. 大黄煎剂治疗不仅可以提高 LPL 和 PPL 抑制凋亡发生的 bcl-2 基因的表达水平，而且还可以下调促凋亡发生的 ICE 基因的表达水平，明显减轻 LPL 和 PPL 凋亡程度，避免或减轻了缺血-再灌注损伤对肠道的免疫屏障的损害。

3. 大黄煎剂治疗可以显著下调肠道相关淋巴组织内促炎性细胞因子 TNF-α 和 IL-6 基因的 mRNA 表达水平，提高抗炎性细胞因子 IL-4 基因 mRNA 的表达水平，因此有助于恢复机体 SIRS 和 CARS 之间的平衡，促进创伤组织的修复。

4. 与肠道相关淋巴组织的淋巴细胞相比，缺血-再灌注损伤时脾脏免疫活性在细胞凋亡、ICE 基因、bcl-2 基因表达以及促炎性细胞因子和抗炎性细胞因子的释放等方面不但不存在明显的异质性，而且还表现为时间上的序惯性，即脾脏免疫活性细胞发生凋亡、释放炎性细胞因子和 ICE 及 bcl-2 基因等方面在时间上晚于肠道淋巴细胞，大黄煎剂治疗可以减轻脾细胞的凋亡程度，改善脾脏的免疫状态。

附：彩图 55-12

参考文献

[1] Gregory M, Swank MD, Edwin A, et al. Role of the gut in multiple organ failure: bacterial translocation and permeability changes. World J. Surg, 1996, 20: 411-417

[2] Luiten EJT, Hop WCJ, Lange JF, et al. Controlled clinical trial of selective decontamination for the treatment of severe acute pancreatitis. Ann surg, 1995, 222: 57-65

[3] Granger DN, Korthuis RJ. Physiological mechanisms of postischaemia tissue injury. Annu. Rev. Physiol, 1995, 57: 311-332

[4] Kurtel H, Fujimoto K, Zimmerman BJ, Granger DN, et al: Ischaemiareperfusion-induced mucosal dysfunction: role of neutrophils. Am J Physiol, 1991, 261: G490-496

[5] Nieuwenhuijzen GAP, Deitch EA, Goris RJA. Infection, the gut and development of multiple organ dysfunction syndrome. Eur J Surg, 1995, 162: 259-264
[6] Jiang J, Bahrami S, Leichtfried G, et al. Ann Surg, 1995, 211: 100-107
[7] Fratelli M, Gagliardini V, Galli G, et al. Autocrine interleukin-1 β regulates both proliferation and apoptosis in EL4-6.1 thymoma cells. Blood, 1995, 85: 3532-3539
[8] Zheng L, Fisher G, et al. Induction of apoptosis in mature T cells by tumor necrosis factor. Nature, 1995, 377: 348-350
[9] Hansson M, Asea A, Ersson V, et al. In duction of apoptosis in NK cells by monocyte-derived reactive oxygen metabolites. J Immunol, 1996, 156: 42-4810
[10] Cui S, Reichner JS, Mateo RB, et al: Activated murine macrophages induce apoptosis in tumor cells through nitric oxide-dependent or independent mechanisms. Cancer Res, 1994, 54: 2462-2468
[11] Tokunaga K, Taniguchi H, Yoda K, et al: Nucleotide sequence of a full length cDNA for mouse cytosheletal β-actin mRNA. Nucl Acid Res, 1986, 14: 2829-2834
[12] Murray LJ, Lee R, Martans C. in vivo cytokine gene expression in T-cell subsets of the autoimmune MRL/MP-lpr/lpr mouse. Eur J Immunol, 1990, 20: 163-170
[13] Montgomery RA, Dallman MJ, Analysis of cytokine gene expression during fetal thymic ontogene using the polymerize chain reaction. J Immunol, 1991, 147: 554-560
[14] Pennica D, Hayflick JS, Bringman TS, et al. Clone and expression in Escherichia Coli of the cDNA for murine tumor necrosis factor. Proc Natl Acad USA, 1985, 82: 6060-6064
[15] Moore NC, Anderson G, Williams GT, et al. Developemental regulation of bcl-2 expression in the thymus. Immunology, 1994, 81: 115-119
[16] Neff MA, Cerretti DP, Berson DR, et al. Molecular cloning of the murine IL1 β converting enzyme cDNA. J Immnnol, 1992, 149: 3254-3259
[17] Van Der Heijden PJ, Stok W, et al. Improved procedure for the isolation of functionally active mphoid cells from the murine intestine. J Immunol Methods, 1987, 103: 161-167
[18] Antonsson JB, Fiddian RG, et al. The role of gut in shock and mutiple organ failure. Eur J Surg, 1991, 157: 3-6
[19] Ikeda H, Suzuki Y, Koike M, et al. Apoptosis is a major mode of cell death caused by ischaemia and ischaemia/reperfusion injury to the rat intestinal epithelium. Gut, 1998, 42: 530-537
[20] Ziegler TR, Smith RJ, O′ Dwyer ST, et al. Increased intestinal permeability associated with infection in buru patients. Arch Surg, 1988, 123: 1313-1318
[21] Deitch EA. Intestinal permeability is increased in burn patients shortly after injury. Surgery, 1990, 107: 411-417
[22] Rouman RMH, Hendriks T, Wevers RA, et al. Intestinal permeability after severe trauma and hemorrhagic shock is increased without relation to septic complications. Arch. Surg, 1993, 128: 453-458
[23] Deitch EA. Multiple organ failure: pathophysiology and potential future therapy. Ann. Surg, 1992, 216: 117-122
[24] Border JR, Hassett J, Laduca J, et al. Gut origin septic states in blunt multiple trauma (ISS=40) in the ICU. Ann Surg, 1987, 206: 427-432
[25] Meakins JL, Marshall JC. The gastrointestinal tract: the "motor" of multiple organ failure. Arch Surg, 1986, 121: 197-204
[26] Deith EA, Xu D, Franco L, et al. Evidence favoring the role of gut as a cytokine-gener ating organ in rats subjected to hemorrhagic shock. Shock, 1994, 1: 141-147
[27] Grotz MRW, Ding J, Gau W, et al. Comparison of plasma cytokine levels in rats subjected to supermesenteric artery occlusion and hemorrhagic shock. Shock, 1995, 362-567
[28] Baigrie RJ, Lamont PM, Whinting S. Portal endotoxin and cytokine response during abdominal aortic Surgery. Am J Surg, 1993, 166: 248-295
[29] Koike K, Moore FA, Kin KJ. Gut phospholipase A2 mediates neutrophil priming and lung injury after mesenteric ischaemia-reperfusion. Am J Physiol, 1995, 268: G397-403
[30] Potten CS. The significance of spontaneous and induced apoptosis in the gastrointestinal tract of mice. Cancer Metast Rev, 1992, 11: 179-184
[31] Sun Z, Wang R, Wallen X, et al. The influence of apoptosis on intestinal barrier integrity in rats. Scand J Gastroenterol, 1998, 33: 415-422
[32] Takahiro N, Ryuichi I, Kazuma F, et al. Programmed cell death induced by ischaemia-reperfusion in rat intestinal mucosa. Am J Physiol, 1998, 274: G270-276
[33] Mongni C, Ruybal P, Garcia RH, et al. Apoptosis

in gut-associated lymphoid tissue: A response to injury or a physiological mechanisms. Transp lantation Proc, 1998, 30: 2673-2676

[34] Owens W, Berg R. Infection Immunity, 1988, 27: 461-464

[35] Tomasi TB. Mechanisms of immune regulation at mucosal surfaces. Rev. Infect. Dis, 1983, 5 (Suppl): 785-787

[36] Spitz J, Yuhan R, Koutscuris A, et al. Enteropathogenic Escherichia coli adherence to intestinal epithelial-monolayers diminishes barrier function. Am J Physiol, 1995, 268: G374-378

[37] Katheyn AH, Rosalie DM, John MP, et al. Review: Peyer's patches. J Gastroenterol and Hepatol, 1997, 12: 122-136

[38] Xu YX, Ayala A, Barbara M, et al. Mechanisms of intestinal mucosal immune dysfunction following trauma-hemorrhage: increased apoptosis associated with Elevated fas expression in peyer's patches. J Surg Res, 1997, 70: 55-60

[39] Langkamp-henkdn B, Glezer GA, Kudsk KA. Immunologic structure and function of gastrointestinal tract. Nutr Clin Prac, 1992, 7: 100-108

[40] Tamion F, Richard V, Lyoumi S, et al. Gut ischemia and mesenteric synthesis of inflammatory cytokines after hemorrhagic or endotoxic shock. Am J Physiol, 1997-Aug, 273 (2 Pt 1): G314-321

[41] Yao YM, Bahrami S, Redl H, et al. IL-6 release after intestinal ischemia/reperfusion in rats is under partial control of TNF. J-Surg-Res, 1997 Jun, 70 (1): 21-26

[42] Hernandez CT, Stutman O. Immune functions of tumor necrosis factor: tumor necrosis factor induces apoptosis of mouse thymocytes and can also stimulate or inhibit IL-6 induced proliferation depending on the concentration of mitogenic costimulation. J Immunol, 1993, 151: 3999-4103

[43] Billiau A, Vandekerckhove F. Cytokines and their interactions with other inflammatory mediators in the pathogenesis of sepsis and septic shock. Eur J Clin Invest, 1991, 21: 559-573

[44] Roger CB. A continuing evolution in our understanding of the systemic inflammatory responsive syndrome and multiple organ dysfunction syndrome. Annals of internal medicine, 1996, 125(8): 680-691

[45] Hotchkiss RS, Swanson PE, Cobb JP, et al. Apoptosis in lymphoid and parenchymal cells during sepsis: findings in normal and T-and B-cell-deficient mice [see comments] Crit-Care-Med, 1997 Aug, 25(8):1298-1307

[46] Hiramatsu M, Hotchkiss RS, Karl IE, Buchman-TG. Cecal ligation and puncture (CLP) induces apoptosis in thymus, spleen, lung, and gut by an endotoxin and TNF-independent pathway. Shock, 1997 Apr, 7 (4): 247-253

[47] Ayala A, Herdon CD, Lehman DL, et al. Differential induction of apoptosis in lymphoid tissues during sepsis: variation in onset, frequency, and the nature of the mediators. Blood, 1996 May 15, 87 (10): 4261-4275

（徐迎新　宋路线　孟宪钧）

第56章 大黄提取物对乙型肝炎表面抗原体外灭活作用的研究

关于大黄的功能主治，历代本草和现代药典中均有记载。《本草纲目》载有主治黄疸，《中国药典》1990版载有大黄用于湿热黄疸。在两次全国性大黄学术研讨会和首届国际大黄学术讨论会上，均发表过许多有关大黄治疗各种类型病毒肝炎的论文，并对其作用机制进行过研究和探讨。

乙型肝炎是目前世界上严重危害人类健康的疾病之一，在我国尤为严重。本文对大黄提取物进行了体外灭活HBsAg的研究，提示大黄可灭活乙型肝炎病毒。

材料和方法

1. 大黄提取物　由北京医科大学生药学教研室提供。

2. HBsAg阳性血清、抗-HBsIg酶标物　由北京医科大学流行病学教研室提供。纯化抗-HBs购于华美生物制品公司。

3. 实验步骤　①包被抗-HBs，4℃过夜。②HBsAg阳性血清与大黄提取物原液1∶1混合，置37℃作用不同时间（1、2、5、10、15、20分钟……），然后终止反应。③取以上反应液各100μl加入反应板，同时设阳性、阴性和终止液对照，然后置37℃水浴孵育30分钟。④加抗-HBs IgG酶标记物100μl，置37℃水浴孵育30分钟。⑤加邻苯二胺溶液，避光显色15分钟，然后加2mol/L H_2SO_4终止反应。⑥酶标仪检测光密度值。

结　果

结果见表56-1。

表56-1　大黄提取物在不同作用时间下对HBsAg的体外灭活作用

作用时间（分）	光密度值（OD）	灭活作用*
1	0.36	+
2	0.19	+
5	0.10	+
10	0.06	−
15	0.03	−
20	0.03	−
30	0.04	−
40	0.05	−
60	0.03	−

*：+未灭活；−灭活

讨　论

从以上结果我们可以看出，大黄提取物与HBsAg作用10分钟以上，即可使HBsAg灭活。

我国存在大量慢性无症状HBsAg携带者，他们是乙型肝炎的重要传染源。本研究结果提示，大黄提取物对乙型肝炎表面抗原有灭活作用。因此，该制剂有可能用于乙型肝炎的防治，值得进一步开发。

（高元元　李　凡　庄　辉）

第 57 章　大黄抗氧化活性的研究

第一节　大黄属植物 31 种生药清除超氧阴离子自由基活性的研究与比较

自 Harman 于 1954 年提出衰老的自由基假说以来，越来越多的实验现象证实自由基反应促使生命系统衰退，并逐步形成衰老的自由基理论。近来研究发现，抗氧化剂可以延长动物的寿命，而且有延年益寿作用的药材如人参、灵芝等也同时是很好的自由基清除剂。氧自由基损伤可导致许多疾病，清除活性氧自由基的研究是一个重要课题。

大黄，别名将军，具有广泛而复杂的药理活性，产于我国，闻名世界。大黄成分复杂，近年发现其推陈致新，安和五脏，补益功效为抗衰防老的主要手段，故研究其抗氧化能力可为其临床应用及抗衰防老的开发应用提供一定理论基础。我国有大黄属植物 40 余种，其品种不同，药理活性也有很大不同，药典规定的正品大黄为药用大黄、掌叶大黄、鸡爪大黄三种，开发其它品种，充分利用我国丰富的大黄资源，意义重大。本文研究了 31 种大黄属植物生药提取液清除 O_2^- 的活性，并进行了比较。

材料与方法

1. 试剂　黄嘌呤、黄嘌呤氧化酶、细胞色素 C 均购自 Sigma 公司，碳酸氢钠、磷酸二氢钠、EDTA-2Na 为国产分析纯试剂。所用仪器为西德 Philli ps PU8800 紫外可见分光光度计。

2. 生药样品　31 种大黄样品见表 57-1。

表 57-1　中国大黄属植物 31 种生药及其清除 O_2^- 活性的比较

样品名称（拉丁学名）	抑制率（%）	样品名称（拉丁学名）	抑制率(%)
波叶组			
波叶大黄（Rheum undulatum）	7.4	河套大黄（R. hotaoense）	−21.6
拉萨大黄（R. lhasaense）	−133.2	新疆大黄（R. wittrochii）	11.3
华北大黄（R. franzenbachii）	7.9	牛尾七（R. forrestii）	16.2
围场大黄（R. franzenbachii weichangense）	12.7	光茎大黄（R. glabricaule）	−118.85
藏边大黄（R. australe）①②	22.5、23.5	短裂光茎大黄（R. glabricaule f. brevilobatum）	−111.7
		卵叶大黄（R. ovatum）	70.6
掌叶组			
药用大黄（R. officianle）	35.7	六盘山鸡爪大黄（R. tanguticum var. liupanshanense）	6.1
掌叶大黄（R. palmatum）	42.4	雅黄（R. palmatum ex R. tanguticaum）	21.7
鸡爪大黄（R. tanguticum）	22.7	秦岭大黄（R. qinlingense）	36.0
心叶组			
疏枝大黄（R. kialense）	45.1		
砂生组			
总序大黄（R. racemiferum）	62.6	矮大黄（R. nanum）	61.1
窄叶大黄（R. sublanceolatum）	84.8	单脉大黄（R. uminerve）	70.0
滇边大黄（R. delavayi）	62.3	西藏大黄（R. tibeticum）	78.5
小大黄（R. pumilum）	79.9		
穗序组			
网脉大黄（R. reticulatum）	69.1	歧穗大黄（R. scaberrimum）	58.2
塔黄组			
塔黄（R. nobile）①②	46.9、94.5	水黄（R. alexandrae）	14.3

3. 方法　采用黄嘌呤-黄嘌呤氧化酶-细胞色素C法。

结果与讨论

31种大黄属植物的水提液（生药浓度均为5.3mg/ml）清除 O_2^- 的结果如表57-1所示。

生物体内的超氧阴离子自由基 O_2^- 为氧分子单电子还原的产物，是生物体内直接产生的初生自由基，生物体内有专事清除的超氧化物歧化酶（SOD）。一旦此酶活性不足，则 O_2^- 的浓度会急剧增加，代谢成其它次级产物，如˙OH等，从而导致氧化性损伤。清除氧自由基，如能从根本上清除 O_2^-，则可阻断其它氧自由基的生成，因而达到抗氧化的目的。具有抗氧化活性的药物有可能抗衰老。从表57-1看出，各组大黄属植物具有不同清除 O_2^- 的活性，而波叶组较差。各组大黄组内，清除 O_2^- 的活性也不尽相同，如波叶组中，有活性较差的波叶大黄（清除率仅为7.4%），有活性较好的卵叶大黄（清除率为70.6%），还有对 O_2^- 生成有促进作用的光茎、短裂光茎大黄。大黄提取液促进 O_2^- 生成的作用推测与其抗菌、抗癌活性有关，如丝裂霉素机制。此外，3个正品大黄清除 O_2^- 的活性并不很高，所以在大黄属植物中寻找有效抗氧化剂不能仅限于这3种大黄，有关大黄抗氧化研究还在进一步深入。

参考文献

[1] Harman D. Free radical theory of aging. In: Pryor W. A. ed. Free Radical in Biology. Vol V. New York, Academic Press, 1982, 255
[2] 方允中主编．自由基与酶．北京：科学出版社，1989，273
[3] 方允中主编．自由基与酶．北京：科学出版社，1989，193
[4] 苏怀德主编．药物研究史选讲．北京：北医医科大学协和医科大学联合出版社，1992，83
[5] Irwin Fridovich, Hardbook of methods for Oxygen Radical Research. CRC Prees, 1985, 213
[6] Sugiura Y. Formation of Superoxide and Hydroxy Radicals in Iron（Ⅱ）-Bleomycin-Oxygen System: electron spin resonance detection by spin trapping. J Antibiot, 1978, 31: 1310

（沈传勇　鲁纯素　郑俊华）

第二节　Fenton反应测定大黄清除羟自由基（˙OH）活性的研究

我们已研究了大黄属植物清除超氧自由基的活性，大黄炮制品清除超氧自由基活性，大黄植物地上不同部位清除超氧自由基的活性（见本章第一、六、七节），发现有些样品清除超氧自由基的活性非常好。我们知道超氧自由基可以发生歧化反应生成过氧化氢，继续反应形成毒性更大的羟自由基，研究大黄属植物清除羟自由基的活性具有重要意义。

材料与方法

1. 试剂和仪器

苯甲酸、磷酸二氢钾、硫酸亚铁铵、乙二胺四乙酸二钠、30%过氧化氢溶液，均为国产分析纯试剂，大黄属植物及不同炮制品水提液由生药学教研室郑俊华教授提供，药液浓度为0.04g生药/ml，所用仪器为岛津RF540荧光分光光度计。

2. 方法

利用Fenton反应产生˙OH，以苯甲酸检测˙OH的浓度，生成物羟基苯甲酸可在Ex300nm，Em408nm观测。反应进行5小时后，测荧光值，以缓冲液代替药液作为对照，药物的清除率（Scavenge ratio）可由下式计算：

$$S\%=\frac{F_{对照}-F_{加药}-F_{空白}}{F_{对照}-F_{空白}}\times100\%$$

结果与讨论

1. 大黄炮制品水提液反应浓度为4mg生药/ml，研究结果见表57-2。

表57-2　大黄炮制品对˙OH的清除率

样品名称	清除率（S%）	样品名称	清除率（S%）
掌叶大黄（原料）	93.7	醋炒大黄	95.4
大黄炭	84.4	酒炒大黄	96.4
熟大黄	86.4	生大黄	96.5
酒大黄	85.6	新清宁片	96.5

从表57-2可以看出，不同的大黄炮制品均具有相当强的清除˙OH活性，且以醋炒大黄、生大黄与新清宁片略高一些，而大黄炭、熟大黄、酒大黄虽然稍差些，也不失为良好的˙OH清除剂，与其清除 O_2^- 活性相比较，可以看出有些不同，即清除 O_2^- 活性较弱的醋炒大黄、酒炒大黄、生大黄、新清宁片在这里活性很高。这样，在对初级氧自由基 O_2^- 的清除不太完全时，可以阻断其另一代谢，即清除˙OH，而对 O_2^- 清除作用较好

者，则清除·OH 相对可以弱一些。大黄的不同炮制品也正符合这个规律，由此可见我国传统医学宝库中的炮制确有科学依据。

2. 大黄属植物的水提液均有较强清除羟自由基的活性，结果如表 57-3。

表 57-3　大黄属植物对·OH 的清除活性

样品名称	清除率（S%）	样品名称	清除率（S%）
小大黄（砂生组）	55.7	鸡爪大黄（掌叶组）	98.2
卵叶大黄（波叶组）	83.9	药用大黄（掌叶组）	90.8
拉萨大黄（波叶组）	97.8	光茎大黄（波叶组）	97.8
藏边大黄①（波叶组）	98.0	短裂光茎大黄（波叶组）	98.0
藏边大黄②（波叶组）	97.6	矮大黄（砂生组）	61.6
塔黄①（塔黄组）	97.5	水黄（塔黄组）	95.4
围场大黄（波叶组）	97.8	掌叶大黄（掌叶组）	93.7
塔黄②（塔黄组）	96.7		

大黄属不同品种，其对·OH 的清除活性也符合上述总规律。如鸡爪大黄对 O_2^{-} 的抑制较小，而以·OH 的清除率则相当强，对清除 O_2^{-} 活性较高的小大黄、矮大黄，对·OH 的清除作用与其它大黄水提液相比则相对较弱（分别为 55.7%，61.6%），尤其 3 种促进 O_2^{-} 形成的大黄：波叶组拉萨大黄（抑制率为 −133.2%）、光茎大黄（−118.5%）、短裂光茎大黄（−111.7%），对·OH 的清除率均高于 95%，但也有既有良好的清除 O_2^{-} 活性，又有较高清除·OH 活性的，如卵叶大黄（分别为 70.7%，83.9%）和塔黄②（分别为 94.5%，96.7%）。我们可以称它们为良好的抗氧化剂，可进一步探索找出其活性部分。

3. 大黄属植物均有抗氧化活性，关于大黄不同部分，我们也进行了测定，取大黄植物的根、茎、叶柄、叶片的水提液（同一植物），测得其对·OH 的清除活性（表 57-4）。可以看出该大黄植物根的水提液清除·OH 的活性最高，其它次之，由弱到强的排列顺序为茎、叶柄、叶片。而对超氧自由基的清除活性也是这一顺序。不同的是大黄的根在清除 O_2^{-} 的活性测定中没有显示高活性，而这点又与我们前述观点相同。

表 57-4　大黄不同部位清除·OH 的活性

样品名称	清除率 S（%）	样品名称	清除率 S（%）
根	99.2	叶柄	62.3
茎	44.1	叶片	74.9

总而言之，由本实验结果与以前做过的大黄属植物抗 O_2^{-} 活性的研究，可以看出，大黄属植物具有相当好的抗氧化活性，从中挖掘抗氧化药物很有希望。关于大黄属植物及其成分抗氧化机理正在进一步研究中。

参考文献

[1] 郑荣梁主编．自由基生物学．北京：北京文教出版社，1992，22

[2] 鲁纯素．荧光法测定羟自由基的研究．北京医科大学学报，1988，20（3）：484

（沈传勇　鲁纯素　郑俊华）

第三节　5 种大黄蒽醌单体化合物抗氧化活性的研究

我们曾报道，中药大黄具有相当强的抗氧化活性，对 O_2^{-} 与·OH 都能有效地清除。中药大黄所含化学成分极其复杂，蒽醌化合物为其中的代表性成分。苯醌化合物多为抗氧化剂，如 CoA（泛醌）等，推测蒽醌化合物也有较好的抗氧化作用。本文研究的 5 个蒽醌化合物结构相似，有助于探讨蒽醌化合物抗氧化的构效关系。

材料和方法

1. 试剂和仪器　黄嘌呤、黄嘌呤氧化酶、细胞色素 C 均为 Sigma 公司产品，其余为国产分析纯试剂。仪器为 Phillips PU 8800 紫外可见分光光度计。

2. 5种蒽醌类成分　芦荟大黄素、大黄素、大黄酸、大黄酚和大黄素甲醚，浓度 0.006～0.0062mg/ml。

3. 方法　采用黄嘌呤-黄嘌呤氧化酶-细胞色素C初速度法。黄嘌呤-黄嘌呤氧化酶产生 $O_2^{\overline{\cdot}}$，以细胞色素 C 与之反应，速度为 $V_{o对照}$，加药管反应速度为 $V_{o加药}$。药物对 $O_2^{\overline{\cdot}}$ 的抑制率可由下式计算：

$$抑制率\% = \frac{V_{o对照} - V_{o加药}}{V_{o对照}} \times 100\%$$

反应化合物终浓度为，黄嘌呤：1×10^{-4} mol/L；细胞色素 C：1×10^{-5} mol/L；EDTA-2Na：1×10^{-4} mol/L；药物：浓度为 3.3×10^{-7} mmol/L～2.2×10^{-6} mmol/L，以 0.00625U/ml 黄嘌呤氧化酶启动反应，在 550nm 观察反应速度，每 10 秒记录 A_{550}，共记录两分钟，以其回归斜率作为 V_o 值。

结果与讨论

5 个化合物结构如下：

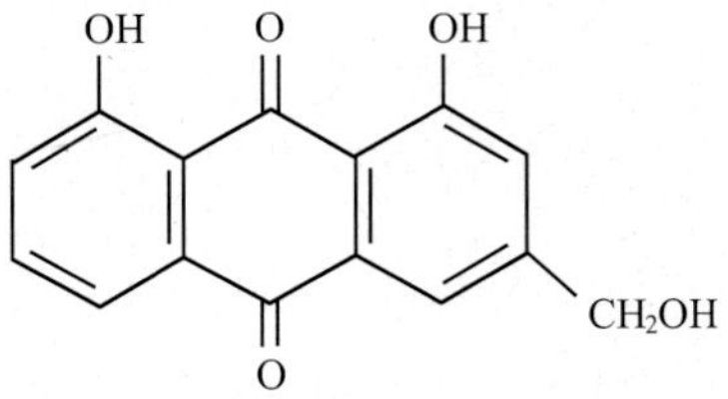
芦荟大黄素

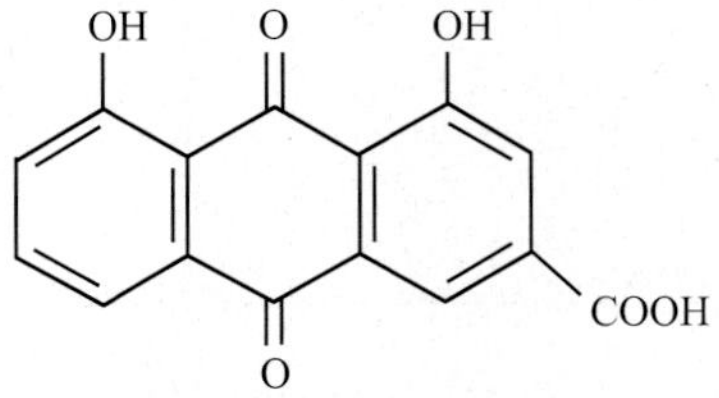
大黄酸

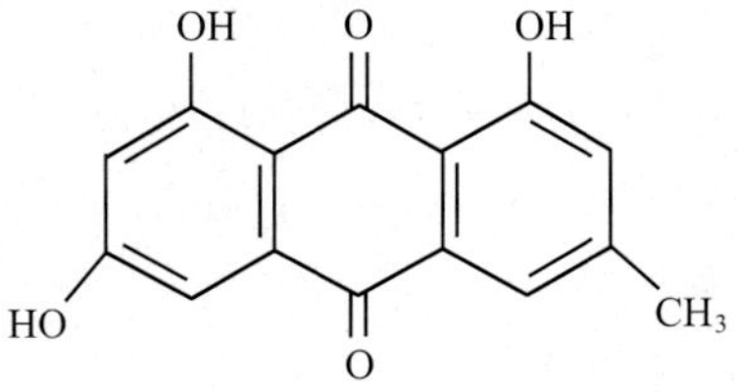
大黄素

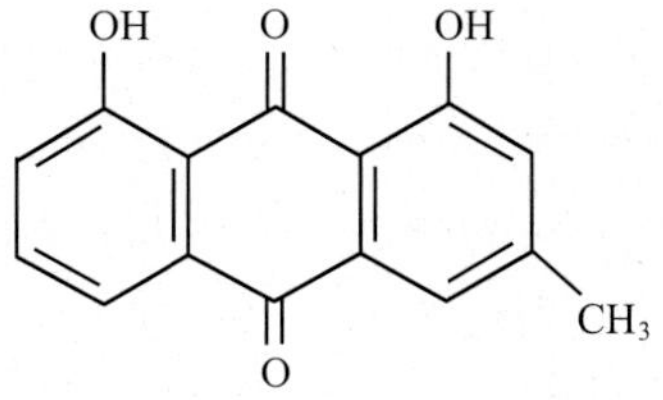
大黄酚

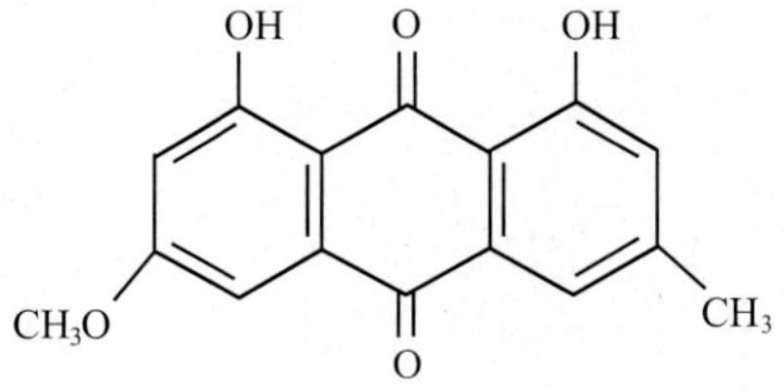
大黄素甲醚

大黄蒽醌衍生物的抗氧化活性如图 57-1、2 所示（以大黄酸为例），可以看到，随着大黄酸浓度的加大，曲线的斜率即 V_o 值不断减小。根据公式可得出各浓度下药物的清除率。由图 57-2 可以看出，随药物浓度增大。药物对 $O_2^{\overline{\cdot}}$ 的清除率增大。且以大黄酸与芦荟大黄素抑制作用较强，其 IC_{50} 分别为：4.7×10^{-6} mmol/L 和 5.0×10^{-6} mmol/L，而大黄酚的抑制活性最差。在本浓度范围无法测得其 IC_{50}。由此可知，大黄有效成分中抗 $O_2^{\overline{\cdot}}$ 活性较强的化合物为大黄酸与芦荟大黄素，根据化合物结构我们可以看出：在蒽醌结构中，酚羟基的间位有个取代基会增加其抗 $O_2^{\overline{\cdot}}$ 活性，且该基团的吸电子能力越强，其抗 $O_2^{\overline{\cdot}}$ 的作用越强，在本实验所用药物中，—COOH吸电子能力最强，其清除 $O_2^{\overline{\cdot}}$ 的能力最强。而大黄酚中取代基为 $-CH_3$，为弱吸电子基团，故其清除 $O_2^{\overline{\cdot}}$ 的能力也最弱，化合物抗 $O_2^{\overline{\cdot}}$ 的活性基本符合取代基的吸电子作用强弱顺序—COOH＞—CH_2OH＞—OCH_3＞—OH＞—CH_3。由此可以推想化合物与 $O_2^{\overline{\cdot}}$ 反应可能发生在酚羟基的邻位或对位，这样，酚羟基间位取代基的吸电子作用才正好发挥上述作用。经典的抗氧化物质 V_E 与 V_C 都具有醌式或半醌结构。因此可以推断，具有醌式和半醌结构的化合物将具有抗氧化的研究前景，且其酚羟基间位具有强吸电子基团的可能会增加其抗氧化作用。中药大黄所含成分复杂，其中鞣质部分与二苯乙烯类化合物经我们实验证实也含较强抗 O_2^- 的作用，故大黄的抗氧化活性成分的寻找还需要大量工作，我们可以断定，中药大黄是较好的抗氧化剂，关于其抗氧化活性成分的进一步寻找和抗氧化活性与其它药理活性关系的研究正在进行。

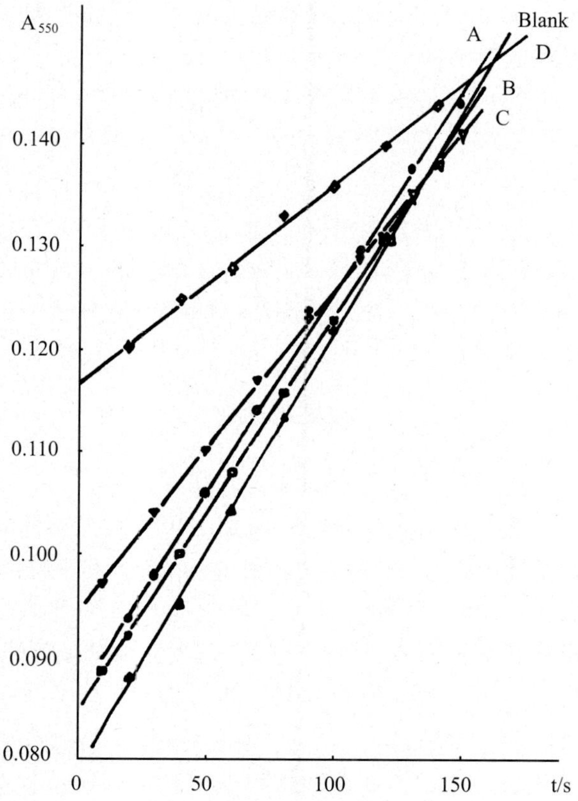

图 57-1　不同浓度大黄酸 O_2^- 反应的速率

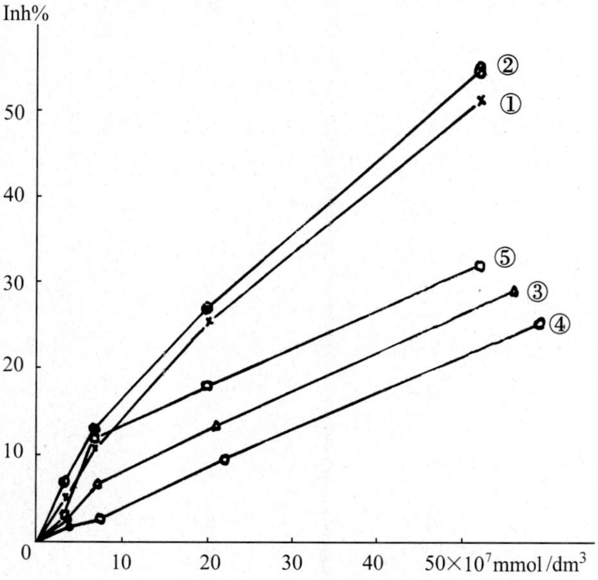

图 57-2　5 个大黄蒽醌化合物对 O_2^- 的清除率

参考文献

[1] 沈传勇．中国大黄属植物 31 种生药清除超氧阴离子自由基活性的研究与比较．北京医科大学学报，1993；25（5）（增刊）：29

[2] 沈传勇．中国大黄属植物清除羟自由基（·OH）活性的研究．北京医科大学学报，1993，25（5）（增刊）：57

[3] Fridovich I. Handbook of Methods for Oxygen Radical Research. CRC Press，1985：213

（沈传勇　鲁纯素　郑俊华）

第四节　间接法生成 MF 测定 6 种大黄抗超氧负离子自由基活性的研究

超氧化物歧化酶（SOD）是催化 O_2^- 自身歧化反应的特异酶，它是 O_2^- 最有效的清除剂，SOD 抗溃疡以及抗癌瘤生成均有一定效果。然而由于 SOD 分子量大，外源性 SOD 难以进入靶细胞，在体内代谢周期性短，且需要从生物的组织中提取，作为药物 SOD 不够理想。因此寻找既有类似 SOD 清除 O_2^- 作用又能作为外源性药物的化合物的研究是一个重要课题。

大黄是闻名世界的我国特产药材，几千年来，一直用于泻下、祛瘀、解毒等目的。近年来的研究结果表明，大黄还具有其它许多重要的医疗价值。大黄酚能够升高血小板，有利于局部止血；大黄中铁和铜的 8-羟基喹啉络合物具有抗菌和抗癌活性。本文采用与研究 SOD 抗 O_2^- 作用相似的方法，研究了 6 种大黄的水提取液抗 O_2^- 的活性，为评价大黄的生理活性提供更多的科学依据。

材料和方法

1. 材料

（1）生药样品：唐古特大黄 Rheum tanguticum Maxim. ex Regel.、掌叶大黄 R. palmatum L.、药用大黄 R. officinale Baill.、藏边大黄 R. emodi Wall.、华北大黄 R. franzenbachii Münt.，河套大黄 R. hotaoense C. Y. Cheng et T. C. Kao。

（2）仪器：紫外可见分光光度计（日本岛津 UV-260），恒温箱（日本岛津 CTO-2AS），超声波清洗器 DL-50。

（3）试剂：超氧化钾（KO_2）试剂，按文献液氨法合成；氮蓝四唑（NBT^{2+}）AR级，上海前进试剂厂产品；18-冠醚-6（Dibenzo-18-crown-6）AR级，二甲基亚砜（DMSO）AR级，北京化工厂产品（需重蒸和干燥）。其它普通试剂均为分析纯。

2. 试剂溶液配制

（1）18-冠醚-6的DMSO溶液配制：称取18-冠醚-60.108g于100ml容量瓶中，配成100ml DMSO溶液，18-冠醚-6浓度为3mmol/L。此溶液供配制KO_2和NBT^{2+}溶液用，同时它也作为实验测定的空白溶液。

（2）KO_2溶液配制：称取KO_2 18.25mg快速加入50ml容量瓶中，加45ml空白溶液，超声振荡使KO_2浓度为5.12mmol/L。此溶液可以在冰箱中保存数周，其浓度基本不变。

（3）NBT^{2+}溶液配制：称取NBT^{2+} 28.30mg于包有避光纸的10ml刻度试管中，加入空白溶液适量，超声助溶，加溶液到刻度，所得NBT^{2+}溶液浓度为3.46mmol/L。

3. 方法

实验采用间接方法，KO_2直接生成O_2^{-}，利用指示剂NBT^{2+}捕获O_2^{-}生成Monoformazan（MF）。

$$NBT^{2+} \underset{2H^{+}}{\overset{+2e}{\rightleftharpoons}} MF$$

还原产物MF在二甲基亚砜溶液中呈紫红色，在530nm波长处，MF有最大吸收值。而NBT^{2+}，KO_2等试剂的DMSO溶液以及检测的样品溶液在530nm无吸收，利用这一吸收值的改变可以反映O_2^{-}的稳态水平，吸光值的变化率可以用来衡量NBT^{2+}和O_2^{-}反应的速率。当加入大黄样品提取液后，由于O_2^{-}被竞争后，NBT^{2+}的还原反应受到抑制。分别以清除率（scavenger%，S%）和抑制率（inhibition%，I%）作为检测大黄水提取液抗O_2^{-}活性指标。

$$\text{清除率 } S\% = \frac{A_0 - A_{os}}{S_0} \times 100\%$$

式中：A_0表示KO_2本身反应溶液5分钟时，在530nm波长处的吸收值。

Aos系指加入供试样品，KO_2反应溶液5分钟时，在530nm波长处的吸收值。

$$\text{抑制率 } I\% = \frac{V_{OKO_2} - V_{os}}{V_{OKO_2}} \times 100\%$$

式中：V_{OKO_2}指KO_2自身反应体系中，生成O_2^{-}反应初速率。

Vos系指加入供试样品的KO_2体系中，生成O_2^{-}反应的初速率。

4. 样品测定

（1）样品溶液的配制：称取大黄样品粉末（100目）0.25g，加双蒸馏水25ml，沸腾水浴中回流2小时，过滤，滤液供试验用，所得6种大黄样品溶液的浓度均为0.01g/ml。

（2）样品测定：取两个配对的石英比色杯，在恒温25℃，检测波长为530nm条件下进行实验。将3.0ml空白溶液加入作空白对比的比色杯中；另一个比色杯中，依次加入定量的空白溶液、NBT^{2+}溶液、样品溶液，迅速加入适量的KO_2溶液，立即测定反应溶液的吸收值A随时间变化关系。

结果和讨论

1. 大黄浓度对其抗O_2^{-}活性的影响

在O_2^{-}浓度一定时，分别求出6种大黄水提取液对O_2^{-}生成反应的清除率（S%）和抑制率（I%），其结果见表57-5。由表看出，华北大黄的水提取液抗O_2^{-}活性最强。在大黄浓度较低时，唐古特大黄水提取液抗O_2^{-}能力最弱，其它4种大黄的水提取液抗O_2^{-}活性基本相同。在大黄浓度高时，唐古特大黄的水提取液抗O_2^{-}活性迅速增强。掌叶大黄的水提取液抗O_2^{-}活性几乎不受其浓度的影响。

2. KO_2浓度对大黄抗O_2^{-}活性的影响

在大黄浓度一定时，分别求出6种大黄提取液抗O_2^{-}生成反应的S%和I%，其结果见表57-6。由表57-6看出，华北大黄的水提取液对O_2^{-}的抑制率较高，其抗O_2^{-}活性几乎不受KO_2浓度影响。掌叶大黄和唐古特大黄的水提取液抗O_2^{-}活性较弱，均与KO_2浓度无关。其它3种大黄抗O_2^{-}活性随KO_2浓度增大而减弱，其中藏边大黄抗O_2^{-}活性不稳定。

综上所述，6种大黄的抗超氧负离子自由基作用强弱不同，其中华北大黄较强。大黄浓度低时，唐古特大黄的抗O_2^{-}活性最弱。掌叶大黄的O_2^{-}活性几乎与其浓度无关。大黄中哪些化合物具有抗O_2^{-}活性以及化合物结构与抗O_2^{-}活性的关系，有待进一步研究。

表 57-5　大黄浓度不同时的 S%和 I%

Sample	$Cs\times10^4$ (%)	0.67	1.33	2.00	2.67	3.33
Rheum	S	—	9.89	22.40	31.19	44.45
tanguticum	I	—	8.30	22.91	41.00	49.68
R. officinale	S	25.30	25.30	29.67	29.63	25.97
	I	21.10	28.22	31.24	34.98	27.16
R. palmatam	S	25.36	26.75	26.98	27.53	28.24
	I	25.79	26.71	26.92	27.51	28.24
R. emodi	S	25.39	27.69	34.19	39.53	40.21
	I	25.39	27.87	34.89	41.39	42.01
R. franzen-	S	43.55	49.34	60.14	—	75.45
bachii	I	46.00	49.65	61.29	—	77.47
R. hotaoense	S	19.05	31.22	37.95	46.46	—
	I	18.22	31.60	39.88	48.33	—

$C_{KO_2}=12.8\times10^{-4}$mol/L，$C_{NBT^{2+}}=1.38\times10^{-4}$mol/L

Cs：大黄浓度，—：未测

表 57-6　KO_2 浓度不同时的 S%和 I%

Sample	$C_{KO_2}\times10^4$ (%)	7.63	10.26	12.82	15.39	17.95
Rheum	S	27.09	26.37	24.42	22.67	23.62
tanguticum	I	29.36	26.74	22.91	22.90	20.90
R. officinale	S	62.00	39.40	29.67	27.62	26.84
	I	73.94	43.83	31.24	28.50	27.75
R. palmatam	S	24.48	27.85	26.98	20.50	—
	I	26.66	28.98	26.92	21.32	—
R. emodi	S	49.87	48.03	34.19	—	33.29
	I	55.11	48.45	34.89	—	31.77
R. franzen-	S	60.98	56.79	60.14	—	49.96
bachii	I	62.29	59.39	61.29	—	48.60
R. hotaoense	S	68.96	47.57	37.95	27.79	19.96
	I	80.35	52.70	39.88	28.74	18.98

$C_S=2.00\times10^{-4}$g/ml，$C_{KO_2}:C_{NBT^{2+}}=8.89:1$，—：未测

参考文献

[1] 郑荣梁．超氧化物歧化酶与癌．肿瘤防治研究，1983，10(3)：157

[2] 翁维良．活血化瘀药大黄作用的研究．中草药，1985，16：18

[3] 喜谷喜德．金属错体かとむた癌と制癌．化学の领域，1978，32：9

[4] 何泽人编译．无制制备化学手册，上册，增订第 2 版．北京：燃料化学工业出版社，1972，600-601

[5] Benon HJ，Reduction of nitroblue tetrazolium by CO_2^- and O_2^- radicals，J phys Chem，1980，84：880

（史录文　鲁纯素　郑俊华）

第五节　ESR 法测定大黄清除羟自由基的研究

氧分子在细胞代谢中通过单电子还原产生活性氧，其中羟自由基（·OH）的活性最强。据报道，放射病、类风湿关节炎、肿瘤等疾病均与羟自由基有关。因此，进一步研究和寻找对羟自由基抑制的药物具有十分重要的意义。本文利用电子顺磁共振波谱（ESR）和自旋捕捉（spintropping）技术，测定了不同品种大黄水提物对标准体系产生的羟自由基的清除作用。

材料与方法

供测试的大黄样品列于表 57-7，浓度为 4%（g/ml）DMPO（5，5-dimetyl-1-pyrroline-1-oxide）购自 Sigma 公司，使用前用活性炭纯化，使 DMPO 无顺磁信号，$FeSO_4(NH_4)_2SO_4\cdot6H_2O$ 和 H_2O_2 为分析纯。

ESR 测试：分别取 10μl 大黄水提取液，对照品加入 10μl 蒸馏水，依次加入 10μl DMPO（0.9mol/L）和 20μl 硫酸亚铁胺（400μmol/L），最后加入 20μl H_2O_2（6%V/V），混合均匀开始计时，反应混合液吸入毛细石英管，放入谐振腔，制样后 1.5 分钟测得 ESR 信号。测试仪器 Brucker ESR 300；测试条件：x 波段，微波功率 10mW，100kHz 高频调制，调制幅度 2G，室温测试。

结果处理：Fonton 反应是体外产生·OH 的经典反应，反应式如下：

$$Fe^{2+}+H_2O_2\longrightarrow \cdot OH+OH^-+Fe^{3+}$$

$$DMPO+\cdot OH\longrightarrow DMPO-OH$$

Fe^{2+} 和 H_2O_2 反应生成的·OH 被 DMPO 捕捉生成自旋加合物 DMPO—OH，其 SER 谱如图 57-3。

加合物的标准图为 1：2：2：1 四重峰，根据波谱的第二个峰的高度作为定量标准，药物对·OH 的清除定义为：

$$I=\frac{h_x-h_o}{h_o}\times 100\%$$

其中 h_o 为对照品的 ESR 信号的第二个峰高度，h_x 为加药后该峰的高度。“－”表示清除（抑制），“＋”表示增加。

结　果

根据 ESR 谱，求出大黄样品对˙OH 的抑制率（%），结果见表 57-7。

讨　论

1. 波叶组大黄均有清除˙OH 自由基的作用，其中以波叶大黄的清除作用较强，其次是拉萨大黄和光茎大黄。

2. 围场大黄植株不同部位清除˙OH 自由基的作用不相同，根有一定清除作用，而茎没有清除作用，甚至有些增强作用，叶柄和叶片有清除作用。

3. 大黄的不同炮制清除˙OH 自由基作用有显著差异，醋煮大黄、酒炒大黄、酒煮大黄、大黄炭有较好的清除作用，而熟大黄和新清宁片则有显著增强˙OH 自由基的作用。大黄对˙OH 自由基清除作用的有效成分正在研究中。

表 57-7　大黄样品及其对˙OH 的抑制率（%）（n=3）

样品名称	植物学名	˙OH 抑制率	样品名称	˙OH 抑制率
波叶组			叶柄	－17.83
卵叶大黄	Rheum ovatum	－31.44	叶片	－23.51
牛尾七	Rheum forrestii	－20.69	掌叶大黄（Rheum palmatum）	
拉萨大黄	Rheum lhasaense	－50.05	不同炮制品：	
河套大黄	Rheum hotaoense	－22.70	生大黄片	－10.12
华北大黄	Rheum franzenbachii	－25.53	焦大黄片	－19.88
酒炒大黄	Rheum undulatum	－65.89	醋炒大黄	－27.00
光茎大黄	Rheum glabricaule	－42.41	醋煮大黄	－49.12
围场大黄	Rheum franzenbachii	－8.00	酒炒大黄	－55.29
	var. weichangense	－19.33	酒煮大黄	－31.86
围场大黄不同部位：			大黄炭	－44.62
			熟大黄	127.18
			新清宁片	129.35

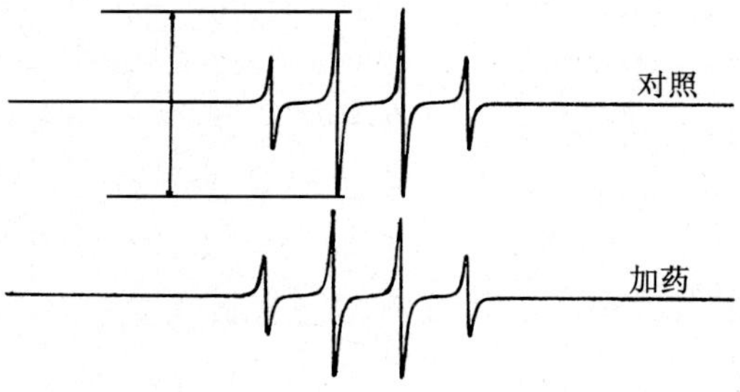

图 57-3　大黄清除羟自由基作用的顺磁共振谱

（张殿芬　卢景芬　郑俊华）

第六节　大黄植株不同部分清除超氧阴离子活性的比较

鉴于已知大黄属植物大多数具有清除氧自由基的活性，且发现其水提液的清除氧自由基活性不同。大黄药用部分为根及根茎。本实验选用某种大黄的不同植物部分作为研究材料，对其清除 O_2^- 的活性进行了比较。采用紫外可见分光光度法以黄嘌呤-黄嘌呤氧化酶-细胞色素 C 法检测了各部分水提液（浓度为 0.0053g/ml）的清除 O_2^- 的活性，清除率分别为根 12.7%、茎 89.2%、叶柄 91.6%、叶片 92.4%。研究结果表明，中药大黄药用的根部不一定具有较强的抗氧化能力，而大黄植物的茎叶却有较高的抗氧化活性，提示大黄不仅根可药用，其茎叶或许可以开发利用。

（沈传勇　张殿芬　鲁纯素）

第七节　大黄不同炮制品清除超氧阴离子活性的比较

中药炮制为我国传统医学的宝贵遗产，中医以不同炮制的中药治疗不同疾病。中药大黄的炮制品有酒炒大黄、酒炖大黄（熟大黄、熟军）、醋炒大黄、醋煮大黄、新清宁片、大黄炭和石灰炒大黄等。本文选择了 6 种大黄炮制品，测定了其清除 O_2^- 的活性并进行了比较，为大黄的临床应用提供理论依据。

作者采用 HX—X.O.—Cyto C 法。反应混合物含大黄炮制品：5.3mg/ml（生药浓度）；HX：1×10^{-4} mol/dm^3；Cyto C：1×10^{-5} mol/dm^3，以 X.O. 启动反应，记录 550nm 光吸收值 A550，间隔 10 秒，计时两分钟。以 A550 的变化作为反应初速度 V_0，对照以等体积缓冲液代替药液。炮制品对 O_2^- 的抑制率（I%）由下式给出：

$$I\%=\frac{V_{0对照}-V_{0加药}}{V_{0对照}}\times100\%$$

大黄炮制品清除 O_2^- 的活性用抑制率表示，分别为：掌叶大黄（原料）54.9%，醋炒大黄 35.5%，大黄炭 83.5%，酒炒大黄 28.5%，蒸熟大黄 79.2%，生大黄片 17.5%，酒熟大黄 63.6%，新清宁片 13.9%，O_2^- 为体内氧的初级自由基，清除了 O_2^- 便可阻断其它次级氧自由基的生成，从而治疗氧化性疾病以及延缓衰老。经不同方法炮制的大黄，其水提液均有清除 O_2^- 的能力，只是程度不同。研究大黄抗衰老要考虑适当的炮制方法。与生大黄片比较，除新清宁片活性略差些外，其余大黄炮制品清除 O_2^- 的活性均高于生大黄片，以大黄炭的抑制率最大，为 83.5%。结果表明炮制后的大黄，化学成分引起一定的改变，清除 O_2^- 的活性也发生变化，有关大黄清除超氧阴离子的活性成分正在研究之中。

附：彩图 57-1

（沈传勇　鲁纯素　郑俊华）

（本篇终审：李长龄　崔景荣）

第九篇　大黄的药理作用及生物活性

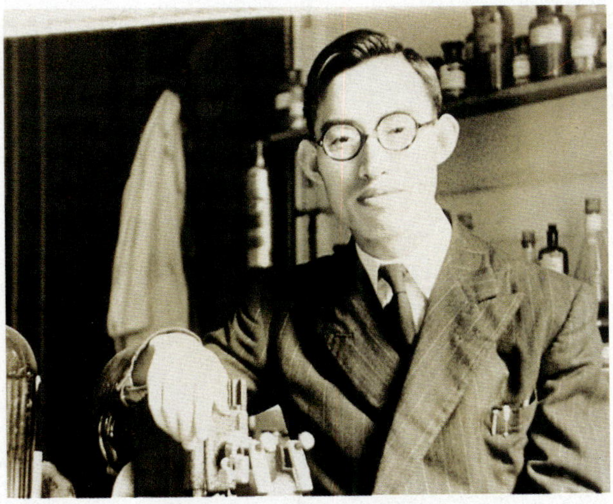

彩图45-1　早在1948年，楼之岑在英国伦敦大学药学院攻读博士学位，从事大黄的研究工作，并被聘为生药学研究助理，为该校第一位外籍被聘人员

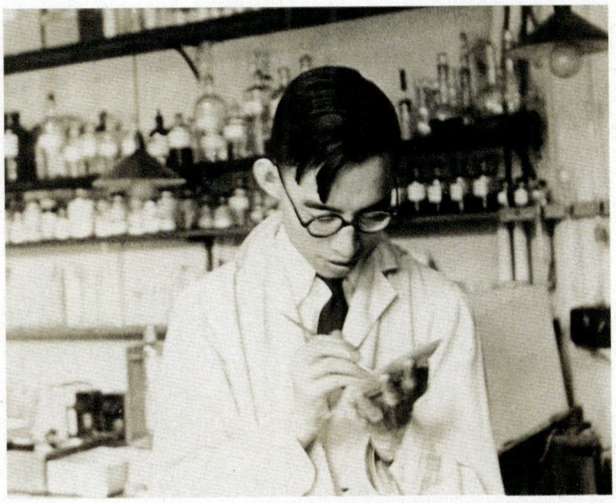

彩图 45-2　楼之岑进行的大黄等植物性泻药的研究工作，发明了植物性泻药生物测定法，在国际上被誉为楼氏法（Lou's Method）

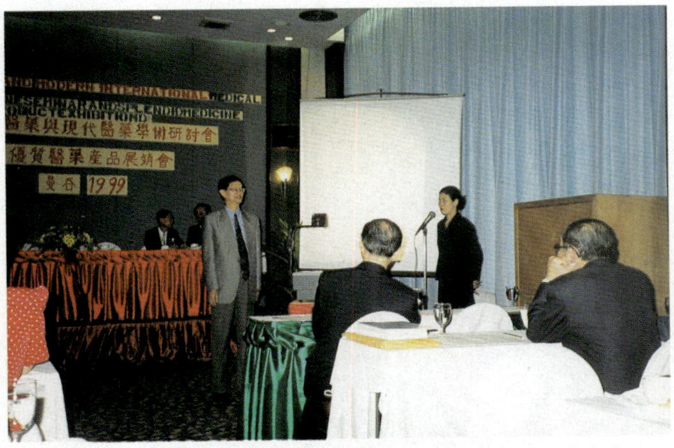

彩图45-3　国际传统医药与现代医药学术研讨会于1999年3月在泰国曼谷召开。郑俊华作了“中国大黄属植物的化学成分分析及生物活性的研究”的学术报告

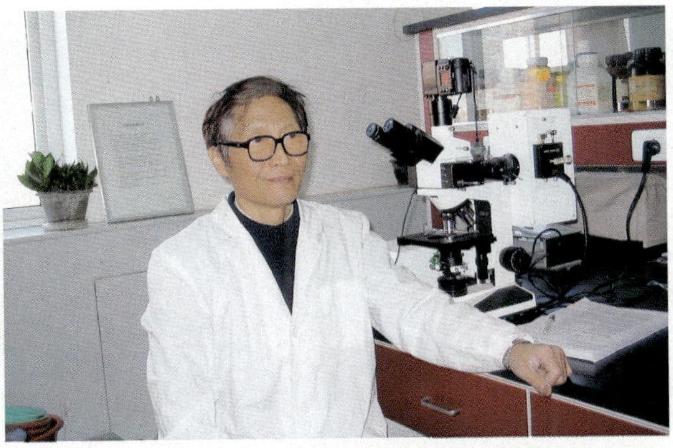

彩图47-1　北大公共卫生学院周宗灿在进行大黄抗致突变活性的实验研究

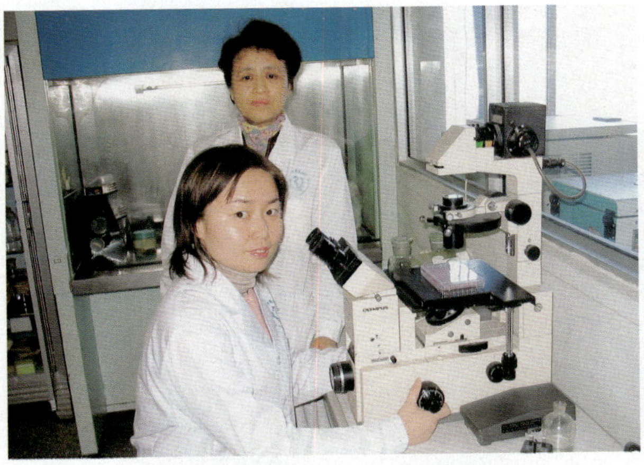

彩图48-1　北大药学院崔景荣（后）在指导研究生进行大黄抗癌的实验研究

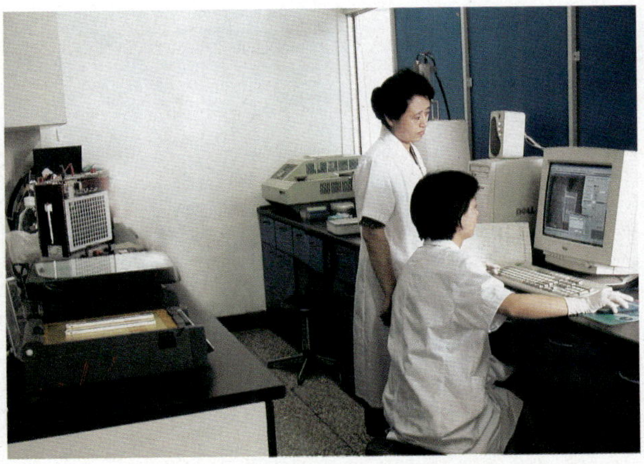

彩图48-2　崔景荣与研究生讨论总结大黄抗癌的实验结果

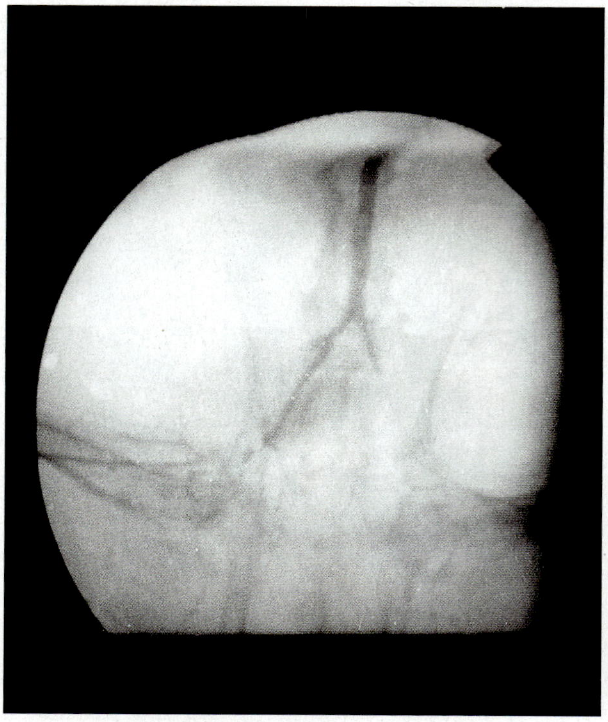

彩图 52-1　兔左髂动脉 100% 阻塞

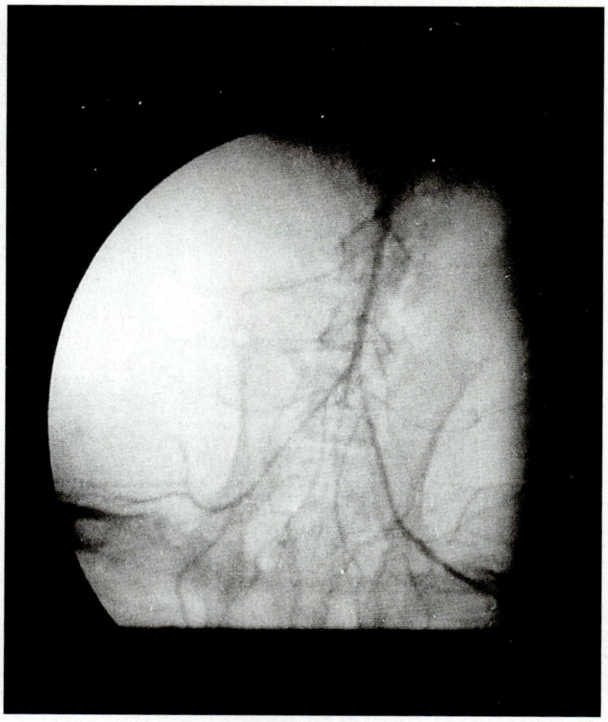

彩图 52-2　PTA 后兔左髂动脉再通

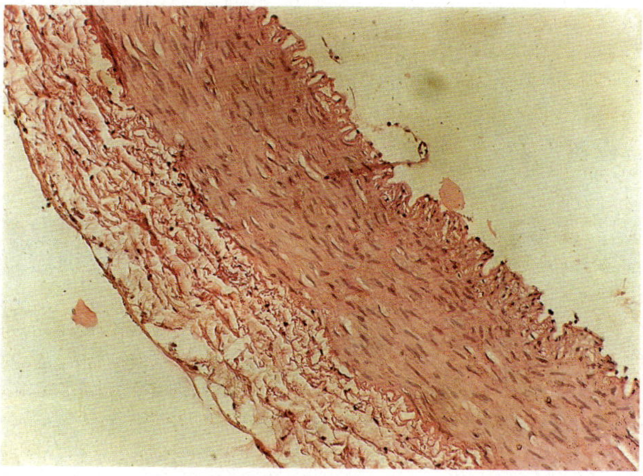

彩图 52-3　正常动脉壁中膜 SMC 排列整齐无增厚

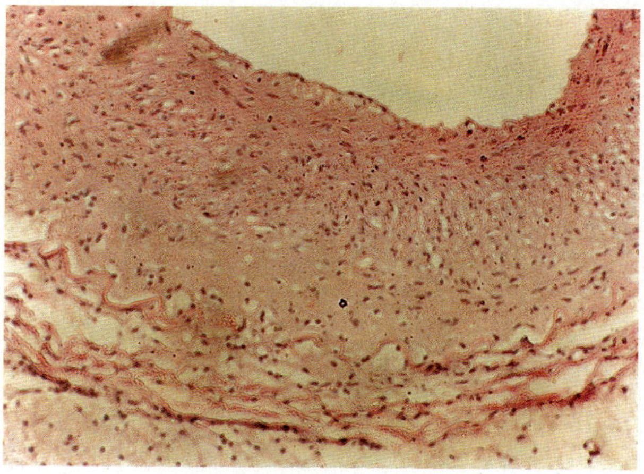

彩图 52-4　AS 动脉壁 SMC 排列紊乱中膜增厚

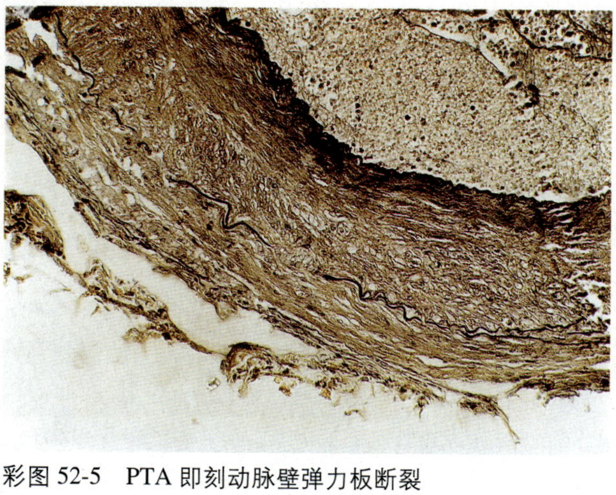

彩图 52-5　PTA 即刻动脉壁弹力板断裂

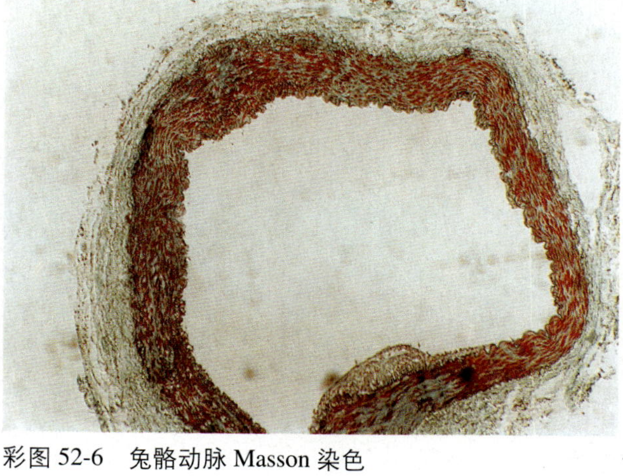

彩图 52-6　兔髂动脉 Masson 染色

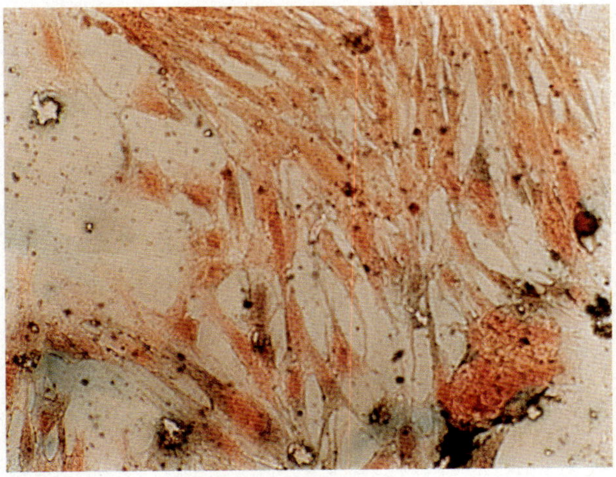

彩图 52-7　培养的细胞 Masson 染色

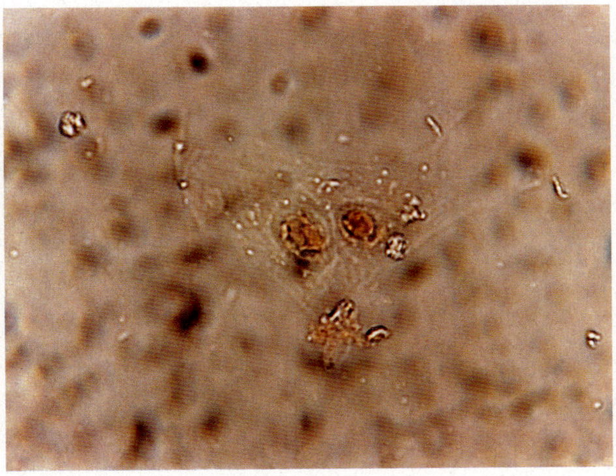

彩图 52-8　Ki-67 染色阳性细胞

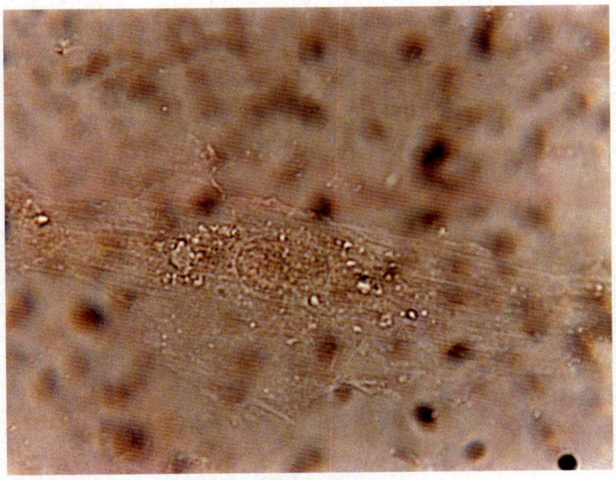

彩图 52-9　Ki-67 染色阴性细胞

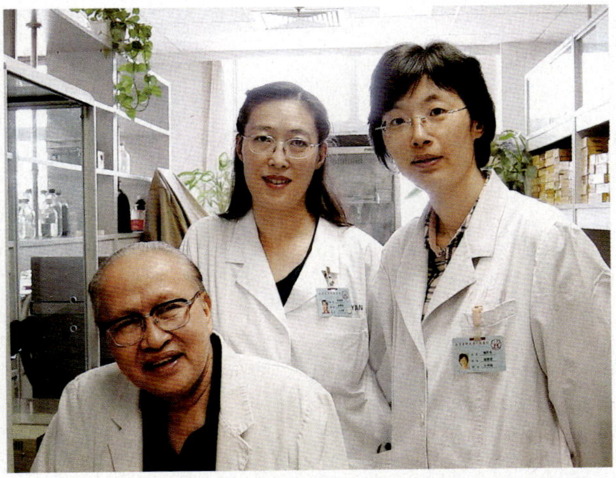

彩图 52-10　北医人民医院徐成斌教授和研究生郭丹杰（右）、陈源源（中）在研究室

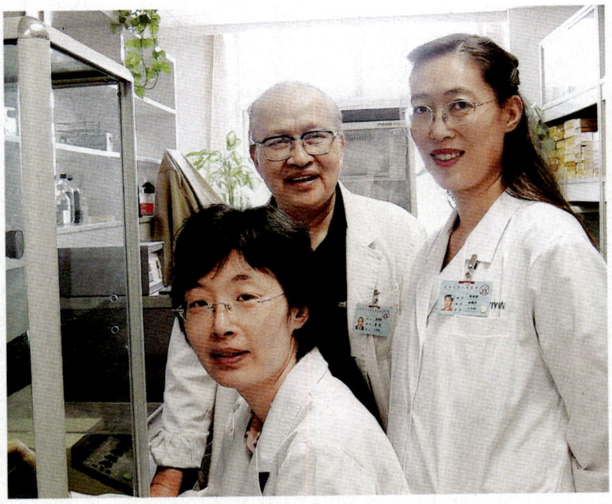

彩图52-11　徐成斌指导博士生郭丹杰（左）进行中药大黄对抑制血管平滑肌细胞增殖影响的实验研究

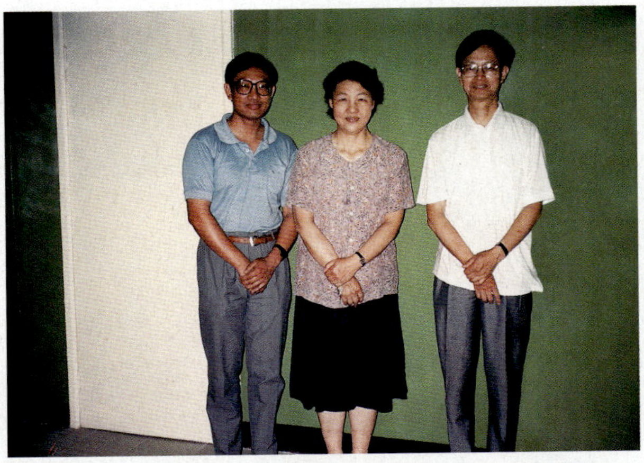

彩图53-1　北医基础医学院殷金珠教授（中）指导研究生魏志平（左）研究“大黄素对角朊细胞体外增殖分化的影响”论文答辩后合影

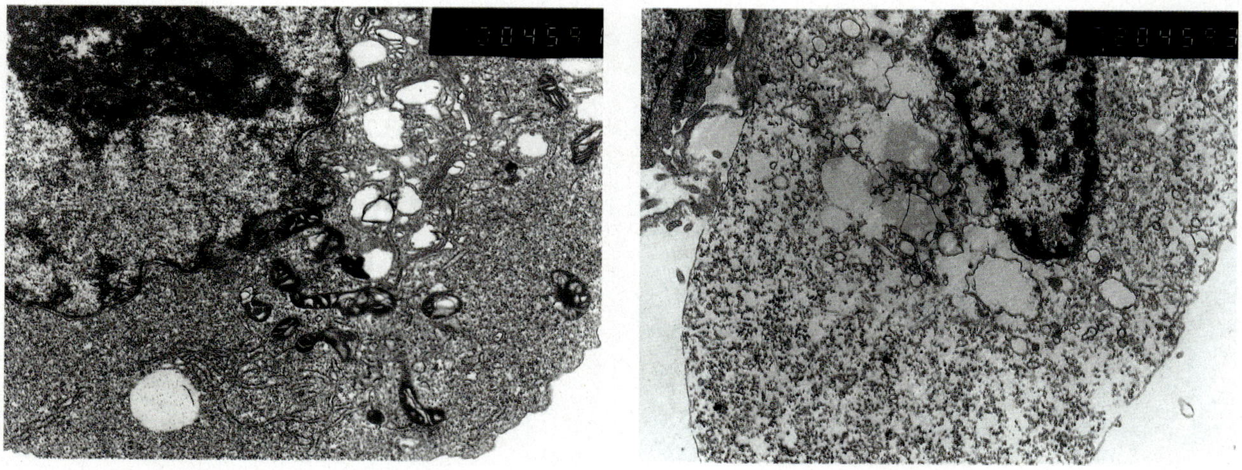

彩图 53-2　大黄素引起角质形成细胞超微结构的改变

1A　正常角质形成细胞的超微结构（左）　1B　大黄素处理后的角质形成细胞超微结构的变化（右）

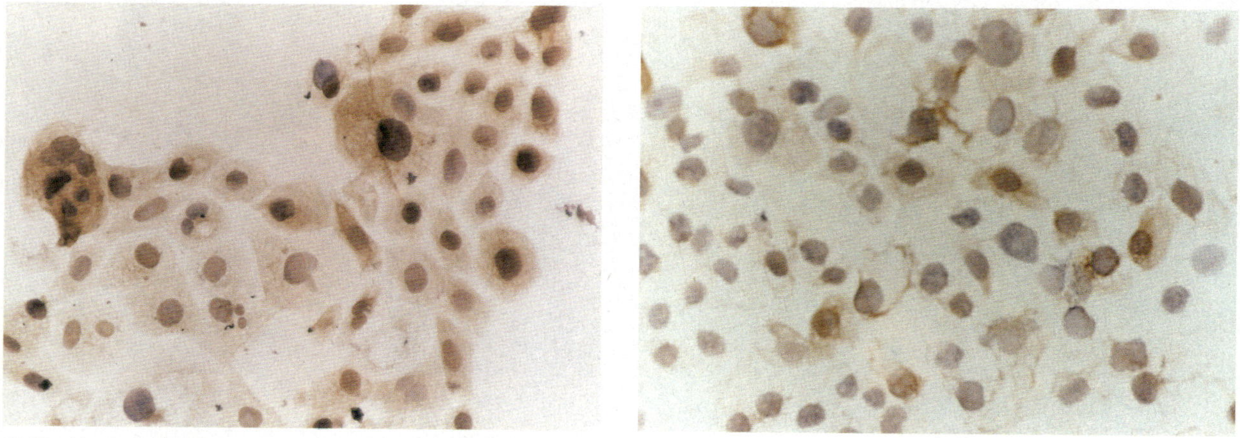

彩图 53-3　大黄素抑制 Colo-16 细胞角蛋白的表达

2A 正常 Colo-16 细胞角蛋白的表达（左，100 倍放大）2B 大黄素处理的 Colo-16 细胞角蛋白的表达（右，100 倍放大）

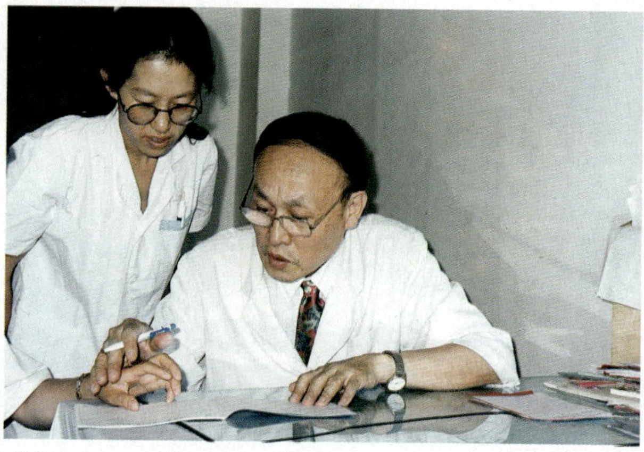

彩图53-4　北医三院皮科陈学荣教授（右）指导研究生徐丽敏研究“大黄蒽醌衍生物对角朊细胞凋亡的影响”

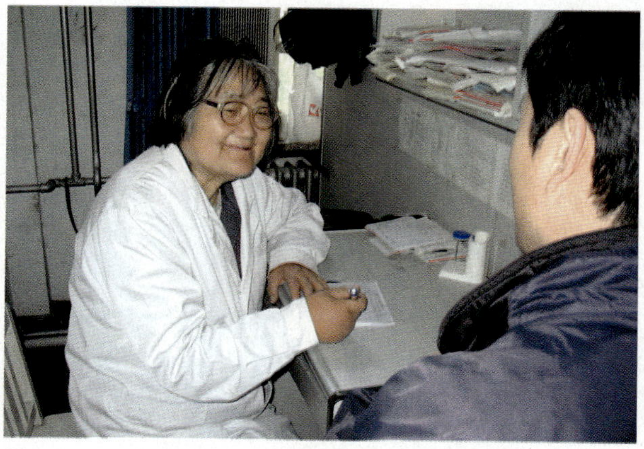

彩图53-5　北医三院皮科沈力教授指导研究生研究“大黄素对角朊细胞体外增殖分化的影响”。图示沈教授接诊患者

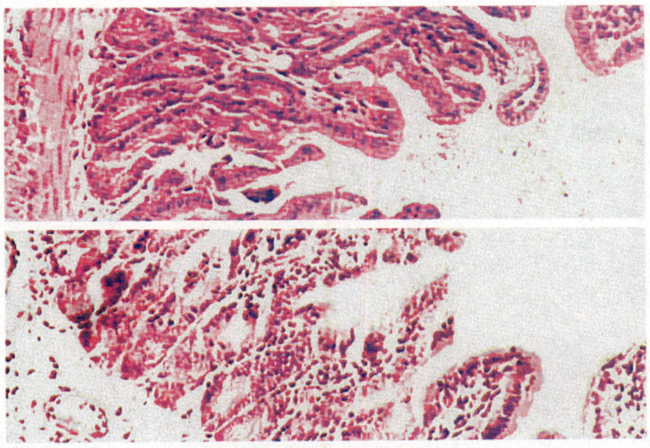

彩图55-1　上图SHAM组小肠黏膜结构正常；下图缺血－再灌注损伤肠黏膜，可见肠绒毛变钝，固有层崩解，淋巴细胞浸润（H.E.× 200）

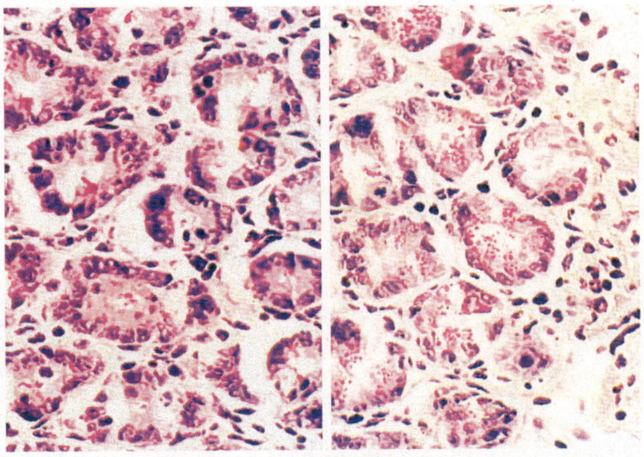

彩图55-2　左图SHAM组肠道黏膜固有层结构正常；右图SMA缺血－再灌注损伤肠道黏膜固有层，可见固有层细胞轻度水肿、结构模糊，毛细血管充血，少量淋巴细胞浸润（H.E.× 400）

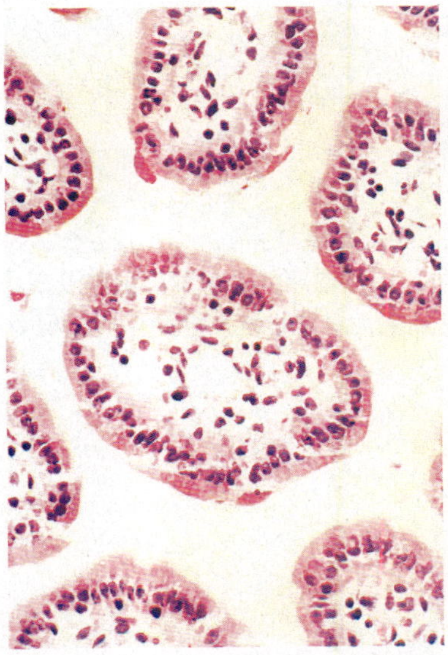

彩图55-3　SMA缺血－再灌注损伤肠黏膜，可见大量脱落的肠绒毛（H.E.× 400）

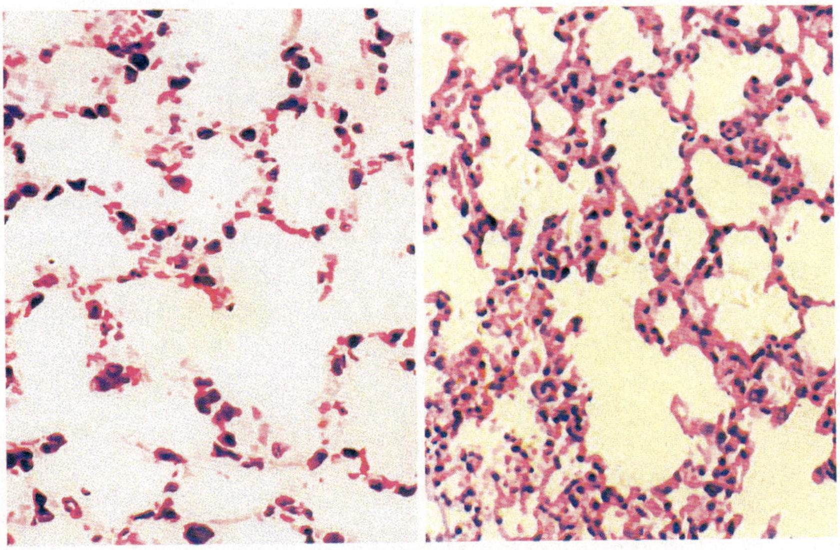

彩图 55-4　左图 SHAM 组小鼠的肺脏呈正常肺泡；
右图SMA 缺血－再灌注损伤小鼠肺脏：可见肺泡壁水肿，间质增厚，肺泡中有少量炎性渗出伴炎性细胞浸润（H.E.× 400）

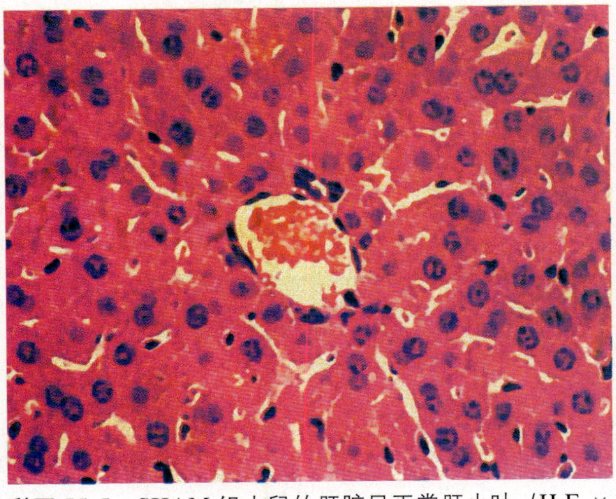

彩图 55-5　SHAM 组小鼠的肝脏呈正常肝小叶（H.E.× 400）

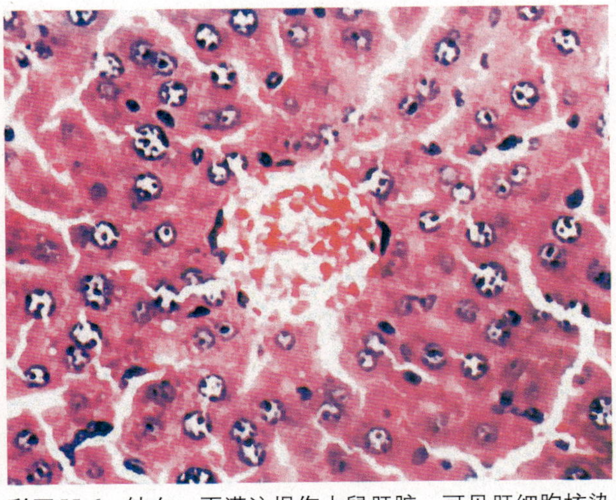

彩图55-6　缺血－再灌注损伤小鼠肝脏：可见肝细胞核染色变淡，细胞浆染色变浅（H.E.× 400）

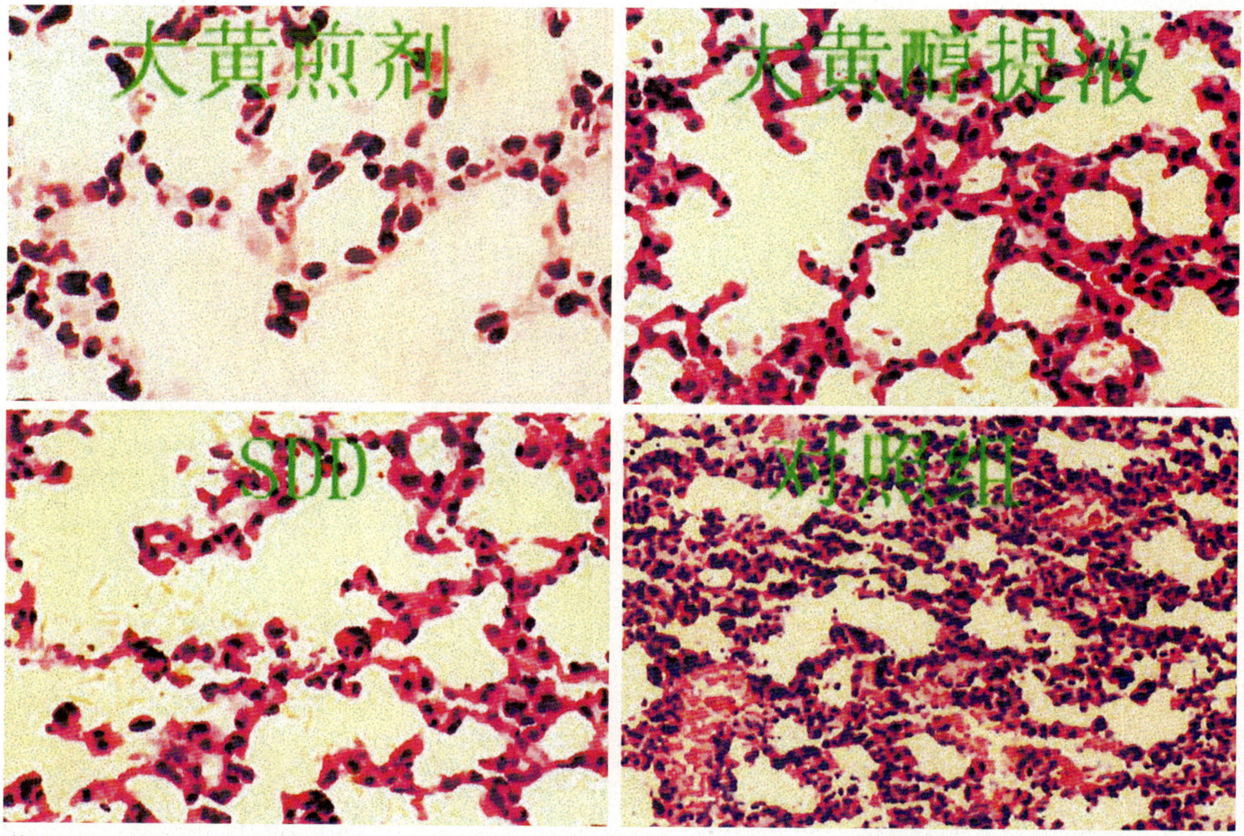

彩图55-7　致伤后12小时肺脏病理表现：大黄煎剂组病理变化表现为肺泡壁轻度水肿、间质增厚伴少量淋巴细胞浸润；大黄醇提液组和SDD组的肺脏病理改变与大黄煎剂组基本相似，但是在程度上略有加重；对照组最严重的病理表现为肺实变，肺泡内大量炎性渗出、出血并伴有大量淋巴细胞浸润（H.E.×400）

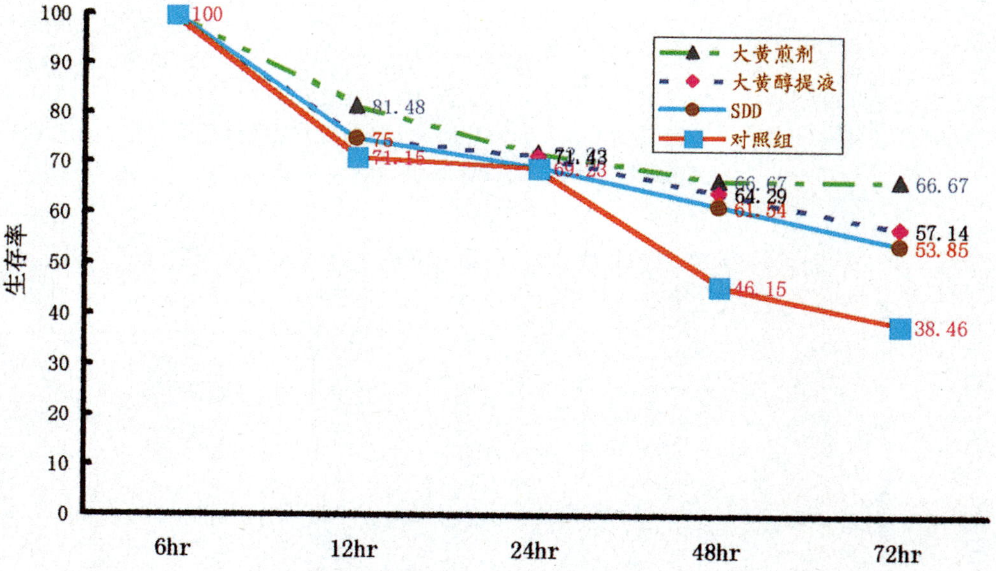

彩图 55-8　不同处理因素对缺血 - 再灌注损伤后小鼠生存率的影响结果

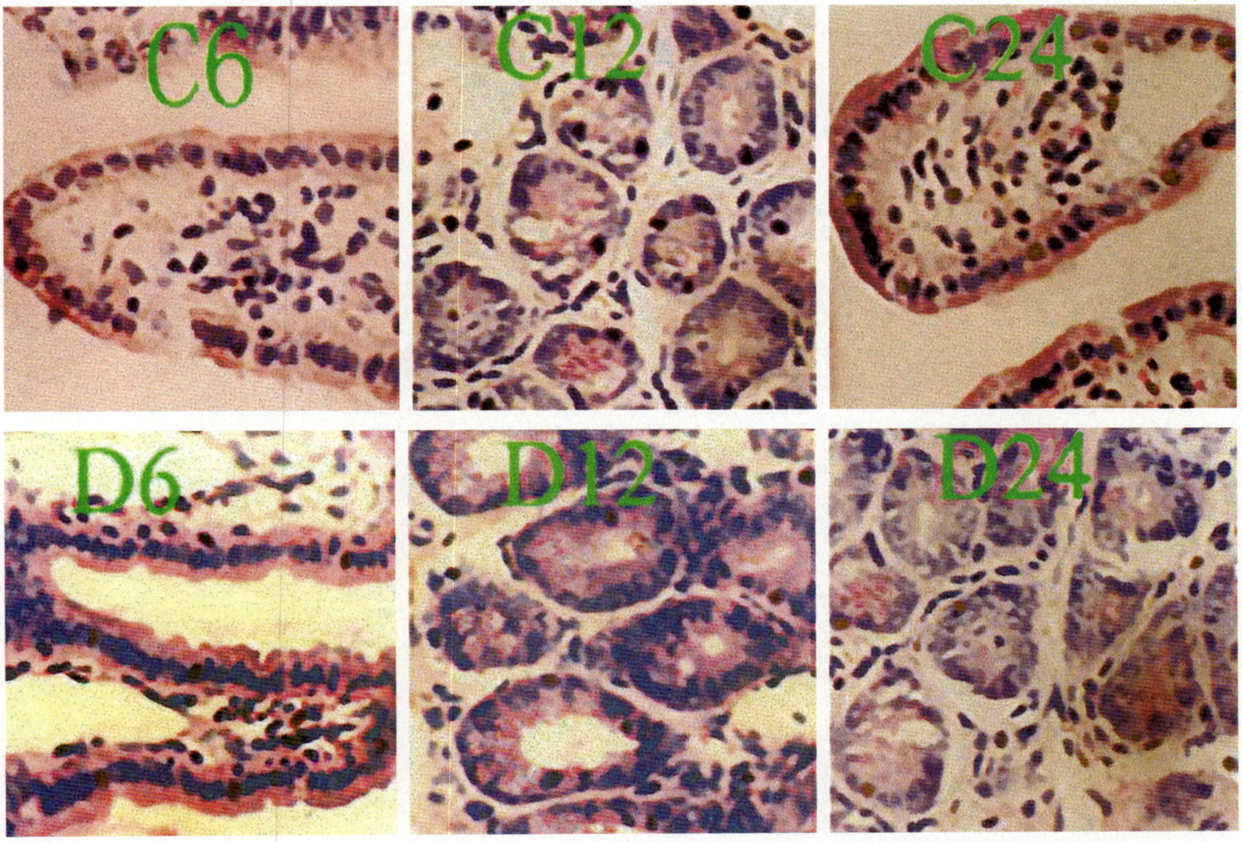

彩图55-9　TUNEL染色法：对照组致伤后各时间点（C_6、C_{12}、C_{24}）可见较多EC细胞核着染棕黄色或棕黑色甚至呈团块状，并可见到淋巴细胞浸润；而治疗组致伤后只在 24 小时（D_{24}）可见着染棕黄色或棕黑色

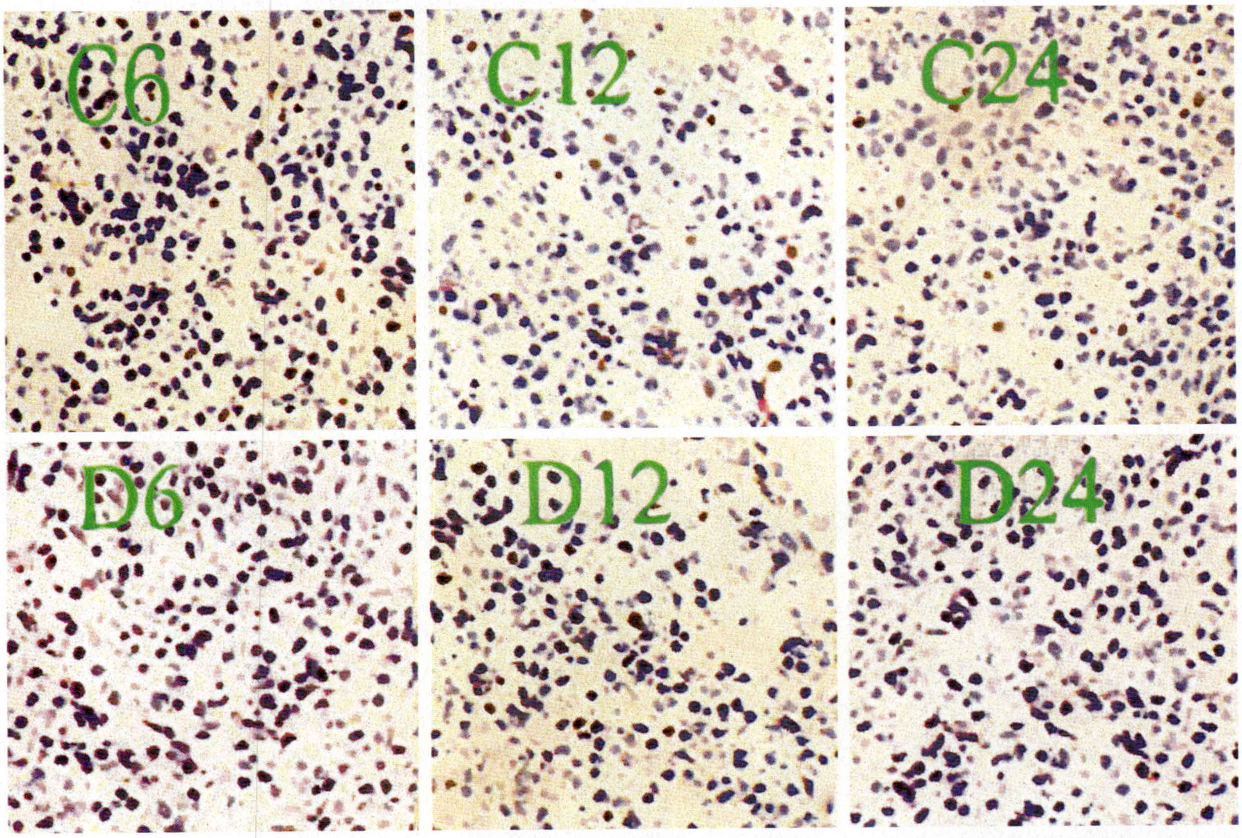

彩图 55-10　PPL 的 TUNEL 法检测结果：对照组致伤后各时间点（C_6、C_{12}、C_{24}）可见到较多细胞核着染棕黄色或棕黑色；而治疗组致伤后各时间点（D_6、D_{12}、D_{24}）只见到散在的少量细胞核着染棕黄色或棕黑色

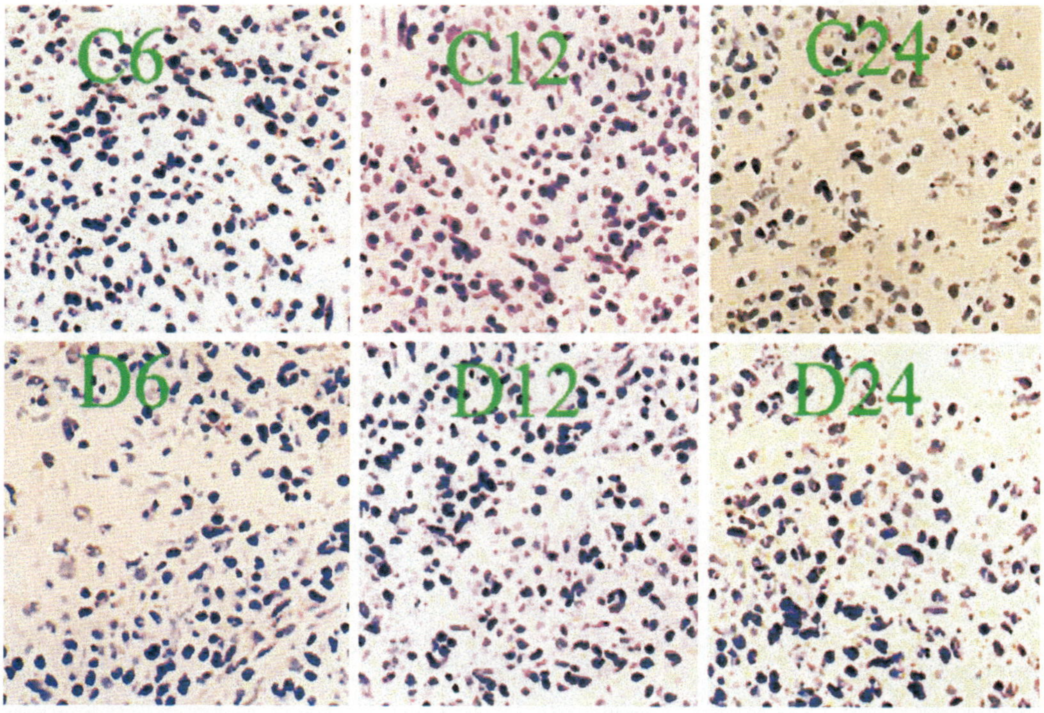

彩图55-11　脾脏细胞凋亡的TUNEL法检测结果：对照组不同时间点（C_6、C_{12}、C_{24}）与治疗组（D6、D12、D24）相比，可见较多脾细胞核着染棕黄色或棕黑色，特别是致伤后24小时（C_{24}）

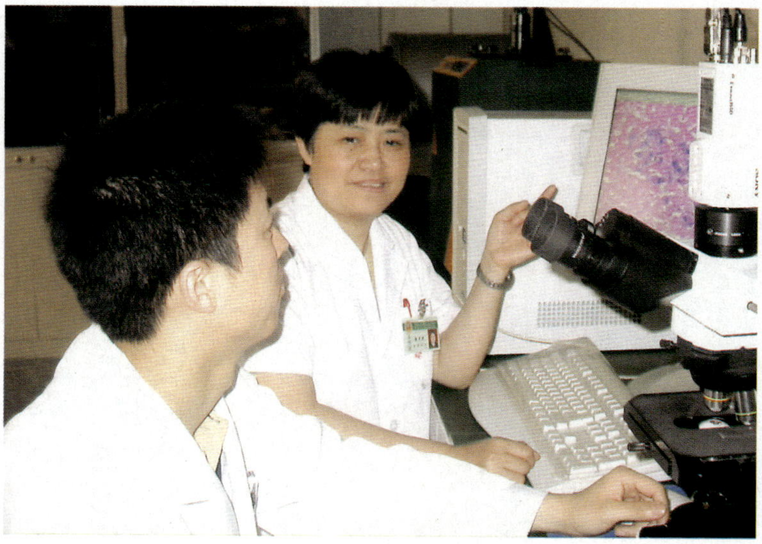

彩图55-12　中国人民解放军总医院普通外科研究所徐迎新（右）指导研究生进行药理研究工作

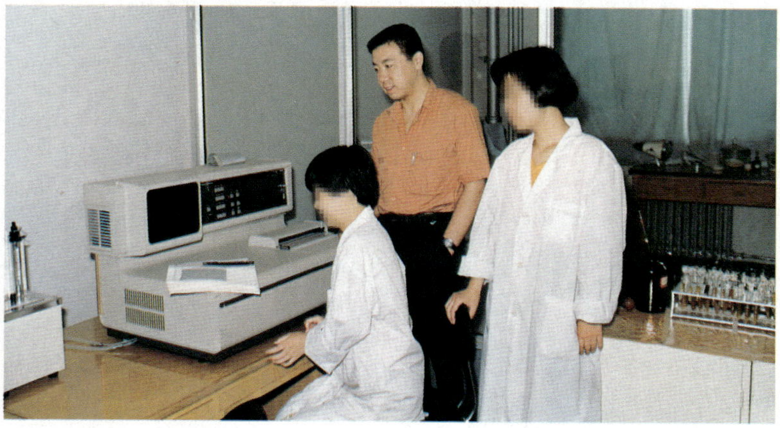

彩图57-1　北医药学院沈传勇（中）指导学生进行大黄抗氧化活性的实验研究

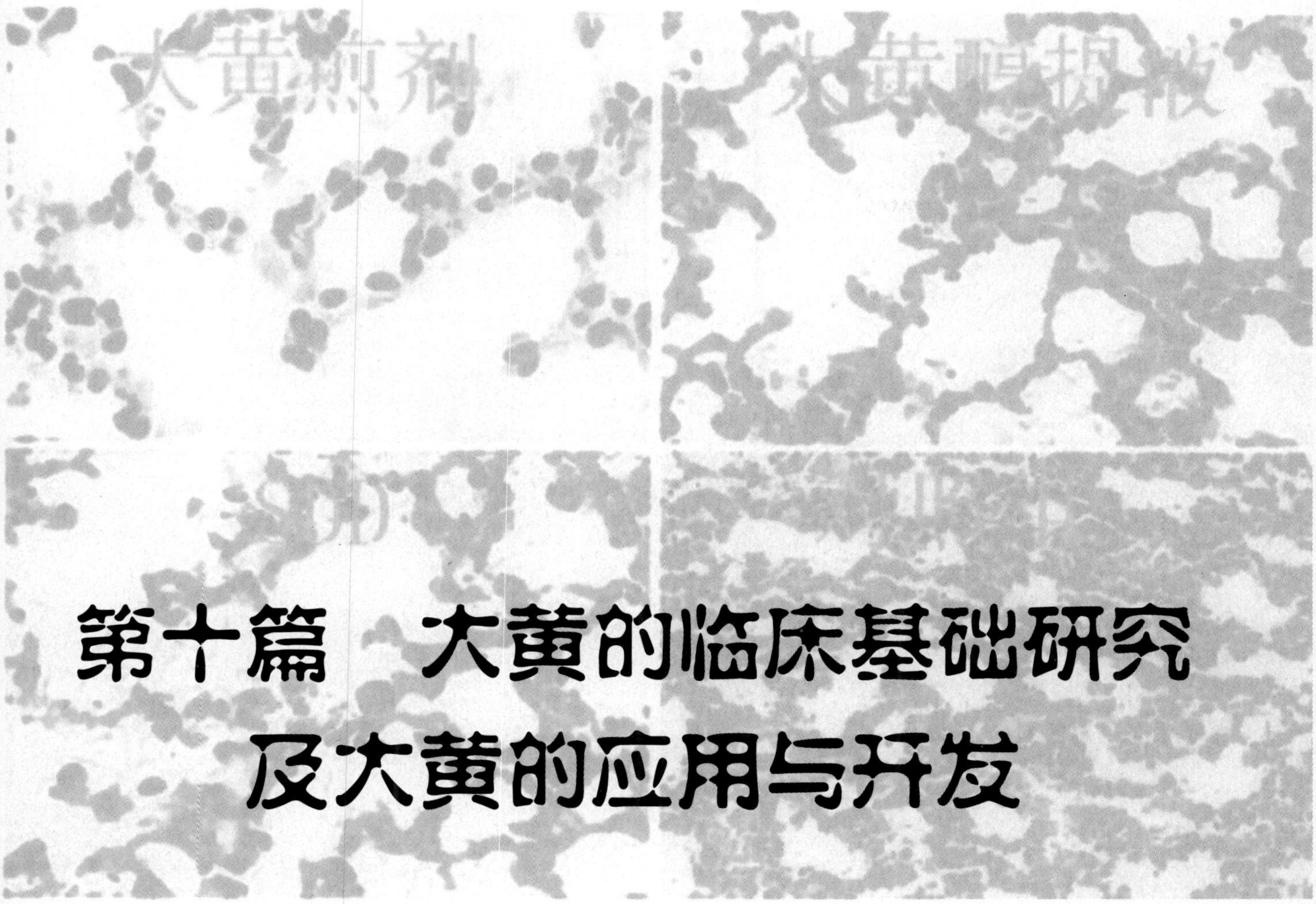

第十篇 大黄的临床基础研究及大黄的应用与开发

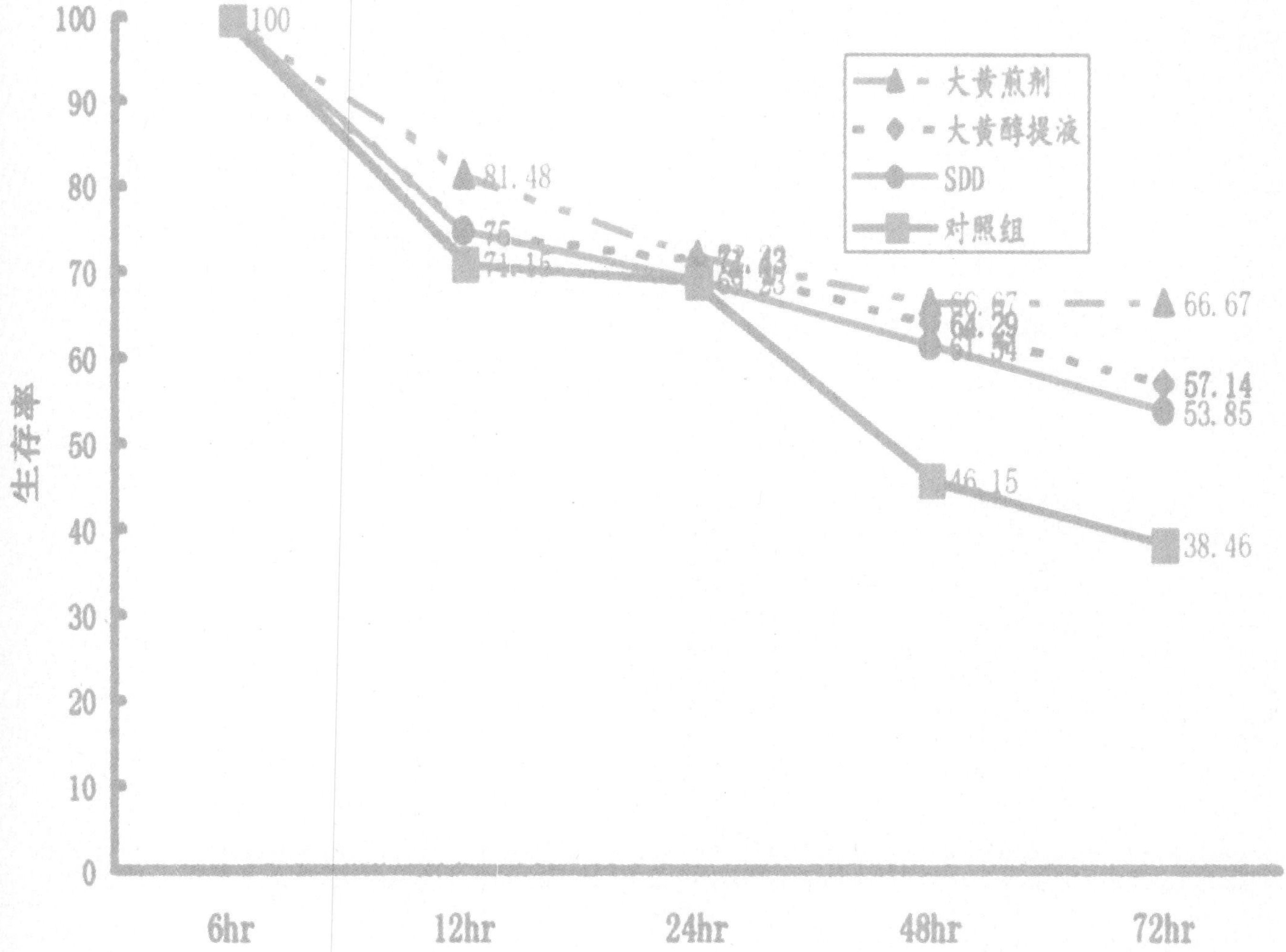

第 58 章　中医通里攻下法在腹部外科中应用的临床疗效与机制探讨

中医通里攻下法（简称下法）是指荡涤胃肠、攻实祛瘀及泻热逐邪的一种治疗方法，常用于温热病及危重病的治疗。如运用得当，往往可以收到令人惊奇的疗效。

自 20 世纪 60 年代初期以来，我们积极采用通里攻下法治疗几类常见急腹症，积累了较为丰富的经验。根据急腹症出现的功能障碍、梗阻、感染及血运障碍等不同的基本病理变化，或单用下法，或下法与其它治则相结合，辨证施治，初步形成了一套治疗常规（表 58-1）。

表 58-1　下法在急腹症中的应用

疾病类别	治则	代表方剂
急性单纯性扬梗阻	通里攻下	承气类方剂
	通里攻下	大承气汤
急性腹腔感染	清热解毒	承气合剂
	通里攻下	大承气汤
胆管结石及胆管炎	清热利湿	茵陈蒿汤
	温中散寒	温下方剂
有虚寒见证的肠梗阻	通里攻下	行气活血方剂
	益气养阴	
老年体弱腹胀痛者	行气消胀	增液承气汤加减

在不断改进下法临床应用的同时，我们也对下法的作用机制进行了长达 30 年的持续研究。研究过程可分为四个互相联系又有所侧重的阶段：第一阶段是 20 世纪 60 年代中期到 70 年代，以研究下法对胃肠道运动功能的影响为主；第二阶段是 80 年代后期，研究的着眼点从胃肠道扩展到整个腹腔脏器；第三个阶段是 90 年代初中期，以肠屏障功能与肠源性内毒素血症为主；第四个阶段是 90 年代中后期，以研究通里攻下法对多器官功能障碍综合征的防治为主。本文所引用的研究结果，除特别说明出处者外，均为我学科所做的工作。

通里攻下药物对肠道梗阻性疾病的疗效及作用机制

从 20 世纪 60 年代初期以来，我们曾多次对中西医结合治疗急性肠梗阻进行了报道（1961、1965、1977、1978、2000）。通过大组、多中心合作观察，已证明在选择得当的病例，中医通里攻下法有良好的疗效。总的情况是在全部急性肠梗阻中，约 70%～80%的患者可选用非手术疗法治疗，其中 80% 可以治愈，手术治疗患者约占 20%～30%（包括早期手术及中转手术），病死率 2.7%～4.2%。

对于因手术或腹腔炎症所引起的肠麻痹，我们进行了通里攻下法防治的研究。观察结果表明，中药治疗组的肠鸣恢复时间、首次排气、排便时间及进食时间均早于对照组，患者全身情况亦恢复较快。

服用下法中药后，患者最直接的感觉是肠蠕动增加，可伴有一定程度的腹痛，在几小时内开始排气排便。当痛快地排出积气及大便后，腹胀减轻，腹痛等症状也随之好转。按照中医的说法，服药前可称之为“不通则痛”，服药及排便后则为“通则不痛”或“痛随利减”。在这样的临床现象启示下，选择中药对胃肠运动的影响作为第一批研究课题是合乎逻辑的。

实验研究的进展相当顺利。寒下法的大承气汤，单味药大黄；温下法的三物备急散，巴豆；峻下药甘遂和甘遂通结汤，都能明显地增强小白鼠胃肠推进功能，提高炭末在胃肠道的推进率。灌药 50 分钟后，未用中药的对照组推进率仅为 62.6%，大承气汤组为 83.0%，甘遂通结汤组为 79.0%，甘遂末组为 82.0%，三物备急散组为 74.0%。用家兔分段结扎肠管的方法，观察不同药物对肠道液量的影响。结果表明，去芒硝大承气汤组、巴豆组、甘遂组及大黄组，肠段内液量为生理盐水组的 2～3 倍，而大承气汤组则为生理盐水组的 6 倍以上，这显然与方剂中的芒硝有关。大承气汤能促进家兔实验性肠套叠的还纳。实验治疗组 10 只家兔均完全还纳，还纳率为 100%，还纳时间除 1 只为 52 分钟外，其余均在 20 分钟内，平均还纳时间为 15 分 30 秒；对照组仅有 3

只还纳，还纳率为 30%，平均还纳时间为 34 分 20 秒，两组差别明显。

离体肠管实验除证明下法药物具有促进肠管平滑肌收缩作用外，还发现一些饶有兴趣的现象。如巴豆、甘遂能使家兔小肠紧张性明显增高，收缩幅度变小，其作用可被阿托品所拮抗；大黄对肠管的紧张性表现为双向调节作用；离体豚鼠回肠标本的实验表明，大承气汤的收缩肠管作用与组胺相似，而与烟碱不同，其作用不被阿托品、六烃甲胺及丁基卡因所阻断，提示其作用方式可能是药物直接作用于平滑肌的结果。这一阶段研究的主要结论是：通里攻下中药具有增加肠蠕动及增加肠容积的作用，由此而促进肠道内容物的排出及消除腹胀，这是下法作用机制之一，而不是全部。

自 20 世纪 80 年代后期以来，我们在下法作用机制的研究上又不断取得新进展。我们建立了胃动素放射免疫分析方法。用该方法对照观察了 36 例胆囊切除术后患者血浆胃动素的动态变化，其中大承气汤冲剂治疗组 21 例，对照组 15 例。观察结果表明，中药治疗组术后胃动素浓度峰值出现的平均时间为 48 小时，明显短于对照组的 72 小时。与此相适应，治疗组的肠音恢复时间、肛门排气时间及首次排便时间明显短于对照组。这一观察说明，术后投予大承气汤冲剂可促进血浆胃动素峰值的早期恢复，这可能是增强胃肠活动功能的重要机制之一。1999 年上海中医药大学沈平等发表了他们的观察报告。他们在胆道手术后用肛门内滴注的方法给予大承气汤，所得的结果与我们的报告十分相似。作者也认为由于血浆中胃动素的增加，促使胃肠道运动功能的更快恢复。

另外一位博士研究生观察了外科急腹症患者胃肠激素的改变及寒下法对其影响。该项观察结果表明，在下法作用下胃泌素、胃动素、生长抑素及 P 物质呈上升趋势，患者的肠鸣音有明显改变，频率增强，低频音消失。这些变化趋势有利于胃肠道运动功能的恢复及血运的改善。

参加合作研究的南开大学杨文修教授等，采用微电极技术观察了大承气汤、大黄对豚鼠结肠带平滑肌细胞电活动的影响。观察结果表明，上述中药均能促进细胞膜去极化，加快慢波电位发放，并能增加峰电位的发放频率。揭示大承气汤、大黄能直接增强肠管平滑肌细胞的电兴奋性，从而促进肠道收缩运动。

通里攻下药物对腹腔脏器血流量的影响

在严重损伤、大面积烧伤、腹腔感染及大手术打击等应激状态下，除血液容量发生改变外，血液分布亦出现异常。腹腔脏器供血锐减是一个突出的问题。为了观察在腹腔感染时腹腔脏器的血供情况及大承气汤对其影响，我们进行了几组动物实验。

应用生物微球测量血流量是 80 年代发展起来的新方法。将用同位素标记处理的青蛙红细胞，注入受试动物的左心房或右心室，在一定时间内微球将被心脏泵到机体各组织。由于生物微球直径约为 15～20μm，显著大于红细胞，故在循环输送中被卡在不同组织的毛细血管中。通过测量不同组织的放射脉冲数，再通过一定公式即可算出不同组织的血流量。本实验分别观察了正常对照家兔、腹膜炎家兔及腹膜炎大承气汤治疗组家兔肾脏、空肠、回肠、胃黏膜、胃浆肌层、肝脏的血流量。观察结果表明，与正常对照组相比，腹膜炎组各器官的血流量明显减少，尤以肾、空肠、回肠及胃黏膜明显。腹膜炎大承气汤治疗组各器官的血流量比腹膜炎组明显增加，其中肾与空肠还稍大于正常对照组，回肠、胃黏膜与正常对照组接近。经统计学处理大部分均有明显性差异（表 58-2）。通过本实验可初步证明，大承气汤能够改善腹膜炎时大部分腹腔器官血液供应，对于减轻肠道缺血再灌流损害及维护肠屏障功能有着十分重要的意义。

表 58-2 兔腹腔脏器血流量（$\bar{X}\pm S$，ml/min）

	肾	空肠	回肠	胃黏膜	胃浆肌层	肝
正常对照组	649±210	121±51	89±34	130±50	56±23	71±16
腹膜炎组	188±67	34±21	30±17	18±10	11±4	67±38
中药治疗组	887±214*	205±50*	80±41**	148±91**	17±8	58±30

注：与腹膜炎组比较，* $P<0.01$，** $P<0.05$

另一组实验，研究人员采用盲肠末端结扎及穿孔法制成家兔腹腔感染动物模型。随机分为四组每组 6 只；即正常对照组，腹膜炎组，腹膜炎+大承气汤冲剂治疗组，腹膜炎+先锋霉素Ⅵ治疗组。采用日本 RBF-Ⅰ型电解式血流量计测定末端回肠黏膜下血流量。结果表明，腹膜炎家兔的肠血流量较正常家兔明显降低，腹膜炎家兔灌服大承气汤冲剂后 30、60、90 分钟，肠血流量明显高于给药前，亦显著高于腹膜炎组和腹膜炎+先锋霉素Ⅵ治疗组。结果说明，大承气冲剂可改善腹膜炎时的肠缺血状况。在实验中还发现随着肠管血供的改善，肠运动功能亦明显增强。回肠蠕动波频率、蠕动波幅度及回肠肠腔压力波幅度，大承气冲剂组明显高于生理盐水组及西沙比利治疗组。实验结果表明，增加肠血流量可促进肠运动，而肠管节律性收缩又可增加肠静脉引流而有利于血流循环。

我们其它的研究还提示，随着腹腔血供及微循环的改善，有利于降低毛细血管的通透性、减少炎性渗出，促进腹膜的吸收及炎症的消散。

保护肠屏障，抑制肠道细菌移位

20 世纪 80 年代后期，我们在急性重症胆管炎的临床治疗与实验研究中，开始接触肠源性内毒素血症及肠道细菌移位，从此揭开了通里攻下法第三阶段研究的序幕。紧紧围绕着肠道细菌移位、肠源性内毒素及通里攻下法对肠屏障的保护开展了深入的研究。

首先，我们成功地制作了四种肠屏障功能损害的动物模型。实验结果表明：机械性肠梗阻、细菌性腹膜炎、腹腔注射酵母多糖及肠系膜缺血再灌注均可引起肠屏障功能损害。表现出内毒素血症、肠道细菌移位、高细胞因子血症、肠道微生态异常、肠腔内游离内毒素含量增加、内毒素池扩大以及多器官损害等广泛的病理损害。

其次，尽管模型的制作方法不同，但一旦肠屏障功能遭到损害，其表现基本是相似的。如用大承气汤进行实验治疗，均可降低血中内毒素水平、抑制细菌移位、减轻脏器的病理损害、改善菌群比例失常、降低肠腔中游离内毒素含量，同时也能延长实验动物的存活时间及提高生存率。

再次，实验研究摸清了一些肠道细菌移位的规律与影响移位的因素。通过家兔离体肠管及在体肠管，以 ^{125}Ⅰ标记的脂多糖（LPS）作为示踪剂，可见有三条移位途径：①通过肠系膜血管进入门静脉系统，再进入大循环；②通过淋巴管和/或肠相关淋巴组织进入胸导管，再进入血液循环；③肠腔内内毒素通过通透性增高的肠壁到达腹腔，经过腹膜再吸收，而进入血液循环。影响细菌移位的主要因素有三个：①肠黏膜完整性的破坏程度；②肠腔内压的增高及持续时间的延长；③肠管运动及排空功能的障碍。肠腔内压的增高对黏膜屏障有损害作用，施压时间的延长对这种损害起叠加作用。肠腔内压与施压时间同肠腔内内毒素转移量呈正相关。

另一组动物实验结果表明，大承气汤对腹膜炎大鼠肠源性内毒素移位有明显的抑制作用。肾、肺、肝、脾、胰腺、淋巴结及心脏的 ^{125}Ⅰ-LPS 放射活性值［$\bar{X}$S（dpm/mp）］明显低于模型组，粪便中的放射活性值则明显高于模型组。值得注意的是用先锋Ⅵ号治疗组肺的放射活性值不但明显高于承气汤治疗组，也明显高于模型组。类似的情况在我们前述四种肠屏障损害模型中都已看到，说明抗生素治疗或肠道预洁无助于肠屏障功能损害的防治。

在从不同角度开展实验研究的同时，我们也对腹腔感染患者进行了临床治疗及观察。选择 1998 年 1 月～2001 年 2 月收治的 245 例患者，血清内毒素水平均高于 0.18EU。根据 APACH-Ⅱ评分分为三组，每组再分为中药治疗组与对照组。中药治疗组给予大承气汤颗粒剂，10 克/次，每日两次。对照组仅用西医治疗方法。分别于治疗前及治疗后 1、3、7 天测定血清内毒素及 TNFα 等。观测结果表明，APACH-Ⅱ 9～10 分以上两组，在治疗前内毒素及 TNFα 水平均明显高于正常。中药治疗组从治疗后第 1 天开始下降，第 5、7 天下降更明显，已接近正常，对照组则居高不下。说明通里攻下中药对肠源性内毒素血症有肯定的疗效。

下法在 MODS 的防治中的应用

从 1993 年 10 月～1996 年 7 月，天津市急腹症研究所对各种急腹症引起的 340 例 MODS 进行了治疗。全部患者均按照全国危重急救医学会 MODS 病情分期诊断及严重程度评分标准进行诊断及分类。APACHE-Ⅱ评分均在 12 分以上。随机将患者分为两组：西医治疗对照组 45 例，中西医结合治疗组 295 例。西医治疗组包括：对原发病进行相应的治疗（包括必要的手术治疗）；给予必要的支持治疗，如禁食、胃肠减压、静脉输液、抗生素应用及吸氧治疗等；对于危重患者还给予 H_2 受体阻断剂，以预防应激性溃疡的发生；给予激素治疗，减轻过度炎症反应，稳定周身情况。中西医结合治疗组在上述西医常规治疗的基础上，根据中医辨证加用中药治疗。由于急腹症多属里实热证，常见的证型为阳明腑实证及少阳阳明合证，严重者亦可表现为结胸里实证，在治疗上以大承气汤或大陷胸汤为主。用通里攻下药 2～3 天后，如大便已通，腹胀已缓解，改用承气合剂类药物，既保持一定的通里攻下的力量，维持每日大便 2～3 次，又应防止克伐过度，必要时加用清热解毒及活血化瘀药物。

在治疗过程中，动态观察血、尿、便常规，肝肾功能，心肌酶，血糖，电解质，血气分析等多项指标。还选择部分患者进行了特殊指标的观察，用以分析中药的作用机制。

从两组的治疗结果来看，中西医结合治疗组的临床疗效明显优于西医治疗对照组。前者的病死率为 16.22%，后者为 33.33%（表 58-3）。

表 58-3 两组治疗结果比较

	中西医结合治疗组			西医对照组		
	n	死亡例数	死亡率(%)	n	死亡例数	死亡率（%）
功能损害	97	3	3.1	16	2	12.5
1 脏衰	90	8	8.89	12	3	25
2 脏衰	51	11	21.57	7	3	42.84
3 脏衰	57	36	45.61	10	7	70
共计	295	48	16.27	45	15	33.33

两组在生命指标、肝功能、胃肠运动、血糖值及内毒素水平的变化上亦有显著差异，中西医结合治疗组均优于西医对照组。

我们选择一部分患者进行了特殊指标的检查，试图探索下法治疗的部分机制。其中包括以下四项：

（1）大承气汤对 MODS 患者外周血单核细胞分泌炎性细胞因子的影响：选择 MODS 患者 28 例，APACH-Ⅱ评分>15 分，随机分为常规治疗组（16 例）及大承气汤治疗组（12 例），另选非急腹症患者 14 例作为对照。分别在治疗前和治疗后取血，分离单核细胞，用不同方法测定单核细胞分泌 TNF、IL-1 及 IL-6 的活性。观察结果表明，MODS 患者外周血单核细胞分泌 TNF、IL-1 及 IL-6 的水平明显升高，经大承气汤治疗 7 天后，TNF、IL-I 及 IL-6 的分泌水平均下降，与治疗前及常规治疗组治疗后相比均有明显差异，$P<0.05$。

单核巨噬细胞活化后分泌炎性细胞因子，在炎症反应中本来是必要的和有益的，但过度分泌反而有害，这是引发 MODS 的一个重要因素。大承气汤调控炎性细胞因子的过度分泌可能是其作用机制之一。

（2）大承气汤对 MODS 患者外周血单核细胞分泌 PGF1α/TXB_2 的影响：PGF1α/TXB_2 为部分功能相拮抗的炎性介质，二者平衡有助于细胞组织内环境稳定。

本研究选择了 19 例 MODS 患者进行了观察，这组患者 APACHE-Ⅱ评分均>15 分。选择非急腹症择期手术患者作为对照组。测定结果表明，MODS 患者血浆 PGF1α/TXB_2 水平显著升高，$P<0.01$，经大承气汤治疗 5 日后其血浆水平明显下降，$P<0.05$。该降低可能与大承气汤抑制花生四烯酸代谢有关。

（3）通里攻下药物对 MODS 患者外周血单核细胞内游离钙离子浓度的影响：作为第三信使的细胞内游离钙离子是细胞活化过程中介导细胞跨膜信息传递的重要因子。本实验以 Fura-2 作 Ca^{2+} 荧光探针，用荧光分光光度计检测单核细胞内$[Ca^{2+}]i$，以便了解在 MODS 时细胞内游离钙离子的动态变化。

选择 MODS 患者 19 例，对照组 12 例，治疗组连服大承气汤 5 日。观察结果表明，MODS 患者外周血单核细胞 $[Ca^{2+}]$ 显著升高（$P<0.001$），大承气汤治疗 5 日后显著降低（$P<0.05$）。

体外实验表明，不同浓度的 LPS 均能使单核细胞内游离钙离子浓度升高，100μg/ml 浓度的大承气汤、承气合剂及大黄均显著地抑制游离钙离子的升高（$P<0.05$）。

(4) 大承气汤对 MODS 患者体内自由基的影响：选择与上述研究相同的病例，用电子自旋共振法测定了 MODS 患者血清中自由基浓度，结果表明患者的自由基水平明显高于对照组 ($P<0.05$)，经大承气汤治疗 5 天后明显下降。

LPS 能刺激大鼠腹腔巨噬细胞产生自由基，具有明显的量效关系。由 LPS 诱生的自由基生成能被大承气汤、承气合剂及大黄所抑制 ($P<0.01$)。

上述四个方面的临床观察及实验研究，为阐明通里攻下法的整体效应及防治 MODS 的作用机理提供了一些新的依据。积极有效地治疗原发疾病，合理联合应用中西医两种治疗方法，从不同层次上干预 MODS 发生发展中的各个环节，可能是提高 MODS 防治水平的一个可行途径，值得进一步进行探索。

附录：本文所涉及的方剂及其组成。

大承气汤：大黄、厚朴、枳实、芒硝

甘遂通结汤：甘遂、桃仁、赤芍、牛夕、川朴、大黄、木香

三物备急散：巴豆、干姜、大黄

大陷胸汤：大黄、芒硝、甘遂

附：彩图 58-1～6。

参考文献

[1] 天津市南开医院等主编．新急腹症学．北京：人民出版社，1978，417-448

[2] 吴咸中．急腹症研究—中西医结合研究丛书．上海：上海科学技术出版社，1998，187

[3] 天津市南开医院．中西医结合治疗急腹症理论研究的一些设想与初步体会．中华医学杂志，1973，(1)：33-39

[4] 遵义医学院急腹症研究组．中药对家兔离体小肠运动的影响．新医药学杂志，1975，(10)：468

[5] 遵义医学院急腹症研究组．中药对家兔离体小肠运动的影响．新医药学杂志，1975，(11)：521

[6] 天津南开医院．大承气汤对豚鼠离体肠管运动的影响及其作用部位的分析．中西医结合急腹症通讯，1976，3：49

[7] 周维平，鲁焕章，吴咸中．胆囊切除术后患者血浆胃动素改变及大承气汤冲剂对其影响．中国中西医结合外科杂志，1995，1(3)：153-156

[8] 沈平，许阳贤，郑昱，等．大承气汤促进胆道术后肠功能恢复的疗效与机理研究．中国中西医结合杂志，1995，5(6)：360

[9] 尤胜义．大承气汤对胆囊切除术后胃肠激素及肠运动的影响．中国中西医结合杂志，1994，14(9)：522

[10] 杨文修，田在善，金正根，等．大承气汤和大黄对豚鼠结肠带平滑肌细胞电活动的影响．中国中西医结合杂志，1993，13(1)：33-35

[11] 李文，郑芳，张集圣．大承气汤对急性腹膜炎家兔重要脏器血流的影响．中国中西医结合外科杂志，1999，5(2)：114-116

[12] 姬志伟，罗连城，薛文斗．大承气冲剂对腹腔感染家兔肠血流量的影响．中国中西医结合杂志，2000，6(4)：281-283

[13] 吴咸中，田在善．证与治则的现代研究．天津：天津科技翻译出版公司，1999

[14] 赵卫川，赵琪，崔乃强．肠内压及施压时间对肠内毒素转运影响的研究．中国中西医结合外科杂志，1997，3(6)：370-373

[15] 刘竞，赵琪，周文洛，等．大承气汤对腹膜炎大鼠肠源性内毒素移位的影响．中国中西医结合外科杂志，1997，3(6)：374-377

[16] 智良，穆拉迪，邱奇，等．大承气颗粒剂对肠源性内毒素血症所致 SIRS/MODS 治疗作用的临床观察，2001，5：362-368

[17] 崔乃强，赵琪，葛智慧，等．通里攻下法治疗急腹症所致 MODS 的疗效观察．中国中西医结合外科杂志，1996，2(5)：315-320

(吴咸中)

第59章 承气方剂对肠屏障保护作用的形态学研究

肠道是人体营养吸收的器官，也是代谢和免疫器官，具有抵御肠腔内细菌微生物和毒素的屏障作用。在创伤、感染、烧伤、梗阻、血运障碍等致损因素的打击下，肠道的屏障功能受到损害，肠道内大量细菌和内毒素经门静脉和淋巴系统进入体循环，造成肠源性内毒素血症（enterogenous endotoxemia，EE）和细菌移位（bacterial translocation，BT）。在一定条件下，体内免疫功能细胞被移位的肠源性内毒素持续与过度地激活，导致细胞因子和其它炎性介质的过度表达与释放，启动“瀑布效应”（cascade），损伤组织器官，发生全身性炎性反应综合征（systemic inflammatory response syndrome，SIRS），进而发展为多器官功能不全综合征（multiple organ dysfunction syndrome，MODS），甚至多器官功能衰竭（multiple organ failure，MOF）。由此看来，在MODS的发生中，肠道既是受损伤的“靶”，同时又是进一步损伤的“激发”点，成为全身病理过程发生发展的始动因素。

近几年的研究结果，特别是SIRS和MODS的提出，对多器官炎性损害的研究提出了一个有意义的启示：立足于机体自身，以调节宿主防御这一“内因”来抵御如创伤、失血、感染、烧伤等可导致全身炎症反应的“外因”。我们需要探讨全身炎症反应是如何由正常时的防护变成失控的损伤；寻求调节机体防御的新途径和治疗新方法，使之既保持有益的作用又避免不利后果。在调节机体防御的途径上，神经内分泌和免疫系统（neuro-endocrine and immune system，NEIS）的变化及相关问题具有极其重要的意义。在治疗上，更重要的是对MODS的“始动部位”——肠道屏障功能进行有效的保护。

通里攻下法研究的不断深入，承气方剂在腹腔感染性疾病的明确治疗效果，为中医药用于防治MODS打下了良好的基础。实验研究也证明承气方剂具有缩小机体内毒素池、抑菌、抗内毒素和抑制感染状态下肠道细菌移位率、保护肠屏障功能、减少炎性细胞因子mRNA的过度表达等作用。本实验研究是在上述研究成果的基础上，从承气方剂对于肠屏障功能的保护作用这一角度出发，对于MODS发病机制；承气方剂对感染性肠屏障功能障碍防治及保护肠屏障功能的物质基础；承气方剂防治MODS药理药效学产生的理论基础和作用机制；从神经内分泌和免疫系统的变化说明承气方剂作为通里攻下法的代表方剂在防治MODS中的作用，从中医学的整体观和调整论的观点进行分析和研究。

承气方剂用于腹部外科肠道预洁的研究是对于中药新剂型和新用途的深入研究的一部分，也是承气方剂在MODS预防方面的研究。以往的研究已粗浅地说明承气方剂用于腹部外科肠道预洁优于现行的方法。本实验研究拟在探讨不同肠道预洁方法对肠屏障功能影响的基础上，阐述承气方剂在预防和减少肠源性感染（gut origin sepsis）中所发挥的作用。

第一节 感染性多器官功能不全综合征（MODS）动物模型的建立

理想的多器官功能不全综合征（MODS）动物模型是研究这类疾患的重要前提。诱发感染性MODS动物模型的方法很多，本实验选择了细菌性腹膜炎所致大鼠MODS模型。这种动物模型已在我们实验室进行过较详尽的多指标观察。本实验在以往基础上略加改进，特别是从病理形态学角度进行了更为深入的观察。

材料与方法

（一）实验动物及分组

健康SD大鼠（由军事医学科学院实验动物中心提供），雌雄各半，体重200～230g。在实验室用标准颗粒混合饲料（军事医学科学院四所动物室提供）喂养一周后，随机分组，每组20只。

正常对照组（Cont.）	
腹膜炎模型组 1（M1）	8×10^{8} cfu/ml
腹膜炎模型组 2（M2）	5×10^{9} cfu/ml
腹膜炎模型组 3（M3）	1×10^{10} cfu/ml

（二）模型制作

临床分离致病 E. coli，经全自动细菌鉴定仪（VITEK-AMSXT）鉴定。增菌后分别制成 8×10^{8} cfu/ml，5×10^{9} cfu/ml，1×10^{10} cfu/ml 混悬液，内含 10%佐剂。每只动物腹腔注射 1ml。上述操作在无菌条件下进行。

（三）观察指标

1. 动物一般情况，72 小时体重变化和死亡率。

2. 造模后 24 小时每组取 10 只动物采血行血气分析，内毒素测定和生化检测。

3. 形态学取材和观察指标　造模后 72 小时，将正常对照组和实验模型组动物断头处死，观察腹腔内变化并取心、肝、脾、肺、肾、肾上腺、性腺、回肠、结肠、甲状腺、胸腺等脏器，分别进行如下处理：①10%磷酸福尔马林缓冲液固定；②2.5%戊二醛电镜固定液固定；③立即直接液氮冰冻。观察如下指标：

（1）光镜观察

1）HE 染色：取全部组织福尔马林固定标本，组织经梯度乙醇脱水，石蜡包埋，在 LEICA-2135 切片机上制作连续石蜡切片，常规 HE 染色，采用 Olympus 显微镜观察并照相。

2）琥珀酸脱氢酶（SDH）染色：取胸腺、脾、回肠、结肠冰冻标本，直接在 LEICA CM1850 低温切片机上做冰冻切片，采用硝基四氮蓝法染色。

3）网状纤维镀银染色：取回肠、结肠 10%福尔马林固定标本，制作连续石蜡切片，按 Gomori 染色法染色。

4）黏液染色：取回肠、结肠 10%福尔马林固定标本。制作连续石蜡切片，用 ABPAS 阿尔辛蓝过碘酸雪夫法染色

（2）电镜观察

1）透射电镜：取材组织标本置入 2.5%戊二醛电镜固定液中固定。经改切成细小组织块后置入 0.1mol/L 二甲砷酸盐缓冲液中，4℃过夜。次日用 1%亚氰锇酸溶液固定 1 小时，换入 1%醋酸铀溶液浸染 2 小时，然后组织经梯度乙醇和丙烯系列脱水，最后用 Epon-812 包埋。在 Reident-Ultraut E 超薄切片机上进行连续超薄切片，双氧铀-柠檬酸铅电子染色，在日本 HITACHI H-600 透射电子显微镜下观察并照相。

2）扫描电镜：取末端回肠组织，2.5%戊二醛电镜液固定。组织经改切成细小组织块后经 3%GA 固定液固定 1.5 小时，经蔗糖缓冲液冲洗，O_sO_4 锇酸液固定 1 小时，经梯度乙醇脱水，乙醇异戊酯置换，临界点干燥，经喷镀金技术后制样完成。采用日本 HITACHI S-454 扫描电镜观察、照相并进行超微结构分析。

（四）统计学处理

除以各种图片显示结果外，获取有关数据以 *t* 检验行差别显著性分析。

结　果

（一）一般情况观察

模型制备后动物出现活动减少、竖毛、腹部抽动、贴笼等表现，进食减少，饮水增加。各组死亡率及体重变化见表 59-1、2。

表 59-1　各组大鼠死亡率

分组	n	死亡动物数						72 小时死亡率
		0～12h	12～24h	24～36h	36～48h	48～60h	60～72h	
Cont.	10	0	0	0	0	0	0	
M1	10	0	0	1	0	0	0	10%
M2	10	0	0	2	1	1	0	40%
M3	10	0	0	4	3	0	0	70%

表 59-2 各组大鼠体重变化（$\bar{X}$）(g)

分组	n	造模前	72 小时
Cont.	10	218.5	216.3
M1	9	217.6	208.5
M2	6	214.3	204.5
M3	3	220.5	204.5

（二）主要血气分析指标

与正常对照组比较，M2、M3 组 pH、$PaCO_2$ 明显下降，$PaCO_2$ 明显升高，部分动物 BE 值超出正常范围，表现为酸中毒（表 59-3）。

表 59-3 各组血气分析主要指标（$\bar{X}\pm S$）

分组	n	pH	PaO_2（kPa）	$PaCO_2$（kPa）	BE（mmol/L）
Cont.	10	7.44±0.02	78.4±6.5	20.6±2.2	1.8±0.8
M1	10	7.43±0.02	72.6±3.4	26.3±7.1	1.2±0.5
M2	10	7.26±0.02*	62.6±2.1*	30.2±4.9*	−2.9±0.8
M3	10	7.14±0.01*	60.5±1.9*	38.6±5.4*	−3.2±0.7

*与 Cont. 组比较 $P<0.05$

（三）血浆内毒素水平

与对照组比较，模型组血浆内毒素水平明显增高（表 59-4）。

表 59-4 各组血浆内毒素水平（$\bar{X}\pm S$）

分组	n	内毒素含量（pg/ml）
Cont.	10	83.85±12.43
M1	10	123.30±14.21*
M2	10	178.86±19.0*
M3	10	300.70±21.95*

*与 Cont. 组比较 $P<0.01$

（四）生化指标

与对照组比较，模型组血清 ALT、Cr、LDH 明显高于对照组，表明模型组动物心、肝、肾等重要脏器功能障碍（表 59-5）。

表 59-5 各组生化指标改变（$\bar{X}\pm S$）

分组	n	ALT(u/l)	Cr(μmol/L)	LDH(u/l)
Cont.	10	43.23±4.87	94.62±2.80	149.0±12.26
M1	10	46.08±4.30	123.30±9.46*	220.50±32.45*
M2	10	61.29±7.38*	136.22±10.55*	448.98±50.64*
M3	10	64.20±8.44	184.45±16.30*	917.45±64.32*

*与 Cont. 组比较 $P<0.01$

根据以上血气，生化及内毒素指标变化，结合动物死亡率，我们以 M2 组（E. coli 浓度 5×10^9 cfu/ml）作为实验所用模型浓度。

（五）病理形态学变化

1. 腹腔内变化 细菌性腹膜炎所致 MODS 大鼠开腹可见：

（1）腹腔内浆膜充血肿胀，网膜有点片出血斑，腹腔内有渗出，部分有淡血性腹水。部分动物网膜可见脓苔。

（2）肠管扩张，以小肠为明显，肠管壁充血，肠腔内有液体潴留，黏膜表面可见散在出血及糜烂灶。

（3）肝实质暗紫色，个别动物有点片状出血点，肾脏无明显异常。部分动物肺可见暗红瘀血斑及出血点。

2. 镜下所见

（1）正常对照组：心肌纤维排列整齐，横纹清晰；肺组织充盈良好；肝细胞排列正常，肝窦清晰；脾被膜完整，皮髓质清晰，脾小结结构正常；肾皮髓质界线清楚，肾小球无异常，间质无炎症；甲状腺、肾上腺、睾丸、卵巢等均无异常。

回肠所见黏膜上皮排列有序，绒毛结构清晰，组织结构正常；经 AB PAS 染色显示黏液颗粒；Ag 染色可见清晰基底嗜银膜；SDH 染色显示琥珀酸脱氢酶含量正常（彩图 59-1）。

透射电镜及扫描电镜均为正常结构。（彩图 59-2、3）

（2）腹膜炎模型组：MODS 模型大鼠主要脏器病理变化：

心肌：肌纤维排列不齐，浊肿并颗粒变性，单个及灶性坏死，横纹不清，核空泡变，间质血管壁损伤，腔内红细胞变性变形。

肺部分萎陷，部分气肿，肺间隔增宽及炎细

胞浸润，支气管壁有收缩，腔内有粉染液，肺泡上皮脱落，间质血管内红细胞变形及凝集（彩图 59-4）。

肝细胞变性，排列紊乱，有单个或灶状肝细胞坏死，间质炎细胞浸润，间质血管及肝窦中红细胞变性固缩。

肾部分皮髓质排列不整，肾小球大小不等，丝球体充盈，球囊内有出血及蛋白液，曲管管腔内有红细胞管型，间质充血，红细胞变形及交融。

甲状腺部分腺泡大小不等未充盈胶质。

肾上腺高度变性，类脂质含量减少。

卵巢细胞高度变性。

睾丸曲精细胞层次减少，间质细胞变性及坏死。

回肠黏膜上皮细胞固缩坏死部分脱落，绒毛损伤折断，部分肿大，黏膜下层与肠壁肌层分离，部分变薄有炎细胞浸润。

回肠、结肠组织经 AB PAS 染色显示黏液空泡，显色少且颗粒小（彩图 59-5），Ag 染色腺体及黏膜上皮基底膜网状结构破坏（彩图 59-6），SDH 染色取材心、脾、胸腺、肠管，均显示琥珀酸脱氢酶含量明显减少。

透射电镜下见上皮绒毛脱落，细胞变性，细胞间隙加大，细胞器损害。且见增宽的细胞连结处，联合缘高度变性。其它主要脏器细胞也有变性及损伤表现（彩图 59-7、8）。

扫描电镜下见肠细胞表面为坏死及黏液样和细丝状物覆盖，绒毛脱落，溃疡形成，且有表面异常深度凹陷（彩图 59-9、10）。

讨　论

临床上 MODS 的评分标准尚不统一。但从众多的评分标准中我们不难看出，研究者们高度地注意到全身炎症反应与 MODS 的关系。因此，理想的 MODS 实验动物模型应具有：①由重要的致损因素诱发；②具有一定程度的全身性炎症反应和多器官损害；③有一定死亡率。

本实验选取的动物模型注重了内毒素水平这一重要的致 MODS 因子。现代研究已经证明，内毒素是导致 MODS 的“扳机”，内毒素主要由 G^{-} 细菌表面释出，它可以与多种血清或血浆蛋白相互作用，然后结合至宿主细胞上的特异内毒素受体 CD_{14} 上，除直接损伤组织细胞外，内毒素主要通过单核-巨噬细胞系统、粒细胞系统和 T、B 淋巴细胞等发挥作用，介导产生一系列细胞因子和炎性介质的释放。在严重感染状态下，这些细胞因子和炎性介质一方面直接造成组织细胞损伤，同时其中的一些又可以作用于邻近或远隔细胞，对其它细胞因子和炎性介质具有激活和调控作用。巨噬细胞的抗原递增（antigen presentation，AP）功能受损，体内出现一系列紊乱的细胞因子和炎性介质的连锁反应，启动“瀑布效应”，炎症反应不断加剧，出现全身炎性反应综合征（SIRS）。机体不能有效地对入侵微生物发生免疫反应和机体各系统屏障功能下降等。组织脏器损害不断发展而引起 MODS。

本实验建立的 MODS 动物模型具有以下特点：

1. 与临床 MODS 发病过程相似，临床所见感染性 MODS 多由严重腹腔感染疾病所引起，模型动物发病过程与临床疾病进程相似，初始即出现呼吸、心率加快和体温升高等一系列炎症表现。

2. 血浆内毒素水平高，表明有肠道屏障功能的破坏，肠源性内毒素移位和介导炎症损害，所引起的 MODS 与目前全身炎症反应的认识观点相一致。

3. 模型具备全身炎症反应表现，具有全身主要脏器多指标和病理形态学改变，符合多脏器功能损害。

4. 具有一定死亡率，动物模型的死亡率过高将影响实验的进行。本实验所选用的 5×10^{9} cfu/ml 致病 E. coli 浓度组 72 小时死亡率 40%，同时已具备内毒素水平升高和脏器损害的指标，为本实验研究治疗 MODS 机制及观察各种治疗有效性的最佳剂量。

5. 模型制作方法简便，重复性好，便于批量操作和统计学处理。

第二节　承气方剂在 MODS 治疗中对肠屏障功能的保护作用

肠屏障功能的损害是导致 MODS 的重要环节。承气方剂对于感染性疾病的治疗作用已从临床和实验研究上得到证实，对肠屏障保护作用的研究也取得了进展。本研究以感染性 MODS 动物模型为研究对象，拟从生化及形态学角度对承气方剂的肠屏障保护作用进行进一步探讨，为该类方剂在防治 MODS 中的应用提供实验依据。

材料与方法

（一）实验动物及分组

健康 SD 大鼠（军事医学科学院实验动物中心提供），雌雄各半，体重 200～230g。在实验室用标准颗粒混合饲料（由军事医学科学院四所动物室提供）喂养一周后，随机分组，每组 10 只。

1. 正常对照组（Cont.）
2. MODS 模型组（M）
3. M＋承气方剂治疗组（M＋CQ）
4. M＋先锋霉素 6 号治疗组（M＋C）
5. M＋谷氨酰胺组（M＋G）

（二）模型制作：同第一节。

（三）治疗方法及药物

模型制作同时开始治疗，观察 72 小时。

1. 承气方剂治疗组：（M＋CQ）

大承气颗粒剂：大黄、厚朴、枳实、芒硝。

承气合剂（加味小承气冲剂）：大黄、厚朴、枳实、白头翁、败酱草等。

以上中药制剂由天津市中西医结合急腹症研究所药研室浓缩为 100％药液（1g/ml），经过滤和高压灭菌后 4℃分装存放。

第一日给予大承气颗粒剂，第二、三日给予承气合剂，按 1ml/100g，2 次/日灌胃。

2. 先锋霉素 6 号治疗组：（M＋C）

先锋霉素 6 号为上海施贵宝公司产品，按 13.5mg/100g，4 次/日灌胃（2ml）。

3. 谷氨酰胺组：（M＋G）

L-Glutamine 为 Serva 公司产品，按 0.2g/100g，2 次/日灌胃（2ml）。

（四）动物处理及标本采集

造模及治疗后 72 小时，动物乙醚麻醉。心脏取血 3ml，2ml 注入含 10％EDTA-Na_2 30μl 和抑肽酶 40μl 的试管中，混匀，另 1ml 不加抗凝剂，分别低温离心分离血清或血浆待测；沿腹正中线进腹，取末端回肠 12cm，用 3ml 预冷 NS 冲洗肠内容物，收集物低温离心，上清分装待测；取约 2cm 肠管（200mg），加入 3ml-NOS 提取液，冰浴匀浆，低温离心，上清待测；将其余 10cm 左右肠管沿对系膜缘剖开，平铺于玻璃板上，用载玻片刮取黏膜层，称重后按 1∶2 比例加入磷酸缓冲液，匀浆后离心，上清分装待测。以上待测标本－30℃存放。

形态学取材方法见后。

（五）观测指标和检测方法

1. 动物一般情况观察

2. 实验室指标

（1）二胺氧化酶（DAO）：血清和肠组织中 DAO 含量测定采用分光光度法。

（2）内皮素（ET）：血浆内皮素含量测定采用放射免疫法，试剂盒由北京东亚免疫技术所提供。

（3）肠黏膜蛋白含量：蛋白定量测定用 Lowry 法。

（4）肠内容物 sIgA 含量测定：采用放射免疫法，试剂盒由中国原子能科学院提供。

（5）肠组织一氧化氮（NO）和一氧化氮合酶（NOS）：按 Douglas 的方法测定 NOS，采用军事医学科学院 NO_2^-/NO_3^- 试剂盒测定 NO。

3. 病理形态学观测指标、取材和观测方法

每组取 6 只动物心、肝、脾、肺、肾、肾上腺、甲状腺、胸腺、性腺、回肠、结肠组织标本。各脏器组织标本分别进行：①10％磷酸福尔马林缓冲液固定；②2.5％戊二醛电镜液固定；③立即直接液氮冰冻。观察如下指标：

（1）光镜观察

1）常规 HE 染色：方法同第一节。

2）琥珀酸脱氢酶染色、网状纤维嗜银染色、黏液染色：取材及染色方法同第一节。

3）免疫组化染色：

①血管活性肠肽（VIP）：取回肠、结肠福尔马林固定标本，制作连续石蜡切片。采用 SP 法免疫组化染色，其中 VIP 一抗和 SP_{TM} 试剂盒由北京中山生物技术公司提供，按试剂盒说明书染色步骤进行。

②平滑肌肌动蛋白（actin）：取材及方法同上，Actin 一抗和 SP_{TM} 试剂盒由北京中山生物技术公司提供，按试剂盒染色步骤进行。

（2）电镜观察

透视电镜和扫描电镜取材及操作方法同第一节。

（六）统计学处理

实验室获取数据以 t 检验行差别显著性分析，采用 EXCEL7.0 软件绘制图表；病理形态学统计采用 MPIAS-500 彩色病理图文分析系统分析。镜下结果图片显示。

结　果

（一）各组动物的一般情况

造模后动物表现同第一节。经不同方法治疗后，一般情况均有所改善。承气方剂治疗组治疗12小时后排稀便、水样便；先锋霉素6号治疗组有大便燥结表现，动物剖杀后可见肠内粪便较多。从总的情况看，进食、饮水、毛色状态以承气方剂治疗组为最好。先锋霉素6号治疗组治疗3天后仍有竖毛、蜷缩、激惹和躁动表现。72小时死亡率分别为：模型组30%，承气方剂治疗组20%，先锋霉素6号治疗组20%，谷氨酰胺组30%。

（二）实验室指标

1. 二胺氧化酶（DAO）　与正常对照组比较，腹膜炎模型组肠组织DAO含量明显下降（$P<0.05$），血中DAO含量明显上升（$P<0.05$）；承气方剂治疗组和谷氨酰胺组肠组织DAO含量明显升高（$P<0.05$）；先锋霉素6号治疗组的肠组织和血中DAO变化趋势与模型组相似。（表59-6，图59-1）

表 59-6　各组大鼠 DAO 含量（$\bar{X}\pm S$）

分组	n	血（mg/ml）	肠（mg/mg pro.）
Cont.	10	5.84±0.80	11.75±1.20
M	7	23.83±2.50[a]	4.85±1.08[a]
M+CQ	8	9.14±1.04[ab]	10.87±1.56[b]
M+C	8	19.20±1.86[a]	6.40±1.70[a]
M+G	7	10.30±1.38[ab]	9.38±1.25[b]

a. 与 Cont. 组比较 $P<0.05$　b. 与 M 组比较 $P<0.05$

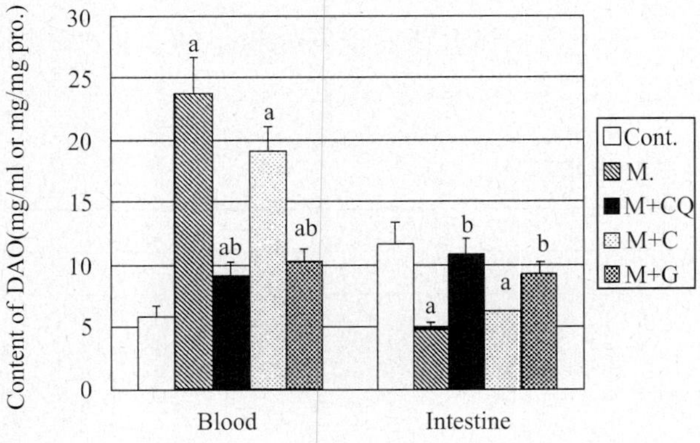

图 59-1　各组大鼠 DAO 含量的变化

2. 内皮素（ET）　由表59-7和图59-2可以看出，腹腔感染时，模型动物血中内皮素含量升高。经承气方剂治疗后，内皮素水平有明显下降，差别具显著性（$P<0.01$）。

表 59-7　各组大鼠内皮素含量（$\bar{X}\pm S$）

分组	n	ET（pg/ml）
Cont.	10	30.80±5.86
M	7	128.62±12.40[a]
M+CQ	8	42.25±7.58[b]
M+C	8	166.48±15.60[a]
M+G	7	100.94±9.20[a]

a. 与 Cont 组比较 $P<0.01$　b. 与 M 组比较 $P<0.01$

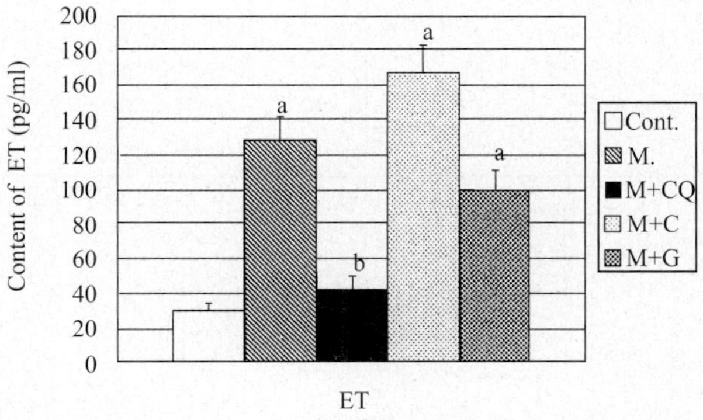

图 59-2　各组大鼠 ET 含量的变化

3. 肠黏膜蛋白含量　承气方剂治疗组和谷氨酰胺组肠黏膜蛋白含量明显高于模型组。（$P<0.05$）。（表59-8，图59-3）

表 59-8　各组肠黏膜蛋白含量（$\bar{X}\pm S$）

分组	n	Protein（mg/g）
Cont.	10	178.80±4.40
M	7	98.64±8.68[a]
M+CQ	8	155.82±12.74[b]
M+C	8	100.34±15.26[a]
M+G	7	168.66±9.82[b]

a. 与 Cont，组比较 $P<0.01$　b. 与 M 组比较 $P<0.05$

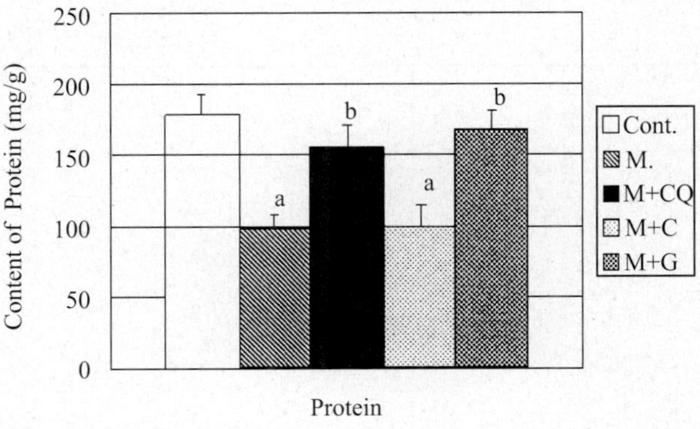

图 59-3　各组大鼠肠黏膜蛋白含量的变化

4. 肠内容 sIgA 含量　与正常对照组比较，腹膜炎模型组肠内容 sIgA 含量明显低于正常对照组（$P<0.01$）；承气方剂治疗组肠内容 sIgA 含量明显提高，与模型组比较具显著差异（$P<0.01$），先锋霉素 6 号治疗组与模型组无差异。（表 59-9，图 59-4）

表 59-9　肠内容 sIgA 含量（$\bar{X}\pm S$）

分组	n	sIgA（μg/ml）
Cont.	10	187.30±26.25
M	7	78.86±13.30[a]
M+CQ	8	160.68±22.22[b]
M+C	8	89.73±19.60[a]
M+G	7	100.87±7.71[a]

a. 与 Cont. 组比较 $P<0.01$ or $P<0.05$　b. 与 M 组比较 $P<0.01$

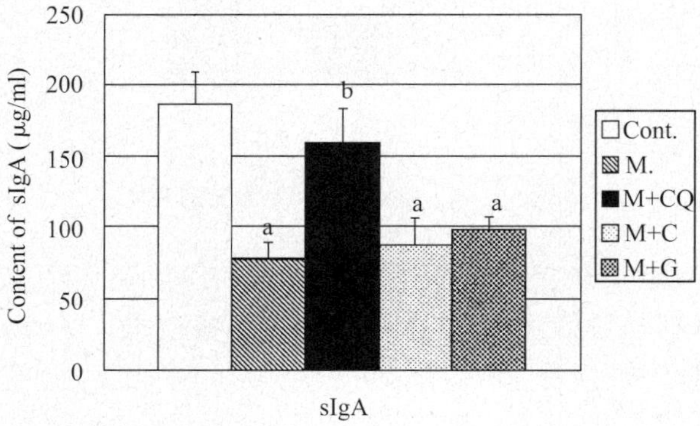

图 59-4　各组肠内容 sIgA 含量的变化

5. 肠组织一氧化氮（NO）和一氧化氮合酶（NOS）　与对照组比较，MODS 模型组肠组织 NO 含量及 iNOS 活性明显上升（$P<0.01$），而 CNOS 活性下降（$P<0.05$），中药治疗组能明显改善上述变化，与正常对照组无明显差别。先锋霉素 6 号治疗组与中药组结果相似。（表 59-10，图 59-5）

表 59-10　肠组织中 NO 及 iNOS 和 cNos 活性（$\bar{X}\pm S$）

分组	n	NO（μmol/g）	cNOS（NOmmol/min·g）	iNOS（NOnmd/min·g）
Cont.	10	1.41±0.19	3.56±0.32	0.47±0.09
M	7	3.10±0.27[a]	1.84±0.33[a]	6.72±0.47[a]
M+CQ	8	1.33±0.11[b]	2.72±0.21[b]	0.68±0.14[b]
M+C	8	1.82±0.37[b]	3.04±0.39[b]	1.69±0.37[b]
M+G	7	2.92±0.42[a]	2.44±0.29[b]	1.18±0.39[b]

a. 与 Cont. 组比较 $P<0.05$，　b. 与 M 组比较 $P<0.05$ 或 $P<0.01$

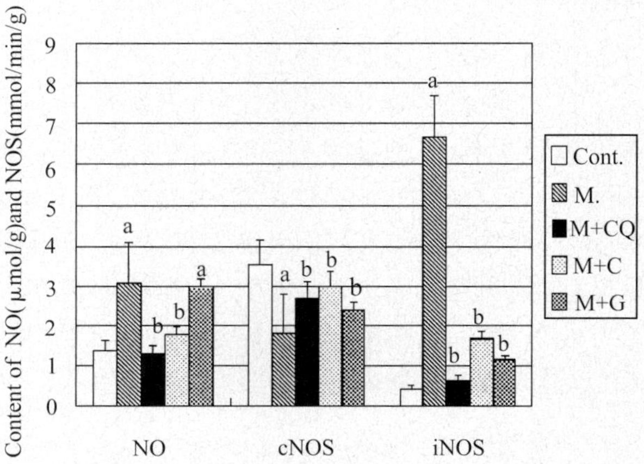

图 59-5　各组肠组织中 NO、cNOS、iNOS 活性的变化

（三）病理形态学观察

光镜观察：常规 HE 染色、特殊染色和免疫组化染色显示，各治疗组主要脏器病理变化均较模型组明显减轻，以承气方剂治疗组改善最明显，先锋霉素 6 号治疗组较差。（表 59-11，彩图 59-11～20）

透射及扫描电镜发现同样趋势的变化（彩图 59-21～22）。

表 59-11　各组大鼠主要脏器病理变化

组　织	组　别（每组 6 只）			
	M	M+CQ	M+C	M+G
心				
肌纤维排列不整	5	0	1	3
灶性坏死	4	0	0	2
间质血管壁损伤腔内 Rbc 变性变形	4	0	0	3
细胞器损害	3	1	3	3
肝				
肝细胞索排列紊乱	6	1	1	3
细胞变性	6	0	1	4

续表 59-11

组　织	组　别（每组 6 只）			
	M	M+CQ	M+C	M+G
灶性坏死	5	0	0	2
细胞器损害	3	0	1	2
脾				
皮髓质紊乱，脾小结结构异常	2	0	0	1
SDH 量减少及分布不均	5	0	3	2
网织细胞蜕变	2	0	0	2
血管壁损伤腔内红细胞变性变形	3	0	1	3
细胞器损害	3	0	1	2
肺				
肺泡萎陷出血	5	0	1	3
间质炎细胞浸润	6	1	3	6
间质血管内红细胞变形及凝集	5	1	1	4
肾				
肾小球及球囊病变	4	0	1	3
肾小管上皮细胞变性及管型	4	0	1	2
间质充血 Rbc 变形及胶融	4	0	1	2
肾上腺				
细胞变性：脂质颗粒消失；核损害	5	0	1	2
胸腺				
细胞严重变性	4	0	2	2
SDH 量减少，分布不均	5	0	3	2
甲状腺				
腺泡严重变性及塌陷胶质丢失	2	0	1	2
回肠				
上皮排列紊乱	6	0	0	2
绒毛脱落	6	1	5	2
黏膜水肿	3	2	1	0
炎细胞浸润	6	1	6	1
基底膜网架结构破坏	6	0	5	1
黏液颗粒减少	5	0	3	0
糖衣缺失	4	0	4	0
SDH 量减少及分布不均	5	0	3	0
细胞间病变	5	0	2	0
细胞器变性	6	1	1	2
VIP 深染	3	0	4	0
Actin 量减少及分布不均	5	0	2	0
结肠				
病理变化同回肠				

讨　论

（一）肠屏障功能损害在 MODS 发病中的意义

长期以来，许多学者发现 MODS 发生时，患者多有过炎症表现，即出现远离原发病灶的脏器组织产生严重炎症表现，并迅速导致相应脏器衰竭。这一现象与肠源性感染有关。肠屏障功能的损害是导致 MODS 的重要环节。

1. 肠屏障功能损害的病理生理机制　结合大量文献所述及我们实验的结果概括可能存在的肠屏障功能损害的病理生理机制为如下几点：

（1）肠蠕动减弱，大量肠内容滞留及内毒素池扩大；

（2）肠黏膜上皮细胞功能改变；

（3）肠组织的缺血-再灌注损害；

（4）肠屏障的形态学完整性被破坏，通透性增加；

（5）免疫防御功能受损；

（6）菌群紊乱。

2. 肠源性内毒素血症和MODS发病的二次打击　肠屏障功能损害后造成肠道细菌移位和肠源性内毒素血症是诱发内生炎性介质大量产生的最根本原因，内生炎性介质的大量产生使机体处于过度炎症反应，形成恶性循环而给机体造成"第二次打击"。

（二）承气方剂对肠屏障功能的保护作用

大承气汤、小承气汤载于《伤寒论》，是下法的代表方剂。大承气汤主治阳明腑实证，方中大黄苦寒，泻热通便，荡涤胃肠，为主药；辅以芒硝，咸寒泻热，软坚通便；配伍枳实、厚朴、消痞除满，破气散结；四药合用有峻下热结之功。小承气汤去芒硝，减少枳实、厚朴用量，治阳明病。近年来随着通里攻下法现代研究的深入，承气方剂运用范围也较前扩大，其在感染性疾病治疗中的作用越来越受到重视。

我们以大承气汤、小承气汤为基本方剂，在小承气汤基础上加入清热解毒药物组成承气合剂。在研究中根据临床使用经验和我们前一段的工作，按照中医辨证论治的原则，采用"先大后小"的给药方法。首先给予大承气汤，目的是通里攻下，荡涤胃肠积滞，促进肠蠕动，清除肠内容物，缩小肠内毒素池和改善组织脏器微循环状态；再用承气合剂，在维持适度的攻下同时，加强清热解毒作用，以达到抑菌、抗内毒素及抑制过度炎症反应的目的。

在SIRS的发生和发展中，肠屏障功能的健全与否是病情进退的关键。从我们的实验中观察到承气方剂对肠屏障功能具有明显的保护作用。

1. 维持正常肠运动功能　致损因素所造成的肠麻痹是肠蠕动减弱的主要原因。蠕动减弱一方面会造成大量肠内容滞留及内毒素池扩大，同时胃肠分泌改变，肠道内环境发生变化，造成条件致病菌异常繁殖并对黏膜侵袭力加大，异常定植和移位。承气方剂促进肠管运动的功能已经多方面的实验证实，这一作用是该方剂治疗腹腔感染的主要机制。本次实验我们进一步观察了平滑肌肌动蛋白（actin）的变化，MODS时，肠管平滑肌actin免疫组化染色显色不均和淡染，承气方剂治疗组可以改善这一状况。我们认为这是承气方剂在治疗MODS时保持肠组织完整性的一个方面，是通过保护细胞功能、改善血液循环等作用来达到的。

2. 通过改善肠上皮细胞的功能，在维持肠屏障的形态学完整性、维持肠黏膜正常通透性上发挥作用。

肠道的黏液层有三个基本功能：①保护肠黏膜免受化学和机械损伤；②润滑肠黏膜表面；③通过结合和捕获细菌，阻止条件致病菌在肠黏膜表面的黏附和定植。黏液层组成了一道肠道细菌难于自由逾越的物理屏障，同时也是免疫和化学屏障。我们经AB PAS染色显示MODS模型组肠上皮黏膜颗粒明显减少，分布不均；经承气方剂治疗后可改善上述状况，同时电镜显示细胞糖衣完整。

琥珀酸脱氢酶（SDH）和二胺氧化酶（DAO）是肠上皮细胞代谢不可缺少的酶，承气方剂治疗组和谷氨酰胺组能明显提高MODS时已经降低的肠上皮细胞中SDH和DAO含量，表明承气方剂和谷氨酰胺一样具有增强细胞代谢和修复组织的作用。

肠组织中网状嗜银纤维和胶原纤维是构成组织的支架，是维持肠黏膜组织形态完整性的物质基础。承气方剂在治疗MODS时，对上述组织和肠黏膜蛋白含量均有使之维持于正常水平的作用。

3. 减轻肠组织缺血-再灌注损害，减少组织过氧化损害　肠组织的缺血-再灌注损害产生大量氧自由基，造成组织过氧化损害。承气方剂能明显提高肠组织中抗氧化剂谷胱甘肽的含量，降低XOD活性，减少过氧化脂质MDA生成，具有抗氧化损伤的功效。

内皮素（ET）是近几年发现的血管内皮细胞产生的活性多肽，是体内最强的缩血管物质。感染时，体内ET的合成和分泌增加，是造成胃肠组织缺血损害的主要致损因子。内毒素所致内皮细胞损伤是ET分泌增加的主要原因。从我们的实验结果，承气方剂治疗组血内皮素水平明显低于模型组，抗生素治疗组无此作用。

在本实验的形态学观察中，我们还注意到了承气方剂对心肌形态学及功能的保护，对血管及红细胞等的保护，与以往实验中所证实的承气方剂维护正常血管通透性，改善腹腔脏器血循环的结果是一致的。由此可见，承气方剂可以从减少缺血-再灌注的致损因素和抑制病理损害两个方面减轻缺血/再灌注损害。

4. 对肠免疫防御功能的保护　肠组织抗感染免疫防御系统是由肠相关淋巴组织（GALT）构成。黏膜间淋巴细胞、Peyer 结节具有监视调节免疫反应的作用，损伤时会造成信息传递紊乱。

肠道黏液层中有大量 sIgA，具有阻抑肠道细菌对肠黏膜黏附的作用。感染时 sIgA 的合成明显受到抑制，主要表现在 sIgA 量减少、肠壁组织产 sIgA 浆细胞数量减少以及被 sIgA 包裹的 G^- 菌减少等方面，是造成细菌移位的因素之一。sIgA 的存在是肠屏障的物质基础之一。我们实验表明承气方剂在治疗 MODS 中具有维持肠腔中 sIgA 于正常水平的作用，说明承气方剂可以通过保护肠免疫防御功能而保护肠屏障功能，防治肠源性感染。实验表明抗生素治疗组无此作用。

5. 维持肠菌群的平衡　实验证明 MODS 时，标志着肠道内生态平衡和生物学屏障重要指标的双歧杆菌与大肠杆菌比值（B/E）和厌氧与需氧菌总数的比值发生变化，出现比例倒置，造成肠腔内 G^- 菌数量增加和游离内毒素增加。肠道细菌过度生长将为细菌移位提供前提。承气方剂维护肠道正常运动，消除肠麻痹和肠梗阻，对 G^- 菌具抑菌作用。这些作用将不给条件致病菌优势繁殖的机会，维持肠菌群的平衡。

（三）承气方剂通过对肠屏障功能的保护，从预防和治疗两个环节上抑制肠源性感染对机体的二次打击

目前，对于肠源性内毒素血症国内外都没有确切的治疗药物和方法，一些抗体或拮抗剂的作用也是被动的。积极主动的措施应该是减少内毒素的产生和入血，把内毒素限制在肠道内和排出体外，同时减少内毒素促发的链锁炎症反应。承气方剂正是在这几方面发挥着强有力的作用。

1. 保护肠屏障功能，抑制肠源性感染的发生；

2. 直接拮抗内毒素，降低血中内毒素水平；

3. 对内毒素介导生成的细胞因子和炎性介质有拮抗作用；

4. 直接影响细胞因子的基因表达。

抗生素不具备对肠屏障的保护作用，杀灭细菌微生物的同时可加重内毒素血症。

由此可见，承气方剂在 MODS 防治中发挥着重要的药效学作用，它从预防和治疗两个环节在减少肠源性感染的发生和抑制肠源性感染的损害上发挥防治作用。

（四）承气方剂在防治 MODS 中对神经内分泌和免疫系统的调节作用

中医学的整体观念是中医学的基本特点之一。它把人体看成一个以脏腑经络为核心的有机整体，人体各部分都是有机联系的。这种相互联系是以五脏为中心，通过经络的作用实现的，它体现在脏腑与脏腑，脏腑与形体各组织器官之间的生理、病理各方面。现代医学所认识的机体功能活动的调节方式：神经内分泌与免疫调节与中医学的整体观念是相同的。实验证明，一些细胞因子，肽类激素和神经递质及某些其它因子是神经系统、内分泌系统及免疫系统共同使用的传递信息的媒体。它们之间的相互作用共同完成对全身各系统功能的调节作用。

我们的实验表明，承气方剂在对 MODS 的防治中对机体的神经内分泌和免疫系统具有调节作用，通过调节而使机体处于稳态是承气方剂防治 MODS 的机制之一，也是中医学整体观念在这一问题的具体体现。

一氧化氮（NO）是一种内皮衍生舒张因子（EDRF），大量 NO 的积聚使血管广泛、过度扩张，微循环障碍。一氧化氮催化（NOS）分为两类同工酶，CNOS 主要分布于神经细胞和血管内皮细胞中，由它催化生成的 NO 主要起神经递质和第二信使的作用；iNOS 主要分布于巨噬细胞、内皮细胞和平滑肌细胞等处催化生成的 NO 具有细胞毒作用，参与介导免疫反应。我们在实验中发现，MODS 时肠组织 NO 含量及 iNOS 活性明显上升，而 CNOS 活性下降。说明 MODS 时肠组织血液灌流不足，运动功能紊乱及黏膜受损可能与肠组织中 NO 含量变化以及不同类型的 NOS 活性异常有关。承气方剂通过抗内毒素、抑制细胞因子及炎性介质活性等，调节组织内 NO 含量及 NOS 活性，达到脏器保护作用。

承气方剂在防治 MODS 中对内皮素、血管活

性肠肽（VIP）等的调节作用也说明了其对神经内分泌系统的调节。另外，从我们的形态学观察，承气方剂治疗组动物的免疫和内分泌器官组织都有细胞器、细胞代谢和酶活性趋于正常的表现。故而承气方剂具有神经（肽类物质）内分泌（肾上腺、甲状腺）及免疫（胸腺、脾）等网络调节作用。通过对这一网络的调节来达到调控细胞凋亡（PCD）于正常、调控全身炎性反应和脏器保护。在炎症反应过程中，SIRS是反应表现的一个方面；另一方面是抗炎症反应，即代偿性抗炎反应综合征（compensatory antiinflammatory response syndrome，CARS）。在连锁反应的细胞因子网络中，有的起激活作用，有的起抑制作用，有的炎症介质尚可抑制其本身的合成或增强其自然拮抗作用。由于这些细胞因子和炎性介质尚不是完全清楚，中药是否对这些因素有影响有待研究。但我们认为承气方剂在防治MODS中通过对神经内分泌和免疫系统的调节，降低全身炎性反应程度，使SIRS和CARS达到平衡，发挥中医药学的整体调整作用。

第三节 MODS对肠道细菌移位及承气方剂影响的形态学观察

由于肠屏障功能损害而使肠道内细菌进入肝、脾、淋巴结以至全身血循环的过程称为细菌移位（BT）。近年来，随着同位素标记及检测技术的日益成熟，Card等人于1990年证实内毒素能诱导小鼠肠道条件致病菌及内毒素的移位。后来其他人的大量工作也证实了MODS时肠道细菌移位的存在。本实验利用MODS动物模型，采用形态学方法，对细菌移位的途径和方式进行一些探讨；同时观察不同治疗方法对肠道细菌移位的影响。

材料与方法

（一）实验动物及分组

健康SD大鼠（军事医学科学院实验动物中心提供）雌雄各半，体重200～230g。在实验室用标准颗粒混合饲料（军事医学科学院四所动物室提供）喂养一周后随机分组，每组6只。

正常对照组（Cont.）

MODS模型组（M）

M＋承气方剂治疗组（M＋CQ）

M＋先锋霉素6号治疗组（M＋C）

M＋谷氨酰胺组（M＋G）

（二）MODS模型制作　同第一节。

（三）治疗药物及方法　同第二节。

（四）动物处理、观察方法及观察指标

动物造模同时开始治疗。观察72小时后，给予经胃灌入标准致病性E. coli［血清型O_{55}：K59（B_5）］。标准致病性E. coli购自中国生物制品鉴定所，经复活、增菌后制成1.25×10^{10}cfu/3ml混悬液，每只动物灌胃3ml。观察24小时后动物断颈处死，无菌进入腹腔，取末端回肠和结肠组织，立即液氮冰冻。

1. Dig-probe E. coli原位杂交方法　回肠、结肠组织冰冻切片，在LEICA CM1850低温切片机上制作低温冰冻切片。进行细菌革兰染色及大肠杆菌原位杂交。O_{55}：K59（B_5）大肠杆菌探针由北京医科大学基因诊断中心提供，序列为5′—CTT TGC CTG GTT TCC GGC ACC AGA A—3′。Dig-probe原位杂交试剂盒由北京医科大学分子病理实验室提供，按试剂盒说明书操作主要步骤包括：蛋白酶K消化、探针杂交、Ag-Ab结合，地高辛显色孵育等。

2. Dig-probe E. coli原位杂交观察指标　组织冰冻切片经原位杂交显色后，在MPIAS-500彩色病理图文分析系统下，自动连续计数每张切片黏膜下层10个高倍视野（×1000）阳性显示数，取其平均值，代表该区域阳性显示密度：

－：无阳性显示

±：0～3阳性显示

＋：4～8阳性显示

++：>8阳性显示

（五）统计学处理

原位杂交结果采用MPIAS-500彩色病理分析系统分析，获取数据以Ridit法进行差别显著性分析。

结　果

O_{55}：K59（B_5）标准E. coli涂片原位杂交可见阳性显示（彩图59-23）。

模型组冰冻切片革兰染色见G^-菌经肠黏膜上皮缺损处进入黏膜下层（彩图59-24）。

各组冰冻切片Dig-probe E. coli原位杂交结果见表59-12。

表 59-12　肠组织中 Dig-probe E. coli 原位杂交结果

组别	n	回肠				结肠			
		−	±	+	++	−	±	+	++
Cont.	6	6				6			
M	6			3	3			4	2
M+CQ	6	3	2	1		4	1	1	
M+C	6	1	1	1	3		1	2	3
M+G	6	2	3	1		1	3	2	

Ridit　检验结果

组　别	n	回肠		结肠	
		$\bar{R}$±可信限	可信区间	$\bar{R}$±可信限	可信区间
M	6	0.5000		0.5000	
M+CQ	6	0.3539±0.1361	0.2178～0.4900	0.3564±0.1361	0.2303～0.4925
M+C	6	0.4999±0.1361	0.3638～0.6250	0.5277±0.1361	0.3916～0.6638
M+G	6	0.6434±0.1361	0.5073～0.7795	0.6433±0.1361	0.5072～0.7794

由表 59-12 结果表明：

1. MODS 模型动物均出现了肠道细菌移位；

2. 先锋霉素 6 号治疗组阳性显示与模型组无统计学差别（$P>0.05$）；

3. 承气方剂治疗组阳性显示显著少于模型组和先锋霉素 6 治疗组（$P<0.05$）；

4. 谷氨酰胺组结果与承气方剂治疗组结果相似。

讨　论

（一）MODS 时肠道细菌在肠组织的移位过程

大量研究表明，MODS 时出现肠道细菌移位。细菌是如何越过肠屏障进入门静脉和淋巴系统的呢？我们利用 E. coli 原位杂交的方法，直观地观察到了细菌从肠腔移位到肠壁各层的情况，这是细菌移位的第一步，也是关键的一步。从我们的结果综合国内外文献有如下几点与 MODS 时细菌在组织中的移位有关系。

1. MODS 时肠菌群紊乱和机体免疫功能紊乱，使环境菌有机会黏附到肠黏膜上皮细胞表面。

2. MODS 时肠黏膜形态学完整性发生变化，细菌移位到黏膜下，经淋巴和门静脉系统到达体循环。

（1）肠黏膜毛细血管通透性增加，肠道细菌可通过肠黏膜游走到黏膜下毛细血管中。

（2）细胞间紧密连接松弛，桥粒消失，细菌经细胞间隙游走到黏膜下。

（3）肠黏膜损害的严重部位出现组织坏死、缺损，细菌从坏死缺损部位直接入侵到黏膜下层。

3. 巨噬细胞过度吞噬肠道细菌，造成过度负载导致自身死亡，胞体破裂后未灭活的 E. coli 可经巨噬细胞镶嵌于肠黏膜上皮细胞间的破损间隙进入黏膜下层。

（二）不同治疗方法对 MODS 时肠道细菌移位的影响

1. 承气方剂能有效地抑制肠道细菌在肠组织中的移位：

（1）通里攻下，有效地减少肠道细菌和内毒素数量，降低细菌对肠黏膜的侵袭力；

（2）对肠屏障功能具保护作用；

（3）通过对 NEIS 的调节，减少过度炎症反应对机体的损害。

2. 广谱抗生素并不能有效地减少肠道细菌移位：

(1) 增加了内毒素的释放，促进了细胞因子和炎性介质的生成；

(2) 不具有对肠屏障功能的保护作用。

第四节 不同肠道预洁方法对肠屏障功能的影响

在承气方剂用于结直肠手术前及外科特殊检查前肠道准备的临床病例观察基础上，为了进一步探讨不同肠道预洁方法对肠屏障功能的影响及在预防和减少肠源性感染上所发挥的作用，我们在肠道预洁动物模型建立的基础上，利用相关指标和形态学方法进行了观察。

材料与方法

(一) 实验动物及分组

健康SD大鼠（由军事医学科学院实验动物中心提供）雌雄各半，体重200～230g。在实验室用标准颗粒混合饲料（军事医学科学院四所动物室提供）喂养一周后，随机分组，每组10只。

对照组（Cont.）

中药组（CQ.）

甘露醇组（Man.）

抗生素组（An.）

(二) 药物及处理方法

1. 大承气颗粒剂　大黄、厚朴、枳实、芒硝。

承气合剂（加味小承气冲剂）大黄、厚朴、枳实、白头翁、败酱草等。

以上中药制剂由天津中西医结合急腹症研究所药物研究室浓缩为100%药液（1g/ml），经过滤高压灭菌后4℃分装存放。

2. 20%甘露醇　天津力生制药厂产品。

3. 甲硝唑　天津力生制药厂产品。

4. 硫酸卡那霉素　Serva公司产品。

(三) 模型制作

中药组：承气合剂3ml，2次/日，灌胃2日。

大承气颗粒剂3ml，2次/日，灌胃1日。

甘露醇组：20%甘露醇3ml，3次/日，灌胃1日。

抗生素组：卡那霉素1g/kg，甲硝唑0.2g/kg溶于3ml NS中，2次/日，灌胃3日。

对照组：NS 3ml，2次/日，灌胃3日。

给药同时动物禁食不禁水，观察3日。

(四) 动物处理及标本采集

动物造模完成后，经胃灌入标准E. coli［血清型O_{55}K59（B_5）］。标准E. coli来源及浓度同第三节，每只动物灌胃3ml，观察48小时后，将动物乙醚麻醉，心脏取血2ml，1ml加入抗凝剂，分别离心分离血清和血浆待测；无菌进腹取末端回肠10cm，用2ml预冷NS冲洗肠内容，收集物低温离心，上清分装待测；将该段肠管沿对系膜缘剖开，平铺于玻璃板上，用载玻片刮取黏膜层，称重后按1∶2比例加入磷酸缓冲液，匀浆后离心，上清液分装待测。以上待测标本－3℃存放。

取各组动物回肠和结肠组织标本，分别进行：①10%磷酸福尔马林缓冲液固定；②2.5%戊二醛电镜液固定；③立即直接液氮冰冻。

(五) 观察指标和方法

1. 实验动物一般情况，体重变化。

2. 实验室指标

(1) 二胺氧化酶（DAO）：方法同第二节。

(2) 肠黏膜组织蛋白含量：方法同第二节。

(3) 肠内容sIgA含量：方法同第二节。

(4) 血浆内毒素含量：方法同第一节。

3. 病理形态学观察

(1) 光镜观察：

1) HE常规染色

2) SDH染色

3) 黏液染色（AB PAS）

4) 网状纤维镀银染色（Ag）

以上常规HE染色和特殊染色方法同第二节。

(2) 透射电镜和扫描电镜观察：方法同第一节。

(3) 免疫组化染色：血管活性肠肽（VIP）和平滑肌肌动蛋白（actin）染色方法同第二节。

(4) Dig-probe E. coli原位杂交：组织冰冻切片Dig-probe E. coli原位杂交方法及试剂同第三节，结果判断标准同第三节。

(六) 统计学处理

实验室获取数据以t检验行差别显著性分析，采用EXCEL 7.0软件绘制图表；病理形态学统计采用MPIAS-500彩色病理图文分析系统分析，获取数据以 Ridit 法进行差别显著性检验，镜下结果图片显示。

结　果

（一）动物一般情况变化

1. 对照组无变化。

2. 中药组无明显变化，饮水增加，灌药后 6 小时排不成形便，24 小时排稀水便，灌菌后无明显变化。

3. 甘露醇组在灌药后 4～6 小时排稀水样便，动物饮水增加，灌菌后无明显变化。

4. 抗生素组动物造模第 3 天出现竖毛、倦懒表现，饮水减少，灌菌后上述表现加重，同时出现腹泻表现。

实验动物的体重变化见表 59-13。

表 59-13　各组大鼠体重变化（g）（$\bar{X}$）

分组	n	实验前	3 天
对照组	6	215.2	202.5
中药组	6	218.5	200.6
甘露醇组	6	226.2	218.4
抗生素组	6	221.5	195.5

（二）实验室检测结果

1. 肠黏膜蛋白含量测定　抗生素组肠黏膜蛋白含量较对照组明显减少（$P<0.05$）；中药组与对照组相比无差别（表 59-14，图 59-6）。

表 59-14　各组肠黏膜蛋白含量（$\bar{X}\pm s$）

组别	n	Protein（mg/g）
对照组（Cont.）	10	173.99±1.77
中药组（CQ.）	10	168.82±23.68[a]
甘露醇组（Man.）	10	161.62±37.9[a]
抗生素组（An.）	10	132.20±26.48[b]

a. 与 Cont. 组比较 $P>0.05$　b. 与 Cont. 组比较 $P<0.05$

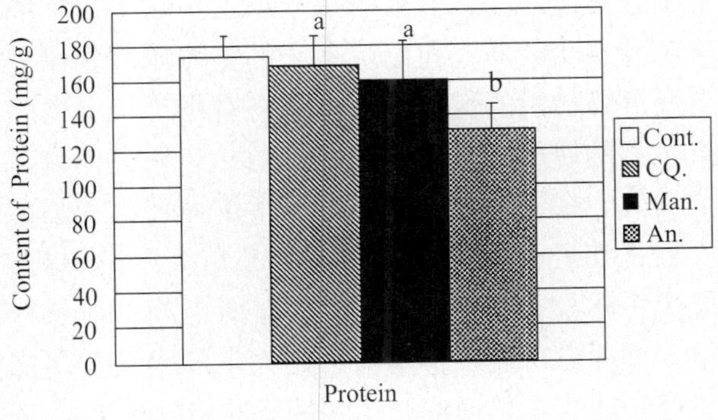

图 59-6　各组肠黏膜蛋白含量的变化

2. 血和小肠组织中 DAO 含量　与对照组比较，抗生素组肠黏膜组织中 DAO 含量明显减少，血清 DAO 含量明显升高。甘露醇组有与抗生素组相似的变化趋势。中药组与对照组无明显差别。说明口服抗生素肠道预洁对肠黏膜上皮细胞功能有损害。（表 59-15，图 59-7）

表 59-15　各组大鼠 DAO 含量（$\bar{X}\pm s$）

组别	n	血（mg/ml）	肠(mg/mg pro.)
对照组（Cont.）	10	6.44±1.04	10.70±1.54
中药组（CQ）	10	7.95±2.92[a]	11.70±2.38[a]
甘露醇组（Man.）	10	10.60±1.82[a]	8.50±2.10[a]
抗生素组（An.）	10	19.28±1.94[b]	6.33±1.27[b]

a. 与 Cont. 组比较 $P>0.05$　b. 与 Cont. 组比较 $P<0.05$

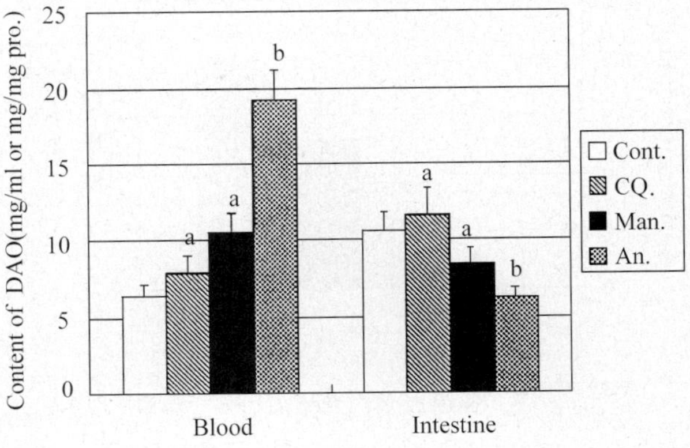

图 59-7　各组大鼠 DAO 含量的变化

3. 肠内容 sIgA 含量　抗生素和甘露醇组肠内容 sIgA 含量明显低于对照组（$P<0.05$），中药组与对照组比较无明显差别（表 59-16，图 59-8）。

表 59-16　肠内容 sIgA 含量（$\bar{X}\pm s$）

组别	n	sIgA（μg/ml）
对照组（Cont.）	10	197.4±36.25
中药组（CQ.）	10	160.84±29.66[a]
甘露醇组（Man.）	10	89.11±41.2[b]
抗生素组（An.）	10	98.26±22.41[b]

a. 与 Cont. 组比较 $P>0.05$　b. 与 Cont. 组比较 $P<0.05$

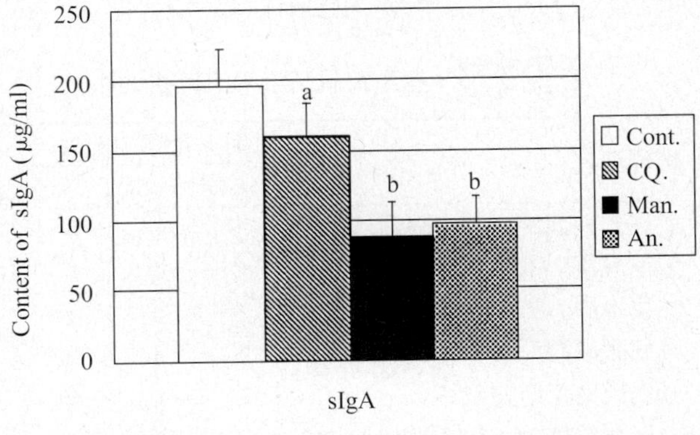

图 59-8　各组肠内容 sIgA 含量的变化

4. 血浆内毒素含量 与对照组比较，抗生素组和甘露醇组血浆内毒素含量明显增高（$P<0.01$）；中药组与对照组无显著差别（表 59-17，图 59-9）。

表 59-17 各组血浆内毒素含量（$\bar{X}\pm S$）

分 组	n	内毒素含量（pg/ml）
对照组（Cont.）	10	82.35±7.50
中药组（CQ.）	10	90.75±9.44[a]
甘露醇组（Man.）	10	129.30±4.65[b]
抗生素组（An.）	10	198.20±14.22[b]

a. 与 Cont. 组比较 $P>0.05$ b. 与 Cont. 组比较 $P<0.01$

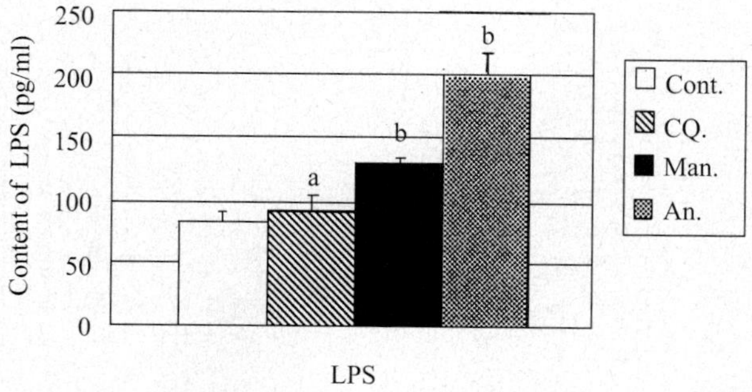

图 59-9 各组血浆内毒素（LPS）含量的变化

（三）病理形态学观察

1. 光镜观察 常规 HE 染色、特殊染色和免疫组化染色显示各组肠组织病理形态学改变以对照组为最少；中药组形态学变化较少；抗生素组形态学变化最多；甘露醇组虽然组织结构正常，但有组织萎缩，细胞器变性及酶活性降低表现。（表 59-18，彩图 59-25～30）

2. 透射电镜和扫描电镜结果与光镜观察结果趋势相似（表 59-21，彩图 59-31～33）。

3. Dig-probe E. coli 原位杂交结果 抗生素肠道预洁组回肠冰冻切片 Dig-probe E. coli 原位杂交阳性显示出现于黏膜下层。（彩图 59-34）对照组，中药组和甘露醇组无阳性显示。

表 59-18 各组大鼠肠组织病理变化

病理变化	组别（每组 10 只）			
	Cont.	CQ.	Man.	An.
上皮排列紊乱	1	1	5	8
绒毛脱落	0	0	3	8
黏膜水肿	0	6	1	4
炎细胞浸润	0	2	1	9
基底膜网架结构破坏	0	0	0	1
黏液颗粒减少	0	1	2	3
糖衣缺失	0	1	6	3
SDH 量减少及分布不均	0	0	1	6
细胞间隙病变	0	0	1	3
细胞器变性	0	1	3	8
VIP 深染	0	0	1	6
Actin 量减少及分布不均	0	0	0	1

讨 论

（一）肠道预洁方法和观念的变化

结直肠手术前和外科特殊检查前的肠道准备虽然在临床上已经使用了很多年，但并没有统一的方法和统一的认识，以往对肠道准备概念为机械性肠道清洗（mechanical cleansing）和肠道抗菌（intestinal antisepsis）。随着近年来对肠源性感染认识的加深，临床医生们开始认识到良好的肠道准备应该是具有保护肠屏障功能和早期预防肠源性感染的作用。传统的肠道准备方法由于大量灌洗液和抗生素进入肠道，对于肠黏膜和微生态环境会产生影响和损害，在这方面国外已有报道。Poole 在他的报道中指出，在肠道准备过程中患者出现自发性细菌性腹膜炎的现象是由于细菌从肠道移位到腹腔造成的。

在承气方剂用于肠道准备临床上取得满意效果和抗生素预清洁肠道促进细菌移位的结果的鼓舞下，我们模拟临床肠道准备的方法设计了一组动物模型，并统称为肠道预洁。这一组肠道预洁动物模型具有：

1. 模拟临床的使用方法；
2. 实验动物表现了不同的反应状态；
3. 病理形态学显示了不同的组织结构变化。

（二）承气方剂用于肠道预洁

承气方剂用于肠道预洁的研究是对于中药新剂型新用途的深入研究，在立法上，除了泻下和抑菌减毒功效外，我们注重它的整体调节作用和对肠屏障功能的保护作用。这将有别于泻下剂和抗生素的使用，减少了局部刺激，达到整体调节的功效。在应用中，按照中医学辨证理论和临床实验工作经验，我们本着“先小后大”的原则：先用承气合剂 2～3 天，具有通便去积、清热泻下、抑菌之功效；手术前日用大承气颗粒剂荡涤胃肠积滞、泻热通便，达到满意的清肠效果。

从我们的实验观察指标和以往工作的结果分

析，承气方剂用于肠道预洁有如下优势：

1. 通里攻下，具有满意的清肠效果。

2. 抑菌、抗内毒素，有效地缩小机体内毒素池，减少肠源性感染发生的必要前提。

3. 对肠屏障功能具保护作用，通过维持肠屏障的机械完整性、促进细胞功能、不破坏肠内微生态环境和调节肠免疫功能等几个方面有效地减少肠道预洁对机体造成的危害，早期预防肠源性感染的发生。

4. 具有促进术后消化道功能早期恢复的作用。这其中包括两方面：一是消化道机械性蠕动和排空功能的早期恢复；二是运动功能恢复所带来的其它生理功能的恢复如消化液分泌增加、腹腔脏器血流改善和由此产生的整个机体状态的恢复。调节和促进机体免疫防御功能，使 SIRS 和 CARS 处于平衡状态，减少术后脏器功能损害和 MODS 的发生。

本实验所用的标准致病性 E. coli 灌胃的处理方法其意义在于（1）贴近于临床：临床上肠道预洁后患者将接受手术治疗，无论是手术创伤、术后肠麻痹和术后禁食，都将造成胃肠道暂时的“搁置”状态。这正是肠道内环境紊乱及细菌大量繁殖和屏障功能减弱的时候，这种“搁置”下的改变就像宿主防御的其它损伤一样使得肠屏障由防护变为损伤，也正是肠源性感染发生的时候。(2) 便于原位杂交的观测。

由我们的实验可以看出，抗生素进行肠道预洁由于破坏了肠屏障功能而造成细菌的移位。较早提出口服抗生素促进肠道细菌移位的是 Berg (1981) 和 Deith (1985)。抗生素用于肠道预洁损害肠屏障功能，造成肠源性细菌移位的机制可能有：

1. 肠道内定植的厌氧菌群是肠道生物学屏障的重要组成部分，由于口服大量甲硝唑杀灭厌氧菌，破坏了肠道内细菌的平衡（需氧/厌氧比例）。

2. 由于大量 G^- 细菌被杀灭，菌体裂解，产生了高浓度的内毒素，加大了内毒素对肠黏膜的侵袭力。内毒素入血后介导一系列炎性反应，增加组织过氧化损害和肠黏膜通透性，破坏肠屏障功能；同时抑制网状内皮系统的吞噬功能及全身免疫紊乱，促进细菌移位。

3. 泻下剂和抗生素的化学刺激，损伤肠黏膜上皮细胞，肠机械屏障完整性受到损伤。

第五节　12 例结肠直肠手术患者不同肠道准备方法的形态学观察

在承气方剂用于肠道预洁实验室和临床研究取得肯定结果的基础上，为了促进大承气颗粒剂从实验室研究到临床应用的过渡，我们利用形态学方法，观察了结直肠手术患者不同肠道准备方法的形态学改变。

患者及分组

天津滨江医院肛肠科接受结直肠手术患者 12 例，年龄不限，病种均为恶性结肠肿瘤且无完全性肠梗阻患者。随机分为中药组和对照组各 6 例。

肠道准备方法

（一）中药组

1. 药物组成及剂型　大承气颗粒剂（大黄、厚朴、枳实、芒硝），由天津中西医结合急腹症研究所药研室制成颗粒型冲剂，每袋 3g，二袋相当于一付原方药量（生药 40g），温开水冲服或直接口服。

承气合剂（大黄、厚朴、枳实、白头翁、败酱草等），由天津中西医结合急腹症研究所药研室制成冲剂，每袋 3.5g，四袋相当一付原方药量（生药 45g）温开水冲服或直接口服。

2. 肠道准备方法　手术前 2 和 3 天，每日服承气合剂 4 袋。手术前 1 天服大承气颗粒剂早晚各 2 袋，服后禁食，自由饮水。

（二）对照组

手术前 3 日始口服新霉素（或红霉素）1g/日，灭滴灵 1.2g/日。手术前日口服 20%甘露醇 250ml（或便塞停 3 片 tid），服后禁食，自由饮水。

观察指标和方法

手术切下的大体标本取距癌肿 10cm 肠壁组织，分别 10%福尔马林和 2.5%戊二醛电镜液固定。进行如下观察。

（一）光镜观察　制作石蜡切片方法同第一节，进行如下染色：

1. 常规 HE 染色。

2. 网状嗜银纤维染色（Ag 染）。

3. 黏液染色（AB PAS） 方法同第一节。

4. Actin 免疫组化染色 方法同第二节。

（二）电镜观察 制片方法同第一节。

结 果

结肠组织主要形态学改变见表 59-19。从表 59-19 中看出，承气方剂用于结直肠手术前肠道准备形态学损害较少。（彩图 59-35～42）

表 59-19 不同肠道准备方法肠组织主要形态学变化

病理变化	组别（n=6）	
	中药组	对照组
上皮排列紊乱	1	3
绒毛脱落	0	0
黏膜水肿	4	2
炎细胞浸润	6	6
基底膜网架结构破坏	0	2
黏液颗粒减少	0	2
细胞间隙病变	0	2
细胞器变性	2	4
Actin 量减少及分布不均	1	3

讨 论

在我们的前期工作中，已经进行了一部分承气方剂用于结直肠手术前肠道准备的临床病例观察。我们以服药后患者的临床症状、清肠效果、肠道菌落数改变及术后肠功能恢复等几方面为观察指标，将承气方剂肠道准备与传统方法肠道准备进行了比较，结果表明承气方剂用于肠道准备各项观察指标优于现行的肠道准备方法。此次我们在临床病例的观察中上述指标得到同样结果(数据未列出)。

目前，腹部外科手术特别是结直肠手术前肠道准备无统一的方法，传统方法的弊端已为临床医生所认识，国外文章中报道的肠道准备方法多是用 PEG 液行肠道清洗，术前 3 天口服新霉素或红霉素和灭滴灵，同时临手术前静脉给予头孢霉素。虽然 PEG 液比以往的灌洗液清洁肠道效果更好，但其所造成的电解质紊乱和不能用于伴有心脏病和代谢性疾病患者等问题影响了在临床的广泛使用。

从我们的实验结果，承气方剂用于结直肠手术前肠道准备，对患者肠组织上皮细胞排列、基底膜网状结构、黏液分泌、肌动蛋白含量及超微病理结构等较少损伤，对肠屏障功能的物质基础具保护作用。由此也从形态学角度验证了我们临床和实验结果，为我们将承气方剂用于结直肠手术前和外科特殊检查前的肠道准备提供了理论依据。

结 语

1. 本实验成功地建立了细菌性腹膜炎所致大鼠 MODS 动物模型和大鼠肠道预洁动物模型。在 MODS 动物模型中，我们注重了内毒素水平这一重要的致 MODS 因子和脏器的损害；在肠道预洁动物模型中，我们注重了不同肠道预洁方法的病理形态学改变。

2. 利用 MODS 模型，我们观察了不同治疗对 MODS 时肠屏障功能的影响。我们以反映肠机械屏障、免疫屏障、生物屏障及化学屏障的指标，利用实验室和病理形态学手段观察了二胺氧化酶（DAO）、琥珀酸脱氢酶（SDH）、内皮素(ET)、一氧化氮和一氧化氮合酶（NO NOS)、肠内容物 sIgA 含量、肠黏液层变化、肠网状嗜银纤维结构、肠 VIP 含量及肌动蛋白含量变化等，同时我们还观察了超微组织细胞结构的改变。证明了肠屏障功能在 MODS 的发生和发展中具有重要意义；承气方剂可以从对以上几个屏障的保护达到对感染状态下肠屏障功能的保护作用；具有预防和减少肠源性感染的发生，对 MODS 的发生发展具防治作用。同时在我们的实验中再一次证明了抗生素在治疗 MODS 中不具备对肠屏障功能的保护作用。

3. 承气方剂对感染性 MODS 防治中发挥如下药理、药效学作用：

（1）保护肠屏障功能：

1）通里攻下，促进肠运动功能；

2）改善肠上皮细胞功能，维持形态学完整性，降低通透性；

3）减轻缺血-再灌注损害；

4）保护肠免疫防御功能；

5）维持肠菌群平衡。

（2）抑制肠源性感染对机体的二次打击。

（3）通过对神经内分泌和免疫网络系统的调节作用，降低全身炎性反应的程度，使 SIRS 和 CARS 达到平衡，发挥中医学的整体调整作用。

4. 我们用形态学原位杂交显色的方法，直观地观察到了 MODS 时肠道细菌移位及承气方剂对其影响，证明了承气方剂具有抑制 MODS 时肠道细菌移位的作用。

5. 利用肠道预洁模型我们观察到承气方剂可以用于肠道预洁。

（1）通里攻下，具有满意的清肠效果。

（2）抑菌、抗内毒素，有效地缩小机体内毒素池，减少肠源性感染发生的必要前提。

（3）对肠屏障功能具保护作用，早期预防肠源性感染的发生。

（4）促进术后消化道功能的早期恢复，改善一般情况，调节和促进机体免疫防御功能，减少肠源性感染发生的条件。

6. 为了促进大承气颗粒剂从实验室研究向临床应用的过渡，在承气方剂用于结直肠手术前肠道准备取得一定临床效果基础上，我们观察了不同肠道准备方法对患者肠组织形态学影响。结果表明，承气方剂用于结直肠手术前肠道准备，对患者肠组织上皮细胞排列、基底膜网状结构、黏液分泌、肌动蛋白含量及超微病理结构等较少损伤，对肠屏障功能的物质基础具保护作用。

由此我们结语为，承气方剂对肠屏障功能具有保护作用。

参考文献

[1] William-smith H. Observation on the flora of the alimentary tract. J Pathol Bacteriol，1965，89：95

[2] King DW. A rabbit model of perforated appendicitis with peritonitis. Br J Sur，1975，62：642

[3] 全竹富，黎介寿．腹腔感染致多器官衰竭的动物模型．中华实验外科杂志，1991，8(2)：91

[4] 王平，孟宪钧，黄志强．一种实验性多器官衰竭动物模型的研究．中华实验外科杂志，1987，4（2）：70-71

[5] 胡森，盛志勇．创伤后多器官衰竭动物模型的试验研究．中华整形烧伤外科杂志，1992，8：2

[6] 汪谦主编．现代医学实验方法．北京：人民卫生出版社，1997，912

[7] 冯变喜，吴咸中．大白鼠大肠杆菌性腹膜炎模型的建立．天津医药，1983，(10)：603

[8] 张延龄编译．如何评估多器官功能不全综合征．国外医学创伤与外科基本问题分册，1998，19(1)：37

[9] 马利，黎鳌．肠源性感染的实验研究．第三军医大学学报，1990，12(1)：21-27

[10] 姚咏明，施志国，田惠民，等．内毒素在多器官功能衰竭中的作用．国外医学创伤与外科基本问题分册，1994（1）：69-72

[11] Berg RD. Bacterial translocation from the gastrointestinal tract. J Med，1992，23：217-244

[12] Navaratanm RLN，Morris SE. Endotoxin increases mesenteric vascular resistance and bacterial translocation. J Trauma，1990，30（9）：1104-1113

[13] Cross A，Asher L，The importance of a lipopolysaccharide-initiated，cytokine-mediated host defense mechanism in mice against extraintestinally invasive Escherichia coli. J Clin invest，1995，96（2）：676

[14] Chikao Miki，Keiji L，et al. Influence of intraoperative blood loss on plasma levels of cytokines and endotoxin and subsequent graft liver function. Brit Surg，1997，132（2）：136

[15] Hosoda N，Nishhi M，Nakagwa M，et al. Structural and functional alterations in the gut of parenterally or enterally fed rats. J Surg Res，1989，47(2)：129-33

[16] Lowry OH. Protein measurement with folin phenol reagent. J Biol Chem，1951，193：265

[17] Douglas J，Wikthlin SL，Joseph J，et al. Gastrointestinal transit during endotoxemia：the role of nitric oxide. J Surg Res，1996，60（2）：307-315

[18] 张哲，陈辉主编．实用病理组织染色技术．沈阳：辽宁科学技术出版社，1988

[19] 龚志锦，詹熔洲主编．病理组织制片与染色技术．上海：上海科学技术出版社，1993

[20] Antonsson JB. The action of gut in shock and MSOF. Eun J Surg，1991，157（1）：3-12

[21] Deitch EA. Multiple systems organ failure. Arch Surg，1992，216（2）：118-136

[22] Deitch EA. Bacterial translocation from the gut：a mechanism of infection. J Bum Care Rehabil，1987，8：475

[23] Saadia R，Schein M，Macfarlane CM，et al. Gut barrier function and the surgeon. Br J Surg，1990，77：487-492

[24] Deitch EA. The role of intestinal barrier failure and bacterial translocation in the development of systemic infection and multiple organ failure. Arch Surg，1990，125：403-404

[25] Laglund-U. Systemic mediators released from the gut in critical illness. Grit Care-Med，1997，21（2 suppl）：S15

[26] Swank GM，Deitch EA. Role of the in multiple organ failure：bacterial translocation and permeability changes. World J Surg，1996，20：411

[27] Edmiston CE，Condon RE. Bacterial translocation. Surg Gynecol Obst，1994，173：73

[28] Mainous MR. Studies of the route，magnitude，and

time course of system inflammation. Arch Surg, 1991, 126: 33-37
[29] 张延龄. 多系统器官衰竭病因的近代研究. 国外医学创伤与外科基本问题分册, 1993, 14: 261
[30] Deitch EA. Multiple systems organ failure: Pathophysiology and potential future therapy. Ann Surg, 1992, 216: 118-134
[31] 蒋建新, 陈惠孙, 汪江淮. 肠源性感染的机制及其研究进展. 国外医学外科分册, 1996, (1):13-15
[32] Cipolle MD, Pasquale MD, Cerra FD. Secondary organ dysfunction. Crit Care Clin, 1993, 8: 261-8
[33] Fukushima R, Alexander JW, et al. Time course of production of cytokines and prostaglandin E2 by macrophages isolated after hermal injury and bacterial translocation. Circ Shock, 1996, 42: 154-62
[34] Lowry SF. Cytokine Mediators of immunity and inflammation. Arch Surg, 1993, 128: 135
[35] 杨镇. 有关外科感染值得研究的几个问题. 中华实验外科杂志, 1997, 14 (6):321
[36] 吴咸中. 急腹症研究. 上海: 上海科技出版社, 1988
[37] 解基良, 郑显理, 吴咸中. 大承气汤的临床与试验研究进展. 天津中医, 1994, 12: 43
[38] 范少光主编. 人体生理学. 北京医科大学出版社, 1996
[39] Forstner JF. Intestinal mucins in health and disease. Digestion, 1978, 17 (3):234
[40] 光冈知足. 肠内菌的世界. 东京丛文出版社, 1987
[41] 魏涌主编. 医学生物化学. 世界图书出版公司, 1995
[42] Hwang TL, O'dwyer S, Smith RJ. Preservation of the small bowel mucosa using glutamine enriched parenteral nutrition. Surg Forum, 1986, 37(1):56-58
[43] QIN Huan-Long. Effects of glutamine on structure and function of gut in endotoxemic rats. China Natl J New Gastroenter, 1996, 2 (2):69-72
[44] Souba WW, Klimberg VS, Plumley DA. The role of glutamine in maintaining a healthy gut and supporting the metabolic response to injury and infection. J Surg Res, 1990, 48 (4):383-391
[45] Bounous G. Pancreatic protease and oxygen-derived free radicals in acute ischemic enteropathy. Surgery, 1988, 99 (1):92
[46] Roy RS. Ischemia-induced conversion of xanthine dehydroxgenase to xanthine oxidase. Fed proc, 1994, 41 (3):767
[47] Granger DN. Superoxide radicals in feline intestinal ischemia. Gastroenterology, 1994, 81 (1):22
[48] Yanagisawa M, Kurihara H, Kimura S, et al. A novel potent vasoconstrictor peptide produced by vascular endothelial cells. Nature, 1988, 332 (6163): 411-415
[49] 孙绍金. 内皮素对胃肠损伤作用机制的研究进展. 新消化病学杂志, 1996, 4 (4):224-225
[50] MacNaughton WK, Keenan CM, Mcknight GM, et al. The modulation of gastric mucosal integrity by endothelin-1 and prostacyclin. J Cardiovasc Pharmacol, 1989, 13 (1):S118
[51] Veglio F, Dinna G, Melchio R, et al. Plasma endothelin levels in cirrhosis subjects. J Hepatology, 1995, 15 (1):85-87
[52] Parks DA. Contributions of ischemia and reperfusion to mucosal lesion formation. Am J Physiol, 1990, 250 (6):749
[53] Pruess KL, Morales RE, Sjzabo S, et al. Vascular and mucosal effects of endothelin-1 and endothelin-3 in the rat stomach. Gastroenterology, 1991, 100 (5):837
[54] David A, Chan J, Heather A, et al. Endothelin and nervous system. Neurology, 1992, 42 (1):25
[55] Doe WF. The intestinal immune system. Gut, 1989, 30: 1679
[56] 徐光尧, 苏宝田. 胃肠道的免疫功能. 国外医学生理科学与临床分册, 1995, 13 (1):1-4
[57] Nagura H, Sumi Y. Immunological functions of the gut—role of the mucosal immune system. Toxicol Pathol, 1988, 16: 154
[58] Mestecky J. The human IgA system. J Immunol, 1994, 152: 3623-9
[59] 于勇, 盛志勇. 大鼠烫伤后肠道免疫屏障损伤的实验研究. 中华整形烧伤外科杂志, 1996, 12 (2): 86-89
[60] 阴健主编. 中药现代研究与临床应用. 北京: 学苑出版社, 1994
[61] Burd RS. Anti-endotoxin monoclonal antibodies protect by enhancing bacterial and endotoxin clearance. Arch Surg, 1993, 128 (2):145
[62] Marra MN. Bactericidal/permcubility-increasing protein has endotoxin neutralizing activity. J Immunol, 1994, 144: 662
[63] Turnage RH, Cuice KS. Endotoxemia and remote organ injury following intestinal reperfusion. J Surg Res, 1994, 56: 571
[64] 秦明放, 鲁焕章, 吴咸中. 腹内感染时内毒素介导的免疫细胞学反应与通里攻下法的影响. 中国中西医结合杂志, 1993, 13 (5): 266-269
[65] 赵琪, 崔乃强, 吴咸中. 多器官衰竭患者外周血单核细胞 TNF-α 及 IL-12mRNA 表达水平及寒下药物

对其影响．中国中西医结合外科杂志，1997，3（2）:16

[66] 王文俊，崔乃强，吴咸中．通里攻下法药理作用的进一步探讨．中国中西医结合外科杂志，1995，1:111

[67] Nathan C，Xie QW. Nitric oxide synthase：roles，tolls and controls. Cell，1997，78（6）:915-922

[68] Kubes P，Grance N. Itric oxide modulates microvascular permeability. Am J Physiol，1997，262（5）：H611-623

[69] Konturek SK，Konturek PC. Role of nitric oxide in digestive system. Digestion，1995，56（1）:1-13

[70] 张哲颍．一氧化氮与外科·新消化杂志，1997，3（12）:42

[71] 蒋波，楚正绪．一氧化氮与炎症．国外医学生理病理科学与临床分册，1998，18（3）:44

[72] Berg RD，Garlington AW. Translocation of certain bacteria from the gastrointestinal tract to the mesenteric lymph nodes and other organs in a gnotobiotic mouse model. Infect Immun，1979，23：403

[73] Rhodes RS. Intestinal barrier function in hemorrhagic shock. J Surg Res，1973，14：305

[74] Alexander JW，Boyce ST. The process of microbial translocation. Ann Surg，1990，212：496

[75] Edmiston CE. Condon RE. Bacterial translocation. Surg，1991，173：73

[76] Shenep JL，Flunn PM，Barrett FF，et al. Serial quantitation of endotoxemia and bacteremia during therapy for Gram-negative bacterial sepsis. J Infect Dis，1988，157：565-8

[77] Mustafa M，Mertsola J，Ramilo O，et al. Increased endotoxin and interleukin-lbeta concentrations in cerebrospinal fluid of infants with coliform meningitis and ventriculitis associated with intraventricular gentamicin therapy. J Infect Dis，1989，160：891-5

[78] Additi M，Manogoe K，Caplan M，et al. Cerebtospinal fluid cachectin/tumor necrosis factor-alpha and platelet-activating factor concentrations and severity of bacterial meningitis in children. J Infect Dis，1990，162：139-47

[79] Stockwell JA，Huang YC，Su YF，et al. Bactericidal antibiotics increases tumor necrosis factor alpha and cardiac output in rats after cecal ligation and puncture. Circ Shock，1994，42：68-72

[80] Simon DM，Koenig G，Trenholme GM. Differences in release of tumor necrosis factor from THP-1 cells stimulated by filtrates of antibiotic -killed Escherichia coli. J Infect Dis，1991，164：800-2

[81] Sawyer rg. Adims RB，May AK，et al. Anti-tumor necrosis factor antibody reduces mortality in the presence of antibiotic-induced tumor necrosis factor release. Arch Surg，1993，128：73-8

[82] 解基良，吴咸中．肠道准备的发展及观念和方法的变化．中国中西医结合外科杂志，1995，1（1）:61

[83] Poole GV. Spontaneous bacterial peritonitis during bowel preparation. South Med J，1991，84（11）：1412

[84] 解基良，吴咸中．承气方剂用于肠道准备的研究．中国中西医结合外科杂志，1997，4（2）:18

[85] 孟宪钧．多器官功能失常研究展望．中华实验外科杂志，1997，14（6）:323

[86] Wilmore DW，Smith RJ. The gut：a central organ after surgical stress. Surgery，1988，918：917-923

[87] Deitch EA. The role of intestinal barrier failure and bacterial translocation in the development of systemic infection and multiple organ failure. Arch Surg，1990，125：403

[88] Berg RD. Promotion of the translocation of enteric bacilli from the gastrointestinal tracts of mice by oral treatment with penicillin，clindamycin or metronidazole. Infect Immun，1981，33：854

[89] Deitch EA. Effect of oral antibiotics and bacterial overgrowth on the translocation of the GI tract microflora in burned rats. J Trauma，1985，25：385-392

[90] Bigard MA，et al. Fatal colonic explosion during colonoscopic polypectomy. Gastroenterology，1992，77：1307

[91] Solla JA. Preoperation bowel preparation. Dis Colon Recturn，1993，33（2）154-159

[92] Beck DE. Current preoperative bowel cleansing methods. Dis Colon Rectum，1993，33（1）:12-15

[93] Boweden TA. PEG solution：a rapid，safe mechanical bowel preparation for colorectal surgery. Ann Surg，1987，53：34

（解基良 吴咸中）

第60章 大承气颗粒剂对大面积烧伤患者细胞因子与介质变化的影响

大面积烧伤常引起肠屏障功能损伤，肠壁通透性增高及细菌易位，随之出现内毒素血症，并诱导TNFα等细胞因子产生。内毒素、TNFα激活单核/巨噬细胞产生新蝶呤及其它炎症介质，内毒素刺激CGRP释放，TNFα可诱生IL-6等。故防治烧伤所致内毒素血症尤为肠源性内毒素血症，可减轻细胞因子及其它炎症介质形成，是防治SIRS/MODS的基本环节之一。本研究对大面积烧伤患者从伤后第4天开始使用大承气颗粒剂治疗，观察其对外周血内毒素及某些细胞因子与其它介质水平的影响。

材料与方法

（一）一般资料

观察14例患者，其中12例来自天津市第四医院烧伤监护病房，2例来自该院烧伤急救中心。其中男13例，女1例；年龄19～55岁，平均30.1±11.8岁。烧伤面积43%～98%，平均70.0%±17.7%；烧伤指数（burn index，BI）29.2%～98%，平均51.6%±17.2%。热烧伤14例，其中伴化学烧伤2例。2例于烧伤后第2天放弃治疗，1例于烧伤后第10天死亡，1例于烧伤后1个月死亡，其余全部临床治愈。4例于伤后3～12小时（h）内开始采集外周静脉血标本，1例于伤后第26天开始采集标本，其余均于伤后第4天（出休克期后）开始采集标本。观察期一般为3周。全部病例均伴烧伤休克。14例中9例伴吸入性损伤，其中5例为轻、中度吸入性损伤，3例为重度吸入性损伤，1例为复合创伤（烧伤、吸入性损伤合并骨盆骨折）。全部病例于烧伤后1周内存在不同程度的内毒素血症；14例均符合SIRS诊断，其中2例伴创面脓毒症，1例发展为MODS和MOF。

（二）仪器、试剂、药物

1. 仪器、试剂　见文献［34］。

2. 药物与安慰剂　大承气颗粒剂，组成：大黄12g，厚朴9g，枳实9g，芒硝6g；制备：采用先进科技手段提取有效成分，制成颗粒剂；规格：每包2.5g；来源：由广州中医药大学提供。安慰剂：由淀粉制成的外形、体积、包装与大承气颗粒剂完全相同的颗粒剂，天津市南开医院制剂室提供。

（三）方法

1. 病例选择标准　①烧伤面积>30%；②年龄在18～55岁之间。

2. 排除标准　①精神病患者；②内分泌代谢病患者；③原发免疫缺陷病，血清免疫缺陷病毒阳性；④接受免疫抑制剂治疗者；⑤严重慢性心、脑、肺、肾疾病者，如冠心病、高血压、肺气肿、肝硬化。

3. 诊断标准　内毒素血症，全身性炎症反应综合征（SIRS），多器官功能不全综合征（MODS），见文献［34］。

4. 大承气颗粒剂疗效标准　指标：①大便每日3次或3次以上；②肠鸣音恢复正常或活跃；③腹胀消失，思食，进食后腹胀无明显加重、无恶心呕吐；④舌质由深红转为淡红，黯红减轻，瘀点瘀斑仍可存在；舌苔由焦黄、黄厚腻、白厚干燥转为薄黄（腻）或薄白（腻）。显效：用药3～4天后，符合上述指标3条或3条以上；有效：用药5～7天后，符合上述指标2条或2条以上；无效：达不到上述标准者。

5. 分组　根据烧伤指数，采用分层抽样法将12例患者随机分为综合安慰组与综合承气组。另设12例健康人为正常对照组（正常组）。综合承气组和综合安慰组在性别、年龄、APACHEⅡ评分、合并症、并发症、创面细菌分离情况等方面均无统计学差异。

6. 治疗　综合安慰组采用西医综合治疗，并用安慰剂；综合承气组在西医综合治疗基础上，使用大承气颗粒剂。大承气颗粒剂每日20g（即8包）（病情严重者可倍量使用），用适量温开水溶解，分2次口服。于烧伤后第4天（出休克期之后）开始用药，疗程2周。安慰剂使用程序与此相同。

7. 观测项目与方法　①一般项目：见文献

[34]。②特殊项目：见文献 [34]。③胃肠功能：肠鸣音、大便次数及量、腹胀及进食情况。④舌象变化：由一名中医主治医师诊察。⑤时段日均便次：将患者大便分为 4 个时段（烧伤后至第 3 天、第 4～7 天、第 8～11 天、第 12～18 天）累计，再按时段算出该时段之每日平均便次，以此进行分析。

8. 统计分析方法　应用 SPSS 8.0 统计软件。采用重复测量设计的方差分析（repeated measures）和 Mann-Whitney U 检验。

结　果

（一）舌象观察

1. 舌苔　烧伤后 12 小时内 4 例全部为黄苔，其中 1 例焦黄，3 例淡黄腻；烧伤后第 4 天，12 例中 10 例为黄腻苔，1 例白腻苔，1 例白干苔；烧伤后第 7 天，12 例中 10 例为黄腻苔，2 例白腻苔；烧伤后第 11 天，11 例中 7 例为黄腻苔，1 例黄干苔，1 例薄黄苔，1 例黄白腻苔，1 例白腻苔。烧伤后第 18 天，11 例中 4 例为淡黄腻苔（3 例薄，1 例较厚），2 例白腻苔（其一较厚，另一较薄），2 例淡黄苔（其一较厚），1 例黄白相兼苔，2 例薄白苔。综合承气组舌苔与综合安慰组比较能较快地变薄。但由于例数少而未显出统计学差异。

2. 舌质　烧伤后至 3 天前舌质为深红或红绛；烧伤后第 4 天开始显红黯，特别是烧伤面积 >50% 者，12 例中仅 2 例为深红或红色（烧伤面积 >50% 者，1 例为深红；烧伤面积 <50% 者，1 例为红）；烧伤后第 7 天，12 例中有 5 例出现瘀点、瘀斑，均为烧伤面积 >60% 者，1 例淡红，1 例深红，其余均见黯红舌；烧伤后第 11 天，舌质变化同第 7 天，5 例见瘀点、瘀斑，1 例淡红，其余均见黯红舌；烧伤后第 18 天，舌质变化同第 11 天，烧伤面积 >70% 的部分患者舌质变淡，1 例 50%/10% 面积烧伤并骨盆骨折者，自伤后第 26 天开始观察 2 周，其舌质瘀斑、砖红色并见。综合承气组舌质与综合安慰组比较由于例数少而未显示统计学差异。

（二）疗效分析

按大承气颗粒剂疗效标准判断，综合承气组（6 例）显效 2 例，有效 4 例；综合安慰组（6 例）有效 1 例，无效 5 例。

（三）烧伤治疗中加用大承气颗粒剂对大便次数的影响

时段累计便次之日平均数，经 Mann-Whitney 检验，用药前（烧伤后至第 3 天）综合承气组大便次数与综合安慰组比较无明显差异，第 4～7天、第 8～11 天、第 12～18 天，综合承气组大便次数均多于综合安慰组（$P<0.05$）（表 60-1）。

表 60-1　烧伤治疗中加用大承气颗粒剂对大便次数的影响（$\bar{X}\pm s$，时段日均便次）

	例数	伤后～3 天	第 4～7 天	第 8～11 天	第 12～18 天
综合安慰组	6	0.11±0.27	0.54±0.19	0.80±0.21	0.49±0.46
综合承气组	6	0.11±0.17	1.46±0.43**	1.46±0.43**	1.14±0.54*

与综合安慰组比较，* $P<0.05$，** $P<0.01$。综合安慰组第 8～11 天和 12～18 天各 5 例

（四）烧伤治疗中加用大承气颗粒剂对外周血内毒素、IL-6 和 NPT 水平的影响

烧伤患者外周血内毒素、IL-6 和新蝶呤水平均较正常人明显增高。IL-6、新蝶呤均从第 7 天以后，综合承气组较综合安慰组呈一致性的降低，前者第 18 天两组间差异具显著性意义，后者第 11、18 天时两组差异显著。综合承气组第 7 天内毒素低于综合安慰组。使用大承气颗粒剂之前两组之间上述指标均无统计学差异（表 60-2）。

（五）烧伤治疗中加用大承气颗粒剂对外周血 TXB_2、$PGF_{1\alpha}$、CGRP 水平的影响

烧伤患者外周血 TXB_2、$PGF_{1\alpha}$、CGRP 水平均较正常人明显增高。综合承气组第 7 天 TXB_2 和 $PGF_{1\alpha}$ 分别显著低于综合安慰组，第 11 天 CGRP 显著低于综合安慰组（表 60-3）。

表 60-2　烧伤治疗中加用大承气颗粒剂对循环内毒素、IL-6 和 NPT 水平的影响（$\bar{X}\pm s$）

		例数	第 4 天	第 7 天	第 11 天	第 18 天
内毒素	正常人组	12	0.167±0.014			
(EU/ml)	综合安慰	6	0.210±0.039**	0.263±0.035**	0.184±0.011*	0.174±0.001
	综合承气	6	0.205±0.015**	0.221±0.012**#	0.191±0.004**	0.173±0.003
IL-6	正常人组	11	0.08±0.26			
(pg/ml)	综合安慰	6	408.35±127.14**	747.65±1145.38**	201.12±114.76**	136.30±98.05**
	综合承气	6	475.35±211.53**	405.39±460.29**	160.84±153.01**	30.95±50.42*#
NPT	正常人组	10	5.59±1.01			
(nmol/L)	综合安慰	6	21.35±25.58**	89.10±185.66**	157.94±309.78**	296.67±542.78**
	综合承气	6	22.91±24.05**	13.26±3.54	12.17±3.88#	14.18±7.03#

与正常组比较，* $P<0.05$，** $P<0.01$；与综合安慰组比较，# $P<0.05$。综合安慰组于烧伤后第 11、18 天均为 5 例，综合承气组第 18 天为 5 例

表 60-3　烧伤治疗中加用大承气颗粒剂对血 TXB_2、$PGF_{1\alpha}$、CGRP 的影响（$\bar{X}\pm S$，pg/ml）

		例数	第 4 天	第 7 天	第 11 天	第 18 天
TXB_2	正常人组	10	46.25±25.79			
	综合安慰	6	2760.35±5187.70**	2488.36±5301.92**	491.56±519.06*	146.13±110.06
	综合承气	6	495.69±627.05**	174.65±225.07#	666.12±745.49**	750.97±754.60**
$IPGF_{1\alpha}$	正常人组	12	4.88±2.61			
	综合安慰	6	31.86±19.14**	46.71±42.21**	11.30±3.83*	20.42±20.05*
	综合承气	6	14.15±7.36*	10.11±7.30#	25.47±29.04**	10.68±10.16
CGRP	正常人组	12	17.80±6.37			
	综合安慰	6	18.27±10.07	40.42±20.75**	50.08±8.48**	37.73±15.34**
	综合承气	6	26.34±11.27	33.63±12.52*	29.51±8.53**#	27.04±11.15

与正常组比较，* $P<0.05$，** $P<0.01$；与综合安慰组比较，# $P<0.05$。综合安慰组于烧伤后第 11、18 天均为 5 例；综合承气组第 18 天为 5 例

（六）其它指标

本研究还观察了 TNFα、NO、ET-1、LPO、SOD 等的变化，由于例数少，综合承气组与综合安慰组之间未显示统计学差异，资料未列出。

讨论与结论

（一）大面积烧伤后使用大承气颗粒剂的某些依据

本研究观察到 43%～98%面积烧伤后 12 小时内全部出现黄苔，个别为焦黄苔；伤后第 4 天黄腻苔占 83.3%，白干、白腻苔各占 8.3%；第 7 天黄腻苔占 83.3%，白腻苔占 16.7%；第 11 天黄腻苔占 63.6%，黄干、薄黄、黄白腻、白腻苔各占 9.1%；第 18 天淡黄腻、淡黄、黄白相兼、白腻、薄白苔各占 36.4%、18.2%、9.1%、18.2%、18.2%。烧伤后至 3 天前舌质为深红或红绛；第 4 天开始显红黯，占 83.3%；第 7 天瘀点瘀斑舌占 41.7%，均为烧伤面积>60%者，黯红舌占 41.7%；第 11 天瘀点瘀斑和黯红舌各占 45.5%，第 18 天舌质变化同第 11 天，烧伤面积>70%的部分患者舌质变淡。结果提示大面积烧伤患者舌苔以黄苔（腻或干）为主，舌质多为黯红甚至瘀点瘀斑，也就是说以气分实热、血热血瘀为病理特点。

本文还见到伤后早期患者口渴、腹胀、便秘；大面积深度烧伤者出现躁动不安，神昏谵语甚至抽搐；结合上述舌质舌苔改变，可以认为烧伤的病理是火毒内攻，气血经络甚至脏腑受损。

病邪由表及里，火毒内陷，先后或重叠出现阳明经证、阳明腑证、营分证、血分证等。早期以邪实为主，火毒与腑实搏结。火毒不易速去，腑实所当急攻，顿挫火势。急则治其标，予通里攻下、泻火解毒，或佐清营凉血活血。

大承气汤是治疗阳明腑证的主要方剂。方中大黄为主药，苦寒攻下，通导三焦，凉血去瘀生新；枳实、厚朴行气消痞，芒硝咸寒泻下，均为辅药。使用本方既可去烧伤前之积滞（使邪毒无归宿），又能凉血活血、行气消胀，降低火毒内攻之势、减轻某些病理损害（如血热血瘀）、消除部分症状（如腹胀）；结合上述病机，可以认为大面积烧伤时运用大承气颗粒剂是适当的。

（二）大面积烧伤治疗中加用大承气颗粒剂对某些细胞因子和炎症介质的影响

本研究观察到烧伤休克期之后开始使用大承气颗粒剂能增加大便次数、改善胃肠功能，使舌苔较快地变薄。在此基础上能减低循环内毒素水平，在伤后第 7 天作用明显；与此同时能减少炎症介质形成，使伤后第 7 天 TXA_2 和 PGI_2 水平降低；并且使伤后第 11 天 CGRP 减少，伤后第 11、18 天新蝶呤水平下降，伤后第 18 天 IL-6 减低。从上述作用特点可以看出大承气颗粒剂的基本作用点仍然是通里攻下，缩小肠道细菌库和内毒素池，防止内毒素易位等。

大面积烧伤常引起内毒素易位，循环内毒素又成为多种病理过程的导火索。本研究观察到内毒素与单核细胞百分数呈正相关，内毒素可激活单核细胞/巨噬细胞，诱生 TNFα、新蝶呤等；被激活的单核细胞/巨噬细胞，以及白细胞和血小板，部分患者伴吸入性损伤，导致 TXA_2 和 PGI_2 大量产生。新蝶呤是体内淋巴细胞激活的标志物，而伴随淋巴细胞-巨噬细胞轴所介导的细胞免疫过度激活形成的细胞因子、炎症介质又引起严重损伤，如本研究观察到的新蝶呤持续增高超过 400 nmol/L 提示病情很重，可考虑为 MODS/MOF，故减低新蝶呤的异常增高对防止 MODS 有重要价值，亦提示大承气颗粒剂可间接调整细胞免疫功能。烧伤时 TNFα 是诱生 IL-6 的介质之一，本研究观察到大面积烧伤后 IL-6 显著增高，与病情严重程度有关；大承气颗粒剂可降低 IL-6 水平，减轻严重烧伤对患者的打击。内毒素可刺激 CGRP 释放，并且其作用部分地是通过前列腺素、NO 等释放；CGRP 具有强大的血管舒张作用，其在烧伤后早期升高可能对血管张力不稳定有影响，因此降低 CGRP 的过度增高可改善某些临床状态，大承气颗粒剂降低 CGRP 的作用可能部分地是通过减低内毒素、前列腺素等实现的。大承气颗粒剂减少 TXA_2 和 PGI_2 的作用亦可能是部分地通过降低循环内毒素水平而实现的，在一定程度上可防止血小板的进一步聚集与微循环障碍。

综上所述，大承气颗粒剂通过通里攻下这一基本作用，通过降低循环内毒素水平这一基本环节，减轻细胞因子、炎症介质的损伤，成为防治 SIRS/MODS 的部分药理基础。

（三）结论

大承气颗粒剂通过通里攻下、缩小肠道细菌库和内毒素池、防止肠道内毒素易位等基本作用，通过降低循环内毒素水平这一基本环节，影响了内毒素介导的诸多病理过程，如降低 IL-6、新蝶呤水平，减少 TXA_2、PGI_2、CGRP 形成，对减轻严重烧伤引起的全身性损伤及防治 SIRS/MODS 有一定价值。

这里尚需说明的是，本文所得结果是初步的；由于观察病例数较少，因此还应扩大观察样本，作进一步研究。

参考文献

[1] Deitch EA. Intestinal permeability is increased in burn patients shortly after injury. Surgery，1990，107：411-416

[2] Levoyer T，Cioffi WG，Pratt L. Alterations in intestinal permeability after thermal injury. Arch Surg，1992，127：26-30

[3] Alexander JW，Gianotti L，Pyles T，et al. Distribution and survival of Escherichia coli translocation from the intestine after thermal injury. Ann Sury，1990，213：558-566

[4] Jones II WG，Winei JP，Barber AE，et al. Bacterial translocation and intestinal atrophy after thermal injury and burn wound sepsis. Ann Surg，1990，211：399-405

[5] Herndon DN，Ziegler ST. Bacterial translocation after thermal injury. Crit Care Med，1993，21：S50-S54

[6] Dobke MK. Endotoxemia after burn injury：effect of early excision on circulating endotoxin levels. J Burn Care Rehabil，1989，10：107-114

[7] Sheng Zhiyong，Yao Yongming，Yu Yan. The relationship between gut-derived endotoxemia and tumor

necrosis factor, neopterin, experimental and clinical studies. Chin Med J, 1997, 110: 30-35

[8] Fong Y, Lowry SF. Tumor necrosis factor in the pathophysiology of infection and sepsis. Clin Immunol Immunopathol, 1990, 55: 157-170

[9] Achter H, Fuchs D, Hausen A, et al. Neopterin as marker for activation of cellular immunity: immunological basis and clinical application. Adv Clin Chem, 1989, 27: 81-141

[10] Muller MM, Curtius HC, Herold M, et al. Neopterin in clinical practice. Clinica Chimica Acta, 1991, 201: 1-16

[11] Yao YM, Yu Y, Wang YP, et al. Elevated serum neopterin level: its relation to endotoxemia and sepsis in patients with major burns. Eur J Clin Invest, 1996, 26: 224-230

[12] Nakae H, Endo S, Inada K, et al. Plasma concentrations of type Ⅱ phospholipase A2, cytokines and eicosanoids in patients with burns. Burns, 1995, 21: 422-426

[13] Myers SI, Minei JP, Casteneda A, et al. Differential effects of acute thermal injury on rat splanchnic and renal blood flow and prostanoid release. Prostaglandins Leukot Essent Fatty Acids, 1995, 53: 439-444

[14] 王宪，吴中欣，唐跃明，等．内毒素对离体大鼠肠系膜动脉降钙素基因相关肽（CGRP）释放的作用．生理学报，1996，48：1-6

[15] Marano MA, Moldawer LL, Fong Y, et al. Cachectin/TNF production in experimental burns and pseudomonas infection. Arch Surg, 1988, 123: 1383-1388

[16] 田在善，李冬华，沈长虹，等．大承气汤“釜底抽薪，急下存阴”攻效理论的实验研究-抗“肠道 LPS 移位”效应的理论研究．见：中药研究与应用．郑有顺．北京：军事医学科学出版社，1999，158-162

[17] Kowal-Vern A, Walenga JM, Sharp-Pucci M, et al. Postburn edema and related changes interleukin-2, leukocytes, platelet activation, endothelin-1, and C_1 esterase inhibitor. J Burn Care Rehabil, 1997, 18: 99-103

[18] Yamada Y, Endo S and Inada K. Plasma cytokine levels in patients with severe burn injury with reference to the relationship between infection and prognosis. Burns, 1996, 22: 587-593

[19] Nijsten MWN, Hack CE, Helle M, et al. Interleukin-6 and its relation to the humoral immune response and clinical parameters in burned patients. Surgery, 1991, 109: 761-767

[20] Guo Y, Dickerson C, Chrest FJ, et al. Increased levels of circulating interleukin-6 in burn patients. Clin Immunol Immunopathol, 1990, 54: 361-371

[21] Struzyna J, Pojda Z, Braun B, et al. Serum cytokine levels (IL-4, IL-6, IL-8, G-CSF, GM-CSF) in burn patients. Burns, 1995, 21: 437-440

[22] Veyama M, Maruyama I, Osame M, et al. Marked increase in plasma interleukin-6 in burn patients. J Lab Clin Med, 1992, 120: 693-698

[23] Papini RP, Wilson APR, Steer JA, et al. Plasma concentrations of tumor necrosis factor-α and interleukin-6 during burn wound surgery or dressing. Br J Plastic Surgery, 1997, 50: 354-361

[24] Damas P, Ledous D, Nys M, et al. Cytokine serum level during severe sepsis in human IL-6 as a marker of severity. Ann Surg, 1992, 215: 356-362

[25] 唐跃明，韩启德，孙威，等．炎症介质在内毒素引起大鼠肠系膜血管床降钙素基因相关肽释放中的作用．中国应用生理学杂志，1996，12：193-197

[26] Brain SD, Williams TJ, Tippins JR, et al. Calcitonin gene-related peptide is a potent vasodilator. Nature, 1985, 313: 54-56

[27] 柴家科，姚咏明，高维谊，等．烧伤内毒素血症．见：黎鳌，杨宗城．烧伤治疗学．第 2 版．北京：人民卫生出版社，1995，262-266

[28] 肖光夏，张雅萍，马利．烧伤感染．见：黎鳌，杨宗城．烧伤治疗学．第 2 版．北京：人民卫生出版社，1995，228-255

[29] Yoshizaki K, Nishimoto N, Matsumoto K, et al. Interleukin 6 and expression of its receptor on epidermal keratinocytes. Cytokine, 1990, 2: 381-387

[30] Kawakami M, Kaneko N, Anada H, et al. Measurement of interleukin-6, interleukin-10 and tumor necrosis factor-alpha levels in tissues and plasma after thermal injury in mice. Surgery, 1997, 121: 440-448

[31] Allgower M, Schoenenberger GA, Sparkes BG. Buring the largest immune organ. Burns, 1995, 21:27-47

（方步武　吴咸中）

第 61 章　中药对急腹症患者细胞因子及介质变化的影响

急腹症病变过程中，无论是轻重不等的急性胆囊炎、胆管炎、阑尾炎、胰腺炎之局部炎症失控或过度激活，放大为全身性炎症反应，还是不同部位结石、肿瘤等引起的梗阻性黄疸，循环内毒素水平升高，或者多种原因所致的急、慢性肠梗阻，都可不同程度地影响胃肠功能，特别是肠道屏障（机械、生物、免疫、化学屏障）功能。在出现多器官功能不全综合征（multiple organ dysfunction syndrome，MODS）之前，即已存在肠道通透性（intestinal permeability，IP）增加，MODS 的形成与 IP 异常或严重紊乱有关；肠屏障破坏甚至衰竭在 MODS 的发病中有着十分重要的意义，肠源性感染是其关键环节；并且炎症刺激即可引起肠道本身产生细胞因子。易位的内毒素及其诱生的细胞因子进一步刺激其它炎症介质形成，炎症机制广泛激活、放大导致 MODS，全身性炎症反应综合征（systemic inflammatory reaction syndrome，SIRS）和 MODS 是对急性疾病相关的炎症的分级描述。如何控制这种高死亡率的综合征呢？尽管选择性肠道脱污染（selective digestive tract decontamination，SDD）、抗介质治疗、血液透析、肠道营养等措施不断面世，但总体疗效并不理想或方法本身亦存在某些弊端，因而目前尚无有效防治措施。由上述发病过程可知减轻或消除肠源性感染是防治的中心环节之一。通里攻下中药可迅速荡涤积滞，缩小肠道细菌库/内毒素池，减少肠道内毒素易位，且有较好临床疗效，因而是一种值得考虑的措施。为此，本研究将急腹症按全身性炎症反应轻重分为内毒素血症期、SIRS、MODS 三个阶段，根据每一阶段的疾病特点，在西医综合治疗基础上加用不同中药方剂，观察某一方案对相应阶段的炎症介质、细胞因子或肽类激素变化的影响，探索防治内毒素血症、SIRS 和 MODS 的有效措施。

材料与方法

（一）一般资料

观察 89 例，均为 1998 年 3 月～1999 年 9 月在天津市南开医院外科各病区住院患者。内毒素血症期患者 27 例，其中男 13 例，女 14 例，年龄 29～78 岁，平均 59.3±12.8 岁；SIRS 患者 43 例，其中男 26 例，女 17 例，年龄 22～77 岁，平均 52.7±14.3 岁；MODS 患者 19 例，其中男 13 例，女 6 例，年龄 28～80 岁，平均 60.1±15.4 岁。各综合征中胆道、胰腺疾病占 80%左右，具体病种分布见表 61-1。90%为急诊入院患者。部分病例未完成观察即出院（包括自动出院或病愈出院），内毒素血症期和 MODS 患者各 1 例于观察期内死亡，其余均临床治愈。观察期 2 周。一般于入院当天（少数在入院次日）开始观察，并将其作为 0 天，以后设 1、3、7、14 天，于各时间点采集患者空腹外周静脉血标本作有关指标检测。

（二）仪器、试剂、药物

1. 仪器、试剂　见文献[34]。

2. 药物与安慰剂　①大承气颗粒剂，组成：大黄 12g，厚朴 9g，枳实 9g，芒硝 6g；制备：采用先进科技手段提取有效成分，制成颗粒剂；规格：每包 2.5g；来源：由广州中医药大学提供。②清胆灵颗粒剂，组成：茵陈、白头翁、败酱草、大黄、丹参、甘草；制备：采用先进技术提取有效成分，制成颗粒剂；规格：每包含生药 16.5g；来源：由天津市南开医院制剂室生产。③安慰剂：由淀粉制成的外形、体积、包装与大承气颗粒剂或清胆灵颗粒剂完全相同的颗粒剂，由天津市南开医院制剂室提供。

（三）方法

1. 病例选择标准　见文献[34]。

2. 排除标准　见文献[34]。

3. 诊断标准　见文献[34]。

4. 大承气颗粒剂疗效标准　指标：①大便每日 3 次或 3 次以上；②肠鸣音恢复正常或活跃；③腹胀消失，思食，进食后腹胀无明显加重、无恶心呕吐；④舌质由深红转为淡红，黯红减轻，瘀点瘀斑仍可存在；舌苔由焦黄、黄厚腻、白厚干燥转为薄黄（腻）或薄白（腻）。疗效：①显效：用药3～4天后，符合上述指标3条或3条以上；②有效：用药5～7天后，符合上述指标2条或2条以上；③无效：达不到上述标准者。

5. 分组 在每一综合征下，根据APACHEII评分及病种，采用分层抽样法将各综合症患者分别随机分为综合安慰组和综合中药组。另设15例健康人为正常对照组（正常组）。分组时综合中药组与综合安慰组在性别、年龄、APACHEII评分、病种、体温、白细胞计数等方面均无统计学差异。然后对综合中药组根据病种特点分为加用清胆灵颗粒剂、加用大承气颗粒剂、加用清胆灵颗粒剂＋大承气颗粒剂诸组，分别称为综合清胆组、综合承气组、综合清大组。分析结果时，对内毒素血症期、SIRS患者，除不同中药治疗分别与综合安慰组比较外，还将某一综合征之不同中药治疗者合并在一起称为综合中药组与综合安慰组进行比较，特别是病例数少时（表61-2）。

6. 治疗 综合安慰组采用西医综合治疗，并用安慰剂；综合中药组在西医综合治疗基础上，加用不同中药。对内毒素血症期患者，胆道感染、胆道结石者用清胆灵颗粒剂，其它病种用大承气颗粒剂；对SIRS患者，胆道感染、胆道结石者先用大承气颗粒剂通里攻下，至排出大便后改用清胆灵颗粒剂，其它病种用大承气颗粒剂；对MODS患者使用大承气颗粒剂，根据病情加大剂量（表61-2）。用量用法：大承气颗粒剂，每日20g（即8包）（病情严重者可加量使用），用适量温开水溶解，分2次口服；对少数患者手术后不能口服者，以相同剂量大承气颗粒剂溶于400ml温开水，行保留灌肠。清胆灵颗粒剂，每日33～66g（即2～4包），用适量温开水溶解，分2次口服。安慰剂使用程序与此相同。

表61-1 各综合征患者主要临床诊断和病例数情况

	例数	内毒素血症期	例数	SIRS	例数	MODS
ACST、中毒性休克					6	
急性梗阻性化脓性胆囊炎			5		1	（并感染性休克）
粘连性肠梗阻、脐疝嵌顿					1	
重症胰腺炎					6	
肠穿孔、腹膜炎			1		1	（并中毒性休克）
肝脓肿					2	（其一为肝癌）
梗阻性黄疸、胆总管癌	2	（胆总管下端癌）			2	
急性胆囊炎、胆囊结石	7	（5例伴急性胰腺炎）	3	（其一伴急性胰腺炎）		
急性胆囊炎、胆囊胆管结石			6	（2例伴梗阻性黄疸）		
急性胆囊炎、胆管扩张伴结石			1			
急性胆管炎、胆管结石	5	（其一伴肝内结石）（其二伴胆囊结石、急性胰腺炎）	9	（其一伴胆囊结石）		
胆系感染、胆管结石			3	（其一伴梗阻性黄疸）		
胆囊胆管炎、胆囊胆管结石			1			
急性胰腺炎	1		3			
急性化脓性阑尾炎			5			
肠梗阻	2	（粘连性、急性各1例）	4	（其一伴腹膜炎）		
回盲部癌			1			
肠系膜血管病			1			
梗阻性黄疸、肝门癌、胰头癌	1					
梗黄、胆管扩张伴胆囊结石	1					
胆淤症、胆囊炎伴结石	2					
胆总管扩张、急性胰腺炎	1					
胆囊结石	2	（其一伴急性胰腺炎）				
胆囊炎	2	（伴急性胰腺炎、急性胆管炎各1例）				
上消化道穿孔	1					
合计	27		43		19	

7. 观测项目与方法　①一般项目：见文献[34]。②特殊项目：见文献[34]。③胃肠功能：肠鸣音、大便次数及量、腹胀及进食情况。④舌象脉象：由一名中医主治医师诊察。⑤时段日均便次：将患者大便分为 4 个时段（0 天、第 1 至 3 天、第 4 至 7 天、第 8 至 14 天）累计，再按时段算出该时段之每日平均便次，以此进行分析。

表 61-2　各综合征分组、用药情况（例数）

	综合安慰组	综合中药组		
		综合清胆组	综合承气组	综合清大组
内毒素血症期	13	10	4	
SIRS	22		11	10
MODS	11		8	

8. 标本采集与处理　见文献[34]。

9. 统计分析方法　采用 SPSS 8.0 统计软件。对连续变量采用单因素方差分析（One Way ANOVA）、某些情况下用重复测量设计的方差分析（repeated measures），对部分数据行对数变换使方差齐性后再行统计分析；对非连续变量，采用非参数统计 Kruskal-Wallis 和 Mann-Whitney U 检验。

结　果

（一）内毒素血症期

1. 舌脉诊察　舌象：观察期始舌苔为焦黄、厚腻黄、薄腻黄、白干、白腐、厚白腻、薄白腻苔者各占 8.0%、48.0%、8.0%、16.0%、4.0%、12.0%、4.0%；舌质为鲜红或深红、黯红者各占 36.0%、64.0%。脉象：多呈弦滑。各中药组治疗后舌苔较多较快地变薄转白。

2. 疗效分析　按大承气颗粒剂疗效标准判断，综合中药组显效 10 例，有效 4 例；综合清胆组显效 6 例，有效 4 例；综合承气组显效 4 例；综合安慰组有效 3 例，无效 10 例。

3. 内毒素血症治疗中加用中药对大便的影响　时段累计便次之日平均数，观察期始各组之间均无统计学差异，第 1～3 天及第 4～7 天各中药组大便次数均显著多于综合安慰组（表 61-3）。

表 61-3　内毒素血症期治疗中加用中药对大便次数的影响（$\bar{X}\pm s$，时段日均便次）

	例数	0 天	例数	第 1～3 天	例数	第 4～7 天
综合安慰组	13	0.33±0.49	13	0.36±0.35	12	0.63±0.72
综合中药组	14	0.00±0.00	14	2.86±1.77**	12	1.98±0.64**
综合清胆组	10	0.00±0.00	10	2.70±1.49**	8	1.84±0.68**
综合承气组	4	0.00±0.00	4	3.25±2.56**	4	2.25±0.54**

与综合安慰组比较，**$P<0.01$

4. 内毒素血症期治疗中加用中药对体温和白细胞计数的影响：用中药后各中药组体温和白细胞均呈下降趋势，某些时间点呈显著性降低。见表 61-4。

表 61-4　内毒素血症期治疗中加用中药对体温和白细胞计数的影响（$\bar{X}\pm s$）

	例数	0 天	例数	第 1 天	例数	第 3 天	例数	第 7 天
体温(℃)								
综合安慰组	12	36.90±0.42	12	37.62±0.85	12	37.13±0.57	11	37.06±0.52
综合中药组	13	37.32±0.48*	13	36.80±0.26**	12	36.66±0.18*	11	36.90±0.40
综合清胆组	9	37.22±0.51	9	36.80±0.24**	8	36.65±0.20*	7	36.96±0.41
综合承气组	4	37.53±0.34*	4	36.80±0.34*	4	36.68±0.15	4	36.80±0.42
白细胞($\times10^9\cdot L^{-1}$)								
综合安慰组	12	9.18±2.46	7	14.49±7.44	6	13.72±2.30	9	8.96±4.00
综合中药组	13	13.89±6.62**	6	9.03±3.31	5	6.98±2.90**	5	8.00±2.11
综合清胆组	9	14.43±7.33**	4	7.88±1.56	4	6.08±2.40*	3	7.17±0.90
综合承气组	4	12.68±5.37	2	11.35±5.59	1	10.60	2	9.25±3.32

与综合安慰组比较，*$P<0.05$，**$P<0.01$

5. 内毒素血症期治疗中加用中药对循环内毒素水平的影响：用中药后各中药组血浆内毒素水平有下降趋势，第3天综合中药组和综合承气组呈显著性降低，第7天综合中药组有明显降低趋势（$P=0.067$）（表61-5）。

表61-5　内毒素血症期治疗中加用中药对循环内毒素水平的影响（$\bar{X}\pm s$，EU/ml）

	例数	0天	例数	第1天	例数	第3天	例数	第7天
综合安慰组	13	0.211±0.031	13	0.215±0.017	12	0.203±0.016	10	0.203±0.032
综合中药组	14	0.214±0.021	13	0.208±0.014	13	0.191±0.015*	11	0.175±0.012
综合清胆组	10	0.213±0.024	10	0.210±0.015	9	0.194±0.016	7	0.175±0.013
综合承气组	4	0.218±0.014	3	0.201±0.010	4	0.184±0.074*	4	0.175±0.012

与综合安慰组比较，* $P<0.05$

6. 内毒素血症期治疗中加用中药对外周血LPO水平的影响　用中药后各中药组LPO水平均呈降低趋势，综合中药组、综合承气组在第1、3天降低显著，综合清胆组呈降低趋势（$P=0.079$，$P=0.057$）（表61-6和文献[34]）。

表61-6　内毒素血症期治疗中加用中药对外周血LPO水平的影响（$\bar{X}\pm S$，nmol/ml）

	例数	0天	例数	第1天	例数	第3天	例数	第7天
综合安慰组	10	5.36±1.90	8	4.27±1.03	9	4.06±0.66	8	3.37±1.23
综合中药组	10	3.59±0.73	7	3.24±0.63**	9	3.27±0.75**	4	2.79±0.67
综合清胆组	7	3.62±0.75	4	3.53±0.59	6	3.47±0.80	4	2.79±0.67
综合承气组	3	3.52±0.85	3	2.85±0.51**	3	2.88±0.58**		

与综合安慰组比较，** $P<0.01$

7. 大便次数与其它指标之间的关系　时段累计便次日均数（第1至3天）与第3天体温、白细胞计数、LPO呈负相关（$r=-0.642$，$P=0.001$；$r=-0.431$，$P=0.031$；$r=-0.499$，$P=0.035$），时段累计便次日均数（至0天）与白细胞计数呈负相关（$r=-0.431$，$P=0.031$）。

8. 其它指标　还检测了外周血NO、NOS、SOD等指标，由于例数少，各中药组与综合安慰组之间亦未显示出统计学差异（资料未列出）。

（二）SIRS

1. 舌脉诊察　舌象：观察期始，焦黄、厚腻黄、薄腻黄、白干、厚白腻苔各占8.8%、70.6%、5.9%、8.8%、5.9%；舌质呈鲜红或深红、黯红、瘀点或瘀斑、淡或砖红者各占44.1%、50.0%、2.9%和2.9%。脉象：多见弦滑、弦数。舌象在各中药组较综合安慰组较多较快地趋于好转，但由于例数少，未显示出统计学差异。

2. 疗效分析　按大承气颗粒剂疗效标准判断，综合中药组显效18例，有效3例；综合清大组显效8例，有效2例；综合承气组显效10例，有效1例；综合安慰组有效5例，无效17例。

3. SIRS治疗中加用中药对大便的影响　时段累计便次之日平均数，用中药后各中药组大便次数呈一致性的增多趋势，与综合安慰组比较，差异均具显著性（表61-7）。

表61-7　SIRS治疗中加用中药对大便次数的影响（$\bar{X}\pm S$，时段日均便次）

	例数	0天	例数	第1～3天	例数	第4～7天	例数	第8～14天
综合安慰组	22	0.23±0.43	22	0.71±0.67	21	0.58±0.37	16	0.49±0.12
综合中药组	21	0.10±0.30	21	2.29±1.28**	19	1.89±1.06**	11	1.34±0.37**
综合清大组	10	0.20±0.42	10	1.80±0.95**	10	1.58±0.97**	6	1.26±0.45**
综合承气组	11	0.00±0.00	11	2.73±1.41**	9	2.25±1.09**	5	1.43±0.27**

与综合安慰组比较，** $P<0.01$

4. SIRS 治疗中加用中药对循环内毒素水平的影响　用中药后各中药组血浆内毒素水平呈一致性的降低趋势，均分别于第 3、7 天较综合安慰组呈显著性差异（表 61-8）。

表 61-8　SIRS 治疗中加用中药对循环内毒素水平的影响（$\bar{X}\pm S$，EU/ml）

	例数	0 天	例数	第 1 天	例数	第 3 天	例数	第 7 天
综合安慰组	22	0.204±0.020	18	0.222±0.024	22	0.227±0.053	20	0.199±0.015
综合中药组	21	0.211±0.022	17	0.209±0.014	21	0.192±0.009*	20	0.178±0.008**
综合清大组	10	0.210±0.019	8	0.207±0.014	10	0.193±0.012*	9	0.179±0.009**
综合承气组	11	0.212±0.025	9	0.210±0.014	11	0.192±0.007*	11	0.178±0.007**

与综合安慰组比较，* $P<0.05$，** $P<0.01$

5. SIRS 治疗中加用中药对外周血细胞因子水平的影响　用中药后各中药组外周血 TNFα、IL-6 水平皆呈一致性的降低趋势，二者于第 3 天在综合中药组较综合安慰组差异有显著性，第 3 天综合清大组 IL-6 亦显著降低，综合承气组呈降低趋势（$P=0.064$）。综合中药组 TNFα 例数少，故合并在一起分析（表 61-9）。

表 61-9　SIRS 治疗中加用中药对外周血 TNFα、IL-6 变化的影响（$\bar{X}\pm S$，pg/ml）

	例数	0 天	例数	第 3 天	例数	第 7 天
综合安慰组 TNFα	10	55.96±37.38	10	38.63±19.21	10	34.48±42.92
IL-6	13	681.07±635.32	13	193.11±493.80	12	34.91±57.46
综合中药组 TNFα	8	34.59±27.62	8	22.37±14.97*	7	25.45±21.41
IL-6	11	560.14±445.95	11	12.75±14.56*	9	9.28±17.48
综合清大组 IL-6	5	555.90±306.12	5	4.51±6.85**	4	3.18±5.60
综合承气组 IL-6	6	563.68±568.10	6	19.61±16.19	5	14.16±22.81

与综合安慰组比较，* $P<0.05$，** $P<0.01$

6. SIRS 治疗中加用中药对外周血 LPO 变化的影响　用中药后各中药组血清 LPO 水平呈一致性的降低趋势，于第 3、7 天各中药组与综合安慰组之间差异均分别呈显著性，第 1 天综合中药组、综合承气组 LPO 均呈降低趋势（$P=0.077$，$P=0.055$）。（表 61-10）

表 61-10　SIRS 治疗中加用中药对外周血 LPO 变化的影响（$\bar{X}\pm S$，nmol/ml）

	例数	0 天	例数	第 1 天	例数	第 3 天	例数	第 7 天
综合安慰组	15	4.71±1.64	14	4.38±0.90	15	4.73±1.04	13	4.48±1.41
综合中药组	16	3.76±1.14	13	3.35±1.29	16	3.07±1.42**	12	2.89±1.11*
综合清大组	8	3.96±1.30	5	3.32±1.74	8	2.98±1.37**	7	2.78±1.20*
综合承气组	8	3.57±1.02	8	3.37±1.05	8	3.16±1.55**	5	3.04±1.08*

与综合安慰组比较，* $P<0.05$，** $P<0.01$

7. 大便次数与其它指标之间的关系　时段累计便次之日均数（第 1 至 3 天）与第 3 天内毒素、IL-6、LPO 呈负相关（$r=-0.476$，$P=0.004$；$r=-0.512$，$P=0.043$；$r=-0.643$，$P=0.000$），时段累计便次之日均数（第 4 至 7 天）与第 7 天内毒素、LPO 呈负相关（$r=-0.566$，$P=0.001$；$r=-0.443$，$P=0.027$）。

8. 其它指标　还检测了外周血 NO、NOS、SOD，由于例数少，未显示出统计学差异（资料未列出）。SIRS 患者体温、白细胞计数在各中药组与综合安慰组之间未显示出统计学差异。

（三）MODS

1. 舌脉诊察 舌象：观察期始，焦黄、厚腻黄、白干苔各占 31.6%、63.2%、5.3%；舌质呈鲜红或深红、黯红、瘀点或瘀斑各占 63.2%、31.6%、5.3%。脉象：以弦滑并多兼数脉为主。综合承气组舌苔较综合安慰组较多较快变薄，由于例数少，未显示出统计学差异。

2. 疗效分析 按大承气颗粒剂疗效标准判断，综合承气组显效 6 例，有效 2 例；综合安慰组有效 2 例，无效 9 例。

3. MODS 治疗中加用中药对大便的影响 时段累计便次之日平均数，用中药后综合承气组大便次数持续显著多于综合安慰组（表 61-11）。

表 61-11 MODS 治疗中加用大承气颗粒剂对大便次数的影响（$\bar{X}\pm S$，时段日均便次）

	例数	至 0 天	例数	第 1～3 天	例数	第 4～7 天	例数	第 8～14 天
综合安慰组	11	0.00±0.00	11	0.51±1.02	8	0.69±0.69	8	0.59±0.21
综合承气组	8	0.00±0.00	8	3.29±1.20**	8	3.53±0.97**	7	2.59±0.67**

与综合安慰组比较，** $P<0.01$

4. MODS 治疗中加用大承气颗粒剂对外周血内毒素、细胞因子水平变化的影响 用中药后综合承气组血浆内毒素、TNFα、IL-6 呈一致性的降低趋势，第 3 天内毒素与综合安慰组之间的差异极具显著性；第 7 天 TNFα 与综合安慰组差异呈显著性，IL-6 有较明显的降低趋势（表 61-12）。

表 61-12 MODS 治疗中加用大承气颗粒剂对循环内毒素、TNFα、IL-6 的影响（$\bar{X}\pm S$）

		例数	0 天	例数	第 3 天	例数	第 7 天
内毒素	综合安慰组	11	0.219±0.032	11	0.222±0.015	8	0.205±0.023
(EU/ml)	综合承气组	8	0.207±0.021	8	0.205±0.004**	8	0.192±0.005
TNFα	综合安慰组	8	148.33±144.85	8	64.49±68.43	5	30.74±39.37
(pg/ml)	综合承气组	8	67.09±103.89	8	34.19±76.58	8	8.12±4.66*
IL-6	综合安慰组	9	8 889.63±12 039.32	9	141.34±167.56	5	99.25±128.68
(pg/ml)	综合承气组	8	1124.55±2062.89	8	99.96±85.01	8	32.19±32.95

与综合安慰组比较，* $P<0.05$，** $P<0.01$

5. MODS 治疗中加用大承气颗粒剂对外周血 TXB_2、6-keto-$PGF_{1\alpha}$水平的影响 用中药后综合承气组 TXB_2 和 $PGF_{1\alpha}$ 水平呈较大幅度地下降，早期这种趋势更明显；用中药 1 天后综合承气组 $PGF_{1\alpha}$与综合安慰组之间的差异具显著性（表 61-13）。

表 61-13 MODS 治疗中加用大承气颗粒剂对外周血 TXB_2、$PGF_{1\alpha}$的影响（$\bar{X}\pm S$，pg/ml）

	例数	0 天	第 1 天	第 3 天	第 7 天
TXB_2					
综合安慰组	7	5 424.23±5 055.04	2 143.64±2 387.33	717.65±711.86	684.73±532.27
综合承气组	5	2 578.50±2 099.07	393.19±434.96	541.27±314.50	188.70±105.05
$PGF_{1\alpha}$					
综合安慰组	5	886.51±802.66	294.10±173.47	158.12±155.39	136.43±80.55
综合承气组	5	381.17±235.10	54.42±30.43**	115.36±64.10	75.88±18.69

与综合安慰组比较，** $P<0.01$。综合安慰组和综合承气组于第 1、7 天各有 2、3，2、5 例（测 TXB_2），于第 1 天各 3，2 例（测 $PGF_{1\alpha}$）

6. MODS 治疗中加用大承气颗粒剂对外周血 ET-1、CGRP 和 SP 水平的影响　用中药后综合承气组 ET-1、CGRP 变化与综合安慰组变化趋势一致，但综合承气组变化幅度一般较大，第 7 天综合承气组 ET-1 明显低于综合安慰组。SP 变化趋势与之相似（表 61-14）。

表 61-14　MODS 治疗中加用大承气颗粒剂对外周血肽类激素水平的影响（$\bar{X} \pm S$，pg/ml）

	例数	0 天	第 1 天	第 3 天	第 7 天
ET-1					
综合安慰组	5	42.60±28.58	31.18±14.91	27.81±24.52	22.34±7.10
综合承气组	5	72.48±56.62	9.95±12.78	17.34±19.81	10.91±6.36*
CGRP					
综合安慰组	5	72.35±66.10	86.81±27.34	32.22±36.94	20.69±20.30
综合承气组	5	27.36±29.08	35.93±22.51	19.41±10.55	18.84±24.33
SP					
综合安慰组	5	6.27±1.53	5.07±1.87	3.06±1.60	4.46±1.95
综合承气组	6	5.39±6.05	2.59±1.81	4.34±4.37	5.15±3.70

与综合安慰组比较，* $P<0.05$。综合安慰组和综合承气组于第 1、7 天各有 4、2，3、5 例（测 ET-1 及测 CGRP），于第 1、7 天各 4、3，3、6 例（测 SP）

7. 大便次数与其它指标之间的关系　时段累计便次日均数（第 4 至 7 天）与第 7 天 TXB_2 呈负相关（$r=-0.738$，$P=0.037$）。

8. 其它指标　还检测了 LPO、SOD、NO、NOS 等，由于例数少，在综合承气组与综合安慰组之间未显示统计学差异（资料未列出）。另外，观察到用中药后第 3 天综合承气组 APACHEII 评分显著低于综合安慰组（14.17±5.12 *vs* 5.83±2.64，$P<0.05$）。

讨论与结论

（一）急腹症患者病情演变规律及临床应用大承气颗粒剂和/或清胆灵颗粒剂的某些依据

本研究观察到多种原因的急腹症一般具有腹胀、腹痛、便秘等症状，或伴恶心呕吐；恶寒发热，或寒战高热，或壮热、潮热，汗出；甚至神昏谵语，目不识人，抽搐，寻衣摸床等；口干、口苦、口渴，舌质深红或红黯，舌苔焦黄、黄厚腻或白厚而燥，脉弦滑或兼数等临床表现。

舌象和脉象变化颇具特征。内毒素血症期患者，焦黄、厚腻黄、薄腻黄苔共占 64.0%，白苔而干燥者占 16.0%，白腐苔占 4.0%，白腻苔占 16.0%；舌质鲜红或深红、黯红者各占 36.0%、64.0%。脉象多显弦滑。SIRS 患者，焦黄、厚腻黄、薄腻黄苔共占 85.3%，白而干燥苔占 8.8%，厚白腻苔占 5.9%；舌质呈鲜红或深红、黯红、瘀点或瘀斑者各占 44.1%、50.0%、2.9%。脉象多呈弦滑、弦数。MODS 患者，焦黄、厚腻黄、白而干燥苔各占 31.6%、63.2%、5.3%；舌质为鲜红或深红、黯红、瘀点或瘀斑者各占 63.2%、31.6%、5.3%。脉象以弦滑并多兼数脉为主。部分 MODS 患者，舌苔焦黄厚，舌质红绛或兼黯，脉弦滑数。结果提示内毒素血症期以卫气同病、少阳阳明合病为主；SIRS 以气分实热或兼少阳阳明合病为主；MODS 以气营同病、气血两燔，病由中焦及下焦，损及少阴厥阴，血热血瘀、热极生风等为病理特征。

结果还表明，由内毒素血症期向 SIRS 及由 SIRS 向 MODS 的发展过程是热毒逐渐加重，病邪由浅入深，由卫气分至营血分、由中焦入下焦、由少阳阳明合病至少阴厥阴病的病机演变过程，多夹血热血瘀。病位以胃肠或由肝胆累及脾胃为主，中焦为病变之枢纽；因为就本组病例而言，中焦是原发病灶，又是病机演变的关键环节，既可由有效的通里攻下、清热解毒而使热清毒去，终止病情发展，又可由此热入营血、深入下焦，终至少阴厥阴，而为阴阳离竭，命危旦夕。

针对上述病机及主要病理环节，根据“六腑者传化物而不藏”、“六腑以通为用”等理论，立通里攻下、清热（利湿）解毒、凉血活血化瘀之治法，施诸不同综合征；在西医综合治疗基础上，观察中药对某些客观指标变化的影响。

大承气汤由大黄、枳实、厚朴、芒硝组成，是治疗阳明腑证的代表方剂。方中大黄苦寒攻下、荡涤积滞、凉血去瘀生新，为主药；枳实、厚朴行气消痞除胀，气行则诸浊皆动，芒硝咸寒软坚通便，均为辅药。诸药合用，使痞满燥实坚等去除，热毒随之而泄解。

研究表明，大黄具有多种作用，如泻下，并且是一种大肠性泻剂，作用于肠管中的M受体而发挥泻下作用；含有明显增加胆汁分泌的成分，促进实验性化脓性胆囊炎胆汁分泌；促进胰腺分泌，对胰腺分泌的三种消化酶的影响成为大黄治疗胰腺炎的基础；抑制血小板聚集，局部滴药可使胃壁微动脉和微静脉明显扩张；抗炎，抑制花生四烯酸代谢产物 TXA_2 及17-三烯酸生物合成，抗超氧化物阴离子自由基活性；抑制肠道内内毒素吸收及致病菌过度生长，对家兔内毒素性发热有明显抑制作用；通过促进肠黏膜内杯状细胞大量增生、增加肠腔内黏液分泌以及清除氧自由基等作用保护肠黏膜。另外，枳实对正常或松弛状态肠管呈兴奋性作用；厚朴兴奋离体肠管平滑肌，抑制血小板聚集。上述药理作用成为大承气颗粒剂治疗急腹症的部分药理基础。天津市中西医结合急腹症研究所的系列研究表明，大承气颗粒剂对实验性痞满燥实症有良好作用，促进肠蠕动，缩小肠道细菌库/内毒素池，保护肠屏障，防止肠道细菌及内毒素易位。

清胆灵（颗粒剂）即活血清解灵，由茵陈、白头翁、败酱草、大黄、丹参、甘草组成。方中茵陈、白头翁、败酱草具有清热解毒、利胆退黄功效；大黄通里攻下，丹参凉血活血，甘草调和诸药。对胆系感染有较好疗效。研究表明，清胆灵能降低实验性急性重症胆管炎动物肠、肝、肺组织中氧自由基含量和磷脂酶 A_2 活力，保护肠黏膜细胞和肝细胞。

大承气颗粒剂和清胆灵颗粒剂分别是大承气汤和清胆灵方经先进工艺制备的新剂型，保留中药有效成分，浓缩高效方便，宜于急症处理。

本研究根据病情及病种特点采用不同用药方案。如内毒素血症期，与胆系感染有关者用清胆灵颗粒剂，其余病种用大承气颗粒剂。考虑到SIRS患者全身炎症反应较重，对此阶段与胆系感染有关者先用大承气颗粒剂通里攻下，伺大便一通，即改用清胆灵颗粒剂，对其它病种则仍用大承气颗粒剂。对MODS患者，病情危重，在积极的西医综合治疗基础上，加用大承气颗粒剂，对部分患者加量使用；另外，此期患者多行急诊手术，术后早期某些患者不能口服给药，采用灌肠用药，大承气颗粒剂通下作用较清胆灵颗粒剂强，这是本期用大承气颗粒剂的另一原因。上述用药方案体现了“因人制宜”治则。

（二）内毒素血症期治疗中加用大承气颗粒剂或清胆灵颗粒剂对全身炎症反应的影响

本研究观察到在西医综合治疗基础上，大承气颗粒剂或清胆灵颗粒剂对内毒素血症期患者有明显的通里攻下效果，并能降低升高的体温，清胆灵还能降低增高的外周血白细胞计数；大承气颗粒剂能明显降低循环内毒素水平，清胆灵亦有一定的降低循环内毒素水平的作用；大承气颗粒剂能显著降低外周血LPO水平，清胆灵颗粒剂亦有较好的降低LPO的作用，并且大便次数与体温、白细胞计数、LPO水平呈负相关。由上述结果可知大承气颗粒剂和清胆灵颗粒剂通过通里攻下、减低循环内毒素水平，降低内毒素及其诱生的细胞因子引起的体温升高。清胆灵方中白头翁、败酱草、茵陈具有清热解毒作用，故能减低增高的白细胞计数。大承气颗粒剂通过缩小肠道内毒素池，减轻内毒素及其诱生的介质所致脂质过氧化损伤，降低LPO水平；亦有报道支持清胆灵能抑制肠道细菌移位及降低氧自由基水平。肠道是人体最大的细菌库和内毒素池；脂多糖（LPS，为内毒素的化学成分）或LPS蛋白复合物能与单核吞噬细胞的细胞膜CD14受体结合，而介调多数炎症介质的释放，介质紊乱，炎症广泛激活、放大导致MODS。因此从一定意义上来说预防了肠源性感染即是预防了MODS，故大承气颗粒剂或清胆灵颗粒剂在全身炎症反应的最早期通过减轻内毒素血症而发挥预防作用。虽然内毒素血症阶段病情轻，仅综合安慰组1例死亡，中药对结局的有利影响未能显示出来，但其潜在意义则是不容忽视的。而且事实上这种有益影响亦已有所呈现，如降低增高的体温及白细胞计数，减低脂质过氧化物水平，起到了抗全身性炎症反应的作用。

氧自由基是一种终末损伤性介质，具有众多靶部位。用电子自旋共振技术检测氧自由基手段固然是直接的（对机制研究有重要价值），但结果可能是间接的，因为是否发挥过氧化损伤取决于多种因素的影响，脂质过氧化物升高超过一定水平则是发生了过氧化作用或损伤的证据。如上文所述，大承气颗粒剂和清胆灵颗粒剂能降低内毒素血症时的外周血脂质过氧化物水平，即发挥了抗脂质过氧化作用，减轻炎症反应时的脂质过氧化损伤，亦是其抗全身炎症反应的体现。

综上所述，大承气颗粒剂、清胆灵颗粒剂通过通里攻下、清热解毒这一基本环节，降低内毒素血症阶段循环内毒素和脂质过氧化物水平，减低增高的体温和白细胞计数，显示出抗全身性炎症反应的效果，成为防治 MODS 的基础。

（三）SIRS 治疗中加用大承气颗粒剂或并用清胆灵颗粒剂对全身炎症反应的影响

SIRS 阶段的全身性炎症反应较内毒素血症阶段明显，又是继发性 MODS 的前驱阶段，防治 SIRS 阶段的全身性炎症反应就显得格外重要，从 SIRS 中早期恢复可阻止器官功能不全的进展，因而其成功干预是防治 MODS 的重要基础。本研究观察到在西医综合治疗基础上，综合清大组（清胆灵＋大承气颗粒剂）或综合承气组大便次数显著多于综合安慰组，同时用中药后第 3 天循环内毒素水平皆明显低于综合安慰组；更重要的是，综合清大组、综合承气组，特别是前者 IL-6 水平显著低于综合安慰组，综合中药组效应与之相同，综合中药组 TNFα 水平亦明显减低，在第 3 天即显示出这一良好效果。而且用中药 3 天及 1 周时，大便次数与外周血 IL-6、LPO 及内毒素水平呈负相关，揭示了“釜底抽薪”的意义；自第 3 天开始各中药组外周血 LPO 均显著低于综合安慰组，故在 SIRS 阶段，大承气颗粒剂或并用清胆灵颗粒剂仍然发挥有力的通里攻下、清热解毒，降低循环内毒素、LPO 水平的作用，亦如前所述。

IL-6 和 TNFα 是两种多功能细胞因子，是“细胞因子风暴”中的重要成分。TNFα 是炎症反应的一级介质，既为引起器官衰竭的介质，又系宿主防御作用的基本成分，其过度增高与严重感染有关，故应防止其过度产生；如果能对炎症反应产生适量 TNFα，则为宿主防御功能的体现，对患者是有益的。中药能明显降低 TNFα 水平，但其作用方式不同于抗 TNFα 单克隆抗体的拮抗作用或血液透析的滤过效应，既不至于使 TNFα 降低到对患者不利的程度，又不会丢失其它抗炎症或抗损伤成分。相比之下，IL-6 则主要与感染、创伤有关，研究认为是 IL-6 而不是 IL-1 或 TNFα 与器官衰竭呈正相关；血浆 IL-6 超过 400 pg/ml，与低生存率有关；本研究表明 IL-6 持续高于 300 pg/ml 提示预后不良，IL-6 既可作为 SIRS 的实验室诊断指标，又可用以区别 SIRS 与 MODS（即反映炎症损伤之轻重）。减轻“细胞因子风暴”打击，可能是以降低循环 IL-6、TNFα 等浓度为主的策略。大承气颗粒剂或并用清胆灵颗粒剂有良好的降低血浆 IL-6、TNFα 水平的作用，可能与其通里攻下、降低循环内毒素水平等有关；对阻止 SIRS 向 MODS 发展有重要意义。观察期内综合安慰组有 1 例出现 MODS 倾向，综合中药组恢复顺利。

综上所述，大承气颗粒剂或并用清胆灵颗粒剂通过通里攻下、清热利胆、活血解毒等环节，降低 SIRS 阶段循环内毒素和脂质过氧化物水平，减轻介质损伤，特别是降低外周血 IL-6 和 TNFα 水平，减轻细胞因子风暴打击，阻止全身炎症反应升级扩大，对预防 MODS 具有重要价值。

（四）MODS 治疗中加用大承气颗粒剂对严重破坏性全身性炎症反应的影响

MODS 阶段是严重全身性炎症反应向破坏性发展的过程，通向 MOF，在向死亡逼近；其治疗既困难又重要，仍应把握肠源性感染这一关键环节，因为肠屏障衰竭在 MODS 的发病学上意义重大。由于在发生 MODS 之前肠道通透性即已增加，已经易位的内毒素已在一定程度上诱导细胞因子及其它炎症介质形成，并且严重炎症刺激可致肠道产生细胞因子，故干预细胞因子（事实上细胞因子本身即是一类炎症介质，本研究中为突出细胞因子的作用而将其从炎症介质中独立出来）、炎症介质的效果可能不如 SIRS 阶段明显。

本研究观察到在积极的西医综合治疗基础上使用大承气颗粒剂，用药后大便次数显著增多，循环内毒素水平降低，细胞因子与之呈一致性降低，如第 7 天 TNFα 明显下降，IL-6 亦有下降趋势。TXB_2、$PGF_{1\alpha}$ 降低趋势一致，$PGF_{1\alpha}$ 于第 1 天呈显著性降低，并且大便次数与 TXB_2 呈负相关。ET-1 与 CGRP 降低趋势亦呈一致性，ET-1 于第 7 天明显下降。与 SIRS 阶段相比，大承气颗粒剂呈现出相同的明显增加大便次数、降低循环内毒素水平的作用，但对 LPO 影响已不明显，显著降低细胞因子水平的作用推迟并有所减弱，这也提示早期使用通里攻下中药，减轻全身炎症反应，阻止MODS形成的重要性。大承气颗粒剂能影响前列腺素的水平，提示其抗炎作用的另一特点，其中大黄即有抑制花生四烯酸代谢产物TXA_2及17-三烯酸生物合成的作用。对肽类激素水平亦有一定影响，如使第7天ET-1显著降低；这些作用仍可能与其通里攻下、降低循环内毒素水平这一基本作用有关，因为内毒素可刺激ET-1、CGRP释放。ET-1可使肠系膜血管及微血管持续强烈地收缩，甚至使血流停止；内脏缺血与肠屏障衰竭相似，在脓毒症和MOF发病过程中有重要作用。结合前述大黄在局部用药能使胃壁微动脉和微静脉明显扩张，及抑制血小板聚集、改善微循环等作用，推测大承气颗粒剂可能有一定减轻MODS患者内脏缺血的作用，同样构成干预MODS的重要环节。加用大承气颗粒剂后，对临床状态有改善作用，如第3天APACHEII评分明显降低，综合承气组无一例死亡，综合安慰组死亡1例。

综上所述，大承气颗粒剂通过通里攻下、降低循环内毒素水平这一基本环节（可能还影响肠道产生细胞因子），发挥降低外周血细胞因子、前列腺素、ET-1水平的作用，对减轻严重破坏性全身性炎症反应有一定效果。

（五）结论

1. 用大承气颗粒剂、清胆灵颗粒剂治疗急腹症内毒素血症期、SIRS、MODS的措施，符合中医理论，具备客观依据，得到现代医药学研究成果的支持。本研究认为根据病情及病种使用以通里攻下为主要治法的不同方剂是合适的，采用针对全身性炎症反应之不同发展阶段进行早期干预是可行而且是重要的。

2. 在西医综合治疗基础上，大承气颗粒剂或清胆灵颗粒剂能明显增加内毒素血症患者大便次数，降低循环内毒素和脂质过氧化物水平，减低增高的体温和白细胞计数，具有减轻全身性炎症反应的效果。

3. 在西医综合治疗基础上，大承气颗粒剂或大承气颗粒剂并用清胆灵颗粒剂能显著增加SIRS患者大便次数，降低循环内毒素和脂质过氧化物水平，特别是能降低外周血IL-6和TNFα水平，具有减轻较重全身性炎症反应、阻止SIRS发展为MODS的效果。

4. 在西医综合治疗基础上，大承气颗粒剂能明显增加MODS患者大便次数、降低循环内毒素水平，并可降低外周血IL-6、TNFα、前列腺素、ET-1水平。具有减轻严重破坏性全身性炎症反应、防止MODS恶化的效果。

参考文献

[1] Davies MG，Hagen PO. Systemic inflammatory response syndrome. Br J Surg，1997，84：920-935

[2] Ogawa M. Acute pancreatitis and cytokines："second attack" by septic complication leads to organ failure. Pancreas，1998，16：312-315

[3] Doig CJ，Sutherland LR，Sandham JD，et al. Increased intestinal permeability is associated with the development of multiple organ dysfunction syndrome in critically ill ICU patients. Am J Respir Crit Care Med，1998，158：441-451

[4] Nieuwenhuijzen GA，Deitch EA，Goris RJ. The relationship between gut-derived bacteria and the development of multiple organ dysfunction syndrome. J Anat，1996，189（pt3）：537-548

[5] Nieuwenhuijzen GA，Deitch EA，Goris RJ. Infection，the gut and the development of the multiple organ dysfunction syndrome. Eur J Surg，1996，162：259-273

[6] Pastores SM，Katz DP，Kvetan V. Splanchnic ischemia and gut mucosal injury in sepsis and the multiple organ dysfunction syndrome. Am J Gastroenterol，1996，91：1697-1710

[7] Mainous MR，Ertel W，Chaudry IH，et al. The gut：a cytokine-generating organ in systemic inflammation? Shock，1995，4（3）：193-199

[8] Beutler B，Cerami A. The biology cf cachectin/TNFα primary mediator of the host response. Ann Rev Immunol，1989，7：625-655

[9] Schlag G，Redl H. Mediators of injury and inflammation. World J Surg，1996，20：406-410

[10] Tetta C，Mariano F，Buades J，et al. Relevance of platelet-activating factor in inflammation and sepsis：mechanisms and kinetics of removal in extracorporeal treatments. Am J Kidney Dis，1997，30（5 Suppl 4）：S57-S65

[11] Nystrom PO. The systemic inflammatory response syndrome：definitions and aetiology. J Antimicro Chemother，1998，41（Suppl A）：1-7

[12] Baue AE，Faist E. Multiple organ failure. World J Surg，1996，20：385

[13] Gullo A，Berlot G. Ingredients of organ dysfunction or failure. World J Surg，1996，20：430-436

[14] Baue AE. Multiple organ failure，multiple organ

dysfunction syndrome, and systemic inflammatory response syndrome. Why no magic bullets? Arch Surg, 1997, 132: 703-707

[15] 田在善，李冬华，沈长虹，等．大承气汤“釜底抽薪，急下存阴”功效理论的实验研究-抗“肠道 LPS 移位”效应的理论研究．见：郑有顺．中药研究与应用．北京：军事医学科学出版社，1999，158-162

[16] 吴咸中．通里攻下法对急腹症所致多器官衰竭治疗作用. 国家中医药管理局重点课题论文集，1997

[17] 本书编写组．大黄．见：阴健，郭力弓．中药现代研究与临床应用Ⅰ．北京：学苑出版社，1993，61-86；枳实．468-492；厚朴．492-497

[18] 申冬江，冯红．大黄对家兔内毒素性发热及脑脊液 cAMP 含量的影响．中国病理生理杂志，1989，5 (2)：77-79

[19] 陈敏聪，王文凤．抗厌氧菌中药的体外筛选．上海医科大学学报，1989，16：399-401

[20] 陈德昌，景炳文，杨兴易，等．大黄对肠黏膜屏障保护作用的机制探讨．中国危重病急救医学，1996，8：449-451

[21] 田在善，李冬华，沈长虹，等．大承气汤治疗痞满燥实证机理的实验研究．中国中药杂志，1993，18 (3)：170

[22] 齐清会．大承气冲剂和针刺对人体消化道运动功能的影响．天津市自然科学基金课题论文集，1998

[23] 陈海龙．肠道屏障在多器官功能不全综合征中的发病学意义及中药治疗学的研究．天津医科大学博士学位研究生学位论文，1996

[24] 许锋，鲁焕章，吴咸中．急性重症胆管炎大鼠肠、肝、肺功能损伤的病生理机制及中药的保护作用. 中国中西医结合杂志，1996，16 (3)：160-163

[25] Marshall JC, Christou NV, Meakins JL. The gastrointestinal tract: The “undrained abscess” of multiple organ failure. Ann Surg, 1993, 218: 111-119

[26] Haga Y, Beppu T, Doi K, et al. Systemic inflammatory response syndrome and organ dysfunction following gastrointestinal surgery. Crit Care Med, 1997, 25: 1994-2000

[27] Aikawa N. Cytokine storm in the pathogenesis of multiple organ dysfunction syndrome associated with surgical insults. Nippon Geka Gakkai Zasshi, 1996, 97: 771-777

[28] Van-der-Poll T, Lowry SF. Tumor necrosis factor in sepsis: mediator of multiple organ failure or essential part of host defense? Shock, 1995, 3: 1-12

[29] Rosenbloom AJ, Pinsky MR, Bryant JL, et al. Leukocyte activation in the peripheral blood of patients with cirrhosis of the liver and SIRS. Correlation with serum interleukin-6 levels and organ dysfunction. JAMA, 1995, 274: 58-65

[30] Meduri GU, Headley S, Kohler G, et al. Persistent elevation of inflammatory cytokines predicts a poor outcome in ARDS. Plasma IL-1 beta and IL-6 levels are consistent and efficient predictors of outcome over time. Chest, 1995, 107: 1062-1073

[31] 曾正陪．内皮素．见：陈元方．Tadataka Yamada. 胃肠肽类激素基础与临床．北京：北京医科大学．中国协和医科大学联合出版社，1997，419-426

[32] 王宪，吴中欣，唐跃明，等．内毒素对离体大鼠肠系膜动脉降钙素基因相关肽（CGRP）释放的作用．生理学报，1996，48：1-6

[33] Mura S. Ischemic bowel necrosis induced by endothelin-1: An experimental model in rats. Digestion, 1991, 48: 163-172

[34] 方步武．中西医结合防治内毒素血症、SIRS 及 MODS 的研究．天津医科大学博士后研究工作报告，2000.3

（方步武　吴咸中）

第62章　大承气颗粒剂对腹部大手术后内毒素及细胞因子变化的影响

大承气汤是汉代张仲景根据《黄帝内经》"实者泄之""留者去之"等法则制定的治疗里实热证见痞、满、燥、实、坚症状的千古名方。40年来在吴咸中教授领导和指导下，将大承气汤以及按通里攻下法组成的有关方剂用于急腹症的中西医结合治疗，取得满意效果，在此基础上对作用机制展开了系列研究，并就剂型进行了改革。证实大承气颗粒剂具有缩小肠道细菌库和内毒素池、保护肠屏障、防止肠道细菌及内毒素易位等作用。本文观察了大承气颗粒剂对中等以上腹部手术后外周血内毒素、细胞因子等变化的影响，探讨大承气颗粒剂减轻手术打击的某些作用基础。

材料与方法

（一）一般资料

观察21例患者，为1999年4～7月在天津市南开医院外科各病区住院患者，其中男11例，女10例；年龄35～72岁，平均57.2±12.2岁。均为择期手术患者；手术持续时间2～5小时；手术失血一般约为30～100ml；1例于术后第11天死亡，其余均临床治愈或好转。术前、手术结束时、术后第3、7天各有5、15、6、1例血浆内毒素水平高于正常人组（$\bar{x}+2s$），术后第14天内毒素均在正常人组均值以下；术前各有1例属SIRS和多器官功能不全综合征（multiple organ dysfunction syndrome，MODS），全部病例均于麻醉醒后至次日存在持续时间不等的SIRS，术后第3、7、14天各有9、5、1例属SIRS，术后未见MODS。各病例主要诊断及术式见表62-1，其中7例同时行胆囊切除。观察期1～2周。于手术前当天清晨、手术结束时（术后0天）、术后第3、7、14天采取外周静脉血作有关指标检测。

（二）仪器、试剂、药物

1. 主要仪器　见文献[17]。

2. 仪器条件　见文献[17]。

3. 试剂　见文献[17]。

4. 药物与安慰剂　大承气颗粒剂，组成：大黄12g，厚朴9g，枳实9g，芒硝6g；制备：采用现代先进科技手段提取有效成分，制成颗粒剂；规格：每包2.5g；来源：由广州中医药大学提供。安慰剂：由淀粉制成的外形、体积、包装与大承气颗粒剂完全相同的颗粒剂，天津市南开医院制剂室提供。

（三）方法

1. 病例选择标准　见文献[17]。

2. 排除标准　见文献[17]。

3. 诊断标准　见文献[17]。

4. 大承气颗粒剂疗效标准　指标：①大便每日3次或3次以上；②肠鸣音恢复正常或活跃；③腹胀消失，思食，进食后腹胀无明显加重、无恶心呕吐；④舌质由深红转为淡红，黯红减轻，瘀点、瘀斑仍可存在；舌苔由焦黄、黄厚腻、白厚干燥转为薄黄（腻）或薄白（腻）。(1) 显效：用药3～4天后，符合上述指标3条或3条以上；(2) 有效：用药5～7天后，符合上述指标2条或2条以上；(3) 无效：达不到上述标准者。

5. 分组　根据手术大小及类型，采用分层抽样法将21例患者随机分为西医综合治疗＋安慰剂组（简称综合安慰）、西医综合治疗＋大承气颗粒剂组（简称综合承气）两组。另取17例健康人（年龄50岁左右）为正常人对照组（正常人组）。综合安慰组和综合承气组在性别、年龄、手术大小及类型、术前综合征和APACHEII评分等方面均无统计学差异。

6. 治疗　综合安慰组采用西医综合治疗，并用安慰剂；综合承气组在西医综合治疗基础上，加用大承气颗粒剂。大承气颗粒剂每日20g（即8包）（病情严重者可倍量使用），用适量温开水溶解，分2次口服。于术前1天开始用药，疗程1～2周。术后早期不能口服给药者，于手术次日以与口服相同剂量大承气颗粒剂，溶于400ml温开水，保留灌肠，每日1次（但除外半结肠切除者），至可以口服给药时，改口服用大承气颗粒剂。安慰剂使用程序与此相同。

7. 观测项目与方法　（1）一般项目：见文献[17]。（2）特殊项目：见文献[17]。（3）胃肠功能：肠鸣音、排气、大便次数及量、腹胀及进食情况。（4）舌脉变化：由一名中医主治医师诊察。（5）时段日均便次：将患者大便分为 4 个时段（术前、术后至第 3 天、术后第 4 至第 7 天、第 8 至第 14 天）累计，再按时段算出该时段之每日平均便次，以此进行分析。

8. 统计分析方法　采用 SPSS 8.0 统计软件。采用重复测量设计的方差分析（repeated measures）或 Mann-Whitney 检验。

结　果

1. 舌脉诊察　本组病例舌苔以黄苔多见，舌质以黯红、瘀点、瘀斑为主，脉象多见弦脉。具体情况如下：黄苔占 71.4%，白干、白腻厚、薄白苔各占 14.3%、9.5%和 4.8%；黯红、瘀点、瘀斑舌占 76.2%，红、淡黯舌各占 14.3%和 9.5%。弦滑（数）脉占 42.9%，弦细、弦缓、细（弱）脉各占 23.8%、14.3%和 19.0%。综合安慰及综合承气组舌脉变化接近。

2. 疗效分析　按大承气颗粒剂疗效标准判断，综合承气组（10 例）显效 8 例，有效 2 例；综合安慰组（11 例）有效 4 例，无效 7 例。

3. 加用大承气颗粒剂后大便次数变化　时段累计便次之日平均数，经 Mann-Whitney 检验，结果提示术前综合承气组大便有多于综合安慰组之趋势（$P=0.05$），综合承气组术后各时段大便次数均多于综合安慰组（表 62-2）。

表 62-1　观察病例主要诊断及术式

主要诊断	例数	主要术式
胆管癌	3	肝管空肠 Roux-en-Y 吻合，肝管癌切除，左三叶肝切除
胆管癌、结肠癌	1	结肠癌切除，结肠端-端吻合
胰头癌	2	原胆总管十二指肠吻合口切开成形，胆总管-空肠吻合
十二指肠乳头癌	1	胰十二指肠切除，Child 胃肠道重建术
贲门癌	1	食管下端、胃底、大部分胃体切除，消化道重建术
胃窦部癌	1	胃癌根治术
升结肠肝曲癌	1	右半结肠切除
胆总管囊肿、胆肠吻合术后	2	肝门成形、部分小肠切除、胆肠吻合
肝内外胆管结石	3	胆管探查取石、胆肠吻合、肝门成形、左肝外侧叶切除、切肝内胆管取石
胆总管结石	2	胆总管探查取石、胆肠吻合、肝门胆管成形
Oddi 氏括约肌炎性狭窄	1	Oddi 氏括约肌切开成形
肝右后叶血管瘤	1	肝Ⅵ、Ⅶ段、部分Ⅴ段切除
肝硬化、门静脉高压、脾肿大	2	脾切除、断流术

表 62-2　加用大承气颗粒剂对腹部手术前后大便次数的影响（$\bar{X}\pm s$，时段日均便次）

	例数	术前	术后		
			0～3 天	4～7 天	8～14 天
综合安慰组	11	0.55±0.52	0.24±0.62	0.27±0.54	0.22±0.19
综合承气组	10	1.15±0.85	1.03±0.58**	2.18±1.70**	1.86±0.33**

与综合安慰组比较，** $P<0.01$；术后 8～14 天，综合安慰组和综合承气组各为 9、4 例

4. 加用大承气颗粒剂对中等以上腹部手术后开始出现肠鸣音、排气及大便所需时间的影响 经 Mann-Whitney 检验，综合承气组术后开始出现肠鸣音、排气及大便所需时间均明显短于综合安慰组，表明大承气颗粒剂能促进术后肠功能恢复（表 62-3）。

表 62-3 大承气颗粒剂对术后肠鸣音、排气及大便恢复所需时间的影响（$\bar{X}\pm s$，天）

	例数	肠鸣音恢复所需时间	排气恢复所需时间	开始大便所需时间
综合安慰组	11	4.27±1.79	5.00±1.95	7.45±2.38
综合承气组	10	2.20±0.63**	3.20±1.48*	3.30±1.57**

与综合安慰组比较，* $P<0.05$，** $P<0.01$

5. 加用大承气颗粒剂对中等以上腹部手术后血浆内毒素水平变化的影响 术前使用大承气颗粒剂，手术结束时综合承气组内毒素水平低于综合安慰组；术后次日接着用大承气颗粒剂灌肠（某些患者经口给药；少数患者不能灌肠给药），综合承气组内毒素水平在术后第 3 天有低于综合安慰组之趋势（$P<0.077$）（表 62-4）。

表 62-4 加用大承气颗粒剂对中等以上腹部手术后血浆内毒素变化的影响（$\bar{X}\pm s$，EU/ml）

	例数	术 前	术 后		
			0 天	第 3 天	第 7 天
综合安慰组	11	0.205±0.058	0.380±0.234	0.195±0.046	0.170±0.028
综合承气组	10	0.179±0.012	0.252±0.078*	0.172±0.015	0.166±0.011

与综合安慰组比较，* $P<0.05$

6. 加用大承气颗粒剂对中等以上腹部手术后外周血 IL-6 变化的影响 综合承气组外周血 IL-6 水平在各时间点较综合安慰组呈一致性降低趋势，手术结束时综合承气组 IL-6 水平低于综合安慰组之趋势更著（$P=0.056$），提示术前使用大承气颗粒剂有一定的降低手术打击引起 IL-6 升高的作用（表 62-5）。

表 62-5 加用大承气颗粒剂对中等以上腹部手术后血浆 IL-6 变化的影响（$\bar{X}\pm s$，pg/ml）

	例数	术 前	术 后		
			0 天	第 3 天	第 7 天
综合安慰组	8	0.98±1.93	456.15±686.80	76.08±169.44	22.43±39.63
综合承气组	9	2.59±7.77	53.33±61.42*	39.32±106.01	8.14±16.31

与综合安慰组比较，* $P=0.056$

7. 加用大承气颗粒剂对中等以上腹部手术后外周血新蝶呤变化的影响 综合承气组外周血新蝶呤水平较综合安慰组呈一致性的减低趋势，术后第 3 天低于综合安慰组之趋势更著（$P=0.069$），提示大承气颗粒剂有一定的减低手术打击引起新蝶呤升高的作用（表 62-6）。

表 62-6 加用大承气颗粒剂对腹部大手术后血清新蝶呤变化的影响（$\bar{X}\pm s$，nmol/L）

	例数	术 前	术 后		
			0 天	第 3 天	第 7 天
综合安慰组	10	19.63±11.28	25.36±24.10	25.67±6.77	22.53±10.40
综合承气组	10	14.03±12.19	15.29±7.57	18.39±12.56*	19.18±10.75

与综合安慰组比较，* $P=0.069$

8. 其它指标　本研究还观察了降钙素基因相关肽（calcitonin gene-related peptide，CGRP）、P 物质（SP）、NO、一氧化氮合酶（nitric oxide synthetase，NOS）、脂质过氧化物（lipid peroxide，LPO）、总抗氧化能力（total anti-peroxidation capacity，TAP），由于例数少，综合承气组与综合安慰组之间未显示出统计学差异，资料未列出。

讨论及结论

1. 手术患者应用大承气颗粒剂

本文观察 21 例中等以上腹部手术患者，其中肿瘤 10 例，占 47.6%；胆管结石 5 例（不包括肿瘤伴结石者），占 23.8%；胆肠吻合术后、肝硬化门静脉高压各 2 例，占 9.5%；肝血管瘤、Oddi 氏括约肌炎性狭窄各 1 例，占 4.8%。舌象和脉象方面：舌苔以黄苔为主，占 71.4%；舌质以黯红、瘀点、瘀斑为主，占 76.2%；脉多见弦滑。术前约 50%患者有不同程度的便秘，部分需药物助之排便；口干苦或渴者占 70%。故本组病例多见痞、满、燥、实、坚之类症状；以邪实正虚为主要病机，其中邪实指病理因素（气滞、血瘀、痰凝等）蕴结成热或里热便结，正虚包括气虚、阴虚，少数为血虚；以急则治标、标本兼治为主要治则，且有"但见一症便是"之训；由于病位在消化道，为在手术基础上加用大承气颗粒剂治疗提供了客观条件。故可以而且适宜用通里攻下法（当然亦不排除活血通络、扶正祛邪等法则，但本研究目的是观察通里攻下法的作用），大承气汤为代表方剂，大承气颗粒剂为新优剂型，上述即为本研究采用在以手术为主的西医综合治疗基础上加用大承气颗粒剂治疗的依据。考虑到本组病例特点不同于腹腔感染，"因人制宜"很重要，如中病即止，即对于以虚证为主的患者应用大承气颗粒剂的主要目的是刺激肠蠕动、排大便，一旦大便畅行即停止用药；对不能口服者采用灌肠给药。从疗效看，应用大承气颗粒剂后胃肠功能恢复较快，舌苔亦较多较快地转为薄白苔。因而对手术患者在西医综合治疗基础上，掌握大承气颗粒剂的使用原则并灵活运用之，是可以取得预期效果的。按本研究的病例选择标准和排除标准观察的病例，未见明显的药物副作用。

2. 加用大承气颗粒剂对中等以上腹部手术后内毒素、IL-6 和新蝶呤变化的影响

本组病例均存在慢性消化道病变，如肿瘤、肝硬化、胆管结石，他们或营养被异常消耗，或蛋白质合成不足，或营养物质吸收障碍，导致肠黏膜机械、免疫屏障损害；部分患者存在梗阻性黄疸（包括肿瘤性、结石性），引起肠黏膜生物学屏障等损伤。在肠黏膜屏障本不健全的基础上，加以较大或大手术打击，肠道内毒素易位是很有条件的，如本文所观察到的术后循环内毒素水平升高，并且本组病例特点可能是本文内毒素升高率较大的原因。目前选择性肠道脱污染（SDD）是防止肠道细菌及内毒素易位的手段之一，使用多黏菌素可降低血浆内毒素水平。Van-Leeuwen 等研究表明肠源性内毒素参与了大鼠部分肝切除后的病理过程，内毒素结合剂消胆胺可改善术后生存率；其机制是部分肝切除后内毒素血症与细胞免疫功能紊乱有关，肠道预防性使用消胆胺可维持大鼠部分肝切除后的细胞免疫功能。本文观察到术前、术后口服和/或灌肠使用大承气颗粒剂对术后胃肠道功能恢复有较好作用，并能降低术后循环内毒素水平，此与大承气颗粒剂具有通里攻下、缩小肠道细菌库和内毒素池、促进胃肠运动、保护肠屏障功能有关。

研究表明，胸腹手术后 IL-6 浓度与手术持续时间和手术失血有关，在全胃切除时亦观察到类似情况。术后早期 IL-6 升高是损伤严重程度的标志；IL-6 是急性期反应早期的关键介质之一，其释放与术后早期高动力循环有关，术后高动力循环紊乱与明显炎症反应一致。血清 IL-6 水平与 SIRS 强度相关，IL-6 可作为监测心肺旁路（CPB）术后 SIRS 的干预效果的有用工具，亦提示 IL-6 在 SIRS 中的病因性作用；IL-6 亦可作为评估大范围肝切除后特异治疗效果的替代标志物。本研究观察到较大或大的腹部手术后 IL-6 显著升高，术前加用大承气颗粒剂有一定的防止术后 IL-6 大幅度升高的作用；由于大承气颗粒剂基本不抑制正常免疫功能，与糖皮质激素抑制 IL-6 释放的作用机制有区别。由于 IL-6 部分是从手术切除区域或手术部位释放，故大承气颗粒剂降低 IL-6 的作用有一定限度。因为本研究中内毒素与 IL-6 呈明显正相关，内毒素可诱导 TNFα、IL-6 等释放，大承气颗粒剂降低血中内毒素水平，因而能减轻 IL-6 升高。其对手术部位释放 IL-6 的影响尚待进一步研究。降低 IL-6 对术后状态有一定的改善作用，如手术结束时 IL-6 水平与术后开

始大便所需时间呈正相关（r＝0.945，P＝0.000）；换句话说，大承气颗粒剂在减少IL-6时亦明显缩短术后开始大便所需时间，对肠功能恢复有良好影响。下一步研究中，术前予2～3天大承气颗粒剂，确保排大便效果，可能对防止术后IL-6升高等的作用更佳。由于术后用药受到一定限制，如某些患者某段时间内不能接受口服给药，甚至（少数）灌肠给药亦不可行，故不应忽视术前有效使用通里攻下中药。

新蝶呤是体内细胞免疫激活程度的标志物。本组病例术前新蝶呤明显高于正常组，术后较术前有所升高（但未见明显差异）；综合承气组于术后第3天新蝶呤水平有低于综合安慰组之趋势，提示大承气颗粒剂有一定调节术后新蝶呤形成的作用，可能与大承气颗粒剂降低循环内毒素水平、继而减轻内毒素对单核细胞/巨噬细胞的刺激作用有关，其意义有待揭示。

3. 结论

术前及术后口服和/或灌肠使用大承气颗粒剂可促进中等以上腹部手术后肠功能恢复，降低循环内毒素水平，并有一定的减低术后IL-6和新蝶呤升高的作用，对改善术后状态有一定价值。

参考文献

[1] 吴咸中．通里攻下法对急腹症所致多器官衰竭治疗作用．国家中医药管理局重点课题论文集，1997

[2] 陈海龙．肠道屏障在多器官功能不全综合征中的发病学意义及中药治疗学的研究．天津医科大学博士学位研究生学位论文，1996

[3] Houdijk AP，Meijer C，Cuesta MA，et al. Perioperative anti-endotoxin strategies. Scand J Gastroenterol Suppl，1997，222：93-97

[4] Van Leeuwen PAM，Hong RW，Rounds JD，et al. Hepatic failure and coma after liver resection is reversed by manipulation of gut contents：the role of endotoxin. Surgery，1991，110：169-175

[5] Van Leeuwen PA，Boermeester MA，Houdijk AP，et al. Pretreatment with enteral cholestyramine prevents suppression of the cellular immune system after partial hepatectomy. Ann Surg，1995，221：282-290

[6] 田在善，李冬华，沈长虹，等．大承气汤“釜底抽薪，急下存阴”功效理论的实验研究-抗“肠道LPS移位”效应的理论研究．见：郑有顺．中药研究与应用．北京：军事医学科学出版社，1999，158-162

[7] 齐清会．大承气冲剂和针刺对人体消化道运动功能的影响．天津市自然科学基金课题论文集，1998

[8] Sakamito K，Arakawa H，Mita S，et al. Elevation of circulating interleukin-6 after surgery：factors influencing the serum level. Cytokine，1994，6：181-186

[9] Shito M，Veda M，Wakabayashi G，et al. Pathophysiological response of cytokines and vasoactive agents in patients undergoing total gastrectomy. Eur J Surg，1998，164：115-118

[10] Badia JM，Ayton LC，Evans TH，et al. Systemic cytokine response to hepatic resections under total vascular exclusion. Eur J Surg，1998，164：185-190

[11] Cremer J，Martin M，Redl H，et al. Systemic inflammatory response syndrome after cardiac operations. Ann Thorac Surg，1996，61：1714-1720

[12] Hauser GJ，Ben-Ari J，Colvin MP，et al. Interleukin-6 levels in serum and lung lavage fluid of children undergoing open heart surgery correlate with postoperative morbidity. Intensive Care Med，1998，24：481-486

[13] Che F，Dosquet C，Panis Y，et al. Levels of portal and systemic blood cytokines after colectomy in patients with carcinoma of Crohn's disease. J Am Coll Surg，1995，180：718-724

[14] Kato M，Suzuki H，Murakami M，et al. Elevated plasma levels of interleukin-6，interleukin-8，and granulocyte colony-stimulating factor during and after major abdominal surgery. J Clin Anesth，1997，9：293-298

[15] Wachter H，Fuchs D，Hausen A，et al. Neopterin as marker for activation of cellular immunity：immunological basis and clinical application. Adv Clin Chem，1989，27：81-141

[16] Strohmaier W，Bahrami S，Davies J，et al. Neopterin and tumor necrosis factor-α：two marker of monocyte macrophage activation in a septic baboon model. Petridines，1995，3：181-197

[17] 方步武．中西医结合防治内毒素血症、SIRS及MODS的研究．博士后研究工作报告．天津医科大学，2000

（方步武　吴咸中）

第 63 章　大黄的现代临床应用

大黄为临床常用的中药之一，习称“将军”，有四大金刚之美名。神农本草经称“大黄味苦寒，主下瘀血，血闭，寒热，破症瘕积聚、留饮宿食，荡涤肠胃，推陈致新，通利水谷，调中化食，安和五藏”。大黄能祛胃家实，苦能祛实，寒能清热。胃能统六腑，胃为六腑之主，胃和则六腑俱和。胃失其下行通降功能，为临床常见症状，所以大黄适应证甚为广泛。大黄按其功能主治可为泻热毒、破积滞、行瘀血。治实热便秘，谵语发狂，食积痞满，痢疾初起，里急后重，瘀停经闭，症瘕积聚，时行热疫暴眼赤红，吐血，衄血，阳黄，水肿，淋浊，溲赤，痈疡肿毒，疔疮，汤火伤。

总之其功效为攻积导滞，泻火凉血，活血祛瘀，利胆退黄。大黄同时含有多种有效成分，有多方面的药理作用，大黄或以大黄为主的复方在临床的应用已深入到内、外、妇、儿、骨伤、皮肤、精神、老年、眼、耳鼻喉各科。因此，在临床上应用非常广泛。现代药理研究表明，大黄对消化系统具有泻下、收敛止泻、解痉、利胆和健胃的作用；此外，还有抗肿瘤、驱杀寄生虫、收敛止血、降血压、降胆固醇的作用，以及对多种细菌、真菌、病毒等皆有抑制作用。

近年运用单味大黄或以大黄为主的方剂，治疗多种疾病，概略有如下多种：上消化道出血，急性出血性坏死性肠炎，急性胰腺炎，急性黄疸型肝炎，淤胆型肝炎，胆石症，高脂血症，尿潴留（癃闭），乳痈，急性腰扭痛，酒糟鼻，急性扁桃体炎，麦粒肿等。据文献报道收到理想的疗效。但是大黄究属悍利之品，性味苦寒，因此，元气不足，胃寒，血虚，病在气分，阴虚便燥，孕妇及产后者，均应慎用。

由于大黄在临床应用历史悠久，因此，古方、经方、数量之大相当惊人。近年来随着大黄药理、药效及其活性成分研究的深入，大黄的临床研究也更向纵深发展。辨证论治是中医诊治疾病的指导原则，因此，临床上运用中药，大多有一定的配伍，是有重点、有组织的见症付药，配伍运用，大黄更不例外。所以，在讨论大黄的临床应用时也必须相应的对其复方的应用给予充分重视。大黄及其复方不仅有药典和卫生部颁布标准的处方，还有相当数量已在临床应用的医院制剂。

第一节　近年来大黄的临床应用概况

大黄为临床常用中药，在我国应用已有悠久的历史。具有清热解毒，泻热通肠，凉血止血，利胆退黄，逐瘀通经等功效。用于实热便秘、湿热黄疸、血热吐衄，肠痈腹痛、痈肿疔疮、瘀血经闭、跌打损伤、外治水火烫伤等。临床应用范围不断扩大，据不完全统计，仅 1997 年和 1998 年国内临床应用报道已有一百余篇，现将其综述如下。

1. 上消化道出血

（1）用单味大黄粉：林平等应用生大黄粉（每日平均用量 4.5 g）治疗上消化道出血 90 例，有效率达 94.44%，并观察到 81.11%的患者有便前腹痛的症状，说明便前腹痛是生大黄粉治疗上消化道出血中的主要副作用。

（2）以大黄为主的复方：漆艳平用大黄、五倍子等制成消炎止血散治疗上消化道出血 78 例，总有效率为 97.44%，大便潜血转阴天数平均为 4.48±2.36 天。

2. 肝硬化并发上消化道出血

方基水等应用生大黄（10～20 g）治疗 53 例肝硬化中、晚期病例，总有效率 92.5%，无效 4 例，并观察到有的患者可耐受轻、中度腹痛。

3. 胆道术后出血

程培俊等采用大黄制成汤剂（口服）和灭菌提取液（“T”管内冲洗）治疗胆道术后出血 6 例，6 例出血均痊愈。

4. 消化性溃疡

何谨亮用黄芪、大黄等制成溃疡康散对 48 例患者进行临床治愈后系统性、阶段性抗复发治疗1年，跟踪观察3年，复发率明显低于对照组。

5. 肝炎

黄志华等利用大黄治疗淤胆型婴儿肝炎综合征44例，显效18例，有效21例，无效3例，恶化2例，对照组20例，不用大黄对照组显效10例，有效4例，无效13例，恶化3例，结果表明大黄有明显的利胆退黄效果能促肝功能恢复，疏通胆小管和微细胆管内胆汁淤积，促进胆汁排泄。

曲宝慧等用大黄泽兰汤为主，治疗重型病毒型肝炎34例，对照组32例，治疗组总有效率88.23%，对照组为62.50%，有显著意义（$P<0.05$）。

6. 胆囊炎

陈革用大黄胶囊（每粒含生药粉0.3 g）治疗慢性胆囊炎45例，钦丹萍用生大黄粉灌肠治疗胆囊炎和胆石症，均取得较好效果。

7. 驱除蛔虫

万红梅等采用自拟大黄茵陈乌梅汤治疗胆道蛔虫症38例，用药2～5天，有效率为95%。

8. 胰腺炎

重症急性胰腺炎是临床上常见的凶险急腹症，曾令浩等人用生大黄液自鼻胃管内注入与保留灌肠为主要方法，治疗重症急性胰腺炎23例，疗效显著，此方法能缓解症状，缩短病程，提高成活率。

生大黄治疗急性胰腺炎在临床上应用报道较多，这与大黄成分中对引起急性胰腺炎发病的5种胰酶有明显的抑制作用有关，其它成分有清洁肠道、排泄毒素，降温解痉、扩张胆管等多种功效，故大黄用于非手术治疗胰腺炎的方法值得推广。

9. 肾功能衰竭

谢惠芬等人采用中药内服、外敷、灌肠三种方法并用的综合疗法治疗慢性肾功能衰竭100例。综合组总有效率90%，灌肠组75%，内服组70%，外敷组50%。刘连华等运用中西医结合治疗，采用大黄合剂高位保留灌肠治疗小儿急性肾功能衰竭56例取得满意效果，与西医组对照有极显著性差异（$P<0.01$）。

10. 扁桃体炎

张秋菊等人以大黄甘草饮（大黄6～10 g，甘草1.5～2.5 g，两者比例4：1）治疗小儿化脓性扁桃体炎50例，总有效率100%。本治疗法方便、易行、价廉，尤适用于无条件注射治疗或不能用抗生素类药物患儿，特别为对青霉素过敏患儿提供了一新疗法。周萌用大黄治疗银屑病伴扁桃体炎64例。扁桃体治愈100%，银屑病治愈43例，好转22例，无效1例。

11. 冠心病

赵国良老中医用补气养阴加和胃通便法（大黄）治疗老年冠心病30例与对照组（不用大黄）相比有统计学差异（$P<0.05$），显效15例，有效15例，本治疗法提示老年冠心病在辨证施治的基础上适当加用和胃通便，并注意饮食可提高冠心病治疗疗效。

12. 脑动脉硬化

刘小琴报道用生大黄片（每片含生药0.6 g）治疗脑动脉硬化62例，对照组34例，治疗组总有效率96.8%，对照组总有效率97.1%。

13. 中风

曹利民用大黄羚羊散（大黄9 g，羚羊角0.6 g）口服或灌胃治疗急性出血性中风45例，同时配合西药对症处理，对照组单用西药治疗，治疗结果表明二组有显著性差异（$P<0.05$），治疗组总有效率93.3%，对照组总有效率77.5%。

14. 心肌梗死

张光灿应用大黄救治急性心肌梗死38例收到满意效果，对心肌梗死各期用药有独到体会。小承气汤（酒大黄12 g，厚朴6 g，枳实9 g）用于急性期的救治；自制愈梗丸（酒大黄等炼蜜丸）用于恢复期的巩固；“推陈致新胶囊”（酒大黄、蒸首乌等），可有效预防再梗死，使再梗死降低到13%。

15. 肥胖症、高血脂

郭澄等人研制出减肥降脂片（莱菔子、大黄等）治疗肥胖症323例，总有效率80.6%，血脂指标也明显下降。朱祥生等人用复方大黄膏治疗肥胖症的疗效确切。

16. 妇科疾病

曹永胜等人用止带散（儿茶、枯矾、大黄炭、黄柏、苦参）治疗子宫炎270例，全部有效，痊愈88.8%。

周德荣用大黄黄连泻心肠、大黄、黄连、黄芩、栀子等治疗功能性子宫出血，1剂血止大半，3剂血净而安。

吴玉莲用大黄100 g，黄连、黄柏、栀子各

50 g，土霉素粉 25 g，研粉混匀，置消毒干燥的玻璃瓶中备用，用于治疗宫颈糜烂 45 例，总有效率 97.7%。

17. 胃肠道疾病

姜志昂用大黄泻心汤加减治疗与胃幽门螺杆菌相关胃病 68 例疗效满意，总有效率 91.38%。

张彩兰等用大黄牡丹汤灌肠治疗溃疡性结肠炎 30 例取得较好结果。刘雪梅等人用大黄煎剂灌肠治疗粘连性不完全肠梗阻取得满意疗效。毛三宝等人用三黄仙马汤（黄连、广木香、黄柏、制大黄等），保留灌肠治疗小儿急性菌痢 158 例，治愈 143 例，好转 11 例，无效 4 例。

18. 痔疮

赵亚松应用活血化瘀法治疗炎性外痔、血栓性外痔和内痔嵌顿 789 例，加大黄枯矾薄荷汤盆熏洗，总有效 92.6%，效果较好。

刘育玲用自拟双黄汤治疗痔疮 108 例效果满意。

19. 灼伤、烧伤

阮琴芳运用验方大黄黄连油治疗 10 例消化道黏膜烧伤，含服大黄黄连油后，疼痛、烧灼感逐渐减轻至消失，口腔黏膜全部修复，吞咽顺利，且无其它并发症发生，黏膜修复时间为 3～7 天。

李玉环等用大黄涂膜剂（每 10 ml 涂膜剂含大黄 1 g）治疗小面积浅Ⅰ度烧伤 38 例，在用药 2～3 天疼痛消失，渗出液明显减少，5～10 天创面愈合。

20. 外科疾病

张红星等以珍珠、大黄、青黛为主的中药复方经提取、精制成为珠黄软膏用于治疗外科疮疡病（疖肿、急性淋巴结炎、丹毒、褥疮、蚊虫叮咬、化脓性乳腺炎等）140 例，总有效率 92.13%。

魏馨文等用二黄散（生大黄、制大黄等）治疗膝踝关节软组织损伤 86 例，总有效率达 98.8%，本方法见效快，适用方便，价格低廉，未发现明显副作用。

兰友明等人用大黄膏外敷治疗甲沟炎 50 例，全部治愈。最少用药 3 天，最多用药 6 天。

陈新建等人用大黄治疗外阴血肿 29 例（1 例为术后引起，28 例为外伤所致）。不加任何抗生素及止血药及激素，血肿发生后切忌冷敷。29 例中 19 例服 5 剂后血肿完全消退吸收，10 例服 7 剂后消退吸收，术后所致血肿 5 剂后完全消退吸收。

钟拥元用大黄外敷治腱鞘炎 100 例，痊愈 59 例，有效 38 例，无效 3 例。

21. 尿毒症

毛庆兰用大黄汤结肠透析治疗 40 例尿毒症，同时采用保肾康，至灵胶囊、抗生素等治疗，对照组不加大黄汤肠透析，结果治疗组明显优于对照组。

22. 皮肤病

糖尿病性大疱病是糖尿病患者特异皮肤病，张德宪等人用大黄粉治疗多例糖尿病性大疱病取得满意疗效。

孙祖斌以生大黄为主治疗漆性皮炎，100 例取得满意效果。

23. 其它顽症

杨树成等用一味大黄治疗顽固性头痛取得良好效果。

郭英等用大黄牡丹汤治疗顽固性呃逆 28 例取得满意疗效。乔振刚等人用大黄治疗顽疾如带状疮疹、甲状腺肿、疝也取得较好疗效。

24. 新生儿、小儿用大黄

刘艳巧等采用自拟益黄汤（生地、茵陈、大黄等）防治 ABO 新生儿溶血症 105 例，显效率 87.6%。葛秀荣等用生大黄焙干研粉，蜂蜜调和成糊状外敷，治疗早期新生儿皮下坏疽 50 例，3～6 天全部获愈。

宾博平认为肺与大肠相表里，应用大黄治疗小儿咳喘 26 例获得较好效果。

费英用生大黄治疗小儿疱疹性口炎 35 例痊愈。

25. 雀斑

钟婉婷报道一患者用生大黄 2～3 g 每日泡水当茶饮，半个月后患者痔疮痊愈，以后每日 0.5～1 g 生大黄泡水当茶饮，半年多后患者脸上布满的雀斑没有了。

应用大黄的不良反应：

大黄引起新生儿大疱性皮疹的不良反应较少见，朱照祥等报道一出生 9 天的新生儿因 4 天内服大黄约 4.7g 而出现大疱性皮疹，这是由于服用超过新生儿剂量 10 多倍大黄所致。

综上所述，我们可以看到，大黄不论是在治疗呼吸道、消化道、心血管等系统的急性疾病的治疗中，还是在一些慢性疾病的治疗中，都发挥着重要作用，但在应用中也要注意掌握用药量和使用对象，防止不良反应的发生，使大黄更好地发挥其应有的治疗效果。随着对大黄的更深入研究，相信大黄将为人类的健康保健发挥更大的作用。

参考文献

[1] 林平，伍德娜．生大黄粉治疗90例上消化道出血临床观察．福建医药杂志，1997，19（4）：96-97
[2] 漆艳平．消炎止血散治疗上消化道出血78例疗效观察．山西中医，1997，13（6）：12-13
[3] 方基水，藏文蔚．生大黄治疗肝硬化并发上消化道出血53例观察．安徽中医学院学报，1997，16（4）：13-14
[4] 程培俊，腾亚民，蒋寿宁．大黄治疗胆道术后出血．第二军大学学报，1997，18（3）：292
[5] 何谨亮．溃疡愈康散抗消化性溃疡复发48例疗效观察．湖南中医学院学报，1997，17（2）：25-26
[6] 黄志华，董永绥，叶望云．大黄治疗淤胆型婴儿肝炎综合征利胆疗效观察．中国中西医结合杂志，1997，17（8）：459-461
[7] 曲宝慧，孔宪斗，安柏玲，等．大黄泽兰汤治疗重型病毒性肝炎高胆红素血症疗效观察．山东中医杂志，1998，17（7）：299
[8] 陈革．大黄胶囊治疗慢性胆囊炎45例．河北中医，1998，30（10）：25
[9] 钦丹萍．生大黄粉灌肠在消化道急症中的应用举隅．浙江中医杂志，1997，32（9）：422
[10] 万红梅，胡敏．大黄茵陈乌梅汤治疗胆道蛔虫症38例临床观察．江西中医药，1997，28（4）：12
[11] 曾令浩，徐新保，居丹桂．生大黄治疗重症急性胰腺炎的疗效观察．河北中医，1998，20（1）：35
[12] 谢惠芬，檀金川，司秋菊．综合疗法治疗慢性肾功能衰竭的临床观察．河北中医，1998，20（1）：5-6
[13] 刘连华，刘广才．中西医结合治疗小儿急性肾功能衰竭56例．浙江中西医结合杂志，1997，7（4）：206-207
[14] 张秋菊，张庆和，李红．大黄甘草饮治疗小儿化脓性扁桃体炎50例．中医药学报，1997，5：24
[15] 周萌．大黄治疗银屑病伴扁桃体炎64例．辽宁中医杂志，1997，24（8）：362
[16] 廉南，曾晓蓉，曹均告，等．赵国良运用和胃通便法治疗老年冠心病经验．附60例病例报告．成都中医药大学学报，1997，20（4）：12-13
[17] 刘小琴，彭玉萍，曹细芳，等．生大黄片治疗脑动脉硬化症62例临床观察．湖南中医杂志，1998，（3）：7-9
[18] 曹利民．大黄羚羊散为主治疗急性出血性中风45例一附单纯西药治疗40例对照观察．浙江中医杂志，1998，33（8）：359
[19] 张光灿．大黄在救治急性心肌梗塞方面的应用．河南中医，1997，14（4）：223
[20] 郭澄，李学忠，李晓梅，等．减肥降脂片的研制及临床应用．军队医学杂志，1996，6（4）：40-42
[21] 朱祥生，陶丽华，王秀莲，等．复方大黄软膏外治单纯性肥胖症的临床疗效观察．中国实验方剂学杂志，1997，3（2）：47-48
[22] 曹永胜，曹林忠．止带散外用治疗妇科炎症270例．陕西中医，1997，18（6）：246-247
[23] 周德荣．大黄泻心汤临床治验．河南中医，1998，18（4）：210
[24] 吴玉莲．复方三黄粉治疗宫颈糜烂45例．江西中医药，1997，28（4）：62
[25] 姜志昂．大黄黄连泻心汤加减治疗HP相关胃病68例．浙江中医杂志，1998，33（3）：107
[26] 张彩兰，李波．大黄牡丹汤灌肠治疗溃疡性结肠炎30例．河南中医，1998，18（1）：22
[27] 刘雪梅，蔡茵．大黄煎剂灌肠治疗粘连性不完全性肠梗阻20例．成都中医药大学学报，1997，20（4）：31
[28] 毛三宝，潘晓清，孙勤连，等．三黄仙马汤灌肠治疗小儿急性菌痢158例．浙江中医杂志，1998，33（9）：391
[29] 赵亚松．活血化瘀法治疗痔疮798例体会．北京中医，1997，16（1）：25-26
[30] 刘育玲．自拟双黄汤熏洗治痔疮108．江西中医药，1997，28（3）：61
[31] 阮琴芳．大黄黄连油治疗口咽部黏膜烧伤．浙江中医杂志，1998，33：310
[32] 李玉环，魏新梅，王晓萌．大黄涂膜剂促进烧伤创面修复作用的实验与临床观察．河北中医，1997，19（3）：13-14
[33] 张红星，丁海燕，韩莹．珠黄软膏治疗中医外科疮疡病的临床观察．中成药，1997，19（8）：26-28
[34] 魏馨文，简卫星．二黄散治疗膝踝关节软组织损伤86例．吉林中医药，1998，5：22
[35] 兰友明，兰义明，鲍雪娇．大黄膏治疗甲沟炎．湖南中医杂志，1998，14（5）：40
[36] 陈新建，戚忠华．大黄治疗外阴血肿29例临床观察．中级医刊，1997，32（9）：58-59
[37] 钟拥元．大黄外敷治疗腱鞘炎100例．江西中医药，1997，28（3）：61
[38] 毛庆兰．大黄汤结肠透析治疗40例尿毒症临床观察．山西护理杂志，1997，11（6）：262-263
[39] 张德宪，林君丽．大黄粉治疗糖尿病性大疱病．浙江中医杂志，1998，33（8）：349
[40] 孙祖斌．以生大黄为主治疗漆性皮炎100例小结．

贵阳中医学院学报，1997，19（2）：27-28
[41] 杨树成，陈淑容．一味大黄治疗顽固性头痛．四川中医，1997，15（10）：15
[42] 郭英，阎钟蒲．经方治疗顽固性呃逆 28 例．国医论坛，1997，12（3）：19
[43] 乔振纲，乔艳华．巧用大黄愈顽疾．河南中医，1998，18（1）：58-59
[44] 刘艳巧，刘润侠．益黄汤防治 ABO 新生儿溶血症 105 例．陕西中医，1997，18（8）：339
[45] 葛秀荣，曹风．大黄末外敷治疗新生儿皮下坏疽．四川中医，1998，16（10）：49
[46] 宾博平．中医治疗小儿咳喘 26 例．广西中医药，1997，20（1）：22
[47] 费瑛，吴敏．生大黄治疗小儿疱疹性口炎 35 例．安徽中医临床杂志，1997，9（4）：180-181
[48] 钟婉婷．生大黄治愈雀斑一例．江西中医药，1997，28（4）：62
[49] 照祥，茅云霞．超量服大黄液引起大疱性皮疹 1 例．中国中药杂志，1997，22（8）：50

（胡迎庆　严贵吾　杨美华
向　兰　苏艳芳　郑俊华）

第二节　中医临床大黄应用简述

在我国应用大黄治疗疾病已有几千年的历史。经过历代医家的不断实践应用，总结归纳出大黄具有泻火解毒、攻积化瘀、散结止血的功效，可用于治疗热毒壅结、瘀血、出血、便秘、黄疸、症瘕积聚、痈疖疮肿以及跌打损伤等症。近年来，应用中西医结合的方法，对大黄进行了反复临床实践及实验研究，肯定了疗效，并扩大了应用范围。目前，大黄的临床应用已不是仅仅作为一味具有泻下作用的药物，而是作为具有多种功能的药物来应用。现就目前大黄的临床应用，简述如下。

一、急性上消化道出血

通过上千例的临床反复验证，肯定了单味大黄治疗上消化道出血的疗效确切而可靠，且适应症广泛，除肝硬化食道静脉曲张破裂出血外，凡胃、十二指肠出血，出血量在 500～1 000ml 内，适合内科止血者，均可应用单味大黄以止血，且以黑便并伴有便秘，舌苔出现黄腻者更为相宜。此外，对伴有脑血栓形成的上消化道出血，此时不宜用凝血药，大黄是理想的止血药。

应用各种大黄制剂治疗上消化道出血的对比观察发现，以大黄醇提片的效果最好，且副作用小。大黄醇提片治疗上消化道出血的用法是每次 3 片（每片相当于生药 1g），每日 3 次，直至血止。从所观察的例数统计结果，平均大黄止血的用量是 19.1g，平均止血时间为 2～3 天，总有效率为 92%～95%。一般服药后，仅感大便时脐周围稍有疼痛，但随大便排出即可消失。大便排出的次数平均是每日两次。总之，应用大黄治疗上消化道出血，止血效果好，服用方便，副作用小，为目前治疗上消化道出血较为理想的药物。

大黄除用于治疗上消化道出血外，还有人观察了治疗其它出血的止血效果，也取得了较好的疗效。如张守谦等观察了大黄浸出液治疗膀胱出血 15 例，其中出血性膀胱炎 8 例，前列腺增生 6 例，膀胱肿瘤 1 例。用 1∶1 大黄浸出液 20ml 膀胱灌注，每日一次，保留两小时以上，取得了平均止血时间为 3 天的效果。空军天津医院把以大黄为主的药物制成药物薄膜，治疗由血液病引起的黏膜出血。具体用法是将大黄药膜敷于出血处，并用肾上腺素作对照。结果是大黄药膜组用药后立即止血，且药膜脱落仍未出血者占 42%，而肾上腺素组为 0；大黄药膜组用药后 1 分钟止血，10 分钟后仍未出血者占 58%，而肾上腺素组为 30%，两组对比有显著差异。

二、急性化脓性扁桃体炎

何绍芹等应用新清宁片（单味大黄制成的熟大黄片，每次 0.3g），每次 5 片，每日 3 次，与红霉素片作对照，治疗急性化脓性扁桃体炎 83 例，3 天内获得基本治愈，两组疗效相似。亦有人用单味大黄 9～12g，沸水 150ml 浸泡，待温顿服，间隔 2 小时后同法服用第二汁，治疗 61 例，服药 1～2 天，全部治愈。

三、急性肠炎、急性菌痢

有人观察应用大黄醇提片，每次 3～5 片，每日 3 次；或单味大黄 30g，水煎服，每日1～2 剂，与抗生素作对照，两组疗效无差异。

四、急性黄疸型肝炎

用生大黄 15g，开水冲泡代茶饮；精制大黄片，每次 3～4 片，每日 3～4 次；或 50%大黄注射液 40～80ml，加入 10%葡萄糖液 200～300ml 静脉点滴等法治疗急性黄疸性肝炎，无论在消除临床症状、退热时间还是消退黄疸时间方面均优于西药组，肝功恢复正常时间与西药组相似。有人观察了大黄用量与疗效的关系，将大黄每日用量分为 10g、20g、30g、60g 四组，发现随大黄用量的增加，其临床症状的消退时间、黄疸消退时间、肝功能恢复正常的时间也随之缩短。其中以大黄每日用量 60g 取得上述疗效的时间为最短，且大黄之用量虽服用至每日 60g，除出现脐周轻微腹痛症状，且便后即可消除外，无其它不良反应。

五、慢性活动性乙型肝炎

白求恩国际和平医院李涤新用丹参大黄汤（大黄 10～30g，丹参 30～50g，蒲公英 30～50g，焦三仙 30g，陈皮 6～12g），每天 1 剂，水煎服，治疗乙型肝炎 30 例，与服用联苯双酯作对照，在有效率方面，丹参大黄汤组为 86.66%，而联苯双酯组为 63.33%，两组有显著差异；在 HBsAg 转阴方面，丹参大黄汤组为 66.66%，而联苯双酯组为 6.66%，两组差异显著；经一年后随访，丹参大黄组复发率为 10%，而联苯双酯组复发率为 60%，远期疗效亦差异显著。总之，丹参大黄汤治疗乙型肝炎其近远期疗效以及在 HBsAg 转阴方面均优于联苯双酯。

六、急性胰腺炎

近年来应用单味大黄治疗急性胰腺炎，经过系统的反复临床观察，取得了很好的疗效。上海香山中医医院应用单味大黄观察治疗急性胰腺炎 266 例，并用西药作对照，除 7 例重度胰腺炎治疗失败外，其余 259 例均获得治疗成功。平均 2 天内尿淀粉酶恢复正常，3 天内腹痛及腹部体征消失，5 天内发热及炎症消退，与西药相比，疗程明显缩短。单味大黄治疗急性胰腺炎，主要适用于急性水肿性胰腺炎。疗效的取得与生大黄的用量有关，如采用煎剂，一般每次至少用 30g，并可根据舌苔黄腻程度及大便次数来调整用量，其用法，可每 1～2 小时服 1 次，每天服 5～8 次，直至腹痛等症状减轻后再减少用量。疗效的取得与采用大黄的剂型无关，无论应用大黄的煎剂、冲剂、片剂与糖浆效果均相似。但疗效的取得与泻下的迟早关系密切，因而得出“早泻腹痛早缓解，迟泻迟缓解，不泻难缓解”的结论。应用大黄治疗急性胰腺炎，除重症外，一般可不用胃肠减压及严格禁食。

七、消化性溃疡

宋希仁等报道了应用单味大黄片治疗幽门弯曲菌阳性的消化性溃疡 40 例，与西药甲氰咪呱作对比观察。大黄片的用法是每日 3 次，每次 3～4 片（每片相当于生药 1g），饮后服用，一个月为一疗程。结果表明，在溃疡愈合，症状缓解等方面，大黄与甲氰咪呱的疗效比较，无显著差异，但幽门弯曲菌转阴率、胃窦炎好转率、止血时间以及溃疡复发率方面，大黄优于甲氰咪呱。

八、胆石症

徐松珍等应用生大黄煎液治疗胆结石 37 例，其中泥沙样结石 29 例，结石大小一般在 0.5cm 以内。大黄的用量可根据体质和病情增减。治疗结果 21 例痊愈（B 超检查结石完全消失），12 例有效（B 超检查结石移入胆管），总有效率为 89.2%。通过 B 超观察，发现服用大黄液 10 分钟后胆囊开始收缩，胆管扩张，20 分钟后泥沙样结石随胆汁移入胆管、胆总管，但 1cm 以上结石未见改变。说明大黄有松弛括约肌，加强胆囊收缩，使胆管扩张，驱除胆道异物的作用。

九、高脂血症

焦东海等观察了大黄糖浆治疗高脂血症的治疗效果。每日清晨空腹服用大黄糖浆 6ml（相当于生药 3g），持续 6 周，结果发现对降低高胆固醇及 β-脂蛋白均有显著的作用，而且大黄还有增高高密度脂蛋白及降低低密度脂蛋白的双向调节脂质代谢的作用。

十、单纯性肥胖症

焦东海等应用大黄片治疗单纯性肥胖症 50 例，并对已知公认有确切减肥作用的西药芬氟拉明作对比观察，结果两组的总有效率基本一致。大黄片的用量，以保持每日大便 2 次为宜。服用大黄片除便前有脐周痛，排便之后则可消失的症状外，无明显副作用，但西药芬氟拉明副作用较多，可因嗜睡而影响工作，并可诱发青光眼、内耳眩晕，有的甚至因此而停止治疗。

十一、肾功能衰竭

应用单味大黄或以大黄为主的复方，采用口服、灌肠或静脉滴注的方法，经过多年对治疗肾功能衰竭，特别是慢性肾功能衰竭的观察，认为大黄有改善临床症状、降低血尿素氮的作用。大黄治疗肾功能衰竭，较适用于慢性肾功能衰竭氮质血症期。有人观察应用以大黄为主的复方进行治疗，对血肌酐 ≤ 884μmol/L、尿素氮 ≤ 35.7mmol/L 者多能获效。有人应用大黄、槐花、桂枝各 30g，水煎灌肠，治疗小儿急性肾功能衰竭 14 例，其中急性肾炎 6 例、肾病 4 例、肾炎肾病 4 例，经 6 天治疗，全部治愈。大黄治疗肾功能衰竭，从临床观察有使症状减轻及尿素氮下降的作用，但其治疗机制尚不太清楚。有人通过动物试验观察到大黄之所以能降低血尿素氮，乃是由于能减少肠道中氨基酸的重吸收，抑制肝肾组织中的尿素合成，提高血中游离必需氨基酸的浓度，利用体内尿素合成体蛋白和抑制肌蛋白分解，以及增加尿素和肌酐排泄的结果。

十二、其它

1. 酒糟鼻　于国英报道用生大黄粉 6g，早晚各服一次，以保持大便日行 1～2 次。同时，每晚以蜂蜜水调和大黄粉外用敷鼻，结果经 1.5 个月的治疗，鼻的外观恢复正常。

2. 急性化脓性感染　周庆符报道用大黄软膏贴敷疮面，治疗疖、痈以及外伤感染等急性化脓性疾病溃后脓液较多者。大黄软膏的具体做法是将生大黄 100g，加水 300ml，煎沸 2 次后过滤，将 2 次滤过液浓缩至 100ml，以 100g 凡士林加入 30ml 大黄煎出液的比例制成大黄软膏。

3. 乳腺炎　肖伍华报道用大黄、芒硝各等分，共研成末，加入少量凡士林膏，用开水调匀摊于纱布上，敷于患处，每日换药 3～4 次，治疗 30 例，均得到治愈。平均治疗时间为 6.3 天，如有发热可加服清热解毒中药。

4. 血栓性浅静脉炎　张和平报道用大黄葱蜜膏治疗血栓性浅静脉炎 56 例。具体方法是将患处皮肤用 75％酒精消毒后，用大黄葱蜜膏敷上较厚的一层，然后用纱布包扎，1 日换药 2 次，6 次为一疗程，可间隔 2 天，再行第二疗程。治疗结果是 51 例痊愈，局部疼痛和条索状硬结消失。大黄葱蜜膏的具体做法是将洋葱白用水洗净，切碎，捣成泥状后加生大黄粉 60g，蜂蜜 100g，拌匀即可。

5. 急性腰扭伤　郭锡康报道用大黄粉、生姜汁各适量，调成软膏状，敷于伤处；外用油纸或塑料薄膜覆盖，再盖以纱布，然后用胶布固定。每日换药一次，治疗 110 例，均获痊愈。敷药一次治愈者 86 例，2～3 次治愈者 24 例。

从上述可知大黄的临床应用，经过临床的不断实践探索，其应用范围日渐扩大，对某些疾病的治疗，如上消化道出血、急性胰腺炎等的疗效确实可靠。此外亦可看出，大黄对治疗某些疾病也出现了可喜的苗头，如某些感染性疾病，高脂血症等。但对此还需进行深入细致的临床对比观察，以肯定其疗效。在观察应用大黄治疗疾病效果的同时，还应对大黄的品种、用量及剂型，结合临床治疗进行研究，仅从目前的临床治疗应用来看，已看出由于大黄的品种、用量及剂型不同，其疗效亦不同，在探索大黄临床疗效的同时，开展这方面的研究，有助于大黄疗效的提高。在临床治疗已取得疗效的基础上，还应进一步开展大黄治疗机理的研究，同时应对其成分、药理作用进行基础研究。这样便可一方面肯定大黄临床应用的适应症，另一方面也可扩大大黄的临床应用范围。仅从已有的研究成果来看，大黄的临床应用是有着非常广阔的前途的。

附：彩图 63-1、2

参考文献

[1] 焦东海．单味大黄治疗急性上消化道出血的临床研究．浙江中医杂志，1988，(4)：179

[2] 周鹤鸣．三种大黄醇提片治疗急性胃、十二指肠溃疡出血 312 例观察．中西医结合杂志，1990，(3)：150

[3] 焦东海．全国首届大黄学术研讨会文献综述．中医杂志，1988，(11)：866

[4] 张守谦．大黄浸出液治疗膀胱出血疗效观察．黑龙江中医药，1991，(2)：35

[5] 刘晓东．大黄止血膜治疗黏膜出血的疗效观察．中华护理杂志，1989，(10)：611

[6] 何绍芹．新清宁片治疗成人急性化脓性扁桃体炎 83 例．中西医结合杂志，1990，(8)：513

[7] 范积健．生大黄治疗乳蛾 61 例临床分析．上海中医药杂志，1982，(10)：16

[8] 王智华．中药大黄的临床应用．上海中医药杂志，1990，(12)：40

[9] 董圣群．大黄治疗急性黄疸型肝炎 57 例．浙江中医杂志，1991，(4)：151

[10] 焦东海．精制大黄片对 192 例急性肝炎的疗效观察．中成药，1989，(1)：23

[11] 焦东海．大黄的药理和临床应用．甘肃科学技术出版社，1986

[12] 赵灿鑫．大黄用量与急性黄疸型肝炎的疗效关系．中医杂志，1991，(4)：224

[13] 李涤新．丹参大黄汤治疗慢性活动性乙型肝炎．四川中医，1989，(6)：34

[14] 焦东海．单味大黄治疗急性胰腺炎的机理探讨．天津中医，1989，(1)：41

[15] 宋希仁．大黄治疗幽门弯曲菌阳性的消化性溃疡．中医杂志，1991，(5)：281

[16] 徐松珍．生大黄治疗胆石症 37 例．浙江中医杂志，1989，(5)：201

[17] 焦东海．大黄糖浆降脂作用的临床观察．中西医结合杂志，1990，(2)：110

[18] 焦东海．精制大黄片治疗单纯性肥胖症的临床观察．中医杂志，1990，(5)：279
[19] 崔淑珍．复方大黄液灌肠治疗急性肾功能衰竭的近期效果观察．中医杂志，1988，(6)：432
[20] 于国英．生大黄粉内服外敷治疗早期酒糟鼻．浙江中医杂志，1989，(3)：111
[21] 周庆符．外用大黄软膏介绍．四川中医，1989，(6)：51
[22] 肖伍华．大黄芒硝散外敷治疗孔痈 30 例．四川中医，1987，(5)：25
[23] 张和平．大黄葱蜜膏治疗血栓性浅静脉炎 56 例．辽宁中医杂志，1989，(7)：29
[24] 郭锡康．姜黄膏治疗急性腰扭伤．中医杂志，1984，(7)：46

（王德英）

第三节 药典和部颁标准中收载的大黄及含大黄的法定中成药

我们初步统计共有 435 个，按药典收载其功能主治为：泻热通肠，凉血解毒，逐瘀通经。用于实热便秘，积滞腹痛，泻痢不爽，湿热黄疸，血热吐衄，目赤，咽肿，肠痈腹痛，痈肿疔疮，瘀血经闭，跌打损伤，外治水火烫伤；上消化道出血。酒大黄善清上焦血分热毒。用于目赤咽肿，齿龈肿痛。熟大黄泻下力缓，泻火解毒。用于火毒疮疡。大黄炭凉血化瘀止血。用于血热有瘀出血症。实际上这 400 多处方确实涉及了上述的各个方面，是完全符合中医学对大黄药性的认识和评定，特别是“实热便秘和泻火解毒”是大黄作为通里攻下法代表药味的基本所在。而这 400 多处方所用的剂型还是以古老的传统的中药剂型为主，我们经对药典、部颁标准和收集到的有关院制剂分析，现在已在临床应用的剂型有 20 多种，除了古老的汤、丸、散、膏、丹、药酒、浸膏、流浸膏、合剂、酊剂等外，还有很多新剂型如片剂、胶囊剂、颗粒剂、注射剂、膜剂、橡皮膏等。其中内服以丸剂为最，而外用则以膏药和散剂为多。其中也不乏新剂型，但是所占的比例比较低。在 435 个品种中丸药为 193 个，散剂 38 个（内服和外用），这些基本上都是用生药粉。另外膏药有 26 个。此外还有片剂、胶囊、冲剂（颗粒剂）、茶剂、曲剂、合剂、口服液、糖浆、流浸膏、药酒、药膏、酊剂、搽剂、糊剂、贴剂、栓剂和狗皮膏等。其中片剂最多有 70 个，再就是胶囊剂 23 个、内服散剂 33 个、冲剂（颗粒剂）19 个，其它的相对就相当少了。现在已在临床应用的含大黄制剂的剂型有：

1. 汤剂　是中医药临床应用历史悠久的古老剂型，很普遍、最常用。

2. 丸剂　丸剂中药材的粉碎和黏合剂的选择极为重要，不仅影响制剂的外观，更可以直接影响到制剂的内在质量，所以现在医药学工作者都给予极大的重视，此外，先进的萃取方法引进使滴丸得以发展。

3. 散剂　散剂系指一种或数种药物经粉碎、混合均匀而制成的粉状药剂。散剂的特点古代早有论述：“散者散也，去急病用之。”是古老的剂型之一，在我国最早的医药典籍——《黄帝内经》中已有散剂的记载。在我们统计分析中，无论是内服还是外用散剂都占很大的比例，这和散剂比面积大、易分散、奏效快，同时相对的工艺比较简单有关。但是某些药物易发生变质，挥发性成分易散失，因此，一些腐蚀性强和易吸潮变质的药物，不宜配制散剂。

4. 丹药　我们在资料的分析中没有真正的狭义的丹药，只有如回春丹、庆余辟瘟丹等为水泛丸，四红丹、犀角化毒丹、牛黄至宝丹等为大蜜丸，这种是中药制剂中广泛的丹，通常以疗效较好者称为丹。

5. 酒剂　酒剂是指药材用蒸馏酒浸提制成的澄清液体制剂。酒剂又名药酒，是我国最古老的中药制剂。含大黄的药酒如跌打膀药酒、大力药酒等。

6. 浸膏剂　浸膏剂系指用适宜的溶媒浸出药材的有效成分后，蒸去全部溶媒，浓缩成稠膏状或块、粉状的浸出制剂。其优点是有效成分含量高、体积小，不含浸出溶媒。缺点是易吸潮，使直接应用受一定的影响，所以统计数量少，但是用浸膏配制其它制剂就十分多了。

7. 流浸膏　流浸膏系指用适宜的溶媒浸出药材的有效成分后，蒸去部分溶媒，调整浓度至标准而制成的液体浸出制剂。流浸膏一般多作为配制酊剂、合剂、糖浆剂、颗粒剂或其它制剂的原料，少数品种可直接供药用，如大黄流浸膏。

8. 药膏（软膏）　软膏剂系指将药物加入适宜基质中，制成容易涂布于皮肤、黏膜或创面的半固体外用制剂。我们统计中的软膏剂占有一定的比例。

9. 膏药　膏药系指以食用植物油与黄丹或铅

粉等经高温炼制成的铅硬膏为基质，并含有药物或中药材提取物的外用制剂。膏药是我国制剂中的一种传统剂型，早在晋代葛洪所著的《肘后备急方》中已有油、丹熬炼而成“膏”的记载。膏药常用于消肿、拔毒、生肌等作用；并起到驱风寒、和气血、消痰痞、通经活络、祛风湿、治跌打损伤等。在我们统计数量中占的比例和散剂相当，仅次于丸剂和片剂。膏药通过外贴起到内治的作用，目前中医临床和民间仍然广泛使用。但是在配方上也有不少的改进。

10. 颗粒剂（冲剂）　指药材提取物加赋形剂或部分药材细粉制成干燥颗粒状或块状的内服药剂。可分为可溶性和混悬性及泡腾冲剂。用时加开水冲服。冲剂是在汤剂和糖浆剂的基础上发展起来的一种新剂型。冲剂既保持汤剂作用迅速的特点，又克服了汤剂临时煎煮的不便，同时贮藏、运输均较方便。过去冲剂均含一定量的糖，现在也可制成无糖的颗粒，并采用喷雾干燥或一步制粒使体积进一步缩小、更加方便。所以在统计中占有相当的比例，并呈增加的势头。

11. 片剂　在我们统计中占第二位，仅次于丸剂。从各临床单位的制剂中看片剂也占相当的比例。

12. 胶囊剂　是指药物装于空胶囊中制成的制剂。有硬胶囊剂和软胶囊剂。主要供口服。现在也有用于腔道给药，还有将外用油剂装入特殊形状胶囊，用时剪开挤出油剂外擦。胶囊有掩盖不适口味和气味，外观整洁，容易服用的优点。目前装囊的药物直接用细粉或浸膏较多，同时空心胶囊一般可以直接购买，所以制备相对容易。这种剂型在统计中比较常见。在粉碎上应用新技术使能增加吸收，提高疗效。

13. 茶剂（袋泡茶）　茶剂系含茶或不含茶的药物经粉碎、加工而成的粗末制品或加入适宜的黏合剂制成方块状制品，在应用时以沸水浸泡取汁服用，或煎汁服用。茶剂为一古老的剂型。早在唐代王焘的《外台秘要》即有“茶饭方”的记载多种。元代忽思慧的《饮善正要》等书中有记载。如部颁标准中收载的万应茶和灵源万应茶，可冲泡也可煎服。

14. 注射液　系指专供用针头注入体内的一种制剂，包括：灭菌或无菌的液体、混悬液、乳浊液和临用前制备成溶液或混悬液的灭菌粉末。由于近代医药科学和生产技术的不断提高，注射剂也成为目前临床治疗中最广泛使用的剂型之一。但是在中药传统剂型中没有注射剂这种剂型，由于注射剂确实有许多优点，有其特性，所以也得到不断的发展，特别是 20 世纪 70 年代发展更快，1977 年版的《中华人民共和国药典》中就收载有大黄注射液。我们这次统计中虽然没有注射剂，但是在查阅的资料中，已有应用于临床的院制剂，而且据报道临床疗效还比较理想。所以随着大黄研究的深入，其相关的制剂也会逐步完善得以发展。

15. 含大黄的外用制剂除了膏药、药膏、散剂外还有涂膜剂、橡皮膏、糊剂、栓剂和线剂。涂膜剂：系用有机溶媒溶解成膜材料（如聚乙烯醇缩甲乙醛、聚乙烯醇缩丁醛、火棉胶等）及药物而成的一种外用涂剂。糊剂：糊剂实为一种含多量粉末的软膏剂；故有较高的硬度和较大的吸水能力以及较低的油腻性，主要用作保护剂。栓剂：由药物和基质混合制成的固体剂型，用于纳入腔道如肛门、阴道等。这类制剂在临床上也很受重视，如李玉环等报道大黄涂膜剂可促进烧伤创面修复作用。

16. 合剂（浓煎剂）　系指中药材经提取、浓缩而制成的内服液体剂型，属于汤剂改进的剂型。含大黄的合剂在中国药典已有收载。

17. 曲剂　系指药材经发酵处理或是药材粉末和已发酵的曲混合而制成的块状或颗粒状制剂。曲剂是传统的制剂，相传古代用曲治胃病，因疗效如“神”，故称其为“神曲”。含大黄的曲剂如老范志万应神曲、漳州神曲。

第四节　目前含大黄制剂的临床治疗作用

我们查阅了相关的文献资料，由于大黄的药理作用报道很多。大黄的临床治疗作用也非常广泛。根据文献资料，对已在临床应用的大黄和以大黄为主制剂的临床治疗作用初步分为 8 类，通里攻下泻下作用、抗凝血及止血作用、保肝利胆作用、抑制胰腺分泌治疗胰腺炎、改善肾功能、降血脂抗高黏血症、抗感染及免疫调控作用。现就其临床运用分述如下：

（一）泻下作用　通里攻下、用于便秘、肠梗阻、围手术期、防治全身性炎症反应综合征（SIRS）和多脏器功能衰竭（MODS）

大黄为通里攻下法的重要代表药，由于大黄

泻下作用的主要部位在大肠，所以不妨碍小肠对营养物质的吸收，其泻下作用与影响细菌代谢、肠运动亢进及肠道黏膜向肠管内分泌水分有关。临床上常用其单味药或复方，用于阳明腑实证，因六腑以通为用、不通则痛。

1. 通里攻下法主要应用在急性腹腔炎性疾病、急性肠梗阻、消化道出血、胆道感染、胆道结石和泌尿系结石、腹部损伤。大黄为通里攻下的主要代表药。

2. 天津南开医院以“大承气汤”为主治疗肠梗阻 884 例，成功率 81.7%。其中疗效以堵塞性肠梗阻和动力性肠梗阻为好，其次为粘连性肠梗阻，成功率分别是 97%，91.5%，74.5%。

3. 湖南省肠梗阻协作组治疗 1 234 例粘连性肠梗阻，攻下成功率为 67.1%。

4. 吴成芳氏用通腑理气汤观察了 615 例腹部手术后胃肠道运动功能的影响，患者随机分为观察（甲）组和对照（乙）组，甲组在术后 12～24 小时开始内服通腑理气汤（Ⅰ）或汤剂灌肠，每日 1 剂。药用大黄 12g，厚朴、茯苓、败酱草、蒲公英各 15g，枳实、木香、半夏各 10g，陈皮、芒硝各 8g。结果：使术后患者开始排气时间，排便时间均较对照组明显提前（差异有高度显著意义）。并有促使体温下降、腹胀减轻的作用。揭示：Ⅰ有解除术后胃肠运动抑制，调节消化系统功能的作用。

5. 王述周等以中药大黄中提取的大黄蒽醌苷制成片剂，经小白鼠便秘模型试验，8 小时排便粒数皆显著多于对照组；10 例便秘病例临床口服治疗后，通便效果总有效率达 90%，无明显毒副作用。

6. 崔乃强等用大承气汤为主治疗 295 例多脏器功能不全（MODS）患者，死亡率仅 16.27%，明显低于对照组的 33.33%。明显降低患者外周血内毒素水平，使受累脏器数量减少，受损的脏器功能恢复快。

7. 王光远、邓元友、杨忠探讨鱼胆毒对大耳白兔心、肝、肾、肠的损伤所致多器官功能障碍综合征（MODS）的机制以及大黄（Ⅰ）、络泰（Ⅱ）对 MODS 的治疗作用。结果：治疗前对照（A）组及各治疗组 SOD 均呈进行性降低，治疗后逐渐恢复；A 组与Ⅰ、Ⅱ两治疗组差异显著 $P<0.05$，与Ⅰ、Ⅱ联合治疗组差异非常显著 $P<0.01$；血及尿液 β2MG 治疗前均进行性升高，治疗后逐渐恢复。心、肝、肠组织细胞均有不同程度的病理结构改变，而各治疗组较 A 组病理改变轻。表明：Ⅰ、Ⅱ具有抗氧自由基及保护心、肝、肾、肠组织细胞及黏膜作用，两药联合使用作用更佳，值得临床进一步研究。

8. 焦东海等以生大黄研末，成人每次 9g，老幼减半，用开水冲服或胃管注入，日 2 次。共治疗麻痹性肠梗阻 25 例，单纯性肠梗阻 11 例，粪块性肠梗阻 8 例。一般服药 1～3 次，4～24 小时内患者可排气、排便，腹胀、腹痛缓解，胃肠功能恢复。

（二）抗凝血及止血作用—双向调节　治疗上消化道出血、肝硬化并发消化道出血、幽门弯曲菌阳性的消化道溃疡及慢性胃炎、鼻衄、咯血、膀胱出血。

1. 用单味大黄中药粉（片或糖浆）3g/d，治疗上消化道出血。治疗 890 例（肝硬化引起的出血除外），止血有效率达 97%，平均止血时间 2 日。人均用药 18g。

2. 有人用单味生大黄水煎加黄酒，治疗功能性子宫出血 48 例，每日 2 次，疗程 1～3 日，痊愈 44 例，痊愈率达 91.7%。

3. 采用 1∶1 大黄浸液膀胱灌注，每日 1 次，每次 20ml 保留 2 小时以上。治疗有明显肉眼血尿者 15 例，结果尿液转清时间小于 2 天的 3 例，3～4 天的 10 例，7.4 天的 2 例，平均止血时间 3 天。

4. 杨学爽等用大黄止血灵（大黄、黄芩、黄连、生地、丹皮）制成胶囊，每粒胶囊 250mg，口服。轻型 1.25g，每日 2 次。中型 1.25g，每日 3 次。重 1.25g，每日 4 次。儿童酌减。本组病例均采用单一大黄止血灵（Ⅰ）治疗，不服用其它任何中西药止血药物。结果：200 例中显效 140 例，有效 33 例，进步 16 例，无效 11 例。总有效率 94.5%。实验结果表明，Ⅰ对兔离体主动脉条有明显的收缩作用。平均收缩张力为 75.60mg。发生先收缩，后舒张，有类似于去甲肾上腺素收缩血管的作用。

5. 梁子钧等对 56 例上消化道出血患者经用单味大黄（每次 3g，每日 3 次口服）治疗后，获显效 25 例（44.6%），有效 29 例（51.8%），无效 2 例（3.6%）。大黄止血效果好，大便隐血转阴快，吸收热消退早。血液流变学研究表明，患者血液黏度低于健康人。大黄治疗后，凡治疗前红细胞压积高或接近正常（压积接近或大于 30%）者全血黏度多继续下降（占 60.7%）；治疗前红细胞压积低于正常（接近或低于 25%）者全血黏度多升高（占 39.3%）。口服大黄引起的红细胞压积减少和全血黏度降低，乃是大黄药理作用的表现，即大黄似具有与输液相类似的血液稀释作用。口服大黄对治疗前血浆渗透压近于正常者使其上升，而治疗前血浆渗透压高于正常者则可使其下降。结果提示，大黄对血液稀释作用可能通过它的渗透压效应，促使细胞外液向血管内转移，从而使血液被稀释，导致红细胞压积的减少和血液黏度的下降。

6. 林平等用生大黄粉治疗 90 例上消化道出血临床观察，结果以药后大便次数作为大黄粉的用量指标，据此指标进行治疗，生大黄粉每日平均为 4.5g，有效率仍 94.44%，但便前腹痛率也有 81.11%，说明便前腹痛是生大黄粉治疗上消化道出血中的主要副作用。

7. 林氏等用生大黄（Ⅰ）与蜂蜜（Ⅱ）调服Ⅰ粉治疗上消化道出血各 30 例。结果提示两组治疗效果无显著性差异，但Ⅱ调服Ⅰ粉治疗中的便前腹痛、药后脘痛明显减少，说明Ⅱ能改善Ⅰ粉在治疗上消化道出血中的副作用

（三）保肝利胆作用，治疗肝炎、胆道感染

1. 张慎斌等以 B 型超声观察了 16 例健康人饮用大黄煎剂（Ⅰ）后胆囊面积变化图像。结果表明饮用Ⅰ一小时后，胆囊增大，与空腹胆囊相比有显著性差异，从而说明Ⅰ有利胆、促进胆汁分泌作用。

2. 安新等选择 51 例行胆道手术胆总管置 T 管引流患者，分三组观察服药前后胆汁中主要成分的变化。结果：胆胰和胃冲剂（Ⅰ，由柴胡、黄连、黄芩、大黄、郁金、木香、金钱草等组成）服后胆酸第 2、3 天显著升高（$P<0.01$），胆红素、黏蛋白第 1、2、3 天显著降低（$P<0.01$）。溶石散（Ⅱ，由金钱草、柴胡、甘草、元胡、鸡内金等组成）组服药后胆酸第 3 天显著增高（$P<0.05$），胆红素第 2、3 天显著降低（$P<0.01$，$P<0.05$）。对照组变化不显著（$P>0.05$）。胆酸与胆红素，胆酸与胆固醇比值服药组呈动态性升高。实验表明纯中药制剂Ⅰ及Ⅱ通过疏肝利胆等作用，对致石性胆汁有较强的抑制效果。

3. 郑长青等利胆排石汤（金钱草、茵陈、郁金、枳壳、木香、生大黄）的单味药对健康人胆囊运动功能的影响，观察结果提示：方剂中不同味中药对胆囊运动功能影响不同，但以胆囊收缩作用为主。

4. 张飚安等用利胆通腑汤煎剂与颗粒剂治疗非急性期胆囊炎的临床疗效观察利胆通腑汤组方：制川朴、陈枳壳、生大黄、柴胡、金钱草、生鸡金、姜半夏、川连、大青叶；饮片煎剂（A）组：水煎液浓缩至 500ml，分 2 次口服（50 例）。颗粒剂（B）组按总量分 2 次用 95℃以上沸水冲泡，每次 250ml 口服（50 例）。结果：A 组有效率为 84%，B 组有效率为 88%。

5. 张希恩，王利华研究表明：大黄（Ⅰ）对化学致毒物所致动物肝损伤及肝损伤动物形态改变均有保护或消除作用，明显降低 SGPT 值，恢复肝细胞正常功能；促进肝细胞再生及肝细胞 RNA 合成；刺激人体产生干扰素；增强犬胆收缩，松弛奥狄氏括约肌，增加胆红素和胆汁酸的含量，肝内毛细胆管疏通，有利于消除炎症，促进肝胆细胞再生、排石。临床亦表明：Ⅰ能降低黄疸指数和 SGPT 值，恢复肝功能，并可阻止轻型肝炎向重症肝炎的转化，减少并发症，降低死亡率。

6. 郭振武观察中药胆胰和胃冲剂对胆道内成石因素的影响和预防术后复发的效果，郭氏应用自制中药胆胰和胃冲剂（由柴胡、金钱草、大黄、黄芩等 11 种中药组成），选择胆道手术后胆道置管引流患者 36 例，服该冲剂者 22 例为 A 组，不服药 14 例为 B 组。肝胆管结石手术后取净结石患者 224 例，分 2 组，服药（C）组 130 例，不服药对照（D）组 114 例。结果：A 组胆汁中胆酸显著增高，胆红素∶黏蛋白显著降低，B 组无变化。A 组胆汁组分胆酸∶胆固醇（服药前 779±536∶877±588，后 957±790∶850±457）；胆酸∶胆红素的比值（服药前 779±536∶555±272，后 957±790∶372±206），均呈动态升高 $P<0.01$。SOD 显著增高（95→142），两分组均有显著差异 $P<0.01$。C 组 130 例，胆石复发者 5 例（3.8%），D 组 114 例胆石复发者 31 例 27.2%，$P<0.01$。表明：中药Ⅰ对调节和改善胆道内环境，逆转成石胆汁有显著影响，对预防胆石形成有良好功效。

7. 程经华等经临床观察大黄注射治疗急性黄疸型肝炎，有明显退黄作用，能降低 SGPT，改

善患者症状。本实验观察到，大黄注射液不仅能使四氯化碳所致大白鼠急性肝损伤：肝细胞肿胀、气球样变、坏死等呈程度不等的减轻，血清谷丙转氨酶活力明显下降，而且能明显提高小鼠腹腔巨噬细胞的吞噬功能。

8. 胡林华，崔锦章，吴繁等报道生大黄（Ⅰ）可减轻酒精对家兔的肝脏炎症和坏死作用，可显著减少患者粪便中厌氧菌与需氧菌的菌落数。Ⅰ等综合治疗组的肝性昏迷清醒率为82.5%，明显高于对照（B）组47.85%，$P<0.001$，而清醒时间（1.01±0.96）也显著短于B组（1.86±1.35），$P<0.01$。提示Ⅰ可作为肝硬化患者发生肝性昏迷的综合治疗方法之一。

9. 时毓民，俞建，傅美娣等应用大黄片（Ⅰ）每片0.25g，每次服0.5～1片，1日3次，治疗婴儿肝炎综合征19例；以服利胆合剂20例为对照组。结果：Ⅰ组总有效率84.2%，对照组为95%。Ⅰ组黄疸消退时间为4.31±1.85周，对照组为4.35±1.73周，以上两项比较两组差异无显著性意义（$P>0.05$）。药理实验结果表明：Ⅰ组与对照组大鼠服α-萘异硫氰酸酯（ANIT）后胆红素及SGPT与正常组相比明显上升，但Ⅰ组较对照组升高幅度明显减低。对胆汁流量的影响实验表明，Ⅰ有明显的利胆作用。

10. 王瑞云等用苦黄注射液治疗肝炎，苦黄注射液（Ⅰ）是由中药苦参、大黄、茵陈、大青叶及柴胡组成的复方静滴注射液。于1976年开始应用治疗各种黄疸型病毒性肝炎，经18年来数千例临床观察，证实有效。运用双盲对照法进行300例临床试验，结果苦黄治疗组与对照组的总有效率分别为98.7%和76.3%（$P<0.001$）。

11. 宋淑梅等研究软肝灵胶囊（Ⅰ）由大黄、陈皮、五灵脂、郁金、生地、大青叶、沙参、山楂等组成。基础实验和临床观察结果表明，Ⅰ具有显著降低谷丙转氨酶作用，以高、中剂量的作用突出，低剂量次之，Ⅰ对机体免疫功能有增强作用，可调整机体的异常状态，促进肝细胞再生，增强机体对病毒感染的抑制作用。

12. 张朝良，徐文均，陈赛珍对乙肝片1号治疗慢性乙肝病毒携带者86例进行临床观察治疗（A）组口服乙肝片Ⅰ号（由黄芪、酢浆草、山豆根、虎杖、制首乌、肉桂、石榴皮、茵陈、蒲公英、大黄、枸杞、荔枝核等组成）。对照（B）组64例肌注抗乙肝免疫核糖核酸。结果：A组HBsAg、HBeAg、HbcIgM阴转率分别为34.8%、70.9%、94.4%；B组分别为10.9%、31.3%、50%，P均<0.01。

13. 康树文等进行三参保肝胶囊在结核病化疗中预防肝损害、减少毒副作用的临床观察，对80例患者临床观察表明，三参保肝胶囊（党参、三七、丹参、当归、白芍、白术、茯苓、黄芪、五味子、大黄、枝子、茵陈、枳壳等）有很好的降酶降浊及退黄作用；有迅速缓解胃肠道毒副反应的作用，对预防肝损害，减少毒副作用，提高机体免疫力，迅速控制结核病临床症状有确切疗效。

（四）治疗胰腺炎

根据祖国医学对急性胰腺炎的认识，中医治则以通里攻下、清热解毒、活血化瘀为主，其它治法可配合使用。

1. 郑显理等整理天津市南开医院用清胰汤1号为基本方（柴胡、黄芩、胡连、杭芍、木香、元胡、大黄、芒硝）治疗急性胰腺炎1 000例分析，属临床治愈者720例（72.0%），基本治愈者215例（21.5%），全组死亡9例（0.9%）。

2. 么改琦等对18例重型胰腺炎进行临床研究，其中中西医结合治疗12例，西医治疗组6例，另选健康志愿者8例作为正常对照组。中西医结合组在止痛、胃肠减压、扩容、抗休克等治疗基础上早期应用清胰汤（同1）。治疗后的第6天中西医结合组外周白细胞计数明显低于西医组；治疗后的第3、6天，中西医结合组血浆多形核粒细胞中弹性蛋白酶的水平低于西医组；在第6天中西医结合组的磷脂酶A_2和血清可溶性白细胞介素-2受体和血清内毒素水平低于西医组。认为其结果提示清胰汤可抑制重型胰腺炎超强的炎症反应；抑制重型胰腺炎后期感染的发生；调节重型胰腺炎异常的免疫反应。

3. 焦东海，苏雪生，华宝芬等以“六腑以通为用”理论为依据，对428例急性胰腺炎（水肿型）患者采用单味大黄（Ⅰ）治疗，并以复方西药组作对照，结果Ⅰ治疗组显效率达83.2%，且在腹痛消失、退热、尿淀粉酶恢复正常时间方面优于对照治疗西药组。随机对照比较证明Ⅰ治疗急性胰腺炎的疗效与剂型无关。基础研究表明，Ⅰ对胰腺细胞具有保护作用，并能改善微循环，抑制厌氧杆菌，降低血浆内毒素水平，是其治疗急性胰腺炎的主要机制所在。

4. 李启信等用生大黄辅助治疗急性出血性坏死性胰腺炎 23 例，在西医综合治疗基础上，对 11 例辅以中药大黄治疗。用药组辅以大黄液30～50ml，胃管注入，相当于生药 30～50g，对照组应用抗胆碱能药物，山莨菪碱 10mg 肌注，氟尿嘧啶 500～1 000mg 加入补液中静滴。结果，两组平均住院时间、尿淀粉酶恢复正常时间、腹痛消失时间和胃肠功能恢复时间差异均有显著性 $P<0.05$～$P<0.001$；两组的严重并发症发生率、手术率和病死率差异均无显著性。

5. 崔乃强，齐清会等自 1993 年 6 月～1996 年 7 月用中西医结合方法治疗重型胰腺炎患者 145 例。并按中医分期辨证治疗。初期治疗主要采用通里攻下，佐以舒肝理气及活血化瘀。方剂组成有柴胡、黄芩、胡连、白芍、木香、元胡、大黄、芒硝。进展期用清胰承气汤。方剂组成：柴胡、黄芩、胡连、川楝子、木香、元胡、枳实、厚朴、大黄等。中西医结合治疗组 145 例重型胰腺炎患者死亡 24 例死亡率为 16.6%。同期对照组患者 29 例，死亡 8 例，死亡率为 27.6%。中西医结合治疗组的疗效明显优于单纯西医治疗的对照组 $P<0.01$。

（五）改善肾功能

大黄治疗慢性肾衰竭的疗效已引起国内外的重视。

1. 黎磊石、刘志红、张景红等通过前瞻性临床观察及实验研究证实大黄（Ⅰ）提取物对延缓慢性肾衰竭有确切疗效。应用Ⅰ治疗后 6～22 个月，1/Scr 直线斜率值为 -6.06×10^{-4}（西药组为 -31.86×10^{-4}），进展速度明显延缓。大鼠整体动物实验、离体肾灌注、肾小管及系膜细胞培养等实验说明Ⅰ能延缓肾衰竭进展，其机制包括：①缓解“残余肾”高代谢状态；②影响氮质代谢；③影响系膜细胞的增殖及功能；④对脂质代谢的良性效应。

2. 吴银根综合有关医药文献，概述了大黄治疗慢性肾功能衰竭的临床应用、药理实验及文献研究，统计大黄临床资料 17 篇，合计 720 例，有效 550 例，总有效率达 76.38%，疗效因病情严重程度差异很大。用药方法以大黄的复方，辨证论治加用大黄（如上海中医学院岳阳医院张天等用大黄灵脾汤），很多单位用大黄灌肠统计病例达 315 例。重庆中医研究所郑新报道，使用 50%大黄注射液静滴，上海第七人民医院叶景华指出二黄膏（大黄、栀子、大蒜）外敷为主。文献研究表明，大黄具有补益作用，用大黄以通为补，攻补结合，使清阳上升，浊阴下降而达调中之目的。药理实验证实，Ⅰ具有降低氮质血症，改善氨基酸平衡及尿毒症的作用。

3. 张景红，黎磊石，万柏珍等对 198 例慢性肾衰竭（CRF）患者分两组研究 CR-F 非透析阶段的脂质代谢改变及中药大黄（Ⅰ）对脂质代谢的影响，并与 100 例健康人进行比较。结果显示，CRF 非透析患者具有以Ⅳ型高脂血症为特征的脂质代谢异常，突出表现为 TG、VLDL-Ch 升高；并有高 Ch 血症及高 LDL-Ch 血症，ApoA-I/ApoB 比值低于正常；脂质代谢异常的程度与肾功能、血压及肾衰竭的病因有关。（Ⅰ）治疗之后，CRF 患者的 TG、Ch 降低，其作用肯定、持续。

4. 王红纲，赵振霄，刘丽秋等观察（A）组 25 例在对症治疗基础上，给予大黄代茶饮；对照（B）组 22 例只对症治疗。结果：治疗后 A 组全血比黏度、血浆比黏度及纤维蛋白原均显著降低（$P<0.01$），红细胞压积及血沉无变化（$P>0.05$）；B 组各指标均无显著变化（$P>0.05$）。

5. 黄琳、吕少彬、虎秀峰观察大黄对慢性肾功能不全患者血脂代谢的影响：47 例患者分为治疗（甲）组和对照（乙）组，均常规治疗。甲组另给予大黄每天 10～15g 代茶饮。结果：治疗后乙组血浆 TC、TG、aPoAI、aPoBiP 浓度和 aPoB/aPoAI 比值无变化。甲组 TC、TG、aPoB 浓度及 aPoB/aPoAI 比值均显著下降（$P<0.01$）。

6. 张文凯等以大黄复方煎剂灌肠治疗 20 例急性肾衰竭，18 例治愈，2 例好转。

（六）治疗高血脂，减肥、延缓衰老

1. 丁懿堂用大黄醇提片，每次一片，每日 3 次，治疗高胆固醇患者 49 例，显效 28 例（57.1%），有效 5 例（10.2%），总有效率 67.4%，无效 15 例（30.6%），加重 1 例（2%），治疗高甘油三酯 38 例显效 9 例（23.7%）有效 14 例（36.8%），总有效率 60.5%，无效 15 例（39.5%）。

2. 周建英，钱丽，申冬珠等应用大黄醇提片（Ⅰ）进行临床观察和高脂造型动物的实验研究。临床观察结果表明：（Ⅰ）有非常明显的降低高脂血症患者血清总胆固醇、甘油三酯、LDL-C，升高 HDL-C 的作用，动脉硬化指数（AI）由 3.66 降至 2.97，同时还有降低 apoB（$P<0.05$），升高 apoAI（$P<0.05$）的作用。动物实验也证实了上述作用。

3. 焦东海等报道患者每日早晨口服大黄醇提片 3 片（每片 0.25g），连续服用 3 周。临床观察 47 例结果治疗高胆固醇患者有效率为 52.0%，对高甘油三酯与β-脂蛋白患者有效率 76.0%。

4. 何天有，赵亦工对 60 名常饮大黄（Ⅰ）水的牧驼人和 60 名 1900 年生不服（Ⅰ）的同龄进行对比，二者在寿命方面有明显差异。常服（Ⅰ）的牧驼人少患高血压、冠心病，癌症发病率低。抗衰老机制：①（Ⅰ）有推进人体新陈代谢，调整脏腑功能的作用。②以“通为补”是长寿之理。③（Ⅰ）通腑降浊，可调整消化系统的功能。④调和气血，疏通经络，有改善血液循环的作用。药理研究认为，（Ⅰ）有效成分对流感病毒葡萄球菌、链球菌、伤寒杆菌、肺炎双球菌、痢疾杆菌等有不同程度的抑制作用。

5. 华宝芬给予体重超过 10%但未达肥胖标准者。用大黄片 4～10 片/日 1～3 次饭前 30 分钟服用，使大便保持日 3 次。同时控制主食。治疗 3 个月后，有效率为 96%，腹围减少率 61.5%～89%。

（七）抗感染，急性菌痢、肠炎、急性淋病、带状疱疹、创伤性感染

1. 陈有为，王宝恩，赵淑颖等用大黄及肺炎Ⅲ号研究其对急性感染内毒素血症的影响，研究说明急性肺炎患者中有 1/3 可以出现内毒素血症（ETM），并测得入院 24 小时血浆内毒素浓度，口服生大黄（Ⅰ）煎剂加抗生素（Ⅱ）治疗组低于（Ⅱ）对照组（$P<0.05$）。实验性肺炎球菌感染家兔 ETM 的阳性率为 60%。感染后 48 小时内（Ⅰ）组的 ETM 阳性率及血浆内毒素浓度均低于水对照组（$P<0.05$）。肺炎（Ⅲ）号对急性感染中 ETM 也有一定影响。以上结果表明，急性感染中可以出现内源性的 ETM，应用（Ⅰ）可以抑制并减轻 ETM 的发生。

2. 冯坤等用大黄浸液（Ⅰ）作为根管消毒剂，对感染根管进行消毒并与临床常用消毒剂甲醛甲酚（Ⅱ）进行比较，同时还进行了协同药敏试验。结果：（Ⅰ）具有较好的抗菌作用，与（Ⅱ）有较好的协同作用。结论：（Ⅰ）具有刺激性小，口感好，抗菌谱广泛，毒副作用甚低等优点，其价格低廉，易获得，易制备，不失为一种有待开发应用的良好根管消毒剂。

3. 宋希仁，华杰松，焦东海等研究检测发现，大黄（Ⅰ）有很强的抗幽门螺旋菌作用，其醇提物优于水提物 6 倍多。用Ⅰ醇提片和呋喃唑酮（Ⅱ）治疗幽门螺旋菌相关性胃炎 73 例，其清除率分别为 88.6%和 70%，两者比较无显著性差异（$P>0.05$），但临床总有效率分别为 92.4%和 75%，症状缓解平均天数为 13.2±6.4 天和 22.4±8.2 天，Ⅰ优于Ⅱ $P<0.05$ 和 $P<0.01$。

4. 成淑凤等用清肠合剂（Ⅰ），组成：大黄、败酱草。（Ⅰ）保留灌肠治疗 200 例痢疾、肠炎，总有效率 97.5%。对照组 100 例，口服（Ⅰ）总有效率为 89%。药理实验证明，（Ⅰ）有解热、消炎、镇痛、杀菌等作用。

5. 乔汉臣，李金兰，刘鹤香等观察中药大黄对流行性出血热患者血液流变学的影响，流行性出血热（EHF）患者 89 例，各分为治疗组（A），服用掌叶大黄（Ⅰ）和对照组（B）。静脉采血，肝素抗凝，以玻璃毛细管法检测血液流变学指标，对比用药前后血液流变学指标。统计学处理采用 t 检验。结果：EHF 发热期 23 例，用（Ⅰ）2 天后，全血黏度明显下降 $P<0.001$，血沉加快 $P<0.01$，血浆黏度下降及红细胞电泳时间缩短 $P<0.05$。而 EHF 发热期 24 例 B 组患者除红细胞电泳时间缩短外，其余各指标均无统计学差异（$P>0.05$）。EHF 多尿期 A 组和 B 组，除红细胞压积降低外，其余各项指标均无统计学意义。

6. 治疗化脓性扁桃体炎。用生大黄 6～9g 放入茶杯加开水 150～250ml 沏泡，待水温降至温凉可口时饮用两小时后再用原药沏泡一次。2～4 岁每日用 6g，5 岁以上每日 9g。

7. 治疗带状疱疹。大黄、虎杖、冰片各 15g 用 95%乙醇浸泡 24 小时，用药棉蘸取药液，涂于疱疹及疼痛处（溃烂处除外），每日数次。治疗 155 例，全部痊愈。

（八）免疫调控作用

1. 沈壮雷等用“保元汤”加大黄为主，治疗慢性肾衰竭 22 例，并进行了免疫学和红细胞膜 Na^+，K^+-ATP 酶的实验研究。治疗方法：人参、生甘草、桂枝、大黄各 10g，生黄芪 30g，每日一剂，水煎分 2 次服。同时用生大黄、参三七各 3g，珍珠粉 0.3g，制成散剂一次吞服，每

日 2 次。不能口服者则用汤剂与散剂同煎成 200ml，每次 100ml 直肠保留灌肠，每日 1～2 次。平均治疗 118 天。结果：治疗 3 周后，22 例中显效 6 例，好转 9 例，无效 7 例（其中死亡 4 例）。实验研究：18 例进行了免疫学测定，有 5 例 IgG、2 例 IgA 恢复正常，5 例 C3 回升到正常低值，细胞免疫治疗前后无改变。红细胞 Na^+，K^+-ATP 酶测定，7 例中 4 例上升 64%，3 例基本不变。

2. 尹玉妹等为了探讨中药加味真武汤（Ⅰ）与特异性免疫疗法相结合治疗外源性哮喘的机制及临床疗效，对 98 例做了临床观察。在发作期应用Ⅰ（炮附子、茯苓、白术、五味子、白芍、细辛、生姜、生大黄、薄荷等）症状好转或缓解后加用特异性免疫治疗。通过皮内试验结果确定过敏原，依据皮试反应强度给予不同浓度的变应原进行治疗。结果：多数病例在服用中药后 3～5 天内症状好转或缓解。特异性免疫治疗 3 个月后病情相于稳定。治疗前后分别测定肺功能，治疗肺功能改善十分显著，$P<0.01$。

3. 张吉霞等将 164 例 HBV-M 阳性慢性活动性肝炎、慢性迁延性肝炎患者分为治疗组和对照组。治疗组 84 例，用自拟五黄利肝汤（黄芪、党参、片姜黄、黄芩、丹参、何首乌、夏枯草、白花蛇舌草、郁金、猪苓、茯苓、黄精、大黄等）治疗，随症加减。日一剂，分早晚服。对照组用胸腺注射液。同时服用乙肝灵。结果：治疗组总有效率近期 58.33%，远期 43%；对照组 80 例，用胸腺素治疗，有效率近期为 31%，远期 23%，治疗组明显优于对照组 $P<0.005$。HBsAg、HBeAg、Pre-S_2 转阴率治疗组分别为 54.76%、58.33% 和 68.75%，对照组分别为 26.25%、38.75%和 39.34%，治疗组明显优于对照组。表明五黄利肝汤有双重调节机体免疫功能而抑制 HBV 复制。

4. 汤文婵，巫善明采用大黄蛰虫丸（Ⅰ）治疗慢性肝炎 212 例，结果治疗后在症状、体征方面均有明显的改善，在血清白蛋白（A）、血清球蛋白（G）、γ球蛋白、免疫球蛋白（IgG）、甘油三酯（TG）等方面改善明显。提示（Ⅰ）对瘀血阻络证型的肝炎较为有效。

5. 王子芬，宋海翔等用大黄治疗妊娠高血压综合征，方法：治疗（A）组口服制大黄（Ⅰ）和心痛定，对照（B）组单服心痛定，并观察血脂、肾功能、凝血、纤溶及免疫等指标的变化。结果：A 组（1）血甘油三酯（TG）、低密度脂蛋白-胆固醇（LDL-C）明显下降，高密度脂蛋白-胆固醇（HDL-C）明显升高；（2）血浆纤维结合蛋白（FN）、纤溶酶原活性抑制因子（PAI）明显下降，抗凝血酶Ⅲ（AT-Ⅲ）无明显变化；（3）血 β_2-微球蛋白（β_2-MG）、尿 N-乙酰-β-D 葡萄糖苷酶（NAG）及白细胞介素-6（IL-6）明显下降；（4）外周血 CD8 明显升高，CD4/CD8、循环免疫复合物（CIC）明显下降；上述指标与 B 组比较均有显著性差异。新生儿体重治疗组显著重于 B 组，产后出血显著少于 B 组。结论：（Ⅰ）能显著减轻 PIH 血管内皮细胞损伤，调节免疫平衡，是治疗 PIH 比较有效的药物。

6. 王亿平等观察清肾汤对慢性肾功能衰竭急剧加重湿热证患者免疫功能的影响，临床观察结果表明，72 例 CRF 急剧加重湿热证患者与健康人比较，单克隆抗体 OKT_3、OKT_4 及 OKT_8 均明显降低，均 $P<0.01$。治疗组治疗后 OKT_3、OKT_4、OKT_4/OKT_8 明显升高，均 $P<0.01$，对照组则无明显变化（$P>0.05$），治疗组上述指标较对照组明显改善（$P<0.05$～0.01）。两组患者治疗前后体液免疫指标无明显变化（$P>0.05$）。结论：清肾汤（白花蛇舌草、丹参、茵陈、益母草、薏苡仁、黄连、蔻仁、白术、扁豆、茯苓、猪苓、泽泻、车前草、生大黄）不但能降低 CRF 急剧加重湿热证患者血肌酐水平，逆转急性恶化的肾功能，而且具有调整其细胞免疫的作用。

7. 李永康等苦黄注射液（Ⅰ）的临床观察，苦黄注射液（Ⅰ）是由苦参，大黄制成的中药注射液。（Ⅰ）在动物体内的细胞免疫作用与临床观察的双链酶反应增强的细胞免疫促进作用一致，提示（Ⅰ）有促进细胞免疫调节的作用。（Ⅰ）清热利湿，疏肝退黄，适用于因湿热蕴毒而引起的黄疸型病毒性肝炎的退黄。2 000 例临床观察：有效率 98.7%，显效率 76.3%，且有较好的远期疗效。用法用量：（Ⅰ）30ml 加入 5%～10%葡萄糖 500ml 静滴，每日一次，15 天一疗程，可反复注射至黄疸消退。副作用：偶见局部潮红、轻度消化道症状。

8. 宋述菊，高中方用自拟何芪汤治疗 IgA 肾病，临床观察 70 例。IgA 肾病患者随机分为治疗（A）组 36 例和对照（B）组 34 例，A 组用自拟何芪汤（何首乌、黄芪、白茅根、白花蛇舌草、水蛭、川芎、生大黄、泽泻）随症加减治疗；B组口服泼尼松、潘生丁和藻酸双酯钠治疗，观察治疗前与治疗3个月后患者的尿红细胞排泄率、尿蛋白定量、肾功能、血脂诸项、血液黏稠度、血浆白蛋白、免疫球蛋白。结果表明，A组治疗后各项指标的改善均有显著性 $P<0.05$ 或 $P<0.01$，B组某些指标亦有改善，但多以A组为优。A组完全缓解率和总有效率分别为33.3%和91.7%，显著高于B组的11.8%和52.9%，$P<0.05$，$P<0.01$。

第五节 大黄及含大黄制剂在急腹症治疗中的应用

由于《伤寒论》中阳明病为“胃家实”，胃的通降下行失职，便成里实热证的“胃家实”。所以大黄及其配方在急腹症治疗中应用很广泛，为了便于述说我们按病种加以介绍。

（一）溃疡病急性穿孔

近年来的研究表明，上消化道穿孔后首先造成化学性腹膜炎，并引起机体的应激性反应，出现全身炎性反应综合征（SIRS），其本质是大量的炎症介质释放，对机体形成第二次打击。如果腹膜炎持续存在，则很快转为细菌性腹膜炎，出现肠麻痹、腹腔内高凝低纤溶状态、肠道细菌和毒素移位、组织缺氧和血流动力学改变等病生理改变。如不及时纠正，将很容易致多器官功能不全综合征（MODS），最终出现多器官脏器功能衰竭（MOF）。20世纪90年代前的中西医结合疗法以清热解毒和通里攻下两法为主，近年随着微观辨证方法的改进和国外“促进吸收”理论的兴起，促进了活血化瘀治疗腹部感染研究的深入发展。目前在国内溃疡病急性穿孔的中西医结合疗法已与手术疗法并驾齐驱。

溃疡病急性穿孔常用含大黄的方剂：

复方大柴胡汤

组成：柴胡10g 黄芩10g 枳壳6g 川楝子10g 延胡索10g 白芍10g 木香6g 大黄10～15g 蒲公英15～30g 生甘草6g

凉隔散加减方

组成：炒栀子 黄芩 连翘各10g 大黄10g（后下） 金银花15g 枳实6g 杭芍10g 甘草6g 乌贼骨12g

消炎方

组成：黄芩 黄柏 栀子各10g 大黄15g（后下） 木香6g 赤芍 枳壳各10g

化解冲剂

组成：丹参30g 三棱10g 莪术10g 红花20g 赤芍10g 败酱草20g 紫花地丁20g 白头翁20g 大黄10g 生甘草10g

（二）上消化道出血

上消化道出血系指食管 胃和十二指肠等部位的出血临床表现为呕血，黑便和贫血。中医中药治疗上消化道出血的方法很多，近年来，随着内镜治疗的普及，已将内镜止血作为首选的治疗方法。中药多作为辅助治疗。对于尚未能开展内镜治疗的单位，中等量以下的上消化道出血，中医药治疗仍然是一个可供选择的治疗方法。

上消化道出血常用含大黄的方剂：

泻心汤加减

组成：黄芩10g 知母10g 大黄10g（后下） 芦根30g 地榆15g 侧柏叶30g 生地12g

生大黄粉

组成：生大黄粉3g 每日2～3次

除食管静脉曲张破裂所致的出血外，凡溃疡病、胃黏膜脱垂等黏膜病变所至之出血皆可用之。

白芨生军止血粉

组成：白芨粉3g 大黄粉1.5g

（三）急性肠梗阻

急性肠梗阻常以“痛、呕、胀、闭”为主要临床症状，以肠腑阻结为主病机。目前临床常用的中药疗法可归纳为九法：行气通下，祛瘀通下，泻热通下，逐水通下，温寒通下，驱虫通下，消导通下，润肠通下和攻补兼施等。

急性肠梗阻常用含大黄的方剂：

桃仁承气汤加减方

组成：桃仁10g 当归15g 赤芍15g 红花10g 川朴15 大黄10g（后下） 芒硝10g（冲）

大承气汤

组成：大黄12g 厚朴（去皮）15g 枳实12g 芒硝9g

复方大承气汤

组成：厚朴15g 枳实12g 炒莱菔子45g 桃仁12g 赤芍15g 生大黄15g（后下） 芒硝

10～15g（冲服）

小承气汤

组成：大黄 12g　厚朴 6g　枳实 9g

大陷胸汤

组成：大黄 10g　芒硝 10g　甘遂 1g

复方大陷胸汤

组成：大黄 10～20g　厚朴 15～24g　枳实 10g　芒硝 10～15g（冲服）　甘遂末 0.9～1.5g（冲服）

甘遂通结汤

组成：甘遂末 0.6～1.0g（冲服）　桃仁 10g　赤芍 15g　生牛膝 10g　厚朴 15g　大黄 10～24g　木香 10g

三物备急丸

组成：生大黄　生巴豆　干姜

大黄附子汤

组成：大黄 10g（后下）　附子 10g　细辛 2.4～4.5g

温脾汤

组成：大黄 12g　附子 9g　干姜 6g　人参 9g　甘草 3g

驱蛔承气汤

组成：大黄 10g　芒硝 10g　枳实 10g　厚朴 15g　槟榔 30g　使君子 15g　苦楝皮 15g

驱蛔承气汤Ⅱ号

组成：槟榔 15g　川楝子 10g　乌梅 26g　木香 15g　苦参 15g　川椒 5g　大黄 15g（后下）　芒硝 15g（冲服）

消导承气汤

组成：大黄 10g（后下）　厚朴 12g　枳壳 10g　芒硝 15g（冲）　鸡内金 6g　山楂 10g　神曲 10g　麦冬 10g　莱菔子 15～30g　陈皮 6g　甘草 6g

增液承气汤

组成：生地　元参各 25g　麦冬 20g　大黄 15g（后下）　芒硝 10g（冲服）

黄龙汤

组成：大黄 4～12g　芒硝 10～15g　厚朴 3～6g　枳实 6～12g　人参（或党参）6～10g　当归 6～12g　桔梗 3～6g　甘草 3g　生姜 1 片　大枣 3 枚

（四）急性阑尾炎及腹膜炎常用含大黄的方剂

急性阑尾炎属中医的“肠痈”范围。中医的立法原则为通里攻下、清热解毒、活血化瘀。

瘀滞期或瘀滞型方剂：

阑尾化瘀汤

组成：金银花 15g　川楝子 15g　延胡索 10g　牡丹皮 10g　桃仁 10g　木香 10g　大黄 10g（后下）

蛇舌大黄汤

组成：白花蛇舌草 60g　大黄 15g（后下）

蕴热期或成脓型方剂：

阑尾清化汤

组成：金银花 30g　蒲公英 30g　牡丹皮 15g　赤芍 12g　川楝子 10g　桃仁 10g　生甘草 10g　大黄 15g（后下）

阑尾Ⅱ号

组成：大血藤 60～90g　三棵针 30～45g　大黄 15～25g（后下）　芒硝 5～10g（冲）

阑尾清解汤

组成：金银花 60g　蒲公英 30g　冬瓜子 30g　牡丹皮 15g　赤芍 15g　木香 10g　川楝子 10g　生甘草 10g　大黄 30g（后下）

消脓汤

组成：金银花 60g　冬瓜子 30g　败酱草 30g　蒲公英 20g　紫花地丁 20g　大黄 15g　当归 15g　黄芩 10g　黄连 10g　黄柏 10g　赤芍 10g　香附 10g

消痈汤

组成：大黄 50g　蒲公英 50g　紫花地丁 50g　红花 25g　桃仁 15g　川楝子 20g　牡丹皮 20g

阑尾化痈汤

组成：大黄 30g　厚朴 15g　枳壳 10g　芒硝 15g　金银花 30g　赤芍 10g　木香 15g　桃仁 10g　甘草 10g

大黄牡丹皮汤合黄连解毒汤

组成：生大黄 9g（后下）　赤芍 9g　生地 9g　牡丹皮 9g　黄连 6g　连翘 12g　蒲公英 60g　栀子 9g　桃仁 9g　甘草 4g

加味薏苡附子败酱汤

组成：金银花 30g　蒲公英 30g　牡丹皮 10g　大黄 10g　冬瓜子 30g　败酱草 30～60g　桃仁 10g　红花 6g　薏苡仁 30g　附子 10g

阑尾散结汤

组成：忍冬藤 100g　紫花地丁 50g　穿山甲 15g　皂荚刺 15g　栀子 15g　大黄 15g（后下）

少腹逐瘀汤合三棱煎

组成：当归　赤芍　桃仁各 9g　红花 6g

川芎 9g 香附 9g 青皮 6g 延胡索 9g 蒲公英 60g 生地 12g 三棱 9g 莪术 9g 栀子 9g 大黄 9g（后下）

（五）急性阑尾炎各类型通用方

大黄牡丹皮汤

组成：大黄 10～20g 牡丹皮 6～10g 桃仁 10～15g 冬瓜仁 10～30g 芒硝 10g（冲服）

阑尾炎合剂Ⅰ号

组成：金银花 30g 连翘 30g 蒲公英 30g 白花蛇舌草 30g 败酱草 30g 冬瓜仁 30g 大黄 15g（后下） 牡丹皮 9g 桃仁 9g 赤芍 9g 木香 9g 川楝子 9g

阑尾合剂

组成：金银花 30g 蒲公英 30g 红藤 30g 败酱草 30g 冬瓜仁 30g 皂荚刺 15g 桃仁 15g 厚朴 10g 大黄 15g（后下） 芒硝 10g（冲）

红藤煎

组成：红藤 60g 紫花地丁 30g 金银花 12g 连翘 12g 牡丹皮 10g 没药 10g 延胡索 6g 大黄 5g 甘草 3g

锦红新片

组成：红藤 蒲公英 生大黄 厚朴

巴黄片

组成：巴豆霜 生大黄

肠痈丸

组成：乳香 90g 没药 90g 木香 120g 厚朴 180g 生大黄 180g 每日 3 次，每次 30 克

疔痈丸Ⅱ号

组成：巴豆霜 0.05g 生大黄粉 0.05g 明雄黄 0.2g

阑尾糖浆

组成：每 30 中含虎杖 蒲公英 白花蛇舌草各 60g，大黄 9g

甘遂黄硝散（甘黄散）

组成：甘遂末 1g 大黄面 0.06g 芒硝 0.3g

局部外用药方

消炎散

组成：芙蓉叶 210g 大黄 210g 黄芩 240g 黄连 240g 黄柏 240g 泽兰叶 240g 冰片 10g

大蒜芒硝大黄方

组成：大蒜 30g 芒硝 90g 大黄末 15g

阑尾膏药

组成：牡丹皮 120g 当归 120g 蒲公英 180g 木香 120g 香附 120g 红藤 120g 败酱草 180g 大黄 120g 乳香 90g 没药 90g 血竭 90g 陶丹 3 000g 麻油 6 000g

如意金黄散（金黄散）

组成：大黄 60g 黄柏 60g 姜黄 60g 白芷 60g 陈皮 25g 苍术 25g 厚朴 25g 甘草 25g 生天南星 25g 天花粉 120g

双柏散

组成：侧柏叶 60g 泽兰 30g 薄荷 30g 大黄 60g 黄柏 30g

（六）急性胆道感染常用含大黄的方剂

胆道感染泛指发生在胆道系统各部位的炎症，特别是细菌性炎症。该病为外科常见病，据我国资料统计，各类型的胆道感染占急腹症中的第二位，某些地区或单位甚至占第一位。

大柴胡汤

组成：柴胡 15g，黄芩 半夏 杭芍 枳实各 10g 大黄 10～15g（后下） 生姜 3 片 大枣 4 枚

清胆行气汤

组成：柴胡 10g 黄芩 10g 半夏 10g 木香 12g 杭芍 15g 香附 10g 郁金 10g 元胡 10g 枳壳 10g 生军 10g（后下）

清胆利湿汤

组成：柴胡 10g～15g 黄芩 10g 半夏 10g 木香 10g 郁金 10g 茵陈 15g 栀子 10g 木通 10g 车前子 10g 大黄 10g（后下）

清胆泻火汤

组成：柴胡 15g 黄芩 15g 半夏 10g 木香 10g 郁金 10g 茵陈 30g 栀子 10g 龙胆草 10g 大黄 10g（后下） 芒硝 10g（冲服）

清胆汤和清胆注射液（湖北）

组成：柴胡 15g 黄芩 9g 姜夏 9g 枳实 9g 丹参 15g 连翘 12g 金银花 30g 蒲公英 30g 大黄 9g（后下） 芒硝 12g（冲服）

清胆汤（大连）

组成：柴胡 黄芩 栀子 郁金 枳壳各 15g 金银花 茵陈 金钱草各 25g 黄连 10g 大黄 15g（后下） 芒硝 10g（冲服）

茵黄Ⅰ号

组成：茵陈 30g 虎杖 60g 生大黄 15g（后下）

利胆排石Ⅱ号

组成：柴胡 15～30g 蛇梅 30～60g 茵陈 15～30g 隔山香 12～30g 十大功劳 10～30g

（后下）　大黄 10～15g（后下）

二香白郁汤

组成：木香 15g　沉香 0.5g（冲服）　白芍 15g　郁金及龙胆草各 10g　茵陈 30g　炒栀子 10g　金钱草 30g　川军 10g（后下）　芒硝 15g（冲服）

柴胡消痈汤

组成：柴胡 10～20g　黄芩 5～10g　法半夏 3～5g　夏枯草 10g　紫花地丁 10g　野菊花 5g　三颗针 10g　郁金 3～5g　白芍 5～10g　大黄 3～5g　芒硝 3～10g　甘草 3～5g

解毒化瘀汤

组成：七叶一枝花　白花蛇舌草　半枝莲　金钱草　丹参各 30g　枳实 20g　黄连 10g　生大黄 6g（后下）

活血清解灵

组成：茵陈　丹参　大黄　白头翁　败酱草　甘草

（七）胆石病常用含大黄的方剂

胆石病属中医的胁痛、黄疸、癖石等范畴。中药治疗胆石病疗效应该肯定，但疗效层次有所不同。

贺瑞麟等在肝胆管结石病中西医结合“总攻”排石疗法中，所用胆道排石汤 1～6 号，其中 1，2，5，6 号含大黄。

胆道排石汤 1 号

组成：枳壳 15g　枳实 15g　木香 30g　茵陈 50g　黄芩 15g　金银花 15g　大黄 25g　芒硝 15g

胆道排石汤 2 号

组成：枳壳 15g　木香 15g　黄连 10g　黄芩 15g　大黄 10g

胆道排石汤 5 号

组成：枳壳 15g　木香 15g　川楝子 15g　黄芩 15g　金钱草 45g　大黄 10g

胆道排石汤 6 号

组成：枳壳 20g　青皮 20g　木香 20g　栀子 15g　虎杖 45g　金钱草 45g　大黄 20g　芒硝 15g

胆道排石汤Ⅰ号（青岛）

组成：柴胡　郁金各 12g　金钱草 30g　广木香 18g　枳壳 12g　大黄 30g

胆道排石汤Ⅱ号（青岛）

组成：金银花　连翘　金钱草　茵陈　郁金各 30g　广木香 18g　枳实 12g　大黄 30g　芒硝 6g

胆道排石汤片

组成：金钱草　茵陈各 60g　郁金　黄芩　木香各 18g　枳实　厚朴各 12g　槟榔　大黄各 30g　元明粉 6g

茵陈胆道汤（湖南医学院附属二院）

组成：茵陈　栀子　黄芩　枳壳　木香　大黄　金钱草　柴胡

中草药排石汤（743 药汁　744 药汁　744 药汁重剂）（江西）

组成：该三方剂的共同组成药味为玉米须　透骨消　黄芩　郁金　生大黄。

排石浓缩剂（大连铁路医院）

组成：茵陈　金钱草　黄芩　枳壳　大黄　木香　郁金。

胆宁片（上海）

组成：茵陈　虎杖　生大黄　青陈皮　生山楂　郁金等。

（八）胆道蛔虫常用含大黄的方剂

胆道蛔虫病在中医学中包括在“蛔厥”范围之内。

胆道驱蛔汤

组成：槟榔 30g　使君子 24g　苦楝皮根 15g　厚朴 15g　元胡及木香各 15g　大黄 15g（后下）

茵陈大承气汤

组成：茵陈　厚朴　枳实　青木香　生大黄　芒硝各 30g。

小承气汤加味（武汉医学院第二附属医院）

组成：生大黄 30g　厚朴 10～15g　枳实 10～15g，或加茵陈 30g。

茵黄汤（武汉医学院第二附属医院）

组成：茵陈 60g　生大黄 30g。

安蛔散（汤）（湖南省人民医院）

组成：藿香　乌梅　黄连　川楝　白矾。

驱蛔承气汤（天津南开医院）

组成：槟榔　使君子　苦楝皮根　金钱草各 30g　乌梅 15g　厚朴　枳壳各 10g　生大黄 10g（后下）　芒硝 10g（冲服）

（九）急性胰腺炎常用含大黄的方剂

急性胰腺炎属中医的胃脘痛、结胸、膈痛、肝胃不和等范畴。中西医结合治疗急性胰腺炎，特别是对重症胰腺炎已取得了较好的效果。天津中西医结合急腹症研究所和天津医科大学总医院中西医结合外科治疗重型胰腺炎 145 例，治愈率达 83.4%，且多器官功能不全综合征（MODS）

的发生率明显低于西医治疗。

清胰汤Ⅰ号（天津）

组成：柴胡15g　黄芩　胡连各10g　杭芍15g　木香　元胡各10g　大黄15g（后下）　芒硝10g（冲服）

活血清胰汤（天津）

组成：白头翁15g　败酱草15g　黄芩10g　大黄10g（后下）　丹参20g

曙光清胰汤

组成：生大黄（后下）9g　芒硝（冲服）9g　枳实12g　生山楂15g　红藤30g　败酱草30g

清胰陷胸汤

组成：柴胡10～15g，黄芩　胡连各15g　木香　元胡各10g　大黄15～30g（后下）　芒硝10～15g（冲服）　甘遂末1g（冲服）

清胰Ⅰ号（遵义）

组成：龙胆草　木香　元胡各15g　白芍24g　生大黄24g（后下）

清胰Ⅱ号（遵义）

组成：栀子　丹皮各15g　赤芍24g　木香　厚朴　元胡各15g　大黄24g（后下）　芒硝10g（冲服）

清胰合剂（上海第二医科大学附属瑞金医院）

组成：柴胡15g　黄芩　黄连　元胡　广木香各10g　白芍12g　芒硝10g　大黄粉（片）1.5g

胰腺清化汤（青岛）

组成：柴胡　黄芩　白芍各15g　厚朴　枳实　佩兰各10g　金银花　大青叶各30g　大黄10g（后下）　芒硝6g（冲服）

调胃承气汤加减（上海中医药大学附属曙光医院）

组成：生大黄10g（后下）　芒硝10g（冲服）　枳实12g　生山楂15g

温胰汤（天津）

组成：吴茱萸10g　干姜6g　厚朴　枳壳　柴胡各10g　川楝子12g　元胡15g　桃仁　红花各10g　大黄10g（后下）

柴芩承气汤（四川医学院附属医院）

组成：金银藤　蒲公英各30g，柴胡　黄芩各15g，青香藤　川楝子　陈皮各10g，大黄10g，芒硝10g（冲服）

（十）急腹症手术后并发症治疗用含大黄的方剂

三黄巨胜汤（伤寒六书）

组成：生石膏30g　黄芩15g　黄连10g　黄柏10g　栀子15g　大黄25g　芒硝10g（冲）

复方小承气汤

组成：大黄10g（后下）　厚朴10g　枳壳10g　大腹皮15g　党参15g

参赭培气汤

组成：党参18g　代赭石25g（先煎）当归10g　肉苁蓉12g　知母15g　天门冬12g　厚朴10g　苍术10g　半夏10g　柿蒂10g　大黄15g（后下）

八正散《太平惠民和剂局方》

组成：栀子10g　大黄6g　瞿麦10g　萹蓄10g　车前子10g　木通6g　滑石10g　甘草3g　灯心草2g，用于手术后尿路感染。

第六节　大黄及其复方制剂工艺

大黄及含大黄制剂的常用工艺：

1. 粉碎　粉碎生药使成为细粉单独或加入其它成分再制成制剂。这是很常用的方法，特别是在传统的中药剂型中更为普遍，如多数的丸剂、散剂和部分的胶囊、片剂，一般都是采用粉碎成80～100目的细粉，由于粉碎过程中植物纤维往往难以粉成细粉，造成有效成分吸收不完全甚至不吸收。随着新技术的引进，现在有的制剂品种也采用超微粉碎，使细粉有了更大的表面积，更易于促进活性成分的吸收，以达到增强药效提高治愈率。达到“散者散也，去急病用之”。

2. 水煎　水煎的方法是古老常用的方法，如汤剂。大黄及含大黄的处方除了临床辨证施治应用的汤剂必须煎煮外，在制备其它剂型时煎煮、提取也是十分普遍的方法，对含大黄药味的方剂，往往因大黄在方中的作用不同，煎煮条件有不同的要求，如后下、微沸。如对大承气汤和小承气汤，虽然都含大黄，但其用意有异，因此，煎煮条件就要不同，同时对炮制的大黄也有不同的要求，如酒大黄、熟大黄。

3. 水提醇沉法（简称水醇法）　水醇法是根据中药材中有效成分大都能既溶于水又溶于醇为前提，所以利用其各成分在水和醇中不同的溶解度来进行分离或纯化。水醇法也可为水提醇沉淀法和醇提水沉淀法。也是制剂工艺中较为通用的方法，尤其是50%～60%醇沉的方法。水提液所含的成分很复杂，体积大，运输、保存不便。同时临床应用前保存过程中往往容易生成沉淀。应用水醇法可以使一些成分如淀粉、多糖类、蛋白质、鞣质、色素、树胶、无机盐等随水溶出或混悬其中。水醇法可以除去部分该类成分。应用水醇法时必须明确这类成分，在当前的治疗中是作为非活性成分可以除去，还是作为活性成分给以保留。

4. 溶剂提取法　最常用的溶剂是乙醇，如药典收载的大黄流浸膏。大黄泻下成分为总蒽醌苷，提取工艺应用的溶剂为甲醇和三乙醇胺，为了配制注射剂或增加大黄有效成分的溶解度，余南才等报道采用大黄总蒽醌和等量的尿素加热共融的方法。

5. 大孔吸附树脂富集法　伍孝先、魏峻峰等曾用大孔吸附树脂 D101 和复合树脂，对大黄及含大黄的复方采用大孔吸附树脂富集提取进行制剂的配制，所配得的制剂不吸潮、体积小、质量稳定，并在临床获得良好的治疗效果。

6. 多工艺配合处理　大黄含有蒽醌类、二苯乙烯苷类、色酮类、苯酚苷类、苯丁酮类、鞣质及其它成分总计达百余种。具有多方面的治疗作用，实际上还常常再组成复方，其成分就更加复杂了。因此，必须根据临床辨证论治，立法、选方、遣药。即中医药理论体系为指导的原则。在这基础上研究新工艺，创制新剂型。才能达到在继承中发扬，在发扬中继承。实际上现在有不少的研究正朝这方向进行。

第七节　以大黄为君药的复方制剂开发新药的实例

本实例不一定是非常合适的，但是一种大胆的尝试。应用本工艺制备的制剂已在临床应用多年，并为多名硕士、博士研究生作为研究课题的实验用药，均获得满意的结果，现在该新制剂也一直在临床应用，所以我们将其介绍的目的是以供参考和讨论。

我们以临床应用较多的“大承气汤”为例进行了二次开发的尝试。“大承气汤”中以大黄为君，具有泻热攻下之功效，用治痞满燥实之阳明腑实症，主要取大黄泻下、通里攻热之功。方中四味药所含有的主要成分各有特色，分别根据不同类型成分进行提取、精制，以达到去粗取精的目的，同时以保证临床疗效为指标。

大黄主要含有蒽醌类成分，而其中起到泻下作用的主要为结合型蒽醌，针对其成分的特点，采用水煎煮提取的方法，同时缩短提取时间，而适当增加提取次数，以尽量减少结合型蒽醌发生水解，同时提高转移率，提取液经大孔吸附树脂富集纯化处理后，干燥提取物仅7%～8%，总蒽醌含量达到满意的结果。

厚朴中主要含有厚朴酚类小分子易挥发成分，采用 CO_2 超临界萃取，提取率较其它方法大幅提高，厚朴酚类成分的含量达到要求。既可节省药材，又减少了服用量。

枳实所含有的辛弗林、N-甲基酪胺为水溶性成分，采用水提取，提取液经大孔吸附树脂富集纯化处理后，干燥提取物即可。

芒硝为无机盐类成分，经重结晶含量可达95%以上。

以上四味药之提取物添加适量矫味剂以缓解苦咸的不良口感，制成颗粒剂，既可保持汤剂起效快、作用迅速的特点，又有携带、服用方便的优势。此新制剂用于临床治疗急性胆囊炎、胰腺炎及手术前给患者作术前准备，取得满意的效果。

参考文献

[1] 齐军，杨江飞．甘肃中医，1999，12（6）：47
[2] 中华人民共和国药典，2000年版，一部
[3] 李玉环．河北中医，1997，19(3)：13-14
[4] 天津市南开医院，中西医结合治疗急腹症理论研究的一些设想与初步体会，中华医学杂志，1973，(1)：33-39
[5] 天津市急腹症研究所．中华外科杂志，1997，3：139
[6] 吴咸中．急腹症研究．上海：上海科学技术出版社，1988，55
[7] 吴成芳，薛访梅．福建中医药 1993，24(5)：16-17
[8] 王述周．苏州医学院学报，1998，18(1)：13
[9] 崔乃强．中国中西医结合外科杂志，1996，2(5)：135
[10] 王光远．中国急救医学，2001，21(5)：251-252
[11] 焦东海．中西医结合杂志，1982，(2)：85
[12] 阴健，郭力弓．中药现代研究与临床应用．北京：学苑出版社，1994，77
[13] 黄乐劳．中西医结合杂志，1991，11（3）：176
[14] 阴健，郭力弓．中药现代研究与临床应用．北京：

学苑出版社，1994：80
[15] 杨学爽，范宝印，孙平旺，等．天津中医，1993，(2)：31
[16] 梁子钧，杨蕊敏，焦东海．中医杂志，1983，24 (2)：36-40
[17] 林平．福建医药杂志，1997，19 (4)：96-97
[18] 林平．中国中医药信息杂志，1998，5 (12)：23-24
[19] 张慎斌，丁全林，肖菁．南京中医学院学报，1991，7 (1)：9
[20] 安新，史美媛，郭振武．中国中西医结合杂志，1994，14 (9)：525-527
[21] 郑长青，李宇权，赵素云．中国中西医结合杂志，1997，17 (3)：159
[22] 张飚安．中药药理与临床，1998，14 (4)：47-48
[23] 张希恩，王利华．中医药研究，1995，(4)：56-59
[24] 郭振武．世界华人消化杂志，1999，7 (2)：132-134
[25] 程经华．中国中药杂志，1989，14 (10)：46
[26] 胡林华，崔锦章，吴繁，等．江苏医药，1994，20 (6)：304-305
[27] 时毓民，俞建，傅美娣，等．中国中西医结合杂志，1994，14 (7)：432-433
[28] 王瑞云，陈钟英，李永康，等．南京医科大学学报，1995，15 (3)：499-501
[29] 宋淑梅，李润增，阎桂杰，等．中医药学报，1997，25 (2)：45
[30] 张朝良，徐文均，陈赛珍．实用中西医结合杂志，1996，9 (7)：427
[31] 康树文，陈春明，霍素峥．实用中医内科杂志 2001，15 (1)：34-35
[32] 郑显理．中西医结合治疗急腹症通讯，1978，(1)：14
[33] 么改琦．中国中西医结合外科杂志，1997，3：244
[34] 焦东海，苏雪生，华宝芬，等．中国医药学报，1994，9：(6) 13-15
[35] 李启信等．蚌埠医学院学报，2001，26 (3)：257-259
[36] 吴咸中．中西医结合急腹症方药诠释，天津科学技术出版社，2001：475
[37] 黎磊石，刘志红，张景红，等．中西医结合杂志，1991，11 (7)：392-396
[38] 吴银根．上海中医药杂志，1988，(8)：7-8
[39] 张景红，黎磊石，万柏珍，等．中华肾脏病杂志，1993，9 (3)：133-135
[40] 王红纲，赵振霄，刘丽秋，等．北京中医药大学学报 1996，19 (5)：36-37
[41] 黄琳，吕少彬，虎秀峰．宁夏医学杂志，1997，19 (3)：153-154
[42] 高晓山，陈馥馨．中西医结合杂志，1990，10 (12)：755
[43] 丁懿堂．中成药．1991，13 (8)：22
[44] 周建英，钱丽，申冬珠，等．山东中医药大学学报，1997，21 (1)：46-48
[45] 焦东海．上海中医药杂志，1988，(8)：2
[46] 何天有，赵亦工．中医药研究，1991，(4)：29-50
[47] 华宝芬．上海中医药杂志，1991，(6)：32
[48] 陈有为，王宝恩．中西医结合杂志，1988，8 (11)：654-657
[49] 冯坤，张国驰，童善庆．华夏医学；2000，13 (3)：249-251
[50] 宋希仁，华杰松，焦东海，等．实用中西医结合杂志，1993，6 (6)：358-359
[51] 成淑凤，黄岩杰，赵坤．中国医药学报；2001，16 (3)：69-70
[52] 乔汉臣，李金兰，刘鹤香等．新乡医学院学报．1993，10 (2)：98-101
[53] 阴健，郭力弓．中药现代研究与临床应用．北京：学苑出版社，1995，80
[54] 阴健，郭力弓．中药现代研究与临床应用．北京：学苑出版社，1995，81
[55] 沈壮雷，中医杂志 1984，25 (1)：24-271
[56] 尹玉姝．哈尔滨医药 1998，18 (2)：39-41
[57] 张吉霞，王珏琦，王凤茹．中医药学报 1998，26 (6)：28-29
[58] 汤文婵，巫善明．新中医 1999，31 (4)：41，61
[59] 王子芬，宋海翔．中国中西医结合杂志：1999，19 (12)：725-727
[60] 王亿平，曹恩泽，吕勇，等中国中医药信息杂志 2001，8 (4)：49-50
[61] 宋述菊．高中方；中医杂志，1999，40 (2)：89-92
[62] 李永康．中国药房．1993，4 (3)：40
[63] 余南才，孙翠华．时珍国医国药：2000，11 (2)：122

注：本书参考吴咸中主编的中西医结合急腹症方药诠释并引用其中的处方。

（伍孝先　魏峻峰　胡　军　吴咸中）

第 64 章　排毒养颜胶囊治疗高脂血症的疗效及作用机制

高脂血症是由于脂肪代谢或运转异常使血浆中一种或多种脂质高于正常的病症，随着生活水平的改变，其发病率呈逐年增加的趋势。排毒养颜胶囊是姜良铎教授在长期临床实践中总结出来的降脂减肥治疗便秘的有效方剂。姜良铎教授认为，高脂血症是由于饮食失常，情志失调，肝脾肾功能受损，气血运行不畅，导致饮食水谷代谢障碍；血中脂质生成过多而清除减少，内聚而酿成脂膏，注入血脉最终成为“脂毒”而引起的疾病。“脂毒”性质黏腻，属痰浊瘀毒之类，引起病证以不通为主。所以治疗强调导邪外出，通下泄浊。排毒养颜胶囊具有健脾益肾、化痰祛瘀、通便泄浊的功效。本研究应用排毒养颜胶囊治疗 60 例高脂血症患者，旨在探讨以排毒养颜胶囊为代表的排毒解毒调补法降脂解“毒”的疗效及作用机制。

材料与方法

一、诊断标准与病例选择

（一）诊断标准

1. 西医诊断标准　本临床研究方案参照国家卫生部“中药新药治疗高脂血症的临床研究指导原则（调整血脂药物）”的内容而制定：饮食控制无效，两周内 2 次空腹血清总胆固醇（TC）均 ≥6.0mmol/L（230mg/dl），和（或）甘油三酯（TG）≥1.54mmol/L（140mg/dl），和（或）高密度脂蛋白（HDL-C）男性 ≤1.04mmol/L（40mg/dl）、女性≤1.17mmol/L（45mg/dl）者。

2. 中医辨证诊断标准　痰证按《现代中医内科学》制定的《痰证诊断标准》；血瘀证按中西医结合研究会血瘀证委员会于 1986 年修订的《血瘀证诊断标准》；虚证按中国中西医结合研究会 1986 年修订的《中医虚证辨证参考标准》。

（二）试验病例标准

1. 纳入病例标准　凡按西医诊断为高脂血症，中医辨证符合气虚血瘀、痰浊阻遏证者，纳入试验病例。

2. 排除病例标准

（1）年龄在 18 岁以下或 65 岁以上，妊娠或哺乳期妇女，过敏体质及对本药过敏者。

（2）半年内曾患急性心肌梗死、脑血管意外、严重创伤或重大手术后患者。

（3）因肾病综合征、甲状腺功能减退、痛风、急性或慢性肝胆疾病、糖尿病等所致的高脂血症。

（4）由药物（吩噻嗪类、β 受体阻滞剂、肾上腺皮质类固醇及某些避孕药等）引起的高脂血症及纯合子型高胆固醇血症患者。

（5）正在使用肝素、甲状腺素治疗药和其它影响血脂代谢的药物者，以及近两周内曾采用其它降脂措施者。

（6）不合作者，未按规定用药，无法判断疗效或资料不全等影响疗效判断者。

（三）一般资料

本组 60 例资料来自北京中医药大学东直门医院门诊自愿者。男 44 例，女 16 例。年龄最大的 62 岁，最小的 21 岁，平均年龄 41.6 岁。单纯 TC 增高者 20 例，单纯 TG 增高者 29 例，两者均增高者 11 例。合并高血压者 38 例，合并冠心病者 10 例，无心、脑血管器质性合并病者 12 例。体重指数（body mass index，BMI）为 25～30 者 34 例，30～40 者 20 例，大于 40 者 6 例。

二、治疗方法及观察指标

1. 治疗方法　根据血脂水平按分层随机法分为两组。两组性别、年龄、基础病、中医症状及各项血脂水平经统计学处理均无显著差异，具有可比性。

治疗组：服排毒养颜胶囊（云南盘龙云海药业有限公司提供，0.4g/粒）每日 2 次，每次 3 粒。

对照组：服辛伐他汀（美国默沙东公司，商品名舒降之，5mg/片）10mg/d，每日晚餐后顿服。

疗程均为 8 周。两组在治疗期间均不加服其它影响血脂的药物，并保持低脂饮食、戒烟酒的生活方式。

2. 观察指标

（1）安全性观察：治疗前和治疗后4周末及8周末分别记录血压、心率、心律、药物反应、肝肾功能、血糖、血尿常规及心电图。

（2）中医症状：中医症状用“－”、“＋”、“++”和“+++”表示，舌、脉象则用文字描述，填入表格。

“－”表示没有症状或已恢复正常；

“＋”表示症状轻微或偶尔出现，不影响工作和休息；

“++”表示症状时轻时重或间断出现；

“+++”表示症状较重或持续出现，影响工作或休息。

（3）BMI：BMI按文献［5］Quetelet指数定义法：BMI＝体重（kg）/身高（m）^{2}。

（4）血脂水平：酶法测定血清TC和TG；HDL-C、LDL-C采用北京中生生物工程高技术公司试剂盒一步法直接测定；apoAl及apoB100含量测定采用免疫比浊法；以上均由全自动生化分析仪（OLYMPUS AU640）测定。动脉硬化指数由AI＝（TC-HDL-C）/HDL-C公式计算。

（5）ox-LDL及LPO的测定：血浆ox-LDL的测定采用酶联免疫吸附法（ELISA）测定。

蛋白质含量按文献［7］以福林（Folin）－酚法（Lowry法）测定。

试剂A：使用前将4％Na_2CO_3，0.2mol/L NaOH，含1％$CuSO_4$的2％酒石酸钠储存液以50∶50∶1混匀。

试剂B：1mol/L酚试剂置于棕色试剂瓶中，4℃保存。

标准曲线的制备：在6只试管中分别加入标准BSA溶液，使其中的蛋白质含量分别为0，20，40，60，80，100μg，用水补足体积至400μl，加入试剂A 2ml；再加入试剂B 0.2ml，立即混匀，37℃水浴30分钟。750nm比色，以Microsoft Excel软件中CORREL工具计算其相关系数（r＞99％）。样品适当稀释，取400μl，按上述条件反应比色，以FORECAST工具求出其值。

血清LPO测定：按文献［8］采用八木国夫法测定的硫代巴比妥酸反应物值判定。

（6）人单核淋巴细胞（PBMC）低密度脂蛋白受体（LDLR）mRNA表达的测定：

1）PBMC的分离：采自血脂正常的正常人和治疗组中TC＞6.5mmol/L的患者各3例。正常人一次空腹抽血，治疗组于服药前后分别抽取清晨空腹静脉血各5ml，肝素抗凝，淋巴细胞分离液分离PBMC。

2）PBMC总RNA的提取：在分离的PBMC每10^7细胞内加入1ml TRIzol试剂（RNA提取试剂盒，Promega公司），充分吹打均匀，室温放置5分钟，每1ml TRIzol试剂加0.2ml氯仿，振荡混匀15秒，15～30℃放置2～3分钟，4℃，11 000g离心15分钟，吸取上层水相到一个新管中，每1ml TRIzol试剂加0.5ml异丙醇，15～30℃放置10分钟，4℃，11 000g离心10分钟，弃掉上清，室温下晾干，适量DEPC处理水溶解，测OD值（OD_{260} OD_{280}和$OD_{260/280}$）定性定量。

3）LDLR基因mRNA的表达：LDLR及β_2-微球蛋白（β_2-microglobulin，β_2-M）引物根据文献［10］设计：

LDLR上游引物：5′-CAA，TGT，CTC，ACC，AAG，CTC，TG-3′

LDLR下游引物：5′-TCT，GTC，TCG，AGG，GGT，AGC，TG-3′

β_2-M上游：5′-ACC，CCC，ACT，GAA，AAA，GAG，GA-3′

β_2－M下游：5′-ATC，TTC，AAA，CCT，CCA，TGA，TG-3′

（北京赛百盛生物工程公司提供）。

采用一步法逆转录——聚合酶链反应Access RT-PCR System试剂盒（Promega公司）进行转录、反转录及PCR扩增，反应体系如表64-1。

表 64-1　反应体系

	体积	终浓度
AMV/Tf15 缓冲液	10μl	1×
DNTP 混合液(10mmol/L 每 dNTP)	1μl	0.2mmol/L
下游引物	50pmol(3.3μl)	1μmol/L
上游引物	50pmol(3.3μl)	1μmol/L
25mmol/L 硫酸镁	2μl	1mmol/L
AMV 反转录酶(5u/μl)	1μl	0.1u/μl
Tfl DNA 多聚酶(5u/μl)	1μl	0.1u/μl
RNA 样本或对照	2μl	
去核酸酶水	to 50μl 至 50μl	

反应过程如下：

第一链 cDNA 合成

1	循环	48℃ 45 分钟	反转录
1	循环	94℃ 2 分钟	AMV RT 灭活和 RNA/cDNA/引物变性

第二条 cDNA 链合成和 PCR 扩增

40	循环	94℃ 30 分钟	变性
		60℃ 1 分钟	退火
		68℃ 2 分钟	延伸
1	循环	68℃ 7 分钟	终延伸
1	循环	4℃	浸湿

4）电泳及定量：取 10μl PCR 反应产物，进行 2%琼脂糖凝胶电泳（含 0.5mg/L 溴化乙啶）分析，以 100bp DNA Ladder 为分子量标准，电泳缓冲液为 1×TBE，电泳完毕后，在紫外灯下照相，薄层扫描仪定量底片上 LDLR 带和 β_2-M 带的光密度，用二者的比值表示 LDLR mRNA 水平。

三、疗效判断标准

（一）血脂疗效

依照 1993 年 7 月国家卫生部《药物临床研究指导原则》标准。

①显效：达以下任一项者，TC 下降≥20%，TG 下降≥40%，HDL-C 上升≥0.26mmol/L。

②有效：达以下任一项者，TC 下降≥10%，TG 下降≥20%，HDL-C 上升≥0.104mmol/L。

③无效：未达到以上有效标准者。

④恶化：达以下任一项者，TC 上升≥10%，TG 上升≥10%，HDL-C 下降≥0.104mmol/L。

（二）症状疗效

显效，治疗后症状消失或全部症状明显减轻（卅→+）；

有效，治疗后部分症状消失或明显减轻（卅→卄），或主要症状有所减轻（卅→卄、卄→+）；

无效，治疗后症状较治疗前无改善；

恶化，治疗后症状较治疗前加重。

四、统计方法

各组实验数据以平均值±标准差（$\overline{X}\pm s$）表示，计量资料采用 t 检验；计数资料用 χ^2 检验；等级资料用 Ridit 检验；两组率的比较用相对数分析法。

结　果

（一）两组总体疗效比较

表 64-2　两治疗组血脂疗效比较（n=30）

组别	显效例	有效例	无效例	恶化例	总有效率（%）
治疗组	3	19	8	0	73.3
对照组	17	8	5	0	83.3

注：经 Ridit 分析，两组间等级资料无明显差异（$P>0.05$）；经相对数分析法，两组总有效率相比（$P>0.05$）

安全性方面，中药组在服药期间均没有发现明显的副作用。对照组有 2 例转氨酶轻度升高。

中药治疗组显效例数较少仅为 3 例，而对照组则为 17 例；有效例数中药组为 19 例，而对照组则为 8 例，两组经 Ridit 分析，无明显差异（$P>0.05$）。血脂疗效总有效率中药治疗组 73.3%，对照组为83.3%，二者没有明显差异（$P>0.05$）（表64-2）。

（二）两组治疗前后BMI的变化

表64-3 两组治疗前后BMI的变化

组别	BMI	
	治疗前	治疗后
治疗组	28.13±7.47	24.27±4.21*△
对照组	27.08±5.55	26.90±5.80

注：与治疗前比较 * $P<0.05$；与对照组比较△ $P<0.05$

中药排毒养颜胶囊治疗组对BMI的影响：治疗后与治疗前相比明显减小（$P<0.05$）；而对照组治疗前后没有变化（$P>0.05$）；治疗后中药治疗组与对照组相比，中药组明显低于对照组（$P<0.05$），说明对BMI的影响中药治疗效果明显优于对照组（表64-3）。

（三）两组治疗后症状疗效及显效率的比较

两组治疗后症状疗效相比，中药排毒养颜胶囊治疗组改善纳呆、体倦乏力、胸脘痞满、便秘等症状的疗效明显较西药对照组好（表64-4）。

表64-4 两组治疗后症状疗效及显效率的比较

症 状	治 疗 组				对 照 组			
	治疗前例数	显效例数	有效例数	显效率（%）	治疗前例数	显效例数	有效例数	显效率（%）
便秘	26	24	1	92.3△△	25	2	3	8.0
纳呆	22	11	8	50.0△△	23	3	6	13.0
体倦乏力	20	10	6	50.0△△	22	1	4	4.5
胸脘痞满	21	10	5	47.6△△	20	2	4	10.0
头晕头胀	18	8	7	44.4△△	17	1	7	5.9
胸闷胸痛	20	9	6	45.0△△	20	5	11	25.0
舌胖齿印或苔腻	18	8	8	44.4△△	19	0	3	0
舌质紫暗或有瘀斑点	14	6	7	42.9△△	16	1	1	6.2
脉象异常	25	5	7	20.0△△	27	1	2	3.7

注：显效，症状消失或明显减轻（卅→+）；有效，症状略有减轻（卅→廾）。与对照组显效率比较△ $P<0.05$，△△ $P<0.01$

（四）两组治疗前后血脂及脂蛋白含量的变化

表64-5 两组治疗前后血脂及脂蛋白含量的变化（n=30）

项 目		治疗组	对照组
胆固醇（mmol/L）	治疗前	6.77±0.91	6.89±1.47
	治疗后	5.46±1.04**△	4.94±0.61**
甘油三酯（mmol/L）	治疗前	2.49±0.58	2.43±0.47
	治疗后	2.21±0.45*	2.14±0.67
低密度脂蛋白（mmol/L）	治疗前	4.09±0.82	4.14±0.77
	治疗后	3.10±0.42**△	2.75±0.69**
高密度脂蛋白（mmol/L）	治疗前	1.11±0.22	1.09±0.27
	治疗后	1.25±0.24*△	1.11±0.28
动脉硬化指数	治疗前	5.11±0.98	5.16±0.77
	治疗后	3.75±0.50**△	3.46±0.46**
载脂蛋白A（g/L）	治疗前	1.25±0.20	1.34±0.25
	治疗后	1.40±0.27*	1.34±0.30
载脂蛋白B（g/L）	治疗前	0.97±0.21	1.04±0.23
	治疗后	0.83±0.20*△	0.71±0.17**

注：与治疗前比较 * $P<0.05$，** $P<0.01$；与对照组比较△ $P<0.05$，△△ $P<0.01$

治疗后与治疗前相比，TC 含量中药组与对照组均明显下降（$P<0.01$），两组相比，对照组比中药组下降明显（$P<0.05$）；TG 含量中药组治疗前后明显降低（$P<0.05$），而对照组无明显差异（$P>0.05$）；LDL 含量和 AI 中药组与对照组在治疗前后均明显降低（$P<0.01$），且对照组比中药组下降明显（$P<0.05$）；治疗组在治疗前后 HDL 明显上升（$P<0.05$），且比对照组明显升高（$P<0.05$）；治疗组在治疗前后 ApoA 明显上升（$P<0.05$），而对照组则没有变化；apoB 含量中药组与对照组均明显降低（$P<0.05$，$P<0.01$），对照组与中药组相比，下降明显（$P<0.05$）（表 64-5）。

表 64-6　两组治疗前后 LPO 及 ox-LDL 的变化

组别	LPO（MDA nmol/ml）		ox-LDL（μg/dl）	
	治疗前	治疗后	治疗前	治疗后
治疗组	12.13±1.64	8.50±1.40**△△	46.90±5.57	38.60±4.21**△△
对照组	12.28±1.55	11.87±1.63	45.75±6.80	44.37±6.04

注：与治疗前比较 * $P<0.05$，** $P<0.01$；与对照组比较△ $P<0.05$，△△ $P<0.01$

（五）两组治疗前后 LPO 及 ox-LDL 的变化

治疗前后血清 LPO 含量（以 MDA 表示）和 ox-LDL，中药治疗组明显下降（$P<0.01$），对照组前后无差异（$P>0.05$）；治疗之后两组之间相比，中药组比对照组明显下降（$P<0.01$）（表 64-6）。

（六）两组治疗前后 PBMC LDLR mRNA 表达的变化

细胞总 RNA 纯度测定：OD_{260}/OD_{280} 的比值在 1.8～2.0 之间，RNA 浓度测定大多为 0.2～0.4μg/μl 之间。电泳定性，LDLR cDNA 片段约为 260bp，β_2-M 片段为 120 bp，分别与所设计的相应 cDNA 相同。表明扩增产物即为本实验的目的基因片段（258bp）和参照基因片段（120 bp）如图 64-1 所示。

患者在治疗前与正常人相比，其 LDLR/β_2-M 明显下降（$P<0.01$）。中药治疗组治疗前后 LDLR/β_2-M mRNA 相比，治疗后的 OD 值明显比治疗前升高（$P<0.01$），但与正常人相比仍明显降低（$P<0.01$）（表 64-7）。

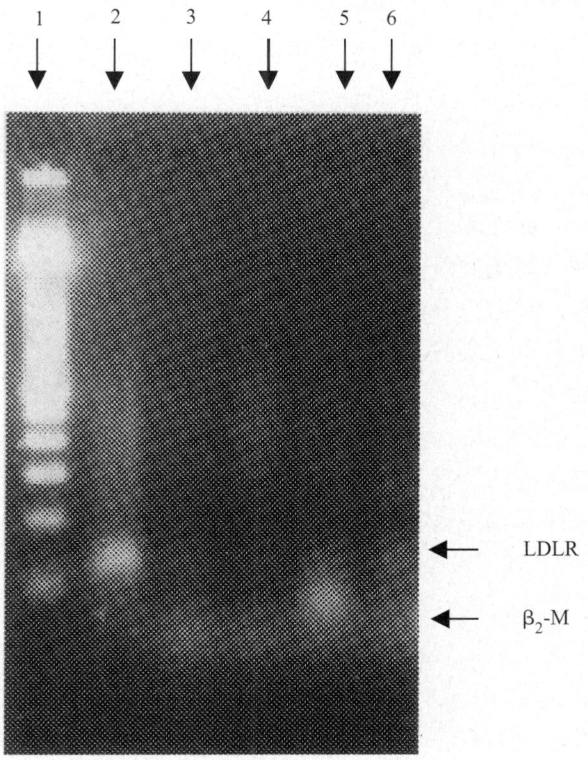

图 64-1　电泳图谱

注：1. 标准　2. 对照　3 和 4：治疗前　5 和 6：治疗后

表 64-7　正常人和中药治疗组治疗前后 LDLR mRNA 表达的变化（n=3）

	正常人（OD 值）	治疗前（OD 值）	治疗后（OD 值）
LDLR	0.076±0.038	0.035±0.010	0.048±0.011
β_2-M	0.101±0.053	0.103±0.015	0.101±0.024
LDLR/β_2-M	0.752±0.046	0.340±0.012△△	0.475±0.019**△△

注：与治疗前比较 ** $P<0.01$；与正常组相比△ $P<0.05$，△△ $P<0.01$

讨 论

（一）高脂血症从毒论治的认识

高脂血症是由于脂肪代谢或运转异常使血浆一种或多种脂质高于正常的一种病征。毒既是引发疾病的病因，也可以是疾病过程中的病理产物。任何疾病都存在有毒的物质基础。作者认为，高脂血症是由于饮食失常，情志失调，肝脾肾功能受损，气血运行不畅，导致饮食水谷代谢障碍，血中脂质生成过多清除减少，内聚而酿为脂膏，注入血脉最终成为“脂毒”而引起的疾病。

血中脂质在正常情况下，犹如营血津液一样，输布全身，贯注血脉以充肌肤，温分肉，肥腠理，营养五脏六腑，四肢百骸，具有重要的生理功能。但在病理情况下，它的生成过多，超过了人体的利用量，就会转化成危害人体的内生之毒，包括过量的脂质和性质发生变化的其它脂质，如致AS的危险因子ox-LDL。而且，在其变生“脂毒”后，这些内生之毒仍然随着气血运行，流注于全身。由于这种过量的脂膏性质黏稠，属痰浊瘀毒之类，所以凡其流过之处，如血脉、经络、分肉、腠理、脏腑、肢骸，无不为其所苦，其黏腻之性十分易于塞阻于这些部位，导致这些部位气血运行不畅。据此，作者提出用“通则不病，病则不通”的辨证思路，来指导高脂血症的从毒论治。而水谷精微形成、转输、敷布皆有赖于人体三焦功能的正常：肺气肃降、脾气煦升、胃气通降、肝气调达、心肾之气相济。所以治疗时，强调以“通”为主，导邪外出。这里的“通”，通下，通便是其含义之一，而不是其全部。“通”还包含有使体内生化气机通达之义。

从高脂血症临床症状表现来看，嗜食肥甘、饮食不节是其发病的主要原因，大量的含脂膏类食物进入体内，困滞脾胃，成为“脂毒”生成的主要来源。此外，尚有素体脾虚湿浊者，即使饮食清淡也可患高脂血症。而形体丰腴，头脑昏重，胸脘痞满，胸痹心痛，恶心欲吐，身困重滞，肢麻沉重，乏力，便秘，舌苔白或黄腻，脉弦滑涩等的临床表现，既是痰瘀互阻的征候表现，也是素体脾虚湿盛，三焦气机不利的表现。因此，提出高脂血症治疗时，生化气机要通调和顺，脏腑功能正常；这样才能使水谷精微代谢、气血津液运行正常，而达到阻滞高脂血症产生之源的作用。

（二）排毒养颜胶囊组方原则

“脂毒”性质黏腻，属痰浊瘀毒之类，引起病证以不通为主。所以治疗时，在强调对脂毒的导邪外出，通下泄浊同时，更注重通补结合，平衡气血阴阳，保护脏腑功能，消除产生脂毒的来源。排毒养颜胶囊是降脂减肥治疗便秘的有效方剂，由大黄、西洋参、荷叶、生白术、青洋参、小红参等组成，具有通下泄浊，健脾补肾，益气活血，化痰祛瘀的功效。方中大黄、西洋参为君药，大黄泻热通便，活血祛瘀，《神农本草经》谓：大黄可“荡涤胃肠、推陈致新、调中化食、安和五脏”。这里荡涤胃肠、调中化食，说明大黄既可荡涤肠胃实热积滞，又可调理中洲，使脾胃运化得健，水谷精微得以吸收转化，使代谢糟粕外排。推陈致新、安和五脏说明大黄可通行十二经络，增强机体的新陈代谢，使气血流畅，脏腑功能活动正常，化源旺盛。西洋参性凉、味甘微苦。《本草纲目拾遗》谓其“味厚气薄、补肺降火、生津液、除烦倦、虚而有火者相宜”，说明西洋参有补肺气、降虚火、生津液的功效。其益气养阴与大黄相伍，共达通补结合、通不致虚、补不留邪的效果；小红参补血活血、祛痰生新；青洋参性温、味甘微苦，具有益肾强筋、健脾和胃、解毒杀虫之功；荷叶升发脾胃之清气，与沉降下行之大黄相伍以达升清降浊，调理气机之功，使气机得以升降正常，精微得布。生白术补脾益气，与西洋参相伍加强益气健脾之功，使气血生化有源，精华得以充分吸收，津液运化得畅，痰浊滋生失源。总括全方，共奏以通为主，以补为助，通补结合的治疗痰瘀浊毒思路。

（三）排毒养颜胶囊降脂解“毒”的疗效及作用机制

1. 排毒养颜胶囊抑制“脂毒”产生的作用

高脂血症是由于血中脂质生成过多清除减少，内聚而酿为脂膏，注入血脉最终成为“脂毒”而引起的疾病。我们把高脂血症时过量的脂质及其衍生物产生的对身体不利的各种因子统称为“脂毒”，如高脂血症时过量的TC、TG、LDL和其氧化衍生的产物LPO、ox-LDL等。

血脂是血浆中的中性脂肪（胆固醇和TG）和类脂（磷脂、糖脂、固醇、类固醇）的总称，广泛存在于人体中。它们是生命细胞的基础代谢必需物质。血脂中的主要成分是胆固醇和 TG，其中 TG 参与人体内能量代谢，而胆固醇则主要用于合成细胞浆膜、类固醇和胆汁酸。LDL 是血浆中胆固醇含量最多的一种脂蛋白，其胆固醇的含量在一半以上，被认为是富含胆固醇的脂蛋白。在正常情况时，血脂发挥着它们各自重要的生理功能。但在病理情况下，血浆中的这些胆固醇或/和 TG 水平升高，就成为高脂血症。现代研究已表明，血浆胆固醇、TG 水平升高与 AS、冠心病、脑血管（脑卒中）病的关系密切，而通过饮食和药物等措施使血浆胆固醇水平降低，可明显减少这些疾病的发生率和死亡率。我们的临床观察结果表明，高脂血症患者在服用排毒养颜胶囊 8 周后，血脂 TC、TG 及 LDL 的含量均明显降低，说明排毒养颜胶囊对高脂血症“脂毒”中的 TC、TG 和 LDL 具有明显抑制作用。

LPO 是体内自由基对不饱和脂肪酸引发的脂质过氧化作用的产物，高脂血症时，血脂升高易受到自由基的引发，使脂质过氧化作用增强，产生大量的 LPO。同时，LDL 发生氧化修饰形成 ox-LDL 对机体的损伤性比 LDL 要大，它所具有的细胞毒性，通过多种途径促使 AS 的发生和发展。LPO 和 ox-LDL 所具有的这种毒性，是由于升高的脂质化生而成的，也属于“脂毒”的范围。本实验结果表明，排毒养颜胶囊可抑制高脂血症患者 LPO 和 ox-LDL 的生成，说明排毒养颜胶囊具有抗氧化，抑制增高的脂质衍化生“毒”的作用。

2. 排毒养颜胶囊转化降解“脂毒”的作用机制

由上面结论可看出，排毒养颜胶囊对高脂血症“脂毒”中的 TC、TG 和 LDL 的生成具有抑制作用。进一步我们分析了影响胆固醇代谢的 LDLR mRNA 基因表达和 HDL-C 及 *apo*A 的变化情况。

（1）排毒养颜胶囊使高脂血症患者脏腑功能通调平衡，升清降浊有序：从本研究对症状疗效的统计结果来看，体倦乏力、纳呆、胸脘痞满，通便、舌胖齿印或舌紫暗，苔腻或瘀斑的症状改善显效率均达 40%以上，反映了体内脏腑的功能和气机的正常或好转。这既是排毒养颜胶囊通补结合效果的体现，也是本方调脂的机制之一。另外，对于湿邪的治疗，有祛湿温补通利小便等的治疗原则。而对于高脂血症，由于其具有易结合湿热痰浊与瘀血为一体的特点，所以导师认为祛此邪毒采用通下，通补为其大法，对于高脂血症的治疗具有重要意义。

（2）排毒养颜胶囊对高胆固醇血症患者 LDLR mRNA 基因表达的影响：高脂血症患者胆固醇的代谢研究，近年来取得了较大的进展。1973 年，Goldstein 和 Brown 首次发现 LDL 受体，并阐明了家族性高胆固醇血症的发生机制是由于细胞膜表面的 LDLR 缺陷。1982 年 Schneider 等首先从牛的肾上腺分离纯化了 LDLR，1983 年 Russell 克隆了这一分子羧基端三分之一的 cDNA，1984 年 Yamamoto 等报告了人 LDLR 的全基因顺序，以后不少学者对 LDLR 缺陷的流行病学、病理生理学和临床遗传学等方面进行了大量研究，使人们对脂蛋白代谢及高脂血症发病机制的认识深入到细胞分子水平。

LDL 除少量在肝脏内合成外，主要是由 IDL 在肝脏内转化而来。血浆中 2/3 以上的 LDL 是通过低密度脂蛋白受体途径降解的。LDLR 是血浆胆固醇降解代谢的主要途径。其在胆固醇代谢中有双重作用：一方面增加循环中中密度脂蛋白（IDL）的清除，以减少 LDL 的产生；另一方面，LDLR 介导细胞摄取 LDL 以增加 LDL 的降解。近年来的研究表明，低密度脂蛋白受体途径障碍既是家族性高胆固醇血症的病因，也是其它普通型高胆固醇血症的主要表现之一。而且低密度脂蛋白受体活性下降的原因可以是低密度脂蛋白受体基因发生突变（如家族性高胆固醇血症），也可以是低密度脂蛋白受体转录或翻译水平上的改变。Bowden 等发现人高胆固醇饮食后，血中 LDL 胆固醇水平升高，单个核细胞低密度脂蛋白受体活性降低。提示血中 LDL 的持续升高，较多的 LDL 摄入细胞内，通过受体途径反馈调节，抑制了细胞低密度脂蛋白受体的合成。国内秦树存等人的研究表明，高胆固醇血症患者的低密度脂蛋白受体 mRNA 表达比正常对照组明显下降，表明高胆固醇血症患者的低密度脂蛋白受体转录已处于严重抑制状态。而对无遗传性低密度脂蛋白受体缺陷的高胆固醇血症患者，治疗后去除病因，降低血脂，可使受体的数目活性得以恢复。*apo*B 主要分布于血浆 VLDL、IDL 和 LDL 中，尤其是在 LDL 的分布最大，占 95%。每一分子 LDL 颗粒只含有一分子 $apoB_{100}$，由于 70%的 LDL 经受体途径清除，$apoB_{100}$ 是介导 LDL 与相应受体结合必不可少的配体。因此，*apo*B含量的变化反映了LDLR受体的活性及含量与之成相反的变化。临床研究结果表明，*apo*B含量中药组明显降低，说明排毒养颜胶囊具有影响LDLR活性的作用。而通过对治疗前后的LDLR mRNA的表达情况分析，高胆固醇血症患者LDLR基因转录水平比正常人低，而在中药治疗后其LDLR基因的转录明显比治疗前增加。

另外，关于高胆固醇患者的LDLR基因表达下降的原因，近来除了高胆固醇的负向调节假说外，还有人提出氧化自由基抑制假说，认为高胆固醇血症者ox-LDL增多，对LDLR表达有明显的抑制作用。我们的实验表明，中药排毒养颜胶囊具有降低血清LPO和ox-LDL含量及抗氧化的作用，这或许也与它调节LDLR基因转录水平增加有关。

（3）排毒养颜胶囊对高脂血症HDL-C及*apo*A的影响：研究表明，血浆HDL-C水平每升高0.03mmol/L，患冠心病的危险性即降低2%～3%。HDL颗粒在血液循环运行过程中，与其它脂蛋白或细胞膜之间不断地进行脂质成分或载脂蛋白的交换，与此同时HDL颗粒自身也进行互相转化，以实现其重构及逆向转运的目的。*apo*A是HDL-C的主要载脂蛋白，其在脂类的运输中起重要的作用。大量的流行病学和临床研究证实，血浆*apo*A的水平和AS及CHD的患病率呈负相关。因此，具有影响*apo*A作用，升高其含量是调脂的一项正性指标。从临床观察的结果来看，排毒养颜胶囊具有提高HDL-C和*apo*A水平的作用，说明排毒养颜胶囊对脂质代谢的影响可能与其调节HDL-C和*apo*A代谢的作用有关。

3. 排毒养颜胶囊排“毒”导邪外出与影响BMI的作用

迄今已有大量的流行病学及临床与实验研究证明，生活方式可通过某些因素的相互作用而影响血脂水平。而改变生活方式的综合治疗措施，可使血清TC和LDL-C水平相应降低。因此，对高脂血症的全面治疗，除饮食和药物治疗外，生活方式治疗也具有重要的作用，而在生活方式治疗中，减肥治疗占有重要的地位。肥胖与心血管疾病关系密切，是心血管疾病的独立危险因素。个体在生命的任何时期，能量的摄入如超过消耗，超出部分存留于体内，并以脂肪形式储存于皮下或内脏器官组织周围，就可形成肥胖。肥胖可引起一系列激素与代谢紊乱，各种危险因素协同作用直接或间接对血脂产生不良影响。国内外的流行病学和临床研究均已证明，超重或肥胖在体重减轻后，血脂异常可得到恢复。排毒养颜胶囊是导师研制的具有减肥作用的中药复方。我们的临床观察表明，患者在相对低脂膳食及戒烟酒的同时，服用排毒养颜胶囊8周后，BMI由治疗前的28.13下降为24.27，治疗前后相比具有明显的差异（$P<0.05$），提示排毒养颜胶囊对血脂的影响可能与其减轻体重的作用有关。

高脂血症一方面由于饮食摄入大量而引起血中TC和TG的升高，另一方面，对TC和TG的代谢消除减弱也是其重要的原因。所以，具有影响脂代谢排泄的环节，如胆酸螯合剂类药物，就是通过阻止胆酸或胆固醇从肠道吸收，促进胆酸或胆固醇随粪便排出，也可以达到降脂的作用。我们对临床症状的研究发现，高脂血症患者表现为便秘的占总人数的85%，在服用排毒养颜胶囊后此症状明显改善。而排毒养颜胶囊组方以大黄为君药，全方具有非常明显的增加大便次数的作用。现代药理研究证明，大黄内主要含有蒽醌类化合物和树脂等多种成分。其中的蒽醌配糖体能够促进肠道蠕动，减少TC吸收，加速其排泄，而大黄树脂类则能起到胆酸螯合剂的作用。提示排毒养颜胶囊降低血脂的作用与其改善便秘症状、增加大便次数、促进脂类物质排泄有关。

4. 排毒养颜胶囊降脂解“毒”预防AS的作用

AI是反映发生AS危险性和估测治疗AS的指标。AI的值越大，AS的危险性就越高。治疗高脂血症就是以预防AS的发生为最终目的，排毒养颜胶囊具有影响脂蛋白代谢，降脂解“毒”的作用。本研究表明，排毒养颜胶囊具有降低AI的作用，从而达到排毒解毒、治疗高脂血症的最终目标。

5. 排毒养颜胶囊与西药辛伐他汀作用的比较

本研究以西药辛伐他汀作为对照药。辛伐他汀是目前公认的主要降低TC的药物。我们的观察结果表明：①安全性方面，中药组服用过程中未发现有明显的副作用，而辛伐他汀则在服用过程中有2例出现转氨酶轻度升高。②血脂疗效的总有效率来看，中药治疗组总有效率是73.3%，西药组对照组为83.3%，二者没有明显差异（$P>0.05$），但是经中药治疗后的显效例数仅为3

例，而西药对照组则为 17 例，有效例数中药组为 19 例，辛伐他汀组为 8 例，虽经统计学检验二者无明显差异，但也可以提示，辛伐他汀具有更快的作用，而中药排毒养颜胶囊的作用起效较温和。③血脂及脂蛋白方面，虽然辛伐他汀对 TC、LDL、*apo*B 及 AI 的作用明显优于中药组，但是对于 HDL、*apo*A 及 TG 的调节中药组却具有明显的优势。④抗氧化性方面，中药组治疗前后 LPO 和 ox-LDL 明显下降，而对照组则没有变化。⑤BMI 及临床症状方面，排毒养颜胶囊组 BMI 在治疗后明显比治疗前降低，而对照组则没有变化。另外，对于临床症状如便秘、纳呆、体倦乏力、胸脘痞满、头晕头痛等的改善，排毒养颜胶囊则比对照组具有更加明显的改善作用。

参考文献

[1] 中华人民共和国卫生部．中药新药临床研究指导原则，第二辑：171

[2] 何绍奇．现代中医内科学．北京：中国医药科技出版社，1992，602

[3] 中国中西医结合研究会活血化瘀专业委员会．血瘀证诊断标准．中西医结合杂志，1987，7 (3):129

[4] 全国中西医结合虚证与老年病研究专业委员会．中医虚证辨证参考标准．中西医结合杂志，1986，6 (10):598

[5] Gorden DJ. Habitual physical activity and high-density lipoprotein cholesterol in men with primary hypercholesterolemia. the lipid research clinics coronary primary prevention trial. Circulation，1983，67：511

[6] 王华梁，陈思聪，张国元，等．双抗夹心法检测血浆氧化型低密度脂蛋白．上海医学检验杂志，1994，9 (3):135-136

[7] Lowry OH，Rosebrough NJ，Farr AL. Protein measurement with folin phenol reagent. J Biol Chem，1951，193：265

[8] 八木国夫．血清过氧化脂质の测定とその临床的意义．临床病理，1981，29 (3)：221-223

[9] 杨景山．医学细胞化学与细胞生物技术．北京：北京医科大学中国协和医科大学联合出版社，1990，6-8

[10] Wang AM，Doyle MV，Mark DF. Quantitation of mRNA by the polymerase chain reaction. Proc Natl Acad Sci USA，1989，86：9717-9721

[11] 赵水平，王钟林，陆宗良．临床血脂学．长沙：湖南科学技术出版社，1999，169-231

[12] Slater TF. Free-radical mechanism in tissue injury. Biochem J，1984，222：1

[13] Brown MS，Goldstein JL. How LDL receptors influence cholesterol and atherosclerosis. Sci Am，1984，251：58-63 Brown MS，Goldstein JL. A receptor-mediated Pathray for cholesterol homeostasis. Science，1986，232：34

[14] Schneder WJ，Beisigei V，Goldstein JL，et al. Purification of the low density lipoprotein receptor，a acidic glycoprotein of 164,000 molecular weight. J Biol Chem，1982，257：2664-2670

[15] Russell DW，Yamamoto T，Schneider WJ，et al. cDNA cloning of the bovine low density lipoprotein receptor feedback regulation of a receptor mRNA. Proc Natl Acad Sci USA，1983，80：7501-7507

[16] Yamamoto T，Davis CG，Brown MS，et al. The human LDL receptor：a cystein-rich protein with multiple Alu sequences in its mRNA. Cell，1984，39：27-33

[17] Owen CH，Sorci-Thomas M，Rudel LL. Dietary fat and cholesterol induced modification of LDL receptor function and mRNA abundance in non-human primates. Arterioscler Thromb，1991，11：1447abstract

[18] 秦树存，王士雯，赵玉生，等．高胆固醇血症和冠心病患者低密度脂蛋白受体基因表达水平观察．标记免疫分析与临床，1996，3 (S：S):70

[19] Cuthbert JA，Russell DW，Lipsky PE. Regulation of low density lipoprotein receptor gene expression in human lymphocytes. J Biol Chem，1989，264：1298-1303

[20] 叶平，陈保生．载脂蛋白 B100 的结构及其与动脉粥样硬化的关系．国外医学老年学分册，1992，11：241

[21] Maciejko JJ. Apolipoprotein A-1 as marker of angiographically assessed coronary artery disease. New Eng 1 J Med，1983，309：385-389

[22] 刘静．体重指数腰围/臀围比与血压血脂的相关性．心肺血管病杂志，1995，14：214

[23] 武阳丰．减重对血压、血脂及血尿酸的影响．中华心血管病学杂志，1995，23：299

（秦　英　姜良铎　王硕仁）

第65章 排毒养颜胶囊对氧化低密度脂蛋白(ox-LDL)诱导ECV-304细胞凋亡的影响

现代研究表明，高脂血症中的ox-LDL是一种非常重要的致AS因子，AS的形成始动环节是动脉内皮的损伤，而ox-LDL诱发内皮细胞凋亡是其损伤内皮细胞的重要类型。本实验部分主要从ox-LDL诱导细胞凋亡的细胞毒性角度，探讨高脂血症在体内对血管内皮细胞的损伤机制，并观察了排毒养颜胶囊含药血清对ox-LDL损伤内皮细胞的保护作用。

研究分为三个步骤：一、主要探讨了血清药理学在体外加药时，含药血清和正常家兔血清在培养体系中的最大给药量。旨在为第三节的实验含药血清在体外研究时加药量的规范化提供实验依据。二、主要是ox-LDL诱导内皮细胞凋亡的模型的建立，探讨ox-LDL对内皮细胞的损伤机制。三、研究排毒养颜胶囊含药血清对ox-LDL损伤内皮细胞的保护作用。

第一节 常规制备家兔血清对人脐静脉内皮细胞ECV-304的影响

中药血清药理学的运用，使中药复方通过含药血清进行体外研究比药物直接接触培养体系更具有体内药物作用的可拟性，因此，通过给培养体系加用含药的血清进行研究日益受到重视。但是，由于在实验中常规制备的血清本身也会对培养体系具有作用，而且培养体系中的血清量越大，这种背景作用也越明显，甚至当血清浓度超过一定限度时会产生对培养体系的毒损作用。为此，我们尝试通过对ECV-304细胞系的基础性指标：台盼蓝活细胞计数、细胞毒MTT和LDH试验、细胞形态学观察及内皮细胞释放ACE的研究，探讨常规法制备的不同浓度兔血清对体外培养体系的背景作用。

材料和方法

1. 药品、试剂及实验仪器

ECV-304（ATCC CRI-1998 128代）细胞株，武汉大学典型培养物保藏中心提供；RPMI-1640培养基、L-谷胺酰胺、HEPES及胰蛋白酶购自GIBCO公司；胎牛血清（Fctal Bovinc Scrum，FBS）购自Hyclonc公司；MTT、乳酸钠、吩嗪二甲酯硫酸盐（PMS）、硝基氯化四氮唑蓝（NBD）、氧化型辅酶Ⅰ（NAD^+）、台盼蓝及二甲基亚砜（DMSO）购自Sigma公司。

岛津MultiSpec 1501型紫外可见光分光光度计、GDV DV990BV4酶标仪、瑞士METTLER TOLEDO-320型数字式精密酸度计、JA1003电子天平、722分光光度计、Heraeus HeLa cell培养箱、OLYMPUS倒置相差显微镜、全自动生化分析仪（OLYMPUS AU640）。

2. 动物及血清制备

纯种日本大耳白兔，体重2.2～2.5kg，健康雄性4只（购于北京医科大学动物中心）。动物正常饮食预适应一周后，从兔耳缘动脉无菌取血（注意防止溶血），37℃促凝，2 500rpm离心分离血清，血清呈透明清亮淡黄色无沉淀未溶血，56℃，30分钟混合灭活后分装，置－20℃冰箱保存一个月内使用。

3. 细胞培养及分组

ECV-304常规细胞培养方法培养，1∶4传代。10%胎牛血清RPMI-1640培养基（内含青、链霉素各100U/ml及HEPES 25mmol/L），无血清RPMI-1640培养基（内含青、链霉素各100U/ml及HEPES 25mmol/L），含家兔血清RPMI-1640培养基（无血清RPMI-1640培养基与5%、10%、20%、40%、60%和80%的家兔血清按体积比配制）。取同代（第132代）对数生长期细胞，D-Hank液洗涤2次，0.25%胰蛋白酶消化，离心，吸弃上清，用含10%胎牛血清RPMI-1640培养液配成1×10^5/ml单个细胞悬液，96孔培养板，每孔加入细胞悬液100μl继续培养36小时后，去培养液，按组别分别加入各种培养液。

正常对照组：10%胎牛血清RPMI-1640培养基。

无血清培养组：无血清 RPMI-1640 培养基。

5%家兔血清组：含 5%家兔血清的无血清 RPMI-1640 培养基。

10%家兔血清组：含 10%家兔血清的无血清 RPMI-1640 培养基。

20%家兔血清组：含 20%家兔血清的无血清 RPMI-1640 培养基。

40%家兔血清组：含 40%家兔血清的无血清 RPMI-1640 培养基。

60%家兔血清组：含 60%家兔血清的无血清 RPMI-164C 培养基。

80%家兔血清组：含 80%家兔血清的无血清 RPMI-1640 培养基。

各组均设 8 个重复孔，于 37℃，5%CO_2 及饱和湿度培养箱继续培养 24 小时后检测。5% CO_2 及饱和温度培养箱继续培养 24 小时后检测。

4. MTT 测定

将培养各组细胞每孔加入 MTT 溶液（5mg/ml）20μl，37℃、继续孵育 4 小时，终止培养，小心吸弃孔内培养上清液，每孔加入 150μl DMSO，振荡 10 分钟，使结晶物充分溶解，选择 490nm 波长，在酶标仪上测定各孔 OD 值。

5. LDH 测定

同法 96 孔板培养各组细胞，分别将上清 100μl 移入另一 96 孔板，同时去上清的各组各孔细胞分别加 100μl 2% Triton-100 破膜 30 分钟。将上清及破膜后的细胞悬液加入 100μl LDH 底物液（4.0mg NBD、10mg NAD^+ 与 1.0mg PMS 加水至 2.0ml 混合，取混合液 1.6ml 加 1.0mol/L 乳酸钠 0.4ml，加入 0.1mol/L pH7.4 PBS 至 10 ml），于加入后的 30 秒至 150 秒之间（室温 32～37℃）在酶标仪上 490nm 波长每隔 30 秒连续读取 OD 值，求每孔平均每分钟 OD 变化值。细胞毒 LDH 活性释放率%＝上清 OD 值/（上清 OD 值＋细胞 OD 值）×100%。

6. 血管紧张素转换酶（ACE）测定

取培养上清液用 ACE 测定试剂盒（海军总医院提供）按说明操作。马尿酰甘氨酰甘氨酸在血管紧张素Ⅰ转换酶（ACE）的作用下水解成马尿酸及甘氨酰甘氨酸。用乙酸乙酯提取马尿酸，蒸干，溶于氯化钠液，紫外 228nm 测定马尿酸量。计算公式：ACE U（nM/ml/min）＝（测定 OD 值－空白 OD 值）/（马尿酸 με×0.88）。

7. 台盼蓝活细胞计数

随机取培养各组细胞（每组 4 孔）制备单细胞悬液 1×10^5 细胞/ml，进行台盼蓝染色，于 3 分钟内用血细胞计数板分别计数死、活细胞数，活细胞率%＝活细胞总数/（活细胞总数＋死细胞总数）×100%。

8. 形态学观察

各组细胞用倒置相差显微镜观察，每组每孔随机选择 10 个视野。

9. 统计学方法

各组实验数据以平均值±标准差（$\overline{X}\pm S$）表示，采用 SPSS Ver8.0 统计软件，多组间比较用单因素方差分析，组间比较采用 q 检验。

结　果

1. 家兔血清引起 ECV-304 的形态变化

倒置相差显微镜下观察细胞，正常组细胞呈典型的内皮细胞生长特征，细胞为多角形，呈单层铺路石状紧密排列，胞核居中呈椭圆形，核仁明显，细胞无重叠生长（照片 65-1～3）；无血清 24 小时培养组与 5%组、10%组及 20%组四组细胞生长状态良好，细胞形态正常（照片 65-4～7）；40%组细胞形态未见明显损伤，但散在有边界不清楚的细胞（照片 65-8）；60%与 80%组细胞形态受损明显，细胞变圆、拉长，边界模糊明显（照片 65-9、10）。

2. 不同浓度家兔血清对 ECV-304 细胞 MTT 及台盼蓝活细胞率的影响

表 65-1　不同浓度常规制备家兔血清对 ECV-304 细胞 MTT 及台盼蓝活细胞率的影响

组　别	MTT(OD 值)（n=8）	活细胞率(%)（n=4）
正常组	602±41 * *	98.34±1.05
无血清组	416±112△△	96.12±2.31
5%家兔血清组	481±48△△	96.00±2.74
10%家兔血清组	538±23△△ *	95.53±3.50
20%家兔血清组	549±62 *	95.47±4.88
40%家兔血清组	636±41 * *	86.64±8.02△
60%家兔血清组	577±78 *	73.70±10.34△△ *
80%家兔血清组	494±91△	67.52±10.51△△ * *

注：与正常相比△$P<0.05$，△△$P<0.01$；与无血清组相比 *$P<0.05$，* *$P<0.01$

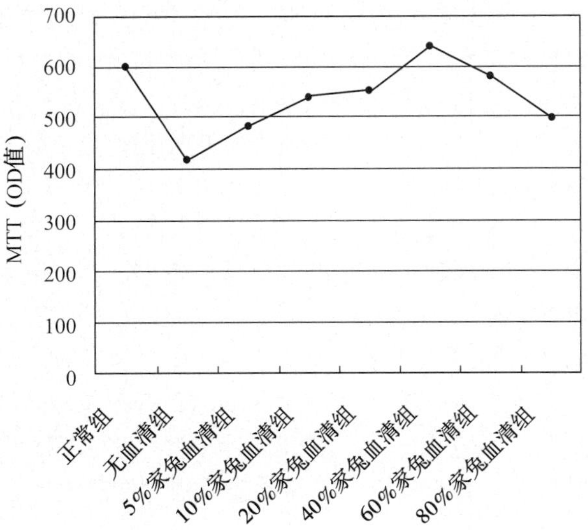

图 65-1　不同浓度常规制备家兔血清对 ECV-304 细胞 MTT 的影响

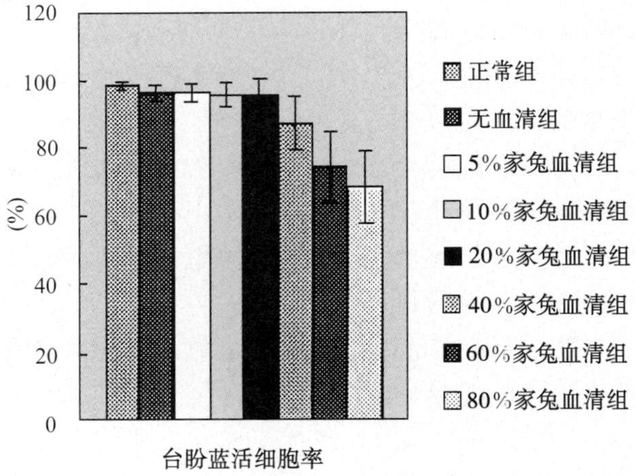

图 65-2　不同浓度常规制备家兔血清对 ECV-304 台盼蓝活细胞率的影响

MTT 法，无血清培养组细胞培养 24 小时后 MTT 的 OD 值与正常组相比，明显降低（$P<0.01$），而家兔血清则对无血清细胞具有促增殖作用，5%、10%、20%与 40%四组随着血清的量增大，细胞促增殖作用呈剂量依赖性增加（$P<0.05$，$P<0.01$），其中 40%组达最高。但当血清浓度增至 60%时，OD 值开始降低，至 80%组时为最低，且与正常相比明显下降（$P<0.05$）。台盼蓝计数所示的家兔血清活细胞率，随血清浓度的增加而逐渐降低，至 40%、60%和 80%时，活细胞率与正常相比明显降低（$P<0.05$，$P<0.01$）（图 65-1～2）。

3. 不同浓度常规制备家兔血清对 ECV-304 细胞释放 LDH 及 ACE 的影响（表 65-2）。

表 65-2　不同浓度常规制备家兔血清对 ECV-304 细胞释放 LDH 及 ACE 的影响（n=8）

组　别	ACE(U)	LDH 活性释放率(%)
正常组	15.34±1.17	2.01±1.09
无血清组	16.42±1.94	3.12±1.13
5%家兔血清组	15.87±1.07	3.10±1.21
10%家兔血清组	15.64±1.74	2.12±0.45
20%家兔血清组	17.05±1.91	8.20±3.47△△
40%家兔血清组	20.41±1.97△△	29.85±3.10△△
60%家兔血清组	26.45±3.20△△	38.97±10.03△△
80%家兔血清组	29.19±1.33△△	46.16±11.24△△

与正常相比△△ $P<0.01$

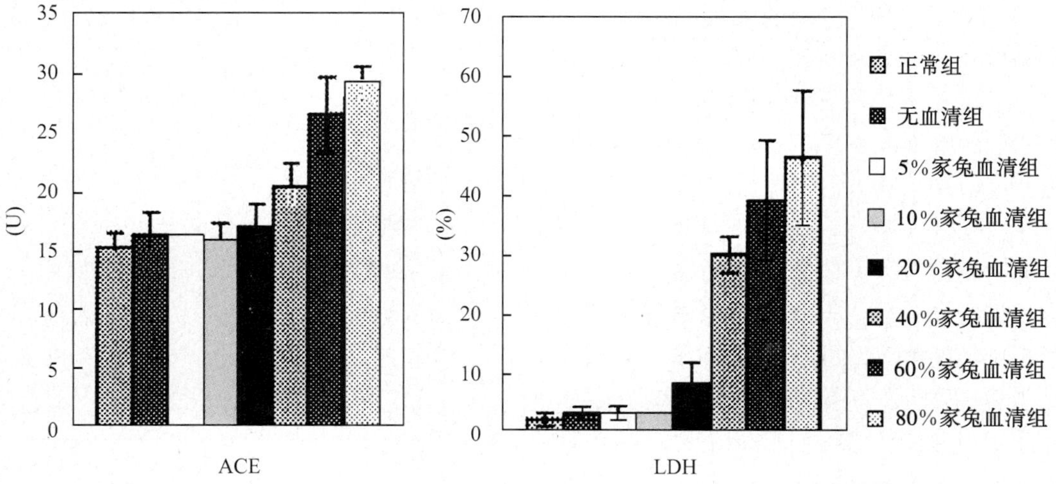

图 65-3　不同浓度家兔血清对 ECV-304 细胞释放 ACE 及 LDH 的影响

由内皮细胞 ECV-304 释放 ACE 的量来看，正常组及低于 20％家兔血清组对内皮细胞几乎无影响，而当家兔血清增至 40％以上，其对内皮细胞 ACE 的释放则明显增加（$P<0.01$）；内皮细胞 LDH 细胞毒性实验表明，20％组即 LDH 释放明显增加（$P<0.01$），且随着家兔血清浓度的升高，这种变化呈明显的剂量依赖性（图 65-3）。

讨　论

中药血清药理学自日本学者田代真一于 1984 年提出后，作为一门新兴的实验方法学，其理论体系不断完善，实验操作步骤也逐渐规范，比如对实验动物的选择、灌胃次数、时间间隔、给药途径甚至做了血清的药物化学成分的分析等，这些基础工作都将十分有益于中药血清药理学的健康发展。但在我们过去进行中药血清药理学的研究中，常常涉及到含药血清的给药量或者是在研究含药血清的量效关系时，对于究竟在培养体系中，最大的给药血清量能达到多少的问题，较少有文献报道。

血清作为体外组织及细胞培养中重要的天然培养基，它含有丰富的营养物质，包括大分子的蛋白质和核酸等，对促进细胞生长繁殖、黏附及中和某些毒性物质的毒性起着一定作用，因此，高质量的血清往往成为体外培养体系能否建立的关键因素，不仅要求血清无菌无污染，而且要有一定的低内毒素含量、低球蛋白含量等。但在运用血清药理学进行体外含药血清的制备时，由于技术等方面的原因，只能采用常规的实验条件和方法，这样所制备的血清势必对细胞具有一定的基础影响作用，为此，我们采用常规制备的家兔血清，观察了不同浓度的家兔血清对细胞的影响。

从我们的实验结果来看，常规方法制备的家兔血清在作用于培养体系中的细胞时，确实对细胞具有一定的细胞毒性作用，而且这种影响基本上以当血清浓度达到及超过 40％时就比较明显了。形态学上，当细胞超过 40％的家兔血清浓度时，可见明显的细胞损伤，并且呈现随着浓度的增加而损伤加重的表现。MTT 试验表明，当用无血清诱导细胞 24 小时后，细胞增殖受到抑制（OD 值降低），而加用各种浓度的家兔血清后，则表现出明显的血清促生长促增殖作用，但这种促增殖作用一旦超过了一定的浓度（40％）后，其毒损作用就开始明显增加，MTT 反映出的也就是既有血清的促增殖作用，也有对细胞的毒损作用，所以表现为 MTT 细胞毒试验不呈现剂量依赖关系。为了单独说明细胞的毒损作用，我们又进行了台盼蓝染色的活细胞计数，以确定每一组内的活细胞率。实验结果表明，常规制备的家兔血清浓度达到 20％时，基本上不具有对细胞的毒损作用，其活细胞率达 95.47％。但当血清浓度超过 40％时，就开始有明显的细胞死亡，活细胞率下降至 86.64％，而且随着浓度的增加，呈现出死亡率的上升，这和我们在形态学的观察结果一致。

另外，从对血管内皮细胞损伤的定量分析角度，我们测定了人脐带静脉内皮细胞内血管紧张素转换酶 ACE 和 LDH 酶的释放量。ECV-304 是美国 ATCC 公司认证的人脐带静脉内皮细胞的一种永生化细胞系，由于其培养时不需要特异的生长因子，并且保持有接触抑制等正常内皮细胞的生长特征，这样既可以以不对细胞造成损伤的前提下进行无血清培养，将其作为对照，也可以起到降低实验背景和实验误差的作用。LDH 是糖酵解酶，其广泛存在于人体组织细胞内，当细胞受损时可释放出来，损伤越重，释放量越多，所以常常通过测定培养液中 LDH 释放量占培养体中细胞总 LDH 的比例，来反映细胞膜损伤的程度。ACE 主要来源于血管内皮细胞。血管内皮细胞受损后，ACE 便从血管内皮细胞表面脱落，使 ACE 水平增加。研究证明，ACE 水平变化是血管内皮细胞损伤的可靠指标。本实验结果表明，常规制备的家兔血清在 205 时，ACE 没有明显变化，而 LDH 则发生变化，这似乎表明，20％时的血清给药浓度对细胞的损伤仍待进一步研究，但可以肯定的是达到或超过 40％时，其 ACE 和 LDH 的释放则均呈现出了明显的毒损作用。

总之，从我们的实验结果来看，常规制备的家兔血清在没有污染和没有溶血的情况下，其对细胞的作用浓度是有一定限制的，当达到 40％或更高时有较为明显的损伤特征和表现。所以，在中药血清药理学研究中，应进行常规制备正常血清及含药血清的细胞毒实验，以确定最大的给血清浓度，尽量减少血清本身带给实验的影响。

第二节 ox-LDL 对 ECV-304 细胞凋亡模型的建立

血管内皮细胞损伤或功能障碍在 AS 发病中起着重要作用。其中，ox-LDL 对内皮细胞的损伤是 AS 形成的重要因素。近年来的研究表明，ox-LDL 对内皮细胞的损伤既可直接导致内皮细胞损伤坏死，也可诱导内皮细胞发生凋亡。本实验旨在建立体外 ox-LDL 诱导人血管脐静脉内皮细胞 ECV-304 凋亡的模型，探讨高脂血症时毒存体内对血管内皮细胞的损伤机制。

材料与方法

（一）材料与仪器

ECV-304（ATCC CRI-1998 128 代）细胞株，武汉大学典型培养物保藏中心提供；HBSS 干粉、RPMI-1640 培养基、L-谷胺酰氨、HEPES 及胰蛋白酶购自 GIBCO 公司；胎牛血清（FBS）购自 Hyclone 公司；NP-40、RNA 酶、蛋白酶 K、凝胶、MTT、乳酸钠、吩嗪二甲酯硫酸盐（PMS）、硝基氯化四氮唑蓝（NBD）、氧化型辅酶 Ⅰ（NAD^+）、台盼蓝及二甲基亚砜（DMSO）均购自 Sigma 公司。

岛津 MultiSpec 1501 型紫外可见光分光光度计、瑞士 METTLER TOLEDO-320 型数字式精密酸度计、JA1003 电子天平、722 分光光度计、GDV DV990BV4 酶标仪、BD FACS Calibur 流式细胞仪、Heraeus 28 型低温高速离心机、SANYO 制冰机、Heraeus HeLa cell 培养箱、OLYMPUS倒置相差显微镜、全自动生化分析仪（OLYMPUS AU640）。

（二）LDL 定量及 ox-LDL 的制备

LDL 购自中国医学科学院基础所（以溴化钠进行不连续的密度梯度超速离心，分离血清中的 LDL 及其它脂蛋白。超速离心后，取出 LDL 离心层，在含 0.02mol/L Tris-HCl、0.01% Na_2EDTA、pH7.4 的透析液中 4℃透析 48 小时，PEG20 000 浓缩，再用 0.9%的 NaCl 透析 48 小时，过滤除菌，4℃存放）。

ox-LDL 的制备：将 LDL 置含 5 μmol/L $CuSO_4$ 的 PBS 溶液（0.01mol/L，pH7.2）中，37℃温育 24 小时。氧化修饰后的 LDL 置 PBS（0.01mol/L，pH7.2）中透析 24 小时，0.22μm 过滤除菌分装 4℃保存，2 周内用完。

免疫比浊法测定 apoB 的含量表示 LDL 的量。

八木国夫法测定的硫代巴比妥酸反应物值判定 LDL 氧化程度：ox-LDL 中加入 50%三氯乙酸 1ml 和 0.67%的 TBA 1ml，混匀置 100℃水浴 45 分钟，冷却至室温后 3 000rpm 离心 15 分钟，取上清 532nm 处比色，用四乙氧基丙烷作对照，结果以 MDA nmol/mg apoB 表示。

本实验 ox-LDL apoB 的含量为 1.7mg/ml，硫代巴比妥酸反应物为 36.2nmol/mg apoB。

（三）人脐静脉内皮细胞 ECV-304 培养

ECV-304 细胞常规法培养。培养液为 10%的胎牛血清 RPMI-1640（内含青、链霉素各 100U/ml 及 HEPES 25mmol/L），消化用 0.25%胰蛋白酶，1∶4 传代，二氧化碳培养箱 37℃培养至亚汇合，实验用 134 代。条件培养液为含不同浓度 ox-LDL 的无血清 RPMI-1640（内含青、链霉素各 100 U/ml 及 HEPES 25mmol/L）培养液。

（四）MTT 法测定 ox-LDL 对 ECV-304 细胞的影响

将培养的生长正常的 134 代 ECV-304 细胞按每孔 5×10^4 接种于 96 孔板，待细胞汇合成亚融合状态前，将其分为 8 个组，正常组为 7 孔，其余各组均为 8 孔，按组别分别进行如下处理。

正常组：含 10%胎牛血清的 RPMI-1640 培养的正常生长 EC；

无血清组：不含胎牛血清的 RPMI-1640 培养液，培养 48 小时；

0.1μg/ml ox-LDL 组、1μg/ml ox-LDL 组、10μg/ml ox-LDL 组、100μg/ml ox-LDL 组、150μg/ml ox-LDL 组和 200μg/ml ox-LDL 组：不含胎牛血清的 RPMI-1640 培养液培养 24 小时后，再用分别含 0.1μg/ml、1μg/ml、10μg/ml、100μg/ml、150μg/ml 和 200μg/ml ox-LDL 的条件培养液继续培养 24 小时；

将上述 8 组细胞用相差显微镜观察细胞形态变化并拍片。MTT 法按文献［1］测定，每孔加入 MTT 溶液（5mg/ml）20μl，37℃、继续孵育 4 小时，终止培养，小心吸弃孔内培养上清液，每孔加入 150μl DMSO，振荡 10 分钟，使结晶物充分溶解，选择 490nm 波长，在酶标仪上测定各孔 OD 值。

（五）ox-LDL 刺激 ECV-304 细胞凋亡的流式细胞仪测定

将培养的生长正常的 134 代 ECV-304 细胞按每孔 0.4×10^6 接种于 6 孔板，待细胞汇合成亚融合状态前，将其分为 6 个组，每组 6 个样本，实验分两批次，按组别分别继续培养 12 小时和 16 小时；

正常对照组：含 10%胎牛血清的 RPMI-1640 培养的正常生长 EC；

无血清诱导组：不含胎牛血清的 RPMI-1640 培养液，继续培养 36 小时和 40 小时；

50μg/ml ox-LDL 组、100μg/ml ox-LDL 组、150μg/ml ox-LDL 组和 200μg/ml ox-LDL 组：不含胎牛血清的 RPMI-1640 培养液培养 24 小时后，再用分别含 50μg/ml、100μg/ml、150μg/ml 和 200μg/ml 的 ox-LDL 条件培养液继续培养 12 小时和 16 小时。

将上述作用 12 小时和 16 小时两批次的 6 组细胞，用相差显微镜观察细胞形态变化并照相。收集 12 小时的各组作用完成细胞，1 200r/min 离心 5 分钟，共两次，弃上清液，加入 PBS 0.5ml 搅匀。用注射针头将细胞悬液迅速注入已在 4℃冰箱预冷的盛有 1.5ml 乙醇的离心管中（乙醇终浓度为 70%）固定，4℃过夜后再用 PBS 洗两次以去除固定液。加入 RNAase 至终浓度 20μg/ml，37℃水浴 30 分钟，立即放入冰浴中以停止 RNAase 作用。再加入 50μg/ml 的 PI 染液，避光至少 30 分钟后，于流式细胞仪（BD FACS Calibur）进行检测（细胞浓度不少于 10^6/ml），CELL Quest 和 ModFit LT 软件分析。

12 小时和 16 小时作用的细胞及上清用测 LDH 活性和台盼蓝计数。

（六）细胞凋亡的形态学观察

各组细胞用倒置相差显微镜观察。

凋亡细胞荧光显微镜观察：收集正常组和 200μg/ml ox-LDL 作用 12 小时和 16 小时的凋亡细胞，按参考文献［10］方法，用甲醇：冰乙酸（3：1)的固定液固定，用 Hoechst33258 及 PI 对细胞进行染色后，在荧光显微镜下观察，照相。

凋亡细胞透射电镜观察，收集正常组和 200μg/ml ox-LDL 作用 12 小时的凋亡细胞进行电镜标本制作并观察。用细胞刮（自制）轻轻刮下，用 PBS 液清洗，离心细胞（1 000rpm 5 分钟）2～3 次，最后一次离心 1 700～2 000rpm 10 分钟，去上清沿管壁加入 1～2ml 2.5%戊二醛磷酸缓冲液，预固定 30 分钟令细胞聚集成团块，再将细胞团块铲离管底，翻面继续固定 30 分钟或更长。用冷蔗糖缓冲液冲洗并切成 $1mm^3$ 小块，过夜。1%锇酸后固定 1～2 小时，4℃，50%、70%、90%、丙酮脱水各 10～15 分钟。用锇酸固定，Epon812 包埋，超薄切片，透射电镜观察。

（七）细胞凋亡台盼蓝活细胞率和 LDH 的测定

取培养 12 小时和 16 小时的各组细胞制备单细胞悬液 10^6 细胞/ml，进行台盼蓝染色，于 3 分钟内用血细胞计数板分别计数死活细胞数，活细胞率%＝活细胞总数/（活细胞总数＋死细胞总数）×100%。

LDH 的测定，取培养 12 小时和 16 小时的各组细胞上清 1ml 于全自动生化分析仪测定。

（八）凋亡细胞小分子量 DNA 片段的选择性抽提及凝胶电泳

凋亡细胞小分子量 DNA 片段的选择性抽提及凝胶电泳参照文献［12］，将收集的细胞悬液用 80%乙醇于－20℃固定 24 小时后，800g 离心 5min，倾去乙醇，HBSS 洗细胞一次，将细胞用 40μl 的 PC 缓冲液（192ml 0.2mol/L 的 Na_2HPO_4，48ml 0.1mol/L 的枸橼酸缓冲液，pH7.8）悬浮室温 30 分钟。样品 1 000 g 离心 5 分钟，取上清于真空抽干仪 15 分钟浓缩样品，加入 3μl 0.25%的 NP-40 溶液，及 3μl RNA 酶溶液，37℃孵育 30 分钟，加入 3μl 蛋白酶 K 溶液，37℃孵育 30 分钟，于 0.8%凝胶进行电泳。

（九）统计学方法

各组实验数据以平均值±标准差（$\overline{X}\pm S$）表示，采用 SPSS Ver8.0 统计软件，多组间比较用单因素方差分析，组间比较采用 q 检验。

结　果

（一）不同浓度 ox-LDL 对 ECV-304 细胞影响的形态学观察

96 孔板各组细胞在倒置相差显微镜下观察见：正常组细胞呈典型的内皮细胞生长特征，细胞为多角形，呈单层铺路石状紧密排列（照片 65-1～3）；无血清 48 小时培养组细胞生长状态正常，细胞增殖缓慢，但未见细胞损伤表现（照片 65-4）；0.1μg/ml ox-LDL 组、1μg/ml ox-LDL

组和 10μg/ml ox-LDL 组三组细胞形态正常，细胞生长增殖状态依次逐渐增强（照片 65-11～13）；100μg/ml ox-LDL 组细胞形态发生变化，细胞胞膜模糊，细胞变圆、细胞空泡增多（照片 65-14）；150μg/ml ox-LDL 组可见大量细胞脱落、变圆，悬浮培养液中（照片 65-15）；200μg/ml ox-LDL 组细胞坏死明显，形成大范围的细胞脱失区（照片 65-16）。

ox-LDL 刺激 ECV-304 细胞 12 小时和 16 小时后用相差倒置显微镜观察，正常组和无血清组细胞形态正常（照片 65-1～4）。12 小时 50μg/ml 和 100μg/ml 的 ox-LDL 组变化不明显，而 150μg/ml 和 200μg/ml 的 ox-LDL 在诱导 ECV-304 细胞 12 小时后，细胞开始缩小，变圆（照片 65-17、18）；继续培养达 16 小时后，50μg/ml 组细胞形态损伤不明显（照片 65-19）；100μg/ml 的 ox-LDL 组细胞变圆、缩小（照片 65-20），150μg/ml 和 200μg/ml 的 ox-LDL 组则见大量细胞变圆、由壁上脱落、悬浮于培养液中，此时细胞损伤明显（照片 65-21、22）。

（二）凋亡的形态学观察是最直观且直接的方法

荧光显微镜下见：正常细胞染色均匀，未见浓染变形的染色质（彩图 65-1①）：ox-LDL 作用 16 小时后既有凋亡细胞，也有坏死细胞。其中坏死的细胞被 PI 染成红色（彩图 65-1 ②）；凋亡细胞体积缩小、变形，核凝聚，染色致密，有的染色质呈新月形，有的呈球形，有的呈环状（彩图 65-1③～⑥）。

透射电镜下观察：凋亡细胞染色质固缩，染色体发生边集，常聚集于核膜呈境界分明块状或新月形小体（照片 65-28、29）；凋亡细胞体积缩小，细胞浆浓缩，可见细胞浆包裹的浓密细胞核（照片 65-30）；正常细胞电镜见照片 65-27。

（三）ox-LDL 诱导 ECV-304 细胞凋亡的小分子量 DNA 片段凝胶电泳

在培养的 ECV-304 细胞中，加入 200μg/ml 的 ox-LDL，作用 12 小时后 DNA 电泳可见典型的“梯状”带。(图 65-4)

（四）MTT 法测定不同浓度 ox-LDL 作用 ECV-304 细胞 24 小时的变化

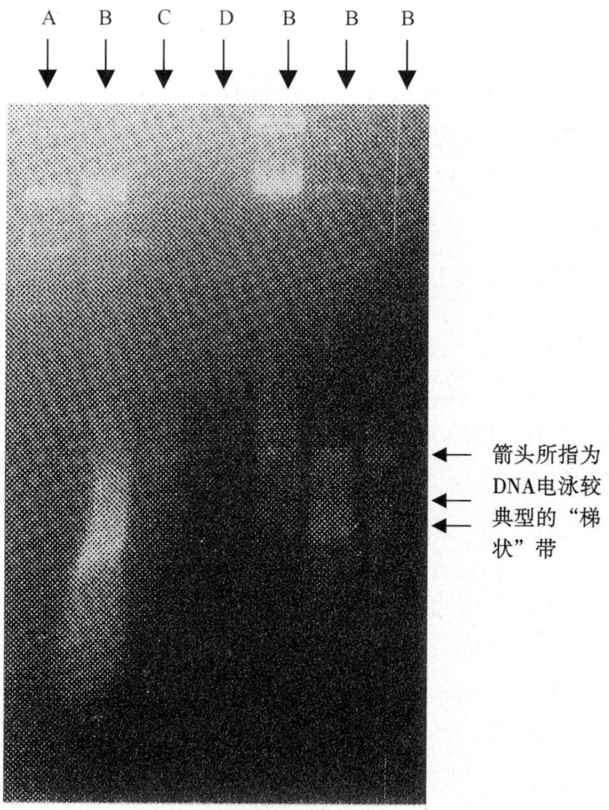

图 65-4 电泳图谱

A. Marker B. 凋亡组 C. 对照组 D. 给药组

表 65-3 MTT 法测定不同浓度 ox-LDL 作用 ECV-304 细胞 24 小时的变化

组别	n	MTT（OD 值）
正常组	7	1159.86±92.33＊＊
无血清组	8	627.00±191.56△△
0.1 μg/ml ox-LDL 组	8	778.33±174.20△△
1 μg/ml ox-LDL 组	8	829.17±166.18△△＊
10 μg/ml ox-LDL 组	8	945.57±147.62△△＊＊
100 μg/ml ox-LDL 组	8	863.14±142.22△△＊＊
150 μg/ml ox-LDL 组	8	421.86±99.66△△＊＊
200 μg/ml ox-LDL 组	8	337.71±52.34△△＊＊

注：与正常组相比△△$P<0.01$；与无血清组相比＊$P<0.05$，＊＊$P<0.01$；

MTT 法测定结果表明，细胞经无血清诱导 48 小时后其 OD 值明显比正常组降低（$P<0.01$）；当在不含胎牛血清的 RPMI-1640 培养液培养 24 小时后，分别用含 0.1μg/ml、1μg/ml 和 10μg/ml 的 ox-LDL 的条件培养液继续培养细胞 24 小时后，与无血清组比较，各组 OD 值呈剂量依赖性逐渐升高，1μg/ml 和 10μg/ml 的 ox-LDL 两组 OD 值升高明显（$P<0.05$，$P<0.01$），且 10μg/ml 组的 OD 值达最高；而当条件培养液中 ox-LDL 的浓度继续增加达 100μg/ml 时，其 OD

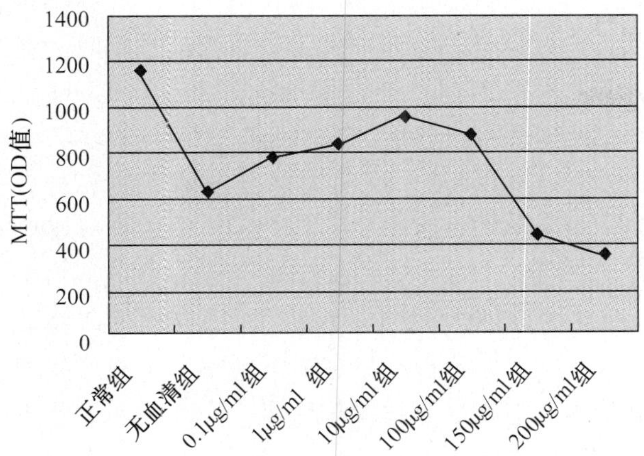

图 65-5　不同浓度 ox-LDL 作用 ECV-304 细胞 24 小时 MTT 的影响

值虽与无血清组相比明显增加（$P<0.01$），但与 10μg/ml 组相比已开始下降；当条件培养液中 ox-LDL 浓度达 150μg/ml 和 200μg/ml 时，OD 值则明显下降（$P<0.01$），且也呈剂量依赖性。

（五）不同浓度 ox-LDL 作用 ECV-304 细胞 12 小时凋亡率的变化

表 65-4　不同浓度 ox-LDL 作用 ECV-304 细胞 12 小时凋亡率的变化（n=6）

组　别	凋亡率（%）
正常组	1.09±0.66
无血清组	2.15±0.93
50μg/ml ox-LDL 组	2.62±0.78 *
100μg/ml ox-LDL 组	3.51±1.03 **
150μg/ml ox-LDL 组	15.86±5.62 **
200μg/ml ox-LDL 组	21.89±3.42 **

注：与其它组相比 * $P<0.05$，** $P<0.01$

细胞凋亡测试结果正常组和无血清组凋亡率均较低，50μg/ml ox-LDL 组、100μg/ml ox-LDL 组、150μg/ml ox-LDL 组和 200μg/ml ox-LDL 组则凋亡率明显比其它组高，且呈剂量依赖性（$P<0.01$），说明内皮细胞受 ox-LDL 诱导出现凋亡需要一定的浓度（彩图 65-2）。

（六）不同浓度和时间 ox-LDL 对 ECV-304 细胞台盼蓝活细胞率和 LDH 的影响

表 65-5　不同浓度和时间 ox-LDL 对 ECV-304 细胞台盼蓝活细胞率和 LDH 的影响

组　别	台盼蓝活细胞率（%）		上清 LDH 活性（U）	
	12 小时	16 小时	12 小时	16 小时
正常组	100	100	44.50±6.36	41.00±8.49
无血清组	96	96	41.50±12.02	45.00±4.24
50μg/ml ox-LDL 组	96	96	51.00±9.90	59.00±11.31
100μg/ml ox-LDL 组	91	81	57.50±9.19	71.00±16.97
150μg/ml ox-LDL 组	91	59	67.50±16.26	90.50±14.85△ *
200μg/ml ox-LDL 组	88	30	69.00±12.73	120.50±33.23△△ **

注：与正常组相比△$P<0.05$，△△$P<0.01$；与无血清组相比 * $P<0.05$，** $P<0.01$

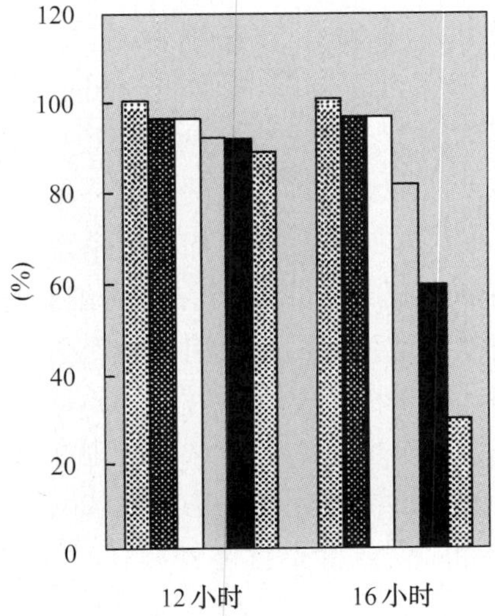

图 65-6　不同浓度和时间 ox-LDL 对 ECV-304 细胞台盼蓝活细胞率的影响

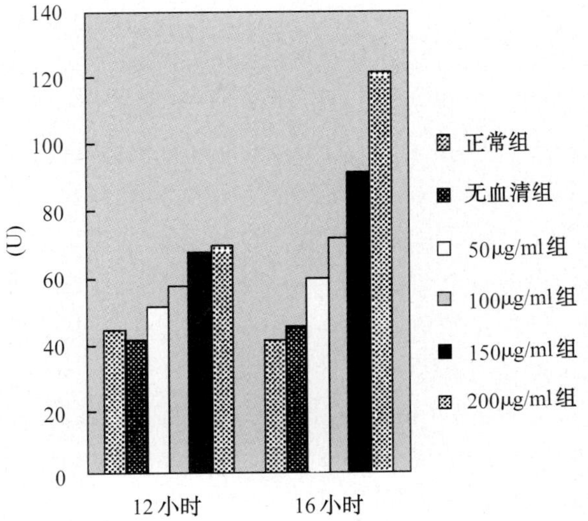

图 65-7　不同浓度和时间 ox-LDL 对 ECV-304 细胞 LDH 的影响

ox-LDL 刺激 ECV-304 细胞 12 小时台盼蓝活细胞率和 LDH 的测定表明，各组细胞台盼蓝染色活细胞率均较高，而 LDH 释放量则均较低，各组之间无差异（$P>0.05$）；但当 ox-LDL 刺激 ECV-304 细胞 16 小时后，台盼蓝染色活细胞率明显降低，100μg/ml ox-LDL 组、150μg/ml ox-LDL 组和 200μg/ml ox-LDL 组的活细胞率分别下降为 81%、59%和 30%；各组细胞上清 LDH 释放量也呈剂量依赖性增加，尤其是 150μg/ml ox-LDL 组和 200μg/ml ox-LDL 组增加明显（$P<0.05$，$P<0.01$）。

讨 论

血管内皮细胞为衬覆于血管内腔面的单层扁平细胞，其表面积可达 1 000m^2 以上。内皮细胞依靠其正常的增殖和凋亡平衡，在保持自身正常更新和功能的同时，也保证了血管的结构和功能正常。近年来的研究表明，内皮细胞损伤和功能失调是 AS 的始动因素，LDL 发生氧化修饰即形成 ox-LDL 对内皮细胞造成损伤是 LDL 致 AS 的关键步骤。我们认为，高脂血症时 ox-LDL 是内生之毒的重要物质基础之一。本实验较详细地研究了内皮细胞刺激因子 ox-LDL 对 ECV-304 细胞毒性和诱导凋亡模型的过程。

ox-LDL 具有细胞毒性，是内皮细胞较为敏感的一种刺激因子。国外 Bjorkerud B[14] 等人的研究发现，ox-LDL 对平滑肌细胞、巨噬细胞及成纤维细胞具有双重效应，既有促细胞生长增殖作用，又可诱导其凋亡。我们用 MTT 法观察了 0.1μg/ml、1μg/ml、10μg/ml、100μg/ml、150μg/ml 和 200μg/ml 的 ox-LDL 的条件培养液，作用于经无血清同步化 24 小时后的 ECV-304 内皮细胞。结果表明，与 48 小时无血清组比较，(0.1～10) μg/ml 组的 OD 值呈剂量依赖性升高，且以 10μg/ml ox-LDL 组的 OD 值为最高，而继续增大 ox-LDL 的浓度则 OD 值开始下降。提示低浓度的 ox-LDL 对 ECV-304 细胞具有促增殖作用，而增加浓度达 100μg/ml 及以上时，其表现则主要是对 ECV-304 的细胞毒性。

为探讨 ox-LDL 对 ECV-304 细胞毒性的损伤特点，我们又观察了 ox-LDL 在诱导 ECV-304 出现凋亡后的细胞坏死过程。结果发现，50μg/ml 和 100μg/ml 时的 ox-LDL 诱导 ECV-304 细胞出现凋亡的量较少，仅为 2.62%和 3.62%。而当浓度达到 150 和 200μg/ml 时，在 12 时开始出现凋亡，分别达 15.86%和 21.86%。而此时，通过分别对各组凋亡细胞作台盼蓝染色和 LDH 活性的测定表明，各组细胞台盼蓝染色均较少，且 LDH 活性也较低，说明大部分细胞无质膜的破裂，是完整的。而当 ox-LDL 作用 ECV-304 细胞 16 小时后，150μg/ml ox-LDL 组和 200μg/ml ox-LDL 组的细胞台盼蓝染色明显增加和 LDH 释放增大，同时倒置相差显微镜下观察见细胞形态明显受损，胞质空泡和颗粒增多，变圆的和形状不规则细胞增多，细胞边界模糊，大量细胞脱落，形成较大的脱失区，培养液中悬浮细胞及碎片增多。此时，运用流式细胞仪已经无法收集到可供检测的细胞浓度，但在荧光显微镜下，除可见大量被绿色浓染的凋亡细胞外，同时还可见大量的被染色的红色荧光坏死细胞。表明 ox-LDL 在诱导培养人脐静脉内皮细胞 12 小时后内皮细胞出现凋亡，而此时细胞较少坏死，当诱导达 16 小时后伴随凋亡的出现则大量的细胞也出现坏死。这与国外 Isabelle Escargueil-Blanc 等人的报道一致。

总之，我们的实验表明，ox-LDL 作为高脂血症时内生之毒的重要物质基础之一，具有很强的细胞毒性作用。ox-LDL 的细胞毒性经历了凋亡前期、细胞凋亡和凋亡后坏死的三个过程。12 小时之前，没有发生明显的细胞凋亡形态变化，从 12 小时开始出现凋亡的细胞，但此时的凋亡细胞仍保持完整的细胞膜。继续作用达 16 小时后，凋亡的细胞失去完整的细胞膜，有的已开始碎裂成小的碎片，发生了凋亡后的坏死。

另外，本实验在研究细胞凋亡时所用的 ECV-304 细胞，是美国 ATCC 公司认证的，保持有接触抑制等正常内皮细胞生长特征的一种永生化细胞系。由于非永生化的细胞一般都非常脆弱，使得在培养时常常需要加入血清培养基或一些外源性的生长因子。这样在研究细胞凋亡时，由于血清本身或生长因子具有影响细胞增殖及凋亡的作用，所以在研究凋亡时就容易造成假象或产生误差，而永生化的细胞株一般则在培养时不需要特异的生长因子，而且在无血清培养时也不易衰老，所以更适合进行体外凋亡的实验研究。在对凋亡细胞 DNA 凝胶电泳的检测中，由于内源性核酸内切酶的激活而导致细胞核 DNA 的断裂，而在核内形成大量 180～200bp 大小及其倍数的核苷酸片段。非典型的凋亡细胞，由于核内的 DNA 降解不完全，则形成 300～50kb 的 DNA 大片。所以针对不同大小 DNA 片段的凝胶电泳，本实验对凋亡细胞的小分子量 DNA 片段进行了选择性的抽提及凝胶电泳，在 UV 透射仪下观察到了典型的凋亡细胞 180～200 bp 及其倍数的 DNA 梯带。

第三节　排毒养颜胶囊对 ox-LDL 诱导 ECV-304 细胞凋亡的影响

实验 2 和临床研究表明，ox-LDL 具有很强的细胞毒性作用。中药排毒养颜胶囊具有降脂抗氧化的作用。为研究排毒养颜胶囊在体外对 ox-LDL 的细胞毒性作用是否有影响，我们利用实验 1 和实验 2 所建立的 ox-LDL 诱导 ECV-304 细胞凋亡的模型，观察了含中药排毒养颜胶囊的血清对 ox-LDL 诱导的 ECV-304 细胞凋亡的作用。

材料与方法

（一）材料与仪器

试剂及仪器同实验 2。排毒养颜胶囊（0.4g/粒）由云南盘龙云海药业有限公司提供。

（二）低密度脂蛋白定量及 ox-LDL 的制备

同实验 2。本实验 ox-LDL apoB 的含量为 1.7mg/ml，硫代巴比妥酸反应物为 36.2nmol/(mg apoB)。

（三）排毒养颜胶囊含药血清及正常血清的制备

纯种日本大耳白兔，体重 2.2～2.5kg，健康雄性 4 只（购于北京医科大学动物中心）。动物正常饮食预适应一周后，2 只按正常饮食继续喂养 3 天。另 2 只按 0.3265g/kg 体重的剂量（相当于人每天服用量的 2 倍），连续 3 天，每天 2 次给药，于最后一次给药后 1 小时，将 4 只分别同时取血。从兔耳缘动脉无菌取血（注意防止溶血），37℃促凝，2 500rpm 离心分离血清，血清呈透明清亮淡黄色无沉淀未溶血，56℃，30 分钟混合（未给药 2 只合并，给药 2 只合并），灭活后分装，置－30℃冰箱保存，一个月内使用。

（四）ECV-304 细胞培养及实验分组

ECV-304 细胞按内皮细胞常规法培养。

培养液：10%的胎牛血清 RPMI-1640（内含青、链霉素各 100U/ml 及 HEPES 25mmol/L）。

无血清培养液：无血清 RPMI-1640（内含青、链霉素各 100U/ml 及 HEPES 25mmol/L）培养液。

含药血清及正常血清培养液：在无血清培养液中，加入按 V/V%配制的含药血清及正常血清。

将培养的生长正常的 134 代 ECV-304 细胞按每孔 0.4×10^6 接种于 6 孔板，待细胞汇合成亚融合状态前，将其分为 7 个组，每组 6 个样本。

正常组：10%胎牛血清培养液培养的正常生长的内皮细胞；

无血清组：无血清培养液培养 38 小时的内皮细胞；

凋亡组：内皮细胞经无血清培养液培养 24 小时后，换加入含终浓度为 200μg *apo*B/ml 的 ox-LDL 无血清培养液，继续作用 14 小时。

5%和 10%对照组：内皮细胞经无血清培养液培养 24 小时后，换加入含终浓度为 200μg *apo*B/ml 的 ox-LDL，5%和 10%的正常血清的条件培养液，继续培养 14 小时；

5%和 10%排毒养颜胶囊含药血清组：内皮细胞经无血清培养液培养 24 小时后，换加入含终浓度为 200μg *apo*B/ml 的 ox-LDL，5%和 10%的排毒养颜胶囊含药血清的条件培养液，继续作用 14 小时。

（五）流式细胞仪对各组细胞周期及凋亡率的测定

将上述 7 组细胞用相差显微镜观察细胞形态变化并照相。收集各组作用完成的细胞，1 200rpm离心 5 分钟，共两次，弃上清液，加入 PBS 0.5ml 搅匀。用注射针头将细胞悬液迅速注入到已在 4℃冰箱预冷的盛有 1.5ml 乙醇的离心管中（乙醇终浓度为 70%）固定，4℃过夜后再用 PBS 洗两次以去除固定液。加入 RNAase 至终浓度 20μg/ml，37℃水浴 30 分钟，立即放入冰浴中以停止 RNAase 作用。再加入 50 μg/ml 的 PI 染液，避光至少 30 分钟后，于流式细胞仪上进行检测。

（六）各组细胞凋亡的小分子量 DNA 片段选择性抽提及凝胶电泳

凋亡细胞小分子量 DNA 片段的选择性抽提及凝胶电泳参照文献［12］。将收集的各组细胞悬液用 80%乙醇于－20℃固定 24 小时后，800g

离心5分钟，倾去乙醇，HBSS洗细胞一次，将细胞用40μl的PC缓冲液（192ml 0.2mol/L的Na_2HPO_4，48ml 0.1mol/L的枸橼酸缓冲液，pH7.8）悬浮室温30分钟。样品1 000g离心5分钟，取上清真空抽干仪15分钟浓缩样品，加入3μl 0.25%的NP-40溶液，及3μl RNA酶溶液，37℃孵育30分钟，加入3μl蛋白酶K溶液，37℃孵育30分钟，于0.8%凝胶进行电泳。

（七）统计学方法

各组实验数据以平均值±标准差（$\overline{X}\pm S$）表示，采用SPSS Ver8.0统计软件，多组间比较用单因素方差分析，组间比较采用q检验。

结　　果

（一）排毒养颜胶囊含药血清保护ox-LDL对ECV-304损伤的形态变化

ox-LDL刺激ECV-304后，相差倒置显微镜下，正常组、无血清组及凋亡组细胞形态如本章第二节所描述。对照组及含药血清组细胞均未见明显损伤（照片65-23～26）。

（二）排毒养颜胶囊含药血清对ox-LDL诱导ECV0-304细胞凋亡率的影响

表65-6　排毒养颜胶囊含药血清对ox-LDL诱导ECV-304细胞凋亡率的影响

组别（n=6）		凋亡率（%）
正常组		0.16±0.13△
无血清组		3.27±0.65△
凋亡组		15.86±4.73
5%	对照组	4.72±0.53△
	排毒养颜胶囊组	1.36±0.28△*
10%	对照组	2.70±0.63△
	排毒养颜胶囊组	1.32±0.48△*

注：与凋亡组相比△$P<0.01$；与同等剂量的对照组相比*$P<0.05$

ECV-304细胞在正常培养时极少发生凋亡；无血清诱导38小时后其凋亡数虽略有上升，但仍仅为3.27%；而经ox-LDL诱导ECV-304细胞14小时后，其凋亡率则明显上升达到15.86%（$P<0.01$）（表65-6）。

血清干预组与凋亡组相比，对照组和排毒养颜胶囊血清组凋亡率均明显下降（$P<0.05$）；而且与同等剂量的对照组相比，排毒养颜胶囊血清组也明显下降（$P<0.05$）（彩图65-3）。

（三）排毒养颜胶囊含药血清影响细胞凋亡的小分子量DNA片段凝胶电泳测定

凋亡细胞的小分子量DNA片段选择性抽提及凝胶电泳结果如图65-8。在UV透射仪下观察：Lane A为Maker；Lane B为模型组，呈典型的凋亡细胞DNA梯带；Lane C为对照组，其DNA凋亡带较弱；Lane D为排毒养颜胶囊血清组，其DNA凋亡带最弱。

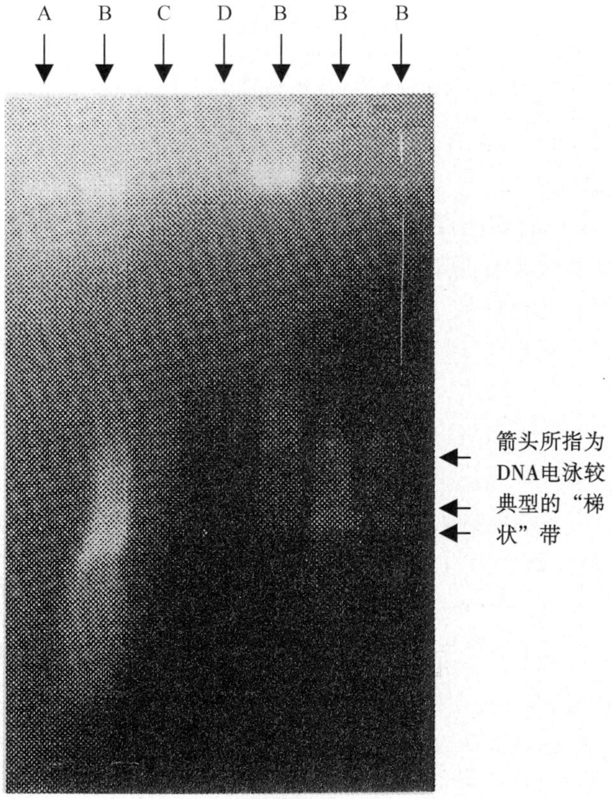

图65-8　凝胶电泳图谱

A. Marker　B. 凋亡组　C. 对照组　D. 给药组

（四）排毒养颜胶囊含药血清对ox-LDL诱导ECV-304细胞周期的影响

由表65-7可见，与正常组细胞相比，经无血清诱导的各组细胞都不同程度地停滞于G_0-G_1期，其中以无血清诱导组为最高，说明无血清诱导后细胞增殖抑制于G_0-G_1；而加用血清及含药血清后，这种抑制作用明显减弱，10%的对照组和排毒养颜胶囊组都分别比5%的两组的G_0-G_1期明显减小（$P<0.01$），说明随着剂量的加大，此二组对细胞的促进增殖作用也明显增强。

表 65-7　排毒养颜胶囊含药血清对 ox-LDL 诱导 ECV-304 细胞周期的影响

组别		G_0-G_1	G_2-M	S
正常组		47.85±0.55	18.61±1.07	33.53±1.04
无血清组		82.27±4.44△	9.66±3.41	8.06±1.29
凋亡组		75.06±1.47△	12.19±1.19	12.76±1.34
5%	对照组	74.64±3.61△	10.42±1.12	14.93±0.99
	排毒养颜胶囊组	72.22±2.35△	7.31±2.33	20.47±3.57◆
10%	对照组	62.83±3.88△ *	15.14±2.32	22.03±3.33
	排毒养颜胶囊组	60.80±2.13△ *	7.37±4.14◆	31.83±3.34◆◆

注：与正常组相比△$P<0.01$；对照组之间相比 * $P<0.01$；排毒养颜胶囊组与同等剂量对照组相比，◆$P>0.05$，◆◆$P<0.01$

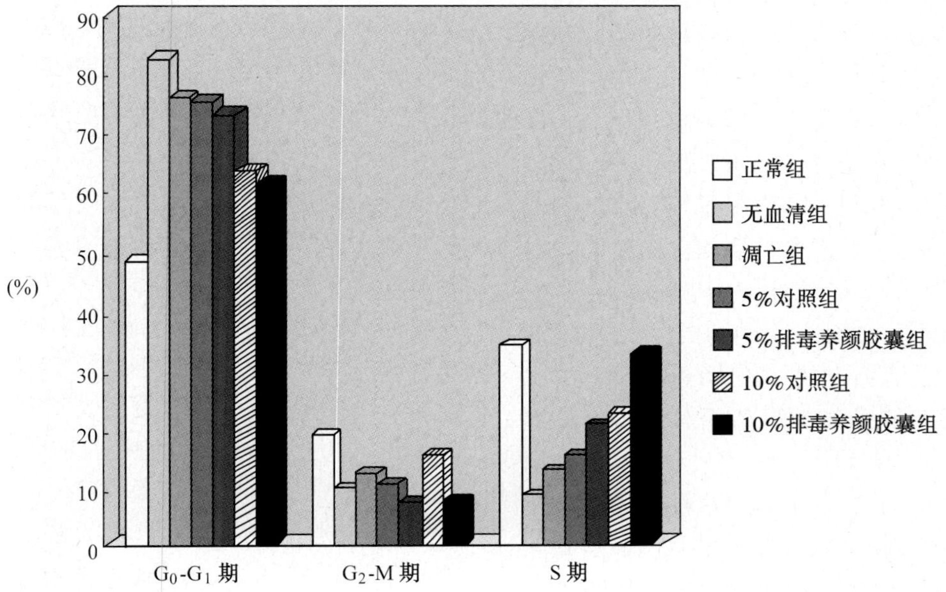

图 65-9　排毒养颜胶囊含药血清对 ox-LDL 诱导 ECV-304 细胞周期的影响

两个干预组之间相比：虽然在同等剂量下，排毒养颜胶囊与对照组相比，G_0-G_1 期没有明显差异（$P>0.05$），但它们的 S 期和 G_2-M 期则有明显的区别。其中在 S 期时，5%、10%的排毒养颜胶囊含药血清明显比 5%和 10%的正常血清高（$P<0.05$，$P<0.01$），而在 G_2-M 期 10%组则恰相反（$P<0.05$）。说明排毒养颜胶囊含药血清对细胞具有促增殖的作用，且表现为大 S 期，小 G_2-M 期，这与单纯的血清不同（图 65-9）。

讨　论

高脂血症是 AS 发病的独立因素之一。高脂血症时由于 LDL 的生成过多或对 LDL 的清除减弱等原因，加上体内各种使 LDL 氧化的因素，使得 ox-LDL 作用于血管内皮细胞，引起内皮功能异常，在 AS 发病中起重要作用。近年来的研究表明，正常血管内皮细胞的细胞增殖和凋亡的平衡，在维持细胞正常更新和功能方面起着重要作用。

排毒养颜胶囊由西洋参、大黄、荷叶、生白术、青洋参、小红参等组成，具有通下泄浊、健脾补肾、益气活血、化痰祛瘀的功能，临床观察其具有良好的降低 LDL 的作用。文献报道，西洋参和大黄具有非常强的抗氧化能力和保护细胞损伤的作用。因此，借助实验 2 所建立的 ox-LDL 诱导 ECV-304 细胞凋亡模型，观察了排毒养颜复方含药血清对 ox-LDL 诱导 ECV-304 凋亡的影响作用。结果表明，排毒养颜胶囊含药血清具有明显的抑制 ox-LDL 诱导 ECV-304 细胞发生凋亡的作用。进一步对凋亡细胞周期的研究表明，正常组细胞由于处于非同步化中，其 G_0-G_1 期占大多数，S 期次之，G_2-M 期细胞最少；经无血清同步化后的ECV-304细胞则明显地被阻滞于G_0-G_1期，即细胞分裂的后期；而当用正常血清和含药血清作用于被阻滞的凋亡细胞时，其G_0-G_1期明显减少，而且呈现出不同的对S期的作用结果。S期代表DNA的合成期，S期的功能活动主要为DNA的合成和复制。说明排毒养颜胶囊含药血清通过加强细胞周期S期的活动，增强其DNA的合成和复制，促进细胞增殖，来达到其抑制细胞凋亡的作用。

另外，本实验还发现，正常空白血清具有抑制ox-LDL诱导ECV-304细胞凋亡的作用，这一点在中药血清药理学的研究中值得注意。中药血清药理学是将中药及复方通过胃肠吸收后，利用含药血清进行离体研究药物的方法。正是由于这种方法更接近于体内药物代谢后的作用形式，所以广泛地被接受。在研究ox-LDL诱导ECV-304细胞凋亡的过程中发现，作为细胞培养添加剂的血清、常规制备的正常家兔血清和含药血清均对细胞凋亡具有抑制作用。所以，本实验以正常家兔血清作为对照进行研究，结果表明，对照组和排毒养颜胶囊血清组凋亡率均明显下降（$P<0.05$）；而且与同等剂量的对照组相比，排毒养颜胶囊血清组也明显下降（$P<0.05$）。对细胞周期的分析也表明，虽然对于G_0-G_1期的影响，排毒养颜胶囊含药血清和正常血清没有明显的差异（$P>0.05$），但是它们对S期的影响却是明显不同，这也说明了含药血清和正常血清之间具有的不同作用。

结　语

作者从毒的角度探讨了从毒论治高脂血症的辨证思路，对排毒养颜胶囊治疗高脂血症的临床疗效及作用机制进行了探讨。

临床研究，采用随机对照方法，对60例高脂血症患者进行了临床观察，主要探讨了排毒养颜胶囊排毒解毒调补法的降脂解“毒”疗效及作用机制。结果表明，作为排毒解毒调补法代表方药的排毒养颜胶囊在高脂血症患者服用8周后，血脂TC、TG及LDL的含量明显降低，LPO和ox-LDL的产生明显减少。排毒养颜胶囊调节脂代谢的途径与其提高HDL-C、apoA水平、增强LDLR活性和它的基因转录水平的作用有关；其次，排毒养颜胶囊排毒解毒调补法的作用，也体现在排毒养颜胶囊具有减轻体重和增加大便次数及改善其它诸多症状的效果方面；另外，排毒养颜胶囊具有降低AI的作用，说明排毒养颜胶囊具有调节脂代谢，预防AS的作用。

高脂血症时ox-LDL是内生之毒的重要物质基础之一。实验研究部分主要是从ox-LDL诱导细胞凋亡的细胞毒性角度，探讨高脂血症毒存体内对血管内皮细胞的损伤机制，并观察了排毒养颜胶囊含药血清对ox-LDL损伤内皮细胞的保护作用。结果表明，ox-LDL作为高脂血症时内生之毒的重要物质基础之一，具有很强的细胞毒性作用。ox-LDL可以诱导细胞发生凋亡，我们观察到其诱导ECV-304发生凋亡经历了凋亡前期、细胞凋亡和凋亡后坏死的三个过程。12小时之前，没有发生明显的细胞凋亡形态变化，从12小时，开始出现凋亡的细胞，但此时的凋亡细胞仍保持完整的细胞膜。继续作用达16小时后，凋亡的细胞失去完整的细胞膜，有的已开始碎裂成小的碎片，发生了凋亡后的坏死。排毒养颜胶囊含药血清具有明显的抑制ox-LDL诱导ECV-304细胞发生凋亡的作用，通过对细胞周期的分析发现，排毒养颜胶囊是通过影响细胞周期S期的活动，来增强其DNA的合成和复制，促进细胞增殖，来达到其抑制细胞凋亡的作用。

总之，我们对中医学毒的理论做了较系统的阐释，“从毒论治”学术进行了初步总结，临床和实验研究从毒的角度阐释了高脂血症毒存体内的病因病机，并观察了排毒养颜胶囊治疗高脂血症的疗效。为中医毒理论的深化研究提供了一定实验基础和临床依据。

附：彩图 65-4、5。

参考文献

[1] 司徒镇强，吴军正．细胞培养．世界图书出版公司出版，1996，181，186-87

[2] 朱立平，陈学清．免疫学常用实验方法．北京：人民军医出版社，2000，199-200

[3] 田代真一．“血清药理学”と“血清药化学”——汉方の药理学かろ始まつた药物血中浓度の新しい世界．TDM研究，1988，(5)：54

[4] Kikiko Takahashi. Spontaneous transformation and immortalization of human endothelial cells. Cell Dev Biol，1990，25：265-274

[5] 马丽萍，张国元，吴宗贵，等．17β-雌二醇对低密度脂蛋白诱导的人脐静脉内皮细胞损伤的影响．基础医学与临床，2000，20 (2)：82

[6] Ross R. The pathogenesis of atherosclerosis a per-

spective for the 1900s. Nature, 1993, 362: 80-82

[7] Tanner FC, Noll G, Boulanger CM, et al. Oxided low density lipoproteins inhibit relaxations of porcine coronary arteries. Circulation, 1991, 83: 2012-2013

[8] Isabelle Escargueil-Blanc, Olivier Meilhac, Marie-Th-erese Pieraggi, et al. Oxidized LDLs induce massive apoptosis of cultured human endothelial cells through a calcium-dependent pathway. Arteriosclerosis, thrombosis, and vascular biology. 1997, 17: 331-339

[9] 八木国夫．血清过氧化脂质の测定とその临床的意义. 临床病理, 1981, 29 (3): 221-223

[10] 姜泊，张亚历，周殿元．分子生物学常用实验方法．北京：人民军医出版社，1996（第一版），176-177

[11] 杨景山．医学细胞化学与细胞生物技术．北京：北京医科大学中国协和医科大学联合出版社，1990，160-161

[12] 王伯沄，李玉松，黄高升，等．病理学技术，北京：人民卫生出版社，2000，634-635

[13] Tihomir S. Endothelial apoptosis, could it have a role in the pathogenesis and treatment of disease? Chest, 2000, 117 (3): 841-854

[14] Bjorkerud B, Bjorkerud S. Contrary effects of lightly and strongly oxidized LDL with potent promotion of growth of apoptosis in arterial smooth muscle cells, macrophage, and fibroblasts. Arteroscler Thromb Vasc Biol, 1996, 16: 416-424

[15] 吕忠智，睢大筼．西洋参茎叶皂苷的心血管药理研究进展. 中国药理学通报, 1996, 12 (5): 395-396

[16] 陈季武，胡天喜．大黄清除活性氧的作用．中国药学杂志，1996，31（8）：461-463

（秦　英　姜良铎　王硕仁）

（本篇终审：吴咸中　姜良铎
任孝先　秦　英）

[附] 照　　片

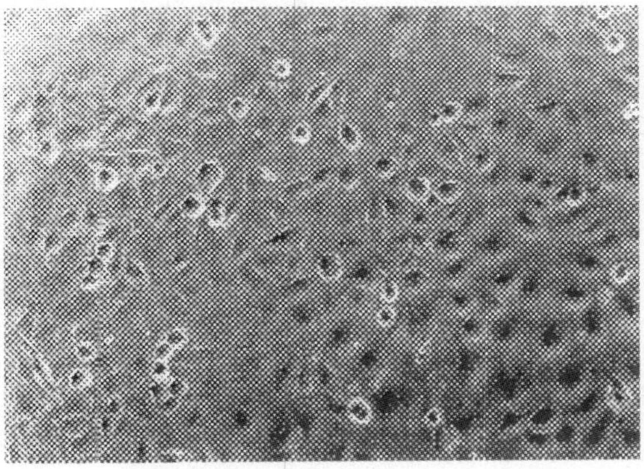

照片 65-1　正常组　100×

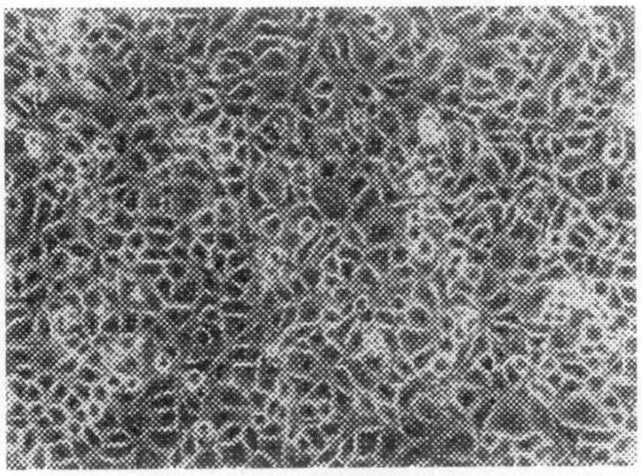

照片 65-2　正常组　200×

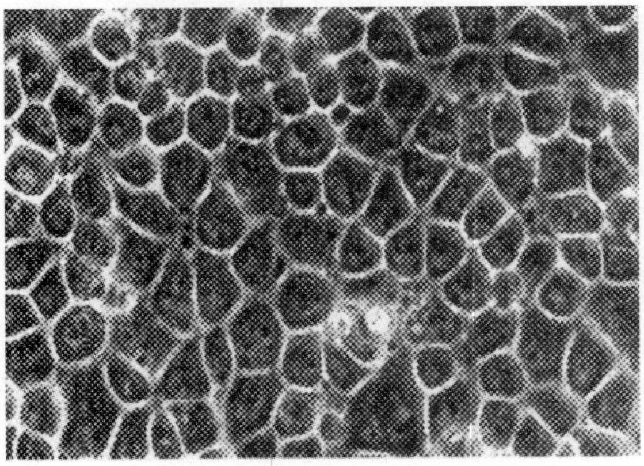

照片 65-3　正常组　400×

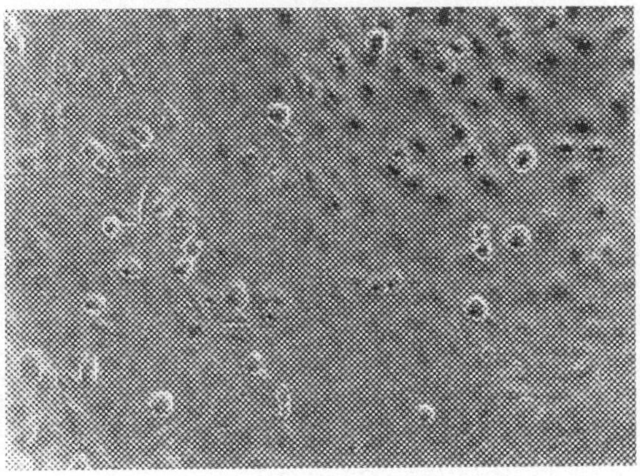

照片 65-4　无血清组　100×

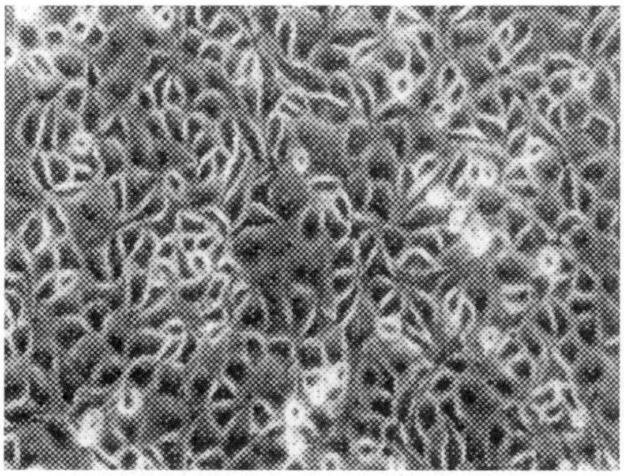

照片 65-5 5%血清组 200×

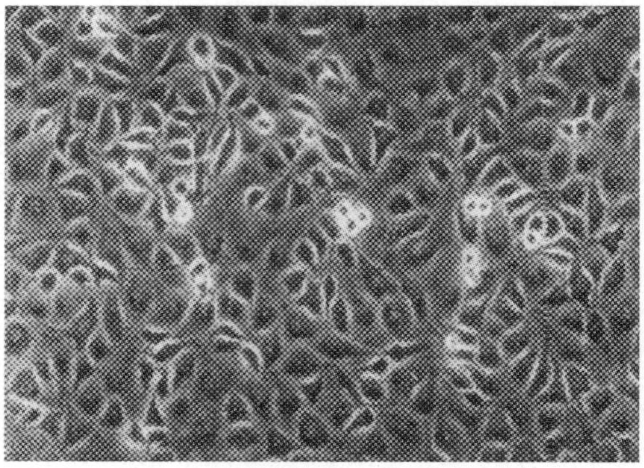

照片 65-6 10%血清组 200×

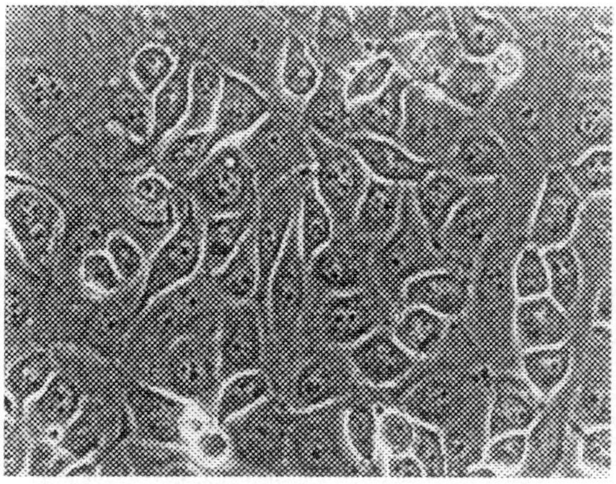

照片 65-7 20%血清组 400×

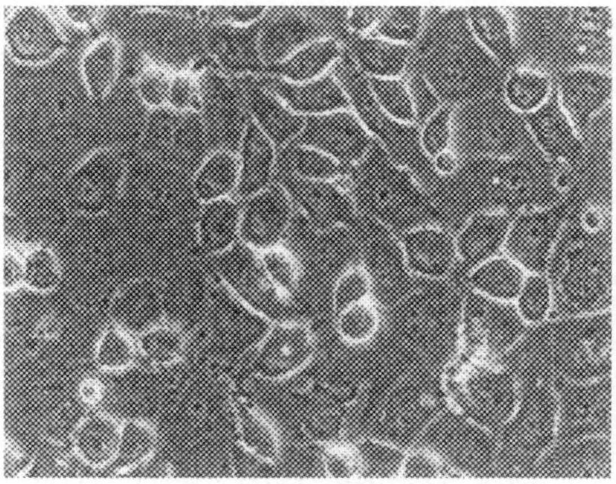

照片 65-8 40%血清组 400×

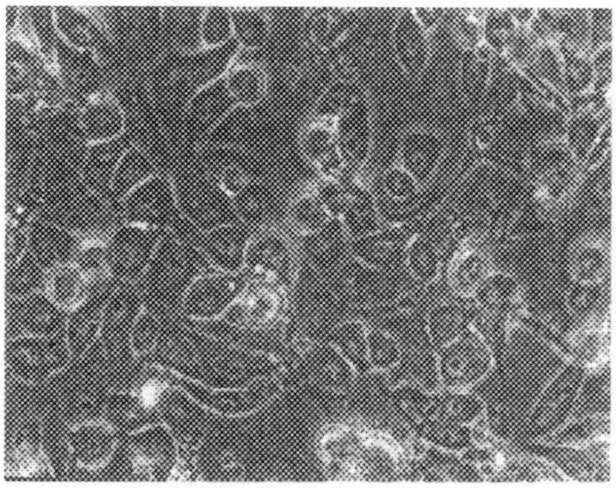

照片 65-9 60%血清组 400×

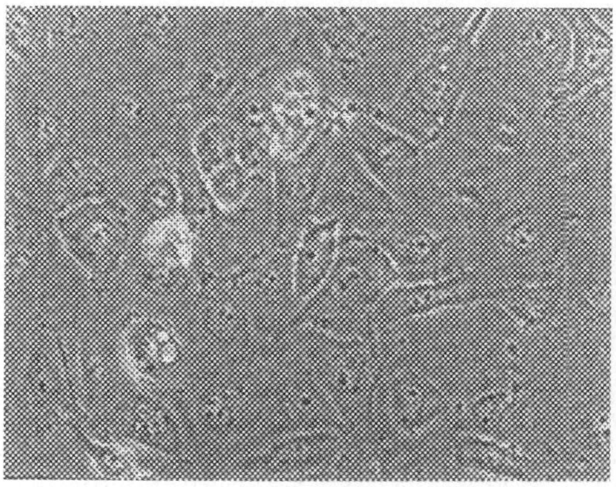

照片 65-10 80%血清组 400×

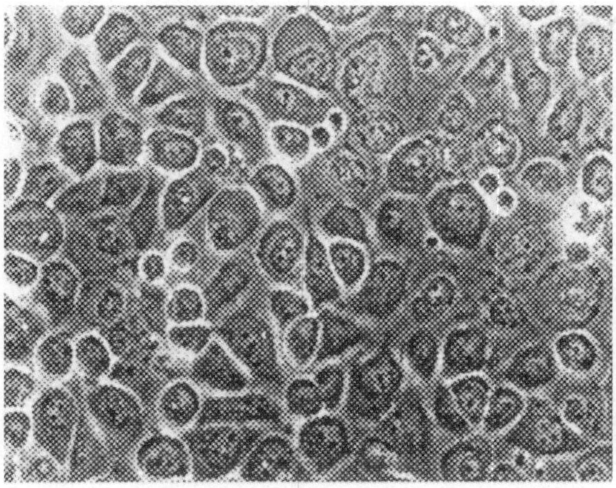

照片 65-11　0. 1μg 组　400×

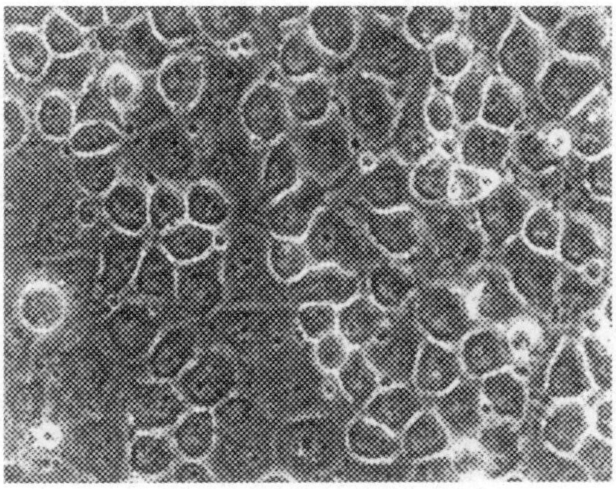

照片 65-12　1μg 组　400×

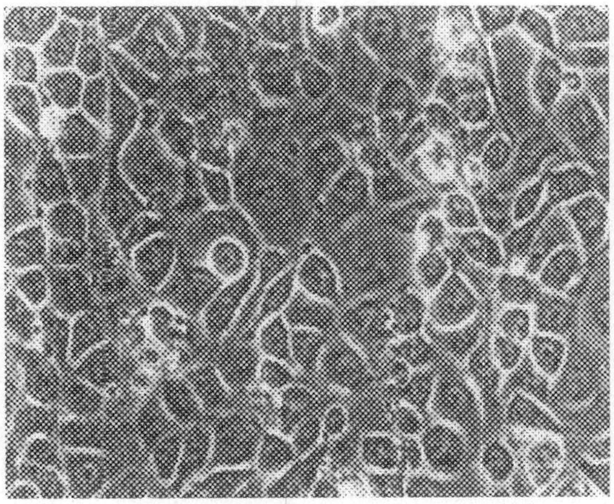

照片 65-13　10μg 组　400×

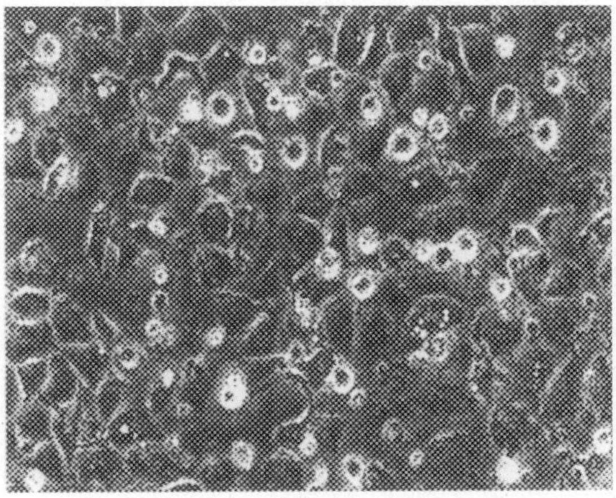

照片 65-14　100μg 组　400×

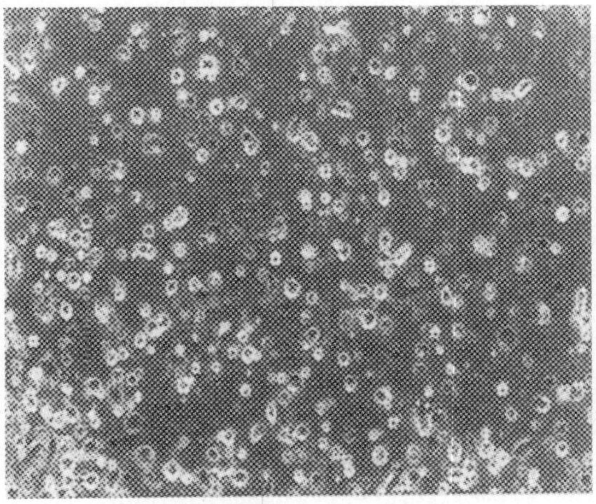

照片 65-15　150μg 组　400×

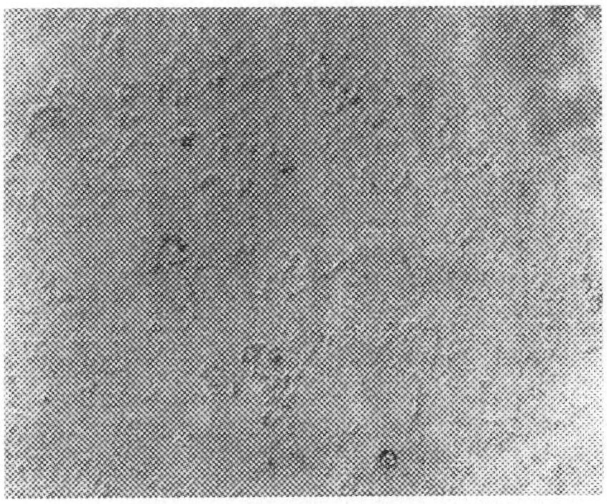

照片 65-16　200μg 组　400×

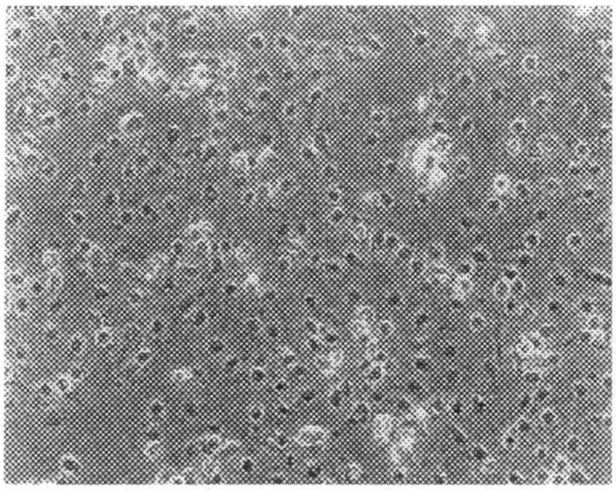

照片 65-17 150μg 组 100×（12h）

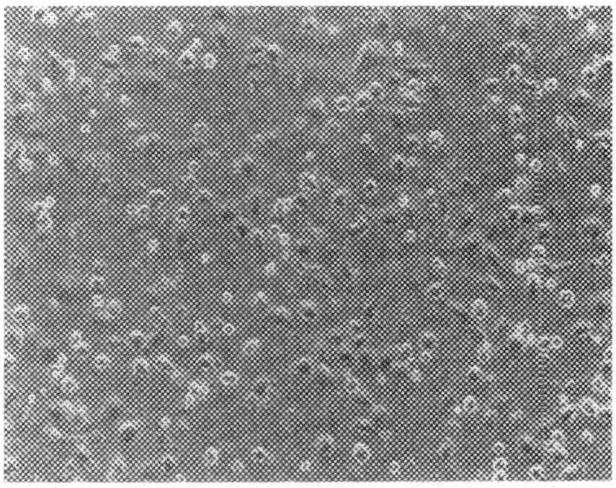

照片 65-18 200μg 组 100×（12h）

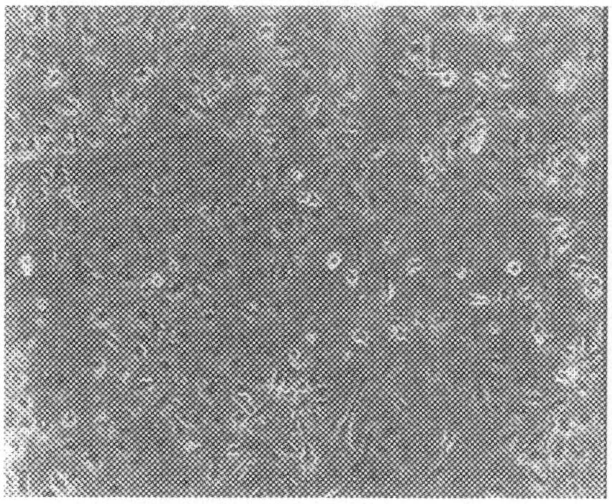

照片 65-19 50μg 组 100×（16h）

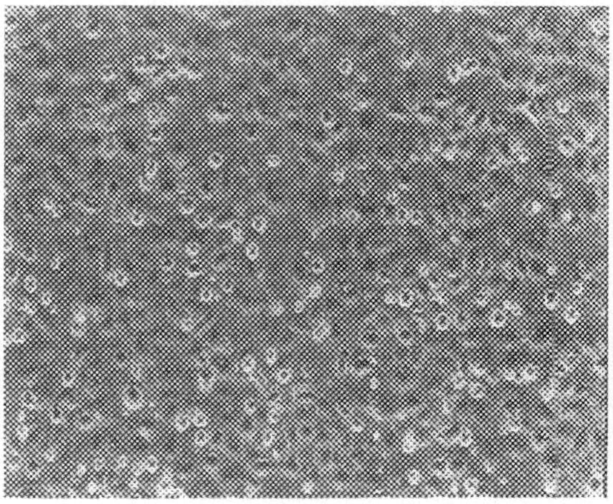

照片 65-20 100μg 组 100×（16h）

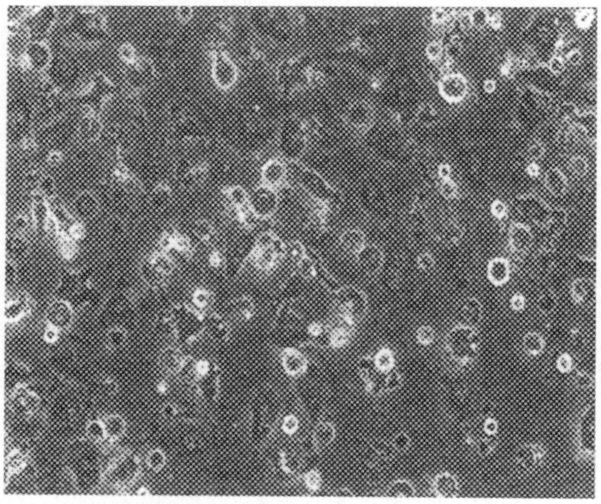

照片 65-21 150μg 组 400×（16h）

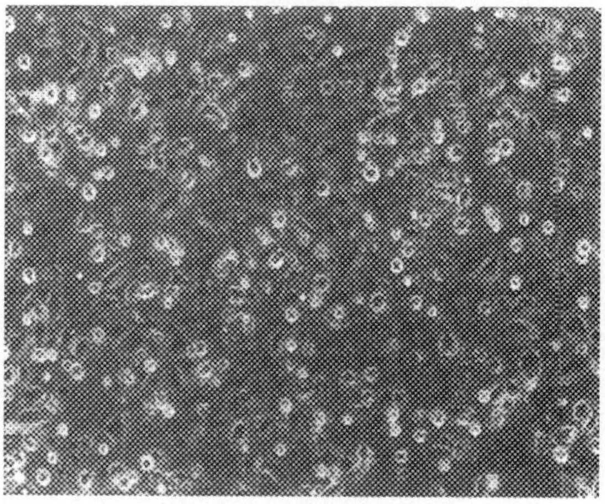

照片 65-22 200μg 组 100×（16h）

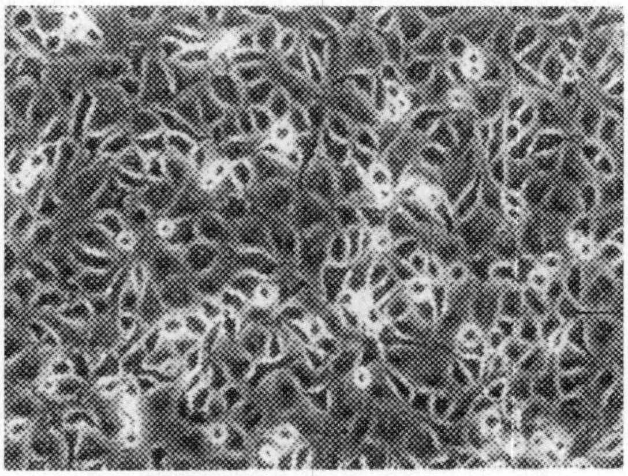

照片 65-23 5%血清保护组 400×

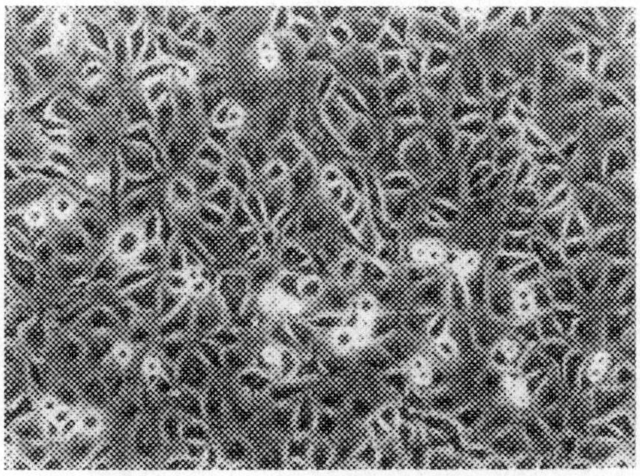

照片 65-24 10%血清保护组 400×

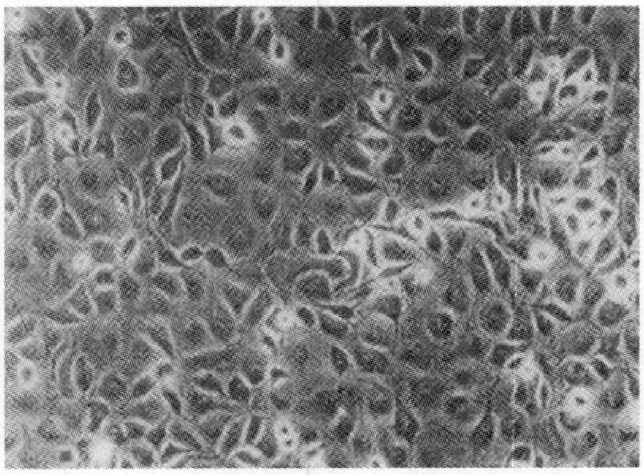

照片 65-25 5%含药血清保护组 400×

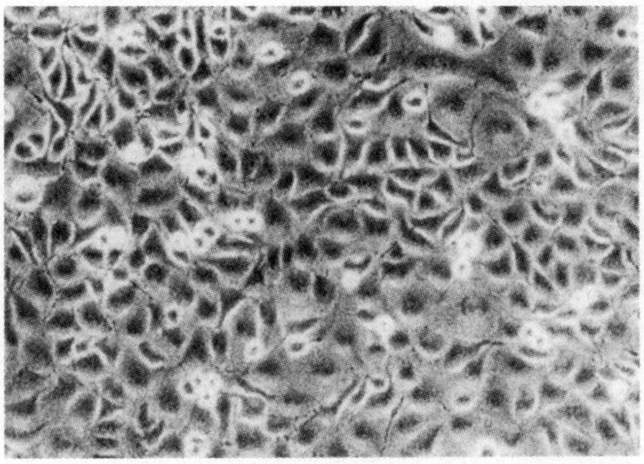

照片 65-26 10%含药血清保护组 400×

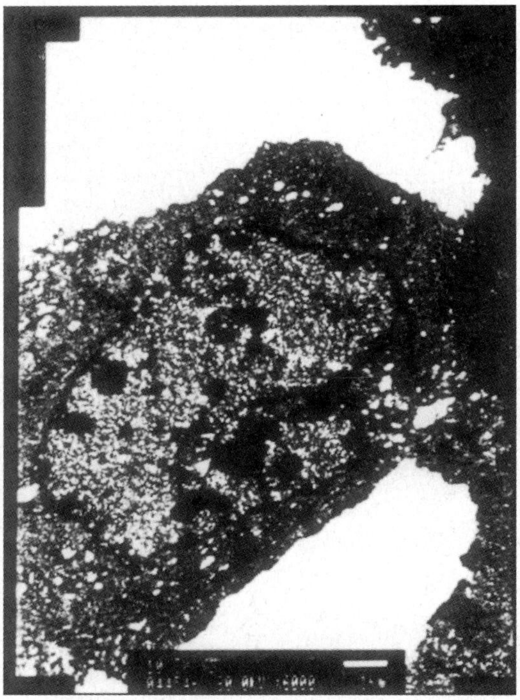

照片 65-27

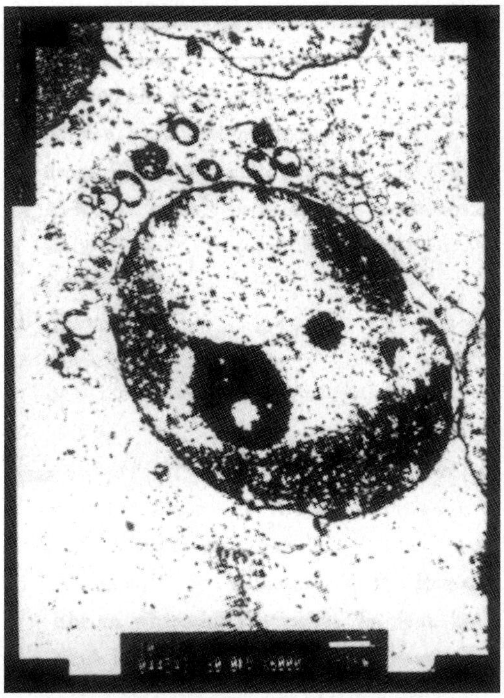

照片 65-28

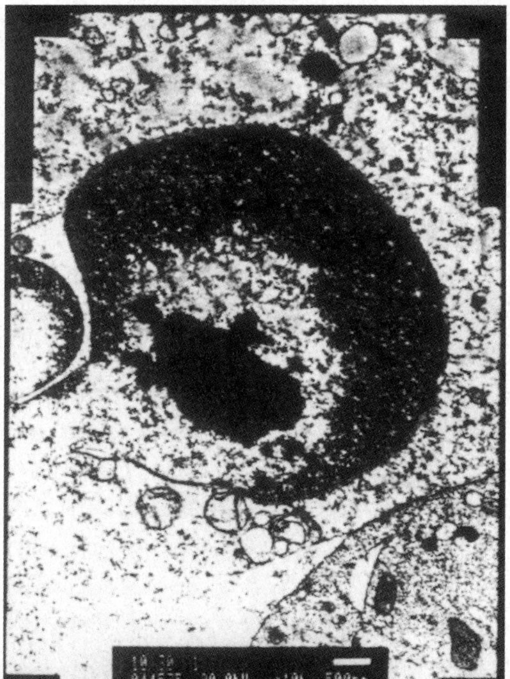

照片 65-29

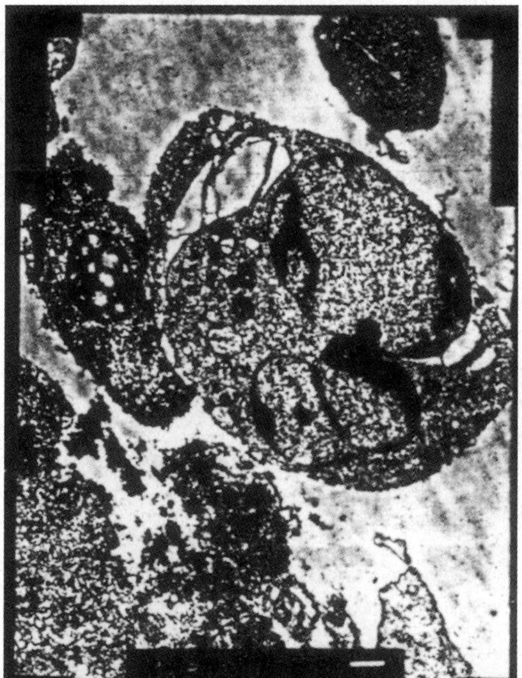

照片 65-30

第十篇　大黄的临床基础研究及大黄的应用与开发

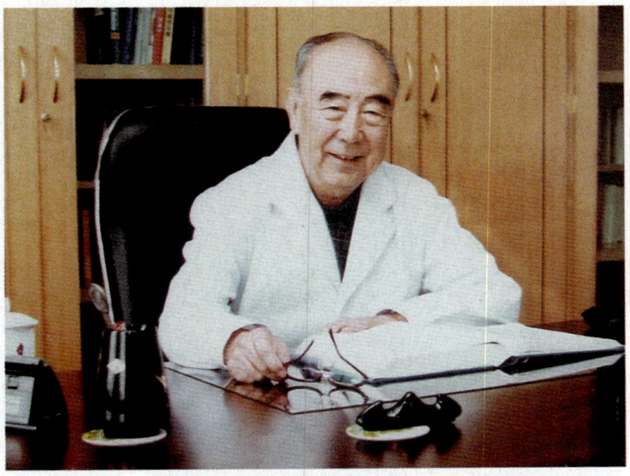

彩图 58-1　天津南开医院吴咸中院士长期进行大黄方剂——通理攻下法在腹部外科疾病中的应用与临床基础研究

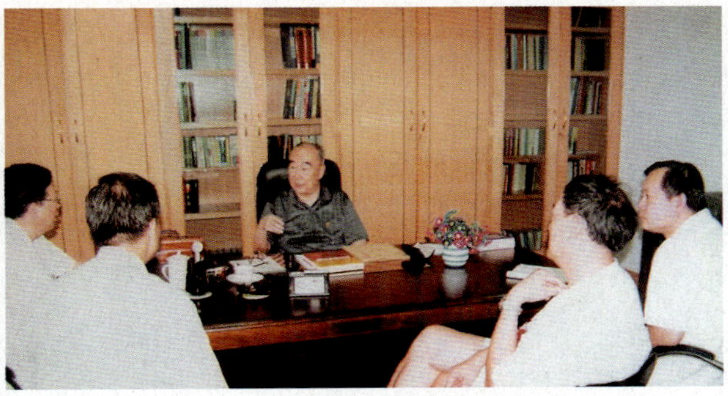

彩图 58-2　吴咸中主持研讨大黄方剂的临床应用

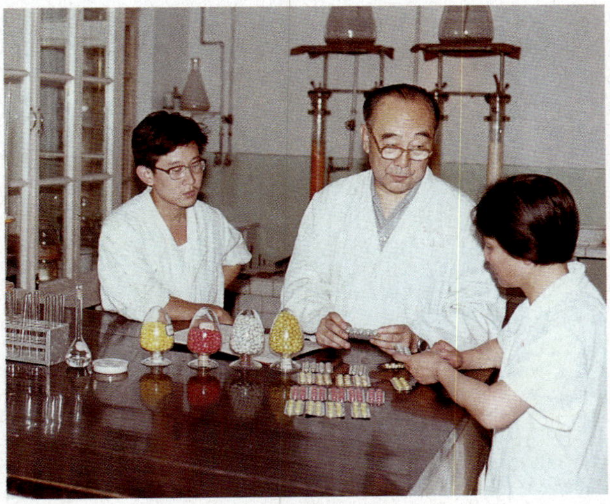

彩图58-3　吴咸中（中）、伍孝先（右）讨论有关大黄的新药研究

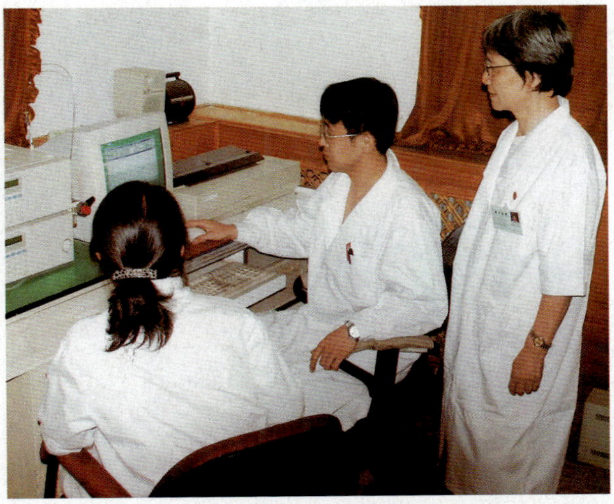

彩图58-4　天津南开医院药物研究室伍孝先主任指导大黄方剂质量标准的制定

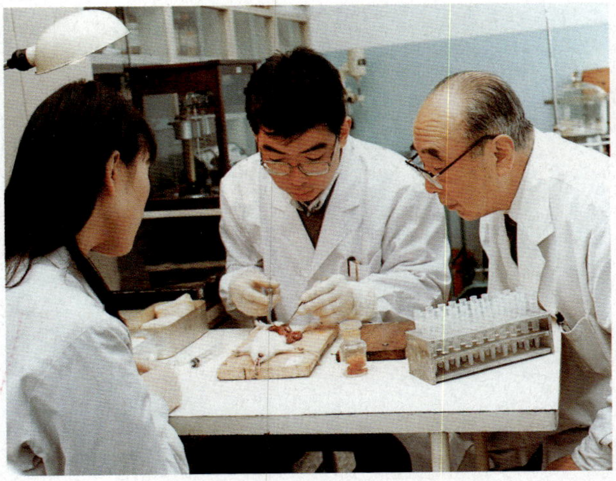

彩图 58-5　吴咸中（右 1）指导研究生从事大黄的临床基础研究

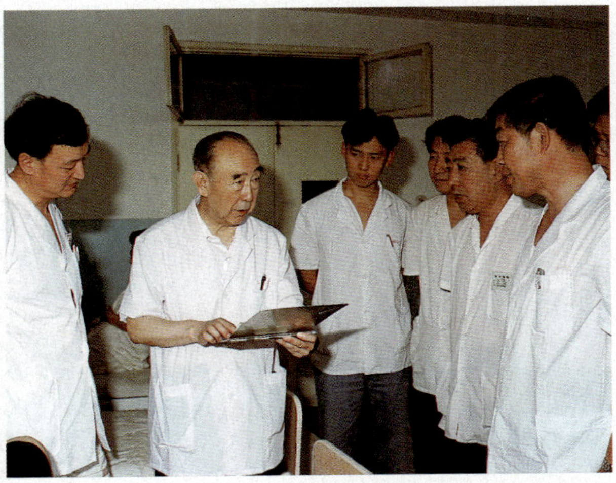

彩图 58-6　吴咸中（左 2）在外科病房查房并与实习大夫讨论和了解病人用药情况

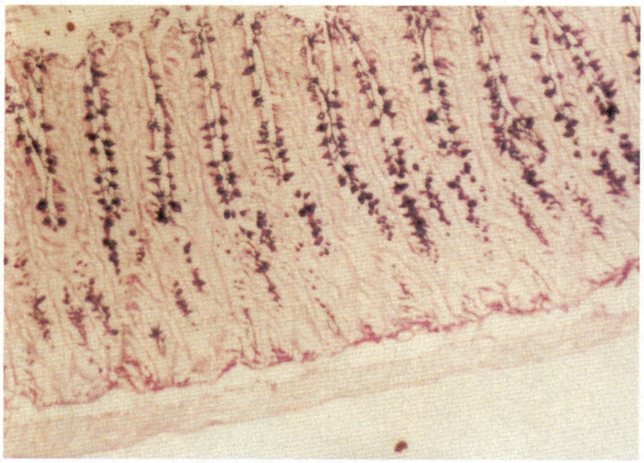

彩图 59-1　正常大鼠回肠组织（AB PAS × 100）

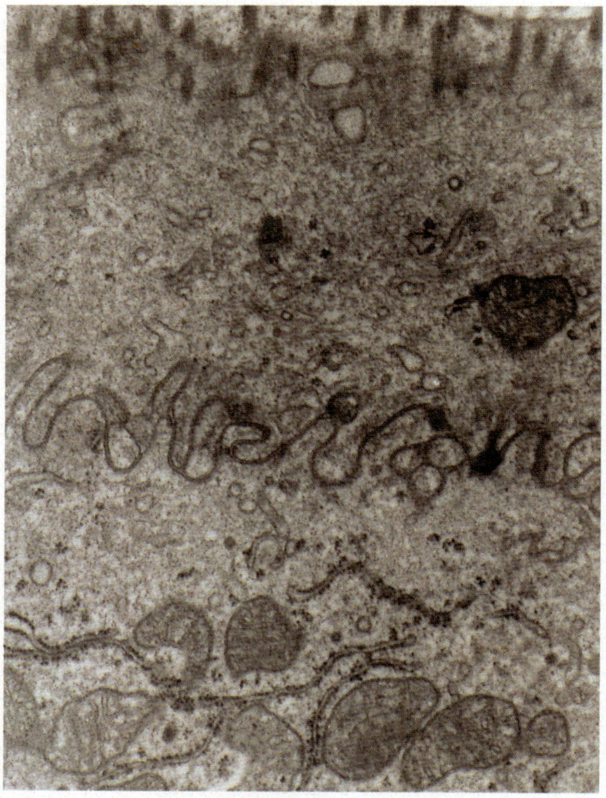

彩图 59-2　正常大鼠结肠细胞（× 12000）

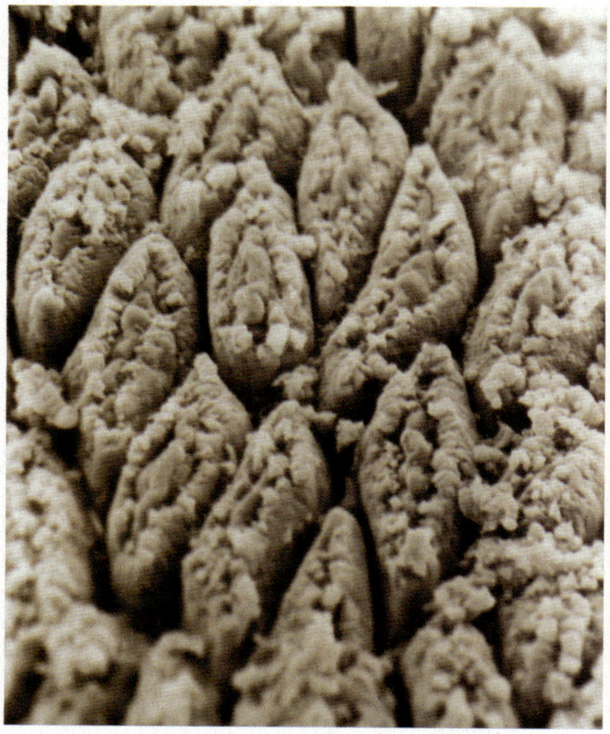

彩图 59-3　正常大鼠回肠扫描电镜表现（× 200）

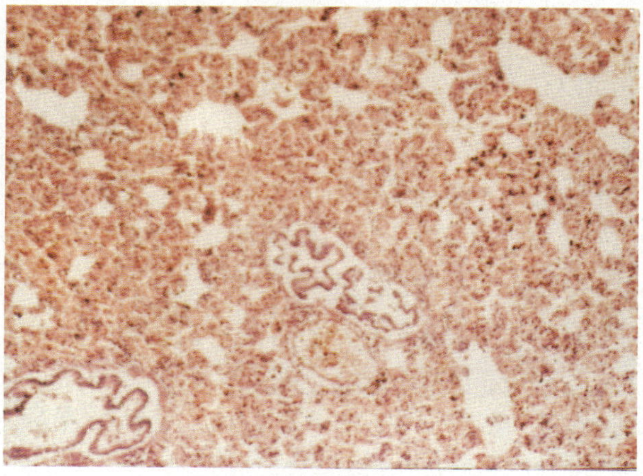

彩图 59-4　MODS 模型大鼠肺组织部分萎缩，间隔增宽，红细胞变形及炎细胞浸润（HE × 100）

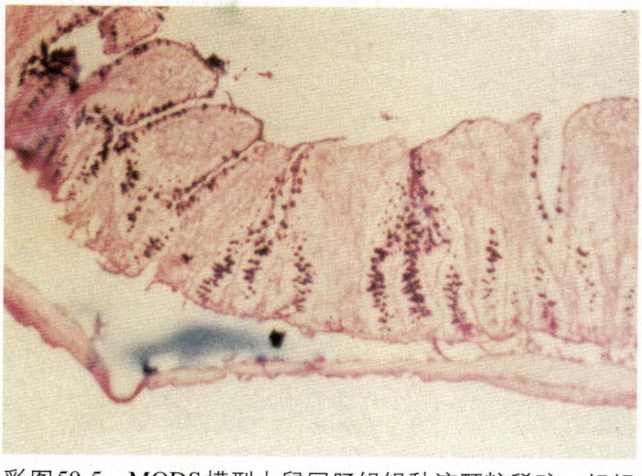

彩图59-5　MODS模型大鼠回肠组织黏液颗粒稀疏，组织破坏（AB PAS × 100）

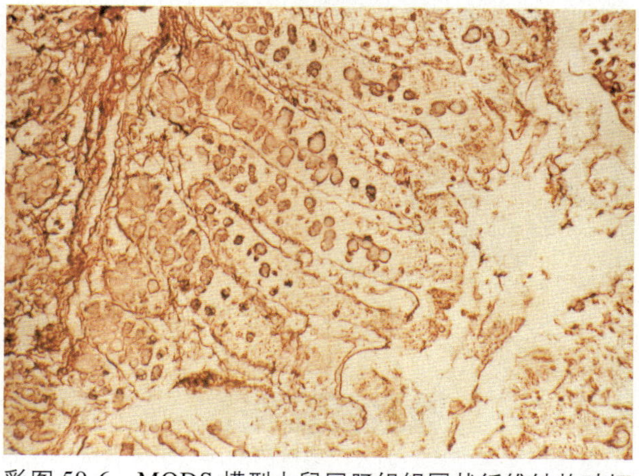

彩图 59-6　MODS 模型大鼠回肠组织网状纤维结构破坏（Ag 染 × 200）

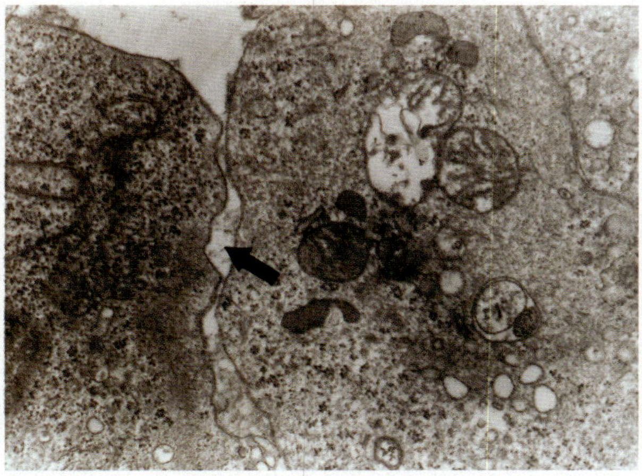

彩图59-7　MODS模型大鼠回肠细胞间隙加宽，细胞器损害（×12000）

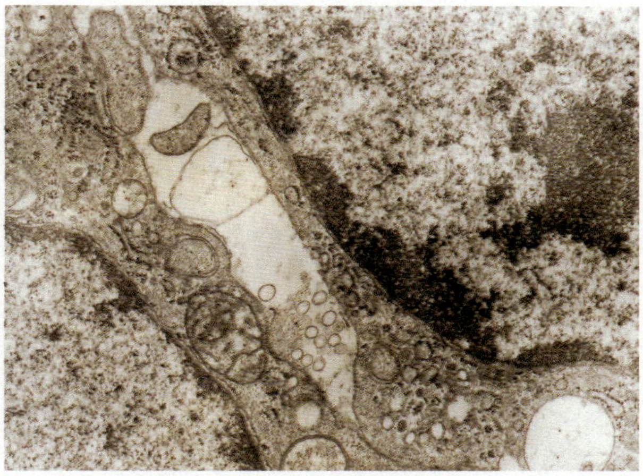

彩图 59-8　MODS 模型大鼠回肠细胞连接处联合缘变性（×15000）

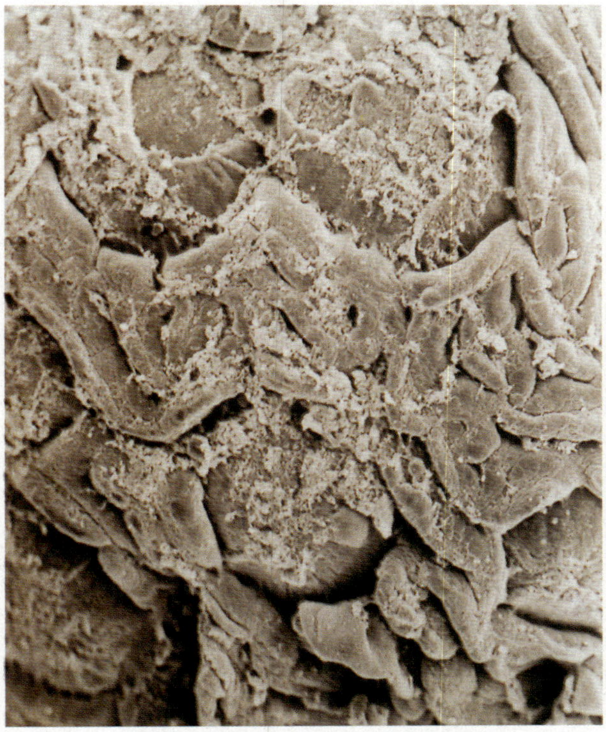

彩图59-9　MODS模型大鼠回肠扫描电镜见表面坏死，绒毛脱落，溃疡形成（×52）

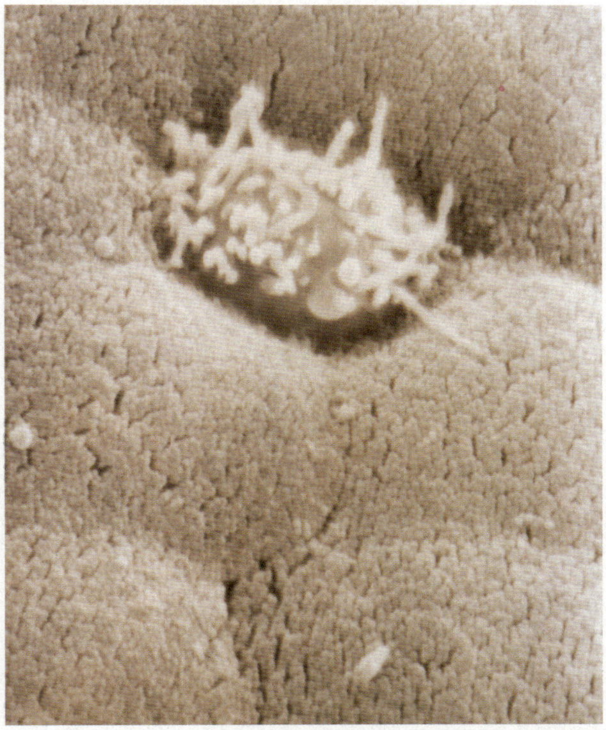

彩图 59-10　MODS 模型大鼠回肠扫描电镜见表面异常凹陷，绒毛脱落（×10000）

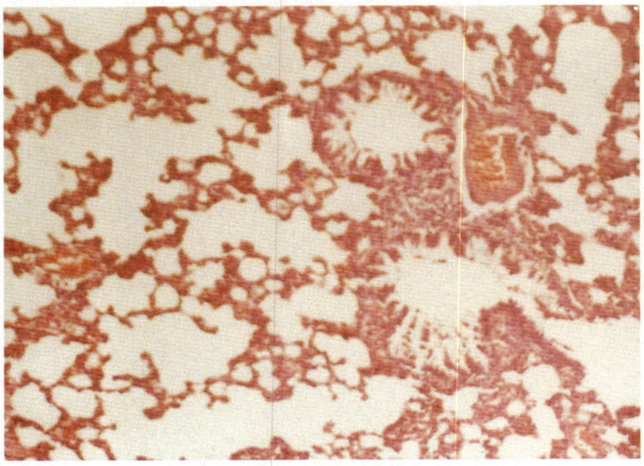

彩图 59-11　承气方剂治疗组肺组织（HE ×100）

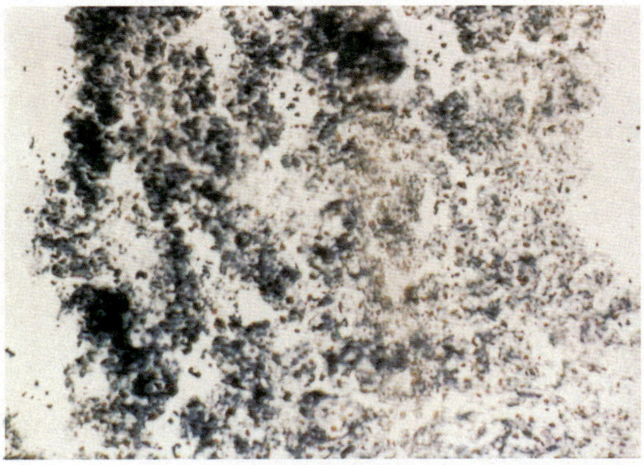

彩图 59-12　承气方剂治疗组胸腺组织显示 SDH 活性近于正常（SDH 染色×400）

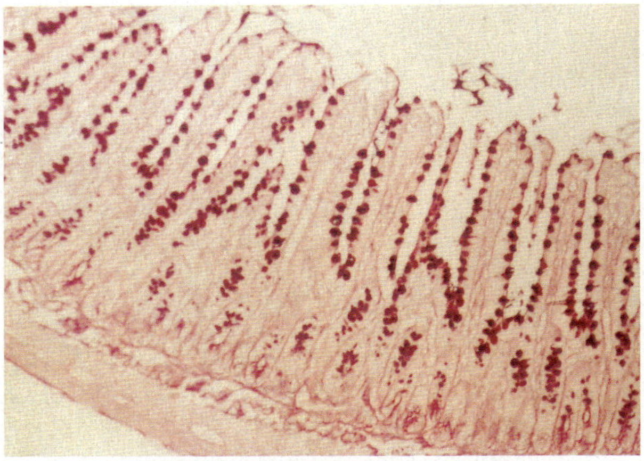

彩图59-13 承气方剂治疗组回肠组织黏液颗粒量及分布近于正常（AB PAS × 100）

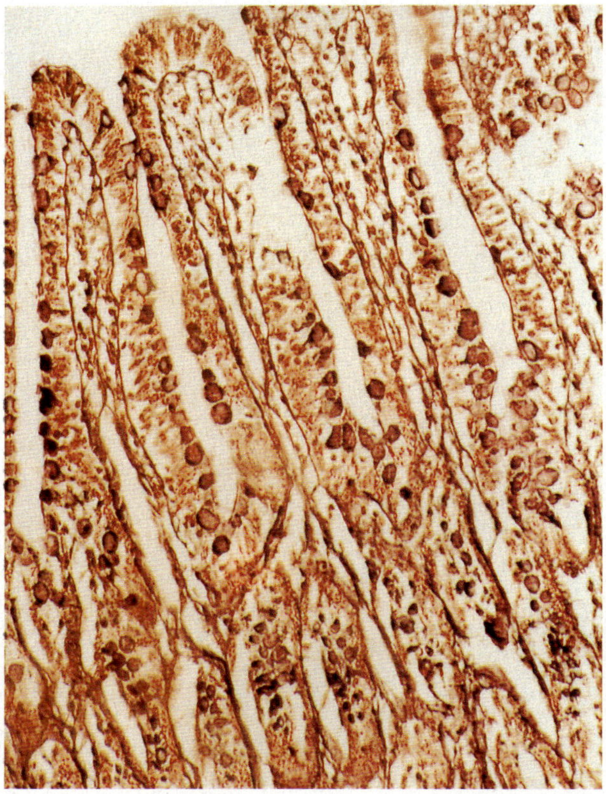

彩图59-14 承气方剂治疗组回肠组织网状嗜银纤维结构正常（Ag 染 × 200）

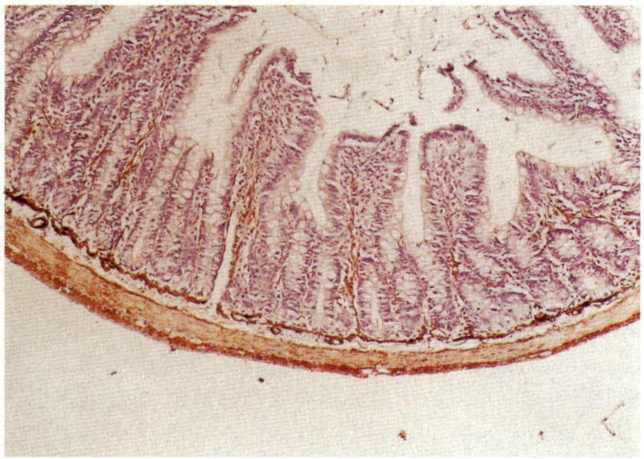

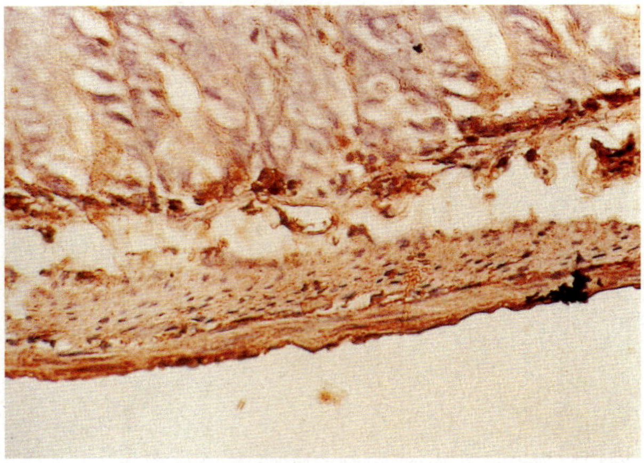

彩图59-15 MODS模型组回肠组织VIP深染（VIP免疫组化染色 × 400）

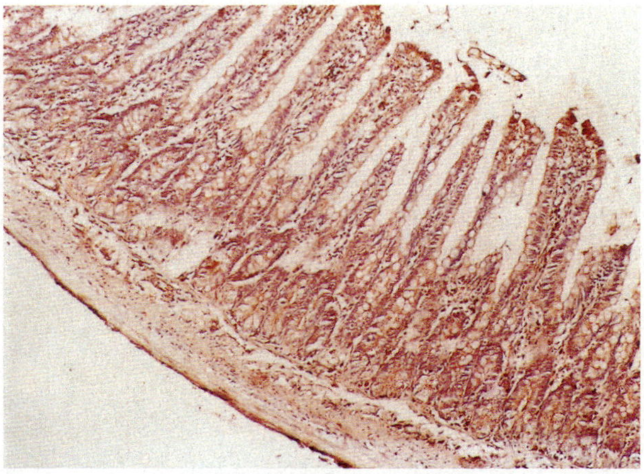

彩图59-16 承气模型组回肠组织VIP染色正常（VIP免疫组化染色 × 100）

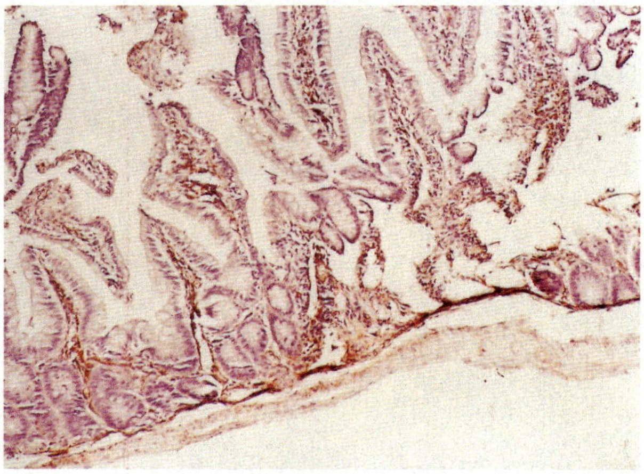

彩图59-17 MODS模型组回肠组织Actin量减少及分布不均（Actin免疫组化染色 × 100）

彩图59-18 承气模型组回肠组织Actin量正常分布均匀（Actin免疫组化染色 × 100）

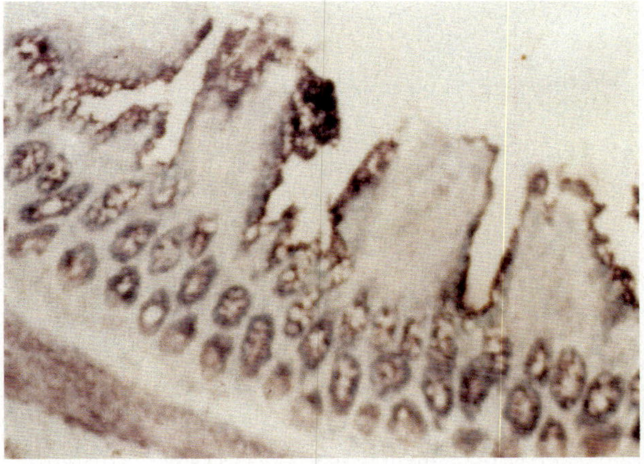

彩图59-19　先锋6号治疗组回肠绒毛肿胀，上皮破坏SDH阳性物淡染或消失（SDH 染色 × 100）

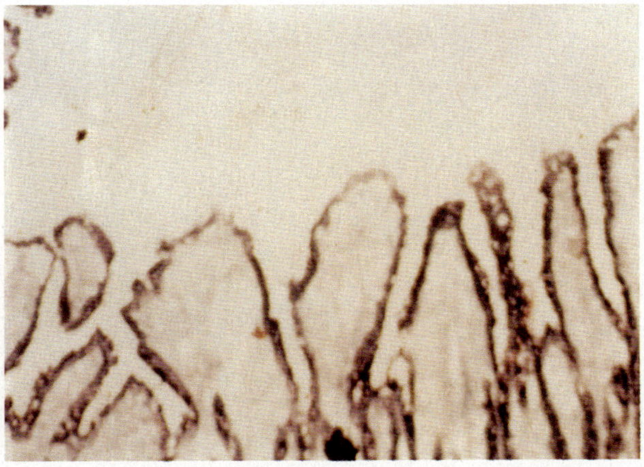

彩图 59-20　谷氨酰胺回肠绒毛清晰，上皮细胞有皱缩，SDH 活性强（SDH 染色 × 100）

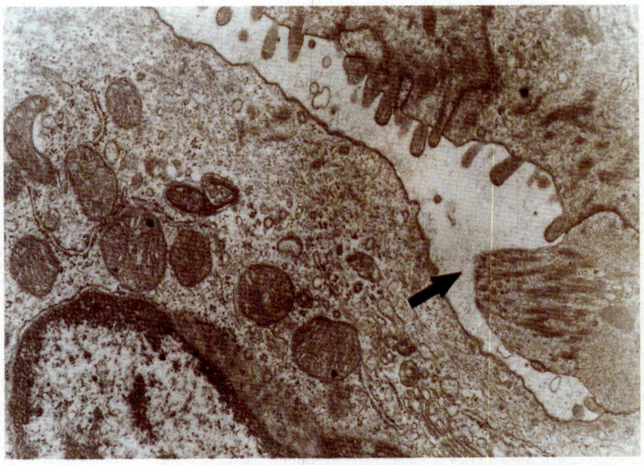

彩图59-21　承气模型组回肠组织肠黏膜上皮完整可见淡染糖衣核清晰细胞器正常（× 12000）

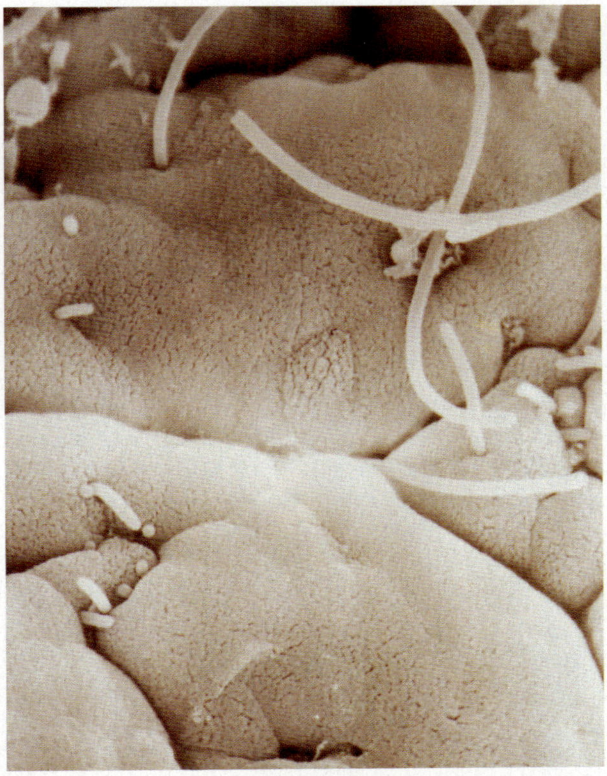

彩图 59-22　承气治疗组回肠黏膜表面少许颗粒及细丝状物，结构正常，局部表面较光滑（× 100）

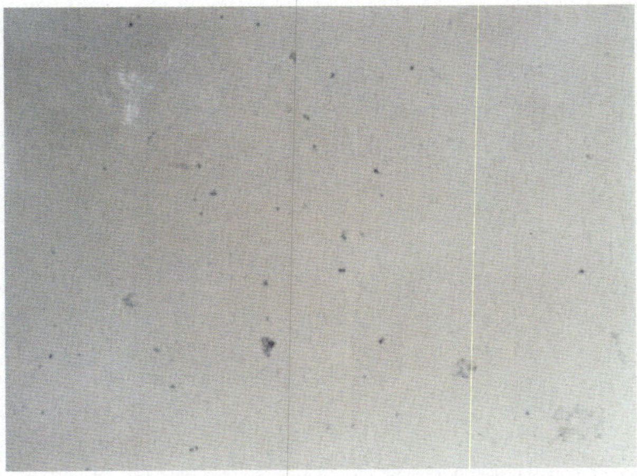

彩图 59-23　标准 E.coli 涂片原位杂交呈阳性显示（×1000）

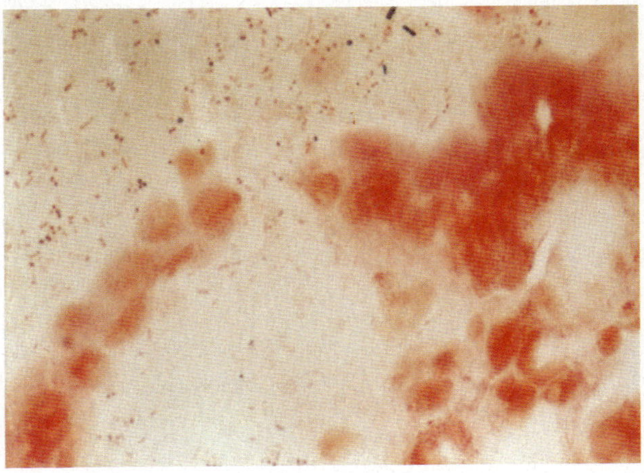

彩图 59-24　MODS 模型大鼠回肠冰冻切片，革兰细菌染色显示G^-菌经肠黏膜上皮缺损处进入黏膜下层（×1000）

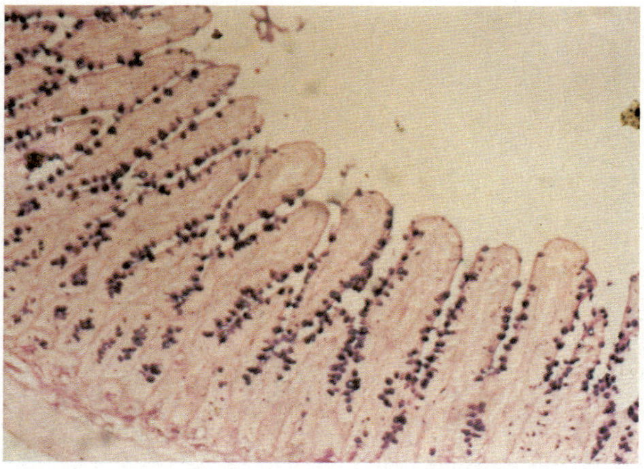

彩图 59-25　承气方剂肠道预洁大鼠回肠组织黏液颗粒量及分布正常（AB PAS × 100）

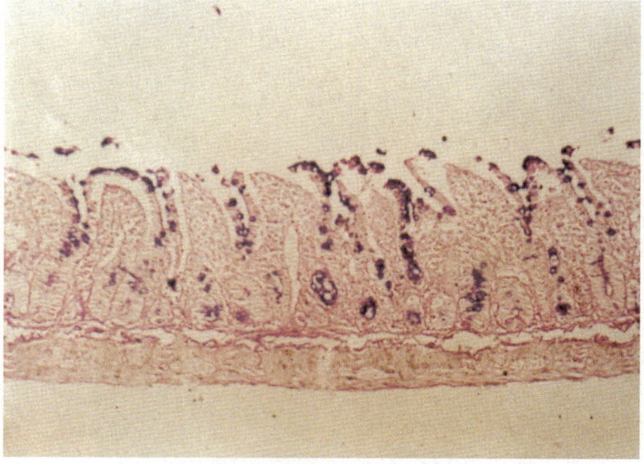

彩图59-26　抗生素肠道预洁大鼠回肠组织黏液颗粒量减少分布不均（AB PAS × 100）

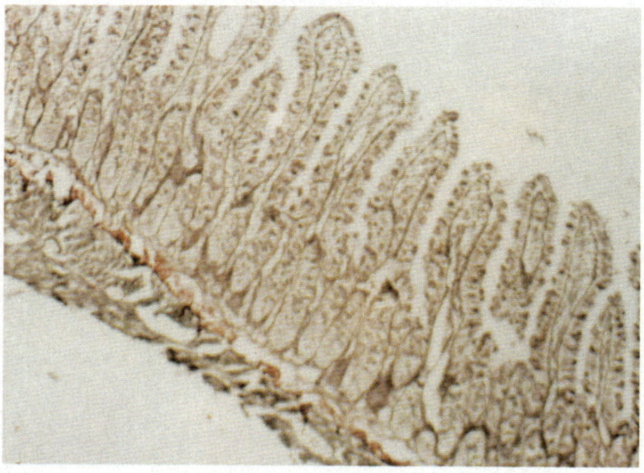

彩图 59-27　承气方剂肠道预洁大鼠回肠组织网状嗜银纤维结构正常（Ag 染 × 200）

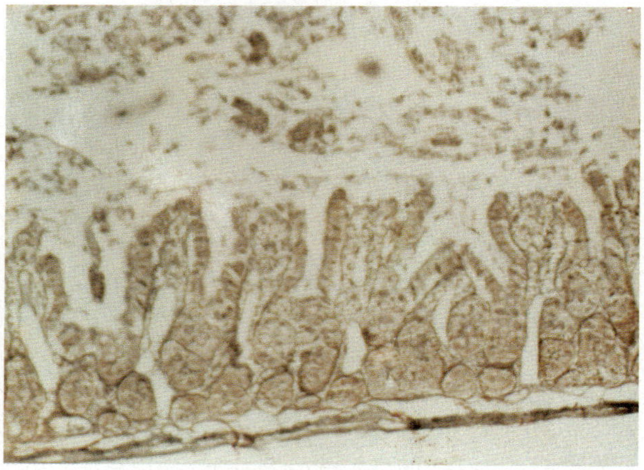

彩图59-28　抗生素肠道预洁大鼠回肠组织网状嗜银纤维结构紊乱，绒毛脱落（Ag 染 × 200）

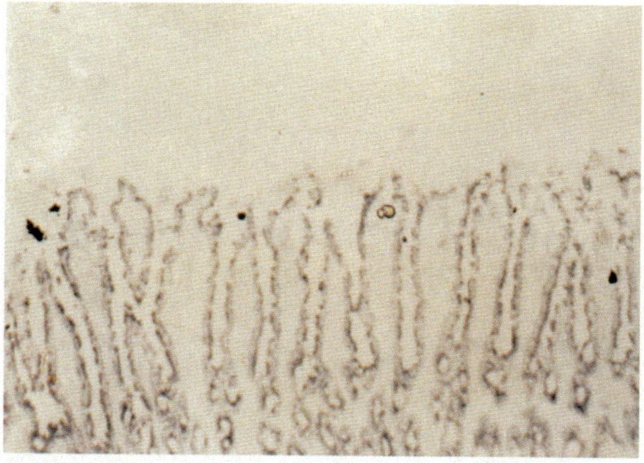

彩图 59-29　承气方剂肠道预洁大鼠回肠组织 SDH 活性正常（SDH 染色 × 100）

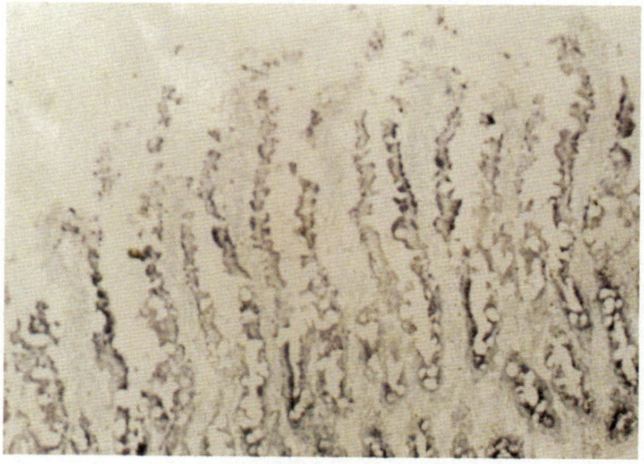

彩图 59-30　抗生素肠道预洁大鼠回肠组织 SDH 阳性物淡染（SDH 染色 × 100）

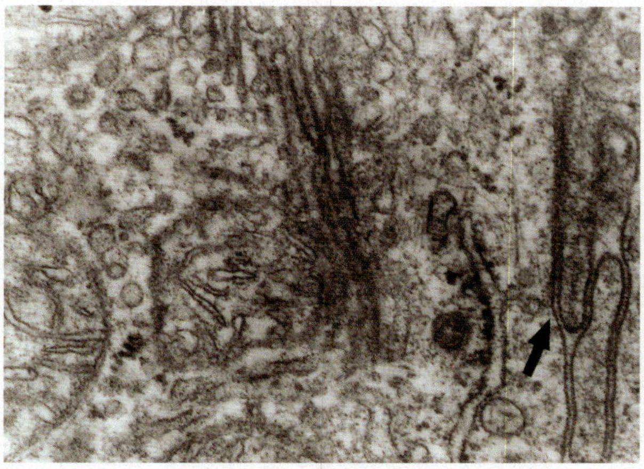

彩图59-31　承气方剂肠道预洁大鼠回肠细胞紧密连接无间隙，细胞器正常（× 3500）

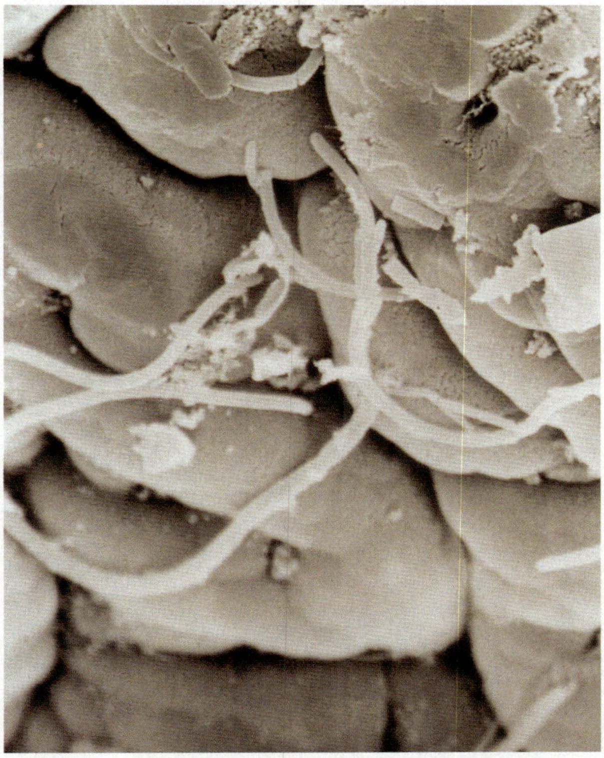

彩图59-33　抗生素肠道预洁大鼠回肠黏膜表面皱褶大小及形态不一，有溃疡及表面浅缺损并有深谷状凹陷（× 2000）

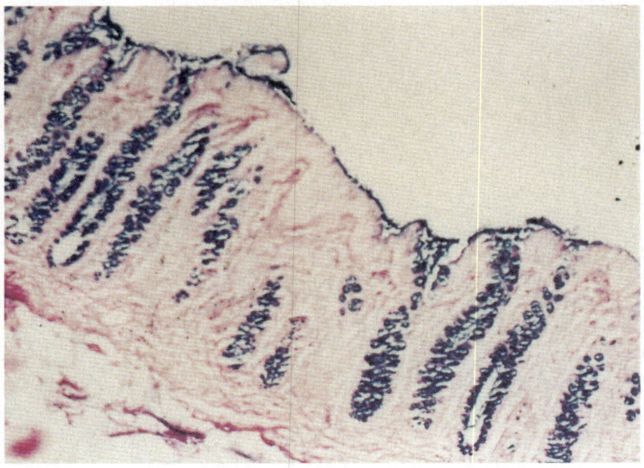

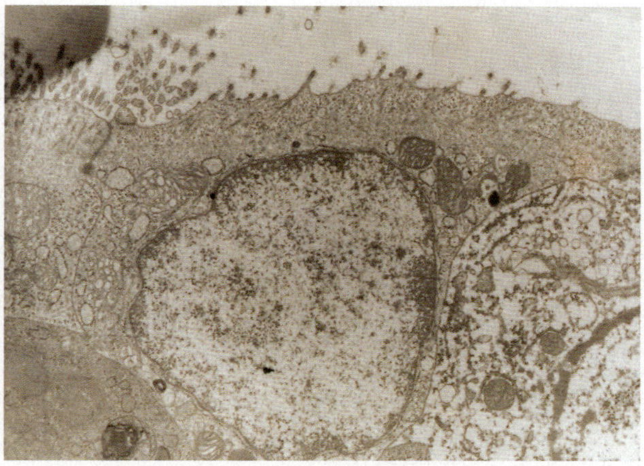

彩图59-32　抗生素肠道预洁大鼠回肠黏膜上皮绒毛脱落，无糖衣细胞器严重变性，核染色质稀疏（× 6000）

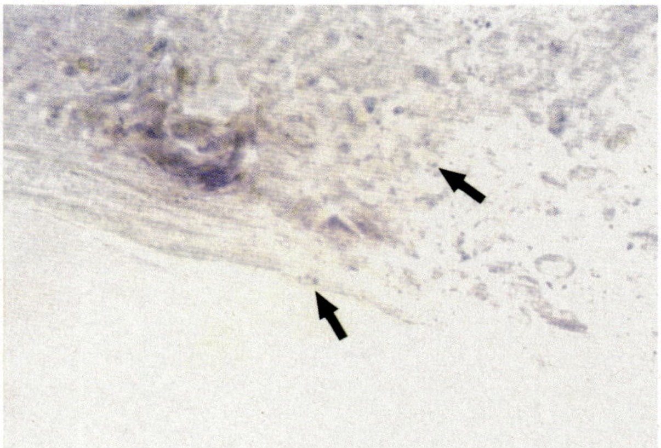

彩图 59-34　抗生素肠道预洁大鼠回肠冰冻切片 Digprobe 原位杂交阳性显示出现于黏膜下层（× 1000）

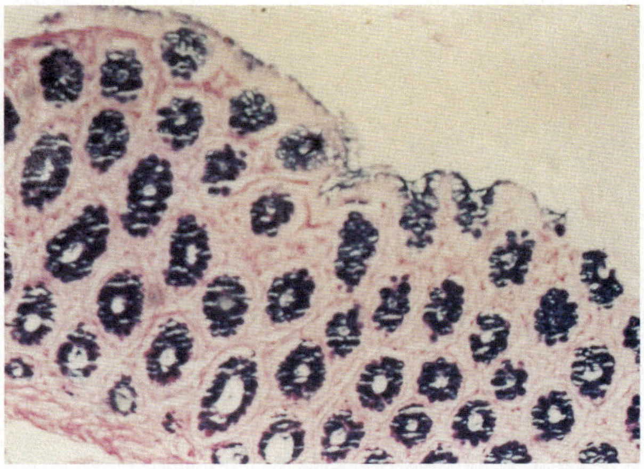

彩图59-35　中药组病人结肠组织上皮整齐，黏膜轻水肿，黏液颗粒量及分布均匀（AB PAS × 100）

彩图 59-36　对照组病人结肠组织上皮排列紊乱黏液颗粒少，分布不均（AB PAS × 100）

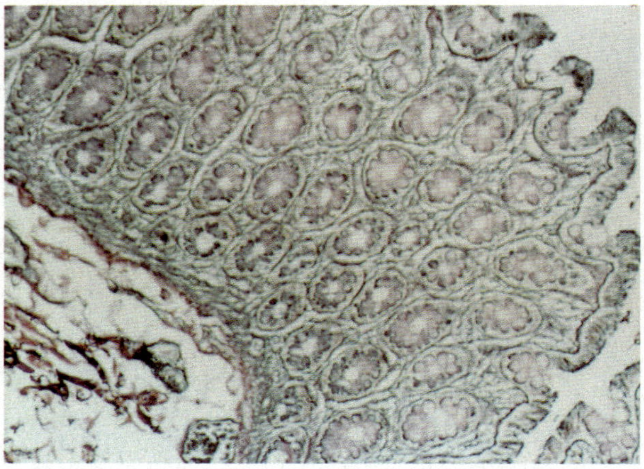

彩图 59-37　中药组病人结肠组织网状嗜银纤维结构正常（Ag × 100）

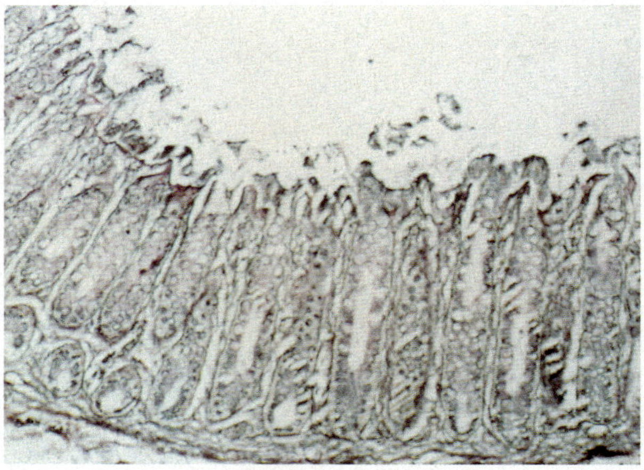

彩图59-38　对照组病人结肠组织网状嗜银纤维淡染结构紊乱（Ag × 100）

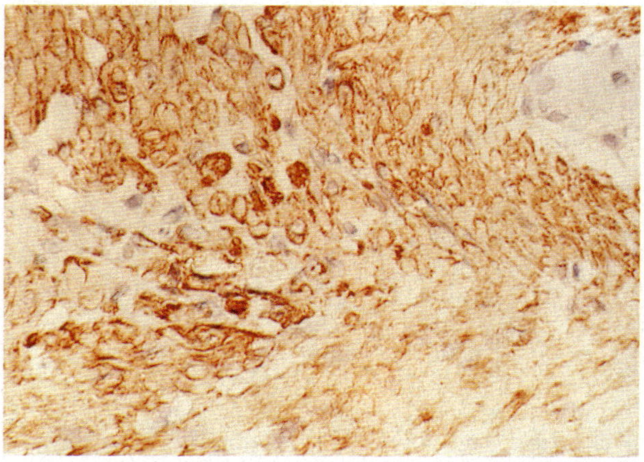

彩图59-39　中药组病人结肠组织Actin染色量及分布均匀正常（Actin 免疫组化染色 × 400）

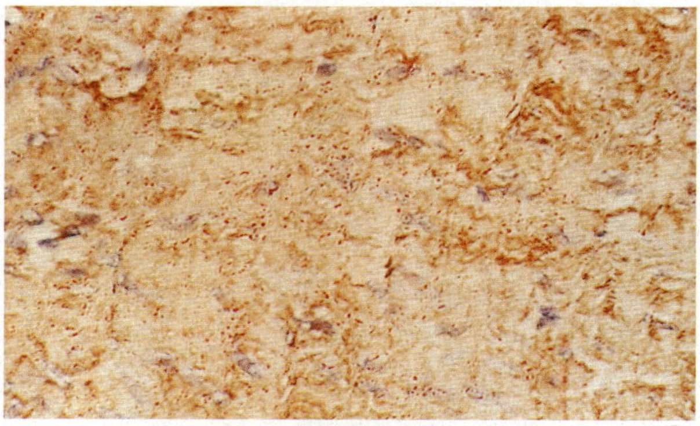

彩图59-40　对照组病人结肠组织Actin染色量减少，分布不均（Actin 免疫组化染色 × 400）

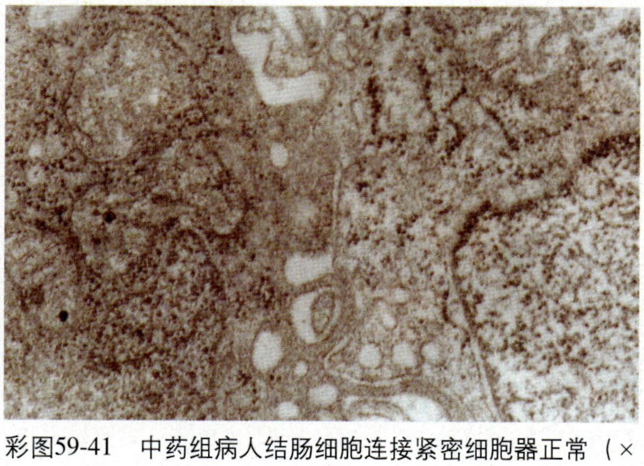

彩图59-41　中药组病人结肠细胞连接紧密细胞器正常（× 17000）

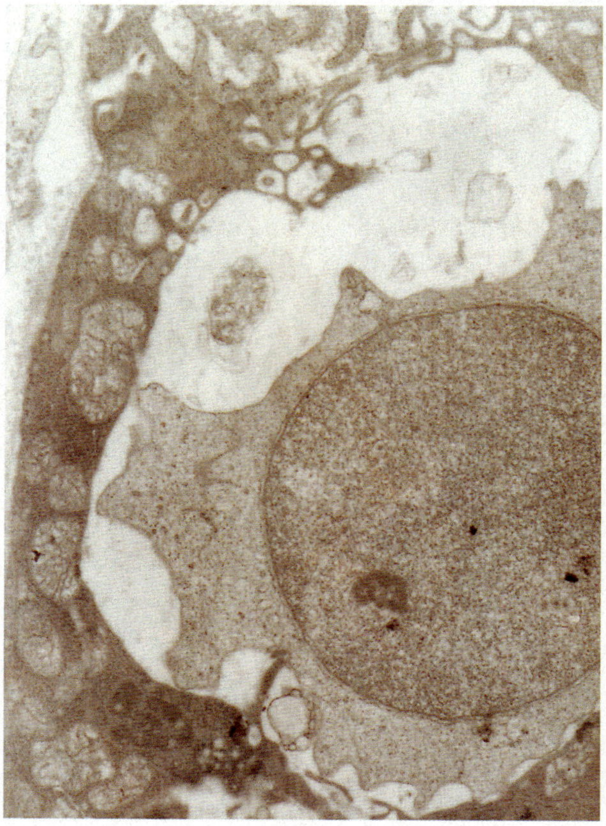

彩图 59-42　对照组病人结肠细胞间隙大细胞器变性（× 6000）

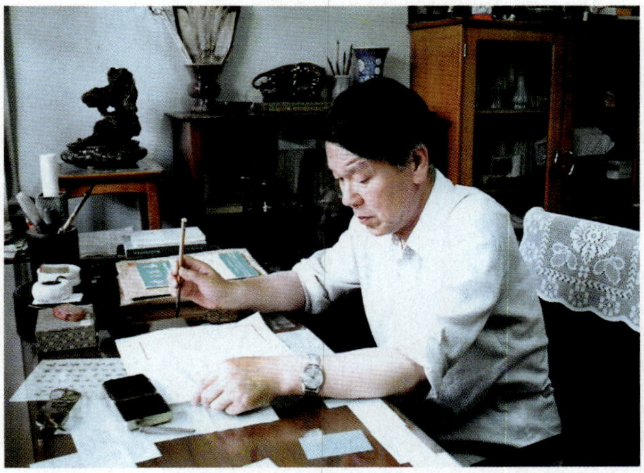

彩图63-1　著名老中医、北大医院王德英教授在撰写《中医学基础》

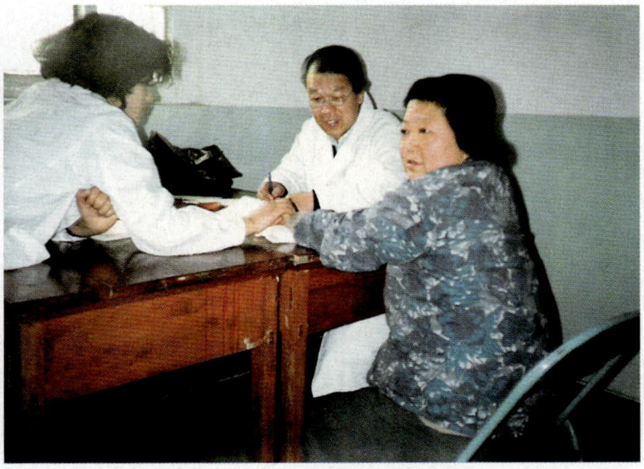

彩图63-2　王德英在乡医院指导学生医疗实习（左：学生，右：患者）

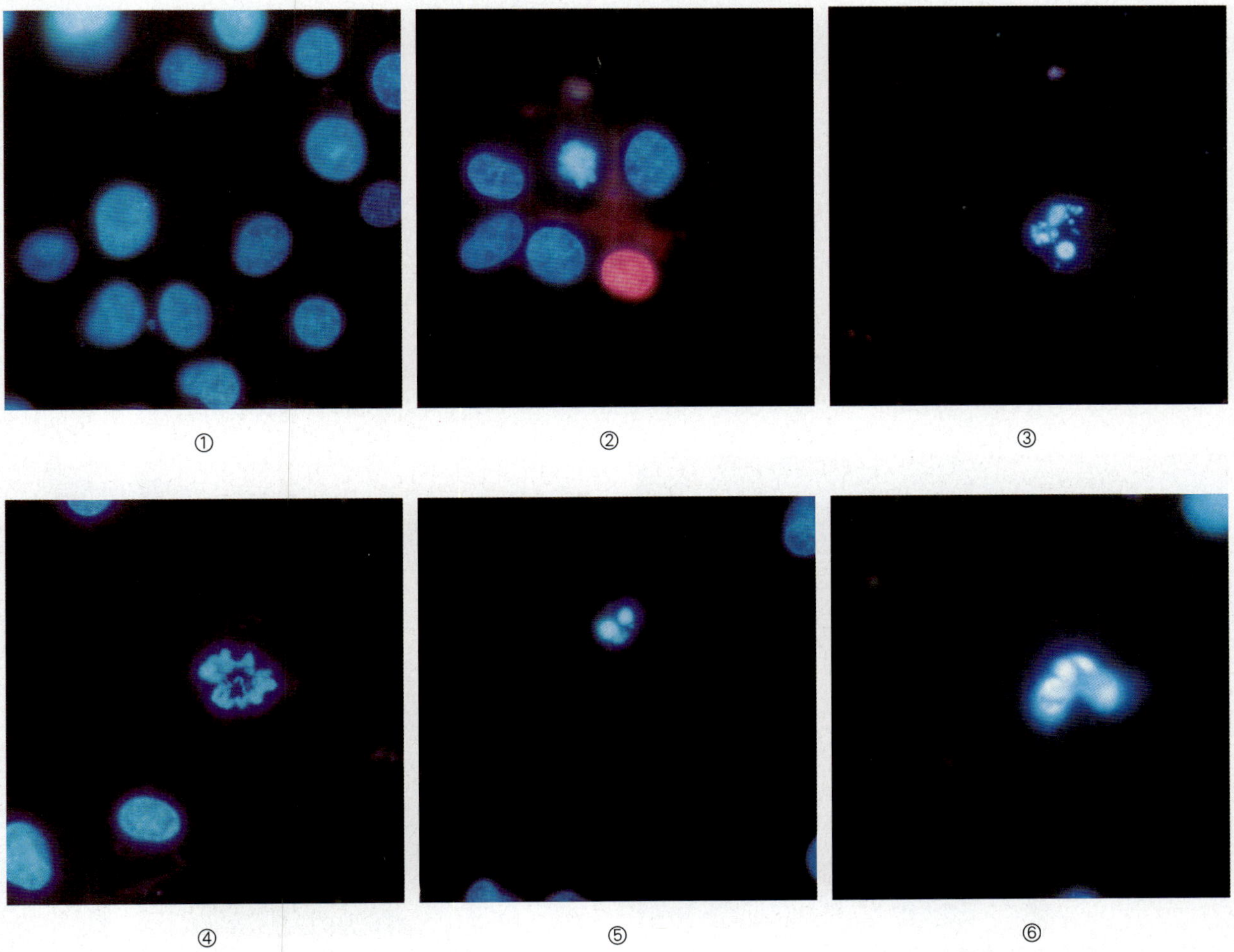

彩图 65-1　荧光显微镜下细胞凋亡的形态变化

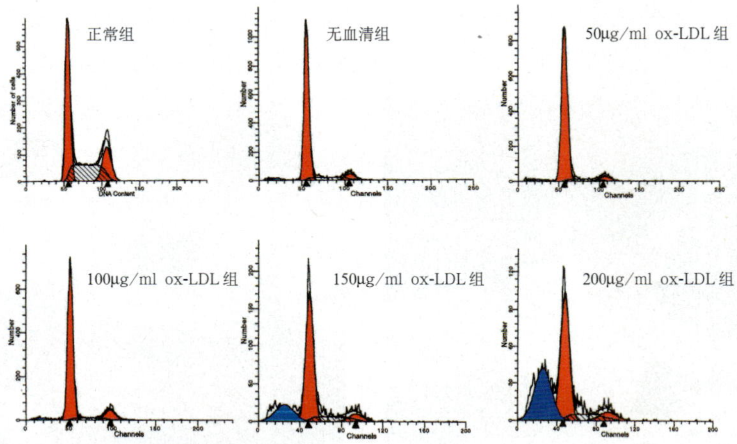

彩图 65-2　不同浓度 ox-LDL 12 小时细胞凋亡率的变化

注：蓝色峰为凋亡峰，第一红色高尖峰为 G0-G1 期，第二红色高尖峰为 G2-M，两红色峰之间的部分为 S 期

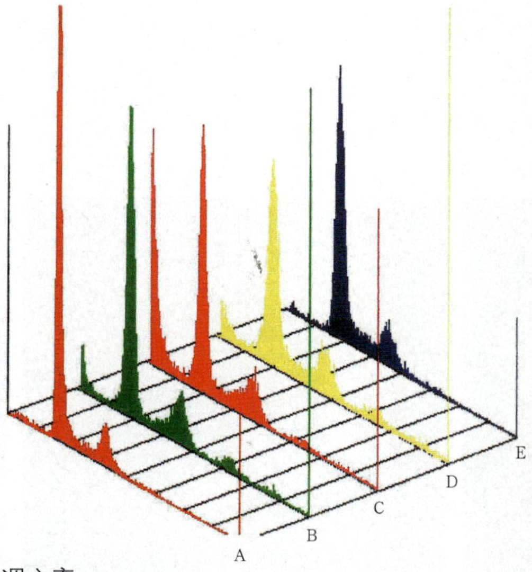

彩图 65-3　细胞凋亡率

A：正常组　B：无血清组　C：凋亡组　D：对照组　E：排毒养颜胶囊血清组

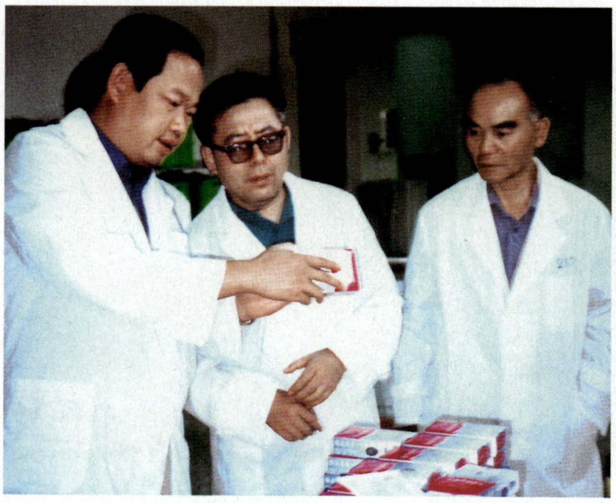

彩图 65-4　排毒养颜胶囊发明人北京中医药大学姜良铎（中）在检查产品质量

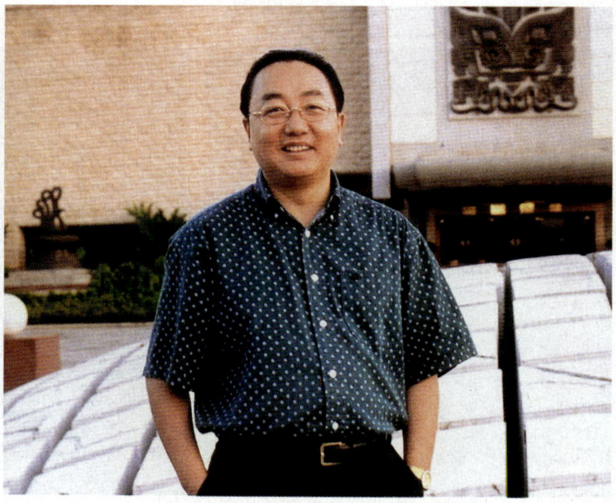

彩图65-5　云南盘龙云海药业集团股份有限公司经济学博士焦家良董事长长期从事研制开发含有大黄方剂。这是他在云南参加2003年中国企业家论坛，会上提出“排毒养颜健康人类”的企业发展理念

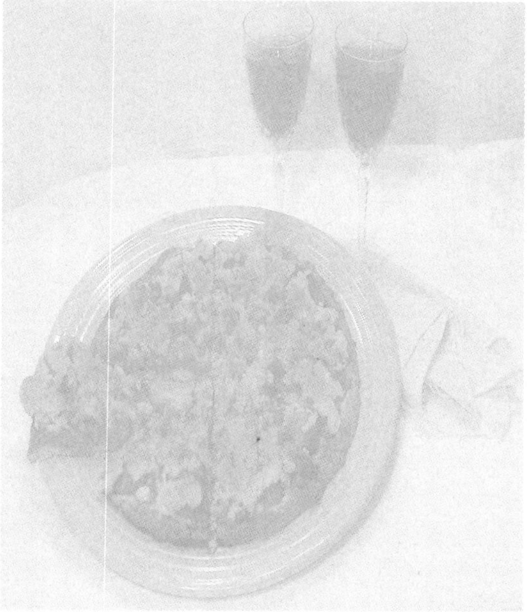

第十一篇　大黄叶柄的研究与开发利用

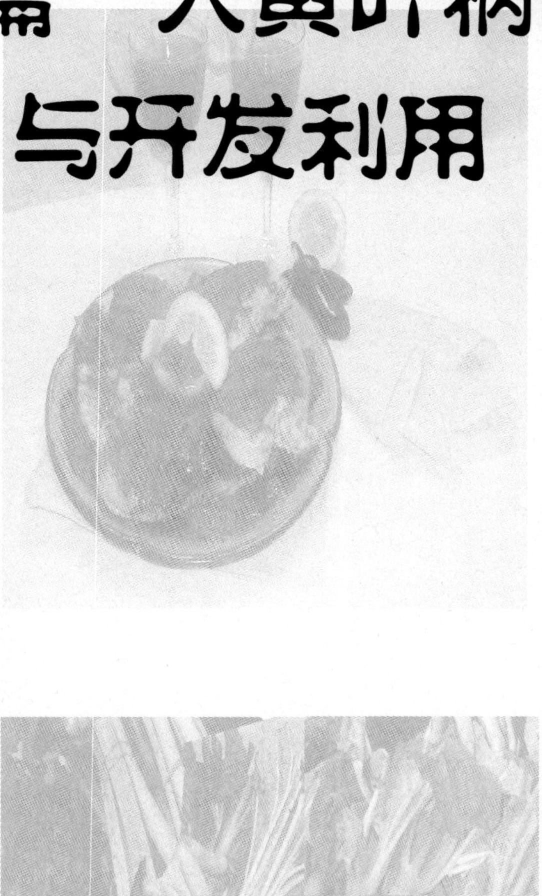

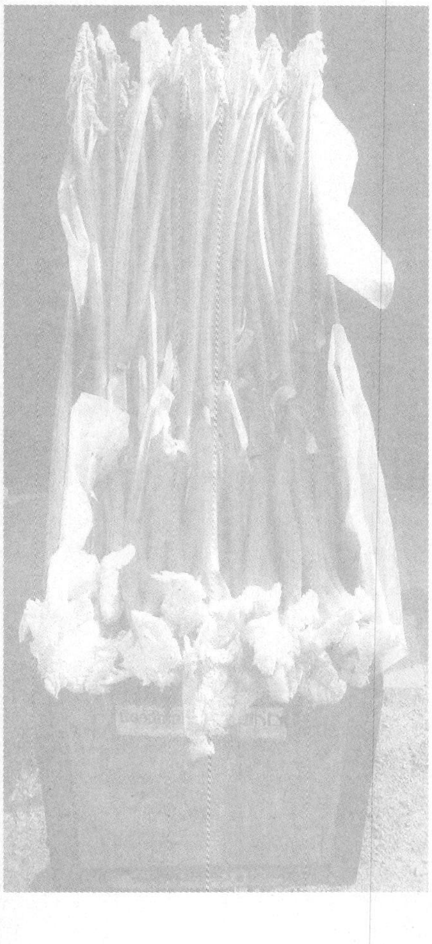

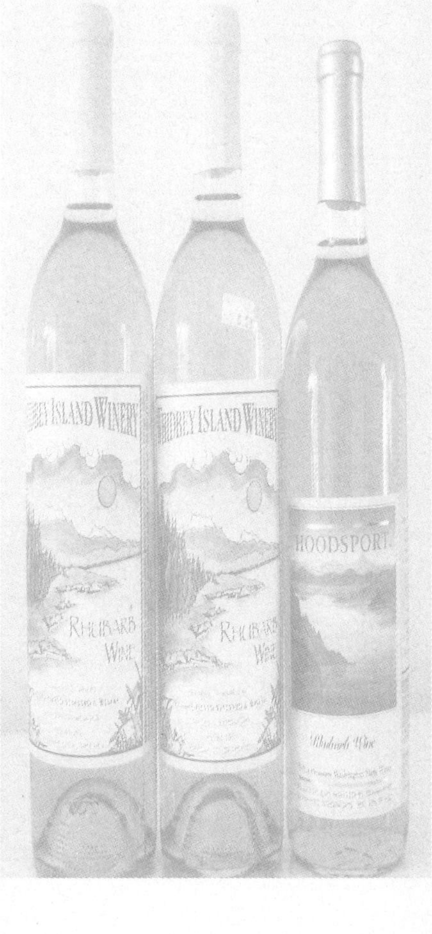

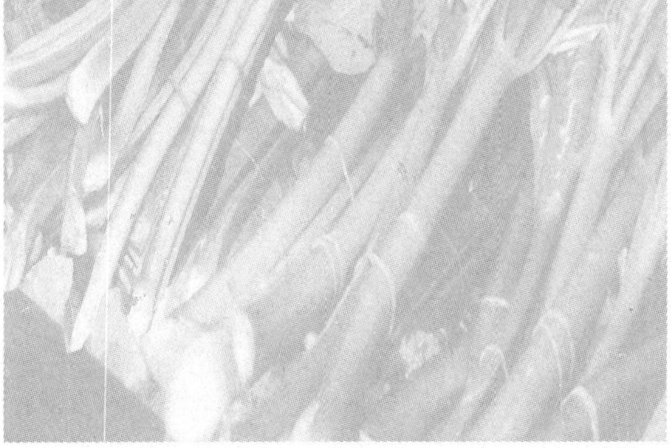

第 66 章　大黄叶柄的研究与开发利用概况

1983～1984 年，作者作为访问学者、美中教育学院和北京医学院医学代表团的成员，赴美国芝加哥伊利诺埃大学药学院参观、访问、考察和学习，带着国家医药局“六五”攻关项目：中药材同名异物品种的系统研究—大黄类的研究课题，在美国、加拿大各地广泛调查有关大黄的情况。1984 年 4 月 4-5 日正巧校方送来一份芝加哥太阳时报（Chicago Sun Times，April 4-5，1984），该报除刊登了中国访问学者在校园植树和校领导的照片多幅外，报上还在“Food”（食物）的栏目下登载了有关大黄的文章和图片，并以标题为“Rhubarb：Sweet variety lets you stalk the perfect pie”（大黄：丰富你甜点选择的多样性）及“Reap the rewards of rhubarb”（获得大黄的奖赏），介绍了用大黄叶柄制作各种食品：包括大黄派（馅饼）、大黄果酱、大黄乳酪饼、大黄调味酱、大黄鸡尾酒、大黄蛋白酥皮卷、大黄汤、大黄酱等等，占了两个版面；另以标题为“STALKING THE PERFECT RHUBARB PIE”（探寻完美的大黄派）刊登了巨幅彩色大黄植物照片，占了一个版面，并附以黑白照片多幅，介绍大黄派（馅饼）的制作过程。这些资料和照片对大黄的研究很有参考价值。本章［附 1］美国芝加哥自然历史博物馆馆藏大黄属植物标本实录，［附 2］美国记载的大黄及大黄属植物目录，以供研究大黄的参考。

1985 年在日本合作研究大黄化学成分的分析期间，亲眼目睹了日本合作者山岸 乔博士带着一片巨大的大黄叶标本（叶片长达 2.5m，宽约 1.5m）赴会参展，这是我首次见到如此巨大的大黄叶片，真令人惊讶！当时曾和他讨论过大黄叶的综合利用问题，有什么开发利用价值？据他介绍在日本民间有采摘大黄嫩芽、叶柄作蔬菜食用，叶片可以作农业杀虫剂，很有开发利用前景！

回国后，在国家自然科学基金、教育部博士点基金、重点学科基金资助下和合作单位共同努力继续深入系统研究大黄。在品种上不限于药典规定的三个品种：掌叶大黄 Rheum palmatum、唐古特大黄 R. tanguticum 和药用大黄 R. officinale，而是扩大到大黄属全属 40 多个品种，分布情况见本章［附 3］国产大黄属植物的地理分布。在采集样品时，要求采集大黄全株（包括根及根茎、茎、叶、花、果实及植株根部土壤）；并注意调查询问大黄除根及根茎外，植物的地上部分有何用途？另据藏医本草记载：“……卵叶大黄的叶、茎性温，治寒性培根病”，可见大黄的叶和茎也有药用价值（参见本书第一篇第 3 章第二节大黄在藏医药中的应用）。当大黄资源调查采集队多次赴青藏、云南、四川、新疆、甘肃等 12 省区采样时，沿途询问有关大黄植物地上部分的利用情况时，药农和当地牧民群众都异口同声称赞大黄的嫩芽及叶柄是一种高原蔬菜、水果，味美酸甜，清香可口，可与苹果相媲美，采集队员也亲口品尝，确实有点酸甜，很好吃。日本北海道道立卫生研究所西泽 信博士也称赞大黄叶柄、嫩芽是一种鲜美的无污染的天然蔬菜，在当地很受欢迎。

有关大黄地上部分的化学成分很少研究，课题组曾先后对掌叶大黄、天山大黄（Rheum wittrockii）、矮大黄（R. nanum）、围场大黄（R. frangenbachii var. weichangense）的植物不同部位（根、根茎、芽、茎、叶柄、叶片、果实）分别进行过 40 种化学成分、蒽醌类成分、微量元素（包括土壤样品）、鞣质、氨基酸等成分的分析比较（参见本书第七篇大黄的品质评价）。

根据研究结果，课题组对大黄提出了全面的开发利用计划，其内容包括：大黄的新药开发（中药新药一、二、三类）、大黄酒、大黄饮料、大黄茶、大黄酱、大黄叶柄速冻蔬菜及罐头、大黄夹心饼干、大黄果脯、大黄面膜、大黄消毒液等药品、食物、化妆品的全方位开发利用。但由于多种原因，仅只停留在获得科研成果发表论文而已，而未能转化形成商业化产品。

然而，国内已有些单位，已经研制出复方大黄新药用于临床，例如天津市中西医结合急腹症研究所研制的大承气颗粒剂新药用于临床。有些大黄保健品也在市面上流通，例如青海省绿色药物研究所研制的大黄茶、云南盘龙云海药业集团股份有限公司的排毒养颜胶囊等，还有上海香山医院焦东海教授研究的单味大黄用于临床已多年。但是，上述这些产品的大黄原料仅限于药典收载的3个正品大黄，即：掌叶大黄、唐古特大黄和药用大黄的根和根茎（参见本书第十篇大黄的临床基础研究及大黄的应用与开发）。而大黄属其它品种及大黄地上部分（主要是叶柄）则研究甚少，且未见商业化产品。

作者还利用生物技术研究大黄，探索走工业化生产大黄活性成分的途径，已取得初步成果，课题组在大黄外植体培养，大黄发根克隆技术及其化学成分的分析研究都已获得成功，利用生物反应器生产蒽醌类成分的放大试验也获得满意结果，但尚未能走上产业化（参见本书第八篇生物技术在大黄研究中的应用）。

这些研究成果仅仅只能发挥其社会效能，发表研究论文，为相关单位提供实验基础资料和数据。大自然赐予我们这种独特的大黄植物资源，究竟应该如何更好地去开发利用，以便发挥其应有的价值呢？

正如本书玛丽·布赖恩女士在序中所述："在过去的许多年中，美国人和中国人开发了大黄这个植物的两个截然不同的部分——叶柄和根。……大黄已经给了世界这么多，但它最美的方面可能还没有到来。尽管一个好吃的甜点没有像一个有用的药物来的重要，但是，大黄作为食物却是它另一个重要发展的方面。最终还有什么比一块美味的大黄派（馅饼）更能表达出（中国和美国）这种文化间的交融呢？"

随着经济的发展，人们生活水平的不断提高，对于不断改善和提高生活质量、提升人们的文化素质、溶入世界大家庭之中去共享人类美好的明天！大黄作为药物和食物仍是自然界所赐予我们的天然资源，要求我们更好地去探索、保护和开发利用。

大黄从中国传入西方，引起西方人对它产生浓厚的兴趣，也进行过许多研究和开发利用。我们应该借鉴西方的经验，"洋为中用"发展我国的大黄产业。大黄的科学研究开发和利用无论在何方，都始终在持续地进行着。本书特辟专篇介绍大黄叶柄的开发利用，引进美国对大黄叶柄开发利用的经验，以促进我国对大黄全方位的开发利用。

我们特邀请美国 Iowa 州 Ames 市玛丽·布赖恩女士为本书写的这一篇序就是专门介绍大黄叶柄在美国的利用概况，她是《大黄食谱纲要》（1988年出版发行）和《玛丽祖母的大黄食谱大全》（2001年出版发行）两本专著的作者。我们还请美国华盛顿大学徐杨博士对大黄叶柄在美国的开发应用进行了广泛的调查研究，并拍摄了不少照片，撰写了很有价值的文章。此外，Dan Eisenreich（美国马里兰州）；Pat Burntey（Kitchen Kettle 村大黄节创始人）；Washington State Rhubarb Growers' Association（华盛顿州大黄种植者协会）；Mary Bryan（美国 Iowa 州 Ames 市），Tom Rothfus（大黄果酱、果冻技术员）；Lisa Horn、Cathy Kornfield（美国宾州 Intercourse 市 Kitchen Kettle 村）；Rhu Barb（大黄种植、烹饪技术专家）；Jerry Brow、Uncle Sam、Geist、Jummie（美国宾州 Intercourse 市 Kitchen Kettle 村演员）；Keith Orchard（加拿大 Ontario 省 Shedden 市 Rosy Rhubarb 大黄节），Cindy Moore（美国华盛顿州大黄种植者协会经理）；University of Washington Center for Urban Horticulture Hyde Herbarium（美国华盛顿大学城市园艺学中心）等单位和个人提供了相关照片和资料，丰富了本书的内容，使读者从中可以了解到美国对大黄的开发利用及其饮食文化和生活习惯，对此表示衷心感谢！

让我们在不同的地域，不同的文化背景，共同努力开发利用大黄的药物和食物去迎接美好的明天！

附：彩图 66-1～12。

（郑俊华）

2004，4 于美国马里兰州洛城

附 1. 美国芝加哥自然历史博物馆馆藏大黄属植物标本实录

2. 美国记载的大黄及大黄属植物目录

3. 国产大黄属植物的地理分布

[附 1] 美国芝加哥自然历史博物馆馆藏大黄属植物标本实录

Chicago Hat. Hist. Museum Field Museum of Natural History

Missouri, USA (Oct. 25. 83)

Herbarium, Field Museum of Natural History Illinois

No. 1881112 Rheum rhaponticum 7 June, 1962 Linn Co; Johnnie Grime farm, 1 mile south and 2 miles West of Meadville JunctionColl. William E. Grime 640

No. 477158 Rheum tartaricum 1828～1834 Herbarium of Prof. James Hall

No. 135429C－1R. rhaponticum L. June, 1890

Arnold Arboretum, Harvard University Photographs of Specimens in the Linnaean Herbarium, London

No. 1085785 R. rhaponticum L. May 15, 1941Grown in Garden of Mr. Emil Sella, Chicago, Cook Co.

No. 382650 R. rhaponticum L. June 23, 1888

No. 1019457 R. rhaponticum L. June 11, 1877

No. 887527 R. rhaponticum L. July 9, 1930 Patrick Mt, 5 mi; H. of South Liberty near Camp Medomak, Knox Co. Coll. Julian A. Steyermark

No. 1429033 R. rhaponticum L. June 4, 1892 Locality: Vicinity of Philadelphia, Pa. Coll. Lr. N. S. Hall

No. 1376734 R. sp. 1942 Kashmir, India

Kelley-Roosevelts Expedition to Eastern Asia for Field Museum

No. 1466061 R. sp. 27 August, 1956 Plants of Burma-Tibet Frontier

No. 731754 R. sp. Plants of Szechwan, China

Photographs of Specimens in the Linnaean Herbarium, London

No. 731346 R. sp. May-June, 1929 Coll. Herbert Stevens

No. 1559374 R. spiciforme Royle 4 August 1960, Pakistan Kara Koram

No. 1376732 R. rhabarbarum L. 1942

Botanical collections in Northwestern India Under the Auspices of The University of Michigan

No. 1376731 R. rhaponticum 1942 the same as No. 1376732

No. 1376733 R. palmatum 1942 as above

No. 1458877 R. emodi Wall. vel. aff. alt. 14000 ft. Aug. 20,1933

Plants of Southwestern Szechwan, China

Smithsonian Institution From the U. S. National Herbarium

No. 732623 R. emodi Wall. vel. aff. alt. 4600m June,1929

Photographs of specimens in the Liunaean Herbarium, London

No. 732649 R. delavayi Franch. alt. 12-14000 ft. May-Oct, 1922

No. 732660 R. delavayi Franch. alt. 4240m. July, 1928

No. 1376735 R. compactum var. scabra. 1942

（郑俊华）

[附2] 美国记载的大黄及大黄属植物目录

摘自 Dale E. Marshall:《A Bibliography of rhubarb and Rheum Species》, U. S. Dept. of Agriculture, National Agriculture Library, Agricultural Research Service, 1988, 356～359

序号	中文名称	拉丁学名及文献
1.	喜沙利大黄	Rheum hissaricum Losina-Losinskaya, Losina-Losinskaya 1936a,b
2.	河套大黄	Rheum hotaoense C. Y. Cheng & T. C. Kao, Li 1980, Xiong 1984 分布中国西北部
3.	矮生大黄	Rheum humile Webst. ined. Dragendorff 1898
4.	食用大黄（变种）	Rheum hybridum var. colinianum f Baillon 1877
5.	食用大黄	Rheum hybridum Murray, Baillon 1987, Bois 1928, Darwin 1800, Grene 1956, Hedrick 1919, Munter 1877, Royle 1856. 原产于蒙古、栽培食用
6.	印度大黄	Rheum indicum—Indian rhubarb, Himalayan rhubarb, Hocking 1945, 分布印度、喜马拉雅地区
7.	红脉大黄	Rheum inopinatum Prain. Losina-Losinskaya 1936a,b, 分布中国西藏中南部
8.	爪哇大黄	Rheum javanicum Holmes 1877c
9.	疏枝大黄	Rheum kialense Franchet, Franchet 1895, Cave 1965, Losina-Losinskaya 1936a,b, Samuelsson 1936, 分布中国四川
10.	朝鲜大黄	Rheum koreanum Nakai, Chung 1981, Kim 1975, Losina-Losinskaya 1936a,b, Matsuoka 1970, Nakai 1919, Tsurumi 1969, 分布朝鲜
11.	科辛斯基大黄	Rheum korshinskyi Titov ex Losina-Losinskaya, Losina-Losinskaya 1936a,b
12.	条裂大黄	Rheum laciniatum Prain（=R. palmatum L.）, Losina-Losinskaya 1936a,b 分布中国四川北部
13.	宽叶大黄	Rheum latifolium
14.	白根茎大黄	Rheum leucorrhizum（白色根茎的）Pallas Meisner 1856, Pallas 1797, Royle 1856, Samuelsson 1936
15.	拉萨大黄	Rheum lhasaense A. J. Li et P. K. Hsiao 分布中国西藏
16.	丽江大黄	Rheum likiangense Samuelsson, Samuelsson 1936, 分布中国西南部
17.	裂叶大黄	Rheum lobatum Litw. ex Losina-Losinskaya, Losina-Losinskaya 1936a,b
18.	亮叶大黄	Rheum lucidum Losina-Losinskaya, Losina-Losinskaya1931, 1936a,b
19.	歧穗大黄	Rheum scaberrimum Lingelsh 1936a,b 分布中国西部
20.	小大黄	Rheum pumilum Maxim., Losina-Losinskaya 1936a,b, Samuelsson 1936, 分布中国西部高原
21.	金字塔大黄	Rheum pyramidale（金字塔形的）ined. Dragendorff 1898
22.	总序大黄	Rheum racemiferum Maxim., Losina-Losinskaya 1936a,b, Samuelsson 1936, 分布中国西北部
23.	网脉大黄	Rheum reticulatum Losina-Losinskaya Losina-Losinskaya 1936a,b 分布中国新疆、青海
24.	食用大黄	Rheum rhabarbarum L. Cave 1962, Cornarius 1540, Crantz 1766, Dale 1693, Disney 1561, Dragendorff 1898, Trautvetter 1884, 北美、欧洲栽培
25.	食用大黄	Rheum rhaponticum L.-Garden rhubarb, pie plant, wine plant, Albert 1984, Arnault 1767, Atkins 1972, Augustin 1926, Avall 1976, Baerheim-Svendsen 1953, Baillon 1884, Cave 1962, Christiansen 1944, Cornarius 1540, Crantz 1766, Dale 1693, Disney 1561, Davis 1980, Dittrich 1973, Hance 1875, Haughton 1978, Hedrick 1919, Kindl 1981, Laicharding 1794, Libert 1981, Lindley 1876, Linneaus 1759, Losina-Losinskaya 1936a,b, Mawe 1778, Muller 1924, Muller 1876, Petkov 1975, Royle 1856, Tschirch and Edner 1907a, Tulecke 1965, Turrill 1936, Tutin 1964, Watanabe 1935, Wehmer 1911, 原产南西伯利亚，现北美、欧洲栽培食用
26.	枝穗大黄	Rheum rhizostachyum Schrenk, Losina-Losinskaya 1936a,b, 分布中国新疆
27.	菱叶大黄	Rheum rhomboideum Losina-Losinskaya, Losina-Losinskaya 1936a,b, 分布中国西藏
28.	醋栗大黄	Rheum ribes L.-Currant rhubarb Bois 1928, Cave 1965, Crantz 1766, Feinbrun 1944, Grigoryan 1985, Hedrick 1919, Linneaus 1759, Losina-Losinskaya 1936a, b, Mawe 1778, Rechinger 1939, Royle 1856, Toghrol 1976, Trautvetter 1884, 分布叙利亚、伊朗、阿富汗
29.	圆形大黄	Rheum rotundatum Stokes
30.	圆叶大黄	Rheum rotundifolium Fischer ex Sweet
31.	红叶大黄	Rheum rubrifolium Maxim.
32.	多皱大黄	Rheum rugosum（多皱纹的）Desf.
33.	石生大黄	Rheum rupestre Litw. ex. Losina-Losinskaya, Losina-Losinskaya 1936a,b
34.	露西大黄	Rheum russicum ined. Forshaell 1837

（陈虎彪 郑俊华）

[附 3]　国产大黄属植物的地理分布

根据长期野外调查、各地大黄属植物标本记录，以及有关文献记载，现将国产大黄属植物的地理分布经整理分述如下，仅供参考。

Ⅰ. 波叶组 Sect. Rheum-Sect. Rhapontica A. Los.

(1a) 波叶大黄 (Rheum undulatum L.)

分布点：北起内蒙古满洲里、呼伦贝尔盟，经牙克石向东南经吉林白城，往西南经辽宁，沿努鲁儿虎山南下至河北承德，经北京西侧南下至保定，再向西南经邯郸、山西长治、临汾、运城，向西经陕西铜川、宝鸡，甘肃天水、合作、夏河，青海同仁，向北经民和，向东北经甘肃白银，宁夏的吴忠，陕西榆林，山西五台山，河北北部崇礼、张北、围场，向东北经锡林浩特延伸到与蒙古接壤的宝格达山林场。

(1b) 长叶波叶大黄（新变种）(Rheum undulatum L. var. longifolium)

分布点以满洲里为主。

(2a) 华北大黄 (Rheum franzenbachii Münt. var. franzenbachii)

华北大黄的分布范围较广：西起新疆与内蒙古交界的新疆东北部骆驼石头，向南经伊吾到甘肃疏勒河，向东南方向经青海西宁、甘肃兰州、天水，陕西的宝鸡、西安，向东经河南的洛阳，再向东北方向，经山西长治、阳泉，河北保定，北京西部，至河北承德，辽宁锦州，内蒙古赤峰，向北直到霍林郭勒，经伊尔施，到呼伦贝尔，至与蒙古交界的额尔古纳河流域。

(2b) 围场大黄 (Rheum franzenbachii Münt var. weichangense S. L. Hu) 其分布点与华北大黄同。

(3) 藏边大黄 (Rheum australe D. Don)

藏边大黄的分布点：南起与缅甸交界的云南腾冲，向东北经四川的西昌，向北至松潘，经红原、西藏昌都北侧、那曲，直至与尼泊尔交界的茶柱、那木扎拉。

(4) 喜马拉雅大黄 (Rheum webbianum Royle)

喜马拉雅大黄的分布点：南起西藏与印度交界的西藏网帕龙，向北经林芝，再向西经拉萨，再偏北到冈底斯山和喜马拉雅山脉与印度交界的普兰北侧。

(5) 河套大黄 (Rheum hotaoense C. Y. Cheng et. T. C. Kao)

河套大黄的分布点：西自甘肃的张掖向东经民勤、内蒙古阿拉善左旗、宁夏的吴忠、内蒙古的鄂尔多斯、呼和浩特，至河北承德，向南经山西大同、太原，向西经陕西的咸阳、宝鸡，再经甘肃天水、向北经兰州，到青海的民和、门源，向西至祁连。

(6) 天山大黄 (Rheum wittrockii Lundstr.)

天山大黄的分布点：北起新疆与哈萨克斯坦交界的新疆额敏，到达东南方向的吐鲁番，然后向西到伊宁的范围内。

(7) 丽江大黄 (Rheum likiangense G. Sam.)

丽江大黄的分布点：西藏东部的察隅、左贡、八宿、昌都；四川西部金沙江畔的甘孜、白玉、稻城、雅江、新龙；云南西北部的大理、丽江、香格里拉、德钦；青海的东南部，在巴颜喀拉山与唐古拉山的门源、互助、民和、化隆、同仁、同德、甘德、达日、曲麻莱、玉树、襄谦、杂多、达哈贡玛等地。

(8) 牛尾七 (Rheum forrestii Diels)

牛尾七的分布点：南自四川、云南交界处的四川攀枝花，云南永仁、永胜、丽江以东，北上香格里拉，四川的稻城，沿太阳山南下至云南的大理、祥云一带。

(9) 卵叶大黄 (Rheum ovatum C. Y. Cheng et T. C. Kao)

卵叶大黄的分布点：从西藏的昌都向东北横过唐古拉山至青海的玉树藏族自治区，向北经巴颜喀拉山，再向东至果洛藏族自治区的班玛，向西南至四川的甘孜至西藏的昌都，形成类卵形的地带。

(10) 拉萨大黄 (Rheum lhasaense A. J. Li et. P. K. Hsiao)

拉萨大黄的分布点：从西藏的日喀则至东北方向的那曲，再转入青海南部的玉树地区，向东至四川的若尔盖，向西南经过红原，向西至西藏的日喀则。

(11) 密序大黄 (Rheum compactum L.)

密序大黄的分布点：自新疆与蒙古交界的老

爷庙向南经哈密，向西经吐鲁番、乌鲁木齐，再向北至与哈萨克斯坦交界的萨尔布拉克。

（12）阿尔泰大黄（Rheum altaicum A. Los.）

阿尔泰大黄的分布点：在准噶尔盆地北部、阿尔泰山南麓，北起哈纳斯自然保护区向南经哈巴河、布尔津、阿勒泰沿额尔齐斯河南下向西直到克拉玛依，东南直到卡拉麦里山自然保护区的北塔山盐池。

（13a）光茎大黄（Rheum glabricaule G. Sam.）

光茎大黄的分布点：自兰州西南的临夏向南经夏河至甘南藏族自治州，到四川若尔盖。

（13b）短裂光茎大黄（变型）（Rheum glabricaule G. Sam. f. brevilobatum G. Sam.）

其分布点同光茎大黄

Ⅱ. 掌叶组 Sect. Palmata A. Los.

（14）秦岭大黄（Rheum qinlingense Y. K. Yang，D. K. Zhang et J. K. Wu）

秦岭大黄的分布点：主要分布在陕西秦岭南北坡的陇县、宝鸡、扶风、武功、咸阳、太白、汉中、渭南、安康、商洛等。

（15）药用大黄（Rheum officinale Baill.）

药用大黄的分布点：四川东北部的万源、城口、巫山、开县、南江、巴中、广元、吉川、江油、绵阳、松潘、红原、若尔盖、阿坝、壤塘、甘孜、德格、石渠、巴塘、雅安、雅江、石棉、西昌、峨眉山、宜宾、泸州等。贵州北部的道真、务川、沿河、赤水、仁怀。河南西南部与湖北交界处，河南的西峡、内乡、南阳、泌阳、信阳、太白顶、新野；湖北的十堰、武当山、襄樊、神农架林区、兴山、宜昌、五峰、恩施。云南云贵高原北侧西北部攀枝花、祥云、大理、丽江、德钦、玉龙雪山、碧罗雪山、思矛、红河、景洪、勐海、江城、普洱、楚雄、曲靖、蒙自等。陕西太白山、宝鸡、陇县、安康、商洛、西安、咸阳、铜川等。

（16）掌叶大黄（Rheum palmatum L.）

掌叶大黄的分布点：北起甘肃中部祁连山向东南经四川东北部向西至西藏南部的雅鲁藏布江形成包括甘肃、青海、四川和西藏在内的广大弧形地带。主要分布点有甘肃的安西、玉门、酒泉、张掖、金昌、武威、天祝、白银、定西、合作、夏河、兰州、天水、陇南、玛曲等。青海的祁连、门源、互助、西宁、乐都、平安、民和、同仁、同德；巴颜喀拉山北坡的玛多、玉树、巴塘、杂多、襄谦以及唐古拉山北坡。四川金沙江畔以东大部分地区，尤以四川北部的达州、巴中、广元、绵阳、松潘、红原、阿坝、马尔康、壤塘、若尔盖为主；此外，资阳、乐山、雅安、雅江、宜宾、西昌、盐源、攀枝花也有分布。西藏雅鲁藏布江河谷如拉萨、加查、洛隆、昌都、察雅、那曲、察隅等都有分布。此外，内蒙古、山西、河北、陕西、云南西北也有分布。掌叶大黄现多为栽培。

（17a）鸡爪大黄（Rheum tanguticum Maxim ex Regel var. tanguticum）

鸡爪大黄（唐古特大黄）的分布点：以青海为中心，与它的四周接壤的省份为主要分布区。北部和东部与甘肃接壤，以祁连山两侧的阿克塞、大雪山、祁连山、张掖、永昌、武威、天祝、临夏、夏河、玛曲、化隆、民和、乐都、西宁、互助、门源；东南与四川接壤的若尔盖、红原、阿坝、壤塘、河南、襄尔、班玛；西南与西藏接壤的唐古拉山两侧的襄谦、察雅、丁青、杂多、玉树、巴塘、洛隆、边坝、雅安、安多、聂荣、唐古拉山；西与西藏接壤的可可西里山横过北部和青海中西部，它附近的山坡也有分布。

（17b）绿花唐古特大黄（Rheum tanguticum Maxim. ex Balf. var. viridiflorum Y. K. Yang，D. K. Zhang et J. K. Wu）

绿花唐古特大黄的分布点：分布在秦岭北坡的太白、眉县、武功、周至、扶风、歧山。

（17c）六盘山鸡爪大黄（Rheum tanguticum Maxim et Balf. var. liupanshanense C. Y. Cheng et T. C. kao）

六盘山鸡爪大黄的分布点：宁夏南部的固原、隆德及六盘山横过甘肃的庄浪、张家川、华亭、清水、平凉、崇信。

（18）条裂大黄（Rheum laciniatum Prain）

条裂大黄的分布点：陕西南部与四川北部的大巴山南坡的南江、通江、万源、巴中、广元、平昌、达州等。

Ⅲ. 心叶组 Sect. Acuminata C. Y. Cheng et T. C. Kao

（19）心叶大黄（Rheum acuminatum Hook. f. et Thome.）

心叶大黄的分布点：西起西藏与尼泊尔交界

的西藏吉隆以北附近，向东经昌都至四川的康定，最后到四川宜宾，然后向西南方向经云南东川，到达与缅甸交界的尖高山。

（20）藏东大黄（Rheum orienti-xizangense Y. K. Yang，J. R. Wu et Gasang.）

藏东大黄的分布点：西藏雅鲁藏布江东部、喜马拉雅山脉拉萨以东一带的曲松、加查、朗县、米林、八宿、左贡、芒康，以及与缅甸交界的察隅，与四川交界的梅里雪山。

（21）斑茎大黄（Rheum maculatum C. Y. Cheng et T. C. Kao）

斑茎大黄的分布点：青藏高原东南部的巴颜喀拉山东南部与四川邛崃山一带。青海向南的玉树、襄谦，四川西北角的石渠，青海东南与四川交界的班玛，四川北部的阿坝、红原、松潘、马尔康、四姑娘山、大邑、邛崃。

（22）云南大黄（Rheum yunnanense G. Sam.）

云南大黄的分布点：青海东南与云南交界的梅里雪山以南地带，但主要集中在云南大理、祥云一带。

（23）疏枝大黄（Rheum kialense Franch.）

疏枝大黄的分布点：四川的北部阿坝、红原，东北的若尔盖，甘肃的玛曲、陇南一带，此外在四川南部与云南接壤的攀枝花，四川的盐源，云南的香格里拉、丽江等地均有分布。

Ⅳ. 砂生组 Sect. Deserticola Maxim.

（24）总序大黄（Rheum racemiferum Maxim.）

总序大黄的分布点：宁夏贺兰山西坡的吴忠、中宁、中卫、海原、六盘山；内蒙古南部的乌审旗、鄂托克前旗和鄂托克旗、阿拉善左旗；甘肃的庆阳、定西、平川、武威、民勤、张掖等。

（25）窄叶大黄（Rheum sublanceolatum C. Y. Cheng et T. C. Kao）

窄叶大黄的分布点：甘肃西南部与青海交界处的甘肃南部陇南、舟曲、碌曲、玛曲，西部与青海接壤的夏河、天祝以及青海东部的门源、互助、民和、循化、同仁；此外，新疆西部与塔吉克斯坦、阿富汗接壤的帕米尔的阿图什、塔什库尔干，天山山脉的昭苏、夏特、老虎台。

（26）滇边大黄（Rheum delavayi Franch.）

滇边大黄的分布点：主要在云南西北部，从丽江向北经香格里拉、贡山、德钦进入四川西部的巴塘、白玉、德格，以及与西藏接壤的金沙江河畔。

（27）红脉大黄（Rheum inopinatum Prain）

红脉大黄的分布点：在西藏冈底斯山与喜马拉雅山脉和雅鲁藏布江畔一带，主要为米林、朗县、加查、曲松、江孜、岗巴、定日、拉孜、日喀则、南木林、吉隆、拉藏等。

（28）小大黄（Rheum pumilum Maxim.）

小大黄的分布点：甘肃、青海的阿尼玛卿山及巴颜喀拉山南麓，四川北部的邛崃山、雀儿山及西藏东北部的唐古拉山及念青唐古拉山一带。主要分布点有甘肃的岷县、礼县、陇南、玛曲；青海的河南、同仁、同德、麻多、曲麻莱、襄谦；西藏的昌都、丁青、巴青、边坝、洛隆、比如；四川的红原、松潘、阿坝、马尔康、壤塘、石渠等。

（29）垂枝大黄（Rheum subacaule G. Sam.）

垂枝大黄的分布点：北起四川阿坝藏羌族自治州、松潘、南下经汶川、雅安至攀枝花以北的盐源，然后向北经雅江、阿坝、红源至松潘，形成包括马尔康、康定等地带的长椭圆形区域。

（30）单脉大黄（Rheum uninerve Maxim.）

单脉大黄的分布点：北自内蒙古那仁宝拉格，向南经乌兰察布，山西浑源、朔州，陕西榆林，甘肃环县，宁夏固原，甘肃的定西、卓尼、玛曲，向西北方向经青海的同德，甘肃的张掖，直达内蒙古的额济纳旗。

（31）矮大黄（Rheum nanum Siev ex Pall.）

矮大黄的分布点：新疆东北部与哈 萨克斯坦接壤的塔城向东南方向经克拉玛依、石河子、乌鲁木齐、吐鲁番、哈密至甘肃玉门、张掖、武威，宁夏的海原，内蒙古的达尔罕，直到与蒙古接壤的达来。

（32）西藏大黄（Rheum tibeticum Maxim ex Hook. f.）

西藏大黄的分布点：四川东部邛崃山，包括松潘、红原、阿巴、壤塘、马尔康、康定、雅安、雅江。内蒙古也有分布。西藏西部喜马拉雅山与巴基斯坦、尼泊尔接壤均有分布，分布点主要有班公洛、日松、斯布吉、普兰、伸巴等。巴基斯坦、尼泊尔也有分布。

Ⅴ. 圆叶组 Sect. Orbicularia A. Los.

（33）鞑靼大黄（Rheum tataricum L. f.）

鞑靼大黄的分布点：从新疆西北与哈萨克斯坦接壤的塔城，向东到准噶尔盆地西侧，向南至石河子，再向西至精河、温泉的弧形地带。

Ⅵ. **穗序组 Sect. Spiciforma A. Los.**

(34) 穗序大黄 (Rheum spiciforme Royle)

穗序大黄的分布点：在甘肃与青海接壤的由北向东南的祁连山，分布着多种大黄，穗序大黄主要在青海祁连山南麓及青海东部的门源、互助、乐都、民和、化隆、尖扎、同仁等。

(35) 卵果大黄 (Rheum moorcroftianum Royle)

卵果大黄的分布点：主要在西藏中西部的念青，唐古拉山和喜马拉雅山脉之间的拉萨、日喀则、南木林、申扎等地；此外，与克什米尔、巴基斯坦、印度、尼泊尔、不丹接壤的喜马拉雅山脉东西两侧均有分布。

(36) 网脉大黄 (Rheum reticulatum A. Los.)

网脉大黄的分布点：从新疆伊宁向东南延伸经过库尔勒、甘肃的张掖、武威，折向西南方向到西藏的林芝，向北经那曲，到新疆的和田，然后沿喀拉喀什河向西到与克什米尔交界处的新疆麻扎。

(37) 菱叶大黄 (Rheum rhomboideum A. Los.)

菱叶大黄的分布点：西起西藏与尼泊尔交界处的普兰以南，向东横过西藏至青海的西宁，再折向西南至西藏的林芝，最后到达锡金与西藏交界处。

(38) 歧穗大黄 (Rheum scaberrimum Lingelsh)

歧穗大黄的分布点：西自新疆维吾尔自治区与西藏自治区和克什米尔交界点起，至昆仑山脉，向东至青海省茫崖，再偏向东北方向至甘肃玉门，向东南方向经张掖、武威，然后向西南方向经过青海到西藏自治区的察隅止。

(39) 枝穗大黄 (Rheum rhizostachyum Schrenk)

枝穗大黄的分布点：从新疆西北与哈萨克斯坦接壤的阿拉山口、艾比湖，向东南至准噶尔盆地南侧的博罗科努山，东至独山子，南至新源、天山山脉、哈尔克山，西与吉尔吉斯斯坦接壤的阿特奥依纳克所形成的弧形地带。

Ⅶ. **头序组 Sect. Globulosa C. Y. Cheng et T. C. Kao**

(40) 头序大黄 (Rheum globulosum Gage)

头序大黄的分布点：主要集中在西藏西南与尼泊尔交界的希夏邦马峰，向东至拉孜，再向西南到与不丹交界的亚东。

Ⅷ. **塔黄组 Sect. Nobilia A. Los.**

(41) 塔黄 (Rheum nobile Hook. f. et Thoms.)

塔黄的分布点：西藏南部喜马拉雅山麓以东的林芝、加查、朗县、墨脱、左贡、芒康、察隅，和云南西北部的德钦、梅里雪山、贡山、小中甸、丽江。

(42) 水黄 (Rheum alexandeae Batal.)

水黄的分布点：西藏东部的林芝、波密、八宿、江达、察雅、左贡、芒康、察隅及四川的金沙江东岸石渠、德格、白玉、巴塘、稻城、雅江以及云南的西北德钦、贡山、永胜、宾川、丽江等。

(郑俊华 整理)

(审校：韩 健)

第 67 章　大黄真的是一种食物吗?

在中国，尽管大黄的根作药用，但要说大黄可以吃那肯定会引起怀疑。大黄干燥的根，被用于治疗疾病已有悠久的历史了。关于大黄医疗应用的研究可以说非常浩瀚，这可以从北京大学郑俊华教授主编的《大黄的现代研究》这本书上看出。

但是在美国，人们对大黄的药用基本上已经遗忘了。虽然大黄刚传入美国时是当作一种药物，但现在已经几乎只用于食品了。美国人一想到大黄，就想到它用于派（馅饼），饮料，面包或果酱，而非药物。在这里大黄使用的部分是叶柄而不是根。

到 18 世纪时，美国人就已经发现大黄叶柄与肉桂，糖放在派（馅饼）的脆皮里是一道极好的甜点。很快，几乎每家的花园里都引以为荣地种上一片大黄。事实上，大黄派（馅饼）是那么流行以致大黄植物的绰号就叫作“派（馅饼）植物”。

大黄作为食用的广泛使用还不到两百年。多数是与甜的东西一起制成甜点或酒。但是大黄的烹饪使用只是大黄丰富而有趣历史的一小部分。已有的对大黄作为食物的发现只不过是一个开端。

在过去 30 年中，美国的厨师把大黄用于很多种食物中。在我写的食谱书《玛丽祖母的大黄食谱大全》中，我收录了将大黄与猪肉、牛肉、家禽肉、鱼肉同用于主菜的配方，也收录了将它与其它蔬菜同作配菜的配方。其它食谱还包括制作饮料，酱，汤，沙拉，果酱，果冻，酸辣酱，调味品，面包，布丁，冷饮，蛋糕，甜点，饼干和派（馅饼）等等。

大黄不仅用于一系列菜中，也与许多水果和食物一起使用。大黄用于酱，沙拉，面包，甜点，特别是制作派（馅饼）时最受青睐的搭档乃是草莓。另有其它一些食物与大黄在一起用也非常合宜，它们是苹果，李子，香蕉，蓝莓，樱桃，柠檬，桑葚，橙子，菠萝，悬钩子，黑莓，小胡瓜，肉末，葡萄干，姜，枣，橘子，葱和蒜。

我了解大黄要追溯到 1977 年。那时我刚结婚，搬入我第一个家。发现在后院有一小片大黄。那时候大黄是花园里完美的植物，它很容易生长和照料，而且总是生长茂盛。在我确信大黄肯定会有无数种用途之后，我开始收集食谱。《玛丽祖母的大黄食谱大全》出版于 2001 年，这就是收录工作的结晶。它包含有用大黄的 400 多个食谱。（译者：后附该书目录）

在过去的许多年中，美国人和中国人开发了大黄这个植物的两个截然不同的部分——叶柄和根。在这一本书中，郑俊华教授和他的同事阐述了大黄作为药物在历史上的应用和当代与将来大黄的研究。大黄已经给了世界这么多，但它最美的方面可能还没有到来。尽管一个好吃的甜点没有一个有用的药物来得重要，但是大黄作为食物却是它另一个要发展的方面。最终，还有什么比一块美味的大黄派（馅饼）更能表达出这种文化间的交融呢?

附：彩图 67-1～5

（玛丽・布赖恩著，徐杨译）

[附] 《玛丽祖母的大黄食谱大全》目录

Grandma Mary's Colossal Book Of Rhubarb

TABLE OF CONTENTS

This is a **MUCH** condensed version of the real Table of Contents. The version in the actual book Grandma Mary's Colossal Book of Rhubarb is **12** pages long! This version will however give you the chapter headings and a couple examples of recipe titles from each chapter.

Wheew！That's a LOT of Rhubarb！哈哈！这是多么多的大黄啊！

http：//www.grandmamaryscookbook.com/toc.htm

（徐 杨 译）

第 68 章 大黄在欧美的历史与开发利用

大黄系蓼科多年生高大草本植物，根和根茎能泻下、泻火、活血，有健胃之效，是重要的中药材，源自中国西部和西北部的省份。大黄在中国的使用历史可以追溯到 4700 多年前。如今在欧洲大多数国家和北美洲都有种植。北美洲（包括美国）的大黄是从欧洲传入的，所以，我们先看一下大黄是怎样从中国到达欧洲的。最早具体在哪一年出现在欧洲市场上已经很难考证，估计它与很多其它很有价值的中国商品一样，沿丝绸之路，经过地中海东部，在 8～9 世纪到达欧洲的地中海国家。意大利人马可波罗（1254～1324 年）在他的游记中对大黄有记载。他写到，他于 1295 年发现在青海省唐古特（Tangutia）的某个地方和江苏省的苏州市（?）有大量的大黄种植（后来到 19 世纪关于他描述的大黄生长地点的准确性在欧洲引起了争论）。大黄在当时的欧洲作为药物主要用于诱导呕吐，当然它也是一个温和的收敛剂。这个医药用途曾使之干燥的根和根茎价格非常昂贵。据文献记载，在 1542 年的法国，大黄的价格比肉桂贵十倍；在英国 1657 年，大黄的价格是鸦片的两倍多。大黄的英文名字 Rhubarb 来自拉丁文 rha barbarum，这个名字很可能来自俄国黑海附近的伏尔加河（Volga），其古称为“Rha”，最初的大黄就种在它的岸边。当时，那个地区被认为是野蛮人（barbarian）居住的地方。所以，大黄的字面意思就是“来自伏尔加河的野蛮人（的植物）”。如今，如果你在著名的 Merriam-Webster 词典中查一下 Rhubarb 这个词，就会发现它除了代表“大黄”以外，指出是一种绿色阔叶植物，多汁粉红色或红色的叶柄可供食用，还用以指“激烈的争吵”。真是不理解大黄跟吵架有什么联系。

从 17 世纪早期开始，欧洲人就开始尝试引种大黄这个植物，但是却一次次地失败了。好不容易长出来的大黄（主要栽培品种为 Rheum palmatum，R. rhaponticum 和 R. undulatum），其药用功效远不如从中国进口的质地优良的大黄。经过无数次的试验，欧洲的这些种植者在 18 世纪总算明白了原来大黄偏爱经常给它多施粪肥；到了 19 世纪，才发现它必须提供一段低温的休眠期。也正是因为这样，大黄深受欢迎却又价格昂贵，以至于欧洲药店里曾一度普遍存在对进口大黄的掺假。所以，早在 17～18 世纪时，人们就逐渐认识到对大黄这种植物系统分类和辨别真伪的重要性。显然，大黄的这种神秘性其实也促进了植物学的发展。

从 19 世纪中叶开始，欧洲大量进口大黄。其中英国占了进口的大部分。刚开始，中国出口大黄的港口主要是上海（后来其它港口也开始出口大黄）。这些货物是从长江中游的宜昌和汉口运抵上海的。这些大黄的出产地是四川和陕西。主要品种很可能是 Rheum officinale，而非 Rheum palmatum。在 19 世纪 60 年代的十年中，英国从中国进口了 45 万公斤的大黄。从 1884 至 1885 年的一年之中，出口到英国的大黄猛增到超过 68 万公斤；到第一次世界大战之前，中国大黄的年总出口达到了 450 万～680 万公斤。

英国人食用大黄叶柄由来已久。从 1778 年开始起就有大黄叶柄被当作食品的记载。但真正有很多人食用是在 19 世纪二三十年代的伦敦。最早较大规模的种植是一个农场的佃户 William Myatt 种了近 125 亩大黄提供给市场。设想，如果欧洲人没有对大黄作为泻药着迷了两个世纪并一直反复地努力来获得它，大黄真不太可能被人发现竟然可以吃。如今，在世界上种植大黄面积最大的城市仍旧是在英国的 Yorkshire 市。英国在 1937 年时全国种植大黄超过 5 万亩。到 1938 年时，大黄和芹菜一起被列为英国最重要的菜园植物的第七位。Yorkshire 这个城市早在第二次世界大战之前就很有名。在大黄上市的季节，每天都有一列火车满载该地出产的新鲜大黄叶柄送至伦敦。当地人称该火车为“大黄专列”（Rhubarb Special）。Yorkshire 在 1948 年时种植大黄达到 3 万多亩。如今，随着市场需求降低，Yorkshire 仍旧种有 4 700 亩的大黄，其温室种植面积 1 100 亩，占全英国的近 80%。这个地方现今每年举办“大黄节”（见第 71 章），向世界的人们展示大黄是一种美好的食品！

除英国以外，栽种大黄多的地方要数美国。据说，在 1790 至 1800 年间，有一个居住在美国缅因州的园艺爱好者从欧洲引入了大黄的种子或者根茎。他把它介绍给麻省的种植者，在那里很多人开始种植大黄。美国最早将大黄用于烹饪的记载是 1806 年。它被用于制派的饼心。到了 1822 年大黄叶柄已经在农产品市场上作为蔬菜销售（差不多与英国同时）。从此以后，大黄叶柄就一直被美国人用于厨房中与餐桌上（主要是熟吃）。比如，大黄被用来制成派，常与草莓合用制成果冻，果酱，糖，冰冻甜点，布丁，酒（彩图 68-1～5）和不含酒精的饮料等。这些将在第 69 章做详细介绍。美国人对大黄的热爱从好多地方举办一年一度的大黄节可见一斑（见第 71 章）。必须指出的是，只有大黄的叶柄可食用，其绿色叶片因含草酸而有毒，不可食用。草酸会引起舌和咽喉肿胀而导致呼吸困难（见第 69 章）。

在美国的大黄有许多品种。其中最常见的食用品种是 Rheum rhabarbarum（即 R. undulatum L.）和 Rheum X. cultorum，后者也被称为 R. hybridum 或 R. rhaponticum。这两个品种都是从 R. palmatum 和 R. officinale 杂交演化而来。也有人认为这两种其实是一个品种。大黄（指栽培的食用大黄）有墨绿色光滑的美丽大叶子，粗大的根茎深入地下，它的叶柄一般可长 60～90cm。开白色的花，根和根茎长得比 R. palmatum 和 R. officinale 要小一些，（彩图 68-6）药性也要温和些。当然在美国也有一些植物貌似大黄而常被误认为大黄。比如 Beta vulgaris（也称“甜菜大黄”），它有与大黄一样的亮红色且粗的叶柄（彩图 68-7、8）；Rumex hymenosepalus（也称“野大黄”），在美国西部土生土长，其根被做成茶来治腹泻，其叶柄可以食用；Gunnera manicata（也称“巨大黄”），叶柄可达 1m 长（彩图 68-9）。

由于美国人只取用大黄的叶柄作为食物，所以他们就简单地根据叶柄的颜色和品味来命名分类。在市场上最受欢迎也最常见的是红色（彩图 68-10、11）。品种有 Crimson，Valentine and Cherry Red 等等，但实际上绿色品种（如 Riverside Giant）产量要高得多。当然叶柄也有红绿相间或称粉红颜色的（品种有 Victoria，Strawberry，Mcdonald 和 German Wine，等等）。有许多园艺爱好者在家里的花园就种有大黄。作者就在华盛顿州西雅图市的超市和苗圃中看到有大黄种子（彩图 68-12、13）和大黄的植物出售（彩图 68-14、23、24）。大黄在美国的栽种详见第 70 章。在美国也有不少大黄园艺学研究，在华盛顿 DC 国家植物园也栽培掌叶大黄（彩图 68-22）。密歇根州立大学的一个分部——Clarksville 园艺学实验站自称是“世界上收集大黄品种最多的地方”。从 1979 年开始起到现在，该实验站种植了 60 多个品种的大黄来研究它的特性，如高度，产量，糖分，酸性，颜色等。另外，他们也特别寻找看哪个品种长得更直，这样可便于用机械收割。

大黄作为一种重要的药用植物，在美国许多大学的植物园或植物系标本实验室也不乏其身影。在作者所在的美国华盛顿大学（位于风景秀丽的西雅图市）森林资源学院城市园艺学中心的 Hyde Herbarium 就收藏有从该州采集的大黄植物标本——天山大黄（Rheum wittrockii）（彩图 68-15）。另外，该大学植物系的暖房也种有大黄。特别值得一提的是，该大学的“药草园”（Medicinal Herb Garden，彩图 68-16）收集有 500 多种药用植物，其中就有大黄（Rheum palmatum 彩图 68-17～19）。说来有些难以置信，这个药草园被公认为“西半球最大的药用植物园”。于 1911 年由作者所在的华盛顿大学药学院创建，起初名为“药用植物园”（Drug Plant Garden）。植物按照经典的欧洲方式编排入长方形的苗圃，分成六大片种植。中间有石子铺的路供参观者通行（彩图 68-20）。进口处的两个木雕的猴子据说是模仿位于意大利 Padua 市的欧洲第一个药用植物园内的木雕制成的（彩图 68-21）。刚建成时，占地 6.25 亩（4 050m^2），是药学院师生良好的教学场地。但很快就被整个国家使用。从 1915 年至 1918 年间，它从 32 亩扩展到 50 亩。它最多时种有药用植物 836 种。当时，由于合成药物尚未普遍，该药用植物园大量栽种颠茄和毛地黄，供应全美国的需要，一直到二战后期。该园的种子也被索取而送到德国、英国和法国等许多国家的研究机构。受校方财政削减的影响，于 1979 年起由药学院转给植物系管理。如今，它的占地虽已减少到 16 亩，但仍焕发着如同几十年前拥有的美丽的生机。春秋天时，在里面走一走，看到这么多各种不同的植物，闻着各种特异香气，真是令人心旷神怡。

大黄的叶柄作为食物，显然是它在美国的最主要和最大众化用途。除此之外，大黄的根（通常用的是药用的中国大黄）也与其它药物制成“天然药物”，不需要处方即可买到。主要用于“清肠道”或缓解便秘，也用于非传统抗癌制剂（见第 73 章）。

大黄除了根茎入药，叶柄可食用之外，还有一些鲜为人知的其它用途。比如它的根可用于头发染色，尤其能将淡棕色的头发变为更深的金色。如在美国就有一个品名为“Herbatint”的染发剂出售，其盒子上声称只需用 1～2 次就可将头发染成不同程度的金黄色（共有 30 种产品）。它就含有大黄根的提取物。另外，有一种“Herbavita”牌子的洗发液其主要成分就是大黄的根（10%），可以保持染过头发的色泽，柔软和亮丽程度。也有人将叶柄煮成糊状用来刷牙，据说可以洁白牙齿。大黄叶片的毒性可被用于杀灭多种吃叶子的害虫。具体做法非常简单：先将几公斤大黄的叶片在水中煮沸 15～20 分钟，冷却，把液体倒入一个合适的容器，在此液体中溶入一些肥皂，就可用于喷洒杀虫了。

另外，在一些艺术作品中也有大黄。一位英国油画家 James Grainger 在许多油画作品中画有大黄。还有人写了“大黄果馅饼歌”（The Rhubarb Tart Song）。那是于 1967 年在英国播放的电视喜剧系列片“1948 年的片子终于上演了”（At Last the 1948 Show）中的插曲。由片中著名演员 John Cheese 创作歌词并作曲，并由他主唱。

John 于 1939 年生在英国，如今仍在拍片和为电影配音。下面摘录了两小节“大黄果馅饼歌”：

I want another slice of rhubarb tart.
I want another lovely slice.
I'm not disparaging the blueberry pie.
But rhubarb tart is oh so very nice.
A rhubarb what? A rhubarb tart!
A whatbarb tart? A rhubarb tart!
I want another slice of rhubarb tart!
我还想要一块儿大黄果馅饼，
我还想要那么可爱的一块儿，
我并不是轻视蓝莓馅饼，
只是大黄果馅饼太好吃。
大黄做的什么？大黄果馅饼！
什么做的馅饼？大黄果馅饼！
我还想要一块儿大黄果馅饼！

Read all the existentialist philosophers,
Like Schopenhauer and Jean-Paul Sartre.
Even Martin Heidegger agrees on one thing:
Eternal happiness is rhubarb tart.
A rhubarb what? A rhubarb tart!
A Jean-Paul who? A Jean-Paul Sartre!
Eternal happiness is rhubarb tart.
研究一下所有的存在主义哲学家，
像叔本华和让-保尔萨特。
即使海德格尔也会同意一件事情：
永久的快乐是大黄果馅饼！
大黄做的什么？大黄果馅饼！
哪一个让-保尔？让-保尔萨特！
永久的快乐是大黄果馅饼！

1996 年，在著名的科学杂志（*Science*）发表了一篇很有意思的报道[3]。耶鲁大学（Yale University）的 Robert Crabtree 教授和他的研究生发现了一种方法，可以将污染环境的含氯氟烃（chlorofluorocarbons，CFCs），比如，氟里昂（Freon）转化成 4 种无害成分（氯化钠即我们吃的盐；氟化钠，用于制牙膏；碳和二氧化碳）。这个转化过程的关键成分——草酸钠，在大黄的叶子中大量存在。这难道不是一种变废为宝的妙用吗？所以，有人评论说，“大黄加上氟里昂生成牙膏和盐”。他们发现的这个反应需要的条件相对温和，只需 290℃。在美国，尽管含氯氟烃不再允许生产，但估计有 45 000 吨的氟里昂还被堆放着。麻省理工大学（MIT）的 Mario Molina 教授因与同事证明了含氯氟烃毁坏臭氧层而获 1995 年诺贝尔化学奖。她说，这个新过程可以帮助清除现今剩余的氟里昂，但还不能除去大气中已存在的氟里昂。在此之前人们已经发现各种含氯氟烃与大气臭氧层的变薄有关。臭氧层的破坏会致使地球受到更多来自太阳的紫外线的辐射，从而引发全球变暖、植被毁坏并增加人们患皮肤癌和青光眼的机会。大黄在药用、食品、保健、环境保护等方面都有研究开发利用的前景。如此看来，正如大黄食谱书作者 Mary Bryan 在本书序中所说，大黄已经给了这个世界很多，但它最美的一些方面还正等待我们去挖掘呢。

（徐 杨）

第 69 章　大黄叶柄的应用

如果让您挑选出一种在 5 月份最有特色的蔬菜，您的答案会是什么？这个答案在美国是大黄！你若不信，可自己去美国国家慢性疾病防治和健康促进中心（National Center for Chronic Disease Prevention and Health Promotion）的网页上去查看（http：//www. cdc. gov/nccdphp/dnpa/5aday/month/rhubarb. htm）。这可是美国政府部门的“标准答案”。可见，大黄在美国的蔬菜中是很有地位的！顺便说一句，四月份最具代表性的水果，浆果（berry），包括草莓（strawberry），黑莓（blackberry），蓝莓（blueberry）和悬钩子（raspberry）。这些是与大黄一同做成派（馅饼）的最常见的水果。

在美国被批准食用的大黄除了市场上最常见的 Rheum rhabarbarum（即 R. undulatum L.）和 Rheum x cultorum 以外，其实还包括中国大黄（主要指 R. palmatum 和 R. officinale）。所以，估计中国种植的多种正品大黄的叶柄也应该可以食用，当然，这需要大黄专家们确认。大黄叶柄有一股清香的酸味，像水果一样，有止渴之功效。尽管叶柄有红色，绿色或两种颜色的中间色，但其味道没多大区别。大多数人喜欢红色的，是因为这种颜色的蔬菜不多，用在食品中使其色泽鲜亮。美国人使用大黄叶柄在食物中真可谓“百花齐放”，极富创造性（见第 67 章）。在家庭中大黄的使用最常见的莫过于制成派（馅饼），所以大黄在美国的绰号是“派（馅饼）植物”。有人说，大黄给派（馅饼）增加一种特有的风味，这是其它蔬菜或水果无法替代的。大黄的使用决不限于做成馅饼，喜爱大黄的人们也将它用于制作蛋糕，面包，饼干，甜点，沙拉，饮料，酒，布丁，汤，酱，果冻，等等。另外，大黄也被用于炖肉，包馄饨，还被腌制成酸菜（见第 67 章）。当作者问及身边的美国同事有没有吃过大黄时，好多人想起小时候妈妈做的大黄-草莓派（馅饼）。

从植物学上来讲，大黄是一种蔬菜。大黄叶柄富含维生素 C、植物纤维和钙（钙由于和草酸结合，可能不易吸收入体内）。大黄叶柄本身偏酸（pH3.1～3.2），所以在大多数食谱中，需要用糖、蜂蜜或果汁的甜味来抵消它的酸味。一杯（约 0.11kg）切碎的生的大黄叶柄的营养成分如下：维生素 C（10mg），维生素 A（110 国际单位），叶酸（850mg），钙（105mg），镁（14.5mg），磷酸（17mg），钾（351mg），总脂肪（200mg），蛋白质（1g），碳水化合物（6g）等。这样一杯大黄叶柄仅含热量 26 卡路里。如今，医学界呼吁民众减少食用高脂肪，高胆固醇的食物以预防一系列疾病的发生，大黄叶柄这样脂肪低而且又含多纤维的蔬菜，自然在美国这样的“肥胖国家”中受到很多人的欢迎。

市场上出售的新鲜大黄叶柄有两种来源。一种是从温室里种出来的，通常最早从 1 月份起供应到 4 月份。作者 2 月初就在华盛顿州西雅图市的超市上见到红色的大黄叶柄出售。另一种是从普通大田里种出来，通常供应时间为 3～9 月。温室里的大黄叶子呈黄色（彩图 69-1），大田里的大黄叶子呈绿色。温室里种的大黄叶柄的味道要稍微淡一些，且筋（纤维）也少一些。春天的叶柄含汁最丰富也最嫩。购买大黄叶柄时，注意要买新鲜的，脆的，颜色亮丽的。细长的较嫩。吃大黄的时候，注意不要吃它的叶子，不管生的或是熟的，因为叶子含草酸，大量食用会导致中毒。在第一次世界大战期间，因为战争导致蔬菜稀少，有人因误食大黄叶子而中毒，甚至死亡。另外，一些动物如山羊、猪，也因食用叶子而中毒。那么，大黄叶子毒性有多大？根据文献中对老鼠进行的毒性实验的结果，一个 66kg 体重的成人需食用 25g 的纯草酸才会致死——这么多草酸大概需要 5kg 的大黄叶子。注意，只需吃一点就可以使人致病。而且，儿童可能只需食用少量的大黄叶子便可致病，甚至致死。通常，市场上出售的大黄叶柄是不带任何叶片的。但不要剥去叶柄的皮（除非它很老），因为许多维生素就在皮中。买回的大黄叶柄在封好的塑料袋中可在冰箱中存放 1～2 周。前面提到过，市售的叶柄主要是红色的品种，亦有绿色或粉色的品种。

下面先介绍一下新鲜大黄叶柄的单独做法（美国人更喜欢将它与其它水果一起合用制成馅饼或果酱等）。

1. 烤着吃 将切成 2.5～5cm 的大黄叶柄放在一个烤盘里，洒上糖（0.5kg 大黄约需 50g），用铝铂包好，在约 150℃烤箱中烤至变软（需约 30 分钟）。中间搅拌一次。烤好后可以根据口味适量再加些糖。

2. 炖着吃 将切成 2.5～5cm 的大黄叶柄放入一个非铝的锅，加糖（0.5kg 大黄加 25g 糖，等做好后再酌情添加）、新鲜的姜、橙子皮适量和水（0.5kg 大黄约需 30ml）。煮沸后用小火炖，约需 15～20 分钟。

在作者所在的美国大黄主生产区的华盛顿州西雅图市的超市上，看到了有新鲜烤好的（也有冻的）大黄-草莓馅饼和大黄酒。作者好奇，也买回了一瓶大黄酒品尝。这酒是华盛顿州当地出产的，含酒精度 12%。该酒颜色为粉中带红，略有酸味，但很清新，咽下后余味无穷。喝一点儿即有通肠之功效。瓶签上介绍说该酒特别适合的下酒菜是烤火鸡、大马哈鱼和带辣味的印度或其它亚洲国家的食物。其实，早在 1843 年，英国的杂志“Gardeners' Chronicle”就刊登了一个大黄酒的制做法：取 450g 捣烂的大黄叶柄，加 2 升冷水；放置 3 天，每天搅拌两次；然后将液体从叶柄中压出并通过一个筛子；在每 4.5 升液体中加 1.13kg 的块糖。也可以在每 23 升液体中加一瓶白兰地酒（white brandy）调味。然后将它倒入酒桶存放，直到 6 个月以后“大多数甜味消失”便做成了。后来，有人将它改进后使大黄酒更加流行。以至于在英国举行的“最佳酒”的评选时，优质的大黄酒曾经多次荣获第一名。当时，有一个酷爱大黄酒的时事评论家 James Cuthill 曾说：“即便我们再不能种葡萄了，我们的醋栗（gooseberry）生产也不能保证了，我们的苹果汁的供应前景也难以预料了，但是，大黄总是会在手边的。从 6.25 亩的大黄能酿出的酒多的几乎难以计算清楚。”谁曾想到，这种新颖的酒在美国受到了更加热烈的欢迎。伊利诺埃州的 J. R. Wudge 在 1860 年左右将大黄酒介绍入市场。刚开始，他尝试生产了 5 700 升，但到了 1866 年，他已经宣称年产 3.8 万升。这些酒含 7%～8%酒精度，售价为每升 13.50 美元。尽管有些人对大黄有如此的厚爱，但无论在欧洲或美洲，大黄的种植从来没有取代葡萄园。如果要作者挑出大黄制成的最具特色的食品，那就要数大黄馅饼和大黄酒。顺便提一句，其实，在很早以前，意大利米兰市的“Ettore Zucca”公司生产的“Rabarbaro Zucca”大黄酒就被医生用来治疗消化性疾病。

值得一提的是，对大黄有厚爱的美国人已出版了好几本大黄的食谱书。比如：Life's Little Rhubarb Cookbook：101 Rhubarb Recipes（出版于 1999 年，132 页），Great Rhubarb Recipes/Bulletin A-123（出版于 1992 年，32 页），Rhubarb Recipes（出版于 1994 年，111 页），Ritzy rhubarb secrets：rhubarb recipes（出版于 1990 年，128 页）等等。其中由玛丽·布赖恩（Mary Bryan）编写的《玛丽祖母的大黄食谱大全》（Grandma Mary's Colossal Book of Rhubarb）大概是收集大黄食谱最多的一本书（彩图 69-2），出版于 2001 年，有 330 多页。此书的作者玛丽于 1977 年搬入新居，发现房子后院有一片长得非常茂盛的大黄。为用掉那些茁壮的大黄叶柄，于是她开始用大黄做馅饼（彩图 69-3、4），也开始收集各种大黄食谱。她被亲戚朋友称为“大黄妇人”，该书的 411 个食谱就是她 25 年来收集和尝试的结晶。包括制作饮料，果酱，汤，沙拉，面包，酸辣酱，各种主菜，配菜，冰激淋和馅饼等的食谱，甚至还有用大黄烤鸡肉和炖牛排的食谱，真是应有尽有。该书在美国售价为＄34.50。有几家媒体对此书的出版曾有报道，均表示赞赏。作者专门请该书的作者 Mary 为本书写了一篇序，请她对中美两国人民对大黄截然不同的用法发表一下看法。我们借此也可以看到美国人是如何青睐源于中国的大黄植物的。

许多网页上有大黄食谱，上网即可查看，比如说：

1）http//www.rhubarbinfo.com/recipe-index.html（收有 300 多个大黄食谱）

2）http：//www.recipesource.com（收有 270 多个大黄食谱）

3）http：//www.justfruitrecipes.com/inxrhu.html（收有 160 多个大黄食谱）

4）http：//webxina.kerchunk.com/recipebox/rhubarb/rhubarb/html（收有几十个具有代表性的大黄食谱）

下面，作者就摘录了几个有代表性的大黄食谱供有兴趣的读者有机会时尝试。

1. 大黄-草莓派（馅饼）

成分：300g 切成 0.5cm 小丁的大黄叶柄；300g 切成片的草莓；50～70g 糖；1.5 茶匙速溶木薯淀粉；160ml 新鲜橙汁；1.5 茶匙橙子酱（这个可加可不加）；1/4 茶匙橙子皮碎末；制成两层 22cm 馅饼酥皮的面团（可直接买到已混好，冰冻的）。

制法：在一个大碗中，先将前 7 个成分混匀（饼心），放置 15 分钟使木薯淀粉变软，将馅饼底层的面团放入一个深 22cm 馅饼盘，加上已经混好的饼心，顶上放一层可烤成格子状的面团。在 204℃的烤箱中烤 20 分钟；降温至 191℃，再烤 30 分钟即可。

2. 大黄酒

成分：1.4kg 大黄叶柄，0.9kg 糖，少许香槟酵母，3mg 维生素 B_1 片，1 茶匙酵母。

制法：将大黄叶柄洗净，先纵向切成细长条，再横切成 5cm 的小条，放置于一个盘子中，加入糖。24 小时后，糖会溶解在大黄涝出的液体中。将液汁倒出，大黄用少许水冲洗一下即可弃掉，合并液汁。将其它成分加入糖样的液体中，放于罐中发酵。也可以加入些浓缩葡萄汁，但要记住减少糖分的加入量（1kg 浓缩葡萄汁相当于 600g 的糖）。6 个月之后便可饮用。

3. 大黄蜂蜜酱烤猪肉

成分：225g 切成细块的大黄叶柄，2 汤匙蜂蜜，60ml 浓缩苹果汁，1/4 茶匙肉豆蔻末，2 汤匙水，1 茶匙玉米淀粉。

制法：将大黄、苹果汁、蜂蜜和肉豆蔻末一起煮直至成酱状。再加入玉米淀粉和水，小火炖 2 分钟。

在烤箱中烤猪肉或猪排，在最后 15 分钟前把刚做好的以上的酱刷在上面即可。

4. 绝妙大黄蛋糕

成分：150g 切碎的大黄叶柄，110g 黄糖，50g 白糖，1 个鸡蛋，50g 黄油或人造黄油，100g 苹果酱，1/2 茶匙盐，1 茶匙苏打（碳酸钠），1 茶匙肉桂末，1 茶匙香草精，220g 面粉。

制法：在一个大碗里先将黄糖（25g 白糖）和黄油搅成糊状，加入鸡蛋和盐，再加入苹果酱、苏打、香草精和面粉，混匀。加入大黄，倒入一个大小合适的烤盘中，洒上 25g 白糖和 1 茶匙肉桂末。在 190℃烤 30～35 分钟。烤好的蛋糕会很湿润，不需挂糖衣。

5. 东方大黄酱

成分：450g 切成细块的大黄叶柄，1/2 茶匙五香粉，少许辣椒酱，300g 砂糖，25g 切碎的蜜饯姜，3 汤匙柠檬汁。

制法：在一个大小合适的锅中，将大黄，糖，五香粉，姜，辣椒酱和柠檬汁搅拌均匀。用小火加热，并不停搅拌直至糖溶化。用中火将其煮沸，弃去泡沫。不停搅拌，直至混合物变得澄清且黏稠，需 15～20 分钟。盛入消毒过的热的罐子中并且盖紧盖子。可以装入 4 个 168g 的罐子。

6. 大黄饮料

成分：220g 切碎的大黄叶柄，150g 白糖，960ml 水，120ml 橙汁

制法：将大黄、白糖和水一起煮沸 10 分钟，滤出液汁，加橙汁即可饮用。

除美国人、加拿大人、英国人食用大黄叶柄外，其它国家如德国、澳大利亚的人们也把它当作蔬菜。意大利人和法国人更是早就把它制成高度酒（40%酒精度）；印度人也把它发酵入酒。如果说在历史上大黄在烹饪中使用的“狂热时期”是从 19 世纪早期开始，到 1930～1940 年达到巅峰，那么在今天这样一个大家提倡健康食品的年代有可能再迎来一个高峰。人们可能会开始更多喜欢带酸味的像大黄，榅桲（quince，梨状淡黄色坚硬水果）和醋栗（gooseberry）这样的植物。作者衷心地希望在大黄的发源地中国，人们有朝一日也会在菜市场上选购色彩绚丽的大黄叶柄，充分认识这一五月份最具特色的蔬菜——大黄！从而让大黄的整株植物可被人们利用！

（徐　杨）

第 70 章 大黄在美国的栽培，叶柄的采收与加工

大黄是一种喜冷，耐旱的多年生植物。它要在低于 4.4℃才能打破休眠状态并开始生长。在低于 24℃时植物生长最旺盛。美国北部和加拿大的气候非常适于大黄的生产。在美国长得最好的地方是从北方的缅因州，往南到伊利诺埃州，往西到华盛顿州和俄勒冈州。一旦种下，合理照料，可以在 8～15 年内一直保持大黄叶柄的产量，而不需要重新种植。如今，在美国有大面积的大黄种植。种植总面积大约 7 400 亩，其中温室种植约 1 100 亩。商业产区主要集中在华盛顿州（1 710 亩），俄勒冈州（1 250 亩）和密歇根州（1 750 亩）。大黄叶柄每年可收割 1～2 次，在美国西北部地区的产量对红色品种来说为每亩 1～2 吨。第二次收割时产量通常比第一次少一半。绿色或粉色的品种产量可比红色品种多一倍。

大黄最喜欢肥沃，排水系统好的，偏酸性（最佳 pH 为 6.0～6.8）的土壤。施肥对它生长非常重要。大黄的种子通常不用于大片田地的播种，最常见的是将 3～4 年的健康强壮的根茎分成 4～8 块（如用 5～6 年生的根茎可被分成 8～10 块），每块要确保有芽或枝叶，然后将每块种下。在初春或晚秋时分根栽培最佳。商业种植时两个相邻的根茎间距为 60～120cm，行间距为 90cm（彩图 70-1）。以 8～15cm 深较好。一般一亩种植 570 棵植物。如果有机械收割的话，种植密度可提高一倍。20 世纪 70 年代中期，美国农业部的工程师们研制成功了大黄叶柄收割机，但实际上只生产了 3 台，其中两台在加拿大使用，一台在美国的密歇根。所以，在大多数产区，大黄的收割是人工的（彩图 70-2）。维多利亚（Victoria）品种，它的颜色可以是红绿相间或红色（彩图 68-11）。在 20 世纪 50 年代，它曾是美国和加拿大温室种植大黄的主要品种。一株 2～3 年生的这种植物，植株直径可长至约 1.25m，高 1m。种下去的第一年，它的叶柄不要采摘。第二年，整棵植物的叶柄就可以摘下来供食用。摘或割取的位置可以在植株的泥土线。割下后叶柄的两端切掉，其叶子要全部去掉。若是供应给市场的新鲜大黄，有时候一点点叶、根会留在叶柄上，这样就不至于因过早处理把叶柄剥开而使之变干。在超市上卖的时候，服务人员会把叶根全部除尽。一般说来，长在外面大田里的大黄叶柄颜色较深些。大黄有时会在中间长出带花的，会结出果实的叶柄。有些品种比如维多利亚（Victoria）就能长出非常漂亮的白绿色花来。长花和结果的叶柄要尽早切掉，但长花的植物叶柄并没有毒，可以照常食用。大黄若被霜打或冻了，如果叶柄变软或成糊状，就不可食用。因为草酸可能从叶片上迁移到叶柄上造成叶柄有毒性。

有些美国人家中花园就种有大黄，当然主要是在美国北部的家庭中。大黄由于容易生长且长得高大美丽，在花园里真是有资格占有一个最好的位置。在苗圃的目录中经常被列为“必须有的风景植物”（must-have landscape plant）。自家种植大黄，可以有新鲜的叶柄吃，而且，它不需要多少的照顾，仍可以长的很好。另外，在初春，大黄可以收割时，大多数其它蔬菜还未上市。那么一个四口之家，需要大黄叶柄 3～6 棵就够吃了。如果你帮它过冬的话，它会长得更好。具体做法是：在秋天它的叶子掉落后，用堆肥、稻草或其它有机肥料覆盖根部。春天快来的时候，挪走植物边上的覆盖物，让太阳能够把土壤晒暖。在特别寒冷的天气，可以盖上常绿的枝叶来保护它。由于大黄喜阴湿的气候，像地处南方，干燥的得克萨斯州的花园种植者说，在那儿种大黄几乎是不可能的。

美国大黄的真正销售季节是在 3 月份到 9 月份。上市早的（12 月份至次年 2 月份）就是从温室中长出来的（彩图 70-3）。通过对优良根茎进行低温处理，大黄就可以被引入温室种植而使它早熟（彩图 70-4）。下面讲一下如果你自己动手该怎么做，就会比较明白这个过程，商业化只不过是盖很大的温室，把它扩大化的结果。在晚冬的时候，取用大一点的根（2～3 年生的）会容易成功。先将根从地里挖出来，把它们移种到大盆

里。然后，放到房子外面，让它们经历好几次冰冻的天气零下 2～10℃，最好 7～9 周，一般放 3～4周。然后，把它移进室内约 10～18℃，放在一个黑暗的地方，上面用土或木屑盖好。注意要一直保证其有充足的水分。当叶柄长到30～50cm 时收获。叶子很小（彩图 70-5），叶柄很嫩。采摘叶柄的时候，要尽可能从叶柄底部，边往上拉，边把它拧下来。叶柄收获完后，在大黄的根上面盖上保持水分的覆盖物，放到室外让其过冬。春天的时候，把它种到花园里，它还能长出供食用的叶柄来。大黄叶柄在购买或收割后，要存放于 0℃和 95%～100%相对湿度的冷室或冰箱。新鲜大黄叶柄在这种情况下可放 2～4 周。

在美国商业出产的大黄，为了在到顾客手里之前保证其新鲜度，应该在收割后 1 天之内使叶柄的温度降下来，冷却大黄时可用水或空气降温。叶柄通常被包装成 20lb 一纸箱（彩图 70-2），或者每箱 10 袋，每袋 1lb。箱子叠放时要保证空气流通，否则可能会局部过热而致使霉菌生长。其实，田间出产的大黄约 70%是通过一种“快速冰冻过程”而被冰冻起来，然后包装成 30～50lb 一箱。其中一部分叶柄，被包装成罐头：先洗净，再切成小块；若是熟包装则是先放在沸水中煮一分钟，然后在凉水中冷却，这样可以保存亮丽的颜色。包装又可分成干装（不放糖或糖浆），或加糖浆包装，而后再冰冻保存。这样的保存方法对于大黄做成馅饼，果酱等大多数食品时，并不怎么影响其味道。

在作者所居住的华盛顿州，位于著名的雷尼儿火山（Mountain Rainer）的西坡上的 Pierce 郡，该地土地肥沃，气候温和，据说是世界上最适合大黄生长的地方。当地由二三十家种植者组成了“华盛顿州大黄种植者协会”，是全美国出产新鲜大黄和冰冻大黄的最大组织，他们生产全美国近一半的大黄。本章中一些彩图便是由该协会提供的。成立这样的组织有利于统一的质量管理，广告宣传和市场销售。近年来，大田的大黄产量超过 180 万公斤（品种为红色的 Crimson），温室生产的大黄叶柄（品种为红色的 Wine 和 Johnson Red，彩图 69-1）超过 22.5 万公斤，全部新鲜供应给市场。这些大黄销售到全国各地，尤其发运到美国东部城市波士顿，纽约，甚至出口到加拿大的蒙特利尔。有意思的是 Johnson Red 品种，在大田里种是绿色，在温室里长成红色。

（徐　杨）

第71章 大 黄 节

说来有些难以置信，在美国、加拿大、英国和澳大利亚等一些地区有一年一度的举办大黄节，现在能查到约有9个。由此可见，这些地方的居民对大黄的偏爱程度绝不亚于大黄的发源地——中国和其它亚洲地区。大黄作为一种蔬菜，它在美国最重要的年代是在20世纪40年代末和50年代初。那时候，密歇根州的Macomb郡生产全世界65%的大黄叶柄，尤其它是温室大黄工业的世界中心——真是难以置信！当时该郡每年大黄叶柄的产量是225吨！所以，难怪在1953年时作为Macomb郡生产大黄的中心Utica市就被当地的媒体称为“世界大黄之都”（Rhubarb Center of the World）。从历史上看，最早的大黄节恐怕要数1959年在密歇根州的Utica市举行的了！那时，大黄节的节目有：大黄馅饼和大黄菜肴的比赛；种植的大黄叶柄比赛——谁得奖就会授予“大黄国王”的称号，等等。那时候，好多农民将自己种植的大黄拿到当地非常有名的“底特律东方市场”（Detroit Eastern Market）去卖——这是一种在中国很常见的露天菜市场，上面有很高的棚子，故不怕雨。其规模之大，在中国也少见。很多农民和贩子从附近或较远的城市（有一些一大早从外州开车4～5小时）赶过来，把要卖的各种新鲜蔬菜、水果和肉类装在自己的卡车里。这种情况在高度商业化的美国是不多见的。所以，正因为大多数是自产自销，东西就很新鲜，很受欢迎。作者曾在底特律读过书，与其他中国留学生一样，也经常去该市场买菜（1996～2000年间），但却很少见到大黄叶柄出售。其实从1970年左右起，由于能源价格上升，市场需求降低以及劳工成本提高等多方面原因，曾是美国温室大黄发源地和种植中心的密歇根州的温室栽培大黄到如今只有5 400亩了，尽管还是美国种植大黄总面积最大的州中的前3名。Utica市的大黄节也已被遗弃了。这世界变化真是快啊。

但是大黄爱好者们，不要沮丧，位于美国宾州英特考斯城（Intercourse）的厨房用壶村（Kitchen Kettle Village）举办的大黄节却是蒸蒸日上！这个城市本身适宜大黄的生长，但并不属于大黄的主产区。在该城的Kitchen Kettle Village，无论天晴或是下雨，它的大黄节总是在每年的五月的第三个周末（周五和周六）举办，来庆祝该年度大黄的首次收割！作者专门与该村主管娱乐活动的主任Lisa Horn女士取得联系，询问有关活动的情况。所以本章介绍该地的居民如何将大黄引入他们的日常生活。

厨房用壶村始建于1954年，当地农妇生产70多种家产的各色果酱，黄油，调味品，糖浆和果脯，每年吸引逾一百万游人来参观。尽管只有很短暂的历史，但其大黄节今年将举办第21届了。节间每年从全美国各地吸引来一万五千人，来庆祝本地春天的到来。活动包括大黄节独有的大黄食物，饮料，点心，大黄赛车，大黄拱形游戏和游行等。Lisa女士告诉作者，游人中有很多是中国人。据他们称，世界没有一个地方有如此多的形式用大黄来庆祝春天的来临。

2003年大黄节的节目：首项节目是最佳大黄食品比赛，其中分为三个奖项：纯大黄派（馅饼），大黄蛋糕和大黄甜点（彩图71-1）。同时也评出当年最好看的大黄馅饼。胜者可获得130美元的奖金。接下来有两个节目同时上演：有请来的著名喜剧演员Jerry Brown和他的小猴表演小品和音乐演奏会。第二天（周六），先是将获奖的食物切成小块来卖给游人，所得捐给一个全国闻名的慈善机构叫作March of Dimes。这一天中最引人注目的要数“世界上独一无二的”大黄赛车比赛。参赛者用大黄叶柄制成赛车（彩图71-2），然后在有电子计时的赛道上比赛。周六下午还有冠冕大黄国王和女王（从当地的工作人员中评出；彩图71-3），另一个乐队表演的音乐会，街头滑稽表演演员“Geist”的滑稽节目和名叫“尽情欢乐的大黄节”小型游行活动——由该村的创始人Pat Burnley带领一群穿粉红衣服的女士在村里游行。一个村的创始人居然还健在，而且很年轻。这种情况也只有在美国这样年轻而又人口相对不很密集的国家才有可能出现。

这两天中举办的节目还包括一系列由当地大黄食品专家举办的讲座："大黄：从花园到餐桌"，"怎样在做饭中使用大黄果酱和大黄果冻"——由当地的"Food Guy" Tom Rothfus给游人做演示并让他们品尝（彩图71-4），"大黄的花园种植和烹饪技巧"——由当地的大黄专家（她的名字就叫"大黄"——Rhu Barb）主讲（彩图71-5）。有趣的是，还有供人免费品尝用的由大黄制成的各种食物和提供菜谱的地方。另外有许多供孩子们玩的大黄游戏。如点缀姜味饼干（彩图71-6），藏在管中的大黄竞猜游戏，大黄涂脸和喷头发游戏（当然涂或喷成红色和绿色是大黄叶柄的颜色）等。另外游人可以亲眼目睹该地有名的大黄果酱的制作过程。当然，节目中一直有大黄叶柄出售（彩图71-7）。还有一群年轻学生也远道慕名而来。

在2003年获得纯大黄派（馅饼）第一名和最好看大黄派奖的同是宾洲达拉斯城（Dallas Town）的Belinda Myers女士。在此之前，她的大黄派已获得过1999和2002年最好看大黄派奖和其它地区很多食品比赛的奖项。她被誉为"约克郡（York County）最有创造力的烤饼人之一"。她说："烤大黄馅饼比赛很有意思，因为你可以碰到那么多特别好的人。我有一个圈子的朋友就是这样认识的。大家都尝试新的做法，同时也来参加比赛。我们都互相关注对方。"下面就是她获奖的"酥皮椰蓉大黄派（馅饼）"的饼心配方：660g切成小方块的新鲜大黄叶柄，140g糖，85g面粉，1茶匙玉米面，1.5茶匙椰蓉。馅饼皮和酥皮顶端的详细做法以及烤制方法，可参考网络（http://www.kitchenkettle.com/events/rhubarb 2003.shtml）。当然，整个节日中最让人眼花缭乱的就是食物，尤其是本地专为节日做的大黄果酱，悬钩子（raspberry）—大黄果酱，草莓—大黄果酱等。

2004年的大黄节是5月21～22日。美国宾州英特考斯城的大黄节与往年一样也非常热闹（彩图71-8～10）。

接下来，让我们去加拿大Ontario省的Shedden市（离美国东北部的边境城市"汽车城"底特律约两小时路程；彩图71-11），领略它的大黄节的气氛。该地也是北美洲大黄的主要产区之一。它的大黄节今年（2004年）将举办第12届。时间是在六月的第二个周末。据说，那时候天气总是很好，从没下过雨。有好多游人专程坐火车到此地来。除了有用大黄制作的食品比赛和音乐会以外，此地大黄节的一项特色活动是决出"最长的大黄叶柄"和"最大的大黄叶子"。在2003年的比赛中，荣获第一名的分别是105cm长的大黄叶柄和102cm长的大黄叶子。节日中还有一项制作"最高大黄叶柄塔"的比赛。此外，整个大黄节中都有大黄派卖（彩图71-12），当然，组织者们肯定不会遗忘孩子们——这些大孩，小孩们是不是都玩得不亦乐乎！

前面讲过，北美洲的大黄是从欧洲传来的，而且欧洲人也有同样的食用大黄叶柄的历史。所以，如果在欧洲没有"大黄节"的话，是不是会让人觉得很遗憾？值得一提的是，在英国的Wakefield（属于英国大黄主产区Yorkshire，前面已讲过）的大黄节今年已举办过第六届了，从2004年1月29日至2月8日，历时竟达9天！节目包括大黄美味品尝，烹饪表演，演讲，主题午餐，还有一个"大黄农民市场"。该地最有名的地方是"大黄温室养殖房"。举办这个大黄节的时候，正是温室内的大黄开始上市的时候。旅游者可以点燃一支蜡烛进去，据说，可以听到大黄的新枝生长时发出的声响！（彩图71-13～15）这个大黄节也吸引好多附近其它城市的游人前来。当地的大黄特产是"红宝石金奶酪"和大黄酒。

除了在世界上一些地区有大黄节以外，令人惊奇的是，每年的1月23日和6月9日分别是美国全国性的大黄派日和草莓—大黄派日，当然是那些爱好大黄派的人在庆祝。愿所有爱好大黄派的人们都能尽情地庆祝和享用这一自然界赋予人类的美好植物吧！

（徐　杨）

第72章 大黄叶柄化学成分的研究

第一节 大黄叶柄化学成分的研究进展

尽管欧洲人和北美洲人都喜欢食用大黄，但关于大黄叶柄的非常详细的化学成分的研究目前还不多。不像中国国内已经对多种大黄的根和根茎的化学成分做了大量的研究，分离并鉴定了多种重要的化合物。前面已提到过大黄叶柄的营养成分，它含有一定量的蛋白质、碳水化合物、维生素、叶酸和矿物质（见第69章）。按百分比计算，叶柄中含量最多的自然是水95%，除此以外，蛋白质0.5%，碳水化合物4%，在灰份中含有的矿物质0.7%；草酸的含量为0.4%～1%。大黄作为一种含较高酸性物质的植物，它的叶柄除了草酸外，其它主要的酸还有：醋酸、琥珀酸、乳酸、苹果酸和柠檬酸。

加拿大的一个研究小组对大黄叶柄的纤维的化学成分做了研究[4]。具体做法是：从市场上（Edmonton市，在加拿大的Alberta省）买回新鲜的和冰冻的大黄叶柄（Rheum rhaponticum），切成3cm小条，蒸10分钟；然后把液汁压出来弃掉；用水漂洗并挤干后，在干燥器内烘干（85℃100分钟），碾碎。其化学成分鉴定为（g/1 000g干重计算）：蛋白质（56），灰份（56），钙（20），草酸（57），苹果酸（32），不溶性纤维（659）和可溶性纤维（82）。

2003年一个德国的研究小组报道了大黄叶柄的挥发性成分[5]。德国是欧洲最早从中国引入大黄的国家之一。德国人也食用大黄的叶柄。该研究小组用的是从市场上买来的生的大黄叶柄（R. rhabarbarum L.）。大黄叶柄在剥皮或切片的时候会发出一股刺鼻的香味，这源自于其中所含的挥发性成分。他们对该挥发性成分做了非常详细的研究。他们运用了一种较温和的方法来提取挥发油——真空吸附萃取法（Vacuum Headspace Method）；气质联用（GC-MS）和气相层析嗅闻技术（GC Olfactometry）来鉴定产生香味的活性成分。共分离鉴定出78个成分（23种醇，8种醛，15种酯，4种酮，16种酸和12种其它成分）。其中59个是在大黄中首次发现。从叶柄中分离出的挥发性成分和从大黄的根茎中的挥发油成分大不相同。据报道Rheum palmatum L.的根茎中最主要的挥发性成分是倍半萜烯，萜烯以及酚衍生物。这些成分在用真空吸附萃取法从大黄叶柄中提出来的挥发性成分中仅占很少的一部分。

该研究最主要的发现是六碳骨架的化合物占了分离到的挥发性成分的65%。不饱和的六碳醛[如(E)-2-己烯醛和(E)-3-己烯醛]和六碳醇[如(E)-2-己烯醇]是主要的代表化合物。人们早就认识到这些成分是由不饱和脂肪酸被酶催化的氧化降解所生成，并且存在于许多植物和水果中。除此以外，不常见的不饱和(E)-2-己烯酸和(E)-3-己烯酸含量也很高。据报道，这两个成分可以在实验过程中由(E)-2-己烯醛的自氧化而形成。通过实验，这个可能性被排除掉。被鉴定出的含量较高的酯类包括邻苯二甲酸二乙酯、乙酸乙酯、甲酸乙酯和(E)-2-乙烯丁酯，等等。

比较有意思的一组大黄叶柄的挥发性成分是带甲基分支的化合物。这些组分包括常见的代表如2-甲基丁醇和2-甲基丁酸，还有不常见的4-甲基己醇和相应的4-甲基己酸。这些化学性质组分的对映体的组成在另一篇文章中做了深入研究[6]。发现其中(R)-对映体的含量高于(S)-对映体。这是不同寻常的，跟其它水果如苹果、葡萄和菠萝的挥发油中发现的对映体的分配正好相反。而同样的(R)-对映体为主的现象只在藜芦（Veratrum）中发现（V. album和V. viride）。

对气味物质的研究发现了芳香味的主要来源是：(Z)-3-己烯醛，(E)-2-己烯醛，己醛，(E)-2-己烯醇，(E，Z)-2,6-壬二烯醛和紫罗酮。其中含量很高，芳香气味强的(Z)-3-己烯醛因分别被还原或异构化成(E)-2-己烯醇和(E)-2-己烯醛而浓度迅速降低。这可以用来解释切大黄叶柄时刚开始有很强的芳香气味，然后就迅速消失。作者们还发现，如果用饱和的氯化钙来抑制弄碎大黄叶柄时从细胞中释放出的酶的活性，那么挥发性成分的组分是很不一样的。

可喜的是，我们中国的大黄研究者也开始关注大黄叶柄——这一在中国几乎还没有被人们食用的蔬菜。熊辉岩和张晓峰[7]以青海省野生唐古特大黄（Rheum tanguticum）植物地上部分基生和茎生叶柄为研究材料，对它的常规营养成分及维生素 C、氨基酸、无机元素和有机酸进行了分析，结果表明，叶柄蛋白质含量较高，为 5.84%，氨基酸组成全面，而且含量丰富；含有丰富的人体必需无机元素和较高含量的苹果酸。同时，通过药理实验研究，发现地上部分提取物具有一定的抗炎活性和抗衰老效果，为大黄地上生物资源的加工利用提供科学依据。本书编著者们也进行过一些研究（参见本书第七篇大黄的品质评价）作者期待有更多的药用植物研究者关注并研究已经为我们中国人服务几千年的大黄这一植物的另一半：地上部分——叶柄，让我们更全面地了解它，从而能够更充分地利用它。

（徐　杨）

第二节　食用大黄原植物鉴定

食用大黄是指某些大黄品种的叶柄供食用，在美国一般超市的蔬菜部与其它蔬菜一起出售（彩图 68-23、24），有的还有大黄派、大黄酒、大黄酱等大黄食品出售。在本篇其它各章已有详细论述并附有彩图。

食用大黄原植物的品种往往是根据叶柄的颜色和品味来命名分类（详见第 68 章）。但从植物分类学的观点出发，这种命名和分类不太科学。作者从美国华盛顿大学徐杨博士提供的样品和标本进行分类学的鉴定。

食用大黄原植物

食用大黄（彩图 72-1～4）

Rheum rhaponticum L. Sp. P1. 371. 1753

多年生草本，高可达 3 米。根茎粗壮。茎具疏松的膜质托叶鞘，先端裂成细线状。叶多基生，叶片三角状卵形、宽卵形至圆形，长 15～30cm，宽 10～20cm，先端钝尖，基部心形，边缘具皱波；基脉 5（7），明显，在叶背隆起；叶柄肥厚，红色或绿色，可食。圆锥花序顶生，分枝聚拢。花小，多数；花被片 6，粉红色、白色或绿色；雄蕊 9；子房上位，1 室，柱头 3。果实为具 3 翅的小坚果，长方椭圆形或长圆形，长 0.8～1cm，径 7～8mm，两端均凹下，纵脉在翅中间偏内。

园艺杂交种，原产西伯利亚南部，在北美、欧洲等地作蔬菜栽培食用，其叶柄可用于制作馅饼、果酱、沙拉、饮料、果冻、冷饮、调味品，面包，蛋糕，甜点，饼干等。

（陈虎彪　徐　杨　郑俊华）

第三节　食用大黄蒽醌及番泻苷类成分的 LC/MS 分析研究

液相色谱-质谱联用技术（LC/MS）是对中药化学成分进行定性定量分析的最新手段。HPLC 具有高效快速的分离能力，可以将复杂成分体系的各个组分分离开来；MS 则是一种具有高灵敏度、高选择性的检测器，可以为化合物提供丰富的结构信息，从而推导其化学结构。LC/MS 将二者结合起来，对于中药化学成分的鉴定及品质评价具有重要的应用价值。其一，中药提取物中化学成分的鉴定以前必需要求有对照品，很多情况下，这些对照品是很难获得的。而采用 LC/MS 技术则可针对单个化学成分进行一级乃至多级质谱测试，根据这些质谱提供的信息并参考其它资料，在很多情况下即可确定其化学结构。因此，该技术在中药及中成药的指纹图谱研究中亦具有重要的意义。其二，目前研究中药化学成分的常规方法是利用各种提取分离手段，获得一定量（一般需 5mg 以上），对其进行 UV、IR、NMR、MS 等多种光谱分析，从而鉴定其结构。此过程不仅耗费大量实验资源，耗时也长，而且很多存在于中药中的微量成分难以获得。质谱具有很好的灵敏度，对很多化合物的检测限可达到 pg 级甚至更低，从而有可能发现很多微量的新化合物。该方法需样品量少，分析时间短，而提供的信息丰富，准确，对于中药或植物药中化学成分的发现及鉴定具有重要应用价值。

本文采用 LC/MS 技术，对大黄的主要活性成分-蒽醌及番泻苷类进行了分析，阐明了主要已知成分及其相对含量，且发现了多种未曾报道的新成分。利用该技术还对正品大黄、非正品大黄及食用大黄的化学成分进行了比较研究。

实验材料

掌叶大黄（Rheum palmatum L.）、华北大黄（R. franzenbachii Münt.）及食用大黄（R. rhaponticum L.）的根及根茎由郑俊华教授及陈虎彪教授鉴定并提供。取各样品粉末（100目），加25ml甲醇于超声波水浴中振荡提取30分钟，溶液于分析前以0.22μm滤膜过滤即可。每次分析进样量为10μl。

实验仪器及方法

Agilent 1100 高效液相色谱仪与 Finnigan LCQ Advantage 离子阱质谱仪通过电喷雾接口（ESI interface）连接。HPLC 流出液经 2∶1 分流后，导入 ESI 离子源中电离，以负离子方式检测。所获得 $[M-H]^-$ 离子再通过 CID（collision-induced dissociation）技术获得其碎片离子。

实验结果及讨论

实验结果见表 72-1 及彩图 72-5～10，图 72-1～14。从 3 种大黄中共鉴定 20 个化合物，分别属于蒽醌类及番泻苷类，其中 8 个为首次自该属植物中报道。结果讨论如下：

1. 番泻苷类成分仅见于正品大黄中，而在非正品大黄中未检测到。此类化合物是大黄泻下的主要有效成分，因此阐明了非正品大黄无泻下作用或泻下作用弱的原因。此外，我们采用LC/MS技术发现了多种新的番泻苷类成分，表明以前对大黄属植物中此类成分的认识不够全面，这可能是由于这类成分水溶性强，分离纯化难度大。

2. 3 种大黄中均检测到蒽醌类成分的存在，但正品大黄的含量明显高于非正品大黄。蒽醌类大多数以苷的形式存在，而苷元的量均较少。

3. 正品大黄及非正品大黄中均含有较多二苯乙烯苷及葡萄糖芳香酸酯类成分，尤其是华北大黄中二苯乙烯苷类成分含量高，为其主要成分，将在他文详细论述。大黄属其它品种的 LC/MS 研究工作正深入进行之中。

4. 食用大黄根及根茎含有芦荟大黄素-8-O-葡萄糖苷及大黄酚，另含 2 种新的蒽醌类化合物（见表 72-1，NO.7、9、14、19，图 72-4～6、11～13）。NO.9 化合物是被研究的另外两种大黄掌叶大黄和华北大黄中所不含的新成分。

LC/MS 技术在中药现代化研究中的应用前景与展望

1. 用于中药材品种的定性鉴别

很多中药材一直存在着多品种、多来源的问题，目前用于鉴别不同药材品种的主要方法是 TLC 及 HPLC-UV 法。但由于同一药材不同品种往往来源于相近亲缘的植物，其化学成分比较相似，这些方法往往难以找到特征性强的鉴别依据。但 LC/MS 则可以提供每一种成分的大量特征结构信息，从而为不同药材品种提供更加丰富的鉴别特征。例如，唐古特大黄 HPLC 图谱中 7.36 分钟色谱峰与华北大黄的 7.17 分钟色谱峰保留时间十分相似，很容易都认为是大黄酸-8-O-葡萄糖苷，但经质谱测定，发现华北大黄所含成分实际为二苯乙烯类化合物。

2. 用于中药及其制剂的 HPLC 指纹图谱研究

中药 HPLC 指纹图谱是对中药及其制剂的化学成分进行半定量分析的一种技术，对多种中药的质量控制都行之有效。然而，由于缺乏对照品，指纹图谱中的很多指纹峰难以确认其结构。而采用 LC/MS 技术则可快速简便地阐明绝大多数指纹峰的化学实质，这样，对于中药及其制剂的化学组成及相对含量有了全面的认识，亦可以与其药理活性相关联，从而更有针对性地提出质量控制标准。

3. 发现中药中存在的微量新化合物

由于质谱检测器灵敏度高、特征性强的特点，根据中药化学成分的多级质谱裂解规律，很可能检测到微量乃至痕量存在的新化合物，并且初步推导其可能的化学结构。如中药大黄的化学成分已有大量研究，而本次实验继之又鉴定了 8 个新化合物，这些化合物采用传统的提取分离方法是难以获得的。

作为一种新的分析技术，利用 LC/MS 可以从新的层面对中药的化学性质进行认识与阐述。可以预见，该技术必将在中药现代化研究的各个方面发挥十分重要的作用。

表 72-1　LC/MS 法从三种大黄中鉴定的蒽醌及番泻苷类成分

No.	t_R (min)	Identity	Structure	[M-H]⁻	掌叶大黄	华北大黄	食用大黄
1	6.24	Sennoside B	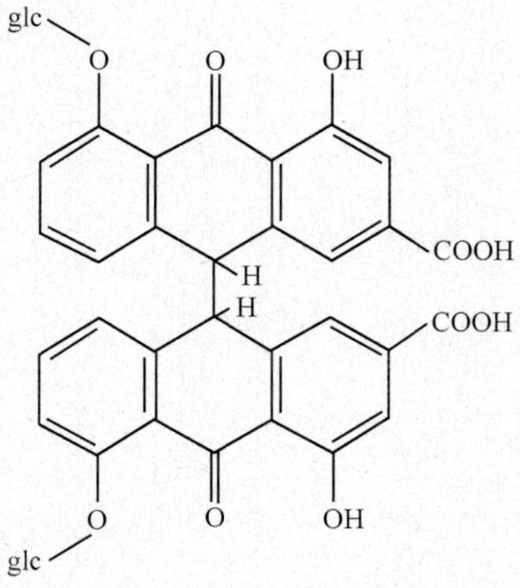	861	+	—	—
2	6.40	Sennoside D	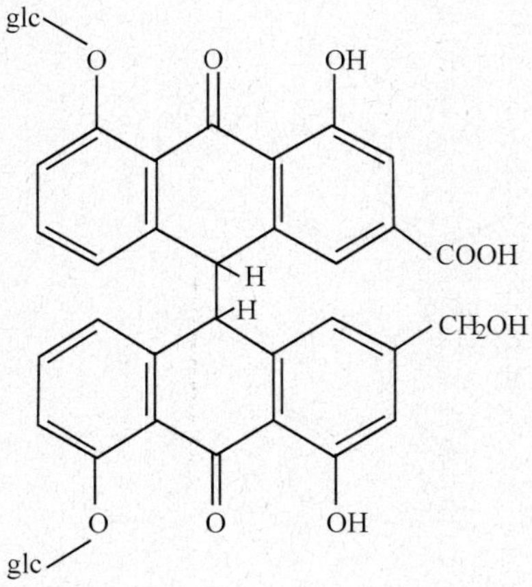	847	+	—	—
3	7.35	Rhein-8-O-glucoside	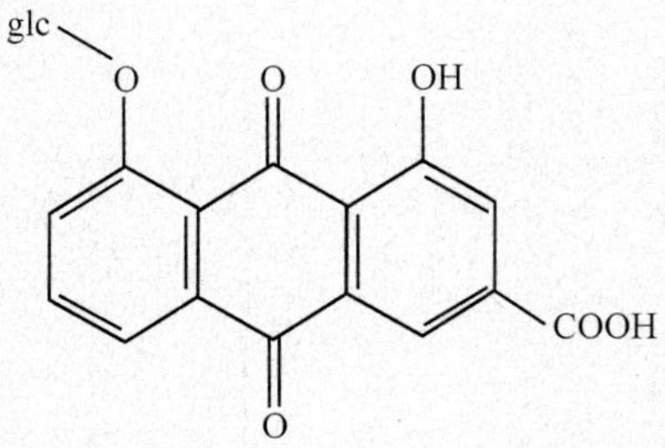	445*	+	—	—
4	8.42	Sennoside C	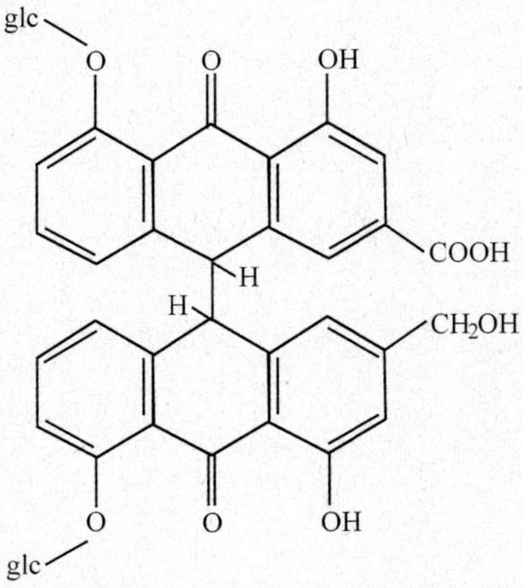	847	+	—	—

续表 72-1

No.	t_R (min)	Identity	Structure	[M-H]⁻	掌叶大黄	华北大黄	食用大黄
5	8.95	Sennoside A	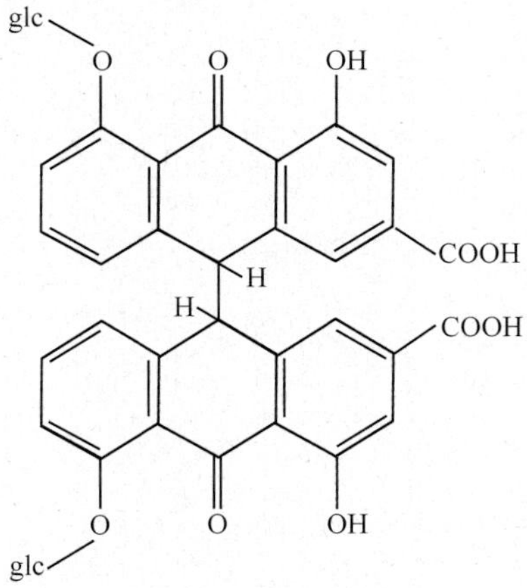	861*	+	−	−
6△	12.79	(图 72-1)	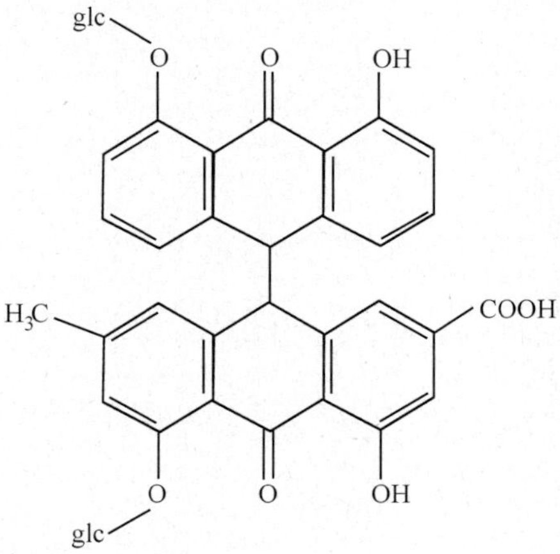	831	+	−	−
7	13.30	Aloe-emodin-8-O-glucoside	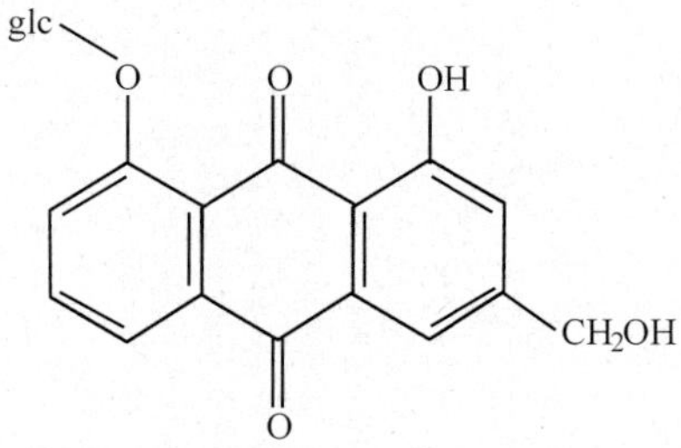	431*	+	+	+
8△	14.22	(图 72-2、3)	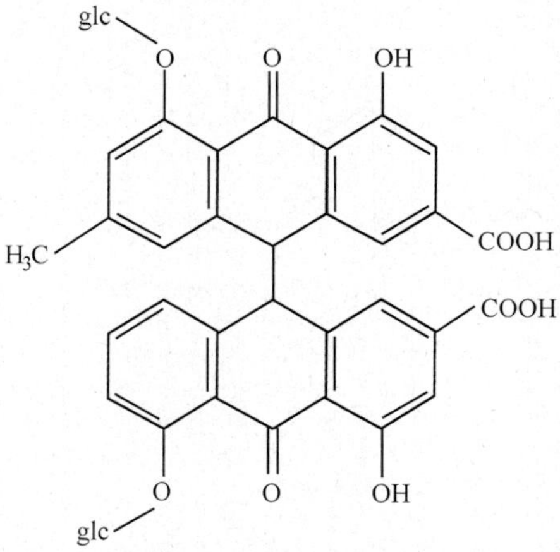	873	+	−	−

续表 72-1

No.	t_R (min)	Identity	Structure	[M-H]⁻	掌叶大黄	华北大黄	食用大黄
9△	17. 36	(图 72-4～6)	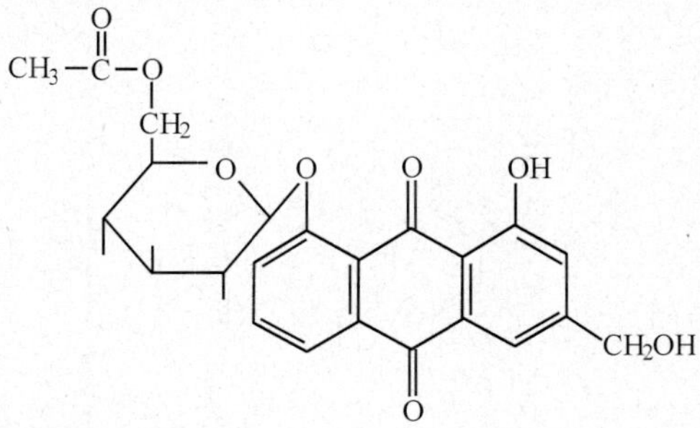	473	－	－	＋
10△	18. 22	(图 72-7)	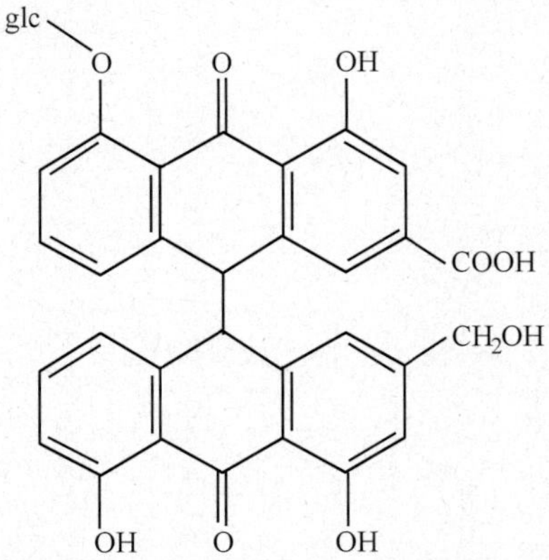	685	＋	－	－
11△	19. 14	(图 72-8、9)	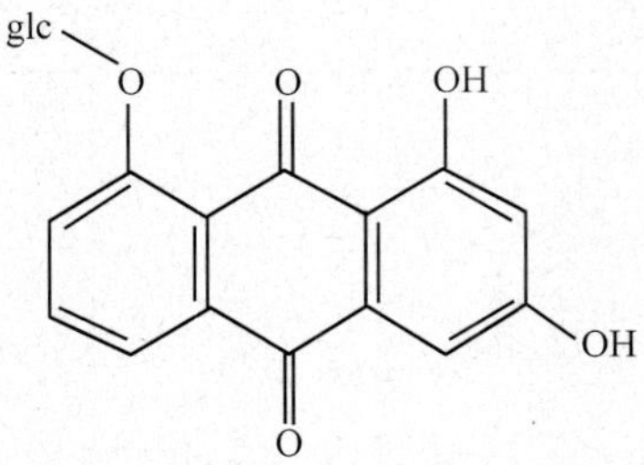	417	＋	－	－
12	20. 05	Emodin-8-O-glucoside	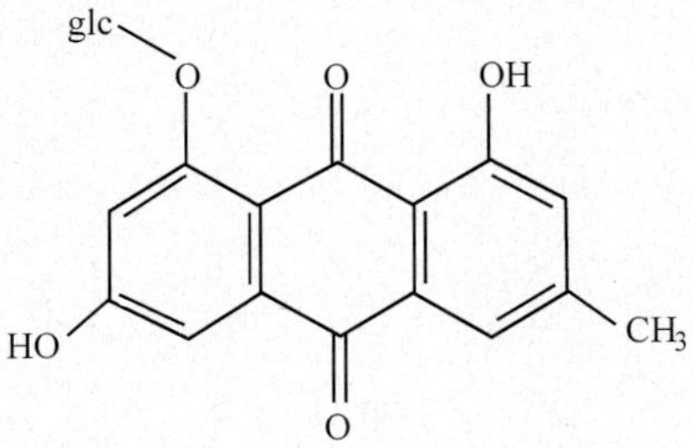	431*	＋	－	－
13△	20. 80	(图 72-10)	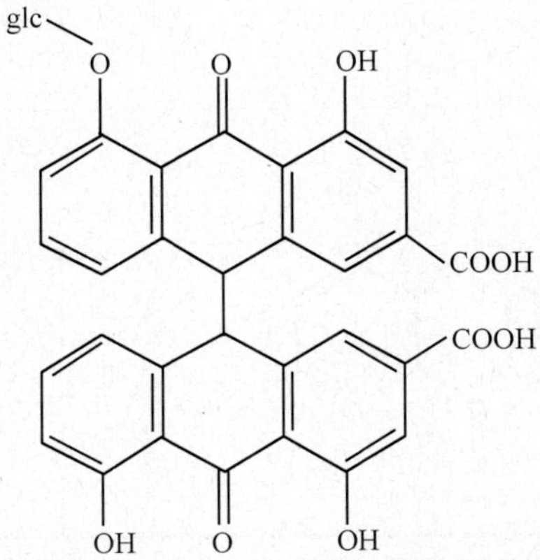	699	＋	－	－

续表 72-1

No.	t_R (min)	Identity	Structure	$[M-H]^-$	掌叶大黄	华北大黄	食用大黄
14△	22.63	(图 72-11～13)	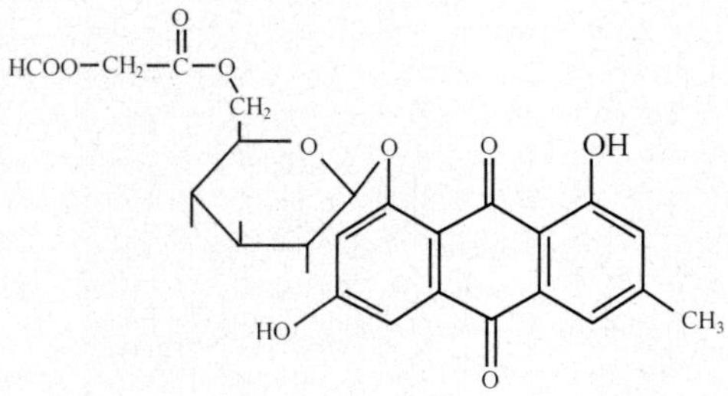	517	+	+	+
15△	25.74	(图 72-14)	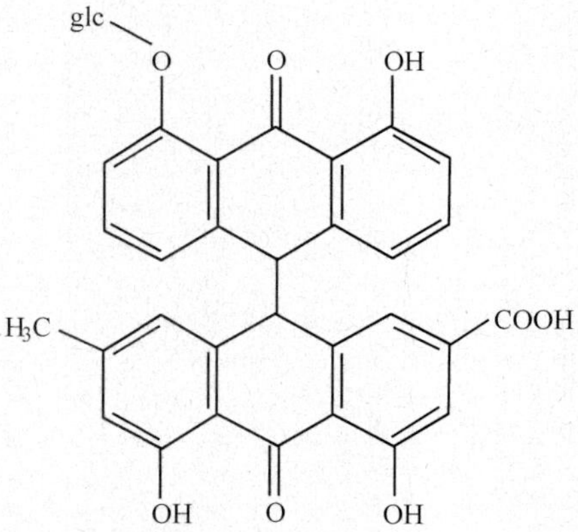	669	+	—	—
16	28.45	Aloe-emodin	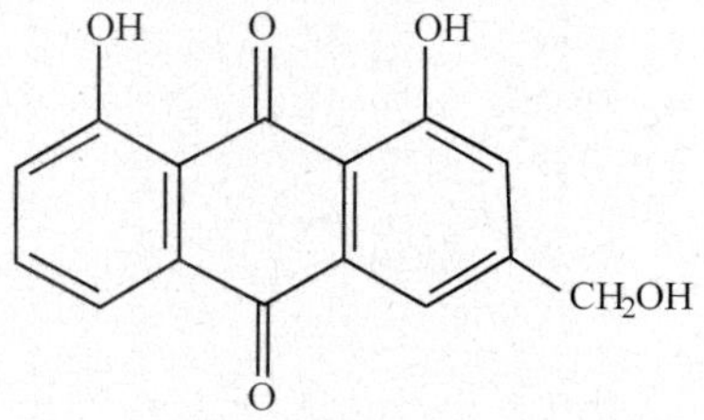	269*	+	—	—
17	29.26	rhein	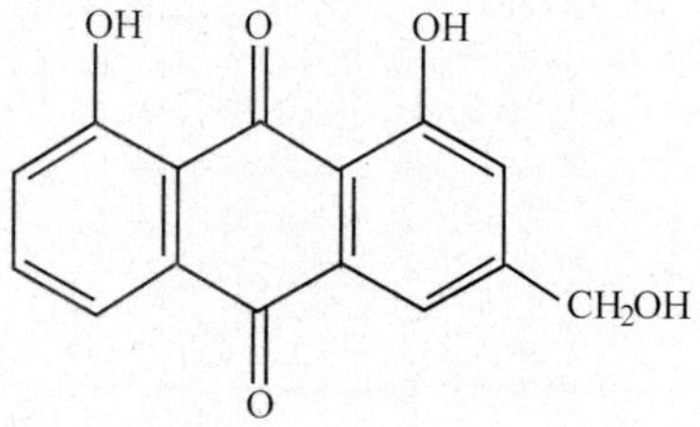	283*	+	—	—
18	31.44	Emodin	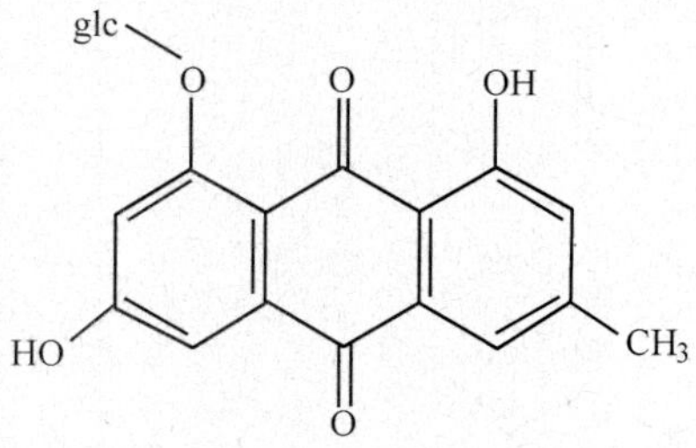	269*	+	+	—

续表 72-1

No.	t_R (min)	Identity	Structure	$[M-H]^-$	掌叶大黄	华北大黄	食用大黄
19	35.21	chrysophanol	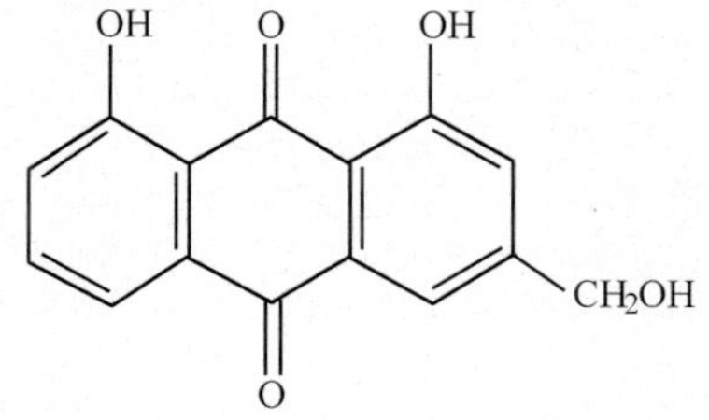	253*	+	+	+
20	36.99	physcion	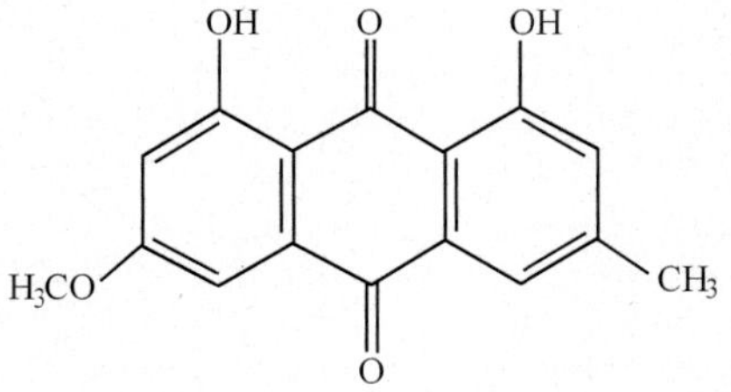	283*	+	—	—

*：经与对照品比较

Δ：新化合物、并附有图谱

（叶　敏　韩　健　陈虎彪　徐　杨　郭洪祝　果德安　郑俊华）

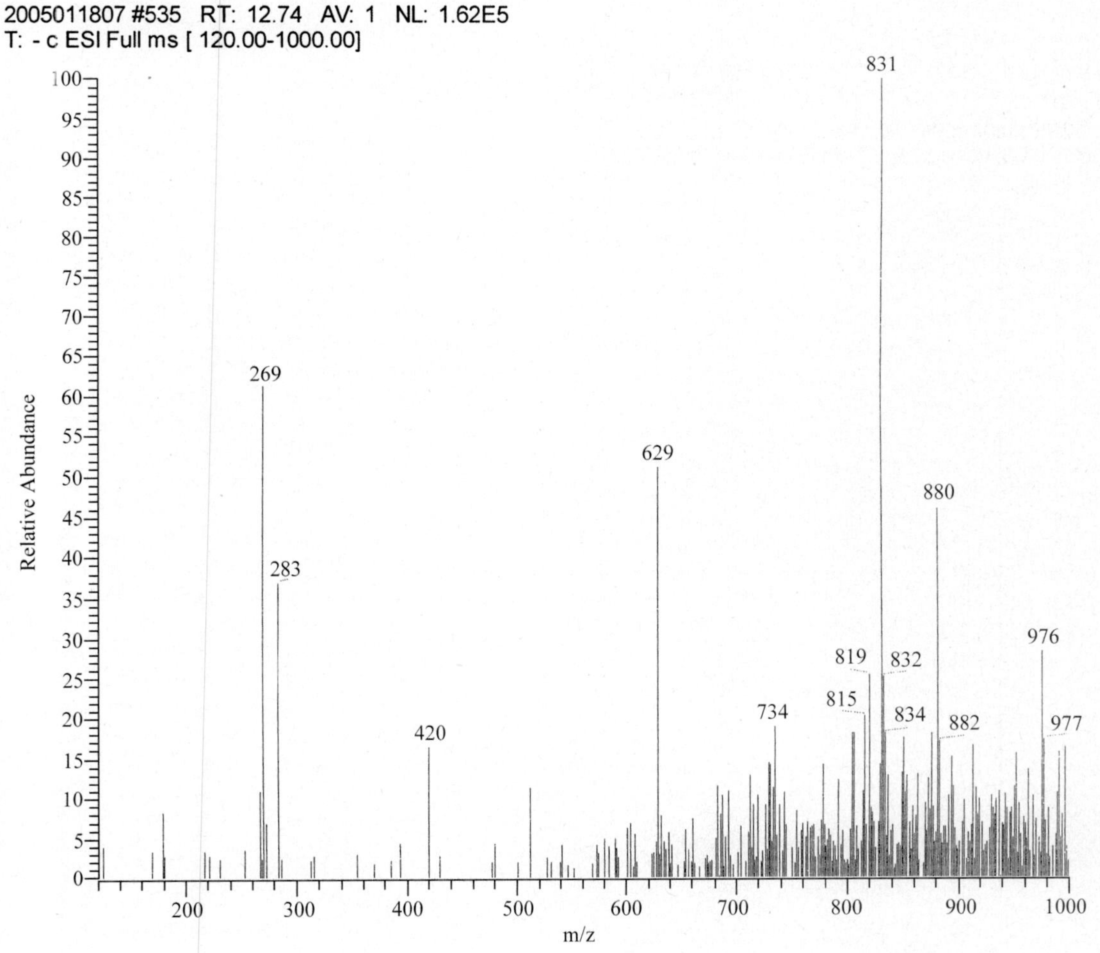

图 72-1　化合物 6 的一级质谱图

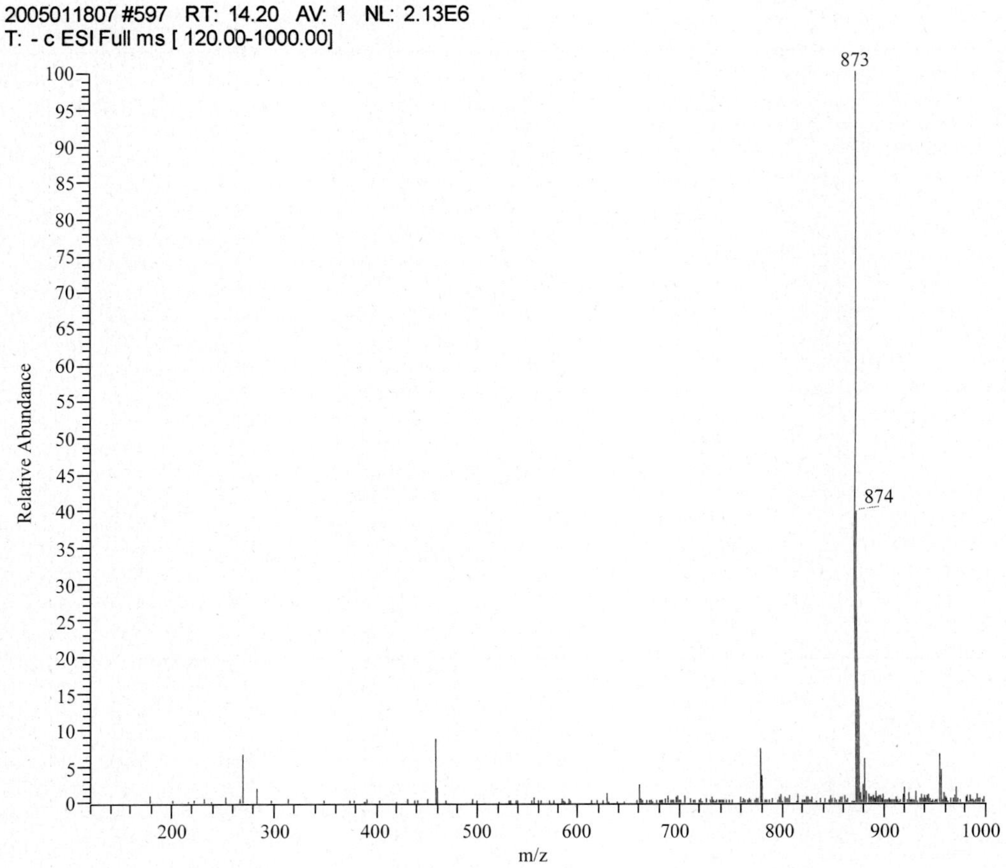

图 72-2 化合物 8 的一级质谱图

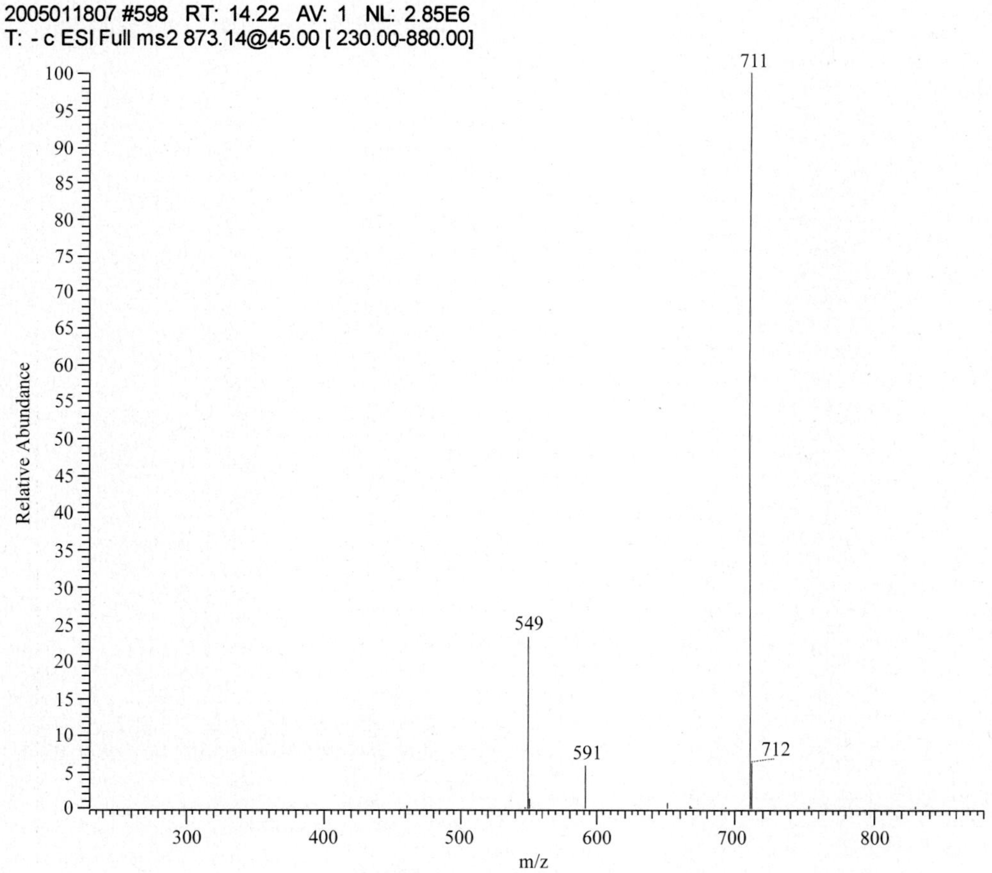

图 72-3 化合物 8 的 MS/MS 质谱图

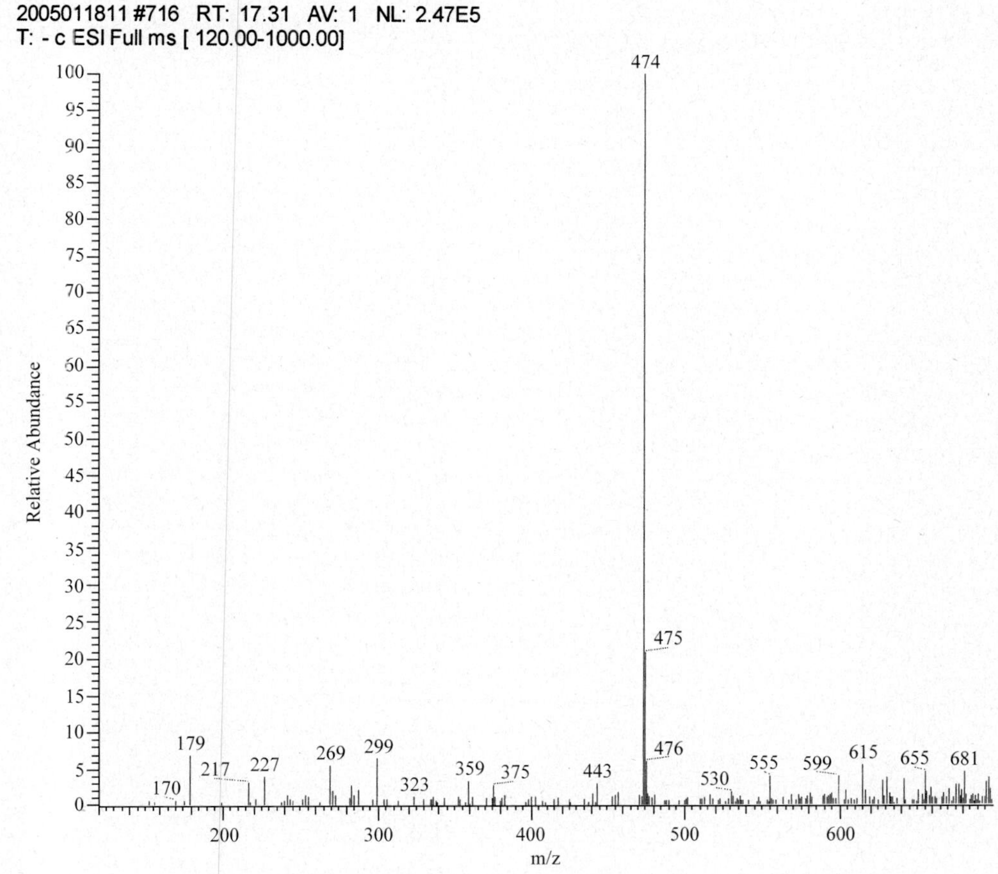

图 72-4　化合物 9 的一级质谱图

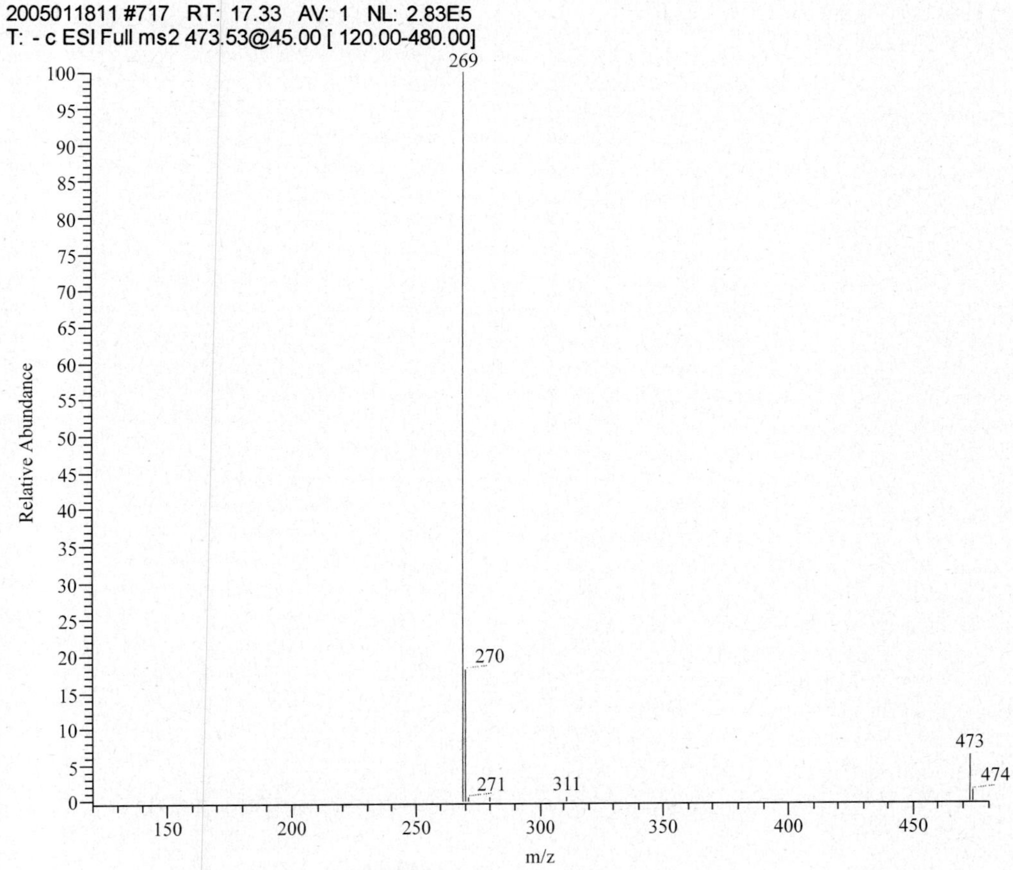

图 72-5　化合物 9 的 MS/MS 质谱图

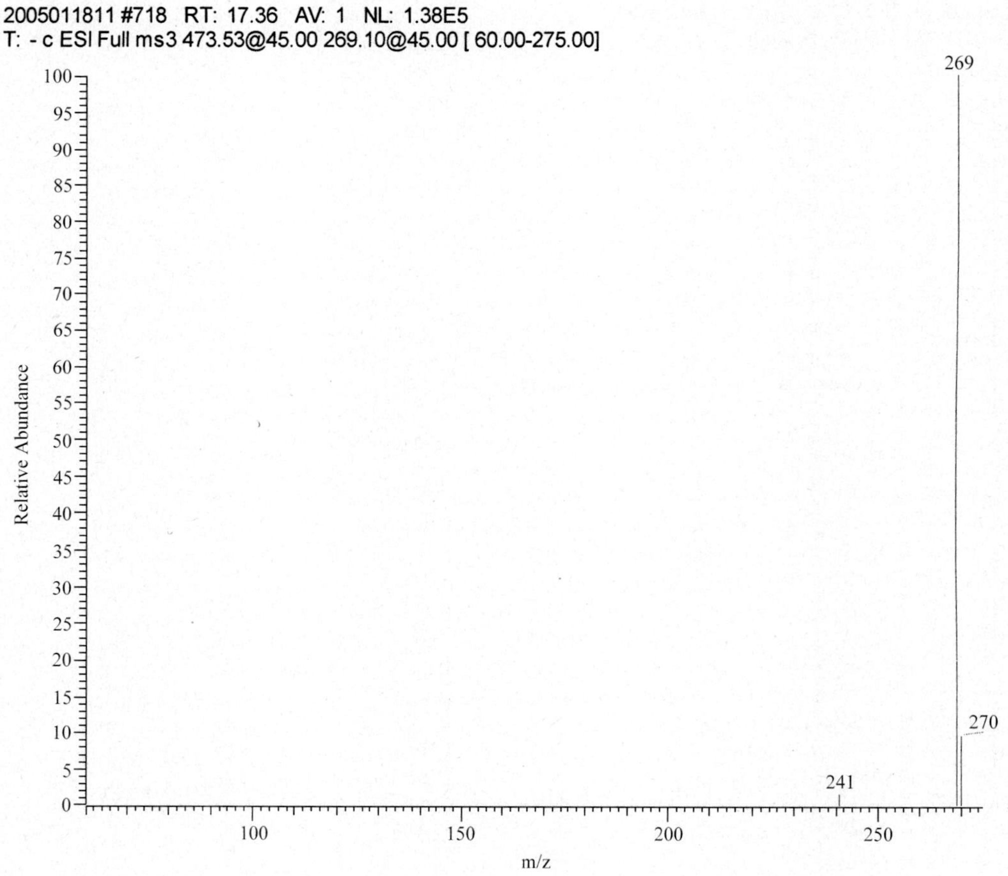

图 72-6 化合物 9 的 MS^3 质谱图

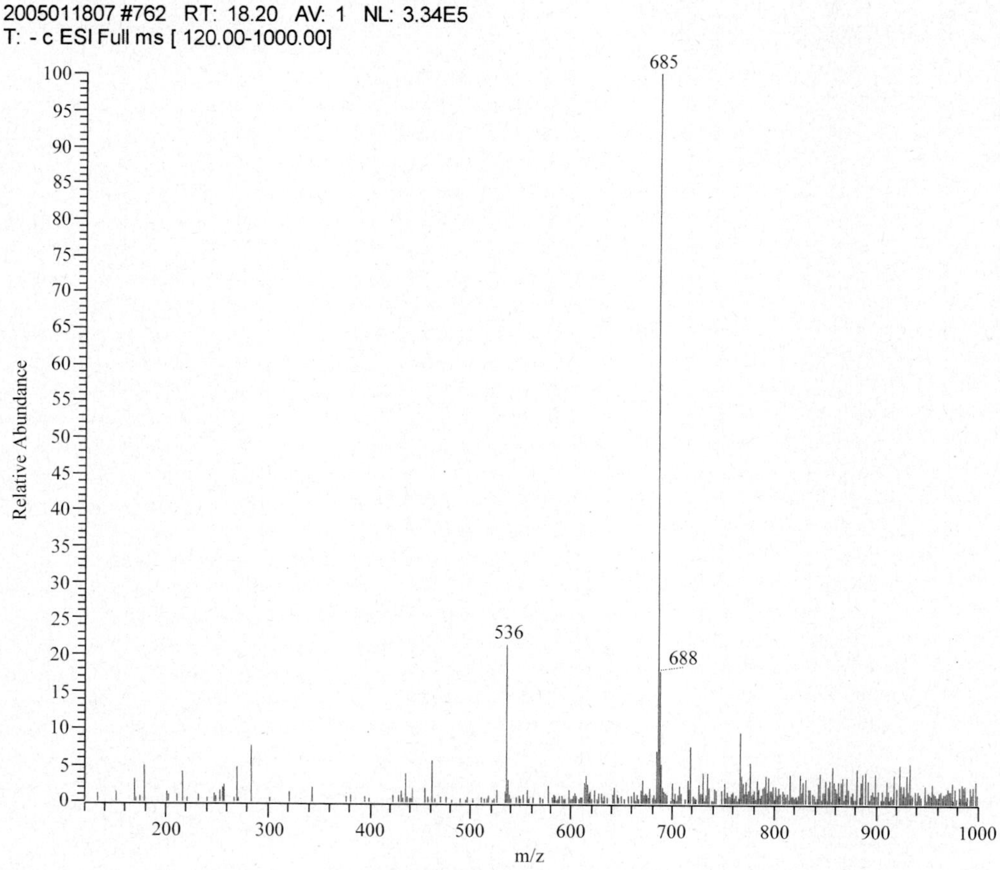

图 72-7 化合物 10 的一级质谱图

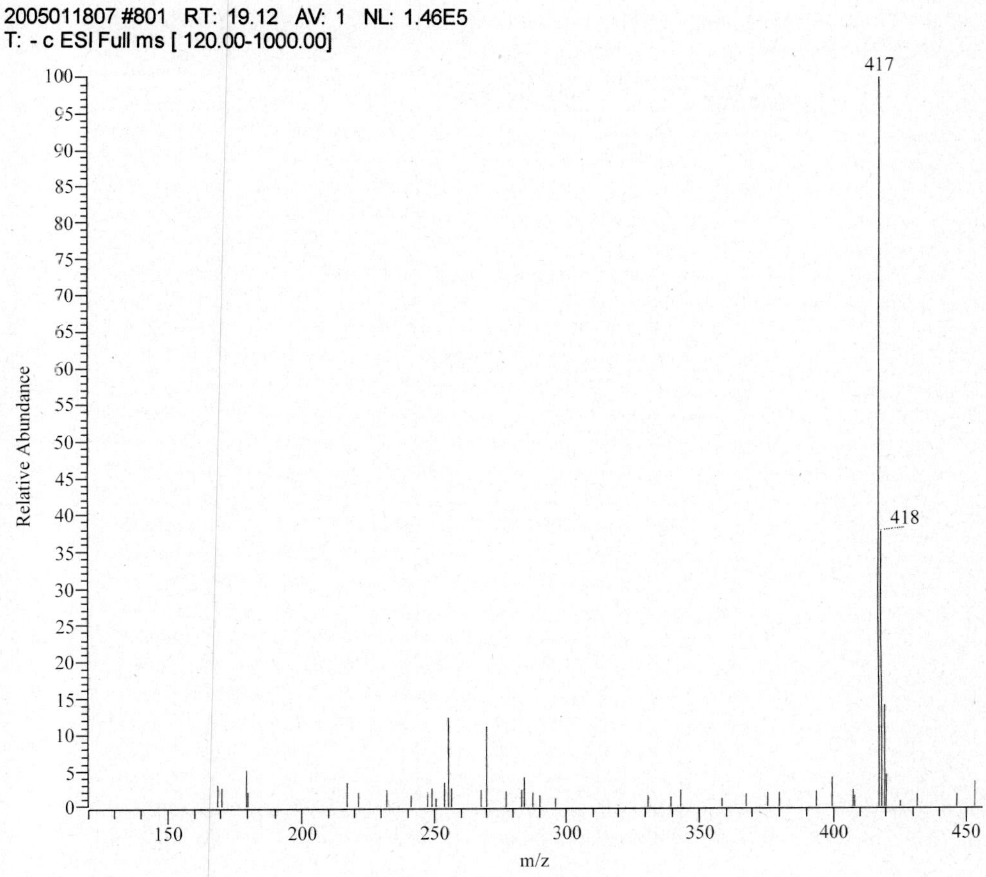

图 72-8　化合物 11 的一级质谱图

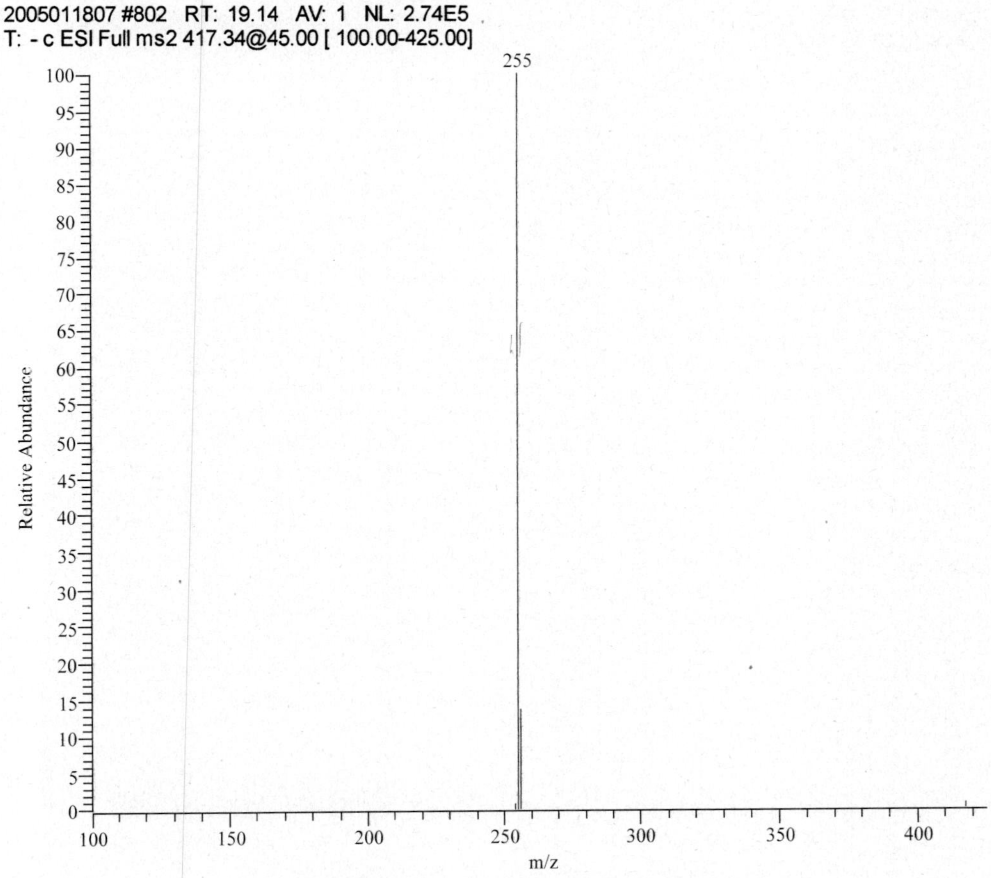

图 72-9　化合物 11 的 MS/MS 质谱图

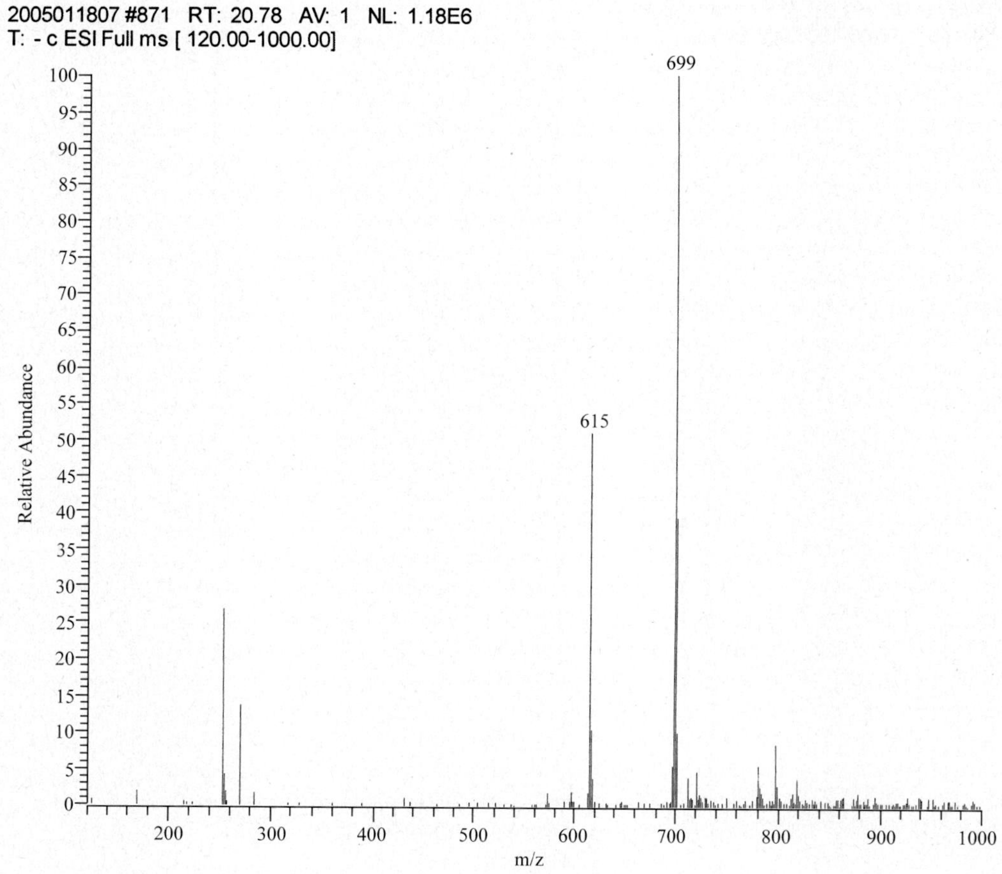

图 72-10 化合物 13 的一级质谱图

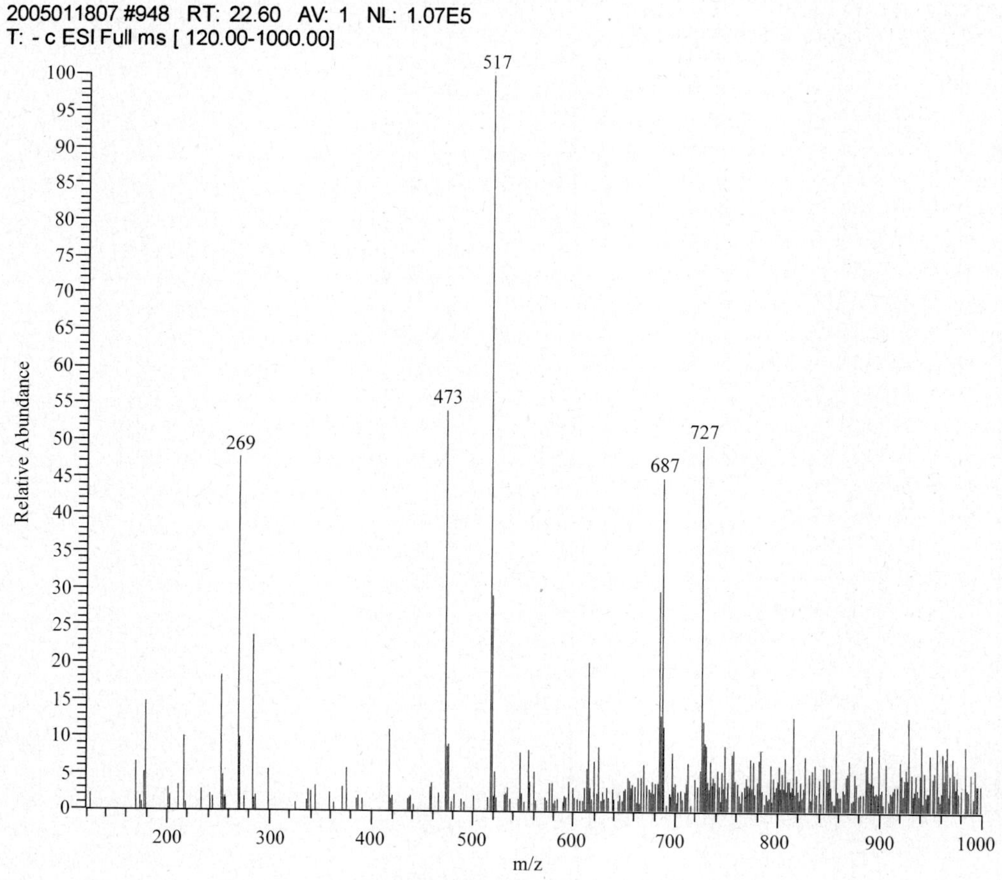

图 72-11 化合物 14 的一级质谱图

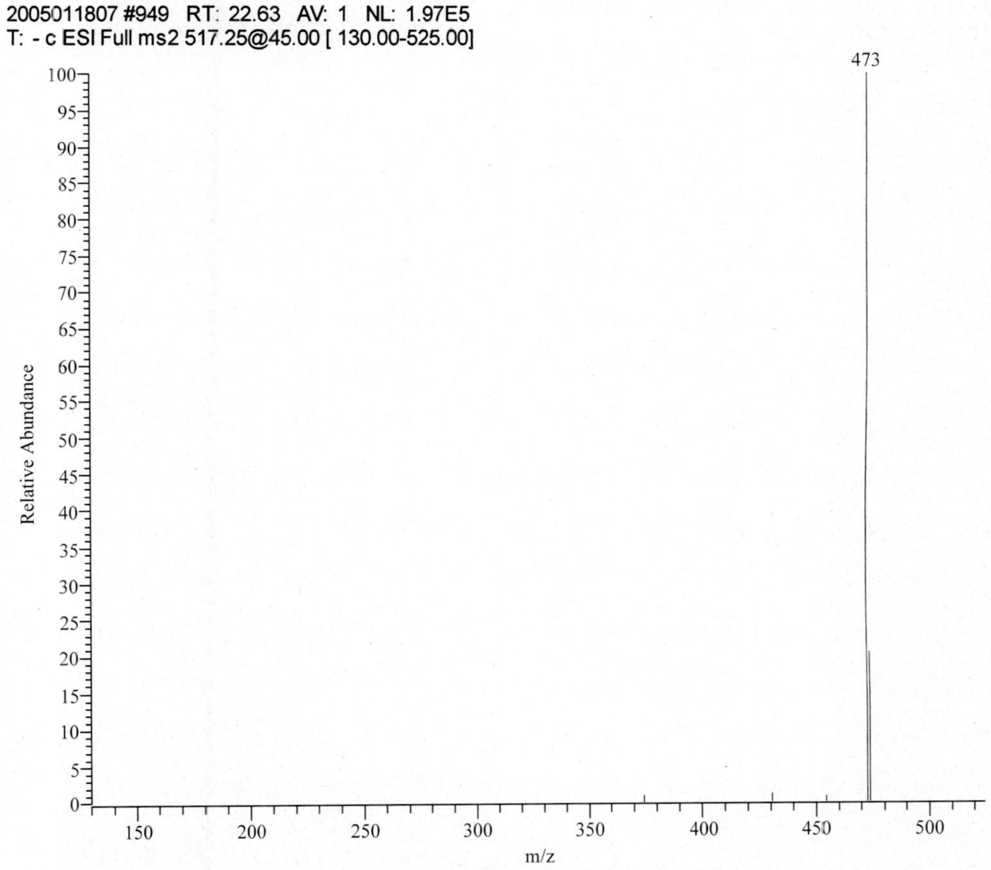

图 72-12 化合物 14 的 MS/MS 质谱图

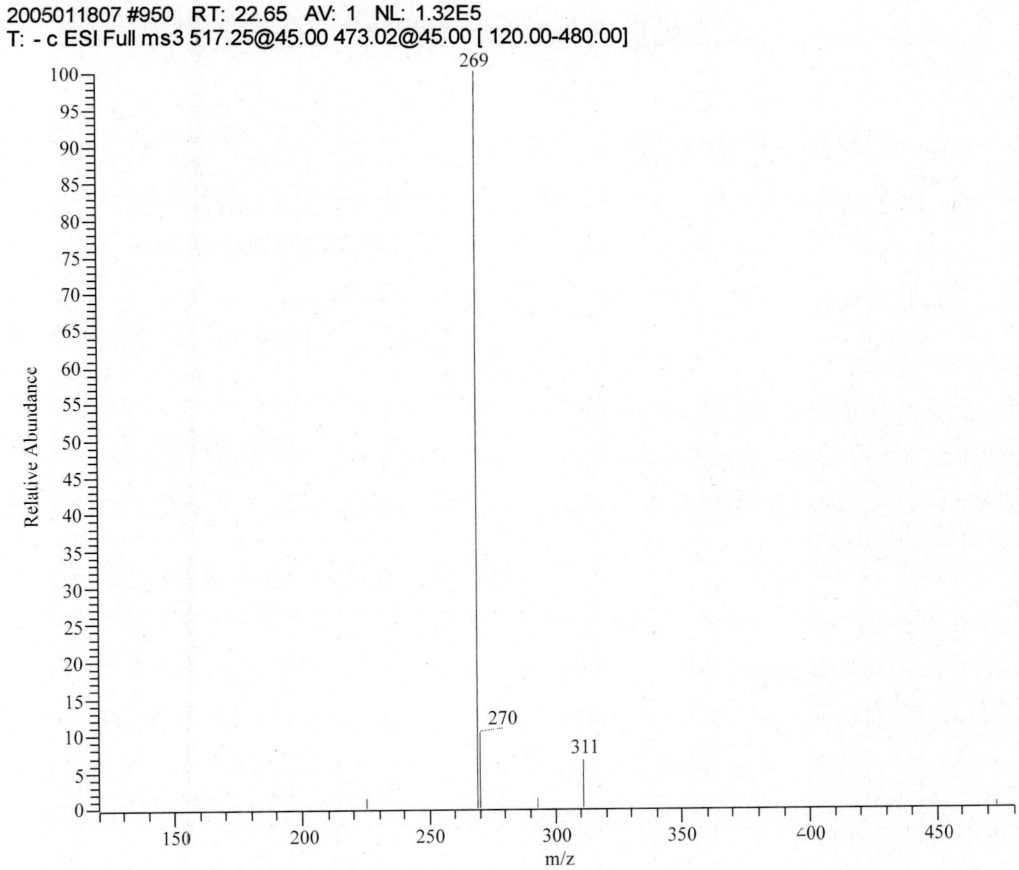

图 72-13 化合物 14 的 MS^3 质谱图

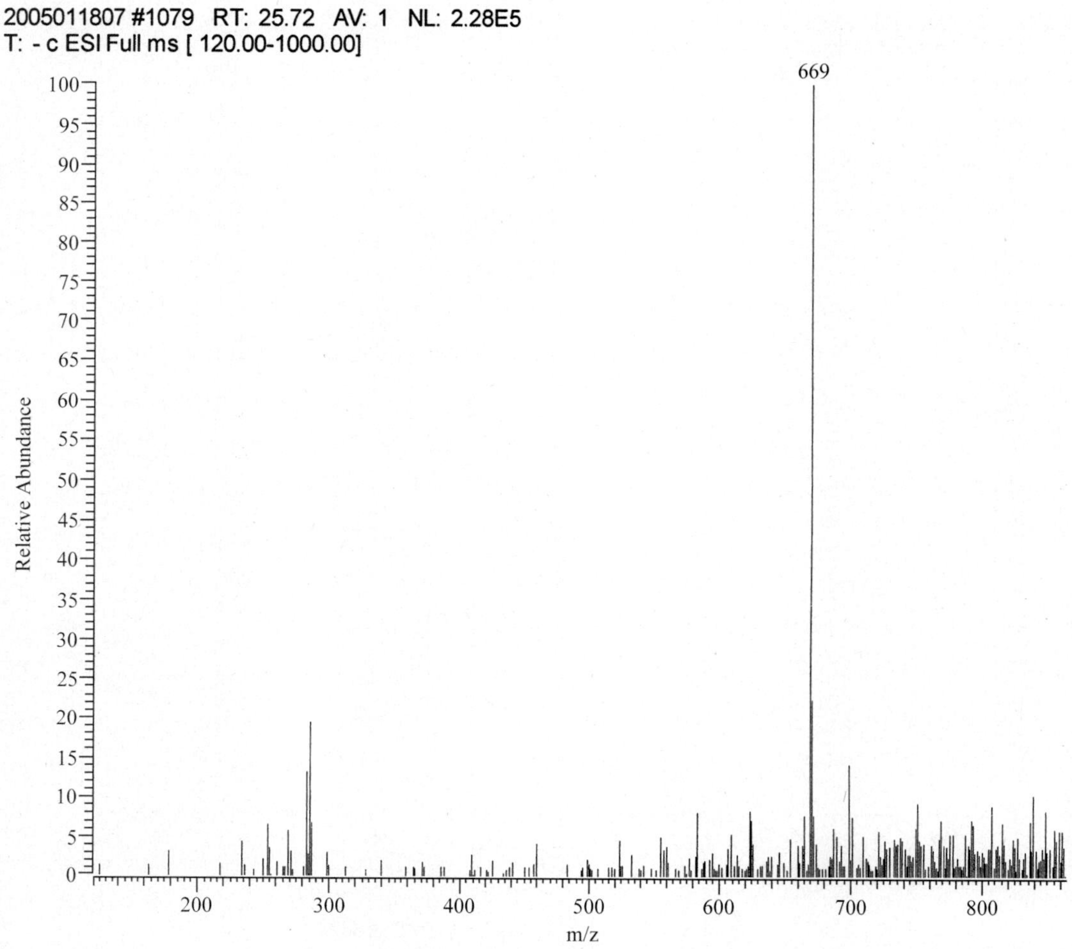

图 72-14 化合物 15 的一级质谱图

第四节 食用大黄叶柄微量元素的测定

材料与方法

1. 实验材料

供测定用的食用大黄叶柄系美国华盛顿大学药学院药剂教研室徐杨博士提供。食用大黄，叶柄 2005.2.10. 徐杨购自美国华盛顿州西雅图市大都市市场（Metropotition Market），经 80℃干燥，备用。

2. 实验仪器及参数

ELAN DRCII ICP/MS 仪器操作参数

（1）电感耦合等离子体参数 RF 功率：1050W 冷却气流量(Ar)：15.00L/min 辅助气流量(Ar)：1.80L/min 载气流量(Ar)：0.90L/min

（2）质谱仪参数 分析室真空：0.89×10^{-6} Torr 脉冲电压：900V

（3）测量参数 分辨率（10%峰高）：0.8amu (Nor)，0.6amu(H) 停留时间：100ms 重复次数：5 测量点峰：1 循环次数：5 样品分析时间：10.3s 样品提升量：1ml/min

3. 实验方法

干燥食用大黄叶柄粉碎后按常规方法处理供测定用。

结果与讨论

测定结果列于表 72-2 及图 72-15a、b、c。

表 72-2 食用大黄叶柄微量元素的含量（μg/g）

元素名称	含量 μg/g	元素名称	含量 μg/g
Li	0.008	Rb	2.631
Be	0.002	Sr	1.219
B	1.208	Y	0.029
Na	4.458	Zr	0.022
Mg	648.587	Nb	0.001
Al	16.170	Mo	0.049
Si	1.192	Ag	0.003
P	1500.093	Cd	0.039

续表 72-2

元素名称	含量 μg/g	元素名称	含量 μg/g
Ca	490.146	Sb	0.005
Sc	0.003	Cs	0.016
Ti	0.106	Ba	0.391
Cr	0.513	La	0.049
Mn	7.956	Ce	0.069
Fe	3.990	Pr	0.010
Co	0.036	Nd	0.034
Ni	1.222	Sm	0.005
Cu	5.504	Eu	0.001
Zn	5.164	Gd	0.009
Ga	0.007	Tb	0.001
Ge	0.007	Dy	0.006
As	0.148	Er	0.002
Br	0.418	Yb	0.001
Pb	1.103	W	0.004
Bi	0.001	Ho	0.001
Sn	0.043		

1. 测定结果表明，食用大黄叶柄检出 49 种微量元素（表 72-2）。

2. 在检出的 49 种微量元素中有 4 种为必需元素，且含量很高，Na(4.458μg/g)、Ca(490.146μg/g)、Mg(648.587μg/g)、P(1 500.093μg/g)。有 10 种必需微量元素：Fe(3.99μg/g)、Cu(5.504μg/g)、Zn(5.164μg/g)、Mn(7.956μg/g)、Co(0.03μg/g)、Mo(0.049μg/g)、Cr(0.513μg/g)、Sn(0.043μg/g)、Si(1.192μg/g)、Li(0.008μg/g)、Ni(1.222μg/g)。

3. 在检出的 49 种微量元素中，有些是有害的元素，如 As、Cd、Pb、Sb、Be、Ba 等，但含量都很低。

4. 微量元素与人体的健康和疾病有着极为密切的关系，特别是生命必需的微量元素，在许多生物大分子：核酸、蛋白质、酶、激素和维生素中都具有特异的生理功能，为细胞正常的新陈代谢所必需。值得重视的是微量元素过多或不足对健康都是有害的，即便是人体所必需的微量元素，如果超过一定量也是有害的。本研究对开发利用大黄叶柄提供了一定的参考资料。

附：彩图 34-2。

（王耐芬　王小燕　徐　杨　陈虎彪
叶　敏　王京宇　郑俊华）

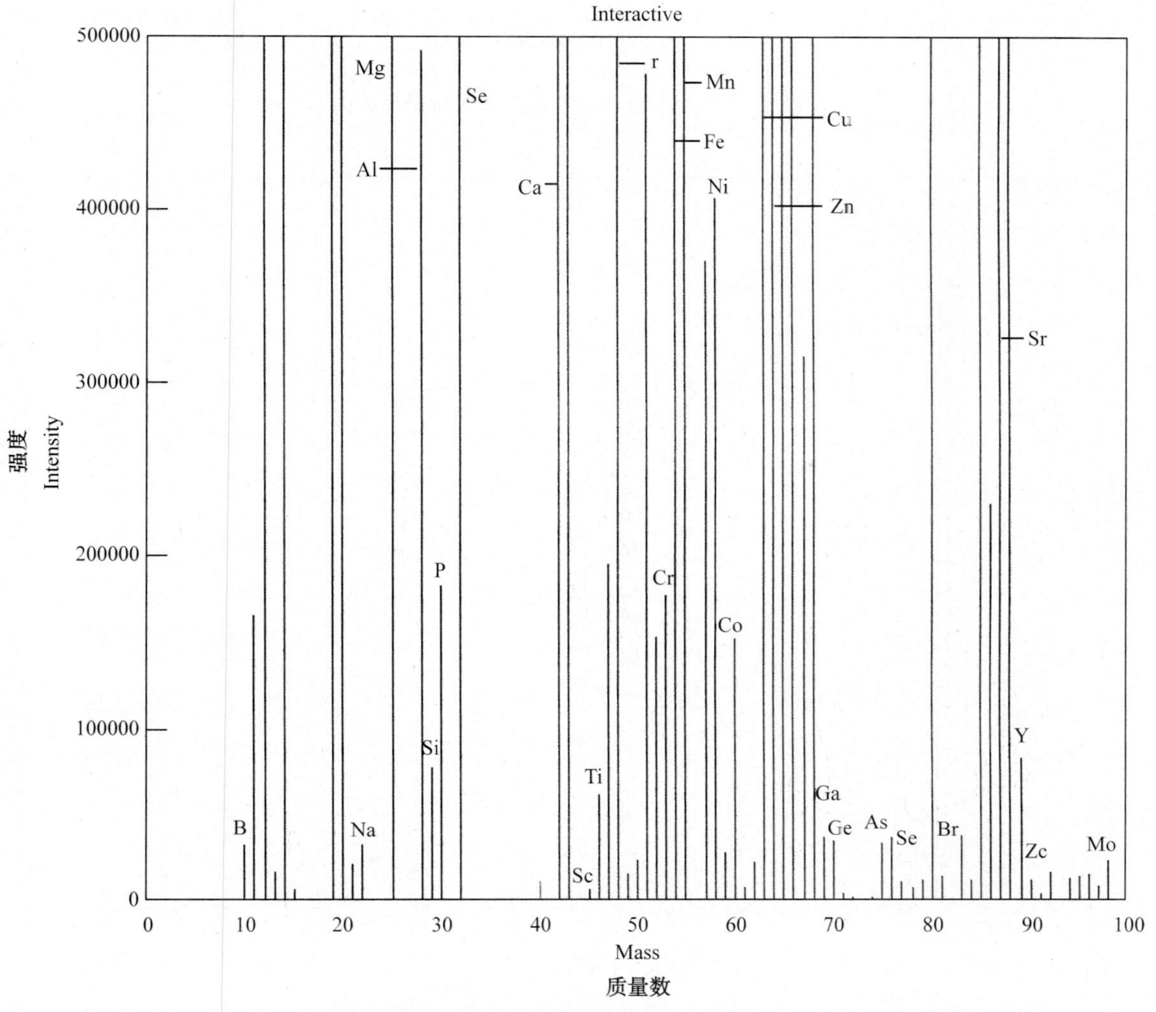

图 72-15a　食用大黄叶柄微量元素全量质谱图

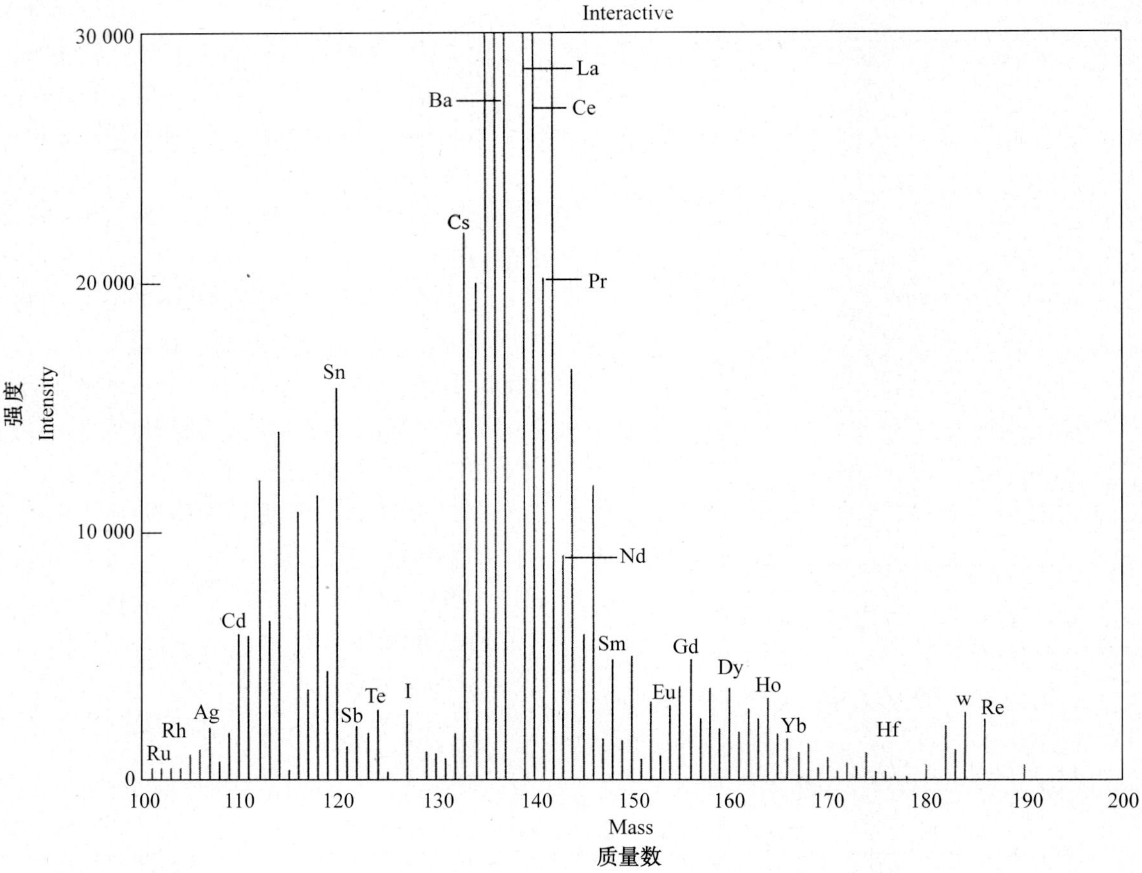

图 72-15b 食用大黄叶柄微量元素全量质谱图

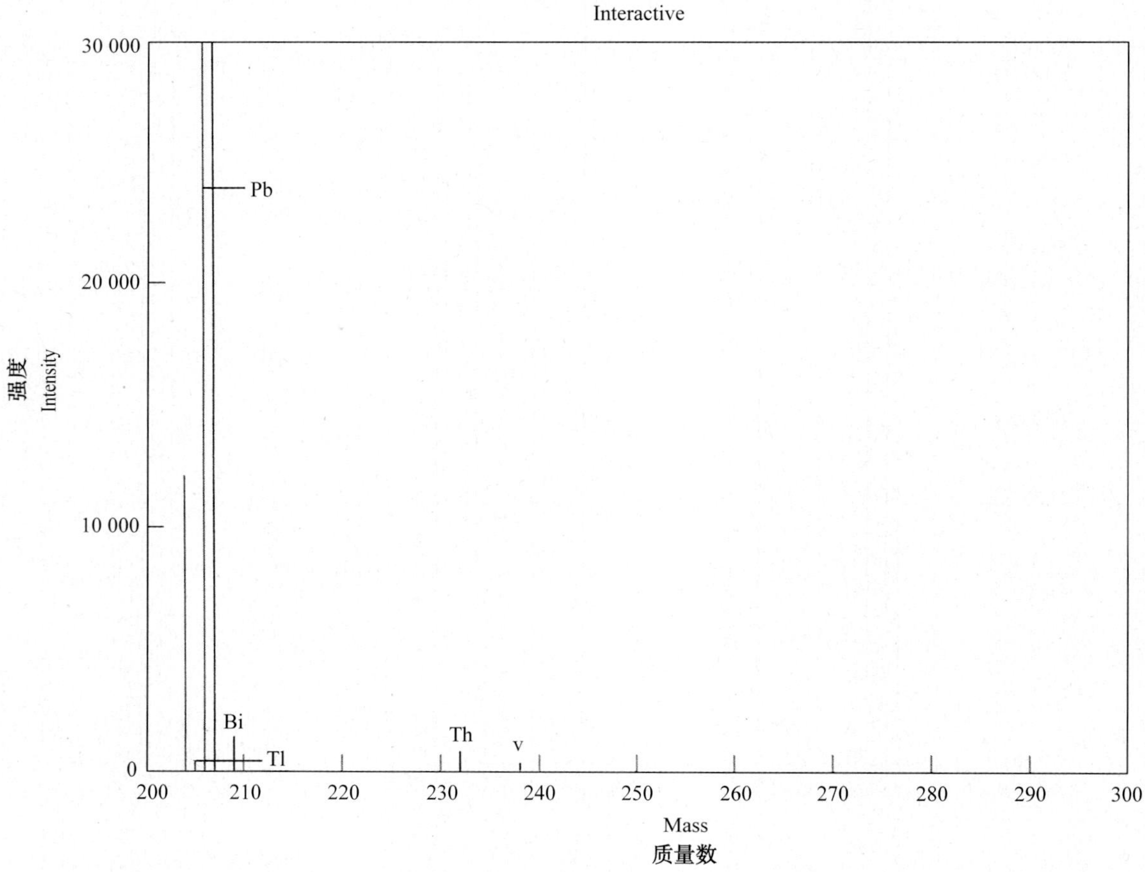

图 72-15c 食用大黄叶柄微量元素全量质谱图

第五节　食用大黄叶柄的氨基酸定量分析

材料与方法

1. 实验材料

供分析用食用大黄叶柄系美国华盛顿大学药学院药剂教研室徐杨博士提供。食用大黄叶柄2005.2.10. 徐杨购自美国华盛顿州西雅图市大都市市场（Metropotition Market），经 80℃干燥，备用。

2. 实验方法、仪器与试剂

按本书第 33 章第一节所述方法进行测定。

结果与讨论

测定结果列于表 72-3 及图 72-16。

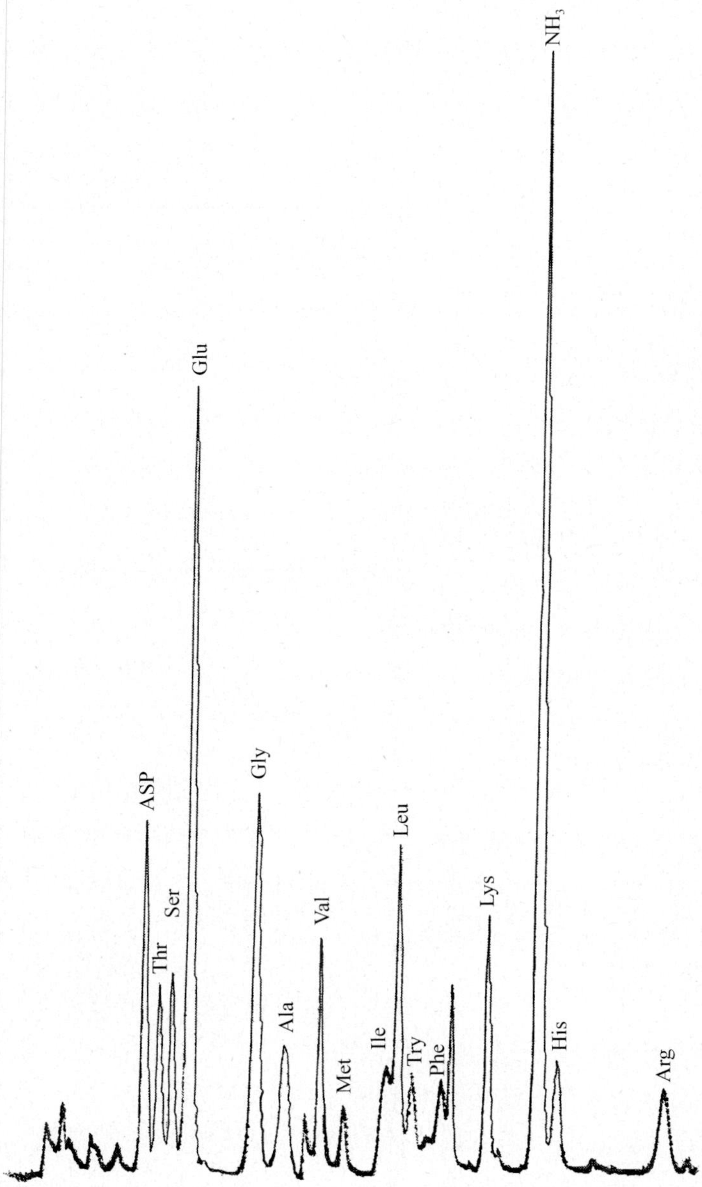

图 72-16　食用大黄叶柄氨基酸分析图谱（各峰位名称见表 72-3）

表 72-3 食用大黄叶柄样品中氨基酸含量（mg/g）n=3

氨基酸名称		含量
天冬氨酸	ASP	4.25
苏氨酸	THR	1.87
丝氨酸	SER	1.70
谷氨酸	GLU	10.48
甘氨酸	GLY	2.46
丙氨酸	ALA	2.99
缬氨酸	VAL	3.33
蛋氨酸	MET	1.02
异亮氨酸	ILE	3.00
亮氨酸	LEU	3.23
酪氨酸	TYR	1.22
苯丙氨酸	PHE	1.21
赖氨酸	LYS	2.82
组氨酸	HIS	1.12
精氨酸	ARG	2.84
脯氨酸	PRO	1.72
总含量（mg/g）		45.26

表 72-3 测定结果表明：

1. 食用大黄叶柄含有 16 种氨基酸，总含量高达 4.53%。由于氨基酸是构成蛋白质的基本单位，合成人体激素、酶以及抗体的原料，参与人体新陈代谢的各种生理活动，在生命活动过程中显示特殊作用。因此，食用大黄叶柄在美国西方许多国家用作蔬菜食品是有其科学根据。

2. 在测出的 16 种氨基酸中，含量最高的是谷氨酸（1.05%），其次是天冬氨酸（0.43%），最低的是蛋氨酸（0.10%）。氨基酸在临床上用作治疗剂十分广泛，在保健方面的应用也迅速发展，详见本书第 33 章。

（林 明 陈虎彪 徐 杨 郑俊华）

第六节 食用大黄叶柄 HPLC 指纹图谱分析

针对美国超市蔬菜部出售的食用大黄叶柄，进行了 HPLC 指纹图谱分析，采用与药用大黄根茎相同的色谱条件，测试叶柄的 HPLC 图谱，通过与根茎的图谱进行比较，以初步确定食用大黄叶柄中所含化学成分与根茎的异同之处。

实验部分

1. 实验材料

食用大黄叶柄，徐杨购自美国华盛顿州西雅图市大都市市场（Metropotition Market）经 80℃干燥，备用。食用大黄品种经陈虎彪教授鉴定为：Rheum rhaponticum L.（见本章第二节）。

2. 仪器与试剂

Agilent 1100 高效液相色谱仪，配置为：四元低压梯度泵，柱温箱，二极管阵列检测器，ChemStation 色谱工作站。色谱柱为 Agilent Zorbax SB-C18 5μm，4.6mm I.D×150mm，连接以 Zorbax SB-C18 保护柱。甲醇为 HPLC 级（美国 J.T.Baker 公司），液相用水为重蒸水，经 0.45μm 微孔滤膜过滤。其余试剂均为分析纯。

3. 色谱条件

流动相：A：甲醇-水-甲酸（10∶90∶0.1）；B：甲醇-水-甲酸（80∶20∶0.1）梯度程序见表 72-4。

表 72-4 指纹图谱分析梯度程序

时间（min）	A%	B%
0.0	97	3
3.5	97	3
5.5	95	5
12.0	70	30
42.0	40	60
65.0	0	100
80.0	70	30
85.0	97	3
90.01	97	3

柱温：40℃

流速：1.0ml/min

检测波长：280 nm，360nm

进样量：5μl

4. 样品制备

取大黄叶柄粉末 0.5g，精密称定，加入 50%丙酮 30 ml 超声提取 30 分钟，滤过，残渣再加入丙酮超声提取 30 分钟（25ml×2），滤过，合并滤液，减压浓缩至干，残渣以 50%甲醇溶解，转移至 10ml 量瓶中，以 50%甲醇稀释至刻度，摇匀，取清液经 0.45μm 滤膜过滤后备用。

5. 样品测定

精密吸取样品溶液 5μl，注入液相色谱仪，进行分析，记录 90 分钟的色谱图进行分析。重复进样 3 次。

结果与讨论

食用大黄叶柄的 HPLC 图谱见图 72-17～19。

从不同波长的色谱图可以看出，食用大黄叶柄中的成分在 360nm 检测波长下表现出较强的吸收，吸收值远远大于 280nm。一般认为，蒽醌类化合物在 280nm 处的吸收要高于 360nm，只有少量的化合物如番泻苷是相反的，360nm 处为最大吸收。这提示在色谱图中出现的成分有可能不是蒽醌类化合物。与根茎的 HPLC 图谱比较，色谱峰的保留时间有区别。这个结果表明，食用大黄叶柄中的化学成分与大黄根茎差别较大，其中蒽醌类化合物不是主要化合物，有可能以黄酮类化合物为主。由于只有紫外吸收的信息，难以充分确定结构类型，尚需要进行后续的研究，以确定具体的化合物结构信息，这种分析将对食用大黄叶柄的品质检测提供科学的依据。

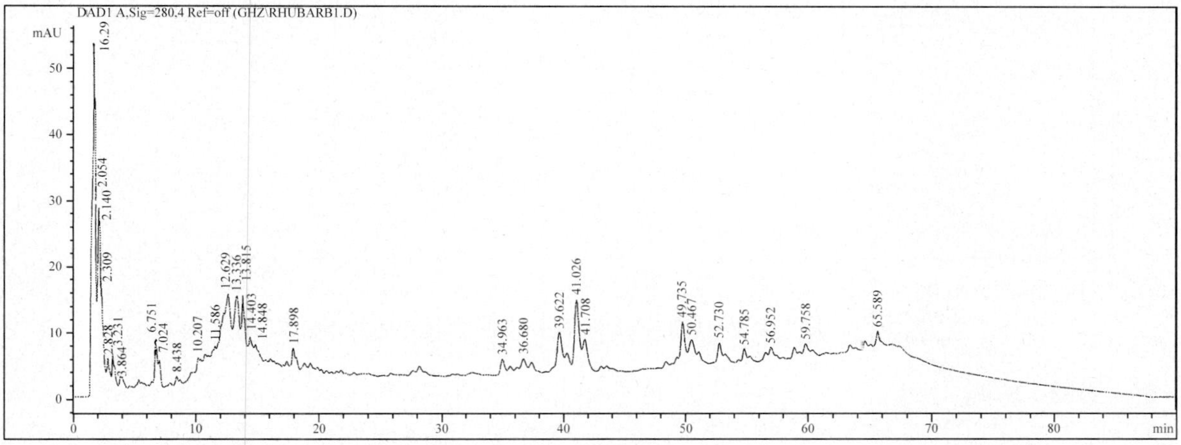

图 72-17　食用大黄叶柄检测波长为 280nm 的色谱图

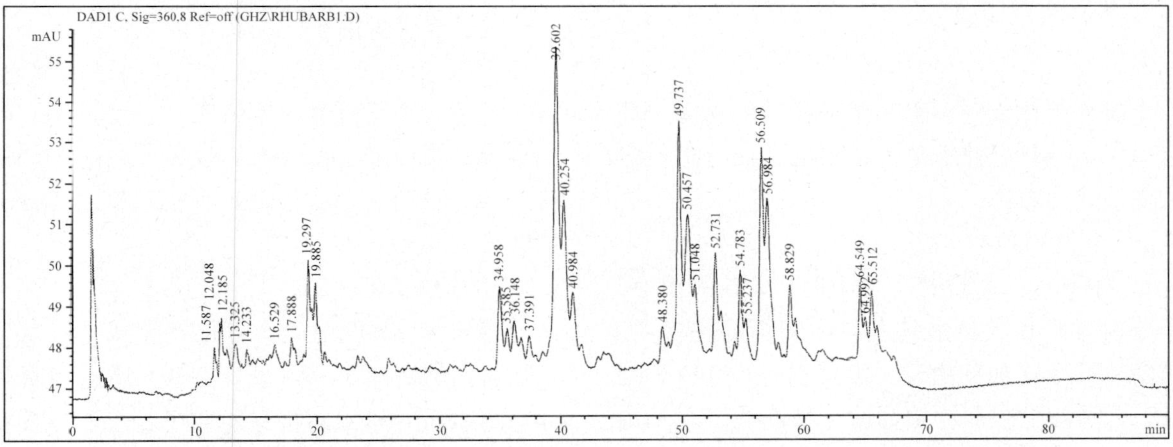

图 72-18　食用大黄叶柄检测波长为 360nm 的色谱图

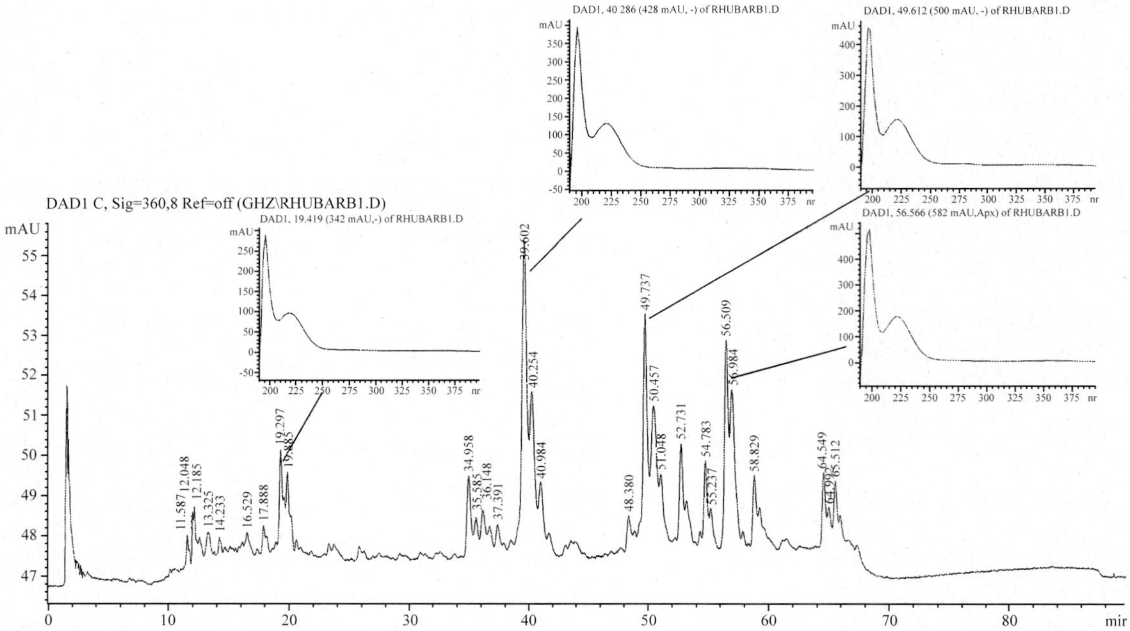

图 72-19 食用大黄叶柄的 HPLC 图谱及部分色谱峰的紫外吸收图谱

附：彩图 72-11。

（梁晓莹 郭洪祝 徐 杨 陈虎彪 郑俊华）

第七节 大黄酚类成分的液相-电喷雾-质谱（LC-ESI-MS）分析

本研究旨在建立一套利用液相一电喷雾一质谱（LC-ESI-MS）技术对大黄中酚类成分进行分析的简便快捷方法。

一、实验材料

1. 对照品：大黄酚、大黄素、大黄素甲醚、芦荟一大黄素和大黄酸均购自中央药品检定所。大黄酚-8-O-β-D-葡萄糖苷，大黄素-8-O-β-D-葡萄糖苷，大黄酸-8-O-β-D-葡萄糖苷和番泻苷 A 均由大黄中分离得到，经 HPLC 检测纯度大于 95%。

2. 大黄药材：采集于 1994～1996 年，产地遍及四川、陕西和山西，均经鉴定。样品经空气自然干燥后，粉碎（100-150 目筛）。0.25g 样品粉末用 10ml 甲醇超声提取 30 分钟。溶液经 0.2μm 的滤膜过滤后，吸取 5μl 进行 HPLC-MS 分析。

二、仪器、试剂

1. 仪器：Agilent 1100 高效液相色谱仪和 Finnigan LCQ Advantage 离子阱型质谱仪。色谱柱为 Zorbax Eclipse XDB-C18 分析柱（5μm，4.6X250mm，Agilent）。

2. 试剂：乙腈（Fisher，Fair Lawn，NJ）为色谱纯，水为高纯水。甲醇和乙酸为分析纯，购自北京化工厂。

三、实验方法

1. 流动相：乙腈（A）和 0.5% 的醋酸水（B）组成。梯度洗脱程序如下：0－20min，18～34% A；21－28min，34～80% A；28－40min，80% A。流速 0.8ml/min，柱温 30℃，DAD 检测波长 360nm。

2. 质谱条件：

碰撞气为高纯氦气，雾化气为高纯氮气。为获得负离子模式下 $[M\text{-}H]^-$ 的最大质谱响应，以 5μl/ml 流速，针泵直接进样 0.1mg/ml 的蒽醌对照品甲醇溶液，进行质谱条件优化。优化后参数如下：喷雾电压 4.5kv，鞘气 60 单位，辅助气 15 单位，毛细管温度 340℃，毛细管电压－20V，管透镜补偿电压－10V。m/z 全扫描范围 120－1000。相对碰撞能量为 45%。离子宽度为 3.0 质量单位。

四、实验结果

1. 从 6 种大黄样品（药用大黄、掌叶大黄、唐古特大黄、华北大黄、河套大黄和藏边大黄）中，根据质谱数据共推测出 107 个酚类成分的化学结构（表 72-5～8）。

2. 这些成分包括番泻苷类、蒽醌类、二苯乙烯类、没食子酸糖苷类、萘苷类和儿茶酚类。

3. 对各大黄中这些成分的离子图谱进行了比较。与以前报道一致，番泻苷和大黄酸仅在正品大黄中检测到。

4. 药用大黄与其它两种正品大黄的酚类成分存在很大差异。大黄中的主要泻下成分番泻苷 A 只在药用大黄中检测到，而在掌叶大黄和唐古特大黄中检测到的是番泻苷的异构体。

5. 在药用大黄口，主要的蒽醌苷类成分是大黄酸-8-O-葡萄糖苷和大黄素-1-O-葡萄糖苷，在掌叶大黄和唐古特大黄中的主要蒽醌苷却是大黄酸-1-O -葡萄糖苷和大黄素-8-O-葡萄糖苷。

6. 非正品大黄中的主要成分二苯乙烯类在各种之间也有差异。由于不同种大黄之间化学成分的显著差异（图 72-20），我们建议临床上将它们分开使用。

表 72-5 大黄中番泻苷类成分的鉴定

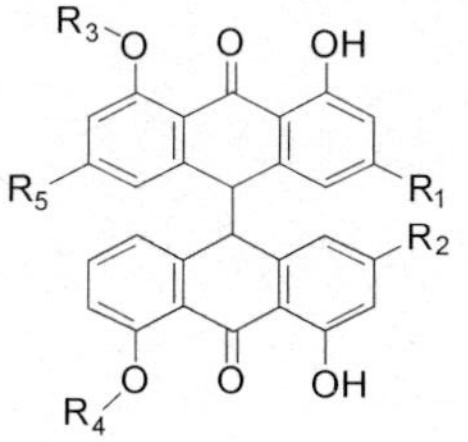

No.	t_R (min)	[M-H]$^-$	R_1	R_2	R_3	R_4	R_5	RO†	RP†	RT†	MS^n
							Rheum sp.				
S1	6.16	847	CH_2OH	COOH	glu	glu	H	+	—	—	MS^2[847]: 803(10), 685(100), 641(15), 386(12). MS^3[685]: 641(32), 623(5), 477(15), 386(100).
S2	6.22	861	COOH	COOH	glu	glu	H	—	+	+	MS^2[861]: 817(20), 699(100), 655(15), 611(3), 537(22), 386(2). MS^3[699]: 681(5): 655(50), 537(100), 493(20), 386(10).
S3	6.31	847	CH_2OH	COOH	glu	glu	H	—	+	+	MS^2[847]: 803(5), 685(100), 641(12), 386(18). MS^3[685]: 641(60), 523(72), 386(100).
S4	7.13	847	CH_2OH	COOH	glu	glu	H	—	—	+	MS^2[847]: 803(15), 685(100), 667(10), 641(18), 523(4), 386(20). MS^3[685]: 641(100), 623(15), 523(40), 479(12), 386(88).
S5*	7.39	861	COOH	COOH	glu	glu	H	+	—	—	MS^2[861]: 817(18), 699(100), 655(12), 537(20), 386(2). MS^3[699]: 655(40), 537(100), 493(28), 386(7), 268(3), 224(3). MS^4[537]: 518(10), 493(100), 268(18).
S6	7.80	861	COOH	COOH	glu	glu	H	—	+	+	MS^2[861]: 817(18), 699(100), 655(13), 537(22), 386(2). MS^3[699]: 655(45), 537(100), 519(12), 493(20), 475(4), 386(10), 268(5). MS^4[537]: 519(20), 493(100), 224(30).
S7	8.36	847	CH_2OH	COOH	glu	glu	H	—	+	+	MS^2[847]: 803(17), 685(100), 667(10), 641(16), 523(5), 386(20). MS^3[685]: 641(78), 523(85), 479(36), 386(100). MS^4[386]: 224(100)
S8	8.94	861	COOH	COOH	glu	glu	H	—	+	+	MS^2[861]: 817(15), 699(100), 655(10), 537(20), 386(2). MS^3[699]: 655(26), 537(100), 493(20), 449(5), 386(6). MS^4[699→537]: 519(5), 493(100), 449(20), 224(25). MS^3[537]: 519(2), 493(100), 449(5), 268(8), 224(18). MS^4[537→493]: 449(100).
S9	11.73	847	CH_2OH	COOH	glu	glu	H	—	+	—	MS^2[847]: 803(28), 685(100), 667(10), 641(3), 416(32), 254(2). MS^3[685]: 641(10), 523(25), 416(100).

（续表 72-5）

S10	11.91	903	COOH	COOH	glu-OAc	glu	H	−	+	−	MS^2[903]：859(28)，741(100)，699(42)，537(15)，428(4)，386(2). MS^3[741]：697(100)，537(50)，428(26).
S11	11.91	947	COOH	COOH	glu-O-malonyl	glu	H	−	+	−	MS^2[947]：903(100)，861(5)，741(15)，699(8). MS^3[903]：859(30)，741(100)，699(40)，655(6)，537(20). MS^4[741]：697(100)，651(8)，537(75)，493(30). MS^4[699]：537(100).
S12	12.27	831	CH_3	COOH	glu	glu	H	−	+	+	MS^2[831]：787(4)，669(100)，625(10)，507(2)，463(2)，386(26). MS^3[669]：625(50)，507(55)，386(100). MS^4[386]：224(100).
S13	12.68	831	CH_3	COOH	glu	glu	H	−	+	+	MS^2[831]：669(100)，624(4)，386(22). MS^3[669]：507(45)，386(100).
S14	12.90	847	CH_2OH	COOH	glu	glu	H	−	+	−	MS^2[847]：803(18)，685(100)，523(5)，416(44). MS^3[685]：667(8)，641(26)，523(24)，505(14)，416(100)，254(16).
S15	14.64	831	CH_3	COOH	glu	glu	H	+	−	−	MS^2[831]：787(4)，669(100)，625(10)，507(4)，386(27). MS^3[669]：651(12)，625(70)，507(62)，386(100)，224(6). MS^4[386]：224(100).
S16	14.91	831	CH_3	COOH	glu	glu	H	−	+	+	MS^2[831]：787(5)，669(100)，625(10)，507(6)，463(3)，386(32). MS^3[669]：625(40)，507(78)，463(25)，386(100)，224(12). MS^4[386]：224(100). MS^4[507]：463(100)，445(15)，224(20).
S17	16.53	889	CH_2OH	COOH	glu-OAc	glu	H	−	+	−	MS^2[889]：845(42)，727(100)，709(10)，685(70)，458(10)，416(100).
S18	16.88	861	COOH	COOH	glu	glu	H	+	+	−	MS^2[861]：817(2)，699(100)，386(18). MS^3[699]：655(14)，537(60)，386(100). MS^4[386]：224(100).
S19	17.33	873	CH_3	COOH	glu	glu-OAc	H	−	+	−	MS^2[873]：711(100)，693(8)，669(25)，625(4)，428(30). MS^3[711]：693(10)，666(100)，624(8)，507(36)，428(80).
S20	18.20	685	CH_2OH	COOH	H	glu	H	−	−	+	MS^2[685]：641(40)，523(50)，479(25)，461(10)，386(100)，373(12)，224(5).
S21	18.38	917	CH_3	COOH	glu-O-malonyl	glu	H	−	+	−	MS^2[917]：873(100)，711(10)，669(5). MS^3[873]：829(15)，711(30)，669(100)，463(5)，386(35).
S22	18.92	903	COOH	COOH	glu	glu-OAc	H	−	+	−	MS^2[903]：859(4)，741(100)，699(18)，428(25). MS^3[741]：697(25)，537(20)，428(100).

(续表 72-5)

S23	20.83	699	COOH	COOH	glu	H	H	+	+	+	MS^2[699]：655(25)，537(100)，493(15)，386(10)，268(2)，224(5). MS^3[537]：493(100)，449(10)，268(12)，224(35). MS^4[493]：449(100)，224(28).
S24	22.31	639	CH_3	CH_3	glu	H	H	+	−	−	MS^2[639]：621(12)，477(100)，238(10). MS^3[477]：459(8)，238(30).
S25	24.69	639	CH_3	CH_3	glu	H	H	+	−	−	MS^2[639]：621(25)，477(100)，238(15). MS^3[477]：459(15)，238(42).
S26	25.46	669	CH_3	CH_3	glu	H	OCH_3	+	+	−	MS^2[669]：651(8)，507(100). MS^3[507]：492(100)，268(15)，238(12).
S27	25.90	669	CH_3	COOH	H	glu	H	−	+	+	MS^2[669]：625(20)，507(86)，463(22)，386(100)，224(10). MS^3[386]：224(100).
S28	26.61	699	COOH	COOH	glu	H	H	−	+	−	MS^2[699]：537(80)，386(100)，224(12).

*：Sennoside A，confirmed by comparing with a pure standard.

†RO：Rheum officinale 药用大黄；RP：R. palmatum 掌叶大黄；RT：R. tanguticum 唐古特大黄

表 72-6　大黄中的蒽醌苷类化合物的鉴定

t_R(min)	[M-H]⁻	Identification	Rheum sp.						MS^n
			RO†	RP†	RT†	RF†	RH†	RA†	
6.27	445	Rhein 8-O-glucoside	+	−	−	−	−	−	MS^2[445]: 325(5), 283(100), 269(25) MS^3[283]: 257(60), 239(100)
7.33	445	Rhein 1 O glucoside	−	+	+	−	−	−	MS^2[445]: 325(15), 283(100), 269(25) MS^3[283]: 257(45), 239(100)
10.26	487	Rhein 1-O-(O-acetyl)-glucoside	−	+	−	−	−	−	MS^2[487]: 427(15), 283(100), 269(30), 267(20), 239(5) MS^3[283]: 257(50), 239(100)
10.97	473	Aloe-emodin 8-O-(6'-O-acetyl)-glucoside	−	+	−	−	−	−	MS^2[473]: 311(10), 269(100) MS^3[269]: 240(20)
11.37	487	Rhein 1-O-(O-acetyl)-glucoside	−	+	+	−	−	−	MS^2[487]: 325(10), 283(80), 269(25), 239(100) MS^3[283]: 257(35), 239(100)
12.97	431	Emodin-O-glucoside	+	−	−	−	+	+	MS^2[431]: 269(100) MS^3[269]: 225(2)
13.31	431	Emodin-O-glucoside	−	+	+	+	−	−	MS^2[431]: 269(100) MS^3[269]: 225(8)
19.30	415	Chrysophanol 1-O-glucoside	+	+	+	+	+	+	MS^n not available
19.45	431	Emodin 1-O-glucoside	+	−	−	−	−	−	MS^2[431]: 269(15), 268(100) MS^3[268]: 224(1)
20.01*	431	Emodin 8-O-glucoside	+	+	+	+	+	+	MS^2[431]: 311(12), 269(100) MS^3[269]: 241(2), 225(15)
20.53*	415	Chrysophanol 8-O-glucoside	+	+	+	+	+	+	MS^n not available
22.62	517	Emodin 8-O-(6'-O-malonyl)-glucoside	+	+	+	+	+	+	MS^2[517]: 473(100) MS^3[473]: 311(10), 269(100) MS^4[269]: 225(10)
22.88	567	Chrysophanol	+	+	+	+	+	+	MS^2[567]: 313(100), 271(20), 253(8), 211(6), 169(10)

(续表 72-6)

t_R(min)	[M-H]⁻	Identification	Rheum sp.						MSⁿ
			RO†	RP†	RT†	RF†	RH†	RA†	
		8-O-(6'-O-malonyl)-glucoside							MS^3[313]: 253(3), 241(10), 211(6), 193(2), 169(100), 125(15) MS^4[169]: 125(100)

* :Compounds confirmed by comparing with pure standards.

†RO: Rheum officinale; RP: R. palmatum; RT:R. tanguticum; RF:R. franzenbachii; RH:R. hotaoense; RA:R. australe

表 72-7 大黄中二苯乙烯类成分的鉴定

t_R(min)	[M-H]⁻	Identification		Rheum sp.			MSⁿ
		Aglycone	Side chain	RF†	RH†	RA†	
4.71	389	resveratrol	-glu	−	+	+	MS²[389]: 227(100)
							MS³[227]: 185(2)
5.96△				+	−	+	MS²[389]: 227(100)
							MS³[227]: 185(25), 157(3)
7.68				−	+	+	MS²[389]: 227(100)
							MS³[227]: 185(20), 183(3), 159(2)
8.42				+	−	−	MS²[389]: 227(100)
							MS³[227]: 185(20), 183(2), 159(8), 157(2)
8.34	419	rhapontigenin or	-glu	−	+	−	MS²[419]: 257(100)
		isorhapontigenin					MS³[257]: 242(100), 241(70), 224(10)
							MS⁴[242]: 224(15), 199(4)
9.14				+	−	−	MS²[419]: 257(100)
							MS³[257]: 242(100), 241(80), 224(10)
10.31				−	+	+	MS²[419]: 257(100)
							MS³[257]: 242(100), 241(80), 224(15)
10.78				+	−	−	MS²[419]: 257(100)
							MS³[257]: 242(100), 241(85), 224(10)
6.18	405	piceatannol	-glu	−	+	+	MS²[405]: 243(100)
							MS³[243]: 225(25), 201(15), 175(5)
							MS⁴[225]: 181(10)
7.42				+	−	−	MS²[405]: 243(100)
							MS³[243]: 225(25), 201(15), 175(8)
5.63	845	piceatannol	-di-galloy	−	+	+	MS²[845]: 693(100), 683(45), 675(15), 541(35), 531(5), 513(5)
			-glu				MS³[693]: 541(100), 405(85)
			-3′,4′-dihydroxybenzoyl				MS⁴[541]: 523(100), 361(20), 335(10)
							MS⁴[405]: 243(100)

(续表 72-7)

t_R(min)	[M-H]⁻	Identification		Rheum sp.			MS^n
		Aglycone	Side chain	RF†	RH†	RA†	
7.11				+	−	−	MS^2[845]: 693(100), 683(40), 675(15), 541(30), 531(4)
							MS^3[693]: 541(95), 405(100)
							MS^4[405]: 387(30), 243(100)
							MS^4[541]: 523(100), 361(60)
7.90	557	piceatannol	-(6′-O-galloyl)-glu	−	+	+	MS^2[557]: 405(55), 313(98), 243(100), 169(10)
							MS^3[243]: 225(25), 201(8), 199(5), 175(2)
							MS^3[313]: 169(100), 125(8)
8.69				+	−	−	MS^2[557]: 405(50), 313(100), 243(95), 169(8)
							MS^3[313]: 169(100), 125(8)
							MS^4[313→169]: 125(100)
							MS^3[243]: 225(25), 201(10), 199(8), 175(4)
8.62	541	resveratrol	-(6′-O-galloyl)-glu	−	+	+	MS^2[541]: 313(100), 227(5), 169(18)
							MS^3[313]: 241(8), 211(6), 169(100), 151(4), 125(15)
							MS^4[169]: 125(100)
9.14$^{\Delta}$				+	−	−	MS^2[541]: 313(100), 169(5)
							MS^3[169]: 125(100)
11.05	243	piceatannol		+	+	+	MS^2[243]: 225(30), 201(20), 199(8), 175(10)
8.54	375	piceatannol	-xyl	−	+	+	MS^2[375]: 243(100)
							MS^3[243]: 225(15), 201(10), 199(5), 161(5)
9.14				+	−	−	Not available
12.25	571	rhapontigenin or isorhapontigenin	-(6′-O-galloyl)-glu	−	+	+	MS^2[571]: 556(20), 313(100), 257(15), 243(12), 169(15)
							MS^3[313]: 253(2), 223(5), 169(100), 125(10)
							MS^4[169]: 125(100)
12.59				+	−	−	MS^2[571]: 556(25), 313(100), 257(15), 243(8), 169(15)
							MS^3[313]: 253(2), 211(5), 169(100), 125(15)
							MS^4[169]: 125(100)

(续表 72-7)

t_R(min)	[M-H]$^-$	Identification		Rheum sp.			MS^n
		Aglycone	Side chain	RF†	RH†	RA†	
13.36				—	+	+	MS^2[571]: 313(100), 169(5) MS^3[313]: 211(5), 169(100), 151(20), 125(20) MS^4[169]: 125(100)
13.12	461	rhapontigenin or isorhapontigenin	-(6′-O-acetyl)-glu	+	—	—	MS^2[461]: 257(100) MS^3[257]: 242(100), 241(80), 224(6)
15.31	551	piceatannol	-(6′-O-p-coumaroyl)-glu	+	+	+	MS^2[551]: 405(35), 307(100), 243(75) MS^3[307]: 247(25), 205(15), 187(20), 163(50), 145(100), 119(5) MS^3[243]: 225(25), 201(15), 175(2)
19.83	403	desoxyrhapontigenin	-glu	+	+	+	MS^2[403]: 241(100) MS^3[241]: 226(70), 225(50)
19.32	535	resveratrol	-(6′-O-p-coumaroyl)-glu	+	+	+	MS^2[535]: 307(100), 227(8) MS^3[307]: 145(100)
23.45	535	piceatannol	-(6′-O-cinnamoyl)-glu	+	+	+	MS^2[535]: 243(100) MS^3[243]: 225(20), 201(10), 175(2), 159(2)
22.25	555	desoxyrhapontigenin	-(6′-O-galloyl)-glu	+	+	+	MS^2[555]: 313(100) MS^3[313]: 169(100), 151(25), 125(100) MS^4[169]: 125(100)
21.37	565	rhapontigenin or isorhapontigenin	-(6′-O-p-coumaroyl)-glu	+	+	+	MS^2[565]: 307(100), 257(5), 163(8) MS^3[307]: 163(35), 145(100)
22.63	445	desoxyrhapontigenin	-(6′-O-acetyl)-glu	+	—	—	MS^2[445]: 241(100) MS^3[241]: 226(50)
26.00	549	desoxyrhapontigenin	-(6′-O-p-coumaroyl)-glu	—	+	—	MS^2[549]: 307(100), 241(8) MS^3[307]: 246(5), 205(12), 187(30), 163(20), 161(10), 145(100)
26.73				+	—	+	MS^2[549]: 307(100), 163(8) MS^3[307]: 163(40), 145(100), 119(8) MS^4[163]: 119(100)

(续表 72-7)

t_R(min)	[M-H]⁻	Identification		Rheum sp.			MSⁿ
		Aglycone	Side chain	RF†	RH†	RA†	
21.92	595	rhapontigenin or isorhapontigenin	-(6′-O-feruoyl)-glu	+	+	+	MS²[595]: 337(100), 323(5), 193(10), 175(5) MS³[337]: 193(20), 175(100)
26.35△	671	resveratrol	-(2′-O-cinnamoyl-6′-O-galloyl)-glu	—	—	—	MS²[671]: 443(100), 227(3) MS³[443]: 383(3), 299(10), 295(55), 243(4), 223(4), 179(6), 169(100), 151(10), 147(12) MS⁴[169]: 125(100)

△: Present in R. palmatum and R. tanguticum.

†RO: Rheum officinale; RP: R. palmatum; RT: R. tanguticum; RF: R. franzenbachii; RH: R. hotaoense; RA: R. australe; glu: glucosyl; xyl: xylosyl

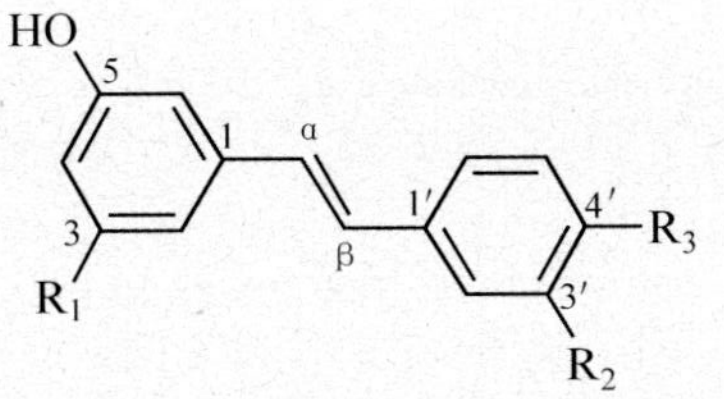

resveratrol R_1=R_3=OH R_2=H
piceatannol R_1=R_2=R_3=OH
rhapontigenin R_1=R_2=OH R_3=OCH_3
rhaponticin R_1=O-glu R_2=OH R_3=OCH_3

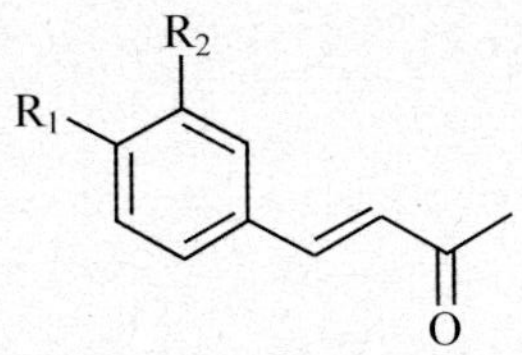

cinnamoyl R_1=R_2=H
p-coumaroyl R_1=OH R_2=H
feruoyl R_1=OH R_2=OCH

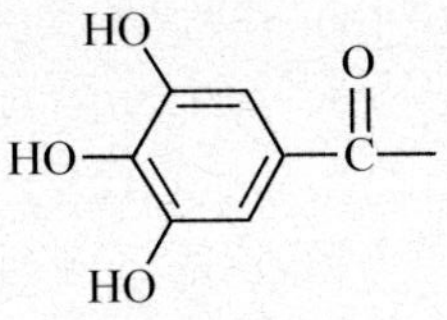

galloyl

表 72-8　大黄中没食子酰糖苷的鉴定

t_R(min)	[M-H]⁻	Identification	Rheum sp.						MSⁿ
			RO†	RP†	RT†	RF†	RH†	RA†	
3.47	169	Gallic acid	+	+	−	+	+	−	MS^2[169]: 125(100)
2.89	331	Galloyl glucose	+	+	+	+	+	+	MS^2[331]: 271(100), 241(10), 211(20), 169(100), 125(8)
									MS^3[169]: 125(100)
3.58	483	di-O-galloyl-glucose	+	+	+	+	+	+	MS^2[483]: 439(5), 331(15), 313(12), 271(4), 169(100)
									MS^3[331]: 295(4), 271(40), 193(10), 169(100)
4.51	635	tri-O-galloyl-glucose	−	+	+	−	−	−	MS^2[635]: 465(100)
									MS^3[465]: 447(4), 313(100), 295(5), 169(32)
									MS^4[313]: 211(55), 193(20), 169(100)
4.99	477	P-coumaroyl-O-galloyl-glucose	+	−	−	−	−	−	MS^2[477]: 313(100), 169(35)
									MS^3[313]: 169(100), 151(4), 125(12)
8.77			−	−	−	−	−	+	MS^2[477]: 313(100), 169(2)
									MS^3[313]: 169(100), 151(20), 125(30)
									MS^4[169]: 125(100)
8.29			+	+	+	+	+	−	MS^2[477]: 313(100), 169(40)
									MS^3[313]: 169(100), 125(10)
									MS^4[169]: 125(100)
9.48			−	+	+	−	−	−	MS^2[477]: 313(100), 169(2)
									MS^3[313]: 169(100), 151(20), 125(12)
									MS^4[169]: 125(100)
10.05	629	p-coumaroyl-di-O-galloyl-glucose	−	+	+	−	−	−	MS^2[629]: 477(5), 465(100), 459(40), 313(4), 271(5)
									MS^3[465]: 313(100), 169(15)
12.60			−	+	+	−	−	−	MS^2[629]: 477(20), 459(100)
									MS^3[459]: 315(10), 313(15), 307(30), 169(100), 163(30)
13.02			−	+	+	−	−	−	MS^2[629]: 477(20), 459(100)
14.16	461	cinnamoyl-O-galloyl-glucose	+	+	−	−	−	−	MS^2[461]: 313(100), 169(5)
									MS^3[313]: 169(100), 151(24), 125(20)

(续表 72-8)

t_R(min)	[M-H]⁻	Identification	Rheum sp.						MSⁿ
			RO†	RP†	RT†	RF†	RH†	RA†	
									MS^4[169]：125(100)
17.79			－	＋	－	－	－	－	MS^2[461]：401(25)，313(45)，253(4)，211(35)，193(10)，169(100)，151(10) MS^3[169]：125(100) MS^3[313]：211(10)，179(10)，169(100)，125(5)
18.56	613	cinnamoyl-di-O-galloyl-glucose	＋	＋	＋	－	－	＋	MS^2[613]：465(100)，313(4) MS^3[465]：313(100)，169(15) MS^4[313]：169(100)，151(4)，125(10)
21.95			＋	＋	＋	－	－	－	MS^2[613]：461(100)，443(80) MS^3[461]：193(10)，169(100)
20.83	597	p-coumaroyl-O-p-hydroxy benzoyl-galloyl-glucose	－	＋	＋	－	－	－	MS^2[597]：433(100) MS^3[433]：313(5)，295(60)，281(20)，233(8)，169(100)，137(25)，125(18)
23.33	623	di-coumaroyl-O-galloyl-glucose	－	＋	＋	－	－	－	MS^2[623]：459(100) MS^3[459]：315(15)，313(20)，307(45)，295(30)，289(20)，235(15)，169(100)，163(35) MS^4[169]：125(100)
24.08	653	coumaroyl-O-feruoyl-O-galloyl-glucose	－	＋	＋	－	－	－	MS^2[653]：489(100) MS^3[489]：337(40)，323(25)，295(40)，265(35)，193(70)，179(50)，169(100)，161(5)
27.64	607	coumaroyl-O-cinnamoyl-O-galloyl-glucose	＋	＋	＋	＋	＋	＋	MS^2[607]：443(100) MS^3[443]：383(10)，299(15)，295(60)，243(5)，223(8)，169(100)，151(8) MS^4[169]：125(100)

†RO：Rheum officinale；RP：R. palmatum；RT：R. tanguticum；RF：R. franzenbachii；RH：R. hotaoense；RA：R. australe

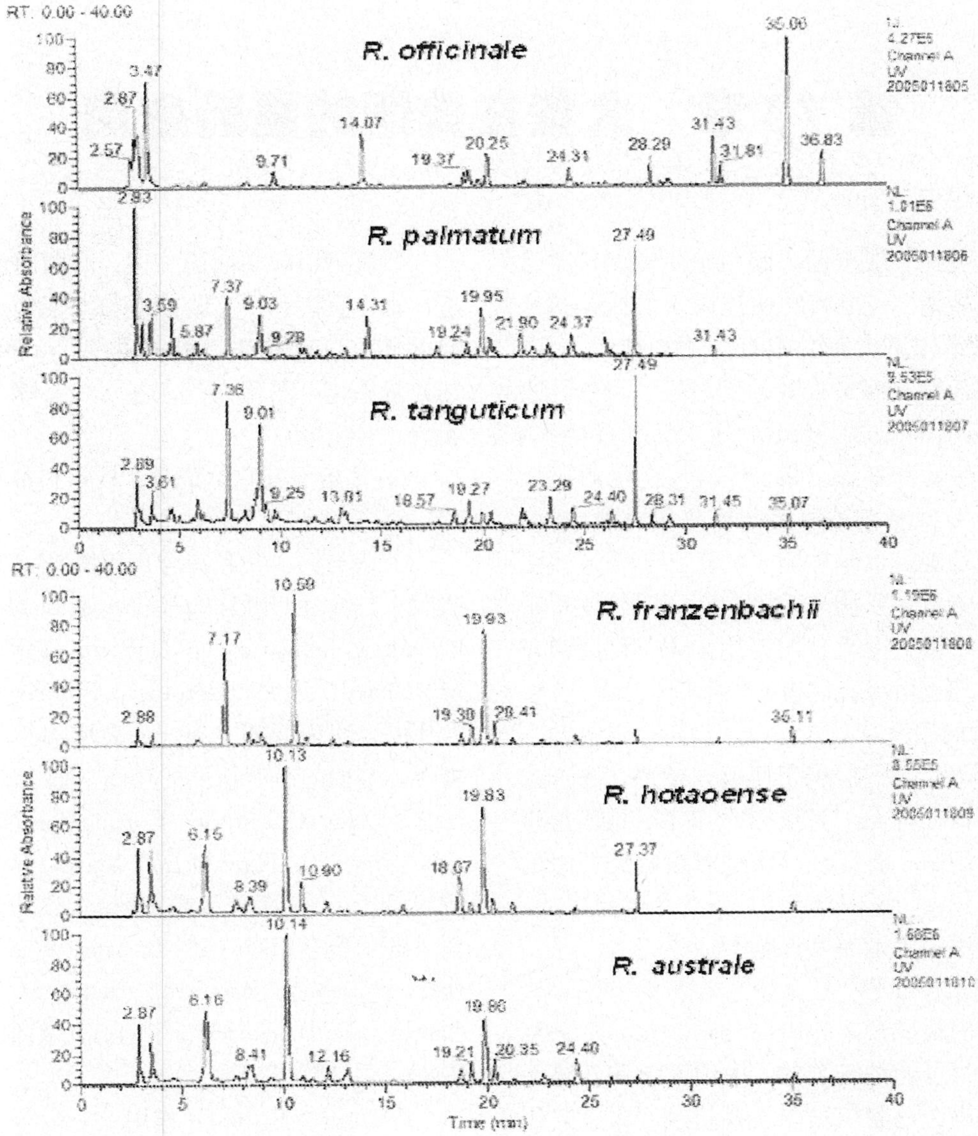

图 72-20 不同种大黄的 HPLC/UV 图谱。紫外检测波长为 360nm

（叶　敏　韩　健　陈虎彪　郑俊华　果德安）

第73章 大黄在美国的医药应用

尽管大黄在一般美国人眼中是一种厨房中常用的“馅饼植物”（指其叶柄被用于做成馅饼），大多数人并不知道大黄的根有药用功能。其实，美国在天然药物方面最权威的资料库：天然药物综合资料库（Natural Medicines Comprehensive Database）和电资料库（Efacts）[8,9]就收载了大黄。这两个资料库在美国医药界是很有影响的，所以，它们的观点也是被当今的医药界普遍接受的。下面的资料主要摘自于此[8-10]。尽管这里记载的用途跟中国人对大黄的使用来说，可能只是鳞毛凤角，却也值得我们借鉴一下。

1. 大黄的用途

大黄口服，被人们用于便秘，腹泻，肠道出血，消化不良，胃炎，直肠-肛门手术后胃肠道检查前的准备用药，有肛裂、痔疮时缓解大便时的不适。

大黄外用，用于治疗唇疱疹。

2. 大黄的安全性

当大黄的根或根茎的用量与用于食品中的用量相当时，很可能是安全的。中国大黄和花园大黄被批准使用。口服应用时不要超过8天。外用适当时可能安全。大黄的根或根茎不应该用于12岁以下的儿童。有一个4岁儿童因误食大黄叶子而死亡。对怀孕期和哺乳期妇女服用相当于食品中的用量时很可能是安全的。

3. 大黄的有效性

当大黄与鼠尾草（Salvia officinalis）一同外用时，可能缓解唇疱疹。用这种含大黄的乳膏大概同无环鸟苷（acyclovir）乳膏一样有效。初步的临床研究表明，口服大黄粉末可能对治疗胃肠道出血有效，但这需要更多的研究来证明。

4. 大黄的作用机制

大黄药用部分是根和根茎，活性成分包括羟基蒽衍生物，蒽醌，鞣酸和草酸钙。在低剂量时，鞣酸的作用为主——它对胃肠道的收敛作用可以减轻腹泻；在高剂量时，蒽、醌类的作用为主——从而产生促进通便的功效而缓解便秘。

5. 大黄的副作用

口服可引起像抽筋一样，时断时续的胃肠不适，水样腹泻和子宫收缩。长期使用或滥用可引起电解质过度丧失（特别是钾），高醛甾酮症，加速骨恶化，尿蛋白症，脱水，心律失常，肌肉无力，肾病变。

6. 大黄与其它中草药、食物和补品的相互作用

大黄与钙、铁和锌合用可降低这些矿物质的吸收；与含强心糖苷的草药（如 Black hellebore，Canadian hemp root，Digitalis leaf，Figwort，Motherwort，Oleander leaf，Pleurisy root，等）合用时，可引起钾丧失，从而增加心脏毒性的可能性；与对心脏有活性的草药（如 Calamus，Cereus，Cola，Coltsfoot，European mistletoe，Panax ginseng，Hawthorn，Mate，Wild carrot，等），Locorice 的根茎或 Horsetail，或其它促进泄下的草药合用时（如 Aloe dried leaf sap，Blue flag rhizome，Butternet bark，Cascerabark，Castor oil，Black root，等），可引起钾过度丧失。

7. 大黄与药物相互作用

大黄与以下药物一起使用时，可能会发生不良的药物相互作用：抗心律失常药、强心糖苷、可的松类甾体、地高辛、泻下药和脱钾的利尿药等。

8. 大黄对化学检验结果的影响

大黄可能对尿液脱色从而影响诊断结果。

9. 大黄对疾病状况的影响

对患有便秘、腹泻的患者，使用不当时大黄可以恶化这些状况。因大黄含有草酸钙，对有肾结石史的患者，使用大黄时要特别注意。肠道有病变时不可使用。

10. 大黄的用法与用量　口服只用于短期服用，最好少于8天。便秘时，每天可用干燥的根1～4g；腹泻时，每天用干燥的根100～300mg。外用用于治疗唇疱疹，用含大黄和鼠尾草提取物各23mg/g的乳膏，醒时每隔2～4小时抹一次，可以持续用10～14天。

最近有研究表明，大黄叶柄的纤维可以降低高胆固醇患者的胆固醇[11]。在十名参与该项研究的患者中，血总胆固醇降低 8%，低密度脂蛋白胆固醇降低 9%。其作用机制可能是通过增加胆酸的排泄和胆固醇羟化酶的诱导[12]。有人担心多吃大黄叶柄时，其含有的少量草酸可能会产生不良的影响。研究表明，在小鼠的饮食中配加大黄叶柄粉末至 5%，不会对钙的吸收和生物利用度产生不良的影响[13]。所以，大黄叶柄还是有许多新用途等待我们去发现。

尽管美国人主要用西药来治疗疾病，但在一些较大的超市的天然药物部分，就有含有大黄的药物（或者称为"营养补充"）出售，这些非处方天然药物主要被用以预防疾病，但也被愿意尝试的人用来治疗某些疾病，尤其在西药不管用的时候。有些是做成茶，主要用于清除肠道，也有抗癌的功能。比如，"Flor Essence"草药茶，它有固体包装和液体包装两种。它的外包装上写着：是一种对整个机体温和地脱毒的食物补充。它含有 8 种草药：Burdock root（Aretium lappa）；Sheep sorrel herb（Rumex acetosella）；Slippery elm bark（Ulmus rubra）；Turkey rhubarb root（Rheum palmatum）；Watercress herb（Nasturtium officinale）；Kelp（Lam maria digitata）；Blessed thistle herb（Onicus benedictus）；Red clover blossom（Trifolium pratense）。据生产厂家称：这 8 种药物协同作用，可以清除并排出体内积聚的毒素，更新细胞，从而促进并加强整个身体的健康；并称，该药从 1920 年以来，已经成功地治疗了数千个癌症患者；该药不管是否与其它药物一起合用，均无不良反应。另有 ESSIAC 液体草药茶，可直接饮用。它含有 Flor* Essence 草药茶中 8 种草药的 4 种：Burdock root，Sheep sorrel，Turkey rhubarb 和 Slippery elm。在美国，有一个女士给她患有糖尿病的 82 岁的妈妈使用（每天用 113～226ml）ESSIAC 液体草药茶，她说，用两年之后，加上合理的饮食，她妈妈的血糖恢复了正常。而医生开的药，对她不但没用，反而有很强的不良反应，所以，她强力推荐此药茶。

作者在店里还见到另外一种含有大黄的草药茶，名为"C Blend Tea"，产自加拿大的 Ontario 省。其成分除大黄（Rheum officinale）外，还有：Arctium lappa，Rumex aceteosella，Ulmus rubra。此外，商店里还出售一种名为"Herbs & Prunes Formula"（片剂），也含有大黄等 4 种草药成分，用于清整肠道。

另外，作为缓解便秘的泻下剂出售的还有："Herbex Herbal Laxative"（泻下剂，为片剂）；成分为：Prune Powder，Rhubarb Powder，Alfalfa Powder，Karaya Gum，Barberry，Bark Powder，Ginger Root Powder 和 Fennel Seed。此外还有一种胶囊剂"Natural Balance Colon Clenz"，成分为：Cascara Sagrada，Senna leaf，Chinese rhubarb root，Black walnut hull/leaf，Aloe vera leaf，Oregon grape root，Yellow dock root，Valerian root，和 Slippery elm bark。

从以上可以看出，尽管美国医药界对像大黄这样的中草药确认的功效非常狭窄且有限，但在民间，大黄早已被人们视作日常保健品，甚至还用于抗癌。但是，大黄的大多数用途的有效性要在美国被承认，还拭待着设计科学的临床实验来证实。随着对大黄的科学研究，更多的用途必会被发现和利用。

参考文献

[1] Clifford M. Foust Rhubarb：The Wondrous Drug. Princeton University Press（普林斯顿大学出版社）. 1992（这本书对大黄在欧美的历史有非常详细而深入的描述）

[2] Eisenreich Dan http：//www. rhubarbinfo. com（此网页从 1994 年起就存在，提供有关大黄的很多信息）

[3] Crabtree RH. Mineralization of chlorofluorocarbons and aromatization of saturated fluorocarbons by a convenient thermal process. Science，1996，271：340-341

[4] Goel V，Cheema SK，Agellon LB，et al. Dietary rhubarb（Rheum rhaponticum）stalk fibre stimulates cholesterol 7 alpha-hydroxylase gene expression and bile acid excretion in cholesterol-fed C57BL/6J mice. Br J Nutr，1999，81（1）：65-71

[5] Dregus M，Engel KH. Volatile constituents of uncooked rhubarb（Rheum rhabarbarum L.）stalks. J Agric Food Chem，2003，51（22）：6530-6

[6] Dregus M，Schmarr HG，Takahisa E，et al. Enantioselective analysis of methyl-branched alcohols and acids in rhubarb（Rheum rhabarbarum L.）stalks. J Agric Food Chem，2003，51（24）：7086-7091

[7] 熊辉岩，张晓峰．唐古特大黄叶柄的营养成分分析．天然产物研究与开发，2003，6

[8] Natural Comprehensive database（http：//www. naturald-

atabase. com)
[9] Schulz V, Hansel R, Tyler VE. Rational Phytotherapy: A Physician's Guide to Herbal Medicine. Terry C. Telger, transl. 3rd ed. Berlin, GER: Springer, 1998
[10] Goel V, Ooraikul B, Basu TK. Cholesterol lowering effects of rhubarb stalk fiber in hypercholesterolemic men. J Am Coll Nutr, 1997, 16 (6): 600-4
[11] Goel V, Ooraikul B, Basu TK. Effect of dietary rhubarb stalk fiber on the bioavailability of calcium in rats. Int J Food Sci Nutr, 1996, 47 (2): 159-63

(徐 杨)

(本篇终审：宋之琪)

第十一篇　大黄叶柄的研究与开发利用

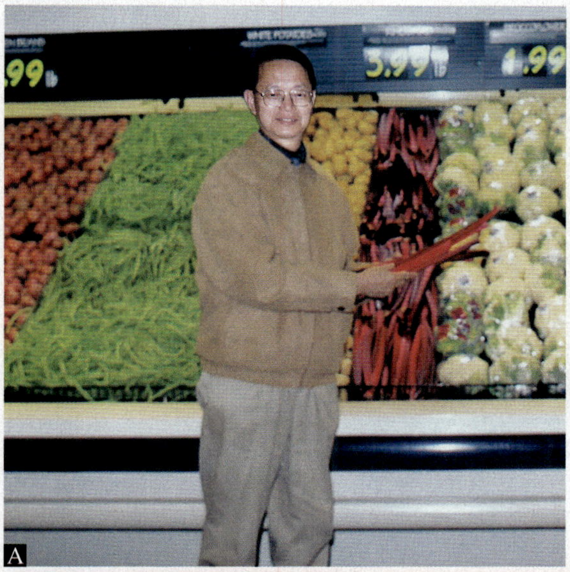

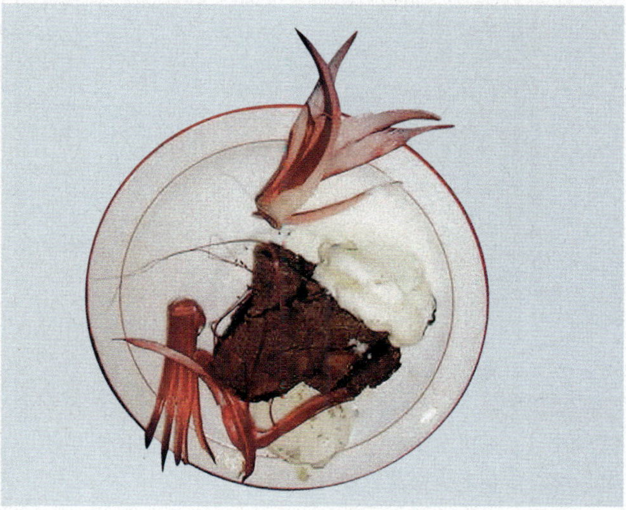

彩图 66-2　大黄冰淇淋巧克力蛋糕（郑谦制作，2004.2.）

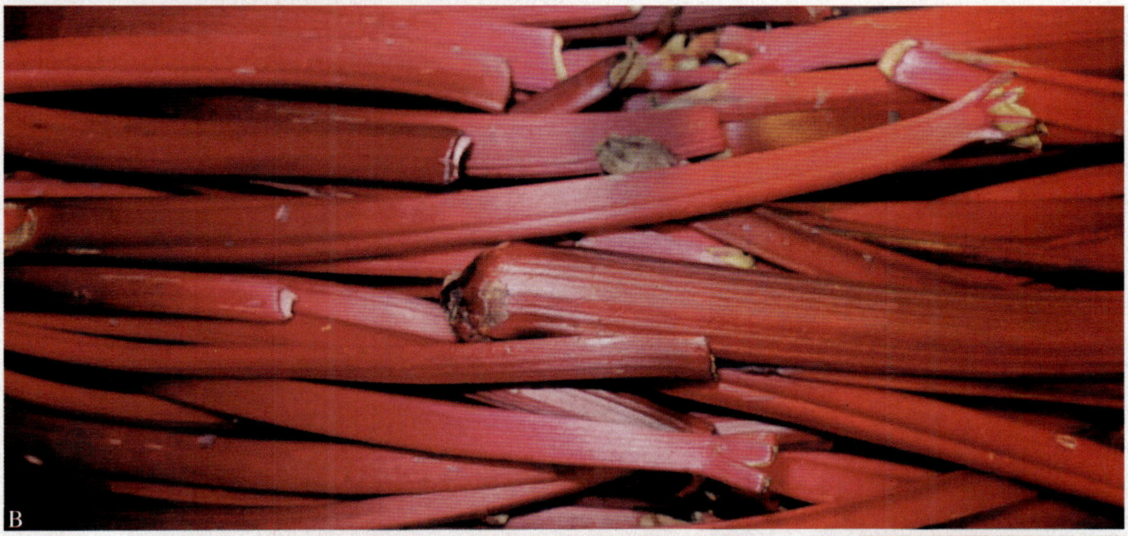

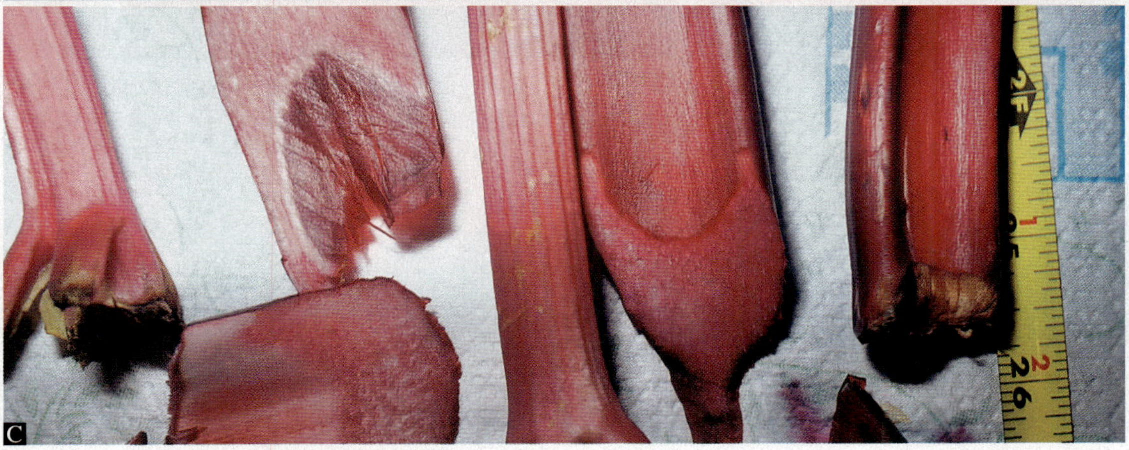

彩图 66-1　郑俊华在美国超市购买大黄叶柄“Rhubarb”

A. 蔬菜零售部；B. 大黄叶柄；C. 大黄叶柄切面（2004.2.）

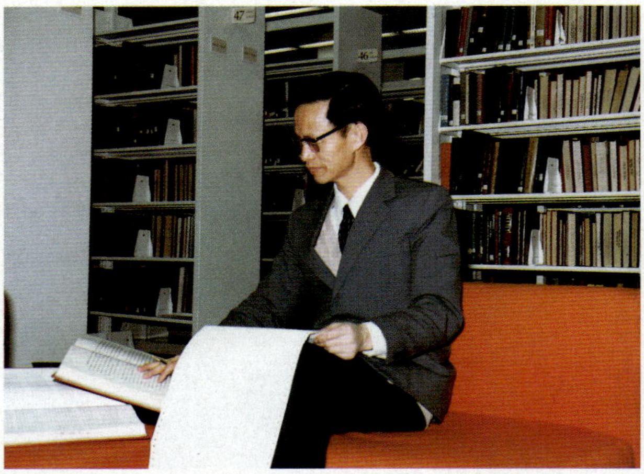

彩图66-3　郑俊华1983年在美国芝加哥伊利诺埃大学医学中心图书馆查阅大黄属文献

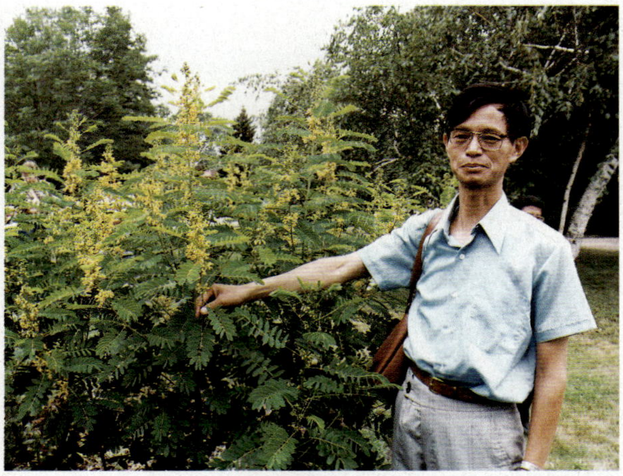

彩图66-4　郑俊华在美国印第安纳植物园观察番泻植物生长情况（注：番泻含蒽苷类成分，与大黄所含成分类同）

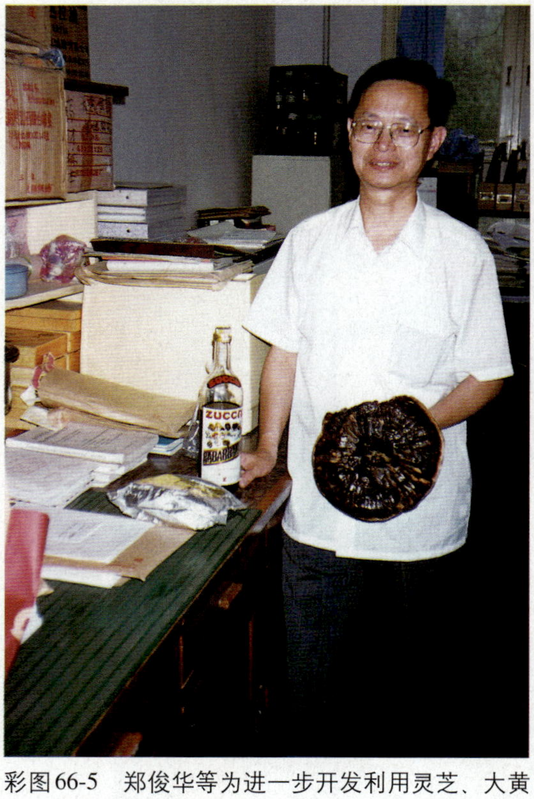

彩图66-5　郑俊华等为进一步开发利用灵芝、大黄作准备

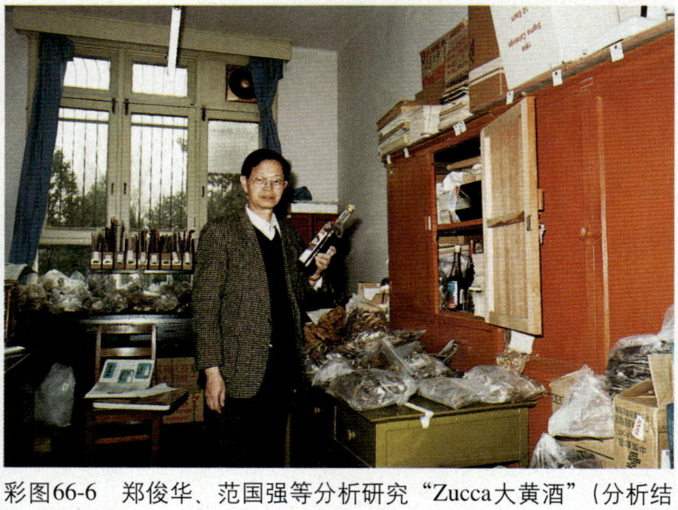

彩图66-6　郑俊华、范国强等分析研究“Zucca大黄酒”（分析结果见本书第30章图30-53）

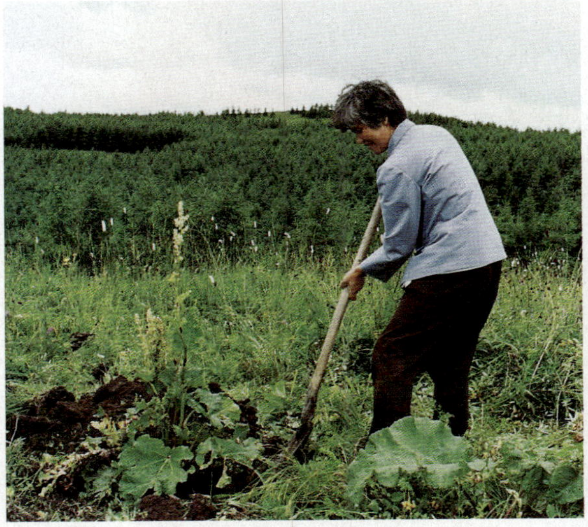

彩图 66-7　秦玉香在采挖围场大黄

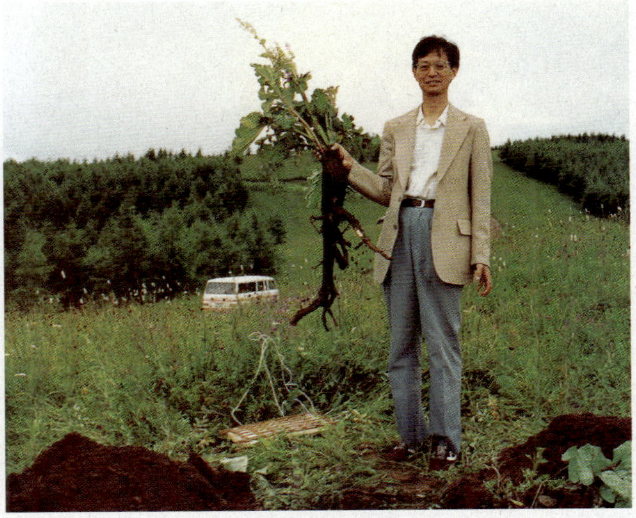

彩图 66-8　郑俊华采挖围场大黄全株（3 ~ 4 年生）供研究用

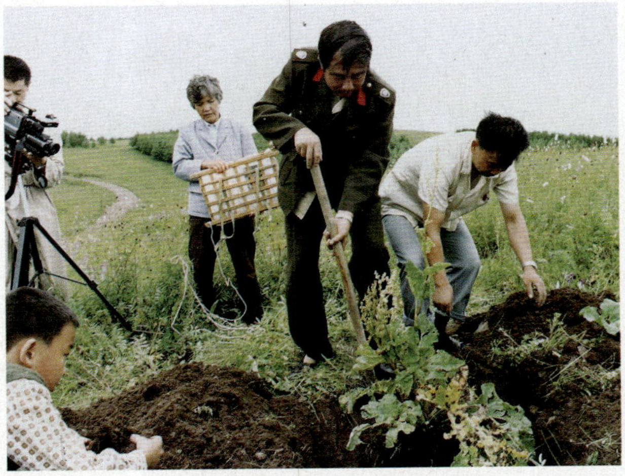

彩图 66-9　北大药学院大黄采集队赴河北围场，在当地林场部队协助下采挖围场大黄，并摄像和压制植物标本

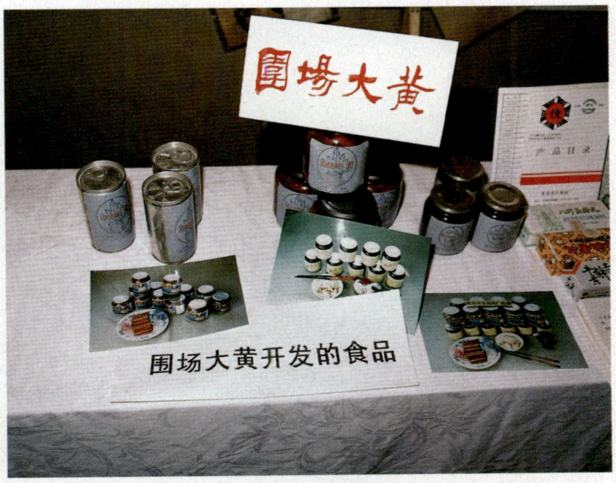

彩图 66-10　在第一届国际大黄学术讨论会大黄周展览展示的围场大黄开发的各种食品。如：大黄饼干、大黄（叶柄）罐头、大黄酱、大黄饮料等食品

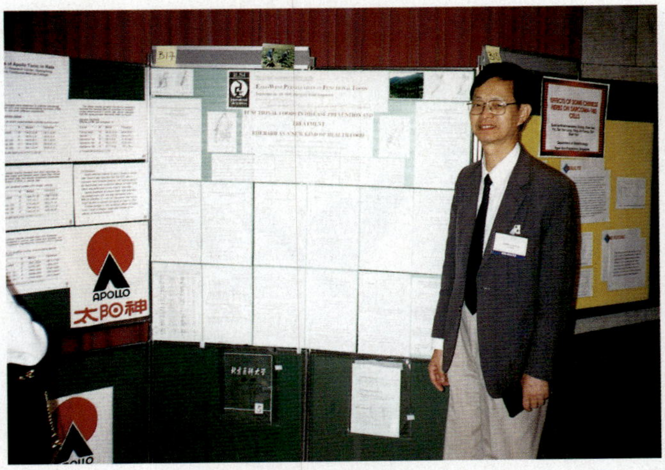

彩图66-11　第一届国际科研会东西方对“功能食品”的探讨于1995 年 9 月在新加坡召开，郑俊华以“大黄作为新型健康食品在防治疾病中的作用”为题介绍了大黄的研究成果

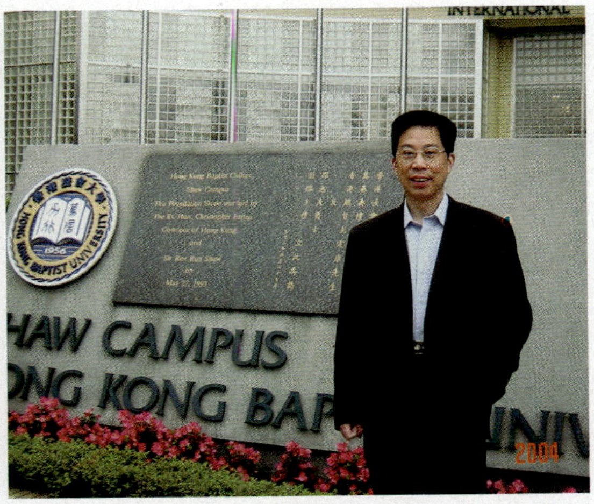

彩图66-12　陈虎彪应香港浸会大学邀请，于2004年3月到该校进行学术交流，作了大黄等药用植物资源开发利用的学术报告

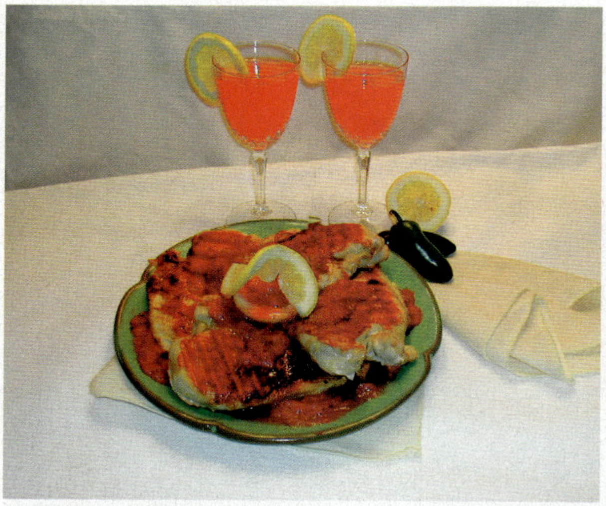

彩图67-1　西南大黄酱烤鸡（Grilled Chicken with Southwestern Rhubarb Sauce）（玛丽 · 布赖恩提供）

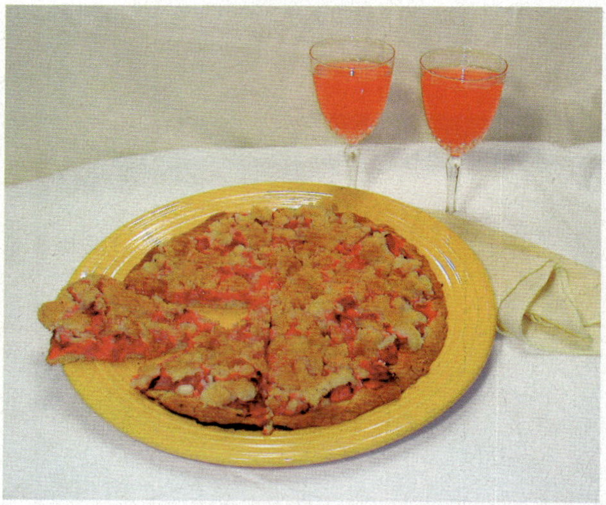

彩图67-2　大黄比萨饼（Rhubarb Pizza）（玛丽 · 布赖恩提供）

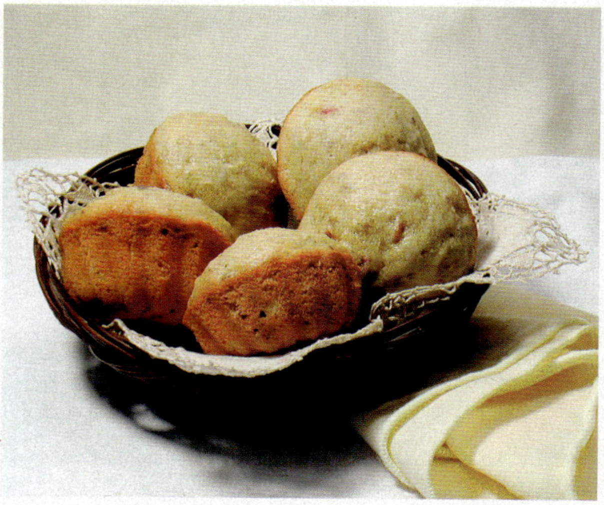

彩图67-3　橙子－山核桃大黄松糕（Orange-Pecan Rhubarb Muffins）（玛丽 · 布赖恩提供）

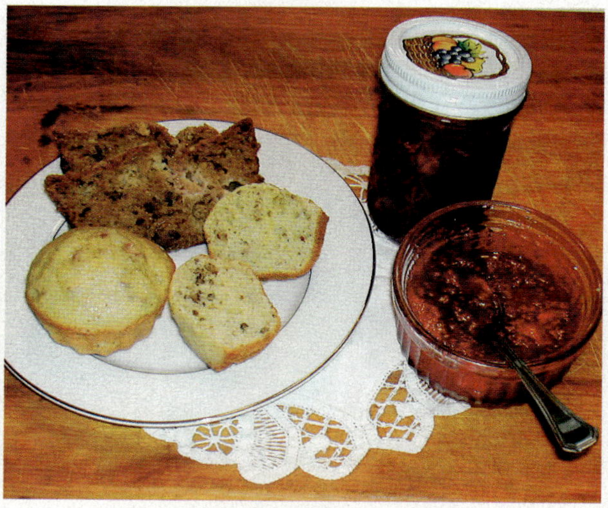

彩图67-4　大黄酸奶面包，橙子－山核桃大黄松糕和大黄果酱（Sour Milk Rhubarb Bread, Orange-Pecan Rhubarb Muffins and Simple Rhubarb Jam）（玛丽 · 布赖恩提供）

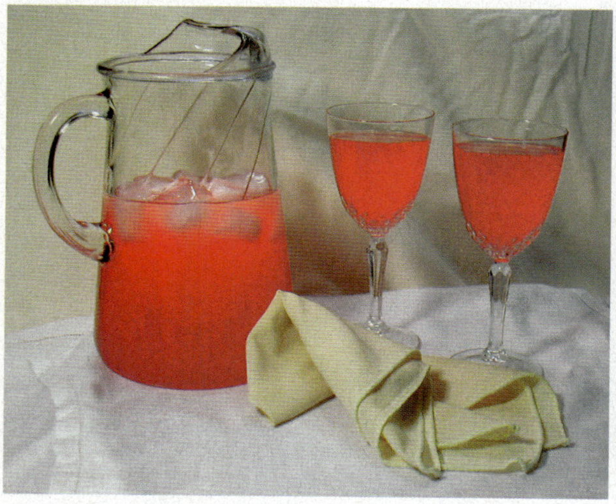

彩图67-5　大黄春天滋补饮料（Rhubarb Spring Tonic）（玛丽 · 布赖恩提供）

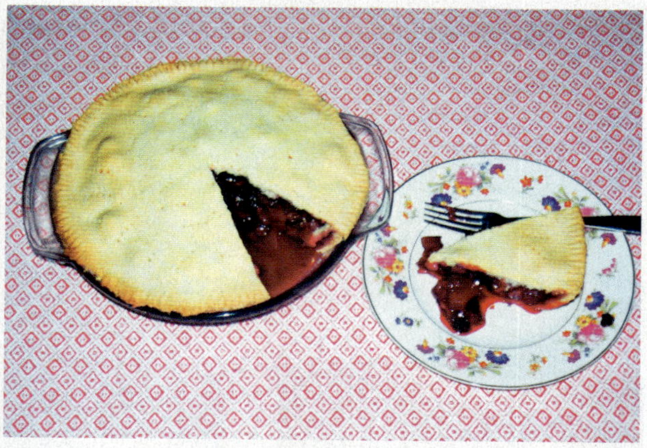

彩图 68-1　大黄－聚合果派

它的饼心含有大黄、苹果和四种聚合果（草莓、黑莓、蓝莓和悬钩子）（马里兰州的 Dan Eisenreich 先生提供）

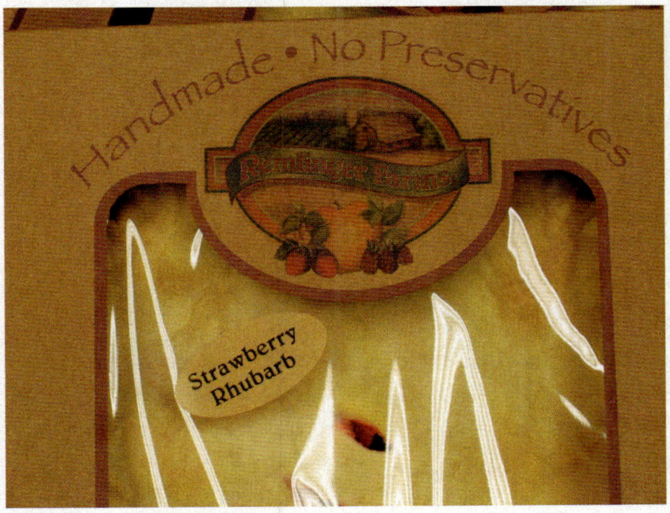

彩图 68-2　草莓大黄派
（徐杨摄于华盛顿州西雅图市的Quality Foods Center超市，2004.2）

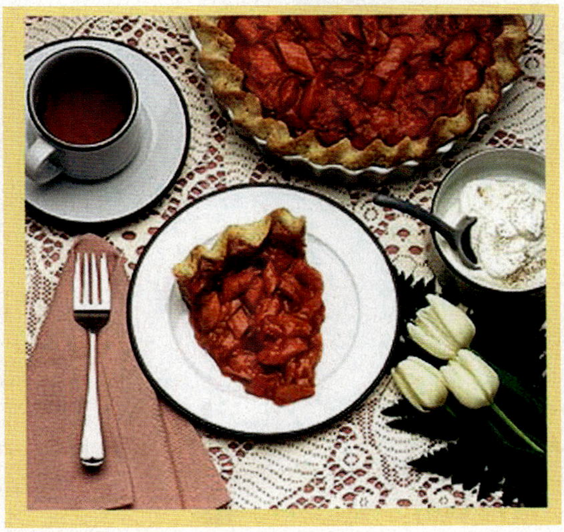

彩图 68-3　纯大黄派
（美国华盛顿州大黄种植者协会 Washington State Rhubarb Growers' Association 提供）

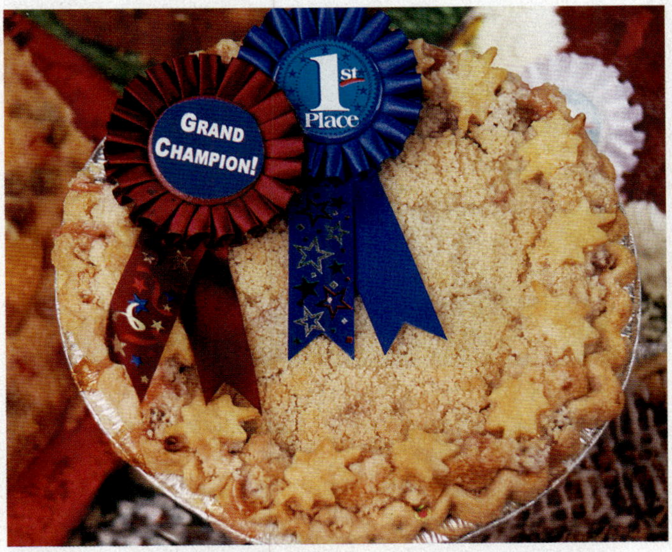

彩图 68-4　2003 年大黄节获奖的纯大黄派
（美国宾州 Intercourse 市 Kitchen Kettle Village 的 Lisa Horn 女士和 Cathy Kornfield 女士提供）

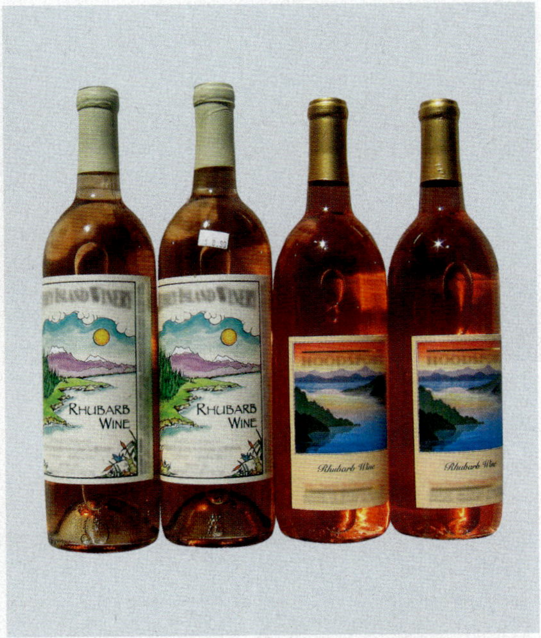

彩图 68-5　大黄酒——产自华盛顿州的 Whidbey 岛
（徐杨摄于华盛顿州西雅图市的Quality Foods Center超市，2004.2）

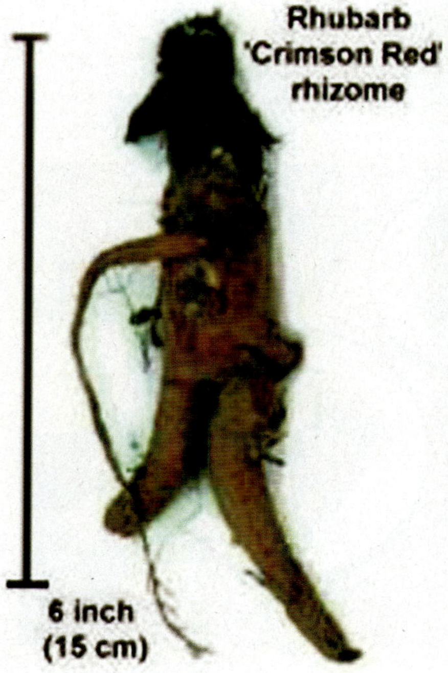

彩图 68-6　大黄根和根茎
为美国市场上主要市售品种“Crimson Red”（也称“Crimson”）其叶柄为红色（马里兰州的 Dan Eisenreich 先生提供）

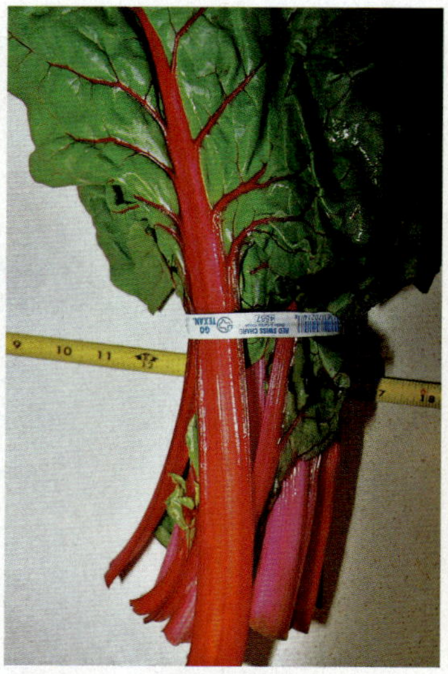

彩图68-7　甜菜（红大黄）又称伪大黄，叶片与大黄叶片全然不同（郑俊华摄于美国Arlington Kroger超市，2004. 2）

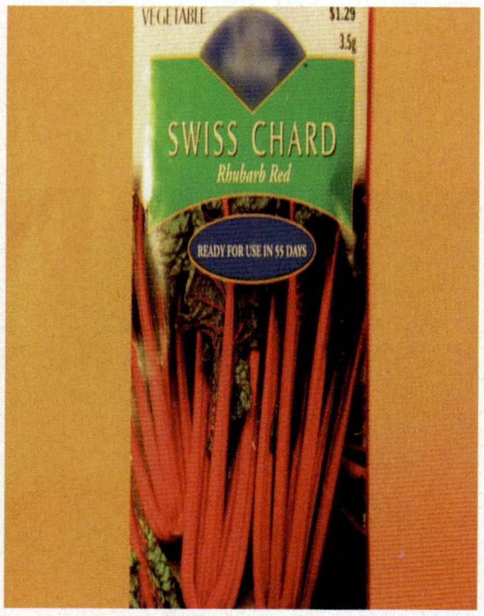

彩图68-8　Beta vulgaris，也称甜菜大黄（马里兰州的 Dan Eisenreich 先生提供）

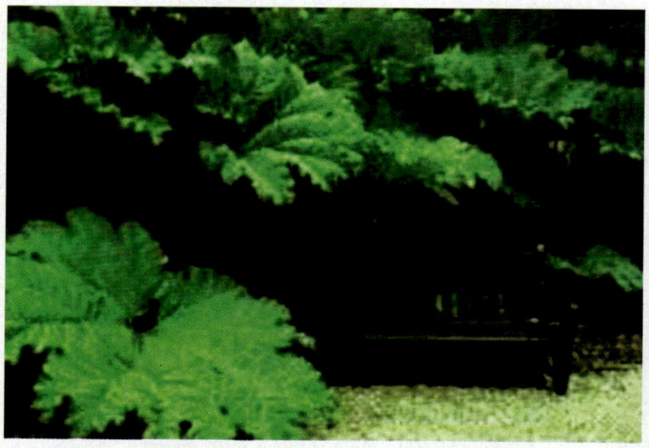

彩图 68-9　Gunnera manicata，也称“巨大黄”（马里兰州的 Dan Eisenreich 先生提供）

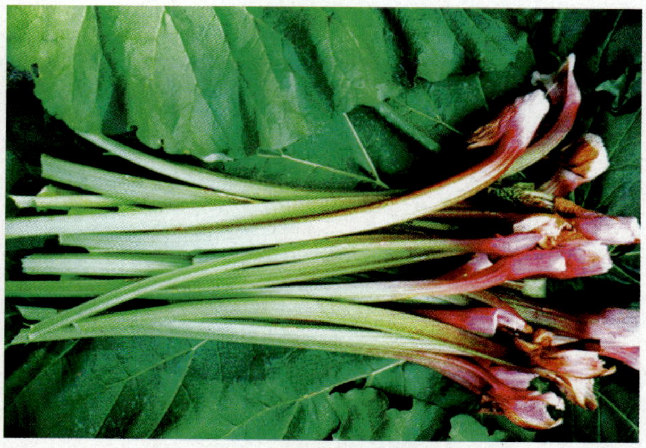

彩图 68-10　绿色或粉色的大黄叶柄
其背景为大黄绿色的大叶片（马里兰州的Dan Eisenreich先生提供）

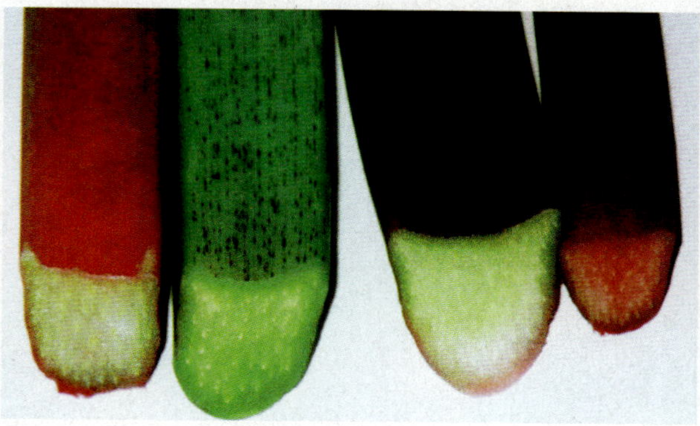

彩图 68-11　四种颜色的大黄叶柄
（马里兰州的 Dan Eisenreich 先生提供）

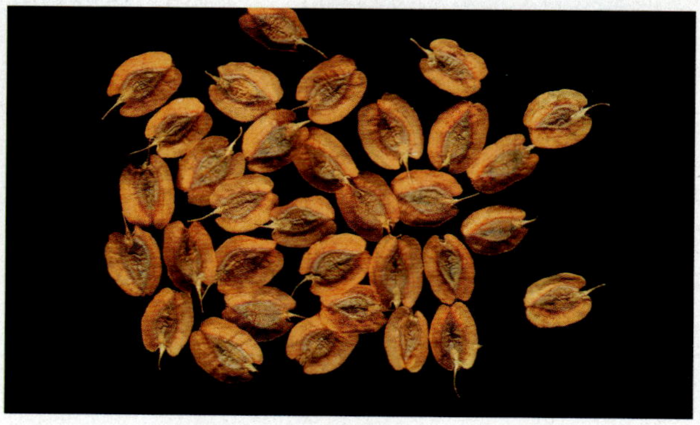

彩图 68-12　大黄的果实
（马里兰州的 Dan Eisenreich 先生提供）

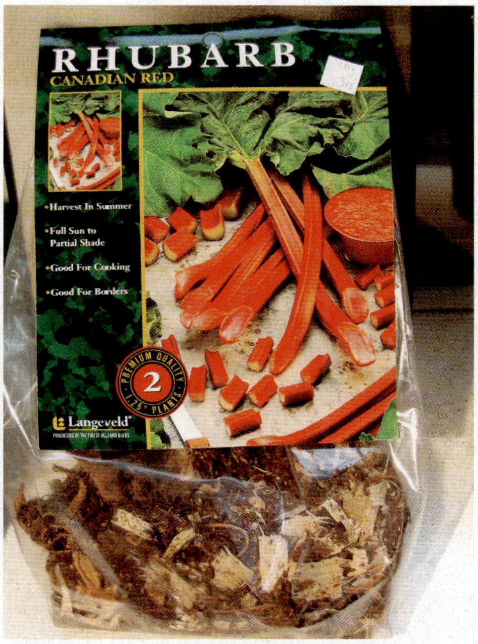

彩图68-13 美国商店里出售的大黄果实，示外包装袋，品种为“Canadian Red”
（徐杨摄于华盛顿州西雅图市的 City People 超市，2004.2）

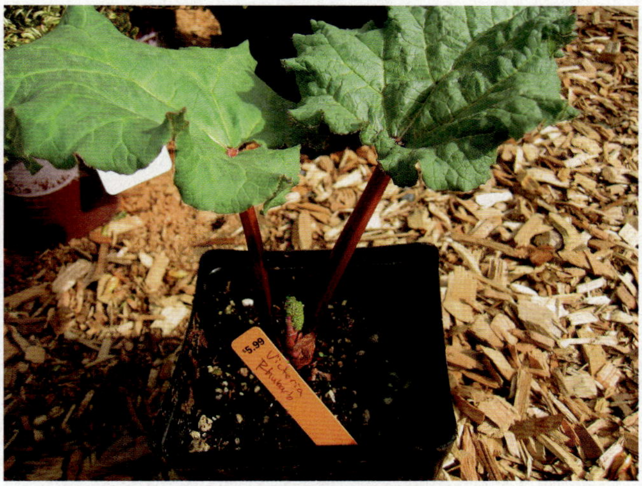

彩图 68-14 美国苗圃出售的大黄植物，品种为“Victoria”
（徐杨摄于华盛顿州西雅图市的 City Gardeners 苗圃，2004.3）

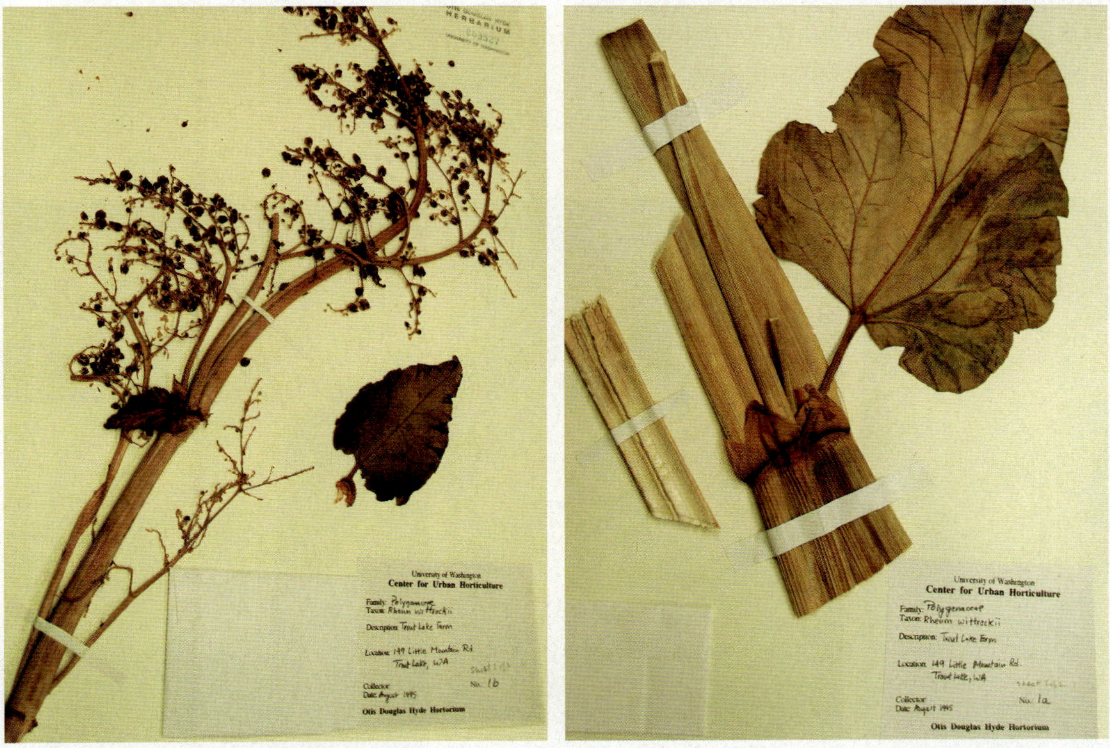

彩图 68-15 天山大黄 Rheum wittrockii 植物标本
收藏于美国华盛顿大学森林资源学院城市园艺中心的 Hyde Herbarium，该植物于 1995 年采自华盛顿州的 Trout Lake 农场

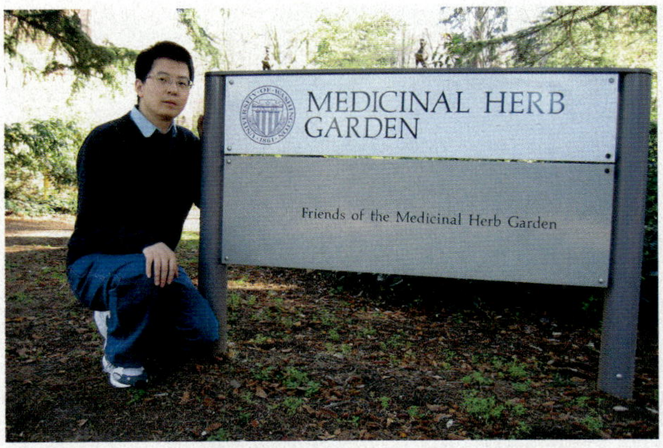

彩图68-16　美国华盛顿大学的药草园——西半球最大的药用植物园，创建于 1911 年

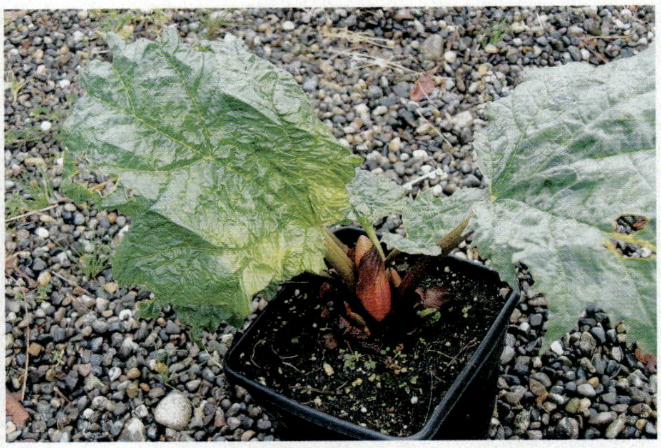

彩图 68-17　药草园温室栽培的大黄

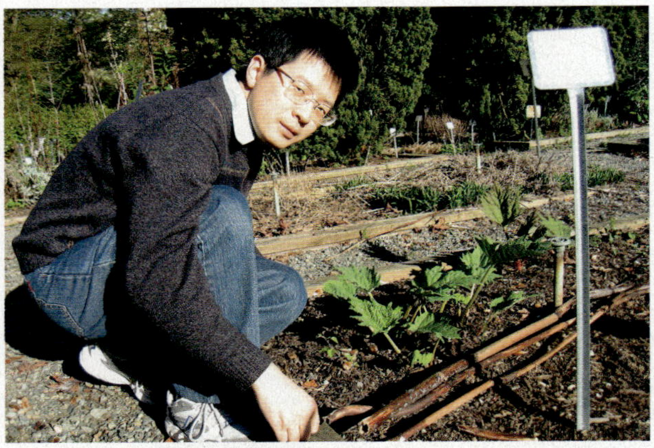

彩图 68-18a　徐杨在华盛顿大学药草园中核对鉴定大黄（Rheum palmatum L.）的品种（刘瑞海摄 2004. 4. 6 ）

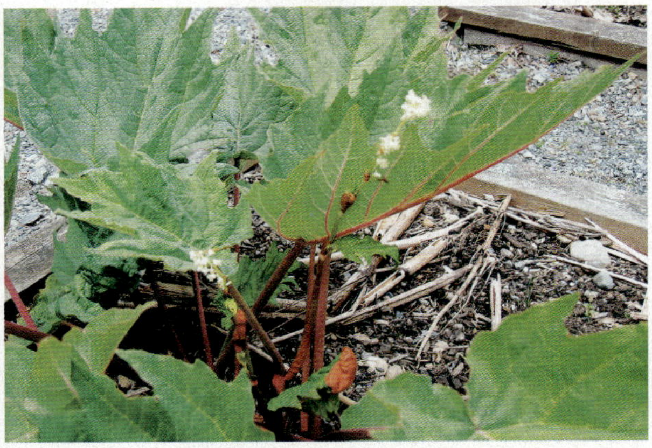

彩图 68-18b　大黄开花期（2004. 6. 10）

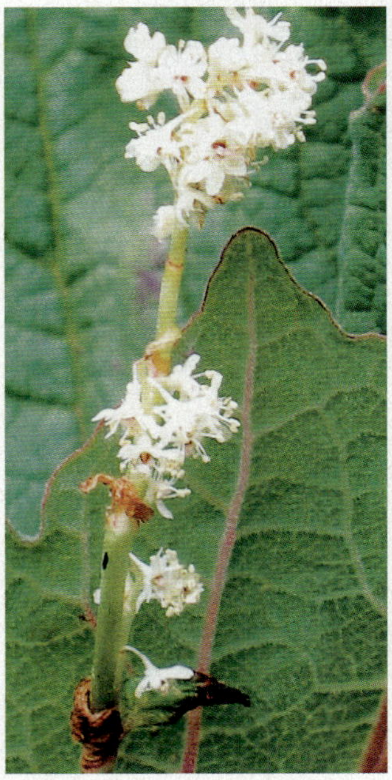

彩图 68-18c　大黄花盛期（2004. 6. 17）

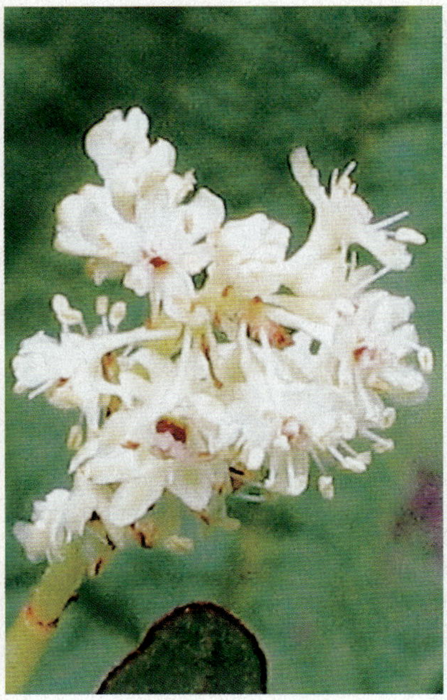

彩图 68-18d　大黄花（2004. 6. 18）

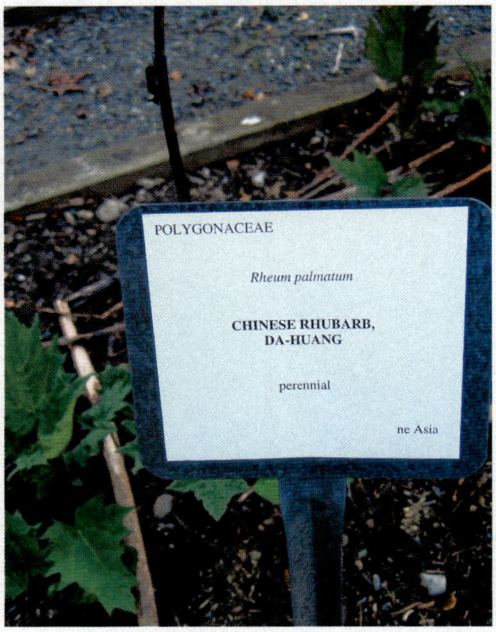

彩图68-19　药草园中栽培的中国大黄——掌叶大黄

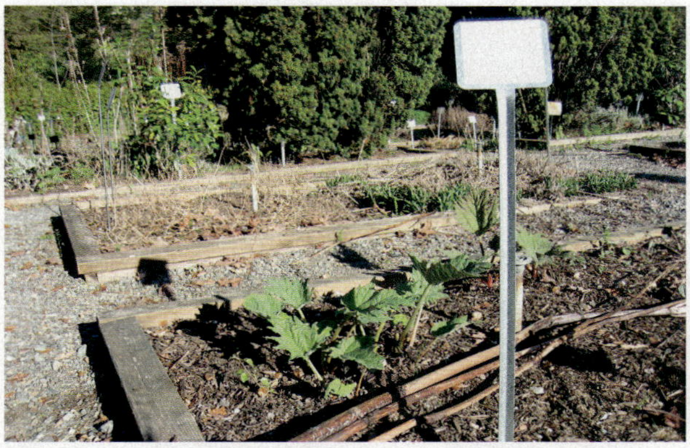

彩图 68-20 药草园的植物按经典的欧洲方式编排

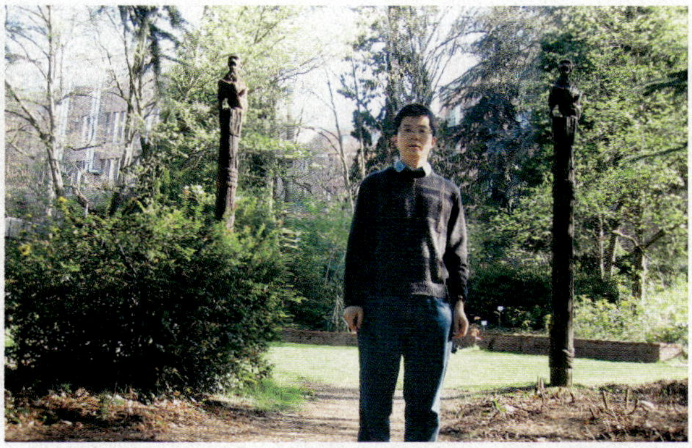

彩图68-21 模仿意大利Padua市欧洲第一个药用植物园建成的华盛顿大学药草园

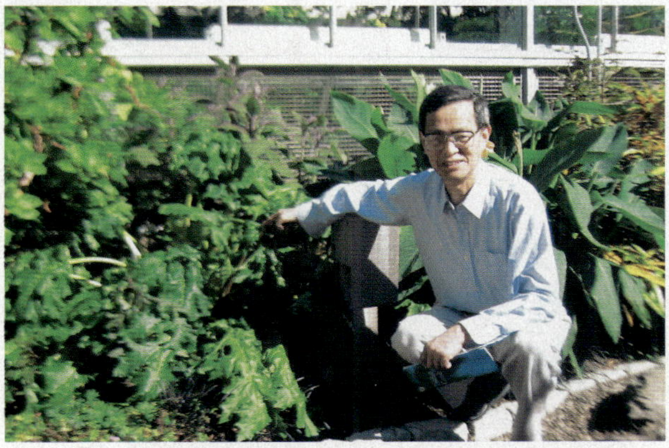

彩图68-22 郑俊华在美国国家植物园药用植物室观察该室栽培的掌叶大黄（郑旭摄 2004. 9. 25）

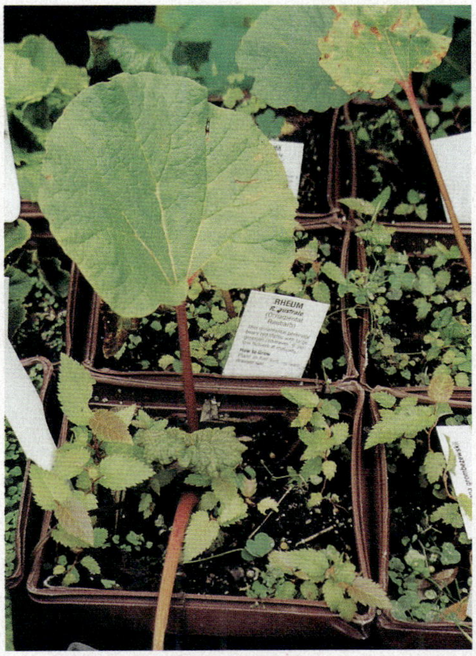

彩图68-24 美国Kissel Hillgrown苗圃出售的藏边大黄（Rheum australe D. Don）（郑俊华摄 2004. 4. 4）

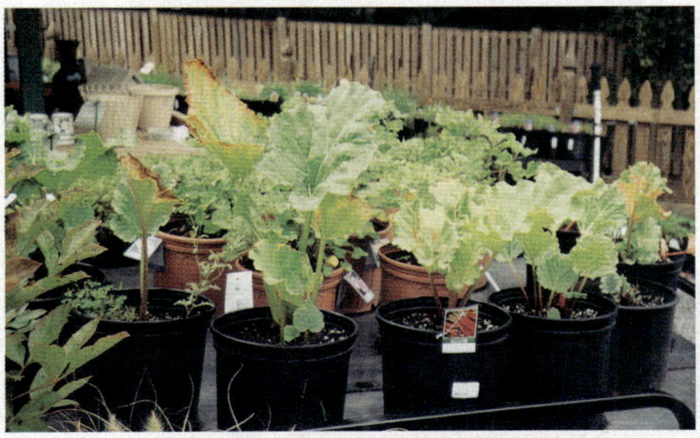

彩图 68-23 在美国许多超市出售大黄幼苗或大黄种子这是Kissel Hillgrown苗圃出售的食用大黄幼苗（郑俊华摄 2004. 4. 4）

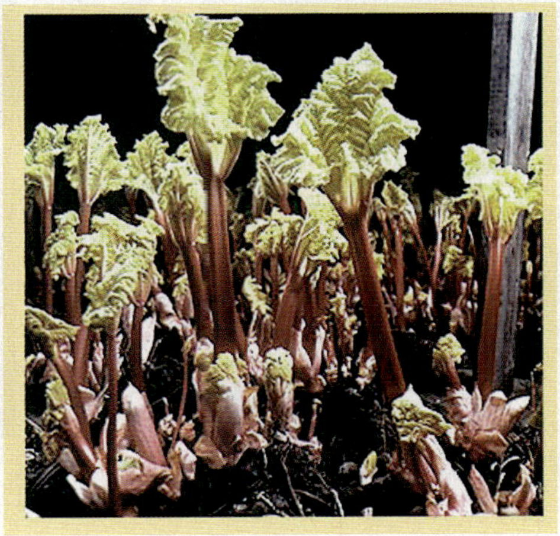

彩图 69-1 温室里的大黄叶柄（品种为红色的 Wine 或者 Johnson Red）
（美国华盛顿州大黄种植者协会Washington State Rhubarb Grower´s Association 提供）

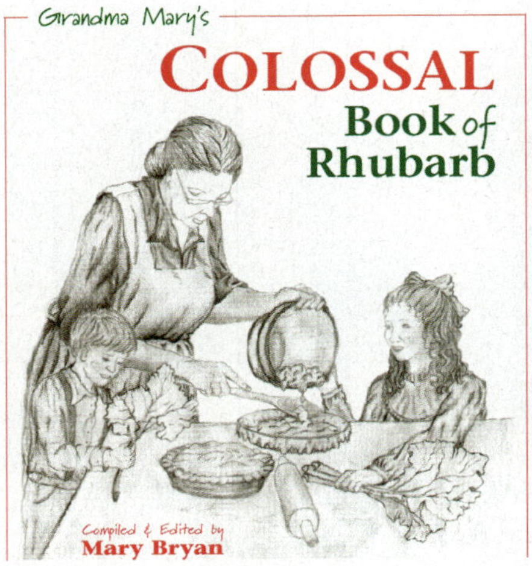

彩图 69-2　美国“玛丽祖母的大黄食谱大全”（Grandma Mary´s Colossal Book of Rhubarb）一书的封面
该书由玛丽 · 布赖恩（Mary Bryan）编写，330多页，收集大黄食谱400多种，出版于2001年（玛丽 · 布赖恩提供）

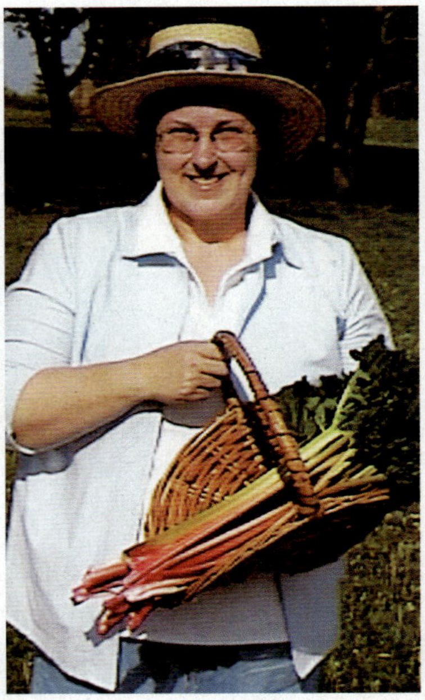

彩图69-3　玛丽 · 布赖恩在自己花园里采摘大黄叶柄（玛丽 · 布赖恩提供）

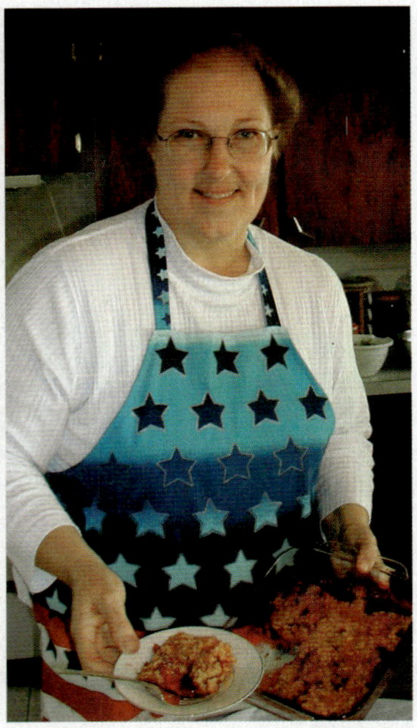

彩图69-4　玛丽 · 布赖恩亲自制作的大黄派（大黄馅饼）（玛丽 · 布赖恩提供）

彩图 70-1　田间栽培的大黄　品种为红色的 Crimson（该照片由美国华盛顿州大黄种植者协会 Washington State Rhubarb Growers´ Association 提供，下同）

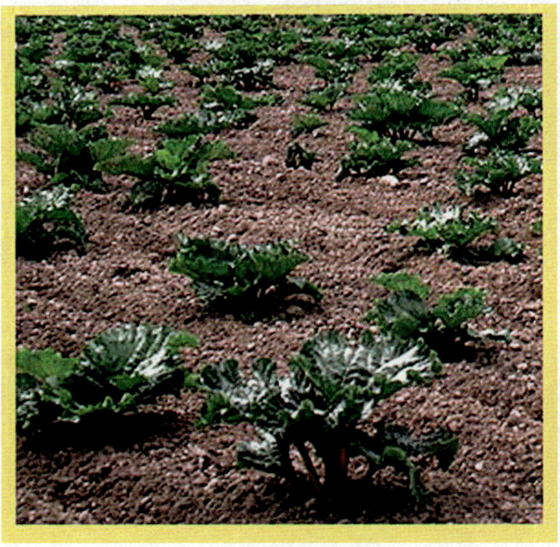

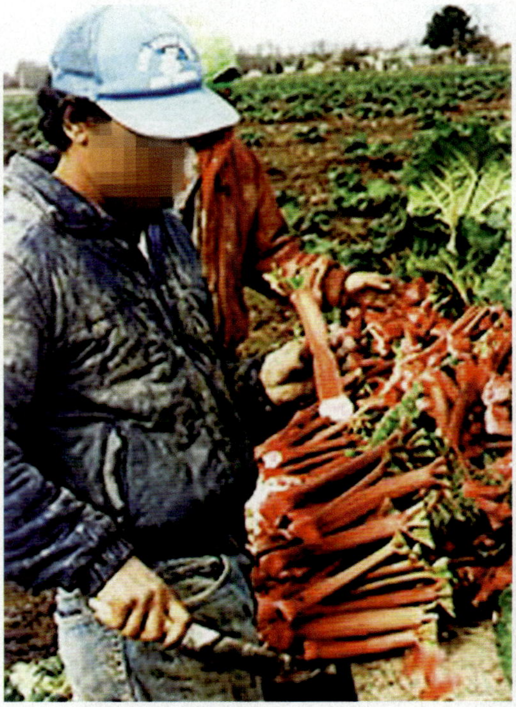

彩图 70-2　种植者正在收割加工大黄叶柄，其品种为红色的 Crimson

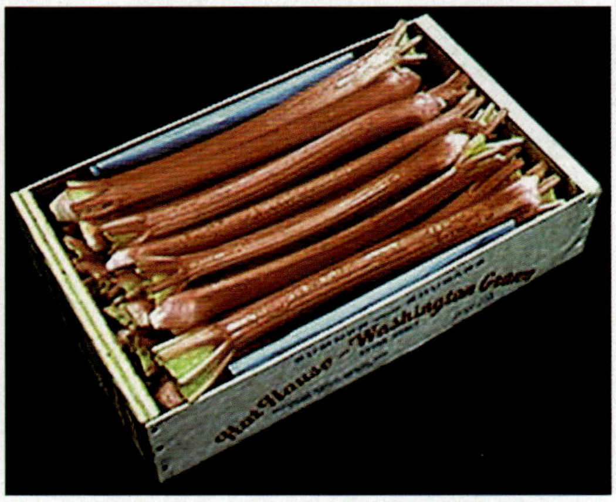

采集加工的叶柄装箱待运

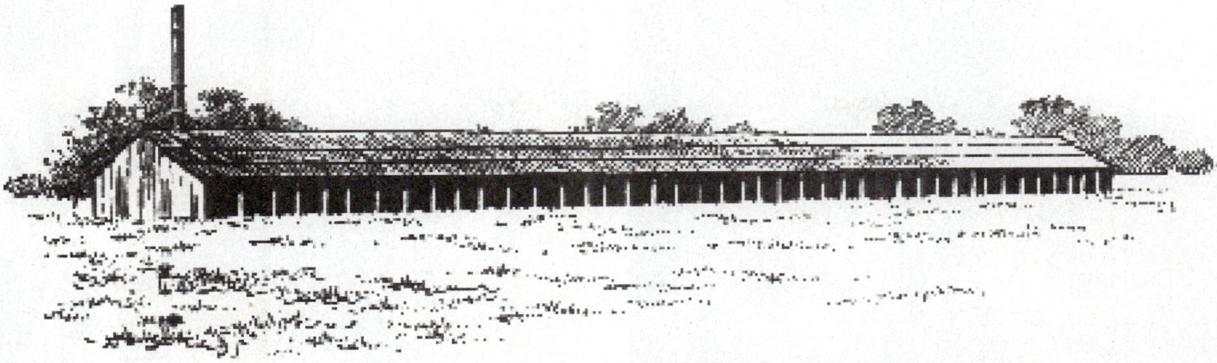

图 70-3　冬季大黄栽培在大暖房里

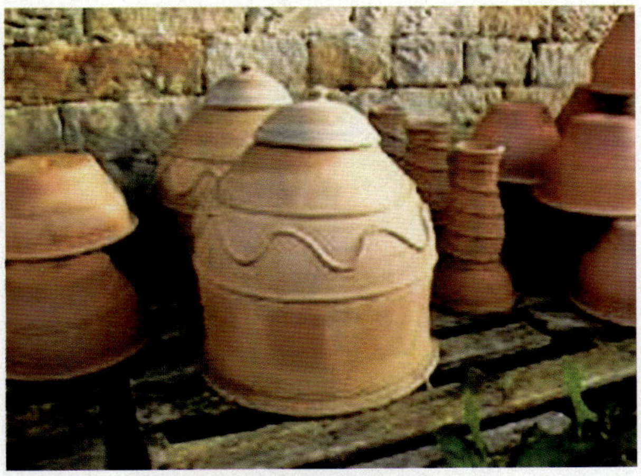

彩图 70-4　促使大黄植物早熟的陶罐

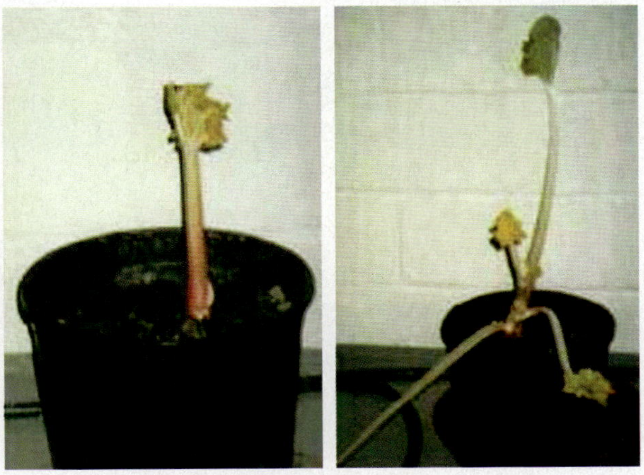

彩图 70-5　早熟的大黄苗移入温室种植
左：8 周，叶柄长达 20cm；右：12 周，叶柄长达 55cm

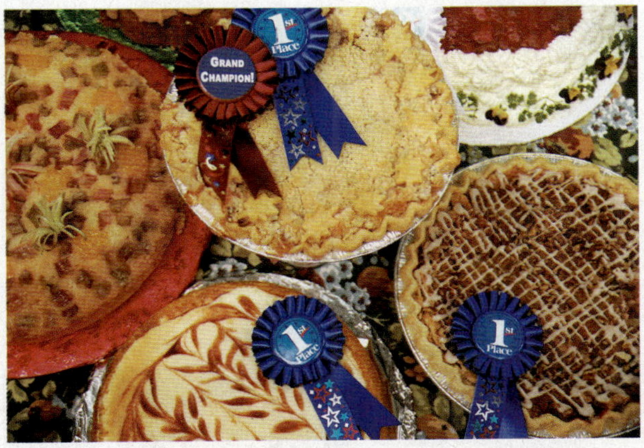

彩图71-1　2003年大黄节获奖的纯大黄派、大黄蛋糕和大黄甜点
（该照片由美国宾州 Intercourse 市 Kitchen Kettle Village 的娱乐活动主任 Lisa Horn 女士和 Cathy Kornfield 女士提供，下同）

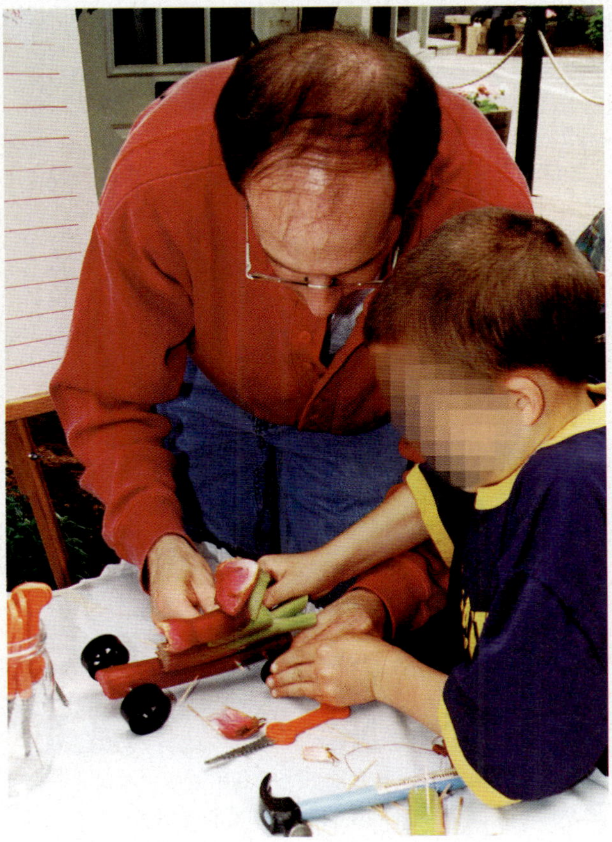

彩图 71-2　父子同造大黄叶柄赛车，并将在有电子计时器的赛道上比赛，据称该比赛为“世界上独一无二”

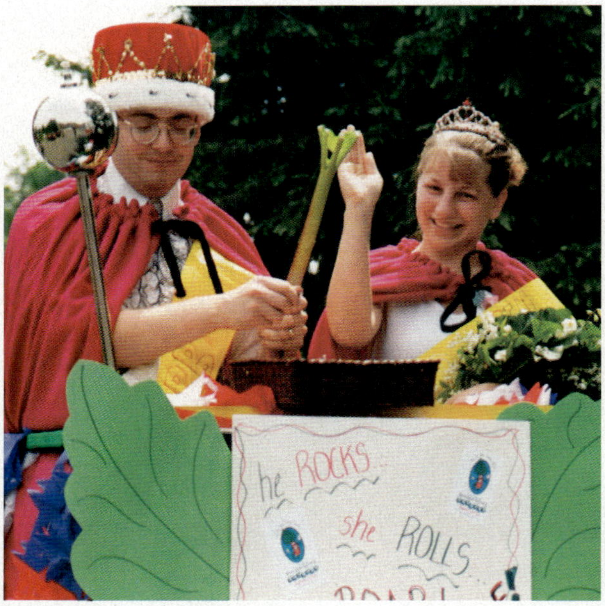

彩图 71-3　冠冕大黄国王和女王

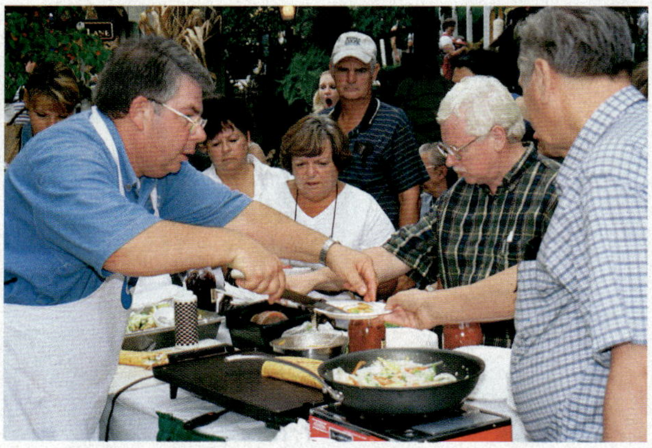

彩图 71-4　当地的“Food Guy”Tom Rothfus 给游人演示“怎样在做饭中使用大黄果酱和大黄果冻”，并让他们品尝

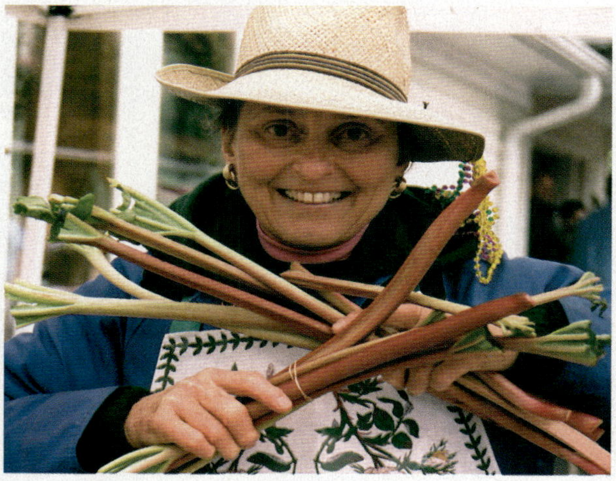

彩图71-5　当地的大黄专家（她的名字就叫“大黄”——Rhu Barb）给人讲解大黄的花园种植和烹饪技巧

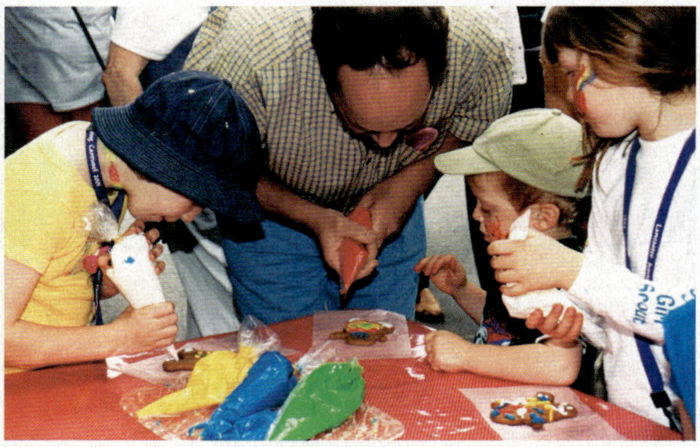

彩图 71-6　孩子们用大黄叶柄制成的染料在点缀姜味饼干

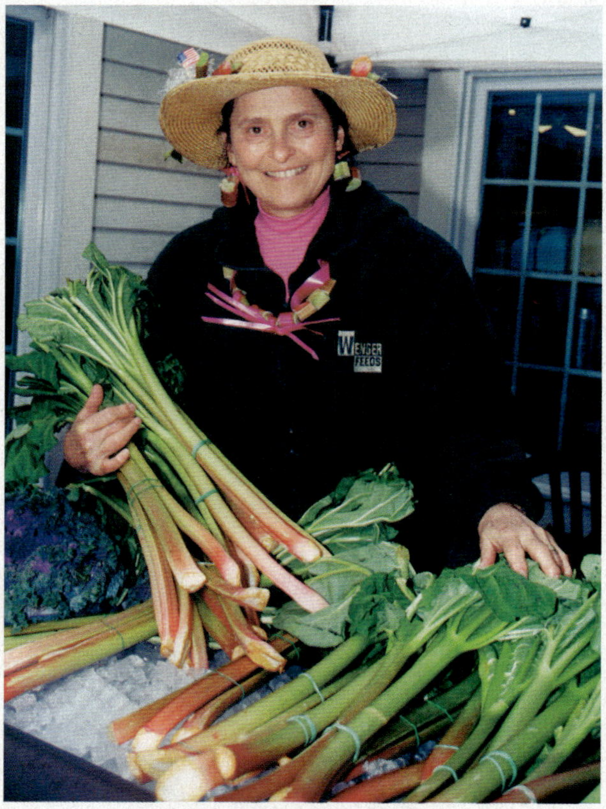

彩图 71-7　出售新鲜的大黄叶柄

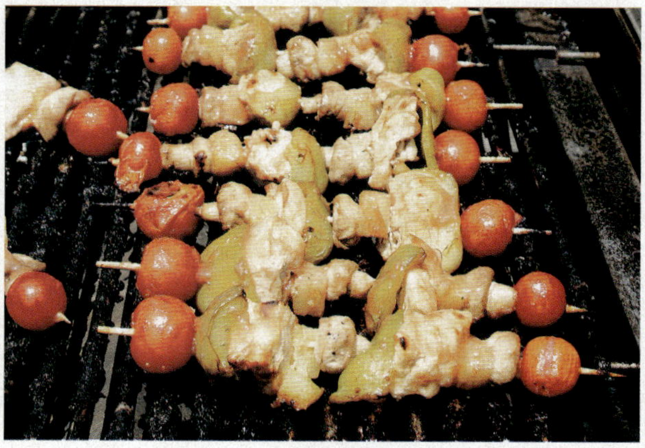

彩图 71-8　2004 年 5 月 21 ～ 22 日美国宾州英特考斯城大黄节上的食品——抹上大黄酱的烤鸡肉串

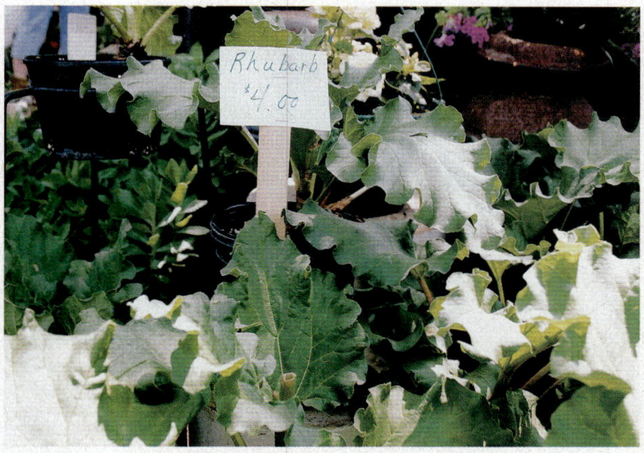

彩图 71-9　2004 年 5 月 21 ～ 22 日美国宾州英特考斯城大黄节出售大黄植物苗

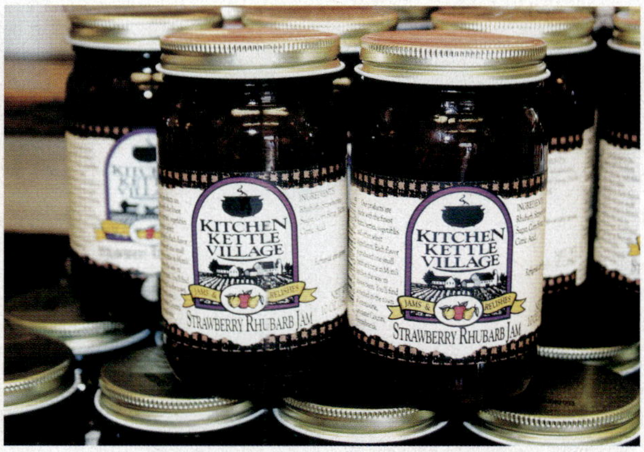

彩图 71-10　2004 年 5 月 21 ～ 22 日，美国宾州英特考斯城大黄节出售的特产：草莓 - 大黄酱

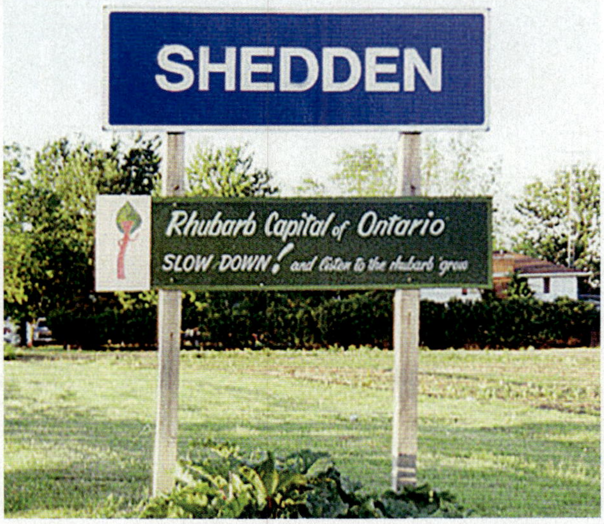

彩图71-11　加拿大Shedden市——Ontario省的大黄省会！

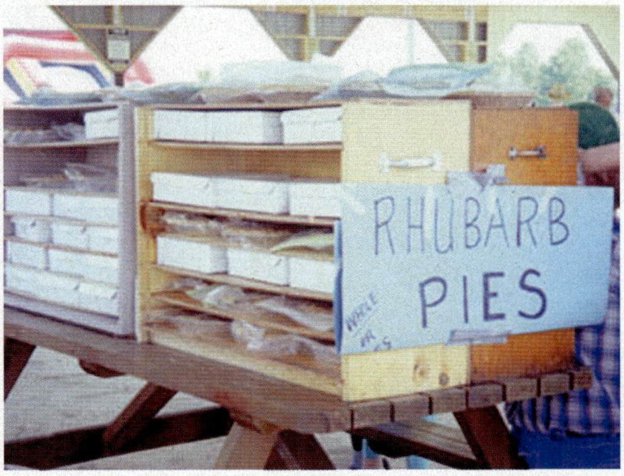

彩图 71-12　大黄节出售大黄派

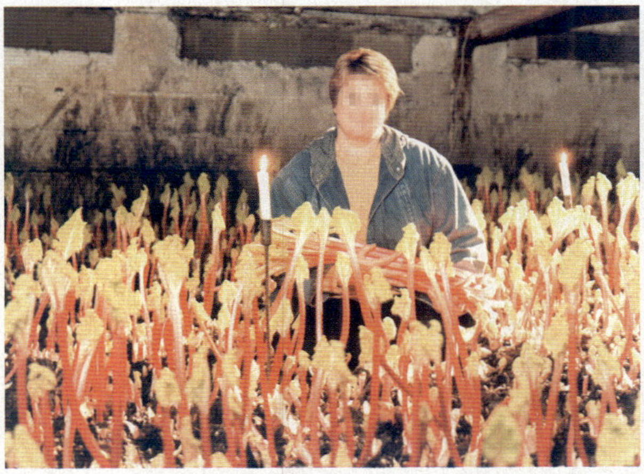

彩图 71-13　英国的 Wakefield 大黄节供游人参观的大黄温室

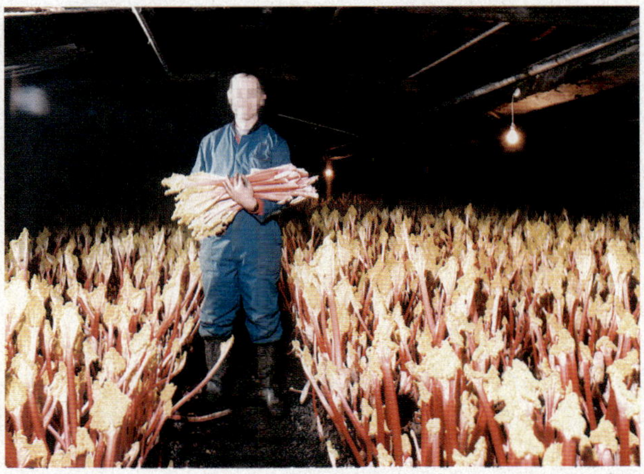

彩图 71-14　英国大黄生产区 Yorkshire 大黄温室中收获大黄叶柄

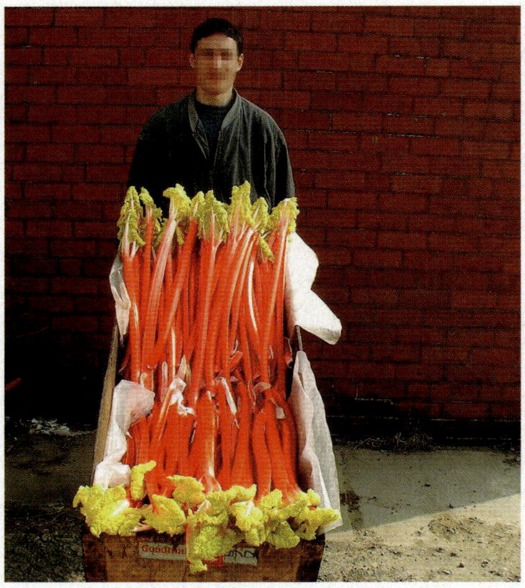

彩图 71-15　收获的大黄叶柄运出温室准备装箱出口

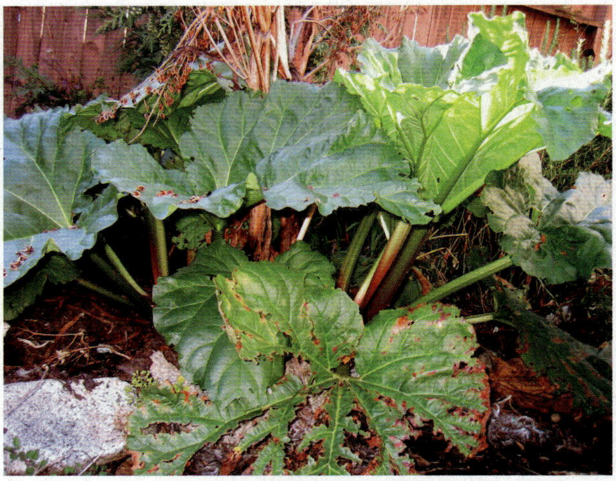

彩图72-1a　食用大黄原植物的生境［徐杨摄于美国华盛顿海伦·史密斯（Helen Smith）花园，2004.8.18］

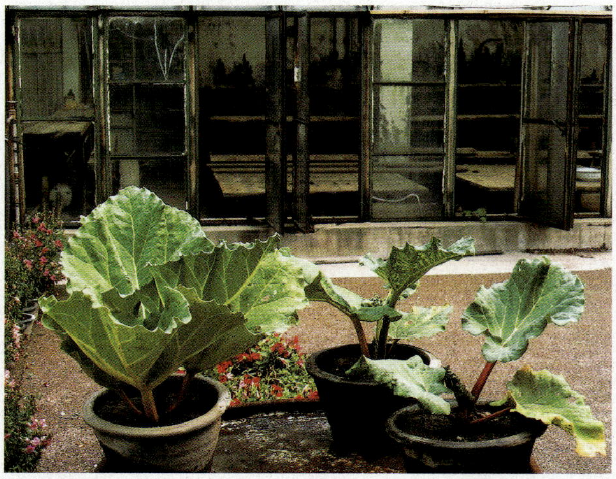

彩图72-1b　栽培于北京大学药学院药用植物园的食用大黄植株（郑俊华摄，2006.5）

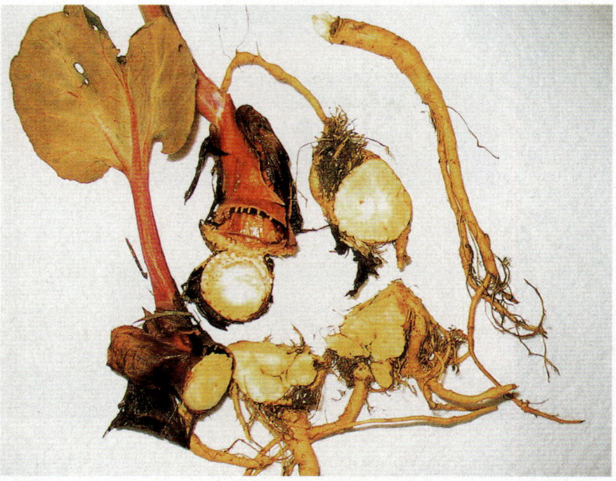

彩图72-2　食用大黄 示根茎横断面（淡黄色）、根、叶片及叶柄（红色）

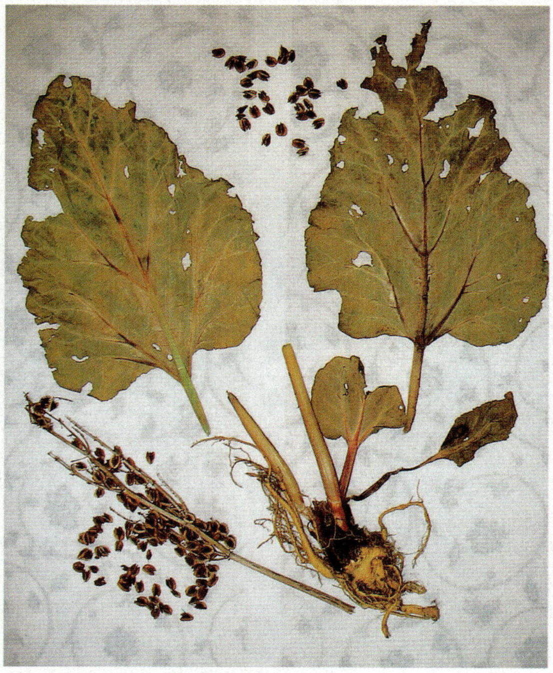

彩图 72-3　食用大黄原植物标本

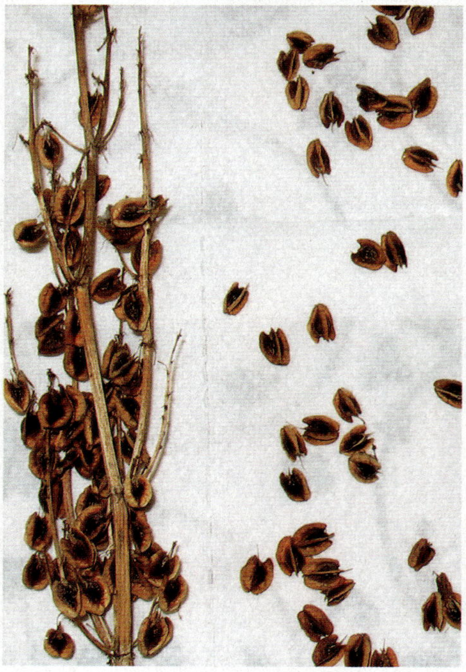

彩图72-4　食用大黄果枝（左）及果实（右）

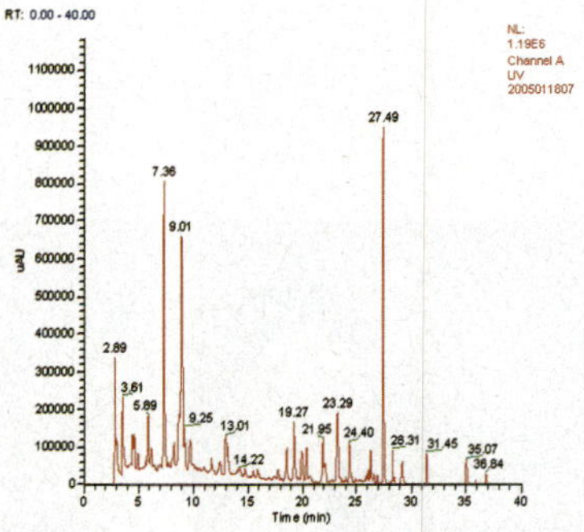

彩图 72-5　掌叶大黄的 HPLC-UV 图谱

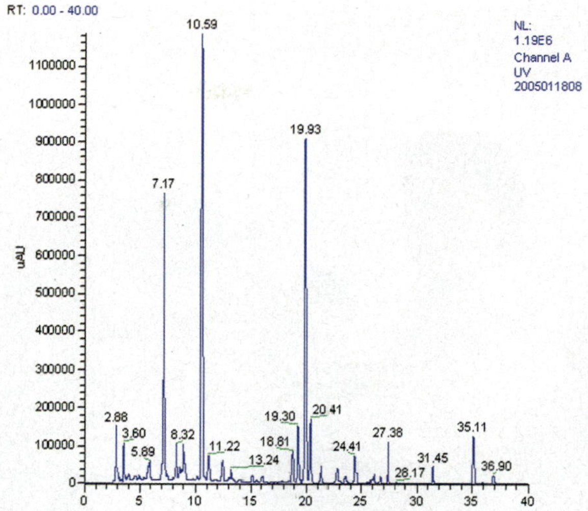

彩图 72-6　华北大黄的 HPLC-UV 图谱

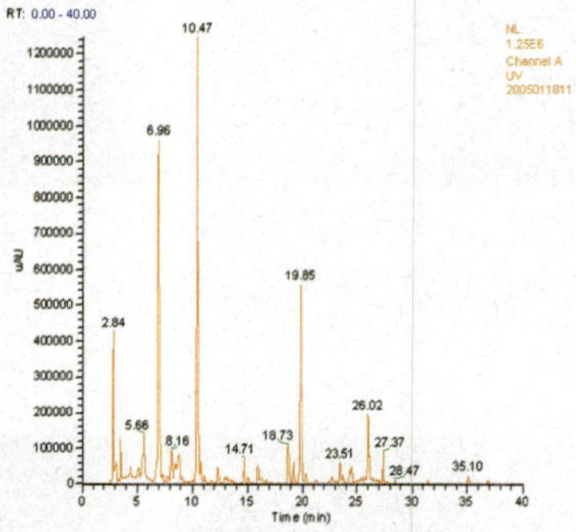

彩图 72-7　（美国）食用大黄的 HPLC-UV 图谱

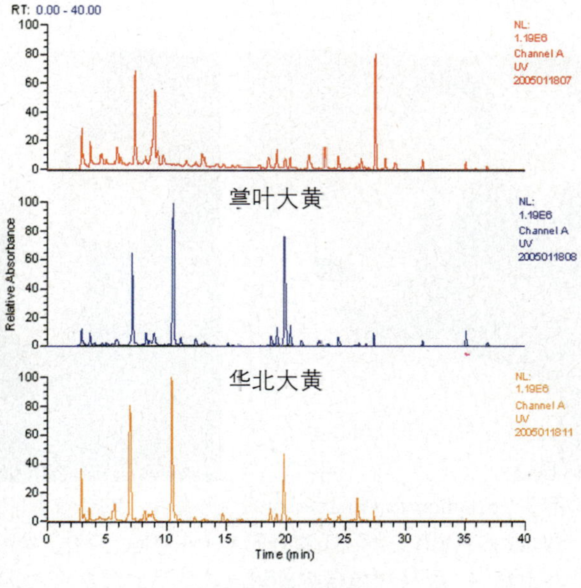

（美国）食用大黄

彩图 72-8　三种大黄 HPLC-UV 图谱对比

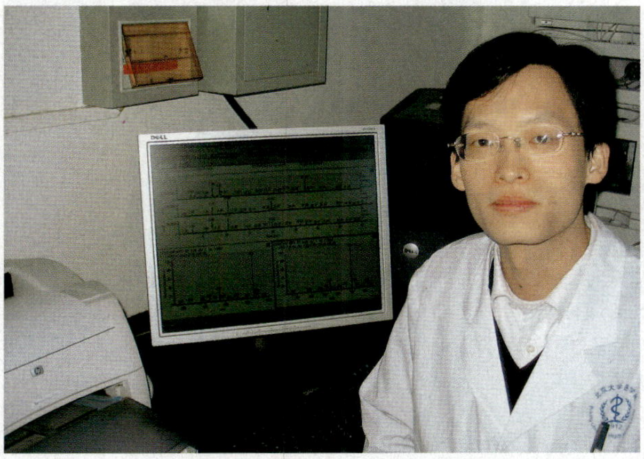

彩图72-9　北京大学药学院生物技术研究室博士后叶敏首次运用液质（LC/MS）联用技术研究大黄的化学成分

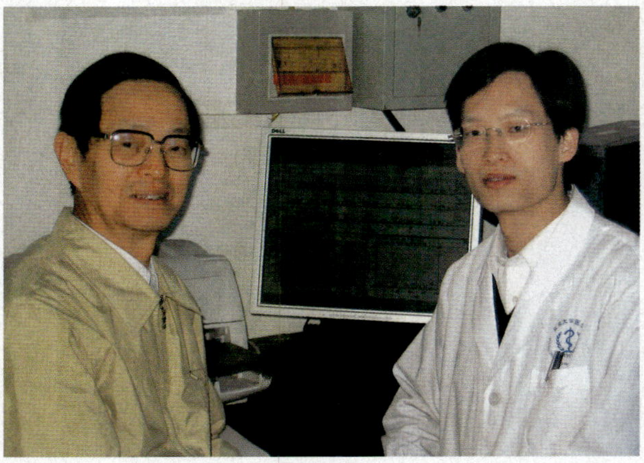

彩图72-10　叶敏（右）和郑俊华（左）在讨论大黄LC/MS分析结果后合影

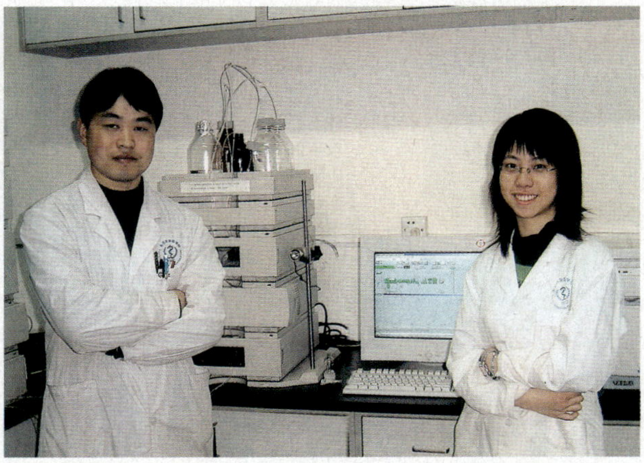

彩图72-11　北京大学药学院郭洪祝（左）指导梁晓莹（右）进行美国食用大黄化学成分的 HPLC 分离测试

结语与展望（对大黄的评价）

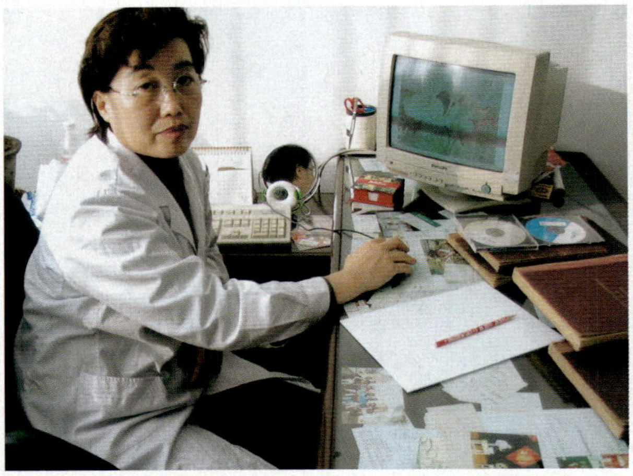

彩图1　北京大学药学院楼毅参与本书核校部分稿件

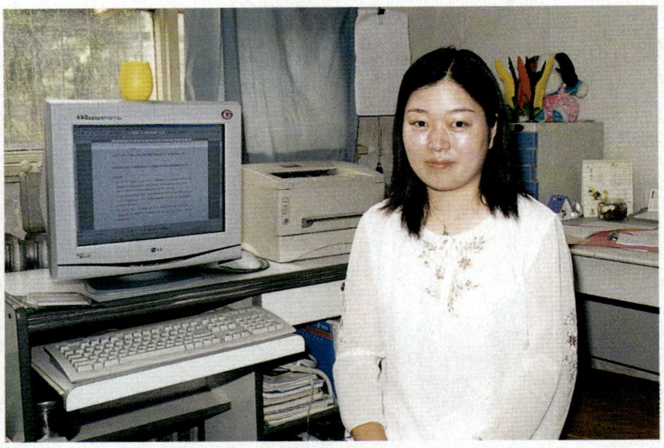

彩图 2　北京大学药学院生药学生物技术研究室钟蕾博士参与本书国内外大黄文献的检索、编译等工作

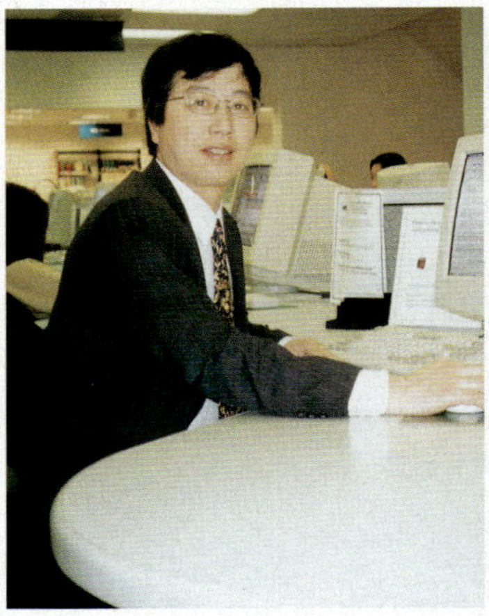

彩图 3　Stephen F. Austin State University (U.S.A.) 张治针博士正在网上查阅、整理大黄国内外研究资料

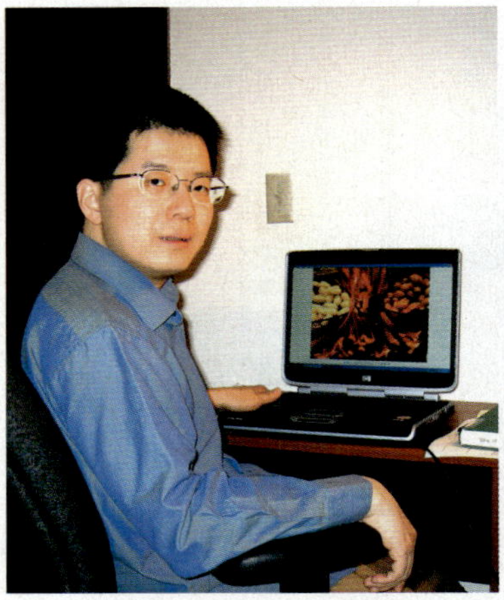

彩图 4　华盛顿大学药学系徐杨博士在整理、总结、撰写大黄在美国开发利用的调查研究资料

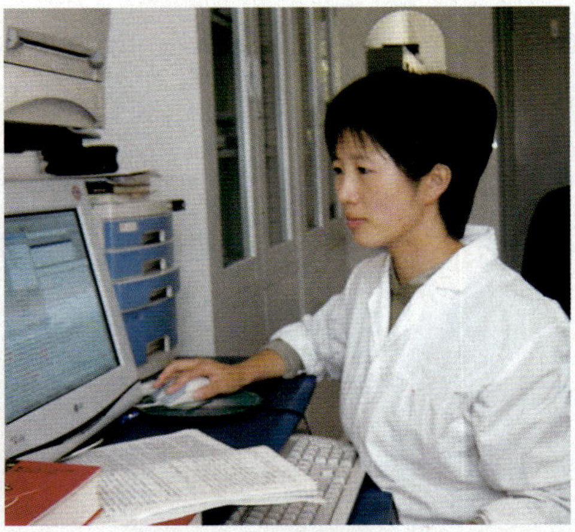

彩图 5　本书编委会秘书韩健在汇总审稿意见

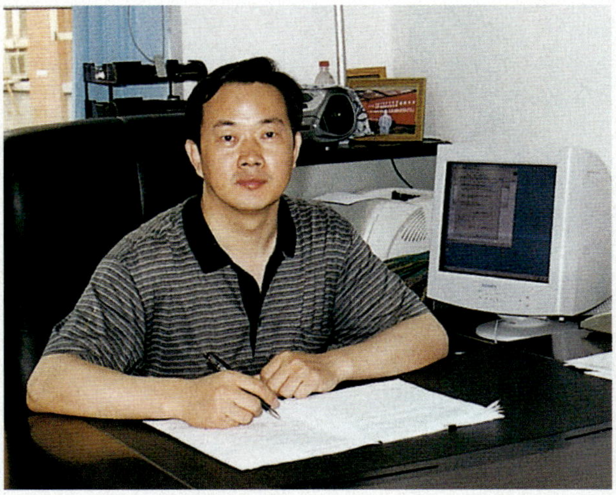

彩图 6　本书主编果德安在修改《大黄的现代研究》书稿

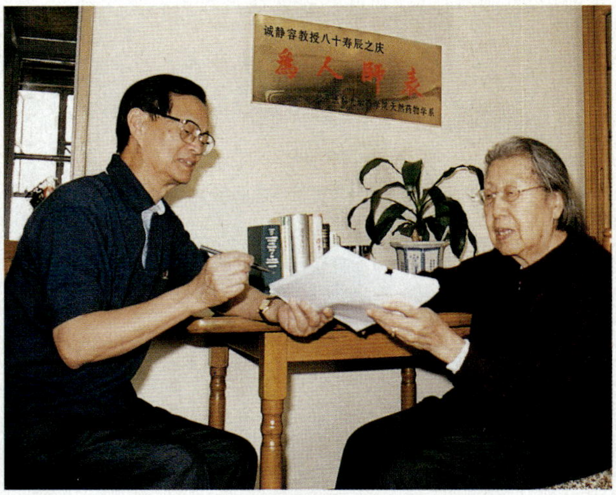

彩图 7　本书顾问诚静容和主编郑俊华讨论审稿中提出的问题

国内外大黄研究主要文献题录

国内外大黄研究主要文献题录

[1] Abdurakhmanova ZN, Dzhumaev BB, Abdullaev A, et al. The direction of photosynthetic carbon metabolism in an ephemeroid Rheum maximoviczii. Russian Journal of Plant Physiology [Translation of Fiziologiya Rastenii (Moscow)], 2001, 48(1), 29-31

[2] Abe I, Seki T, Noguchi H, et al. Galloyl esters from rhubarb are potent inhibitors of sequalene epoxidase, a key enzyme in cholesterol biosynthesis. Planta Med, 2000, 66(8), 753-6

[3] Abe I, Takahashi Y, Morita H, et al. Benzalacetone synthase. A novel polyketide synthase that plays a crucial role in the biosynthesis of phenylbutanones in Rheum palmatum. Eur J Biochem, 2001, 268(11), 3354-59

[4] Abebe W. An overview of herbal supplement utilization with particular emphasis on possible interactions with dental drugs and oral manifestations. J Dent Hyg, 2003, 77(1): 37-46

[5] Abrahams HJ. Report of Jean-Francois Coste on his efforts naturalize rhubarb. J Hist Med Allied Sci, 1971, 26(4), 439-42

[6] Aburjai TA. Anti-platelet stilbenes from aerial parts of Rheum palmatum. Phytochemistry, 2000, 55(5), 407-10

[7] Adamczeski M, Nwokekeh NU, Stange A, et al. Isolation and charaterization of bioactive agents from leaves of Polygonum cuspidatum. Book of Abstracts, 211th ACS National Meeting, New Orleans, LA, March 24-8 (1996)

[8] Adamski R, Turowska W. Effect of alcohol concentration on the amounts of anthraquinones and anthranols in Extractum Rhei Siccum. Farm Pol, 1968, 24(4), 281-2 (Polish)

[9] Agarwal SK, Singh SS, Verma S, et al. Antifungal activity of anthraquinone derivatives from Rheum emodi. J Ethnopharmacol, 2000, 72(1-2), 43-6

[10] Agarwal SK, Singh SS, Verma S, et al. Two new anthraquinone derivatives from Rheum emodi. Indian J Chem, Sect. B: Org Chem Incl Med Chem, 1999, 38B(6), 749-51

[11] Agarwal SK, Singh SS, Lakshmi V, et al. Chemistry and pharmacology of rhubarb (rheum species) - a review. J Sci Ind Res, 2001, 60(1), 1-9

[12] Ahmad Z, Jafri MA, Jaced K. Quantitative evaluation of free and combined states of Rhein and chrysophanol in Indian Rhubarb by TLC colorimetric method. Indian Drugs, 1998, 35(2), 75-8

[13] Akaoka T, Harada T, Koyama K, et al. The content of medical components in crude drug cultivated in Nagano Quality of rhubarbs. Nagano-ken Eisei Kogai Kenkyu Sho Kenkyu Hokoku, 1992, 15, 31-4

[14] Alimov Y. A Wear of pressing dies for the tableting of drugs. Khim-Farm Zh, 1975, 9(7), 30-3

[15] Al-Khalil S, Al-Eisawi D. The phytochemical analysis of Rheum palmatum. Dirasat-Univ Jordan Ser B, 1993, 20B(1), 151-3

[16] Allayarov MU, Anisimova KI, Sokolov PD. Determination of the level of tannins in the roots of Rheum wittrockii. Rast Resur, 1971, 7(3), 145-9

[17] Allison RM. Soluble oxalates, ascorbic [acid], and other constituents of rhubarb varieties. J Sci Food Agric, 1966, 17(12), 554-7

[18] Alyukina LS, Baigozina VP, Ramazanova Z. Rheum wittrockii flavonoids. Tr Inst Bot, Akad Nauk Kaz SSR, 1970, 28, 170-8

[19] Alyukina LS, Matsutsina LB. Organic acids of some root-borne tanning agents. Rast Resur, 1968, 4(2), 219-26

[20] Amato F, Grippa C. Determination of drugs in a sirup containing therapeutic plant extracts. Boll Soc Ital Farm Osp, 1968, 14(4), 362-5

[21] Andersen JH, Poulsen ME. Results from the monitoring of pesticide residues in fruit and vegetables on the Danish market, 1998-99. Danish Veterinary and Food Administration, Soborg, Den. Food Additives and Contaminants, 2001, 18(10), 906-931

[22] Anon. 2, 6-Dichloro-4-nitroaniline; tolerances for residues. Fed Regist, 1966, 31, 167-8

[23] Anon. Radish Rhubarb over E. coli. Science (Washington, D. C), 1998, 280(5363), 527

[24] Anon. Poisonous or deleterious substances in food. Food Drug Adm, 1974, 39(236), 42743-8

[25] Aoki H, Hara E, Hirao T. Inhibition of abnormal accumulation of extracellular matrix by plant extracts. Eur Pat Appl, 1997, 17

[26] Argueta C, Yoder S, Holtzman AE, et al. Isolation and

identification of nontuberculous mycobacteria from foods as possible exposure sources. J Food Protection, 2000, 63(7), 930-933

[27]Asahi Y, Shinozaki K, Mitani M, et al. Polarography of anthraquinones and dianthrones of rhubarb. Chem Pharm Bull, 1974, 22(2), 254-61

[28]August JR. Gastrointestinal disorders of the cat. Vet Clin North Am Small Anim Pract, 1983, 13(3), 585-97

[29]Babash TA, Vandyshev VV, Perel'son ME. Presence of sennosides in senna and rhubarb cultivated in the USSR. Khim-Farm Zh, 1985, 19(6), 718-20

[30]Babu KS, Srinivas PV, Praveen B, et al. Antimicrobial constituents from the rhizomes of Rheum emodi. Phytochemistry, 2003, 62(2), 203-7

[31]Bae E, Han MJ, Kim N, et al. Anti-Helicobacter pylori activity of herbal medicines. (Korea) Biol Pharm Bull, 1998, 21(9), 990-2

[32]Bai R. Deodorization medicine used human intestine. (Peop. Rep. China) Faming Zhuanli Shenqing Gongkai Shuomingshu, 1998, 5

[33]Ballot D, Baynes RD, Bothwell TH, et al. The effects of fruit juices and fruits on the absorption of iron from a rice meal. Br J Nutr, 1987, 57(3), 331-43

[34]Banks HJ, Cameron DW. New natural stilbene glucoside from Rheum rhaponticum (Polygonaceae). Aust J Chem, 1971, 24(11), 2427-30

[35]Bao G, Fu X, Yang S, et al. Studies on chemical compositions of rhubarb intraperitoneal dialysis solution. Fujian Fenxi Ceshi, f1997, 6(2), 657-9

[36]Barchenko IP, Malevannaya EM. Mineral and vitamin composition of some inadequately studies foods and their use in feeding the population. Vop Ratsion Pitan, 1969, 5, 12-6

[37]Barker TJ, Dawber JG, Martin PJ, et al. Analysis of dietary aluminum by plasma emission spectrometry. Chem Ind(London), 1988, 18, 600-1

[38]Bast A. Food, poison and drug: radically equal. Pharm Weekbl, 1990, 125(21), 508-18

[39]Basu TK, Ooraikul B, Garg M. The lipid-lowering effects of rhubarb stalk fiber: a new source of dietary fiber. Nutr Res(N. Y.) 1993, 13(9), 1017-24

[40]Baxter M, Burrell JA, Msaaey C. The effects of fluoride on the leaching of aluminum saucepans during cooking. (UK.) Food Addit Contam, 1988, 5(4), 651-6

[41]Bell EA, Meier LK, Soerensen H. Hydroxylated glutamic acids in Phlox, Lepidium, and Rheum species. Phytochemistry, 1981, 20(9), 2213-6

[42]Bellaart AC. Anthraquinones and anthraquinone glycosides appearing in Chiene rhubarb roots. Pharm Weekbl, 1971, 106(12), 252-62

[43]Bellaartm AC. Anthraquinones and anthraquinone glucosides in Chinese rhubarb root. Pharm Weekbl, 1971, 106(12), 252-62

[44]Betsche T. Process for decreasing the oxalic acid content of foods and feed by incorporating cereal seedlings or seedling root. Ger Offen, 1999, 16

[45]Bi ZQ. Nitrogen balance in uremic patients treated with rhubarb retention enema. Zhong Xi Yi Jie He Za Zhi, 1987, 7(1), 21-3, 4

[46]Bi ZQ, Zheng FL, Kang ZQ. Treatment of chronic renal failure by retention-enema with rhizoma rhei compound decoction. J Tradit Chin Med, 1982, 2(3), 211-4

[47]Bickoff EM. Flavonoid estrogens in plants. Amer Perfum Cosmet, 1968, 83(5), 59-62, 64

[48]Bittner S. Quinones-reality and myth. Israel Kim Handasa Kim, 1994, 19, 11-3

[49]Blaszczyk T, Krzyzanowska J, Lamer-Zarawska E. Screening for antimycotic properties of 56 traditional Chinese medicines. Phytother Res, 2000, 14(3), 210-2

[50]Bleier W. Simple thin-layer-charmatographic detection of the adulteration of rhubarb extracts with 1, 8-dihydroxyanthraquinone (Istizin). Sci Pharm, 1976, 44 (2), 140-2

[51]Blundstone HAW. Polyphenols of rheum rhaponticum. I. Flavonol glycoside. Phytochemistry, 1967, 6(10), 1449-52

[52]Blundstone HAW. Polyphenols of Rheum rhaponticum. II. Hydroxycinnamic acid derivatives of Rheum rhaponticum. Phytochemistry, 1970, 9(7), 1677-9

[53]Bogs U, Zessin G. On the preparation and testing of rhei extract, with a suggestion for DAB 7. Pharmazie, 1966, 21(9), 553-5

[54]Borkowski B, Sobiczewska M. Determination of rhaponticin in rhubarb roots. Acta Pol Pharm, 1965, 22(6), 529-32

[55]Brassinga RD, Fulford GD, McCready RGL, et al. Biodegradation of oxalate ions in aqueous solution. (Alcan International Ltd., Can.) Pat Specif, 1992, 25

[56]Buening-Pfaue H, Schaetzke M, Vrochte H. Testing of the until now assumed nickel transfer from stainless steel cooking pots on the prepared food therein. Stahl, 1992, (1), 96-7

[57]Bulinski R, Kot A. Residues and degradation dynamics of malathion in vegetables grown in greenhouse. Bromatol Chem Toksykol, 1972, 5(2), 167-73

[58]Butler AR, Moffett J. Pass the rhubarb. Chem Br, 1995, 31(6), 462-3, 465

[59]Bykov OD. Calculation of the isotopic effect in photo-

synthesis and its value. Photosynthetica, 1970, 4(3), 195-201

[60] Bykov OD. Intenstity of respiratory gas metabolism during photosynthesis. Byull Vses Inst Rastenievod, 1969, 14, 19-24

[61] Cai D, Zhang T, Gu M, et al. Separation of hydroxyanthraquinones of rhubarb by high-speed countercurrent chromatography. Zhongguo Yiyao Gongye Zazhi, 1990, 21(3), 130-3

[62] Cai J, Ooraikul B, Jelen P. Calcium bioavailability of quarg with increased calcium content produced by addition of rhubarb. J Food Process Process Preserv, 2000, 24(6), 479-94

[63] Cai Y, Chen Q. Biochemical study of Chinese rhubarb. XXVII. Inhibitory effects of anthraquinone derivatives on four pancreatic enzymes. Shengwu Huaxue Yu Shengwu Wuli Xuebao, 1989, 21(4), 338-43

[64] Cai Y, Chen Q. Biochemical study of Chinese rhubarb. XXVIII. Comparison of biological activities of the metabolites of anthraquinone derivatives. Zhongguo Yaoke Daxue Xuebao, 1988, 19(4), 282-4

[65] Caleffi C, Ventura MT, Ciasca MA. New chemical method for the quantitative determination of anthracene derivatives in drugs. Ed Prat, 1970, 25(1), 47-58

[66] Campbell C. When Rhubarb is the antidote. Nurs Mirror, 1980, 150(16): 12

[67] Campbell MJ, Hamilton B, Shoemaker M. Antiproliferative activity of Chinese medicinal herbs on breast cancer cells in vitro. Anticancer Res, 2002, 22(6C), 3843-3852

[68] Cao H, Liu Y, Detn. of rhein, emodin, chrysophanol, physcion and aloe-emodin in JinYiNiaoShi granules and Radix rhei by HPLC. Yaowu Fenxi Zazhi, 1998, 18(1), 3-6

[69] Castagnola V, Pettinari G, De Vries GA. Separation of anthraquinone contents in the rhubarb (Rheum palmatum) using liquid/liquid chromatography. Boll Chim Farm, 1976, 115(5), 376-82

[70] Chai YF, Ji SG, Wu YT, et al. The separation of anthraquinone derivatives of rhubarb by miceller electrokinetic capillary chromatography. Biomed Chromatogr, 1998, 12(4), 193-5

[71] Chang Z, Guo D, Shen X, et al. Analysis of anthraquinone components in hairy root cultures of Rheum paleum palmatum L. Yaoxue Xuebao, 1998, 33(11), 869-72

[72] Chang Z, Shen X, Guo D, et al. Anthraquinone production in hairy root cultures of Rhum wittrochii Lundstr. Beijing Yike Daxue Xuebao, 1998, 30(5), 413-5

[73] Chang Z, Shen X, Guo D, et al. Comparative study of anthraquinones in Hairy root, Calli and suspension cells of Rheum palmatum L. Beijing Yike Daxue Xuebao, 1998, 30(6), 500-2, 524

[74] Chaudhari M, Jain GK, Sarin JP, et al. Spasmolytic principle from Rheum webbianum Royle. J Chem, 1983, 22B(11), 1163-4

[75] Cheema SK, Goel V, Basu TK, et al. Dietary rhubarb (Rheum rhaponticum) stalk fibre does not lower plasma cholesterol levels in diabetic rats. Br J Nutr, 2003, 89(2), 201-6

[76] Chen C, Cheng P, Wang L. Separartion of anthraquinone compounds in Rheum officinale by high-pressure liquid chromatography. Yao Hsueh T'ung Pao, 1981, 16(5), 64

[77] Chen C, Chen Q. Biochemical study of Chinese rhubarb. XIX. Localization of inhibition of anthraquinone derivatives on the mitochondrial respiratory chain. Yaoxue Xuebao, 1987, 22(1), 12-18

[78] Chen C, He B, Chen Q. Biochemical study of Chinese rhubarb anthraquinone derivatives on the inhibition of NADH oxidase and succinate oxidase of the mitochondrion. Shengwu Huaxue Zazhi, 1988, 4(1), 36-41

[79] Chen CH, Chao YC, Li DD. Studies of Chinese rhubarb. IX. The effect of rhein and emodin on transplntable tumors in animals. Yao Xue Xue Bao, 1966, 13(5), 363-6

[80] Chen CH, Liu MZ, Su HL, et al. Studies on the Chinese rhubarb. V. Antibacterial properties and stability of antraquinone derivatives and the antagonism of some compounds to their inhibitory action. Yao Xue Xue Bao, 1964, 11(4), 258-65

[81] Chen CL, Chen QH. Biochemical study of Chinese rhubarb. XIX. Localization of inhibition of anthraquinone derivatives on the mitochondrial respiratory Chain. Yao Xue Xue Bao, 1987, 22(1), 12-8

[82] Chen CL, Li MY, Shi CC. Detergents containing rhubarb powder. Jpn Kokai Tokkyo Koho, 1991, 4pp

[83] Chen D, Jing B, Qiao L, et al. Protective effects of rhubarb on respiration of intestinal epithelia in burned rats. Zhonghua Chuangshang Zazhi, 2000, 16(12), 738-740

[84] Chen D, Wang J, Zhao X. Analytical study on processing of Rheum palmatum L. by HPLC. Zhongguo Zhongyao Zazhi, 1994, 19(9), 538-9

[85] Chen D, Yang X, Jing B, et al. Effect of rhubarb on gene expression of tumor necrosis factor in the liver after scald. Zhonghua Chuangshagn Zazhi, 2000, 16(3), 151-3

[86] Chen D, Yang X, Jiang X. Clinical and experimental study on effect of rhubarb on gastrointestinal blood

flow perfusion. Zhongguo Zhong Xi Yi Jie He Za Zhi, 2000,20(7),515-8

[87]Chen G,Ma S,Deng S. Emodin monomethyl ether and chrysophanol separation. Faming Zhuanli Shenqing Gongkai Shuomingshu,2001,5

[88]Chen J,Hu T. Rhubarb as scavenging agent for active oxygen. Zhongguo Yaoxue Zazhi,1996,31(8),461-3

[89]Chen J. Ointment for treating psoriasis. Faming Zhuanli Shenqing Gongkai Shuomingshu,2001,4

[90]Chen M. Observation of curative effect of lipid lowering and fat restraining tablets on complicated obesity. J Tradit Chin Med,1995,15(4),252-5

[91]Chen Q,Dai H,Su X. Studies on Chinese Rhubarb. XXXI. Improved method for systematic isolation of anthraquinone derivatives from Rhubarb. Tianran Chanwu Yanjiu Yu Kaifa,2001,13(3),58-60

[92]Chen Q,Liu C,Qiu C. Studies on Chinese rhubarb. XII. Effect of anthraquinone derivatives on the respiration and glycolysis of Ehrlich ascites carcinoma cell. Yao Hsueh Hsueh Pao,1980,15(2),65-70

[93]Chen Q,Shi J. Clearing composition and its manufacture. Faming Shenqing Zhuanli Gongkai Shuomingshu, 1990,7

[94]Chen Q. Biochemical studies of Rhubarb. XXXXIII. Systematic isolation of anthraquinone derivatives from Rhubarb with improved method. Yaowu Shengwu Jishu,1995,2(2),33-36

[95]Chen S,Hu Z,Sun Y,et al. Interaction among rhubarb anthraquinone derivatives, cyclic nucleotide phshodiesterase and calmodulin. Shengwu Huaxue Zazhi,1989,5(3),245-50

[96]Chen X,Ran R. Rhubarb decoction prevents intestinal bacterial translocation during necrotic pancreatitis. Hua Xi Yi Ke Da Xue Xue Bao,1996,27(4),418-21

[97]Chen Y. Preparation of medicinal vinegar for curing rheumatism and rheumatoid. Faming Zhuanli Shenqing Gongkai Shuomingshu ,1999,5

[98]Chen Y,Shen S,Lee W,et al. Emodin induces apoptosis in human promyeloleukemic HL-60 cells accompanied by activation of caspase 3 cascade but independent of reactive oxygen species production. Biochem Pharmacol,2002,64(12),1713-24

[99]Chen Y,Zhen J,Deng F,et al. Determination of emodin in Rheum officinale complex by reversed-phase HPLC. Hunan Yike Daxue Xuebao,1995,20(4),392-4

[100]Chen YW,Wang BE,Zhao SY. Effects of rhubarb and anti-pneumonia mixture Ⅲ on endotoxemia in acute infections. Zhong Xi Yi Jie He Za Zhi,1988,8(11), 654-7,644

[101]Chen Z,Chen Q,Huang Y,et al. Biochemical study of Chinese rhubarb XL. Study on the antigonococcus activity of anthraquinone derivatives. Zhongguo Yaoke Daxue Xuebao,1990,21(6),373-4

[102]Chen Z,Fu C. Compositions for treating excitation and confused insanity. Faming Zhuanli Shenqing Gongkai Shuomingshu ,1999,10

[103]Cheng DY,Wang JZ,Zhao XH. Analytical study on processing of Rheum palmatum L. by HPLC. Zhongguo Zhong Yao Za Zhi,1994,19(9),538-9,574

[104]Chicouri M,Chicouri I. Anthraquinone glycosides for the treatment of constipation. Fr Demanda,1990,8

[105]Chirikdjian JJ,Kopp B,Beran H. Laxative effect of a new anthraquinone glycoside from rhubarb roots. Planta Med,1983,48(1),34-7

[106]Choi KH,Kim SS,Park YJ,et al. Effects of Rhei Rhizoma,Ephedra Herba and Scutellaria Radix on the metabolism of 7-ethoxycoumarin in isolated rat liver. (Korea) Yakhak Hoechi,1998,42(4),422-30

[107]Chumbalov TK. Results of studies the chemical composition of Kazakhstan vegetable raw material. Khim Khim Tekhnol,1970,150-9

[108]Chumbalov TK,Nurgalieva GM. Anthocyanins from the seeds of Rheum tatarium. Ⅱ. Khim Prir Soedin, 1967,3(1),59-60

[109]Chumbalov TK,Nurgalieva GM. Anthraquinones in seeds and leaves of Rheum tataricum. Ⅲ. Khim Prir Soedin,1967,3(2),144

[110] Chumbalov TK, Nurgalieva GM. Catechins from Rheum tataricum. Khim Prir Soedin,1967,3(4),282

[111] Chumbalov TK, Nurgalieva GM. Flavonoids of Rheum tatricum. V. Khim Prir Soedin,1967,3(5), 345-6

[112] Chumbaov TK, Nurgalieva GM. Catechins from Rheum tataricum. Khim Prir Soedin,1967,3(4),282

[113]Chung SH,Paik SY. An experimental study on the effects of several phytohaemagglutinins,prednisolone acetate and testosterone propionate on the peripheral blood picture of rabbits in acute blood loss. Koryo Taehakkyo Uikwa Taehak Chapchi,1981,18(1),257-69

[114]Colombo E. Natural coloring agents of Rhamnus purshiana,Alder buckthorn,and cinchona barks and rhubarb roots. Thin-layer chromatographic separation and identification of synthetic and natural coloring agents. Aerosol,1968,50(12),648-52

[115]Creager RA. Effects of preemergence and rope wick applications of glyphosate on rhubarb. HortScience, 1985,20(1),125-6

[116]Csajtai M. Comparative investigation of the anthraglycoside content of preparations from Hunggarian rheum and rumex varieties. Gyogyszereszet, 1975, 19 (9), 333-5

[117]Csupor L. Deoxyrhaponticin, a new natural stilbene derivative in rhizoma Rhei rhapontici. Arch Pharm (Weinhein), 1970, 303(8), 681-7

[118]Csupor L. Spectrophotometric determination of rhaponticin and deoxyrhaponticin in Rhei rhapontici rhizomes. Arch Pharm(Weinheim), 1971, 304(1), 32-5

[119]Cui Zhiqiang, Guo Shiduo, Li Shuhua. The effect of total glycoside of rhubarb, emodin, and sennosides on transmural potential of mouse intestine in vito. Zhonguo Yaoxue Tongbao, 1992, 8(4), 269-71

[120]Cullar MJ, Giner RM, Recio MC, et al. Topical anti-inflammatory activity of some Asian medicinal plants used in dermatological disorders. Fitoterapia, 2001, 72 (3), 221-9

[121]Cyong J, Matsumoto T, Arakawa K, et al. Anti-Bacteroides fragilis substance from rhubarb. J Ethnopharmacol, 1987, 19(3), 279-83

[122]Czlonkowska H, Bitna-Szlachta A, Gradecka I. Method of determination of rhaponticin in rhubarb roots. Aptechn. Delo, 1966, 15(6), 77-9

[123]Dai CF, Zhang ZZ, Qi XL, et al. Clinical and experinental study of treatment of nanmiqing capsule for chronic prostatitis. Zhonghua Nan Ke Xue, 2002, 8 (5), 379-382

[124]Danielsen K, Francis GW. An alternative solvent system for the separation of anthraquinone aglycons from rhubarb on silica thin layers. Chromatographia, 1994, 38(7-8), 520

[125]Danielsen K, Aksnes DW. NMR study of some anthraquiones from rhubarb. Magn Reson Chem, 1992, 30(4), 359-60

[126]Dawidowicz-Grzagorzewska A. Effects of water soluble oncostatic fraction from Rheum officicale Baill. rhizomes on Allium cepa root meristerm. I. The mitotic activity. Acta Soc Bot Pol, 1976, 45(4), 429-43

[127]De Pasquale A, Galati EM, Silvestri R, et al. Pharmacognostic research on Rheum compactum. Planta Med, 1980, (Suppl.), 170-81

[128]Debelyi AS, Troshko EV, Galkina GA. Use of triazines in the growing of medicinal plants, and determination of their residual amounts. Agrokhimiya, 1971, (8), 110-4

[129]Denee R, Huizing HJ. Purification and separation of anthracene derivatives on a polystyrene-divinylbenzene copolymer. J Nat Prod, 1981, 44(3), 257-60

[130] Deng X. Disinfectant. Faming Zhuanli Shenqing Gongkai Shuomingshu, 1995, 6

[131]Derndorfer E, Elmadfa I. Influence of oxalic acid on sensory attributes of rhubarb. Ernaehrung (Vienna), 2000, 24(2), 61-4

[132]Dickinson D, Arthey VD, Crean DEC. Quality control of fruits and vegetables and their products. Qual Contr Food Ind, 1972, 3, 1-34

[133] Diffey BL, Lawlor EF, Hindson TC. Photoallergic contact dermatitis to rhubarb wine. Photodermatol, 1984, 1(1), 43-4

[134]Ding AW. Selection of the extraction conditions for total anthraquinone derivatives in rhubarb by using orthogonal experiment design. Zhong Yao Tong Bao, 1988, 13(5), 37-9, 63

[135]Ding A, Huang M, Kong L, et al. Selection of the extraction conditions for total anthraquinone derivatives in rhubarb by using orthogonal experiment design. Zhongyao Tongbao, 1988, 13(5), 293-5

[136]Ding J, Ning B, Fu G, et al. Separation of rhubarb anthraquinones by capillary electromatography. Chromatographia, 2000, 52(5/6), 285-288

[137]Ding M, Ma S, Liu D. Simultaneous determination of hydroxyanthraquinones in rhubarb and experimental animal bodies by high-performance liquid chromatography. Anal Sci, 2003, 19(8), 1163-5

[138]Djozan DJ, Asssdi Y. Determination of anthraquinones in rhubarb roots, dock flowers and senna leaves by normal-phase high performance liquid chromatography. Talanta, 1995, 42(6), 861-5

[139]Dobreanu M, Doru G, Ciofu R. Chemical composition of some vegetable species in relation to the time and stage of harvesting. (Rom). Bucuresti, B, 1983, 26, 43-7

[140]Dong CM, Zhao JX, Li PJ, et al. Prospective study of systemic inflammatory response syndrome of patients with nosocomial G-bacteria infection. Zhongguo Wei Zhong Bing Ji Jiu Yi Xue, 2003, 15(11): 666-8

[141]Doubrava NS, Dean RA, Kuc J. Induction of systemic resistance to anthracnose caused by Colletotrichum lagenarium in cucumber by oxalate and extracts from spinach and rhubarb leaves. Physiol Mol Plant Pathol, 1988, 33(1), 69-79

[142]Dregus M, Schmarr HG, Takahisa E, et al. Enantioselective analysis of methyl-branched alcohols and acids in rhubarb (Rheum rhabarbarum L.) stalks. J Agric Food Chem, 2003, 19, 51(24), 7086-91

[143] Dregus M, Engel KH. Volatile constituents of uncooked rhubarb (Rheum rhabarbarum L.) stalks. J

Agric Food Chem, 2003, 22, 51(22), 6530-6

[144]Du Y. Topical preparations for treatment of burn. Faming Zhuanli Shenqing Gongkai Shuomingshu, 1993, 5

[145]Duan M, Wang Y, Han D, et al. Intestinal mucosa barrier injuries in acute hepatic failure and effects of Rheum. Zhongguo Bingli Shengli Zazhi, 1999, 15 (10), 906-908

[146]Duan Y. Antiinflammatory and antimicrobial perlingual tablets. Faming Zhuanli Shenqing Gongkai Shuomingshu, 1995, 4

[147]Duan Y, Liu C, Luo Y, et al. Determination of trace elements in raw material and their decoction, and study of leaching ratio of several Chinese traditional herbal medicines. Zhongguo Yaoxue Zazhi, 1993, 28 (7), 396-8

[148]Duc R, Vanek T, Soudek P, et al. Accumulation and transformation of sulfonated aromatic compounds by rhubarb cells (Rheum palmatum). Czech Rep J Phytorem, 1999, 1(3), 255-271

[149]Dusek J, Duskova J, Tumova L, et al. Formation of anthracene derivatives in Rheum palmatum in vivo and in vitro. Cesk Farm, 1991, 40(3), 118-20

[150]Dusek J, Zahradnicek M, Duskova J. Effect of Metathion E 50 on Rheum palmatum in field and tissue cultivations. Pharmazie, 1988, 43(11), 786-7

[151]Dusek J, Sicha J, Duskova J. Influence on the production of anthracene derivatives in tissue culture of Rheum palmatum by a modification of the cultivating medium, or potential precursors. Cesk Farm, 1989, 38 (5), 210-3

[152]Dusek J, Zahradnicek M, Hubik J. Effects of the conditions of cultivation on the growth of the tissue culture of the rhubarb root and the production of secondary metabolites. Cesk Farm, 1986, 35(7), 313-7

[153]Duskova J, Dusek J, Jahodar L. Biotransformation of hydroquinone to arbutin in in vitro cultures. Herba Pol, 1999, 45(1), 23-6

[154]Duskova J, Dusek J. Testing of potential growth regulators on plant cultures in vitro. (Czech) Folia Pharm Univ Carol, 1998, 23, 15-20

[155]Ebel S, Voelk S. Thin-layer chromatographic analysis of pharmacognostic products. Improvement with automated multiple development. Dtsch Apoth Ztg, 1990, 130(40), 2162-9

[156]Ebringerova A, Banzragch D, Malovikova A, et al. Characterization of pectins isolated from Mongolian plants. J Carbohydr Chem, 1993, 12(8), 1057-71

[157]Edenharder R, John K, Ivo-Boor H. Antimutagenic activity of vegetable and fruit extracts against in - vitro benzo (a)pyrene. Z Gesamte Hyg, 1990, 36(3), 144-7

[158]Edenharder R, Kurz P, John K, et al. In vitro effect of Vegetable and fruit juices on the mutagenicity of 2-amino-3-methylimidazo [4, 5-f] quinoline, 2- amino- 3, 4- dimethylimidazo [4, 5-f] quinoline and 2-amino-3, 8-dimethylimidazo [4, 5-f] quinoxaline. Food Chem Toxicol, 1994, 32(5), 443-59

[159]Engelshowe R. Rhubarb: an old drug-not always available. Pharm. Unserer Zeit, 1985, 14(2), 40-9

[160]Eurola M, Ekholm P, Yliene M, et al. Effects of selenium fertilization on the selenium content of selected Finnish fruits and vegetables. (Finland) Acta Agric Scand, 1989, 39(3), 345-50

[161]Fabricius V, Riacanova P, Sommer K. Why should rhubarb not be eaten from june? Topical teaching Oxalic acid. Naturwiss Chem, 1999, 48(7), 12-16

[162]Fairbairn JW. The anthraquinone laxatives, Biological assay and its relation to chemical structure. Pharmacology, 1976, 14 Suppl 1, 48-61

[163]Fan C, Hu Y. Multifunctional antiobesity agents. Faming Zhuanli Shenqing Gongkai Shuomingshu, 1996, 7

[164]Fan W, Tezuka Y, Kadota S. Effect of mirabilite in formulation: change of prolyl endopeptidase inhibitory activity and of constituents using the preparation method of Tokaku-joki-to containing Persica and rhubarb combination. Chem Pharm Bull, 2001, 49 (5), 595-600

[165]Feng L, Li L, Lin L, et al. Experimental observation on germicidal efficacy of compound Chinese drug disinfectant containing Radix sophorae flavescentis. Zhongguo Xiaoduxue Zazhi, 2001, 18(3), 183-185

[166]Feng S, Guo J, Pan X. Preparation of tooth powder containing herbal medicines for oral disease. Faming Zhuanli Shenqing Gongkai Shuomingshu, 1998, 4

[167]Fimreite N, Hansen OO, Pettersen HC. Aluminum concentrations in selected foods prepared in aluminum cookware, and its implications for human health. Bull Environ Contam Toxicol, 1997, 58(1), 1-7

[168]Finch AM, Kasidas GP, Rose GA. Urine composition in normal subjects after oral ingestion of oxalate-rich foods. Clin Sci(Colch), 1981, 60(4), 411-8

[169]Fok TF. Neonatal jaundice-traditional Chinese medicine approach. J Perinatol, 2001, 21 (Suppl 1), 98-100, discussion 104-107

[170]Frattini C, Bicchi C, Barettini C, et al. Volatile aroma constituents of rhubarb. Part 2. Aerosol, 1976, 58(3), 132-5

[171]Frattini C, Bicchi C, Nano GM. Volatile constituents

of aroma of rhubarb. l. Aerosol, 1974, 56(11), 597-606

[172]Friedrich H, Hohle J. Analysis of the polyphenols in the root of Rheum palmatum L. Arch Pharm Ber Dtsch Pharm Ges, 1966, 299(10), 857-66

[173]Friedrich H, Hoehle J. Occurrence and distribution of polyphenols in various Rheum Species. Planta Med, 1966, 14(4), 363-9

[174]Fronza G, Fuganti C, Serra S, et al. Stable isotope labeling pattern of resveratrol and related natural stilbenes. J Agric Food Chem, 2002, 50(10), 2748-2754

[175]Fu C, Sun H, Zhou P. Quantitative determination of emodin in Rhubarb extract by TLCS. Zhongguo Yiyuan Yaoxue Zazhi, 2001, 21(2), 85-86

[176]Fujimura H. Purgative action of Daio (rhubarb) and its constituents. Gendai Toyo lgaku, 1983, 4(4), 44-8

[177]Fujita M, Sankawa U. Detection and isolation of coloring matter contained in leaves of rhubarb. Syoyakugaku Zasshi, 1958, 12, 80-1

[178]Fujito H, Mori M, Takata K. Consideration by the molecular orbital theory of anthraquinone derivatives contained in rhubarb, etc. Kyushu Yakugakkai Kaiho, 1989, 43, 169-75

[179]Fuleki T. Anthocyanins of strawberry, rhubarb, radish, and onion. Can J Food Sci, 1969, 34(4), 365-9

[180]Furuya T, Ayabe S, Noda K. Plant tissue culture. 25. Chrysophanol and emodin from callus tissue of rhubarb (Rheum palmatum). Phytochemistry, 1975, 14 (5-6), 1457

[181]Galloylglucoses. Jpn. Kokai Tokkyo Koho, 1981, 3pp

[182]Gao XS. Absorptive capacity of upper gastrointestinal tract with Chinese herbal medicine. Zhongguo Zhong Xi Yi Jie He Za Zhi, 1993, 13(7), 433-5, 390

[183]Gao XS. Effects of processed Chinese rhubarbs on activities of four digestive enzymes (author's transl). Zhong Yao Tong Bao, 1981, 6(5), 24-6

[184]Gao XS. Rhubarb application for global health-a review on the articles of the first international symposium on rhubarb. Zhong Xi Yi Jie He Za Zhi, 1990, 10 (12), 754-7

[185]Gao XS. The effect of raw Chinese rhubarb on the activities of four digestive enzymes and the discussion on its medicine property (author's transl). Zhong Yao Tong Bao, 1981, 6(3), 25-9

[186]Gao R, Yuan Z, Liu F, et al. Electrochemical determination of rate constants for reactions of OH and its application in the evaluation of antioxidant actions of rheum. Chin Chem Lett, 1997, 8(5), 427-30

[187]Giani M, Molteni L. Monosodium mono-1-phenylamyl camphorate. Fr M, 1966, 15

[188]Goel V, Cheema SK, Agellon LB, et al. Dietary rhubarb (Rheumm rhaponticum) stalk fiber stimulates cholesterol-7 alpha-hydroxylas gene expression and bile acid extraction in cholesterol-fed C57BL/6J mice. Br J Nutr, 1999, 81(1), 65-71

[189]Goel V, Ooraikul B, Basu TK. Cholesterol lowering effects of rhubarb stalk fiber in hypercholе sterolemic men. J Am Coll Nutr, 1997, 16(6), 600-4

[190]Goel V, Ooraikul B, Basu TK. Effect of dietary rhubarb stalk fiber on the bioavailability of calcium in rats. Int J Food Sci Nutr, 1996, 47(2), 159-63

[191]Goel V, Cheema SK, Agenllon LB, et al. In vitro binding of bile salt to rhubarb stalk powder. Nutr Res(N. Y.), 1998, 18(5), 893-903

[192]Goel V, Cheema SK, Agellon LB, et al. Dietary rhubarb (Rheum rhaponticum) Stalk fiber stimulate cholesterol 7α-hydroxylase gene expression and bile acid excretion in cholesterol-fed C57BL/6J mice. Br J Nutr, 1999, 81(1), 65-71

[193]Golubev VN, Pilipenko LN, Vent OV, et al. Clarification of rhubarb juice by ultrafiltration. Pishch Promst, 1991, 37, 60-2

[194]Gorodnichev VI, Borisov GN. Studies of the recovery of drug granules after their treatment in apparatus with a fluidized bed. Khim -Farm Zh, 1976, 10(12), 107-10

[195]Gorodnichev VI, Borisov GN, Egorova VI. Critical rate of the fluidization of medicinal granules. Khim-Farm Zh, 1974, 8(5), 35-9

[196]Gorodnichev VL, Egorova VL, Borisov GN. Selection and subsitantation of the optimum moisture content for drug granulates during tableting. Khim-Farm Zh, 1973, 7(7), 38-42

[197]Gorodniche VL, Borisov GN, Egorova VL. Parameters of drying of medicinal granulates in apparatus with a fluidized beb. Khim-Farm Zh, 1975, 9(10), 33-8

[198]Gottstein HD, Zook MN, Kuc JA. Detection and quantitation of oxalic acid by capillary gas chromatography. J Chromatogr, 1989, 481, 55-61

[199]Gou K, Sun L, Lou W, et al. Four compounds of anthraquinone in Rheum officinale on Helicobacter pylori inhibition. Zhongguo Yaoxue Zazhi, 1997, 32(5), 278-280

[200]Gouping Z, WanET, XueLW, et al. JW. Notoginseny cream in the treatment of phlebitis. J Infus Nurs, 2003, 26(1), 49-54

[201]Gracza L. Stilbene derivatives from plants, II. 3, 5, 3′, 4′-Tetrahydroxystilbene 3-D-glucoside, a third stil-

bene glycoside in Rhei rhapontici Radix. Arch Pharm (Weinheim,Ger.), 1984,317(4),374-7

[202]Gstirner F,Flach G. Achievement of a tannin-free extract from Rhizoma rhei. Arch Pharm Ber Dtsch Pharm Ges,1970,303(4),339-45

[203]Gstirner F,Flach G. Single determination of anthraaglucones and anthramonoglucosides in Rhizoma rhei. Arch Pharm Ber Dtsch Pharm Ges, 1969, 302 (1),1-6

[204]Gu J,Zhang X,Fei Z,et al. A clinical observation of the treatment of severe cerebral injury with rhubarb extract. Disi Junyi Daxue Xuebao,1998,19(2),202-4

[205]Gu W,Bai Y,Li Z,et al. Effects of different decocting methods on the extract contents of rhubarb anthraquinone in Da Cheng Qi Tang and its pharmacological effects. Zhongcaoyao,1985,16(1),8-11

[206]Guo CY, Wang BE. Temperature-reducing effect of Rhubarb and its relation to PGE in the central nervous system. Zhong Xi Yi Jie He Za Zhi,1986,6(2), 106-7,69

[207]Guo CY, Zhao SY, Lin CR. Effects of rhubarb on arachidonic acid metabolism of the renal medulla in the rabbit. Zhong Xi Yi Jie He Za Zhi,1989,9(3), 161-3,134

[208]Guo CY,Zhao SY,Wang BE,et al. Effect of Rheum tanguticum Maxim ex Balf on cAMP in the central nervous system. Zhongguo Zhong yao Za Zhi,1989, 14(6),370-1,384

[209]Guo K,Sun L,Lou W,et al. Four compounds of anthraquinone in Rheum officinale on Helicobacter pylori inhibition. Zhongguo Yaoxue Zazhi,1997,32(5), 278-80

[210]Guo L,Dong ND,Xiong AB,et al. An experimental study on the prevention and treatment of postburn intestinal injury and bacterial translocation by Sijunzi decoction in scalded rats Zhonghua Shao Shang Za Zhi,2003,19(2),89-93

[211]Guo X. Comparison of extraction rate of glycosides from medicinal plants with ultrasonic method vs. traditional method. Zhongguo Yiyao Gongye Zazhi, 1998,29(2),51-4

[212]Guo X. Effects of ultrasonic frequency on extraction of anthraquinone components of rhubarb. Huaxi Yaoxue Zazhi,1999,14(2),117-8

[213]Gupta DB,Gulrajani ML. The light fading mechanism of dyes derived from rhubarb extract. J Soc Dyers Colour,1996,112(10),269-72

[214]Gupta D. Review of light fading mechanism of dyed materials. India Colourage,46(10),17-8,20

[215]Haber S, Hamilton RI. Distribution of determinants for symptom production, nucleoprotein component distribution and antigenicity of coat protein between the two RNA components of cherry leaf roll virus. J Gen Virol,1980,50(2),377-89

[216]Halstead B. Methods for the treatment of HIV-associated conditions. US Pat Appl Publ,2002,3

[217]Ham IH,Kim IH. Pharmaco-constituents of Korean cultivated rhubarb leaves: the anthraquinones from leaves. Yakhak Hoechi,1994,38(4),410-17

[218]Ham IH,Oh IS,Whang WK,et al. Pharmaco-constituents of Korean cultivated rhubarb leaves: the flavonoids from leaves. Yakhak Hoechi, 1994, 38(4), 469-75

[219]Hamann A,Mammen H,Rother A,et al. Liquid detergent compositions containing rhubarb juice for manual dishwashing. (Chemie A.-G. Bittergeldwolfen,Germany). Ger Offen,1992,4

[220]Han H,Li B,Fu L. Pharmacological effects of flavonoids from the rhubarb rose (Rosa davurica) on the cardiovascular system. Zhongcaoyao, 1987, 18 (1),23-5

[221]Han Y,Cai T,Zhou S. Studies on the biochemical composition and use of edible rhubarb. Zhongguo Nongye Kexue,1985,1,92-6

[222]Hanefeld M,Hermann K. On the occurrence of proanthocyanidins, leucoanthocyanidins and catechins in vegetables (author's transl). Z Lebensm Unters Forsch,1976,161(3),243-8

[223]Hantmann RE. The stomach: a new and powerful oxalate absorption site in man. J Urol, 1993, 149(6), 1401-4

[224]Hao M,Dong Q. Preparation of slow-release agent for nitrogen fertilizer. Faming Zhuanli Shenqing Gongkai Shuomingshu,2001,6

[225]Hao S, Wang R, He L. Effect of the processing of rhubarb injection on anthraquinone content. Zhongcaoyao,1982,13(10),470-1

[226]Hao S,Wang R,He L. Effects on active constituent contents in rhubarb decoctions prepared by different methods. Zhongcaoyao,1984,15(2),63-5

[227]Hao S,Zhang H,Liu L,et al. Application of microwave technique to extraction of anthraquinones in Rheum emodi. Zhongcaoyao,2002,33(1),23-26

[228]Harima S, Matsuda H, Kubo M. Study of various rhubarbs regarding the cathartic effect and endotoxin-induced disseminated intravascular coagulation. Biol Pharm Bull,1994,17(11),1522-5

[229]Haudrechy P,Buening-Pfaue H,Gujiu MJ,et al. In-

nocucusness of stainless steels in contact with food or skin. Stainless Steels'96, Proc. , [Eur. Congr.], 2nd (1996), 228-235

[230] Hayashi T, Kubo M, Noguchi E. Berberine derivatives. Jpn. Kokai Tokkyo Koho, 1979, 6

[231] He LY. Determination of anthraquinone derivatives in rhubarb grown for export. Zhong Yao Tong Bao, 1985, 10(11), 33-5

[232] He LY, Luo SR. Studies on the analysis of anthraquinone derivatives of Chinese medicinal herbs. I. Separation and determination of constituents of Chinese rhubarb (author's transl). Yao Xue Xue Bao, 1980, 15 (9), 555-62

[233] He B, Chen Q. Inhibitory effects of anthraquinone derivatives of Chinese rhubarb on tyrosinase. Shengwu Huaxue Zazhi, 1989, 5(2), 154-8

[234] He Y, Zhao R, Wang X. Determination of chemical constituents in styptic power No. 4. Zhongyao Tongbao, 1986, 11(9), 552-4

[235] Hemphill D Jr. Forcing of field grown rhubarb with gibberellic acid. (USA) HortScience, 1985, 20(1), 123-4

[236] Herrmann K. Review on nonessential constituents of vegetables. III. Carrots, celery, parsnips, beets, spinach, lettuce, endives, rhubarb, and artichokes (author's transl). Z Lebensm Unters Forsch, 1978, 30, 167(4), 262-73

[237] Herrmann K. Vegetable discolorations due to phenolic contents. Ind Obst-Gemuesevenwert, 1976, 61(10), 257-61

[238] Hesse A, Siener R, Heynck H, et al. The influence of dietary factors on the risk of urinary stone formation. (German) Scanning Microsc, 1993, 7(3), 1119-28

[239] Hesse A, Streng A, Bach D, et al. Gas-chromatographic determination of oxalic acid in urine after normal and high oxalate content food ingestion. Fresenius'Z Anal Chem, 1980, 301(2), 183-4

[240] Hetmanski W, Nybom N. Anthocyanins of edible rhubarb. Fruchtsaft-Ind, 1968, 12(6), 256-60

[241] Hida K, Hase K, Shimonura K, et al. Potent inhibitors of tyosinase activity and melanin biosynthesis from Rheum officinale. Planta Med, 1995, 61(5), 425-8

[242] Hidaka S, Nishimura H, Nakajima K, et al. Effects of a rhubarb (Rhei rhizoma) solution and its fractions on the formation of calcium phosphate precipitates. J Periodontal Res, 1996, 31(6), 408-13

[243] Hippe H, Schirmer A, Von Laffert S. Applications of online biosensors in HPLC. Chem Labor Betr, 1989, 40(9), 470, 473-4

[244] Hiraoka A, Koike S, Sakaguchi S, et al. The sennoside constituents of Rhei Rhizma and Sennae Folium as inhibitors of serum monoamine oxidase. Chem Pharm Bull, 1989, 37(10), 2744-6

[245] Hiraoka A, Miura I. Capillary isotachophoretic detection and identification of sennosides A and B in extracts of crude plant drugs. Seibutsu Butsuri Kagaku, 1990, 34(6), 357-61

[246] Ho NK. Traditional Chinese medicine and treatment of neonatal jaundice. Singapore Med J, 1996, 37(6), 645-51

[247] Hodal L, Bochardt A, Nielsen J, et al. Detection, expression and specific elimination of endogenous β-glucuronidase activity in transgenic and nontransgenic plants. Plant Sci, 1992, 87(1), 115-22

[248] Hoerhammer L, Farkas L, Wagner H, et al. Structural elucidation and synthesis of a new glucoside of Rheum palmatum var tanguticum. Magy Kem Folyoirat, 1964, 70(9), 390-2

[249] Holzschuh L, Kopp B, Kubelka W. Physcion-8-o-β-D-gentiobioside, a new anthraquinone glycoside from rhubarb toots. Austria Planta Med, 1982, 46(3), 159-61

[250] Horikawa K, Mohri T, Tanaka Y, et al. Moderate inhibition of mutagenicity and carcinogenicity of benzo [a] pyrene 1, 6-dinitropyrene and 3, 9-dinitrofluoranthene by Chinese medicinal herbs. Mutagenesis, 1994, 9(6), 523-6

[251] Hsiang CY, Hsieh CL, Wu SL, et al. Inhibitory effect of anti-pyretic and anti-inflammatory herbs on herpes simplex virus replication. Am J Chin Med, 2001, 29 (3-4), 459-467

[252] Hu LH. Experimental study of Rheum officinale Baill. in treating severe hepatitis and hepatic coma. Zhong Xi Yi Jie He Za Zhi, 1986, 6(1), 41-2, 5

[253] Hu P, Bai F, Li D. Treatment of bacterial peritonitis with dachengqi decoction and rhubarb in mice. Zhongguo Zhong Xi Yi Jie He Za Zhi, 2000, 20(1), 53-54

[254] Hu SK, Zhou XJ, Zeng XL, et al. Morphological changes induced by radix et rhizoma rhei in Wistar rats. J Tradit Chin Med, 1986, 6(1), 37-42

[255] Hu S, Wang D, Qiu P, et al. Effects of emodin and rhubarb polysaccharides on the cytoplasmic free calcium in the spleen lymphocytes of mice. Zhongcaoyao, 1994, 25(8), 413-5

[256] Hu Xinmin. Growth stimulant for swine. Faming Zhuanli Shenqing Gongkai Shuomingshu, 1997, 4

[257] Hu Y. Antiviral composition for percutaneous absorption. Faming Zhuanli Shenqing Gongkai

Shuomingshu ,1996,56

[258]Huang C, Li C, Deng YB. Progress on research of mechanism of Rheum palmatum in delaying the chronic renal failure. Zhongguo Zhong Xi Yi Jie He Za Zhi, 1995, 15(8), 506-8

[259]Huang SM, Bi ZQ. Effect of orally administered rhubarb extract on partial nephrectomy in rats. Zhonghua Nei Ke Za Zhi, 1988, 27(12), 734-7, 781

[260]Huang ZH, Dong TS, Ye WY. Clinical observation on treatment of infantile cholestatic hepatitis syndrome by rhubarb. Zhongguo Zhong Xi Yi Jie He Za Zhi, 1997, 17(8), 459-61

[261]Huang C, Wang X. Study on the quality control of Wangshibaochi pills. Zhongguo Yaoke Daxue Xuebao, 1995, 26(2), 68-71

[262]Huang H, Chao Q. Studies on tannins and related compounds from rhubarb. Zhongcaoyao, 1998, 29(3), 199-202

[263]Huang Y, Zhang Z, Liao G. Aspect of studies on determination of the anthraquinone derivatives in rheum and its compound preparations. Huaxi Yaoxue Zazhi, 1994, 9(2), 107-10

[264]Huber U, Godel H. Isolation and characterization of natural products using the HP 220 micro plate sampler together with the HP 1100 series HPLC system. Chim Oggi, 1999, 17(10), 26-30

[265]Hubik J, Karmazin M, Kamenikova M. Study of the drugs of Radix rhei of domestic origin. I. Effect of technological processing of the drug on the content of substances with a laxative effect. Cesk Farm, 1979, 28(5), 205-9

[266]Hubik J, Starhova H, Housova A. Study of the drug Radix rhei of domestic origin. II. Localization of anthracene derivatives and tannins in the plant. Cesk Farm, 1979, 28(6), 234-8

[267]Hugo WB, Evanil DM. Use of enzymes in the preparation of vegetable drug extracts. Pharm Acta Helv, 1969, 44(9), 575-8

[268]Hwang KH, Kim IR, Han YN. Effects of cold and hot drugs on the activity of monoamine oxidase. (Korea) Saengyak Hakhoechi, 1999, 30(2), 145-50

[269]Iida K, Hase K, Shimomura K, et al. Potent inhibitors of tyrosinase activity and melanin biosynthesis from Rheum officinale. Planta Med, 1995, 61(5), 425-8

[270]Ikramova MM, Chukavina AP, Trofimova EP. Chemical characteristics of some representatives of the buckwheat family growing in Tadzhikistan. Rast Resur, 1971, 7(2), 161-9

[271]Imamure K, Ochiai R, Okajima T, et al. Minoxidil formulations containing antioxidants. (Taisho Pharmaceutical Co., Ltd., Japan). Jpn Kokai Tokkyo Koho, 2001, 4

[272]Inagaki I, Yamazaki M, Takahashi A, et al. Bacteriostatic effects of the constituents of several crude drugs. Effects of cortex phellodendri, radix lithospermi, cortex radicis moutan, rhei, and radix angelicae. Nagoya Shiritsu Daigaku Yakugakubu Kenkyu Nempo, 1967, 15, 27-32

[273]Inokuchi J, Okabe H, Yamauchi T, et al. Inhibitors of angiotensin-converting enzyme in crude drugs. II. Chem Pharm Bull, 1985, 33(1), 264-9

[274]Ismailov NM, Mamedov GM, Fatullaev GM. Some data on the cultivation and study of the tannide content of currant rhubarb. Biol Nauk, 1978, (5), 8-11

[275]Isozaki T, Yamamoto K, Kosaka N. Capillary electrophoresis for crude drug analysis. Determination of sennosides in Rhei Rhizoma by cationic micellar electrokinetic chromatography. Nat Med (Tokyo), 1999, 53(4), 173-7

[276]Iwamoto Y, Miyazaki M, Kunisato S, et al. Abnormal detinning of tin cans with nitrate in foods. I. Nitrate content in fruits and vegetables. Eiyo to Shokuryo, 1968, 21(1), 47-9

[277]Iwata M, Okada K. Purification of sennosides as laxatives. Jpn Kokai Tokkyo Koho, 1987, 3

[278]Jablonowski W, Orluk D. Thin-layer chromatographic and colorimetric determination of flavonoids in foods. Ann Acad Med Lodz, 1967, 9, 267-88

[279]Jaeger P, Portman L, Burckhardt P. Idiopathic calcium nephrolithiasis: therapeutic aspects. Schweiz Med Wochenschr, 1983, 26, 113(47), 1750-6

[280]Jeon Y, Bae H, Joh K, et al. Scientific analysis of formulation theory Chungpesagan-tang; the purgative action of Chungpesagan-tang. Nat Prod Sci, 1999, 5(4), 186-9

[281]Jeonju S. Korea. Materials and Institute of Agricultural and Technology, College of Agriculture Chonbuk National University. J Agric Food Chem, 2001, 49(10), 4656-61

[282]Ji SG, Chai YF, Wu YT, et al. Separation and determination of anthraquinone derivatives in rhubarb and its preparations by micellar electrokinetic capillary chromatography. Biomed Chromatogr, 1998, 12(6), 335-7

[283]Ji S, Li LS, Ji D. Effects of baoshen pill in treating chronic renal failure with long-term hemodialysis. Zhongguo Zhong Xi Yi Jie He Za Zhi, 1993, 13(2), 71-3, 67

[284]Ji F, Wang X, Zeng X, et al. Histochemical study on pancreas of "experimental spleen deficiency syndrome" in rats. Zhongguo Zuzhi Huaxue Yu Xibao Huaxue Zazhi, 1997, 6(1), 42-7

[285]Ji S, Chai Y, Wu Y, et al. Separation and determination of anthraquinones in Rhubarb by supercritical fluid extraction and micellar electrokinetic capillary chromatography. Fenxi Huaxue, 1998, 26(11), 1388-90

[286]Jia C, Jia C. A fungicide made from Chinese medicinal herbs extract. Faming Zhuanli Shenqing Gongkai Shuomingshu, 1998, 5

[287]Jia L, Zhao M. Applied study on trace element in looking for new active substance. Xibei Zhiwu Xuebao, 2001, 21(3), 579-83

[288]Jian WJ, Luo WY, Jiang P. Studies on processed rhubarbs. VIII. Effect of processing on rhatannin-containing compounds. Zhong Yao Tong Bao, 1987, 12(12), 22-4, 58

[289]Jiang WJ. Effect of processing on the antibacterial action and constituents of Rhubarb. Zhong Yao Tong Bao, 1983, 8(3), 18-20

[290]Jiang WJ. Effects of Chinese rhubarb and processed rhubarb on experimental gastric ulcer in the rat. Zhong Yao Tong Bao, 1985, 10(2), 65-7

[291]Jiang WJ. Processing of Radix et Rhizoma Rhei. Zhong Yao Tong Bao, 1986, 11(12), 3-7

[292]Jiang WJ. The effect of processing on the anthracene derivatives in Chinese rhubarb (author's transl). Zhong Yao Tong Bao, 1981, 6(5), 20-3

[293]Jiang WJ. The history of the processing of rhubarb. Zhong Yao Tong Bao, 1988, 13(10), 3-6, 61

[294]Jiang WJ, Luo WY, Jiang P. Studies on processed rhubarbs. VIII. Effects of processing on rhatannin-containing compounds. Zhong Yao Tong Bao, 1987, 12(12), 22-4, 58

[295]Jiang W, Mao S. Sudies on the preparation of Chinese rhubarb. I. Preliminary study on the effect of processing on anthracene derivatives in rhubarb. Zhongyao Tongbao, 1981, 6(5), 20-3

[296]Jiang W, Mao S, Wu L, et al. Rhubarb processing technology by hot pressurizing method. Faming Zhuanli Shenqing Gongkai Shuomingshu, 1986, 5

[297]Jiao DH. Alcoholic extract tablet of rhubarb in treating acute upper gastrointestinal hemorrhage. Zhong Xi Yi Jie He Za Zhi, 1988, 8(6), 344-6, 324-5

[298]Jiao DH. Clinical research on the hemostatic effect of rhubarb on peptic ulcer with acute bleeding. Zhong Xi Yi Jie He Za Zhi, 1984, 4(10), 597-600, 579

[299]Jiao DH, Liu XC. Resume of 1000 emergency cases of three kinds of digestive tract diseases treated with a single recipe rhubarb. Zhong Xi Yi Jie He Za Zhi, 1982, 2 (2), 66-7, 85-7

[300]Jiao DH, Ma YH, Chen SJ, et al. Resume of 400 cases of acute upper digestive tract bleeding treated by rhubarb alone. Pharmacology, 1980, 20 Suppl 1, 128-30

[301]Jiao Q, Yu R. Determination of the main components in Nantong Health Baby Pill by TLCS. Yaowu Fenxi Zazhi, 1991, 11(6), 326-9

[302]Jin BL, Ma GJ, Wang HX, et al. Effects of rhubarb on electrical and contractive activities of the isolated intestine in rats. Zhongguo Zhong Yao Za Zhi, 1989, 14 (4), 239-41, 256

[303]Jin BL, Xie LH, Chen DC, et al. The electrophysiological effects of alcoholized rhubarb solution in feline heart in vivo. Methods Find Exp Clin Pharmacol, 1993, 15(1), 23-9

[304]Jin HM, Jiao DH. Effect of jiang-zhi jian-fei yao on gastro-intestinal movement and adipose cell of abdomonal wall. Zhongguo Zhong Xi Yi Jie He Za Zhi, 1994, 14(4), 230-1, 198

[305]Jin YC. Rheum and other individual medicinal herbs for the treatment of gastric hemorrhage. Zhong Xi Yi Jie He Za Zhi, 1983, 3(4), 251-2

[306]Jin ZH, Ma DL, Lin XZ. Study on effect of emodin on the isolated intestinal smooth muscle of guinea-pigs. Zhongguo Zhong Xi Yi Jie He Za Zhi, 1994, 14(7), 429-31

[307]Jin H, Zheng L. Effect of Chinese rhubarb and active carbon on chronic renal insufficiency in rats with 7/8 nephrectomy. Yanbian Daxue Xuebao, 1999, 22(2), 87-91

[308]Jin H, Zheng L. Effect of compound preparation of Chinese rhubarb and active carbon on lipid metabolism disorder in rats model of chronic renal insufficiency. Yanbian Daxue Yixue Xuebao, 1999, 22(3), 170-2

[309]Jin Z, Lin X, Ma D. Effects of emodin and rhubarb polysaccharides on the cytoplasmic free calcium in the spleen lymphocyte of mice. Zhongcaoyao, 1994, 25 (8), 407-8

[310]Jorhem L, Engman J, Lindestrom L, et al. Uptake of lead by vegetables grown in contaminated soil. Commun Soil Sci Plant Anal, 2000, 32(11-14), 2403-11

[311]Kaczmarek F, Ostrowska B, Zurawski P. Obtaining Rheum palmatum extracts of high anthracene content. Herba Pol, 1967, 13(3), 127-35

[312]Kadake K, Fukumoto K, Chikayasu I, et al. Clinical

effect of rhubarb and glycyrrhiza extract tables on constipation. Nippon Rinsho, 1973, 31(10), 3069-73

[313]Kageura T, Matsuda H, Morikawa T, et al. Inhibitors from rhubarb on lipopolysaccharide-induced nitric oxide production in macrophages: structural requirements of stilbenes for the activity. Bioorgan Med Chem, 2001, 9(7), 1887-1893

[314]Kang H, Xiang L, Fan G, et al. Studies on chemical constituents in radix and rhizome of Rheum nanum. Zhongcaoyao, 2002, 33(5), 394-396

[315]Kang Z, Bi Z, Ji W, et al. Observation of therapeutic effect in 50 cases of chronic renal failure treated with rhubarb and adjuvant drugs. J Tradit Chin Med, 1993, 13(4), 249-52

[316]Karki SB, Suwal P. Study on the effects of various factors on the color stability of the dye obtained from Rheum emodi Wall. (India) J NPA, 1978, 1, 59-63

[317]Kasai M, Katayama B. Isolation of sennosides from medicinal plants by high-speed liquid chromatography. Jpn Kokai Tokkyo Koho, 1985, 4

[318]Kashiwada Y, Nonaka G, Nishioka I. Tannins and related compounds. XLVIII. Rhubarb. (7). Isolation and characterization of new dimeric and trimeric procyanidins. Chem Pharm Bull, 1986, 34(10), 4083-91

[319]Kashiwada Y, Nonaka G, Nishioka I. Studies on rhubarb (rhei rhizoma). VI. Isolation and characterization of stilbenes. Chem Pharm Bull, 1984, 32(9), 3501-17

[320]Kashiwada Y, Nonaka G, Nishioka I. Study on rhubarb (rhei rhizoma). Part 16. Chromone glucosides from rhubarb. Phytochemistry, 1990, 29(3), 1007-9

[321]Kashiwada Y, Nonaka G, Nishioka I. Tannins and related compounds. Part 66. Galloylsucroses from rhubarbs. Phytochemistry, 1988, 27(5), 1469-72

[322]Kashiwada Y, Nonaka G, Nishioka I. Tannins and related compounds. XLV. Rhubarb. (5). Isolation and charaterization of flavan-3-ol and procyanidin glucosides. Chem Pharm Bull, 1986, 34(8), 3208-22

[323]Kashiwada Y, Nonaka G, Nishioka I. Tannins and related compounds. XLVII. Rhubarb. (6). Isolation and characterization of new p-hydroxyphenylbutanones, stilbenes and gallic acid glucosides. Chem Pharm Bull, 1986, 34(8), 3237-43

[324]Kashiwada Y, Nonaka G, Nishioka I. Tannins and related compounds. XXIII. Rhubarb (4). Isolation and structures of new classes of gallotannins. Chem Phaem Bull, 1984, 32(9), 3461-70

[325]Kashiwada Y, Nonaka G, Nishioka I, et al. Studies on rhubarb (Rhei rhizoma). XIV. Isolation and characterization of stilbene glucosides from Chinese rhubarb. Chem Pharm Bull, 1988, 36(4), 1545-9

[326]Kashiwada Y, Nonaka G, Nishioka I, et al. Tannins and related compounds. Part 68. Galloyl and hydroxycinnamoylglucoses from rhubarb. Phytochemistry, 1988, 27(5), 1473-7

[327]Kashiwada Y, Nonaka G, Nishoka I. Studies on rhubarb (Rhei Rhizoma). XV. Simultaneous determination of phenolic constituents by high-performance liquid chromatography. Chem Pharm Bull, 1989, 37(4), 999-1004

[328]Kasidas GP, Rose GA. Oxalate content of some common foods: determination by an enzymic method. J Hum Nutr, 1980, 34(4), 255-66

[329]Kasparova M, Siatka T. Effect of the biotic elicitor, Candida utilis, on the production of anthraquinone derivatives in a tissue culture of Rheum palmatum L. Ceska Slov Farm, 2001, 50(1), 41-5

[330]Kasparova M, Siatka T. Production of anthracene derivatives in elicited tissue cultures of Rheum palmatum L. Ceska Slov Farm, 1999, 48(6), 256-61

[331]Kasparova M, Dusek J. Production of anthraglycosides in elicitor-treated callus culture of Rheum palmatum. Herba Pol, 2000, 46(1), 18-23f

[332]Kasparova M, Dusek J. Effects of biotic elicitation on the production of anthraglycosides by the tissue culture of Rheum palmatum L. Cezka Slov Farm, 1999, 48(3), 132-5

[333]Kasparova M, Siatka T. Production of anthracene derivatives by the elicited tissue culture of Rheum palmatum L. Ceska Slov Farm, 1999, 48(6), 256-61

[334]Kasparova M, Siatka T. Effect of chitosan on the production of anthracene derivatives in tissue culture of Rheum palmatum L. Ceska a Slovenska Farmacie, 2001, 50(5), 249-53

[335]Kasparova M, Siatka T. Effect of salicylic acid on the production of anthracene derivatives in the culture of Rheum palmatum L. in vitro. Ceska a Slovenska Farmacie, 2002, 51(4), 177-81

[336]Kasparova M, Siatka T, Dusek J. Effect of jasminic acid on production of anthracene derivatives in cultures of Rheum palmatum L. Ceska Slov Farm, 2003, 52(3), 148-51

[337]Kawabata A. Pectin and cooking. Rinsho Eiyo, 1973, 42(4), 398

[338]Kawabata A, Sawayama S. Content of pectic substances in vegetables. Eiyogaku Zasshi, 1973, 31(1), 32-6

[339]Kawai Y. Stilbene derivatives as hypolipidemics. Jpn Kokai Tokkyo Koho, 2001, 7

[340]Kawasaki M, Kanomata T, Yoshitama K. Flavonoides in the leaves of twenty-fight polygonaceous plants. Bot Mag, 1986, 99(1053), 63-74

[341]Kayukova VA, Rozov NF, Shatilov IS. Spectrophotometric determination of vitamins B1, B2, and C in plants with simultaneous detection of a chromatogram in a thin layer of silica gel. Dokl Vses Akad. Sel'skokhoz Nauk, 1973, 1, 10-12

[342]Kelly TR, Chandrakumar NS, et al. Practical procedure for the isolation of emodin and chrysophanol. J Org Chem, 1983, 48(20), 3573-4

[343]Kenny TA, Walshe PE. Nitrate and nitrite contents of vegetables and fruit in Ireland. Ir J Agric Res, 1975, 14(3), 349-55

[344]Keymer R. Tablets from dry extracts. Pharm Ind, 1969, 31(10), 721-4

[345]Khafagy SM, Girgis AN, Khayyal SE, et al. Identification and microestimation of rhaponticin in rhubarb and its galenical preparations. J Drug Res, 1974, 6 (1), 47-54

[346]Khetwal KS, Pathak RP. Active anthraquinoids from Rheum webbianum Royle. J Indian Chem Sco, 1988, 65(3), 227

[347]Kim DH, Park EK, Bae EA, et al. Metabolism of rhaponticin and chrysophanol 8-O-beta-D-glucopyranoside from the rhizome of Rheum undulatum by human intestinal bacteria and their anti-allergic actions. Biol Pharm Bull, 2000, 23(7), 830-3

[348]Kim J, Bae H, Joh K, et al. Scientific analysis of the formulation theory of Chungpesagan-tang; in vitro cytotoxicity of Chungpesagan-tang. Nat Prod Sci, 2000, 6(1), 25-30

[349]Kim BJ, Kim HP, Heo MY. Biological screening of 100 plant extracts for cosmetic use (II): anti-oxidative activity and free radical scavenging activity(Korea) Int J Cosmet Sci, 1997, 19(6), 299-307

[350]Kim SH, Kwon C, Lee JS, et al. Inhibition of carbohydrate-digesting enzymes and amelioration of glucose tolerance by Korean medicinal herbs. J Food Sci Nutr, 2001, 7(1), 62-68

[351]Kim TG, Park MS, Han H, et al. Inhibitory effects of Terminalia chebula, Sanguisorba officinalis, Rubus coreanus and Rheum palmatum on Hepatitis B virus replication in HepG2 2. 2. 15 cells. Yakhak Hoechi, 1999, 43(4), 458-63

[352]Kim TG, Kang SY, Jung KK, et al. Antiviral activities of extracts isolated from Terminalis chebula Retz., Sanguisorba officinalis L., Rubus coreanus Miq. and Rheum palmatum L. against hepatitis B virus. Phytother Res, 2001, 15(8), 718-720

[353]Kimura Y. Evidence on the natural occurrence of gibberellin A1 in rhubarb seeds. J Agric Food Chem, 1967, 15(4), 736-40

[354]Kitajima H, Nagano O, Tsunoda K. Oral cathartics containing stevia for masking bitterness. Jpn Kokai Tokkyo Koho, 1997, 5

[355]Klimek B. Estrogenic properties of rhaponticin. Farm Pol, 1970, 26(8), 635-8

[356]Klimek B. Evaluation of the usefulness of some Rheum L. species in medical treatment. Part I. Occurrence of anthraquinone compounds and stilbene derivatives. Ann Acad Med Lodz, 1973, 14 (3-4), 133-48

[357]Ko SK. A new stilbene diglycoside from Rheum undulatum. Arch Pharm Res, 2000, 23(2), 159-62

[358]Ko SK. Effects of stilbene derivatives from Rheum undulatum on 5a-reductase activity. Saengyak Hakhoechi, 2000, 31(2), 245-248

[359]Ko SK, Lee SM, Whang WK. Anti-platelet aggregation activity of stilbene derivatives from Rheum undulatum. Arch Pharmacal Res, 1999, 22(4), 401-403

[360]Ko SK, Lee SM, Whang WK. Effects of rheum plants on blood platelet aggregation. Yakhak Hoechi, 1999, 43(2), 233-236

[361]Ko SK, Whang WK, Kim IH. Anthraquinone and stilbene derivatives from the cultivated Korean rhubarb rhizomes. Arch Pharmacal Res, 1995, 18(4), 282-8

[362]Ko SK, Whang WK, Kim IH. Stilbene compounds from cultivated Korean rhubarb rhizomes. Yakhak Hoechi, 1998, 42(1), 1-4

[363]Kobayashi T, Fujisawa K. Alcohol beverage manufacture from Dahuang (Rhei Rhizoma). (Shinshu Hoon Y. K., Japan). Jpn Kokai Tokkyo Koho, 1998, 4

[364]Kodama M, Kamioka Y, Nakayama T, et al. Generation of free radical and hydrogen peroxide from 2-hyderoxyemodin, a direct-acting mutagen, and DNA strand breaks by active oxygen. Toxicol Lett, 1987, 37(2), 149-56

[365]Kohda H, Takeda O, Fujioka N, et al. Search for lens-aldose-reductase inhibitor in medicinal plants. Shoyakugaku Zasshi, 1987, 41(4), 341-3

[366]Kok WY, Groenendijk G, Brinkman UAT, et al. Determination of oxalic acid in biological matrixes by liquid chromatography with amperometric determination. J Chromatogr, 1984, 315, 271-8

[367]Kokubo T, Ambe-Ono Y, Nakamura M, et al. Promotive effect of auxins on UDP-glucose: flavonol glucosyltransferase activity in Vitis sp. cell cultures. J

Biosci Bioeng,2001,91(6),564-569

[368]Kondo S,Mikage M,Takano A,et al. Studies on the evaluation of crude drugs by means of colorimeter. (2). Correlation between the color and chemical constituents of rhubarb. (Japan) Shoyakugaku Zasshi, 1992,46(2),174-8

[369]Kong L,Yang C,Qiu X. Effects of processing on antioxidation of Rheum palmatum and Polygonum cuspidatum. Zhongguo Zhongyao Zazhi,2001,26(6),388-391

[370]Koning JH. Aluminum pots as a source of dietary aluminum. Comments N Engl J Med,1981,304(3),172-3

[371] Korsatko W, Hiermann A. Release and diffusion studies on active ingredients of anthraglycoside-containing drugs. Sci Pharm,1984,52(2),163-8

[372]Kosobokov GI,Stanko SA,Vyatleva TL,et al. Aftereffect of light-impulse treatment of seeds on the development and productivity of plants. Akad Nauk SSSR,Inst Fiziol Rast,1967,6,141-55

[373]Kosuge T,Ishida H. Studies on active substances in the herbs used for Oketsu ("stagnant blood") in Chinese medicine. IV. On the anticoagulative principle in rhei rhizoma. Chem Pharm Bull,1985,33(4),1503-6

[374]Kozenko SI,Khol'ter MK. Rhubarb a valuable raw material for the canning industry. Konservn Ovoshchesush Prom-st,1977,(12),30-2

[375]Kravtchenko S,Plos G,(L'Oreal,Fr.). Oxidative hair dye composition 1-(4-aminophenyl)-pyrrolidine and an enzymatic oxidation system. Eur Pat Appl, 2001,31

[376]Kravtchenko S,Plos G,(L'Oreal,Fr.). Oxididant compositions for use in hair dye,hair wave,and hair bleaching compositions. Eur Pat Appl,2001,17

[377]Kreen L,Presser A,Pradhan R,et al. Sulfemodin 8-O-beta-D-glucoside, a new sulfated anthraquinone glycoside,and antioxidant phenolic compounds from Rheum emodi. J Nat Prod,2003,66(8),1107-9

[378]Kubo I. Recent applications of counter-current chromatography to the isolation of bioactive natural products. J Chromatogr,1991,538(1),187-91

[379]Kubo I,Murai Y,Soediro I,et al. Cytotoxic anthraquinones from Rheum palmatum. [Erratum to document cited in CA119 (1): 362v]. Phytochemistry,1992,31 (12),4399

[380]Kubo I,Murai Y,Soediro I,et al. Efficient isolation of glycosidase inhibitory stilbene glycosides from Rheum palmatum. J Nat Ptod,1991,54(4),1115-18

[381]Kubo I,Murai Y,Soediro I,et al. Cytotoxic anthraquinones from Rheum palmatum. Phytochemistry,1992, 31(3),1063-5

[382]Kubo K,Takahashi M. Cosmetics containing liquids similar to human body fluids,and antioxidants. Jpn Kokai Tokkyo Koho,2001,17

[383]Kudryavtseva GM,Borisov GN,Egorova VI. Thermodynamic parameters of drug granules. Khim -Farm. Zh,1977,11(4),95-7

[384]Kudryavtseva GM,Egorova VI. Experimental determination of the mass transfer potential for medicinal granules. Khim-Farm Zh,1978,12(8),101-4

[385]Kumar SP,Srinivas PV,Rao J. Madhusudana. A new and convenient method for quantitative estimation of chrysophanol, an antioxidant in the rhizomes of Rheum emodi (Roxb). Journal of Planar Chromatography-Modern TLC,2002,15(2),128-131

[386]Kuo CY,Chang PC,Wei JS. The effect of decoction of Artemisia,Rheum,and Gardeniae in a piglet model of hyperbilirubinemia. Zhonghua Min Guo Xiao Er Ke Yi Xue Hui Za Zhi,1996,37(4),253-6

[387]Kurosaki F,Nagase H,Nishi A. Stimulation of anthraquinone production in rhubarb tissue culture by an ethylene-generating reagent. Phytochemistry, 1992,31(8),2735-8

[388]Kuwano T,Takasuna S,Satomi Y,et al. Rhubarb extracts having high concentration of anthraquinone glycosides. Jpn Tokkyo Koho,1979,2

[389]Kuzuya M,Sakata H,Kondo S,et al. Mechanochemical solid state reactions of natural products for medicinal use containing hydroxyanthraquinone derivatives. Yakugaku Zasshi,1991,111(11),665-71

[390] Lal N, Ahuja PS. Propagation of Indian rhubarb (Rheum emodi Wall.) using shoot-tip and leaf explant culture. (India) Plant Cell Rep,1989,8(8), 493-6

[391]Lamparsky D,Schudel P. Mercapto- and (alkylthio)-substituted terpenoids. Ger Offen,1971,4

[392]Landis AE,Evans TA. Novel approaches to chromium remediation by reduction. Abstr Pap-Am Chem Soc,2001,221st

[393]Lange E,Waehling A,Kaminski P,et al. Extraction of tanning agents from Polygonaceae and their use. Ger Offen,1997,4

[394]Lawson HM,Clack RJ,Wright GM. An on line information retrieval system for herbicides in horticultural crops. (U. K) Crop Res,1983,23(1),39-50

[395]Lee H,Tsai SJ. Effect of emodin on cooked-food mutagen activation. Food Chem Toxicol,1991,29(11), 765-70

[396]Lee BH,Choi BW,Ryu GS,et al. Screening of the

acetylcholinesterase inhibitors from medicinal plants. (Korea) Saengyak Hakhoechi, 1997, 28(4), 167-173

[397] Lee H. Effects and mechanisms of emodin on cell death in human lung squamous cell carcinoma. Bri J Pharmacol, 2001, 134(1), 11-20

[398] Lee H, Hsu S, Liu M, et al. Effects and mechanisms of aloe-emodin on cell death in human lung squamous cell carcinoma. Eur J Pharmacol, 2001, 431(3), 287-295

[399] Lee HJ, Lee KM. Screening of alcohol dehydrogenase inhibitors from natural products. (Korea). Yakhak Hoechi, 1999, 43(4), 481-486

[400] Lee H, Jang M, Kim M, et al. Screening of inhibitor of thyroid peroxidase, an oxidative couping enzyme from natural products. Yakhak Hoechi, 1999, 43(3), 334-341

[401] Lee J, Kim JM, Kim C. Pharmacokinetic analysis of rhein in Rheum undulatum L. J Ethnopharmacol, 2003, 84(1), 5-9

[402] Lee KT, Kim BJ, Kim JH, et al. Biological screening of 100 plant extracts for cosmetic use(I) Inhibitory activities of tyrosinase and DOPA auto-oxidation. Int J Cosmet Sci, 1997, 19(6), 291-298

[403] Lee K, Lee H, Park H, et al. Screening of prolyl endopeptidase inhibitors from natural products. (Korea) Yakhak Hoechi, 1997, 41(2), 153-160

[404] Lemli J, Cuveele J. Anthraquinone drugs. XXIII. Chromatography of anthrone glycosides of purgative drugs. Planta Med, 1974, 26(2), 193-5 (French)

[405] Lemli J, Cuveele J. Anthraquinone drugs. XXII. Detection of anthrone in purgative drugs. Planta Med Phytother, 1972, 6(4), 271-4

[406] Lemli J. New data on the chemical of dihydroxyanthracene derivatives in medicinal plants. Herba Hung, 1966, 5(2-3), 198-204

[407] Lennon I, Tagle MA. Total oxalate in different samples of the sugar beet (Beta vulgaris saccharata). Arch Latinoamer Nutr, 1973, 23(2), 243-9

[408] Li C, Gui P, He X, et al. Actions of NO and INOS on endotoxin induced rat acute lung injury and effect of rhubarb on them. J Tradit Chin Med, 2000, 20(3), 216-22

[409] Li C, Gui P, He X. Expression of intercellular adhesion molecule in lung tissues of experimental acute lung injury and the effect of rhubarb. Zhongguo Bingli Shengli Zazhi, 2001, 17(4), 343-345

[410] Li CL, Te TW. Effects of rhapontin of rheum hotaoense on serum lipid and lipoprotein levels (serum). Yao Xue Xue Bao, 1981, 16(9), 699-702

[411] Li J, Zhao J, Guo S, et al. Effects of some TCM medicines for nourishing kidney and promoting blood circulation, producing purgation, and inducing resuscitation, and activating blood circulation on myocardial injury caused by cerebral ischemia reperfusion in aged rats. Zhongyiyao Daxue Xuebao, 2001, 24(3), 26-29

[412] Li J, Wang A, Wu Z. Studies on non-anthraquinones in Rheum officinale Baill. Zhongguo Zhongyao Zazhi, 2000, 25(10), 612-614

[413] Li L. Rheum officinale: a new lead in preventing progression of chronic renal failure. Chin Med J(Engl), 1996, 1, 35-7

[414] Li LF, Wang XQ, Yang J. Immunohistochemical study on the enteroendocrine cells of the small intestine in experimental spleen deficiency syndrome in rats. Zhongguo Zhong Xi Yi Jie He Za Zhi, 1992, 12(8), 483-4, 454

[415] Li LS, Liu ZH. Clinical and experimental studies of rheum on preventing progression of chronic renal failure. Zhong Xi Yi Jie He Za Zhi, 1991, 11(7), 392-6, 387

[416] Li SZ. Effect of different extracts of Rheum palmatum on trypsin activity. Zhong Yao Tong Bao, 1985, 10(4), 41-3, 46

[417] Li SZ. Quanlity of Rheum rhizoma solution for oral administration. Zhong Yao Tong Bao, 1985, 10(12), 23-5

[418] Li T. Application of colorimetric-equal value derivative spectrometry to the determination of cholic acid in niuhuang jiedu pian (tablet). Zhongguo Zhong Yao Za Zhi, 1990, 15(3), 162-4, 190-1

[419] Li T. Rhubarb in the treatment of viral hepatitis and its mechanism of action. Zhong Xi Yi Jie He Za Zhi, 1985, 5(6), 383-4, 382

[420] Li W, Chan CL, Lueng HW. Liquid chromatography-atmospheric pressure chemical ionization mass spectrometry as a tool for the characterization of anthraquinone derivatives from Chinese herbal medicine. J Pharm Pharmacol, 2000, 52(6), 723-9

[421] Li Y, Liu H, Ji X, et al. Optimized separation of pharmacological active anthraquinones in Rhubarb by capillary eletrochromatography. Electrophoresis, 2000, 21(15), 3109-15

[422] Li C, Ye Y. Effects of rhapontin from Rheum hotaoense Chen on serum lipid and lipoprotein. Yaoxue Xuebao, 1981, 16(9), 699-702

[423] Li C, Yu P. Extraction of hydroxyanthraquinones from Rheum hotaoene. Yao Hsueh T'ung Pao, 1980, 15(6), 1-2

[424]Li C, Gui P, He X. Expression of intercellular adhesion molecule in lung tissues of experimental acute lung injury and the effect of rhubarb. Chin Med Sci J, 2000, 15(2), 93-7

[425]Li G, Hu Z. Separation and identification of active components in the extract of Rheum natural products by microemulsion electrokinetic chromatography. Analyst (Cambrige, U. K.), 1998, 123(7), 1501-5

[426]Li J, Li D, Wang Z. Composite additive for cigarette and the preparing menthod. (Peop. Rep. China) Faming Zhuanli Shenqing Gongkai Shuomingshu, 1999, 5

[427]Li J, Li J, He W, et al. Non-anthraquinones of Hotao Rhubarb (Rheum hotaoense). Zhongcaoyao, 1998, 29 (11), 721-3

[428]Li J, Wang A, Li J, et al. Anthraquinones of hotao rhubarb (Rheum hotaoense). Zhongcaoyao, 2000, 31 (5), 321-4

[429]Li J, Wang A, Wu Z. Studies on non-anthraquinones in Rheum officinale Baill. Zhongguo Zhongyai Zazhi, 2000, 25(10), 612-4

[430]Li S, Kuo P, Lou C. Changes in anthraquinone and tannins content during the processing of Chinese medicinal rhubarb. Yao Hsueh T'ung Pao, 1980, 15(8), 1-2

[431]Li W, Chan C, Lueng H. Liquid chromatography-atmospheric pressure chemical ionization mass spectrometry as a tool for the characterization of anthraquinone derivatives from Chinese herbal medicine. J Pharm Pharmacol, 2000, 52(6), 723-9

[432]Li X. Advances in research of Rheum officinale Baill. Zhongguo Yaoxue Zazhi. 1998, 33(10), 581-4

[433]Liang ZJ. Effect of Rheum palmatum L. on blood rheology in normal subjects. Zhong Xi Yi Jie He Za Zhi, 1984, 4(9), 560-2, 517

[434]Liang ZJ, Shao YD, Jiao DH. The effect of Rhuem palmatum in different doses on blood rheology in rabbits. Zhong Xi Yi Jie He Za Zhi, 1986, 6(5), 294-6, 261

[435]Liang Z, Liu Y, Men Q, et al. Determination of pharmacokinetic parameters of Shandahuang Xiaoyan Zhixue Capsules. Zhongguo Zhongyao Zazhi, 1996, 21 (2), 95-97

[436]Libert B, Creed C. Oxalate content of seventy-eight rhubarb cultivars and its relation to some other characters. (Swed) J Hortic Sci, 1985, 60(2), 257-61

[437]Libert B. Breeding a low-oxalate rhubarb (Rheum sp. L.). (Swed) J Hortic Sci, 1987, 62(4), 523-9

[438]Libert B. Genotypic and non-genetic variation of oxalate and malate content in rhubarb (Rheum spp. L.). J Hortic Sci, 1987, 62(4), 513-21

[439]Libert B. Rapid determination of oxalic acid by reversed-phase high-performance liquid chromatography. J Chromatogr, 1981, 210(3), 540-3

[440]Lin XZ, Ma DL, Cui RF. Effects of emodin, sennosides and rheum polysaccharides on free calcium in isolated rat liver cells. Zhongguo Zhong Xi Yi Jie He Za Zhi, 1995, 15(7), 419-21

[441]Lin S, Zhao L, Wu Z. Interreaction of four Chinese drugs (Rheum officinale, Coptis chinensis, Phellodendron Amurense and Scutellaria baicalensis) in complex decoction-effect of change of compatible drugs on dissolution ratio. Zhongcaoyao, 1989, 20(6), 250-5

[442]Lin S, Li JJ, Fujii M, et al. Rhein inhibits TPA-induced activator protein-1 activation and cell transformation by blocking the JNK-dependent pathway. Int J Oncol, 2003, 22(4): 829-33

[443]Lin XZ, Jin ZH. Effects of sennosides, rhubarb polysaccharides, and emodin on the cytoplasmic free calcium in isolated rat brain cells. Yaoxue Xuebao, 1995, 30(4), 307-10

[444]Lin X, Jin Z. Effects of sennoside and rhubarb polysaccharides on the cytoplasmic free calcium in the platelets of rats. Zhongguo Yaolixue Tongbao, 1995, 11(1), 29-31

[445]Lin Z, Fu C. Antidepressant compositions. Faming Zhuanli Shenqing Gongkai Shuomingshu, 1999, 9

[446]Liu CL, Zhu PL, Liu MC. Compuer-aided development of a high-performance liquid chromatographic method for the determination of hydroxyanthraquinone derivatives in Chinese herb medicine rhubarb. J Chromatogr A, 1999, 857(1-2), 167-74

[447]Liu L, Li B, Zhou S, et al. Effects of Rheum tanguticum polysaccharides in acute liver injury of mice. Disi Junyi Daxue Xuebao, 1999, 20(6), 549-51

[448]Liu L, Mei Q, Li B, et al. Antioxidation of Rheum tanguticum polysaccharide on acute liver injury mice. Disi Junyi Daxue Xuebao, 2001, 22(6), 530-33

[449]Liu L, Wang ZP, Xu CT, et al. Effects of Rheum tanguticum polysaccharide on TNBS -induced colitis and CD4+T cells in rats. World J Gastroenterol, 2003, 9 (10), 2284-8

[450]Liu SY, Sporer F, Wink M, et al. Anthraquinones in Rheum palmatum and Rumex dentatus (Polygonaceae), and phorbol esters in Jatropha curcas (Euphorbiaceae) with molluscicidal activity against the schistosome vector snails Oncomelania, Biomphalaria and Bulinus. Trop Med Int Health, 1997, 2(2), 179-88

[451]Lin S, Fujii M, Hou DX. Rhein induces apoptosis in

HL-60 cells via reactive oxygen species-independent mitochondrial death pathway. Arch Biochem Biophys, 2003,15,418(2),99-107

[452]Liu W. Process for detecting components in Chinese medicine with specific antibodies. Faming Zhuanli Shenqing Gongkai Shuomingshu,2001,19

[453]Liu W,Zhang A. Histochemical localization of anthraquinones in rhizome of Rheum officinale Bail. Xibei Zhiwu Xuebao,2000,20(6),1082-1085

[454]Liu X. (Australia). Herbal composition for the treatment of drug addiction and insomnia. PCT Int Appl, 2002,16

[455]Liu XX. Pharmacological action and clinical application of palmatum. Zhongguo Zhong Xi Yi Jie He Za Zhi,1992,12(9),571-3

[456]Liu Y,Liu Y,Guo X. Current studies on anti-endotoxic chemical components of traditional Chinese medicine in China. Acta Pharmacol Sinica, 2001, 22 (12),1071-7

[457]Liu Y,Gao X. Circadian rhythms of mice to the catharsis of radix et rhizoma Rhei. Zhongguo Zhong Yao Za Zhi,1990,15(12),744-6,766

[458]Liu YQ. Pathological studies on the action of crude rhubarb on experimental gastric ulcer in rats. Zhong Yao Tong Bao,1987,12(3),50-1

[459]Liu F,Li J. Effect of peritoneal dialyzate containing rhubarb or nitroprusside. Hunan Yixue,1996,13(6), 321-3

[460]Liu W,Liang S. Determination of total emodin in Linjiexiao by TLC scanning. Zhongguo Yaoxue Zazhi, 1999,34(10),689-91

[461]Liu W,Cao H,Liu Y. Determination of rheum emodin in Chuangyu tincture by HPLC. Zhongguo Zhongyao Zazhi,1998,23(12),731-2

[462]Liukkonen-Lijia H,Piepponen S. Leaching of aluminum from aluminum dishes and packages. (Finland) Food Addit Contam,1992,9(3),213-23

[463]Loranskaia TI,Khoromskii LN,Benedikt VV. Effects of a series of food substances on motor and emptying function of the gastric stump and diverting intestinal loop after stomach resection and truncal vagotomy. (Russia) Vopr Pitan,1986,1,19-22

[464]Lou B,Liu W,Zhang W. Artificial skin preparation from chitosamine and pig skin. Faming Zhuanli Shenqing Gongkai Shuomingshu ,1989,6

[465]Lu ZS. Effect of rheum on plasma cyclic-AMP and cyclic-GMO in rats with gastric stress ulcer. Zhong Xi Yi Jie He Za Zhi,1984,4(10),622-3,581

[466]Lu D. Studies on quality control for compound Xuelian aerosol. Zhongguo Yaoxue Zazhi,2000,35(10), 692-4

[467]Lu K,Chang Z,Chen B,et al. Hormone-like effect of rare earth elements on plant. Beijing Yike Daxue Xuebao,1997,29(4),289-91

[468]Lu K,Chen B,Wang K,et al. Effect of europium chloride on callus growth and cell ultrastructure of Rheum. Zhongguo Xitu Xuebao,1998,16(4),371-4

[469]Lu K,Tong W,Hu R,et al. Chemical constituents of Rhum's callus. Zhongcaoyao,1998,29(7),438-40

[470]Lu M,Chen Q. Biochemical study of Chinese rhubarb XXX. Immunosuppressive effects of anthraquinone derivatives. Zhongguo Yaoke Daxue Xuebao,1989,20 (4),223-6

[471]Lu M,Chen Q. Biochemical study of Chinese rhubarb. XXIX. Inhibitory effects of anthraquinone derivatives on P388 leukemia in mice. Zhongguo Yaoke Daxue Xuebao,1989,20(3),155-7

[472]Luckner M,Bessler O,Luckner R. Suggestion for the drug component of DAB 7. 19. Rhubarb radix. Pharmazie,1966,21(9),556-62

[473]Luescher E. Preparation for topically treating manifestations caused by virus infections. PCT Int Appl, 2001

[474]Luo JA,Peng YM,Xia YC,et al. Therapeutic effects of Chinese drugs on early renal damage of rats caused by fish bile. Zhongguo Zhong Xi Yi Jie He Za Zhi, 1993,13(2),98-9,70

[475]Luo SD. Influence of extraction methods on the anthraquinone content of rhubarb. Zhong Yao Tong Bao,1987,12(5),30-2

[476]Luo SD,Cai HS,Xiao SZ,et al. Experimental studies on the release rate of total anthraquinone of rhubarb in Langchuang kangfu tablets and capsules. Zhong Yao Tong Bao,1988,13(2),26-9,62

[477]Luo S,Cai H,Su W. Effect of extraction methods on the anthraquinone content of rhubarb. Zhongyao Tongbao,1987,12(5),286-8

[478]Luo W,Jiang P. HPLC determination of five anthraquinone derivatives in Dahuang (Chinese rhubarb) and their processed products. Yaowu Fenxi Zazhi, 1989,9(5),259-62

[479]Luo W,Jiang P,Jiang W,et al. Study on bioavailability of Xingqingning tablets by HPLC. Yaowu Fenxi Zazhi,1989,9(4),222-5

[480]Luo W,Zhang Y. Determination of tannins in rhubarb. I. Casein method. Yaowu Fenxi Zazhi,1986,6 (1),15-8

[481]Luo W,Zhang Y. Determination of tannins in rhu-

barb. II. HPLC analysis of gallic acid and d-catechin in rhubarb and its processed products. Yaowu Fenxi Zazhi, 1986, 6(6), 336-9

[482]Lutsoia KI, Rooma MI, Grupp ZM. Correlation of the nitrate and ascorbic content in vegetables and fruits. Vopr Pitan, 1980, 3, 54-7

[483]Ma J, Lin SY. The mechanism of rhubarb in the treatment of chronic renal failure. Zhongguo Zhong Xi Yi Jie He Za Zhi, 1993, 13(9), 570-1

[484]Ma L. Experimental study on the immunomodulatory effects of rhubarb. Zhong Xi Yi Jie He Za Zhi, 1991, 11(7), 418-9, 390

[485]Ma P, Luo L, Xu Y. Determination of sennoside A in Chinese rhubarb and its preparation by high performance liquid chromatography. Tianran Chanwu yanjiu Yu Kaifa, 1996, 8(3), 48-51

[486]Ma X, Chen Y, Hui R. Analysis of anthraquinones in Rheum franzenbachii Munt (Rhubarb) by thin-layer chromatography. Chromatographia, 1989, 27(9-10), 465-6

[487]Maitlen JC. Gas-liquid chromatographic determination of residues of methiocarb and its toxic metabolites with the flame photometric detector after derivatization with methanesulfonyl chloride. J Agric Food Chem, 1981, 29(2), 260-4

[488]Malele SR, Richard S. Archracene derivatives in plant tissue cultures: the occurrence and biotransformation of 1, 8-dihydroxyanthracene derivatives in tissue cultures of some species of Cassia Rheum, and Rumex and comparison with plant of Cassia artemisioides. Univ. Bradfod, Bradford, UK. Avail. Univ. Microfilms Int., Order No. BRDX87862. 1989, 273

[489]Mantani N, Kogure T, Sakai S, et al. A comparative study between excess-dose users and regular-dose users of rhubarb contained in Kampo medicines. Phytomedicine, 2002, 9(5), 373-376

[490]Mao Q, Song X, Luo Z. Effect of Chinese herbal medicine extract on fruit freshness. Shipin Kexue, 1999, 20(5), 54-6

[491]Marini D. Plant extracts and their analytical assay. I. Frangula and rhubarb extracts. Rass Chim, 1982, 34(3), 125-32

[492]Martin PG, Dowd JM. The study of plant phylogeny using amino acid sequenes of ribulose-1, 5-bisphosphate carboxylase. V. Magnoliaceae, Polygonaceae and the concept of primitiveness. Aust J Bot, 1984, 32(3), 301-9

[493]Maruyama K, Kawanabe K. Thin-layer stick chromatography. I. using silica gel cellulose. Bunseki Kagaku, 1973, 22(10), 1295-301

[494]Masayama M, Tanaka H, Morinaga O. Monoclonal antibody specific to sennoside and its uses for quantification of sennoside in medicinal plant Rhei rhizoma. Jpn Kokai Tokkyo Koho, 2002, 8

[495]Massalski PR, Copper JI. Comparison of the genome RNA sequence homologies betwween isolated of cherry leaf roll virus by complementary DNA hybridization analysis. J Gen Virol, 1986, 67(6), 1169-72

[496]Massey LK, Roman-Smith H, Sutton RA. Effect of dietary oxalate and calcium on urinary oxalate and risk of formation of calcium oxalate kidney stones. J Am Diet Assoc, 1993, 93(8), 901-6

[497]Masuda T, Haraikawa K, Morooka N, et al. 2-Hydroxyemodin, an active metabolism of emodin in the hepatic microsomes of rats. Mutat Res, 1985, 149(3), 327-32

[498]Masuda T, Ueno Y. Microsomal transformation of emodin into a direct mutagen. Mutat Res, 1984, 125(2), 135-44

[499]Mathees H, Rother A, Mammen H, et al. Cleaning composition containing rhubarb juice for use on hard surface. (Chemie A.-G. Bitterfeld-Wolfen, Germany). Ger Offen, 1992, 4

[500]Matsuda H, Kageura T, Morikawa T, et al. Effects of stilbene constituents from rhubarb on nitric oxide in lipopolysaccharide-activated macrophages. Bioorg Med Chem Lett, 2000, 21, 10(4), 323-7

[501]Matsuda H, Morikawa T, Toguchida I, et al. Antioxidant constituents from rhubarb: structural requirements of stilbene for the activity and structures of two new anthraquinone glucosides. Bioorg Med Chem, 2001, 9(1), 41-50

[502]Matsuda H, Tomohiro N, Hiraba K, et al. Study on anti-Oketsu activity of rhubarb II. Anti-allergic effects of stilbene components from Rhei undulati Rhizoma (dried rhizome of Rheum undulatum cultivated in Korea). Biol Pharm Bull, 2001, 24(3), 264-7

[503]Matsuda H, Kageura T, Morikawa T, et al. Research for anti-Oketsu crude drugs, Zedoariae Rhizoma, Saussureae Radix, Nupharis Rhizoma, and Rhei Rhizoma: NO production inhibitory, vasorelaxant, and hepatoprotective constituents. Tennen Yuki Kagobutsu Toronkai Koen Yoshishu, 1999, 41st, 217-22

[504]Matsuda H, Shimoda H, Morikawa T, et al. Phytoestrogens from the roots of Polygonum cuspidatum (Polygonaceae): Structure requirement of hydroxyanthraquinones for estrogenic activity. Bioorg Med Chem Lett, 2001, 11(14), 1839-1842

[505] Matsuka T. Constituents of the rhubarbs. Taisha, 1973, 10(5), 709-14
[506] Matsumoto O, Kiyohara H, Yamada A, et al. Anti-Bacteroides fragilis components in rhubarb and senna. Wakan lyaku Gakkaishi, 1985, 2(1), 248-9
[507] Mattioni R. Identification with paper chromatography of Chinese rhubarb and distinction from Rheum raponticum. Ind Aliment(Bucharest), 1967, 6(27), 63-5
[508] Mattsson P. Leaching of aluminum from saucepans. Var Foeda, 1981, 33(6), 231-6
[509] Mayer W, Schultz G, Wrede S, et al. 2 - O - Cinnamoyl - 1 - O - galloyl - β-D- glucopyranose from Rhizoma rhei. Justus Liebigs Ann Chem, 1975, (5), 946-52
[510] Mayland PG, Burkhardt CC. Honey bee mortality as related to insecticide- treated surfaces and bee age. J Econ Entomol, 1970, 63(5), 1437-9
[511] Mericli AH, Tuzlaci E. Constituents of Rheum ribes. Fitoterapia. 1990, 61(4), 375
[512] Meynaud A, Ville A, Pacheco H. Anthraquinone biosynthesis in higer plants. C. R. Acad Sci, Paris, Ser. D. 1968, 266(17), 1783-6
[513] Min D, Xu L, Zhang Z, et al. Studies on chemical constituents of Rheum wittrochii Lundstr A00: The chemical constituents in the root of Rheum wittrochii were studied chromatography and spectroscopic analysis. Zhongguo Yaoxue Zazhi, 1998, 23(8), 486-8
[514] Min D, Xu L, Zhang Z, et al. Studies on chemical constituents of Rheum witttrochii Lundstr A00: The chemical constituents in the root of Rheum wittrochii were studied. Zhongguo Yaoxue Zazhi, 1998, 23(7), 416-8
[515] Min KR, Kim Y, Kang S, et al. Inhibitory effects of herbal extracts on cyclooxygenase activity of prostaglandin H2 synthase from sheep seminal vesicle. Nat Prod Sci, 1996, 2(1), 56-74
[516] Mineo S, Tanaka T, Metori K, et al. Inhibitors of bacterical collagenase in Rhei Rhzama. (Japan) Shoyakugaku Zasshi, 1988, 42(3), 249-51
[517] Minia SA, Efimova LS, Elinova MG, et al. Development of rational technology and a method of quantitative determination of oxymethylantraquinones of rhubarb tablets. Farmatsiia, 1971, 20(2), 19-24
[518] Mitsuma T, Yokozawa T, Oura H, et al. Rhubarb therapy in patients with chronic renal failure (Part 2). Nippon Jinzo Gakkai Shi, 1987, 29(2), 195-207
[519] Miyamoto H, Ikeda Y, Takeda O, et al. Studies on selection method of crude drugs by statistical analysis. Research on rhubarb having anti-inflammatory activity. Natural Medicines (Tokyo, Japan), 2001, 55 (4), 159-164
[520] Miyamoto M, Imai S, Shinohara M, et al. Studies on the purgative substances. I. Isolation of sennoside A, one of the most active principles from Rhubarb. Yakugaku Zasshi, 1967, 87(9), 1040-3
[521] Miyazawa M, Miamino Y, Kameoka H. Volatile flavor components of crude drugs, part IX, Volatile components of the rhizomes of Rheum palmatum L. Flavour Fragrance J, 1996, 11(1), 57-60
[522] Miyokawa N, Suzuki H, Nikaido T, et al. The study of Chinese herbal medicinal prescription with enzyme inhibitory activity. VII. The study of inchinko-to with adenosine 3', 5'-cyclic monophosphate phosphodiesterase. Yakugaku Zasshi, 1992, 12(8), 534-43
[523] Mizugaki M, Sato H, Wakita H, et al. Chemiluminescence inhibitors containing rhubarb anthraquinones. Jpn Kokai Tokkyo Koho, 1991, 6
[524] Mo Z. Quality specification of Diesheng tincture. Yaowu Fenxi Zazhi, 1994, 14(6), 25-8
[525] Momma N, Ueda J, Osawa, K. Determination of sennoside A in oriental pharmaceutical decoctions containing Rhei Ehizoma by ion-pair high-performance liquid chromatography. Yakugaku Zasshi, 1992, 112(4), 272-5
[526] Moon CK, Park KS, Lee SH, et al. Antitumor activities of several phytopolysaccharides. Arch Pharmacol Res, 1985, 8(1), 42-4
[527] Morinaga O, Tanaka H, Shoyama Y. Production of monoclonal antibody against a major purgative component, sennoside A, its characterization and ELISA. Analyst (Cambrige, U. K.), 2000, 125(6), 1109-13
[528] Morinaga O, Nakajima S, Tanaka H, et al. Production of monoclonal antibodies against a major purgative component, sennoside B, their characterization and use in ELISA. Analyst (Cambridge, United Kingdom), 2001, 126(8), 1372-1376
[529] Muehlemann HR, Tatrai O. Evaluation of anthraquinone drugs and their preparations with regard to Swiss Pharmacopeia VI. Pharm Acta Helv, 1967, 42 (12), 717-33
[530] Munzuroglu O, Karatas F, Gur N. Levels of vitamins A, E and C and selenium in rhubarb (Rheum ribes L). Tur J Biol, 2000, 24(3), 397-404
[531] Murai Y. The isolation of biologically activity compound by droplet countercurrent chromatography (DCCC). Foods Food Ingredients J Jpn, 2000, 184, 69-74
[532] Murakami T, Tanaka K. Studies on the new phenolic glycosides in Rhizoma rhei. Yakugaku Zasshi, 1973,

93(6),733-6

[533]Murakami T,Tanaka K. New phenolic glycosides in Rhei palmati rhizomes. Tetrahedron Lett,1972,29,2965-8

[534]Murata T,Karasaki S,Shiozuka T. Comparison of the contents of sennoside A,B in fresh and dried rhubarb roots. Nat Med,1994,48(1),82-5

[535]Nagasawa T,Shibutani S,Oura H,et al. Effect of extract from Rhei rhizoma on urea-nitrogen concentration in rat serum. Chem Pharm Bull,1980,28(6),1736-9

[536]Nagasawa T,Oura H,Nonaka G,et al. Effect of rhatannin,a rhubarb constituent,on amino acid metabolism.(Japan) Wakan lyaku Gakkaishi,1985,2(3),540-1

[537]Nagasawa T,Shibutani S,Oura H. Effect of Kanpo-prescriptions on rat serum constituents after the administration,I. Yakugaku Zasshi,1978,98(12),1642-50

[538]Nagase SK,Kogyo KK. Stable pharmaceuticals containing powdered herbal medicine and bacterial α-amylase. Jpn Kokai Tokkyo Koho,1983,7

[539]Nakajima T. Stabilization of sennosides by filtration. Jpn Kokai Tokkyo Koho,1993,5

[540]Nakazawa Y,Ogo M,Tajima M. Compositions containing adenosines for scalp and hair.(Shiseido Co.,Ltd.,Japan). Japan Kokai Tokkyo Koho,2001,8

[541]Nanba T,Kadota S,Shimonmura K,et al. Topical preparations containing stilbene glycosides. Jpn Kokai Tokkyo Koho,1996,5

[542]National Toxicology Program. NTP Technical report on the toxicology and carcinogenesis studies of emodin:(CAS No. 518-82-1) in F344/N rats and B6C3F1 mice (feed studies). National Toxicology Program Technical Report series,2001,(493),1-281

[543]Natori S,Nishimoto K,Satake M,et al. On the examination of imported crude drugs in 1972 (author's transl). Eisei Shikenjo Hokoku,1973,91(10),65

[544]Neumann W,Hamann A,Mannen H,et al. Rhubarb juice-containing cleaners for sanitary fixtures with ceramic surfaces.(Chemie A.-G. Bittergeld-wolfen,Germany). Ger Offen,1992,4

[545]Ninomiya H,Mitsuma T,Takara M,et al. Effects of the oriental medical prescription Wen-Pi-Tang in patients receiving dialysis. Phytomedicine,1998,5(4),245-52

[546]Nishina A,Hashimoto S. Trachrysone as safe antioxidant. Jpn Kokai Tokkyo Koho,1994,5

[547]Nishina A,Suzuki H. Naphthoquinone derivative of Rumex japonicus and Rheum as micrcbicide for foods. Jpn Kokai Tokkyo Koho,1993,4

[548]Nishioka I. Chemistry of rhubarb. Gendai Toyo Igaku. 1983,4(4),49-55

[549]Nishioka I,Nonaka G,Fujiwara M,et al. Psychtropic tannins composition extraction from rhubarb. PCT Int Appl,1986,25

[550]Nishioka T,Kawabata J,Aoyama Y. Baicalein,an a-Glucosidase Inhibitor from Scutellaria baicalensis. J Nat Prod,1998,61(11),1413-1415

[551]Nod K. ADP-ribosyl transferase-inhibitory RG tannin for treatment of enteric bacterial infection. Jpn Kokai Tokkyo Koho,1998,7

[552]Nonaka G,Minami M,Nishioka I. Studies on rhubarb (Rhei rhizoma) Ⅲ Stilbene glycosides. Chem Pharm Bull,1977,25(9),2300-5

[553]Nonaka GI,Ezaki E,Hayashi K,et al. Tannins and related compounds. Part 11. Flavanol glucosides from rhubarb and Rhaphiolepis umbellata. Phytochemistry,1983,22(7),1659-61

[554]Nonaka G,Nishioka I,Nagasawa T,et al. Tannins and related compounds. I. Rhubarb.(1). Chem Pharm Bull,1981,29(10),2862-70

[555]Nonaka G,Nishiola I. Tannins and related compounds. X. Rhubarb (2): Isolation and structures of a glycerol gallate,gallic acid glucoside gallates,galloylglucoses and isolindleyin. Chem Pharm Bull,1983,31(5),1652-8

[556]Nonaka G,Nishizawa M,Yamagishi T. Chemical components of rhubarb (Oriental drug). Wakan Igaku Gakkaishi,1985,2(1),89-92

[557]Noonan SC,Savage GP. Oxalate content of foods and its effect on humans. Asia Pac J Clin Nutr,1999,8(1),64-74

[558]Nuss RF,Loewus FA. Further studies on oxilic biosynthesis in oxalate-accumulating plants. Plant Physiol,1978,61(4),590-2

[559]Oertel H,Reich G,Meyer L,et al. Vegetable tanning materials "according to measure". A contribution to the safeguarding of the raw material supply of the leather industry.(German) Leder,1994,45(9),188-9,192-4,197-8

[560]Oertel H,Lohse B. Fatliquoring mixtures with coloring and tanning properties. Ger Offen,1999,4

[561]Ogasawara I.(Takeda Chemical Industries Ltd,Japan). Tissue culture of Rheum palmatum. Jpn Kokai Tokkyo Koho,1995,9

[562]Ogihara Y,Inoue O,Otsuka H,et al. Droplet countercurrent chromatography for the separation of plant

products. J Chromatogr, 1976, 128(1), 218-23

[563] Oh S, Beak N, Kim H. Piceatannol, an antioxidant compound isolated from the root of Rheum undulatum L. Han'guk Nonghwa Hakhoechi, 2001, 44(3), 208-210

[564] Ohshima Y, Takahashi K, Shibata S. Tissue culture of rhubarb and isolation of sennosides from the callus. Planta Med, 1988, 54(1), 20-4

[565] Ohshima Y, Ohno Y, Kajiyama K, et al. High-performance liquid chromatographic separation of rhubarb constituents. J Chromatogr, 1986, 360(1), 303-6

[566] Ohshima Y, Takahashi K. Separation method for sennoside. J Chromatogr, 1983, 258, 292-6

[567] Ohshima Y, Takahashi K, Hiraga Y, et al. Studies on the evaluation of Chinese drug preparations. Determination of sennosides in the drug preparation containing rhubarb. Shoyakugaku Zasshi, 1983, 37(3), 217-22

[568] Ohshio H, Imahori M. Laxative sennoside isolation. Japan Kokai, 1977, 3

[569] Ohshio H, Sugawara T, Tsukui M, et al. (Takada Chemical Industries, Ltd.). Sennoside laxatives from Rheum plants. Japan Kokai, 1974, 4

[570] Ohtsu Y. Hair tonic and skin cosmetic preparations containing hydroxyanthraquinones. Japan Kokai, 1976, 3

[571] Okabe H, Matsuo K, Nishioka I. Rhubarb (Rhei rhzoma). II. Anthraquinone glycosides. Chem Pharm Bull, 1973, 21(6), 1254-60

[572] Okada S, Yonetani S, Nishimura T, et al. Manufacture of isoflavone derivatives via enzymic α-glycosylation. Jpn Kokai Tokkyo Koho, 2000, 7

[573] Okai M, Tomita M, Yoshinaka T, et al. Acute and subacute toxicity studies of bisacodyl, DSS and rhubarb extract combination (Telemin-soft). Oyo Yakuri, 1978, 15(1), 85-104

[574] Okamura N, Abo N, Aono M, et al. Variation of sennoside A content and purgative activity during preparation of rhubarb decoction. Wakan Iyakugaku Zasshi, 2002, 19(3), 114-118

[575] Oscaby F. A chlorhexidine-rhubarb extract mixture for gingival inflammation. Chir Dent Fr, 1992, 30, 62

[576] Oshio H. Investigation of rhubarbs IV. Isolation of sennoside D, citreorosein and laccaic acid D. Shoyakugaku Zasshi, 1978, 32(1), 19-23

[577] Oshio HM, Tomita M, Yoshinaka T, et al. Acute and subacute toxicity studies of bisacodyl, DSS and extract combination (Telemin-soft). Oyo Yakuri, 1978, 15(1), 85-104

[578] Oshio H, Imai S, Fujioka S, et al. Rhubarb. III. New purgative constituents, Sennosides E and F. Chem Pharm Bull, 1974, 22(4), 823-31

[579] Oshio H, Imai S, Fujioka S, et al. Rhubarbs. II. Isolation of sennoside E, a new purgative compound. Chem Pharm Bull, 1972, 20(3), 621-2

[580] Oshio H, Kawamura N. Determination of the laxative components in rhubarb by high performance liquid chromatography. Shoyakugaku Zasshi, 1985, 39(2), 131-8

[581] Oshio H, Naruse Y. Laxative substances containing sennoside. Jpn Kokai Tokkyo Koho, 1979, 3

[582] Oshio H, Naruse Y, Tsukui M. Quantitative analysis of the purgative components of rhubarb and senna. Chem Pharm Bull, 1978, 26(8), 2458-64

[583] Oszmianski J, Sokol-Letoeska A, Kuczynski A. Effect of rhubarb juice on phenolics and color of unclarified apple juice. Pol Fruit Process, 1995, 5(6), 179-82

[584] Oszmianski J, Sokol-Letowska A, Kuczynski A. Effect of rhubarb juice on phenolics and color of unclarified apple juice. Pol J Food Nutr Sci, 1994, 3(1), 83-92

[585] Oura H, Shibutani S, Nagasawa T, et al. Effect of rhubarb extract or thatannin on blood urea nitrogen concentration and urinary 3-methylhistidine excretion in fasted rats. Igaku no Ayumi, 1983, 126(10), 837-9

[586] Oura H, Yokozawa T, Nagasawa T, et al. Biochemistry of rhubarb root. Gendai Toyo Igaku, 1983, 4(4), 56-61

[587] Pagani F. Analytical characteristics of the rhizome of Rheum officinale Baillon cultivated in the Centro Sperimentale per la Flora Officinale Ligure in Ruta of Camogli. Farmaco [Prat], 1965, 20(11), 519-31

[588] Paneitz A, Westendorf J. Anthranoid contents of rhubarb (Rheum undulatum L.) and other Rheum specise and their toxicological relevance. Eur Food Res Technol, 1999, 210(2), 97-101

[589] Pang Z, Wang B, Li S. Pharmacokinetics of emodin chrysophanol in rabbits. Xi'an Yike Daxue Xuebao, 1993, 14(4), 346-9

[590] Parashiv M. Effect of light on the organic acid metabolism plants containing acidic sap. Stud Cercet Biol Ser Bot, 1969, 21(6), 437-41

[591] Park YW, Anderson MJ, Mahoney AW. Potential of near infrared reflectance (NIR) spectroscopy for estimating nutrient content of dehydrated vegetables. J Food Sci, 1982, 47(5), 1558-61

[592] Pashinina LT, Chumbalov TK. Gallocatechins from the roots of Rheum maximoviczii. Khim Prir Soedin, 1967, 3(5), 346-7

[593]Pashinina LT, Nurgalieva GM. Polyphenols of Rheum maximowiczi and Rheum tataricum. Khim Khim Tekhnol(Alma-Ata), 1970, 107-10

[594]Patnaik GK, Chaudhary M, Sarin JPS. Spasmoyutic activity of Rheum webbianum Royle. Indian Drug, 1987, 24(10), 471-5

[595]Pearcy RM, Mitchell SC, Smith RL. Beetroot and red urine. (U. K) Biochem Soc Trans, 1992, 20(1), 22S

[596]Peigen X, Liyi H, Liwei W. Ethanopharmacologic study of Chinese rhubarb. J Ethnopharmacol, 1984, 10(3), 275, 93

[597]Perdih A, Macarol N, Matejovic L, et al. Binding of oxalic acid in vegetables. Biotehnol Rev, 1989, 27(2-3), 159-61

[598]Pernen JAC, Boer P, Mees EJD. Absorption kinetics of oxalate from oxalate-rich food in man. Am J Clin Nutr, 1984, 40(5), 1007-10

[599]Peterkin PI, Sharpe AN. Filtering out food debris before microbiological analysis. Appl Environ Microbiol, 1981, 42(1), 63-5

[600]Petersone M, Neilande I, Neilande L, et al. Content of dry matter, titratable acids, and oxalic acid in stalks of the Orge and Tukums varieties of rhubarb and in saturation juices. I. Latv. Lauksaimn. Akad Raksti, 1974, 71, 15-20

[601]Petersone M, Revizors D. Variation of biologically active substances of rhubarb stems in relation to cultivation conditions and processing methods. Latv Lauksaimn Akad Raksti, 1972, No. 47, 65-9

[602]Petrescu AD, Bucharest R. Chromatographic analysis of the coumarins of Polygonum convolvulus. Plant Med Phytother, 1974, 8(3), 224-7

[603]Petrova MA. Biochemical evaluation of some varieties of rhubarb. Sel'skokhoz Inst, 1971, 159, 16-21

[604]Plos G, Lagrange A. Ready-to-use preparation for oxidative dying of keratin fibers. (L'Oreal, Fr.). Braz Pedido Pl, 2001, 49

[605]Pons J, Bonhours G. Use of anthraquinones derived from rhubarb in dentistry Based on 95 cases. Inf Dent, 1971, 53(39), 3201-4

[606]Posta A. Nitrate in Viennese vegetables. Ernaehrung (Vienna), 1992, 16(3), 159-62

[607]Pournaghi-Azar MH, Shemirani F, Pourtork S. Electrochemical behavior of some naturally occurring hydroxy derivatives of 9, 10-anthraquinone in chloroform at mercury and glassy carbon electrodes: application of AC polarography to he analysis of Rhubarb roots. (Iran) Talanta, 1995, 42(5), 677-84

[608]Prasad P, Purohit MC. Altitude acclimatization and concentration of active constituents and calorific value of two medicinal plant species Rheum emodi and R. nobile (rhubarb) in Sikkim Himalaya. Current Science, 2001, 80(6), 734-736

[609]Prenen JA, Boer P, Dorhout Mees EJ. Absorption kinetics of oxalate from oxalate-rich food in man. Am J Clin Nutr, 1984, 40(5), 1007-10

[610]Pressey R. Invertase inhibitor from potatoes. Purification, characterization, and reactivity with plant invertases. Plant Physiol, 1967, 42(12), 1780-6

[611]Qin H, Zhao T, Yuan W, et al. Assignments of 1HNMR finger-prints of roots of Polygonum cuspidatum, Polygonum multiflorum, Rheum palmatum and Rheum tanguticum. Yaoxue Xuebao, 1999, 34 (11), 828-34

[612]Qin MF, Li LT. Effect of promoting biliation mixture on E. coli lipopolysaccharide under electron microscopy. Zhongguo Zhong Xi Yi Jie He Za Zhi, 1991, 11 (4), 229-30, 198

[613]Qin G. Compositions for treatment or prevention of hemorrhage in fish. Faming Zhuanli Shenqing Gongkai Shuomingshu, 1996, 4

[614]Qin J. Pharmaceutical composition for treatment of cholera in poultry. Faming Zhuanli Shenqing Gongkai Shuomingshu, 1996, 7

[615]Qin J, Rong T, Zhang H, et al. Multielement x-ray analysis of Rheum rhizomes. Zhongyao Tongbao, 1982, 7(3), 28-30

[616]Qin L, Xu X. Determination of rheum emodin and chrysophanol in sodium hydrogen carbonate tables of Rheum officinalis by HPLC. Yaowu Fenxi Zazhi, 2000, 20(4), 274-5

[617]Qiu PL, Yuan SF, Shu CJ. Protective effect of dahuang zhechong pills on experimental hepatic injury. Zhong Xi Yi Jie He Za Zhi, 1988, 8(11), 668-70, 646

[618]Qu X, Chen Y, Jin H, et al. Experimental study on preventing obesity by compound rhubarb preparation in rats. Zhongguo Bingli Shengli Zazhi, 2001, 17(7), 673-675

[619]Quercia V. HPLC in the determination of some anthraquinone glycosides. Pharmacology, 1980, 20 Suppl 1:76-82

[620]Rai PP. The production of anthraquinones in callus cultures of Rheum palmatum. Nigeria Lloydia, 1978, 41(2), 114-16

[621]Raj KPS, Agrawal YK, Patel MR. Metal analysis of some subterranean crude drugs. J Maharaja Sayajirao Univ. Baroda. 1980, 27-28(3), 45-8

[622]Rawat MS, Negi DS, Panwar MS, et al. Anthraquinone glycosides from Rheum moorcroftianum Royle. Pharmazie, 1989, 44(7), 509-10

[623]Rawat MSM, Negi DS, Panwar MS, et al. Chemical examination of Rheum moorcroftianum (rhizomes), a rare high altitudinal species of Garhwal. Fitoterapia, 1988, 59(3), 248-9

[624]Reimer RA, Thomson AB, Rajotte RV, et al. A physiological level of rhubarb fiber increass proglucagon gene expression and modulates intestinal glucose uptake in rats. J Nutr, 1997, 127(10), 1923-8

[625]Reimer RA, Thomson ABR, Rajotte RV, et al. Proglucagon messenger ribonucleic acid and lintestinal glucose uptake are modulated by fermentable fiber and food intake in diabetic rats. Nutr Res, 2000, 20 (6), 851-864

[626]Ren S. Role of a virus in hemorrhagic pancreatitis and the therapeutic effect of rhubarb. Zhong Xi Yi Jie He Za Zhi, 1990, 10(3), 162-3, 133

[627]Roamanva AS, Tareeva NV, Semakina ND, et al. Paper chromatography of anthraquinones and their glycosides. Aromat Rast, 1969, 15, 556-65

[628]Roamnova AS, Ban'skovskii AI. Anthracene derivatives of Rheum palmatum var tanguticum, II. Glycosides. Med Prom SSSR, 1963, 17(10), 21-3

[629]Roamnova AS, Ban'skovskii AI. Anthracene derivatives of Rheum palmatum var tanguticum, I. Glycosides. Med Prom SSSR, 1963, 17(3), 13-17

[630]Roamnova AS, Ban'skovskii AI. Production of a product similar to chrysarobin from Rheum palmatum var. tanguticum Maxim. Med Prom SSSR, 1963, 17 (8), 26-30

[631]Rocchi B. Practical methods for the determination of moisture in raw materials and drugs. Boll Chim Farm, 1968, 107, 143-57

[632]Roggemans J, Claes MC. Rapid clonal propagation of rhubarb by in vitro culture of shoot-tips. Sci Hortic, 1979, 11(3), 241-6

[633]Romanova AS, Ban'kovskii AI. Accumulation of anthracene derivatives according to the growth and development of Rheum palmatum var tanguticum. Aromat Rast, 1969, 15, 511-23

[634]Romanova AS; Ban'kovskii AI. Anthracene derivatives of Rheum palmatum var tanguticum, III. Glycosides. Med Prom SSSR, 1963, 17(12), 29-30

[635]Romanova AS, Ban'skovskii AI. Anthracene derivatives from Rheum palmatum var tanguticum. IV. Glycosides. Med Prom SSSR, 1964, 18(10), 18-20

[636]Romanova AS, Ban'kovskii AI. Accumulation of anthracene according to the growth and development of Rheum palmatum var tanguticum. Aromat Rast, 1969, 15, 511-23

[637]Romanova AS, Ban'kovskii AI. Chemical study of anthraglycosides of Rhum palmatum var tanguticum. Tr Vses Nauch-Issled Inst Lek Aromat Rast, 1969, 15, 504-10

[638]Romantschuk M, Roine E, Ojanen T, et al. Fimbria (pilus) mediated attachment of Pseudomonas syringae, Erwinia rhapontici and Xanthomonas campestris to plant surfaces. Dev Plant Pathol, 1994, 3, 67-77

[639]Rousselet R, Paris RR. Utilization of thin-layer chromatography for control fo drugs. Application to purgative mixtures. J Pharm Belg, 1971, 26(5), 568-76

[640]Rozov NF. Regularities of the root nutrition of vegetables which are cultivated hydroponically under three-year continuous growing conditions in a phytotron. Izv Timiryazevsk S-kh Akad, 1976, (5), 132-42

[641]Rupprich N, Kindl H. Stilbene synthases and stilbenecarboxylate synthases, I Enzymatic synthesis of 3,5,4-trihydroxystilbene from p-coumaroyl coenzyme A and malonyl coenzyme A. Hoppe Seylers Z Physiol Chem, 1978, 359(2), 165-72

[642]Rupprich N, Hildebrand H, Kindl H. Substrate specificity in vitvo and in vitro in the formation of stilbenes. Biosynthesis of rhaponticin. Arch Biochem Biophys, 1980, 200(1), 72-8

[643]Rupprich N, Kindl H. Stilbene synthases and stilbenecarboxylate synthases. I. Enzymic synthesis of 3,5,4'-trihydroxystilbene from p-coumaroyl coenzyme A and malonyl coenzyme A. Z. Physiol Chem, 1978, 359 (2), 165-72

[644]Rutherdord PP, Ali NA. Sugar and enzyme changes during cold storage of rhubarb. Ann Appl Biol, 1977, 85(1), 159-60

[645]Rutherford PP, Ali NA. Changes in carbohydrates and enzyme activities in the roots during the forcing of virus-free Timperley Early rhubarb. Ann Bot, 1976, 41(171), 7-13

[646]Rutherford PP, Ali NA. Carbohydrate changes during cold storage of different cultivars of virus free virus infected rhubarb. J Hortic Sci, 1975, 50(3), 249-55

[647]Ryu SY, Choi SU, Lee CO, et al. Antitumor activity of some phenolic components in plants. Arch Pharmacol Res, 1994, 17(1), 42-4

[648]Sachse J. Photometric determination of oxalic acid in plants. Z Lebensm-Unters Forsch, 1978, 166(3), 153-6

[649]Sadowski D. The evaluation of chemical pollution of vegetables of plantations. Chem Inz Ekol, 1997, 4(4),

617-621

[650]Sagara K, Oshima T, Yoshida T. Rapid and simple determination of sennoside A and B in Rhei Rhizoma by ion-pair high-performance liquid chromatography. J Chromatogr, 1987, 403, 253-61

[651]Sakuma K. Way fruit or the sea animal product and the like it is included fruit, the candy and the production method and the concentrated possible constitution liquid. [Machine Translation]. Jpn Kokai Tokkyo Koho, 2002, 15

[652]Samappito S, Page JE, Schmidt J, et al. Aromatic and pyrone polyketides synthesized by a stilbene synthase from Rheum tataricum. Phytochemistry, 2003, 62(3): 313-23

[653] Salama HMH. Two crystalline compounds from Rumex pictus Forssk. Egypt J Bot, 1999, 36(2), 235-244

[654]Saller R, Buechi S, Meyrat R, et al. Combined herbal preparation for topical treatment of Herpes labialis. Forsch Komplementarmed Klass Naturheilkd, 2001, 8 (6), 373-382

[655]Sanada H. Study on the clinical effect of rhubarb on nitrogen-metabolism abnormality due to chronic renal failure and its mechanism. Nippon Jinzo Gakkai Shi, 1996, 38(8), 379-87

[656]Sanz P, Reig R. Clinical and pathological findings in fatal plant oxalosis. A review. Am J Forensic Med Pathol, 1992, 13(4), 342-5

[657]Sato H, Kurosaki Y, Hirayama H, et al. Extra-weak chemiluminescence of drugs. X. Extra-weak chemiluminescence quenching component of rhubarb. Yakugaku Zasshi, 1990, 110(1), 55-8

[658]Savage GP, Vanhanen L, Mason SM, et al. Effect of Cooking on the Soluble and Insoluble Oxalate Content of Some New Zealand Foods. J Food Compos, 2000, 13(3), 201-206

[659]Sawata K, Yasumatsu K, Wata S, et al. Foods containing nucleoside 5'-phosphoric acid esters. (Takeda Chemical Industries, Ltd.) Japan, 1970, 3

[660] Schmidt J, Himmelreich U, Adam G. Brassinosteroids, sterols and lup-20 (29)-en-2a, 3β, 28-triol from Rheum rhabarbarum. Phytochemistry, 1995, 40(2), 527-31

[661]Schmidtlein H, Herrmann K. On the phenolic acids of vegetables. IV. Hydroxycinnamic acids and hydroxybenzoic acids of vegetables and potatoes (author's transl). Z Lebensm Unters Forsch, 1975, 159(5), 255-63

[662]Scholze B, Lischke J, Hubner D, et al. Fluoride poisoning caused by rhubarb fruit juice-case report. Offentl Gesundheitswes, 1991, 53(4), 181-3

[663]Schratz E, Schnelle FJ, Witt H. The reproduction rate in the genus Rheum. Pharmazie, 1965, 20(6), 387-90

[664] Schratz E, Witt H. Anthraquinone aglycons and rhaponticin in hybrids of Rheum. Dtsch Apoth-Ztg, 1966, 106(40), 1437-41

[665]Schulz J. Enzymic preservation of rhubarb jam. GBF Monogr Ser, 1989, 11 (Enzyme Lebensmitteltechnol.), 227-30

[666] Schwarz P. Bitter Liqueur. Patentschrift (Switz), 1984, 2

[667]Scott DA, Khandekar N, Schilling MR, et al. Technical examination of a fifteenth-century German illuminated manuscript on paper: a case study in the identification of materials. Studies in Conservation, 2001, 46 (2), 93-108

[668]Scott NW, Cooper JI, Liu YY, et al. A 1.5 kb sequence homology in 3' terminal regions of RNA-1 and RNA-2 of a birch isolate of cherry leaf roll nepovirus is also present, in part, in a rhubarb isolate. J Gen Virol, 1992, 73(2), 481-5

[669]Seidakhanova TA. General effect and toxicity of preparations of polyphenol compounds. Akad Nauk Kaz SSR, 1968, 11, 63-5

[670]Selhorst T, Strompen C, Buening-Pfaue H. The use of variance analysis with repeated measurements designs for the evaluation of nickel migration from stainless steel cooking pans. Dtsch Lebensm-Rundsch, 1996, 92 (1), 4-9

[671]Semenova MN. Fluorescence of extracts from Chelidonium majus. Aptechnoe Delo, 1958, 7(3), 26-7

[672]Sepehr MF, Ghorbanli M. Effects of nutritional factors on the formation of anthraquinones in callus cultures of Rheum ribes. Plant Cell, Tissue and Organ Culture, 2002, 68(2), 171-175

[673]Seto T, Wasaki Y, Yasuda I, et al. Studies on evaluation of crude drug preparations. I. Determination of sennoside A in preparations of oriental medicine "tokakujyoki-to". Tokyo-torisu Eisei Kenkyusho Kenkyu Nempo, 1981, 32-1, 78-82

[674]Seto T, Shioda H, Satoh K, et al. Detection of senna and rhubarb used only as drugs from herbal teas advertising effect of weight reduction. Jpn J Toxicol Environ Health, 1998, 44(3), 195-203

[675] Seto T, Yasuda I, Hamano T, et al. Determination method of sennoside A, sennside B, rhein and rhein 8-glucoside in Kampo or crude drug preparations and the comparison of these components in processed

rhubarb. Nat Med,1996,50(2),138-144
[676]Seto T,Yasuda I,Hamano T,et al. Studies on the evaluation of preparations of crude drugs. II. Determination of sennoside A and sennoside B in laxative preparations by high-performance liquid chromatography. Kenkyu Nenpo-Tokyo-toritsu,1985,36,87-92
[677]Shah CS,Qadry JS,Bhatt JG. Qualitative and quantitative evaluation of anthraquinone derivatives in Indian rhubarb. Planta Med,1972,22(1),103-8
[678]Shang S,Wu X,Yang L,et al. Screening antioxidants from Chinese herb medicines. Tianran Chanwu Yanjiu Yu Kaifa,1994,6(1),36-9
[679]Shang X,Yuan Z. Determination of six effective components in Rheum by cyclodextrin modified micellar electrokinetic chromatography. Yaoxue Xuebao,2002,37(10),798-801
[680]Shang X,Yuan Z. Determination of active components in Rhubarb by cyclodextrin-modified capillary zone electrophoresis. Sensors,2001,1(7),229-235
[681]Shang X,Yuan Z. Determination of active constituents in Rhubarb by cyclodextrin-modified micellar electrokinetic chromatography with bile salt. Analytical Letters,2002,35(6),985-993
[682]Shang X,Yuan Z. Determination of hydroxyanthraquinoids in Rhubarb by cyclodextrin-modified micellar electrokinetic chromatography using a mixed micellar system of sodium dodecyl sulfate and sodium cholate J. Pharmaceut Biomed Anal,2003,31(1),75-81
[683]Shang X,Yuan Z. Determination of six components in Rhubarb by cyclodextrin-modified micellar electrokinetic chromatography using a mixed micellar system of sodium cholate and sodium taurocholate. Anal Chim Acta,2002,456(2),183-188
[684]Shang X,Yuan Z. Isolation of active constituents in Rhubarb by micellar electrokinetic capillary chromatography. Zhongcaoyao,2001,32(8),691-692
[685]Shang X,Yuan Z. Separation of effective constituents from Rhubarb by micellar electrokinetic capillary chromatography. Analytical Letters,2002,35(1) 195-202
[686]Shang X,Yuan Z. Determination of active components in rhubarb and study of their hydrophobicity by micellar electrokinetic chromatography. Bioorg Med Chem Lett,2003,24;13(4),617-22
[687]Shao A,Tang Y,Chen Y. Determination of gallic acid in Dahuang and its processed products by scanning thin-layer chromatography. Zhongyao Tongbao,1988,13(7),404-5
[688]She Y,Wang H. Natural plant-based disinfectants and their preparation method. Jpn Kokai Tokkyo Koho,2001,5
[689]Shen S,Lu C. Determination of eight constituents of Hsiaochengchitang by high-performance liquid chromatography. J Chromatogr A,1995,704(2),518-23
[690]Shen Y,Yang Z,Liu J,et al. Study of Rheum officinale against coxsackievirus B3 (CVB) in vivo. Zhongguo Bingduxue,2001,16(1),85-87
[691]Sheng ZL,Li NY,Ge XP. Clinical study of baoyuan dahuang decoction in the treatment of chronic renal failure. Zhongguo Zhong Xi Yi Jie He Za Zhi,1994,14(5),268-70,259
[692]Sheu S,Chen H. Determination of five major anthraquinoids in Chinese herbal preparations by micellar electrokietic capillary electrophoresis. Anal Chim Acta,1995,309(1-3),361-7
[693]Sheu S,Lu C. Determination of six bioactive components of Hsiao-cheng-tang by capillary electrophoresis. J Hing Resolut Chromatogr,1995,18(4),269-70
[694] Shi B,Yin HJ,Huang XY. Preliminary study on effect of ganhuang injection on reject reaction of xenograft Zhongguo Zhong Xi Yi Jie He Za Zhi,2003,23(5),357-62
[695]Shi J,Gu G. Extraction spectrophotometric determination of berberine hydrochloride in "San Huang tablet" with picric acid. Zhongcaoyao,1984,15(3),105-8
[696]Shi L,Lu C,Zheng J,et al. SOD-like activities of fifteen constituents from rhubarb. J Chin Pharm Sci,1992,1(2),59-64
[697]Shi Y,Zhang Q,Peng W,et al. Ultrastructural and histochemical observatings of the effect of "Tangusticum" on hepatic lesion of mouse induced by galactosamine. Beijing Shifan Daxue Xuebao,Ziran Kexueban,1995,31(2),271-4
[698] Shi Y,Fukai T,Sakagami H,et al. Cytotoxic and DNA damage-inducing activities of low molecular weight phenols from rhubarb. Anticancer Res,2001,21(4A),2847-2853
[699]Shibata S. Rheum species (rhubarb): in vitro culture and the production of sennosides. Biotechnol Agric For,1993,21(Medicinal and Aromatic Plants Ⅳ),296-313
[700]Shibata S. Chemical investigation of the crude drugs stored in Shosoin for over twelve hundred years. Int J Pharmacogn,1994,32(1),75-89
[701]Shibata S. Production of sennosides. Jpn Kokai Tokkyo Koho,1982,10
[702]Shibutani S,Nagasawa T,Yokozawa T,et al. Effect

of rhubarb (Rhei rhizoma) extract on urea nitrogen and amino acid metabolism after administration (author' transl). Yakugaku Zasshi, 1980, 100(4), 434-42

[703]Shikishima Y, Takaishi Y, Honda G, et al. Phenybutanoids and stilbene derivatives of Rheum maximowiczii. Phytochemistry, 2001, 56(4), 377-81

[704]Shimomura K, Tada T. Research of cosmetic ingredients from natural materials. Fragrance J, 1996, 24(12), 32-37

[705]Shimomura K, Hattori F. Skin compositions containing conchiolin hydrolyzates and plant extracts. Jpn Kokai Tokkyo Koho, 2001, 14

[706]Shimura K, Yamada T, Sakurai K, et al. Analytical tests for pharmaceutical preparations containing rhubarb and senna. Mie-ken Eisei Kenkyusho Nenpo, 1989, 34, 87-92

[707]Shivas SA J. The effects of trivalent chromium from tannery wastes on plants. J Am Leather Chem Assoc, 1980, 75(8), 288-98

[708]Sieper J, Braun J. New Treatment Strategies in Ankylosing Spondylitis. In: Editors. Ann Rheum Dis. Berlin, 2002, 61(Suppl. 3)2002, 68

[709]Sio M, Suomi K. Carbohydrate and acid composition of Finnish berries. Maataloustiet Aikak, 1972, 44(2), 68-75

[710]Sobh MA. Environmental pollution is increasing the incidence of chronic renal failure. J Toxicol, Toxin Rev, 1996, 15(3), 199-205

[711]Son SM, Moon KD, Lee CY. Rhubarb juice as a natural antibrowning agent. Journal of Food Science, 2000, 65(8), 1288-1289

[712]Song H, Wang Z, Zhang F. Investigation of urinary interleukin-6 level in chronic renal failure patients and the influence of Rheum palmatum in treating it. Zhongguo Zhong Xi Yi Jie He Za Zhi, 2000, 20(2), 107-109

[713]Song Y, Wang Z, Zhong M, et al. Study on anti-rubella virus actions of different drugs. Shandong Yike Daxue Xuebao, 2000, 38(2), 151-155

[714]Stahl E, Brombeer J. Thermofractography for evaluating anthraquinone derivatives and related drugs. Arch Pharm, 1978, 311(1), 38-72

[715]Stahl E, Menssen HG, Jahn H. Content of various hydroxyanthracene derivatives in rhubarb roots and prepared rhubarb. Dtsch Apoth Ztg, 1985, 125(29), 1478-80

[716]Stepanova AM, Baranova AA. Effect of light on the metabolism of organic acids in rhubarb tobacco leaves. Biokhimiya, 1972, 37(3), 520-6

[717]Strenge A, Hesse A, Bach D, et al. Excretion of oxalic acid following the ingestion of various amounts of oxalic acid-rich foods. Clinical Basic Res, 1981, 789-94

[718]Struyf E. Studies in the field of drugs containing anthracene derivatives. XXV. Intermediate in the synthesis of rhein-l-glucoside. Belg Pharm Weekbl, 1975, 110(20), 401-2

[719]Struyf E, Verhaeren EHC. Drugs containing anthracene derivatives. XXVI. Method for the determination of anthrones in plant materials. Planta Med, 1975, 28(4), 382-8

[720]Su H, Chen C. Chinese rhubarb. II. Paper chromatography of anthraquinone derivatives. Yao Hsueh Hsueh Pao, 1963, 10(12), 725-30

[721]Su J, Wang B. Qualitative and quantitative method of Bixiang medicinal wine. Yaowu Fenxi Zazhi, 1994, 14(2), 35-7

[722]Su Z, Zeng Y, Zhou H, et al. Preliminary study on chemical changes in decocting process of Rheum palmatum L. Zhongguo Zhongyao Zazhi, 1999, 24(5), 291-2

[723]Sui L, Hou F, Miao C, et al. Inhibitory effects of some Chinese herb components on nonenzymic glycosylation in vitro. Baiqiuen Yike Daxue Xuebao, 1998, 24(6), 585-586

[724]Sun BZ. Correlation between Chinese traditional drug Rhubarb and Western medicine. Zhongguo Zhong Xi Yi Jie He Za Zhi, 1992, 12(3), 178-9

[725]Sun DA. Clinical evaluation of crude rhubarb power and cimetidine in upper gastrointestinal bleeding. Zhong Xi Yi Jie He Za Zhi, 1986, 6(8), 458-9, 451

[726]Sun S, Liu J, Zhou Q. Quick and non-destructive identification of traditional Chinese herbs (rhubarb) by Fourier transform infrared spectroscopy and fourier transform Raman spectroscopy. Fenxi Huaxue, 2002, 30(2), 140-143

[727]Sun W, Sha Z, Yan Z. Identification of Chinese drugs by fluorescence spectrum. Zhongguo Zhong Yao Za Zhi, 1991, 16(6), 326-8, 381

[728]Sun M, Sakakibara H, Ashida H, et al. Cytochrome P4501A1-inhibitory action of antimutagenic anthraquinones in medicinal plants and the structure-activity relationship. Biochem, 2000, 64(7), 1373-1378

[729]Sun X, Ma C, Wu S, et al. Spectrophotometric determination of rheum emodin and its application. Zhongnan Minzu Xueyuan Xuebao, Ziran Kexueban, 2001, 20(4), 13-16

[730]Sun Y, Chen Q. Studies on Da Huang (radix et rhizo-

ma rhei), XV. Silica gel column chromatographic separation of chrysophanol and physcion. Yaowu Fenxi Zazhi, 1985, 5(5), 294-5

[731]Sun Y, Hou S, Xue S, et al. A study on compatible leaching effect of Concha Ostreae and some commonly used Chinese Medicinal materials. ZhongguoYaoxue Zazhi, 1998, 23(9), 539-541

[732]Suresh Babu K, Srinivas PV, Praveen B, et al. Antimicrobial constituents from the rhizomes of Rheum emodi. Phytochemistry, 2003, 62(2), 203-207

[733]Sydiskis RJ, Owen DG, Lohr JL, et al. Inactivation of enveloped viruses by anthraquinones extracted from plants. Antimicrob Agents Chemother, 1991, 35(12), 2463-6

[734]Sydiskis RJ, Owen DG. Aloe emodin and other anthraquinones and anthraquinone-like compounds from plants virucidal against herpes samples viruses. U. S. 1987, 7pp. Cont. -in-part of U. S. Ser. No, 516, 328, abandoned

[735]Tain J, Chen XM, Li L. Effects of Cordyceps sinensis, rhubarb and serum renoreopin on tubular epithelial cell growth. Zhongguo Zhong Xi Yi Jie He Za Zhi, 1991, 11(9), 547-9, 518

[736]Takaychi S, Shiraki M, Fujioka S, et al. Quantitative determination of sennosides A, B and water in rhuabrb by a nondestructive method. Nat Med, 1994, 48 (4), 297-303

[737]Takeo F. Mechanical and enzyme processing of edible vegetable extracts. 1. Sostanze Grasse, 1977, 54(3), 114-5

[738]Takeoka G. Flavor chemistry of vegetables. Flavor Chem, 1999, 287-304

[739]Tan Y, Yang Y, Yan Y. Quality control of ten species of Rhubarb-qualitative and quantitative analysis of aglycone of anthraquinone glucosides. Yaowu Fenxi Zazhi, 1983, 3(2), 74-8

[740]Tan J. Compound preparation containing Chinese herb medicine and western medicine for testing poultry dysentery. Faming Zhuanli Shenqing Gongkai Shuomingshu, 1996, 6

[741]Tanaka H, Morooka N, Haraikawa K, et al. Metabolic activation of emodin in the reconstituted cytochrome P-450 system of the hepatic microsomes of rats. Mutat Res, 1987, 176(2), 165-70

[742]Tanaka T. Solubilization and insolubilization of tannins. Int. Congr. Ser. 1998, 1157 (Towards Natural Medicine Research in the 21st Century), 479-498

[743]Tanaka T, Zhang H, Jiang Z, et al. Relationship between hydrophobicity and structure of hydrolyzable tannins, and association of tannins with crude drug constituents in aqueous solution. Chem Pharm Bull, 1997, 45(12), 1891-1897

[744]Tao S. Supurrative wound healing promotor compositions for veterinary use. Faming Zhuanli Shenqing Gongkai Shuomingshu, 1995, 4

[745]Tarrach F, Herrmann K. Organic acids of vegetables. II. Z Lebensm-Unters Forsch, 1985, 181(4), 313-15

[746]Tateo F, Cavalli S, Pozzoli MA. Extract production from Rheum palmatum by enzymic procedure. Riv Soc Ital Sci Aliment, 1982, 11(3), 183-8

[747]Tentsova AI, Sholokhov SV, Sollogub LV. Studies of the laxative effect of gas-forming suppositories. Farmatsiya, 1976, 25(6), 13-18

[748]Terajima T, Masunaga A. Results of experiments on drug formulations from the standpoint of changes over several years. Osaka-fu Yaku Zasshi, 1976, 27 (12), 1-8

[749]Terasaki S, Yokota Y, Tsuno T. Evaluation on the uniformity of crude drug powdering process. Toyama-ken Yakuji Kenkyusho Nenpo, 2000, 27, 97-101

[750]The K, Brassinga R, Fulford GD, et al. A new method of sodium oxalate destruction. Can Light Met, 1990, 53-6

[751]Thomas B, Roughan JA, Watters ED. Lead and cadmium content of some canned fruit and vegetables. J Sci Food Agr, 1973, 24(4), 447-9

[752]Thomas J, Huebner D, Gruendig F, et al. Arsenic content of plant foods. Zentralbl Pharm, Pharmakother Laboratoriumsdiagn, 1982, 121(6), 582-6

[753]Tian J, Du H, Yang H, et al. A clinical study on compound da huang (radix et Rhizoma rhei) preparations for improvement of senile persons'memory ability. J Tradit Med, 1997, 17(3), 168-73

[754]Tiller KG, De Vires MPC, Spouncer LR, et al. Environmental pollution of the Port Pirie fegion. 3. Metal contamination of home gardens in the city and their vegetable produce. C. S. I. R. O. , 1976, 15, 18

[755]Tiller KG, De Vries MPC, Spouncer LR. Some metals in selected vagatables purchased in the Adelaide metropolitan area. C. S. I. R. O. , 1976, 13 10

[756]Titlyanov EA, Stepanova AM, Chesnokov VA. Conditions for accumulation of organic in leaf disks of plants with acid and nonacid cell sap. Ser Biol, 1966, 21(15), 122-34

[757]Titlyanov EA, Stepanova AM, Chesnokov VA. Dependence of accumulation of malic and citric acids in leaf disks of rhubarb on intensity of light and concentration of carbon dioxide. Biol, 1967, 22(21), 129-39

[758] Titlyanov EA, Stepanova AM, Chesnokov VA. Metabolism of organic acids in leaves exposed to light during inhibited photosynthesis and respiration. Sel' skokhoz Biol, 1968, 3(5), 688-93

[759] Tomono N, Tanaka K, Nanami Y. Cosmetics containing Rheum officinale exreact. Jpn Kokai Tokkyo Koho, 2000, 25

[760] Tompkins DR, Kimura Y. Free amino acids of dormant rhubarb crowns. Hort Science, 1967, 2(3), 111

[761] Tompkins DR. Rhubarb petiole color and forced production as influenced by gibberellin, sucrose, and temperature. Proc Am Soc Hortic Sci, 1966, 89, 472-7

[762] Tong CBS, Hicks KB, Osman SF, et al. Oxalic Acid in Commercial Pectins Inhibits Browning of Raw Apple Juice. J Agric Food Chem, 1995, 43(3), 592-7

[763] Tong L, Chen J, Wen K, et al. Effects of extract from Lapemis hardwickii Gray on red blood cells (RBCs) and Hb in anemic mice. Zhongguo Haiyang Yaowu, 1998, 17(1), 38-40

[764] Treptow H. Rhubarb (Rheum species) and its use. Ernaehrung (Vienna), 1985, 9(3), 179-83

[765] Trofimova EP. Some wild food plants of Tadzhikistan as sources of vitamins. Biol Nauk, 1977, (1), 43-8

[766] Tronchet J. Evolution of flavonols in the epidermis of petioles of Rheum compactum from the bud at adult age. Ann Sci Univ Besancon, Bot. 1969, 6, 25-8

[767] Tronchet J. Flavonols of the leaves (petioles and limbs) of Rheum (Polygonaceae), their distribution, and their evolution during development. Ann Sci Univ Besancon Bot, 1969, 6, 29-39

[768] Tschoepe W, Ritz E, Sekt N. Isotachophoretic determination of oxalate in unprocessed urine. Clinical Basic Res, 1981, 951-7

[769] Tsuboi M, Minami M, Nonaka G, et al. Studies on rhubarb (Rhei rhizoma). IV. Napthalene glycosides. Chem Pharm Bull, 1977, 25(10), 2708-12

[770] Tsukui M, Yamazaki M, Toyosato T, et al. The biological assay of rhubarb (author's transl). Yakugaku Zasshi, 1974, 94(9), 1095-110

[771] Tsukui M, Komiya T, Imahori M, et al. Studies on the quality of rhubarbs. Takeda Kenkyusho Ho 1977, 36 (1-2), 22-6

[772] Tsurumi K, Fujimura H. Change of purgative activity and subacute toxicity by successive administration of cathartic preparation (DK-ext) made from water extract of rhubarb and licorice. Oyo Yakuri, 1975, 10 (2), 329-41

[773] Tsurumi K, Hayashi M, Hibino R, et al. Testing method for cathartic agents in mice. Nippon Yakurigaku Zasshi, 1969, 65(6), 643-8

[774] Tsurumi K, Hayashi M, Yonemoto A, et al. Cathartic effect of rhubarb. I. Isolation of most active principle from rhubarb cultivated in Japan and combined effect of various cathartic drugs. Nippon Yakurigaku Zasshi, 1969, 65(6), 649-56

[775] Tucakov J, Krstic N. Morphology and anatomy of above ground organs of Rheum palmatum L. cultivated in the vicinity of Belgrade. 3rd report. Glas Srp Akad Nanka, 1969, 21, 31-40

[776] Tucakov J, Krstic N. Morphology and anatomy of underground organs of Chinese Rheum (Rheum palmatum L.) experimentally cultivated in the Belgrade area. 2d report. Glas Srp Akad Nauka, 1967, 20, 93-9

[777] Tumova L, Dusek J. Flavonoids from Rheum palmatum. Ceska Slov Farm, 2000, 49(2), 78-81

[778] Tumova L, Dusek J. Effect of linoleic acid on the production of secondary metabolites. Ceska Slov Farm, 2000, 49(2), 78-81

[779] Uchibayashi M. Rhubarb in the East and the West. Yakushigaku Zasshi, 2001, 36(2), 171-174

[780] Uchida S, Ikari N, Ohta H, et al. Inhibitory effects of condensed tannins on angiotensin-converting enzyme. Jpn J. Pharmacol, 1987, 43(2), 242-6

[781] Uchino S, Takahashi S, Oguri N, et al. Rapid identification of natural products by using TLC with Curie-point direct injection probe/MS. Kuromatogurafi, 1996, 17(3), 195-201

[782] Ueda H, Riku J, Yasui B. The combined effects of bisacodyl dioctyl sodium sulfosuccinate (DSS), and rhubarb extract in cathartic activity. Oyo Yakuri, 1977, 14(3), 403-13

[783] Ueda J, Abe H, Osawa K. Determination of sennoside A in pharmaceutical preparations containing rhubarb. I. Annu Rep Tohoku Coll Pharm, 1990, 37(11), 113-17

[784] Ueda J, Monma N, Osawa K. Determination of sennoside A in pharmaceutical preparation containing rhubarb. II. Annu Rep Tohoku Coll Pharm, 1990, 37 (11), 119-23

[785] Ueki S, Fujiwara M, Nishioka I, et al. Psychotropic effects of rhubarb. Gendai Toyo Igaku, 1986, 7(2), 98-103

[786] Umeda M, Amagaya S, Ogihara Y. Effects of certain herbal medicines on the biotransformation of arachidonic acid: a new pharmacological testing method using serum. J Ethnopharmacol, 1988, 23(1), 91-8

[787] USA. Tolerance and exemptions from tolerance for pesticides chemicals in food. Federal Register, 2001,

66(109),30334

[788]Usui T, Ikeda Y, Tagami T, et al. The phytochemical lindleyin, isolated from Rhei rhizoma, mediates hormonal effects through estrogen receptors. J Endocrinol, 2002, 175(2), 289-296

[789]Vahlensieck EW, Bach D, Hesse A, et al. Epidemiology, Pathogenesis and diagnosis of calcium oxalate urolithiasis. Int Urol Nephrol, 1982, 14(4), 333-47

[790]Van der Hoeven JC. Occurrence and detection of natural mutagens and modifying factors in food products. Princess Takamatsu Symp, 1985, 16, 119-37

[791]Van der Hoeven JC, Lagerweij WJ, et al. Mutagenicity of extracts of some vegetables commonly consumed in the Netherlands. J Agric Food Chem, 1983, 31(5), 1020-6

[792]Van der Weerdt AJA, Plomp R, Apeldoorn W. (Naarden International N. V., Neth.). Perfume compositions and perfumed materials and articles, containing phenytetranydrofurans as a fragrance. Eur Pat Appl, 1982, 16

[793]Van Ooijen B, Bertoncini J, Sansavini A, et al. Do weak syllables count for newborn? J Acoust Soc Am, 1997, 102(6), 3735-41

[794]Van Tonder CM. Compositions containing herbs for hemorrhoids. Brit, 1969, 2

[795]Vander Hoeven JCM. Occurrence and detection of natural mutagens and modifying factors on food products. Princess Takamatsu Cancer Res Fund, 1986, 16th(Diet, Nutr., Cancer), 119-37

[796]Varslot OJ. Rhubarb poisoning. Causal connection-oxalic acid or anthraquinones. Tidsskr Nor Laegeforen, 1980, 100(14), 959-61

[797]Vasilenko YK, Kaishevz NS, Kompantsev VA, et al. Pharmacological activity of complex polyphenols derived from garden rhubarb (Rheum rhaponticum). Farmatsiya, 1992, 41(4), 45-7

[798]Vasilenko YK, Moskalenko SV, Kaisheva NS, et al. Isolation and study of physicochemical and hepatoprotectant properties of rhubarb pectins. Khim-Farm Zh, 1997, 31(6), 28-29

[799]Vekshin BS, Bukina NV, Pushkina GP, et al. Herbicides on plantings of Tangut rhubarb, quinquelobate motherwort, wooly foxglove, flea plantain, and false saffron. Khim-Farm Zh, 1976, 10(7), 86-90

[800]Verhaeren EHC, Dreessen M, Lemli J. Studies in the field of drugs containing anthracene derivatives. XXXIII. Variation of the ratio of reduced and oxidized forms of anthranoids in the roots of Rheum officinale during a year cycle. Planta Med, 1982, 45(1), 15-19

[801]Vermeulen C, Guyot-Declerck C, Collin S. Combinatorial synthesis and sensorial properties of mercapto primary alcohols and analogues. J Agric Food Chem, 2003, 4; 51(12), 3623-8

[802]Vogel G. Predictability of the activity of drug combinations-yes or no (author's transl). Arzneimittelforschung, 1975, 25(9), 1356-65

[803]Vrasse R, Schuhmann C, Regenstreif P. Action of the anthraquinone derivatives of the rhubarb in 47 cases of gingivostomatitis. Rev Fr Odontostomatol, 1967, 14(7), 1215-20

[804]Vrochte H, Schatzke M, Dringenberg E, et al. The question of nickel release from stainless steel cooking pots. Z Ernahrungswiss, 1991, 30(3), 181-91

[805]Vrochte H, Schaetzke M, Gringenberg E, et al. Nickel release from stainless steel cooking pots. Z Ernaehrungswiss, 1991, 30(3), 181-91

[806]Vyth A, Kamp FE. Determination of anthraquinone laxatives in the urine. Pharm Weekbl, 1979, 1(2), 456-9

[807]Wagner H, Hoerhammer HP. Chromatographic detection of Istizin in commercial rhubarb extracts. Deut Apoth-Ztg, 1968, 108(19), 633-4

[808]Walkey DGA, Stace-Smith R, Tremaine JH. Serological physical, and chemical properties of strains of cherry leaf roll virus. Phytopathology, 1973, 63(5), 566-71

[809]Wan L, Liu Y, Li M. Determination of emodin in Shengkang injection and identification of constituents in the injection with TLC. Huaxi Yaoxue Zazhi, 1999, 14(1), 50-52

[810]Wang A, Li J, Wu Z. Studies on chemical constituents of Rheum franzenbachii Munt. Zhongcaoyao, 2001, 32(10), 878-880

[811]Wang A, Wu Z, Yuan L, et al. Blood sugar reducing hydroxystilbene derivatives. Faming Zhuanli Shenqing Gongkai Shuomingshu, 2001, 9

[812]Wang C, Huang Y, Chen L, et al. Inducible nitric oxide synthase inhibitors of Chinese herbs III. Rheum palmatum. Planta Medica, 2002, 68(10), 869-874

[813]Wang DZ, Wang ZQ, Zhang ZF. Treatment of endometriosis with removing blood stasis and purgation method. Zhong Xi Yi Jie He Za Zhi, 1991, 11 (9), 524-6, 515

[814]Wang HH. Antitrichomonal action of emodin in mice. J Ethnopharmacol, 1993, 40(2), 111-6

[815]Wang HL, Jiao DH. A study of rhubarb's constituents and the mechanism of their hemostatic effect. Zhong Xi Yi Jie He Za Zhi, 1985, 5(9), 555-7, 516

[816]Wang LX, Zhang BC, Li LP, et al. Quantitative determination of rhapontin in root of Rheum hotaoense by TLC-scanning. Zhongguo Zhong Yao Za Zhi, 1994, 19(1), 37-62

[817] Wang NL. Development and improvement of the method of separation of the anthraquinone constituents in Rhubarb. Zhong Yao Tong Bao, 1983, 8(3), 28-30

[818]Wang S, Fan M, Bian Z. Study of bacteriostatic activity of Chinese herbal medicines on primary cariogenic bacteria in vitro. Zhonghua Kouqiang Yixue Zazhi, 2001, 36(5), 385-387

[819]Wang SR, Guo ZQ, Liao JZ. Experimental study on effects of 18 kinds of Chinese herbal medicine for synthsis of thromboxane A2 and PGI2. Zhongguo Zhong Xi Yi Jie He Za Zhi, 1993, 13(3), 167-70, 134

[820]Wang X, Zheng J, Cheng Q. GC-MS in the studies of chemical constituents of volatile oil from Rheum tanguticum. Zhongguo Yaoxue Zazhi, 1995, 30(12), 719-20

[821]Wang Z, Wang G, Xu H, et al. Anti-herpes virus action of ethanol-extract from the root and rhizome of Rheum officinale Baill. Zhongguo Zhongyao ZaZhi, 1996, 21(6), 364-6, 384

[822]Wang Z, Xu B, Song Y, et al. Antiviral effect of rhubarb ethanol extract on newcastle disease virus. Shandong Yike Daxue Xuebao, 2002, 40(1), 26-28

[823]Wang ZH, Hong XK, Li XA research on anthraquinones of Rheum emodi Wall. Zhongguo Zhong Yao Za Zhi, 1993, 18(8), 488-91, 510

[824]Wang ZS. Factors relevant to the pharmacodynamics of rhubarb. Zhong Xi Yi Jie He Za Zhi, 1987, 7(3), 182-5

[825]Wang ZY, Xu B, Song YY, et al. Inhibition effects of rhubarb ethanol extract on herpes simplex virus infection in vivo Zhonghua Shi Yan He Lin Chuang Bing Du Xue Za Zhi, 2003, 17(2), 169-73

[826]Wang B, Pang Z, Zhu Z, et al. Determination of drug concentration-time curve of emodin and chrysophanol in rabbits by fluorometric analysis using β-cyclodextrin as enhancer. Fenxi Huaxue, 1992, 20(10), 1184-7

[827]Wang L, Yang L, Zhang B, et al. Quantitative determination of rhapontin in root of Hetaodahuang (Rheum hotaoense) by HPLC. Zhongcaoyao, 1993, 24(4), 185, 190

[828]Wang N, Chen Y. Improvement in the separation method of anthraquinones from rhubarb. Zhongcaoyao, 1983, 8(3), 28-30

[829]Wang P, Xian Y, Xu S, et al. Study on antiviral action of Rheum officinale Baill. Shandong Yike Daxue Xuebao, 1996, 34(2), 166-9

[830]Wang S, Chen Q. Studies of Chinese rhubarb. XIII. Interaction of anthraquinone derivatives of Chinese rhubarb with DNA. Sheng Wu Hua Hsueh Yu Sheng Wu Wu Li Hsueh Pao, 1977, 9(1), 95-8

[831]Wang W, Chen C, Chen Q, et al. Biochemical study of Chinese rhubarb XXXIX. Inhibition of anthraquinone derivatives on anaerobic bacteria. Zhonguo Yaoke Daxue Xuebao, 1990, 21(6), 354-7

[832]Wang W, Saito K, Kano Y. On the evaluation of the preparation of Chinese medicinal prescriptions. HPLC analysis of the components in Inchinkoto and Inchigoreisan. Shoyakugaku Zasshi, 1993, 47(3), 243-8

[833]Wang X, Shang H, Zeng X, et al. Immunohistochemical study on the pancreatic islet cells in experimental spleen deficiency syndrome of rats. Jiepou Xuebao, 1999, 30(3), 251-255

[834]Wang X, Zeng X, Chen X, et al. Histochemical investigation on Mg^{2+}-ATPase in rat's hepatocytes in experimental spleen deficiency syndrome. Zhongguo Zuzhi Huaxue Yu Xibao Huaxue Zazhi, 1998, 7(4), 389-390

[835]Wang X, Zeng X, Meng Q, et al. Cytochemical study on ATPase of absorptive cells in jejunum of experimental spleen deficiency syndrome in rats. Zhongguo Zuzhi Huaxue Yu Xibao Huaxue Zazhi, 1997, 6(4), 422-425

[836]Washington, DC. USA. Ethylene bisdithiocarbamates (EBDCs); notice of intent to cancel; conclusion of special review. Fed Regist, 1992, 57(41), 7484-530

[837]Washington, DC, USA. Capatan; revocation of tolerances. Fed Regist, 1992, 57(156), 36004-5

[838]Washington, DC, USA. Pesticide tolerance for 2-[1-(ethoxyimino) butyl]- 5-[2- (ethylthio) propyl] -3-hydroxy- 2-cyclohexen-1-one. Fed Regist, 1990, 55(80), 17437-8

[839]Washington, DC, USA. Pesticide tolerance for 3,5-dichloro-N- (1,1
-dimethyl-2-propynyl) benzamide. Fed Regist, 1986, 51(117), 22078

[840] Washington, DC, USA. Tolerances for pesticide chemicals in or on raw agricultural commodities; N,N-diethyl-2-(1-naphthalenyloxy) propionamide. Fed Regist, 1983, 48 (198), 46310

[841] Washington, DC, USA. Tolerances for pesticide chemicals in or on raw agricultural commodities; paraquat. Fed Resgist, 1981, 46(203), 51614-15

[842]Wasicky R, Akisue G. Thin-Layer chromatographic a-

nalysis of active substances in drugs directly after microsublimation. Rev Fac Farm Bioquim Univ Sao Paulo,1966,4(1),85-93

[843]Watanabe S,Dawes C. A comparison of the effects of tasting and chewing foods on the flow rate of whole saliva in man. Arch Oral Biol,1988,33(10),761-4

[844]Watanabe S,Dawes C. The effects of different foods and concentrations of citric acid on the flow rate of whole sliva in man. Arch Oral Biol,1988,33(1),1-5

[845]Weaver CM, Heaney RP, Nickel KP, et al. Calcium bioavailability from high oxalate vegetables; Chinese Vegetable, sweet potatoes and rhubarb. J Food Sci, 1997,62(3),524-525

[846]Wegmann A. Antigangrenous effect of an odontological preparation. Arzneim-Forsch,1977,27(2),414-15

[847]Wei J, Ni L, Yao J. Experimental treatment of rhubarb on mesangio-proliferative glomerulonephritis in rats. Zhonghua Nei Ke Za Zhi,1997,36(2),87-9

[848]Weiner ES,Hutchins GM. Localized endotracheal oxalosis probably secondary to aspiration of rhubarb. Arch Intern Med,1979,139(5),602

[849]Wen J, Cao J, Liu H, et al. Influence of vasodilator combined with rhubarb retention enema on renal hemodynamics and function in patients with chronic renal failure. Hunan Yixue,1997,14(4),231-232

[850]Wei J,Wang N,Wu X,et al. Study on preparation of samples for determination of anthraquinones of Rheum palmatum. Zhongcaoyao, 2001, 32(11), 993-995

[851]Weng W, Sheu S. Separation of anthraquinones by capillary electrophoresis and high-performance liquid chromatography. J High Resolut Chromatogr, 2000, 23(2),143-148

[852]Werner H, Waehling A, Kabrodt K. Electrodialysis method and 4-chamber apparatus for the extraction of naturally occurring organic acids from plant. Ger Offen,1999,8

[853]Wesley IJ,Mcgill AEJ. The application of near-infrared spectroscopy to the identification of fruit pulps. Conf. Near Infrared Spectrosc, 7th(1996), Meeting Date 1995,426-429

[854]Wiebosch WA,Karsten JE. Effects of cold and gibberellic acid on the breaking of dormancy and on yield of forced rhubarb. Groenteteelt Vollegrond Ned, 1971,56,54

[855]Wilk IJ. Hazardous chemicals in foods. Stanford,CA, USA. Book of Abstracts,214th ACS National Meeting,Las Vegas,NV,September 7-11 (1997)

[856]Wills RBH,Lim JSK,Greenfield H. Composition of Australian foods. 32. Leafy, stem and other vegetables. Food Technol Aust,1986,38(10),416-17,421

[857]Winter M,Brandl W,Herrmann K. Determination of hydroxycinnamic acid derivatives in vegetables. Z Lebensm-Unters Forsch,1987,184(1),11-16

[858]Wojtasik E,Strzelecka H. Progress in the investigation of anthraquinone drugs. Part IV. Comparison of methods used for the determination of anthraquinone in Rheum sectio palmatum rhizomes and roos. Herba Pol,1992,38(1),21-7

[859]Wrolstad RE. Thin-layer chromatography of anthocyanins on mixed layers of poly (vinylpyrrolidinone) and cellulose. J Chromatogr,1968,37(3-4),542-4

[860]Wrolstad RE,Heatherbell DA. Anthocyanin pigments of rhubarb,Canada Red J Food Sci,1968,33(6),592-4

[861]Wrolstad RE,Slruther BJ. Poly (vinylpyrrol idinone) column chromatography of Strawberry, rhubarb, and raspberry anthocyanins. J Chromatogr, 1971, 55(2), 405-8

[862]Wu AG. Effect of hongqi jianzhong decoction and sijunzi decoction on a mouse model of deficiency in the spleen caused by dahuang mixture. Zhong Yao Tong Bao,1988,13(8),39-41,63

[863]Wu B,Zheng J,Lou Z. Determination of the trace elements in rhubarb. Zhongcaoyao,1984,15(7),300-5

[864]Wu CX. A preliminary study on the effect of a single Rheum officinale in heavy doses in the treatment of acute icteric hepatitis. Zhong Xi Yi Jie He Za Zhi, 1984,4(2),88-9

[865]Wu LY. Effect of processing on the antipyretic action of rhubarb. Zhong Yao Tong Bao,1986,11(6),24-6

[866]Wu LY. Effect of rhubarb processing on its anti-inflammatory action. Zhong Yao Tong Bao, 1985, 10 (6),18-21

[867]Wu LY. The effect of processing on the purgative activity and constituents of Chinese rhubarb. Zhong Yao Tong Bao,1983,8(2),20-2

[868]Wu YZ,Luo X,Wang X,et al. Quanlity assessment of the Chinese traditional medicine rhubarb by chemical pattern recognition. Yao Xue Xue Bao, 1991, 26(2), 132-8

[869]Wu JX,Xu JY,Yuan YZ,et al. Effect of emodin and sandostatin on metabolism of eicosanoids in acute necrotizing pancreatitis. World J Gastroenterol,2000,6 (2),293-294

[870]Xi X,Li B,Chen W. Influence of different formulations of Rheum officinale Baill on content of rhein in Dahuangmudantang. Zhongcaoyao,1998,23(5),286-287

[871]Xi X, Liu J, Chen Q. Influences of adjuvants in the recipe of Xiaochengqitang on the dissolution of anthraquinones from medicinal rhubarb into the decoction. Zhongcaoyao, 2000, 31(11), 824-826

[872]Xi X, Liu J. Comparative analysis of influence of compound compatibility on content changes of anthraquinones in three kinds of Chengqi decoction. Zhongguo Yiyuan Yaoxue Zazhi, 2001, 21(10), 596-598

[873]Xi Y, Li R, Zhang X, et al. Determination and pharmacology of the trace element in Salvia mitiorrhiza and ten other Chinese medicinal herbs. Shanxi Daxue Xuebao, Ziran Kexueban, 1990, 13(3), 334-8

[874]Xiang L, Fan G, Li J, et al. The application of an artificial neural network in the identification of medicinal rhubarbs by near-infrared spectroscopy. Phytochem Analysis, 2002, 13(5), 272-276

[875]Xiang L, Fan G, Zheng J, et al. Non-anthraquinone constituents from Rheum sublanceolatum. Zhongguo Zhongyao Zazhi, 2001, 26(8), 551-553

[876]Xiang L, Zheng J, Guo D, et al. Studies on anthraquinone constituents in Rheum sublanceolatum. Zhongcaoyao, 2001, 32(5), 395-397

[877]Xiao PG, Chen BZ, Wang L, et al. A preliminary study of the correlation between phylogeny, chemical constituents and therapeutic effects of Rheum species. Yao Xue Xue Bao, 1980, 15(1), 33-9

[878]Xiao PG, Xu KX, Sog XM. A comprehensive multivariate analysis of the correlation among external morphology, chemical constituents and purgative activity of Rheum specise. Zhong Xi Yi Jie He Za Zhi, 1982, 2(4), 197, 231-4

[879]Xiao H, Fu W, Zhao B, et al. Scavenging effects of extract of medicinal rhubarb (Rheum officinale Baill.) on oxygen radicals in vitro. Fujian Shifan Daxue Xuebao, Ziran Kexueban, 1993, 9(4), 68-72

[880]Xie P. Trivial, but not negligible. J. Planar Chromatogr-Mod TLC, 1991, 4, 411-12

[881]Xie Z. Element concentration in rheum palmatum and R. likiangense plants and soil in tibet platean. Yingyong Shengtai Xuebao, 2000, 11(6), 903-906

[882]Xiong H, Zhang CB, Wei, B. H. Observation on muscular glycogen in spleen-deficient rats treated with a jian pi yi qi decoction. Zhong Xi Yi Jie He Za Zhi, 1989, 9(2), 96-7, 70

[883]Xiong Y. Mecicine for tresting septing septicemia in silver carp and variegated carp. Faming Zhuanli Shenqing Gongkai Shuomingshu, 1996, 4

[884]Xu R, Shen Q. Quality control of Sanhuang tablets. Zhongcaoyao, 2001, 32(5), 420-421

[885]Xu R, Ning T. Quality standard of Shixiangzhitong pill. Zhongcaoyao, 1995, 26(12), 629-31

[886]Xu Y, Wang Y, Zong S, et al. The influence on the dissolution behavior of total anthraquinone content of rhubarb by phospholipid in Dangguichengqitang. Zhonguo Yiyuan Yaoxue Zazhi, 1991, 11(9), 391-2

[887]Yagi A, Koizumi Y, Nishioka I. Rhubarb (rhei rhizoma). I. Stilbene derivatives from "dodaioo" (Chinese inferior rhubarb). Shoyakugaku Zasshi, 1971, 25(1), 52-4

[888]Yagi, T, Yamauchi K. Effects of Daio-kanzo-to (Da-Huang-Gan-Cao-Tang) on colonic circular muscle motility in conscious rat: Role of glycyrrhiza in the prescription. Wakan lyakugaku Zasshi, 2001, 18(5), 191-196

[889]Yamagishi T, Nishizawa M, Ikura M, et al. Studies on rhubarb (Rhei rhizoma). Part XI. New laxative constituents of rhubarb, isolation and characterization of rheinosides, A, B, C and D. Chem Pharm Bull, 1987, 35(8), 3132-8

[890]Yamagishi T, Nishizawa S, Hayashi T, et al. Comparison of chemical constituents of Japanese and imported pharmaceutical natural products. Wakan lyaku Gakkaishi. 1988, 5(3), 394-5

[891]Yan SQ. Actions of rhubarb and other Chinese drugs and compound prescriptions in animal models. Zhong Yao Tong Bao, 1988, 13(8), 43-5, 64

[892]Yan ZQ. Computer analysis of the cold photometric determination of the body surface in rabbits after oral administration of rhubarb. Zhong Yao Tong Bao, 1985, 10(4), 36-8

[893]Yan PK. Antiobesity essence compositions. Faming Zhuanli Shenqing Gongkai Shuomingshu, 1998, 5

[894]Yan X, Jiang L, Zhang J, et al. Effects of emodin and ligustrazine on neuron cell in human embryo cerebral cortex injured by medium molecular substances. Zhongcaoyao, 2001, 32(2), 151-153

[895]Yang F, Zhang T, Xu G, et al. pH-modulated stepwise elution CCC and its application to the preparative separation of hydroxyanthraquinone compounds from traditional Chinese medicinal herbs. Journal of Liquid Chromatography & Related Technologies, 2001, 24(11 & 12), 1617-1628

[896]Yang JW, Li LS. Effects of Rheum on renal hypertrophy and hyperfiltration of experimental diabetes in rat. Zhongguo Zhong Xi Yi Jie He Za Zhi, 1993, 13(5), 286-8, 261-2

[897]Yang M, Liu J, Zheng J, et al. A molecular marker that is specific to medicinal rhubarb based on chloro-

plast trnL/trnF sequences. Planta Medica, 2001, 67 (8), 784-786

[898]Yang SH. Effects of coptidis rhizoma and decoction of artemisia rheum gardeniae on the reserve albumin binding capacity in serum of Chinese newborn infants. Zhonghua Min Guo Xiao Er Ke Xue Hui Za Zhi, 1988, 29(6), 391-6

[899]Yang WX, Jin ZG, Tian ZS. Effects of dachengqi decoction and rhubarb on cellular electrical activities in smooth muscle of the guinea-pig taenia coli. Zhongguo Zhong Xi Yi Jie He Za Zhi, 1993, 13(1), 33-5, 6

[900]Yang WX, Jin ZG, Xu WS, et al. Effects of sennosides on cellular electric activities in smooth muscle cells of guinea pig taenia coli. Zhongguo Yao Li Xue Bao, 1993, 14(5), 430-2

[901]Yang YZ, Pei DK, Li SZ. Effects of Rheum Tanguticum and its extracts on the flow of bile and pancreatic juice in the rat. Zhong Xi Yi Jie He Za Zhi, 1987, 7 (3), 166-8, 134

[902]Yang F, Zhang T, Tian G, et al. Preparative isolation and purification of hydroxyanthraquinones from Rheum officinale Baill by high-speed counter-current chromatography. using pH modulated stepwise elution. J Chromatogr, A, 1999, 858(1), 103-107

[903]Yang J, Li L, Hu W, et al. Inhibitory effect of emodin on compensatory renal hypertrophy in rats. Zhongguo Yaolixue Tongbao, 1994, 10(3), 222-3, 227

[904]Yang W, Jin Z, Xu W, et al. Effects of sennosides on cellualr electric activities in smooth muscle cells of guines pig taenia coli. Zhongguo Yaoli Xuebao, 1993, 14(5), 430-2

[905]Yang X, Zhao J, Zhang Y, et al. Studies on rhubarb I. A new malonylanthraquinone glycoside from the rhizomes of qiuling rhubarb (Rheum qinlingense). Zhongcaoyao, 1998, 29(5), 289-293

[906]Yao G, Li D, Yan X, et al. Disinfection solutions for preventing AIDS. Faming Zhuanli Shenqing Gongkai Shuomingshu, 1997, 10

[907]Yao W, Chen Q. Biochemical studies of Chinese rhubarb XXXIII. Antihyperlipidemic and anticoagulative effects of polysaccharide from Rheum hotaoense (RHP). Zhongguo Yaoke Daxue Xuebao, 1990, 21 (5), 283-6

[908]Yao W, Chen Q. Biochemical studies of Chinese rhubarb XXX II. General pharmacology of Rheum hotaoense polysaccharide. Zhongguo Yaoke Daxue Xuebao, 1991, 22(1), 17-20

[909]Yao W, Chen Q. Biochemical study of Chinese rhubarb XXXI. Effect of polysaccharide from Rheum hotaoense on immune system. Zhongguo Yaoke Daxue Xuebao, 1990, 21(2), 99-102

[910]Yao W, Gao X, Chen Q. Biochemical study of Chinese Rhubarb. XXXV. Isolation, purification and analysis of polysaccharide RHP-A and RHP-B from Rheum hotaoense. Shengwu Huaxue Yu Shengwu Wuli Xuebao, 1991, 23(6), 482-7

[911]Yao W, Gao X, Zhou H, et al. Biochemical study of Chinese rhubarb XXXVI. Antiaging effect of Rheum hotaoense polysaccharide. Zhongguo Yaoke Daxue Xuebao, 1991, 22(3), 167-9

[912]Yao W, Tang Z, Chen Q. Biochemical study of Chinese rhubarb. XXXVII. Inhibitory effects of Rheum hotaoense polysaccharide on five pancreatic enzymes. Shengwu Huaxue Zazhi, 1991, 7(5), 530-4

[913]Yarnell E. Botanical medicines for the urinary tract. World J Urol, 2002, 20(5), 285-293

[914]Ye F. Method for treating uremia. Faming Zhuanli Shenqing Gongkai Shuomingshu, 1998, 4

[915]Yim H, Lee YH, Lee CH, et al. Emodin, an anthraquinone derivative isolated from the rhizomes of Rheum palmatum, selectively inhibits the activity of casein kinase II as a competitive inhibitor. Planta Med, 1999, 65(1), 9-13

[916]Yin J, Wennberg RP, Miller M. Induction of hepatic bilirubin and drug metabolizing enzymes by individual herbs present in the traditional Chinese medicine, Yin Zhi Huang. Dev Pharmacol Ther, 1994, 20(3-4), 186-94

[917]Yokozawa T, Fujioka K, Oura H, et al. Effects of rhubarb tannins on renal function in rats with renal failure. Nippon Jinzo Gakkai Shi, 1993, 35(1), 13-8

[918]Yokozawa T, Fujioka K, Oura H, et al. Effects of rhubarb tannins on uremic toxins. Nephron, 1991, 58(2), 155-60

[919]Yokozawa T, Miyakawa S, Suzuki M, et al. Effect of extract from rhei rhizoma on dietary hyperazotemia in rats. Planta Med, 1987, 53(2), 124-7

[920]Yokozawa T, Suzuki N, Okuda I, et al. Changes in the urinary constituents in rats with chronic renal failure during oral administration of rhubarb extract. Chem Pharm Bull, 1985, 33(10), 4508-14

[921]Yokozawa T, Suzuki N, Oura H, et al. Effect of extracts obtained from rhubarb in rats with chronic renal failure. Chem Pharm Bull, 1986, 34(11), 4718-23

[922]Yokozawa T, Suzuki N, Zheng PD, et al. Effect of orally administered rhubarb extract in rats with chronic renal failure. Chem Pharm Bull, 1984, 32 (11), 4506-13

[923]Yokozawa T, Zheng PD, Oura H, et al. Effect of extract from Rhei Rhizoma on Adenine-induced renal failure in rats. Chem Pharm Bull, 1983, 31(8), 2762-8

[924]Yokozawa T, Zheng PD, Oura H, et al. Urine composition in rats with adenine-induced renal failure during treatment with rhubarb extract. Chem Pharm Bull, 1984, 32(1), 205-12

[925]Yokozawa T, Dong E, Oura H, et al. Protective effects of Wen-Pi-Tang against cultured renal epithelial cellular injury. Phytomedicine, 1997, 4(3), 245-50

[926]Yokozawa T, Chen CP, Tanaka T, et al. Isolation from Wen-Pi-Tang of the active principles possessing antioxidation and radical-scavenging activities. Phytomedicine, 1998, 5(5), 367-73

[927]Yokozawa T, Chen CP, Tanaka T. Direct scavenging of nitric oxide by traditional crude drugs. Phytomedicine. 2000, 6(6), 453-63

[928]Yokozawa T, Fujioka K, Oura H, et al. Effects of rhubarb tannins on renal function in rats with renal failure. Jpn J Nephrol, 1993, 35(1), 13-8

[929]Yoneda K. On the reservation of fragrances and its materials (1)-Preservation of shosoin drugs and fragrances. Koryo, 2000, 206, 27-31

[930]Yoshida A, Kondo S, Mikage M. Studies of Rhei rhizoma (Da-huang; Dai-o)(II). The reason Da-huang is processed by heating. Natural Medicines, 2001, 55 (6), 294-299

[931]Yoshida M, Ishida E, Koshimizu M. Manufacture of rhubarb beverage with calcium chloride. Jpn Kokai Tokkyo Koho, 1997, 8

[932]Yoshida S, Igarashi A. Insecticidal plant extracts and exudates. (Takeda Chemical Industries, Japan), Ger Offen, 2000, 14

[933]Yoshitama K, Hisada M, Ishikura N. Distribution pattern of anthocyanins in the Polygonaceae. Bot Mag, 1984, 97(1045), 31-8

[934]Yu C. Ingestible laxative beverage. US Pat Appl Publ, 2002, 7

[935]Yu W, Wang Y, Xiong Z. Effect of decoction time on active constituents of Da Huang (Radix and Rhizoma Rhei). Yaoxue Tongbao, 1985, 20(1), 14-5

[936]Yua LM, Chen XX, Ai P, et al. Versatile two-phase solvent system for anthraquinone prefractionation by high speed countercurrent chromatography. Journal of Liquid Chromatography & Related Technologies, 2001, 24(19), 2961-70

[937]Yuan K, Liu Y, Ji C. Comparison of different methods for extraction of chemical constituents of Chinese medicinal plant. Tianran Chanwu Yanjiu Yu Kaifa, 1997, 9(4), 57-61

[938]Yuan R, Zhou Y, Sun H, et al. Radiolysis of anthraquinone in rhubarb. Beijing Daxue Xuebao, Ziran Kexueban, 1988, 24(2), 158-62

[939]Yuan S. Effects of different preparative methods on the anthraquinone content in Rhubarb decoctions. Yaoxue Tongbao, 1982, 17(6), 327-8

[940]Yuan Y. Method for extracting pure anthraquinone from Chinese rhubarb. Faming Zhuanli Shenqing Gongkai Shuomingshu, 2000, 4

[941]Yuan Y, Zhao F, Tan L, et al. Preparation and prefication of free anthraquinones extracted from rheum. Zhongcaoyao, 2000, 31(7), 508-9

[942]Yuan Y, Zhao F. Rheic acid extracting method from rhubarb and its purification process. Faming Zhuanli Shenqing Gongkai Shuomingshu, 1999, 3

[943]Yuan Z, Gao R. Antioxidant actions of anthraquinolines contained in Rheum. Pharm Pharmacol Lett, 1997, 7(1), 9-12

[944]Yuan Z, Shang X. Distillation, separation and determination of the effective constituents from Rhubarb and its effect of antimutagenesis. Fenxi Kexue Xuebao, 2002, 18(6), 508-512

[945]Yuan ZD, Di H, Xu WZ. Erythrocyte sodium pump activity in the human and the effect of Rheum palmatum on its activity. Zhong Xi Yi Jie He Za Zhi, 1988, 8(9), 536-7, 517

[946]Yue R. Experimental study and clinical uses of rhubarb. Zhong Xi Yi Jie He Za Zhi, 1990, 10(5), 310-3

[947]Zacharias R, Baumann S, Gramm U. Optimal content of sweeteners. Dtsch Molk-Ztg, 1982, 103(34), 1144-6

[948]Zang F, Yang G, Wei Q. Identification of yinianjin. Zhongyao Tongbao, 1986, 11(5), 288-90

[949]Zemlyanukhin AA, Makeev AM, Pashkova TY. Apparent organic acid, sugar, and amino acid levels in plant materials as dependent on the method of fixation. Fiziol Rast, 1970, 17(4), 854-8

[950]Zhang B. Extraction of rhubarb. Faming Zhuanli Shenqing Gongkai Shuomingshu, 1999, 4

[951]Zhang G, Nahas AM. The effect of rhubarb extract on experimental renal fibrosis. Nephrol Dial Transplant, 1996, 11(1), 186-90

[952]Zhang J. Acne treating capsule. Faming Zhuanli Shenqing Gongkai Shuomingshu, 2002, 3

[953]Zhang J. Analgesic and antiinflammatory ointments for treating burn. Faming Zhuangli Shenqing Gongkai Shuomingshu, 1996, 10

[954]Zhang JH, Li LS, Zhang M. Clinical effects of rheum and captopril on preventing progression of chronic re-

nal failure. Chin Med J (Engl),1990,103(10),788-93
[955]Zhang L,Yang LW,Yang LJ. Relation between Helicobacter pylori and pathogenesis of chronic atrophic gastritis and the research of its prevention and treatment. Zhongguo Zhong Xi Yi Jie He Za Zhi,1992,12 (9),521-3,515-6
[956]Zhang Q,Zhang C,Wang J,et al. Effect of Rheum palmatum decoction on increasing intelligence. Zhong Yao Cai,2001,24(10),728-730
[957]Zhang S. Ointment for treating acne. Faming Zhuanli Shenqing Gongkai Shuomingshu,2001,5
[958]Zhang S,Yin G. Effects of rhubarb (Rheum) on cAMP,cGMP,adenylyl cyclase,cAMP-phosphodiestrase and lysozyme in Wistar rats. Zhongcaoyao,1992,23(4),189-91
[959]Zhang S,Zhang S,Wang L,et al. Polysaccharides of Rheum palmatum L. Zhongguo Zhongyao Zazhi,1993,18(11),679-81
[960]Zhang SJ,Zhang SY,Wang L,et al. Studies on polysaccharide of Rheum palmatum L. Zhongguo Zhong Yao Za Zhi,1993,18(11),679-81,703
[961]Zhang SL. Changes in cyclic nucleotides and its enzymes in the spleen and plasma of similar spleen deficiency rats induced by rhubarb and the readjusting function of yiqi jiangpi decoction. Zhongguo Zhong Xi Yi Jie He Za Zhi,1990,10(11),672-4,645-6
[962]Zhang T. Health-care moxibustion bag for application to acupuncture points. Faming Zhuanli Shenqing Gongkai Shuomingshu,1996,6
[963]Zhang TY,Pannell LK,Pu QL,et al. Separation of hydroxyanthraquinone derivatives extracted from rheum with analytical high-speed counter-current chromatography. J Chromatogr,1988,442,455-8
[964]Zhang Y,Chen Q. Biochemical study of Chinese rhubarb. XIV. Inhibitory effects of anthraquinone derivatives on some NAD linked dehydrogenases. Shengwu Huaxue Yu Shengwu Wuli Xuebao,1986,18(3),239-45
[965]Zhang ZJ,Cheng WW,Yang YM. Low-dose of processed rhubarb in preventing pregnancy induced hypertension. Zhonghua Fu Chan Ke Za Zhi,1994,29 (8),463-4,509
[966]Zhao C,Duan X. The growth regulator for trees. Faming Zhuanli Shenqing Gongkai Shuomingshu,1999,6
[967]Zhao L,Lin S,Wang Y,et al. Determination of rhein,aloe-emodin and emodin contents in Rheum officinale and its Chinese patent medicines by RP-HPLC. Zhongguo Yaoke Daxue Xuebao,1988,19(4),266-8
[968]Zhao P. Plant germicide preparation from Trichoderma spore. Faming Zhuangli Shenqing Gongkai Shuomingshu,1995,5
[969]Zhao R,Ou R,Yuan X. Studies on preparation of controlled table of Chinese Rhubarb and its in vitro release properties. Zhongguo Yaoxue Zazhi,2001,36 (2),101-102
[970]Zhao SY. Clinical studies on 2 acute diseases of the digestive tract treated with 2 kinds of radix et rhizoma Rhei. Zhong Yao Tong Bao,1986,11(3),58-60
[971]Zhao Y,Liu F,Li Q. Effect of wine on the chemical constituents during the processing of rhubarb. Yaoxue Tongbao,1984,19(7),417-20
[972]Zhao Z,Zhang X,Fu B,et al. Effects of Shenkang injection on secretion of fibronectin in LLC-PK1 renal tubular epithelial cells. Beijing Zhongyiyao Daxue Xuebao,2001,24(1),32-33
[973]Zhao Z,Li H,Zhang X. Effect of shenkang injection on transforming growth factor-beta messenger ribonucleic acid of LLC-PK1 renal tubular epithelial cells. Zhongguo Zhong Xi Yi Jie He Za Zhi,2000,20 (12),931-933
[974]Zheng F. Effect of Rheum officinal on the proliferation of renal tubular cells in vitro. Zhonghua Yi Xue Za Zhi,1993,73(6),343-5,380-1
[975]Zheng J,Zhang L,Lou Z. Analysis of chemical constituents of the genus Rheum. I. HPLC determination of water-soluble anthraglucosides in root and rhizome of ten Rheum spp. Beijing Yike Daxue Xuebao,1991,23(1),51-3
[976]Zheng J,Li L,Liu Z,et al. The effects of emodin on cellular proliferation and c-myc protooncogene and TGF-β gene expressions in renal tubular cells. Zhongguo Yaolixue Tongbao,1994,10(5),375-8
[977]Zheng J,Huang Q,Zhang Z,et al. Quantitative variations of five anthraglucoside in rhubarb. J Chin Pharm Sci,1992,1 (1),85-7
[978]Zheng J,Huang Q,Zhang Z,et al. Variations of five anthraglucosides in rhubarb. Beijing Yike Daxue Xuebao,1991,23(2),139-41
[979]Zheng W,Chen L,Wang D. Cigarette with Chinese medicinal additives and its prodn. method. Faming Zhuanli Shenqing Gongkai Shuomingshu,1995,6
[980]Zheng Y,Jiang L,Zhou J,et al. Preparation of Kezhixing capsules and its application. Zhongguo Yiyuan Yaoxue Zazhi,2001,21(9),540-541
[981]Zhou H,Jiao D. 312 cases of gastric and duodenal ulcer bleeding treated with 3 kinds of alcoholic extract rhubarb tablets. Zhong Xi Yi Jie He Za Zhi,1990,10 (3),150-1. 131-2

[982]Zhou XM, Chen QH. Biochemical study of Chinese rhubarb. XXII. Inhibitory effect of anthraquinone derivatives on Na^+-K^+-ATPase of the rabbit renal medulla and their diuretic action. Yao Xue Xue Bao, 1988, 23(1), 17-20

[983]Zhou Z. Application and mechanism of radix et rhizoma rhei in treating diseases of the digestive system. Zhongguo Zhong Yao Za Zhi, 1989, 14(8), 501-3, 512

[984]Zhou A, Wei K. Changes of plasma corticosterone and plasma sodium and potassium during diarrhea induced by genuine rhubarb in rars. Beijing Shifan Daxue Xuebao, Ziran Kexueban, 1985, 2, 62-3

[985]Zhou G. Preparation of palnt tincture for treatment of scar. Faming Zhuanli Shenqing Gongkai Shuomingshu, 1991, 10

[986]Zhou J, Yuan Y, Yang J. HPTLC determination of three anthraquinone derivatives of Chinese rhubarb in blood plasma. Yaowu Fenxi Zazhi, 1995, 15(6), 36-9

[987]Zhou XM, Chen QH. Biochemical study of Chinese rhubarb XXII. Inhibitory effect of anthraquinone derivatives on sodium-potassium-ATPase of rabbit renal medulla and their diuretic action. Yaoxue Xuebao, 1988, 23(1), 17-20

[988]Zhu C, Zheng Z, Chen Z, et al. Determination of rhein in plasma of rat by HPLC/MS. Zhong Yao Cai, 2002, 25(9), 646-649

[989]Zhu YZ, Kang B, Zhu QQ. Clinical study of shuizhidahuang mixture in treating schizophrenics with blood stasis syndrome. Zhongguo Zhong Xi Yi Jie He Za Zhi, 1996, 16(11), 646-8

[990]Zhu X, Wu X, Liu J, et al. Study on qualilty control of Dachengqi chongji. Zhongcaoyao, 1996, 27(5), 279-281

[991]Zielinska-Sowicka R, Klimek B. Determination of anthraquinone derivatives in some species of rhubarb raised in Poland. Ann Acad Med Lodz, 1968, 10, 435-43

[992]Zielinska-Sowicka R, Klimek B. Evaluation of colorimetric methods for determination of anthraquinone derivatives in Rheum (rhubarb roots), Farm Pol, 1974, 30(11), 1035-8

[993]Zommer-Urbanska S, Bojarowicz H, Kuklinski M. Effect of emissions from the glass factory "Sudety" in Szczytna on the levels of lead and fluorine in selected vegetables and fruit collected in 1989. Rocz Panstw Zakl Hig, 1991, 42(2), 127-30

[994]Zong YY, Yu MT, Zhu ZQ, et al. Micellar electrokinetic capillary chromatographic separation and determination of Chinese traditional medicine-several Rheum species. Yaoxue Xuebao, 1995, 30(8), 594-8

[995]Zong Y, Che C. Analysis of rhubarb by micellar electrokinetic capillary chromatography. J Nat Prod, 1995, 58(4), 577-82

[996]Zou H, Wu B, Du A, et al. Separation of the effective components from rheum. Huaxue Fenxi Jiliang, 2002, 11(1), 13-15

[997]Zou H, Yuan Z. Investigation on polarographic behavior of rhein. Zhongguo Kexue Jishu Daxue Xuebao, 2000, 30(2), 208-212

[998]Zuo W. Process for extracting chrysophanic acid. Faming Zhuanli Shenqing Gongkai Shuomingshu, 2001, 6

[999]Zwaving JH. High-voltage paper electrophoresis for the separation of 1, 8-dihydroxyanthracene derivatives in senna and rhubarb. J Chromatogr, 1974, 97(1), 109-11

[1000]Zwaving JH. The sennoside content of Rheum palmatum. Planta Med, 1972, 21(3), 254-62

[1001]Zwaving JH. Qualitative and quantitative composition of Rheum palmarum anthracenes. I. Occurrence and determination of anthracene derivatives in Rheum palmatum roor. Pharm Weekbl, 1974, 109(46), 1117-25

[1002]Zwaving JH. Qualitative and quantitative content of anthracene derivatives in Rheum palmatum. III. Anthracene derivatives in galenic preparations of Rhei radix. Pharm Weekbl, 1974, 109(50), 1209-13

[1003]Zwaving JH. Qualitative and quantitative content of anthracene derivatives in Rheum palmatum. II. Composition of the mixture of anthracene derivatives in the root of R. palmatum. Pharm Weekbl, 1974, 109(48), 1169-77

[1004]Zwaving JH. Separation of dianthrone glycosides and anthraquinone glycoside in senna and rhubarb on columns of Sephadex LH-20. J Chroamtogr, 1968, 35(4), 562-5

[1005]Zwaving JH, Elema ET. A comparative investigation of two methods for the determination of 1, 8-dihydroxyanthracene derivatives in vegetable drugs. Pharm Weekble, 1976, 111(52-53), 1315-20

（张治针　郑　旭　郑　谦　徐　杨　韩　健　钟　蕾　郑俊华）

（终审：钟　蕾　韩　健）

结语与展望（对大黄的评价）

结语与展望（对大黄的评价）

大黄是闻名于世的我国特产药材，优质大黄只产于中国，故称“中国是大黄的故乡”。大黄应用历史悠久，临床使用广泛，作用神速，疗效确切可靠，有“将军”之美誉，与人参、熟地、附子并驾齐驱，谓中药的“四大金刚”。我国药典及地方标准收载的含大黄的方剂近500个。美、英、德、日、韩、意、俄、波等国外的上千名学者对大黄研究产生强烈的兴趣，研究范围之广达到难以置信的地步，我们特辑“国内外大黄研究主要文献题录”以资参考。国内著名学者楼之岑、肖培根、陈可冀、吴咸中、王永炎等院士，诚静容、高作经、李九丹、陈琼华、姜良铎等专家教授和他们指导的研究生们，在大黄的研究中作出了重大贡献，为后人对大黄的研究奠定了坚实的基础，进一步肯定和证实了大黄的药用价值。

同所有的药物一样，大黄作为药物，有其治疗疾病的疗效，同时也免不了有其毒副作用，尤其是非适应证、服用不当、剂量太过等等，都会对身体健康造成不必要的损害。曾有文献［中药新药与临床药理，1998，9（3）：188］报道：含蒽醌类成分的植物泻药可能有遗传毒性和致肿瘤作用，以及其它的副作用，因而提出要限制使用这类植物泻药。许多学者对此持有不同看法，有的也进行过实验论证，但尚不够深入系统。为此，建议今后应该对大黄及其化学成分进行深入系统的药理、毒理的专项研究，以便对大黄的药用价值作出科学正确的评价。

半个多世纪以来，我们对大黄的研究主要是集中在基础性研究工作上，提出形态学、化学和药理学三结合的研究思路，并以生物技术、化学、药学三结合的指导思想，成立生物技术研究室，采用现代科学技术对大黄进行较系统全面的研究，从经典的研究方法到现代的克隆技术、生物合成，并应用现代仪器对所含的化学成分进行分析对比研究，取得了多项科学研究成果。

大黄地上部分的研究、开发和利用，目前在我国仍是空白，它很可能有着一种巨大的经济和社会的潜能，正有待去发掘。借鉴美国等西方国家对大黄叶柄的开发、利用，有助于促进我国大黄产业的全面发展。

在合作单位和全体编委的共同努力下，对大黄的研究进行总结，编著出版了这部著作，其目的是为了学术交流，促进大黄研究工作的不断深入，并以此为契机，使中药现代化的研究提高到更高水平。

附：彩图1～7

（郑俊华）

CONCLUSION AND PROSPECT

Rhubarb is a world-renowned Chinese crude drug. High-grade rhubarb is only produced in China. Therefore, China is known as the hometown of rhubarb. Rhubarb has an ancient history of medicinal use and extensive application in clinic, and possesses a laudatory title of "General" due to its marvelously quick actions and definitely curative effects. Rhubarb, together with ginseng, di-huang (prepared rhizome of Rehmannia) and fu zhi (root of Monkshood), are called Four Jin Gang (diamonds) of traditional Chinese medicines. About five hundred rhubarb prescriptions are recorded in Chinese Pharmacopoeia and local drug standards. In the United States, Britain, Germany, Japan, South Korea, Italy, Russia and Poland, over one thousand researchers have showed an intense interest in rhubarb research and the research scopes are broad covering various respects. We have specially compiled a list of main references regarding rhubarb research around the world as a means of reference. Chinese academicians Zhi-Cen Lou, Pei-Gen Xiao, Ke-Ji Chen, Xian-Zhong Wu, Yong-Yan Wang, and Professors Jing-Rong Cheng, Zuo-Jing Gao, Jiu-Dan Li, Qiong-Hua Chen, Liang-Duo Jiang, and their graduate students, made significant contributions to rhubarb research, which established solid foundation for successors who study rhubarb and further affirmed the medicinal value of rhubarb.

Rhubarb, as all other TCMs, not only has its curative effects, but also its side effects, even toxicity. Particularly, non-indications, misapplication and overdose may cause unnecessary damage to health. A reference [New Drugs and Clinical Pharmacology of traditional Chinese medicine, 9 (3): 188, 1998] reported that plant purgatives contained anthraquinones might have genetic toxicity, causing tumor and other side effects, and such plant purgatives should be restricted for use. Many researchers however held different opinions about this and some even tried to demonstrate it by experiments, though such experiments are still not yet going deep ly and systematically. Hence, we suggest that a special study on pharmacology and toxicology of rhubarb and its chemical constituents should be carried out systematically with the aim of scientific evaluation of medicinal value of rhubarb.

Our primary works have focused on basic research of rhubarb for wore than half century, and put forward a research idea of combined morphology, chemistry and pharmacology. With a guided thought of combined biotechnology, chemistry and pharmaceutical sciences, we established the Division of Biotechnology for Pharmacognosy and conducted systematic and comprehensive studies on rhubarb by modern scientific and method technology from conventional research methods to modern molecular clone techniques and biosynthesis. We also analyzed and compared the chemical constituents of rhubarb by modern analytical equipment. The above researches have resulted in many scientific achievements.

The utilization of the leafy parts of rhubarb in China is still a blank. yet there may be an important potentiality of economic value to be investigated. Following the example of the use of the leafy stalk of rhubarb in the United States could be reference and bring a full development of the production of the rhubarb in our country.

With the joint efforts by collaborative institutions and all contributors, this monograph that has summarized the researches of rhubarb is compiled and published. The overall goal of this monograph is for academic exchange and promotion of rhubarb research, and by using this as a turning point to bring the research of the modernization of the traditional Chinese medicine to a higher level.

(Jun-hua Zheng)

附　　录

附录一　主要编著者简介

（按姓氏笔画为序）

1. 马小军
2. 马吉余
3. 王沙生
4. 王耐芬
5. 史录文
6. 叶　敏
7. 白雅静
8. 伍孝先
9. 向　兰
10. 多　杰
11. 多杰拉旦
12. 庄　辉
13. 邢世瑞
14. 何报作
15. 吴咸中
16. 宋之琪
17. 张大明
18. 张治针
19. 李长龄
20. 李志猛
21. 李家实
22. 杨美华
23. 杨永林
24. 玛丽·布赖恩
25. 肖军军
26. 陈寿芳
27. 陈虎彪
28. 周宗灿
29. 尚安明
30. 林　明
31. 范国强
32. 诚静容
33. 姜良铎
34. 胡　军
35. 钟　蕾
36. 徐　杨
37. 徐成斌
38. 徐迎新
39. 格桑索朗
40. 郭丹杰
41. 郭洪祝
42. 顾海鸥
43. 高作经
44. 崔景荣
45. 敏　德
46. 谢宗强
47. 韩　健
48. 楼之岑
49. 薛　峰

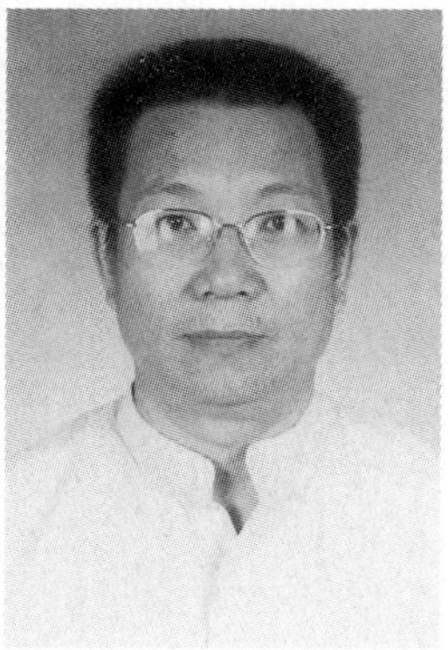

马小军，1982年1月毕业于北京师范学院生物系。1998年在中国协和医科大学获博士学位。2000年于北京大学药学院博士后出站。

自1984年起一直在中国医学科学院药用植物研究所工作。现任研究员，博士生导师，中国医学科学院中国协和医科大学药用植物研究所所长助理，科研处处长，生物技术研究室主任。

主持或参加国家或省部级课题20余项。主要研究方向生药学、药用植物栽培学和资源学。近年参加创立新学科“分子生药学”。分子生药学是新创立的一门学科，是生药学的一个新分支。其代表著作《分子生药学》由北京医科大学出版社2000年出版。在发表的多篇论文中，首次系统论述了“药用植物种质资源学”的概念、原理、方法、特点、意义、国内外研究进展、存在问题及展望，为本学科的发展提出了理论框架。率先将分子生物技术用于“药用植物种质资源学”：将DNA指纹技术用于药用植物种质分析，设计、改进和发展了多种实验技术和数据分析方法。应用这些技术以及基因测序和AFLP等新技术系统分析了人参种质资源特别是野生人参资源。在植物学报、药学学报、核农学报等杂志发表“人参主要农家类型的RAPD指纹研究”，“野生人参核糖体DNA内转录间隔区（ITS）序列测定”等80篇。主编《名特优新药材栽培技术》（中国劳动社会保障出版社），作为编委或撰稿人参编《中华本草图录》、《中西医结合医学》、《分子生药学》、《中药鉴定学》、《中药鉴定研究》等专著多部。采集药用大黄标本。

任《中国中药杂志》、《中草药》、《中国医药情报》编委，中国国际咨询工程公司项目评审专家，四川省中药现代化（省级）基地专家委员会委员，国家林业局世行贷款项目评审专家，中华医学奖评审委员，国家质量监督检验检疫总局地域产品保护审查专家等。

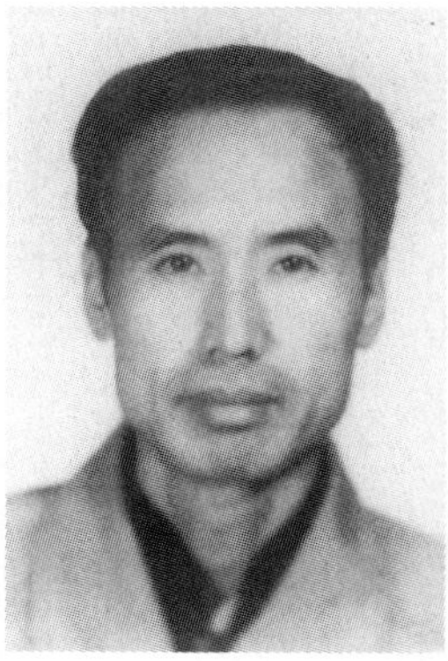

马吉余，主任中药师，内蒙古自治区呼伦贝尔盟药品检验所所长，1975年10月毕业于黑龙江中医药大学中药系。

从事中药的检验鉴定和研究分析工作。1983年参加《内蒙古自治区蒙药材标准》的编写工作。1980年在黑龙江中医药大学中药系进修学习，1985年在沈阳药科大学中药系进修学习。1992～1993年在北京医科大学药学院研修学习，在郑俊华教授的指导下参加国家“八五”重大科技攻关项目“常用中药材品种整理和质量研究”课题子专题“浮萍的研究”工作，参加国家自然科学基金（39270849）资助项目及国家教委高等学校博士学科点专项科研基金（9720）资助课题“中国大黄属植物的化学成分分析及生物活性的研究”工作。

在国家级、省级医药学术刊物上发表论文40余篇。参加“呼盟地产蒙药材的合理开发利用及资源”的科研课题工作，该课题1999年获内蒙古自治区呼伦贝尔盟科技进步一等奖。参加《呼伦贝尔蒙药资源》的编写工作，为该书的副主编。1990年获卫生部贯彻实施《药品管理法》先进工作者。

现为内蒙古自治区中医药学会理事，内蒙古自治区药学会中药分科学会理事，内蒙古自治区呼伦贝尔盟药学会理事。

参加“大黄属资源、鉴定、化学、生物技术应用、活性及临床基础研究”课题，于2002年7月获北京市科技进步奖二等奖（集体），并于2003年1月获国家教育部自然科学奖二等奖（集体）。

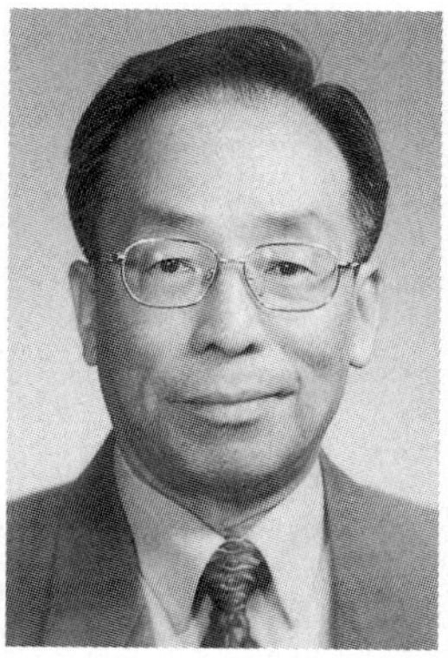

王沙生，著名林业科学家、树木生理学和生物技术专家，教授，博士生导师。1954年毕业于北京林业学院，1964年5月在前苏联获生物学副博士学位。20世纪80年代起致力于国际学术交流和科研合作，结合林业科学

研究实际引进先进技术解决学科前沿理论问题，取得多项成果。其中《杨树丰产栽培的生理基础研究》获林业部科技进步一等奖。共培养硕士、博士及博士后 20 多名。1982 年创建北京林业大学森林生物学实验中心，坚持 15 年，使植物内源激素的仪器分析研究进入国际水平。并于 1995 年以此为基础扩展为林业部树木花卉育种生物工程部级重点开放实验室。1993 年 9 月在京成功主持《树木生长发育控制和生物技术研究进展》国际学术会议，并主编论文集《Growth and Development Control and Biotechnology in Woody Plants》。1996 年被国家科委、国家计委和农业部评为全国农业智力引进先进个人。2002 年以优秀成果完成国家自然科学基金重点研究课题“胡杨对渗透胁迫和离子胁迫的感知和耐盐机理研究”。

北京医科大学兼职教授、博士生副导师，指导“大黄决明 Ri 质粒发根离体培养及其活性成分研究”。大黄课题获北京市科技进步奖二等奖（集体，2002）及国家教育部自然科学奖二等奖（集体，2003）。

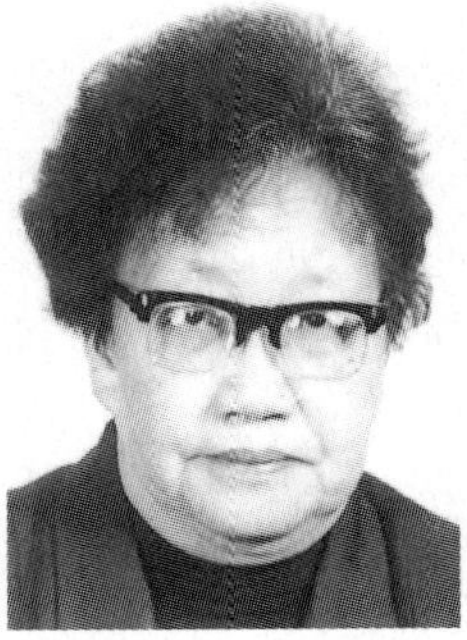

王耐芬，北京大学公共卫生学院中心仪器室研究员。

1955 年毕业于南京药学院分析鉴定系。毕业后，从事药品、生物的生化分析研究。近 20 余年来和室内同志一起主要致力于微量元素分析测试新技术新方法的研究。主攻方向为环境及生物体中有效元素的价态和形态的仪器分析，包括电感耦合等离子体质谱和石墨炉原子光谱分析方法的研究。1980 年以来发表学术论文 30 余篇。有关电感耦合等离子体质谱的研究工作《小麦粉和人发一级国家标准物质中稀土含量定值研究》成果获 2004 年中华医学会科技三等奖。

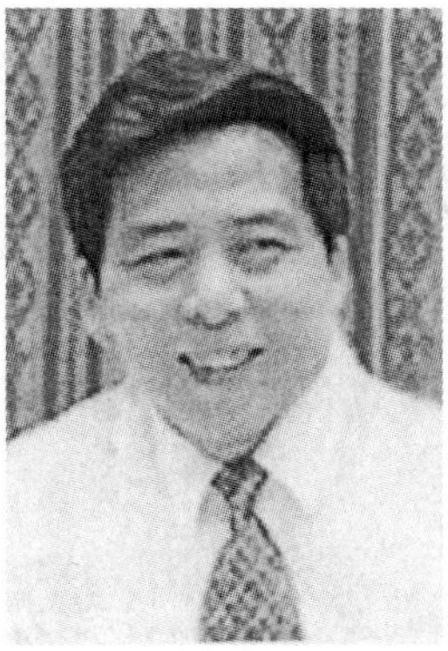

史录文，教授，硕士研究生导师。原北京大学医学部副主任，药事管理与临床药学系主任，北京大学医药管理国际研究中心主任，中国药学会药事管理专业委员会委员，中国医药教育协会副秘书长。1987 年获北京医科大学理学学士学位，1992 年获美国伊利诺埃大学医学教育管理学硕士学位。1987 年参加工作，历任药事管理学教研室主任、北京医科大学药学院副院长、北京医科大学总务处处长、北京医科大学后勤部主任、后勤党委副书记等职。致力于药事管理学和临床药学相关研究数年，发表有：《我国药学教育的思考》、《“药品降价”政策实施过程中的若干问题》、《药学保健与药师职责的探讨》和《我国医院开展临床药学工作状况的调查分析》等论文数篇，参与编写《中国药学大辞典》等专著。1989 年参加大黄 HPLC 测定方法的修改和大黄属多种生药的测定。参与“大黄属资源、鉴定、化学、生物技术应用、活性及临床基础研究”课题，获北京市科技进步奖二等奖（集体，2002）及国家教育部自然科学奖二等奖（集体，2003）。

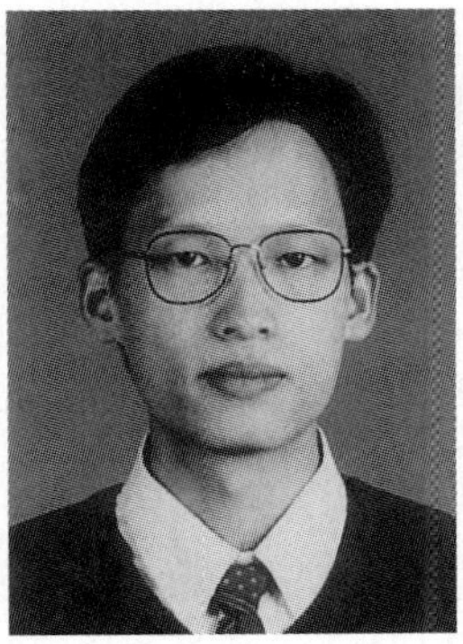

叶　敏，北京大学药学院生药学专业博士后。1993 年 9 月考入北京中医药大学中药学专业，于 1997 年 7 月获理学学士学位，后继续在该校攻读中药鉴定学硕士学位。2000 年 9 月考入北京大学医学部药学院生药学专业，于 2003 年 6 月获理学博士学位。

主要科研经历：

1. 采用 HPLC-DAD-MS 技术对大黄、红豆杉、麦冬、蟾酥等中药及植物药的有效化学成分进行定性定量分析研究。发现了多种类型天然产物的 APCI-及 ESI-MS 裂解规律，可用于微量未知化合物的结构鉴定。

2. 活性天然产物的生物转化研究。分别采用植物悬浮细胞及微生物培养体系，对多种甾体及萜类化合物进行生物转化研究，得到一系列活性显著、结构新颖的天然产物衍生物，为新型抗肿瘤药物的开发提供先导化合物。

3. 中药材质量标准规范化研究。对中药菟丝子进行了生药学、化学成分、含量测定及药理活性等多方面的系统研究，起草了符合现代标准的中药菟丝子质量标准草案。

4. 首次对大黄进行 LC-ESI-MS 分析研究。

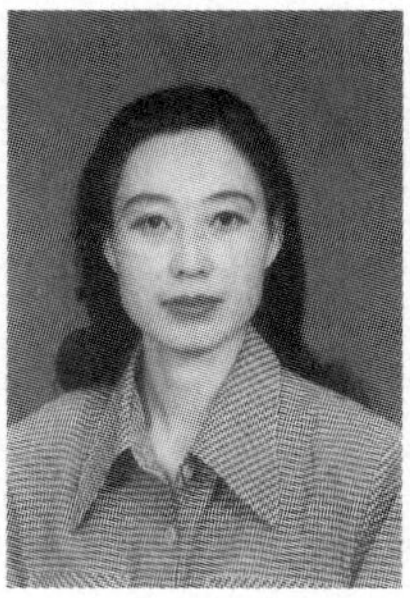

白雅静，主管中药师。1983 年毕业于内蒙古民族医学院，现任内蒙古自治区呼伦贝尔市药品检验所中蒙药室主任。

多年来一直从事中蒙药品检验、鉴定和分析研究工作及药品质量的监督检查工作，认真贯彻实施《药品管理法》检验鉴定和查处大量假劣药品。与北京大学药学院合作从事大黄属的鉴定工作，参加"大黄属 45 种生药粉末显微特征的观察和比较研究"。2003 年被评选为"抗非典先进个人"，受到内蒙古自治区政府及呼伦贝尔市政府表彰。曾先后到黑龙江中医学院、内蒙古医学院、内蒙古自治区药检所及中国药品生物制品检定所进修深造。不断总结工作经验，努力开展科研工作，撰写发表论文《乌梅及其混淆品种的鉴别》、《白头翁与委陵菜的鉴别》、《海藻及其混淆品种的比较鉴别》等。

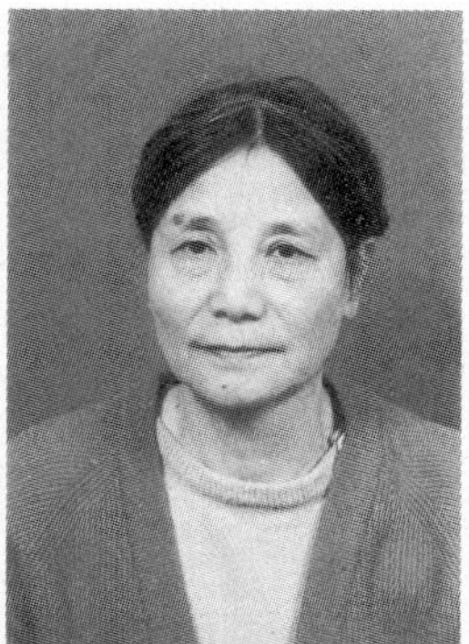

伍孝先，1957 年毕业于北京医学院（现北京大学医学部）药学系，自 1957 年至今一直在天津市南开医院中西医结合急腹症研究所工作，任药物研究室主任，研究员。享受政府特殊津贴。

多年来一直在吴咸中院士领导下从事中西医结合研究，并与同道完成多项国家和部市级课题，同时获多项科研成果奖，其中清解片、化瘀片、巴黄片治疗急性单纯性阑尾炎获卫生部甲级成果奖。另外，清热利胆片、疏肝止痛片治疗胆道感染，鼻敏宁胶囊治疗变态反应性鼻炎，补肾聪耳片治疗感音神经性耳聋，益气固表法治疗变态反应性鼻炎，活血化瘀法机制研究等均获国家中医药管理局和天津市科委科技成果奖。多年来一直从事中药剂型改革研究，完成大黄等 80 余种中药制剂的研制，在临床应用有良好的疗效。在制剂的配制中带领科室成员积极引进新技术如大孔吸附树脂富集、β-环糊精包合、喷雾法一步制粒、颗粒包衣等，与其它研究科室共同合作研究探讨活血化瘀药的活性成分，并参加通理攻下法的研究和"大承气汤"颗粒的标准化研究。2001 年度在中西医结合治疗 MODS 发病机制研究项目（吴咸中院士主持天津市科委攻关项目）中承担并完成"清热利湿"颗粒的研制分题。先后获中西医结合成就奖和中西医结合突出贡献奖。

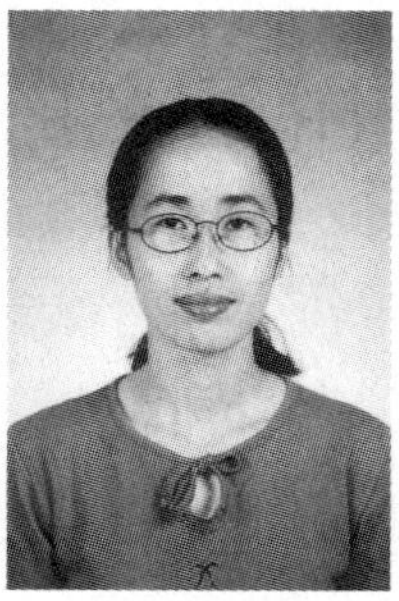

向兰，现在山东大学药学院生药学教研室工作。专业特长：天然产物化学成分分离与结构鉴定；中药产品质量控制；新药开发。

学习及工作经历：

1990.9～1994.7 吉林农业大学中药材学院药用植物专业，获学士学位；1994.9～1995.7 吉林农业大学中药材学院工作；1995.9～1998.7 吉林农业大学作物栽培与耕作学专业，获硕士学位。论文题目：人参水提液体外清除超氧阴离子及抗组胺的研究；1998.9～2001.7 北京大学医学部药学院生药学专业，获理学博士学位。论文题目：窄叶大黄和矮大黄化学成分研究及正品大黄质量控制方法学探索；2001.12～2003.12 清华大学生物系药物药理研究室，博士后。论文题目：1. 石榴叶药材及调脂新药 TPM-16 的质量标准研究；2. 马齿苋的化学成分研究；2004 至今山东大学药学院生药学教研室工作，副教授。

参加的课题

1. 国家自然科学基金资助项目：中国大黄属植物的化学成分分析及生物活性的研究。

2. 国家 95 攻关项目：蒲公英质量标准的规范化研究。

3. 吉林省科委资助项目：（1）抗血栓中草药筛选；（2）红参水溶性成分氨基酸衍生物研究。

4. 完成清华大学科技开发项目——新药 BC-21 技术研发工作中临床前所有药学资料。

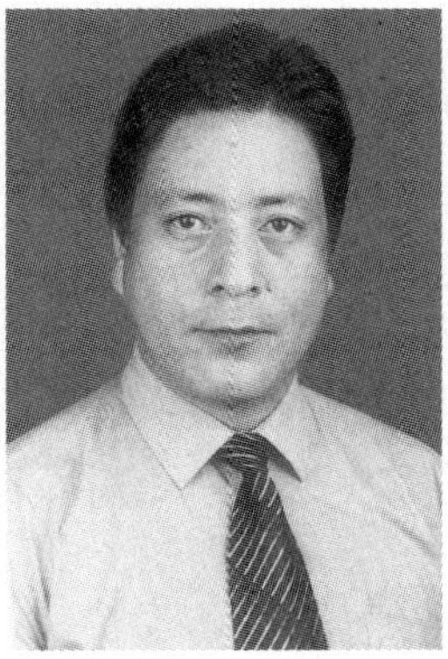

多杰，藏族，藏医副主任医师，现任青海省藏医药研究所所长。兼任第八届国家药典委员会委员、国家药监局民族药评审专家库专家、中华医学会医史分会委员、青海省药学会理事、青海省藏医学会副理事长、青海省高校藏文教材审查委员会委员等职。

1979.9～1985.7 在青海省海南民族师范学校首届藏医班学习；1989.4～1991.9 在西藏自治区藏医院、藏医学院进修；1992.7～1995.7 在青海省藏医学院首届藏医专业班学习；1995.7 至今在青海省藏医药研究所从事藏药开发研究工作

参加的主要课题：

先后开发研制了“金诃降脂胶囊”、“金诃降糖胶囊”等五种新型藏药产品；负责完成国家中医药管理局科研项目《藏药七十味珍珠丸药效及作用机理研究》和国家科技部重点科技项目《藏药信息系统研究》、“九五”科技攻关项目《金诃甘露药浴颗粒的开发研究》、国家中医药管理局课题《藏医古籍整理研究》；编写完成全国高等院校藏医学专业本科（五年制）藏医规划教材《藏医妇科学》编写大纲、编辑整理全国高等院校藏医学专业本科（五年制）藏医规划教材《藏医方剂学》（副主编）。

目前正在实施国家“十五”重大科技专项“创新药物和中药现代化第二批课题《金诃脑血康的二次开发研究》、国家中医药管理局中医药科学技术研究专项课题《藏药质量标准化研究》、国家重点新产品计划项目《金诃降脂胶囊》、青海省科学技术项目《防治非典型肺炎藏药品种开发研制》等科研课题。

主要论著有：

《大黄在藏医学中的应用概述》等 20 余篇学术论文。

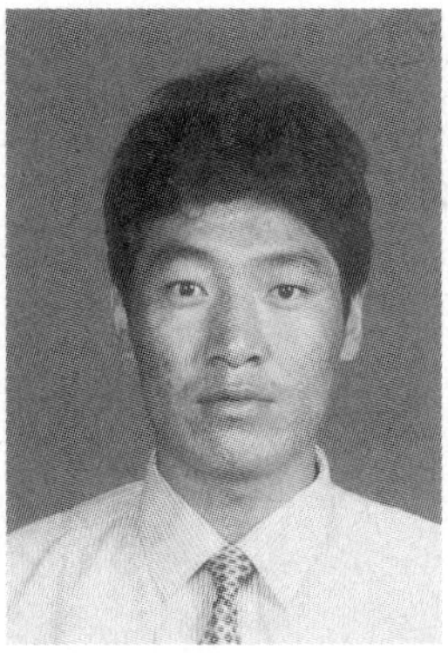

多杰拉旦，藏族，藏医主治医师

1988.9～1991.7，在青海省海南州卫生学校藏医班学习；1991.7～1992.9，青海省贵南县过马营乡中心卫生院工作；1992.9～1995.7，在青海藏医学院首届藏医专业班学习；1995.7～1999.7，青海省贵南县藏医院工作；1999.7 至今在青海省藏医药研究所工作

参加的科研课题：

参与完成国家科技部“九五”国家科技攻关项目《藏药信息系统研究》、国家科技部科技攻关计划课题—西部专项课题《“金诃甘露药浴颗粒”产品关键技术开发》、国家中医药管理局民族医药文献整理课题《藏医古籍整理研究》、《藏医零星秘诀集》、《藏医儿科疾病诊治》、《藏医著名医学家秘诀汇集》、《藏医隆病疗法札记》；参与编写藏医规划教材——《藏医方剂学》、《藏医诊断学》。

目前正在实施国家中医药管理局中医药科学技术研究专项课题《藏药质量标准化研究》、国家中医药管理局第二批民族医药文献整理课题《论述部药物方剂学金注——灿烂宝库》、国家重点新产品计划项目《金诃降脂胶囊》等科研课题。

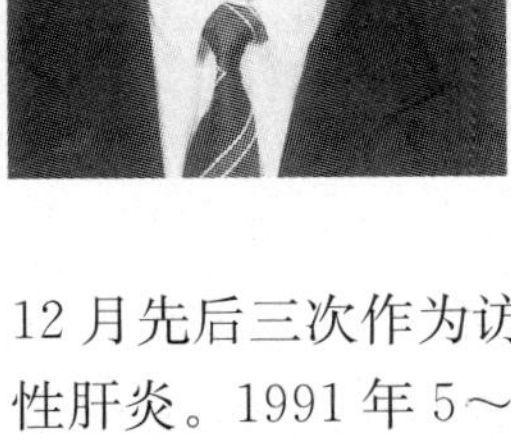

庄辉，1961 年毕业于前苏联莫斯科第一医学院。1961～1962 年任中山医学院（现为中山大学医学院）卫生学教研室助教。1963 年到北京医学院（现为北京大学医学部）工作至今。1980 年 3 月～1982 年 6 月、1993 年 2～8 月及 1999 年 7～12 月先后三次作为访问学者赴澳大利亚研究病毒性肝炎。1991 年 5～8 月赴日本大学医学院协作研究戊型肝炎，并被聘为客座教授。现任北京大学基础医学院病原生物学系教授、博士生导师、中国工程院院士、世界卫生组织西太区消灭脊髓

灰质炎证实委员会委员、国务院学位委员会学科评议组成员、中国药典委员会、卫生部病毒性肝炎专家咨询委员会、中国生物制品标准化委员会委员、中华医学会理事、中华医学会肝病学分会主任委员等职。曾任世界卫生组织病毒性肝炎技术咨询小组成员、亚太地区公共卫生学术联合会理事、全国博士后管委会专家组成员、卫生部药品审评委员会委员、北京医科大学公共卫生学院院长等职。主要从事病毒性肝炎研究。曾获国家科技进步二等奖二项，国家新药证书二项，卫生部科技进步一、二、三等奖，教育部科技进步二等奖（基础类），中国人民解放军总后勤部科技进步二等奖各一项和省市级科技进步奖多项。在国内外学术期刊上共发表论文300余篇，其中英文和俄文论文43篇，参编英文专著5部，中文专著25部，译著1部。曾被评为北京市教育系统先进工作者、卫生部有突出贡献的中青年专家、北京市劳动模范，获国务院颁发的政府特殊津贴专家待遇及1994年度光华科技基金二等奖。指导大黄抗乙型肝炎病毒的研究工作。

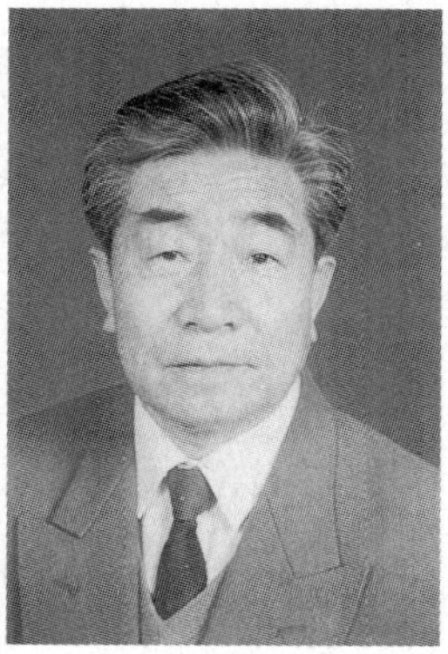

邢世瑞，1960年毕业于沈阳药学院药学系，主任药师。曾任宁夏药品检验所中药室主任，兼国家新药审评委员、中国中药天然药物委员会委员、宁夏药学会副理事长等。长期从事药品检验、药品标准和中药资源开发研究工作，先后主持14个项目或课题，获10项科技进步奖，其中8项为第一完成人，“宁夏柴胡属药用植物资源研究”、“宁夏中药资源普查”、“银柴胡栽培技术及其质量研究”、“铁心甘草的研究”等4项为省部级二等奖。主编《宁夏中药志》等4部专著和《宁夏中药材标准》等2部省级药品标准，共405万字，其中“宁夏中药志”于1996年获卫生部优秀图书三等奖。参编《中国民族药志》、《现代实用本草》、《宁夏枸杞研究》等5部专著，任副主编或编委。发表“宁夏药用植物分布特征与区划”等40余篇论文，5篇获优秀论文奖。先后被卫生部、宁夏回族自治区授予“作出突出贡献的科技工作者”、“边远地区优秀医学工作者”、“宁夏回族自治区先进工作者”、“宁夏名中药专家”等荣誉称号，1992年获国务院特殊津贴，1997年被人事部、卫生部、国家中医药局确定为“全国老中医药专家学术经验继承指导老师”。目前，正在主持科技部下达的“宁夏地道沙生药材可持续利用关键技术研究”和“银柴胡规范化栽培技术（GAP）的研究”两个课题。参加北京医科大学“大黄”研究项目，资源调查，提供六盘山鸡爪大黄的样品、标本等。

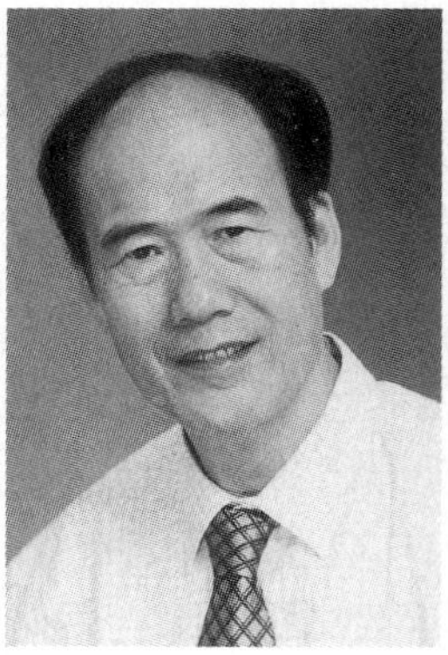

何报作，1982年1月毕业于广西中医学院77级中药专业，获学士学位。留校任教。历任助教、讲师、副教授、教授。长期从事《中药鉴定学》、《生药学》的教学与科研。1994年在北京医科大学生药学教研室研修，从师郑俊华教授。研修期间，参加国家“八五”重点科技攻关项目“浮萍”子课题的部分研究工作；拍摄了部分大黄药材标本及原植物腊叶标本的彩色照片。

曾先后主持省级课题、厅级课题多项。共计发表学术论文40余篇，多次获省级优秀论文奖及厅级优秀课题奖。

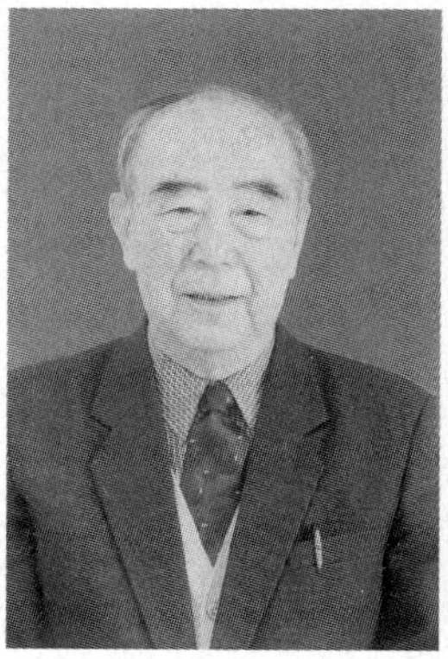

吴咸中，院士，1948年毕业于沈阳医学院本科（六年制），1961年毕业于天津中医学院第二期西医留职学习中医班。

20世纪60年代初，开始从事中西医结合普外工作，担任天津市南开医院院长兼外科主任，天津市中西医结合急腹症研究所所长。1987年以来分别担任天津医学院副院长、院长、教授、博士生导师。1989年领导的学科被批准为国家级重点学科，中西医结合临床学科带头人。1995年4月批准为人事部博士后流动站—中西医结合临床学科的负责人。1996年2月当选为医院卫生学部中国工程院院士。现任中华医学会副会长，中国中西医结合学会名誉会长，天津医科大学名誉校长，天津市中西医结合急腹症研究所所长。

经过40余年的艰苦奋斗，成为我国优秀的普外专家，是中西医结合治疗腹部外科疾病的开拓者和奠基人。在普通外科和中西医结合治疗急腹症领域取得14项重大科研成果，发表论文百余篇，主编专著14部，参编9部。领导和培育了老中青三个层次的人才梯队。培养博士生21人，博士后2人，硕士生20余人。

70年代以来，15次出国讲学及考察，其中6次在国际大型会议上应邀作特别讲演，为祖国争得了荣誉。由于在医疗、教学、科研方面作出的贡献，曾受到周总理和各级领导的表彰。1978年受到全国科技大会和全国卫生科技大会表彰；1978年以来三次被评为市特等劳模，两次评为市级劳模；1990年开始享受政府特殊津贴；1992年获天津市卫生局系统“伯乐奖”及“中西医结合创业奖”；1996年被评为天津市“十佳医务工作者”；1997年高等院校第一次评选，获香港柏顿号孺子牛金球奖，2001年获香港求是科技基金会中医药现代化杰出科技成就集体奖，2002年“通理攻下法在腹部外科疾病中的应用与基础研究”荣获中华科技二等奖。2003年“通理攻下法在腹部外科疾病中的应用与基础研究”荣获国家科技进步二等奖；多器官功能综合征发病机理及中西医结合深入研究，2005年获中国中西医结合学会科技进步二等奖；2005年获天津市科技进步一等奖。

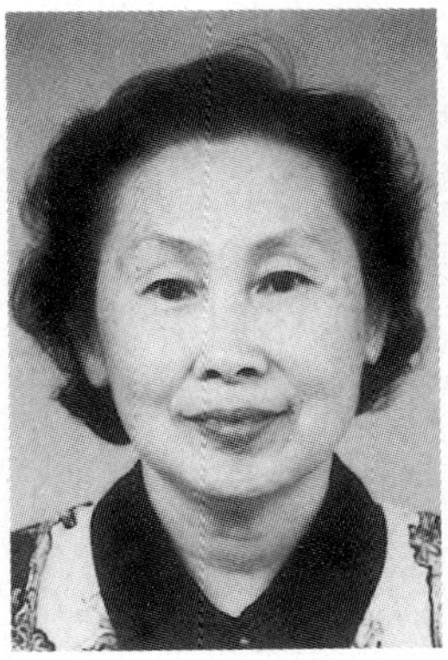

宋之琪，北京大学医学部教授。1956年毕业于北京医学院药学系，留任生药学教研室工作。1958年于北京中医学院中药研究班进修，1960年结业后，回北京医学院生药学教研室。曾教授生药学、中医药学、植物药品化学等课程。1980年后调至医学史教研室，从事医药学史的教学与研究工作，至1999年退休。其间兼任中华医史学会副主任委员、中国药史学会副主任委员、中国科学技术史学会理事等职，为《中华医史杂志》编委。曾发表有关医药学史论文近40篇；先后与其他学者合作撰著《中国药学史料》、《简明医学史》、《医学未来学》等著作；参与翻译《世界医学史》、《古今科技名人辞典》等。曾担任《中国大百科全书》现代医学卷医史分卷副主编、卫生部重大课题《中国医学通史》近代卷副主编、《中药辞海》（一卷）常务编委等，并撰写部分内容。首次发表《武威汉代医简》中大黄应用考的论文。

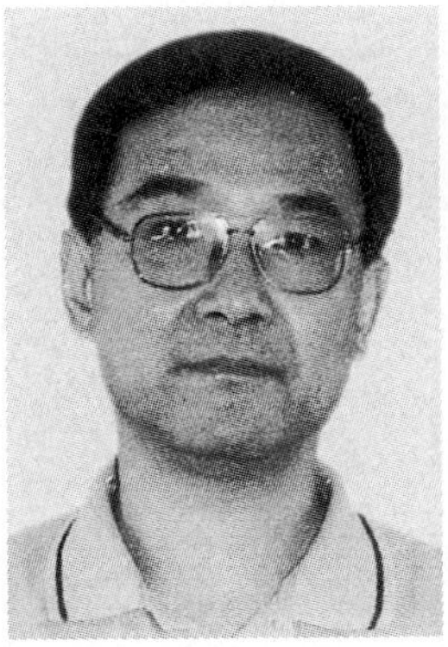

张大明，1984年在哈尔滨师范大学获硕士学位，专业是遗传学；1991年在中国科学院北京植物研究所获博士学位，专业是植物学。1985～1987年在中国科学院武汉植物研究所工作，1991年至今在中国科学院北京植物研究所工作。主要研究领域包括：

1. 染色体进化及原位杂交

进化现象、过程和机制须从分子、染色体、基因组、细胞、个体、群体等不同层次去揭示。参加了中国科学院“九五”重大研究项目（B）《若干重要濒危植物的进化生物学研究》，通过基因组原位杂交方法，揭示了稻属不同基因组的关系和进化过程，并在 Thero. & Appl. Gent, Amer. J. Botnay 等 SCI 杂志上发表了系列论文。

2. 分子进化与分子系统学

重建进化历史是进化生物学中最根本的命题。利用DNA序列中包含的进化信息，揭示进化和系统发育过程，是分子生物学与植物系统学在一个新的层次上的综合。在沿阶草族已完成60个类群的ITS序列的DNA测序，正在进一步做深入的系统发育重建研究：研究了百合科沿阶草族5S rRNA基因等多基因家族的进化方式，发现多基因家族进化的“奠基者效应”。

3. 遗传多样性和保护生物学

以分子标记技术对木根麦冬等濒危植物的遗传多样性和保护生物学做了研究，已发表论文4篇，其中SCI论文1篇。通过对木根麦冬的研究，提出了遗传结构致濒的新假说。

4. 细胞分类学和细胞地理学

染色体核型是研究类群起源、进化和地理扩

散-隔离分化过程的重要证据之一。研究结果已以专著发表。

已培养博士研究生 7 位，其中 5 位已获得博士学位，2 位在读，专业方向包括稻属基因组进化，药用植物分子标记，分子进化与分子系统学，裸子植物基因与基因组进化。

已培养硕士研究生 5 位，其中 4 位已毕业或转博，1 位在读，专业方向包括分子标记育种，基因和基因组进化，分子进化，分子谱系地理学，进化发育生物学。发表论文 36 篇。

与北京大学郑俊华教授联合指导博士生杨美华完成"正品大黄的分子鉴定及其系统亲缘关系"，并申请了"用于鉴定正品大黄的方法和试剂盒"专利，2004 年 6 月正式批准授予发明专利证书。（专利号：ZL00134133.2）（集体）"大黄属资源、鉴定、化学、生物技术应用、活性及临床基础研究"获北京市科技进步二等奖（集体，2002）、中华人民共和国教育部提名国家科学技术奖自然科学奖二等奖（集体，2003）。

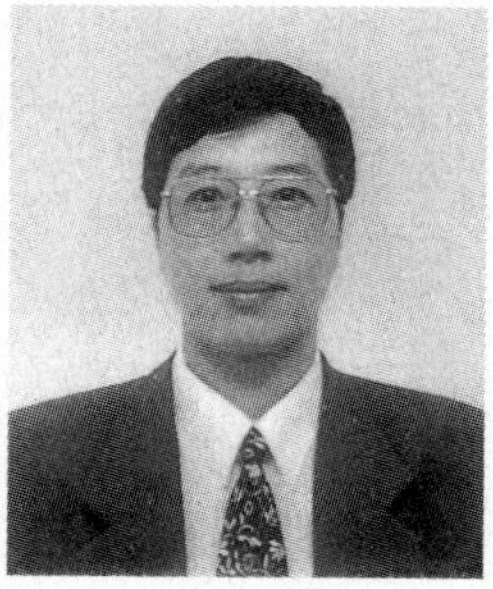

张治针

学习和工作经历：

1980.9～1984.8 学士，江西中医学院药学系；

1984.9～1997.8 助教，江西中医学院药学系；

1987.9～1990.8 硕士，江西中医学院药学系；

1990.9～1995.8 讲师，江西中医学院药学系；

1995.9～1998.4 博士，北京医科大学药学院；

1998.5～1999.6 Visiting Research Scholar, School of Pharmaceutical Sciences, Toho University, Japan;

1999.8～2001.12 Postdoctoral Research Associate, National Center for Natural Products Research, The University of Mississippi, USA;

2001.1 至今 Research Scientist, Stephen F. Austin State University, USA

研究成果：

多年来一直从事中药和生药的教学与科学研究工作。从 1987 年到 1995 年在江西中医学院范崔生教授（硕士导师）的指导下，对江西省的一些特产药材的品种和质量以及开发利用进行了系统的研究，主持或参加了多项国家级和省级课题的研究。其中"江西省主特产药材江香薷、江枳壳和江枳实的质量评价研究"，"中药陈皮的品种整理和质量评价"和"江西彭泽贝母的开发利用的研究"，分别获得 1994 年度国家中医药管理局科学技术进步三等奖，1996 年度国家中医药管理局科学技术进步三等奖和 1997 年度江西省科学技术进步三等奖。

1995 年 9 月考入北京医科大学药学院攻读生药学博士学位，在导师郑俊华教授的指导下，对草药滇白珠（Gaultheria yunnanensis）的化学成分及其生物活性进行了系统的研究，从中分离和鉴定了近 40 个化学成分。在大黄课题中负责大黄属生药的形态学描述；国内外大黄文献检索；该课题获北京市科技进步奖二等奖（2002，集体），中华人民共和国教育部自然科学奖二等奖（2003，集体）。

1998 年 5 月应邀赴日本东邦大学药学部做访问研究学者，首次对中药猪牙皂（Gleditsia sinensis）和娑罗子（Aesculus chinensis）中的皂苷进行了系统的研究，其中猪牙皂的研究结果一经发表被国内外学者广泛引用。

1999 年 8 月赴美国密西西比大学国家天然产物研究中心从事从植物资源中寻找 Candida albicans Secreted Aspartic Protease（SAP）和 Fatty Acid Synthases（FAS）抑制剂的研究。目前在美国 Stephen F. Austin State University 从事抗癌、抗真菌和抗病毒天然产物的研究。现已从包括滇白珠，猪牙皂，娑罗子，喜树（Camptotheca acuminata），Nauclea orientalis，Tovomita krukovii，Lycopodium cernum，Gautteria multiveria 等 12 种植物中分离和鉴定了 180 多个化学成分，其中发现新化合物 58 个。参加编写专著 6 部，在专业期刊发表研究论文 50 余篇，其中 SCI 收入 18 篇。

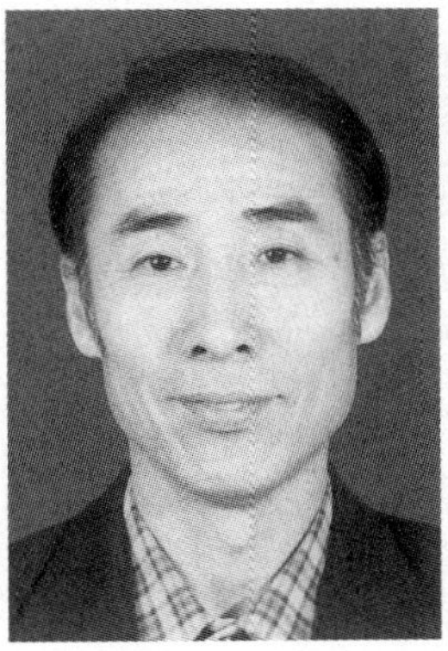

李长龄，1970年毕业于北京医学院药学系，并留校任教。1982年在中国协和医科大学获硕士学位（药理学专业），并于同年回北京医学院工作至今。

1983.6～1984.6 和 1988.10～1989.11 在美国以访问学者的身份从事分子药理学研究。现任北京大学医学部教授，药理学系主任，中国药学会老年药学专业委员会副主任委员，中国药学会教育与科普工作委员会副主任委员，国家药典委员会委员，中国优生优育协会钙代谢委员会副主任委员，卫生部继续医学教育委员会药学学科组成员，中国药理学会心血管专业委员会委员，中国药理学通讯副主编，生理科学进展编委等职。

多年来，一直工作在高等医药院校科研、教学第一线。在科研方面，主要集中于抗肿瘤药物和心血管药物的研究。早年曾参与抗白血病药物靛玉红的研究，阐明了靛玉红及其衍生物的化学结构与体内过程及生物活性之间的关系。近年从事心血管药物研究，特别是将受体学说及相关技术引入药物研究，率先在国内建立了血小板活化因子活性测定方法，并用于天然药物研究。该项目获得1994年国家教委科技进步二等奖。随后又建立了血管紧张素受体、钙拮抗剂受体、腺苷受体等测定方法，并以此为基础建立了微量药物筛选系统。在天然药物绞股蓝总皂苷和红曲的药理研究中，完善了血脂调节药物评价方法，尤其是内源性高脂血症动物模型的建立在国内尚无其它报道。先后参与或主持多项新药研发项目，发表科研论文50多篇。

培养博士、硕士研究生十余名。为《大黄的现代研究》一书常务副主编。

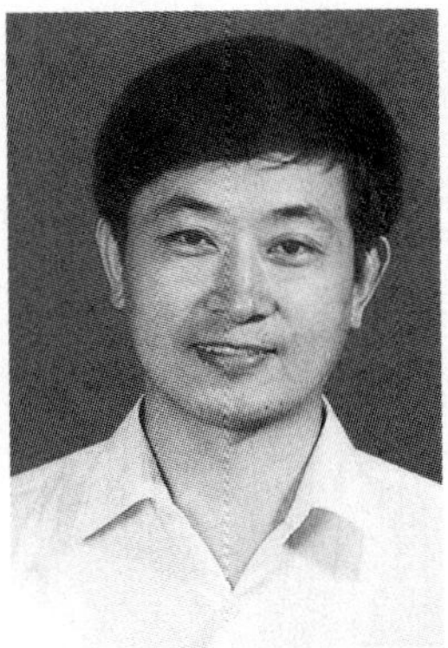

李志猛，1991年6月毕业于中国药科大学生药学专业，获硕士学位。

曾参与国家“八五”攻关课题——常用中药材品种整理及质量研究工作，获国家中医药局科技进步一等奖，国家科技进步三等奖。

多年来从事中药企业的科研、质量管理工作。

1997年10月晋升高级工程师，2000年12月起任北京市中药科学研究所所长，2002年被选为中国药学会中药与天然产物委员会委员；现担任北京同仁堂股份有限公司副总工程师兼科学研究所所长。

与北京大学药学院、宝鸡市医药总公司长期合作研究大黄，2002年7月获北京市科学技术进步奖二等奖，2003年1月获中华人民共和国教育部自然科学奖二等奖。

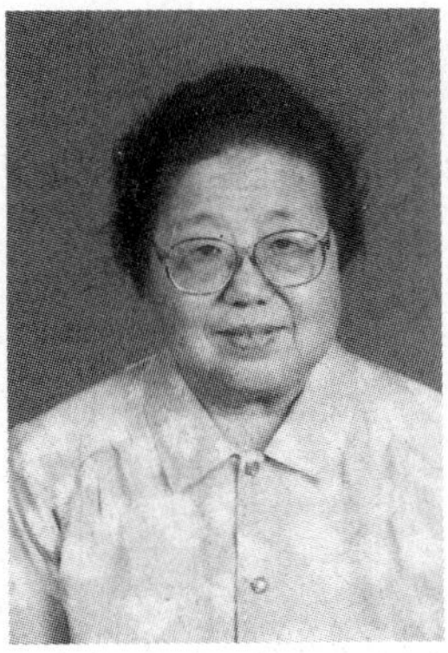

李家实，1954年北京医学院药学系毕业，1957年南京药学院（生药）副博士研究生毕业。北京中医药大学教授。国家中医药管理局中药鉴定重点学科带头人。社会兼职：国务院学位委员会（药）学科评议组第三届成员。中国药学会药物分析学会委员、中国中医药学会中药鉴定分会名誉主任委员。博士研究生导师，国务院有突出贡献的专家，享受政府特殊津贴。

具有宽广的基础理论知识及丰富的教学经验，从教40余年，获1992年全国林宗杨医学教育奖及校优秀教学成果奖。培养硕士生10名，博士生6名，博士后4名。参加国家“七五”、“八五”、“九五”攻关课题获1991年及1996年国家中医药管理局中医药科技进步二等、三等奖；1997年获国家科技进步三等奖。卫生部与WHO合作项目“槐属化学成分及资源开发研究”、国家教委留学人员资助课题“苦参属9种药用植物有效生物碱及质量评价”获北京市科技成果二等奖，国家自然科学基金“新型血小板激活因子受体拮抗剂红花黄色素的研究”获中华医学科技三等奖。主要著作有主编规划教材《中药鉴定学》、参加《中药志》（Ⅰ～Ⅴ）册、《中华本草》及《中国中药资源》、《中国民间单验方》等编写。指导博士生进行“两种波叶组大黄藏边大黄及河套大黄的化学成分、活性及资源开发研究”。

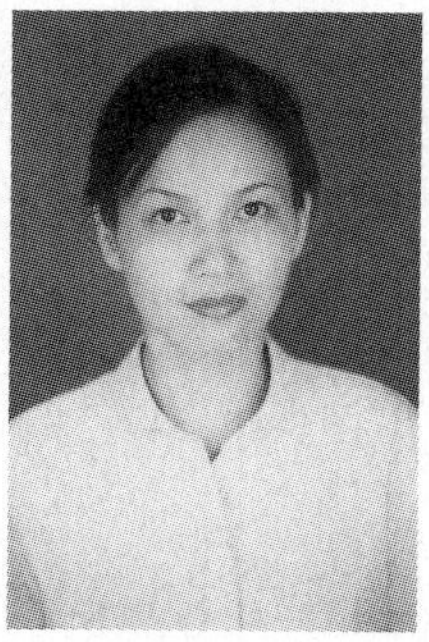

杨美华，研究员、硕士生导师，主要从事中药质量分析，中药新药质量标准的研究。1998.9～2001.7 在北京大学药学院生药学教研室，中国科学院植物研究所，系统与进化植物学开放研究实验室学习，获博士学位。师从郑俊华教授、张大明研究员，研究正品大黄的亲缘关系与分子鉴定。博士论文主要运用 DNA 直接测序技术、RAPD 等分子生物学手段，探讨正品大黄的亲缘关系；并根据所测得的正品大黄与非正品大黄的 cpDNA 的 trnL-trnF 序列的差异，设计了正品大黄的特异引物，从而在分子水平上达到了鉴定正品大黄与非正品大黄的目的。2001.9～2003.5 在军事医学科学院放射医学研究所吴祖泽院士的研究室从事博士后研究工作，负责中药新药的质量标准研究。2003.6 至今，在中国医学科学院药用植物研究所仪器分析中心工作，任分析中心副主任。曾主持或参与《中国药典》、《卫生部部颁标准》、新药的研制和开发工作 15 项。目前正参与国家科技部攻关课题“五十种中药有害污染物检测技术平台的研究”工作，并且为科技部科研院所社会公益研究专项项目“中药材中农药安全使用控制技术”分题负责人。曾荣获北京大学药学院 1999～2000 学年天津药业特等奖。博士论文被评为北京大学药学院 2001 年度优秀毕业论文。国家知识产权局 2004.6.30. 授予“用于鉴定正品大黄的方法和试剂盒”发明专利（专利号：ZL00134133.2）（集体）。在国内外发表学术论文 20 余篇。

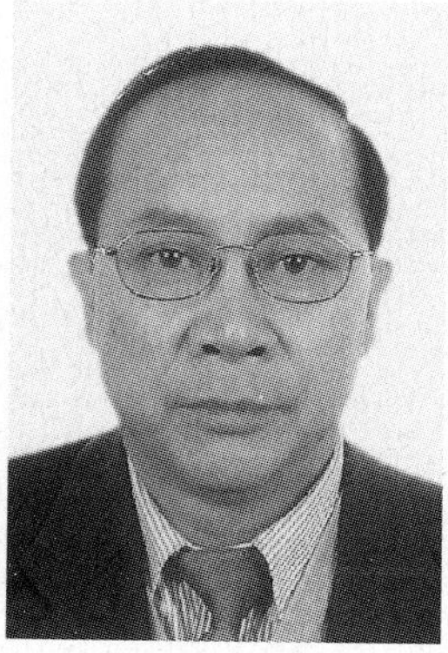

杨永林，1982 年毕业于陕西师范大学。现任青海绿色药物研究所所长，青海绿色药业有限公司董事长兼总经理。1992 年后专职从事青海大黄的研究，主持和领导了 6 项大黄产品的开发，2 项获国药准字号产品，一项获国家专利。并在《中国医药报》发表论文数篇。

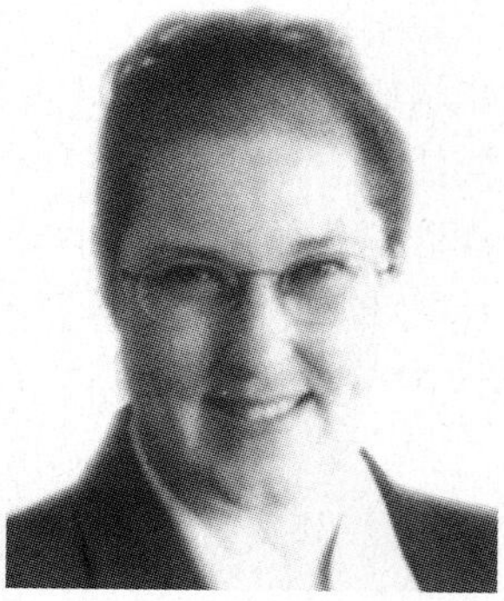

Mary Bryan, Mary Bryan is the author of two cookbooks featuring rhubarb. A Compendium of Rhubarb Recipes was published in 1988 and Grandma Mary's Colossal Book of Rhubarb, a much expanded version of the first book, was published in 2001.

Mrs. Bryan completed her undergraduate and graduate studies at Iowa State University in Ames, Iowa. She earned her degree in journalism in 1973.

She has worked as a newspaper journalist for several newspapers across the state of Iowa, including the Iowa State Daily, the Clarinda Herald Journal, the Traer Star Clipper, and the Shenandoah Evening Sentinal. She served as editor of the Big Creek News in Polk City, Iowa, and became the Foods Editor of the Ames Daily Tribune in 1990. She established her own desktop publishing company in 1993.

玛丽·布赖恩是两本大黄食谱书的作者。“大黄食谱纲要”出版于 1988 年；《玛丽祖母的大黄食谱大全》是对第一本书扩充的版本，出版于 2001 年。

布赖恩女士毕业于美国依阿华州 Ames 市的依阿华州立大学，完成本科和研究生的学业。1973 年取得新闻专业的学位。

她曾在依阿华州的多家报社当过新闻记者，包括“依阿华州日报”，“Clarinda 信使杂志”，“The Traer Star Clipper”，和“The Shenandoah Evening Sentinal”。她当过依阿华州 Polk 市“大溪流新闻”的编辑。1990 年成为“Ames 市每日公断”的食品专栏编辑。她于 1993 年起创建了一个自己的出版公司。

（注：玛丽·布赖恩是《大黄的现代研究》一书的特邀编委）

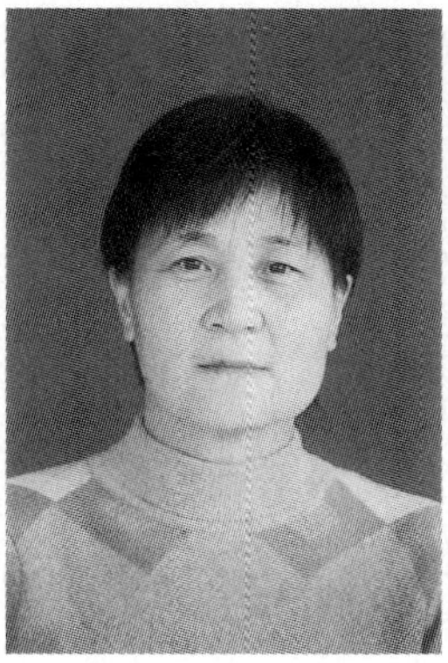

肖军军，1976年毕业于北京医学院（现北京大学医学部），医学专业，大学本科，现任职副教授。

主要从事细胞生物、生物物理等工作已27年；指导研究生8名。研究方向为：肿瘤与衰老生物学。曾发表论文30余篇；其中与大黄抗癌活性研究项目有关的论著已发表3篇。该项目的研究曾于1994年在第七届国际抗肿瘤专题会议上，被选为大会会议发言，受到有关专家的认同。在9种大黄提取物中，发现小大黄、大黄素、大黄酸对贴附型人肝癌和小鼠腹水肝癌细胞生长的抑制作用最强。在大黄蒽醌衍生物作用下，对人肝癌细胞蛋白含量显著低于对照组，表明大黄蒽醌衍生物抑制癌细胞内蛋白质合成与DNA的转录。同时，大黄蒽醌衍生物对活体状态下的癌细胞线粒体有明显的抑制作用，影响癌细胞的能源供应；改变癌细胞膜的构象、细胞骨架数量减少、影响细胞的信息传递，改变了癌细胞生物学特性，有利于癌细胞的逆转。大黄课题获北京市科技进步奖二等奖（集体，2002）及国家教育部自然科学奖二等奖（集体，2003）。

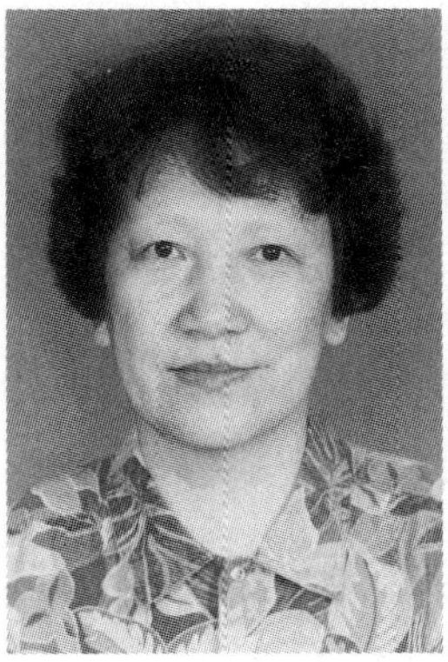

陈寿芳，1963年毕业于北京医学院药学系药学专业。专长分析化学专业，毒物分析、微量元素分析。1985年10月晋升为副研究员。

主要学历和简历：

1958.9～1960.2　北京医学院药学系学习；1960.2～1961.8　北京医学院物理教研室预备师资；1961.9～1963.7　北京医学院药学系学习；1963.9～1969.12　北京医药工业研究院助工；1969.12～1972.1　湖南医药工业研究所技术员；1972.1～1980.8　北京医学院药学系药化教研室助教，讲师；1980.9～1985.9　北京医科大学第三医院职业病科讲师；1980.10～1981.11　中科院环化所进修。

指导硕士生及进修班学员学习原子吸收分析法及其测试技术。

对实验室建设的贡献：

负责职业病研究室原子吸收分光光度计型号选择、订购等事宜，并联系改装实验室使之基本符合工作要求。安装、验收调试了日立180-80偏光塞曼原子吸收分光光度计，写出验收调试报告，制定了仪器操作规程，建立了管理制度和使用制度，为科里培养了2名技术员，能独立进行操作。由于仪器使用及保管得当，并能及时检修和维护，保证了仪器的正常运转，供随时使用。受到三院及全北医系统检查人员的好评。

科研成果：

承担并完成科研项目14项，建立方法8项。发表学术论文12篇。

对大黄研究项目的创造性贡献：

1. 首次建立大黄属植物性材料微量元素原子吸收光谱、等离子发射光谱的分析方法。

2. 提出大黄产地土壤与大黄植物生长期间微量元素的相互关系，并建立土壤中微量元素的测定方法；首次测定大黄属植物32种大黄、掌叶大黄不同生长年限、植株不同部分、不同炮制品、10种大黄及其产地土壤中72种微量元素的含量，提供大黄产地土壤微量元素背景值。对大黄栽培生产和临床应用研究有一定科学意义和实用价值。

获奖情况：

“中国大黄属植物的化学成分分析及生物活性的研究”项目于1994年11月荣获国家教委科学技术进步（甲类）一等奖（第二完成人）。该项目系国家自然科学基金资助课题（1989～1992）。

“大黄属资源、鉴定、化学、生物技术应用、活性及临床基础研究”项目于2002年7月获北京市科技进步奖二等奖（第六完成人）；同时于2003年1月还获得中华人民共和国教育部自然科学奖二等奖（第九完成人）。

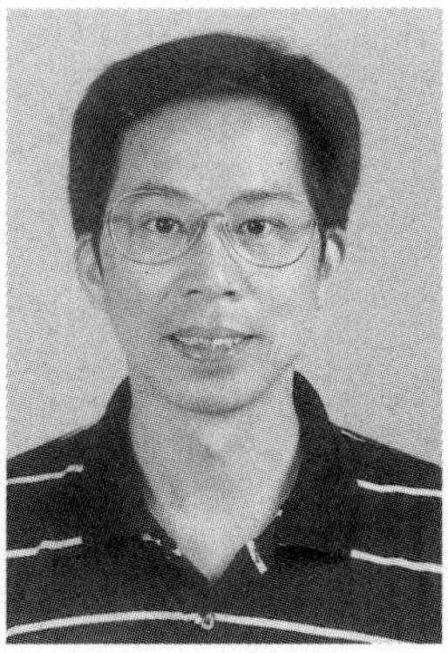

陈虎彪，1983年毕业于湖南师范大学生物系，同年考入北京医科大学药学院，1988年获生药学专业理学博士，1989年至今任职于北京医科大学药学院（现为北京大学药学院）天然药物学系，先后任讲师、副教授、教授。1995年曾应日本东京都立大学邀请进行学术交流和合作研究；2000年11月至2002年3月任日本金泽大学药学部助教授（文部科学教官）。现为中国植物学会药用植物及植物药专业委员会委员，中国生态学学会中药资源生态专业委员会委员，并任《中国中药杂志》、《生命世界》（原植物杂志）编委及《中华实用医药杂志》常务编委。多年来从事中药原植物鉴定和植物分类学研究以及药用植物的资源调查和开发工作，主持及参加部委级、国家级及国际合作科研课题多项，先后主持或参与对常用中药败酱、续断、甘松、大黄、沙参、三七、麻黄、透骨草、豨莶草、红芪、小蓟、雪莲花的研究，发表研究论文50余篇，其中与大黄相关的论文近10篇，有关成果曾获教育部、国家中医药管理局等省部级奖4项，参与研究的项目“大黄属资源、鉴定、化学、生物技术应用、活性及临床基础研究”（第二完成人）获2002年教育部自然科学二等奖。此外，主编或参编有《药用拉丁文》、《新编拉汉英植物名称》、《中国野生果树》、《药用植物学》、《中国高等植物》、《药用植物学与生药学》、《中国道地药材图典》、《中草药与民族药药材图谱》、《植物化学分类学》等有关专著、教材、辞典10余部，并主持研制出版多媒体教学软件《生药学》、《药用植物学》等电子出版物。

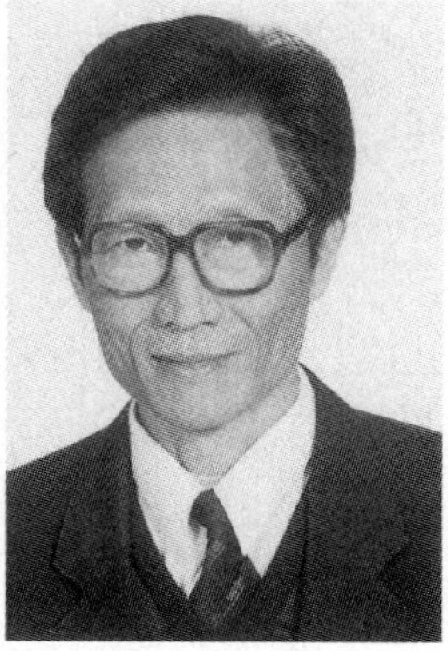

周宗灿，毒理学家。1966年毕业于北京医学院卫生系。1968～1978年在山东省蒙阴县桃墟医院及卫生防疫站工作，1978～1981年为北京医科大学公共卫生学院研究生，获医院硕士学位。

毕业后在北京医科大学公共卫生学院任教。1993年任教授，1997年任卫生毒理学教研室主任，主讲毒理学基础和近代毒理学课程。现兼任：国家药品监督管理局药品审评专家，中华预防医学会卫生毒理学会主任委员：中国毒理学会理事，遗传毒理委员会副主任；中国环境诱变剂学会理事，风险评价委员会副主任；卫生部卫生标准委员会，消毒标准分委会委员；《中国药理学和毒理学杂志》编委；《卫生毒理学杂志》责任编辑。

科研方向为：环境致突变作用和致癌作用，癌症的化学预防，分子和生化毒理学，药品和化学品安全性评价，消毒学。已建立了多种遗传毒理学短期试验方法，包括不同指示生物、不同遗传学终点的体外和体内试验，对某些重要的遗传毒理学短期试验进行了方法学研究及比较研究，发展了靶器官遗传毒理学短期试验方法，如大鼠鼻黏膜和胃黏膜微核试验。建立了化学品致癌性和遗传毒性数据库，系统研究了预测和鉴定致癌物的策略和方法，提出遗传毒理学短期试验和致癌试验相结合的序贯试验方案；还发展了遗传毒理学短期试验统计方法。研究了非致癌性多环芳烃和金属离子对致癌多环芳烃遗传毒性的抑制作用及机制。利用遗传毒理学短期试验，发现茶多酚、去甲二氢愈创木酸、甘草次酸、植物酚类、羟桂皮酸、有机硒及大黄等一些中草药具有抗致突变和抗致癌作用、利用V79细胞代谢协同试验预测致畸物，作为筛选试验组的补充试验。近年来，开展了生物信息分子一氧化氮的毒理学和肺毒理学研究。曾多次承担国家自然科学基金课题和国家攻关课题，并与德国Essen大学有科研协作项目。

在国内外杂志和专著上发表论文100余篇。曾获卫生部科技进步奖三等奖3次和国家环保局科技进步奖三等奖1次。1997年被聘为博士生导师，已培养或协助培养博士7名，硕士2名，进修生10多名。

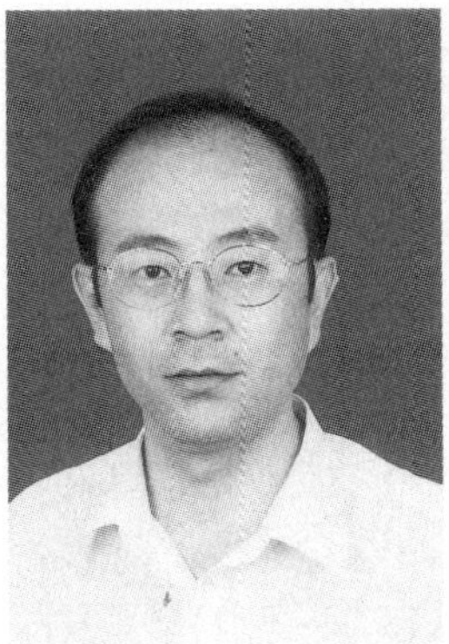

尚安明，1985 年毕业于西北大学生物系植物生理专业，学士学位。现在陕西省宝鸡市医药总公司工作，副主任中药师职称。

1985～1992 年，主要从事中药资源的普查和中药材生产技术的研究与推广工作。作为技术负责人参加的《宝鸡市中药资源普查》项目获宝鸡市科技进步三等奖；参与编纂的《宝鸡国土资源》获陕西省计划委员会科技进步一等奖、宝鸡市科技进步二等奖。

1989～1997 年，与原北京医科大学合作，参与国家自然科学基金项目：《中国大黄属植物化学分类及生物活性的研究》课题，主要负责野外调查取样工作，在陕西、甘肃、青海、西藏、四川、云南、宁夏等大黄属植物分布区域，采集大黄属植物标本、样品、土壤样品三十余种、百余公斤，供实验室分析研究，并实地拍摄了大量的大黄生态状况录像片和照片资料，形成论文百余篇。该项目获国家教委科技进步（甲类）一等奖。

近年来主要从事经营管理和药品经营质量控制系统等方面的工作。最近“中国大黄属资源、鉴定、化学、生物技术应用、活性及临床基础研究”项目获北京市科技进步奖二等奖（第三完成人）及国家教育部自然科学奖二等奖（第三完成单位负责人）

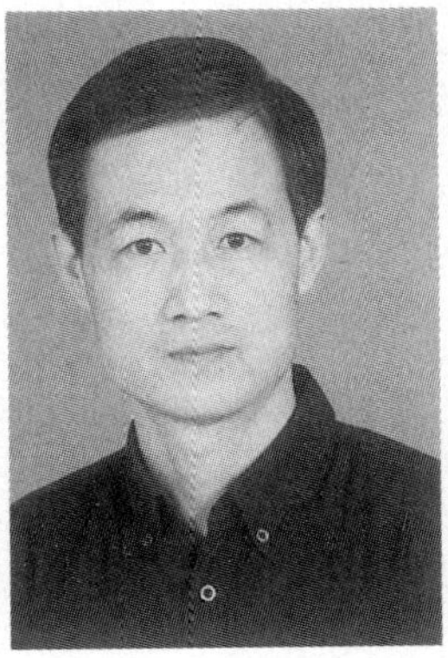

林明，1991 年开始从事氨基酸分析的研究工作，在 1991 年到 2003 年间发表第一作者文章 6 篇，1997 年参加了郑俊华教授领导的中国大黄的研究课题，对天山大黄植物不同部分、大黄属波叶组 16 种大黄、大黄属砂生组 9 种生药、掌叶组 7 种大黄、心叶组 5 种大黄、穗序组 8 种大黄及大黄不同炮制品进行了氨基酸的分析研究，为大黄的品质评价提供了科学资料。

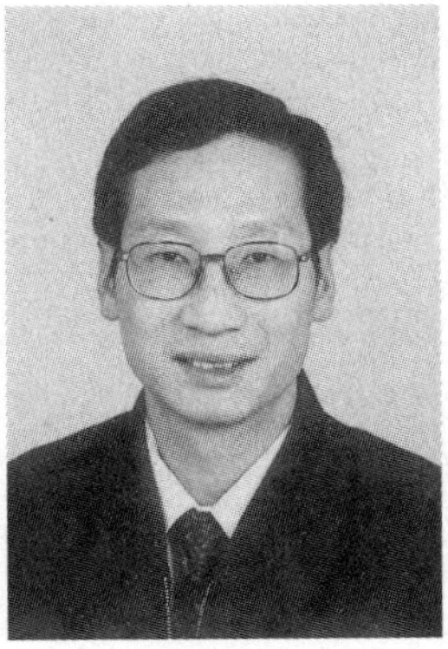

范国强，1985 年毕业于武汉大学化学系，之后在北京市中药科学研究所工作。高级工程师（教授级）。1997 年入选北京市科技新星计划。

参加国家自然科学基金资助项目“中国大黄属植物化学成分及生物活性研究”，获得国家教委科技进步（甲类）一等奖；参加国家“八五”攻关项目“常用中药材品种整理和质量研究”工作，负责“蒲公英化学成分及品质评价的研究”，获北京市科技进步三等奖；“中国大黄属掌叶组大黄化学成分的高效液相色谱-指纹图谱研究”论文获得北京市科学技术协会第五届优秀青年论文三等奖。此外，还获得北京市医药总公司科技成果二等奖两项，北京同仁堂集团公司一、二、三等奖共四项。基础研究项目“蒲公英质量标准”已被收载入中国药典（2000 年版）一部。负责研制的新药“愈风宁心滴丸”正申报生产，是多个二、三类中药新药研究的项目负责人。最近，“大黄属资源、鉴定、化学、生物技术应用、活性及临床基础研究”项目获北京市科技进步奖二等奖（第二完成人），并获国家教育部自然科学奖二等奖（第二完成单位负责人）。国家知识产权局 2004.6.30 授予“用于鉴定正品大黄的方法和试剂盒”发明专利证书，（专利号：ZL00134133.2）（集体）。

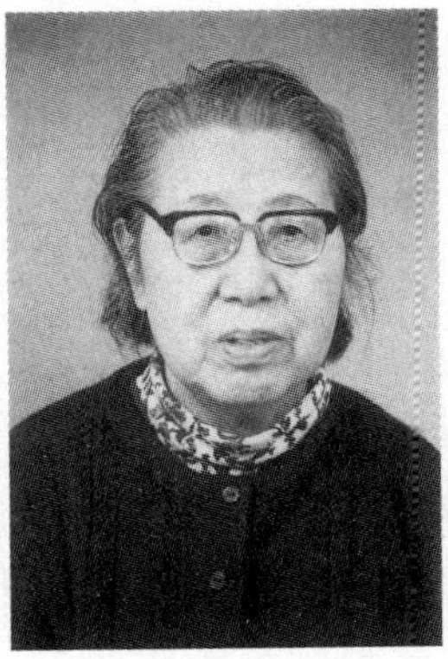

诚静容，1939 年四川大学生物系毕业，历任川大助教，农林部督导员等职。1947～1948 在美国田纳西州立大学研读，得硕士学位，以成绩优良被选为美国 Phi Kappa Phi 荣誉学会会员，得金钥匙奖。1948～1951 年在美国哈佛大学攻读博士学位，朝鲜战争爆发后辍学回国，（后于 1952 年申请该校硕士学位）。

1952 年任教北京医学院，从事药用植物学教学。并开展了我国中药原植物的研究，纠正过去由外国误识误定的学名，澄清了主要中药人参、麻黄、黄连、细辛、白芷、防风、括楼等多种中药的混乱情况。为中药的进一步研究工作打下较为坚实的基础。任职期间曾兼任中国医学科学院及中国中医研究院在药用植物方面的科研指导工作，1980年以学术成就被选为美国 Phi Beta Kappa荣誉学会会员并获金钥匙奖。1983年被选为北京市第八届人民代表，并曾先后两次参加北京市学术成就表扬大会。又获得国务院授予终身奖金。1978年起招收培养硕士生、博士生，1989年退休至1995年最后一名博士生毕业，始完全离职。

大黄课题获北京市科技进步奖二等奖（集体，2002）及国家教育部自然科学奖二等奖（集体，2003）。

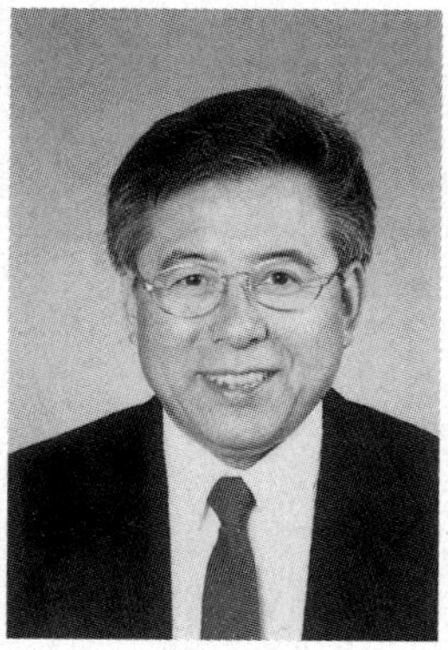

姜良铎，中国首届中医专业医学博士，中国教育部重点学科北京中医药大学内科学科学术带头人。现任北京中医药大学东直门医院教授、主任医师、博士生导师、校学术委员会委员。

1991年获得国务院学位委员会颁发的“作出突出贡献的中国博士学位获得者”荣誉称号。中国科学技术协会第六届委员、卫生部高级职称评审委员和保健食品评审委员、国家药品监督管理局药品评审专家 、国家医保药品目录咨询专家、中华中医药学会内科分会副主任委员。北京中医药学会理事、内科专业委员会副主任委员、北京师范大学客座教授、中国医学科学院药用植物研究所名誉教授、台湾长庚大学客座教授、北京中医药大学学报编委、中国医学伦理学杂志编委、国家高等教育规划教材《中医急诊学》主编、青海省政府科技顾问、榆林市科技顾问等。

主要研究领域为中医内科急性热病、病毒性疾病、老年病、肝病等疾病的临床与实验研究。创立了状态医学、胚芽促进健康动力及排毒解毒调补治疗等理论和方法。对外感病的内伤基础有深入研究。为“八五”攻关课题及十五攻关课题负责人之一。

研究成果曾获部局级和北京中医药大学科技进步奖。发明排毒养颜胶囊及胚芽滋养胶囊。主编和参加编撰著作10余部，发表论文40余篇。

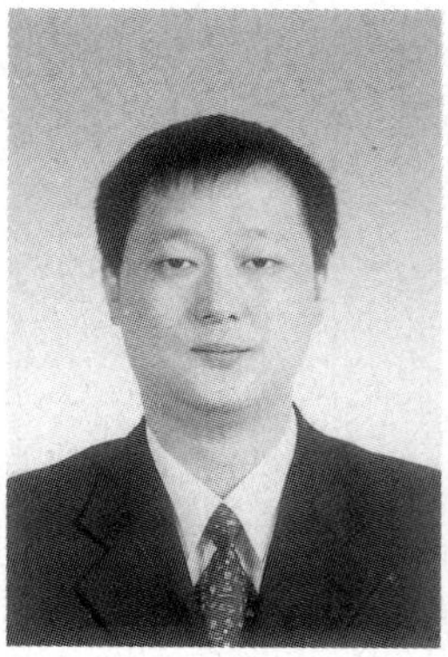

胡军，1981.9～1985.7江西中医学院药学系中药专业学习并获得理学学士学位；1985.8～1987.4江西南昌洪都中医院药剂科工作；1987.4～1991.8江西南昌市药品检验所中药室工作；1990.2～1991.2被选送到北京医科大学药学院生药学教研室研修，参加了国家“七五”攻关课题的部分研究工作。

1991.9～1994.7在北京医科大学生药学专业学习并获理学硕士学位；完成了《秦岭大黄的组织学和化学成分研究》的硕士论文，为国家自然科学基金资助项目《中国大黄属植物的化学成分分析及生物活性的研究》的一部分，该项目荣获1995年国家教育委员会科学技术进步（甲类）一等奖。

1994.8～1997.11在卫生部药品审评中心中药室药学组工作，此外还参加了临床药理基地和国家科委“九五”重大攻关项目中医药课题的验收工作等。

1997.11～1998.9卫生部药政局中药处工作：参加中药保健药品的清理、部分天然药品的进口审评会、修订质量标准、办理批件等工作；还参加部分中药仿制品种的审评、编号等，完成了15～20册部颁标准（中药成方制剂）的颁布工作，并参加了其中三册的专家审评会及标准的制定工作等。

1998.9～2001.9在国家药品监督局药品审评中心中药室药学组工作。

2001.9～2002.9参加了中组部、团中央首批西部“博士生服务团”，在陕西省安康市工业经济局工作并担任副局长，协助局长分管医药、化工等项工作，给当地的经济发展作出了一定的贡献，受到一致好评。

2002.10～2005.1在国家食品药品监督管理局药品审评中心审评一部工作并担任副部长，主要负责业务管理工作。组织和实施中药新药技术指导原则的修订和部内员工专业培训工作；同时组织了对全国注册管理工作者和研发人员的技术培训；参加了药监系统组织的多项政策、法规的制定和修订工作。

2005.1至至今，国家食品药品监督管理局药品审评中心审评一部工作并担任部长。

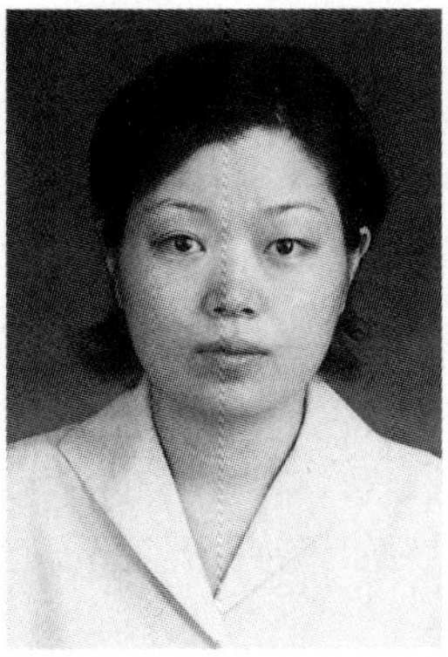

钟蕾，1993.9～1997.7 北京医科大学药学院，获得理学学士学位。1997.9～2000.7 中国协和医科大学中国医学科学院药用植物研究所，获得理学硕士学位。2000.9～2003.9 北京大学医学部药学院天然药物学系，获得理学博士学位。

协助大黄属植物国内外文献的系统检索查阅整理和翻译等工作。

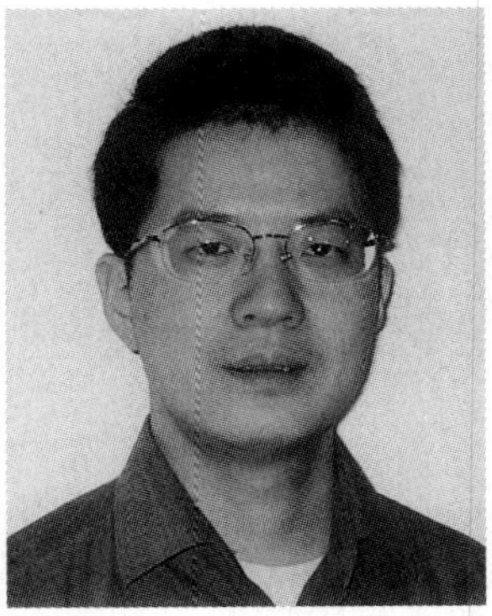

徐杨，学历：1996年北京医科大学药学院学士。专业：应用化学，2001年美国韦恩州立大学（Wayne State University）博士。专业：生物化学与分子生物学；2005年至今美国华盛顿大学（University of Washington）药学院药剂系获得第二个博士学位。现在美国的制药公司从事新药的研究开发。

1995～1996年，参加郑俊华教授负责的“八五”攻关课题——“常用中药材的品种整理和质量研究”——蒲公英子课题的部分研究工作。该攻关课题获国家科技进步三等奖（1997年）。

在韦恩州立大学读博士期间，从事黄素酶（Mandelate Dehydrogenase）的结构，功能与反应机制的研究。其成果已在生物化学杂志（Biochemistry）上发表多篇第一作者文章。其中一篇（Xu Y，Dewanti AR，Mitra B，2002，Biochemistry 41，12313-9）被现代结构生物学评价杂志（Current Opinions in Structural Biology）评为在“蛋白质工程和设计”领域有重大突破的文章之一。

在华盛顿大学期间从事人体药物代谢酶表达调控的研究。主要研究造成人群中细胞色素酶（Cytochrome P450）个体表达差异的遗传和激素因素，从而为今后个体用药和新药开发提供科学指导。

近年来发表学术论文10余篇。

学术奖励：

1. Predoctoral Poster Presentation Finalist，12th International Society of the Study of Xenobiotics（ISSX）meeting，Providence，RI，USA，Oct 2003

2. Travel Grant Award，12th International Society of the Study of Xenobiotics（ISSX）meeting，Providence，RI，USA，Oct 2003

3. Pfizer Global Fellowship，University of Washington School of Pharmacy，2003-2004

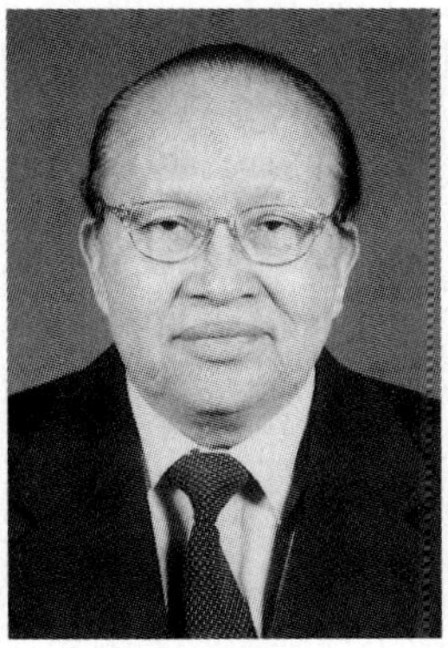

徐成斌，毕业于北京医学院医疗系。曾任北京医科大学人民医院内科常务副主任、心内科主任10多年，曾赴美国研修2年。现任北京医科大学人民医院内科教授、主任医师、博士生导师、心血管疾病研究所副所长。兼职：中国心功能学会副主委、心脏学会常委，《国际心血管杂志》、《心脏杂志》、《中国心血管杂志》副主编，《中国心律失常学杂志》常务编委，《中华心血管杂志》、《美国医学会杂志中文版》、《岭南心血管杂志》等编委。从事内科（侧重心血管病）医教研40余年，对冠心病、急性心肌梗死及快速心律失常的介入治疗与药物治疗高血压病与高脂血症等有深入研究，救治过众多疑难危重患者。其原领导的科室为国内开展冠脉多项介入新技术及射频消融治疗心动过速主要单位之一。参加国际学术会议60余次。在国内外发表论文300余篇，主编（译）《临床心血管病学》、《心脏电生理学与药理学》、《当代急性心肌梗死的治疗》、《心力衰竭基础与临床》、《今日高血压》、《现代心功能学》、《冠心病心电图学》等11部著作500多万字，参编《医学大百科》、《危急重症的诊断和治疗》（内科学），《心肺血管病诊断治疗进展》等10余

部著作。已培养硕士生3名、博士生22名，博士后1名。学术讲座遍长城内外大江南北，完成国家、自然基金、教委基金及卫生部基金课题各2项，获北京市、北医大科技进步奖及卫生部甲级成果奖各1项，曾被《健康报》、《中国医药报》等登载新技术介绍、中央广播电台（国际）对外广播介绍。作为我国医疗卫生事业有突出贡献的医学专家，1992年享受国务院政府特殊津贴。1995年被英国国际名人传记中心载入《Who's Who》，1996年被载入美国《国际杰出名人录》。

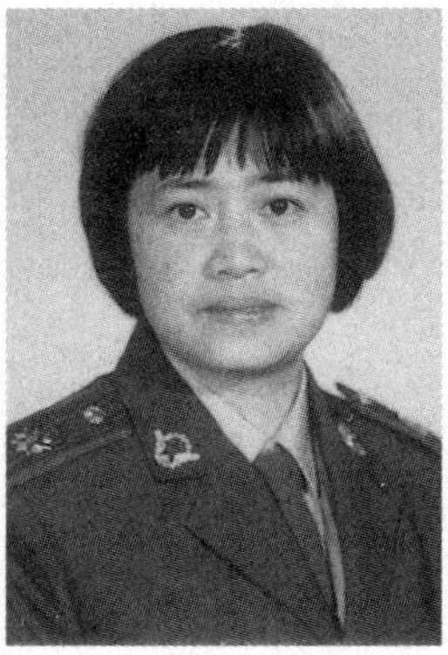

徐迎新，现任解放军总医院普通外科研究所副研究员。

20世纪80年代初于第三军医大学医疗系毕业后从事临床医师工作数年。自1988年以来一直从事外科研究工作，主要研究方向为多器官功能障碍综合征（MODS）的发病机制与治疗。曾作为骨干承担了多项国家自然科学基金和军队有关MODS的科研项目，包括肠肝轴，细胞因子基因表达与调控，抗内毒素单克隆抗体制备，肝脏枯否氏细胞、肠道相关淋巴细胞及血管内皮细胞在MODS中的作用等。曾获军队科技进步二等奖和美国休克学会青年研究工作者奖。1995～1997年在美国密西根州立大学和布朗大学医学院外科研究中心进行博士后研究期间，承担了美国前休克学会主席，休克杂志主编Dr. Chaudry主持的美国国立卫生院（NIH）资助项目《出血的免疫学方面》及Dr. Ayala主持的《程序化细胞死亡在脓毒性免疫抑制中的作用》的部分研究工作。归国后除了继续进行MODS机制研究外，开始尝试中药大黄对MODS的防护效应，以及抗肿瘤和器官修复方面的研究。发表的有关大黄研究论文多篇。

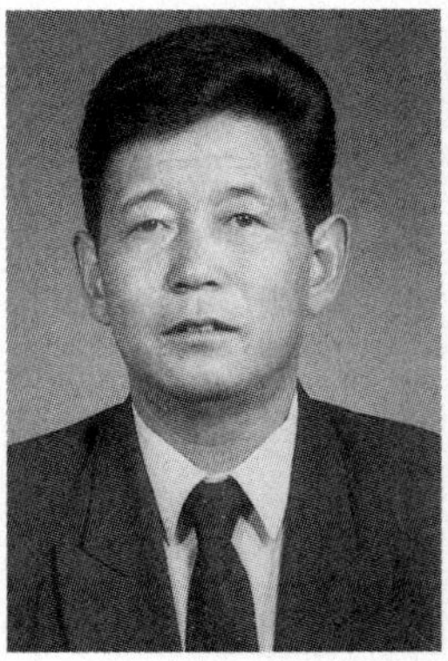

格桑索朗，藏族，毕业于四川医学院药学系，西藏自治区药品检验所所长，副主任药师。

学历及工作简历：

1965.7～1969.2　在自治区人民医院卫校学习；　1969.2～1972.4　在昌都地区类乌齐县人民医院工作；　1972.4～1975.9　在四川医学院药学系学习；　1975.9至今　在西藏自治区药品检验所工作；　1979.1～1980　在成办医院卫生厅委托英语班学习；　1980.9～1981.7　在南京药学院中药分析鉴定进修班学习

科研论著：历届《中国药典》中藏药品种的起草、研究。制定卫生部颁《药品标准》95版藏药分册的编写。《中国民族药志》（1～5卷）中部分藏药品种的编写工作。“十种藏药材研究”，研究内容：十种藏药材的生态学、植物来源、性状鉴别、化学成分、组织结构等研究。荣获1985年自治区科技成果四等奖。“藏羚羊角研究”荣获1989年自治区科技成果四等奖。《青藏药用动物》副主编，1998年陕西科学技术出版社出版。参加北医大“大黄”研究项目，资源调查及提供大黄标本。

社会兼职：国家药典委员会委员、国家新药审评委员会委员、国家中药保护审评会委员、西藏自治区政协委员、西藏药学会副理事。

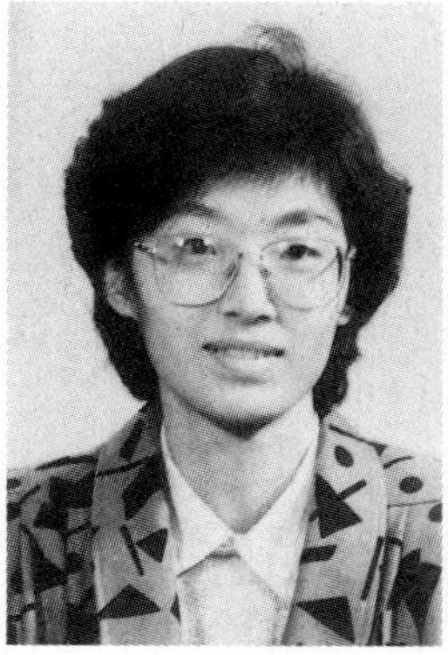

郭丹杰，1989年毕业于首都医科大学医疗系，获学士学位。1994年毕业于北京医科大学，获医学博士学位。攻读博士研究生期间，完成了大黄素抑制球囊损伤后血管平滑肌细胞增殖实验研究，并发表大黄素抑制血管平滑肌细胞增殖核抗原的实验研究（中华内科杂志）、大黄素抑制球囊损伤后血管平滑肌细胞增殖的实验研究（北京医科大学学报）两篇论著。1998年至今为北京大学医学部人民医院心内科副主任医师，硕士研究生

导师。从事心血管内科医教研工作10余年，对冠心病、高血压、高脂血症及肺栓塞等有较深入的研究，并参与完成数项国家攻关、国家自然科学基金、卫生部及院内基金资助课题，发表文章数十篇。主编（译）及参与编译《急性肺栓塞的诊断及治疗》、《今日高血压》、《心脏电生理学与药理学》、《现代冠心病外科治疗学》、《哈氏内科学中文版》、《周德川心电图学》等著作。

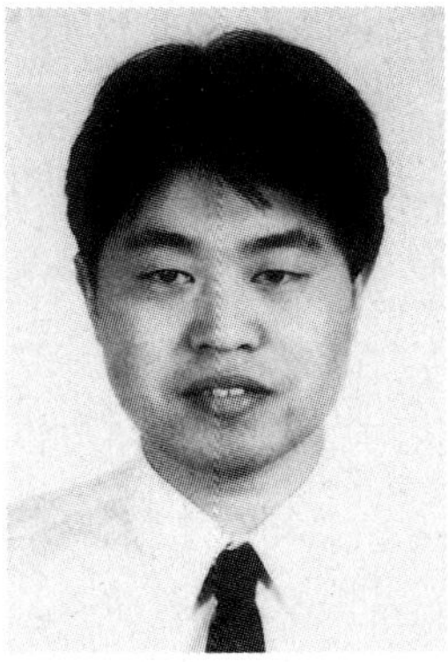

郭洪祝，博士，副教授。

1986.8～1990.7　山东中医药大学中药系，获学士学位。　1990.8～1993.7　山东中医药大学，获硕士学位。　1996年7月毕业于北京中医药大学中药学院，获博士学位。　1996.12～1994.4　北京大学药学院博士后；1994.4至今　北京大学药学院生药学生物技术研究室；2001.7～2002.7　日本东邦大学药学部访问学者。

在国内外SCI收载的专业期刊上发表论文10篇，获首届中华医学科技奖三等奖1项。

主要从事中药与天然药物的品质评价与活性成分；活性天然产物的生物转化研究。

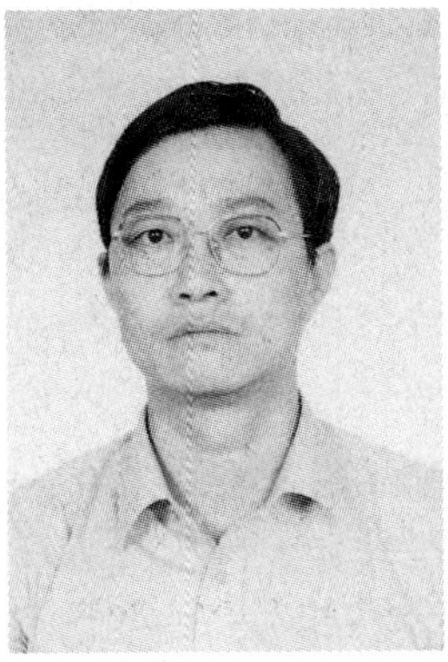

顾海鸥，高级工程师、执业药师，北京同仁堂股份有限公司副总经理。

科研工作经历：1991年8月～1994年12月，作为课题负责人先后承担了“良附袋泡剂”、“珠牡玉容口服液”、“十滴水软胶囊”、“加味保和颗粒”等同仁堂集团公司有关企业新产品开发的药理学和毒理学研究项目。同时，作为课题负责人还承担了有关单位委托的“镇喘蜜膏”、“桂苓风湿酒”、“凤鸡胶囊”等新产品开发的药理学和毒理学研究项目。

1994年10月作为课题负责人承担了北京市青年科技骨干培养基金资助项目“牛黄清心丸的有效期研究”，已按期完成。

1995年9月作为负责人完成了“北京中药新药中试基地”在北京市科委的立项工作。1998年底中试基地已初具规模，具备了中药多功能提取和颗粒、滴丸、片剂、胶囊等中药常用剂型的中试规模的生产能力，并完成了冠心苏和滴丸和龙胆泻肝颗粒剂的中试研究，为大生产取得了必要的生产参数。

2000年4月作为主要参加者，参与了国家计委高技术产业化示范工程项目《北京同仁堂中药超微粉碎技术应用及GAP药材种植基地》的立项和有关工作。

自1990年起，在国家级学术刊物上发表研究论文5篇。《中药的现代研究和临床应用》Ⅰ（学苑出版社）1993年药理学分科主编，《中药的现代研究和临床应用》Ⅱ（中医古籍出版社）1995年药理学分科主编。

与北京大学药学院、宝鸡市医药总公司合作研究大黄，研究成果获北京市科技进步奖二等奖（集体，2002），同时还获国家教育部自然科学奖二等奖（集体2003）。

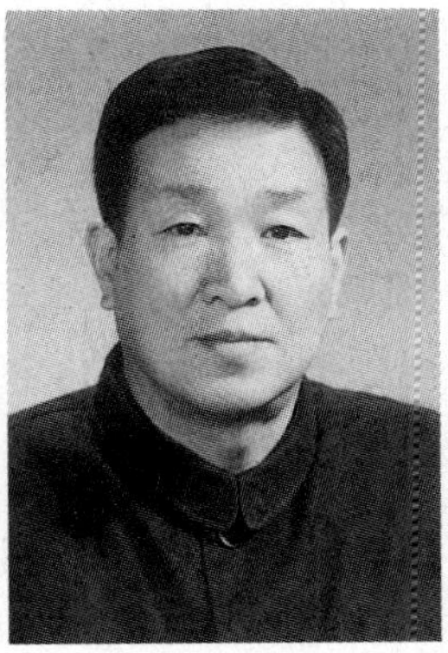

高作经，植物分类学家。1949年毕业于北京大学理学院植物学系。同年任教于沈阳农学院；1950年调入北京大学医学院药学系。历任生药学教研组、植物学教研组（室）助教、讲师、副教授、教授各教职及教研室主任。

先后为本科生、研究生讲授药用植物学、植物分类学、植物系统学诸课程。曾参加编写全国统编教材《中草药学》、《药用植物学》部分章节。参加组建植物学教研室，建立植物标本室，曾赴全国各地进行调查研究及标本采集工作，广泛与国内外植物标本馆（室）建立联系，此项工作为后来与英国邱园（K）、美国华盛顿（US）、澳大利亚、日本等多个国际著名植物标本馆（室）进行业务往来奠定了基础。

科研方面，长期以来致力于中草药原植物的研究并澄清药用植物的用名混乱现象。曾对有花植物大黄属、假卫矛属以及败酱属进行了系统研究，发表过《中国大黄属简志》、《中国卫矛科新分类群》、《大黄属》等论文，曾参加编写《河北省植物志》、《中国植物志》第25卷、第一分册。中国大黄属的研究。

曾获北京市科技进步奖（1982）。1982年被聘为硕士研究生导师、1986年被聘为博士研究生副导师，先后培养、协助培养硕士研究生、博士研究生数名。1981年被聘为卫生部科学委员会药学专题委员会委员，1987年获荣誉证书。

大黄课题获北京市科技进步奖二等奖（集体，2002）及国家教育部自然科学奖二等奖（集体，2003）。

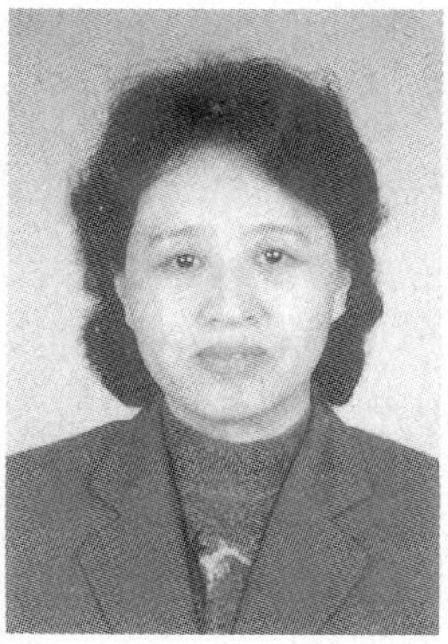

崔景荣，1976年12月毕业于北京医学院基础医学系医疗专业，1977年起历任北京医科大学药学院助教、讲师、副教授、教授。1992～1993年曾赴荷兰自由大学研修分子药理和分子毒理学。现任北京大学药学院天然药物及仿生药物国家重点实验室药理组组长，药学院分子与细胞药理学系副主任。曾从事过药理学教学和抗肿瘤，免疫，神经和心血管药物的药效学及药物作用机制的研究。目前，主要研究方向为抗肿瘤药物筛选，药效学、毒理学及药物作用机制的研究，并不断跟踪对肿瘤发生机制的研究进展，建立新作用靶点的筛选方法和模型，如信号传递系统关键酶、细胞凋亡、抗肿瘤转移、诱导分化、肿瘤化学预防等方面，筛选寻找先导化合物及新型药物。近十几年来，承担了国家“八五”“九五”攻关项目，国家“十五”重大专项（863计划）、国家“973”项目，自然科技基金、教育部“211”“985”等项目，完成和正在进行的国家攻关项目共10余项，其它科研项目共10项。已发表与本课题相关的学术论文共30余篇，完成的课题中曾获得国家科技进步奖共4项，获得部级科技进步奖共5项。已申请中国专利5项，美国和世界专利各1项。现任中国抗癌协会抗癌药物专业委员会委员。参与大黄研究项目抗肿瘤研究课题，发表论文多篇，该项目获北京市科技进步二等奖（2004）、国家教育部自然科学奖二等奖（2003）。

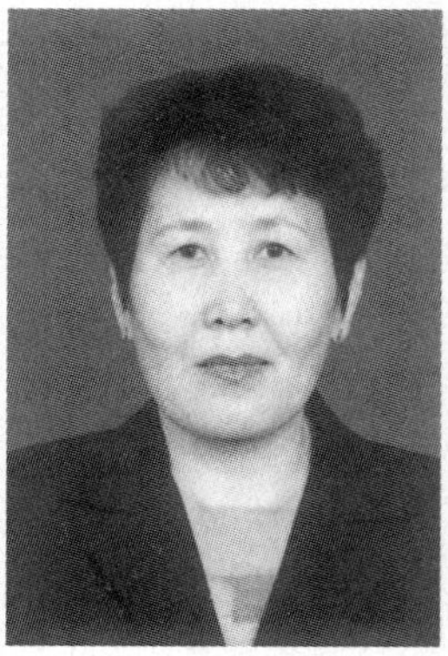

敏德，蒙古族。大学毕业，副主任药师。

于1980年毕业于新疆中医学院，中药本科班，1984年7月分配在新疆维吾尔自治区药品检验所，从事中药、中成药检验工作。1995.10～1997.8在北京医科大学药学院，进修学习2年，在进修期间发表过8篇论文，参加北医大“大黄”研究项目，该项目2002年获北京市科技进步二等奖。2003年获国家教育部自然科学奖二等奖。

在《中国中药杂志》发表“天山大黄的化学成分研究Ⅰ、Ⅱ”。在《北京医科大学学报》发表“中国大黄植物的系统研究XLV”；“天山大黄植物不同部分氨基酸的定量分析”；“天山大黄的挥发油化学成分分析”；“三种法定大黄72种微量元素的分析”等。

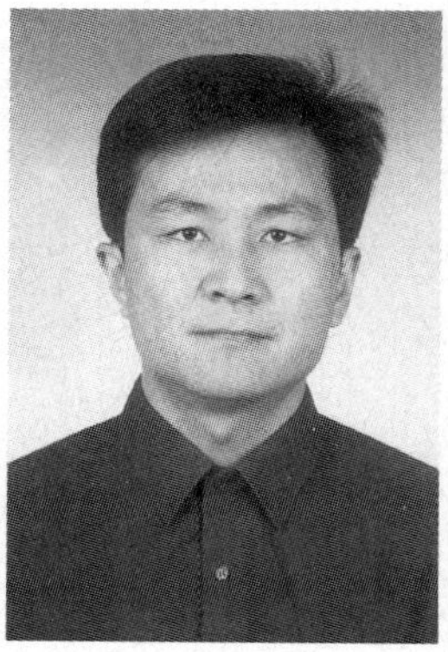

谢宗强，博士，研究员。

1988年毕业于北京林业大学，获学士学位，1996年在中国科学院植物研究所获生态学博士，1996～1998年在北京医科大学药学院做博士后研究。

现任中国科学院植物研究所保护生态学方向首席研究员，中国科学院神农架生物多样性定位研究站站长，中国科学院长江三峡物种保护兴山试验站站长。多年来，一直致力于亚热带地区森林生态学和保护生态学研究。

目前承担的课题有：

1. 2001～2003 国务院三峡工程建设委员会重大课题：三峡库区陆生植物物种资源试验与保护，主持人。

2. 2001～2003 中国科学院生命科学与生物技术局特别支持项目“亚热带常绿阔叶林内光斑动态及其对林下植物生长与更新的影响”，主持人。

3. 2002～2004 国务院三峡工程建设委员会

环境保护补偿经费科研类项目“三峡库区龙门河常绿阔叶林的植物多样性研究”主持人。

4.2000.06～2005.05　国家973项目的专题：银衫种群的生态和遗传适应性与种群复壮的有效途径，主持人。

5.2001.11～2004.11　中国科学院知识创新工程重要方向课题“濒危植物生态学”（KSCX2-SW-104-04）的主持人。

发表论著情况：

共发表学术论文50篇，其中有关大黄生态学研究论文3篇；大黄课题获北京市科技进步奖二等奖（集体，2002），同时还获国家教育部自然科学奖二等奖（集体，2003）。

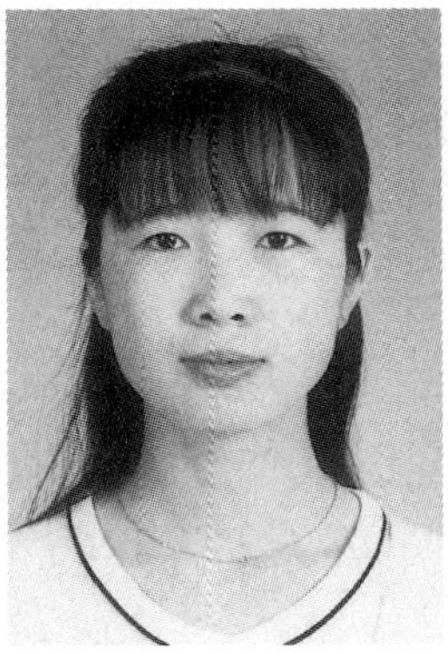

韩健，1995年毕业于中国药科大学中药学院，获得学士学位。并于同年考入北京医科大学药学院，攻读硕士学位，在读期间主要从事银柴胡的生药鉴定研究。1998年获得生药学硕士学位后，去日本北里研究所东洋医学综合研究所进修，其间主要从事抗肝癌汉方药的筛选和作用机制的研究。2000年进修结束，回国后在北京大学医学部生物技术研究室工作。2004年起攻读在职博士学位，并于2006年取得博士学位。

主要从事天然产物的生物转化研究工作，以及大黄的化学成分的部分研究工作。作为第三完成人的研究课题“大黄属资源、鉴定、化学、生物技术应用、活性及临床基础研究”于2003年1月获得教育部自然科学奖二等奖。

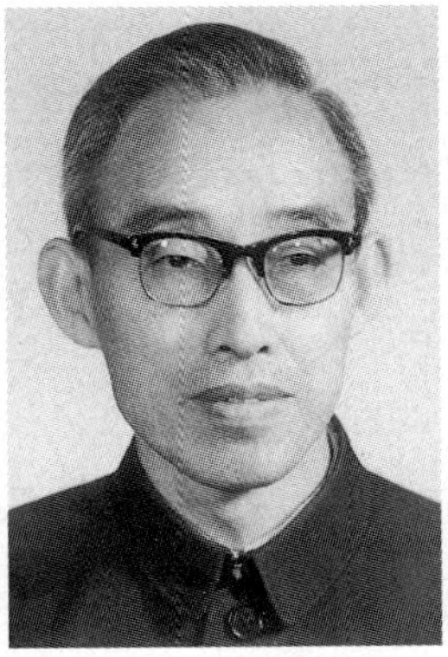

楼之岑，中国工程院院士（1994），北京医科大学药学院教授，生药学专业。生药学科、中药现代化研究的奠基人之一。

研究方向：生药的宏观与微观鉴定、化学分析与品质评价、中药材的品种整理和质量研究，最早（1948）从事大黄的研究工作。

最后学历：1947.9～1950.7　英国伦敦大学药学院生药学研究，哲学博士（ph. D.）

主要工作经历：

1942.8～1945.7　陆军军医学校（后改国防医学院）大学部药科助教；1948.9～1951.1　英国伦敦大学药学院生药学科研究助理；1951.3～1951.7　浙江大学理学院药学系，副教授；1951.8～1979.1　北京医学院药学系生药学教研室主任，副教授；1979.1～1995.3　北京医科大学药学院教授，兼生药学教研室主任；1981.1～1983.1　药学系副主任；1989.1～1995.3　高校生药学重点学科主要学术带头人；1979.8～1979.12　接受联合国世界卫生组织（WHO）聘请，任药用植物顾问，在瑞士日内瓦WHO总部工作五个月；1992.2.10～3.3　接受联合国卫生组织（WHO）东地中海办事处邀请担任WHO传统医药顾问，赴巴基斯考察传统医药情况；1994.12～　中国工程院医药与卫生工程学部首批院士。

校内外职务：曾任校内外行政及业务兼职40多项；

科研成果：获国家、部局、市及学校各项奖12项。

出席国际学术会议并作报告25次。

培养研究生（1981年以后），硕士13人，博士7人，博士后3人。

著作：22部（册）

国内外发表科学研究论文、综述共172篇（其中有关大黄的论文15篇）。

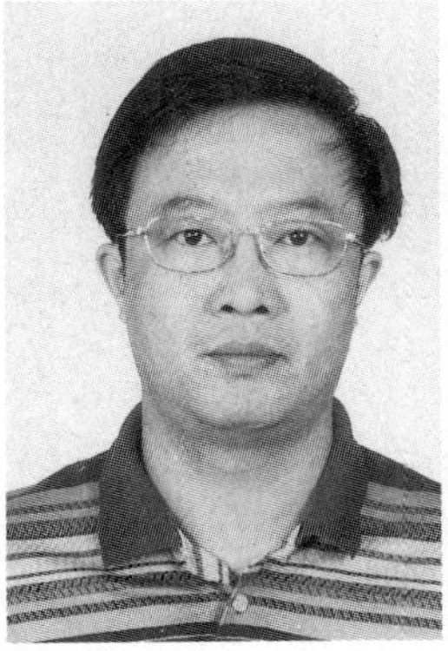

薛峰，1985年7月毕业于西北大学生物系药用植物学专业，获学士学位。同年7月就职于宝鸡市医药总公司，先后在公司中药材生产科、药材站和中山药品站工作。现任宝鸡市医药总公司中山药品站经理。2002年12月17日晋升为副主任中药师。

1986年参加宝鸡市中药资源普查工作，在其中主要承担植物标本采集制作、分类鉴定，撰写了两篇专题论文《宝鸡市猪苓资源的合理采挖》

和《宝鸡市柴胡资源量与历史收购情况》并参加了《宝鸡市中药资源名录》的编写。1989年与北京医科大学合作，开展国家自然科学基金项目“中国大黄属植物化学成分分析及生物活性的研究”。三年时间里，我们历尽艰辛，跑遍了西北、西南各省区的高山大川，基本采集到了这一地区所有大黄属植物标本、种子、土壤样本，记录了不同种类大黄的生长分布情况、生态环境，此项研究于1995年获国家教委科技进步一等奖，本人为第三完成人。其后，在1997年我们野外工作组一行再次赴青海、西藏为大黄研究工作采集样品。大黄课题又获北京市科技进步奖二等奖（集体，2002）及国家教育部自然科学奖二等奖（集体，2003）。

（终审：郑俊华）

附录二　大黄中文名索引

（范国强　韩　健）

（终审：韩　健）

附录三　大黄属植物拉丁学名索引

（陈虎彪）

附录四　大黄属植物化学成分英汉对照索引

（范国强　韩　健）

（终审：韩　健）

附录五 英汉缩略语表

PTCA	Percutaneous Transluminal coronary Angioplas	经皮腔内冠状动脉成型术
PTA	Percutaneaus Transluminal Angioplasty	经皮穿刺动脉成型术
RS	Restricture	再狭窄
AS	Atherosclerosis	动脉粥样硬化
SMC	Smooth Muscle Cell	平滑肌细胞
PDGF	Platelet-Derived Growth Factor	血小板衍化生长因子
FGF	Fibroblast Growth Factor	成纤维细胞生长因子
EGF	Epidermis Growth Factor	表皮生长因子
TGF	Transforming Growth factor	转移生长因子
IGF	Insulinoid Growth Factor	胰岛素样生长因子
AgII	Angiotensin Ⅱ	血管紧张素 II
FCS	Fetal Calf Serum	胎牛血清
MODS	Multiple organ disorder syndrome	多器官功能失常综合征
CLP	Cecal ligation and puncture	盲肠结扎穿孔
EC	Endothelial cell	内皮细胞
LPL	Lamina propria lymphocyte	固有层淋巴细胞
PPL	Peyer's Patcher Lymphocyte	Peyer's 结节淋巴细胞
ICE	Interleukin converting Enzgme	白细胞介素 1β 转换酶
bcl-2	B-cell Lymphoma/Leukemia-2 Gene	B 淋巴细胞白血病原癌基因-2
IL-4	Interleukin-4	白细胞介素 4
IL-6	Interleukin-6	白细胞介素 6
RT-Q-PCR	Reverse Transcription-Polymerase Chain Reaction	逆转录多聚酶链反应
AMV-RT		逆转录酶
RNaseA	Ribonuclease A	核糖核酸酶 A
TAC	Total antioxidant capacity	总抗氧化能力
TDT	Termina deoxynucleotidyl transferase	末端脱氧核苷酰转移酶
dUTP	Deoxyuridine Triphosphate	脱氧尿嘧啶核糖核酸
DTT	Dithiothreitol	二硫代苏糖醇
DEPC	Diethylphyrocarbonate	焦碳酸二乙酯
SMA	Superior mesenteric artery	肠系膜上动脉
SDD	Selective decontamination of the digestive tract	选择性消化道去污染
SDS	Sodium Dodecyl Sulfate	十二烷基磺酸钠
BSA	Bovinserum Albumin	牛血清白蛋白
AP	Antigen Presentaion	抗原递呈
ARDS	Adult Respiratory Distress Syndrome	成人呼吸窘迫综合征
BPIP	Bacterial/Permeability Increasing Protein	细菌/通透性增加蛋白
BT	Bacterial Translocation	细菌移位
CARS	Compensatory Anti-inflammatory Response Syndrome	代偿性抗炎反应综合征
CR	Colonization Resistance	定植抗力
DAO	Diamine Oxidase	二胺氧化酶
E. Coli	Escherichia Coli	肠埃希氏菌
EE	Enterogenous Endotoxemia	肠源性内毒素血症
EDRF	Endothelium-Derived Relaxing Factor	内皮衍生舒张因子
EMT	Enterogenous Microbial Translocation	肠源性微生物移位
ET	Endothelin	内皮素

ETM	Endotoxemia	内毒素血症
GALT	Gut-associated Lymphoid Tissue	肠相关淋巴组织
GLN	Glutamine	谷氨酰胺
GNB	Gram-negative Bacteria	革兰氏阴性细菌
ICAM-I	Intercellular Adhesion Molecule-I	细胞间粘附分子-1
IL	Interleukin	白介素
I/R	Ischemia/Reperfusion	缺血/再灌注
LBP	Lipopolysaccharide-Binding Protein	脂多糖结合蛋白
LPS	Lipopolysaccharide	脂多糖
MLN	Mesenteric Lymph Node	肠系膜淋巴结
MODS	Multiple Organ Dysfunction Syndrome	多脏器功能不全综合征
MOF	Muitiple Organ Failure	多脏器衰竭
NEIS	Neuro-Endocrine and Immune System	神经内分泌和免疫系统
NO	Nitric Oxide	一氧化氮
NOS	Nitric Oxide Synthase	一氧化氮合酶
OFR	Oxygen Free Radicals	氧自由基
PAF	Platelet Activation Factor	血小板活化因子
PCD	Programmed Cell Death	程序化细胞死亡或细胞凋亡（apoptosis）
PEG	Polyethylene glycol	聚乙烯乙二醇
PMN	Polymorphonuclear leucocyte	多形核白细胞
RES	Reticuloendothelial System	网状内皮系统
SigA	Secretory Immunoglobulin A	分泌型免疫球蛋白-A
SIRS	Systemic Inflammatory Response Syndrome	全身性炎症反应综合症
SP	Streptavidin-Preoxidase conjugated method	链菌素亲生物素一过氧化酶连接免疫组化染色法
SDH	Succinate Dehydrogenase	琥珀酸脱氢酶
TNF	Tumor Necrosis Factor	肿瘤坏死因子
TPN	Total Parenteral Nutrition	全胃肠外营养
VIP	Vasoactive Intestinal Polypeptide	血管活性肠肽
BI	Burn Index	烧伤指数
CGRP	Calcitonin gene-related peptide	降钙素基因相关肽
DAN	Diaminonaphthalene	2，3-二氨基萘
Em	Emission wavelength	荧光发射波长
ET-1	Endothelin-1	内皮素-1
Ex	Excitation wavelength	荧光激发波长
IP	Intestine Permeability	肠道通透性
LPO	Lipid peroxidation	脂质过氧化物
^{1}H-NMR	Nuclear magnetic resonance	核磁共振氢谱
NPT		新蝶呤
PBD	Postburn Day	烧伤后数天
$PGF_{1\alpha}$	Prosatglandin $F_{1\alpha}$	前列腺素 $F_{1\alpha}$（在本报告中的简写）
6-keto-$PGF_{1\alpha}$	6-keto prostaglandin $F_{1\alpha}$	6-酮-前列腺素 $F_{1\alpha}$
PGI_2	Prostacyclin	前列环素
POD	Postoperation Day	手术后数天
SIRS	Systemic inflammatory response syndrome	全身性炎症反应综合征
SOD	Superoxide Dismutase	超氧化物歧化酶
TAP		总抗过氧化能力
TBA	Thiobarbital Acid	2-硫巴比妥酸
TNF_α	Tumor Necrosis Factor α	肿瘤坏死因子-α
TXA_2	Thromboxane A_2	血栓烷 A_2
TXB_2	Thromboxane B_2	血栓烷 B_2
LDL	low density lipoprotein	低密度脂蛋白

LDL-R	low density lipoprotein receptor	低密度脂蛋白受体
ox-LDL	oxidized low density lipoprotein	氧化低密度脂蛋白
HUVEC	human umbilical vein endothelial cell	人脐静脉内皮细胞
FCM	flow cytometry	流式细胞术
ATCC	American tissue culture collection	美国组织培养库
ECV-304	endothelial 304 cell line	ECV-304 细胞系
LDH	lactate dehydrogenase	乳酸脱氢酶
DMSO	dimethyl sulfoxide	二甲基亚砜
bP	base pare	碱基对
DEPC	diethyl pyrocarbonat	焦碳酸二乙酯
EB	ethidium bromide	溴化乙锭
EDTA	ethylenediamine tetracetic acid	乙二胺四乙酸
OD	optical density	光密度
PMS	azophenylene dimethyl sulfate	吩嗪二甲酯硫酸盐
NAD^+	oxidized enzopride Ⅰ	氧化型辅酶Ⅰ
MTT	3-［4， 5-dimethylthiazol-2-yl］-2， 5-di-phenyltetrazolium bromide	噻唑蓝
PBS	phosphate-buffered saline	磷酸缓冲液
PC	phosphate citrate	磷酸一柠檬酸盐缓冲液
ACE	angiotensin-converting	血管紧张素转换酶
TG	triglyceride	甘油三酯
HDL-c	high density lipoprotein cholesterol	高密度脂蛋白胆固醇
LDL-C	low density lipoprotein cholesterol	低密度脂蛋白胆固醇
TC	total cholesterol	总胆固醇
BMI	body mass index	体重指数
β_2-M	β_2-microglobulin	β_2-微球蛋白

（终审 崔景荣 李长龄）

内容提要

本书是目前国内外较全面、系统的有关大黄应用基础学科科学实验研究成果的总结。全书包括：大黄应用历史沿革，大黄属植物生态学特性，大黄的资源与生产，大黄属原植物及生药学研究，大黄的现代生药学鉴定，大黄的化学成分研究，大黄的品质评价，生物技术在大黄研究中的应用（包括细胞工程、克隆技术、生物合成等），大黄的药理作用及生物活性，大黄的临床基础研究及大黄的应用与开发，大黄叶柄的研究与开发利用等 11 个部分计 73 章。书内附有相关彩照及图谱约 1 000 余幅。书后附有国内外大黄研究主要文献题录。本书提供了大量的第一手科学研究资料，许多内容是首次公开发表，科学性与实用性很强。可供教学、科研、生产、质检、外贸、临床医师、医药卫生行政管理部门、中药生产销售流通部门等专业人员参考使用，是中药研究人员和研究生重要的参考书，也是实现中药现代化研究的必备重要文献。

（郑俊华）

SUMMARY

This book is a timely monograph on the comprehensive and systematic summary of scientific research on rhubarb domesticly and abroad. This monograph consists of seventy-three chapters subordinate to eleven parts including the historical progress of rhubarb application, the ecological aspects of Rheum species, resources and production of rhubarb, studies on the crude drugs and their plant origion, modern pharmacognosic identification of rhubarb, studies on the chemical constituents of rhubarb, quality evaluation of rhubarb, application of biotechnology (including cell engineering, clone-technique, biosynthesis, etc.) on the rhubarb research, bioactivity and pharmacology of rhubarb, basic clinical research and application and exploitation of rhubarb, and the introducing of the utilizations of rhubarb leaf-stalk. These are illustrated with some-what more than one thousand figures and color pictures. and a list of main references regarding rhubarb research around the world are furnished. This book provides a large number of first-hand research data with high scientific standard and practicalness; lots of them are presented for the first time; and this monograph is intended to serve as a reference book for professionals in the fields of teaching, scientific research, production and market, quality inspection, foreign trade, clinical physician, and administration of public health and medicine. It would be a valuable book to researchers and graduate students in traditional Chinese medicine, and also an essential important literature for research on the modernization of traditional Chinese medicine.

(Junhua Zheng)